Berichtigungen

S. 48 rechte Spalte, letzte Formel:
statt $v = \dfrac{\log e}{\zeta \log \varepsilon}$ **lies** $v = \dfrac{\log \varepsilon}{\zeta \log e}$

S. 58 rechte Spalte, letzte Formel:
statt $\dfrac{B}{A} = \sqrt[n]{\dfrac{b}{a}} \neq \dfrac{a}{b}$ **lies** $\dfrac{B}{A} = \sqrt[n]{\dfrac{b}{a}} \neq \dfrac{b}{a}$

S. 72 rechte Spalte, Zeile 9 von unten:
statt 1,4 % Cholesterin **lies** 1,7 % Cholesterin

S. 91 rechte Spalte, Zeile 22:
statt Hämagglutinationshemmungstiter
lies hämagglutinationshemmenden Antikörper

S. 93 linke Spalte, Zeile 5 von unten:
statt hämagglutinierende Antikörper
lies hämagglutinationshemmende Antikörper

S. 103 linke Spalte, Zeile 7:
statt agglutiniert **lies** adsorbiert

S. 216 rechte Spalte, Zeile 21:
statt 10:1000 **lies** 1:1000

S. 223 rechte Spalte, Zeile 32:
statt 8.11. **lies** 8.II.

S. 374 rechte Spalte, Zeile 2 von unten:
statt .../m **lies** .../ml

S. 411 rechte Spalte, Zeile 2 von unten:
statt Diphtherietoxin **lies** Diphtherietoxoid

S. 537 rechte Spalte, Zeile 27:
statt Sulfumido bzw. Antibiotherapie
lies Sulfonamid- bzw. Antibiotikatherapie

S. 599 linke Spalte, Tab. 8:
statt < 8 8 16 usw. **lies** < 4 8 16 usw.

S. 682 linke Spalte, Zeile 13 von unten:
statt 1952 **lies** 1962

Herrlich, Handbuch der Schutzimpfungen

HANDBUCH DER SCHUTZIMPFUNGEN

HERAUSGEGEBEN

VON

A. HERRLICH

UNTER MITARBEIT VON

O. BONIN · W. EHRENGUT · H. ENGELHARDT · W. D. GERMER
H. GILDEMEISTER† · O. GÜNTHER · E. HAAGEN · M. K. HABBU
A. HABERNOLL · W. HENNESSEN · A. HERRLICH · H. E. KRAMPITZ · A. MAYR
E. MUNZ · J. D. VAN RAMSHORST · R. H. REGAMEY · W. SCHÄFER
H. SCHLEUSSING · H. STICKL · E. VANEK · D. VOGT · G. WEBER

MIT 124 ZUM TEIL FARBIGEN ABBILDUNGEN

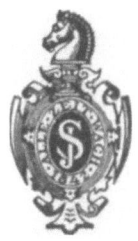

SPRINGER-VERLAG
BERLIN · HEIDELBERG · NEW YORK
1965

ISBN-13: 978-3-642-92898-7   e-ISBN-13: 978-3-642-92897-0
DOI: 10.1007/978-3-642-92897-0

Softcover reprint of the hardcover 1st edition 1965
Library of Congress Catalog Card Number: 65—14 626

Titelnummer 0400

Vorwort

Hat ein Handbuch der Impfprophylaxe eine Daseinsberechtigung? Diese Frage, eingangs gestellt, ist zu bejahen. Der Siegeszug der Chemotherapie konnte nur kurze Zeit den Glauben nähren, die Infektionskrankheiten spielten angesichts der Erfolge unseres kurativen Handelns keine Rolle mehr. Dieser Glaube ist längst der Erkenntnis gewichen, daß wir Erfolge, wenn überhaupt, dann nur mit neuen Problemen erkaufen können. Es zeigte sich, daß die Impfprophylaxe keineswegs an Bedeutung verloren hat, sondern bei verschiedenen Infektionen sogar wieder weit in den Vordergrund gerückt ist. Vor allem regte der bisher noch unbefriedigende Erfolg der Chemotherapie bei den meisten Virusinfektionen die Forschung auf dem Gebiet der Prophylaxe an und gab Veranlassung, nach neuen Impfverfahren zu suchen.

Die ständig zunehmende Spezialisierung in der Wissenschaft hat auch vor diesem Sektor nicht haltgemacht. Die Lehre von den Schutzimpfungen ist heute nicht mehr nur ein Sondergebiet der Klinik der Infektionskrankheiten oder der hygienischen Mikrobiologie, sondern, gemessen am Umfang der Literatur, ein weitgehend selbständiger Zweig der Medizin. Man mag diese spezialistische Aufsplitterung bedauern, ohne sie ist jedoch die Fülle des Stoffes nicht mehr zu meistern.

Diese Tatsache soll die Absicht rechtfertigen, die dem Buch zugrunde liegt. So verlockend es erschien, aus einer eingehenden Darstellung der einzelnen Infektionen die Prinzipien der Abwehr abzuleiten, es mußte aus Raumgründen darauf verzichtet werden. Deshalb wurden Pathogenese und Klinik nur insoweit berücksichtigt, als es zum Verständnis der Impfprophylaxe notwendig war.

Der Wunsch, dem praktizierenden Arzt einen Wegweiser zu geben und ihn über den Wert der verschiedenen Impfungen zu informieren, hat in den letzten Jahren die Herausgabe mehrerer Impfbücher veranlaßt. Wenn das vorliegende Werk als „Handbuch" erscheint, so soll damit das Bestreben zum Ausdruck kommen, den immunbiologischen Grundlagen und der Auswertung des Schrifttums einen etwas breiteren Raum zu geben. Dabei ist sich der Herausgeber bewußt, daß die für ein Handbuch wünschenswerte Vollständigkeit und Geschlossenheit heute nicht mehr zu erreichen ist. Die rasche Entwicklung der Forschung wie auch technisch bedingte Verzögerungen bringen es mit sich, daß zwischenzeitlich erschienene Publikationen oft nicht mehr berücksichtigt werden können. Auch erlaubt es der zur Verfügung stehende Raum in der Regel nicht, die ältere Literatur geschlossen zu zitieren, und zwingt zu einem Hinweis auf die bereits erschienenen Sammelwerke.

Das Buch entstand als eine Gemeinschaftsarbeit von Autoren, die auf ihrem Spezialgebiet besondere Sachkenntnis besitzen. Es ist kein Nachteil, wenn dabei manches Teilproblem etwas überbewertet und manche persönliche Ansicht sehr profiliert vorgetragen wird. Die mehr synoptische Betrachtungsweise im allgemeinen Teil, vor allem in dem der Impfpraxis gewidmeten Kapitel, gibt vielleicht den erwünschten Ausgleich.

Der Darstellung der einzelnen Impfungen ist ein einleitender Abschnitt vorausgeschickt, der in die allgemeinen Grundlagen der Immunität und Allergie, in die Methoden der Immunisierung sowie in die wichtigsten Prüfverfahren biologischer Präparate einführt. In dem darauf folgenden speziellen Teil ist der Pockenschutzimpfung nicht nur deshalb besondere Aufmerksamkeit geschenkt, weil sie zum Fachgebiet des Herausgebers gehört, sondern auch wegen der wichtigen Rolle, die sie im öffentlichen Gesundheitsdienst spielt. Als ältestes Impfverfahren wurde sie zu einem Fundament unseres prophylaktischen Handelns, und viele Erkenntnisse auf dem Gebiet der Pockenabwehr gewannen allgemeine Gültigkeit. Von den sonstigen Impfungen sind in diesem Abschnitt nicht nur die gängigen Verfahren behandelt, sondern auch die Impfungen gegen seltenere Infektionen sowie jüngste Entwicklungen mitberücksichtigt. Dabei ließ es sich nicht vermeiden, Unerprobtes, auch auf die Gefahr einer späteren Richtigstellung hin, zu erwähnen.

I*

Ein dritter Abschnitt des Buches bringt schließlich Ausführungen zur Impfpraxis sowie einen Anhang über die gesetzlichen Grundlagen. Dieser letzte Abschnitt wendet sich vor allem an den praktizierenden Impfarzt und soll ihm die Entscheidung über das Für und Wider bei den Impfungen erleichtern.

Eine positive Einstellung des Impfarztes zur Impfprophylaxe ist Voraussetzung für den Erfolg seiner ärztlichen Tätigkeit. Er kann Nutzen und Schaden für den Patienten aber nur abwägen, wenn er auch die negativen Aspekte der einzelnen Impfungen kennt. Wir haben darum der Darstellung der bisher bekanntgewordenen Nebenwirkungen und Impfschäden einen breiten Raum gegeben. In der Aufeinanderfolge gewinnen diese aber optisch ein Gewicht, das ihnen in Wirklichkeit nicht zukommt. Im Vertrauen darauf, daß der Leser die Relationen nicht aus dem Auge verliert, wollten wir auf diese Aufzählung nicht verzichten. Sie soll nicht nur den allgemeinen Überblick abrunden, sondern vor allem dem Gutachter in Impfschadensfällen die notwendigen einzelnen Unterlagen vermitteln.

Es ist mir ein Bedürfnis, allen Mitarbeitern zu danken, daß sie keine Mühe gescheut und mit Geduld dazu beigetragen haben, das Werk zu vollenden. Mein Dank gebührt auch den Helfern in der Impfanstalt, besonders Frl. Dr. Ch. Epp, für das Lesen der Korrekturen, für die Aufstellung des Sachverzeichnisses und die Erledigung aller sonstigen Arbeiten, die mit dem Druck verbunden waren. Dank schulde ich nicht zuletzt dem Springer-Verlag für das uns entgegengebrachte Verständnis und die gute Ausstattung des Buches.

München, im Frühjahr 1965

A. Herrlich

Mitarbeiterverzeichnis

Bonin, O., Prof. Dr., Paul-Ehrlich-Institut, Frankfurt, Paul-Ehrlich-Str.42—44

Ehrengut, W., Dr., Impfanstalt, Hamburg 26, Hinrichsenstr. 1

Engelhardt, H., Dr. Behringwerke, Marburg/Lahn

Germer, W. D., Prof. Dr., Wenckebach-Krankenhaus, Berlin-Tempelhof, Wenckebachstr. 23

Gildemeister, H., Prof. Dr., †

Günther, O., Prof. Dr., Paul-Ehrlich-Institut, Frankfurt, Paul-Ehrlich-Str. 42—44

Haagen, E., Prof. Dr., Berlin-Zehlendorf, Sundgauerstr. 44

Habbu, M. K., Dr., Haffkine-Institut, Bombay 12, India

Habernoll, A., Dr., Bonn, Rheinweg 139

Hennessen, W., Prof. Dr., Behringwerke, Marburg/Lahn

Herrlich, A., Prof. Dr., Bayerische Landesimpfanstalt, Institut für Infektions- und Tropenmedizin der Universität München, München, Am Neudeck 1

Krampitz, H. E., Dr., Institut für Infektions- und Tropenmedizin der Universität München, München, Am Neudeck 1

Mayr, A., Prof. Dr., Institut für Mikrobiologie und Infektionskrankheiten der Tiere der Universität München, München, Veterinärstr. 13

Munz, E., Dr., Bayerische Landesimpfanstalt, München, Am Neudeck 1

van Ramshorst, J. D., Dr., Rijks Instituut voor de Volksgezondheid, Utrecht, Sterrenbos 1

Regamey, R. H., Prof. Dr., Institute Universitaire de Microbiologie Médicale, Genève 22, Quai de l'Ecole-de-Médicine

Schäfer, W., Prof. Dr., Hygiene-Institut der Stadt Nürnberg, Nürnberg, Flurstr. 17

Schleussing, H., Prof. Dr., Prosektur der Kreiskrankenhäuser München-Pasing und München-Perlach, München-Pasing, Engelbertstr. 16

Stickl, H., Privatdozent Dr., Bayerische Landesimpfanstalt, München, Am Neudeck 1

Vanek, E., Dr., Institut für Infektions- und Tropenmedizin der Universität München, München, Am Neudeck 1

Vogt, D., Privatdozent Dr., Universitäts-Kinderpoliklinik, München, Pettenkoferstr. 8a

Weber, G., Prof. Dr., Universitäts-Kinderpoliklinik, München, Pettenkoferstr. 8a

Inhaltsverzeichnis

Allgemeiner Teil

Seite

Über Resistenz und Immunität. Von Professor Dr. A. MAYR 1

   I. Allgemeines und Begriffsbestimmung 1

   II. Resistenz 2

      1. Die erbliche, allgemeine Unempfänglichkeit 3

      2. Resistenzfaktoren 4

   III. Andere Formen der Abwehr 7

   IV. Die Immunität 10

      1. Die gewebliche Immunität 13

      2. Humorales Immunsystem 15

   Literatur 18

Anaphylaxie und Allergie. Von Professor Dr. W. D. GERMER (Mit 4 Abb.) 20

   I. Definition 20

   II. Historisches 20

   III. Einteilung 20

   IV. Einleitung 21

   V. Hauptteil 21

      1. Grundlagen 21

         a) Antigene 21

         b) Antikörper 24

            α) Humorale (zirkulierende) Antikörper 24

            β) Zellständige, sessile Antikörper 24

         c) Antigen-Antikörper-Reaktion 25

      2. Morphologie 26

      3. Klinik 28

         a) Allgemeines 28

         b) Spezielles 29

            α) Allergische Reaktionen nach Anwendung von Impfstoffen 29

            β) Allergische Reaktionen als diagnostisches Prinzip 32

   Literatur 32

Immunisierungsmethoden. Von Professor Dr. W. HENNESSEN (Mit 1 Abb.) 35

   I. Die Herstellung des Impfstoffes 35

      1. Methoden der Attenuierung 35

      2. Verfahren der Inaktivierung 36

   II. Bestimmung der Wirksamkeit von Antigenen 37

   III. Immunologische Wirkung verschieden hergestellter Impfstoffe 37

      1. Applikation von Lebendimpfstoffen 38

      2. Applikation von inaktivierten Impfstoffen 39

      3. Einfluß der Antigen-Art 39

      4. Erregerart bei Lebend-Vaccinen 39

      5. Adjuvantien inaktivierter Vaccinen 40

      6. Kombinationsimpfstoffe 41

   IV. Der Einfluß des Impflings auf die Impfmethodik 41

   V. Die Vorimmunisierung 41

   VI. Passive Immunisierung 42

      1. Diphtherie-Antitoxin 43

      2. Tetanus-Antitoxin 43

Seite

3. Gasoedem-Serum   44
4. Botulismus-Serum   44
5. Schlangengift-Serum   44
6. Andere Antiseren tierischen Ursprungs   44
7. Therapeutische Breite bei Antiseren.   44
8. Gammaglobulin   45
9. Pertussis-Hyperimmunglobulin   46
Literatur   46

Einige Grundlagen der Prüfung von biologischen Produkten. Von Professor Dr. O. BONIN (Mit 5 Abb.)   47
Einführung   47
  I. Die Bewertung der Unschädlichkeitsprüfungen.   48
 II. Die Wertbemessung von biologischen Produkten   50
   1. Die Aussage der Wertbemessung   50
   2. Die theoretischen Grundlagen der Wertbemessung   51
     a) Der systematische oder „variabilitätsbedingte" Fehler — das Standardprinzip   52
     b) Der zufällige oder „variationsbedingte" Fehler — der Kollektivversuch   53
   3. Die Verfahren der Wertbemessung und ihre Voraussetzungen.   56
     a) Die Wertbemessung von Antikörperpräparaten.   56
     b) Die Wertbemessung von Impfstoffen   56
Literatur   58

Spezieller Teil

A. Die einzelnen Impfungen

Die Pockenschutzimpfung

Von Professor Dr. A. HERRLICH, unter Mitarbeit von Dr. W. EHRENGUT, Professor Dr. A. MAYR,
Dr. E. MUNZ u. Professor Dr. H. SCHLEUSSING (Mit 73 Abb.)

Die geschichtliche Entwicklung. (A. HERRLICH)   60
Literatur   65
Das Vaccinevirus. (A. MAYR u. E. MUNZ)   66
   I. Begriffsbestimmung und Abstammung   66
  II. Aufbau, Größe, morphologische und chemisch-physikalische Eigenschaften des Vaccinevirus und seiner antigenen Komponenten   69
 III. Biologie und Biochemie der Vaccinevirus-Infektion.   74
   1. Adsorptionsphase.   75
   2. Latenzphase (Eklipse)   76
   3. Entwicklungscyclus und Virusvermehrung   77
   4. Virusplateau   80
   5. Virusausschleusung aus der Zelle   80
   6. Beziehung zwischen physikalischer Viruseinheit und Virusinfektionseinheit   81
  IV. Reaktivierung.   82
   V. Rekombination   83
  VI. Virustoxin   84
 VII. Interferenz — Interferon   85
VIII. Stämme des Vaccinevirus   87
  IX. Antigene Verwandtschaftsbeziehungen   89
   X. Immunität und Antikörper   89
   1. Virusneutralisierende Antikörper   90
   2. Hämagglutinationshemmende Antikörper   90
   3. Komplementbindende Antikörper.   91
   4. Präcipitierende Antikörper.   92
  XI. Tenazität des Vaccinevirus und antiviral wirksame Drogen   94
 XII. Züchtung des Vaccinevirus   96
   1. Züchtung des Vaccinevirus im Versuchstier   96
     a) Vaccinevirusinfektion der Maus   96
     b) Vaccineviruszüchtung im Kaninchen   97

Seite

  c) Vaccineinfektion des Affen 98
  d) Vaccineviruszüchtung im Meerschweinchen 99
  e) Züchtung in der Ratte und im Hamster 99
  f) Züchtung im Geflügel 99
 2. Züchtung des Vaccinevirus im bebrüteten Hühnerei 99
 3. Züchtung im exembryonierten Brutei 100
 4. Züchtung des Vaccinevirus in Gewebekulturen 101

Literatur 104

Die Impfstoffe. (E. Munz) 113

 I. Einleitung 113
 II. Allgemeine Kriterien und Problematik des Pockenschutzimpfstoffes 113
 III. Dermovaccine 115
  1. Definition 115
  2. Technik der Impfstoffgewinnung 115
   a) Auswahl, Untersuchung und Haltung der Impftiere 115
   b) Vorbereitungen zur Beimpfung der Tiere 116
   c) Methoden der Tierbeimpfung 116
   d) Narkose der Impftiere 116
   e) Animpfstoffe 117
   f) Infektion und Verband der Tiere 117
   g) Haltung der geimpften Tiere 118
   h) Klinik der Vaccineinfektion der Impftiere nach Flächenimpfung 119
    α) Örtliche Erscheinungen am Impffeld 119
    β) Allgemeinerscheinungen 119
    γ) Pathophysiologie 120
   i) Impfstoffabnahme 120
    α) Zeitpunkt der Impfsternte 120
    β) Technische Vorbereitungen 121
    γ) Abnahme des Rohimpfstoffes 121
    δ) Sektion der Impftiere 121
  3. Lagerung des Rohimpfstoffes 122
  4. Fertigstellung des Impfstoffes aus dem Rohimpfstoff 122
   a) Herstellung der Stammlymphe 122
   b) Lagerung der Stammlymphe 123
   c) Herstellung der Versandlymphe (Gebrauchslymphe) 124
  5. Impfstoffabfüllung 125
  6. Laufzeit (Verfallzeit) des Impfstoffes 126
  7. Abgabe des Impfstoffes 126
 IV. Impfstoffprüfungen 126
  1. Allgemeine Gesichtspunkte und Zweck der Prüfungen 126
  2. Unschädlichkeitsprüfungen 127
   a) Bakteriologische Untersuchungen des Impfstoffes 127
    α) Keimzahlbestimmung 127
    β) Keimartbestimmung 128
   b) Virologische Untersuchungen zur Prüfung der Unschädlichkeit des verwendeten Impf-
    virusstammes 128
    α) Allgemeine Problematik und Ziel der Untersuchungen 128
    β) Möglichkeiten zur Bestimmung von Qualitätsdifferenzen 129
    γ) Beurteilung 131
   c) Prüfung der Impfstoffe auf Fremdvirusgehalt 132
    α) Entero (ECBO)-Viren 132
    β) Nicht zu den Enteroviren gehörende Virusarten des Rindes 133
    γ) Beurteilung 134
  3. Wirksamkeitsprüfungen 134
   a) Infektiositätsprüfungen 134
    α) Allgemeine Grundlagen und Zweck der Prüfungen 134
    β) Technische Voraussetzungen für experimentelle Wirksamkeitsprüfungen . . 135
    γ) Titrationsmethoden an Versuchstieren 135
    δ) Titerbestimmung im bebrüteten Hühnerei 138
    ε) Titerbestimmung in Gewebekulturen 140
    ζ) Wirksamkeitsprüfung durch Bestimmung des Hämagglutinationstiters . . . 141

                                                                            Seite
          b) Vergleichende Wertung der Titrationsverfahren   141
          c) Derzeitige in der Praxis angewandte Titrationsmethoden   143
          d) Abschließende Wirksamkeitsprüfung am Menschen sowie die Beziehungen zwischen den
             Labortiterergebnissen und dem Impferfolg.   144
          e) Prüfung auf immunogene Eigenschaften.   146

      V. Hoden- und Neurovaccine   147

     VI. Eivaccine   147
          1. Definition   147
          2. Herstellung   147
          3. Geschichtliches und allgemeine Problematik der Eivaccine   148
          4. Derzeitiger Stand und moderne Herstellungsweise.   148
          5. Viruszüchtung im exembryonierten Brutei   149
          6. Beurteilung der Eiimpfstoffe   149

    VII. Gewebekulturvaccine   149
          1. Definition   149
          2. Entwicklungsgeschichte und allgemeine Problematik der Gewebekulturimpfstoffe   149
          3. Weiterentwicklung der Kulturvaccine unter dem Einfluß moderner Gewebekulturverfahren   150
             a) Impfstoffe aus überlebendem Gewebe   150
             b) Impfstoffe aus monolayer-Kulturen.   151
                α) Säugetierzellen als Gewebesubstrat   151
                β) Zellen von Hühnerembryonen als Gewebesubstrat   153
          4. Beurteilung der Ei- und Gewebekulturimpfstoffe   154

   VIII. Pockenschutz-Trockenimpfstoffe   155
          1. Definition   155
          2. Getrocknete Dermovaccine.   155
             a) Allgemeines   155
             b) Geschichtliches.   155
                α) Antrocknung flüssigen Impfstoffes an feste Gegenstände   155
                β) Trocknung mittels chemischer Verfahren   156
                γ) Einführung der Gefriertrocknung (Pre-freezing-Technik)   156
                δ) Entdeckung kolloidaler Schutzsubstanzen.   156
                'ε) Technik der Lyophilisation (Tiefgefrier-Hochvakuumtrocknung)   156
             c) Moderne Herstellungsverfahren   156
             d) Abschließende Beurteilung   157
          3. Getrocknete Eivaccine.   158
          4. Getrocknete Gewebekulturvaccine   158

     IX. Inaktivierte Pockenschutzimpfstoffe (Totimpfstoffe)   158
          1. Allgemeine Problematik inaktivierter Pockenschutzimpfstoffe   158
          2. Definition   159
          3. Geschichtlicher Rückblick   159
          4. Verwendung als Vorimpfstoff.   160
          5. Derzeitige Herstellung und Prüfung des Vaccine-Antigens nach HERRLICH   162
          6. Schlußbeurteilung   163

      X. Subcutanimpfstoffe.   163
          1. Herstellung von Subcutanimpfstoff zur Pockenschutzimpfung   163
             a) Subcutanimpfstoff der Bayerischen Landesimpfanstalt   163
             b) Wiener Methode   163
             c) Japanischer Subcutanimpfstoff.   163
          2. Subcutanimpfstoff als Vorimpfstoff zur Prophylaxe der postvaccinalen Encephalitis   164

     XI. Intracutanimpfstoff   164

    XII. Passive Immunisierung mit Immunoglobulin   164
          1. Definition   164
          2. Menschliches Vaccine-Gamma-Globulin (VGG)   164
             a) Herstellung   164
             b) Anwendung im Rahmen der Pockenschutzimpfung   165
          3. Animales Vaccine-Gamma-Globulin   165
          4. Variola-Gamma-Globulin (VaGG)   165

Seite

XIII. Kombination von Pockenschutzimpfstoff mit anderen Impfstoffen 166

Literatur. 166

Klinik der Impfpocken. (A. HERRLICH). 175

    I. Über die Disposition 175

    II. Zur Pathogenese der Vaccineinfektion 175

    III. Vorbereitung der Impfung 178

    IV. Die Durchführung 179

    V. Der Verlauf der Erstimpfung 182

    VI. Die Entwicklung der vaccinalen Immunität 187

    VII. Der Ablauf der Impfreaktion im teilimmunen Organismus. 191

        1. Die Wiederimpfung. 191

        2. Die Kombination der Erstimpfung mit inaktivierter Vaccine 195

        3. Der Ablauf der Impfung beim Säugling 197

          a) Die immunologische Situation 197

          b) Der Reaktionsablauf 197

        4. Die Erstimpfung nach Vorimmunisierung mit Gammaglobulin 198

        5. Die Inkubationsimpfung. 198

    VIII. Atypische Verläufe der Pockenschutzimpfung 199

        1. Die reaktionslose Impfung 199

        2. Die verzögerte Reaktion 201

        3. Area migrans und Nebenpocken 201

        4. Die hypertrophische Impfnarbe. 202

    IX. Andere Immunisierungsmethoden 202

        1. Die subcutane Impfung 202

        2. Die „Multiple-Pressure" Methode. 205

        3. Die „Jet"-Injektion. 206

        4. Intravenöse und orale Immunisierung 207

    X. Anhang. Versuche zur medikamentösen Prophylaxe der Pocken 207

    Literatur. 208

Der Impfschaden. (A. HERRLICH, W. EHRENGUT u. H. SCHLEUSSING) 212

    I. Komplikationen der Impfung unter Ausschluß der neuralen Schäden

    A. Komplikationen an der Impfstelle und auf der Haut 213

        I. Vaccinia serpiginosa 213

        II. Vaccinia secundaria 214

        III. Vaccinia generalisata. 216

        IV. Ekzema vaccinatum 218

        V. Vaccinia progressiva 224

        VI. Sekundäre bakterielle Infektionen 226

          1. Postvaccinales Erysipel und postvaccinale Phlegmone. 226

          2. Impetigo contagiosa. 227

          3. Infektion mit Tetanus. 227

          4. Infektion mit Diphtherie 227

          5. Lymphadenitis suppurativa im Bereich der Impfstelle 227

        VII. Das Narbenkeloid 228

    B. Komplikationen am Auge 230

        I. Vaccinia palpebralis 230

        II. Vaccinia conjunctivalis 230

        III. Vaccinale Erkrankung der Kornea und des Innenauges 231

    C. Komplikationen an den inneren Organen 232

        I. Angina 232

        II. Pneumonie 233

        III. Myokarditis. 234

        IV. Nephritis und Nephrose. 236

Seite

V. Osteomyelitis 237

VI. Embryopathie — Fetopathie 239

D. Pockenschutzimpfung und andere Krankheiten 241

I. Impfung und akute Infektionskrankheiten 242
   1. Vaccination und Variola 242
   2. Vaccination und Varicellen 242
   3. Vaccination und Masern 243
   4. Vaccination und Scharlach 243
   5. Vaccination und Exanthema subitum 244
   6. Vaccination und Diphtherie 244

II. Dermatosen als indirekte Impffolgen 244
   1. Pockenschutzimpfung und Überempfindlichkeit 244
   2. Dermatitis 245
   3. Erythema nodosum 245
   4. Erythema exsudativum multiforme 247
   5. Andere Manifestationen auf der Haut 247
   6. Purpura 248
   7. Erkrankungen der Blutgefäße 250
   8. Komplikationen bei Leukosen 250

III. Organerkrankungen als indirekte Impffolgen 250
   1. Dyspepsie 250
   2. Rheumatische Erkrankungen 251
   3. Diabetes mellitus 252
   4. Diabetes insipidus 253
   5. Tuberkulose 254
   6. Otitis media 255
   7. Impfung und Neoplasma 255

II. Die neuralen Komplikationen der Impfung

A. Die postvaccinale Encephalomyelitis 256

I. Zur Geschichte der neuralen Komplikationen 256

II. Das Vorkommen der postvaccinalen Encephalitis 257
   1. In Deutschland 257
   2. Außerhalb Deutschlands 258

III. Kritik der Häufigkeitszahlen 259
   1. Das Problem der Diagnostik 259
   2. Das Meldewesen 259

IV. Das Vorkommen der postvaccinalen Encephalitis beim Erst- und Wiederimpfling . . . 259

V. Über die Altersdisposition 260

VI. Über den Einfluß von Geschlecht und Erbgut 261

VII. Die pathologische Anatomie 262
   1. Der makroskopische Befund 262
   2. Der mikroskopische Befund 263
      a) Die klassische perivenöse Herdencephalitis 263
         α) Lokalisation der Veränderungen 263
         β) Qualität der Veränderungen 263
         γ) Veränderungen am Gefäß-Bindegewebsapparat 264
         δ) Ausheilungsvorgänge bei der diffusen perivenösen Herdencephalitis 265
      b) Postvaccinal auftretende Blut-Hirnschrankenstörung (Encephalopathie) 265

Anhang. Pathologisch-anatomische Befunde bei postvaccinal auftretenden Meningo-Encephalitiden unklarer Ätiologie 267
      a) Postvaccinal auftretende haemorrhagische Encephalitis 267
      b) Postvaccinal auftretende nichteitrige Meningo-Encephalitis 268
      c) Postvaccinal auftretende Encephalitiden mit atypischem Markscheidenzerfall . . 268
      d) Postvaccinal auftretende Querschnittsmyelitis 268
      e) Nach Revaccination auftretende Gehirnveränderungen 269

Seite

VIII. Die Klinik der postvaccinalen Encephalomyelitis 269
    1. Die Inkubationszeit 269
    2. Die Symptomatologie 270
       a) Konvulsivische Form 271
       b) Paretische Form 271
       c) Meningitische Form 271
       d) Somnolent-ophthalmoplegische Form 272
       e) Bulbäre Form 272
       f) Besondere Verlaufsformen 272
       g) Die abortiven Verläufe 272
    3. Die Laborbefunde 272
  IX. Diagnose und Differentialdiagnose 274
    1. Die Abgrenzung gegenüber anderen Krankheiten des ZNS 274
    2. Der ungeklärte Todesfall 275
  X. Verlauf und Prognose 276
  XI. Pathogenese und Ätiologie 277
    1. Die Vaccinetheorie 278
    2. Andere Erreger als Ursache der p. v. E. 278
    3. Allergietheorie 278
    4. Ernährungstheorie 279
    5. Toxintheorie 280
    6. Blutgruppentheorie 280
  XII. Die Therapie 280
  XIII. Die Prophylaxe 281

B. Periphere neurale Impfschäden 285

C. Neurale Erkrankungen als indirekte Impffolge 285
  I. Krämpfe post vaccinationem 285
  II. Mongolismus und Vaccination 286
  III. Toxoplasmose 287
  IV. Impfung und Poliomyelitis 287
  V. Pertussis post vaccinationem 289
  VI. Seltene postvaccinale neurale Komplikationen 290

Literatur 290

Gegenindikationen der Pockenschutzimpfung. (W. EHRENGUT) 301

A. Die Kontraindikationen der Erstimpfung 301
  I. Erkrankung der Haut 301
  II. Erkrankungen der inneren Organe 303
    1. Affektionen der Atemwege 303
    2. Erkrankungen des Herzens 303
    3. Erkrankung der Leber 303
    4. Erkrankungen der Niere und der ableitenden Harnwege 303
    5. Erkrankungen der Milz 304
    6. Erkrankungen des Pankreas 304
    7. Erkrankungen des Magen-Darmtraktes 304
  III. Erkrankungen des Blutes und der blutbildenden Organe, der Lymphknoten und Drüsen mit innerer Sekretion 305
    1. Erkrankungen des Blutes 305
    2. Erkrankungen der Lymphknoten 305
    3. Erkrankungen der Drüsen mit innerer Sekretion 305
  IV. Erkrankungen des Nervensystems 306
  V. Erkrankungen der Knochen und Muskeln 308
  VI. Infektionskrankheiten 309

Seite

VII. Andere Impfungen 309
VIII. Schwangerschaft 309
IX. Verhalten bei Erkrankungen in der Umgebung des Impflings 309
B. Kontraindikationen der Wiederimpfung 310
I. Erkrankungen der Haut 310
II. Erkrankungen der inneren Organe 310
III. Erkrankungen des Blutes und der blutbildenden Organe und der Lymphknoten 311
IV. Erkrankungen des Nervensystems 312
V. Erkrankungen der Knochen und Muskeln 312
VI. Infektionskrankheiten 312
VII. Schwangerschaft 312
VIII. Verhalten bei Erkrankungen in der Umgebung des Impflings 312

Die Tuberkuloseschutzimpfung

Von Privatdozent Dr. D. Vogt (Mit 6 Abb.)

I. Geschichtliche Entwicklung 313
II. Die theoretischen und experimentellen Grundlagen 314
1. Die natürliche Resistenz 314
2. Die Immunität im Tierexperiment 317
3. Die Immunität beim Menschen 324
a) Die Immunität nach der natürlichen Infektion 324
b) Die Immunität nach der BCG-Impfung 326
III. Die Impfstoffe 333
IV. Die Durchführung der BCG-Impfung 336
1. Die Tuberkulinprüfung 336
2. Der BCG-Test 338
3. Die orale BCG-Impfung 339
4. Die parenterale BCG-Impfung 340
a) Die intracutane Technik 340
b) Die Multipunktur-Technik 341
c) Die Skarifikationstechnik 341
5. Die Kontrolle des Impferfolges 341
V. Die Klinik der BCG-Impfung 341
1. Die normale Impfreaktion 341
2. Die Komplikationen der BCG-Impfung 342
VI. Die Indikationen zur Tuberkuloseschutzimpfung 348
1. Massenimpfungen 348
2. Einzelimpfungen 353
3. Kontraindikationen 354
Literatur 355

Die Keuchhustenschutzimpfung

Von Privatdozent Dr. D. Vogt u. Dr. H. Engelhardt

I. Epidemiologische Situation 365
II. Der Keuchhustenimpfstoff 367
1. Geschichtlicher Überblick 367
2. Mikrobiologie 368
3. Biologisch wirksame Bestandteile der Keuchhustenbakterien 370
4. Vaccine-Herstellung 373
5. Kombinationsimpfstoffe 374
6. Wertbemessung von Pertussis-Vaccinen 374
III. Durchführung der Impfung 375
1. Impftechnik 375
2. Verlauf und Komplikationen 376

3. Ergebnisse 379
4. Indikationen und Kontraindikationen 385

Literatur 389

Die Diphtherieschutzimpfung

Von Dr. J. D. van Ramshorst u. Dr. W. Ehrengut (Mit 5 Abb.)

I. Zur Geschichte der Diphtherieschutzimpfung 394

II. Die Impfstoffgewinnung 394
1. Die Herstellung des Toxins 394
2. Die Entgiftung des Toxins 396
3. Die Reinigung des Toxoids 396
4. Die verschiedenen Impfstoffe 397
5. Die Haltbarkeit 398
6. Impfstoffkontrollen 398

III. Die Diphtherieimmunität 399
1. Die Entwicklung der Immunität nach der Schutzimpfung 400
2. Die Dauer der Immunität 401
3. Der Nachweis der Di.-Immunität 402
   a) Bestimmung des Blutantitoxinspiegels 402
   b) Schick-Test 402

IV. Kontraindikationen der Diphtherieschutzimpfung 402

V. Indikationen der Diphtherieschutzimpfungen 404

VI. Zur Prophylaxe von Überempfindlichkeitsreaktionen gegen den Impfstoff 404
1. Moloney-Reaktion 404
2. Die Immunisierung mit hochgereinigten Di.-Impfstoffen 405
3. Schick-Testungen zur Anhebung der Immunität 405

VII. Kombinationsimpfstoffe 405

VIII. Die aktive Immunisierung 405
1. Die Durchführung der Impfung 405
2. Die normale Impfreaktion 406

IX. Impfkomplikationen 407
1. Komplikationen von seiten der Impfstelle 407
2. Andere Komplikationen 407
3. Zur Frage neuraler Komplikationen nach Diphtherieschutzimpfung oder nach Impfung mit
   Diphtherietoxoid-Komponenten 409

X. Ergebnisse der Diphtherie-Schutzimpfung 413

Literatur 418

Die Tetanusschutzimpfung

Von Professor Dr. R. H. Regamey (Mit 17 Abb.)

I. Einleitung 425
1. Epidemiologie 426
   a) Morbidität und Mortalität 426
   b) Letalität 427
2. Die nicht spezifische Prophylaxe des Starrkrampfes 427
   a) Wundversorgung 427
   b) Desinfektion 427
   c) Medikamentöse Desensibilisierung des Körpers 428
3. Serumprophylaxe 428
   a) Resorption und Ausscheidung des Te-Antitoxins 428
   b) Wiederholung der Serumverabreichung 428
   c) Versagen der Serumprophylaxe 429

Seite

d) Komplikationen der Serumprophylaxe 429
e) Das Tetanusgammaglobulin vom Menschen (Te GG hum) 430

II. Das Tetanustoxin 430
1. Der Tetanusbazillus 430
2. Wesen des Te-Toxins 431
3. Auswertung des Te-Toxins 432
4. Pathogenese 433
5. Die Tetanusinfektion 434
a) Die Eintrittspforte 434
b) Günstiges Milieu für die Vermehrung des Erregers sowie für die Toxigenese 434
6. Die Inkubationszeit 435
7. Die Krankheit hinterläßt keine nachweisbare Immunität 435

III. Das Tetanustoxoid 436
1. Geschichtliches 436
2. Herstellung des Tetanustoxins 436
3. Reinigung des Tetanustoxins 437
4. Die Formol-Toxoidierung 437
5. Reinigung des Toxoids 438
6. Die Adjuvantien (Aktivatoren) der Immunität 438
7. Die Kontrolle der Tetanusimpfstoffe 439
a) Serologische Methoden 439
b) Kombinierte Methoden in vitro und in vivo 439
c) Tierversuch 440
8. Die kombinierten Tetanusimpfstoffe 440

IV. Aktive Grundimmunisierung gegen Tetanus 442
1. Indikationen und Kontraindikationen der aktiven Immunisierung 443
2. Technik der Grundimmunisierung 444
a) Wahl des Impfstoffes 444
b) Zahl der Injektionen 444
c) Dosierung des Impfstoffes 445
d) Anwendung des Toxoids 445
e) Zeitabstände zwischen den Injektionen 446
f) Die Bedeutung des Alters 446
3. Wirksamkeit der aktiven Immunisierung gegen Tetanus 447
a) Experimentelle Beweise 447
b) Epidemiologische Beweise 447
c) Serologische Beweise 448
α) Menge des freien Antitoxins 448
β) Gewebeimmunität 448
γ) Potentielle Immunität 448
δ) Latente Immunität 448
d) Praktische Folgerungen 449
α) Wann tritt ein ausreichender Schutz ein? 449
β) Wie lange hält die Grundimmunität an? 449
4. Versagen der aktiven Immunisierung 450
5. Impfkomplikationen 453
a) Zwischenfälle infektiöser Natur 453
b) Zwischenfälle toxischer Natur 453
c) Zwischenfälle allergischer Natur 453
d) Zwischenfälle unspezifischer Natur 453

V. Die Auffrischungsinjektion oder „Injection de Rappel" (I. R.) 454
1. Indikationen für die Auffrischung 454
a) Spontane Auffrischung 454
b) I. R. zur Verstärkung der Grundimmunität 455
c) I. R. zur Aufrechterhaltung der Grundimmunität 455
d) Posttraumatische I. R. 455
2. Das Antigen und seine Verabreichung 456
a) Wahl des Impfstoffes 456
b) Toxoid-Menge 456

Seite

c) Anwendung des Toxoids 456
d) Zeitabstände zwischen den I. R. 457
3. Die Besonderheiten der I. R.. 457
a) Rolle des Antitoxingehaltes vor der I. R. 457
b) Geschwindigkeit der Immunitätsreaktion 457
c) Intensität der Antwort auf die I. R. 458
d) Anhalten der Immunität nach der Auffrischungsimpfung (I. R.) 458
4. Die mit Antitoxin kombinierte I. R.. 458

VI. Die aktiv-passive Immunisierung 458
1. Theoretische Grundlagen 459
2. Experimentelle Daten. 459
3. Klinische Beobachtungen 460

VII. Die Sero-Toxoid-Therapie des Starrkrampfes 463

VIII. Richtlinien zur Te-Schutzimpfung 464
1. Normale Grundimmunisierung 465
2. Atypische Grundimmunisierung 465
3. Auffrischimmunisierung (I. R.) zur Unterhaltung der Immunität 465
4. Posttraumatische Immunisierung 465
a) Lege artis geimpfte Verletzte 465
b) Unvollständig geimpfte Verletzte. 465
c) Nichtgeimpfte Verletzte. 465
5. Sero-Toxoid-Therapie des Starrkrampfes. 466

IX. Abschließende Betrachtungen 466
Juristische Erwägungen. 466
Verallgemeinerung der Impfung gegen Starrkrampf. 466
Einstellung der Krankenkassen und Unfallversicherungen 466
Wie kann man wissen, ob ein Patient gegen Starrkrampf geimpft wurde? 467

Literatur. 467

Die Poliomyelitisschutzimpfung

Von Professor Dr. G. Weber (Mit 4 Abb.)

A. Aktive Schutzimpfung. 482
I. Impfung mit inaktiven Impfstoffen. 483
1. Dauer des Impfschutzes 486
2. Praktische Durchführung der Impfung 486
3. Indikation. 487
4. Kombinationsimpfstoffe 488
5. Nebenwirkungen und Impfschäden 489
6. Kontraindikationen. 490

II. Die orale Impfung mit abgeschwächten Stämmen des Poliomyelitisvirus 491
1. Die Anwendung abgeschwächter Poliomyelitisviren beim Menschen 493
2. Virämie 495
3. Vermehrung der abgeschwächten Poliomyelitisviren im Darm des Menschen 496
a) Kontaktinfektionen. 496
b) Interferenzphänomene 497
4. Immunität. 498
5. Impfstoffe 499
6. Die praktische Anwendung der oralen Impfung. 500
7. Die praktischen Erfahrungen bei Massenimpfungen 501
8. Impfkomplikationen 502
9. Kontraindikationen. 504
a) Schwangerschaft 504
b) Operative Eingriffe in der Mundhöhle, insbesondere die Tonsillektomie 505
c) Andere Infektionskrankheiten 505
d) Steroidtherapie 505
e) Bluttransfusionen 505
f) Andere Impfungen 505

Seite

B. Die passive Immunisierung. 506

Literatur 507

Die Masernschutzimpfung

Von Professor Dr. O. Bonin (Mit 1 Abb.)

I. Klinik und Epidemiologie. 511

II. Die Eigenschaften des Erregers 513

III. Aktive Immunisierung 513
    1. Geschichtliches. 513
    2. Die Immunisierung mit inaktivierten Impfstoffen 514
        a) Herstellung der Impfstoffe. 514
        b) Prüfung der Impfstoffe 515
        c) Ergebnisse beim Menschen 516
        d) Nebenwirkungen 517
    3. Die Immunisierung mit Lebendimpfstoffen. 517
        a) Die Entwicklung des attenuierten Edmonston-Stammes 517
            α) Herstellung der Impfstoffe 518
            β) Prüfung der Impfstoffe. 518
            γ) Ergebnisse beim Menschen und Nebenreaktionen. 519
            δ) Weiterentwicklung des Edmonston-Stammes 521
        b) Andere Masern-Lebendimpfstoffe. 521
        c) Versuche zur aktiven Immunisierung gegen Masern mit Hundestaupevirus. . . . 522
    4. Indikation und Anwendung der aktiven Immunisierung 522
    5. Kontraindikationen. 524

IV. Passive Immunisierung 525

V. Zusammenfassung 526

Literatur. 527

Die Scharlachschutzimpfung

Von Professor Dr. R. H. Regamey u. Privatdozent Dr. H. Stickl

I. Grundlagen und Problematik der Scharlachschutzimpfung 530
    1. Epidemiologie 530
    2. Die Ätiologie des Scharlachs 531
    3. Die Rolle der Allergie 532
    4. Zur Klinik des Scharlachs 532
    5. Der „Streptococcus scarlatinae" 533
        a) Das Scharlachstreptokokkentoxin 533
        b) Wertbestimmung und Nachweis des Scharlachtoxins 534
II. Die aktive Schutzimpfung gegen Scharlach 535
    1. Der Impfstoff 535
        a) Toxin als Impfstoff. 535
        b) Formolisiertes Toxin 536
        c) Präcipitierte und adsorbierte Impfstoffe. 536
        d) Gemischte Impfstoffe 536
        e) Weitere Impfstoffe 536
    2. Ergebnisse der aktiven Schutzimpfung 536
    3. Die Kombination mit anderen Impfstoffen. 537
    4. Simultananwendung von Serum und Impfstoff 537
    5. Art der Impfstoffapplikation 537
    6. Ist heute noch eine Indikation zur aktiven Scharlachschutzimpfung gegeben? . . . 537
III. Das Scharlachantiserum, seine prinzipielle und praktische Bedeutung. 537
IV. Schlußbetrachtung. 538

Literatur 538

Schutzimpfungen gegen bakterielle Darminfektionen

Von Professor Dr. O. Günther

Die Typhusschutzimpfung. 542

    1. Einleitung 542
    2. Eigenschaften der Krankheitserreger 543
    3. Impfstoffherstellung 546
        a) Entwicklung der Technik 546
        b) Neuere Bakterienzüchtungsverfahren 547
        c) Wahl der Produktionsstämme nach Antigengehalt und anderen Faktoren 548
        d) Keimzählung 548
        e) Weiterbehandlung der Bakterienernte. 549
    4. Impfstoffprüfung 550
        a) Unschädlichkeitsprüfung 550
        b) Wirksamkeitsprüfung im Reagenzglas. 550
        c) Wirksamkeitsprüfung am Tier und im Feldversuch 551
        d) Aktiver Mäuseschutzversuch. 552
        e) Antikörper im Kaninchenversuch. 552
        f) Passiver Mäuseschutzversuch 553
        g) Brutei-Methode 553
        h) Hauptfaktoren der Typhus-Impfstoffprüfung 553
    5. Indikation zur Schutzimpfung 554
    6. Kontraindikationen 555
    7. Die subcutane Schutzimpfung 556
    8. Die orale Schutzimpfung. 557
    9. Nebenerscheinungen nach der Impfung 558
    10. Die Wirkung der Typhusschutzimpfung 561
        a) Serologische Reaktionen. 561
        b) Der Schutzwert 561
    11. Passive Schutzimpfung 564
    12. Der Wert der Typhusschutzimpfung 564
    13. Zusammenfassung 565
    Literatur 565

Die Ruhrschutzimpfung. 571

    1. Einleitung 571
    2. Eigenschaften der Krankheitserreger 571
    3. Impfstoffherstellung. 572
    4. Impfstoffprüfung 573
    5. Indikation und Kontraindikation 575
    6. Parenterale und perorale Schutzimpfung. 575
    7. Nebenerscheinungen nach der Impfung 576
    8. Die Wirkung der Ruhrschutzimpfung 576
    9. Der Wert der Ruhrschutzimpfung 577
    10. Zusammenfassung 577
    Literatur 577

Die Choleraschutzimpfung. 580

    1. Klinik und Therapie der Cholera 580
    2. Bakteriologisch-serologische Diagnose 580
    3. Epidemiologie 582
    4. Herstellung des Impfstoffes 583
    5. Prüfung des Impfstoffes 584
    6. Impfindikation und Kontraindikation 585
    7. Durchführung der Schutzimpfung. 586
    8. Nebenerscheinungen 586
    9. Die Wirkung der Schutzimpfung 587
    10. Zusammenfassung 587
    Literatur 588

Seite

Die Influenzaschutzimpfung

Von Professor Dr. W. D. GERMER (Mit 2 Abb.)

Einleitung 590

I. Die Erreger 590

II. Die Impfstoffe. 594
 1. Historisches 594
 2. Inaktivierte Impfstoffe (Antigen-Qualität) 594
  a) Großversuche 1942—1945 595
  b) Großversuche 1946—1957 595
  c) Großversuche 1957 597
  d) Andere Faktoren. 598
   α) Antigengehalt des Impfstoffes 598
   β) Alter des Impflings 598
   γ) Applikationsart und Antikörperbildung. 599
   δ) Postvaccinaler Schutzbeginn und Schutzdauer. 599
   ε) Zubereitungsart der Grippe-Impfstoffe 599
   ζ) Nebenerscheinungen 600
 3. Lebende Impfstoffe 601

III. Passive Immunisierung 602

IV. Zusammenfassung 602

Literatur 603

Schutzimpfung gegen Infektionen mit Adenoviren

Von Professor Dr. W. D. GERMER (Mit 1 Abb.)

Einleitung 606

I. Der Erreger 606

II. Pathogenität und Epidemiologie 607

III. Schutzimpfung 609
 1. Herstellung und Prüfung der Vaccine 609
 2. Anwendung der Vaccine 610
 3. Impfung mit abgeschwächten Viren 612

IV. Zusammenfassung 613

Literatur 614

Die Tollwutschutzimpfung

Von Professor Dr. H. GILDEMEISTER †

I. Allgemeines 617
 1. Der Erreger 617
 2. Pathogenese 618
 3. Die pathologisch-anatomischen Erscheinungen 618
 4. Das Krankheitsbild beim Tier 619
 5. Das Krankheitsbild beim Menschen 619
 6. Diagnose und Therapie 620

II. Die Wutschutzbehandlung 621
 1. Die geschichtliche Entwicklung. 621
 2. Die heutigen Impfstoffe 622
 3. Die Indikation zur Wutschutzimpfung. 624
 4. Die Serumbehandlung der Tollwut 626
 5. Die Technik der Tollwutschutzimpfung 626
 6. Komplikationen 627

III. Die Stellung der Tollwutschutzimpfung in der Gesundheitsgesetzgebung. 630

Literatur 633

Die Fleckfieberschutzimpfung

Von Professor Dr. W. Schäfer

A. Einleitung 634

B. Erreger 635

C. Impfstoffe 635

   1. Bereitung von Totvaccinen 635
     a) Aus Läusen 635
     b) Aus Dottersäcken 635
     c) Aus Lungen 635
   2. Bereitung von Lebendvaccine 635
   3. Prüfung 636

D. Durchführung der Impfung 636

   1. Impfwirkung 637
     a) Immunisatorisch 637
       α) Totimpfstoffe 638
       β) Lebendvaccine 638
     b) Andere postvaccinale Reaktionen 638
     c) Nebenwirkungen 638
   2. Passive Immunisierung 639

E. Epikrise 639

Literatur 639

Die Gelbfieberschutzimpfung

Von Professor Dr. E. Haagen (Mit 3 Abb.)

I. Allgemeiner Teil 640
   1. Die verschiedenen Formen des Gelbfiebers 640
   2. Übertragung und Epidemiologie 641
   3. Ätiologie 642
   4. Klinik, Diagnostik, Immunbiologie und Bekämpfungsmaßnahmen 644

II. Schutzimpfung 645
   1. Mäusegehirnimpfstoff 645
   2. Kulturimpfstoff 648
   3. Immunitätsprüfungen 651

Literatur 653

Die Pestschutzimpfung

Von Dr. M. K. Habbu u. Dr. H. E. Krampitz

I. Immunbiologische Vorgänge bei der Pestinfektion 657

II. Die Impfstoffe 659
   1. Geschichtlicher Überblick 659
   2. Herstellung und Wertvergleich der verschiedenen Impfstoffe 661
     a) Kaseinhydrolysat-Vaccine 661
     b) Agar-Vaccine 663
     c) Lebend-Vaccine 663

III. Die Indikation zur Pestschutzimpfung 664

IV. Impfreaktionen und Impfschäden 664

Literatur 665

Weniger bekannte und seltener angewandte Impfungen

Von Dr. E. Vanek

Einleitung 666
   1. Mumps 666

Seite

2. Varicellen 668
3. Röteln 670
4. Herpes simplex 671
5. Hepatitis epidemica und Serumhepatitis 672
6. Trachom 674
7. Arbor-Viren (arthropod borne viruses) 675

   a) Amerikanische Pferde-Encephalitiden 675
   b) Japanische B-Encephalitis 675
   c) Denguevirus 676
   d) Russische Früh-Sommer-Komplexe 676
   e) Pappataci-Fieber 677

8. Q-Fieber 677
9. Impfungen bei selteneren Rickettsiosen 679

   a) Murines Fleckfieber 679
   b) Nordamerikanisches Felsengebirgsfleckfieber 679
   c) Zeckenbißfieber 679
   d) Tsutsugamushi-Fieber 679

10. Meningokokken-Meningitis 680
11. Pneumokokken-Pneumonie 680
12. Tularämie 680
13. Brucellosen 681
14. Leptospirosen 682
15. Milzbrand 683
16. Gasbrand 684
17. Botulismus 685
18. Impfungen bei Protozoenerkrankungen 686

   a) Orientbeule 686
   b) Südamerikanische Schleimhautleismaniase 686
   c) Kala-Azar 687
   d) Malaria, Schlafkrankheit 687
   e) Chagaskrankheit 687

Literatur 688

Allgemeines über kombinierte Impfstoffe

Von Professor Dr. W. Hennessen (Mit 1 Abb.)

I. Allgemeine Eigenschaften von Kombinations-Vaccinen 692
II. Kompatibilität der Antigene 693
III. Möglichkeiten der Kombination von Antigenen 694

   1. Toxoid — Toxoid 695
   2. Toxoid-Bakterien-Suspension 695
   3. Toxoid und Virussuspension 696
   4. Toxoid-Bakterien- und Virus-Suspension 697
   5. Bakteriensuspensionen 698
   6. Bakterien- und Virussuspension 699
   7. Virussuspensionen 699

Literatur 700

B. Die Impfpraxis

Allgemeines zur Durchführung der Impfungen

Von Professor Dr. A. Herrlich (Mit 1 Abb.)

1. Der Arzt und die Impfung 701
2. Die Durchführung des Impftermins 702

   a) Die öffentliche Pockenschutzimpfung 702
   b) Andere Impfungen im öffentlichen Termin 704
   c) Die Impfung durch den Privatarzt 704

3. Das Impfprogramm für das Kleinkind 705

Seite

4. Impfungen beim Jugendlichen 706
   a) Die gesetzliche Pockenschutzwiederimpfung 706
   b) Andere Impfungen 706
5. Impfungen im späteren Alter 707
6. Impfungen bei der Bundeswehr 707
7. Impfungen bei Auftreten von Seuchen 708
8. Impfintervalle 709
9. Der Impfschutz bei Auslandsreisen 710
10. Die passive Immunisierung im Impfprogramm 714

Die gutachtliche Bearbeitung des Impfschadens

Von Dr. W. EHRENGUT u. Privatdozent Dr. H. STICKL

I. Impfschäden nach Pockenschutzimpfung 717
   1. Ermittlung und Meldung 717
   2. Das Gutachten 718
      a) Zur Wertung klinischer Befunde 718
      b) Zur Beurteilung anatomischer Befunde 720
      c) Impfung und Vorschädigung 720
      d) Impfung und interkurrente Krankheiten 720
      e) Impfung und seltene Krankheitsbilder 720
      f) Impfschaden durch Fahrlässigkeit 721
II. Impfschäden nach anderen Impfungen 721
Schlußbetrachtung für die Abfassung von Gutachten 723

C. Gesetzliche Grundlagen

Das Impfrecht. Probleme und Grundzüge der gesetzlichen Regelung der Schutzimpfungen

Von Dr. A. HABERNOLL

I. Impfpflicht oder freiwillige Schutzimpfung? 724
II. Das Impfgesetz vom 8. April 1874 725
   1. Impfpflicht und Impfbefreiung 726
   2. Der Impftermin 727
   3. Der Impfstoff 727
   4. Der Impfarzt 728
   5. Der impfende Privatarzt 729
   6. Die Kosten der öffentlichen Impfung 729
   7. Die Überwachung der Impfung 730
III. Das Bundes-Seuchengesetz und die Schutzimpfungen 730
   1. Der Rechtsanspruch auf freiwillige Schutzimpfungen 730
      a) Die Diphtherieschutzimpfung 730
      b) Die Mehrfachimpfungen gegen Diphtherie, Keuchhusten, Tetanus 731
      c) Die Tuberkuloseschutzimpfung 731
      d) Die Schutzimpfung gegen Kinderlähmung 731
   2. Das Impfbuch 732
   3. Die staatliche Kontrolle der Impfstoffe 732
   4. Die Impfverpflichtung bei Epidemiegefahr 732
   5. Die Haftung des Staates für Impfschäden 733
      a) Die Entwicklung der Rechtsprechung 733
      b) Die gesetzliche Regelung der Impfschäden 734
         α) Der Entschädigungsanspruch 734
         β) Verfahren im Impfschadensfall 735
         γ) Die Entschädigungsleistungen 735
IV. Die Pflichtimpfungen im internationalen Reiseverkehr 736
   1. Die Vorschriften der Weltgesundheitsorganisation 736
   2. Die Vorschriften der Bundesrepublik Deutschland 737

Seite

V. Öffentliche Schutzimpfung in Mitteldeutschland 738

VI. Übersicht über die Schutzimpfungen in den europäischen Staaten 740

Literatur 740

Anhang

Gesetzestexte

Impfgesetz v. 8. April 1874 (RGBl. I S. 31) 741

Verordnung zur Ausführung des Impfgesetzes vom 22. 1. 1940 (RGBl. I, S. 214) 742

Gutachten des Bundesgesundheitsamtes über die Durchführung des Impfgesetzes 742

Gesetze und Verordnungen der Bundesländer zum Impfgesetz 742

Auszug aus dem Gesetz zur Verhütung und Bekämpfung übertragbarer Krankheiten beim Menschen (BSG) 743

Sachverzeichnis 744

Allgemeiner Teil
Über Resistenz und Immunität

Von A. Mayr

Das nachstehende Kapitel hat die Aufgabe, demjenigen das Verständnis der speziellen Kapitel zu erleichtern, der sich mit den Fragen der Infektabwehr noch nicht eingehender befaßt hat. Es ist nicht möglich, im Rahmen eines solchen informativen Abrisses auf die grundlegenden Erkenntnisse und Theorien erschöpfend einzugehen, die gerade auf diesem Gebiete im letzten Jahrzehnt gewonnen wurden. Auswahl und Beschränkung des Stoffes lassen es nicht vermeiden, daß die eine oder andere persönliche Ansicht des Verfassers stärker in Erscheinung tritt, als es bei Berücksichtigung sämtlicher Gesichtspunkte der Fall gewesen wäre.

I. Allgemeines und Begriffsbestimmung

Beim Zusammentreffen zwischen Infektionserregern und Organismus reagieren verschiedene Systeme miteinander und beeinflussen sich wechselseitig.

Der *Erreger* wird geprägt durch seine genetischen Eigenschaften. Sie ermöglichen es, einen bestimmten Zelltyp bzw. einen bestimmten Organismus zu infizieren, sie steuern die Rate, Intensität und Art seiner Vermehrung und Ausbreitung im Körper, sie bedingen seine komplexe antigene Struktur, und sie bilden die Grundlage seiner toxischen Eigenschaften.

Vom *Wirt* her gesehen sind es zunächst Erbanlage und Konstitution, die den Geno- und Phänotyp und die Empfänglichkeit seiner Zellen prägen. Zum anderen spielt der augenblickliche physiologische Zustand des Organismus eine bedeutende Rolle ("Disposition"). Durch Alter, Ernährung, Hormonwirkung und zahlreiche andere Einflüsse wird die Abwehrkraft jeweils anders gestaltet, d. h. gefördert oder vermindert.

Erreger und Wirt existieren in einer *Umwelt*, welche die Funktionen und Strukturen beider verändern kann. Sie sind damit auf die vielfältigste Weise miteinander verbunden und voneinander abhängig. In die gegenseitige Auseinandersetzung dieser drei sehr variablen Systeme mit all ihren vielfältigen Reaktionsmöglichkeiten schalten sich eine Reihe unspezifischer und spezifischer Mechanismen ein, die letztlich über das Schicksal eines infizierten Organismus entscheiden. Sie sind auch der Schlüssel zum Verständnis der so unterschiedlichen Reaktionen der gleichen Erregerart in einem speziesgleichen Wirt.

Die Abwehr gegenüber pathogenen Mikroorganismen und ihren Toxinen ist also stets ein komplexes Geschehen. Man hat hierbei grundsätzlich zu unterscheiden zwischen *unspezifischen*, d. h., gegen eine Vielzahl von Infektionserregern gerichteten *Abwehrfaktoren* und *spezifischen*, sich nur gegen ganz bestimmte Erreger entwickelnden *Abwehrvorgängen*. Die unspezifischen Abwehrmechanismen werden allgemein unter dem Begriff *Resistenz*, die spezifischen unter dem der *Immunität* zusammengefaßt. Die unspezifischen Abwehrfaktoren sind natürlicherweise in einem Organismus vorhanden, d. h. sie sind ererbt oder angeboren. Im Gegensatz zur Resistenz werden die spezifischen Abwehrmechanismen erst auf eine stattgehabte Infektion hin gegen den Erreger (*antiinfektiöse Immunität*) oder gegen die Toxine (*antitoxische Immunität*) allmählich gebildet; die sich dabei entwickelnde, erhöhte Abwehrkraft ist nur gegen den betreffenden Krankheitserreger oder sein Toxin gerichtet, sie ist nur für ihn spezifisch und selbst gegen Erreger der gleichen Gruppe wirkungslos, es sei denn, es besteht ein gemeinsames Antigen- und Immunitätsspektrum ("Kreuzimmunität"). Aus diesen Gründen kann man die Resistenz auch als *ererbte, natürliche Widerstandsfähigkeit* und die Immunität als *aktiv oder passiv erworbene Widerstandsfähigkeit* bezeichnen. Nicht immer lassen sich diese beiden Formen der Infektabwehr jedoch klar voneinander abgrenzen. Die der Resistenz und der Immunität zugrunde liegenden Systeme und Mechanismen können miteinander identisch sein und sind funktionell stets gekoppelt.

Überschneidungen in der Begriffsbestimmung sind dadurch unvermeidlich. Schließlich muß bei jedem Vorgang, der zu einer Gegenäußerung des Organismus führt — d. h. bei Infektionen, die zur Erkrankung, zum Haften des Erregers, zum Reagieren von Erregergiftstoffen mit bestimmten Receptorstellen führen, — eine gewisse „Spezifität" angenommen werden. Zudem werden Resistenz und Immunität im internationalen Sprachgebrauch nicht einheitlich definiert: so ist im anglo-amerikanischen Sprachbereich mit „natürlicher Immunität" z. B. unser Begriff der Resistenz gemeint. Außerdem ist bei einer Reihe von Abwehrphänomenen oft sehr schwer zu entscheiden, ob es sich um Resistenz- oder Immunitätsmechanismen im engeren Sinne handelt.

Während wir über die spezifischen Immunitätsvorgänge schon sehr viel wissen und sie bereits seit langer Zeit für Prophylaxe und Therapie ausnützen, sind die Vorgänge bei der unspezifischen Abwehr noch weniger bekannt und nur sehr schwierig zu analysieren. Die unterschiedlichsten Faktoren greifen eng ineinander, und daher lassen sich exakte experimentelle Beweise für die Bedeutung eines einzelnen Faktors nicht leicht erbringen.

Zum Begriff der Resistenz gehören noch die *Promunität* und die *Depressionsimmunität*. „Promunität" bedeutet den durch eine bestehende Infektion erworbenen, unspezifischen, nicht passiv übertragbaren Schutz gegen eine Superinfektion. „Depressionsimmunität" meint im wesentlichen das gleiche wie Promunität.

Schließlich kennen wir noch den Begriff der *Infektionsimmunität*, die Phänomene der *Interferenz* und der *aktiven, immunologischen Toleranz*. Alle drei biologischen Erscheinungen sind wie die Promunität dadurch charakterisiert, daß Superinfektionen nicht zur sichtbaren Auswirkung gelangen. Sie beruhen jedoch alle auf verschiedenen Vorgängen und sind von der Promunität scharf abzutrennen.

II. Resistenz

Die Resistenz beruht auf einer unspezifischen Widerstandskraft entweder gegenüber Krankheitserregern oder gegenüber Toxinen

bzw. anderen Giftstoffen. Die der Resistenz zugrunde liegenden Mechanismen sind komplex. Zunächst fällt unter den Begriff der Resistenz die *erbliche, allgemeine Unempfänglichkeit* von Tierarten oder vom Menschen (Art-, Rasseresistenz) gegenüber bestimmten Krankheitserregern.

Die erbliche, allgemeine *Unempfänglichkeit* ist eine rein *passive* Form der Resistenz. So kann z. B. dem Erreger der Eintritt in das Gewebe des Wirtsorganismus etwa durch die Struktur und Funktion des Epithels oder der Schleimhäute verwehrt sein, oder das Gewebe, in das der Erreger gelangt, ist so zusammengesetzt, daß ihm die für Wachstum und Vermehrung notwendigen Stoffe (in manchen Fällen z. B. bestimmte Fermente) fehlen. In all diesen Fällen braucht sich der Organismus gegen den Erreger nicht aktiv zu wehren, denn die Infektion kommt nicht zur pathogenen Auswirkung. Diesem Status steht die *aktive Resistenz* gegenüber, bei der ein Organismus wohl empfänglich ist, sich aber sofort gegen die Infektion auf Grund unspezifischer Abwehrmechanismen wehrt. Als aktive Resistenz wird die Fähigkeit des Wirtsorganismus bezeichnet, auf das Eindringen des Erregers mit bestimmten, aber unspezifischen, die pathologische Wirkung des Erregers hemmenden Reaktionen zu antworten und dadurch den Infektionsvorgang im Beginn zum Stehen zu bringen [Verschuer (1961)].

Die *Grundlage der aktiven Resistenz* bilden sog. *Resistenzfaktoren*, die sich bei Vorhandensein einer Empfänglichkeit sofort in die unspezifische Abwehr einschalten. Sie können die genetisch determinierte Empfänglichkeit eines Organismus gegenüber Infektionserregern erhöhen oder herabsetzen. In diesem Sinne ist aktive Resistenz keine absolute Größe, sondern existiert in allen Abstufungen. Im Vergleich zur Immunität kann sie jedoch verhältnismäßig leicht durchbrochen werden.

Man unterscheidet *Resistenzfaktoren*, die von *Anfang an vorhanden sind* und solche, die *erst später gebildet werden*. Erstere helfen beim Auftreten einer Infektion *sofort* mit, diese abzuwehren.

Die unspezifischen Sofortreaktionen, die auf Grund der ererbten und konstitutionell bedingten Fähigkeiten des Infizierten zu Beginn einer Infektion bzw. in den ersten Phasen ausgelöst werden, sind teilweise auch als *Prämunitätsvorgänge* bezeichnet worden. Sie verlaufen verschieden; bei einer Erstinfektion, bei der ein Organismus seine normale Reaktionsfähigkeit besitzt (*Normergie*), anders als bei einer Superinfektion. Hier ist die Reaktionsart durch die Erstinfektion kurzfristig im Sinne einer Erhöhung unspezifisch verändert. Dieser Zustand wird schon wenige Stunden nach der Infektion erreicht, dauert aber nur einige Tage. Ihm liegt eine Steigerung der physiologischen Abwehrkraft zugrunde, und er verschwindet mit dem Absinken der erhöhten Körperfunktion zur Norm. Er wird als *Promunität* (Depressionsimmunität) definiert und stellt also nichts anderes dar als einen speziellen Fall gesteigerter, unspezifischer Abwehrfähigkeit, die sofort einsetzt.

Die einzelnen Resistenzfaktoren, vor allem diejenigen, die bei allen Prämunitätsvorgängen aktiv werden, sind *zellulär* oder *humoral* verankert.

Die Resistenzfaktoren können auf verschiedene Weise stimuliert oder abgeschwächt werden. Nach Einverleibung von Aggressinen, Toxinen, Hämolysin, Fibrinolysin, Leucocidin oder anderen von Mikroorganismen stammenden Stoffen entsteht eine starke Lähmung der Abwehrkraft. Wir kennen noch eine weitere Reihe von resistenzmindernden Faktoren, wie z. B. in bestimmten Fällen Hunger oder Stoffwechselbelastung durch Überernährung. Auch eine Beeinflussung durch körperliche Belastung ist nachgewiesen. Anstrengungen können z. B. bei bestehender latenter Infektion den Ausbruch einer Poliomyelitis begünstigen. Bei der Tollwutinfektion scheinen ähnliche Verhältnisse vorzuliegen.

Das gehäufte Auftreten vieler Infektionskrankheiten in den feuchtkalten Wintermonaten (s. bei DE RUDDER, 1952) legt wohl die Annahme einer Resistenzminderung durch Abkühlung nahe, wenn auch die Ursachen im einzelnen nicht geklärt sind. Man darf wohl annehmen, daß dabei Gefäßverengungen unter dem Einfluß der Kälte und daraus resultierende hypoxämische Zustände des Gewebes eine Rolle spielen. Zu denken wäre auch an eine „Stress"-Wirkung. Ferner kann eine saisonbedingte Krankheit — zumeist katarrhalische Infekte, Grippe u. a. — ihrerseits wieder die Resistenz gegen andere Krankheiten vermindern (s. H. STICKL, 1960).

Nicht nur körperlich faßbare, sondern auch psychische Einflüsse können sich auf ein Krankheitsgeschehen auswirken. Als Beispiel seien die durch eine Virusinfektion verursachten und durch Suggestion heilbaren Warzen genannt. Ferner ist das Alter von Einfluß auf die Resistenzlage des Organismus. Schließlich bestehen auch Beziehungen zwischen Alter und Geschlecht. Knaben erkranken in den ersten Lebensjahren häufiger als Mädchen an Diph-

therie, Scharlach und Mumps, Mädchen hingegen häufiger als Knaben an Pertussis. Man vermutet hormonale Einwirkungen.

Neben den bisher aufgeführten Faktoren beeinflussen auch Strahlen die Resistenz. Bei Anwendung einer geringen UV- oder Röntgenstrahlendosis kommt es häufig zu einer Steigerung der Abwehrvorgänge. Subletale Dosen von Röntgenstrahlen führen dagegen zu einer Resistenzminderung, die neben einer allgemeinen Gewebsschädigung auf einer verminderten Phagocytose, Hemmung der Antikörperbildung und Zerstörung der Lymphocyten bzw. Lymphoblasten beruht.

Das vor einer Infektion gegebene Zustandsbild der unspezifischen Abwehreinrichtungen in einem Organismus in Richtung erhöhte Empfänglichkeit bezeichnen wir als *Disposition*. Dabei verstehen wir unter Disposition ganz allgemein eine Krankheitsbereitschaft, die in einer Erhöhung der durchschnittlichen Erkrankungswahrscheinlichkeit zu sehen ist. Disposition steht damit der Resistenz gegenüber. Eine Erniedrigung der Resistenz führt zu einer Erhöhung der Disposition. Augenblicklicher Umweltfaktor, Alter, Geschlecht und Konstitution ergeben für den Einzelnen die „individuelle Disposition".

Zur Disposition gehört auch die *Hinfälligkeit*, ein Begriff, der in der Tuberkuloseforschung eine Rolle spielt. Sie bezeichnet den Schweregrad des Verlaufs der Erkrankung eines disponierten Organismus.

Für den Infektionsablauf ist jedoch nicht allein die Verfassung des befallenen Organismus von Bedeutung: das Schicksal des Erkrankten hängt auch von der *Virulenz* des infizierenden Erregers ab. Unter Virulenz versteht man allgemein den Grad der krankmachenden Eigenschaften eines Erregers in einem bestimmten Wirt.

1. Die erbliche, allgemeine Unempfänglichkeit („natürliche Immunität", „erbliche Resistenz", „passive Resistenz")

Beim Menschen, Tier und bei der Pflanze ist allgemein bekannt, daß gewisse Arten unempfänglich für Infektionskrankheiten und Toxine sind, von denen andere Arten befallen werden. Diese Unempfänglichkeit ist vererbt und richtet sich gegen Bakterien, Viren, Protozoen, Pilze, Helminthen und Toxine. Gewisse Unterschiede in der Krankheitsresistenz, jedoch weniger ausgeprägt, treten auch zwi-

1*

schen verschiedenen Rassen innerhalb der gleichen Art wie auch zwischen Individuen innerhalb derselben Rasse auf.

Für die ererbten Unterschiede in der Empfänglichkeit bestimmter Wirtssysteme sind hauptsächlich 2 Faktoren von Bedeutung:

1. ein Unterschied in der Eignung des Wirtsgewebes für die Haftung und Vermehrung eines Erregers am Infizierungsort,

2. eine abweichende Wirtsreaktion auf das Eindringen und die Vermehrung des Erregers.

Jedes Individuum beantwortet einen unspezifischen oder spezifischen Reiz mit einer kurzfristigen Steigerung der Resistenz.

Durch eine gezielte Inzucht kann man nun Versuchstiere züchten, die auf den gleichen Infekt entweder mit einer gesteigerten oder abgeschwächten „Sofortreaktion" antworten. Diese äußert sich u. a. in einer Aktivierung cellulärer und humoraler Faktoren. Dabei kommt es auch zu einer Steigerung bestimmter Fermentreaktionen in den Zellen, die auf den Reiz reagieren, z. B. ihrer Atmungs- und Glykolyserate.

Bei der Frage, ob eine erbliche Resistenz vorliegt, muß immer geprüft werden, wieweit es sich bei der Unempfänglichkeit von Organismen nicht um eine erworbene Immunität handelt. Die Gefahr einer Verwechslung von erblich bedingter Resistenz und erworbener, aktiver oder passiver Immunität ist in den ersten Lebenstagen und dann wieder bei zunehmendem Alter sehr groß.

Der *Adsorptionsmechanismus* scheint ein wichtiger *Faktor für die Empfänglichkeit bzw. Resistenz* zu sein. *Mit Hilfe von Zellkulturen läßt sich bei Virus*infektionen zeigen, daß es sich hierbei um einen Grundmechanismus der ererbten Resistenz handelt. Gelingt es, experimentell den für eine Zellinfektion wichtigen Adsorptionsvorgang zu umgehen und das Virus direkt in die Zelle einzubringen, so läuft in vielen Fällen der Virusreproduktionsmechanismus auch in sog. resistenten Zellen ab.

Für die Virusadsorption wird ein spezifischer, cellulärer Receptor verantwortlich gemacht, der in der Zellwand eingelagert ist. Die Wichtigkeit der Zellwand-Receptoren ist sowohl für kleine als auch größere Virusarten festgestellt worden.

Bekannte Beispiele der *Artresistenz* sind die Unempfindlichkeit des Menschen gegenüber den Erregern der Hühnercholera, der infektiösen Anämie der Pferde und des Texasfiebers, um nur je eine Bakterien-, Virus- und Protozoeninfektion der Tiere zu nennen.

Umgekehrt sind Tiere gegen zahlreiche menschliche Infektionskrankheiten resistent. Für Malleus sind wiederum nur Menschen und Einhufer empfänglich, während die anderen Tierarten resistent sind. Auch gegenüber Toxinen kann eine unterschiedliche Resistenz gebildet sein. Das Tetanustoxin wirkt z. B.

bei Hühnern und Kaltblütern nicht. Igel vertragen eine größere Menge an Kreuzotterngift als Meerschweinchen und Mäuse.

Die Artresistenz ist nun aber keine konstante Eigenschaft. Es ist möglich, auf sogenannte resistente Arten Bakterien oder Viren mit Hilfe besonderer Kunstgriffe zu adaptieren. Seit vielen Jahren wird dieses Verfahren dazu benutzt, avirulente oder schwachvirulente Erregerstämme zu erhalten, die sich für Impfzwecke ausnutzen lassen. Bei dieser „Adaptierung", die oft viele Tierpassagen erfordert, können die Erreger ihre krankmachenden Eigenschaften für den natürlichen Wirt ändern, ohne dabei die spezifische, immunisierende Fähigkeit einzubüßen; sie sind deshalb als „Impfstämme" besonders geeignet. Das bekannteste Beispiel dürfte die Verwendung sogen. „attenuierter" Poliovirusstämme zur oralen Impfung gegen Poliomyelitis sein.

Bei der Definierung einer *Rassen-* oder *Individualresistenz* ist jedoch Vorsicht geboten. Häufig handelt es sich hier um keine Resistenz, sondern um Immunität. Die von R. KOCH entdeckte Resistenz der erwachsenen Eingeborenen auf Neuguinea gegen Malaria, die in gleicher Weise für die Neger gilt, ist keine echte Resistenz. Die Erwachsenen sind weitgehend unempfänglich, weil sie im Kindesalter durchseucht wurden. Auch die Lebensweise täuscht häufig eine Rassenresistenz vor. Wer aus religiösen Gründen kein Schweinefleisch ißt (Juden, Mohammedaner, Hindus), bleibt auch in Ländern ohne gesetzlich vorgeschriebene Fleischbeschau trichinenfrei (KÖHLER und MOCHMANN, 1962).

2. Resistenzfaktoren

Dem von Natur aus resistenten Organismus steht der empfängliche gegenüber. Auch letzterer verfügt über ein großes Arsenal an unspezifischen Abwehrmechanismen, aus dem wir mehrere einzelne, cellulär bedingte wie humorale *Resistenzfaktoren* unterscheiden können. Der wichtigste Resistenzfaktor im cellulären Schutzsystem ist die *Phagocytose*. Sie spielt eine große Rolle bei der unspezifischen Infektabwehr, bei jeder Entzündung und bei der Wundheilung. Unter Phagocytose versteht man die Fähigkeit des reticulo-endothelialen Systems, Fremdkörper (über 0,1 μ) oder Mikroorganismen aufzunehmen und unschädlich zu machen. Diese zur Phagocytose befähigten

Zellen sind zum Teil geweblich fixiert (Kupfersche Sternzellen, Sinusendothelien der Milz u. a.), zum Teil wandern sie (Leukocyten, Histiocyten).

Die Phagocyten befinden sich in ständiger Aktion; ihre stündliche Vernichtungsleistung wird auf 1 Milliarde bakterieller Keime geschätzt (KÖHLER u. MOCHMANN, 1962).

STEINBERG (1931) hat die durch Leukocyten bedingte Resistenzsteigerung „hyperleukocytäre Prämunität" genannt. Ohne Zweifel kann eine Hyperleukocytose und vor allem eine lokale Leukocytenansammlung Infektionen abmildern und sogar ganz unterdrücken. Aus den Leukocyten selbst lassen sich bactericide Stoffe gewinnen, wie Endolysin, Leucin, Bakterionoxin oder Baktericidin. Inwieweit diese Stoffe jedoch unter natürlichen Bedingungen bei der unspezifischen Abwehr beteiligt sind, ist noch nicht geklärt.

Während man über die Wirkung der Phagocyten bei Bakterien relativ gut Bescheid weiß, bleibt bei Viren noch vieles unklar. Auch manche Viren können in Phagocyten aufgenommen werden, sich zum Teil sogar dort vermehren und sie dadurch zum Absterben bringen. Bei den meisten Viruserkrankungen kommt es während einer bestimmten Krankheitsphase zu einer lymphocytär-plasmacellulären Reaktion des RES; diese Zellen wurden daher zunächst als „Virocyten" bezeichnet. Lymphocyten („Rundzellen" im Gewebe) können korpuskuläre Elemente wie Bakterien nicht phagocytieren; sie sind Ausdruck einer resorptiven Leistung des Gewebes und gehen somit auf die freiwerdenden Zerfalls- und Reaktionsprodukte des Kontaktes von Bakterien und Viren mit den infizierten Geweben zurück. Diese Produkte können ihrerseits auch die Phagocytoseleistung der entsprechenden Zellen stimulieren. Im Experiment stimulieren z. B. bakterielle Substanzen, vor allem bakterielle Lipo-Polysaccharide, die Phagocytose und die Resistenz. Umgekehrt begünstigt z. B. Adrenalin durch Hemmung der Exsudation, Änderung des Redoxpotentials im Gewebe und Verhinderung der Diapedese von Leukocyten eine bakterielle Infektion. Auch bei Cortisongaben wird der Zustrom von Phagocyten eingeschränkt und die Einwanderung von Histiocyten in den Entzündungsherd vermindert. Inwieweit bei der Begünstigung von Virusinfektionen durch Cortisonabkömmlinge und ACTH zusätzlich eine Hemmung der Interferonbildung und -wirkung eine Rolle spielt, ist noch offen.

Besonders intensiv verlaufen diese Abwehrvorgänge bei der Entzündung. Bei Virusinfektionen sind die entzündlichen Vorgänge zwar stets sekundärer Natur, wir haben aber Anhaltspunkte dafür, daß auch sie im Sinne einer Virusinaktivierung wirksam werden können.

Eng mit den cellulären Schutzmechanismen wirken die *humoralen Resistenzfaktoren* zusammen. Die baktericide Wirkung des Vollblutes, die auch für leukocytenfreies Serum nachgewiesen wurde, ist schon seit langem bekannt. BÜCHNER gab 1889 diesem Serumfaktor den Namen *Alexin*.

Die wohl wichtigsten humoralen Resistenzfaktoren sind die *Opsonine*, das *Komplement* und das *Properdin*. Nach H. STICKL und AUFMKOLK (1961) hemmen neuraminsäurehaltige Serumfaktoren fermentative Stoffwechselprozesse der Bakterien und somit deren Vermehrung; inwieweit diese Seromucoide mit den von DOLD beschriebenen „Inhibinen" identisch sind, ist noch nicht geklärt. Daneben sind noch eine Reihe anderer humoraler Resistenzfaktoren beschrieben worden; ihre Bedeutung, bzw. Zuordnung zu bekannten Serumfaktoren, ist aber noch nicht bekannt (zusf. Darst. s. b. SKANSE und WATSON, 1957; H. SCHMIDT, 1955).

Die *Opsonine* fördern die Phagocytose der Bakterien. Man nimmt an, daß sie die Oberfläche der Bakterien verändern, wodurch diese der Phagocytose zugänglich werden. Neben einer Steigerung der Phagocytose sind die Opsonine aber besonders wichtig für die Vernichtung der phagocytierten, nicht verdauten Bakterien. JENKIN (1963) konnte nachweisen, daß die Phagocytose und die intracelluläre Vernichtung der phagocytierten Keime gleichermaßen auf die Aktivität der Opsonine angewiesen sind. Der Opsonintiter ist für die Beurteilung der Stärke der Blutbactericidie von Bedeutung und findet seinen Ausdruck im Opsoninindex nach Wright.

Das *Komplement* ist als Serumfaktor seit langem bekannt und wird für verschiedene serologische Reaktionen ausgenützt. Es kommt im Serum des Menschen, sowie in den Seren der meisten Warmblüter vor; beim Menschen und beim Tier ist es in den verschiedensten Körperflüssigkeiten nachweisbar (Transsudate, Exsudate, Lymphe u. a.). Komplement darf als wichtiger Faktor im immunologischen Ge schehen gelten, wenn auch seine Aktivität unspezifisch ist und sich vorwiegend in lytischen Vorgängen (Bakteriolyse, Hämolyse) äußert. Bei der Phagocytose aktiviert das Komplement den Amboceptor und ermöglicht eine Antigen-Antikörperreaktion, wodurch das mit einem Antikörperfilm überzogene korpuskuläre Antigen phagocytiert werden kann (Immunphagocytose). Das Komplement besteht aus mehreren Komponenten — C_1 bis C_4 —, von denen jede allein keine Wirksamkeit besitzt; vereint entfalten sie jedoch annähernd wieder die ursprüngliche Aktivität. Bei 56 °C wird die lytische Eigenschaft des Komplements zerstört. In diesem Falle spricht man von einem inaktivierten Serum.

Eine besonders enge Bindung besteht zwischen Komplement und *Properdin*, das 1955 von PILLEMER entdeckt wurde. Es stellt wahrscheinlich einen weiteren Resistenzfaktor im Serum dar, wirkt aber nur im sog. Properdin-Komplement-System, d. h. in Gegenwart von Komplement und Magnesiumionen. Manche Autoren glauben, daß das Properdin ein polyvalenter Immunkörper sei, während die überwiegende Mehrzahl im Properdin keinen Antikörper im engeren Sinne sieht. Vor allem erscheint das Properdin nicht erst als Reaktionsprodukt auf einen spezifischen Reiz, wie z. B. der Antikörper. Schließlich genügt auch die Tatsache der Unspezifität der Properdinwirkung, um das Properdin nicht als Antikörper zu definieren.

Bei einer Vielzahl von unspezifischen Resistenzmechanismen kommt das Properdin zur Wirkung; dabei bildet es offenbar bevorzugt mit hochmolekularen Polysacchariden unlösliche Komplexe; diese biologisch aktiven Substanzen verlieren hierdurch ihre Wirksamkeit. So werden z. B. Bakterien, Viren, Protozoen, Stromabestandteile von Erythrocyten usw., die Polysaccharide enthalten, durch Properdin inaktiviert bzw. durch Lyse eliminiert (z. B. durch Bakteriolyse). Eine besondere Affinität zum Properdin besitzen vermutlich die endotoxischen Lipopolysaccharide [WESTPHAL, (1957)], die einen Bestandteil der bakteriellen Zellmembran darstellen. Hierdurch ist erklärlich, warum eine Erhöhung der Properdinwerte stets mit einem Anstieg der unspezifischen Resistenz gegen bakterielle Infektionen, besonders gegen gramnegative Keime, verbunden ist.

Das Properdin besitzt auch eine unspezifische, virusinaktivierende Wirkung. Nichterhitzte Normalseren können verschiedene Virusarten bis zu einem bestimmten Titer unspezifisch inaktivieren. Wieweit hier Beziehungen zu sog. unspezifischen *Inhibitoren* bestehen, ist jedoch noch nicht geklärt.

Im normalen Serum des Menschen sowie verschiedener Tierarten sind *unspezifische Hemmsubstanzen* (Inhibitoren) enthalten, die verschiedene Viren mehr oder minder stark inaktivieren. In der Regel sind sie *thermolabil*, d. h. sie verlieren durch 30 Minuten langes Erhitzen bei 56 °C und Aufbewahrung bei +4 °C ihre Aktivität. Daneben gibt es aber auch *thermostabile* Hemmsubstanzen. Am ausführlichsten beschrieben wurden die Hemmsubstanzen gegen die Myxovirusgruppe (s. zusammenfassende Darstellung bei H. FAILLARD); es handelt sich um neuraminsäurehaltige Seromucoide. Aber auch thermal inaktiviertes Schweineserum vermag noch die Infektiosität von Teschenvirus zu hemmen. Elektrophoretisch wandern diese Inhibitorsubstanzen gegen Myxoviren (Influenza-, Mumps-, Newcastle Disease Virus) mit den Alpha-2-Globulinen. Nach KRIZANOVA-LAUCIKOVA u. Mitarb. (1961) sind im Pferdeserum mindestens 2 verschiedene Inhibitoren des aviden A2-Influenzavirus vorhanden. Es handelt sich dabei um den schon erwähnten *Glykoprotein-Inhibitor* und ferner um einen *Gammaglobulin-Inhibitor*. Während die Aktivität des Glykoprotein-Inhibitors bis 65 °C stabil bleibt, zeigt diejenige des Gammaglobulin-Inhibitors einen starken Abfall. Derartige Inhibitoren sind nicht nur im Serum, sondern auch in den verschiedensten Geweben anzutreffen. Mäusegehirn enthält z. B. einen Inhibitor, der die Vaccinevirus-Hämagglutination hemmt. Über das Verhältnis der einzelnen Inhibitoren zueinander ist noch recht wenig bekannt. Eine direkte Beziehung zu Komplement und Properdin scheint aber nur bei den thermolabilen Substanzen gegeben zu sein.

Alle bisher besprochenen Resistenzfaktoren sind natürlicherweise im Organismus — allerdings oft in unterschiedlicher Ausprägung — vorhanden und können deshalb bei einer Infektion sofort in Tätigkeit treten.

Es handelt sich um ererbte Fähigkeiten. Daneben aber verfügt der Organismus noch über einige andere unspezifische Reaktionsmöglichkeiten, die erst im Verlaufe einer Infektion auftreten und bereits Zeichen einer weitgehenden Auseinandersetzung des Körpers mit dem Erreger sind; sie sind zum Teil ebenfalls den Resistenzfaktoren zuzurechnen.

Eine der auffälligsten dieser Reaktionen ist das *Fieber*. Seine Wirkung auf den Wirt wie auf die Erreger ist komplex, und mit Sicherheit wird durch das Fieber beider Verhältnis zueinander verändert. Neben einer metabolischen Leistungssteigerung des Körpers, die vor allem zu einer Erhöhung des Eiweißumsatzes und

-abbaues führt, kommt es fast stets zu einem Anstieg der adrenalen, steroiden Hormone. Das Fieber ist wohl in den meisten Fällen mehr als eine sekundäre Folgereaktion der Wirt-Erreger-Auseinandersetzung.

Eine weitere Beziehung besteht offensichtlich zwischen dem Fieber und einer Überempfindlichkeit. Solche Vorgänge spielen mit größter Wahrscheinlichkeit eine Rolle bei den sog. Reaktionskrankheiten, etwa Masern. Die Bedeutung für die Infektionsresistenz ist jedoch fraglich. Über den Einfluß des Fiebers auf die Antikörperbildung konnten bisher keine einheitlich zu deutenden experimentellen Befunde gewonnen werden.

Neben dem Wirt beeinflußt das Fieber auch die Erreger. Viren sind z. B. in der Regel sehr wärmeempfindlich, doch kann das Fieber auch eine umgekehrte Wirkung entfalten. Eine generelle Beurteilung des Einflusses von Fieber auf die Resistenz ist daher nicht möglich.

Auch *fermentative Prozesse* haben Einfluß auf die unspezifische Abwehr. Fermente helfen besonders bei der Phagocytose mit, der Erreger Herr zu werden und sie intracellulär abzubauen.

III. Andere Formen der Abwehr

Bei einer Reihe von Vorgängen, die mit einer Infektion in Gang kommen, handelt es sich um Sonder- oder Übergangsformen zwischen unspezifischer Resistenz und spezifischer immunologischer Abwehr; eine Zuordnung im Sinne einer strengen begrifflichen Definition ist bisher nicht möglich. Zwar konnten einzelne Fakten detailliert beschrieben werden, doch insgesamt blieben diese Abwehrvorgänge in ihren Grundzügen bisher unbekannt. Das *Interferon*, die *Infektionsimmunität*, die *Interferenz* und die spezifische, *immunologische Toleranz* finden daher hier zwischen den beiden Kapiteln der Resistenz und der Immunität ihre Beschreibung.

Bei den Virusinfektionen gewinnt im Rahmen der örtlichen Gewebeimmunität das kürzlich entdeckte *Interferon* immer mehr Bedeutung.

Der Name Interferon wurde von ISAACS und LINDENMANN (1957, 1959, 1960) ursprünglich für einen Hemmfaktor geprägt, der aus der Einwirkung von hitzeinaktiviertem Influenza-A-Virus auf Fragmente der Hühnerchorioallantoismembran entsteht. Im Verlaufe späterer Untersuchungen konnte nachgewiesen werden, daß eine ganze Anzahl anderer oder auch mit anderen Mitteln inaktivierter Viren in verschiedenen Zellsystemen die Bildung von Hemmfaktoren anregen, die in allen geprüften Punkten mit dem Interferon übereinstimmen.

Über die wichtigsten Befunde von Wirkung, Charakter und Bedeutung des Interferon soll kurz berichtet werden (RUIZ-GOMEZ, 1963, LARIN, 1963, LINDENMANN, 1960, WAGNER, 1960, DE MAEYER, 1960): Das Interferon hemmt die Synthese von infektiösem Virus; bei der Infektion von Interferon-behandelten Zellen mit infektiösem Virus entsteht wieder Interferon, anstatt infektiöses Virus, wie üblicherweise bei unbehandelten Zellen. Aber auch im Spätstadium der Virus-Zellinfektion kann die Virusinfektion bei unbehandelten Zellen zur überwiegenden Bildung von Interferon führen: die Virussynthese in der Zelle wird durch die von Interferon abgelöst. — Das Interferon ist ein Produkt des Cytoplasmas, das an das umgebende Medium abgegeben werden kann und das innerhalb der Zelle die Synthese der Virusnukleinsäure hemmt. Mit Spaltprodukten oder Untereinheiten des Virus ist es nicht identisch. Außerhalb der Zelle beeinflußt das Interferon das Virus nicht, und es hindert es auch nicht daran, in die Zelle einzudringen. Als Zellprodukt ist das Interferon nicht virusspezifisch, sondern trägt im wesentlichen die Spezifität des Zelltyps, aus dem es stammt. Es ist in homologen Zellen wirksamer als in heterologen. Bisher wurde kein Virus gefunden, das sich der Wirkung des Interferon entziehen kann. Der Grad der Reaktionsfähigkeit variiert allerdings von Virus zu Virus. Chemisch ist das Interferon ein niedermolekulares Protein mit nur geringem Gehalt an Neuraminsäure und an Kohlehydraten. Das Molekulargewicht liegt unter 80 000.

Unter Cortisoneinfluß wird die Interferonproduktion gehemmt. Diese Befunde weisen auf die Bedeutung der inneren Sekretion für den Ablauf von Infektionen hin. Vielleicht ist ihre Dynamik deshalb von dem Gleichgewicht der Nebennierenrinden-Hormone so sehr abhängig, weil diese sowohl die Virussynthese als auch die Interferonbildung steuern können. Das Interferon ist anscheinend auch ein aktiver Faktor beim Zustandekommen von chronischen und latenten Viruskrankheiten.

MAYR und WITTMANN (1956, 1957) sowie MAYR und KALCHER (1961) fanden bei Untersuchungen über die örtliche Gewebeimmunität und über den Mechanismus der örtlichen Virusausbreitung in einem pockeninfizierten Gewebe das sog. „Ringzonenphänomen". Bei diesem Phänomen handelt es sich um konzentrische Ringe von verändertem Gewebe, die sich in einem gewissen Abstand um den zentralen Pockenherd bilden. Ihre Intensität nimmt zur Peripherie hin ab, und schließlich verschwinden sie völlig. Zwischen den einzelnen Ringen liegen schwachveränderte bis unveränderte Gewebebezirke. Die Stärke der Ringzonenbildung ist von verschiedenen

Faktoren, wie Virulenz des Virusstammes, Art des Gewebes u. a. m. abhängig. Offensichtlich läuft die örtliche Virusausbreitung im Gewebe nicht gleichmäßig, sondern wellenförmig ab; dabei wechseln Zonen hoher Virusaktivität mit solchen geringer oder sogar fehlender ab. Die „virusaktiven" Zonen werden zur Peripherie hin immer kleiner und hören schließlich ganz auf. Virussynthese und cellulär bedingte Virushemmung beeinflussen sich also in wechselndem Rhythmus. Die Beziehung dieses Phänomens zum Interferon ist naheliegend, kann aber nicht ausschließlich durch die Aktivität von Interferon erklärt werden. Andere, gewebliche Prozesse müssen noch beteiligt sein, die wir derzeit noch nicht kennen.

Weitere Sonderformen der Abwehr sind die *Infektionsimmunität*, die *Interferenz*, die *aktive, immunologische Toleranz* und bestimmte *Autoimmunreaktionen*. Alle diese spezifischen, bzw. erregerbedingten, erworbenen Abwehrphänomene sind cellulär gebunden und haben mit der Bildung humoraler Serumantikörper nichts gemein. Sie laufen im Bereich der geweblichen Reaktionen ab und gehören deshalb zu dem Gesamtbegriff des cellulären Abwehr- bzw. Immunsystems.

Als „*Infektionsimmunität*" bezeichnet man bei Bakterien- und Protozoeninfektionen mit protrahierten Verlaufsformen den Zustand, der bei einer Neuinfektion die hämatogene Generalisation und damit das akute Stadium einer Neuerkrankung verhindert. Sie wird auch als „infektionsgebundene Immunität", als „Prémunition", als „Immunity of the non sterile type" oder als „labile Immunität" bezeichnet. Die Vorgänge bei der Infektionsimmunität wurden vor allem bei der Tuberkulose, der Syphilis, der Malaria und bei der Schlafkrankheit studiert.

Die Infektionsimmunität entwickelt sich langsam. Ist sie aber ausgebildet, so bleibt der Zustand so lange erhalten wie vermehrungsfähige Erreger im Organismus sind. Der Vorgang ist spezifisch, wenn auch unspezifische Mechanismen beteiligt sind. So ist bei der Tuberkulose z. B. die Phagocytose erhöht und die Resistenz im allgemeinen etwas gesteigert. Tuberkuloseinfizierte Meerschweinchen erweisen sich z. B. gegenüber Milzbrand- und Streptokokkeninfektionen sowie gegenüber einer Diphtherieintoxikation widerstandsfähiger als Normaltiere.

Über die Wirkungsweise der Infektionsimmunität ist bisher nur bekannt, daß celluläre Prozesse eine Reinfektion nicht manifest werden lassen. Dabei werden die Erreger der Reinfektion meist nicht völlig von den Abwehrkräften des Organismus vernichtet; sie werden aber auf den Infektionsort beschränkt. Nach

BRANDIS (1954) ist die Infektionsimmunität weniger als selbständige Immunitätsform, sondern vielmehr als Vorstufe bzw. unvollkommene, echte Immunität zu betrachten.

Der Infektionsimmunität bei den bakteriellen Krankheiten steht die *Interferenz* bei den Viruskrankheiten gegenüber. Gemeinsam ist beiden, daß Superinfektionen in einem bereits infizierten Organismus nicht zur Auswirkung gelangen.

Die „*Interferenz*" tritt ausschließlich bei Virusinfektionen auf: die eine Virusinfektion verhindert die Vermehrung eines zweiten Virus im Organismus. Es handelt sich dabei um eine kompetitive Besetzung bestimmter Receptorstellen in der Zelle durch das eine Virus, also um Vorgänge, die sich zwischen konkurrierenden Viren in den Zellen abspielen und nicht, wie bei der Resistenz, um Abwehrreaktionen des Makroorganismus.

Ist das Virus, das die Interferenz erzeugt (interferierendes Virus), mit dem, dessen Vermehrung gehemmt wird (Challenge Virus) identisch oder serologisch verwandt, so spricht man von *homologer*, im anderen Falle von *heterologer Interferenz*. Das Interferenzphänomen kann sowohl durch aktives wie inaktiviertes Virus ausgelöst werden. Die Interferenz ist ein lokaler Vorgang und findet in der Zelle statt, sie hat demnach nichts mit der Immunität oder der unspezifischen Resistenz zu tun. Die praktische Bedeutung der Interferenz für die Pathogenese menschlicher Erkrankungen, für die Prophylaxe und für die Epidemiologie ist groß, wenn auch im Einzelfall schwer abschätzbar. So ist zu Zeiten von Coxsackie-B-Infektionen — sog. Bornholmer Epidemien — die Zahl der paralytischen Erkrankungen an Poliomyelitis auffallend gering. Eine Coxsackie-Infektion inhibiert möglicherweise eine Polio-Infektion. Im Tierexperiment wie in der Gewebekultur konnte die Möglichkeit einer Interferenz zwischen Coxsackie-B- und Poliovirus, wie sie nach den genannten Beobachtungen in der Natur vorkommt, bestätigt werden. Der Erfolg der Impfaktion mit attenuierten Polioviren (Schluckimpfung) ist nicht allein auf eine spezifische Immunisierung der Geimpften, sondern auch auf Interferenzphänomene im Darm zwischen den attenuierten und den vollvirulenten Viren zurückzuführen.

Die Interferenz tritt sehr schnell ein und wird früher als die Serumantikörper wirksam. Allmählich wird sie durch die Ausbildung einer lokalen und allgemeinen, serologisch nachweisbaren, Immunität abgelöst, die auch die Wildviren neutralisiert. Im Gegensatz hierzu bleiben die Herde mit Bornholmer Erkrankungen während Polioepidemien von einem Immunkörperanstieg gegen Poliovirus ausgespart. Dies zeigt, daß zwischen dem Interferenzphänomen und der Ausbildung von Antikörpern in Kollektiven zahlreiche mittelbare Beziehungen bestehen können.

Das Wesentliche der Interferenz liegt also darin, daß der Schutz vor der zweiten Infektion schnell eintritt, wechselseitig ausgelöst werden kann und auch bei verschiedenen Virusarten vorkommt, bei anderen Viruskombinationen wiederum nicht festzustellen ist [BRANDIS (1954)]. Für die Entstehung der Interferenz ist stets das komplette Virusteilchen von entscheidender Bedeutung. Spaltprodukte oder Aufbaukomponenten eines Virus vermögen anscheinend bei den Viruserkrankungen der Säuger keine Interferenz zu erzeugen.

Streng genommen sollte man von Interferenz nur dann sprechen, wenn sämtliche Teilfunktionen des „Challenge"-Virus gleich stark gehemmt werden. Bei der Interferenz von Influenzaviren müßten z. B. Virulenz, Cytopathogenität, Infektiosität, Toxizität, Hämagglutininbildung, S-Antigenbildung, ja sogar Partikelzahl in gleichem Maße betroffen sein. Im allgemeinen bezeichnet man jedoch als Interferenz bereits einen Vorgang, bei dem ein interferierendes Virus eine gleichmäßig verminderte Ausbeute an infektiösen und antigenen Einheiten beim „Challenge" Virus bewirkt.

Mit dem Nachweis von Interferenzerscheinungen zwischen serologisch völlig verschiedenartigen Viren war die Forschung in eine neue Phase getreten. Denn solange mit serologisch verwandten Stämmen experimentiert wurde, war die Möglichkeit eines spezifischen Immunisierungsvorganges auf der Basis von Serumantikörpern nicht sicher auszuschließen. Einen weiteren Fortschritt bedeutet die Verwendung von Gewebekulturen (ANDREWES, 1942). War es doch nunmehr möglich, viele Begleitreaktionen beim Tier (z. B. Immunisierungsvorgänge, unspezifische Abwehrvorgänge, Resistenz u. a. m.), die die Anwendung von Interferenzversuchen erschwerten und unsicher machten, weitgehend auszuschalten.

Ein wichtiger Schritt in der Erforschung der Interferenzphänomene war die Beobachtung von HENLE und HENLE (1943), daß ein auf schonende Weise inaktiviertes Influenzavirus mit infektiösem (homologen oder heterologen) Influenzavirus interferiert.

Für die Inaktivierung können UV-Strahlen und Wärme benutzt werden. HENLE (1950) untersuchte dieses Phänomen weiter und kam zu folgenden Schlußfolgerungen: Die interferierende Eigenschaft ist eng an das Virusteilchen gebunden. Sie wird mit dem Virus an Erythrocyten adsorbiert und eluiert, sie sedimentiert mit dem kompletten Virusteilchen und wird von spezifischem Antiserum mit dem Virus neutralisiert. Somit ist die Interferenz ein lokaler Vorgang und findet in der Zelle statt.

Umfassende Übersichten über das gesamte Gebiet der Virusinterferenz veröffentlichten VIVELL (1949) und HENLE (1950). Spätere Sammelreferate stammen von LENETTE (1951), SCHLESINGER (1959) und LINDENMANN (1960, 1957).

Im Zusammenhang mit der Interferenz ist noch kurz auf eine besondere Art, nämlich auf die *Autointerferenz*, einzugehen. Sie wird neben anderen Faktoren für die „Selbstbegrenzung" des Virus in einem infizierten Gewebe verantwortlich gemacht. Man beobachtet immer wieder, daß Vermehrung und Ausbreitung eines Virus im Gewebe plötzlich aufhören, ohne daß hierfür spezifische Antikörper in Frage kämen. Anscheinend interferieren hier bereits inaktivierte Virusteilchen mit dem vollinfektiösen Virus und verhindern seine weitere Vermehrung. Zieht man für die Erklärung der Autointerferenz die Interferonproduktion mit heran, so ergeben sich weitere Aspekte für die „Selbstbegrenzung" einer lokalen Virusinfektion.

Wahrscheinlich sind auch Mechanismen beteiligt, die im sog. Ringzonenphänomen nach MAYR ihren Ausdruck finden.

Die weitere Sonderform des geweblichen Schutzes ist die im embryonalen Stadium erworbene *aktive, immunologische Toleranz*. Sie kann als Stadium einer Indifferenz gegenüber einer antigenen Substanz beschrieben werden, die normalerweise eine immunologische Wirkung verursachen würde.

Viele Virusarten werden transovariell oder intrauterin übertragen, wodurch diese Toleranz ausgelöst werden kann. Die immunologische Toleranz ist kein Alles- oder Nichtsphänomen. Es sind fließende Übergänge möglich (MEDAWAR, 1961). Unter bestimmten Bedingungen kann die Toleranz beendet werden. Nach TRAUB (1960) ist die Toleranz cellulär verankert.

Ein Beispiel für die immunologische Toleranz ist die lymphocytäre Choriomeningitis. Werden weiße Mäuse mit diesem Virus im embryonalen Stadium von der Mutter her über den Uterus oder über die Ovarien infiziert, so beherbergen sie zeitlebens das Virus, vermehren es, scheiden es aus, werden aber nicht krank und sind gegen jede Neuinfektion gefeit.

Bei der immunologischen Toleranz ist die Verbindung zwischen Mutter und Fet von besonderer Bedeutung, weil Antigene, die zeitig genug auf ihn einwirken, von diesem angenommen und nicht als „fremd" empfunden werden.

Die Toleranz prägt sich immer auf den ganzen Körper aus und ist nicht auf einzelne Organe beschränkt. Akzeptiert ein Teil des Körpers das fremde Antigen, so erwirbt auch der übrige Organismus die Toleranz. Dabei ist von Bedeutung, daß die Intensität des antigenen Stimulus den Grad der Toleranz prägt. Das Toleranzstadium ist antigenspezifisch.

Die Möglichkeit einer sofortigen Beendigung des Stadiums der Toleranz durch bestimmte endogene und exogene Faktoren birgt große Gefahren in sich. Latente Infektionen, denen teilweise eine Toleranz zugrunde liegt, können plötzlich „aktiv" werden und Krankheit und Tod bringen. Es mehren sich Anhaltspunkte, wonach auch bei bestimmten Malignomen Toleranzphänomene beteiligt sind. Manche bisher nicht erklärbaren Verlaufsformen erscheinen dadurch in einem völlig neuen Lichte. Infektion im Embryonalstadium und anschließende aktive immunologische Toleranz sollten beim Studium der Tumorgenese besondere Beachtung finden. Inwieweit neuere Tierexperimente von FLICK und PINCUS (1963) als Modell für menschliche abnorme Impfverläufe angesehen werden können, müssen erst noch weitere Untersuchungen erweisen.

Unter gewissen Bedingungen kann trotz der immunologischen Toleranz gegenüber autologen Antigenen eine *Autosensibilisierung* zustande kommen, die zu zellgebundenen Autoimmunreaktionen führt. Teilweise erklärt man sich dies dadurch, daß die betreffenden autologen antigenen Stoffe erst nach der Ausbildung der immunologischen Toleranz auftreten oder daß sie vor der Diffusion in den extracellulären Raum oder in die Gefäße gut geschützt waren. Auch eine leichte Veränderung von autologem Eiweiß kann bereits dessen Antigenität modifizieren.

Über den cellulären Mechanismus der immunologischen Toleranz sind verschiedene Theorien entwickelt worden. Befriedigen konnte bisher noch keine.

IV. Die Immunität

Unter Immunität versteht man die im Laufe des Lebens aktiv oder passiv erworbene, spezifische Abwehrkraft eines Organismus gegenüber pathogenen Mikroorganismen (*antiinfektiöse Immunität*), gegenüber ihren Toxinen (*antitoxische Immunität*) oder gegenüber anderen antigen wirksamen Substanzen (z. B. *Transplantationsimmunität*). Besteht die Im-

munität nach dem Verschwinden, nach der Vernichtung oder nach der Neutralisierung der Erreger durch die spezifischen Abwehrvorgänge in einem Organismus weiter fort, so bezeichnet man sie als *sterile Immunität*. Die sterile Immunität stellt den „Normalfall" dar. Am Höhepunkt der Immunität beherbergt der Körper keine der infektiösen Keime mehr, gegen die er sich spezifisch gewehrt hat. Der Begriff der sterilen Immunität schließt dabei aber nicht aus, daß noch Antigene oder antigene Determinanten des Erregers im Organismus zurückbleiben. Manche Forscher glauben sogar, daß das Persistieren der Antigene in bestimmten Zellsystemen erst die Qualität, Stärke und Dauer einer Immunität bedingt. Den Gegensatz zur sterilen Immunität bildet die *Infektionsimmunität*.

Die Auseinandersetzung eines Organismus mit Infektionserregern hat für den Organismus in der Regel gewisse Änderungen seiner Reaktionslage zur Folge, d. h. der Organismus wird nach dieser Auseinandersetzung oder nach Überstehen der Infektionskrankheit bei einer erneuten Infektion mit den gleichen Erregern nicht mehr in der für die betreffende Infektion typischen Weise krank (SCHMIDT, H., 1941). Eine derartige Immunität kennen wir vor allem bei bestimmten Viruskrankheiten. Bei bakteriellen oder protozoischen Erkrankungen ist die Immunität nicht so stark ausgeprägt, von kürzerer Dauer oder überhaupt nicht nachweisbar.

Personen, die z. B. einmal die Pest überstanden haben, bleiben gefeit. Das gleiche trifft zu für Anthrax und Rotlauf, wo die Immunität dauerhaft und nachhaltig ist. Bei der Coli-, Typhus-, Paratyphusgruppe und bei den Vibrionen entwickelt sich die Immunität ebenfalls noch verhältnismäßig gut, während sie bei den Spirochäten schon wesentlich schwächer ausgeprägt ist. Bei den pyogenen Bakterien, den Staphylokokken, Streptokokken, Pneumokokken, Meningokokken und Gonokokken sind die Immunitätsverhältnisse dagegen sehr labil bzw. nicht nachweisbar. Dies gilt jedoch nicht ohne bestimmte Einschränkungen: es gibt z. B. in beschränktem Umfange eine Streptokokkenimmunität, die aber streng typenspezifisch ist.

In den Rahmen der antibakteriellen Immunität gehört schließlich noch die *antitoxische Immunität*, z. B. gegen Diphtherie-, Tetanus-, Rauschbrand-Toxin usw. Diese Art der Immunität ist gut, nachhaltig und humoral bedingt; sie ist passiv übertragbar. Die vom Organismus gebildeten Antitoxine neutralisieren die krankmachenden Toxine des Erregers; dieser kann dabei selbst unbeeinflußt bleiben. Eine antitoxische Immunität schließt also ein Weitervegetieren des Erregers im Körper oder eine zweite Infektion mit dem homologen Keim nicht aus, sie verhindert lediglich die für die Entstehung der Krankheit notwendige Toxinwirkung.

Häufig führt die Infektion mit einem toxinbildenden Erreger nicht zur antitoxischen Immunität; dies gilt fast immer für die Erkrankung an Tetanus (s. S. 435, REGAMEY) und in quantitativer Hinsicht auch für die an Diphtherie. Wahrscheinlich ist die Erklärung darin zu suchen, daß die mit dem Leben noch zu vereinbarende Toxinmenge für die Immunisierung zu gering ist. Der antigene Reiz mit Toxoiden ist bei Impfungen wesentlich intensiver; so findet z. B. die antitoxische Immunität gegen Tetanus, wie sie durch Impfungen zustande kommt, in der menschlichen Nosologie kein „natürliches" Analogon.

Gute Immunitätsbildner sind in der Regel die *cyclischen Allgemeininfektionen*, z. B. die Pocken, die Poliomyelitis, die Masern, das Gelbfieber und andere, bei den Tieren z. B. die Staupe, die Rinder- und Pferdepest und die Teschener Erkrankung. Diese Infektionen sind durch gewisse Gesetzmäßigkeiten ihres Ablaufes charakterisiert. Einem mehr oder weniger normierten Stadium der Inkubation folgt die Generalisierung des Erregers und schließlich die durch den Tropismus des Erregers bedingte Organmanifestation. In diesem 3. Stadium des Infektionsablaufes entwickelt sich langsam die Immunität, die dann am Ende der Rekonvaleszenz zu ihrer vollen Höhe ansteigt. Verschiedene Infektionen, wie z. B. der Typhus, erreichen dieses Ziel gelegentlich nicht im ersten Anlauf, es stellt sich dann ein Rezidiv ein.

Im Gegensatz zu den cyclischen Allgemeininfektionen haben die *rein lokalen Infektionen* häufig keine oder nur eine schwache Immunität zur Folge. Es gibt jedoch viele Übergangsformen, und es ist schwer, eine Gesetzmäßigkeit aufzuzeigen. Es handelt sich z. B. um Infektionen in der Haut oder in den Atmungs- und Verdauungswegen. Die Reaktionen spielen sich hier in der Regel lokal ab, und nur selten gelangt der Krankheitskeim über das Blut- oder Lymphsystem in zentrale Organe. Immunologisch gesehen setzt sich hier der Gesamtorganismus zu wenig mit dem Erreger und seinen determinanten antigenen Gruppen auseinander.

Die Immunität ist kein stets gleichbleibender Zustand: sie ist von vielen biologischen Reaktionen des Wirtes wie des Erregers abhängig. *Praktisch kann jede Immunität, auch wenn sie noch so gut entwickelt ist, unter bestimmten Voraussetzungen durchbrochen werden.* Durch Belastungen aller Art kann die Abwehr eines Individuums versagen; dabei braucht die Störung der Abwehrfunktionen nur kurze Zeit, vielleicht nur Stunden, anzudauern, so daß in der „negativen Phase" der Erreger zu einer erneuten Infektion führen kann. Umgekehrt kann aber auch von der Erregerseite her, z. B. durch eine massive Infektion oder durch besondere Eintrittspforten eine bestehende Immunität durchbrochen oder umgangen werden.

Eine fehlende oder schlechte Immunität kann bei Erkrankungen mit gleicher oder weitgehend sich ähnelnder Symptomatologie (z. B. Grippe-Erkältungskrankheiten) dann vorgetäuscht werden, wenn die ätiologische Identifizierung der Erreger fehlt oder bei Befall mit Erregern unterschiedlicher Typen, jedoch gleicher Art, unvollständig ist. Im letzteren Falle schützt eine erworbene Immunität gegen den einen Typ nicht gegen die Infektion durch einen anderen Typ des gleichen Erregers.

Die spezifische Immunität bei Mensch und Tier wird aktiv oder passiv erworben. Die *aktive Immunität* entwickelt sich entweder im Verlaufe einer natürlichen Infektion oder nach künstlicher Verimpfung von lebenden, inaktivierten oder abgetöteten Erregern bzw. von Toxoiden. Die *passive Immunität* kommt durch Einverleibung bereits fertiger, von einem anderen Organismus gebildeter Immunkörper zustande. Auf natürlichem Wege erfolgt dies beim Menschen durch diaplacentaren Übertritt mütterlicher Antikörper. Außerdem kann eine „Leihimmunität" auch durch parenterale Applikation von Immunseren zustande kommen, die von einem anderen Individuum gewonnen wurden.

Die aktive Immunität stellt also eine eigene Leistung eines Körpers dar, der im Verlaufe einer Infektionskrankheit die Oberhand über den Erreger behalten bzw. bei „aktiver Impfung" sich mit einem applizierten Antigen auseinandergesetzt hat. Wie bereits erwähnt, kann eine aktive Immunität über viele Jahre hin anhalten. Passiv aufgenommene Antikörper werden hingegen rasch ausgeschieden, so daß der dem Körper verliehene Schutz nur von kurzer Dauer ist. Diaplacentar übertragene Antikörper sind am längsten wirksam; sie können beim Säugling z. B. Masern noch 6 Monate nach der Geburt verhüten oder doch zumindest in ihrem Verlaufe abschwächen.

Andere diaplacentar übertragene Antikörper der Mutter bleiben kürzere Zeit nach der Geburt nachweisbar. Der Mutter einverleibte heterologe Antikörper (z. B. Diphtherie-Antiserum vom Pferd) gehen diaplacentar nicht in nachweisbaren oder wirksamen Mengen auf das Kind über. Beim Erwachsenen werden heterologe Antikörper als Fremdstoffe wieder sehr rasch abgebaut; so beträgt die Halbwertszeit eines heterologen Antiserums durchschnittlich 6—8 Tage, und nach 3 Wochen ist in der Regel die auf diese Art erworbene Immunität nicht mehr nachweisbar. Ihrem Zustandekommen nach ist die passive Immunität eine humorale. — Demgegenüber ist die aktive Immunität fest mit dem Organismus, der sie gebildet hat, verbunden. Sie baut sich komplex aus *cellulären* und *humoralen*, spezifischen Abwehrleistungen auf. Die Höhe des Antikörpertiters (humorale Immunität) bestimmt hier also nicht allein den Grad der Immunität, sondern neben den Antikörpern sind noch andere, *gewebliche Schutzmechanismen* wirksam. So kann z. B. nach einiger Zeit der Antikörpertiter absinken, und trotzdem erweist sich der Organismus als spezifisch immun.

Bei der aktiven Immunität beteiligen sich in der Regel zwar beide Immunsysteme, doch spielen die Natur des Antigens und die Art der Antigeneinwirkung eine Rolle für die vorzugsweise Immunisierung nach dem cellulären oder dem durch Serumantikörper bedingten Immunsystem. Die bei der aktiven Immunisierung entstehenden *spezifischen Serumantikörper* sind als Abwehr und Schutz gegenüber extracellulären Keimen und zur Neutralisierung von Toxinen bestimmt. Sie binden sich mit den Erregerantigenen und ihren Toxinen bevorzugt im Blut, machen sie unschädlich und verhindern dadurch eine über den ganzen Organismus reichende Verbreitung und Wirkung. Die gewebliche *celluläre Immunität* beruht dagegen auf mehreren Vorgängen, wobei die Ausbildung einer Überempfindlichkeit, die zu einem *hyperergischen Zustand vom cellulären Spätreaktionstypus* („delayed hypersensitivity") führen kann, die wichtigste zu sein scheint. Sie äußert sich bei einem erneuten Kontakt mit den Erregern in Form einer hyperergischen Entzündung. Diese Entzündung scheint für die extracelluläre Infektabwehr ohne größere Bedeutung zu sein; dagegen spielt sie offenbar eine große Rolle bei der Abwehr intracellulärer Infekte [MIESCHER (1963)].

Im Rahmen der cellulären Abwehr muß neben dem Problem der *zellständigen Antikörper* das *Interferon* berücksichtigt werden. Als weitere Sonderformen gelten die *Infektionsimmunität*, die *Interferenz*, die *immunologische Toleranz* und bestimmte, *celluläre Autoimmunreak-*

tionen (s. S. 8). Die Aufteilung der geweblichen Immunität in eine *örtliche* und eine *zentrale* Gewebeimmunität unterstreicht darüber hinaus die Komplexität des Systems cellulärer, unspezifischer und spezifischer Abwehrmechanismen.

Auch stumme, latente und klinisch inapparente Infektionen oder abortive Verlaufsformen können eine aktive Immunität bewirken, wenn der Kontakt zwischen den Erregerantigenen und den für die Immunität verantwortlichen Zellen ausreicht. Die Stärke der aktiven Immunität ist unabhängig von der Schwere des Krankheitsverlaufes. Das beste Beispiel hierfür ist die „stumme" oder „stille" Feiung, die bekanntlich bevorzugt im Kindesalter z. B. bei der Poliomyelitis oder Diphtherie vorkommt. Für das Individuum ist diese Art der Immunisierung sehr günstig. Bei der künstlichen, aktiven Immunisierung mit Impfstoffen ahmen wir diese natürlichen Verhältnisse nach.

Erst seit wenigen Jahren kennt man die Zusammenhänge zwischen *Thymusdrüse* und immunologischer Reaktionsbereitschaft. Der Thymus ist für die Entwicklung des gesamten lymphatischen Systems verantwortlich. Vergleichende Untersuchungen über die Immunabwehr bei höheren und niederen Fischen ergaben, daß bei Fehlen der Abwehrfähigkeit auch kein thymusähnliches Organgewebe nachweisbar war.

Die Rolle der Thymusdrüse für die Entwicklung des lymphatischen Systems erklärt die Bedeutung dieses Organs vor allen Dingen für die gewebliche Abwehr. Dabei ist es noch durchaus unklar, welche Vorgänge innerhalb der Drüse hier maßgebend sind.

Forschungen der jüngsten Zeit haben gezeigt, daß die Antikörperbildung im Organismus nicht immer nur dem Schutz dient, sondern unter bestimmten Bedingungen auch zu pathologischen Reaktionen führen kann. Verschiedene Krankheiten bringt man heute mit Autoimmunphänomenen in Verbindung und hat verschiedentlich krankhafte Veränderungen des Thymus als Ursache nachgewiesen. Der Verlust der protektiven Wirkung körpereigener Antikörper und ihre pathogene Bedeutung gehört nicht zum Thema dieser Abhandlung und sei darum nur am Rande vermerkt. Die bisherigen Erkenntnisse zeigen die enge Beziehung zwischen Thymusfunktion und Krankheitsbereitschaft.

Kein Fach der Medizin weist soviel Widersprüchlichkeit auf, wie die Forschung über die

Immunität. Die ständige Ausweitung der immunologischen Untersuchungen führt jeden Tag zu neuen zusätzlichen Ergebnissen. Das gesamte Gebiet der Immunologie wird immer unübersehbarer und fordert zu Hypothesen heraus. Von den zahlreichen theoretischen Vorstellungen möchten wir vor allen Dingen auf das von GÜNTHER inaugurierte Stufenschema hinweisen.

In diesem Schema gelten die Phagocytosevorgänge als Vorstufe. Auch hierdurch wird deutlich, welch große Verknüpfung zwischen den Resistenz- und Immunitätsmechanismen besteht. In unserer Darstellung haben wir aus didaktischen Gründen die Phagocytose der Resistenz zugeordnet. Die erste Stufe des GÜNTHER'schen Schemas umfaßt alle spezifischen Immunitätsvorgänge, welche ohne Mitwirkung von freien Serumantikörpern ablaufen — nach unserer Darstellung die gewebl. Immunität. Die typische Reaktionsweise der 1. Immunitätsstufe ist die Spätreaktion. Die 2. Stufe der Immunitätsentwicklung ist durch das Auftreten freier Serumantikörper charakterisiert (humorales System).

1. Die gewebliche Immunität

Die geweblichen oder cellulären Immunitätsvorgänge sind in ihren Einzelheiten noch nicht genügend bekannt. Man ist der Auffassung, daß bei einer Infektion neben der reinen Antikörperstimulierung noch andere Abwehrvorgänge wirksam werden, die wahrscheinlich an bestimmte Körperzellen verankert sind, oft sehr lange bestehen bleiben und nicht unbedingt mit dem Anstieg humoraler Antikörper gekoppelt sein müssen. Die gewebliche Immunität ist als Zustand nicht für den gesamten Körper einheitlich, sondern organweise verschieden.

Der bisherigen Kenntnis nach läßt sich die gewebliche Immunität ihrerseits wieder aufteilen in eine *örtliche Gewebeimmunität* und in eine *zentrale Gewebeimmunität*. Letztere ließ sich bisher nicht präzise definieren. Sie verhindert bei einer homologen Zweitinfektion für eine bestimmte Zeit noch nach dem Verschwinden der Serumantikörper den Ausbruch einer Infektionskrankheit. Selbst dann also, wenn keine spezifischen Antikörper mehr im Blut nachweisbar sind, bleibt eine Art von „somatischem Gedächtniseindruck" zurück, der im sog. Weck-Phänomen (Auffrischungsphänomen) noch nach langer Zeit schnell in eine tragfähige Immunität umgewandelt werden kann. Die örtliche wie auch die zentrale Gewebeimmunität können getrennt voneinander vorkommen. Bei lokalen Infektionen, wie etwa bei bestimmten Infektionen des Genitaltraktes, kann eine örtliche Immunität ausgebildet werden, ohne daß sich eine „zentrale" Immunität daran anschließt. Die örtliche Gewebeimmunität scheint sich schneller zu entwickeln als die „zentrale", und sie verschwindet auch schneller als letztere.

Ein einzelnes Organ kann sich bereits zu einer Zeit wieder als „empfänglich" erweisen, in der der Gesamtorganismus, trotz Fehlens von Antikörpern, einer generalisierten Erkrankung widersteht, wie etwa vom Beispiel der Pocken oder der Maul- und Klauenseuche bekannt ist. Die Hautimmunität verschwindet schneller als die „zentrale" Gewebeimmunität.

Viele Beobachtungen weisen darauf hin, daß diese zentrale Immunität in den antikörperbildenden Mesenchymzellen lokalisiert und genetisch verankert ist. Hier dürfte der zentrale Regelmechanismus liegen, der verhindert, daß die zu einer cyclischen Infektionskrankheit führende Ereigniskette bei einer homologen Zweitinfektion nicht mehr bis zur Erkrankung abläuft. In dieser Sicht steht die Gewebeimmunität nicht mehr beziehungslos der humoralen Immunität gegenüber. Im Gegenteil, ein Teilmechanismus von ihr, die zentrale Gewebeimmunität, ist das Zentrum und die ständige Quelle der Antikörperbildung. Bevor die Antikörperbildung einsetzt, kommt es unter dem Einfluß des Antigens zu spezifischen, cellulären Umformprozessen in den Mesenchymzellen. Die Dauer der Antikörperbildung ist vom Antigen und vom Organismus abhängig. Sie kann jahrelang fortbestehen, aber auch relativ rasch wieder eingestellt werden. Die „Information" der Plasmazelle zur spezifischen Antikörperbildung bleibt dagegen weiterbestehen. Die lange Dauer der Persistenz dieser Art von Immunität, andererseits die kurze Lebensspanne der aktiven Mesenchymzellen deuten darauf hin, daß diese „Informationen" vererbt werden. *Dieses Stadium ohne nachweisbare Antikörperbildung möchten wir als „zentrale Gewebeimmunität" ansprechen.*

Auch die zentrale Gewebeimmunität scheint mit der Zeit abzunehmen und zu verschwinden.

Solange jedoch noch Mesenchymzellen mit dieser spezifischen Information vorhanden sind, ist der Organismus in der Lage, auf neue Antigenreize bei einer Reinfektion sofort mit einer Antikörperbildung zu antworten, Abwehrstoffe zu bilden, die Erreger in Schach zu halten und eine Wiedererkrankung zu verhindern. Die antigene Stimulierung kann einerseits darin bestehen, daß die Zelle zur Steigerung ihrer Globulinsynthese und zur Freisetzung von Antikörperglobulinen angeregt wird, andererseits darin, daß sie auch veranlaßt wird, zur Stammzelle eines sich rasch vermehrenden Klons von Zellen zu werden, welche dasselbe spezifische Globulin synthetisieren. In dieser Sicht ließe sich die „Matrizentheorie" von Haurowitz (1962) und Pauling gut mit der „Klon-Selektionstheorie" von Burnet (1959) kombinieren.

Die *örtliche Gewebeimmunität* ist teilweise charakterisiert durch die Ausbildung einer *Überempfindlichkeit*. Diese Überempfindlichkeit glaubte man in bestimmten Fällen mit Hilfe lebender Lymphocyten auf andere Individuen übertragen zu können. Beim Menschen kann man aus Lymphocyten einen Faktor isolieren, der beim Empfänger wieder Überempfindlichkeit vom cellulären Typus bewirkt. Man bezeichnet diesen Faktor als *Transferfaktor*. Transferfaktoren sind keine Antikörper. Sie unterscheiden sich davon in mehrerer Hinsicht: Transferfaktoren reagieren nicht mit Antigenen, wie das bei Antikörpern der Fall ist. Sie induzieren vielmehr im Empfänger die Bildung von Lymphocyten, die spezifisch mit dem entsprechenden Antigen reagieren.

Viele Autoren nehmen an, daß der hyperergische Zustand vom cellulären Spätreaktionstypus (spätreagierende Allergien) durch *zellständige* Antikörper (sessile Antikörper) bedingt ist. Die zellständigen Antikörper können weder im Serum noch in irgendwelchen anderen Flüssigkeiten nachgewiesen werden; sie sind nur durch mit ihnen behaftete Zellen von allergischen Geweben auf normergische Empfänger übertragbar. Die physikalisch-chemischen Eigenschaften der zellständigen Antikörper sind unbekannt. Da man sie nicht isoliert von den mit ihnen behafteten Zellen gewinnen kann, sind entsprechende Versuche nicht möglich. Man glaubt, daß es sich dabei weder um Eiweiß noch um Nukleonprotein handelt. Im Gegensatz zu den humoralen Antikörpern und anderen Gammaglobulinen werden sie auch bei Neugeborenen verschiedener Spezies und bei Kranken mit Agammaglobulinämie gebildet. Röntgenstrahlen, die die Bildung humoraler Antikörper unterdrücken, beeinflussen im gleichen Sinne die Bildung zellständiger Antikörper nicht. Nach einer Theorie von Wesslen (1952) sollen die zellständigen Antikörper Produkte der kleinen Lymphocyten sein.

Gegen die Rolle der kleinen Lymphocyten im Rahmen einer cellulären Immunität sind in letzter Zeit erhebliche Bedenken vorgebracht worden. Nach

Eisen (1959) sind bei der Übertragung spät reagierender Allergien nicht die Lymphocyten, sondern die übrig bleibende Lymphknotenpulpa, welche die Retikuloendothelien und das undifferenzierte Mesenchym enthält, die wirksamsten Elemente. Die spät reagierende Überempfindlichkeit kann durch Antimonocytenserum unterdrückt werden, während Antilymphocytenserum ohne Wirkung ist.

Die celluläre Überempfindlichkeit im Verlaufe einer aktiven Immunität ist gelegentlich von heftigen entzündlichen Erscheinungen begleitet. Den Prototyp derartiger Reaktionen stellt die Tuberkulinreaktion dar. Die anderen spät reagierenden Allergien bei bakteriellen Infektionen gehören ebenfalls hierher.

Bei manchen Viruskrankheiten haben die hyperergischen Infektreaktionen eine große Bedeutung erlangt (sog. „Reaktionskrankheiten"). So vermutet man, daß hier die Krankheitserscheinungen, wie z. B. Exantheme, Fieber u. a. nicht die direkte Folge des Erregers und seiner zellschädigenden Wirkung sind, sondern auf eine hyperergische Infektreaktion zurückgehen. Bei den Viruskrankheiten spielt sich die Auseinandersetzung Erreger — Wirt bevorzugt intracellulär ab; dementsprechend sind hier die cellulären Reaktionen besonders stark ausgeprägt. Außerdem sind bei manchen Viruskrankheiten — etwa den Pocken — noch Vorgänge in Betracht zu ziehen, die dem Sanarelli-Shwarztman-Phänomen und dem an die Anwesenheit von präcipitierenden Antikörpern gebundenem Arthus-Phänomen entsprechen. Der zellbedingten Infektabwehr liegt vielleicht auch ein analoger Mechanismus zugrunde wie bei der Verwerfung eines Transplantates (s. P. Miescher, 1963). Näheres über den Entstehungsmechanismus der örtlichen Zellimmunität und des damit verbundenen hyperergischen Zustandes vom cellulären Spätreaktionstyp (delayed type hypersensitivity) ist aber noch unbekannt.

Phänomene einer lokalen Gewebeimmunität findet man neben der Haut besonders an der Lunge, am Geschlechtstrakt, an der Cornea, vielleicht auch im Digestionstrakt und in neuralen Geweben.

Die örtliche Immunität neuraler Gewebe hat Hallauer auch als *Schienenimmunität* bezeichnet. Bei der Herpesinfektion des Zentralnervensystems (ZNS) breitet sich das Virus z. B. entlang der Nervenfasern von der Peripherie zum Zentrum hin aus und in diesem von der Eintrittsstelle zu anderen Teilen des ZNS. Hierbei erwirbt das neurale Gewebe einen bestimmten Grad an Immunität gegenüber einer Reinfektion mit einer tödlichen Dosis. Es läßt sich nun nachweisen, daß nur die Teile des ZNS gegenüber einer Reinfektion immun sind, die wirklich vom Virus befallen wurden. Ähnliche Phänomene findet man auch bei nicht neurotropen Virusarten in anderen Geweben. In all diesen Fällen wird während der Virusausbreitung eine örtliche Immunität erreicht, ohne daß humorale Antikörper daran beteiligt sind. Man führt dieses Phänomen auf eine Zustandsänderung der Zellen zurück, die auf einen Infektionsmodus erfolgt, der die Zelle nicht zerstört. Die Nichtnachweisbarkeit des Virus in einem derartig immunen Gewebe mag mit einem wirklichen Verschwinden des Erregers zusammenhängen. Daneben wird aber auch diskutiert, ob das Virus vielleicht in einer Form vorliegt, in der es sich den üblichen Nachweismethoden entziehen kann.

2. Humorales Immunsystem

Die humoralen Abwehrmechanismen beruhen auf der Bildung *spezifischer Serumantikörper*. Im Verlaufe einer Infektion oder Erkrankung erscheinen im Serum spezifische Antikörper, die mit der Zeit mehr und mehr zunehmen, in der Genesung ihren Höhepunkt erreichen und verschieden lang persistieren. Dabei beobachtet man, daß parallel zur Antikörperbildung die Erregermenge oder die Toxinmenge in einem infizierten Organismus abnimmt und in der Genesung ganz verschwindet (*sterile Immunität*). Die zirkulierenden Antikörper können den Erreger bei seiner Ausbreitung von Zelle zu Zelle und bei seiner Ausbreitung über den Blut- und Lymphweg, vielleicht auch bei seiner Ausbreitung entlang der Nervenbahnen neutralisieren. Entstehen die Antikörper während der Infektion sehr frühzeitig, so verhindern sie eine Ausbreitung des Erregers über den Körper und damit eine generalisierte Erkrankung. Erscheinen sie später, so kann eine Erkrankung nicht mehr verhindert werden. Zwischen diesen beiden Extremen sind alle Übergangsformen möglich. Bei einer homologen Zweitinfektion neutralisieren sie ebenfalls den Erreger oder seine Toxine und verhindern damit eine Zweiterkrankung.

Die Frage jedoch, ob es allein die Serumantikörper sind, die den Ausbruch einer Erkrankung verzögern, ihren Verlauf abändern oder unterbrechen, und die eine spezifische Immunität bedingen, ist für die meisten Fälle zu verneinen. Auf die zellständige Abwehr wurde schon eingegangen; die gewebliche Immunität dürfte besonders bei chronisch verlaufenden Infektionskrankheiten von Bedeutung sein. Bei den cyclischen Infektionskrankheiten tritt die spezifische Antikörperwirkung mehr in den Vordergrund. Die günstigen Erfahrungen mit Rekonvaleszenterseren von Mensch und Tier nach überstandener Poliomyelitis, Encephalitis, Pest, Maul- und Klauenseuche, Pocken, Masern, Mumps usw. haben gezeigt, daß diese Seren imstande sind, eine spezifische Immunität zu vermitteln und den Heilungsprozeß günstig zu beeinflussen. Besondere Bedeutung haben die Serumantikörper bei der antitoxischen Immunität. Verfügt der Körper von vornherein über das nötige Antitoxin, so ist er gegen eine Erkrankung immun, nicht jedoch gegenüber der Infektion.

Bei den anderen bakteriellen Infektionen ist die protektive und kurative Wirkung der Serumantikörper nicht so stark ausgeprägt. Häufig sind die Antikörper lediglich eine Begleiterscheinung der Auseinandersetzung zwischen Erreger und Wirt. Nach Überstehen eines Keuchhustens sind z. B. komplementbindende Antikörper noch lange nachweisbar; für die Keuchhustenimmunität sind sie aber belanglos, da sie nur eine antigene Komponente des Erregers treffen, ohne ihn zu neutralisieren.

Im Rahmen des humoralen Schutzsystems unterscheidet man eine *aktiv oder passiv erworbene Immunität*. Die aktive Immunität ist charakterisiert durch die Bildung von spezifischen Antikörpern im Verlaufe einer aktiven Auseinandersetzung des Organismus mit Infektionserregern. Die passive Immunität kommt natürlicherweise dadurch zustande, daß die in der Mutter aktiv gebildeten Antikörper auf den Fet übergehen und einen passiven Schutz gegen bestimmte Infektionskrankheiten in den ersten Lebenswochen verleihen.

Die übertragenen Schutzstoffe des Neugeborenen sind in ihrer Spezifität, Art und Menge abhängig vom Immunitätszustand der Mutter während der Gravidität. Nicht alle mütterlichen Antikörper können in gleich gutem Maße die Placentaschranke durchdringen; eine besonders gute Permeationsfähigkeit haben offensichtlich die antitoxischen Antikörper gegen Diphtherie. In einer gewissen Abhängigkeit von der Titerhöhe am 1.—2. Lebenstag lassen sich die Antikörper einige Wochen bis Monate im Säuglingsblut nachweisen. Nach ihrem Verschwinden wird das Neugeborene wieder empfänglich gegen die betreffenden Infektionskrankheiten.

In der Regel entsprechen die Antikörpertiter im Blut des Neugeborenen etwa denen des mütterlichen Blutes, und oft können sie sogar noch etwas höher sein. Zur Erklärung dieser letzteren Beobachtung wurden zahlreiche interessante Hypothesen entwickelt: wahrscheinlich handelt es sich um eine aktive Leistung der Placenta im Sinne einer Sekretion von spezifischen Antikörpern durch die in der Placenta befindlichen Plasmazellen oder durch eine Resynthese von Antikörpern jenseits der Placentaschranke. Die relativ lange Persistenz der mütterlichen Antikörper erklärt sich hierdurch: Der fetale Organismus anerkennt die passiv übertragenen Antikörper wahrscheinlich nicht als „fremd" (s. Immuntoleranz) und baut sie infolge einer physiologischen „Unreife" des aktiven Mesenchyms nicht mit der gleichen Intensität ab wie der erwachsene, funktionell ausgereifte Organismus. Da die Mutter in der Regel Antikörper gegen die Keimwelt ihres engeren Milieus entwickelt hat, erhält das Kind durch Übertragung der mütterlichen Schutzstoffe für die erste Zeit seines Lebens einen immunologischen „Nestschutz"; dieser währt solange, bis die Abwehrfunktionen und die eigene, aktive Antikörperbildungsfähigkeit funktionell ausgereift sind. Der mütterliche, passiv übertragene Schutz gegen Erreger der engeren Umwelt kann damit allmählich infolge Kontakts mit denselben Keimen durch einen *aktiven* Schutz — im Idealfall durch eine ohne Erkrankung ablaufende „stille Feiung" — ersetzt werden. Bei Bevölkerungsgruppen niedrigen Zivilisationsgrades spielt diese Art der Feiung gegen Erreger bestimmter Infektionskrankheiten (z. B. Poliomyelitis, Diphtherie, u. a.) eine große Rolle. In einem hygienisch abgeschirmten Milieu kommt ein solcher Schutz nicht zustande; er muß durch entsprechende Schutzimpfungen ersetzt oder nachgeholt werden.

Dieser „Nestschutz" durch passiv übertragene, mütterliche Antikörper kann auf die verschiedenste Art erfolgen. Beim Menschen kommt jedoch nur der diaplacentaren Übertragung mütterlicher Schutzstoffe eine praktische Bedeutung zu. Zahlreiche Untersuchungen seit PAUL EHRLICH — und in letzter Zeit an Kindern mit angeborener Oesophagusatresie — haben gezeigt, daß weder während der Fötalzeit noch postnatal die vieldiskutierte trophogene Immunisierung beim Menschen eine Rolle spielt. Dagegen hat sie eine große Bedeutung bei verschiedenen Tieren.

Bei einer Reihe von Tieren sind die Verhältnisse wegen des andersartigen Aufbaues der Placenta (placenta epitheliochorialis usw.), die eine intrauterine Antikörperübertragung nicht zuläßt, genau umgekehrt. Hier spielt die trophogene Immunisierung durch die Kolostralmilch die wichtigste Rolle (z. B. Rind, Schwein, Ziege usw.).

Die größere Resistenz, die Säuglinge mit Muttermilchnährung gegen zahlreiche Infektionskrankheiten aufweisen, hängt demnach nicht mit einer nutritiven Aufnahme von mütterlichen Antikörpern zusammen. Die auch in der menschlichen Muttermilch vorhandenen Antikörper können aber gleichzeitig über die Nahrungswege aufgenommene Erreger im Magendarmtrakt neutralisieren.

Antikörper lassen sich durch ihre spezifische Reaktionsfähigkeit gegenüber Antigenen definieren. Ihrer Art nach verfügen sie über verschiedene spezifische Reaktionsmöglichkeiten.

So kann man grundsätzlich im Rahmen der Immunitätslehre unterscheiden zwischen Antikörpern, die gegen Bakterien, Toxine und Viren gerichtet sind, sowie zwischen Antikörpern, die gegen körpereigene Stoffe entwickelt (Autoantikörper) und Antikörpern, die gegen sonstige Eiweißkörper oder gegen andere antigene Substanzen gebildet werden.

Die wichtigsten gegen *Bakterien* gebildeten Antikörper sind die *Agglutinine*, die *Präzipitine*, die *Lysine* und die *komplementbindenden Antikörper*. Bei den durch Toxine stimulierten Antikörpern handelt es sich um *Antitoxine*. Bei Virusinfektionen können folgende Antikörperarten auftreten: *Neutralisierende, präcipitierende, komplementbindende, agglutinierende* und *haemagglutinationshemmende Antikörper*. Für den Immunschutz dürften jedoch nur die neutralisierenden Antikörper von Belang sein. Die anderen Arten virusspezifischer Antikörper, die im Verlaufe einer Virusinfektion im Serum auftreten, sind die Folge der komplexen antigenen Struktur des sich vermehrenden Virus und der auch in verschiedenen graduellen und qualitativen Stufen erfolgenden Immunogenese. Sie können demnach als Teilerscheinung der Auseinandersetzung zwischen dem Virus-Zell-System und dem Organismus aufgefaßt werden. Sie besitzen große Bedeutung für die Diagnose.

Unter *Antigen* verstehen wir einen Stoff, der die Fähigkeit besitzt, im Warmblüterorganismus die Bildung von Antikörpern anzuregen und mit diesen spezifisch zu reagieren.

Stoffe, die zwar mit Antikörpern eine „spezifische" Bindung eingehen, selbst aber nicht die Fähigkeit besitzen, eine Antikörperbildung anzuregen, bezeichnet man als *Halbantigene*. Besitzt ein Antigen beide Fähigkeiten — Anregung der Antikörperbildung und spezifische Bindung mit denselben — so handelt es sich um *Vollantigene*. Manche Substanzen einfacherer Struktur, oft Bausteine der sog. Halbantigene, verfügen zwar nicht über die erstgenannten beiden Antigeneigenschaften; sie können aber noch Antigen-Antikörperreaktionen spezifisch blockieren; sie tragen also die Fähigkeit der spezifischen Reaktion des determinanten Bezirkes des Antigens noch in sich.

Die Träger der Spezifität eines Antikörpers werden z. B. auf einen nur 2% des gesamten Moleküls betragenden Bezirk (determinante Gruppe) geschätzt.

Antigene sind also Substanzen, die sich in erster Linie nach ihrer Wirkung und nicht nach chemischen Gesichtspunkten definieren lassen. Aber auch die Eigenschaft der Antigene, als Stimulantien der Antikörperproduktion zu wirken, kennzeichnet die Antigene nicht vollständig, denn ihre Wirkung ist in hohem Maße von der Artzugehörigkeit und von individuellen Faktoren des Antikörper-Produzenten abhängig. Zu diesen Faktoren gehören gewisse Einschleusungsmechanismen in den Organismus, die es ermöglichen, daß die Antigene unter Erhaltung bestimmter Strukturmerkmale in bestimmte Zellbereiche gelangen, die an der Proteinsynthese beteiligt sind, ohne vorher den Abbau- und Ausscheidungsreaktionen des parenteralen Stoffwechsels zum Opfer zu fallen. Diese Voraussetzung ist am besten erfüllt bei hochmolekularen Antigenen oder solchen, die an Trägerstoffe gebunden sind.

Außerdem sind die antigenetischen Eigenschaften einer Substanz von bestimmten strukturellen Konstellationen abhängig, die von den antikörperbildenden Zellen als hinreichend „fremd" empfunden werden müssen, damit ein „antigenetischer Reiz" zustande kommt.

Dem heutigen Wissen nach kann ein Antigenmolekül sehr klein sein (z. B. Na-Acetat) und die Größe von Polysacchariden und Eiweißen haben. Vollantigene sind in der Regel hochmolekulare Proteine. Hat das Antigen eine gewisse Größe, dann verfügt es über mehrere determinante Gruppen und regt demzufolge die Bildung einer Vielheit von Antikörpern an. In der Natur kommen einheitliche Antigene nicht vor.

Die folgenden Antigentypen sind für die Immunbiologie wichtig: *Polysaccharid-Antigene* (Kapselantigene der Pneumokokken), *Glykopeptid-Antigene* (Mukoide, Blutgruppensubstanzen), *Lipopolysaccharid-Antigene* (Antigenbestandteile in den Zellwänden gramnegativer Bakterien), *Lipoid-Antigene, Isoantigene* (Rhesusfaktor usw.), *Autoantigene* und *Virusantigene*.

Bei den *Viren* wirkt nun z. B. nicht nur das Viruselementarkörperchen als Antigen. Seine antigene Struktur ist komplex, wie nach der Vielheit der Antikörper zu urteilen. Noch eine Reihe anderer biologischer Einheiten, die alle unmittelbar mit der Virusvermehrung zusammenhängen, führen zu entsprechenden Antikörpern. Es handelt sich um Aufbaustufen des Virus, die für die Virussynthese bereitgestellt, aber dann nicht mehr verwendet werden (z. B. das „s-Antigen", das Haemagglutinin, die sog. „Normalkomponente" als wirtsspezifischer Konstitutionsanteil des Virusantigens etc.). Nicht alle gegen die verschiedenen Antigenkomponenten des Virus gerichteten Antikörper sind an der immunologischen Abwehr des Organismus beteiligt.

Das Reaktions-Produkt bestimmter Zellen auf die Antigenwirkung ist also der *Antikörper*. Auch ihm ist keine stoffliche Einheitlichkeit zuzuschreiben; er ist ebenfalls komplex aufgebaut. Die chemische Analyse der Antikörper ergab eine gute Übereinstimmung mit den γ-Globulinen, deren Synthese unter der Einwirkung des Antigens eine mit chemischen Methoden bisher noch nicht nachweisbare Abwandlung erfährt. Das Ergebnis dieser Modifikation ist die Entstehung bestimmter γ-Globuline mit immunologischer, gegen das induzierende Antigen gerichteter Spezifität. Die Zellen, welche bei der Antikörperbildung eine Rolle spielen, gehören alle dem *Mesenchym* an. Für die Antikörperbildung hat man davon in Betracht gezogen die Retikuloendothelien, die Lymphocyten und die Plasmazellen. Entsprechend sind drei Theorien über die Stätten der Antikörperbildung entstanden, nämlich die *retikuloendotheliale Theorie*, die *lymphocytäre Theorie* und die *plasmacelluläre Theorie*. Neuere Arbeiten und Zusammenfassungen hierüber stammen von EHRLICH (1962), BURNET und FENNER (1949) und CUSHING and CAMPBELL (1957).

Nach dem Molekulargewicht und der Sedimentationskonstante unterscheidet man zwei verschiedene Antikörperarten, nämlich 7 S- und 19 S-Antikörper. Erstere haben ein Molekulargewicht von etwa 150000 und 7 Svedberg-Einheiten in der Ultrazentrifuge, letztere haben ein Molekulargewicht von etwa 1 Million mit einer Sedimentationskonstante von ca. 19 S. Für die humorale Immunität dürften die 7 S-Antikörper die größte Bedeutung haben. Sie entstehen nur auf einen starken antigenen Reiz hin und persistieren im Blut am längsten. Ein schwacher antigener Reiz führt dagegen meist nur zur Produktion von 19 S-Antikörpern. Nach GÜNTHER stellen die letzteren im Gegensatz zu den 7 S-Antikörpern eine frühe, aber nicht endgültige Stufe der Antikörperbildung dar. Sie werden relativ rasch aus der Blutbahn ausgeschieden. GÜNTHER grenzt deshalb sowohl phylogenetisch als auch ontogenetisch die Produktion der 19 S-Antikörper als 1. Stufe der Antikörperbildung ab. Mit den 19 S-Antikörpern sollen die sogenannten natürlichen Antikörper identisch sein. Auch die Opsonine werden damit in Verbindung gebracht.

Hinsichtlich der Zuordnung der Antikörperproduktion zu bestimmten Zellformen gibt es keine strenge Trennung. In der Regel produzieren lymphoidzellige Elemente mehr den 19 S- und Plasmazellen mehr den 7 S Antikörpertyp, doch gibt es zahlreiche Überschneidungen.

Über die Entstehung der Antikörper stehen vier Anschauungen zur Diskussion: 1. die *Faltungstheorie* oder *Matrizenhypothese* nach HAUROWITZ und PAULING, 2. die *Klon-Selektionstheorie* nach BURNET, 3. die *genetische Theorie* nach EHRLICH und 4. die *Fließband-Hypothese* nach O. GÜNTHER. Zum Verständnis der nachfolgenden speziellen Kapitel ist eine Erwägung des Für und Wider der einzelnen Theorien an dieser Stelle nicht notwendig, es sei daher auf einige kritische Darstellungen der jüngsten Zeit verwiesen: O. GÜNTHER (1961), H. E. SCHULTZE (1959, 1960), EHRLICH (1962), HAUROWITZ (1962), BURNET (1959) und HITZIG (1963).

Literatur

ABDERHALDEN, R.: Klinische Enzymologie. Stuttgart: G. Thieme 1958.

ANDREWES, C. H.: Interference by one virus with the growth of another in tissue-culture. Brit. J. exp. Path. **23**, 214 (1942).

BRANDIS, H.: Über die Proimmunität (Depressionsimmunität). Ergebn. Hyg. Bakt. **28**, 141 (1954).

BÜCHNER, H.: Über die bakterienabtötende Wirkung des zellfreien Blutserums. Zbl. Bakt., I. Abt. Org. **5**, 817 u. **6**, 1 (1889).

BURNET, F. M.: The clonal selection theory of acquired immunity. Washville: Vanderbilt Univ. 1959.

BURNET, F. M., and F. FENNER: The production of antibodies. 2. Ed. Melbourne: Macmillan 1949.

CUSHING, J. E., and D. H. CAMPBELL: Principles of immunology. New York, Toronto, London: Mc. Graw-Hill Book Comp. 1957.

EISEN, H. N.: Delayed-type hypersensitivity reactions in mechanisms of hypersensitivity. S. 413. Boston: Little, Brown a. Co. 1959.

—, and J. H. PEARCE: The nature of antibodies and antigen. Ann. Rev. Microb. **16**, 101 (1962).

EHRLICH, W. E.: Morphologie und Physiologie der Antikörperbildung. Verhandl. d. Deutsch. Gesell. für Pathologie, 1962.

FINDLEY, G. M., and F. O. MAC CALLUM: An interference phenomen on relation to yellow fever and other viruses. J. Path. Bact. **44**, 405 (1937).

ERIKSSON, K.: Krankheitsresistenz. Hb. Tierzüchtung. **2**, 187 (1959).

FAILLARD, H.: In: HOPPE-SEYLER-THIERFELDERS: Handbuch der physiol. und pathol. Analyse. 10. Aufl. Bd. VI 2. Teil. Berlin-Göttingen-Heidelberg: Springer 1963.

FLICK, J. A., and W. B. PINCUS: Inhibition of the lesions of primary vaccinia and of the delayed hypersensitivity through immunological tolerance in rabbits. J. exper. Med. (N. Y.) **117**/4, 633 (1963).

GÜNTHER, O.: Die Entstehung der Antikörper. Dtsch. med. Wschr. **86**, 2107 (1961).

GÜNTHER, O.: Die Entwicklung der Immunität. Vortrag auf der 9. Jahrestagung der Österr. Gesellschaft für Mikrobiologie und Hygiene, Graz 1964.

GYÖRGY, R.: Voeding **16**, 347 (1955).

HAAGEN, E.: Viruskrankheiten des Menschen. Band 1, 1. Lieferung. Darmstadt: D. Steinkopff 1962.

HALLAUER, K.: Handbuch der Viruskrankheiten. I.—IV. Bd. Wien: Springer 1939—1958.

HAUROWITZ, F.: Wesen und Bildung der Antikörper. Zbl. Bakt., I. Abt. Orig. **184**, 318 (1962).

HENLE, W.: Studies on host-virus interactions in the embryo-influenza virus system. J. exp. Med. **90**, 13 (1949).

— Interference phenomena between animal viruses. J. Immunol. **64**, 203 (1950).

—, und G. HENLE: Interference of inaction virus with the propagation of virus of influenza. Science **98**, 87 (1943).

HEYMANN, G.: Das Properdinsystem und seine Beziehungen zur Immunität und zur Abwehrlage des Organismus. Zbl. Bakt., I. Abt. Ref. **176**, 305 (1960).

HOFF, F.: Fieber, unspezifische Abwehr, unspezifische Therapie. Stuttgart: G. Thieme 1957.

HOFF, F.: Klinische Physiologie und Pathologie. VI. Aufl. Stuttgart: G. Thieme 1962.

ISAACS, A.: Viral interference. Symp. Soc. Acad. Sci. (Wash.) **45**, 385 (1959).

—, and J. LINDENMANN: Virus interference. I. The interferon. Proc. roy. Soc. B. **147**, 258 (1957).

JENKIN, C. R.: The effect of opsonins on the intracellulär survival of bacteria. Brit. J. exp. Path. **44**, 47 (1963).

KÖHLER, W., u. H. P. MOCHMANN: Grundriß der medizinischen Mokrobiologie. Jena: G. Fischer 1962.

KRIZANOVA-LAUCIKOVA, O., I. SZANTO, D. KOCISKOVA and G. RUTTKAY-NEDECKI: Differences in the properties of two inhibitors against avid A 2 influenza virus strains from horse serum. Acta virol. (Engl. ed.) **5**, 12 (1961).

LARIN, N. M.: Interferon. IInd int. Symp. Chemotherap., Naples 1961, **II**, 9 (1963).

LENNETTE, E. H.: Interference between animal viruses. Ann. Rev. Microbiol. **5**, 277 (1951)

LINDENMANN, J.: Interferon und inverse Interferenz. Z. Hyg. Infekt.-Kr. **146**, 287 (1960).

— Neue Aspekte des Virusinterferons. Ergebn. Mikrobiol. **33**, 369 (1960).

—, und A. ISAACS: Versuche über Virus-Interferenz. Schweiz. Z. allg. Path. **20**, 640 (1957).

LÜBKE, A.: Durchbrechung einer angeborenen Resistenz gegenüber der Infektion mit dem Maul- und Klauenseuchevirus durch körperliche Anstrengung. Mh. Tierheilk. **11**, 291 (1959).

MIESCHER, P. A.: Immunitätsvorgänge in der Pathogenese innerer Erkrankungen. VIIth Internat.

Congress of internal Medicine, I, 7. Stuttgart: G. Thieme 1963.

DE MURALT, G.: La maturation de l'immunité humoral chez l'homme. Basel: Benno Schwabe 1962.

DE MAEYER, E., und J. DE MAEYER: Zweiseitige Wirkung von Steroid auf das Interferon in der Gewebekultur. Nature 197 (1963).

MAYR, A.: Immunität, Immunisierung und Impfstoffe bei der Maul- und Klauenseuche. Monographie, Bundesforsch. Anst. f. Viruskrankheiten, Tübingen 1962.

—, und K. KALCHER: Plaque-Bildung bei den Geflügelpockenviren. Arch. ges. Virusforsch. 11, 307 (1961).

—, und G. WITTMANN: Zur Ringzonenbildung in virusinfizierten tierischen Geweben. Zbl. Vet.-Med. 3, 219, 641 (1956).

—, — Observations on local spread of pox viruses in tissue. Science 125, 1034 (1957).

MEDAWAR, P. B.: Immunol. Tolerance. Science 133, Nr. 3449 (1961).

PHILIPSON, J.: Experimental studies on enhanced resistance to infection following some nonspecific measures. Suppl. Kopenh. 32 (1937).

PILLEMER, L.: The properdin system. Trans. N. Y. Acad. Sci. 17, 526 (1955).

POLYAK, R. J., and A. A. SMORODINTSEV: Electrophoretic investigations on thermostabile inhibitors of type A₂ influenza virus in normal animal sera. Acta virol. (Engl. ed.) 5, 1 (1961).

RAETTIG, H. J.: Poliomyelitis-Immunität. Lit. Dokumentation, Reihe 2. Stuttgart: G. Fischer 1963.

REWO, M. W., and M. D. SHUKOWA: Veterinärmedizinische Mikrobiologie. Deutsche Bearbeitung durch VOIGT, A., Jena: G. Fischer 1963.

RUDDER, DE B.: Klima, Wetter, Mensch. Heidelberg: Quelle u. Meyer 1952.

RUIZ-GOMEZ, J., und A. ISAACS: Interferon production by different viruses. Virology 19, 8 (1963).

SABIN, A. B.: Paralytic consequence of poliomyelitic infection in different parts of the world and in different population groups. Am. J. Publ. Health 41, 1215 (1951).

SCHLESINGER, R. W.: „Interference" in Rivers viral and rickettsial infections of man. 3. Ed., Philadelphia 1959.

SCHMIDT, H.: Fortschritte der Serologie. Darmstadt: D. Steinkopff 1955.

— Allgemeines über Infektion und Immunität. Behringwerk Heft 11 (1941). Berlin: Bruno Schultz-Verlag.

SCHULTZE, H. E.: Bildung der Antikörper. 10. Colloquium der Gesellschaft für physiolog. Chemie. Berlin-Göttingen-Heidelberg: Springer 1959.

— Immunitätslehre in „Klinik und Gegenwart". Bd. IX. München-Berlin: Urban u. Schwarzenberg 1960.

SKARNES, R. C., and D. W. WATSON: Antimicrobiol. factors of normal tissues and fluids. Bact. Rev. 21, 273 (1957).

STEINBERG, B.: Effect of hyperleucocytosis. Proc. Soc. exp. Biol. (N. Y.) 29, 18 (1931).

STICKL, H.: Art und Zustandekommen kombinierter Wirkungen von Virus- und Bakterieninfektionen unter besonderer Berücksichtigung der Grippe. Ergebn. Inn. Med. und Kinderheilk., N. F., 15, 214 (1960).

—, und A. AUFMKOLK: Neuraminsäurehaltige Körpersubstanzen in ihrer Wirkung auf das Bakterienwachstum. Klin. Wschr. 39, 111 (1961).

—, u. E. SCHMIDT: Hemmfaktoren des Coliwachstums im Darm bei Neugeborenen — bei Frauenmilch und bei Kuhmilch ernährten Säuglingen. Wissenschaftl. Ausstellung der 60. Tagung der Dtsch. Ges. f. Kinderheilk., Heidelberg 1961, Ausstellungskat. S. 6.

TRAUB, E.: Über die immunologische Toleranz bei der lymphocytären Choriomeningitis der Mäuse. Zbl. Bakt., I. Abt. Orig. 177, 472 (1960).

— Über die Immunität der weißen Maus gegenüber dem EEE-Virus. Immun. Forsch. 122, 239 (1961).

VERSCHUER, O.: Zur Frage der Erblichkeit bei Infektionskrankheiten und malignen Tumoren. Dtsch. med. Wschr. 86, 1029 (1961).

VIVELL, O.: Über Interferenzerscheinungen bei Infektionskrankheiten. Ergebn. Inn. Med. Kinderheilk., N. F., 2. Berlin-Göttingen-Heidelberg: Springer 1951.

WAGNER, R. R., und A. H. LEVY: Interferon als chemischer Vermittler von viraler Interferenz. Ann. N. Y. Acad. Sci. 88, 1308 (1960).

WESSLEN, T.: Passive transfer of tuberculin hypersensitivity by viable lymphocytes from the thoracic duct. Acta tuberc. scand. 26, 38 (1952).

WESTPHAL, O.: Properdin. Monatskurse Ärztliche Fortbildung 1957, 9.

Anaphylaxie und Allergie

Von W. D. Germer

I. Definition

Als *Anaphylaxie* = Schutzlosigkeit wird seit Portier u. Richet (1902) eine durch „künstliche" Präparierung (Sensibilisierung) erworbene gesteigerte Empfindlichkeit gegenüber einem Antigen (Anaphylactogen) bezeichnet.

Unter dem Begriff *Allergie* = andersartige Reaktion hat v. Pirquet (1906) alle Zuständsänderungen zusammenfassen wollen, „die der menschliche oder tierische Organismus durch die Bekanntschaft mit irgend einem organischen, lebenden oder leblosen Gift erfährt." Jeden Stoff, dessen ein- oder mehrmalige Einverleibung zu einer veränderten Reaktivität des Organismus führt, nannte v. Pirquet ein *Allergen*.

Im Gegensatz zu dieser ursprünglichen Definition der Allergie als einer erworbenen Andersempfindlichkeit, die sowohl die Überempfindlichkeit (Hyperergie) als auch die Unterempfindlichkeit (Hypergie) und schließlich auch die Unempfindlichkeit (Anergie) einschloß, wurde später als Allergie lediglich die, an der durchschnittlichen Reaktionsweise *gemessene*, überwertige und in der Regel pathogene Reizbeantwortung bezeichnet (Doerr).

Anaphylactische und allergische Vorgänge gehören in den Bereich der *Immunreaktionen*. Allergie und Immunität sind neben- bzw. nacheinander vorkommende Erscheinungsformen einer spezifischen Reaktionsfähigkeit des Organismus, welche sich einmal zum Nachteil (Schutzlosigkeit, Überempfindlichkeit), zum anderen zum Vorteil (Schutz, Resistenz) des Wirtes auswirken können.

II. Historisches

Die Geschichte der Entdeckung der Anaphylaxie und Allergie ist im deutschen Schrifttum in jüngerer Zeit verschiedentlich zusammenfassend dargestellt worden (Doerr, Rössle, Schadewaldt, Schlossberger).

Eine *allergische Impfreaktion* hat bereits Jenner beschrieben, und zwar bei einer Frau, die nach vorausgegangener Kuhpockenerkrankung von ihm mit Vaccine-Virus geimpft worden war. „Mary Bargs of Woodfond in this parish was inoculated with variolous matter in the year 1791. An efflorescence of a parish red colour soon appeared about the parts where the matter was inserted and spread itself rather extensively, but died away in a few days without producing any variolous symptoms". Die beiden wichtigen Kriterien der Andersreaktion nach Zweitkontakt mit demselben Antigen, Beschleunigung und Verstärkung der Reaktion kommen in dieser frühen Beobachtung der Allergie bereits gut zum Ausdruck.

III. Einteilung

Die allergisch-hyperergischen Reaktionen werden nach ihrem Ablauf in 2 Gruppen geordnet, und zwar in solche, die sofort (Minuten oder Stunden) nach der Antigeneinbringung und solche, die verzögert (1—2 Tage später) auftreten (Zinsser 1921). Während die *sofort reagierenden Allergien* durch humorale Antikörper bedingt sind und daher durch Serum übertragen werden können (Prausnitz u. Küstner), beruhen die *spätreagierenden Allergien* auf zellständigen Antikörpern, die nur durch Zellen bzw. durch einen Zellfaktor (Transferfaktor) weitergegeben werden können (Chase, Harris u. Harris, Lawrence).

Die Sofort- oder Frühreaktion (immediate type of hypersensitivity) zeigt morphologisch das Bild einer vorwiegend exsudativen Entzündung (*Arthus-Typ*), die Spätreaktion (delayed type) dagegen ist durch eine chronischproliferative Entzündungsform gekennzeichnet (*Tuberculin-Typ*).

Reine, gut lösliche Proteine als Antigen führen zu Frühreaktionen, während Komplexe aus Proteinen, Lipoiden und wachsartigen Substanzen Spätreaktionen hervorrufen (Raffel). Beide Arten von Sensibilisierung können nebeneinander auftreten. Bei Pneumokokkeninfektionen wird die Sofortreaktion durch das Kapselmaterial, die Spätreaktion durch die Mucoproteine der Erreger hervorgerufen.

Unterteilt man die Allergie nach Maßgabe der beteiligten Antikörper, so kommt man zu folgender Aufstellung (Criep, Erdmann u. Thoenes).

Tabelle 1

I. Überempfindlichkeitsreaktionen in Verbindung mit zirkulierenden Antikörpern.

   A. *Künstlich hervorgerufen*
   Anaphylaxie (experimentelle, iatrogene Allergie), in Verbindung mit präcipitierenden Antikörpern.

     1. Anaphylaktischer Schock
     2. Arthus Phänomen
     3. Serumkrankheit

   B. *Spontan*
   Allergie im engeren Sinne = Atopie, in Verbindung mit hautsensibilisierenden Antikörpern (Reagine)
   Bronchialasthma, Heufieber, Urticaria, Quincke-Ödem, Ekzem, gastrointestinale Allergie.

II. Überempfindlichkeitsreaktionen in Verbindung mit cellulären Antikörpern

   A. *Nichtinfektiös*
   Kontaktdermatitis

   B. *Infektiös* (Tuberkulin-Typ)
   bei Virus-, Bakterien-, Pilzinfektionen.

Es hat sich als zweckmäßig erwiesen, zwischen allergischen Krankheiten und Sensibilisierungskrankheiten zu unterscheiden (RICH, SCHMIDT).

Die ersteren sind die Folge einer Überempfindlichkeit gegenüber Substanzen, die bei normergischen Individuen keine Reaktion hervorrufen, also etwa Asthma, Ekzem, Arzneimittelallergien usw. (I B und II A der Tabelle).

Zu den mit Sensibilisierung einhergehenden Krankheitsprozessen gehören einmal die iatrogenen Allergien, die nach Fremdserumgabe bzw. nach Impfungen auftreten können, zum anderen viele Infektionskrankheiten, bei denen die begleitende Allergie eine wesentliche Rolle spielt (HÖRING, RÖSSLE). (I A und II B der Tabelle).

IV. Einleitung

In einem Buch, das die aktive und passive Immunisierung gegen erregerbedingte Erkrankungen zum Thema hat, wird in diesem Zusammenhang im wesentlichen von Sensibilisierungszuständen bzw. -krankheiten die Rede sein müssen.

Die Zweitgabe des Antigens kann entweder zu *Lokalreaktionen* führen oder aber zu *Systemreaktionen*.

Die nach Serumgabe oder Impfungen auftretenden örtlichen oder allgemeinen Störungen sind — abgesehen von Schmierinfektionen und Verstößen gegen die Sterilität — in der Regel typische allergische Phänomene, die sich richten können gegen a) das artfremde Serum, b) den im Impfstoff enthaltenen Erreger bzw. seine Produkte, c) ein bei der Impfstoffherstellung anfallendes sonstiges tierisches oder pflanzliches Antigen (z. B. Blutplasma, Agar, Eier-Eiweiß).

V. Hauptteil

1. Grundlagen

a) Antigene. Als Antigen (*Vollantigen*) bezeichnet man jede Substanz, der die Fähigkeit zukommt, in einem Empfängerorganismus erstens eine Antikörperproduktion oder Sensibilisierung hervorzurufen und zweitens dann mit dem so entstandenen Antikörper spezifisch zu reagieren. Fehlt einer Substanz das Antikörperbildungsvermögen und besitzt sie nur Antikörperbindungsvermögen und Spezifität, so handelt es sich um ein inkomplettes Antigen oder *Hapten*.

In der Regel sind Vollantigene artfremde Eiweißstoffe oder hochmolekulare Polysaccharide oder Phosphorlipoide. Die Spezifität eines Antigens aber wird von niedermolekularen Gruppen innerhalb seines Moleküls bestimmt, die man als *determinante Gruppen* bezeichnet. Als determinante Gruppen natürlicher etwa bakterieller Antigene kommen in erster Linie Lipopolysaccharide und Polysaccharide in Betracht ((HEIDELBERGER u. Mitarb.). In der Salmonella-Bakterien-Gruppe z. B. beruht immunchemisch die Spezifität der O-Antigene, welche den Antigen-Faktoren 1, 2, 3, 4 usw. des Kauffmann-White-Schemas entsprechen, auf strukturellen Untereinheiten spzifischer Polysaccharide (KAUFFMANN u. Mitarb.).

In Abhängigkeit vom Molekulargewicht (nicht unter 40 000 für gute Antigene), Molekularkonfiguration und -Größe, sowie Anzahl der freien Gruppen, Löslichkeitsgrad und Verweildauer im Blut bzw. Ausscheidungsgeschwindigkeit sind manche Antigene wirksamer als andere. So sind Diphtherie- und Tetanus-Toxoid z. B. sehr viel bessere Antikörperbildner als etwa Hämoglobin. Für das Ausmaß der immunisatorischen Reizbeantwortung ist die Art der Antigeneinführung (i. c. s. c. i. m. i. v) von großer Bedeutung. Auch das Alter und der Allgemeinzustand der Impflinge können den Grad der Immunisierung bzw. Sensibilisierung beeinflussen.

Die Antigeneigenschaft einer Substanz kann durch sog. *Adjuvantien* verstärkt werden, und zwar sowohl hinsichtlich Sensibilisierung wie Antikörperproduktionsreiz. Solche Adjuvantien sind z. B. Lanolin oder abgetötete Tuberculosebakterien allein oder zusammen mit einer Emulsion von Paraffinöl in Wasser, die durch Lanolinderivate stabilisiert ist (FREUND).

Auf welche Weise ein solches ölartiges Adjuvans die Immunreaktionen verstärkt und verlängert, ist noch ungeklärt. Man hat daran gedacht, daß der Ölzusatz eine Depotwirkung ausübt, durch die das Antigen vor rascher Ausscheidung und Zerstörung geschützt wird und so über längere Zeit in kleinen Mengen frei werden kann. Eine andere Erklärung ist die, daß durch die Ölbeimischung ein lokaler Entzündungsreiz gesetzt wird mit Ansammlung von mononukleären Zellen, die lokal Antikörper produzieren (McKinney u. Davenport, Finger).

Beim Freundschen Adjuvans spielen die Lipide und die Wachsfraktion der Mycobakterien eine entscheidende Rolle. Im experimentellen Sensibilisierungsversuch läßt sich durch einen solchen Wachszusatz aus einer Frühreaktion eine Spätreaktion machen (Raffel 1953). So erhält man bei einem Meerschweinchen, das mit Eiereiweiß allein sensibilisiert wurde, bei der Zweitgabe des Antigens eine anaphylaktische Sofortreaktion, während ein Tier, das mit Eiereiweiß in Kombination mit Wachs präpariert wurde, auf Provokation mit einer Spätreaktion antwortet. Ein tuberkulös erkranktes Meerschweinchen wird nach Sensibilisierung mit Eiereiweiß allein bei Zweitgabe sowohl eine Früh- wie eine Spätreaktion zeigen, während ein nicht tuberkulöses Meerschweinchen, in derselben Weise präpariert und provoziert, lediglich anaphylaktisch reagiert.

Als Impfstoffadjuvantien im eigentlichen Sinne finden die öl- bzw. wachsartigen Substanzen kaum Verwendung. In der Impfpraxis werden vielmehr Verbindungen des Aluminiums (Aluminiumphosphat- sowie Aluminiumoxyd und -hydroxyd) benutzt, die dem Antigen eine Depotwirkung vermitteln und lokalentzündliche Veränderungen am Applikationsort setzen (Prigge, Haas u. Thomssen).

Antigen wirksame Substanzen werden je nachdem, ob es Bakterien bzw. andere corpusculäre oder aber gelöste Antigene sind, vom Empfängerorganismus verschieden behandelt (Robineaux u. Pinet).

Während corpusculäres Antigen zunächst von den Reticuloendothelien oder Makrophagen aufgenommen und in gelöstes, zu einer immunologischen Wirkung befähigtes Antigen umgewandelt werden muß, bedarf *gelöstes Antigen* dieser Vorbereitung durch die Makrophagen offenbar nicht. Versuche mit fluorescierendem Eiweiß (Coons) sowie mit Echtsäureblau (McMaster u. Kruse) und mit radioaktiv markiertem Eiweiß (Dixon) haben ergeben, daß gelöstes Antigen von den verschiedensten Zellen aufgenommen wird und z. B. in der Leber für geraume Zeit nachweisbar bleibt, mit Farbe gekoppeltes oder stark jodiertes Eiweiß jedoch nur von den Reticuloendothelien phagocytiert werden kann.

In der Regel werden die intracellulär aufgenommenen Antigene rasch wieder ausgeschieden. Ein kleiner Teil bleibt jedoch sehr viel länger, als das bisher für möglich gehalten wurde, in den Zellen zurück und zwar u. U. für Monate und Jahre, eine Beobachtung, die für das Verständnis der Immunreaktionen von großer Bedeutung geworden ist (Haurowitz u. Crampton).

Bakterielle Polysaccharide z. B. halten sich, da entsprechende Fermente, um sie abzubauen, im Säugetiergewebe fehlen, für sehr lange Zeit im Organismus. Aber auch Eiweißantigene können lange Zeit in wirksamer Form im Körper verbleiben (Schultze).

Die *Antigenkonzentration* in Blut und Gewebe sowie der *Abbau des Antigens* lassen sich mit Hilfe von heterologem, J[131] markierten Eiweiß verfolgen. Dixon u. Mitarb. haben mit

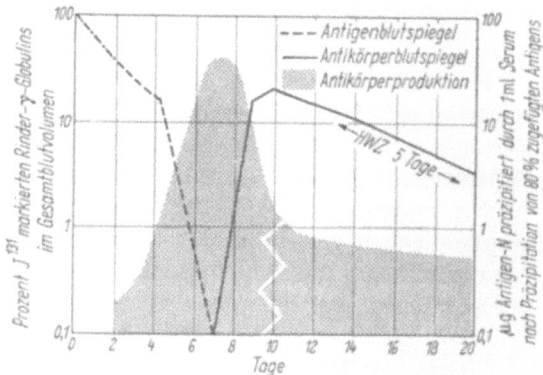

Abb. 1. Antigenabbau und Antikörpersynthese. Schwund von J[131] markiertem Rinder-γ-Globulin und Antikörperbildung. Serum-Antigen- und -Antikörperkonzentration logarithmisch aufgetragen gegen die Zeit nach *Erstinjektion* von J[131] markiertem Rinder-γ-Globulin. Gestrichelte Linie = Antigen, ausgezogene Linie = Antikörper. Die Antikörperproduktion (schattierte Fläche) erreicht ihr Maximum um die Zeit des völligen Antigenschwundes, um dann steil abzufallen oder auch ganz aufzuhören. Die Fläche jenseits der weißen Zickzack-Linie gibt die maximale bleibende Produktion wieder. (Dixon und Mitarbeiter)

Hilfe dieser Technik zeigen können, daß sich bald nach der *Erstinjektion* ein dynamisches Gleichgewicht zwischen intra- und extracellulärem Plasmaproteinpool ausbildet, so daß das Fremdeiweiß mit allen Geweben Kontakt aufnehmen kann.

Im Anschluß wird das heterologe Protein dann zunächst langsam aus dem Blut ausgeschieden, etwa mit der gleichen Geschwindigkeit wie homologes Serum-Eiweiß (Abb. 1).

Sobald aber Antikörper in der Zirkulation erscheinen, wird der Abbau beschleunigt. Der Antigenschwund entspricht der Antigen-Antikörperbindung. Der lösliche Antigen-Antikörperkomplex wird anschließend ebenfalls ausgeschieden. Ist die Antigenkonzentration im Blut auf Minimalwerte gesunken, so ist entsprechend die Antikörperkonzentration auf ihrem Höhepunkt angelangt. Der Antikörperabbau erfolgt seinerseits nun im gleichen Umfang und Maße wie der Abbau der wirtseigenen Gamma-Globuline. Nach *wiederholter* Injektion von J^{131} markiertem Fremdeiweiß erfolgt der Antigenabbau sehr viel rascher als bei der Erstzufuhr, der Antikörperspiegel steigt schneller, erreicht viel höhere Werte und sinkt dann langsam — im vorliegenden Beispiel mit einer Halbwertszeit von zwei Monaten — ab (Abbildung 2).

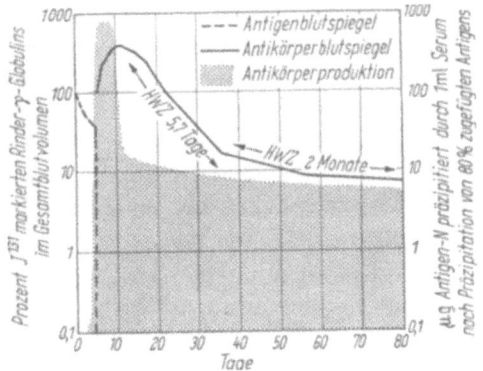

Abb. 2. Antigenabbau und Antikörpersynthese. Serum-Antigen- und -Antikörperkonzentration nach *wiederholter* Gabe von J^{131} markiertem Rinder-γ-Globulin. Der Antigenschwund ist in 4 Tagen beendet, der Antikörper erreicht sein Maximum 3 oder 4 Tage später. Die Antikörperproduktion ist sehr viel höher und länger anhaltend als nach der Erstinjektion (DIXON und Mitarbeiter)

Bis vor kurzem sind die immunologischen Reaktionen, die der menschliche Organismus auf die Zufuhr von antigenwirksamen Material hervorbringt, eingeteilt worden in positive bzw. neutrale oder indifferente Reaktionen.

Seit einiger Jahren hat man einen zusätzlichen immunologischen Reaktionstyp kennengelernt, nämlich den der aktiven *immunologischen Toleranz* (MEDAWAR).

Während ein erwachsenes bzw. immunologisch reifes Tier die Zufuhr eines Antigens mit einer Sensibilisierung oder Immunität beantwortet, reagiert ein Tier, das als Embryo oder als immunologisch noch unreifer Organismus

einem Antigen ausgesetzt war, auf die Zufuhr desselben Antigens im späteren Leben nicht mehr oder nur unterschwellig. Je nach der Tierart ist die Periode, in der sich eine Toleranz hervorrufen läßt, verschieden lang. Geburtsdatum und immunologische Reife, d. h. der Zeitpunkt, von dem ab ein Antigenreiz mit Sensibilisierung oder Immunität beantwortet wird, sind nicht identisch. Während z. B. Schaf-Embryonen schon 50 Tage vor der Geburt gegen homologe Hautimplantate reagieren, können Mäuse und Hühner durch i. v. Gabe des Spendergewebes noch am 1. Lebenstag tolerant gemacht werden. Bei Ratten erstreckt sich die Toleranzperiode sogar bis zu 14 Tagen post partum (Lt. s. GERMER).

Eine der aktiven Toleranz ähnliche Situation kann beim erwachsenen Organismus dadurch hervorgerufen werden, daß man relativ große Mengen Antigen zuführt. Dieser Zustand wird als *immunologische Paralyse* bezeichnet (FELTON).

Abb. 3 gibt die verschiedenen immunologischen Reaktionsmöglichkeiten während des prä- und postnatalen Lebens wieder (RAFFEL 1960). Vermerkt sind die immunologisch positive Reaktion, die Indifferenz oder Neutralität und die immunologische Toleranz bzw. Paralyse.

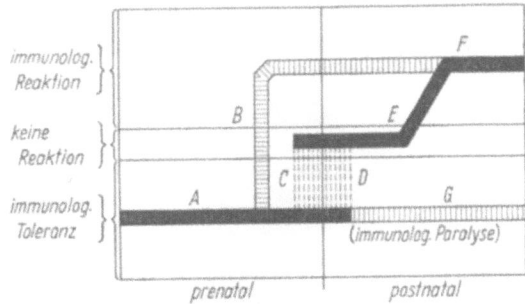

Abb. 3. (nach RAFFEL). Immunologische Reaktionsmöglichkeiten

Wie die Abbildung veranschaulichen soll, reagiert der Fötus auf eine Antigenzufuhr gewöhnlich mit aktiver Toleranz. Bei manchen Tieren wird diese Reaktionsform schon vor der Geburt unmöglich (*B*), bei manchen erst nach der Geburt. In den meisten Fällen liegt der Umschlagspunkt von aktiver Toleranz zu Indifferenz um den Geburtstermin (*C, D*). Die indifferente Periode (*E*) bleibt für eine Weile bestehen — beim Menschen die ersten 1—3 Lebensmonate —, bis der betreffende Organismus die Fähigkeit erwirbt, auf Antigenzufuhr mit einer positiven immunologischen Reaktion zu reagieren. Wie durch den allmählichen Anstieg der Linie *E—F* verdeutlicht werden soll, geht die Ausbildung dieser positiven Reaktionsmöglichkeit allmählich vor sich. Im postnatalen Leben ist die Reaktionsfähigkeit auf Antigenzufuhr bis an die Schwelle des Seniums gleichbleibend, erst dann nimmt sie wieder ab.

b) Antikörper. Mit dem Begriff Antikörper bezeichnet man die sowohl in vivo wie auch in vitro nachweisbare Eigenschaft humoraler und zellständiger Bestandteile eines Organismus, mit antigen wirksamen Substanzen Bindungen einzugehen, die auf direkte oder indirekte Weise feststellbar sind. Der Körper verfügt über eine Reihe von antikörperbindenden Systemen, die unabhängig voneinander funktionieren (FISCHER).

α) Humorale (zirkulierende) Antikörper. Die humoralen Antikörper sind abgewandelte Globulin-Moleküle. Es werden unterschieden: präcipitierende Antikörper (Agglutinine, Antitoxine, Lysine, Opsonine) und nichtpräcipitierende Antikörper (Reagine, blockierende Antikörper). Während der anaphylactische Schock und das Arthusphänomen durch präcipitierende Antikörper vermittelt werden, geht die Symptomatik der Allergie im engeren Sinne (Atopie) auf die Gegenwart nichtpräcipitierender Antikörper zurück.

Antikörper besitzen in der Regel eine hohe Spezifität, insbesondere dann, wenn sie durch Antigene mit seltenen determinanten Gruppen hervorgerufen werden. Es kommen aber auch heterologe Antikörper vor, die mit verschiedenen Antigenen ähnlicher Konstitution Immunreaktionen eingehen können.

Physikalisch finden sich die Antikörper einmal in der Gammafraktion der Globuline, die ein Molekulargewicht von 160000 haben.

Daneben gibt es die Gruppe der Makroglobuline mit einem Molekulargewicht von ca. 1000000. Sie sind immunelektrophoretisch in der beta-2M-Fraktion lokalisiert. Zu diesen schweren Antikörpern gehören u. a. die hautsensibilisierenden Antikörper (Reagine). Diese können daher auch die Placenta nicht passieren, während die zu den leichten Globulinen gehörigen blockierenden Antikörper dies sehr wohl zu tun vermögen (CHASE, KUHNS).

Patienten mit A- bzw. Hypogamma-Globulinämie — sei sie transitorisch, angeboren oder erworben — zeigen eine mehr oder weniger weitgehende Einschränkung ihres Synthesevermögens für humorale Antikörper (*Antikörpermangelsyndrom*). Daß auch bei diesen Zuständen jedoch gelegentlich sensibilisierende Antikörper gebildet werden können, zeigen die Beispiele von Serumkrankheit bzw. anaphylactischen Schock nach wiederholter Fremd-

serumgabe auch bei Patienten mit einem Antikörpermangelsyndrom.

β) Zellständige, sessile Antikörper. In den zellständigen Antikörpern besitzt der Organismus ein vom humoralen Antikörpersystem grundsätzlich verschiedenes Immunsystem, das ganz an die Integrität der Zelle gebunden ist. Sie sind aus diesem Grunde auch nicht wie die humoralen Antikörper im passiven Übertragungsversuch nach Prausnitz-Küstner mit Serum von einem allergischen auf ein normergisches Tier übertragbar.

Der Nachweis der zellständigen Antikörper gelingt dadurch, daß im Empfängerorganismus nach Übertragung von mit ihnen behafteten Zellen eine Allergielage vom spätreagierenden Typ entsteht (LANDSTEINER u. CHASE).

Wie CHASE, HARRIS u. HARRIS gezeigt haben, wird bei der Übertragung spätreagierender Allergien von allergischen Spendern auf normergische Empfänger auch die Bildung von Antikörpern transferiert. Zu den Zellgemischen, durch welche Antikörperbildung übertragen werden kann, gehören peritoneale Exsudatzellen, Milz- und Lymphknotenzellen, Ductus thoracicus-Zellen und Blutlymphocyten (LAWRENCE).

Daß die durch Zellen übertragene Antikörperbildung eine Funktion der transferierten Zellen ist, die Antikörper also nicht durch Zellen des Empfängers gebildet werden, ist dadurch bewiesen, daß sich diese Antikörperbildung auch auf zuvor bestrahlte Tiere und auf Neugeborene übertragen läßt, obgleich diese von sich aus nicht in der Lage sind, Antikörper zu bilden.

Da die zellständige Immunität bzw. Hypersensibilität nicht nur durch lebende Zellen, sondern auch durch mechanisch oder osmotisch zerstörte Zellen und sogar durch Extrakte übertragen werden kann, die zuvor mit Ribonuklease, Desoxyribonuklease oder Trypsin behandelt worden sind, nimmt LAWRENCE an, daß es sich bei diesem Übertragungsfaktor (Transferfaktor) weder um Nukleoproteine noch um Eiweiß handeln kann.

Im Gegensatz zu den Verhältnissen bei humoralen Antikörpern besteht keine quantitative Reaktion zwischen Transferfaktor und Antigen. Auch kann der Transferfaktor nicht durch das korrespondierende Antigen „absorbiert" werden (MIESCHER).

Daß dieser Faktor nicht zum Gamma-Globulinsystem gehört, ist dadurch bewiesen, daß Allergien vom spätreagierenden Typ auch beim Antikörpermangelsyndrom vorkommen. Allerdings gelingt der Nachweis einer Über-

Tabelle 2. *Eigenschaften des Übertragungsfaktors der Allergie vom Spättyp* (Lawrence)

Biologisch	Biochemisch	Immunologisch
Der Übertragungsfaktor verleiht dem Empfänger die spez. Allergie des Spenders. Die Allergie ist allgemein, sie beginnt sofort (nach Stunden) und dauert an (Monate bis Jahre). Eine lokale Allergie läßt sich mit 0,01 ml Leucocyten hervorrufen, eine allgemeine Allergie mit 0,1 ml. Die Möglichkeit der Übertragung hängt ab vom Sensibilisierungsgrad des Spenders und von der Menge der verwendeten Leukocyten. Die Übertragung gelingt auch mit Leukocytenextrakten bzw. dem zellfreien Überstand	Der Übertragungsfaktor wird nicht zerstört durch: 25° oder 37 °C — 6 Std. Zellysis durch dest. Wasser, Einfrieren/Tauen 10mal Wechsel, Tiefkühlung für 5 Monate, Desoxyribonuklease, Ribonuklease, Trypsin	Der Übertragungsfaktor wird nicht durch Antigen neutralisiert. Leukocyten werden durch Antigen desensibilisiert. Ein Antikörper läßt sich im Leukocytenextrakt des Spenders nicht nachweisen

empfindlichkeit vom Spättyp nur bei einem Teil der Fälle von Hypo- bzw. A-Gammaglobulinämie (Porter).

Barandum u. Mitarb. haben in einer Zusammenstellung von 116 Fällen von Antikörpermangelsyndrom die Tuberkulinprobe — als Spätallergie par excellence — nur in 22 Fällen positiv gefunden; 94 Fälle reagierten tuberkulin-negativ.

Die nachstehende Tabelle 2 faßt die bisher bekannten biologischen, biochemischen und immunologischen Eigenschaften des Transferfaktors zusammen.

c) **Antigen-Antikörper-Reaktion.** Durch die parenterale oder gelegentlich auch enterale Einverleibung einer körperfremden Substanz mit Antigencharakter kommt es — wie bereits einleitend ausgeführt wurde — zu einer zunächst latent bleibenden Änderung der Reaktivität des Organismus bzw. seiner Teile. Bei erneutem Kontakt mit dem betreffenden spezifischen Antigen wird diese Reaktivitätsänderung dann manifest (Doerr, v. Albertini, Kämmerer).

Die durch die Bindung von Antigen und Antikörper an der Zelloberfläche ausgelösten Reaktionen vom *sofort reagierenden Typ* werden eingeleitet durch eine Permeabilitätsänderung der Zellwand. Dadurch kommt es zur Freisetzung von Mittlerstoffen (den sog. H-Substanzen), in erster Linie Histamin, Acetylcholin und Heparin (Engelhardt und Schwabe). Daneben spielen bei diesen Vorgängen auch Serotonin sowie Proteinabbauprodukte (Menkin) und schließlich die Hyaloronidase eine z. T. noch nicht ganz abgeklärte Rolle.

In der Folge treten je nach Menge von Antigen und Antikörper sowie Applikations-

weg und Sensibilisierungsgrad lokale oder allgemeine, funktionelle und strukturelle Veränderungen auf, die sich zunächst vorwiegend am Gefäßendothel und der Gefäßmuskulatur abspielen, dann aber auch das interstitielle Bindegewebe, die glatte Muskulatur sowie die excretorischen Drüsen und schließlich über vegetativ-endokrine Regulationsmechanismen den Gesamtorganismus erfassen können (Scheiffarth, Werner).

Die Histaminwirkung läßt sich an vielen Schocksymptomen — u. a. Blutdruckabfall, Gefäßkrämpfe, Urticaria — ablesen. Gemeinsam mit Acetylcholin verändert Histamin den Tonus des vegetativen Nervensystems. Die Heparinausschüttung führt zu Gerinnungsstörungen mit Antithrombinvermehrung und parallel damit zu einem Abfall der Blutleukocyten (Schuppli).

Bei den *Spätreaktionen* der allergischen Entzündung sind entzündungserregende Mittlersubstanzen nicht im Spiel. Hier handelt es sich um cytotoxische Prozesse, die sich direkt an den sensibilisierten Zellen und Geweben abspielen, und die auch — im Gewebeexplantat sowie an der isolierten Zelle — in vitro nachgewiesen werden können (Fishman). Keller sieht in der Spätreaktion eine Art Homotransplantat-Reaktion. Die körpereigenen Zellen werden durch den besonderen Charakter des Antigens ihrer körperspezifischen Art entkleidet. Sie werden vom Organismus als körperfremd empfunden und dadurch wird eine entsprechende Entzündungsreaktion in Gang gesetzt.

Im Gegensatz zur Frühreaktion ist die Spätreaktion nicht an die Gegenwart eines Gefäßsystems gebunden. So läßt sich eine Tuberkulinreaktion an der gefäßfreien Hornhaut eines entsprechend vorbehandelten Kaninchens anstellen. Dagegen kommt eine dem Arthusphänomen ähnliche Reaktion nach wiederholter Applikation von Fremdserum auf der normalen Cornea nicht zustande, sondern nur dann, wenn diese durch vorausgehende Ätzung vascularisiert worden ist.

Die klinischen und experimentellen Erfahrungen über die Wirksamkeit der Antihistaminica beweisen mit ihren spezies- und organbedingten unterschiedlichen Ergebnissen, daß mit der Neutralisierung des Histamins keineswegs alle anaphylactischen und allergischen Reaktionen zu blockieren sind.

zur Manifestation gezwungenen Reaktivität, die sich auf dem Wege zur Immunität befindet.

Wie die folgende Kurve (Abb. 4) veranschaulichen soll, beginnt die Auseinandersetzung zwischen Keim (Antigen) und Wirt mit dem anaphylactischen Typ der Entzündung, der vorwiegend serös, exsudativ-leukocytär geprägt ist (Urticaria, Arthusphänomen). Je weniger exsudativ und je mehr großzellig monocytär-proliferativ (Tuberkulintyp, Riesenzellgranulom) sich das allergisch-hyperergische Entzündungsbild darstellt, desto mehr

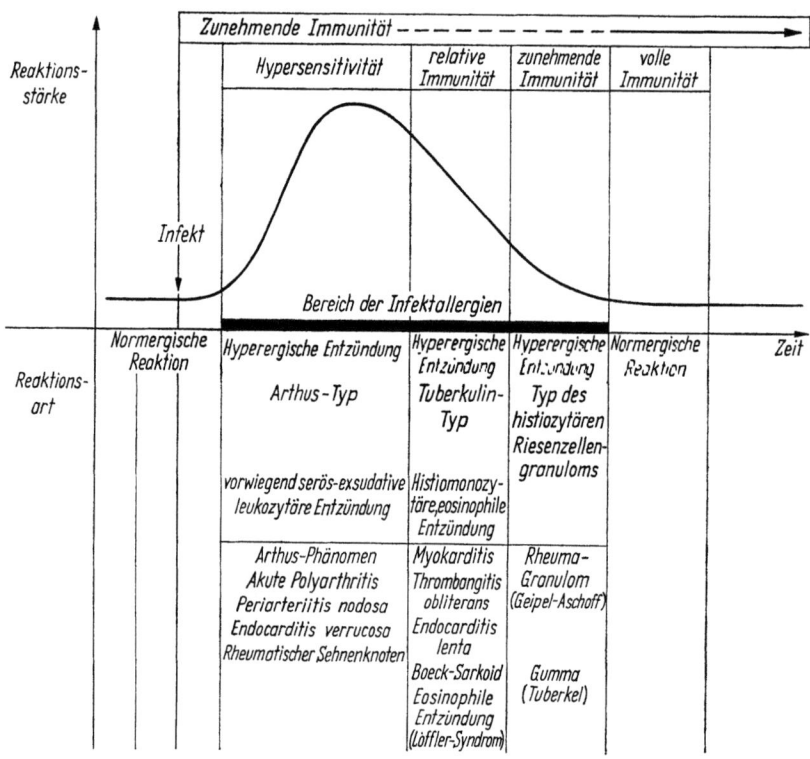

Abb. 4. (nach LETTERER)

Die Nebennierenrindensteroide vermögen kausal nur in der ersten, adaptiven Phase der Antikörperbildung zu wirken. Bereits gebildete Antikörper werden von ihnen nicht angegriffen. Unabhängig davon ist die ausgezeichnete symptomatische Wirkung der Nebennierenrindensteroide bei vielen anaphylactischen und allergischen Ereignissen.

2. Morphologie

Ein *spezifisches morphologisches Bild* der Überempfindlichkeit gibt es nicht.

LETTERER sieht in der allergisch-hyperergischen Entzündung den Ausdruck einer

ist der Wirtsorganismus über den Gipfel der Hyperergie hinweg. D. h. je steiler die Verlaufskurve aus der akuten Reaktionsphase absinkt zur vollen Immunität, eine um so bessere Heilung wird erreicht (Abb. 4). Ein Rückschluß vom Zellbild auf den jeweiligen Sensibilisierungsgrad bzw. die entsprechende Immunitätslage ist nicht möglich. Bakterieneiweiße rufen in der Regel, unabhängig vom Sensibilisierungsgrad, eine monocytär-histiocytäre, allergische Entzündung hervor, während gut lösliche Antigene im allgemeinen akute, seröse bis serös-haemorrhagisch eitrige Entzündungsformen verursachen.

Bei der allergisch-hyperergischen Reaktion können alle bekannten Formen der Entzündung vorkommen. Das Bild reicht von leichten Zirkulationsstörungen bis zur Nekrose und Narbe. Der allergische Prozeß kann akut oder chronisch, exsudativ oder proliferativ, herdförmig oder diffus verlaufen. Das morphologische Endbild des banalen Giftschadens und des anaphylaktischen Schadens ist licht- und elektronenoptisch gleich. Unterschiedlich ist lediglich der Anfang. Die Antigen-Antigekörperreaktion beginnt elektronenoptisch mit einer pseudopodienähnlichen Strukturwandlung der Zelloberfläche, dem morphologischen Äquivalent der Agglutination, dem dann erst der Untergang der Mitochondrien und des endoplasmatischen Reticulums folgt (LETTERER).

Bei den *Sofortreaktionen* unterscheidet man zwischen der lokalen Anaphylaxie, einer auf einen begrenzten Organbezirk beschränkten allergischen Reaktion und dem generalisierten anaphylactischen Schock, an dessen Zustandekommen je nach Tierart ein Organ meist bevorzugt beteiligt ist. Die Serumkrankheit kann als protrahierter Schock aufgefaßt werden.

Besonders eingehend studiert ist das lokalanaphylactische Geschehen des *Arthusphänomens* in der Kaninchenhaut, das analog aber auch beim Menschen vorkommt (KLINGE und FASSBENDER. RÖSSLE).

Die Erscheinung geht ursächlich zurück auf eine in den Wänden der kleinen Gefäße sich vollziehende Bindung von Antigen und Antikörper. Der Antigen-Antikörperkomplex präcipitiert unter Komplementverbrauch subendothelial und führt zu einer lokalen Thrombose. Die erste Reaktion des sensibilisierten Organismus auf die Reinjektion des Antigens ist eine Zirkulationsstörung. Einem flüchtigen initialen Gefäßspasmus folgen Gefäßerweiterung, Stase, Thrombose und Plasmaaustritt. Das entzündliche Ödem komprimiert die Kapillaren. Die kollagen Fasern quellen um ein Mehrfaches ihres Volumens auf. In der Randzone des Verquellungsgebietes sammeln sich massenhaft Granulocyten und unter ihnen reichlich eosinophile Zellen an. Haemorrhagien können auftreten. Im weiteren Verlauf kann es dann im Zentrum des Gewebsschadens zu einer Nekrose kommen, die später durch einsprießende Fibroblasten und Histiocyten abgestoßen und zu einer Narbe umgewandelt wird.

Die an der Haut von Tier und Mensch gut studierbaren Abläufe finden sich ganz analog auch am mesenchymalen Gefäßbindegewebsapparat aller in eine allergisch-hyper-ergische Reaktion einbezogenen Organe, z. B. Leber, Gelenkkapsel, Lunge, Arterienwand etc. (HANSEN).

Der *generalisierte anaphylactische Schock* nach Reinjektion oder ganz selten auch einmal nach erstmaliger Gabe eines Antigens hat beim Menschen kein artcharakteristisches führendes Schockorgan. Daher sind bei tödlichem Ausgang auch die autoptischen Befunde nicht einheitlich. Besonders dann, wenn der Tod rasch nach der wiederholten Antigengabe eingetreten war, können die Veränderungen sehr spärlich sein.

RÖSSLE hat die wenigen, pathologischanatomisch gut belegten Todesfälle nach Schutzimpfung bzw. Serumgabe und nach Densensibilisierungsmaßnahmen zusammengetragen. Daraus wird deutlich, daß sich die ersten Veränderungen eines generalisierten anaphylactischen Geschehens beim Menschen an der Leber abspielen in Form von Störungen des Organgefüges bzw. Nekrosen. Es folgen das Gefäßsystem in all seinen Abschnitten mit Endothelreaktion, Thrombenbildung, Arteriitiden, sowie die Lungen, die mit akuter Überblähung und Ödem reagieren. Bei besonderer Spezifität des Antikörpers und abgestimmteren Reizungen können aber durchaus auch andere Organe (Herz, Niere, Gehirn usw.) in den Vordergrund des Geschehens treten.

Die klassische Schilderung der Morphologie der Überempfindlichkeitsreaktion vom *Spättyp* ist der sog. *Kochschen Grundversuch* von 1890:

„Wenn man ein gesundes Meerschweinchen mit einer Reinkultur von Tuberkelbazillen impft, dann verklebt in der Regel die Impfwunde und scheint in den ersten Tagen zu verheilen. Erst im Laufe von 10—14 Tagen entsteht ein hartes Knötchen, welches bald aufbricht und bis zum Tode des Tieres eine ulcerierende Stelle bietet.

Ganz anders wenn ein bereits tuberkulös erkranktes Meerschweinchen geimpft wird. Am besten eignen sich hierzu Tiere, die 4—6 Wochen vorher erfolgreich geimpft wurden. Bei einem solchen Tier verklebt die kleine Wunde auch anfangs, aber es bildet sich kein Knötchen, sondern schon am nächsten oder zweiten Tage tritt eine eigentümliche Veränderung an der Impfstelle auf; dieselbe wird hart, nimmt eine dunklere Färbung an, und zwar beschränkt sich diese nicht allein auf die Impfstelle selbst, sondern breitet sich auf die Umgebung bis zu einem Durchmesser von $1/2$—1 cm aus. In den nächsten Tagen stellt sich dann immer deutlicher heraus, daß die so veränderte Haut nekrotisiert ist; sie wird schließlich abgestoßen und es bleibt eine flache Ulceration zurück, welche gewöhnlich schnell und dauernd verheilt, ohne daß die benachbarten Lymphdrüsen afficiert werden.‟

Im Koch'schen Phänomen wollte man lange Zeit ein das Haften der Superinfektion verhinderndes Ereignis sehen. Es ließ sich jedoch experimentell zeigen, daß ein Gemisch von Tuberkuloprotein und einer wachsartigen Substanz aus Tuberkulosebakterien wohl eine Tuberkulinallergie hervorrufen kann, keineswegs aber zugleich eine Steigerung der spezifischen Resistenz verursacht. Auch kann die im Verlauf einer natürlichen Infektion erworbene Tuberkulinallergie durch spezifische Densensibilisierung mit Tuberkulin gelöscht werden, ohne daß dabei die spezifische Resistenz eine Einbuße erleidet.

Da ein hoher Sensibilisierungsgrad sowohl die lokale Einschmelzungstendenz wie die Neigung zur Generalisation begründet, sieht man heute in der die Tuberkuloseinfektion begleitenden Allergie eine für den Wirtsorganismus vorwiegend schädliche Reaktion.

Daß auch bei der Brucellose die sich nach Vaccinierung mit Tot- oder Lebendimpfstoffen einstellende Hyperergie nichts mit der Infektionsabwehr zu tun hat, ist erst kürzlich wieder durch HELLMANN tierexperimentell nachgewiesen worden.

Histologisch ist die Spätreaktion der allergischen Entzündung charakterisiert durch eine perivasculäre Ansammlung von Lympho- und Monocyten in dem antigenhaltigen Gewebe; dieser folgen eine Invasion von Histiocyten und schließlich — im Gebiet der höchsten Antigenkonzentration — das Absterben der epidermalen Zellen. Im Gegensatz zum Arthusphänomen fehlen bei der Spätreaktion Gewebsnekrose, polymorphkernige Infiltration und Hämorrhagie. Auch finden sich keine größeren Ansammlungen von Plasmazellen (WAKSMAN).

3. Klinik

a) Allgemeines. Anaphylaktische Reaktionen werden beim Menschen in erster Linie durch Gaben von artfremdem Serum ausgelöst, wenn dieses zu therapeutischen Zwecken bei bereits sensibilisierten Menschen neuerlich parenteral verabfolgt wird etwa bei Diphtherie, Tetanus, Botulismus oder Gasbrand. Es ist daher ungemein wichtig, vor der Verabreichung eine solchen Serums durch intrakutane Injektion einer sehr kleinen Menge Fremdserums eine vorausgegangene Sensibilisierung zu bestätigen oder aber auszuschließen. Anaphylactische Reaktionen können aber auch durch jedes andere Fremdeiweiß hervorgerufen werden.

Menschen, die gegen Hühnereiweiß allergisch sind, sollten aus diesem Grunde keine Impfstoffe erhalten, die auf Hühnerembryonen hergestellt worden sind. Solche Eierimpfstoffe sind z. B. die Vaccinen gegen Influenza, Gelbfieber und eine Reihe von Rickettsiosen.

Die bakteriellen Giftstoffe sind als Exotoxine (z. B. Diphtherie-, Tetanus-, Botulinus-Toxin) Eiweißkörper, als Endotoxine der gramnegativen Bakterien Lipopolysaccharide. Die aktive Schutzimpfung gegen Diphtherie und Tetanus wird heute ausschließlich mit Toxoid-Impfstoffen vorgenommen. Toxoide oder Anatoxine sind durch Formol- und Hitzeeinwirkung irreversibel ungiftig gemachte Toxine, die aber ihren Eiweißcharakter bewahrt haben und so auch anaphylactische Reaktionen hervorrufen können.

Menschen, die mit Diphtherie- oder Tetanus-Toxoid-Vaccinen schutzgeimpft worden sind, bilden in der Regel zwei Arten von Antikörpern, ein präcipitierendes und ein nicht präcipitierendes Antitoxin. Letzteres richtet sich gegen das Bakterieneiweiß und vermag normale Haut gegen den entsprechenden Impfstoff zu sensibilisieren (positive Prausnitz-Küstner-Reaktion), während sich der präcipitierende Antikörper gegen das Toxoid richtet und die Haut nicht sensibilisiert (KUHNS u. PAPPENHEIMER).

Anaphylactische Reaktionen können schließlich auch durch Arzneimittel ausgelöst werden, die dem Impfstoff zur Sterilisierung (Penicillin, Streptomycin) oder Konservierung (Phenol, Formol) zugesetzt sind.

Besteht eine Überempfindlichkeit, so tritt nach intrakutaner Testgabe des betreffenden Antigens je nach Antigenpotenz, Antigenkonzentration und Sensibilisierungshöhe in der Regel nur eine mehr oder weniger heftige *lokale* anaphylactische Reaktion auf, das *Arthusphänomen*.

Nach anfänglicher flüchtiger vasospastischer Ausbleichung bildet sich um die Einstichstelle herum innerhalb von 15—20 Minuten eine Quaddel. Die Quaddel ist von einem breiten roten Hof umgeben, der seinerseits häufig noch von einer weißen ischämischen Zone umgeben ist. Bis in letztere hinein können die Ausläufer der zentralen Quaddel sich pseudopodienartig erstrecken. Bei heftigen Reaktionen wird das ganze Einstichfeld durch subcutan sich ausbreitendes Ödem prominent. Subjektiv geht das Geschehen mit Juckreiz, Spannungsgefühl und

Schmerz einher. In der Regel geht es nach $^1/_4$ bis $^1/_2$ Stunde wieder zurück und ist nach 6—12 Stunden dann ganz wieder erloschen. Bei sehr heftigen Reaktionen kommt es nicht zu dieser raschen Abheilung, sondern zu einer zentralen Einschmelzung, die dann erst viel später narbig verheilt oder aber durch Sekundärinfektionen Komplikationen bereiten kann.

Beim *anaphylactischen Schock* tritt unmittelbar oder doch sehr bald nach der Antigen-Reinjektion ein Kollapszustand auf mit Atemnot, Blässe, Cyanose, kaltem Schweiß und fadenförmigen Puls; häufig begleitet von Übelkeit, Erbrechen und Durchfall. Die Patienten sterben in der Regel im akuten Lungenödem. In den weniger dramatisch verlaufenden Fällen treten Hautblutungen in Form der Schönlein-Henoch'schen Purpura, urticarielle Exantheme und Fieber auf. Hier bestehen fließende Übergänge zur eigentlichen *Serumkrankheit*.

Bei letzterer kommt es nach einer Inkubationszeit von 6—10 Tagen an der Injektionsstelle zu Rötung und Juckreiz. Die regionären Lymphdrüsen schwellen an. Dann setzt meist plötzlich — gelegentlich mit Symptomen von vorübergehender Kreislaufschwäche — ein stark juckender Ausschlag ein, der, beginnend an der Injektionsstelle, oft den ganzen Körper bedeckt. Die Schleimhäute sind selten einbezogen. Ödeme (Lid- und Gesichtsödeme, seltener Ödem anderer Lokalisation) kommen in etwa 10% der Fälle vor. Oft besteht Fieber, Kopfschmerzen sind die Regel. Gelegentlich treten heftige Myalgien oder Gelenkschmerzen auf.

Sehr typisch ist das Verhalten der eosinophilen Leukocyten des Blutes bei der anaphylactischen Reaktion. Klinisch und experimentell führt eine Reinjektion des Antigens nach kurzer Latenzzeit zu einer rasch ablaufenden Bluteosinophilie (ESSELLIER).

Die Prognose der Serumkrankheit ist keineswegs immer gut. Es finden sich in der Literatur eine Reihe von Beobachtungen mit tödlichem Ausgang infolge von Myocarditis und Herzinfarkt (BOCK).

Bei der *Spätreaktion* der allergischen Entzündung kommt es Stunden nach der Injektion zu einer lokalen Rötung. Später entwickelt sich eine örtliche Entzündung mit Ödem und Induration. War die Dosis sehr groß, so kommt es zu einer Blasenbildung oder auch nur Entwicklung einer zentralen Nekrose. Die Entzündung klingt langsam ab. Einige Wochen

hindurch läßt sich noch eine Pigmentation erkennen. Neben diesem lokalen Geschehen findet man u. U. reaktive Veränderungen — z. B. bei der Tuberkulinreaktion — auch im Bereich anderweitiger tuberkulöser Herde als fokale Entzündung. Bei höherer Tuberkulindosis können auch Allgemeinreaktionen auftreten.

b) Spezielles.

α) *Allergische Reaktionen nach Anwendung von Impfstoffen.* Die nachfolgenden Ausführungen sollen nur einen allgemeinen Überblick vermitteln. Eine eingehendere Darstellung findet sich in den Abhandlungen des speziellen Teiles des Buches.

Kommt es nach einer Serumgabe oder Schutzimpfung zu allergischen Reaktionen, so können sich diese an den verschiedensten Organen manifestieren. Die Symptomatologie ist hier ähnlich variabel wie nach der Zufuhr natürlicher Allergene.

Außer den lokalen Erscheinungen an der Impfstelle selbst sowie den Allgemeinreaktionen, von denen bereits die Rede war, können Haut, Atmungsorgane, Herz- und Gefäßsystem Magen-Darmtrakt, haemopoetisches System, Niere, peripheres oder zentrales Nervensystem allein oder auch in Kombination Schockorgan bzw. Schocksystem werden.

BOCK hat die schweren Veränderungen, die Herz und Gefäßsystem nach Serumgabe und Impfvorhaben erleiden können, zusammenfassend dargestellt.

Für das Auftreten von allergischen Impfkomplikationen sind dispositionelle Momente im Sinne einer prämorbiden *allergischen Diathese* von großer Bedeutung. Von allen aktiven oder passiven Impfvorhaben sind deshalb zunächst grundsätzlich solche Personen zurückzustellen, die nachweisbar zu allergischen, insbesondere zu neuroallergischen Reaktionen neigen.

Daß man unter gewissen zwingenden Umständen durchaus auch Impfungen bei allergisch reagierenden Menschen vornehmen kann, haben MANDE u. THEROND gezeigt. Diese Autoren haben 166 Kinder mit Bronchial-Asthma und Urticaria in der Anamnese unter besonderen Vorsichtsmaßnahmen mit der Poliomyelitis-Tot-Vaccine nach SALK geimpft, und zwar derart, daß jedes Kind zunächst subcutan $^1/_2$ ccm des 10fach verdünnten Impfstoffes bekam und dann normal nachgeimpft wurde. Auf diese Weise brauchte kein Kind von der Impfung zurückgestellt werden.

Wir vorsichtig man andererseits mit Testungen auch mit verdünntem Antigen sein muß, zeigt eine vor kurzem von SNEDDON mitgeteilte Beobachtung bei einer Krankenschwester, die, nachdem sie bei einem Patienten eine Tetanusseruminjektion vorgenommen hatte, zunächst eine urticarielle Verschwellung der Augenlider bekam und nachfolgend dann — trotz negativer allergischer Vorgeschichte — auf eine Testdosis von 0,2 ccm 1:10 verdünntem Tetanus-Antitoxin mit Asthma, Urticaria, Erbrechen und mehrtägigem Kollaps reagierte. Die Sensibilisierung erfolgte in diesem Falle offenbar auf dem Wege über die Konjunktiven.

Die schwerste Komplikation, die eine Reihe von Impfungen belastet, ist zweifellos die *neuroallergische Reaktion* im Sinne der sog. serogenetischen Neuritis bzw. Polyneuritis, der Impfpolyneuritis, der Impfencephalitis bzw. der Impfencephalopathie.

Die allergische Genese dieser Erkrankungen wird diskutiert. Sie werden zurückgeführt auf die Entwicklung von Antikörpern gegen das Antitoxin oder Serumeiweiß bzw. die im Impfstoff enthaltenen Antigene. Das Zusammentreffen von Antigen und Antikörper meist nach zweiter oder wiederholter Antigeneinbringung kann eine mesodermal-vasculäre Reaktion auslösen, die zu Exsudation in das nervöse Gewebe und sekundärer Demyelinisation führt.

Die anaphylactische Reaktion kann jeden Abschnitt des Nervensystems befallen. MILLER u. STANTON unterscheiden folgende 4 Syndrome: 1. Die Radiculitis einschließlich der Radiculoneuritis, Mononeuritis, Plexitis, 2. Die Polyneuritis und Polyradikulitis Guillain-Barré. 3. Die Myelitis und Landry'sche ascendierende Paralyse. 4. Die Meningoencephalitis.

Für diese neuro-allergischen Schäden ist charakteristisch die zeitliche Abhängigkeit von der Antigenzufuhr, die gelegentliche Kombination mit anderen allergischen Erscheinungen (Rötung und Quaddelbildung an der Injektionsstelle, Urticaria, Gelenkschwellungen etc.), das Fehlen spontaner Rezidive sowie die etwaige Wiederholung des neurologischen Syndroms nach neuerlicher Antigeneinbringung.

ELSÄSSER hat 122 Fälle, darunter 7 eigene Beobachtungen von *Polyneuritis* nach Fremdserumgabe aus der Weltliteratur zusammengestellt. 6 Fälle verliefen tödlich. Die ersten Erscheinungen treten 7—14 Tage nach der Seruminjektion auf. Einige Symptome der Serumkrankheit — Fieber, Abgeschlagenheit, Kopfschmerzen, Erbrechen, Urticaria, Ödem, Arthralgie etc. — begleiten in der Regel, jedoch nicht unbedingt, die viel selteneren neurologischen Symptome.

Die Intensität der gleichzeitigen Serumkrankheit geht der Schwere des polyneuritischen Syndroms dabei keineswegs immer parallel. Die Art des Serums — ob vom Pferd, Rind oder Hammel stammend — ist ebenso wenig entscheidend, wie die Art des Antitoxins — ob gegen Diphtherie, Tetanus, Scharlach etc. — Die Heilserum-Polyneuritis bevorzugt Schultergürtel und Oberarm (M. supra- u. infraspinatus, M. deltoideus, M. biceps u. M. brachialis). Meist sind die Lähmungen, die durch heftige Schmerzen eingeleitet werden, asymmetrisch. Es kommen aber — jedoch viel seltener — auch symmetrische und distale Lähmungsformen vor. Gelegentlich sind auch Hirnnerven betroffen (FRICK, SCHEID).

Den serogenetischen sind die postvaccinalen Polyneuritiden auch symptomatologisch wegen ihrer Prädilektion für den oberen Plexusbereich an die Seite zu stellen. Die Antigenbelastung ist bei Schutzimpfungen viel geringer als nach Serumgabe.

Polyneuritiden sind nach Typhus-, Paratyphus-, Diphtherie-, Scharlach-, Cholera- und Ruhr-Schutzimpfungen beschrieben worden BANNWARTH, HANSEN, SCHELLER). Sie kommen als Impfreaktion u. U. mit tödlichem Ausgang aber auch bei Virusimpfstoffen, z. B. nach Poliomyelitis (LIEBE u. WOECKEL, NATHANSON u. Mitarb., UEHLINGER), und Tollwutschutzimpfungen (RHODES u. ROOYEN) vor.

Von besonderem Interesse ist, daß die Latenzzeiten zwischen Impfung und Manifestation der neurologischen Komplikation, wenn auch in geringen Grenzen, deutliche Unterschiede aufweisen, und daß die anatomischen Schäden vorwiegend diejenigen Abschnitte des Nervensystems befallen, die vom Erreger selbst bevorzugt werden. Im allgemeinen gilt die Regel, je kürzer die Latenzzeit, um so schwerer die Nachkrankheit.

Die Impfpolyneuritis tritt wie die Serumpolyneuritis fast immer nach wiederholter Injektion, in einigen seltenen Fällen auch schon nach der ersten Impfung auf. In letzterem Falle muß man — wenn nicht ein früherer Impfkontakt vorliegt — an eine latente Sensibilisierung denken. Daß latente Infektionen einen hohen Allergiegrad vermitteln können, geht u. a. daraus hervor, daß Erwachsene im Gegensatz zu Kleinkindern sehr häufig auf Diphtherie-Toxoid-Schutzimpfungen mit heftigen lokalen Erscheinungen reagieren. Da in

Tabelle 3

I. Spätreaktionen

Erreger	Infektion	Antigen	Bemerkungen
Viren	Herpes simplex	inakt. Virus in Allantoisflüssigkeit	Diagnostisch nicht verwertbar, da latente Virusträger häufig
	Katzenkratzkrankheit	inakt. Abscess-Eiter	Zuverlässiger Test
	Lymphogranuloma ven.	inakt. Virus Dottersack Abscesseiter Mäusegehirn	Positiv 3—4 Wochen p. infect. Langandauernd positiv. Papelbildung von weniger als 6 mm Durchmesser u. ohne Erythem gilt als negativ. Achtung auf Ei-Allergie!
	Mumps	inakt. Virus in Allantoisflüssigkeit	Reaktion erst in der Rekonvaleszenz positiv. Nur für epidemiologische Erhebungen zu verwerten
Bakterien	Brucellose	Bang-Vaccine-Salbe; Brucellergin (Merck) = Nukleoproteinextrakt, Melitin, Abortin (Kulturfiltrate)	Positive Reaktionen zeigen lediglich die Allergie gegen Brucellen an. Keine Rückschlüsse möglich auf eine akute Infektion. Test bei chron. Brucellose oft wertvoll
	Lepra	Lepromin (MITSUDA)	Wertvoll zur Beurteilung der Reaktionslage: 90% der T-Form gegen 10% der L-Form positiv. Nicht streng spezifisch. Mitreaktion von Tbc.
	Pertussis	Pertussis-Agglutinogen (FLOSDORF)	Allergie beginnt 8—10T age nach Krankheitsgebinn, endet mit der Krankheit. Pos. Reaktion = Indurationsdurchmesser über 20 mm spricht für Immunität, negative Reaktion = Durchmesser bis 10 mm für Empfänglichkeit
	Rotz	Mallein	Nur selten zu diagnostisch. Zwecken verwendet
	Ulcus molle	Haemophilus ducreyi-Vaccine, Abscesseiter	Reaktion wird erst spät pos. Kann jahrelang nach der Heilung pos. bleiben. Unspez. Ausfall möglich
	Syphilis	Treponema pallidum-Suspension	Zuverlässiger Test
	Tuberkulose	Alttuberkulin Gereinigtes Tuberkulin	Negative Reaktion gegenüber 1 mg AT und 0,005 mg GT bedeutet Tbc-Freiheit. Pos. Reaktion bei Kindern unter 2 Jahren bedeutet aktive Tuberkulose. Andere Mycobakterien erzeugen einen geringeren Sensibilistätgrad als Tbc-Bakterien
	Tularämie	Tularin, Tularämin	Pos. Reaktion nicht vor der 2. Krankheitswoche, über Jahre nachweisbar
Pilze	Dermophytose	Trichophytin = Polyvalenter Extrakt aus Trichophytonkulturen	Nicht sehr zuverlässiger Test
	Coccidioidomykose	Coccidioidin	Kreuzreaktion mit Histoplasmin — Hauttest möglich. Pos. Reaktion zeigt bestehende oder überstandene Erkrankung
	Histoplasmose	Histoplasmin	wie bei Coccidioidin
	Blastomykosen	Blastomysin	wie bei Coccidioidin

Noch Tabelle 3

Erreger	Infektion	Antigen	Bemerkungen
Protozoen	Toxoplasmose	Toxoplasmin	Diagnostisch nicht sicher verwertbar. Eine negative Reaktion schließt eine aktive oder latente Infektion nicht sicher aus.
	Chagas-Krankheit	Cruzin	Zuverlässige Reaktion
	Hautleishmaniase	Kulturleptomonaden	Zuverlässige Reaktion

II. Sofortreaktionen

Erreger	Infektion	Antigen	Bemerkungen
Würmer	Echinokokkose	Echinokokken-Antigen	Bei E. cysticus positive Reaktion in 75—85%
	Trichinellose	Extrakt aus Tr. spiralis	Ab 3. Woche p. infect. in 90% positiv
	Filariasis	Extrakt aus W. bancrofti	Zuverlässige Reaktion
	Bilharziasis	Extrakt aus Schistosoma	Ab 4 Wochen p. infect. in 95% positiv, langandauernd

der überwiegenden Mehrzahl dieser Fälle von einer Diphtherieerkrankung in der Anamnese nichts bekannt ist, muß man annehmen, daß latente Auseinandersetzungen mit dem Diphtherie-Erreger die Sensibilisierung verursacht haben.

Analog der Polyneuritis kann auch eine Encephalo-Meningitis nach Heilserumgabe bzw. nach Injektion von Bakterien- oder Virusimpfstoffen auftreten. Besonders gefürchtet sind die Encephalitiden, die nach Pocken- und Tollwutschutzimpfungen auftreten können.

Bei der *postvaccinalen Encephalitis* wird die allergische Entstehung seit langem erwogen, ohne daß man bisher zu einer einheitlichen Auffassung gekommen ist (PETTE). Auf die Ausführungen im speziellen Teil wird verwiesen (S. 278).

Auch die Hypothese der allergischen Genese der Encephalitis nach *Schutzimpfung gegen Tollwut*, ist noch keineswegs allgemein akzeptiert.

Die Impfencephalitis nach Lyssaschutzimpfung wurde als „umgekehrte Allergie" gedeutet. JERVIS nimmt an, daß ein organ-, nicht spezies-spezifisches Antigen des Kaninchenrückenmarks die Bildung von Antikörpern

veranlaßt, welche die Myelinscheiden des Impflings angreifen und gegebenenfalls zerstören. In der Tat finden sich aber nur bei einem Teil der an einer Impfencephalitis Erkrankten Hirnantikörper, die sich zudem in gleicher Häufigkeit auf bei nicht erkrankten Impflingen nachweisen lassen.

β) Allergische Reaktionen als diagnostisches Prinzip. Die zu diagnostischen Zwecken angestellten Intrakutanreaktionen bei einer Reihe von erregerbedingten Erkrankungen sind Nachbildungen des Koch'schen Grundversuches, wobei man sich jedoch nicht der lebenden Keime bedient, sondern Erregerextrakte bzw. die gereinigten antigenwirksamen Substanzen benutzt.

Hautproben dürfen stets erst als letztes diagnostisches Hilfsmittel angestellt werden, also nach der Abnahme von Blut für die Serodiagnostik, da durch die intrakutane Antigeneinverleibung ein Titeranstieg der Antikörper (Booster-Effekt) eintreten kann.

Vorstehende Tabelle 3 gibt einen Überblick über die bei Infektions- und Infestationskrankheiten üblichen diagnostischen Hautteste, die als Prinzip die anaphylactisch-allergische Reaktion haben.

Literatur

v. ALBERTINI, A.: Die Endocarditis als Problem der allergischen Entzündungs- und Infektionslehre. Schweiz. med. Wschr. 77, 670 (1947).

ARTHUS, M.: De l'anaphylaxie à l'immunité. Paris: Masson et Cie 1921.

BANNWARTH, A.: Über Schädigungen des Nervensystems durch die Typhus-Paratyphus-Schutzimpfung. Ärtzl. Wschr. 3, 581 u. 620 (1948).

BARANDUM, S., H. COTTIER, A. HÄSSIG u. G. RIVA: Das Antikörpermangelsyndrom. Basel-Stuttgart: Benno Schwabe u. Co. 1959.

BOCK, H. E.: Allergische Erkrankungen des Herzens und des Gefäßsystems. In: HANSEN, K.: Allergie, Stuttgart: Thieme 1957.

BURNET, F. M.: Immunity and Virus Infection. New York: Wiley and Sons 1959.

BURTIN, P.: A study of serum proteins related to immunity and their cellular origins. In: Cellular Aspects of Immunity. London: Churchill 1960.

CHASE, M. W.: The allergic state. In: DUBOS, R. J. Ed.: Bacterial and Mycotic Infections in man ed. E. Philadelphia, J. B. Lippincott, 1952.

— Models for hypersensitivity studies. In: LAWRENCE, H. S.: Ed. Cellular and humoral aspects of the hypersensitive states. New York: Paul H. Hoeber, Inc. 1959.

COONS, A. H.: The localization of antigen in tissue cells by means of fluorescein-labeled antibody. In: PAPPENHEIMER, The Nature and Significance of Antibody Response. New York: Columbia-University Press, 13 (1953).

—, E H. LEDUC and J. M. CONNOLLY: Studies on antibody production. J. exp. Med. 102, 49 (1955).

CRIEP, L. H.: Clinical Immunology and Allergy. Grune and Stratton, New York-London 1962.

DIXON, F. J.: The Metabolism of antigen and antibody. J. Allergy 25, 487 (1954).

— Allergy and immunology; autoimmunity in disease. Ann. Rev. Med. 9, 257 (1958).

—, S. C. BUKANTZ, G. J. DAMIN and D. W. TALMADGE: The fate of I131 labeled bovine gamma globulin in rabibts. In: PAPPENHEIMER, A. M. Jr.: The Nature and Significance of the Antibody Response. New York: Columbia Univ. Press 1953.

DOERR, R.: Allergie und Anaphylaxie. In: Hdb. d. path. Mikroorganismen, 3. Aufl., Bd. I, 2. Jena: G. Fischer u. Berlin-Wien: Urban-Schwarzenberg 1929.

ELSÄSSER, G.: Zur Entstehung, Lokalisation und Verhütung der Serum-Polyneuritis. Nervenarzt 15, 281 (1942).

ENGELHARDT, G.: Zur Lokalisation der Antikörperbildung. Dtsch. med. Wschr. 83, 877 (1958).

ENGELHARDT, G., u. U. SCHWABE: Bei der anaphylaktischen und allergischen Reaktion freigesetzte Wirkstoffe. Klin. Wschr. 38, 145 (1960).

ERDMANN, G., u. F. THOENES: Die Bedeutung der Allergie in der Pathologie des Kindesalters. Münch. med. Wschr. 1, 12 (1960).

ESSELLIER, A. F.: Allergie und Eosinophilie. Schweiz. med. Wschr. 87, 820 (1957).

FELTON, L. D.: The significance of antigen in animal tissue. J. Immunol. 61, 107 (1949).

FISCHER, D. S.: Theories of Antibody Formation: A Review. Yale J. Biol. Med. 37, 1 (1964).

FISHMAN, M.: Antibody formation in tissue culture. Nature 183, 1200 (1959).

FREUND, J.: The effect of paraffin oil and mycobacteria on antibody formation and sensitization. Amer. J. clin. Path. 21, 645 (1951).

FRICK, E.: Allergie und Nervensystem. Dtsch. med. Wschr. 82, 2229 (1957).

GARVEY, J. S., and D. H. CAMPBELL: The in vitro stabilitiy of antibody. J. Exp. Med. 110, 355 (1959).

GOOD, R. A.: Panel discussion on the clonal selection theory of antibody formation. In: Cellular Aspects of Immunity. London: Churchill 1960.

GÜNTHER, O.: Immunitätstheorien. Arbeiten aus d. Paul-Ehrlich-Institut 1954.

HANSEN, K.: Pathologische Physiologie. In: Allergie. Stuttgart: Thieme 1957.

HARRIS, T. N., and S. HARRIS: Lymphnode cell transfer in relation to antibody formation. In: Cellular Aspects of Immunity. London: Churchill 1960.

HAUROWITZ, F.: The chemistry and biology of proteins. New York: Academic Press 1952.

—, and C. F. CRAMPTON: The fate of intravenously injected I131 iodo ovalbumin. J. Immunol. 68, 73 (1952).

HEIDELBERGER, M., C. M. MCLEOD, S. J. KAISER and B. ROBINSON: Antibody formation in volunteers following injection of pneumococci or their type-specific polysaccharides. J. Exp. Med. 83, 303 (1946).

HELLMANN, E.: Ursachen der Allergie und ihre Beziehungen zur Immunität bei der Brucellose. Berl. Med. 12, 27 (1961).

HÖRING, F. O: Infektionskrankheiten und Allergie. In: HANSEN, K.: Allergie. Stuttgart: Thieme 1957.

— Klin. Infektionslehre. 3. Aufl. Berlin-Göttingen-Heidelberg: Springer 1962.

JENNER, E.: Untersuchungen über die Ursachen und Wirkungen der Kuhpocken. Klassiker der Medizin. 10, 14 (Leipzig 1911).

JERVIS, G. A.: The experimental „allergic" encephalitis of animals and its bearing upon the etiology of neuroparalytic accidents of antirabies treatment of man. VI. Congr. internazion, di Microbiologia, Roma, II. 130 (1953).

KÄMMERER, A.: Allergische Krankheiten. Hdb. d. Inn. Med. 4. Aufl. Bd. VI. I. Berlin-Göttingen-Heidelberg: Springer 1954.

KAUFFMANN, F., O. LÜDERITZ, H. STIERLIN und O. WESTPHAL: Zur Immunochemie der O-Antigene von Enterobacteriacae. I. Analyse der Zuckerbausteine von Salmonella-O-Antigenen. Zbl. Bakt. I. Orig. 178, 442 (1960).

KLINGE, F., u. H. G. FASSBENDER: Pathologische Anatomie der experimentellen Grundlagen. In: HANSEN, K.: Allergie. Stuttgart: Thieme 1957.

KOCH, R.: 1. Weitere Mitteilungen über ein Heilmittel gegen Tuberkulose. 2. Fortsetzung der Mitteilungen über ein Heilmittel gegen Tuberkulose. 3. Weitere Mitteilungen über Tuberkulin. Dtsch. med. Wschr. 16, 1029 (1890) u. 17, 101 u. 1189 (1891).

KUHNS, W. J.: Cellular and humoral aspects of hypersensitive states. New York: Hoeber-Harper 1959.

—, and A. M. PAPPENHEIMER: Immunochemical studies of antitoxin produced in normal and allergic individuals hyperimmunized with diphtheria toxoid. J. Exp. Med. 95, 375 (1952).

LAHA, P. N.: Polyneuritis caused by antirabic vaccination. Brit. med. J. 1957 I, 148.

LANDSTEINER, K., and M. W. CHASE: Experiments on transfer of cutaneous sensitivity to simple chemical compounds. Proc. Soc. exp. Biol. (N. Y.) 49, 688 (1942).

LAWRENCE, H. S.: Some biological and immunological properties of transfer factor. In: Cellular Aspects of Immunity. London: Churchill 1960.

— Cellular and humoral aspects of the hypertensive states. New York: Paul B. Hoeber, Inc. 1959.

LEDERBERG, J.: Genes and antibiodies. Science **129**.

LETTERER, E.: Über normergische und hyperergische Entzündung. Dtsch. med. Wschr. **78**, 759 (1953).

LETTERER, E.: Morphologische Manifestationen allergisch-hyperergischer Vorgänge im Verlaufe von Infektionskrankheiten. Acta allerg., Suppl. 3, 79 (1953).

LIEBE, S., u. W. WOECKEL, W.: Landrysche Paralyse nach Poliomyelitisschutzimpfung. Dtsch. med. Wschr. **84**, 909 (1959).

MANDE, R., et C. THEROND: La vaccination antipoliomyélitique des enfants allergiques. Arch. franç. Pédiat. **16**, 1244 (1959).

McMASTER, P. D.: General and local vascular reactions in certain states of hypersensitivity. In: Cellular and humoral aspects of hypersensitive states. Lawrence, H. S., Ed. New York: Paul B. Hoeber, Inc. 1959.

McMASTER, P. D., u. KRUSE, H.: The persistence in mice of certain foreign proteins and azoprotein tracer antigens derived from them. J. exp. Med. **94**, 323 (1951).

MEDAWAR, P. B.: Theories of immunological tolerance. In: Cellular Aspects of Immunity. London: Churchill 1960.

MENKIN, V.: Newer Concepts of Inflammation. Springfield Ill.: Ch. C. Thomas 1950.

MIESCHER, P. A.: Autosensibilisierung. Dtsch. med. Wschr. **85**, 706 (1960).

MILLER, H. G., u. J. B. STANTON: Die Bedeutung der neurologischen Komplikationen bei Serumkrankheit. Nervenarzt **25**, 118 (1954).

NATHANSON, N., W. J. HULL, L. D. THRUPP and H. FORESTER: Surveillance of poliomyelitis in the United States in 1956. Publ. Hlth Reports **72**, 381 (1957).

PETTE, H.: Die akut entzündlichen Erkrankungen des Nervensystems. Leipzig: Thieme 1941.

PIRQUET, CL. V.: Allergie. Münch. med. Wschr. **53**, 1457 (1906).

PORTER, H.: The demonstration of delayed type reactivity in congenital agammaglobulinemia. Ann. N. Y. Acac. Sci. **64**, 932 (1957).

PORTIER, P., et CH. RICHET: De l'action anaphylactique de certains venins. C. R. Soc. Biol. (Paris) **54**, 170 (1902).

PRAUSNITZ, C., u. H. KÜSTNER: Studien über die Überempfindlichkeit. Zbl. Bakt. I. Orig. **86**, 160 (1921).

PRIGGE, R.: Experimentelle Untersuchungen über die aktive Tetanusimmunität. IV. Mitteilung: Die Aktivierung der Tetanus-Impfstoffe durch Aluminiumverbindungen. Zbl. Bakt. I. Orig. **145**, 241 (1940).

RAFFEL, S.: Immunity, Hpyersensitivity, Serology, New York: Appleton-Century-Crofts, Inc. 1953.

— Aspects of Contemporary Research in Immunology. Amer. Rev. Resp. Dis. **82**, 471 (1960).

RHODES, A. J., and C. F. v. ROYEN: Textbook of Virology 2 Ed. Baltimore: Williams u. Wilkins 1953.

RICH, A. R.: Hypersensitivity in disease, Harvey Lectures, Series 42. Springfield, Ill.: Charles C. Thomas 1945/47.

ROBINEAUX, R., and J. PINET: An in vitro study of some mechanisms of antigen uptake by cells.

In: Cellular Aspects of Immunity. London: Churchill 1960.

RÖSSLE, R.: Geschichte der Allergieforschung und Die pathologische Anatomie der allergischen Krankheiten des Menschen. In: HANSEN, K.: Allergie. Stuttgart: Thieme 1957.

SMITH, R. T.: Response to active immunization of human infants during the neonatal period. In: Cellular Aspects of Immunity. London: Churchill 1960.

SNEDDON, J. B.: Accidental acquired hypersensitivity to tetanus antitoxin. Brit. med. J. I, 1468 (1960).

SCHADEWALDT, H.: Zur Geschichte der experimentellen Anaphylaxie. Dtsch. med. Wschr. **85**, 1987 (1960).

SCHEID, W.: Zur Klinik der Polyneuritiden. Dtsch. med. Wschr. **86**, 159 (1961).

SCHEIFFARTH, F.: Der gegenwärtige Stand der Allergieforschung. In: Ergebn. Medizin. Grundlagenforschg. Stuttgart: Thieme 1956.

SCHELLER, H.: Die Erkrankungen der peripheren Nerven. Hdb. d. Inn. Medizin 4. Aufl. Bd. V/2. Berlin-Göttingen-Heidelberg: Springer 1953.

SCHLOSSBERGER, H.: Entwicklung der Allergielehre in der Serologie. Dtsch. med. Wschr. **77**. Allergie 1, 13 u. 21 (1952).

SCHMIDT, H.: Grundlagen der spezifischen Therapie und Prophylaxe bakterieller Infektionskrankheiten. Berlin: B. Schultz 1940.

SCHMIDT, H.: Serologische Grundlagen und experimentelle Serologie; Impfreaktionen. In: HANSEN, K.: Allergie. Stuttgart: Thieme 1957.

— Bildung der Antikörper und ihre Bedeutung für Infektion und Immunität. Verhandlg. Dtsch. Ges. Inn. Med. **58**, 8 (1953).

SCHULTZE, H. E.: Dynamik des Eiweißes. Berlin-Göttingen-Heidelberg: Springer 1960.

SCHUPPLI, R.: Neuere Ergebnisse der Allergieforschung. Dtsch. med. Wschr. **82**, 2057 (1957).

SHWARTZMAN, G.: Phenomenon of local tissue reactivity. New York: Paul B. Hoeber, In. 1937.

TALMAGE, D.: Immunologic specifity. Science **129**, 1643 (1959).

THIERY, J. P.: Microcinematographic contributions to the study of plasma cells. In: Cellular Aspects of Immunity. London: Churchill 1960.

UEHLINGER, E.: Landrysche Paralyse nach Poliomyelitisschutzimpfung. Schweiz. med. Wschr. **87**, 813 (1957).

WAKSMAN, B. H.: A comparative histopathological s tudy of delayed hypersensitive reactions In: Cellular Aspects of Immunity. London: Churchill 1960.

WAKSMAN, B. H.: Experimental allergic encephalitis and the „auto-allergic" diseases .Internat. Arch. Allergy. New York: S. Karger **14**, 1 (1958).

WERNER, M.: Über die pathologisch-physiologischen Grundlagen allergischer Organreaktionen und autoallergischer Vorgänge. Regensburg. Jb. ärztl. Fortbild. **VIII**, 1959/60.

— Morphologisches Bild der Cutanreaktionen. In: HANSEN, K.: Allergie. Stuttgart: Thieme 1957.

ZINSSER, H.: Studies on the tuberculin reaction and on specific hypersensitiveness in bacterial infections. J. exp. Med. **34**, 495 (1921).

Immunisierungsmethoden

Von W. Hennessen

Eine Betrachtung der verschiedenen bei der Impfung verwendeten Methoden muß davon ausgehen, daß diese Methoden entscheidend von einer Reihe von Faktoren beeinflußt werden; von der Herstellung des verwendeten Impfstoffes, von der Art des benutzten Antigens und in besonderem Maße vom Impfling und dem beabsichtigten Impfschutz.

Im folgenden Kapitel wird für die gebräuchlichsten Impfstoffe untersucht, wie sich diese Einflüsse auf die Impfmethodik auswirken und welche Überlegungen zu dem heutigen Vorgehen geführt haben. Hierbei wird für die einzelnen Impfstoffe jeweils nur das für die Fragestellung Notwendigste herausgestellt werden können, da die gesonderte Abhandlung der Impfstoffe an anderer Stelle erfolgt. Infolgedessen muß im Rahmen der allgemeinen Darstellung der Impfmethoden vornehmlich das der Regel Entsprechende berücksichtigt werden, während die Ausnahmen der Übersichtlichkeit halber vernachlässigt werden müssen, so bedeutungsvoll sie für den Einzelfall sein mögen. Auch in dieser didaktisch unerläßlichen Beschränkung mag eine Auswirkung der Tatsache gesehen werden, daß die Impfung als Instrument der präventiven Medizin ihre Schutzwirkung primär am Kollektiv der zu Schützenden durch Verhinderung oder Eindämmung von Epidemien erweisen soll und erst sekundär den Einzelfall berücksichtigen kann.

Neben der aktiven Immunisierung steht die passive Übertragung präformierter Antikörper. Dieses grundsätzlich andere Verfahren hat seine eigene Methodik, die deshalb gesondert abgehandelt wird.

I. Die Herstellung des Impfstoffes

Jenner führte 1796, auf alter Volkserfahrung fußend, die Pockenimpfung in die europäische Medizin ein. Damit fand die Impfprophylaxe ihren Eingang in die moderne Medizin. Jenner entwickelte nicht im eigentlichen Sinne einen Impfstoff, er führte vielmehr eine Methode ein: die Vaccination. Waren Jenners Überlegungen zu Ausgang des 18. Jahrhunderts noch rein von der Empirie bestimmt, so wurde der nächste in der Geschichte der Vaccinen folgende Impfstoff bereits auf Grund mikrobiologischer Forschung entwickelt. Die Tollwut-Vaccine Pasteurs (1882) entstand durch die Anwendung der von Pasteur und seinen Mitarbeitern konzipierten Überlegung der Adaptation von Krankheitserregern, wobei diese Erreger ihre ursprünglichen Eigenschaften in induzierbarer Weise ändern. Diese Änderung soll sich im Idealfalle als vollständiger Verlust der Pathogenität für den Menschen bei möglichst weitgehender Erhaltung der Infektiosität und Antigenität des Erregers zeigen. Historisch gesehen folgt als nächster Schritt zur Gewinnung von Impfstoffen gegen Infektionskrankheiten die Typhus-Vaccine (Pfeiffer u. Kolle, 1896). Wieder waren es mikrobiologische und zu dieser Zeit gerade aufkommende immunologische Gedanken, welche zu diesem Impfstoff führten. Sie folgten jedoch nicht dem Prinzip der Adaptation von Pasteur, sondern stellen etwas grundsätzlich Neues dar, nämlich die physikalische und chemische Beeinflussung von Krankheitserregern mit dem Ziel, die krankmachenden Eigenschaften auszuschalten, die antigene Potenz — spezifische Antikörper hervorzurufen — aber zu erhalten. Alle in der Folgezeit entwickelten Vaccinen beruhen auf einem der beiden oben besprochenen Prinzipien; entweder sind sie durch Adaptation oder durch chemisch-physikalische Aufbereitung von ursprünglich pathogenem Ausgangsmaterial gewonnen.

Wie aus dem bisher Dargestellten hervorgeht, lassen sich nach ihrer Herstellung alle bisher bekannten Impfstoffe unter die beiden Oberbegriffe der Attenuierung und der Inaktivierung einordnen (Tab. 1, S. 36).

1. Methoden der Attenuierung

Die Art der für Attenuierung oder Inaktivierung benutzten Methoden unterscheidet sich für die einzelnen Vaccinen nicht unerheblich.

So wird beim Tollwutvirus die Attenuierung durch intracerebrale Infektion von Kaninchen, deren Hirnmaterial zur Weiterzüchtung des Virus wiederum intracerebral auf Kaninchen übertragen wird, erreicht. Die häufige Wiederholung dieser Hirn- zu Hirn-Verimpfung führt zu einem Virus (Virus fixe), das so sehr an das Kaninchen-ZNS angepaßt ist (adaptiert), daß es seine Fähigkeit zur Infektion von Hunden eingebüßt hat. Neben dieser von Pasteur eingeführten Form der Attenuierung wurde von Koprowski und Cox (1948) mit dem gleichen Virus eine andere Art durchgeführt. Hierbei wird das Lyssa-Virus an Bruteier adaptiert. Dadurch gewinnt das Virus an Pathogenität für Küken, verliert aber

3*

Tabelle 1. *Herstellungsart von Impfstoffen*

Impfstoff	Krankheit	Methode d. Herstellung	Referenz
Pockenschutz-impfstoff	Pocken	liegt fertig in d. Natur vor	JENNER 1896
Virus Fixe Flury Hempt	Tollwut	Attenuierung Attenuierung Inaktivierung	PASTEUR 1882 KOPROWSKI u. COX HEMPT
Typhus, Paratyphus A u. B	Typhus Paratyphus	Inaktivierung	PFEIFFER u. KOLLE, 1896
BCG	Tuberkulose	Attenuierung	CALMETTE-GUERIN 1908
Diphtherie	Diphtherie	Inaktivierung	RAMON, 1923
Tetanus	Tetanus	Inaktivierung	RAMON, 1923
Pertussis	Pertussis	Inaktivierung	MADSEN, 1925
Gelbfieber	Gelbfieber	Attenuierung	THEILER, 1927
Fleckfieber	Fleckfieber		WEIGEL, 1930 COX
Influenza	Influenza	Inaktivierung	HORSFALL, 1941
Polio-Salk Polio oral	Poliomyelitis	Inaktivierung Attenuierung	SALK, 1953 KOPROWSKI, COX, SABIN, 1950—57
Masern	Masern	Attenuierung Inaktivierung	ENDERS, 1956 WARREN, 1957

diese für Kaninchen vollständig und für Hunde zum überwiegenden Teil. Das aus dem Hühnerembryonalgewebe gewonnene Virusmaterial findet als Flurystamm Verwendung bei der Impfung von Tieren gegen Tollwut.

Wieder eine andere Methode der Attenuierung liegt der Darstellung der BCG-Vaccine zugrunde. Hier führen mehrere hundert Weiterzüchtungen (Passagen) eines bovinen Tb-Stammes über feste Nährböden dazu, daß die Mycobakterien ihre Pathogenität für das Rind verlieren, jedoch ihre antigene Aktivität beibehalten.

Für die Gelbfieber-Vaccine erfolgt die Attenuierung nach TAYLOR durch häufige Passagen in Hühnerembryonalgewebe und Maus-ZNS. Der hieraus resultierende 17D-Stamm des Gelbfiebervirus hat seine Pathogenität für den Menschen verloren, vermag jedoch zu infizieren und zu immunisieren, während er für Mäuse an Pathogenität gewinnt.

Bei den jüngsten Impfstoffentwicklungen durch Attenuierung hat man sich für das Poliovirus und das Masernvirus der Gewebekulturzüchtung bedient. Das Poliovirus wird für die einzelnen der 3 Typen unterschiedlich zunächst über Nagetiere (LI u. SCHAEFFER 1953), dann über Affennieren-Gewebekulturen gezüchtet (SABIN u. Mitarb. 1954), so daß eine für Menschen und Halbaffen apathogene Vaccine entsteht, die aber noch in der Lage ist, die für die Immunisierung des Menschen notwendige inapparente

Infektion auszulösen. Das Masernvirus (ENDERS 1954) wird an Gewebekulturen von Hühnerembryonalgewebe adaptiert und verliert dabei stufenweise seine Menschenpathogenität. Die für bestimmte Masernvaccinen (HILLEMAN 1962) erhaltene Restpathogenität kann durch gleichzeitig mit der Vaccine applizierte kleine Mengen von Gammaglobulin coupiert werden. Weiter attenuierte Masern-Lebendimpfstoffe (SCHWARTZ 1962) haben jedoch auch diese gering krankmachenden Eigenschaften verloren.

2. Verfahren der Inaktivierung

Das Prinzip der chemisch-physikalischen Beseitigung der Pathogenität von Krankheitserregern, der Inaktivierung also, wird bei den einzelnen Vaccinen ebenfalls in unterschiedlicher Form angewandt.

Das weitaus häufigste Inaktivierungsmittel ist die Einwirkung höherer Temperatur in Verbindung mit Formaldehyd. Hiermit wurde der erste Typhus-Impfstoff inaktiviert (PFEIFFER 1896). Das Vorgehen wurde dann auf Diphtherie- und Tetanus-Toxine zur Herstellung des ungiftigen Toxoids oder Anatoxins übertragen; Pertussiskeime ließen sich ebenfalls damit inaktivieren. Auch für die weniger gebräuchlichen

Impfstoffe gegen Cholera und Botulismus erwies sich das Verfahren als brauchbar. Für Virus-Impfstoffe zeigten HORSFALL et al. (1941), daß die Formalin-Wärmemethode auch hier zu einem immunisierenden Antigen ohne Pathogenität führt. In ähnlicher Art inaktivierte SALK (1953) Poliovirus und kam ebenfalls zu einem voll wirksamen Antigen. Das gleiche fand WARREN für das Masernvirus. In Tab. 2 werden die Inaktivierungsverfahren für einige Impfstoffe aufgeführt (modifiziert nach HAAS).

Tabelle 2.
Inaktivierungsverfahren für einige Impfstoffe

Impfstoff	Methode der Inaktivierung	
	Formalin	andere Verfahren
Poliomyelitis	+	UV, ß-Propiolakton
Rabies	+	Phenol, Äther, UV
Influenza	+	UV
Flecktyphus	+	Phenol
Pertussis	+	Ultraschall, Äthanol
TAB (Ty. u. Paraty. A. u. B.)	+	Hitze (56 °C), Phenol, Äthanol, Aceton

Während diese Aufstellung und das in Vorstehendem grundsätzlich zur Inaktivierung Angeführte den Eindruck erwecken, als seien die erwähnten Verfahren sowie das mit ihnen Erreichte, das inaktivierte Antigen, übersichtliche und eindeutige definierbare Reaktionsprodukte, führt die Lückenhaftigkeit der tatsächlichen Kenntnisse über die Inaktivierung HAAS, 1961, zu der Feststellung.

„Ideal wären Inaktivierungsverfahren, welche die Funktion der die Vermehrungsfähigkeit kontrollierenden Strukturen, also der Nucleinsäuren, irreversibel aufheben würden, gleichzeitig jedoch die für die immunisatorische Wirksamkeit wichtigen Stoffe der Mikroben, vor allem also ihre Proteine und Polysaccharide unbeeinflußt ließen. Die in der Praxis der Impfstoffherstellung zur Anwendung gelangenden Inaktivierungsmethoden kommen diesem Ideal nur wenig nahe.“

Der Widerspruch zwischen der jahrzehntelangen und weiten Verwendung der Inaktivierungsmethoden einerseits und der mangelhaften Aufklärung der ihnen zugrundeliegenden Vorgänge rührt primär daher, daß der empirisch relativ einfach festzustellende Effekt der Aufhebung der Vermehrungsfähigkeit von Mikroben einschließlich Viren erst in jüngster Zeit seine Erklärung fand.

Die Aufklärung wurde möglich, als es gelang, das chemische Substrat der Vermehrungsfähigkeit in den Nucleinsäuren, dasjenige der immunologisch wirksamen Substanz in den Protein- und Polysaccharidanteilen der Mikroben zu erkennen; sekundär, aber nicht in geringerem Maße, erklärt sich der erwähnte Widerspruch aus dem Fehlen geeigneter Prüfverfahren für die Wirksamkeit von Impfstoffen überhaupt.

II. Bestimmung der Wirksamkeit von Antigenen

Für die Prüfung der Wirksamkeit der im Impfstoff enthaltenen Antigene zeigte sich ebenso wie dies für Sera, die meisten Hormone, Fermente und Antibiotika der Fall ist, daß physikalische oder chemische Meßmethoden und -einheiten keine Aussage über den Wirkstoffgehalt erlauben, sondern daß für jede einzelne dieser biologischen Substanzen eigene Meßverfahren und -einheiten erforderlich sind.

Für die Wertbemessung von Impfstoffen hat PRIGGE die Bedingungen im allgemeinen Standardprinzip festgelegt. Es kennzeichnet den Stand der Erkenntnisse auf dem Impfstoffgebiet, daß von den bisher erwähnten 15 wichtigsten Vaccinen nur 3 tatsächlich in ihrer Wirksamkeit gemessen werden können (Diphtherie-, Tetanus-, Pertussis-Impfstoff), und zwar durch den Infektionsschutzversuch, bei welchem immunisierte Tiere mit pathogenen Erregern bzw. deren Toxinen belastet werden (challenge). Bei allen übrigen Imfpstoffen erfolgt die Wertbestimmung durch Aushilfeverfahren in mehreren Stufen, d. h. es werden Eigenschaften der Antigene bestimmt, die nicht direkt und nicht vollständig die schützenden Eigenschaften der Impfstoffe wiedergeben. Seitdem die Unsicherheit, welche aus dieser Situation resultiert, erkannt wurde, ist bei der Impfstofforschung vielleicht ebensoviel Wert auf das Auffinden befriedigender Herstellungsverfahren wie auf die Ausarbeitung exakter Wertbemessungsmethoden gelegt worden.

III. Immunologische Wirkung verschieden hergestellter Impfstoffe

Das bei der Impfstoffherstellung jeweils zugrundeliegende Prinzip ist von entscheidender Bedeutung für die Methode, nach welcher eine Vaccine zur Prophylaxe angewendet wird. Obwohl die Antikörperbildung im Organismus gerade in jüngster Zeit zur Aufstellung neuer Theorien und lebhafter Diskussion derselben Anlaß gab, kann doch als feste Erkenntnis der Immunologie davon ausgegangen werden, daß sich bei der Immunisierung eine Grundimmunität von der Auffrisch- oder boosterfähigen Immunität unterscheiden läßt. Die Grundimmunität tritt nach dem ersten Kontakt des Organismus mit dem antigenen Material durch Bildung humoraler und meist auch zellständiger Antikörper ein. Auf die Ausführungen im Abschnitt „Resistenz und Immunität“ wird verwiesen. Die Ausbildung der Grundimmunität setzt eine bestimmte Mindestmenge Antigen voraus. Gelangt diese an die zur Antikörperproduktion befähigten Zellen, kommt es nach einer Anlaufzeit von mehreren Wochen zum Auftreten von Antikörpern im Blut. Erst zu diesem Zeitpunkt setzt der mit der Immunisierung bzw. Impfung bezweckte Schutz ein. Nach einem längeren Zeitraum, dessen Dauer von der Höhe des zunächst erreichten Antikörperspiegels, von der Natur des Antigens und von der Spezies des immunisierten Organismus abhängt, sinkt der Spiegel der im Blut zirkulierenden Antikörper langsam bis unter die Nachweisbarkeitsgrenze ab. Zum Zeitpunkt des Verschwindens der kreisenden Antikörper kann das Ende der Grundimmunisierungsphase angenommen werden. Der Organismus tritt jetzt in das Stadium der Auffrisch- oder boosterfähigen Immunität. Erfolgt nunmehr eine erneute Antigengabe, deren Menge nur einen Bruchteil der für die Grundimmunisierung benötigten zu betragen braucht, dann antwortet der früher grundimmunisierte Organismus ohne Verzögerung mit einer starken Antikörperausschüttung, die das vorher erreichte Maß überschreiten kann und dies auch tatsächlich meistens überschreitet (Auffrischung, Booster, Injection de rappel). Dieser allgemein für die Immunologie gültigen Erkenntnis trägt die prophylaktische Medizin insofern Rechnung, als sie für die wichtigsten Impfungen ein Impfschema vorsieht, das nach der Grundimmunisierung den Impfschutz durch eine Auffrischimpfung festigt. Das Impfschema für Grundimmunisierung und Auffrischung unterscheidet sich bei den einzelnen Impfstoffen, je nachdem, welches der eingangs skizzierten Prinzipien zur Herstellung der Impfstoffe Anwendung fand. Es läßt sich feststellen, daß bei praktisch allen durch physikalisch-chemische Methoden hergestellten Impfstoffen für die Grundimmunisierung eine mehrmalige Applikation des Antigens empfohlen wird, während bei Pockenimpfvirus und bei den durch Adaptation avirulent gewordenen Krankheitserregern, die als Impfstoffe Verwendung finden, nur die einmalige Gabe des Antigens für notwendig gehalten wird. Hierfür ist die Vorstellung entscheidend, daß die Impfung mit lebenden, durch Adaptation oder natürlich apathogenen Erregern im eigentlichen Sinne eine inapparente Infektion (NICOLLE) auslöst.

Während dieser Infektion schafft sich der geimpfte Organismus selbst die Antigenmenge, welche für die Antikörperbildung bei der Grundimmunisierung notwendig ist, indem es im Impfling zu einer oft sehr erheblichen Vermehrung des Impfantigens kommt. Es handelt sich hierbei ganz offenbar um ein Alles- oder Nichts-Gesetz. Wenn die Dosis inoculatoria minima erreicht wird, wenn also der Impfstoff genügend Erreger enthält, um die Infektion zum Haften zu bringen, kommt es mit Sicherheit zum Angehen der Impfung, zum „Take" des englischen Schrifttums. Höhere Konzentrationen an Krankheitserregern sind dann nutzlos, sie bewirken nicht mehr, als durch die Minimaldosis ebenfalls erreicht würde. Es wird demnach bei attenuierten Impfstoffen wie auch beim Pockenvirus von Bedeutung sein, das lebende Impfantigen an sein Erfolgsorgan heranzubringen, ohne daß eine Beeinträchtigung auf dem Wege dahin erfolgt. Daß dies selbstverständlich auch für inaktivierte Antigene zutrifft, wird weiter unten auszuführen sein. Die Auffrischimpfung dagegen ist nach den heutigen Kenntnissen für alle Impfstoffe notwendig. Unterschiede bestehen hier für die einzelnen Erregerarten, nicht für die Vaccinen.

1. Applikation von Lebendimpfstoffen

Bei den sogenannten Lebendimpfstoffen wird die auf das Erfolgsorgan, das antikörperbildende Zellsystem, gerichtete Applikation in unterschiedlicher Weise gehandhabt. Die Unterschiede ergeben sich dabei aus der Natur des Antigens, das eine Vermehrung im Organismus erfahren soll, um in ausreichender Menge die Plasmazellen und das R. E. S. (reticulo-endotheliale System) zu erreichen. Von Interesse ist hierbei, die Applikationsart des Lebendantigens, also des attenuierten Krankheitserregers, in Vergleich zu setzen zu dem eigentlichen pathogenen Erreger, von dem dies Impfantigen abgeleitet wurde und gegen den es schützen soll.

Der *Pockenschutzimpfstoff* wird parenteral appliziert. Die Krankheit, gegen die er schützen soll, wird im Gegensatz hierzu in der Regel durch Tröpfchen- oder Staubinfektion übertragen.

Der *BCG-Impfstoff* wird heute allgemein parenteral als intradermale Injektion appliziert. Dies ist insofern bemerkenswert, als die ursprüngliche BCG-Impfung (CALMETTE) enteral durch Verfüttern der attenuierten Mycobakterien erfolgte. Zur Verbesserung des Impferfolgs wurde hier der einfachere Weg, jedoch zugunsten der Injektion verlassen. Das Eindringen der pathogenen Tuberkelbakterien erfolgt dagegen primär meist über den Respirationstrakt oder seltener durch den Verdauungstrakt.

Bei der *Tollwut* folgt die Applikation der attenuierten Viren der Lebendvaccine wie auch der inaktivierten Impfstoffe dem parenteralen Infektionsweg der eigentlichen Krankheit. Das gleiche trifft auch für das Gelbfieber zu, Lebendimpfstoff wie Krankheitserreger gelangen parenteral in den Organismus.

Bei der *Poliomyelitis-Lebendvaccine* nimmt das Impfvirus den gleichen Weg in den Organismus, den das pathogene Virus bei der natürlichen Infektion nimmt. Es erwachsen hieraus jedoch bestimmte Konsequenzen für die Praxis insofern, als es sich hierbei um die einzige enterale Applikation lebender Erreger zum Zwecke der Immunisierung handelt und ebenfalls um die einzige Impfung, die grundsätzlich nicht auf den Impfling beschränkt bleibt, da das verimpfte Virusantigen nicht nur im Impfling vermehrt, sondern von diesem auch in seine Umgebung verstreut wird. Es würde den Rahmen dieser Abhandlung sprengen, auf die Folge dieser besonderen Verhältnisse näher einzugehen.

Für den noch in der Erprobung befindlichen *Masern-Lebendimpfstoff* zeigt sich, daß das Virusantigen parenteral verabfolgt wird. Die Attenuierung ist hier so weit getrieben, daß das Masernvirus der Vaccine auf enteralem Wege keine sichere Infektion und Immunisierung mehr auszulösen vermag. Die natürliche Infektion mit dem Krankheitserreger läuft über die Schleimhäute des Nasen-Rachenraumes und die Conjunctiven ab. Der Impfstoff wird demnach nicht auf dem Wege der natürlichen Infektion in den Organismus eingebracht (Tab. 3).

Tabelle 3. *Lebend-Impfstoffe*
Applikation u. Infektionsweg

Impfstoff	Applikation	Infektionsweg d. Krankheit	
Kuhpocken	parenteral (Skarifikation)	parenteral durch Hautwunde	enteral u. via Schleimhaut
BCG	parenteral	enteral	
Tollwut a) Virusfixe	parenteral	parenteral	
b) Flury	parenteral	parenteral	
Gelbfieber	parenteral	parenteral	
Poliomyelitis	enteral	enteral	
Masern	parenteral	enteral u. via Schleimhaut	

2. Applikation von inaktivierten Impfstoffen

Bei den inaktivierten Impfstoffen ist die Applikationsart insofern einheitlich, als alle diese Vaccinen parenteral appliziert werden. Die Methode der Wahl ist die intramuskuläre oder die subkutane Injektion. Als Ausnahme sind hier Versuche zu erwähnen, in denen ein inaktiviertes Typhusantigen enteral verabfolgt wird (BESREDKA). Eine abschließende Beurteilung dieses Verfahrens, das neuerdings in Deutschland wieder erprobt wird, muß noch abgewartet werden.

Das gleiche trifft auch für russische Versuche zu, in denen bei Diphtherie die Auffrischimpfung nach der parenteralen Grundimmunisierung durch Inhalieren von Diphtherie-Antigen erfolgte, das als Ärosol vorlag. Auch hier werden endgültige Schlüsse noch von größeren Versuchsreihen abhängen.

In Vorstehendem wurden die Einflüsse auf die Impfmethoden dargestellt, welche von dem bei der Herstellung der Vaccine zugrunde liegenden Prinzip ausgeübt werden. Dabei erwies sich, daß diese grundsätzlich anders sind, je nachdem, ob es sich um lebende, attenuierte Krankheitserreger oder um inaktivierte Antigene handelt.

3. Einfluß der Antigen-Art

Außer den durch die Herstellung vorgezeichneten Wegen ist die Art, in welcher das Antigen am wirksamsten zur Entfaltung kommen kann, für die Impfmethoden von Bedeutung. Wenn weiter oben ausgeführt wurde, daß die Applikation von attenuierten Lebend-Impfstoffen dem von der Natur vorgegebenen Weg folgt, so ist das für diese Vaccinen im einzelnen zu untersuchen.

4. Erregerart bei Lebend-Vaccinen

Der *Pockenimpfstoff* ist zwar kein eigentlich attenuiertes Virus, jedoch stellt er den ersten Lebendimpfstoff dar. Seine Applikation erfolgt durch Skarifikation in der Haut. Die Haut stellt also dabei das Erfolgsorgan für das Impfvirus dar; von ihr ausgehend wird das reticuloendotheliale System erreicht. Die Haut stellt aber auch gleichzeitig das Erfolgsorgan der Krankheit dar, gegen welche geschützt werden soll.

Bei den *Tollwut-Lebendimpfstoffen* liegen diese Verhältnisse nicht so übersichtlich. Das attenuierte Virus wird subkutan oder auch intramuskulär injiziert. Ein lokalisierbares Erfolgsorgan für das Virus ist nicht bekannt. Die gleiche Unsicherheit besteht aber auch für die Pathogenese der Tollwut, d. h. der zu verhütenden Krankheit. Es läßt sich nicht angeben, ob es an der Bißstelle zu einer Primärvermehrung des Virus kommt, welches dann sekundär in oder den Schwannschen Scheiden der verletzten Nervenfasern zum ZNS hochwandert, oder ob die Virusvermehrung erst in dem proximalen Abschnitt des ZNS erfolgt.

Das Fehlen von Antikörpern nach überstandener Tollwut — so selten und so unsicher diese Beobachtungen sein mögen — läßt den Schluß zu, daß es zumindest nicht bei der Virusvermehrung zu einem nennenswerten Reiz auf die Antikörperbildungsstätten kommt. Das Ausbleiben eines solchen Reizes kann als quantitative unterschwellige Bedingung angenommen werden. Es kann aber auch dafür sprechen, daß die Virusvermehrung erst jenseits der Blut-Liquor-Schranke erfolgt und deshalb das R. E. S. nicht erreicht wird. Bei der Tollwutimpfung mit Lebendimpfstoff ist demnach ein unterschiedliches Verhalten von Impfvirus und Krankheitserreger im Hinblick auf Immuno- und Pathogenese festzustellen.

Beim *Gelbfieberimpfstoff* liegt methodisch eine weitgehende Übereinstimmung zwischen Applikation des Impfstoffes und Infektion durch Krankheitserreger vor. Die subkutane Injektion kann mit dem Stich der übertragenden Insekten verglichen werden. Wo das Impfvirus im Menschen primär vermehrt wird, läßt sich nicht mit Bestimmtheit angeben. Es kommt aber zu einer viraemischen Phase, durch welche ein genügender Reiz zur Antikörperbildung sichergestellt wird. Für das pathogene Gelbfiebervirus jedoch ist das Erfolgsorgan für die Krankheit (Leber) offensichtlich nicht das gleiche wie für das Impfstoffvirus, da Leberschäden nach Gelbfieberimpfung nicht bekannt sind.

Bei den *Poliomyelitis-Lebendimpfstoffen* verdienen die hier zu besprechenden Verhältnisse besonderes Interesse. Das Impfvirus gelangt wie das pathogene Virus enteral in den Körper. Hier kommt es zur primären Virusvermehrung im Darm. Beide Viren vermögen danach in die Blutbahn einzudringen. Darüber hinaus kann das pathogene Virus noch die Blut-Liquor-Schranke durchwandern und in den motorischen Ganglienzellen des ZNS eine sekundäre Vermehrung erfahren. Diese beiden letztgenannten Fähigkeiten fehlen dem Impfstoffvirus.

Für den *Masern-Lebendimpfstoff* ergibt sich wieder ein anderes Bild. Das Impfvirus ist durch seine Attenuierung nicht mehr in der Lage, auf natürlichem Wege zu infizieren. Die subkutane oder intramuskuläre Injektion bringt das Virus in einer Menge an seine Vermehrungsstätte, daß es darüber hinaus auch zu einer Reaktion am Erfolgsorgan kommt. Nach der Impfung mit Masern-Lebendvaccine können nicht nur ein Exanthem, sondern auch andere lokale sowie allgemeine Symptome der Masern auftreten, wenn auch in harmloserer Form. Bemerkenswert ist hier, daß der Attenuierungsgrad geradezu am Auftreten der leichten Masernsymptome ermittelt werden kann. So zeigt das von HILLEMAN benutzte Masernvirus noch in 38—50% der Fälle leichte masernähnliche Nebenerscheinungen, während die weitergeführte Attenuierung von SCHWARZ nur bei 2,8% der Impflinge leichtere Symptome auslöst. Der Vergleich mit Poliomyelitis-Lebendimpfstoff zeigt, daß die Attenuierung zu unterschiedlichen Ergebnissen für die pathogenen Eigenschaften der verschiedenen Viren führen kann, ohne daß damit bereits etwas über die Wirksamkeit oder den Grad der Abschwächung ausgesagt werden kann.

5. *Adjuvantien inaktivierter Vaccinen*

Bei den inaktivierten Antigenen muß die einmal oder mehrmals injizierte Antigenmenge, wie schon oben ausgeführt, ausreichen, um den notwendigen Reiz auf die Antikörperbildungszentren auszuüben. Hierbei ist es für die meisten Vaccinen von Vorteil, wenn mit dem Antigen Stoffe appliziert werden, welche diesen Reiz auf das R. E. S. verstärken. Substanzen, welche diese Eigenschaften haben, sind aus den verschiedensten Stoffgruppen bekannt; ihnen scheint gemeinsam zu sein, daß sie selbst nicht antigen wirken, in Verbindung mit Antigenen jedoch die Antikörperbildung erheblich unterstützen. Stoffe mit dieser Funktion werden daher in der Immunologie als Adjuvantien bezeichnet.

Ihr Gebrauch geht auf Untersuchungen von RAMON zurück, der bei der Applikation von Toxoiden mit Tapiokamehl eine stärkere Lokalreaktion bei verbesserter Antikörperbildung am Pferd beobachtete. Seither werden auch den Vaccinen, welche am Menschen angewendet werden, schwer lösliche Stoffe wie Alaun, $Al(OH)_3$, $AlPO_4$ und Al_2O_3 zugesetzt, um die Wirksamkeit der Antigene zu verstärken. Daneben finden aber auch Mineralöl/Antigen-Emulsionen Verwendung (FREUND). Die Verschiedenartigkeit der adjuvierend wirkenden Stoffe weist darauf hin, daß eine allen diesen Stoffen gemeinsame Reizwirkung auf bestimmte Gewebe den immunisierungsfördernden Effekt zu haben scheint (HAAS). Neben dieser eigentlichen Reizwirkung wird als besondere Eigenschaft von festen mineralischen Adjuvantien ein Depoteffekt mit verzögerter Antigenabgabe aus dem einmal injizierten Adsorbat-Impfstoff als Ursache der besseren Immunisierung diskutiert (GLENNY et al. 1926).

6. Kombinationsimpfstoffe

Die Mischung verschiedener Antigene zur gleichzeitigen Impfung mit anderen Antigenen hat in der Impfpraxis dazu geführt, daß die kombinierte Impfung vielfach Einzelimpfungen verdrängt hat. Bisher liegen in der Humanpraxis Antigenkombinationen nur für inaktivierte Impfstoffe vor. Für die Applikation und das Impfschema entscheidend sind bei diesen Kombinationsimpfstoffen, die noch gesondert abzuhandeln sind, jeweils die Eigenschaften der schwächsten Partner.

IV. Der Einfluß des Impflings auf die Impfmethodik

Der entscheidendste Einfluß auf die Impfmethoden erfolgt naturgemäß vom Impfling selbst. Der zu Impfende ist ein gesundes Individuum, dessen Gesundheit zu erhalten Zweck der Impfung sein soll. Die Gesundheit des Impflings aber ist eine nur individuell bestimmbare Eigenschaft, die im Regelfalle einen stabilen Zustand darstellt, sonst aber einen durchaus labilen Charakter annehmen kann. Dabei bedrohen den Impfling nicht nur konstitutionelle sondern auch äußere Einflüsse. Infolgedessen läßt sich ein „endogen labiler" von einem „exogen labilen" Gesundheitszustand unterscheiden. Impfungen und Impfmethoden haben diesem Sachverhalt Rechnung zu tragen, indem für die jeweiligen Impfungen zunächst eine genaue Indikation zu stellen ist, die von der Abwägung der Risiken einer zu befürchtenden Infektion gegen diejenigen der Impfung selbst auszugehen hat. Von der Indikation zur Impfung wird die Impfmethodik bestimmt. Diese hat dem Vermögen des Impflings Rechnung zu tragen, mit der Belastung durch die Impfung fertig zu werden. Darüber hinaus kann die Indikation für das Kollektiv sich als bestimmend erweisen für das Vorgehen beim einzelnen Impfling.

In der überwiegenden Mehrzahl der Fälle versucht die Impfpraxis mit ihren Methoden die meisten der oben angeführten Schwierig-

keiten allgemeiner Art zu umgehen. Die Impfungen sollen in der Zeit der geringsten Komplikationsmöglichkeiten für den Impfling erfolgen. Zeitlich günstig bedeutet aber darüber hinaus, daß ihr Abstand zur Exposition durch die betreffende Krankheit genügend lang gewählt wird.

Dies wird dann der Fall sein, wenn nicht angesichts einer drohenden Infektion oder gar Epidemie geimpft werden muß. Die übliche Impfmethodik besteht demnach bei fast allen Impfungen in der Applikation der jeweils empfohlenen Dosis in derjenigen Form, welche die geringste Belästigung für den Impfling zur Folge hat. Als grundsätzliche Ausnahme haben hier die Tollwut- und die Tetanus-Impfung zu gelten, die nach stattgehabter Infektion — bei Tetanus nur als Auffrischimpfung — durchgeführt werden. Auch bei den unter denkbar günstigsten Bedingungen erfolgten Impfungen wird für den Fall der „endogenen Labilität" des Impflings eine Abweichung vom sonst üblichen Vorgehen dann erfolgen müssen, wenn beispielsweise eine Allergie gegen spezifische oder unspezifische Komponenten der Vaccine vorliegt oder zu befürchten ist. Hier kommen dann besondere Methoden zur Desensibilisierung oder zur Vermeidung histaminbedingter Reaktionen in Anwendung.

Als ein Sonderfall der „endogenen Labilität" gegenüber Impfstoffen und der dadurch bedingten Impfmethodik muß die Gravidität erwähnt werden. Diese hat nicht etwa einen nachteiligen Einfluß auf das Antikörperbildungsvermögen der Mutter, sie kann aber von seiten des Kindes bei Anwendung von Lebendimpfstoffen durch die damit verbundene Gefahr der Embryopathie gegeben sein. Zur Verringerung des Risikos wird es als sicherer angesehen, diese Impfungen erst in einem fortgeschritteneren Stadium der Schwangerschaft durchzuführen.

V. Die Vorimmunisierung

Auf eine interessante Möglichkeit der Überwindung der endogenen Labilität wiesen kürzlich zusammenfassend GÜNTHER und Mitarbeiter hin. Sie betrachten das Prinzip der Vorimmunisierung als einen Weg, um Impfzwischenfälle zu verhindern. Diese Vorimmunisierung kann aktiv oder passiv erfolgen. Für die aktive Vorimmunisierung kann das Verfahren von HERRLICH zur Verhinderung der postvaccinalen Encephalitis angeführt werden (s. S. 284). Dabei wird dem Pockenerstimpfling etwa 1—2 Wochen vor der eigentlichen Impfung mit lebendem Virus ein inaktiviertes Vaccine-Virusantigen injiziert, das als solches zwar einen serologisch nicht nachweisbaren Immunschutz bewirkt, kurzfristig aber den Impfling in die immunologische Situation eines bereits gegen Pocken Geimpften bringt. Wird dieser (unvollständig) Vorgeimpfte nach 1—2 Wochen wie üblich vacciniert, dann ist seine Reaktion mit der eines Wiederimpflings vergleichbar. Diese Reaktion gewinnt für die Pockenimpfung dadurch entscheidende Bedeutung, als bei Revaccinierten keine postvaccinalen Encephalitiden beobachtet werden (HERRLICH 1959).

Auf gleichen Überlegungen beruhen Versuche, die masernartigen Erkrankungen bei Masern-Lebendimpfung durch Vorimpfung von inaktiviertem Masern-Antigen zu verhindern. Hierbei wird die Masern-Lebendimpfung von gesunden wie labilen Impflingen komplikationslos vertragen.

Auch für die Poliomyelitis-Lebendimpfung empfehlen GÜNTHER und Mitarbeiter das Prinzip der Vorimpfung mit inaktiviertem Antigen. Sie stützen diese Ansicht mit der geringeren Komplikationsrate der Poliomyelitis-Lebendimpfung bei SALK-Geimpften gegenüber derjenigen bei Nichtgeimpften.

Gänzlich andere Überlegungen werden notwendig, wenn die Gesundheit des Impflings als ,,exogen labil" bezeichnet werden muß, z. B. bei einer drohenden Infektion bzw. Epidemie. Hier muß die Impfmethodik möglichst schnell einen möglichst starken Schutz erreichen. Im Gefahrenfall ist die Indikation zur Impfung grundsätzlich für alle Bedrohten zu bejahen. Ausnahmen von dieser Kollektiv-Indikation sind dabei dann nur durch Impfung lebensbedrohlich werdende Zustände. Die Abwägung der Risiken ist hier besonders notwendig.

Eine interessante Möglichkeit für das Vorgehen angesichts drohender Infektionen zeigen Untersuchungen, in welchen Möglichkeiten für die Schnellimmunisierung mit zwei Impfstoffarten geprüft wurden. Für inaktivierte Poliomyelitis-Vaccine wiesen BARON et al. (1959) nach, daß die Erhöhung der Antigendosis zu einer beschleunigten Antikörperbildung führt. Die Autoren gaben bei diesem Experiment statt 1 Dosis, wie sie normalerweise appliziert wird, 10 Dosen Poliomyelitis-Antigen. Die Antikörperbildung setzte nach dieser Injektion sowohl früher als auch stärker ein als dies nach der üblichen Immunisierungsart der Fall gewesen wäre.

Für Tetanus-Toxoid prüften HAAS et al. die Frage der Schnellimmunisierung. Sie gingen so vor, daß sie nicht die Antigenmenge einer Injektion erhöhten, sondern insgesamt 5 Injektionen mit je 2 Tagen Abstand gaben. Bei diesem Impfrhythmus erwiesen sich die Versuchspersonen bereits nach 2 Wochen zum überwiegenden Teil als immun, während dies bei der Kontrollgruppe erst nach 5 Wochen der Fall war.

Bei beiden Untersuchungen wurde die Erhöhung der Antigenmenge zur beschleunigten Immunisierung dadurch erreicht, daß das applizierte Volumen der Impfstoffe erhöht wurde. Die 5malige Applikation des Tetanus-Antigens in kurzen Abständen führte schneller zu einem höheren Antikörperspiegel als dies beim üblichen Impfschema zu erwarten gewesen wäre. Es erscheint berechtigt, von diesen Versuchsergebnissen die Feststellung abzuleiten, daß bei inaktivierten Antigenen eine beschleunigte Antikörperbildung durch Erhöhung der Dosis möglich ist. Daß bei diesem Vorgehen ein schnell erreichter Impfschutz möglicherweise durch unbefriedigende Verträglichkeit erkauft wird, bleibt in diesem Zusammenhang unerörtert.

Ähnliche Überlegungen liegen den sogenannten Konzentratvaccinen zugrunde, wie sie beispielsweise für die Poliomyelitis von HILLEMAN eingeführt wurden. Hier wird die Antigenmenge durch Konzentrierung und Reinigung erhöht, wobei das Injektionsvolumen verringert werden kann. Die Reduzierung des applizierten Volumens wirkt sich dabei günstig auf die Verträglichkeit der Impfstoffe aus, während die Wirksamkeitserhöhung die Anzahl der Injektionen niedrig hält.

VI. Passive Immunisierung

Wenn bisher die Immunisierungsmethoden nur für die Erzielung einer aktiven Immunität abgehandelt wurden, so geschah dies aus der Überlegung, daß die passive Immunisierung in den meisten Fällen Teil der Therapie ist; jedoch soll in folgendem auch eine Darstellung der passiven Immunisierung gegeben werden.

Während kurz vor der Entwicklung der Chemotherapie bakterieller Infektionen durch Sulfonamide und Antibiotika eine große Anzahl von spezifischen Antiseren therapeutisch zur Anwendung kamen, sind davon heute nur noch wenige in Gebrauch. Die jetzt noch verwendeten Seren sind gleichzeitig auch die ältesten, mit denen die Serotherapie und — Prophylaxe durch BEHRING und andere begründet wurde.

Neben den ,,klassischen" Seren hat sich in der jüngeren Vergangenheit eine neue Form der Seroprophylaxe und -therapie bewährt, welche nicht mehr Serum vom Tier benutzt, sondern *menschliches Rekonvalescentenserum* spezifisch einsetzt oder aber im *Gammaglobulin* die gereinigte und konzentrierte Antikörperfraktion von menschlichem Normalserum benutzt. Gerade das letztgenannte hat der passiven Immunisierung als echter Prophylaxe einen neuen Impuls verliehen, der sich besonders auf die bisher nicht zugängliche Virusinfektion erstreckt. In der Tabelle 4 sind ohne Anspruch auf Vollständigkeit einige der wichtigsten Antiseren aufgeführt, anhand derer diejenigen Punkte der passiven Immunisierung und ihre Methoden Erwähnung finden sollen, die von grundsätzlicher Bedeutung sind. Die Zusammenstellung beginnt nicht zufällig und auch nicht aus historischen Gründen mit den klassischen Seren, sondern deshalb, weil diese in vielen Punkten eine Einheit darstellen. Es handelt sich hierbei um das Diphtherie-, Tetanus-, Gasoedem-, Botulismus- und Schlangengift-Antiserum. Allen diesen Seren ist gemeinsam, daß sie durch Immunisierung vom Tier gewonnen werden. Als serumspendende Tiere haben sich für ihre Herstellung Pferde, Rinder oder Hammel bewährt. Die Wirkungsweise beruht auf ihrem Gehalt an spezifischem Antitoxin, d. h. des gegen ein in den Körper

Tabelle 4

Serumart	Herkunft	Wirkungs-weise	Verwendung zur:	
			Prophylaxe	Therapie
Diphtherie	Tier	antitoxisch		+
Tetanus	,,	,,		+
Gasoedem	,,	,,		+
Botulismus	,,	,,		+
Schlangen-gift	,,	,,		+
Gamma-globulin	Mensch	anti-mikrobiell	+	+
Pertussis-Hyper-immun-globulin	Mensch	anti-bakteriell	(+)	+

eingebrachten Gift gerichteten Antikörpers. Das Gift oder Toxin wird entweder nach der Infektion des Organismus vom Erreger erzeugt wie bei Diphtherie, Tetanus und Gasödem, oder es wird außerhalb des Organismus gebildet und diesem dann einverleibt wie bei den Schlangengiften; oder aber es wird auf beiden Wegen wirksam, wie dies beim Botulismus der Fall sein kann, wo präformiertes Toxin und Erreger den Organismus vergiften können. Wenn bei diesen klassischen Antiseren in

Tab. 4 als Verwendung nur die Therapie angegeben wird, nicht aber die Prophylaxe, so trifft das nur insoweit zu, als hier Prophylaxe als Vorbeugungsmaßnahme verstanden werden soll, bevor es zum Kontakt des Organismus mit Erreger oder Toxin kommt. Da der Begriff der Prophylaxe auch bei der aktiven Immunisierung in gleicher zeitlicher Begrenzung, also bis zu Beginn der Inkubation gebraucht wird, erschien es zweckmäßig, bei der passiven Immunisierung in gleicher Weise zu verfahren. Demnach kann die Verwendung der antitoxischen Seren in der Zeit nach Beginn der Inkubation oder nach der Exposition bereits als Anfang der Therapie angesehen werden.

1. Diphtherie-Antitoxin

Die geringe epidemiologische Bedeutung der Diphtherie beschränkt die Verwendung des antitoxischen Diphtherieserums auf die wenigen klinischen Fälle der manifesten Erkrankung oder den Verdacht hierauf. Bei einer Änderung dieser Epidemielage würde dem Diphtherie-Antitoxin zweifellos erneut die gleiche therapeutische Bedeutung zukommen, die es in vergangenen Jahren besaß, da nach wie vor keine andere Beeinflussung der Giftwirkung von Diphtheriebakterien bekannt ist.

2. Tetanus-Antitoxin

Im Gegensatz zu dem für Diphtherie Ausgeführten kommt dem antitoxischen Tetanus-Serum eine steigende Bedeutung zu, die sich u. a. aus der Zunahme von Straßen- und Berufsunfällen erklärt. Dies ist angesichts der Tatsache erstaunlich, als die Serotherapie des Tetanus in ihren Erfolgschancen keineswegs unbestritten ist. Während ein Teil der Autoren therapeutisch bei manifestem Tetanus außerordentlich hohe Antitoxindosen empfiehlt — WEISSCHEDEL (1959) gibt 20 000 IE/kg Körpergewicht in Narkose intravenös, d. h. beim Erwachsenen 200 ml und mehr — berichten andere über keine zahlenmäßig faßbaren Unterschiede der Patienten mit und ohne Serotherapie. STIRNEMANN (1963) fand bei der Analyse von rund 150 Tetanus-Patienten auch Versager der mit Serum behandelten, selbst wenn die Serumgaben bereits vor Manifestwerden des Tetanus verabreicht wurden. Allerdings überlebten alle von ihm beschriebenen mit Serum behandelten Patienten, denen mindestens 1500 IE Tetanus-Antitoxin verabfolgt wurde (zur Frage der Simultanimpfung s. bei Regamey „Die Tetanusschutzimpfung").

3. Gasoedem-Serum

Dieses Serum ist in Friedenszeiten nur von geringer Bedeutung. Es behält jedoch für Kriegsverletzungen, auch in der Antibiotika-Ära, seine oft lebensrettende Rolle. Zur schnellen Entgiftung oder Neutralisation des oft in dramatischer Form wirkenden Gasoedem-Toxins muß hier die intravenöse Verabreichung von großen Antiserumgaben gefordert werden. Daß gerade bei diesem Antiserum nur eine therapeutische Anwendung in Frage kommt, ergibt sich aus Ätiologie und Pathogenese der Erkrankung.

4. Botulismus-Serum

Für das Botulismus-Serum gilt sinngemäß das für das Gasoedem-Serum Gesagte. Das immer akut einsetzende Krankheitsbild des Botulismus macht die Applikation auf intravenösem Wege fast zwingend, wenn auch je nach Lage des Falles die intramuskuläre Gabe zum Erfolg führen kann.

5. Schlangengift-Serum

Bei dem letzten hier zu besprechenden antitoxischen Serum gegen Schlangengifte muß der Umstand berücksichtigt werden, daß eine Vielzahl von Schlangen existiert, deren Gift sich zum Teil erheblich unterscheidet. Diese Unterschiede machen es unmöglich, mehrere Gifte durch ein Antiserum abzusättigen, da die Unterschiede der Schlangengifte und Schlangenarten zum Teil mit ihrer geographischen Verbreitung zusammenfallen. Es ist gebräuchlich, Mischseren zu verwenden. Hierin werden die Antikörper gegen Schlangengifte bestimmter Zonen oder Kontinente kombiniert. Obwohl die antitoxische Behandlung von Schlangenbissen von der Voraussetzung ausgehen kann, daß es sich immer um die Behandlung einer einmaligen Giftdosis handelt — bei Tetanus und anderen Krankheiten kann sich die Giftmenge im Verlauf der Erkrankung steigern — läßt sich nur schwer entscheiden, welche Giftmenge tatsächlich in den Organis-

mus gelangt ist. Dies hängt von der Art der Bißverletzung und der Schlangenart ab. Außerdem gelangen wohl die meisten Schlangenbißverletzungen relativ spät zur Behandlung. Aus diesem Grunde ist es häufig angezeigt, von der intravenösen Applikationsart Gebrauch zu machen, wenn dabei auch die „Risiko-Balance" (siehe weiter unten) besonders schwer zu halten ist (vgl. Behringwerk-Mitteilungen „Die Giftschlangen der Erde", 1963).

6. Andere Antiseren tierischen Ursprungs

Wenn hier auf eine weitere Abhandlung der anderen in der humanmedizinischen Therapie bekannten Antiseren verzichtet werden kann, so deshalb, weil ihre Anwendung heute die Ausnahme und nicht mehr die Regel darstellt, da Behandlungsmittel mit größerer therapeutischer Breite zur Verfügung stehen und außerdem keine neuen Gesichtspunkte im Hinblick auf die Immunisierungsmethoden aus der Betrachtung dieser Antiseren abgeleitet werden können.

7. Therapeutische Breite bei Antiseren

Mit dem Begriff der therapeutischen Breite der Antiseren ist eine Eigenschaft angesprochen, die einen in der Medizin einmaligen Sachverhalt darstellt. Während sämtliche übrigen Medikamente die Grenzen ihrer Anwendung zwischen Schwellenwert und Überdosierung finden, kommt bei den Antiseren tierischer Herkunft noch der biologische Faktor der Sensibilisierung hinzu. Diese Sensibilisierung besteht darin, daß jede Serumgabe zwar grundsätzlich immer ihre immunologische Wirksamkeit im Organismus entfaltet, daß aber gleichzeitig, ebenfalls grundsätzlich, immer der Eiweißkörper, welcher Träger der Antikörperfunktion ist, für den Organismus ein Antigen darstellt. Gegen dieses Antigen werden Antikörper gebildet. Infolgedessen werden bei weiteren Injektionen des gleichen Eiweißes Antigen/Antikörper-Reaktionen auftreten, welche sowohl zu stürmischen, ja bedrohlichen Reaktionsabläufen führen können (anaphylaktischer Schock, Serumkrankheit), als auch der Wirksamkeit des spezifischen Antiserums Abbruch tun können. Die Antigen/Antikörper-Reaktionen bei einer zweiten

Injektion von tierischem Serum, die zwischen dem tierischen Anti-Serumeiweiß und dem dagegen gerichteten menschlichen Antikörper abläuft, kann zu einer Mitabbindung des in diesem Eiweiß enthaltenen Antitoxins führen. Die Praxis der passiven Immunisierung trägt diesem Sachverhalt dadurch Rechnung, daß Antiserumgaben nur wenige Tage hintereinander erfolgen sollen, wenn es sich um Serum der gleichen Tierart, z. B. Pferd, handelt. Wird eine langdauernde Applikation notwendig, wie dies beim Tetanus der Fall sein kann, wird auf das Serum einer anderen Tierart übergegangen, z. B. Rind oder Schaf. Außerdem sollte grundsätzlich in allen Fällen, wo dies möglich ist, für die Serotherapie von fermentativ abgebauten Seren Gebrauch gemacht werden. Diese führen weniger zur Sensibilisierung als das Nativserum. Daß außer den erwähnten Erscheinungen noch der primär allergische Schock auftreten kann, sei nur der Vollständigkeit halber erwähnt.

Zur Verhütung des anaphylaktischen Schocks und der Sensibilisierung haben sich probatorische Maßnahmen bewährt, welche eine mögliche Gefährdung anzeigen. Für die Einzelheiten dieser Untersuchungen siehe HERTEL (1963) sowie die Empfehlungen der jeweiligen Serumhersteller.

An dieser Stelle bleibt nur darauf hinzuweisen, daß die immunbiologisch heute noch unvermeidlichen Nachteile der Verwendung tierischer Seren dazu führen kann, daß die Wirksamkeit des Antiserums durch den Organismus gestört ja aufgehoben wird, so daß der Nutzen verringert, der Schaden aber erheblich vergrößert wird. Bei Abwägen der Risiken eines Schadens durch Krankheit oder durch Medikation wird demnach den oben erwähnten Faktoren besondere Bedeutung beizumessen sein. Sie fordern vor allem bei Verwendung von Antiseren tierischer Herkunft das Erheben einer eingehenden Anamnese. Um die Risikobalance in schwierigen Fällen zu halten, wird es daher unter Umständen angezeigt sein, ein geringerwertiges Antiserum der einen Tierspecies einem höherwertigen einer anderen Tierart vorzuziehen.

8. Gammaglobulin

Den hier erwähnten Nachteilen der Verwendung tierischer Antiseren sind die Seren oder Immunglobuline vom Menschen nicht ausgesetzt. Bei diesen entfällt die Antikörper hervorrufende Eigenschaft des Fremdeiweißes. Die menschlichen Serumpräparate werden vom menschlichen Organismus nicht als antigen empfunden, so daß es nicht zur unerwünschten Antikörperbildung kommen kann. Das Gammaglobulin stellt die konzentrierte und gereinigte Antikörperfraktion des menschlichen Serums dar. Die Spezifität der Antikörper erstreckt sich auf alle diejenigen Infektionskrankheiten, welche in der betreffenden Bevölkerung vorlagen, aus welcher das Blut gewonnen wurde, das zur Herstellung von Gammaglobulin diente. Dem Gammaglobulin ist mit Recht prophylaktisch und therapeutisch eine große Bedeutung zuerkannt worden. Die überzeugendsten Erfolge lassen sich hier bei Viruserkrankungen erzielen, wobei Masern, Hepatitis, Poliomyelitis, Varicellen und Röteln im Vordergrund stehen. Außer bei den genannten Infektionen findet Gammaglobulin therapeutisch und prophylaktisch Anwendung bei allen übrigen Virusinfektionen, die endemisch oder epidemisch in dem Herkunftsgebiet des Gammaglobulin beobachtet werden. Über die in jüngster Zeit empfohlene Prophylaxe der Embryopathia rubeolosa, der durch Röteln im ersten Trimenon der Gravidität verursachten kindlichen Mißbildungen also, kann noch kein abschließendes Urteil gefällt werden.

Die Applikation von Gammaglobulin erfolgt grundsätzlich tief intramuskulär. Die Dosierung richtet sich nach dem Körpergewicht des Patienten; sie wird unterschiedlich gehandhabt, je nachdem, ob eine Prophylaxe vor der Infektion oder eine Abschwächung des zu erwartenden Krankheitsverlaufes durch Gammaglobulingaben in der Inkubation beabsichtigt wird. In jüngster Zeit wurde ein besonderes Gammaglobulin für die Therapie entwickelt, das auch intravenös gegeben werden kann. Sein Anwendungsgebiet liegt vor allem bei denjenigen Fällen von Infektionskrankheiten, wo aus besonderer Ursache die Abwehrkräfte des Organismus nicht ausreichen, in Verbindung mit einer antimikrobiellen Therapie der Infektion Herr zu werden, z. B. rezidivierende bakterielle Infektionen. Beide Arten von Gammaglobulin haben oft lebensrettende Bedeutung bei Fällen von Antikörpermangelsyndrom. Hier kann die Applikation von Gammaglobulin zu einer echten Substitutionstherapie (BARANDUM et al. 1959) werden.

Als besondere prophylaktische Anwendung von Gammaglobulin sei noch die Vorbeugung von Impfschäden erwähnt. Neben der bereits angeführten Simultaninjektion bei der Masern-Lebendimpfung wird die Gammaglobulin-Prophylaxe auch gegen Komplikationen der Pockenimpfung empfohlen (KARTE 1962).

9. Pertussis-Hyperimmunglobulin

Das Pertussis-Hyperimmunglobulin wird aus dem Serum von Erwachsenen gewonnen, welche aktiv gegen Pertussis immunisiert wurden. Obwohl seine therapeutische Bedeutung noch nicht endgültig beurteilt werden kann, da diese Serumfraktion noch nicht lange genug in Anwendung ist, sei sie hier angeführt, da sie zumindest für Deutschland das erste spezifische Antiserum vom Menschen zur

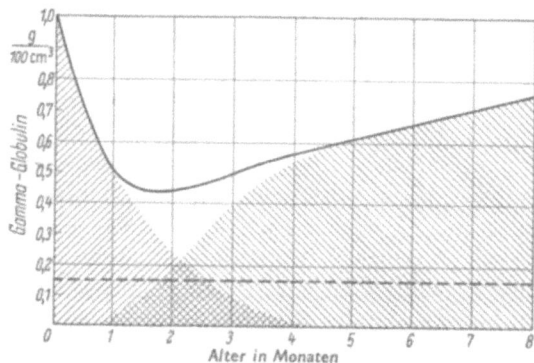

Abb. 5. Der Gammaglobulin-Spiegel beim Kinde. Nach HEIDE, K.: Bibliotheca Haematologica 12, 245 (1961), Basel: S. Karger

Therapie darstellt. Es bleibt abzuwarten, ob mit diesem spezifischen Immunglobulin eine neue Ära der Serotherapie mittels menschlicher Seren eingeleitet wird, oder ob in der Entwicklung dieses Globulins nur ein Einzelfall zu sehen ist.

Abschließend sei erneut auf die unterschiedlichen Eigenschaften der aktiven und der passiven Immunisierung verwiesen, weil diese Eigenschaften für das jeweils einzuhaltende Verfahren bei Prophylaxe und Therapie berücksichtigt werden müssen. Bei der *aktiven*

Immunisierung tritt der gewünschte Effekt nach kurzem Intervall zunächst langsam, dann in steigendem Maße auf. Durch geeignetes Vorgehen läßt sich der Effekt, hier also die Schutzwirkung, potenzieren (Auffrischung, Booster, Injection de rappel). Die wiederholte Applikation kann von Vorteil sein. Der beste Schutz des Patienten liegt zeitlich lange nach der ärztlichen Handlung.

Bei der *passiven Immunisierung* tritt der maximale Effekt unmittelbar nach der Serum- bzw. Antikörpergabe auf. Er läßt sich nicht steigern, da das Fremdeiweiß tierischer wie menschlicher Herkunft der Ausscheidung aus dem Organismus unterliegt. Eine wiederholte Applikation bringt keinen höheren Schutz, sie kann dagegen bei tierischem Eiweiß von erheblichem Nachteil für den Impfling werden.

Die hier geschilderten Unterschiede zwischen der passiven Übertragung und der aktiven Bildung von Antikörpern für den speziellen Fall der Anwendung bestimmter Antiseren oder Impfstoffe spiegelt sich für die Gesamtheit der Antikörper des menschlichen Blutes in der Entwicklung des Gammaglobulinspiegels beim Kind in den ersten Lebensmonaten wider. In dem Diagramm der Abb. 5 werden diese Verhältnisse dargestellt, wobei zwischen dem mütterlichen Gammaglobulin im kindlichen Blut, sowie dem vom Kind selbst gebildeten unterschieden wird. Wie das mütterliche Gammaglobulin mit seinen diaplacentar übertragenen Antikörpern aus dem Blut des Säuglings verschwindet, so wird auch das injizierte Fremdserum, sei es vom Tier oder vom Menschen, aus dem Organismus eliminiert. Hierbei hat das Serum tierischer Herkunft meistens eine kürzere Verweildauer als solches menschlichen Ursprungs. Die vom Kind selbst gebildeten Antikörper gegen die antigenen Reize des extrauterinen Lebens führen zu einem Anstieg des eigenen Gammaglobulinspiegels, der etwa im 2.—3. Lebensjahr denjenigen von Erwachsenen erreicht. Eine vergleichbare Erscheinung tritt auf, wenn dem Organismus gezielt durch Impfung spezifische Antigene zugeführt werden.

Literatur

BARANDUM, S., H. CATTIER, A. HÄSSIG u. G. RIVA: Das Antikörpermangelsyndrom. Basel/Stuttgart: B. Schwabe 1959.

BARON, S., E. V. BARNETT, B. L. BURCH, J. M. LYNCH and W. R. EHRMANTRAUT: Rapid Imm. with

Poliomyelitis Vaccine. New Engl. J. Med. **260**, 966 (1959).

BEHRING, E.: Untersuchungen über das Zustandekommen der Diphtherie-Immunität bei Thieren. Dtsch. med. Wschr. **16**, 1145 (1890).

BESREDKA, A.: De la vaccination contre les états typhoides par la voic buccale. Ann. Inst. Pasteur **33**, 882 (1919).

CALMETTE, A., et C. GUÉRIN: Sur quelques propriétés du bacille tuberculeux sur la bile. C. R. Acad. Sci. (Paris) **147**, 1456. (1908).

ENDERS, J. F., and T. C. PEEBLES: Propagation in tissue culture of cytopath. agents from patients with measles. Proc. Soc. exp. Biol. (N. Y.) **86**, 277 (1954).

FREUND, J., and K. MCDERMOTT: Sensitization to Horse Serum by Means of Adjuvants. Proc. Soc. exp. Biol. (N. Y.) **49**, 548 (1942).

FULGINITI, V. A., O. S. LELAND and H. C. KEMPE: Evalution of Measles Immunization methods. Amer. J. Dis. Child. **105**, 5 (1963).

GLENNY, A. T., C. G. POPE, H. WADDINGTON and U. WALLACE: The antigenic value of toxoid precipitated by potassium alum. J. Path. Bact. **29**, 38 (1926).

GÜNTHER, O., u. O. BONIN: Unschädlichkeit von Impfstoffen aus vermehrungsfähigem Virus. Dtsch. med. Wschr. **88**, 1169 (1963).

HAAS, R.: Inaktivierung als Problem der Impfstoffherstellung. 28. Tg. d. Dtsch. Ges. f. Hyg. u. Mikrobiol. 1961. Zbl. Bakt. I, Abt. Orig., **184**, 119 (1962).

—, u. R. THOMSSEN: Entwicklungsstand d. i. d. Immunbiol. gebr. Adjuvantien. Erg. Mikrobiol. etc. **34**, 25 (1961).

HAAS, R., R. THOMSSEN u. H. ROTH: Aktive Schnellimmunisierung gegen Tetanus. Dtsch. med. Wschr. **86**, 2141 (1961).

HERRLICH, A.: Über Vakzine Antigen. Münch. med. Wschr. **101**, 12 (1959).

HERTEL, H. W.: Prophylaxe mit Seren und Blutbestandteilen. i. H. OPITZ u. F. SCHMID „Handbuch d. Kinderheilkunde, Bd. 3, Springer, i. Druck, 1964.

HILLEMAN, M. R., J. STOKES, E. B. BUYNAK, R. WEIBEL, R. HALNEDA and H. GOLDNER: Ender's Live Measles-Virus-Vaccine with Human Immune Globulin. Amer. J. Dis. Child. **103**, 202 (1962).

—, J. CHARNEY, A. A. TYRELL, C. WEIHL, C. CORNFIELD, J. T. ICHTER, H. D. RILEIGH and N. HUANG:

Investigation into Development and Clin. Test of a Polio Vacc. Ac. Med. New Jersy Spec. Bull. **6**, 1 (1960).

HORSFALL, F. L., E. H. LENETTE, E. R. RICKARD and G. H. HIRST: Studies on the Efficacy of a Complex Vaccine against Influenza. A Pub. Health Rep. **56**, 1863 (1941).

JENNER, E.: 1796 zit. b. C. W. DIXON: Smallpox. London: Churchill Ltd. 1962, 261.

KARTE, H.: Zur Verhütung der Enzephalitis nach Vakzination. Mschr. Kinderheilk. **110**, 257 (1962).

KOPROWSKI, H., and H. R. COX: Studies on chick embryo adapted rabies virus. J. Immunol. **60**, 553 (1948).

LI, C. P., and M. SCHAEFFER: Adapt. of Type I, Poliovirus to Mice. Proc. Soc. exp. Biol. (N. Y.) **82**, 477 (1953).

NANNING, W.: Prophyl. effect ef Antivaccinia Gamma-Gloublin against post-vaccinal Encephalitis. Bull. Wld Hlth Org. **27**, 317 (1962).

NICOLLE, CH., zit. b. R. GÄDECKE: Die inappar. Virusinfektion. Berlin-Göttingen-Heidelberg: Springer 1957.

PASTEUR, L., CHAMBERLAND, ROUX et THUILLIER: Sur la rage. C. R. Acad. pol. **92**, 1259 (1881).

PFEIFFER, R., u. W. KOLLE: Über die spezif. Imm. Reaktion der Typhus-Bazillen. Z. Hyg. **21**, 320 (1896).

RAMON, G.: Sur l'immunisation antitoxique et la production des antitoxines. Ann. Inst. Past. **47**, 339 (1931).

SABIN, A. B., W. HENNESSEN and J. WINSSER: Studies on Variants of Polio Virus. J. exp. Med. **99**, 551 (1954).

SALK, J. E., B. L. BURNET, L. J. LEWIS, E. N. WARD and J. S. YOUNGER: Studies in Human Subjects on Act. Imm. ag. Polio. J. Amer. med. Ass. **151**, 1081 (1913).

SCHWARZ, A. J. F.: Preliminary Tests of a Highly Attenuated Measles Vaccine. Amer. J. Dis. Child. **103**, 386 (1962).

STIRNEMANN, H.: Analyse von 149 Tetanusfällen. Schweiz. med. Wschr. **93**, 601 (1963).

WEISSCHEDEL, E.: Zur modernen Behandlung d. Tetanus. Dtsch. med. Wschr. **84**, 2222 (1959).

Einige Grundlagen der Prüfung von biologischen Produkten

Von O. BONIN

Einführung

Seit ihrer Einführung durch PAUL EHRLICH verfolgt die Prüfung von biologisch wirksamen Produkten für die Prophylaxe und Therapie von Infektionskrankheiten das Ziel, eine möglichst gleichmäßige Wirksamkeit und Unschädlichkeit jeder einzelnen Herstellungs-Charge eines Präparates zu gewährleisten. In der Erkenntnis, daß öffentlich geförderte prophylaktische Maßnahmen nur dann von Erfolg

sein können, wenn dieses Ziel erreicht wird, übt der Staat in fast allen Ländern durch Erlaß von Vorschriften über Heilsera und Impfstoffe eine Überwachung der Herstellung und Prüfung von solchen Präparaten aus.

Diese staatliche Überwachung geht in verschiedenen Ländern verschieden weit. Teilweise beschränkt man sich darauf, auf Grund von Unterlagen über die Herstellung und Prüfung eine Lizenz zu erteilen, und überläßt die Freigabe von Einzelchargen der alleinigen Verantwortung des Herstellers (z. B. in Frankreich). Teilweise behält sich der Staat das Recht vor, jede Charge eines Produkts selbst für den Verkehr freizugeben und nach seinem Ermessen stichprobenweise Nachprüfungen anzusetzen (z. B. in den USA). Teilweise verpflichtet der Staat seine ausführenden Institutionen, festgelegte Nachprüfungen durchzuführen und die Entscheidung über Zulassung oder Zurückweisung vom Ergebnis dieser Untersuchungen abhängig zu machen (z. B. in Deutschland). Und schließlich liegt in einigen Ländern (z. B. in Dänemark) Produktion und Prüfung von biologischen Produkten allein in der Hand des Staats.

Die mit diesen Überwachungsverfahren angestrebte Sicherung einer gleichmäßigen Wirksamkeit und Unschädlichkeit kann bei den verschiedenen immunbiologischen Präparaten nur mit einem unterschiedlichen Grad von Vollkommenheit erreicht werden. Besonders für die Wertbemessung von Sera und Impfstoffen gibt es verschiedene Methoden, von denen jede ihre Vor- und Nachteile hat, und die in verschiedenen Ländern verschieden eingesetzt werden.

Nachdem sich die Weltgesundheitsorganisation (WHO) schon lange mit der Einführung von internationalen Maßpräparaten befaßt hat, bemüht sie sich in den letzten Jahren auch zunehmend um eine Vereinheitlichung der Prüf*methoden*. Bisher ist aber noch nicht bei allen Präparaten eine befriedigende Übereinstimmung erzielt, was z. T. mit den unterschiedlichen Auffassungen über den Grad der staatlichen Überwachung zusammenhängt.

Bei der Besprechung der einzelnen immunbiologischen Präparate kann nicht jedesmal ausführlich auf die theoretische Begründung der Prüfungsverfahren eingegangen werden. Daher sollen die wichtigsten grundlegenden Erkenntnisse für die Bewertung der Unschädlichkeitsprüfungen und die theoretische Begründung der Wertbemessungsverfahren hier kurz und zusammenfassend besprochen werden. Eine derartige zusammenfassende Besprechung kann nicht vollständig sein, sondern nur einen Überblick über die wesentlichsten Gesichtspunkte geben.

I. Die Bewertung der Unschädlichkeitsprüfungen

Die Unschädlichkeitsprüfung von biologischen Produkten umfaßt den Nachweis des Fehlens von Toxizität und von Krankheitserregern. Während für ersteren Zweck die aus der Pharmakologie bekannten Bewertungskriterien (Fehlen einer toxischen Wirkung nach Verabreichung einer bestimmten Dosis des

Präparates pro Gewichtseinheit des Versuchstiers) benützt werden können, wirft der Nachweis der Sterilität seit der Entwicklung von Virusimpfstoffen ernste Probleme auf.

Wenn es darauf ankommt, kleine Mengen eines in dem Produkt selbst nicht vermehrungsfähigen Erregers nachzuweisen, ist ein ausreichender Grad von Prüfungssicherheit nur mit großen Stichproben zu erreichen (s. auch bei WEBER, S. 484). Die absolute Sterilität eines Produkts kann nur dann nachgewiesen werden, wenn man die ganze Herstellungs-Charge verprüft. Mit aus der statistischen Fabrikationskontrolle geläufigen Methoden kann man jedoch die Wahrscheinlichkeit eines irrtümlich negativen Prüfungsergebnisses unter bestimmten Bedingungen berechnen.

Unter den Voraussetzungen, daß:

1. alle zur Prüfung getellten Chargen mit einer gleichmäßigen, angenommenen Partikelkonzentration verunreinigt sind,

2. diese Partikel im Vorrat zufällig verteilt sind,

3. ein Partikel ausreicht, im Prüfsystem (Nährboden, Gewebekultur, Versuchstier) eine erkennbare Infektion hervorzurufen, und

4. das Volumen des Vorrats so groß ist, daß seine Verkleinerung durch die Probenentnahme nicht ins Gewicht fällt,

ergibt sich die Wahrscheinlichkeit, daß eine Stichprobe $W_{(-;i)}$, die im Durchschnitt n Partikel enthält, zufällig steril ist, nach der Poisson-Verteilung mit:

$$W_{(-;i)} = e^{-n}$$

[e = Basis der natürlichen Logarithmen = 2.7183]

Da n gleich dem Produkt aus der durchschnittlichen Partikelkonzentration ζ und dem Volumen der Probe v ist, gilt:

$$W_{(-;i)} = e^{-\zeta v}$$

Bei vorgegebener Irrtumswahrscheinlichkeit $W_{(-;i)} = \varepsilon$ ergibt sich hieraus durch Umformung:

$$v = \frac{\log e}{\zeta \log \varepsilon}$$

Die nach dem Bericht des U. S. Department of Health, Education and Welfare 1955 festgesetzten Stichprobenvolumina für die Prüfung von Poliomyelitis-Impfstoffen auf Virusfreiheit wurden nach dieser von CORNFIELD, HALPERIN und MOORE erstmalig für diese Fragestellung verwendeten Formel berechnet.

Bei kleineren Chargen kann die oben unter 4 angegebene Voraussetzung nicht ohne weiteres zugrunde gelegt werden. Man muß daher ein strengeres Rechenverfahren anwenden (PRIGGE u. Mitarb. 1956, BONIN u. IHM), dem der Erwartungswert der von KROMBHOLZ und LORENZ und STEVENS untersuchten

Belegungsverteilung zugrundeliegt. Hiernach ist die Wahrscheinlichkeit einer sterilen Stichprobe $W(_-;_i)$ der Größe v aus einem Vorrat der Größe V, der insgesamt n Partikel enthält:

$$W(_-;_i) = \varepsilon = \left(\frac{V-v}{V}\right)^n$$

Durch dem obigen Beispiel analoge Umformung dieser Gleichung gilt für die Berechnung der Stich-

die Herstellung von Virus-Lebendimpfstoffen müssen wir solche kleinen Ansatzvolumina zugrundelegen. Aus der Tabelle ergibt sich, daß die Verunreinigung eines großen Vorrats mit durchschnittlich 5 Partikeln/Liter erst dann mit einer Irrtumswahrscheinlichkeit von weniger als $1^0/_{00}$ ($= 10^{-3}$) erkannt wird, wenn man Stichproben von wenigstens 1500 ccm untersucht. Bei kleineren Vorräten liegen die Verhältnisse, wie Teil b der Tabelle zeigt, wesentlich ungünstiger.

Tabelle 1. *Wahrscheinlichkeit einer sterilen Stichprobe aus einem mit gegebener Partikelkonzentration verunreinigten Vorrat bei verschieden großem Stichprobenvolumen (modifiziert nach:* BONIN u. GÜNTHER, *1964)*

a) *Volumen des Vorrats: 100 Liter*

Stich-proben-volumen	Partikelkonzentration im Vorrat (Part./Liter)				
	1	2	5	10	20
100 ml	$90{,}58 \times 10^{-2}$	$80{,}17 \times 10^{-2}$	$60{,}95 \times 10^{-2}$	$37{,}15 \times 10^{-2}$	$10{,}96 \times 10^{-2}$
300 ml	$74{,}13 \times 10^{-2}$	$54{,}95 \times 10^{-2}$	$22{,}38 \times 10^{-2}$	$5{,}01 \times 10^{-2}$	$2{,}50 \times 10^{-3}$
500 ml	$60{,}53 \times 10^{-2}$	$36{,}64 \times 10^{-2}$	$8{,}13 \times 10^{-2}$	$6{,}61 \times 10^{-3}$	$4{,}63 \times 10^{-3}$
1000 ml	$36{,}64 \times 10^{-2}$	$13{,}43 \times 10^{-2}$	$6{,}66 \times 10^{-3}$	$4{,}37 \times 10^{-5}$	$1{,}91 \times 10^{-9}$
1500 ml	$22{,}08 \times 10^{-2}$	$4{,}88 \times 10^{-2}$	$5{,}25 \times 10^{-4}$	$2{,}75 \times 10^{-7}$	$< 10^{-14}$
3000 ml	$4{,}65 \times 10^{-2}$	$2{,}16 \times 10^{-3}$	$2{,}16 \times 10^{-7}$	$< 10^{-13}$	$< 10^{-26}$

b) *Volumen des Vorrats: 2 Liter*

Stich-proben-volumen	Partikelkonzentration im Vorrat (Part./Liter)				
	100	200	400	1000	5000
5 ml	$60{,}53 \times 10^{-2}$	$36{,}64 \times 10^{-2}$	$15{,}21 \times 10^{-2}$	$6{,}61 \times 10^{-3}$	$< 10^{-11}$
10 ml	$14{,}81 \times 10^{-2}$	$2{,}19 \times 10^{-2}$	$4{,}79 \times 10^{-3}$	$5{,}01 \times 10^{-9}$	$< 10^{-41}$
20 ml	$13{,}43 \times 10^{-2}$	$1{,}80 \times 10^{-3}$	$3{,}25 \times 10^{-4}$	$1{,}91 \times 10^{-9}$	$< 10^{-43}$
50 ml	$6{,}32 \times 10^{-3}$	$3{,}98 \times 10^{-5}$	$1{,}58 \times 10^{-9}$	$< 10^{-22}$	$< 10^{-110}$

probengröße nach diesem Verfahren:

$$v = V\left(1 - \sqrt[n]{\varepsilon}\right) \quad \text{oder:} \quad v = V\left(1 - \sqrt[cV]{\varepsilon}\right)$$

Die zahlenmäßige Berechnung der zur Erkennung bestimmter Partikelkonzentrationen erforderlichen Stichprobenvolumina nach diesen beiden Verfahren ergibt keine wesentlichen Unterschiede, solange es sich um Vorräte von mehr als 10 Litern handelt. Im Falle kleinerer Vorräte ergibt nur das zweite Verfahren verläßliche Ergebnisse.

Um einen Überblick über die Abhängigkeit der Irrtumswahrscheinlichkeit von Sterilitätsprüfungen von der Stichprobengröße zu vermitteln, sind in Tabelle 1 (modif. nach BONIN u. GÜNTHER) die Wahrscheinlichkeiten zufällig steriler Stichproben verschiedener Größe bei Verunreinigung des Vorrats mit gegebener Partikelkonzentration zusammengestellt. Teil a dieser Tabelle gibt diese Wahrscheinlichkeiten für einen Vorrat von 100 Litern, Teil b für einen Vorrat von nur 2 Litern. Derart kleine Vorräte sind durchaus nicht unrealistisch; bei der Bewertung der Prüfung von einzelnen Vermehrungsansätzen für

Diese Berechnung der Irrtumswahrscheinlichkeit von Sterilitätsprüfungen basiert auf der Voraussetzung, daß alle zur Prüfung kommenden Produkte mit einer konstanten Konzentration des verunreinigenden Erregers infiziert sind, eine Annahme, die für die Praxis keinesfalls gilt. Die primäre Wahrscheinlichkeit, daß ein zu prüfendes Produkt die festgelegte Konzentration an Verunreinigungskeimen oder mehr enthält, ist ja dem Prüfer im voraus nicht bekannt. Man kann daher aus diesen Berechnungen keine Schlüsse zu der forensisch wichtigen Frage ableiten, mit welcher Wahrscheinlichkeit ein mit negativem Ergebnis geprüftes Produkt tatsächlich weniger als die zugrunde gelegte Keimkonzentration enthält, d. h. praktisch steril ist. Für letztere Irrtumswahrscheinlichkeit zweiter Ordnung ergeben sich sehr verschiedene Werte, je nachdem, ob man einen hohen oder einen niedrigen Prozentsatz an „infizierten" Produkten zugrunde legen muß. Zwei Beispiele hierfür sind in Abb. 6 (nach BONIN u. GÜNTHER) gegeben.

Ein negatives Ergebnis der Sterilitätsprüfung in einer „sicheren" Produktion besagt also für die Sterilität des geprüften Produkts mehr als ein gleicherweise negatives Ergebnis in einer Reihe von als verunreinigt befundenen Chargen. Wenn man aus einer großen Reihe von Prüfungen einen Schätzwert für die Wahrscheinlichkeit von praktisch sterilen Produkten besitzt, läßt sich nach der von PRIGGE (zit. nach BONIN u. IHM) angegebenen, auf der Schlußweise von BAYES beruhenden Abschätzung angeben, mit welcher Wahrscheinlichkeit ein mit negativem Ergebnis geprüftes Produkt tatsächlich praktisch steril ist. Ein solcher Schätzwert ist auch notwendig, wenn man berechnen will, wieviele Einzeldosen eines

II. Die Wertbemessung von biologischen Produkten

1. Die Aussage der Wertbemessung

Der Heilwert oder der Immunisierungswert von Seren oder Serumderivaten für die kurative oder präventive passive Immunisierung und der Schutzwert von Impfstoffen für die aktive Immunisierung läßt sich nur bei der praktischen Anwendung der Präparate im Feldversuch am Menschen (oder an der Tierart, für die das Präparat bestimmt ist) erweisen. Aus verständlichen Gründen kann man diese Werte nicht für jede Produktions-Charge neu bestimmen. Wenn man die Ergebnisse von Feldversuchen bei der Einführung eines neuen Präparats aber auf später produzierte Chargen übertragen will, muß man durch geeignete Wertbemessungsmethoden dafür sorgen, daß nur solche Präparate in den Handel kommen, welche eine mindestens gleiche Wirksamkeit wie das ursprünglich erprobte besitzen. Andererseits darf man auch in bestimmten Fällen (z. B. bei der Diphtherieimpfung älterer Kinder) die für eine sichere Immunisierung notwendige Impfstoffdosis nicht zu weit überschreiten.

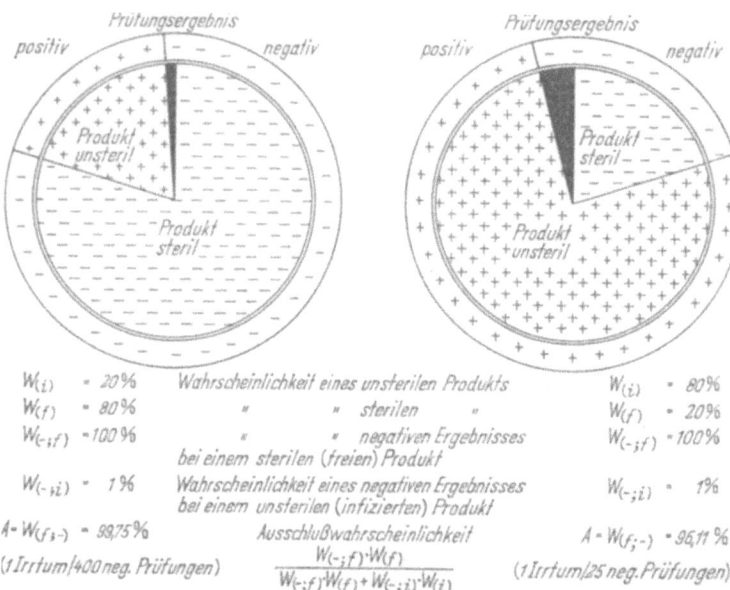

Abb. 6. Abhängigkeit der Ausschlußwahrscheinlichkeit eines negativen Prüfungsergebnisses von der Wahrscheinlichkeit praktisch steriler Produkte (nach BONIN u. GÜNTHER)

mit negativem Ergebnis geprüften Produktes maximal mit einem oder mehr Partikeln verunreinigt sein können, wie durch CORNFIELD, HALPERIN und MOORE geschehen ist.

Aus dieser letztgenannten Erkenntnis über die Bedeutung einer hohen Gleichförmigkeit (consistency, U. S. Department of Health, Education and Welfare, CORNFIELD, HALPERIN u. MOORE) einer Produktion für den Aussagewert der Prüfungsergebnisse an Einzelchargen ist die Forderung abgeleitet worden, daß einzelne Produkte nur dann zum Verkehr freigegeben werden, wenn eine bestimmte Anzahl von aufeinanderfolgenden Chargen mit negativem Ergebnis geprüft ist.

Diese neueren Erkenntnisse haben zur Festsetzung von großen Stichprobenvolumina für die Prüfung von jüngst entwickelten Präparaten geführt. Sie sind aber bei den Vorschriften für ältere Produkte noch nicht berücksichtigt. So werden z. Z. verschiedene Produkte mit durchaus verschiedener Schärfe auf Sterilität geprüft.

Es müssen daher Wertbemessungsmethoden und Maßeinheiten für die spezifische Wirksamkeit von biologischen Produkten geschaffen werden, die in möglichst guter Annäherung die Eigenschaft des Präparats messen, die für die Schutzwirkung am Menschen ausschlaggebend ist. Daher sind für die Wertbemessung im allgemeinen Tierversuche den bei einigen Präparaten auch möglichen Reagenzglasversuchen vorzuziehen.

Die Diskussion um die Zweckmäßigkeit des Prüfverfahrens hat schon bei dem ersten Präparat, für das eine Prüfungspflicht eingeführt wurde, eine bedeutende Rolle gespielt. Schon v. BEHRING und BOER haben 1894 betont, daß für die vollständige Wertbemessung eines Diphtherieserums die folgenden Eigenschaften gemessen werden müßten:

1. der Immunisierungswert gegenüber einer Infektion,

2. der Heilwert gegenüber einer Infektion,

3. der Immunisierungswert gegenüber einer Intoxikation und

4. der Heilwert gegenüber einer Intoxikation.

Da zwischen diesen Immunisierungs- oder Heilwerten und dem nach der Methode von EHRLICH (1898) im passiven Schutzversuch am Meerschweinchen nach dem Standardprinzip gemessenen wahren Antitoxingehalt der Sera ein Parallelismus erwiesen schien, vertraten diese Autoren die Auffassung, daß die offizielle Wertbemessung eine gute Aussage über den Wert des Serums für den Menschen ermögliche. Diese Auffassung ist nicht unwidersprochen geblieben; über die um diese Fragen entbrannte Diskussion geben OTTO und HETSCH einen Überblick. Letztere kommen insbesondere auf Grund der Ergebnisse von KOLLE und SCHLOSSBERGER zu dem Schluß, daß der in der Wertbemessung nach EHRLICH bestimmte Antitoxingehalt eine gute Bewertungsgröße für den zu erwartenden Heilwert des Serums — und zwar sowohl gegen die Infektion als auch gegen die Intoxikation — darstellt.

Auch bei der methodisch wesentlich schwierigeren Wertbemessung von Antigenen stehen in vitro-Methoden (RAMON/BÄCHER, KRAUS u. LÖWENSTEIN/KRECH/PENSO u. VICAR) und Tierversuche zur Auswahl. Die Überlegenheit des Tierversuchs ergibt sich aus der Tatsache, daß eine und dieselbe Menge eines mit chemischen Methoden gemessenen Antigens im Tierversuch außerordentlich verschiedene Wirksamkeiten besitzen kann. So kann z. B. eine bestimmte, in Flockungseinheiten (NICOLLE, CÉSARY u. DÉBAINS und RAMON) (L_f) gemessene Menge Diphtherietoxoid bei verschiedenen Aufbereitungen des Antigens im Tierversuch sehr verschiedene Wirksamkeiten zeigen. Nach PRIGGE (1949) wird die Wirksamkeit von Diphtherieimpfstoffen nicht nur durch Zusatz von Adjuvantien, sondern auch durch Bestandteile der zu ihrer Herstellung verwendeten Nährbouillon erheblich gesteigert. Die Wirksamkeit von hochgereinigten Toxoiden ist im Vergleich zu der der entsprechenden Rohtoxoide relativ gering. Da die Konzentrationen und Aktivitätskonstanten dieser undefinierten Aktivatoren in verschiedenen Zubereitungen stark schwanken, läßt sich die Wirksamkeit der Impfstoffe auch nicht auf Grund der von PRIGGE (1949, 1955) angegebenen Formel:

$$\text{SE/ccm} = c\,\sqrt{L_f \cdot A/\text{ccm}^2}\,^1$$

vorausberechnen. Sie ist vielmehr nur im Tierversuch zu bestimmen. Die Immunisierungsergebnisse beim Menschen gehen dabei mit der im Tierversuch bestimmten Wirksamkeit parallel und nicht mit der in vitro bestimmten Antigenkonzentration.

Noch schwieriger werden die Verhältnisse, wenn der Erreger, gegen den mit der Immunisierung geschützt werden soll, mehrere qualitativ verschiedene

---

[1] SE = Schutzeinheiten, L_f = Flockungseinheiten, c = Aktivitätskonstante des Aktivators, A = Aktivatorkonzentration

Toxine bildet oder ein breiteres Antigenspektrum besitzt. So wurde z. B. die Wertbemessung der Gasbrandsera lange Zeit dadurch behindert, daß verschiedene Stämme des B. perfringens verschiedene Toxine in verschiedener quantitativer Zusammensetzung bilden. Wie PRIGGE (1937, 1949) gezeigt hat, fallen die Ergebnisse von Wertbemessungsverfahren nur dann einheitlich aus (und haben wahrscheinlich auch nur dann einen Bezug zum Heilwert des Serums beim Menschen), wenn man für die Prüfung Teststämme verwendet, die viel allgemeintoxisches ζ-Toxin und nur wenig hämatotoxisches α-Toxin bilden. Und erst in jüngster Zeit wird bei der Wertbemessung der Typhusimpfstoffe diskutiert, ob es sinnvoller ist, die Vi-Antigenkomponente oder die O-Komponente — oder sogar beide Komponenten getrennt — zu messen, und ob die Schutzwirkung dieser Impfstoffe mit einer Infektionsbelastung oder einer Intoxikationsbelastung gemessen werden soll. Auf diese Fragen geht GÜNTHER (s. S. 553) bei der Besprechung dieser Schutzimpfung ausführlich ein.

Eine Wertbemessung von Heilseren und Impfstoffen liefert also nur dann für die Anwendung am Menschen brauchbare Resultate, wenn die im Feldversuch gefundene Schutzwirkung am Menschen und die Ergebnisse des Meßversuchs parallel gehen. Ist diese Parallelität jedoch durch die Erfahrung gesichert, so kann man auf Grund einer Wertbemessung schlecht wirksame Chargen eines Präparats ausschließen.

Eine möglichst exakte Wertbemessung ist auch unabdingbare Voraussetzung für eine systematische Steigerung der Qualität von biologischen Produkten, wie die Erfahrung mit den Diphtherieimpfstoffen lehrt (PRIGGE 1942). Wenn für ein Produkt Antitoxin- oder Schutzeinheiten festgelegt sind, die für alle Chargen das gleiche bedeuten, kann man die Auswirkungen von Modifikationen im Produktionsverfahren exakt erfassen. Als zweiter Schritt können dann Mindestanforderungen aufgestellt werden, die eine gute Schutzwirkung beim Impfling erwarten lassen. Die Wertbemessung von Seren und Impfstoffen ist also ein Werkzeug, das sich in gewissem Sinn mit der Rezepturwaage des Apothekers vergleichen läßt.

2. Die theoretischen Grundlagen der Wertbemessung

Wie die Apothekerwaage und ihre Gewichte, so müssen auch das biologische Wertbemessungsverfahren und seine Maßeinheiten geeicht werden. Die Ergebnisse von biologischen Meßverfahren sind nämlich z. T. erheblichen experi-

mentellen Schwankungen unterworfen. Daher
können Meßergebnisse von verschiedenen Laboratorien — ja sogar die Ergebnisse von zu
verschiedenen Zeiten durchgeführten Versuchen des gleichen Laboratoriums — nur nach
einer Korrektur dieser Schwankungen miteinander verglichen werden.

Diese Schwankung der aktuellen Versuchsergebnisse geht auf zwei verschiedene und
voneinander völlig unabhängige Ursachen
zurück:

1. den „systematischen Versuchsfehler" oder
die „Variabilität" und
2. die „zufällige Schwankung" oder die
„Variation".

Diese beiden Begriffe müssen streng unterschieden werden. Ihr Einfluß auf das Meßergeb-
nis wirkt sich verschieden aus und kann nur
auf verschiedenen Wegen ausgeglichen bzw.
verringert werden. Die beiden Arten von Meß-
fehlern und die Versuche zu ihrem Ausgleich
bzw. zu ihrer Erkennung sollen daher im
folgenden getrennt behandelt werden.

**a) Der systematische oder „variabilitäts-
bedingte" Fehler — das Standardprinzip.**
Unter dem „variabilitätsbedingten Meßfehler"
oder dem „systematischen Fehler" verstehen
wir in diesem Zusammenhang Unterschiede
des aktuellen Ergebnisses von Einzelversuchen,
die in einem wechselnden Zustand des Auswertungssystems (z. B. der benützten Krankheitserreger oder der Versuchstiere) begründet
ist. Der variabilitätsbedingte Fehler äußert
sich vor allem darin, daß Meßversuche mit
dem gleichen Präparat in verschiedenen Laboratorien, an verschiedenem Tiermaterial oder
zu verschiedenen Zeiten verschieden ausfallen.
Auch bei in vitro-Messungen, z. B. in Gewebekulturen kann durch unterschiedliche Erreger-
zubereitungen und unterschiedliche Empfindlichkeit der Kulturen ein variabilitätsbedingter
Fehler auftreten. Er kann durch Anwendung
des Standardprinzips — also durch vergleichende Meßversuche mit der zu bestimmenden
Substanz und einem stabilen Bezugspräparat
(Standardpräparat) von gleichbleibender und
bekannter Wirksamkeit — weitgehend ausgeschaltet werden (s. auch EISSNER u. HEYMANN).

Infolge dieser systembedingten Schwankung der
Versuchsergebnisse darf die aktuelle Wirkung eines
Präparates in einem bestimmten Versuch nicht mit
dessen Wirksamkeit gleichgesetzt werden. Die aktuelle
Wirkung (im angelsächsischen Sprachgebrauch: res-

ponse) eines Präparats ist nicht konstant: so ist z. B.
der Prozentsatz der nach Immunisierung mit der
gleichen Dosis eines und desselben Präparats gegen
die Infektion oder Intoxikation geschützten Tiere
je nach Tiermaterial oder Jahreszeit ganz verschieden.
Die Wirksamkeit (im angelsächsischen Sprachgebrauch: potency) dieses Präparats ist hingegen gleich,
sofern keine Veränderung seiner Zusammensetzung
oder seines Zustands eingetreten ist.

PAUL EHRLICH hatte 1897 erkannt, daß für die
Neutralisation einer gegebenen Anzahl von im Tierversuch tödlichen Dosen Diphtherietoxin bei verschiedenen Giftzubereitungen unterschiedliche Mengen desselben Diphtherieserums erforderlich sind
und daß sich diese Serummenge mit zunehmendem
Alter der Gifte gesetzmäßig erhöht. Da die Gifte
neben dem Toxin noch unterschiedliche mit der
Alterung zunehmende Mengen einer ungiftigen aber

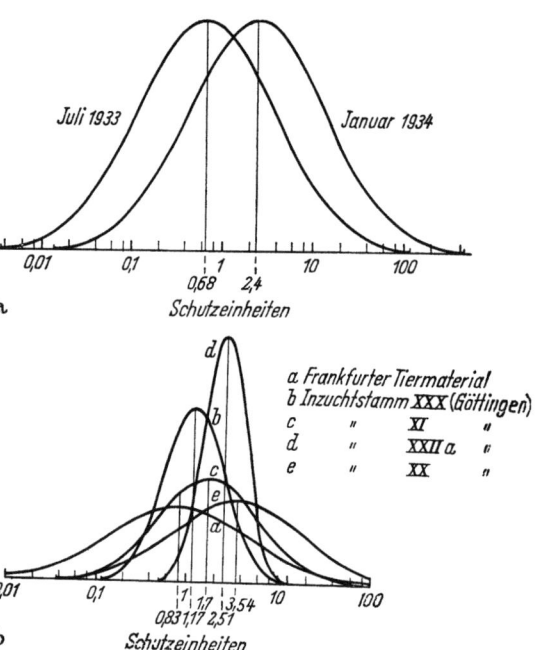

a   *Schutzeinheiten*

b   *Schutzeinheiten*

Abb. 7a u. b. Verteilung der Immunisierbarkeit von
Meerschweinchen mit Diphtherietoxoid (modif.
nach PRIGGE 1937).
a) Frankfurter Tiermaterial zu verschiedenen Zeiten,
b) Verschiedene Tierstämme zu gleicher Zeit

antitoxinbindenden Substanz, des sogenannten Toxoids, enthalten, sind sie als Bezugspräparate für die
Messung ungeeignet. Dagegen war das nach Trocknung stabile Antitoxin als Maßeinheit brauchbar.
Ähnliche Verhältnisse gelten z. B. bei Neutralisa-
tionsversuchen gegen Viren, wenn die Ursachen für
die Variabilität des Systems hier auch andere sind.
Die grundlegende Bedeutung dieser Erkenntnis
(spezielles Standardprinzip) wurde 1908 durch die
Verleihung des Nobelpreises gewürdigt.

Bei der Wertbemessung von Antigenen
wirken sich hauptsächlich Unterschiede in der
Immunisierbarkeit der Versuchstiere störend

aus. Neben solchen Unterschieden in der mittleren Empfindlichkeit des Tiermaterials durch Saison-, Witterungs- und Fütterungseinflüsse spielt aber auch die Inkonstanz des zur Belastung der erzeugten Immunität verwendeten Toxins bzw. Erregers eine Rolle.

Über das Ausmaß solcher Unterschiede hat PRIGGE (1935, 1937, 1939) an großen Tierkollektiven ausgedehnte Untersuchungen angestellt. In seinen Versuchen benötigte er z. B. im Winter zur Immunisierung eines bestimmten Prozentsatzes von aus dem normalen Handel stammenden Tieren etwa die drei- bis vierfache Menge Toxoid wie im Sommer (s. Abb. 7a). Bei annähernd zur gleichen Zeit erfolgten Immunisierungsversuchen unterschied sich auch die Immunisierbarkeit verschiedener Tierstämme erheblich; die hier beobachteten Unterschiede lagen in der gleichen Größenordnung (s. Abb. 7 b).

Auf eine Eichung des zur Messung verwendeten Tiermaterials mit Hilfe von stabilen Standardpräparaten kann nicht verzichtet werden, da gleiche Substanzmengen zu verschiedenen Zeiten und bei verschiedenen Tieren ganz verschiedene Wirkungen ausüben. Dieses von PRIGGE (1935) formulierte Allgemeine Standardprinzip hat seitdem — soweit entsprechende Standardpräparate zur Verfügung stehen — in die Meßtechnik fast aller immunbiologischen Produkte Eingang gefunden. Als Standardpräparat kann dabei nur eine Substanz (Antikörper oder Antigen) verwendet werden, die sich mindestens über Jahre praktisch unverändert hält. Daher werden seit Ehrlich fast nur getrocknete Präparate, die unter Ausschluß von Sauerstoff und Licht entsprechend kühl gelagert werden müssen, für diesen Zweck verwendet. Internationale Standardpräparate werden in letzter Zeit von der Weltgesundheitsorganisation nur dann eingesetzt, wenn in einem verkürzten Abschwächungsversuch (accelerated degradation test nach JERNE u. PERRY), bei verschiedenen erhöhten Temperaturen eine so gute Lagerungsbeständigkeit gefunden wird, daß man bei Extrapolation nach der ARRHENIUSSCHEN Gleichung auf die Lagerungstemperatur eine ausreichende Haltbarkeit erwarten kann (siehe auch SCHNEIDER u. KRÜGER).

b) Der zufällige oder „variationsbedingte" Fehler — der Kollektivversuch. Unter dem „zufälligen Meßfehler" oder dem „variationsbedingten Fehler" verstehen wir in diesem Zusammenhang die unvermeidbaren Unterschiede im Verhalten der einzelnen Reagenten eines homogenen Auswertungssystems, vor allem die unterschiedliche Empfindlichkeit von Einzeltieren aus einem einheitlichen Kollektiv. Aber auch rein statistisch zu erklärende Phänomene — wie z. B. die Verteilung von infektiösen Einheiten auf einzelne Indikatoren (Tiere, Nährböden, Gewebekulturen usw.) — wirken sich auf den variationsbedingten Fehler aus. Der variationsbedingte Fehler äußert sich in einer Streuung der Einzelergebnisse von Versuchen um einen fixen Mittelwert, er wirkt sich also auf den durch die Variabilität verschiebbaren Mittelwert nicht aus. Er kann durch Verwendung einer genügend großen Anzahl von möglichst einheitlichen Reagenten klein gehalten und mit statistischen Methoden bestimmt werden.

Schon früh hatte man erkannt, daß zwischen Versuchstieren gleicher Art individuelle Unterschiede bestehen. Es gibt daher nur in Ausnahmefällen (z. B. bei der Vergiftung von Meerschweinchen mit Diphtherietoxin) eine scharfe Grenze zwischen der unwirksamen und der wirksamen Dosis. In den meisten Fällen findet man dagegen zwei Grenzwerte, nämlich die für *alle* — also auch das widerstandsfähigste — wirksame und die für *alle* — also auch für das empfindlichste — unwirksame Dosis.

Im ersteren Fall der annähernd gleichen Empfindlichkeit aller Tiere gibt schon die Messung in einfachem Reihenversuch — also mit nur einem Tier (oder anderen Reagenten) pro Dosis zuverlässige Ergebnisse. So beträgt der Fehler der Antitoxinbestimmung eines Diphtherieserums mit der Methode von EHRLICH nach den Untersuchungen von PRIGGE und HARTOCH nur $+11\%$ bzw. -10% des wahren Wertes. Bei anderen Produkten ergäben sich im einfachen Reihenversuch infolge der Empfindlichkeitsunterschiede zwischen den Einzeltieren und infolge der Bindungsverhältnisse zwischen Toxin und Antitoxin (LENTZ u. PRIGGE 1931) deutlich größere Fehlergrenzen, so z. B. bis zu $+300\%$ bzw. -75% bei der Auswertung eines Dysenterieserums.

Bei der Messung von Antigenen sind die Intervalle noch weit größer. So konnte PRIGGE (1937, 1939) zeigen, daß die zum Schutz des am schlechtesten immunisierbaren Meerschweinchens aus einer Frankfurter Zucht des normalen Handels notwendige Menge Diphtherietoxoid 32 000mal so groß war wie die für das empfindlichste Tier notwendige Menge. Gegenüber diesen außerordentlich großen Unterschieden in der Immunisierbarkeit von Tieren aus dem normalen Handel reagierten die Tiere aus mehreren untersuchten Inzuchtstämmen viel gleichmäßiger. Das Verhältnis der für alle Tiere unwirksamen und der für alle Tiere wirksamen Dosis betrug im günstigsten Fall (Inzuchtstamm XII a) nur 1:25 (s. Abb. 8). Eine gewisse Verminderung der Variation, die auf einer unterschiedlichen Giftresistenz der Tiere beruht, kann mit hohen Giftdosen erreicht werden. Auszuschalten ist die Variation durch unterschiedliche Immunisierbarkeit hiermit jedoch nicht.

Für die Prüfungspraxis wird man jedoch kaum auf die Dauer mit solchen Inzuchttieren arbeiten können. Es mußten daher Wege gesucht werden, auch mit dem inhomogenen Tiermaterial des normalen Handels zu verläßlichen Wertbemessungsmethoden zu kommen.

Nach den Untersuchungen von PRIGGE (1935, 1937, 1939) vollzieht sich zwischen den beiden Grenz-

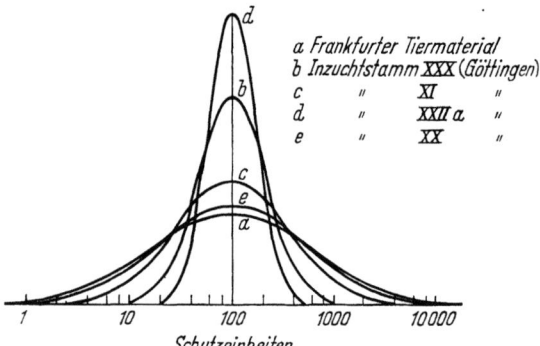

Abb. 8. Verteilung der Immunisierbarkeit von Meerschweinchen mit Diphtherietoxoid bei 5 verschiedenen Tiermaterialien (Mittelwerte gleichgesetzt) (nach PRIGGE 1937)

werten ein geordneter Übergang. Und zwar reagieren umsomehr Tiere, je größer die Dosis ist. Stellt man z. B. die prozentuale Überlebensrate von mit Diphtherietoxoid immunisierten Tieren nach Intoxikation mit einer einheitlichen Menge Toxin in Abhängigkeit von der Immunisierungsdosis dar, lassen sich Aufzählungskurven gewinnen, die etwas über die Beziehung zwischen Dosis und Wirkung aussagen. Diese teilweise sehr schiefen Aufzählungskurven werden dann ∫-förmig-symmetrisch, wenn man nach dem Vorschlag von FECHNER, KAPTEYN, KARSTEN, TREVAN u. a. anstelle der Dosis deren Logarithmus aufträgt.

Schon KISSKALT hatte erkannt, daß die Wirkungskurve eines Pharmakons der Ausdruck für eine bestimmte Verteilung der Individuen der im Versuch befindlichen Tiere ist. Die Wirkungskurve selbst läßt nur den Prozentsatz der Tiere erkennen, die insgesamt jeweils auf eine bestimmte Dosis reagieren. Durch Subtraktion des Prozentsatzes an Tieren, die auch schon auf eine geringere Dosis reagieren, erfährt man den Prozentsatz der Tiere, für die gerade die angewandte Dosis erforderlich war (s. Abb. 9).

In Anwendung dieser Prinzipien haben PRIGGE (1935) und SCHÄFER (1935) nachgewiesen, daß die einzelnen Meerschweinchen aus verschiedenen Kollektiven hinsichtlich der zu ihrer Immunisierung notwendigen Antigendosis (Diphtherietoxoid) normal verteilt sind. Die ∫-förmige Wirkungskurve stellt also das Integral einer GAUSSschen Verteilungskurve dar. Die Streuung der individuellen Empfindlichkeit von Einzeltieren aus einem Kollektiv — und damit die Breite der GAUSSschen Glockenkurve und die

Steilheit der ∫-förmigen Wirkungskurve — hängt dabei von der Reinerbigkeit des verwendeten Tiermaterials ab. Diese Normalverteilung entspricht der Reaktionsverteilung nach Immunisierung mit einer einzigen Dosis (SCHÄFER 1935). Die Tatsache, daß ein bestimmtes Tiermaterial sich in gesetzmäßiger Weise aus Individuen verschiedener Immunisierbarkeit zusammensetzt, ermöglicht auch eine Wertbemessung von Antigenen. Sofern man einheitliches Tiermaterial benützt, lassen sich durch vergleichende Titration von Antigenen Dosen ermitteln, die einen gleichen Prozentsatz von Tieren schützen. Ein zu prüfendes Präparat kann somit nach dem Standardpräparat geeicht werden.

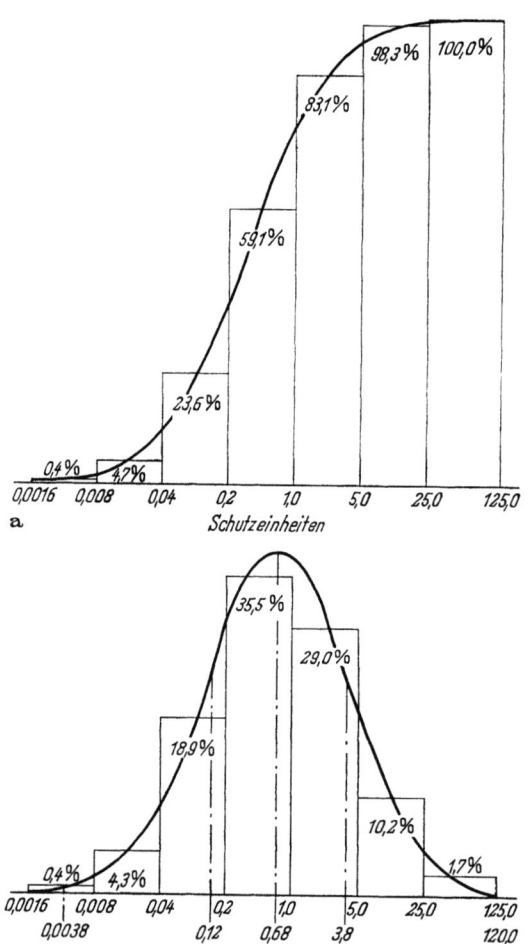

Abb. 9 a u. b. Wirkungskurve (Aufzählungskurve) und Verteilungskurve der individuellen Immunisierbarkeit für die Immunisierung von Meerschweinchen mit Diphtherietoxoid (modif. nach PRIGGE 1937).
   a) Wirkungskurve;   b) Verteilungskurve

Eine ähnliche Beziehung zwischen der Antigendosis und der Wirkung läßt sich auch aufzeigen, wenn man als Wirkung nicht die Überlebensrate nach Intoxikation oder Infektion, sondern den durch die Immunisierung erzeugten wahren Antikörpergehalt des Blutes der immunisierten Tiere zugrundelegt.

So besteht nach ISTRATI, KICKSCH und PRIGGE (1940a) und anderen in einem sehr weiten, experimentell noch nicht begrenzten Bereich eine lineare Beziehung zwischen dem Logarithmus der Antigendosis und dem Logarithmus des zugeordneten mittleren Antitoxintiters — und zwar sowohl des arithmetischen als auch des geometrischen Mittels der Einzeltiter (PRIGGE 1954, SCHÄFER 1955).

In den Fällen, in denen der direkte Schutzversuch durch Infektion oder Intoxikation nicht möglich ist, lassen sich daher auch Wertbemessungsmethoden auf der Antikörperreaktion nach Impfung aufbauen (ISTRATI, KICKSCH u. PRIGGE 1940b). Derartige Wertbemessungsmethoden haben jedoch den Nachteil, daß sie nur eine Teilreaktion der Immunität — die Antikörperbildung — erfassen. Sie werden daher nur dann anzuwenden sein, wenn kein für einen direkten Schutzversuch geeignetes Versuchstier zur Verfügung steht, oder wenn dieser Versuch mit untragbar hohen Kosten belastet wäre, wie z. B. bei der Wertbemessung von Poliomyelitis- oder Masern-Impfstoffen.

Die Ermittlung von wirkungsgleichen Dosen ist aber nur dann sinnvoll, wenn alle Multipla der Dosis des einen Präparats den entsprechenden Multipla der Dosis des anderen Präparats wirkungsgleich sind (mit anderen Worten, wenn auch das Doppelte der Dosis des Prüfpräparats die gleiche Wirkung auslöst wie das Doppelte der Dosis des Standardpräparats). Die Wirksamkeit eines Präparats kann man also nur dann messen, wenn die Wirkungskurven der zu vergleichenden Präparate parallel laufen. Dies trifft für eine ganze Reihe von verschiedenartig hergestellten Diphtherieimpfstoffen zu. Wird das Produktionsverfahren so geändert, daß sich eine Wirkungskurve anderer Steilheit ergibt, kann eine vergleichende Messung nur nach einem neuen, entsprechend hergestellten Standardpräparat erfolgen (PRIGGE 1954).

Die Wertbemessung von biologischen Produkten wird in der Praxis durch die Tatsache erleichtert, daß sich die im einfach logarithmischen Netz ∫-förmigen Wirkungskurven im sogenannten HAZENschen Netz (Abszisse logarithmisch, Ordinate nach der GAUSS-Funktion geteilt, logarithmisches Wahrscheinlichkeitspapier, Schleicher & Schüll, Nr. 297 1/2 A 3) in Gerade transformieren lassen (s. Abb. 10). In diesem Netz läßt sich der variationsbedingte Fehler der Meßmethode einfach darstellen.

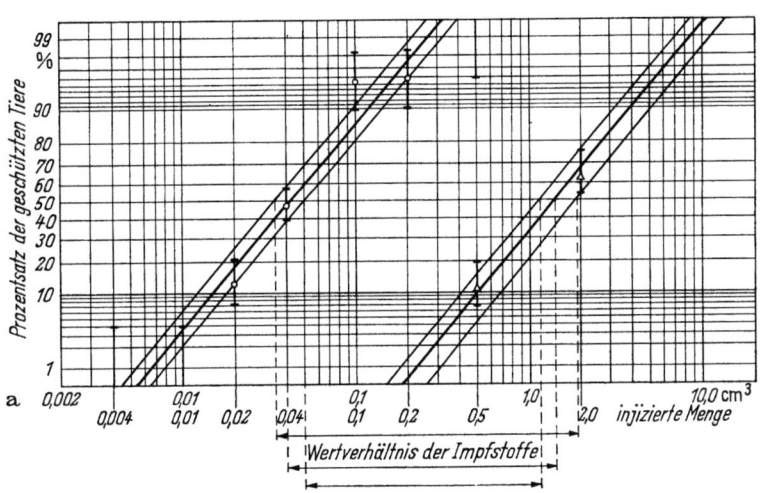

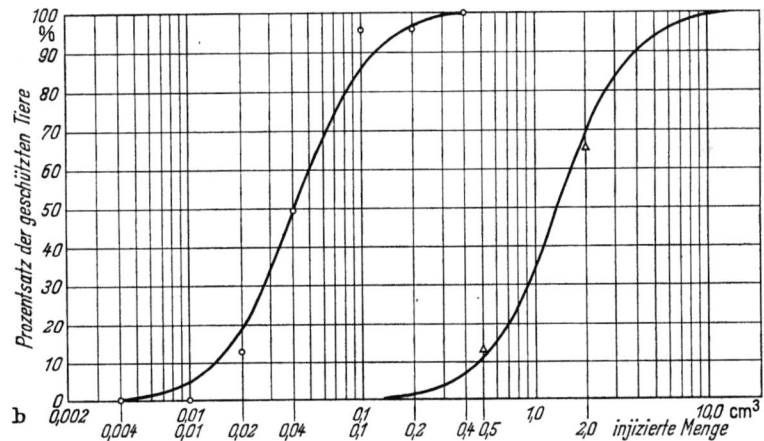

Abb. 10a u. b. Dosis-Wirkungskurven von Diphtherieimpfstoffen im HAZENschen Netz und im einfach logarithmischen Netz. (modif. nach PRIGGE 1942)

a) Im HAZENschen Netz;   b) Im einfach logarithmischen Netz

Jeder experimentell ermittelte Punkt der Wirkungsgerade hat einen bestimmten Fehler. Je größer die Anzahl der Tiere ist, die zur Bestimmung dieses Punktes mit einer bestimmten Dosis behandelt sind, um so kleiner ist der Fehler der Bestimmung. PRIGGE und SCHÄFER (1939) haben ein Verfahren angegeben, das es erlaubt, asymmetrische Mutungsbereiche um den experimentell ermittelten Punkt abzugrenzen, innerhalb deren der wahre Wert des Prozentsatzes mit einer vorgegebenen Wahrscheinlichkeit liegt

Von Schelling hat diese M_k-Funktion tabelliert. Mit Hilfe seiner Tabellen lassen sich die Mutungsbereiche für jedes Verhältnis der geschützten Tiere zur Gesamtzahl der Tiere einfach ablesen. Diese Mutungsbereiche werden in der Ordinatenrichtung (Prozentsätze) im Hazenschen Netz eingetragen (s. Abb. 10).

Der Logarithmus des Wertverhältnisses der verglichenen Präparate ergibt sich bei diesem graphischen Auswertungsverfahren als der horizontale (Abszissen-)Abstand der beiden Wirkungsgeraden. Für dieses Wertverhältnis findet sich ein Mutungsbereich, der bei geringer Variationsbreite des Tiermaterials (steile Wirkungskurve) klein und bei großer Variation (flache Wirkungsgerade) groß ausfällt.

Bei Anwendung dieses graphischen Verfahrens oder der entsprechenden, aber wesentlich komplizierteren numerischen Auswertung (Prigge u. Schäfer 1939) oder anderer rechnerischer Verfahren — z. B. der Maximum Likelihood-Methode oder der Chiquadrat-Minimum-Methode (siehe bei Finney) — erhält man gleichzeitig eine Angabe über die Genauigkeit der Messung, die von der Variation des Tiermaterials abhängt. Diese Information erhält man nicht, wenn man nur zwei fixe Punkte der Wirkungskurve ermittelt und das Wertverhältnis als den Abstand dieser Punkte festlegt. Über die Mutungsgrenzen des Wertverhältnisses von zwei verglichenen Präparaten kann man nur dann eine wissenschaftlich begründete Aussage machen, wenn die Steilheit der Wirkungskurve, die der Ausdruck einer verschiedenartigen Variation des Tiermaterials ist, mit berücksichtigt wird.

3. Die Verfahren der Wertbemessung und ihre Voraussetzungen

Nach Klärung dieser theoretischen Grundlagen bieten sich für den praktischen Wertbemessungsversuch verschiedene Möglichkeiten an. Jede dieser Methoden ist an bestimmte Voraussetzungen gebunden, deren Zutreffen vor der Einführung einer Wertbemessungsmethode geprüft werden muß. Die einzelnen theoretisch möglichen Methoden werden im folgenden stichwortartig charakterisiert.

a) Die Wertbemessung von Antikörperpräparaten. Bei der Messung von Antikörperpräparaten für die passive Immunisierung kommt es hauptsächlich auf eine exakte und reproduzierbare Mengenbestimmung an. Sie erfolgt mit serologischen Methoden, vorzugsweise im Neutralisationsversuch, wobei zum Ausgleich des systematischen Versuchsfehlers

ein Standardpräparat (Standardserum) mitgeführt werden muß. Zur Kleinhaltung des zufälligen Versuchsfehlers muß der Versuch mit genügend Auswertungseinheiten pro Serumverdünnung angesetzt werden. Das Auswertungssystem wird durch die Art des zu messenden Antikörpers bestimmt.

Im Falle der antitoxischen Heilsera wird die Auswertung im passiven Schutzversuch am Tier vorgenommen, wobei ein Versuchstier gewählt werden muß, das für die Intoxikation mit dem betreffenden Toxin empfindlich ist. Antiinfektiöse Bakterienantikörper werden im passiven Schutzversuch am Tier mit Infektionsbelastung ausgewertet. Die hierfür gebräuchlichen Methoden sind bei Otto und Hetsch zusammengestellt.

Zur Messung der antiviralen Antikörper in Gammaglobulinen gewinnen in letzter Zeit die Gewebekulturmethoden — vorzugsweise ebenfalls nach dem Standardprinzip — zunehmend an Bedeutung. Als Prüfstamm soll dabei möglichst ein häufig vorkommender menschenpathogener Erregerstamm verwendet werden.

b) Die Wertbemessung von Impfstoffen. Bei der Messung der Schutzkraft von Impfstoffen zur aktiven Immunisierung kommt es nicht nur auf eine Mengenbestimmung des Antigens an, sondern auch auf eine Bestimmung seines Aktivitätszustandes. Die Methode der Wahl ist daher der aktive Schutzversuch an einem geeigneten Laboratoriumstier im Vergleich zu einem Standardimpfstoff, der auch als direktes oder einstufiges Wertbemessungsverfahren bezeichnet wird. Nur in den Fällen, in denen kein für die betreffende Infektion empfängliches Versuchstier zur Verfügung steht, oder in den Fällen, in denen ein aktiver Schutzversuch untragbar hohe Kosten verursachen würde (z. B. Poliomyelitis- oder Masernimpfstoffe), muß man auf eine indirekte oder zweistufige Wertbemessungsmethode zurückgreifen.

α) **Das direkte, einstufige Verfahren.** *Prinzip:* Gleichartige Gruppen eines einheitlichen Kollektivs von Versuchstieren werden mit abgestuften Dosen des zu prüfenden Impfstoffes und des Standardimpfstoffes immunisiert. Nach einem geeigneten Intervall wird die erzeugte Immunität durch Intoxikations- oder Infektionsbelastung geprüft. Im Falle der Infektionsbelastung sollte die Prüfinfektion möglichst den Mechanismus der natürlichen Infektion nachahmen und mit einem Stamm erfolgen, der als Stellvertreter für die beim Menschen in Frage kommenden Erregerstämme gelten kann. Wirkungsgleiche Dosen der beiden Präparate werden durch Vergleich der Prozentsätze geschützter Tiere in den einzelnen Gruppen ermittelt.

Voraussetzungen: 1. Zwischen der Impfstoffdosis und dem Prozentsatz der geschützten Tiere muß eine Beziehung bestehen, die sich in irgendeiner Transformation (z. B. im HAZENschen Netz) als Gerade darstellen läßt.

2. Die Wirkungsgeraden der zu vergleichenden Impfstoffe müssen parallel laufen; sie brauchen nicht in allen Versuchen die gleiche Steilheit zu besitzen.

3. Die Wirkungsgeraden gleicher Impfstoffe müssen in wiederholten Versuchen immer (innerhalb der Fehlergrenzen des Wertverhältnisses) den gleichen Abstand haben.

Auswertungsformen: 1. *Mehrpunktmethode:* Die zu vergleichenden Impfstoffe werden beide mit mehreren Dosen titriert. Mit diesem Verfahren wird die Parallelität der Wirkungsgeraden in jedem Versuch neu gesichert.

2. *Dreipunktmethode:* Ist die Parallelität der Wirkungsgeraden durch ausreichende Versuche erwiesen, genügt es, eines der beiden Präparate nur mit einer Dosis zu besetzen. Hierdurch kann eine erhebliche Ersparnis erzielt werden; von Zeit zu Zeit sollte jedoch die Parallelität durch einen Versuch nach der Mehrpunktmethode kontrolliert werden. Auswertung nach Abstand der Wirkungsgeraden graphisch oder rechnerisch.

3. *Endpunkttitration:* Bei der Versuchsanordnung nach der Mehrpunktmethode kann der Vergleich auch mittels rechnerisch bestimmter Dosen, die einen bestimmten Prozentsatz an Tieren schützt (vorzugsweise 50%, da dieser Punkt den geringsten Fehler hat), durchgeführt werden. Diese Methode liefert nur dann zuverlässige Ergebnisse, wenn eine Fehlerbestimmung erfolgt, bei der die Steilheit der Wirkungsgeraden berücksichtigt wird.

Beispiele:

Diphtherie-Impfstoffe: OTTO, R., Arb. a. d. Staatl. Inst. f. exp. Ther. u. d. Georg-Speyer-Haus: **43,** 12 (1943).

Tetanus-Impfstoffe: Arb. a. d. Staatl. Inst. f. exp. Ther. u. d. Georg-Speyer-Haus **43,** 18 (1943).

Rotlauf-Impfstoffe: Staatsanzeiger f. d. Land Hessen: 1951, Ziff. 729, S. 463.

Adsorbatimpfstoff gegen atypische Geflügelpest: Staatsanzeiger f. d. Land Hessen: 1959, Ziff. 478, S. 553.

Tollwutimpfstoffe: U. S. Deptm. of Health, Educ. and Welfare, Publ. Health Service, Minimum Requirements, rabies vaccine, 3rd Revision, Bethesda, 12., 12. 10. 1953.

β) **Die indirekten, zweistufigen Verfahren.** Alle zweistufigen Verfahren benützen die Antikörperbildung der Versuchstiere gegen das immunisierende Antigen als Bewertungskriterium. Wirkungsgleiche Impfstoffdosen können dabei entweder auf Grund der Häufigkeit von Tieren, die eine bestimmte Antikörpermenge gebildet haben (Alternativverfahren),

oder nach der durchschnittlichen Antikörperkonzentration in den Versuchsgruppen (Antikörperkonzentrationsverfahren) bestimmt werden.

1. *Das Alternativverfahren. Prinzip:* Die Immunisierung erfolgt wie beim direkten Schutzversuch. Anstelle der Intoxikation oder Infektion wird den Tieren nach geeignetem Intervall jedoch Blut entnommen. Die Sera aller Tiere eines Versuchs werden in einer willkürlich festgelegten Gebrauchsverdünnung in einem und demselben Neutralisationsversuch gegen die gleiche Dosis eines möglichst menschenpathogenen Erregerstammes ausgewertet. Tiere, deren Serum in dieser Gebrauchsverdünnung schützt, gelten als „immun"; Tiere, deren Serum in dieser Verdünnung nicht schützt, gelten als „nicht immun". Diese Sera dürfen nicht in mehreren Teilversuchen ausgewertet werden, da systembedingte Schwankungen in der Häufigkeit positiver oder negativer Ausfälle des Neutralisationsversuchs nicht durch ein Standardserum ausgeglichen werden können. Die Ermittlung des Wertverhältnisses erfolgt auf Grund der Häufigkeiten immuner Tiere in Analogie zum direkten Schutzversuch.

Voraussetzungen: 1. Zwischen der Impfstoffdosis und der Häufigkeit „immuner" Tiere muß eine Beziehung bestehen, die sich in irgendeiner Transformation (z. B. im HAZENschen Netz) als Gerade darstellen läßt.

2. u. 3. Analog denen beim direkten Schutzversuch.

Auswertungsformen: Analog denen beim direkten Schutzversuch (Mehrpunkt-, Dreipunktmethode und Endpunkttitration).

Beispiele: Poliomyelitis-Impfstoffe: GARD, S. u. Mitarb.: Arch. ges. Virusforsch. 6, 401 (1956).

2. *Die Antikörperkonzentrationsverfahren.* Die Antikörperkonzentrationsverfahren benützen als Bewertungskriterium die Menge des von den Versuchstieren durchschnittlich gebildeten Antikörpers. Da sowohl zwischen dem arithmetischen Mittel als auch dem geometrischen Mittel der Antikörpertiter und der Antigendosis eine Beziehung besteht (s. S. 55), kann der Gruppen-Mitteltiter als geometrisches Mittel des Einzeltiters oder als Titer eines ana partes hergestellten Gruppen-Mischserums bestimmt werden. Muß die Auswertung der Sera eines Meßversuchs in mehreren Teilversuchen vorgenommen werden (was hauptsächlich bei Einzeltitration der Sera vorkommen dürfte), erfordern diese Verfahren zwei Standardpräparate, einen Standardimpfstoff zum Ausgleich des systematischen Fehlers der ersten Stufe (Immunisierung) und ein Standardserum zur Korrektur der Schwankung auf der zweiten Stufe (Serumauswertung).

Die Mehrpunktmethode (Dreipunktmethode). Prinzip: Die Immunisierung und Blutentnahme erfolgt wie beim Alternativverfahren, also mit mehreren Dosen der beiden zu vergleichenden Impfstoffe. Die Immunsera werden, wie oben geschildert, ausgewertet. Die Ermittlung des Wertverhältnisses der Impfstoffe erfolgt durch Bestimmung von Impfstoffdosen, die bei den Tieren gleichhohe mittlere Antikörperkonzentrationen hervorrufen.

Voraussetzungen: 1. Zwischen der Impfstoffdosis und der dadurch hervorgerufenen mittleren Antikörperkonzentration muß eine Beziehung bestehen, die sich in irgendeiner Transformation (z. B. im doppelt logarithmischen Netz) als Gerade darstellen läßt.

2. u. 3. Analog denen beim direkten Schutzversuch.

Auswertungsformen: Analog denen beim direkten Schutzversuch (Mehrpunkt- u. Dreipunktmethode, Endpunkttitration).

Beispiele: Poliomyelitis-Impfstoffe: Gerwe, E. G., u. D. Head: Proc. Int. Symp. Immunol., Opatija 1959, S. 229.

De Somer, P., u. Mitarb.: Proc. Fourth Int. Congr. Biol. Standardization, Brüssel 1958.

Die Zweipunktmethode. Prinzip: Gegenüber den bisher geschilderten Verfahren wird bei der Zweipunktmethode nur je eine Dosis des Prüfimpfstoffes und des Standardimpfstoffes injiziert, die je nach Antigenität der Impfstoffe niedrige oder hohe Antikörperkonzentrationen bei den Versuchstieren hervorrufen. Eine derartige Vereinfachung des Wertbemessungsversuchs ist nur dann zulässig, wenn man Voraussetzungen machen kann, die weitergehen als die bei den anderen Methoden notwendigen.

Voraussetzungen: 1. Zwischen der Antigenität des Impfstoffes und der dadurch hervorgerufenen mittleren Antikörperkonzentration muß eine Beziehung bestehen, die sich im doppelt logarithmischen Netz als Gerade darstellen läßt.

2. Diese Wirkungsgeraden der zu vergleichenden Impfstoffe müssen immer parallel laufen.

3. Die Wirkungsgeraden des gleichen oder der zu vergleichenden Impfstoffe müssen immer die gleiche Steilheit (festgelegt durch ihr Steigungsmaß n) besitzen.

4. Die Wirkungsgeraden gleicher Impfstoffe müssen in wiederholten Versuchen immer (innerhalb der Fehlergrenzen des Wertverhältnisses) gleichen Abstand haben.

Das Zutreffen dieser Voraussetzungen muß durch zahlreiche Versuche mit verschiedenen Impfstoffen und mit gleichartigen Verdünnungen des gleichen Impfstoffes nach der zweistufigen Mehrpunktmethode

unter Bewertung der Antikörperkonzentration erwiesen sein.

Bewertung: Bei Versuchen, die nur mit je einer Dosis des zu prüfenden Impfstoffes und des Standardimpfstoffes besetzt sind, wirkt sich das Steigungsmaß der Dosis-Wirkungskurve nicht nur auf den Meßfehler, sondern auch auf das Wertverhältnis der verglichenen Impfstoffe aus.

Das Wertverhältnis von zwei Impfstoffen (A und B) wird daher nicht durch das Verhältnis der mit ihnen erzeugten Antikörperkonzentrationen (a und b) gegeben, sondern durch die Beziehung:

$$\frac{A}{B} = \sqrt[n]{\frac{a}{b}}$$

Wenn der Impfstoff B in diesem Falle der Standardimpfstoff mit definierter Wirksamkeit (B Schutzeinheiten) ist, so ergibt sich der Wert des Impfstoffes A in Schutzeinheiten nach der Formel:

$$A = B\sqrt[n]{\frac{a}{b}}$$

Nur in dem bewiesenen Fall, daß das Steigungsmaß der Wirkungsgerade (die in diesem Falle die Beziehung zwischen dem Logarithmus der Antigendosis und der dadurch erzeugten mittleren Antikörperkonzentration wiedergibt) $n = 1$ ist, entspricht das Verhältnis der bestimmten Antikörperkonzentrationen auch dem Wertverhältnis der Impfstoffe. Ist das Steigungsmaß der Wirkungsgeraden nicht bekannt oder nicht genügend gesichert, so erlaubt die Tatsache, daß ein Impfstoff B eine höhere Antikörperkonzentration hervorruft als ein Impfstoff A nur die qualitative Aussage darüber, daß der Impfstoff B wirksamer ist als der Impfstoff A — denn:

$$\frac{B}{A} = \sqrt[n]{\frac{b}{a}} \neq \frac{a}{b}$$

jedoch nicht die quantitative Aussage, um wieviel er wirksamer ist.

Beispiele:

Diphtherie-Impfstoffe: Otto, R., u. H. Hetsch: Arb. a. d. Staatsinst. f. exp. Ther. u. d. Georg-Speyer-Haus **31**, 166 (1935).

Poliomyelitis-Impfstoffe: Prigge, R., O. Günther u. O. Bonin: Z. Immun.-Forsch. **117**, 22 (1959).

Literatur

Bächer, St., R. Kraus u. E. Löwenstein: Zur Frage der aktiven Schutzimpfung gegen Diphtherie. Z. Immun.-Forsch. **42**, 350 (1925).

Bayes, Th.: Versuch zur Lösung eines Problems der Wahrscheinlichkeitsrechnung. Phil. Trans. B **53**, 376 (1763).

Behring, E. v., u. O. Boer: Über die quantitative Bestimmung von Diphtherieantitoxinlösungen. Dtsch. med. Wschr. **20**, 452 (1894).

Bonin, O., u. O. Günther: Was leistet die Prüfung von Virusimpfstoffen für die Unschädlichkeit der Impfstoffe in der Praxis? Med. Welt **15**, 822 (1964).

—, u. P. Ihm: Probleme des Inaktivitätsnachweises und der Wertbemessung von Poliomyelitis-Impfstoffen. Z. Immun.-Forsch. **117**, 423 (1957).

Cornfield, J. T., M. Halperin and F. Moore: Some statistical aspects of safety testing the Salk Poliomyelitis vaccine. Publ. Hlth Rep. **71**, 1045 (1956).

Ehrlich, P.: Die Wertbemessung des Diphtherieheilserums und deren theoretische Grundlagen. Klin. Jahrbuch **6**, 299 (1889).

EISSNER, G., u. G. HEYMANN: Grundsatzprobleme der Wertigkeitsbestimmung von Impfstoffen. Bundesgesundheitsblatt 4, 209 (1960).

FECHNER, G. T.: Elemente der Psychophysik. Leipzig: Breitkopf u. Härtel 1860.

FINNEY, D. J.: Probit Analysis. A statistical treatment of the sigmoid response curve. 2nd Edition, Cambridge University Press 1952.

HAZEN, A.: Storage to be provided in impounding reservoirs for municipal water supply. Transactions of the Americ. Soc. of Civ. Engineers 77, 1539 (1914).

ISTRATI, G., L. KICKSCH u. R. PRIGGE: Experimentelle Untersuchungen über aktive Tetanusimmunität — II. Die Beziehung zwischen dem antigenen Reiz und der Antitoxinbildung. Zbl. Bakt., I. Abt. Orig. 145, 19 (1940).

— — — Experimentelle Untersuchungen über aktive Tetanusimmunität — III. Die Messung von Tetanusimpfstoffen. Zbl. Bakt. I. Abt. Orig. 145, 241 (1940).

JERNE, N. K., and W. L. M. PERRY: The stability of biological standards. Bull. Wld Hlth Org. 14, 167 (1956).

KAPTEYN, J.: Skew frequency curves in biology and statistics. Groningen 1904.

KARSTEN, K. G.: Charts and Graphs. 2. Aufl. New York: Prentice Hall Inc. 1925.

KISSKALT, K.: Untersuchungen über Konstitution und Krankheitsdisposition. 4. Die Kurve der Giftdisposition. Z. ges. Hyg. 81, 42 (1916).

KOLLE, W., u. H. SCHLOSSBERGER: Zur Frage der Heilwirkung des Diphtherieserums. Dtsch. med. Wschr. 46, 688 (1920).

KRECH, U.: The antigenic potency of non infectious poliomyelitis virus as determined by its liberating effect on active virus neutralized by immune serums. J. exp. Med. 101, 331 (1955).

KROMBHOLZ, E., u. W LORENZ: Über eine exakte Methode der mikrobiellen Titerbestimmung; Zbl. Bakt. I. Abt. Orig. 114, 138 (1929).

LENTZ, O., u. R. PRIGGE: Dysenterie in: W. KOLLE, R. KRAUS, P. UHLENHUTH: Handbuch d. pathog. Mikroorganismen. G. Fischer u. Urban u. Schwarzenberg Jena: III/2, 1377 (1931).

NICOLLE, M.: E. CÉSARY et E. DÉBAINS: Etude sur la précipitation mutuelle des anticorps et des antigènes. Ann. Pasteur 34, 596 (1920).

OTTO, R., u. H. HETSCH: Die Prüfung und Wertbemessung der Sera und Impfstoffe. Arb. a. d. Staatsinst. f. exp. Ther. u. d. Georg-Speyer-Haus. Frankfurt/M. 31, (1935).

PENSO, G., e G. VICARI: Studio dei fenomeni immunitari per mezzo delle culture di tessuto. I. Nota preliminare. R. C. Ist. Sanita 20, 655 (1957). II. Sull'azione citopatogena della tossina difterica, R. C. Ist. Sanita 20, 659 (1957).

PRIGGE, R.: Die staatliche Prüfung der Diphtherieimpfstoffe und ihre experimentellen Grundlagen. Arb. a. d. Staatsinstit. f. exp. Ther. u. d. Georg-Speyer-Haus, Frankfurt/M. 32, 1 (1935).

— Bericht über die 16. Tagung der Deutschen Vereinigung für Mikrobiologie. III. Aktive Immunisierung. Zbl. Bakt., I. Abt. Orig. 135, 26 (1935).

— Über die Wirksamkeit und Antitoxingehalt des Gasbrandserums. Dtsch. med. Wschr. 63, 1906 (1937).

— Theorie und Methodik der Antigenmessung. Z. ges. Hyg. 119, 186 (1937).

— Wirksamkeit und Schutzkraft der Diphtherieimpfstoffe. Behringwerk-Mitteil. 21, 75 (1942).

— Die Beziehungen zwischen dem Antigengehalt der Diphtherieimpfstoffe und deren Wirksamkeit. Klin. Wschr. 27, 685 (1949).

— Zur Nomenklatur der Welch-Toxine. Zbl. Bakt., I. Abt. Orig. 154, 269 (1949).

— Die Beziehung zwischen dem Antigengehalt und der Wirksamkeit von Diphtherie- und Tetanus-Impfstoffen. Untersuchungen über eine biologische Konstante. Arb. a. d. Paul-Ehrlich-Inst., d. Georg-Speyer-Haus u. d. Ferdinand-Blum-Institut 51, 108 (1954).

— The development of Diphtheria vaccines; Bull. Wld Health Org. 13, 473 (1955).

—, O. GÜNTHER, O. BONIN, G. EISSNER, J. HALLERVORDEN u. J. W. SPAAR: Probleme der staatlichen Prüfung von Poliomyelitis-Impfstoffen. Dtsch. med. Wschr. 81, 325 u. 377 (1956).

—, u. O. HARTOCH: Untersuchungen über die Wertbestimmung des Dysenterieserums mit Hilfe eines hochwertigen Shiga-Kruse-Toxins. 23, 1 (1930).

—, u. W. SCHÄFER: Methoden der Wertbemessung biologisch wirksamer Substanzen. Arch. exp. Path. Pharm. 191, 281 (1939).

RAMON, G.: Floculation dans un mélange neutre de toxine-antitoxine diphtheriques. C. R. Soc. Biol. (Paris) 86, 661, 771, 813 (1922).

SCHÄFER, W.: Variationsstatistische Untersuchungen zur Wertbestimmung von Diphtherieimpfstoffen. Arb. a. d. Staatsinst. f. exp. Therapie u. d. Georg-Speyer-Haus 32, 51 (1935).

SCHELLING, H. v.: Die mathematisch statistische Bewertung von Stichproben und deren Bedeutung für die Bewertung von Tierversuchen. II. Die Abgrenzung von Mutungsbereichen. Arb. d. Staatsinst. f. exp. Ther., Frankfurt/M. 37, 40 (1939).

SCHNEIDER, W., u. J. KRÜGER: Die Wertbemessung der inaktivierten Impfstoffe gegen die atypische Geflügelpest. Z. Immun.-Forsch. 126, 443 (1964).

STEVENS, W. L.: Significance of grooping. Ann. Eugenics 8, 57 (1937), Ann. Eugenics, London 8, 57 (1937).

TREVAN, J. W.: A statistical note on the testing of anti-dysentery sera. J. Path. Bact. 32, 127 (1929).

Spezieller Teil

A. Die einzelnen Impfungen

Die Pockenschutzimpfung

Von A. Herrlich unter Mitarbeit von W. Ehrengut, A. Mayr, E. Munz u. H. Schleussing

Zur Begriffsbestimmung

Die Pocken (Variola) sind eine fieberhafte, cyclische Allgemeininfektion des Menschen, welche in zeitlich normierten Stadien abläuft und durch einen generalisierten Hautausschlag charakterisiert ist. Dieser entwickelt sich aus einer makulo-papulösen zur vesikulösen und schließlich zur pustulösen Form und zeigt eine typische Lokalisation. Der Erreger ist ein Virus und gehört zur großen Gruppe der Pockenviren.

Auch die Vaccineinfektion nach *Pockenschutzimpfung* ist eine fieberhafte Allgemeininfektion, doch beschränkt sich die Organmanifestation auf die Erscheinungen an der Impfstelle. Ursache ist das Vaccinevirus, das wir bei der Impfung in den Organismus einbringen. Dieses Virus gehört ebenfalls zur Gruppe der Pockenviren. Es handelt sich um einen selbständigen Krankheitserreger, der aber eine enge Antigengemeinschaft mit anderen Vertretern dieser Gruppe besitzt. Die Kreuzimmunität zwischen Variola- und Vaccinevirus erlaubt uns, letzteres zur Immunisierung gegen die Pocken zu verwenden.

Die geschichtliche Entwicklung

(A. Herrlich)

Die Abwehr der Pocken ist so alt wie die Krankheit selbst. Schon vor unserer Zeitrechnung sollen die Pocken in China aufgetreten sein, vielleicht aus Indien oder nach beiden Ländern aus einem zentralasiatischen Urherd eingeschleppt. Wir finden die Pocken auch in den Sanskritschriften erwähnt, sie waren in Indien also schon um 1500 v. Chr. bekannt. Von Indien kam die Seuche nach Arabien, und die spätere Überflutung Europas ist zweifellos von dort ausgegangen. Die Kriegszüge des Islam wie auch die Kreuzzüge mögen dazu beigetragen haben.

Wo die Pocken zum ersten Male auf eine Bevölkerungsgruppe trafen, waren die Folgen verheerend. „Die tötendste Pest hat zu keiner Zeit größere Verheerungen angerichtet als natürliche Pocken, in Völkerschaften gedrungen, denen dies grausamere Übel noch unbekannt war", schreibt 1779 der neapolitanische Kinderarzt Michael Sarcone (zit. Herrlich 1960). Wo die Pocken auftraten, hinterließen sie Spuren, und ihr mörderischer Charakter prägte sich der Menschheit tief ein. Wir finden darum in den früheren Schriften schon sehr eingehende Beschreibungen, und auch die ersten Versuche der Abwehr sind hier schon erwähnt. So übertrug man Pockeneiter von leichten Pockenfällen auf gesunde Kinder in der Erwartung, durch eine leichte Erkrankung einen Schutz zu erzielen. Man wußte, daß das Überstehen der Infektion vor der Wiedererkrankung schützt.

Man muß sich vor Augen halten, daß die Begriffe „Gift und Gegengift" im Altertum weit verbreitet waren und in der Medizin der Naturvölker heute noch eine große Rolle spielen. So schützt der Eingeborene in Afrika sich vor dem Biß giftiger Schlangen durch das Einnehmen von verdünntem Schlangengift. Die Anwendung von „Pockengift" gegen die Pocken mußte sich darum zwanglos der Vorstellungswelt dieser Völker anpassen und fand deshalb auch rasche Verbreitung.

Die Technik der Inokulation der Pocken war durchaus unterschiedlich. Man verwandte im alten China die Hemden Erkrankter und zog sie Ungeschützten über. Man führte Pockenborken in die Nase ein, um auf diese Weise den Krankheitskeim zu übertragen. Später erfolgte die Infektion durch Einritzen des Pockenmaterials in die Haut des Impflings.

In Indien waren es die Tempel der Pockengöttinen *Mariatale*, *Patragale* und *Takurani*, wo die Impfhandlung stattfand. Nur Brahmanen durften die Prozedur vornehmen. Sie ritzten das Pockenmaterial in die Innenseite der Unterarme ein. Auch heute noch wird in ländlichen Bezirken diese Methode vereinzelt geübt, wie wir uns 1959 auf einer Reise durch Mittelindien überzeugen konnten (HERRLICH 1960). Desgleichen sahen wir an der Westküste Afrikas noch das Einpfropfen von Hirse- oder Maispocken, wie die klinischen Erscheinungen der Negerpocken bei den Eingeborenen heißen. Es ist dort Aufgabe der Medizinmänner, diese Aktion mit entsprechendem kultischem Beiwerk auszuführen.

Im 17. Jahrhundert war die Inokulation der Pocken besonders in Persien und in der Türkei verbreitet und erreichte von dort aus Europa. Die Gemahlin des britischen Botschafters in Konstantinopel, Lady Worthley, Herzogin von Montagu, ließ 1718 ihren Sohn durch den englischen Gesandtschaftsarzt Maitland impfen und machte das Verfahren, das man Variolation nannte, in England bekannt. Rasch fand es Eingang, vor allem in der Aristokratie des Landes.

Auch auf dem Kontinent übte man in der Folgezeit die „*Variolation*". Auch hier interessierte sich vorwiegend die Aristokratie dafür. Obwohl Kaiserin Maria Theresia in Österreich und Friedrich der Große in Preußen dafür eintraten, fand die Inokulation keine sehr weite Verbreitung. Einige Mängel brachten das Verfahren in Mißkredit. Zwar beeindruckte die Methode durch die Milde der Erscheinungen: Es bildete sich an der Impfstelle eine Pustel, die in der Regel erscheinungslos abheilte. Die Virulenz des Erregers kam aber in Nebenpocken und manchmal auch in einem generalisierten Exanthem zum Ausdruck. So blieben Todesfälle nicht aus, und manche Variolation wurde auch zum Ausgangspunkt einer schweren Pockenepidemie.

Dies war die Situation, als der englische Arzt Edward JENNER die Schutzwirkung der „*Kuhpocken*" entdeckte. Landwirte und Melker kannten zu dieser Zeit eine Bläschenkrankheit der Kühe, die sich am Euter lokalisierte. Gelegentlich ging sie auf Menschen über, wenn diese beim Melken und bei der Stallarbeit mit dem erkrankten Tier in Berührung kamen. Die Landbevölkerung wußte auch, daß diese Personen dadurch vor einer Erkrankung mit den echten Pocken geschützt waren. Diese Erfahrung fand ihren Niederschlag in Versuchen, die Kuhpockenerkrankung künstlich auf den Menschen zu übertragen. In den Schriften dieser Zeit (HOLLÄNDER) finden wir Berichte über geglückte Experimente. Diese von Laienhand ausgeführten Impfungen hat jedoch erst JENNER in ihrer Bedeutung und ihrem Wert erkannt.

EDWARD JENNER wurde am 17. Mai 1749 in Berkeley in Gloucestershire geboren. Nach einer Lehre bei einem Wundarzt ließ er sich in seiner Heimat als Landarzt nieder. Wir dürfen annehmen, daß er in den vielen Jahren seiner Tätigkeit dort eine sehr eingehende Kenntnis von den Stallerkrankungen der Haustiere bekam und auch persönlich Erfahrungen über die Schutzkraft der Kuhpocken sammeln konnte. Es ist bekannt, daß er erst nach langen Überlegungen mit eigenen Versuchen begann. 1796 entnahm er erstmals Sekret aus dem Melkerknoten einer Magd, die sich an Kuhpocken infiziert hatte und impfte damit den 8jährigen Knaben JAMES PHIPPS. Es entstand eine Impfpustel, die mit Narbenbildung abheilte. Sechs Wochen später übertrug er auf dieses Kind echten Variolastoff, ohne daß es zu einer Haftung kam. Sein entscheidendes Experiment führte er aber erst im Frühjahr 1798 durch. Dieses Mal übertrug er originären Kuhpockenstoff, erzeugte damit eine Pustel, mit deren Sekret er einen anderen Impfling vakzinierte. Es folgten weitere Passagen, bis er bei der 5. Generation den Versuch abbrach. Er hatte bewiesen, daß eine Weiterführung des Impfstoffes von Kinderarm zu Kinderarm möglich ist.

Im gleichen Jahr trat JENNER mit seiner ersten Publikation an die Öffentlichkeit. Sein Manuskript hatte vorher die Royal Society als unwissenschaftlich abgelehnt, er gab darum seine Arbeit selbst in Druck. Sie trägt den Titel „An Inquiry into The Causes and Effects of The Variola Vaccinae" und bezieht sich im Untertitel auf die besonders in der Grafschaft Gloucestershire vorgefundene und unter dem Namen „Cow-Pox" bekannte Krankheit. JEN-NER empfiehlt seine Impfmethode, die „Vacci-nation", weil sie bei dem Impfling „eine nur kurzdauernde, leichte und gefahrlose Erkran-kung erzeugt, die Personen seiner Umgebung der Ansteckung nicht aussetzt und gleichwohl einen nicht geringeren Schutz gegen das Er-kranken an Blattern gewährt als die Ein-pfropfung echten Blatternstoffes" (JOCHMANN).

Die Publikation JENNERS erregte ungeheu-res Aufsehen. In den nächsten Jahren wurde sie in fast alle lebenden Sprachen übersetzt. Begeisterte Zustimmung und wütende Ab-lehnung hielten sich anfangs die Waage. Um die gegnerischen Angriffe zu verstehen, muß man sich die Situation der Medizin in dieser Jahrhundertwende vor Augen halten. Trotz des Aufblühens der Naturwissenschaften, trotz der Fortschritte in der Kenntnis der physio-logischen und pathologischen Vorgänge im menschlichen Körper war die romantische Medizin noch ganz in antik-mittelalterlichen Spekulationen nach Art der Krasenlehre des Hippokrates befangen. Der Mensch und die Harmonie seiner Säfte stand im Mittelpunkt der Krankheitsbetrachtung. Jede Störung dieser Harmonie konnte nur durch die Kräfte der Natur im Menschen geheilt werden. Als absurd mußte es den Medizinern dieser Zeit erscheinen, Krankheitsstoff vom Tier auf den Menschen zu übertragen. Schwerste Schäden wurden befürchtet und da sich diese nach den ersten Vaccinationen nicht einstellten, Spät-folgen prophezeit. Vertierung des Charakters durch Anwendung der Kuhpockenlymphe war das Mindeste, was man erwartete und die Karikaturisten beschäftigten sich eingehend mit diesem dankbaren Thema.

Alle Gegner verstummten aber bald an-gesichts der Erfolge des Jenner'schen Verfah-rens. Die einzelnen Daten der weiteren Ent-wicklung sollen hier nicht wiederholt werden. In einem Siegeszug ohnegleichen verbreitete sich die Vaccination über die ganze Erde. Bereits 1799 kam Jenner'scher Impfstoff nach Wien an den Hof Maria Theresias. Zur gleichen Zeit wurde er auf Grund der verwandtschaft-lichen Beziehungen des Hofes in England zum welfischen Haus nach Hannover gebracht und noch im gleichen Jahr nach Preußen und

Bayern verschickt. In Berlin erhielt der be-rühmte Geheimrat Dr. HEIM Anfang 1800 seinen Impfstoff direkt von Dr. PEARSON aus London und wandte ihn erstmals am 1. Februar 1800 an (GINS).

Über die erste Massenimpfung wird aus dem Fürstentum Ansbach berichtet, das seine Vaccine ebenfalls Hannover verdankte. Eine verheerende „Blatternseuche" hatte dieses Land im Jahre 1800 heimgesucht. Am 28. März 1801 begann der Amtsarzt KRAUSS (zit. bei HERRLICH (1960)) mit einer öffentlichen Impf-aktion. „Aus allen Ständen suchten Aeltern ihren Kindern den dargebotenen Schutz gegen variolöse Ansteckung zu Theil werden zu lassen." Gleichen Erfolg hatten die Impfärzte anderer Städte. Zwischen 1800 und 1802 er-reichte die englische Vaccine die wichtigeren Plätze Europas

Zu dieser Zeit entwickelten sich auch die ersten *Impfanstalten*, die nicht nur die Aufgabe hatten, Impfungen durchzuführen, sondern denen in erster Linie die Züchtung, Aufbewah-rung und Abgabe des Impfstoffes oblag. So gründete der Wiener Impfsarzt DE CARRO die erste derartige Anstalt in Österreich. In Berlin waren es HUFELAND und BREMER, welche dort 1802 das Berliner Impfinstitut errichteten. Überall in Europa entstanden Impfstellen und wurden Impfärzte verpflichtet. Einer der be-rühmtesten war SACCO in Mailand, der, kaum weniger bedeutend als JENNER, doch immer im Schatten des letzteren stand. SACCO machte die Impfung in Italien populär und trug durch seine Schriften über die Grenzen des Landes hinaus zur Verbreitung der Vaccination ent-scheidend bei.

Wurde bis dahin das neue Impfverfahren nur von Ärzten und mutigen Laien propagiert, so interessierten sich angesichts der Erfolge bald auch die offiziellen Stellen dafür. *Bayern* gebührt der Ruhm, 1807 als erster Staat in Deutschland ein Impfgesetz erlassen zu haben. Es setzte für alle Kinder ohne Ausnahme eine *Impfpflicht* im 1. Lebensjahr fest. Einige Länder folgten auf diesem Wege oder führten einen indirekten Impfzwang ein, z. B. durch die Forderung eines Impfscheines für die Zulassung zum Schulunterricht. Im Gegensatz dazu waren die Medizinalverwaltungen anderer Staaten weniger aufgeschlossen. So blieb es in Frank-reich, Italien und den Niederlanden bei der freiwilligen Impfung. Erstaunlicherweise lehnte man in Preußen bis zum Reichsimpfgesetz von 1874 die Impfpflicht ab, obwohl sie von zahlreichen Impfärzten immer wieder gefordert worden war.

Man impfte seit Jenners Versuchen von Kinderarm zu Kinderarm. Um stets Impflinge zur Verfügung zu haben, gliederten einige Staaten, wie Österreich und Bayern, ihre Impfstellen einem Findelhaus an. Dort konservierten die Anstaltsleiter die der Pustel entnommene Lymphe durch Antrocknung an Leinwandfleckchen, Seidenfäden oder Lanzetten. Jeder Impfarzt mußte den aus der Anstalt bezogenen Impfstoff zuerst auflösen und überimpfen; die Impfpustel des ersten Impflings diente dann als Impfstoffquelle für weitere Impfungen. Allerdings konnte die so konservierte humanisierte Lymphe keinen längeren Transport ohne Wirksamkeitsverlust vertragen. Als die spanische Regierung Impfstoff auch nach den Kolonien schicken wollte, mußte sie auf einer Galeere „eine Fracht" von 25 ungeimpften Kindern mitschicken. Sie wurden successiv vacciniert und dienten so als lebende Impfstoffträger.

Über die *Methoden der Impfung* bestand in der ersten Hälfte des 19. Jahrhunderts wenig Einheitlichkeit. JENNER setzte nur eine Impfverletzung. Der Impfstoff wurde auf Fäden gebracht und diese in den Impfschnitt eingelegt. Später kamen benetzte Lanzetten in Gebrauch, eine Methode, die sich dann überall durchsetzte.

Die Unzuverlässigkeit des Impfstoffes veranlaßte die damaligen Impfärzte, mehrere Impfstiche oder Impfschnitte zu machen. Von den bis zu 12 Schnitten gingen oft nur 2—3 an. Schuld hatten Fehler der Technik und unwirksame Lymphe. Die Kompliziertheit der Impfstoffkonservierung, Schädigungen der Lymphe bei der Aufbewahrung, beim Transport usw. waren dafür verantwortlich. Nicht nur Ärzte waren zu dieser Zeit im Impfgeschäft tätig, auch Laien befaßten sich damit. Barbiere, Hebammen und andere Personen nahmen Impfungen gegen Geld vor, und betrügerische Manipulationen mögen oft im Spiele gewesen sein.

Als nach dem Tode JENNERS in Europa erstmals wieder Pockenepidemien auftraten, machte die *Vaccination eine schwere Krise* durch. Es entstanden Zweifel am Wert der Impfung.

In der ersten Hälfte des 19. Jahrhunderts haben *verschiedene Faktoren* zusammengewirkt und das erneute Aufkommen von Pockenepidemien begünstigt. Der Rückgang der Seuche in den ersten Jahrzehnten nahm den Menschen die Furcht vor der Krankheit. In den Ländern mit freiwilliger Impfung hatten sie darum wenig Veranlassung, den Impfarzt aufzusuchen. BREMER, der Leiter der Berliner Anstalt, klagt bereits 1804 über den schlechten Besuch „so daß ich heute nur 10 Kinder, worunter eines vom Lande war, geimpft habe, ohnerachtet ich sie von 12 bis gegen 3 Uhr erwartete. Ich beeifere mich aus allen Kräften, das Institut mit Impflingen zu unterhalten, die Eltern werden mit ihren Kindern aufs höflichste empfangen und behandelt, die Kinder mit Kuchen und Wein erquickt. . ." (GINS 1963).

Neben diesem Rückgang der Impffreudigkeit zeigte sich noch ein anderes Übel, das geeignet war, die Vaccination in Mißkredit zu bringen: das Auftreten der *Pocken bei Geimpften*. Nun war einzelnen Ärzten dieser Zeit bereits bekannt, daß nach durchgemachten Blattern eine Zweiterkrankung möglich ist. So kamen z. B. 1833 in Danzig unter 2223 Pockenkranken 25 Zweitinfektionen zur Beobachtung (GINS 1963). Jedoch hielt sich in der offiziellen Medizin — zum Teil bis heute noch — die Ansicht vom lebenslänglichen Schutz nach einmaliger Erkrankung. Auch von der Vaccination erwartete man eine gleichlange Schutzdauer und JENNER war noch im Glauben an eine solche Wirksamkeit seiner Vaccine verstorben. Der mildere Verlauf der Krankheit beim Geimpften nährte anfangs die Vermutung, es handle sich um eine neue Seuche. Auch scheuten viele Ärzte sich, gegen die herrschende Ansicht der Anhänger JENNERS ein Versagen der Impfung zuzugeben. Man fälschte sogar die Berichte und sprach von Varicellen. Der Pockencharakter dieser Krankheit wurde aber schließlich durch Übertragungsversuche bewiesen und ließ sich dann nicht mehr leugnen. Es mußte sich also um eine echte Pockeninfektion handen, deren Verlauf durch die frühere Impfung gemildert worden war. Man nannte sie *Variolois*.

Durch diese Varioloisfälle wurde der bisherige Verdacht von dem zeitlich begrenzten Schutz der Impfung zur Gewißheit. Es dauerte aber Jahrzehnte, bis sich dann die Erkenntnis allgemein durchrang, daß eine Wiederholung der Impfung notwendig ist. Zwar wurde in der preußischen Armee bereits 1826 die obligatorische Revaccination eingeführt. Aber erst der Erfolg dieser Revaccination, wie er sich im deutschen Heer im Krieg 1870/71 zeigte, führte dann 1874 zu ihrer allgemeinen gesetzlichen Verankerung im Reichsimpfgesetz.

Es war naheliegend, daß man das neuerliche Auftreten von Pockenepidemien in der ersten Hälfte des letzten Jahrhunderts auch mit dem Versagen des Impfstoffes in Verbindung brachte. Italienische, bayerische und österreichische Ärzte bemühten sich um eine *Regenerierung des Impfstoffes*. Sie versuchten, an Stelle der sogenannten humanisierten Lymphe wieder originären Kuhpocken-Impfstoff zu bekommen. Wir können nicht mehr feststellen, ob diese Bemühungen der damaligen Impfärzte großen Erfolg hatten. Offenbar bot sich nur sehr selten Gelegenheit, aus originären Kuhpocken animale Lymphe zu gewinnen. Die Literatur jener Zeit ist voll von Berichten. Meist wird über Mißerfolge geklagt. Zur Erklärung hat man schon zu JENNERS Zeiten über echte und falsche Kuhpocken gesprochen. Das Auftreten eines „echten" Falles wurde wie ein seltenes Ereignis gefeiert. Von weither kamen die Impfärzte, um sich mit Material zu versorgen. Berühmt als Impfstofflieferantin wurde 1836 die „Kuh von Passy", einem Ort unweit Paris. 1865 fand LANOIX in Beaugency einen geeigneten Impfstoff-Stamm, den sich dann viele Impfanstalten besorgten.

Wir wissen heute nicht, ob es sich bei diesen und anderen Fällen um originäre Kuhpocken oder um zufällig auf das Rind gekommene Vaccine gehandelt hat. Jedenfalls waren diese Impfstoffquellen zu spärlich, um den Bedarf decken zu können.

Ausgehend von dem schon zu JENNERS Zeiten ausgesprochenen Gedanken, daß es sich bei den Kuhpocken um auf das Rind übertragene echte Menschenpocken handle, versuchte man, diesen Infektionsweg im Experiment nachzuahmen. Überblickt man die zahlreichen Berichte des vergangenen Jahrhunderts, so ist man erstaunt über die Zahl der gegensätzlichen Auffassungen. Positive und negative Resultate halten sich ungefähr die Waage. Einer französischen Schule, welche unter Führung von CHAUVEAU in Lyon die Möglichkeit einer Umwandlung verneint, steht die Auffassung deutscher Forscher gegenüber, denen angeblich die Umzüchtung von Variola in Vaccine gelungen wäre. Auf S. 66 gehen wir ausführlich auf dieses Problem ein. Auf Grund eigener Versuche glauben wir nicht an die Möglichkeit einer Umwandlung und nähern uns damit wieder der Auffassung der Lyoner Schule.

Erfolgreicher als die Bemühungen, originäre Kuhpocken zu finden oder die Menschenpocken auf das Rind zu bringen, waren die Versuche des bayerischen Zentralimpfarztes REITER (1830), humanisierte Lymphe auf das Rind zurück zu übertragen. Er folgte damit einer Empfehlung italienischer Ärzte. Die auch bei diesen Experimenten auftretenden Schwierigkeiten überwand erst NEGRI in Neapel, der die Lymphe vom geimpften Tier schon zwischen dem 4. und 6. Tag p. v. abnahm und damit einen höheren Virusgehalt erzielte

Diese sogenannte *Retrovaccine* war anfangs nur das Ausgangsmaterial, und die Impfärzte hatten für ihren weiteren Bedarf wie früher durch die Impfungen von Arm zu Arm zu sorgen. Die Möglichkeit, die Vaccine auf Rinder weiter zu züchten und durch Beimpfung größerer Flächen mehr Impfstoff zu gewinnen wie auch die Einführung des Glycerinzusatzes, schufen die Voraussetzung für die Verbreitung der animalen Lymphe. Gefördert wurde diese Entwicklung durch die weitverbreitete Furcht vor der vaccinalen Syphilis. Es besteht kein Zweifel, daß solche Übertragungen vorkamen, doch hat man diese Gefahr stark übertrieben. Mit dem Abgehen von der humanisierten Lymphe war diesen Bedenken der Boden entzogen.

Die Einführung der animalen Vaccine löste aber noch nicht alle Probleme. So beschäftigte die Impfärzte des letzten Jahrhunderts besonders die Frage der *Degeneration der Lymphe*. Schon früh wurden Stimmen laut, welche die Auffassung vertraten, daß die Fortführung der Vaccine auf ein und demselben Wirt zu einer Abschwächung seiner schützenden Kraft führen müsse. Einen Beweis für diese Auffassung erblickte man in dem angeblichen Nachlassen der Schutzwirkung der humanisierten Lymphe. GINS kam in seinem Handbuchartikel (LENTZ-GINS 1927) zu folgendem Urteil: „Wir haben — mit anderen Worten — bis zum letzten Fünftel des 19. Jahrhunderts einen dauernden Niedergang des Pockenschutzes zu verzeichnen, welcher in direkte Beziehung zu der Degeneration der humanisierten Lymphe zu setzen ist." Das seuchenhafte Wiederauftreten der Pocken ab 1830, die Zunahme der Erkrankung Geimpfter, ist mit der zunehmenden Abschwächung der nur am Kinderarm gezüchteten Vaccine erklärt worden. GINS führte die Tatsache, daß Bayern im vergangenen Jahrhundert keine so schweren Pockenverluste aufzuweisen hatte wie Preußen, auf die in Bayern durch REITER eingeführte Retrovaccine und die dadurch bedingte Regeneration der Lymphe zurück.

Auch bei fortgesetzter Züchtung der Vaccine im tierischen Organismus glaubte man eine Abschwächung zu bemerken (PASCHEN). Solange humanisierte Lymphe dazwischen geschaltet wurde, schien diese Gefahr vermieden zu sein. Doch bei rein animaler Weiterzüchtung sah man mit Sorge dem Ausfall der Impfung entgegen und befürchtete eine zunehmende Degeneration. Erst die von CALMETTE und GUÉRIN eingeführte Züchtung auf dem Kaninchen löste das Problem. Nachdem man erkannte, daß die auf dem Kaninchen gezüchtete Vaccine auf dem Rind sehr gut anging, griffen PFEIFFER und VOIGT diesen Gedanken auf und führten die *Wechselpassage* zwischen Rind und Kaninchen ein. Dies wurde die Methode der Wahl bei den meisten Impfanstalten.

Die Einführung der Tiefkühlung hat die Situation geändert. Man kann Impfmaterial jahrelang ohne nennenswerten Titerverlust lagern. Die Zahl der Passagen im Rind wird dadurch so erheblich verringert, daß sich Wechselpassagen im Kaninchen erübrigen.

Eine Übersicht über die ältere Impfliteratur bis ausgangs des 19. Jahrhunderts zeigt die

Fülle an Arbeit, die zur Bewältigung der gestellten Probleme geleistet wurde. GINS (1963) hat diesen Impfärzten kürzlich durch Veröffentlichung ihrer Berichte ein Denkmal gesetzt. Wir müssen die Genauigkeit der klinischen Beobachtung bewundern, welche diese Forscher in die Lage versetzte, die wesentlichsten Probleme zu erkennen und einer Lösung zuzuführen. Der zeitlich begrenzte Schutz der Impfung, die Notwendigkeit der Wiederimpfung, die Abschwächung der Vaccine durch Passagen auf homologen Wirtssystemen, die Retrovaccine und die Verwendung des Rindes als Impfstoffproduzent, sind die wichtigsten Etappen der Vaccineforschung des vergangenen Jahrhunderts.

Das *deutsche Impfgesetz vom 8. 4. 1874* legalisierte die bis dorthin gewonnenen Erfahrungen. Es führte die in einigen Bundesländern bereits verwirklichte Impfpflicht allgemein ein. Erstimpfpflichtig ist danach jedes Kind vor dem Ablauf des auf sein Geburtsjahr folgenden Kalenderjahres und wiederimpfpflichtig jeder Zögling einer Lehranstalt innerhalb des Kalenderjahres, in dem er das 12. Lebensjahr zurücklegt. Nur den Ärzten ist es erlaubt, die Pockenschutzimpfung auszuführen. Die Durchführung des Impfgesetzes ist Aufgabe der Länder, die ihrerseits die Landkreise verpflichten, Impfbezirke zu bilden und Impfärzte zur Vornahme der Pflichtimpfungen zu bestellen. Nur staatliche Anstalten dürfen Pockenschutzimpfstoff herstellen. Die späteren Ausführungsbestimmungen und ergänzenden Verordnungen regeln die Impfung und die Herstellung des Impfstoffes noch im einzelnen. Wir gehen in den einschlägigen Kapiteln darauf näher ein.

Literatur: Die geschichtliche Entwicklung

GINS, H. A.: Krankheit wider den Tod. Stuttgart: G. Fischer 1963.
— Die Epidemiologie der Pocken. In: LENTZ, O., u. H. A. GINS: Handbuch der Pockenbekämpfung und Impfung, S. 188. Berlin: Schoetz 1927.
— Die Beziehungen zwischen den Menschen- und den Tierpocken. In: LENTZ, O., u. H. A. GINS: Handb. d. Pockenbekämpfung und Impfung, S. 789. Berlin: Schoetz 1927.

HERRLICH, A.: Die Pocken. Stuttgart: G. Thieme 1960.
HOLLÄNDER, E.: Geschichte der Pocken und des Impfwesens. In: LENTZ, A., u. H. A. GINS: Handbuch der Pockenbekämpfung und Impfung, S. 252. Berlin: Schoetz 1927.
JOCHMANN, G.: Pocken und Vakzinationslehre. Wien und Leipzig: A. Hölder 1913.

Das Vaccinevirus

(A. Mayr und E. Munz)

I. Begriffsbestimmung und Abstammung

Nach seiner Herkunft vom Rind gab man zu Eduard Jenners Zeiten dem Pockenschutzimpfstoff den Namen *Vaccine*[1] (franz. „vaccin", vom lat. „vacca" = Kuh). Das der „Vaccine" zugrunde liegende Impfvirus heißt deshalb *Vaccinevirus* (Vacciniavirus). Im Rahmen der internationalen Virusklassifikation wird es als *Poxvirus officinale* geführt.

Das Vaccinevirus unserer Tage stimmt aber nicht mit dem Virus überein, das die natürlichen, sog. originären Kuhpocken hervorruft. Es unterscheidet sich von diesem Erreger, der als originäres *Kuhpockenvirus* (Cowpoxvirus, internat. Klassif. *Poxvirus bovis*) angesprochen wird, in vielen biologischen Eigenschaften. In den immunisierenden Eigenschaften gleichen sich jedoch beide Erreger nach wie vor.

Man hat früher im Sprachgebrauch zwischen diesen beiden Viren nicht unterschieden. Die Pockenerkrankung der Rinder galt bis vor nicht allzu langer Zeit ätiologisch als eine Einheit. Heute wissen wir, daß sich das Kuhpockenvirus signifikant vom Vaccinevirus durch gleichbleibende Eigenschaften in der Kultur und Antigenstruktur sowie im histologischen Bild der Veränderungen im Wirt unterscheidet.

Die Frage nach der Abstammung des Vaccinevirus ist dadurch kompliziert worden. Es läßt sich nicht mehr feststellen, ob die zu Zeiten E. Jenners benutzten „Impfviren" dem heutigen Vaccinevirus oder dem originären Kuhpockenvirus glichen. Ebensowenig ist bekannt, welches Virus den damaligen Kuhpockenfällen zugrunde gelegen hat, auf die E. Jenner und in späteren Jahren die verschiedenen Impfstoffgewinnungsanstalten zurückgegriffen haben. Es kann sich um Vaccinevirus-Infektionen der Rinder oder um natürliche Kuhpocken gehandelt haben. Schließlich liegen auch Berichte vor, nach denen mit Variolavirus künstlich Rinder infiziert wurden. Durch Rinderpassagen „wandelte" sich das

Variolavirus scheinbar um, und das „Endergebnis" wurde dann als Impfvirus verwendet. Diese Umwandlung des Variolavirus in das Vaccinevirus durch Tierpassagen ist seit mehr als 100 Jahren Gegenstand wissenschaftlicher Diskussionen. Überblickt man die bisherigen experimentellen Untersuchungen, so kann man im wesentlichen drei geschichtliche Abschnitte unterscheiden.

Die erste Periode umfaßt den Zeitraum bis ca. 1890. Die Versuche aus dieser Zeit müssen unter dem Gesichtspunkt bewertet werden, daß der Stand der mikrobiologischen Forschung noch sehr niedrig war. Berichten über gelungene Umwandlungen stehen Mißerfolge gegenüber. Die Literatur hierzu findet sich u. a. bei Bohn (1875), Voigt (1909), Jochmann (1913), Unger (1914), Wasielewski u. Winkler (1925), Paschen (1927), Gins (1930a), Haagen (1939). In dieser Zeit entstanden zwei wissenschaftliche Lager, das der *Unitarier* und das der *Dualisten*. Die Unitarier „glaubten" an die Umwandlung des Variolavirus in das Vaccinevirus, die Dualisten dagegen setzten sich für die Selbständigkeit beider Viren ein und verneinten eine Umwandlungsmöglichkeit.

Die zweite Periode reicht bis in die Dreißigerjahre des 20. Jahrhunderts. Sie fällt in die Blütezeit der bakteriologischen und in die ersten Anfänge der virologischen Forschung. Auf den Arbeitstagungen der deutschen Impfanstaltsvorsteher kamen vor allem die Unitarier zu Wort. Im Gegensatz dazu vertraten Chauveau (1891, 1892) u. a. französische Forscher die dualistische Auffassung [Lit. s. b. Herrlich u. Mitarb. (1965)]. In dieser zweiten Periode nahmen die positiven Umwandlungsergebnisse ab und die negativen zu. Die Umwandlungen glückten im Gegensatz zu früher oft erst nach mehreren Passagen oder Wechselpassagen, für die man auch Kaninchen und Affen heranzog. Trotzdem konnten die Ergebnisse erfahrener Dualisten nicht verhindern, daß in Deutschland die Umwandlungstheorie zum Lehrdogma wurde [Gins (1938)].

Die dritte Periode, die bis in die neueste Zeit reicht, ist charakterisiert durch den gewaltigen Aufschwung der Virusforschung. Das Vaccinevirus wurde nach allen Richtungen hin untersucht und studiert. Obwohl die Frage der Umwandlung zu dieser Zeit nicht mehr im Mittelpunkt des Interesses stand, da das Problem im Sinne der Unitarier gelöst schien, tauchten doch unter dem Eindruck moderner Erkenntnisse über die Natur, Struktur und die verwandtschaftlichen Beziehungen der einzelnen Viren mehr und mehr Zweifel an der Richtigkeit dieser Lehrmeinung auf. Horgan hat 1938 noch über eine gelungene Umzüchtung mittels Kaninchenpassagen berichtet. Im Gegensatz dazu verliefen die Versuche von Buddingh (1938),

---

[1] Heute gebraucht man die Bezeichnung „Vaccine" ganz allgemein für die zur aktiven Schutzimpfung verwendeten Impfstoffe, gleichgültig, ob sie aktive oder inaktivierte Erreger enthalten.

NELSON (1943) und DOWNIE (1951) jedoch alle negativ. Die Frage einer prinzipiellen Umwandlungsfähigkeit wie auch die Frage der Herkunft des Vaccinevirus blieb weiter offen.

1957—1963 haben HERRLICH, MAYR, MAHNEL und MUNZ (1963) das ganze Problem erneut aufgegriffen und eine Klärung angestrebt. Diese langjährigen Versuche stellen dabei nicht nur eine Wiederholung früherer Umwandlungsexperimente dar. Es wurden neue Wirtssysteme mit einbezogen. Ausgehend von den neueren Erkenntnissen über die Selektion heterogener „Virusausgangspopulationen" sind zusätzlich in bestimmten Wirten langjährige Passagen von originärem Variolamaterial durchgeführt worden.

Für die Versuche wurden originäre Variola- und Alastrim-Feldstämme benutzt, die aus verschiedenen Endemiegebieten Indiens und Afrikas stammten. Als Wirtssysteme für die Umwandlungsexperimente dienten Wiederkäuer, Schweine, Affen, Kaninchen, Mäuse, bebrütete Hühnereier und verschiedenartige Zellkulturen.

In keinem Versuch glückte es, das Variola- oder Alastrimvirus in das Vaccinevirus umzuwandeln.

Die für die Umwandlungsversuche herangezogenen Wirtssysteme ließen sich in 2 Gruppen einteilen.

Die erste Gruppe umfaßte den Affen, die infantile Maus, den Hühnerembryo und verschiedene Zellkulturen. In diesen Wirten gelang eine Anzüchtung sofort, und das Variolavirus ließ sich in Passagen ohne Schwierigkeiten weiterführen. Zum Teil sind mehr als 100 Passagen in den einzelnen heterologen Wirten durchgeführt worden. Das Passagevirus behielt stets die typischen Variolaeigenschaften bei. Die Befunde stimmen mit den Ergebnissen anderer Forschergruppen grundsätzlich überein.

NELSON (1943) und BALTAZARD (1958) passierten das Variolavirus im Ei und in Gewebekulturen. Sie fanden keine Änderung der Variolaeigenschaften. Zu einem ebenfalls negativen Ergebnis gelangte HALLAUER (pers. Mitt.) mit Gewebekulturpassagen.

Zur weiteren Klärung wurde Passagevirus aus verschiedenartigen Zellkulturen und vom Affen auf Rinder und Kaninchen geimpft, um eventuell dadurch eine Änderung der Eigenschaften des Variolavirus in Richtung Vaccinevirus zu erreichen. Auch diese Versuche verliefen negativ.

Rind und Kaninchen gruppieren HERRLICH und Mitarbeiter in eine *zweite Gruppe* von Wirtssystemen ein, in denen es bei der ersten Anzüchtung von Variolavirus zwar teilweise zu pathologischen Reaktionen kam, eine Fortführung in Passagen aber ebenfalls nicht gelang. In diese Gruppe gehört auch das Schwein, das in die Versuche mit einbezogen wurde. Sowohl beim Schwein als auch beim Kaninchen, nicht so sehr beim Rind, kam es fast durchweg auf die erste Animpfung von originärem Variolamaterial zu deutlich ausgeprägten, lokalen Reaktionen an der Impfstelle. Aus den veränderten Gewebebezirken einiger Tiere ließ sich Variolavirus mit niedrigem Titer reisolieren. In keinem Falle gab es jedoch Anzeichen für eine Umwandlung in das Vaccinevirus. Überraschend war, daß eine Fortführung des reisolierten Virus in weiteren Passagen nicht gelang. Wahrscheinlich handelte es sich bei dem reisolierten Virus um Restvirus von der Animpfung her.

Soweit die Versuche mit Schaf und Ziege eine Aussage erlauben, kommen auch diese Tiere als modifizierender Faktor für die Umwandlung von originärem Variolavirus in das Vaccinevirus nicht in Frage.

Nach der Literatur sind Umwandlungsversuche auch mit dem Alastrimvirus gemacht worden. Wieder stehen einigen positiven zahlreiche negative Befunde gegenüber. So schrieben über gelungene Experimente u. a. SOBERNHEIM u. ZURUKZOGLU (1928) und GINS (1930b), während LEDINGHAM (1925), GORDON (1925), VAN HOOF (1925) den negativen Ausfall ihrer Bemühungen bekanntgaben, und IFF (1929) über positive und negative Versuche berichtete.

Die Arbeiten von HERRLICH und Mitarb. mit originärem und über das Ei passiertem Alastrimvirus verliefen beim Rind und Kaninchen ebenso ergebnislos wie mit Variolavirus. Die Annahme einer unterschiedlichen Umwandlungsfähigkeit zwischen Variola- und Alastrimvirus bestätigte sich somit nicht. *Zusammenfassend läßt sich sagen, daß diese Versuche zur Umwandlung des Variola- in das Vaccinevirus im wesentlichen die negativen Ergebnisse früherer Autoren ergänzen und teilweise mit diesen sogar vollkommen übereinstimmen.*

Bei einer kritischen Wertung dieser Ergebnisse müssen wir einräumen, daß ein negativer Befund nur einen relativen Aussagewert besitzt. Die früheren positiven Resultate bekannter Pockenforscher geben darum zu verschiedenen Überlegungen Anlaß.

Zunächst besteht die Möglichkeit, daß sich die heutigen Variola- und Alastrim-Feldstämme von den früheren bezüglich ihrer Umwandlungsfähigkeit unterscheiden. Hierfür spricht jedoch wenig, zumal sich das Bild der echten Pockenerkrankung beim Menschen auch nicht geändert hat.

Wir wissen ferner, daß die meisten „Naturvirus-Ausgangsmaterialien" Mischungen genetisch unterschiedlicher Partikelchen darstellen, aus denen über heterologe Wirtssysteme, die wie „Filter" wirken, bestimmte Komponenten selektiert werden können. Es besteht durchaus die Möglichkeit, daß den positiven Umwandlungen damals Mischungen aus Variola- und Vaccineviren zugrunde lagen. Das Vaccinevirus besitzt das breiteste Wirtsspektrum innerhalb der Pockenvirus-Gruppe. Es läßt sich deshalb im Gegensatz zum Variolavirus überall rasch zur Vermehrung bringen. Bei der Überimpfung derartiger Mischungen würde sich deshalb stets das Vaccinevirus und nicht das Variolavirus „durchsetzen". In diesem Sinne hätte es sich bei den positiven Umwandlungsversuchen lediglich um ein „Sichtbarwerden" von im Ausgangsmaterial enthaltenem Vaccinevirus gehandelt. Letztgenannte Theorie besitzt nach unserer Auffassung einen hohen Grad von Wahrscheinlichkeit. Es kommen für derartige heterologe Mischungen zwei Möglichkeiten in Frage: So kann in Variolaepidemien „hineingeimpft" worden sein. Wir dürfen annehmen, daß jeder Seuchenausbruch eine verstärkte Impfaktion stimuliert, also von einer „Vaccineepidemie" begleitet ist. Es ist aber auch zu überlegen, ob das in den positiven Versuchen herausgezüchtete Vaccinevirus nicht aus anderen Gründen, die wir heute im einzelnen nicht mehr rekonstruieren können, zufällig in das Impfmaterial gelangt ist. Von der Möglichkeit einer Verunreinigung in Arbeitsräumen von Vaccineinstituten wollen wir ganz absehen. Es ist aber auch nicht auszuschließen, daß die für die Umwandlungsversuche benutzten Tiere zur Zeit der Variolaübertragung bereits mit dem in der Natur vorkommenden Vaccinevirus infiziert waren. Dieses vermehrte sich an den Inokulationsstellen. Wir wissen heute, daß viele Pockenerkrankungen der Tiere durch das Vaccinevirus bedingt sind. Früher dürfte das

kaum anders gewesen sein. Es sei daran erinnert, daß Eduard JENNER bei seinem Impfstoff von Euterpusteln der Kühe ausging. Er führte den Ursprung dieser Euterpocken auf Pferdepocken, „Mauke" oder „grease" genannt, zurück. Die Ätiologie der Pferdepocken ist bekannt; an ihrer Vaccinegenese besteht heute kein Zweifel mehr.

Nun erhebt sich die Frage, ob sich das Vaccinevirus nicht aus anderen, vielleicht näher verwandten, tierischen Pockenviren ableitet oder ob es sich um einen von jeher in der Natur vorkommenden Erreger handelt. Besonders naheliegend wäre eine Abstammung des Vaccinevirus vom originären Kuhpockenvirus.

Wir kommen hier zur „*Kuhpockengenese des Vaccinevirus*". Diese Theorie wird seit langem diskutiert. Sie hat wie die vorher besprochene „*Variolagenese des Vaccinevirus*" ebenfalls viele Befürworter gefunden. Vaccine- und Kuhpockenvirus sind zwar selbständige Virusarten, sie stehen sich aber in ihren biologischen und serologischen Eigenschaften von allen Pockenviren am nächsten. Eine Diskussion über die Abstammung des Vaccinevirus vom Kuhpockenvirus ist deshalb durchaus verständlich. Dabei nimmt man an, daß sich im Laufe zahlreicher Kuhpockenvirus-passagen Viruskomponenten mit Vaccinecharakter abspalten können. In diese Richtung weist vielleicht die als „weiße Kuhpocken" von VAN TONGEREN (1954) beschriebene Abzweigung des Kuhpockenvirus, die sich nach ihren Eigenschaften zwischen Vaccinevirus und originärem Kuhpockenvirus einordnen läßt. Andererseits besitzt das originäre Kuhpockenvirus ein wesentlich engeres Wirtsspektrum als das Vaccinevirus, ist also „spezialisierter" als letzteres. Phylogenetisch wäre eine Abstammung des Vaccinevirus vom Kuhpockenvirus nicht so sehr verständlich. Hinzu kommt, daß BERGER und PUNTIGAM (1958) keine Anhaltspunkte für eine Änderung der Eigenschaften des originären Kuhpockenvirus nach Rinderpassagen fanden. MAHNEL (pers. Mitt.) erzielte durch Gewebekultur-Dauerpassagen eine Virulenzabnahme für Kaninchen und Bruteier, ohne daß vaccinevirusähnliche Merkmale zum Vorschein kamen, und RONDLE und DUMBELL (1962) konnten weitere Unterschiede zwischen den beiden Virusarten in ihrem Gehalt an präzipitierenden Antigenen nachweisen.

Prüft man nun alle vorgetragenen Gesichtspunkte, Arbeiten, Übertragungs- und Umwandlungsexperimente kritisch und stellt dabei vor allem das weite Infektiositäts- und Antigenspektrum des Vaccinevirus dem engen des Kuhpocken- und Variolavirus gegenüber, so muß man zu der Überzeugung kommen, daß weder die Variolagenese noch die Kuhpockengenese des Vaccinevirus richtig sein kann.

Wir glauben vielmehr, daß es sich *beim Vaccinevirus um ein originäres, in der Natur vorkommendes, selbständiges Pockenvirus handelt.* Es ist durchaus möglich, daß dieser Erreger, der sich praktisch in allen Tierarten vermehrt und das weiteste Antigenspektrum besitzt, als „Urpockenvirus" gewertet werden muß. Durch Anpassung an bestimmte Wirtssysteme hätte sich das zunächst „omnipotente" Virus im Verlauf zahlreicher Passagen in die einzelnen uns heute bekannten originären „unipotenten" Pockenviren spezialisiert, wobei mutagene Vorgänge nach dem Prinzip der zufälligen Zuteilung mitgespielt haben mögen. Diese Spezialisierung auf bestimmte Tierarten wäre, geschichtlich gesehen, laufend im Fortschreiten; eine Ansicht, die auch dadurch nicht widerlegt wird, daß die Variolaerkrankung des Menschen seit Jahrtausenden bekannt und deshalb scheinbar älter ist als das Vaccinevirus. Wir dürfen vielmehr annehmen, daß tierische Pockenerkrankungen mindestens genauso alt sind. Sie sind nur später in das Bewußtsein der Menschen getreten.

Die Hypothese einer Spezialisierung der einzelnen originären Pockenviren aus einem weit verbreiteten Erreger erscheint uns deshalb verständlicher als die Auffassung, daß das Vaccinevirus durch Umwandlung von Viren mit begrenztem Wirtsspektrum entstanden ist. In diesem Zusammenhang ist interessant, daß GORDON bereits 1925 ähnliche Gedanken äußerte.

II. Aufbau, Größe, morphologische und chemisch-physikalische Eigenschaften des Vaccinevirus und seiner antigenen Komponenten

Wie alle Pockenviren gehört das Vaccinevirus zu den größten, bisher bekannten Virusarten. Es ist komplex aufgebaut und zeigt in struktureller und funktioneller Hinsicht eine hohe Organisation.

Durch die Anwendung enzymatischer Untersuchungsmethoden konnte elektronenmikroskopisch die Struktur der reifen Vaccinevirus-Partikel weitgehend aufgeklärt werden. DAWSON und MCFARLANE stellten schon 1948 fest, daß die quaderförmigen Teilchen einen zentralen Innenkörper besitzen, der durch Pepsin nicht, wohl aber durch Desoxyribonuklease angegriffen wird. Hiervon ausgehend haben PETERS und NASEMANN (1953), PETERS und STOCKENIUS (1954) und PETERS (1956, 1957

a u. b) den Aufbau der reifen Viruspartikel eingehend studiert. Sie kamen damals zu dem Ergebnis, daß *das Vaccine-Elementarkörperchen aus mindestens 4 Anteilen besteht:* 1. aus einer umhüllenden, relativ resistenten Membran, über deren chemische Zusammensetzung noch wenig bekannt ist, 2. einer peripheren Eiweißschicht, 3. einem im Innern gelegenen, ringartigen, DNS-haltigen Kernäquivalent und 4. einem Doppelkörper, der ein vom peripher angeordneten Eiweiß unterscheidbares Protein enthält. PETERS (1956) und HERZBERG und KLEINSCHMIDT (1959) erarbeiteten auf Grund eingehender Strukturanalysen ein Schema des Aufbaus eines Vaccineviruselementarkörperchens.

Die Darstellung der Pockenviren mit Hilfe der Negativfärbetechnik hat in jüngster Zeit unsere Kenntnisse über den Aufbau der

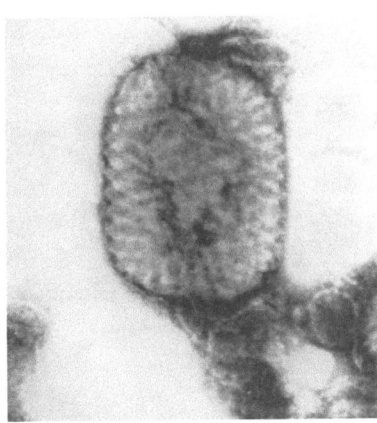

Abb. 11.   Vaccineviruselementarkörperchen   (negativ-staining) v. Professor HERZBERG
Ges. Vergr. 1:200000

Pockenviren weiter vertieft. HERZBERG und Mitarb. (1961) untersuchten mit diesem Verfahren das Vaccine- und Kanarienpockenvirus. Sie fanden stäbchenförmige, axial mit Phosphorwolframsäure gefüllte Untereinheiten über die einzelnen Partikeln verteilt. Zwischen den beiden untersuchten Virusarten wurden geringfügige Unterschiede beobachtet. HERZBERG und Mitarb. (1963) konnten ferner nach Behandlung mit Phosphorwolframsäure (1—2%ig) differentialdiagnostisch wertvolle und praktisch auswertbare Unterschiede zwischen den Viren der Pockengruppe einerseits und dem Varicellen- bzw. Zostervirus andererseits nachweisen: Die Oberfläche der quaderförmigen Pockenviren ist mit stäbchenförmigen, 80 bis

90 Å breiten Strukturen besetzt, die mehr tangential zur Oberfläche und nicht radial zum Zentrum liegen (s. Abb. 11). Die kleineren Varicellen- und Zosterelementarkörperchen zeigen dagegen einen großen, rundlichen Innenkörper und eine, diesen umgebende, breite und leicht deformierbare Hüllschicht, die ihrerseits wieder eine dichte Randzone besitzt. Der Innenkörper (Core mit Capsid) ist von 162 Capsomeren besetzt, die aber radiär angeordnet sind. McCREA und Mitarb. (1962) fanden bei der Negativkontrastierung von Vaccineviruselementarkörperchen, die durch 7—8 M Harnstoff oder 3—6 M Guanidinhydrochlorid inaktiviert worden waren, Oberflächeneinzelheiten und Innenstrukturen, die ohne die Vorbehandlung mit diesen Inaktivierungsmitteln nicht erkennbar waren. Es konnte eine, das Virus umgebende, 20—25 mμ dicke Doppelmembran festgestellt werden, die wahrscheinlich aus regelmäßig geformten Untereinheiten zusammengesetzt ist. NAGINGTON und HORNE (1962) verglichen das Vaccine- und das Orfvirus (Pustulardermatitis der Schafe) miteinander. Bei beiden Viren konnten sie zwei verschiedene Arten von Partikeln beobachten. Sie nehmen an, daß es sich bei den von ihnen beobachteten faden- oder röhrenartigen Untereinheiten, welche beim Orfvirus anders angeordnet sind als beim Vaccinevirus, um Nucleoproteine an der Oberfläche des Virus handelt. Besonders aufschlußreich sind die von MÜLLER und PETERS mitgeteilten Befunde. Danach ist das Erscheinungsbild der Elementarkörperchen nach Negativkontrastierung vom pH-Wert bzw. dem Eindringungsvermögen der Phosphorwolframsäure abhängig.

So kann bei schwach saurer Reaktion vorwiegend ein als Typ 1 bezeichnetes Bild, in schwach alkalischem Milieu ein Typ 2 und bei neutralen Verhältnissen Typ 1 und 2 festgestellt werden. Die Morphologie von Typ 1 entspricht den von HERZBERG u. Mitarb. (1961) gemachten Angaben, wobei die als Filamente bezeichneten Untereinheiten aus einer Doppelhelix zweier ca. 30 Å dicker Einzelfäden bestehen. Ein Innenkörper ist nicht sichtbar. Typ 2 entsteht bei einem pH bei 8,5 durch Einlagerung von Phosphorwolframsäure. Nun sind bei den Viruspartikeln eine umhüllende, von den oben erwähnten Filamenten unterbrochene Membran, eine dadurch radiär gestreifte, periphere Proteinschicht sowie der durch eine helle Zone vom Protein abgegrenzte, DNS-haltige Innenkörper sichtbar.

Die bei einem pH von 10,5 zutage tretende Morphologie des von MÜLLER und PETERS erstmalig beschriebenen Typ 3 überrascht: Der Innenkörper

ist differenziert in ein Triplet aus 2500 Å langen und 500 Å breiten Strängen, die entweder getrennt oder als S-Form erscheinen. Es sind jeweils 2 Einzelstränge von 200 Å Stärke mit einer Steigung von 50° so miteinander verbunden, daß eine axial gelegene, elektronenoptisch dichte Zone von 100 Å entsteht.

MÜLLER und PETERS ordnen die beim Typ 1 beobachteten Filamente der umhüllenden Membran zu. NAGINGTON und HORNE (1962) halten sie für Bestandteile des Innenkörpers, und HERZBERG u. Mitarb. (1961) rechnen sie der peripheren Proteinschicht zu. MÜLLER und PETERS konnten die von NOYES (1962a,b) beschriebenen, ring- oder röhrenförmigen Gebilde an der Oberfläche reifer, intakter Viren nicht bestätigen. Sie machten vielmehr — auch auf Grund früherer Untersuchungen [PETERS (1962), PETERS u. Mitarb. (1962)] — darauf aufmerksam, daß die als „komplette" bzw. „inkomplette", sowie als „empty" bzw. „full" bezeichneten Formen präparationsbedingt sein können. Typ 1 und 2 werden von ihnen als charakteristisch für echte Pockenviren angesehen. MÜLLER und PETERS vermuten, daß beim Typ 3 die Grundform des Innenkörpers zum Ausdruck kommt. Sie diskutieren, ob das Triplet mit dem DNS-Proteid des Virus identifiziert und ob aus der spiraligen Anordnung der Einzelstränge, der Stränge untereinander und insgesamt auf die Anordnung der DNS geschlossen werden kann. WESTWOOD und Mitarb. (1964) bezeichnen die bei einem pH-Wert von 5,6 überwiegend darstellbare Form (Typ 1 bei MÜLLER und PETERS) als M-mulberry (Maulbeere) und das von einer Kapsel umgebene Viruspartikel als C-Form. Die oberflächlich liegenden „Fäden" der M-Form (vgl. HERZBERGS Befunde) bilden nach ihrer Ansicht eine Doppelhelix und bestehen aus Protein und nicht aus Nukleinsäure. Die Autoren konnten M- in C-Formen durch Behandlung mit fettlöslichen Mitteln umwandeln, was nach ihrer Ansicht dafür spricht, daß die Undurchlässigkeit der äußeren Hülle für Phosphorwolframsäure durch den Einbau von Lipiden bedingt ist. Dafür spreche auch die Resistenz gegenüber proteolytischen Fermenten, die größere Empfindlichkeit des Viruspartikels gegenüber Trypsin nach Ätherbehandlung und die Unempfindlichkeit gegen Austrocknung. Nach bestimmten Bedampfungsmethoden konnten die Autoren das Vorhandensein einer oberflächlichen Proteinschicht von antigenem Charakter darstellen. Das zahlenmäßige Verhältnis der M- und C-Formen variiert je nach Präparationstechnik stark. HARRIS und WESTWOOD (1964) empfehlen deshalb zur Erzielung reproduzierbarer Ergebnisse, die Phosphorwolframsäure 5 Minuten auf das Virus einwirken zu lassen, dann die Präparate entweder sofort im Elektronenmikroskop zu beurteilen oder sie erst im Vakuum bei 1 × 10⁻³ Torr zu trocknen.

NOYES (1962b) hält es für möglich, daß die von ihm nach dem Aufbrechen des Virus durch Ultraschall beobachteten 20 Å großen Filamente Makromoleküle der DNS sein könnten.

HERZBERG und KLEINSCHMIDT (1959) vertreten die Ansicht, daß die Quaderform ein durch Trocknung und andere Eingriffe entstehendes Kunstprodukt ist, und daß die annähernd ovale Gestalt der in der Zelle liegenden Viruspartikeln der natürlichen Form entspricht. Demgegenüber ist zu bedenken, daß die durch ein quaderförmiges Gebilde mit abgerundeten Kanten willkürlich gelegten Schnitte nur in günstigen Fällen annähernd rechteckige Schnittflächen ergeben, und daß die von der Präparationsmethode abhängige mehr oder weniger starke Neigung zur Bildung der Quaderform nur bei den Viren der Pockengruppe vorhanden ist.

LANG und KLEINSCHMIDT (1962) haben die elektronenoptisch beobachtete Form der Struktur reifer Vaccine- bzw. Kanarienpockenviren mit einem von ihnen nach bestimmten physikalisch-mathematischen Gesetzen errechneten, theoretischen Modellvirus verglichen. Sie konnten dabei eine bemerkenswerte und anscheinend nicht bloß zufällige Übereinstimmung in den Konturen und im Innenaufbau feststellen. Die Autoren vermuten daraus, daß Form und Aufbau der Pockenviren durch ein Kräftepotential bestimmt werden, das an vier, wahrscheinlich DNS-haltige Zentren gebunden ist.

Faßt man die bisherigen Befunde zusammen, so darf heute als gesichert angenommen werden, daß das Vaccinevirus von einer durch Filamente unterbrochenen Doppelmembran begrenzt wird, welche eine Proteinschicht umschließt, in der wiederum der S-förmige, DNS-haltige Innenkörper eingebettet ist.

Die in der üblichen Art auf Objektträgerfolien angetrockneten und bedampften reifen Vaccineviruspartikel haben eine quaderförmige Gestalt (s. Abb. 12). In Dünnschnitten

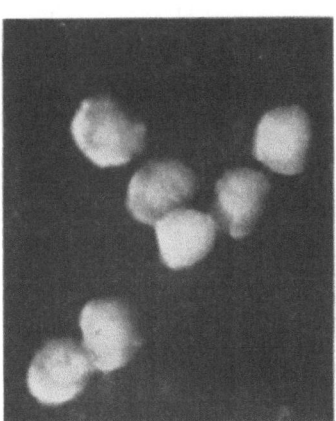

Abb. 12. Vaccineviruselementarkörperchen
(Elektronenmikroskop)
Ges. Vergr. 1:60000

kommt dies bei der Mehrzahl der intracellulär gelegenen Virusteilchen jedoch weniger deutlich oder nicht zum Ausdruck.

Nicht ohne Bedeutung ist die Frage nach der Gestalt der Pockenviren auch im Hinblick auf ihre Eingruppierung. Die Mehrzahl der bisher untersuchten Virusarten, bei denen die für Pockenviren typischen Entwicklungsstufen

der Elementarkörperchen (vgl. nachher) beobachtet wurden, hat Quadergestalt (s. Abb. 12). Ausnahmen bilden das Stomatitis papulosa- und das Orfvirus. Die Gestalt dieser beiden letztgenannten Viren hat man als ovoid, diskusförmig und stäbchenförmig mit abgerundeten Enden beschrieben und festgestellt, daß sich auch ihre Innenstruktur von der der Pockenviren unterscheidet [RECZKO (1957), ABDUSSALAM u. COSSLET (1957), KNOCKE (1962), SIEGEL (1960), NAGINGTON u. Mitarb. (1962)].

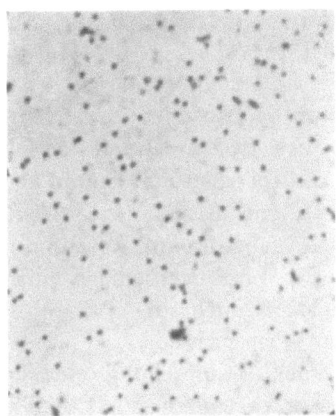

Abb. 13. Vaccineviruselementarkörperchen
(Lichtmikroskop, Ölimmersion, HERZBERG-Färbung)

Stomatitis papulosa- und Orfvirus werden nach der internationalen Klassifikation nicht zu den Pockenviren gerechnet. Es wird angezeigt sein, beide und evtl. hinzukommende Viren gleicher Struktur in eine Untergruppe pockenähnlicher Viren einzuordnen [RECZKO (1962)].

Größenbestimmungen des Virus mit dem Elektronenmikroskop ergaben etwas höhere Werte als mit anderen Methoden. Die Dimensionen werden heute einheitlich mit ungefähr $280 \times 220 \times 220$ mμ angegeben [WILLIAMS (1954), PETERS u. STOECKENIUS (1954)]. Wegen ihrer Größe sind die Elementarkörperchen nach Färbung mit bestimmten Farblösungen auch noch im Lichtmikroskop sichtbar [PASCHEN (1911), HERZBERG (1960), s. Abb. 13].

Die *Dichte des Virus* liegt mit 1,16 höher als die von Bakterien mit 1,10 [SCHRAMM (1954)].

In der Ultrazentrifuge sedimentieren die isolierten Virusteilchen mit einer diffusen Bande, für die sich eine Sedimentationskonstante von 4910 S ergibt. Das spezifische Volumen beträgt VO = 0,793. Legt man eine Hydratation von 50% zugrunde, so ergibt sich als Reibungsfaktor $f/f_0 = 1,2$. Aus diesem, der Sedimentationskonstante und dem spezifischen Volumen berechnet sich das Gewicht des nicht hydratisierten Teilchens zu $3,2 \times 10^{-9}$ mg [nach Schramm (1954)]. In einer jüngsten Publikation gaben Marquardt u. Mitarb. (1963) dagegen folgende, auf elektronenoptisch-mathematischem Wege erhaltene Daten bekannt: Das Volumen des dehydratisierten Elementarkörpers beträgt $8,37 \times 10^{-15}$ ml, seine Dichte 0,68 g/ml, die mittlere Dichte der Bauelemente 1,31 g/ml. Die mittlere Masse des dehydratisierten Elementarkörpers bestimmten die Autoren auf $5,69 \times 10^{-15}$ g.

Die *komplexe Struktur* des Vaccinevirus äußert sich jedoch nicht nur *morphologisch*, sondern auch *biologisch* und *serologisch*. Das Elementarkörperchen läßt sich in verschiedene Aktivitäten und Komponenten zerlegen. Als Folge dieser sog. komplexen und antigenen Struktur des Virus werden bei einer Vaccinevirus-Infektion auch eine Anzahl virusspezifischer Antikörper erzeugt.

Bei einer Besprechung der komplexen Struktur des Vaccinevirus hat man grundsätzlich zunächst zu unterscheiden zwischen:

1. dem infektiösen Prinzip,

2. dem immunisierenden Prinzip,

3. den komplementbindenden und präcipitierenden Antigenen,

4. der hämagglutinierenden Aktivität und

5. einer wirtspezifischen, serologisch aktiven Komponente.

Mit dem *reifen Viruselementarkörperchen* sind die *Infektiosität* und das *immunisierende Prinzip* verbunden. Ein Teilmechanismus des immunisierenden Prinzips veranlaßt den Impfling, *virusneutralisierende Serumantikörper* zu bilden. Das reife Viruspartikelchen besitzt zudem *komplementbindende* und *präcipitierende* Eigenschaften. Diese Aktivitäten des komplexen Viruspartikelchens werden auch als *V-Antigen* bezeichnet. Inwieweit bestimmte Virus-Entwicklungsformen über Infektiosität, immunisierende Eigenschaften, komplementbindende, präcipitierende und hämagglutinierende Aktivitäten verfügen, ist noch zu wenig bekannt. Das *Virushämagglutinin* kommt nicht nur in fester Bindung mit dem fertigen, infektiösen Virusteilchen vor. Man findet es auch losgelöst vom Virus als freies Hämagglutinin. Das Viruspartikelchen enthält des weiteren

ein sog. *NP (Nukleoprotein)-Antigen*, das ein notwendiger Bestandteil des infektiösen Virus ist. Es ist in der Komplementbindung und in der Präcipitation aktiv. Schließlich gehört zum kompletten Virusteilchen noch eine *wirtspezifische Normalkomponente*, die man ebenfalls serologisch erfassen kann.

Neben diesem *virusgebundenen Komplex* aus spezifischen Aktivitäten und Antigenen kennt man noch einen sogenannten *viruslöslichen (soluble = S) Antigenkomplex*. Er entsteht zwar ebenfalls bei der Virusvermehrung, ist aber nicht an das infektiöse Virusteilchen gebunden und kann aus infizierten Geweben leicht isoliert werden. Der Träger des S-Antigenkomplexes ist das *LS-Antigen*, das sich aus einer hitzelabilen (L) und hitzestabilen (S) Komponente aufbaut. Es ist serologisch mittels Komplementbindung und Präcipitation nachweisbar. Man nimmt an, daß es sich hierbei um virusspezifisches Proteinmaterial handelt, das zum Aufbau des Virus bereitgestellt, aber nicht mehr eingebaut wurde. Die dem S-Antigen entsprechenden, stofflichen Bestandteile des Virus scheinen an der Oberfläche des Viruspartikelchens zu liegen [Burnet (1960)].

1961 wurde von Appleyard ein weiteres lösliches Antigen beschrieben, das die Bezeichnung „*serum-blocking antigen*" erhielt. Seine Beziehung zum S-Antigen, zum NP-Antigen und zum löslichen Anteil des hämagglutinierenden Prinzips ist aber noch unklar (s. S. 73).

Das *Vaccinevirus* war eines der ersten Viren, welches in hoch gereinigtem Zustand chemisch-physikalisch untersucht werden konnte.

Eine Elementaranalyse gereinigter Viruspräparationen ergibt für das Vaccinevirus einen Gehalt von 33,7% C, 15,3% N, 0,57% P und 0,05% Cu. Insgesamt soll das Virus 2,8% Polysaccharide enthalten. Sie dürften jedoch, ebenso wie die Phosphorfraktion, fast ausschließlich in der Nukleinsäure enthalten sein. Der größte Anteil des Virus besteht aus Eiweiß. Er beträgt 89%. Das Virus enthält ferner etwa 5,7% Lipide, die aus etwa 1,4% Cholesterin, 2,2% Phosphorlipiden und 2,2% Neutralfett bestehen [Schramm (1954)].

Die Nukleinsäure des Vaccinevirus gehört dem DNS (Desoxyribonukleinsäure)-Typ an. Nach Pfau und McCrea (1962) eignet sich zur Gewinnung der Virus-DNS die Behandlung gereinigter und getrockneter Virussuspensionen mit 0,15 M Natriumchlorid, 0,015 M Natriumzitrat und mit 2%iger 2-Mercaptoäthanollösung unter späterer Zugabe von 0,5 mg „Pronase", einer Protease. Die Virus-DNS läßt sich dann durch hochtourige Zentrifugation ausschleudern.

Den Verfassern gelang es auf diese Weise, 96% der Virus-DNS zu gewinnen, die zum größten Teil doppelstrangig war. Infektiöse Eigenschaften konnten allerdings noch nicht nachgewiesen werden. Da mit Phenol anscheinend nur die einstrangige DNS extrahiert wird, diskutieren die Autoren die Möglichkeit, ob das Vaccinevirus entweder beide DNS-Arten oder ob die inkompletten Virusformen nur einstrangige, die Masse der reifen Viruspartikel aber doppelstrangige DNS enthält.

Uracil und 5-Hydroxymethylcytosin, die in der DNS bestimmter Coliphagen vorhanden sind, konnten in der DNS des Vaccinevirus nicht gefunden werden [WYATT u. COHEN (1953)]. Nach MAGEE und SAGIK (1959) ist die Vaccinevirus-DNS von der normalen Zell-DNS verschieden. Nach JOKLIK (1962a) zeigt die Vaccinevirus-DNS ein ähnliches Verhalten wie die DNS von T2-Phagen. Sie besitzt eine Doppelstrangstruktur und ein sehr hohes Molekulargewicht von etwa 80 Mill.. Ein Viruspartikelchen enthält ungefähr 160 Mill. Molekulargewichtseinheiten von DNS. In weiteren Untersuchungen prüfte JOKLIK (1962b) das Verhalten von Virus-DNS, die er aus 4 verschiedenen Vertretern der Variola-Vaccinia-Untergruppe (Kuhpocken-, Ektromelie-, Kaninchenpocken- und Vacciniavirus) gewann. Alle 4 Viren hatten den gleichen Gehalt an DNS und auch ihre Grundzusammensetzung war gleich. Sie enthielten gleichmäßig zwischen 50 und 60 μg DNS per mg Protein. Das molare Verhältnis von Adenin zu Thymin und von Guanin zu Cytosin war etwa 1.

Von besonderem Interesse war der Nachweis von Flavin-Adenin-Dinukleotiden (FAD). Eine Dehydrogenase-Aktivität ließ sich jedoch nicht nachweisen [HOAGLAND u. Mitarb. (1941)]. Sorgfältige spektroskopische und biochemische Untersuchungen wiesen in den Virusteilchen weder Cytochrom noch Cytochromoxydase nach. Nach Untersuchungen von SMADEL und HOAGLAND (1942) soll jedoch Biotin ein weiterer, wichtiger Bestandteil des Virus sein.

Widersprechend sind die neuesten Untersuchungen zur Frage, ob im Vaccinevirus auch Ribonukleinsäure (RNS) enthalten ist. Während PLANTEROSE u. Mitarb. (1962) glauben, in hochgereinigten Viruspräparaten geringe Mengen von RNS nachgewiesen zu haben, verliefen entsprechende Prüfungen von JOKLIK (1962c) negativ.

Von den Metallen scheint nur Kupfer im Vaccinevirus eingebaut zu sein. Mit zunehmender Reinigung des Virus steigt auch der Kupfergehalt in den Lösungen an. Soweit man Phosphatase, Katalase und Lipase gefunden hat, scheinen sie nicht aus den Viruselementarkörperchen, sondern aus der Wirtszelle zu stammen. ZWARTOUW (1964) glaubt dagegen annehmen zu können, daß die von ihm in Spuren nachgewiesenen Stoffe, wie Kupfer, Flavin, Biotin, Kohlehydrate und RNS nicht zum Virus gehören. Dagegen betrachtet er Cholesterol (1,2%) als einen Bestandteil des Virus. Während man bisher allgemein einen Gehalt von 5,6% DNS annahm, konnte ZWARTOUW nur 3,2% nachweisen.

Das NP-Antigen macht etwa 50% des infektiösen Viruspartikelchens aus. Chemisch gesehen ist das NP-Antigen ein Nukleoprotein, das neben Eiweiß etwa 6,0% DNS enthält. Es ist unlöslich zwischen pH 4,5 und 7,5, löst sich aber bei pH 8,0 bis 8,5 [SMADEL (1952)]. Dieses Antigen dürfte bevorzugt im Zentrum des Viruspartikelchens, in dem im Innern gelegenen, ringartigen, DNS-haltigen Kernäquivalent lokalisiert sein. Das NP-Antigen ist nach WOODROOFE und FENNER (1962) ein gemeinsames Gruppenantigen, über das alle Viren der Pockengruppe verfügen.

Am besten untersucht wurde bis jetzt der *LS-Antigenkomplex* [CRAIGIE u. WISHART (1936a, b), WISHART u. CRAIGIE (1936), SHEDLOVSKY u. SMADEL (1942), SMADEL u. RIVERS (1942), SHEDLOVSKY u. Mitarb. (1943), MAYR u. Mitarb. (1955)]. Er ist nicht infektiös, und man kann mit ihm nicht immunisieren. Da das S-Antigen kleiner als das Virus und kleiner als das Hämagglutinin ist, kann es durch fraktionierte Ultrazentrifugation isoliert gewonnen werden. Zur weiteren Reinigung wird das S-Antigen bei einem geeigneten pH-Wert (isoelektrischer Punkt pH 4,8) oder durch 50% gesättigte Ammoniumsulfatlösung ausgefällt.

Das intakte LS-Antigen ist ein Glykoproteid mit einem Molekulargewicht von 240000 und einem Achsenverhältnis von 30/1. Es enthält 15,8% N und 50,6% C. Alle Teste auf Lipide, Phosphor, Nukleinsäure und Glucosamin verliefen bisher negativ.

Durch proteolytische Enzyme wird das Antigen angegriffen. Sowohl L- als auch S-Teile werden durch Papain zerstört, während Chymotrypsin unter geeigneten Bedingungen nur die S-Fraktion angreift.

Nach MAYR verträgt das thermostabile Element (S-Komponente) eine Erhitzung auf 90 °C ohne Verlust der serologischen Aktivität. Die thermolabile Komponente (L-Komponente) scheint eine enge Beziehung zu dem wirtspezifischen Eiweiß zu besitzen [MAYR u. Mitarb. (1955), MAYR (unveröffentl. Arbeiten 1960)].

Das „*serum-blocking antigen*" scheint ein Protein zu sein. Es wird wie das S-Antigen durch hochtourige Zentrifugierung von Virusverreibungen oder von virushaltigen Medien der Zellkulturen gewonnen. Im Gegensatz zum S-Antigen besitzt es immunisierende Eigenschaften und regt die Bildung virusneutralisierender Antikörper an. Bei Immunseren reduziert es die neutralisierende Aktivität der Seren. Es ist nicht dialysierbar und kleiner als das Virus. 0,2%iges Trypsin vermindert bei 37 °C und pH 8,0 in 2 Stunden die Aktivität. Durch 50% gesättigte Ammoniumsulfatlösung wird das Antigen ausgefällt. Bei 56 °C erfolgt in 1 Stunde ein Aktivitätsverlust um 80% [APPLEARD (1961)]. APPLEYARD und Mitarb. (1964) fanden, daß das Molekulargewicht des Antigens zwischen 100000 und 200000 liegt. Kaninchen, die mit vom Vaccinevirus bzw. vom Kaninchenpockenvirus abstammendem Antigen immunisiert worden waren, waren gegen eine Lebendimpfung mit Vaccinevirus besser geschützt als gegen eine Infektion mit Kaninchenpocken. Anscheinend unterscheiden sich die vom Antigen gebildeten Antikörper etwas von denen, die nach einer Infektion entstehen. Die Autoren diskutieren die Möglichkeit einer prophylaktischen Verwendung des Antigens bei der Vaccination des Menschen

Über den chemischen Aufbau des *Hämagglutinins* wissen wir noch recht wenig. Sicher ist, daß das Hämagglutinin Protein und Lipide enthält.

Nach den Angaben von GAUSH und YOUNGER (1963) besteht es im wesentlichen aus 58% Glyceriden und 21,5% Phosphadylcholin, sowie aus Sterolen und Sterol-Estern, die 6% des Gesamtlipidgehaltes ausmachen. Die Lipid-Komponente soll grundlegend für die spezifische Aktivität des Hämagglutinins sein [McCREA und O'LOUGHLIN (1959)]. Durch hochgereinigte Lecithinase C wird nach STONE (1946) das Hämagglutinin zerstört.
Der Durchmesser des Hämagglutinins beträgt ungefähr 65 mμ [CHU (1948)]. Mit halbgesättigter Ammonsulfatlösung kann es präcipitiert werden. Es ist stabil im pH-Bereich von 5,8 bis 9,25 [WIGAND (1957)] und wird nach McCREA und O'LOUGHLIN (1959) durch 8 M Harnstoff konserviert.

Bei allen Untersuchungen über das Hämagglutinin des Vaccinevirus muß berücksichtigt werden, daß bei Verwendung von bebrüteten Hühnereiern als Vermehrungssystem neben dem virusspezifischen Hämagglutinin noch ein wirtspezifisches Hämagglutinin auftritt [MAYR (1956)]. Beide Hämagglutinine lassen sich aber auf Grund ihrer Eigenschaften und durch serologische Verfahren gut

differenzieren [MAYR (1956), YOUNGNER u. RUBINSTEIN (1962)]. In manchen infizierten Geweben (z. B. Mäusegehirn, Rinderpulpa) ist dagegen infolge der Wirkung von Inhibitoren auf übliche Weise kein Hämagglutinin nachweisbar.

CASSEL und FATER (1958) haben einen Vaccinevirusstamm beschrieben, der bei seiner Züchtung in Ehrlichschen Ascites-Tumorzellen die Fähigkeit verlor, Hämagglutinin zu bilden. Dieser Stamm rief im Kaninchen nur noch die Bildung von virusneutralisierenden, nicht aber von hämagglutinationshemmenden Antikörpern hervor. Nachprüfungen deckten auf, daß auch hier ein Hämagglutinin-Inhibitor dafür verantwortlich gemacht werden muß [CASSEL u. FATER (1959), CASSEL u. Mitarb. (1962)].

In infizierten Gewebekulturen kann das gebildete Hämagglutinin durch Hämadsorption nachgewiesen werden. Dieses Phänomen wurde als Kriterium der Virusvermehrung bei Virus- und Antikörpertitrationen herangezogen.

MANNWEILER (1964) konnte zeigen, daß die hämagglutinierende Aktivität, die bei der Vermehrung des Vaccinevirus in Hühnerembryo-Zellkulturen gebildet wird, größtenteils im Medium und nicht, wie das Virus, in den Zellen angereichert wird. Dort kann sie durch Hühnererythrocyten in Form der makroskopisch sichtbaren Hämagglutination demonstriert werden. Die Endpunktbestimmung bei Virus- und Antikörpertitrationen wird durch diese indirekte Art des Virusnachweises erleichtert. Da zum Nachweis des Hämagglutinins eine bestimmte Virusmenge nötig ist, eignet sich diese Methode anscheinend gut als Kriterium der Virusneutralisation bei der Bestimmung neutralisierender Antikörper (s. S. 90).
Im Gegensatz dazu fand ODA (1963), daß infizierte HeLa-Zellen vor ihrer Lysis besonders viel Hämagglutinin enthalten. Hochtitrige Hämagglutininpräparate werden deshalb durch Homogenisierung infizierter und abzentrifugierter Zellen erhalten. Bebrütet man infizierte Zellkulturen aber mit Antihämagglutinin-haltigen Medien (z. B. Immunserum von Kaninchen), so kann in den Zellen kein Hämagglutinin mehr, jedoch noch infektiöses Virus nachgewiesen werden. Anscheinend wird das in der Zelle bei der Virusvermehrung mit entstehende Hämagglutinin sofort an der Zellgrenze durch das Antihämagglutinin inaktiviert, ohne daß dabei die Virusproduktion gestört wird.
Wir gewinnen hochtitrige Hämagglutinin-Antigene zur routinemäßigen Durchführung von Hämagglutinationshemmungs-Testen aus infizierten embryonalen Rindermuskelzellen, die 30 Std. p. i. durch Zentrifugation konzentriert und dann aufgeschlossen werden.

III. Biologie und Biochemie der Vaccinevirus-Infektion

Im Gegensatz zu den kleineren DNS-haltigen Viren läuft beim Vaccinevirus wie bei den anderen Pockenviren die Virussynthese nicht über den Zellkern, sondern über neugebildete, eigene Synthesezentren, die im Plasma der Zelle liegen. Die normale Kern-DNS der Wirtszelle ist anscheinend bei der Synthese der Vaccinevirus-DNS nicht direkt beteiligt.

Durch das Eindringen eines Vaccinevirus in die Zelle entsteht ein neues biologisches System, das der Virussynthese dient und das der infizierten Zelle zusätzlich zu ihrem normalen Zellstoffwechsel quasi „aufgepfropft" wird. Die Vermehrung des Vaccinevirus in der Zelle ist dabei anfangs nicht mit einem intensiven Rückgang der Wirtszell-DNS vergesellschaftet.

Die Virussynthese, die als ein „Alles- oder Nichts-Phänomen" erscheint, läuft bei den Pockenviren über *Aufbaukomponenten des Virus* (DNS, Eiweiß), die in der Zelle bereitgestellt werden. Aus den Aufbaukomponenten formt sich dann über bestimmte Entwicklungsstufen das fertige, komplexe Viruselementarkörperchen. Dieser Entwicklungscyclus nimmt seinen Ausgang in den als *Viroplasma-Zonen* benannten *Synthesezentren* des Plasmas der Zelle. Die Pockenviren werden also nicht sofort als eine „fertige Einheit" synthetisiert, sondern machen einen ganz bestimmten, für sie charakteristischen Entwicklungscyclus durch. Den Anstoß hierfür gibt stets ein sog. *Initiator-Partikelchen*, das von außen in die Zelle eindringt [CAIRNS (1960)].

1. Adsorptionsphase

Der Aufbau eines Virus-Wirt-Systems beginnt mit dem Eindringen des Virus in empfängliche Zellen. Unter natürlichen Bedingungen geht dieser Phase die *Adsorption* des Virus an die Zelloberfläche voraus. Die Adsorption dürfte beim Vaccinevirus, wie zunächst bei allen Viren, ein reversibler, elektrostatischer Vorgang sein, dem eine Bindung von Oberflächenkomponenten des Virus mit solchen der Zellmembran folgt [SMITH u. SHARP (1960)].

Die Zeit für die Virusadsorption ist meist sehr kurz, wobei der Adsorptionsmechanismus eng mit dem Eiweißanteil des Virus zusammenzuhängen scheint. Beim Vaccinevirus dürfte der Adsorptionsvorgang nach etwa 1—4 Std. beendet sein. Bringt man Hühnerembryofibroblasten-Kulturen in einen engen Kontakt mit Vaccinevirus-Suspensionen, die mit Ultraschall fein aufgeschlossen wurden, so sind in den ersten 10 Minuten bereits 30—40% des Virus an die Zellen adsorbiert [POSTLETHWAITE u. MAITLAND (1960a)]. Nach SMITH u. SHARP (1960) verläuft die Adsorption in infizierten L-Zellen langsamer als nach der Kinetik molekularer Bewegungen zu erwarten ist. Bei höherer „multiplicity" erfolgt die Adsorption schneller als dem linearen Anstieg des Verhältnisses Virus/Zelle entspricht.

Bei der Adsorption spielen Temperatur, Wasserstoffionen- und Salzkonzentrationen eine wichtige Rolle. Über die Art der Bindung des Vaccinevirus an die Zelloberfläche weiß man aber noch recht wenig. Das hochorganisierte Vaccinevirus scheint in seinem komplexen Aufbau bereits Strukturen entwickelt zu haben, die speziell für die Adsorption entscheidend sind. Wie bei den Myxoviren denkt man dabei an ähnliche Aktivitäten wie sie Hämagglutinine darstellen.

DALES u. SIMINOVITCH (1961) und HIGASHI, OZAKI u. ICHIMIYA (1960) untersuchten die Adsorptionsphase beim Vaccinevirus im Elektronenmikroskop mit Hilfe von Ultradünnschnitten. Nach 1 stdg. Adsorptionszeit fanden sie dicht der Zelloberfläche angelagert neben den bekannten, komplex aufgebauten Vaccineviruskörperchen mit Doppelmembran und kernähnlicher Verdichtung im Zentrum kleinere Körperchen von 80—100 mμ Durchmesser und gelegentlich auch sog. „leere" (empty) Viruspartikelchen ohne zentralen Innenkörper. An der Anlagerungsstelle schienen die Zellmembranen „eingedrückt" zu sein. Die Verfasser glauben, daß diese Befunde für den Eindringmechanismus des Vaccinevirus in die Zelle Bedeutung gewinnen können.

Nach den Angaben von NIELSEN u. PETERS (1962) sind bereits innerhalb von 30 Min. p. i. zahlreiche Elementarkörperchen an die Zelloberfläche adsorbiert. Unter Einstülpung und anschließender tubulo-vesiculärer Abschnürung der Zellmembran (1—2 Std. p. i.) wird dann das adhaerente Virus, morphologisch unversehrt, in das Zellplasma aufgenommen. Diesen Vorgang bezeichnen die Autoren als „Viruscytose".

Sie konnten elektronenmikroskopisch bei HeLa-Zellen beobachten, daß „innerhalb" der nachfolgend durch Fragmentierung zerfallenden Cytose-Vesikelmembran ab 2 Std. p. i. an der umhüllenden Membran, der peripheren Proteinschicht und dem zentralen, desoxyribonukleinsäurehaltigen Innenkörper des Elementarkörpers Auflösungserscheinungen erkennbar werden, wie sie in analoger Morphologie von der gesteuerten Proteolyse mit Papain und Trypsin in vitro her bekannt sind. Nahezu gleichzeitig treten vereinzelte „Viroplasmazonen" im Zellplasma auf, in denen 3 Std. p. i. erstmals neugebildetes, unreifes Virus erkennbar wird. Die Zellen selbst bleiben innerhalb des Beobachtungszeitraumes (0 bis 8 Std. p. i.) frei von strukturellen cytopathischen Veränderungen. Damit war bewiesen, daß sich der Vermehrungsprozeß beim Vaccinevirus grundsätzlich von dem der Bakteriophagen unterscheidet, weil die Vaccineelementarkörperchen intakt in die Zelle eintreten.

2. Latenzphase (Eklipse)

Das Vorhandensein einer Eklipse oder einer nicht übertragbaren Phase während des Entwicklungscyclus des Vaccinevirus ist wiederholt Gegenstand eingehender Untersuchungen gewesen [s. b. Burnet (1960) und Ackermann (1961)].

Übereinstimmend geht aus allen Befunden hervor, daß der Virusgehalt nach der Adsorptionsphase rasch absinkt und erst wieder nach einer gewissen Zeit ansteigt. In der Auslegung weichen die einzelnen Autoren jedoch voneinander ab. Diese Differenzen haben ihre Ursache in der Methode, mit der die Infektiosität gemessen wurde, „in vitro" oder „in vivo". Weitere Differenzen ergeben sich, wenn die Zellen das eine Mal künstlich, z. B. durch Ultraschall, aufgeschlossen wurden, das andere Mal jedoch nicht [Postlethwaite u. Maitland (1960 b)].

Bereits nach einer 5 Minuten langen Adsorptionszeit tritt in Fibroblastenkulturen eine rapide Abnahme der Infektiosität des adsorbierten Virus ein. Während der ersten 4—6 Stunden verlieren mehr als 70% der in den ersten 10 Minuten adsorbierten Viren ihre Infektiosität [Postlethwaite u. Maitland (1960a)]. Die Latenzzeit dauert beim Vaccinevirus mit etwa 10 Stunden relativ lang.

Je nach Wirtssystem schwanken die Angaben um diesen Wert. So beträgt die Latenzzeit nach Beimpfung der CAM 8 Stunden [Overmann u. Tamm (1957)], nach Infektion der Kaninchencornea ca. 12 Stunden [Kabanova u. Mitarb. (1958)]. In HeLa-Zellen sind 12—14 Stunden [Magee u. Sagik (1959)], in Affennieren- und anderen Zellen 8—12 Stunden [Furness u. Younger (1959), Spiess (1960)] und in Hühnerembryofibroblastenkulturen 7—8 Stunden [Postlethwaite u. Maitland (1960a)] gemessen worden.

Variola-, Alastrim-, Vaccine-, Kuhpocken-, Kaninchenpocken- und Affenpockenvirus zei-

gen auf der CAM ähnliche Wachstumskurven. Bei allen Viren beginnt die Latenzzeit 2—4 Stunden p. i.. Neugebildetes intracelluläres Virus kann nach 8—12 Stunden, extracelluläres Virus 10—14 Stunden p. i. nachgewiesen werden. Die Infektiosität steigt bis 25 Stunden p. i. steil an, sie erreicht ihre Spitze — allerdings mit Ausnahme des Kaninchenpockenvirus — nach 48—52 Stunden und sinkt dann langsam wieder ab. Im allgemeinen ist die Menge des intracellulären Virus 10fach größer als die des extracellulären; nur beim Variolavirus fand man gleiche Mengenverhältnisse [Hahon u. Friel (1962)].

Nach Smith und Sharp (1960) verminderte sich während der Eklipse (2—6 Stunden p. i.) in L-Zellen die Partikelzahl nur geringfügig. Der Titer sank dagegen um mehr als eine Zehnerpotenz. Beide Werte stiegen zwischen der 8. und 36. Stunde rasch an und erreichten im Einstufungsprozeß etwa zur 48. Stunde ihren Maximalwert. Der Prozentsatz der pockenbildenden Elementarkörperchen (Infektionseinheit) variierte während der Vermehrung. Er war 2 Stunden p. i. relativ hoch, sank dann von der 4.—6. Stunde an ab und stieg von der 8. Stunde an mit zunehmender Virusvermehrung wieder an. Die Virusausbeute war vom Wachstumszustand der Zellen abhängig. Sie betrug 2000 Partikel pro Zelle während des linearen Wachstums und nur 900 Partikel während der stationären Phase.

Während der Latenzzeit ändert sich der Stoffwechsel der Zelle grundsätzlich. In isolierten CAM-Zellen fängt der O_2-Verbrauch nach der Vaccineinfektion zu steigen an, noch ehe infektiöses Virus erscheint. Die Eiweißsynthese wird stark stimuliert. Noch vor dem Auftreten infektiöser Virusteilchen nehmen Nucleus- und Zellgröße zu als Ausdruck erhöhten Eiweiß- und Nukleinsäuregehaltes. Zahlreiche Mitosen und Zellproliferationen sind zu beobachten. In und zwischen den Zellen bilden sich kleine Vacuolen aus, die bald an Zahl und Größe zunehmen. Mit ihnen vergrößert sich die Zelle weiter. Nishimura u. Tagaya (1959) kamen auf Grund von Einbauversuchen mit P^{32} bei virusinfizierten HeLa-Zellen zu der Auffassung, daß bei der Vaccinevirus-Vermehrung eine spezifische RNS synthetisiert wird, die die Bildung von neuem Virusmaterial (Virusprotein) kontrolliert. Die Autoren stellten zudem einen verstärkten Einbau von P^{32} in Cytidin-diphosphat und Adenosin-triphosphat fest, den sie im Zusammenhang mit dem Energie-Speichersystem der Zellen interpretierten.

MAGEE (1962) sowie GREEN u. PINA (1962) fanden, daß es in vaccinevirusinfizierten HeLa-Zellen (ca. 28 Stunden p. i.) zu einer vermehrten Bildung von DNS-Polymerase, Thymidylat-Kinase und anderen Fermenten kommt, und McAUSLAN (1963) vermutet, daß die DNS des Vaccinevirus die Thymidinkinase-Aktivität kontrolliert. Diese Befunde sprechen für den Einfluß bestimmter Enzyme auf die Virusreproduktion. Zu ähnlichen Ergebnissen kamen SALZMANN u. Mitarb. (1963), sowie SHATKIN u. SALZMANN (1963).

Die Verfasser wiesen nach, daß die Virus-DNS 2—3 Stunden vor dem Erscheinen infektiöser Partikel synthetisiert und als letzte Vorstufe ein spezifisches Virusprotein durch p-Fluorophenylalanin darstellbar wird. Dieses Protein erscheint 30—45 Minuten vor den reifen Viruspartikeln. Die Verfasser vermuten spezielle Enzyme, die zur Bildung von DNS beitragen, eine besondere Affinität zum Thymidin haben und in infizierten Zellen erscheinen.

Die Bildung des Virusmaterials während der Eklipse geht also mit einer Anregung der Nukleinsäure- und Eiweißsynthese im Zellkern und Plasma der Wirtszelle einher. Bis zu 14 Stunden p. i. produzierten infizierte HeLa-Zellen etwa zweimal soviel Thymidin wie normale [MAGEE u. SAGIK (1959)]. Das Vaccinevirus enthält als Nukleinsäure den DNS-Typ (Desoxyribonukleinsäure). Es ist nun sehr interessant, daß es zunächst nicht zu einem Ansteigen von DNS, sondern von RNS und Protein in der Zelle kommt. Erst im Anschluß an diese Phase wird spezifische Virus-DNS gebildet [NOSSAL u. DE BURGH (1953).

Im Gegensatz zu den Angaben von JOKLIK (1959), JOKLIK u. RODRICK (1959), MAGEE u. SAGIK (1959) u. a., nach denen bei virusinfizierten Zellen eine Verstärkung der biosynthetischen Prozesse eintritt, beobachteten KIT u. DUBBS (1962a) sowie KIT u. Mitarb. (1963) eine Abnahme dieser zellinternen Vorgänge während der Zeit der Virus-DNS-Synthese.

So unterdrückte die Infektion mit Vaccinevirus bei Mäusefibroblasten (LM-Stamm) die Mitose. Die Aufnahme von Uridin-H³ in die RNS und von Thymidin-H³ in die DNS der Zelle wurde vermindert (1962a), sowie weniger Alanin-2-C¹⁴ in das Zellprotein aufgenommen. Nach Zugabe von inaktiviertem Virus kam es dagegen nicht zu solchen Veränderungen.

Die Autoren glauben, daß die gegensätzlichen Befunde der Literatur für die Aufnahme von Thymidin-H³ in die DNS einmal aus methodischen Gründen, zum anderen aber aus folgender Tatsache zu erklären sind: In infizierten Zellen laufen zwei einander konträre Vorgänge ab, nämlich die durch das Vaccinevirus verminderte Synthese von Zell-DNS und der Beginn des Aufbaues von Virus-DNS.

KIT und DUBBS (1962b) konnten ferner durch autoradiographische und chemisch-physikalische Verfahren nachweisen, daß die Zell-DNS *zu Beginn der Virussynthese* (bis 15¹/₂ Stunden p. i.) kaum abnimmt, was bedeutet, daß die Zell-DNS zum Virusaufbau nicht verwendet wird.

Die Bildung von Virus-DNS ist mehrere Stunden vor dem Erscheinen infektiöser Teilchen abgeschlossen. Die Differenz bis zum fertigen Virus wird entweder für die weitere Bildung von Virusprotein benötigt oder dient dem Transport der an verschiedenen Stellen synthetisierten Untereinheiten des Virus zum Ort der endgültigen Virussynthese [SALZMANN (1960)].

Die biologischen und biochemischen Studien über die ersten Stadien des Entwicklungscyclus des Vaccinevirus lassen sich etwa wie folgt zusammenfassen: 1. Das Vaccinevirus dringt nach erfolgter Adsorption als „Ganzes" in die Zelle ein, wobei ein einziges Viruspartikelchen (Initiatorpartikelchen) im Plasma der Zelle zum Zentrum eines neuen Herdes für die Virussynthese werden kann. 2. Die Virussynthese muß als ein „Alles- oder Nichts"-Phänomen aufgefaßt werden. 3. An dem Vorhandensein einer Eklipse kann nicht mehr gezweifelt werden. 4. Die Vermehrung des Vaccinevirus ist anfangs nicht mit einem extensiven Rückgang der Wirtszell-DNS vergesellschaftet. 5. Die normale Kern-DNS ist anscheinend bei der Synthese der Vaccinevirus-DNS nicht direkt beteiligt.

3. Entwicklungscyclus und Virusvermehrung

In den ersten Anfängen der Virusforschung studierte man den Vermehrungsprozeß des Virus und seinen Einfluß auf die Zelle und den Gewebeverband lichtoptisch. Tiefere Einblicke in das Geschehen erhielt man aber erst, als es mit Hilfe von Ultrafeinschnitten möglich war, die Entwicklung des Virus im Elektronenmikroskop zu verfolgen (s. Abb. 14).

Neben diesen optischen Verfahren hat man die Vermehrung in der Zelle durch zeitlich abgestufte Infektiositäts- und Antigenteste zu erfassen versucht. Der komplexe Aufbau des Vaccinevirus ermöglicht es, die einzelnen Antigenkomponenten, z. B. das komplement-bindende NP-Antigen, das S-Antigen, das Hämagglutinin, zeitlich getrennt voneinander

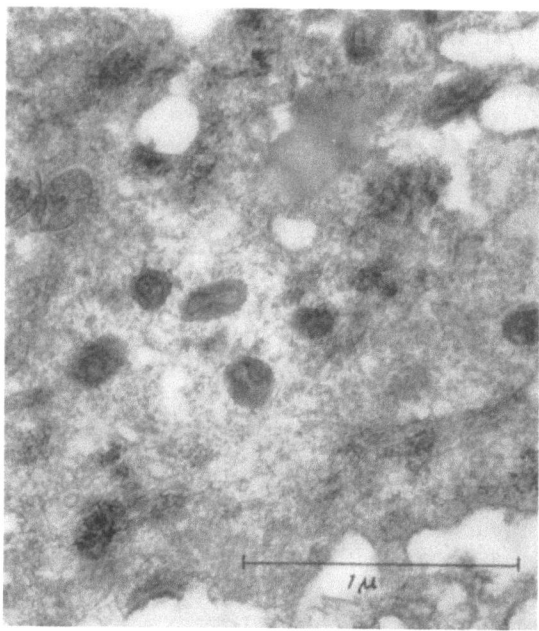

Abb. 14. Entwicklungsformen des Vaccinevirus
(ultrahistologisch)
Ges. Vergr. 60 000 mal

im Verlaufe ihrer Bildung zu beobachten. Schließlich haben auch Stoffwechseluntersu-chungen dazu beigetragen, unsere Kenntnisse über den Vermehrungsprozeß des Vaccinevirus zu erweitern.

Lichtoptisch findet man im Cytoplasma und an den Zellgrenzen in den ersten Infektions-stadien zahlreiche, gleichmäßig verteilte, kleine Granula, die an der Grenze des lichtmikro-skopischen Auflösungsvermögens stehen. Ihre Entstehung scheint mit der vacuolisierenden Zelldegeneration zusammenzuhängen. Die Gra-nula sind verschieden groß und „schwimmen" frei im Cytoplasma, d. h. das Plasma ihrer Umgebung ist stark verflüssigt. Die kleinsten haben die Größe eines Elementarkörperchens. Bei allen Deutungen kann jedoch nicht ein-wandfrei entschieden werden, ob sie mit den Elementarkörperchen direkt zusammenhängen oder nur Produkte einer nicht spezifischen Zell-degeneration sind. Nach HERZBERG und KLEIN-SCHMIDT (1959) handelt es sich um Elementar-

körperchen. Wie weit sie mit den Mitochondrien in Beziehung stehen, ist ebenfalls unklar. Die Granula werden laufend größer. Es kommt zur Ausbildung von *Einschlußkörperchen* Typ B („Guarnierische Körperchen", s. Abb. 15) in den proliferierten und degenerierten Zellen. Jene sind unterschiedlich groß, Feulgen-positiv und liegen ebenfalls intraplasmatisch, perinukleär oder paranuhleär angeordnet [KATO u. Mitarb. (1959), KATO u. KAMAHORA (1962)]. KATO u. Mitarb. (1960) konnten nachweisen, daß radio-aktives Thymidin sich besonders in diesen Einschlußkörperchen anreichert, was als Be-weis dafür gelten kann, daß die Virus-DNS hier synthetisiert wird.

Die Natur der Pockeneinschlußkörperchen war lange Zeit nicht bekannt, doch weiß man heute, daß sie zahlreiche Viruselemente ent-halten, die in Form großer Klumpen in der Zelle zusammengeballt sind.

Über die Feinstruktur geben elektronenoptische Untersuchungen Aufschluß. Aus allen Arbeiten geht einheitlich hervor, daß sowohl Viroplasmazonen mit frühen Entwicklungsformen als auch Anhäufungen reifer Viruspartikelchen lichtmikroskopisch als Ein-schlußkörperchen zur Darstellung kommen können. Die Anwesenheit von DNS in den Einschlußkörper-chen weist ebenfalls auf die Rolle dieser als „foci"

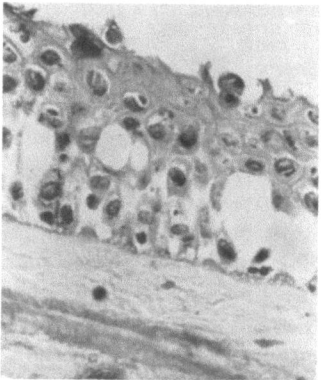

Abb. 15. Guarnierische Einschlußkörperchen in der
Kaninchencornea

der Virusvermehrung hin [ACKERMANN (1961), KATO u. KAMAHORA (1962)]. Die bei bestimmten tierischen Pockenviren beschriebenen Einschlußkörper vom Typ A sind Feulgen-negativ und stehen mit der Virusvermehrung nur indirekt in Zusammenhang.

Nach ultrahistologischen Untersuchungen von infiziertem Gewebe machen die Virusteilchen in der Wirtszelle einen Entwicklungscyclus durch, der allen Pockenviren gemeinsam zu sein scheint. GAYLORD und MELNICK (1953) fanden beim Vaccine-, beim Ektromelie- und beim Molluscum contagiosum-Virus im Cytoplasma infizierter Zellen verschieden geformte, anscheinend aus einer Matrix hervorgehende Virusteilchen, die sie für aufeinanderfolgende Entwicklungsstufen der Elementarkörperchen hielten. Zu ähnlichen Ergebnissen kamen MORGAN u. Mitarb. (1954). Sie sahen im Cytoplasma der Matrix entsprechende Zonen, welche aus einem fein granulierten Material bestanden, ferner runde Viruspartikelchen mit etwa der gleichen fein granulierten Struktur (*Viroplasma*). Diese waren von einer einfachen Membran umgeben und enthielten ein exzentrisch gelegenes, dichtes, kernähnliches Körperchen (*Nucleoid*). Die Autoren nahmen an, daß in den granulierten Bezirken, deren Peripherie häufig von inkompletten Membranen umsäumt wurde, die runden Virusteilchen gebildet werden. In den Randgebieten der Zellen und in den extracellulären Räumen wurden etwa gleich große Partikel mit einem von einer doppelten Membran umgebenen Innenkörper gefunden.

Zur Klärung der Frage nach der Reihenfolge, in welcher das Viroplasma und die verschiedenen Formen der Viruspartikeln auftreten, trugen BAUER und CONSTANTIN (1956) sowie HIGASHI u. Mitarb. (1960) bei.

VALLEJO-FREIRE u. Mitarb. (1957/58) beschrieben das Entstehen von Einschlußkörperchen bereits 3 Std. p. i. Diese Einschlüsse entstanden nahe dem Zellkern. Sie waren aus einer Matrix zusammengesetzt, aus der Vorstufen der Elementarkörperchen durch einen sporulationsähnlichen Vorgang hervorgingen. Dabei wurde die Matrix verbraucht, ohne Strukturen zu hinterlassen. Die Autoren diskutieren, ob Mitochondrien bei der Bildung der Einschlüsse eine Rolle spielen, weil die Virusvorstufen und auch das Matrixmaterial Innenstrukturen zeigten, die schwer von der der Mitochondrien differenziert werden konnten.

Faßt man diese Befunde kritisch zusammen, so ergibt sich etwa folgendes Bild: Nach der Adsorption scheint das Virus als Ganzes (im Gegensatz zu den Bakteriophagen) in die Zelle eingeschleust zu werden. Zu dieser Zeit kann man nämlich intakte Partikel im Cytoplasma der Zelle, umgeben von einem Bläschen und später solche mit teilweise zerstörter Membran beobachten. Zwei bis drei Stunden nach der Infektion verschwinden die kompakten Virusteilchen, und es erscheinen im Cytoplasma Herde von dichtem, fädigem Material. DALES

und SIMINOVITCH (1961) vermuten, daß es durch Einwirkung proteolytischer Enzyme zur Auflösung der Viruspartikel im Cytoplasma kommt. Diese Annahme wird gestützt durch Untersuchungen von PETERS (1960a, 1962). Er konnte aus fixiertem Vaccinevirus auf Objektträgerfolien durch kurzfristige Einwirkung von Trypsin eine Wolke langer, im wesentlichen aus DNS bestehender und dem Innenkörper entstammender Fäden freilegen.

Die neu im Plasma der Zelle entstandenen, als Matrix oder Viroplasma bezeichneten Zonen werden als Bildungszentren der Viruspartikel angesprochen. Man findet in diesen Bereichen 5—6 Stunden nach der Infektion runde Körper von der Größe der Pockenviren. Die umgebende Hülle dieser Teilchen besteht, wie PETERS (1960b) am Vaccinevirus und HIGASHI u. Mitarb. (1960) am Ektromelievirus nachwiesen, aus zwei dicht nebeneinanderliegenden Membranen. Das Material im Innern der Partikel hat die gleiche Struktur wie das der sie umgebenden Zone. Unter diesen frühen Entwicklungsformen der Viruspartikel sieht man auch unvollständige Teilchen, deren Hüllen halbkreisartig das Viroplasma umschließen, sowie andere, ein Nucleoid enthaltende Partikel. Etwa 6 Stunden nach der Infektion treten dann zuerst vereinzelt, später in großer Menge anders geformte, dichtere Teilchen mit einer länglichen, zuweilen annähernd rechteckigen Gestalt und einem von mehreren Membranen umgebenen Innenkörper auf. Es sind dies die reifen Viruspartikelchen. Sie liegen im Cytoplasma, man findet sie aber auch in den extracellulären Räumen.

Beim Shope'schen Kaninchenfibrom sahen BERNHARD u. Mitarb. (1954) im Viroplasma zusammen mit den Viruspartikeln lamellenartige Gebilde mit Kristallgitterstruktur. Auch bei den originären Schweinepocken beschrieb RECZKO (1959) das Auftreten solcher Lamellen. Fadenförmige Strukturen im Cytoplasma infizierter Zellen und im Zusammenhang mit Viruspartikeln mit Durchmessern von 30—80 Å wurden auch von anderen Autoren [HIGASHI u. Mitarb. (1960), DALES u. SIMINOVITCH (1961), PETERS (1960a, b), SIEGEL (1960)] beobachtet. NAGINGTON und HORNE (1962) halten es für möglich, daß diese faden- und lamellenartigen Strukturen identisch mit fadenförmigen Gebilden sind, die sie mit Hilfe der Negativfärbetechnik in Orf- und Vaccineviruspartikeln und in infizierten Zellen, im Frühstadium, in der Nähe von Virusteilchen dargestellt haben. Die Struktur der von ihnen beschriebenen Fäden stimmt dem Aussehen nach mit der Struktur von Nucleoprotein überein (vgl. S. 79).

Zwischen den beiden extremen Partikelchenformen gibt es zahlreiche Übergänge. Ein großes Problem ist immer noch die Frage, welche Partikelchen infektiös sind: Sind es nur die sog. reifen Formen oder besitzen auch schon bestimmte Entwicklungsstufen eine Infektiosität?

CAIRNS (1960) faßt die Einteilung des Vermehrungsprozesses in einer mehrfach infizierten Zelle (KB-Zellen) als kritische Zufallsreaktion an einem Viruspartikelchen auf, die einer konstanten Wahrscheinlichkeit unterliegt.

Nach einer konstanten, vorbereitenden Phase von etwa 3,5 Stunden beginnt die Synthese von DNS und Protein gleichzeitig und isotop in den als Viroplasmazonen bezeichneten Synthesezentren. Progressiv werden diese Zentren größer. Etwa ab 9 Stunden p. i. verschmelzen sie allmählich, nachdem zuvor (7—8 Stunden) eine diffuse Verteilung der neu synthetisierten Virus-DNS stattgefunden hat. Mindestens bis zur 10. Stunde ist diese DNS DNase-empfindlich. RNS ließ sich am Orte der Virussynthese nicht nachweisen. Bis mindestens 8 Stunden p. i. produziert die infizierte Zelle neben der Virus-DNS ihre eigene Kern-DNS weiter.

Nach SHATKIN (1963) beginnt die Bildung von Virus-DNS bereits $1^1/_2$ Stunden p. i.. Sie ist nach etwa 7 Stunden beendet. Mit indirekten immunologischen Methoden konnte nachgewiesen werden, daß die Virusprotein-Synthese ebenfalls ca. $1^1/_2$ Stunden p. i. anfängt, sie erstreckt sich aber über die ganze Zeit der Virusproduktion. Dabei entstehen verschiedene Virusproteine, die sich in ihrer Sedimentationsfähigkeit bei 14 800 g unterscheiden. Diese Proteine werden auch synthetisiert, wenn die Bildung von infektiösem Virus durch 5-Fluordeoxyuridin blockiert wird, sie hängen demnach nicht von der Virus-DNS-Synthese ab. Die Vereinigung der Virus-DNS mit ihrem Protein beginnt schon 2 Stunden p. i. und dauert ebenfalls an. Die Bildung von infektiösem Virus beginnt 5—6 Stunden p. i., sie ist nach etwa 14 Stunden vollständig. Die Bildung der einzelnen Antigenkomponenten des Virus und seines Hämagglutinins läuft annähernd dem Anstieg der Infektiosität

parallel. Befunde, wonach das komplementbindende Antigen oder das Hämagglutinin zeitlich früher gebildet werden, sind vorsichtig zu bewerten. Nach ISAACS (1959) gibt es hierfür keine einwandfreien Beweise.

Komplementbindendes Virusantigen erscheint zuerst im Plasma der Zelle. Etwa 9 Stunden p. i. findet man geringe Antigenmengen in der Nähe des Zellkerns. Zwischen 16 und 24 Stunden p. i. nimmt die Antigenmenge im Plasma ständig zu [NOYES u. WATSON (1955)]. Im Kern der Zelle läßt es sich erst viel später, etwa 48 Stunden p. i., nachweisen (Corneainfektion der Kaninchen). Nach 72 Stunden ist schließlich die ganze Zelle mit Virusantigen ausgefüllt [Nachweis mit fluorescierenden Antikörpern, FURNESS u. YOUNGER (1959)].

Nach ACKERMANN (1961) läuft die Bildung von Hämagglutinin jener von infektiösem Virus parallel. Nachdem das Maximum der Infektiosität erreicht ist, steigt dagegen das Hämagglutinin weiter an. Dies rührt teilweise von einer spontanen Depolymerisation her. Inaktives Vaccinevirus kann im Organismus kein Hämagglutinin bilden (vgl. S. 90).

LOH u. RIGGS (1961) haben gezeigt, daß es in infizierten HeLa-Zellen zuerst zu einem Anstieg von RNS im Plasma kommt, dem 4 Stunden p. i. Synthesezentren von Virus-DNS folgen. LS-Antigen entsteht ebenfalls 4 Stunden p. i., während das NP-Antigen nach 5—6 Stunden p. i. gebildet wird. Diese beiden Antigene werden im Plasma an örtlich getrennten Stellen synthetisiert und schließlich zu dem Zeitpunkt miteinander vermischt, von dem ab der Nachweis von zellgebundenem Virus, das aus den Einschlußkörperchen stammt, glückt (8—10 Stunden p. i.). Nach dem Auftreten von reifem Virus findet man auch Hämagglutinin.

Dieses Stadium der schnellen Zunahme von neugebildetem Virus erwies sich stets als eine *logarithmische Phase*. Die Kinetik entspricht einer autokatalytischen Reaktion. Während der logarithmischen Phase beträgt die Zeit, die für eine Verdoppelung der Zahl der Vaccineviruspartikelchen nötig ist, etwa 8 Stunden.

4. Virusplateau

Nachdem die Virusvermehrung in der Zelle ihren Höhepunkt erreicht hat, hält sich die Virusmenge eine bestimmte Zeit annähernd gleich in der Zelle, während der Hämagglutiningehalt weiter ansteigt (vgl. vorher).

5. Virusausschleusung aus der Zelle

Wie alle Pockenviren wird auch das Vaccinevirus *zu Beginn der Vermehrungsphase* bevorzugt in der Zelle zurückgehalten. Bei der Vermehrung in der Chorioallantoismembran werden z. B. weniger als 1% der infektiösen Virusteilchen aus den Membranzellen in die Allantoisflüssigkeit abgegeben [OVERMANN u. TAMM (1957)]. Mit Hilfe von Gewebekulturen kam man zu der Ansicht, daß das Virus bei seiner Ausbreitung im Gewebe mehr direkt von Zelle zu Zelle wandert als indirekt auf dem Umweg über das Medium [NISHMI u. KELLER (1962)]. In diesem Verhalten unterscheidet sich das Vaccinevirus stark von den „spontan" eluierenden Virusarten.

Es werden die unterschiedlichsten Gründe hierfür diskutiert. Auffällig ist, daß spontan eluierende Virusarten anscheinend RNS, während Viren, welche nur zögernd ins Medium abgegeben werden, eher DNS enthalten. Des weiteren muß man daran denken, daß die Einschlußkörperchenbildung dabei eine Rolle spielt. Das Vaccinevirus wird in Form der Einschlußkörperchen in der Zelle „fixiert" und kann erst dann in größeren Mengen ins Medium gelangen, wenn die Zelle nekrotisch wird und zerfällt. Oft bleibt jedoch die durch die Virusvermehrung geschädigte und degenerierte Zelle im Gewebeverband erhalten.

Es gibt verschiedene Verfahren, Virus aus infizierten Zellen bzw. Geweben zu befreien: Wiederholtes Einfrieren und Wiederauftauen, Schütteln mit Glasperlen, Homogenisieren mit hochtourigen Spezialgeräten (s. S. 153), Behandlung mit Ultraschall [McPHERSON (1958), POSTLETHWAITE u. MAITLAND (1960), GHENDON u. MITJAEV (1961)]. Letztere Methode eignet sich allerdings nur für kleinere Mengen von Gewebekulturvirus. Es sind dazu 800 Kilohertz/10 W/cm² notwendig. Nach den Angaben von KOVACS (1962) können virusinfizierte Zellen auch chemisch zur Befreiung von zellgebundenem Virus aufgelöst werden. Hierzu eignet sich besonders 10%iges Natriumdesoxycholat in gesättigter Harnstofflösung in bidest. Wasser.

Mit zunehmender Degeneration setzt eine Lysis der Zelle ein, wodurch ein Teil des synthetisierten Virus frei wird. Makroskopisch erscheint im Gewebe der Zerfallsprozeß als zentrale Nekrose der inzwischen zu einem Herdchen angewachsenen, proliferierten und degenerierten Zellen. Bis zu diesem Zeitpunkt ist das darunter liegende Bindegewebe nicht beteiligt. Die Nekrosen der Vaccineherde werden intensiver und greifen nun auch auf tiefere Zellschichten über. Jetzt kommt es zu sekundären entzündlichen Veränderungen im dazugehörigen Bindegewebe. Es bilden sich Infiltrate aus polymorphkernigen Zellen. Die

Gefäße erscheinen weit und prall mit Blutkörperchen gefüllt. Zum Teil treten Gefäßwandschädigungen auf. In diesem Stadium ist aus dem örtlichen Infektionsgeschehen ein typischer Vaccineherd mit deutlicher zentraler Nabelung unter Mitbeteiligung des Bindegewebes geworden.

Die frühere Ansicht über die Epitheliotropie des Vaccinevirus ist nicht mehr haltbar. Das Virus kann sich in fast allen Geweben und Zellen annähernd gleich gut vermehren: in Epithel-, Endothel- und Bindegewebszellen und im lymphatischen Gewebe. Seine Wirkung auf die Zelle ist jedoch unterschiedlich. In Epithelzellen entsteht ein anderer cytopathogener Effekt als z. B. in den Zellen des RES. In letzteren vermehrt sich das Virus bei empfindlichen Tieren vor allem in der „primären Infektionsphase". Erreicht es dabei den für eine Generalisierung notwendigen quantitativen Schwellenwert, dann kommt es über eine Virämie zur Manifestation des Virus in den einzelnen Organen. Interessant und pathogenetisch von Bedeutung ist nun, daß das Virus in der primären Infektionsphase bei seiner Vermehrung im RES die Zellen histologisch wahrnehmbar nicht schädigt.

So läßt sich z. B. in der Leber infizierter Hühnerembryonen bereits in den ersten Infektionsstadien Virus in großer Menge nachweisen, ohne daß man zu diesem Zeitpunkt histologisch wahrnehmbare Veränderungen findet. Untersucht man jedoch die Leber nach erfolgter Generalisierung, also nach der Organmanifestation des Virus, dann findet man die typischen Vaccineherde.

Das ist nur so zu erklären, daß sich das Virus während der primären Infektionsphase in den RES-Zellen der Leber vermehrt, ohne sie sichtbar zu schädigen, während es sich nach der Generalisation in den Leberparenchymzellen ansiedelt und vermehrt, wobei nun diese Zellen zerstört werden.

6. Beziehung zwischen physikalischer Viruseinheit und Virusinfektionseinheit

Schon sehr frühzeitig hat man die Beziehung zwischen einer physikalischen Viruseinheit und einer Virusinfektionseinheit untersucht. Die Frage lautet dabei: Wie viele physikalische Viruseinheiten sind bei einem bestimmten Wirt für eine Infektionseinheit notwendig?

Mit den unterschiedlichsten Methoden ist man an die Klärung dieser Frage herangegangen: physikalisch-chemisch [SMADEL u. Mitarb. (1939), SPRUNT (1941)], elektronen-optisch [OVERMAN u. TAMM (1956), DUMBELL u. Mitarb. (1957), KAPLAN u. VALENTINE (1959)] und rein rechnerisch.

Je nach Untersuchungsmethode und benutztem Wirtssystem variieren die Ergebnisse. Die für eine Mindestinfektionseinheit notwendige Menge an physikalischen Viruseinheiten ist von Wirt zu Wirt unterschiedlich und auch von der Art der Infizierung abhängig. OVERMAN und SHARP (1959) wiesen nach, daß zu Beginn der Adaptation an neue Wirtssysteme (Kaninchen, Meerschweinchen) das zahlenmäßige Verhältnis der infektiösen zu den nicht infektiösen Viruspartikeln weit

mit die durchschnittliche aktive Einheit nicht mehr aus einem Teilchen, sondern aus mehreren besteht.

Versuche über die Auflösung dieser Viruszusammenballungen verliefen durch Schallbehandlung wesentlich erfolgreicher als durch wiederholtes Einfrieren und Auftauen, heftiges Pipettieren oder eine Behandlung mit Enzymen (Trypsin, Chymotrypsin). So wurden nach Beschallung 92% aktive Einheiten gegenüber ca. 28% nach den Gefrier-Auftau-Zyklen mit der Agar-Sedimentationsmethode gezählt. Eine Reaggregation der Virusteilchen tritt bei Zimmertemperatur schneller als bei +5°C und wiederum in phosphatgepufferter Kochsalzlösung schneller als in Nährmedium ein. Eine aus der Auflösung von Virusaggregationen resultierende prozentuale Erhöhung der aktiven Einheiten macht sich bei Plaquetitrationen durch eine Zunahme der Plaquezahl bemerkbar.

Tabelle 1: Überblick über die für eine Virusinfektionseinheit notwendige Menge an physikalischen Viruseinheiten (elektronenoptische Verfahren)

Nachweismethode (Wirt)	Für eine Virusinfektionseinheit notwendige Menge an physikalischen Viruseinheiten (ID$_{50}$[1], PHZ[2], PFU[3])	Literatur
Chorioallantoismembran (Pockenherdzählmethode)	1—2	OVERMAN u. TAMM (1956)
,,	12	KAPLAN u. VALENTINE (1959)
,,	18 (12,3—97)	DUMBELL u. Mitarb. (1957)
Kaninchenhaut (kutan)	8—64	DUMBELL u. Mitarb. (1957)
Hühnerembryofibroblasten-Kulturen (Plaque-Technik)	10	POTTERFIELD u. ALLISON (1960)
Chorioallantoismembran	3,3—8,9	OVERMAN u. SHARP (1959)

[1] Infektionsdosis 50   [2] Pockenherdzahl   [3] Plaque forming units

ungünstiger ist als nach einigen gelungenen Passagen. Beim bebrüteten Hühnerei traten diese Schwankungen nicht auf. Das Verhältnis war bei diesem „voll empfänglichen" Wirt am niedrigsten. Es sind ferner die genetische Uneinheitlichkeit der Viruspartikeln, Virusaggregatbildung, Umwelteinflüsse und der unterschiedliche, physiologische Zustand der Zellen und des ganzen Wirtsorganismus von Bedeutung.

Nach GALASSO und SHARP (1962) ergibt eine elektronenmikroskopische Untersuchung verschieden hergestellter, verdünnter Suspensionen von Vaccinevirus eine Aggregation von im Durchschnitt 70% der Viruspartikeln. Diese täuscht bei Plaqueversuchen eine geringere Menge aktiven Virus vor, da nun mehrere Partikel nur einen Plaque erzeugen und so-

In der Tabelle 1 sind einige entsprechende Versuchsergebnisse zusammengestellt. SHARP (1963) hat die Verhältnisse bei der Virusvermehrung und ihre elektronenmikroskopische Bestimmung in einer Monographie zusammengefaßt.

IV. Reaktivierung

Die Reaktivierung ist ein generelles Phänomen der Pockenvirus-Gruppe. Mit Wärme oder Harnstoff inaktivierte Pockenviren, deren genetische Anteile nicht geschädigt sind, können durch andere Pockenviren in Zellen, in denen sich letztere vermehren, reaktiviert werden. Eine Reaktivierung ist also nur „in vivo" und nicht „in vitro" möglich. ABEL (1962) fand, daß die Zellgröße eine wichtige

Rolle bei der Reaktivierung insofern hat, als in KB-Zellen die Reaktivierung nur bei Virusaggregaten, nicht aber bei dispergiertem und inaktiviertem Virus, wie in Hühnerembryofibroblasten, gelingt.

Das Reaktivierungsphänomen geht auf Beobachtungen von BERRY und DEDRICK (1936) zurück. Sie zeigten, daß aktives Myxomvirus von Kaninchen zurückgewonnen werden kann, die mit einer Mischung von hitzeinaktiviertem Myxomvirus und aktivem Fibromvirus infiziert worden waren.

Wärmeinaktiviertes Vaccinevirus kann nicht nur durch aktive Viren der serologisch und immunologisch verwandten Vaccine-Variola-Kuhpocken-Ektromelie-Untergruppe, sondern auch durch nicht immunologisch verwandte andere Glieder der Pockengruppe, wie z. B. durch Myxomvirus, Fibromvirus, Geflügelpockenviren, Pustulardermatitisvirus, reaktiviert werden [FENNER u. Mitarb. (1954, 1959, 1960), JOKLIK u. Mitarb. (1960a), HANAFUSA, H. u. Mitarb. (1959a, b), HANAFUSA, T. u. Mitarb. (1959), MAHNEL (1962a)]. Im ersteren Falle spricht man von *homologer*, im letzteren von *heterologer Reaktivierung*.

Durch Quecksilberchlorid inaktiviertes Vaccinevirus wird durch SH-Spender, wie z. B. Cystein und Na-Thioglykolat, nicht aber durch Thiomersalat reaktiviert [KAPLAN (1959)]. Letzteres wirkt nur inaktivierend [MICKLEM u. KAPLAN (1958)].

Die Reaktivierung, die auch bei Phagen beschrieben wurde [LURIA (1947)], ist für die Viren der Pockengruppe *spezifisch* [BERRY u. DEDRICK (1936), HANAFUSA, H. u. Mitarb. (1959b)]. Unter gleichen Bedingungen können wärmeinaktivierte Pockenviren durch andere Virusarten (z. B. Psittakose-, Laryngotracheitis-, Herpes-, Influenza-, Masern-, Poliomyelitis-, Rous Sarkom-, Murray-Valley-Virus) nicht reaktiviert werden.

Bei der Reaktivierung kann es unter geeigneten Bedingungen zur Bildung von Rekombinanten kommen (vgl. Kap. Rekombination). Es ist nicht notwendig, daß das reaktivierende Virus gleichzeitig mit dem zu reaktivierenden in eine Zelle gelangt. Es kann z. B. das zu reaktivierende Virus bis zu 72 Stunden vorher in eine Zelle eingebracht werden. HANAFUSA, T. u. Mitarb. (1960) vermuten, daß bei der Reaktivierung auch Interferenzvorgänge mitspielen.

Das Reaktivierungsphänomen basiert wahrscheinlich auf nicht genetischen Mechanismen. Die Inaktivierung verändert nämlich die im Zentrum gelegene Virus-DNS nicht [JOKLIK (1960b)]. Die unveränderte DNS des inaktivierten Virus benutzt anscheinend bei der Reaktivierung das Protein des nicht inaktivierten Partners. Da die Virus-DNS alle Informationen für das gesamte Viruspartikelchen enthält, kann wieder infektiöses Virus entstehen. Es gelang auch, diese Annahme experimentell zu erhärten. Inaktivierte Viruspartikel mit unversehrtem genetischen Material benötigten nur das nicht genetische Material anderer Partikel, deren Nukleinsäureanteil zerstört worden war, zur Reaktivierung [JOKLIK und Mitarb. (1960c)].

Nach JOKLIK (1962d) kommt es bei der Inaktivierung durch Wärme oder Ureate zu einer Denaturierung eines wesentlichen Proteinbestandteiles des Virus. Dieses Protein scheint in allen Pockenviren enthalten zu sein und die gleiche biologische Funktion zu haben. JOKLIK fand, daß etwa die Hälfte der inaktivierten Viren unter optimalen Bedingungen reaktivierbar ist. Den eigentlichen Reaktivierungsvorgang erklärt sich der Verfasser durch den Einfluß von DNase auf die Virus-DNS. Nicht mehr aktivierbare Viren besitzen durch Veränderungen der Virusoberfläche eine für DNase nicht angreifbare Hülle, während die DNS infektiöser Partikel von DNase angegriffen wird. Wie aber die Hülle noch reaktivierbarer Viren durch reaktivierende (infektiöse) Partikel entfernt bzw. unwirksam gemacht wird, ist noch nicht geklärt.

Auf die zusammenfassende Darstellung der Reaktivierungsvorgänge von FENNER (1962) sei hingewiesen.

V. Rekombination

Infizieren zwei genetisch verschiedene Viren eine Zelle, so kommt es vor, daß sie gelegentlich während ihrer intracellulären Synthese einzelne Eigenschaften miteinander austauschen. Die Zelle entläßt dann neben Viren, die den beiden infizierenden Stämmen gleichen, auch Viren, mit neuen Eigenschaften. Diese Eigenschaften können von dem einen und von dem anderen Elternvirus abstammen. Einen derartigen Vorgang genetischen Austausches bezeichnet man als *Rekombination*.

Innerhalb der Viren der Pockengruppe hat man Rekombinationen von echtem genetischen Charakter beobachtet, wozu vor allem die grundlegenden Arbeiten von FENNER (1958, 1959), FENNER u. COMBEN (1958), GEMMEL u.

FENNER (1960), sowie GEMMEL u. CAIRNS (1959) beigetragen haben.

Die Verfasser arbeiteten mit 24 verschiedenen Stämmen, die sich nach ihren Eigenschaften in 4 große Gruppen einteilen ließen: 1. In Standard-Dermovaccinestämme, 2. in Neurovaccinestämme (Neurolapine) und ähnliche Stämme aus Kaninchen-pocken-Epizootien, 3. in originäre Kuhpockenstämme und 4. in sog. Cowpox-Vaccinia-Stämme („Weiße Varianten"). Für die Kontrolle der Rekombinationen dienten besonders charakteristische Eigenschaften der einzelnen Stämme, nämlich a) die Morphologie der Pockenherdbildung auf der Chorioallantoismembran, b) die Fähigkeit zur Bildung von Hämagglutinin, c) die Resistenz gegenüber Wärme (55 °C, 40 Minuten), d) die Virulenz für Mäuse nach einer intracerebralen Infektion mit ungefähr 10^4–10^5 pockenbildenden Einheiten und e) der Charakter der Hautinfiltrate nach einer intracutanen Infektion beim Kaninchen mit etwa der gleichen Menge an Virus wie unter Punkt d).

Für die Rekombinationen wurden verschiedene Arten der Doppelinfektion angewendet. Gute Ergebnisse erhielt man, wenn Chorioallantoismembranen mit annähernd der gleichen Menge von zwei verschiedenen Typen infiziert wurden. Noch besser scheinen sich für die Rekombinationen jedoch Gewebekulturen zu eignen, da hier die Isolierung von Rekombinanten mit Hilfe der Klon-Technik einfacher ist.

Ein besonders bemerkenswertes Ergebnis bei den Rekombinationen dürfte sein, daß das Vorhandensein einer Virulenz bei einem der beiden Elternviren in allen Rekombinanten wieder erscheint. Innerhalb der anderen Eigenschaften gibt es jedoch die verschiedensten Rekombinationsmöglichkeiten.

Im Verlaufe von Experimenten über die Reaktivierung hitzeinaktivierter Pockenviren wurden verschiedene Virus-Klone gezüchtet, die Hybriden zwischen den beiden verwendeten Pockenvirus-Ausgangstypen zu sein schienen. Man erhielt nur dann Hybriden, wenn mit Viren aus der gleichen Untergruppe gearbeitet wurde. Fragliche Hybriden traten auch bei Reaktivierungsversuchen mit Myxom- und Fibromvirus auf.

VI. Virustoxin

Der Begriff „Virustoxin" ist noch nicht klar definiert. Vorläufig umschreibt man das „Virustoxin" noch mit der Fähigkeit von Viruskonzentrationen oder Virusextrakten, Zellen und Gewebe zu schädigen, ohne daß eine Virusvermehrung unmittelbar daran beteiligt ist.

Es mehren sich Beobachtungen, daß auch bei der Vermehrung des Vaccinevirus toxische Substanzen im Gewebe am Orte der Virusvermehrung auftreten. Wahrscheinlich sind diese Substanzen in das Virus selbst eingebaut. Impft man Gewebekulturen mit einem hochkonzentrierten Virusmaterial, dann kommt es sehr schnell zu einem toxischen Effekt in den Kulturen, ohne daß zu dieser Zeit schon eine Virusvermehrung auftritt. Der toxische Effekt stellt sich frühestens nach 45 Minuten, spätestens nach 2 Stunden ein.

Nach BROWN, MAYYASI und OFFICER (1959) ist das Virustoxin empfindlich gegen Wärme, Formalin und UV-Bestrahlung. Es wird ebenfalls durch spezifische Immunseren neutralisiert. Die Toxizität ist jedoch resistenter gegen UV-Bestrahlung als die Infektiosität. Der toxische Faktor sedimentiert mit dem Virus und ist nicht mit dem S-Antigen vergesellschaftet.

In vivo ist vielleicht der toxische Effekt des Vaccinevirus für das oft bei Vaccineinfektionen beobachtete haemorrhagische Zustandsbild verantwortlich. Das Toxin scheint gefäßwirksam zu sein und zu einer Schädigung der Kapillarwände zu führen.

NISHMI und BERNKOPF (1958) sowie BERNKOPF, NISHMI und ROSIN (1959) wiesen ebenfalls beim Vaccinevirus einen toxischen Faktor nach. Er schädigt bzw. zerstört Zellkulturen aus Peritonealexsudat weißer Mäuse und Suspensionen von menschlichen Leukocyten. Das Toxin sedimentiert mit dem Virus, bleibt aber bei UV-Bestrahlung aktiv, während die Infektiosität verschwindet. Der toxische Effekt tritt auch in Kulturen aus Mäuselungen und -nieren, ebenso in menschlichen Amnionzellkulturen auf.

Die Veränderungen durch das Toxin unterscheiden sich von denen, die durch die Virusvermehrung verursacht werden.

Nach ZAKAY-RONESS, ROSIN und BERNKOPF (1962) führten hohe Konzentrationen von Vaccinevirus innerhalb von 15–24 Stunden bei intravenös geimpften 3 Wochen alten Mäusen zum Tod. Eine Vermehrung des Virus in den Organen der geimpften Tiere konnte dabei nicht nachgewiesen werden. Charakteristische Befunde waren: Ein Abfallen von 50% oder mehr der normalen Erythrocytenmenge innerhalb von 10–12 Stunden, Leukocytose und Lymphocytopenie. Eine histologische Untersuchung der Organe ließ eine Anzahl von Veränderungen erkennen, von denen schwere Haemorrhagien in der Leber infolge Kapillarendothelschäden die wichtigsten waren. Ein toxischer Effekt des Virus schien für die aufgezeigten Befunde verantwortlich zu sein, denn nur nach nichttoxischen, niederen Virusdosen kam es zu einer Virusvermehrung, die die Tiere aber erst nach 83 Std. p. i. erkranken ließ. 1964 beschrieben ZAKAY-RONESS und BERNKOPF die tödliche Wirkung von hohen Dosen aktiven und inaktiven Vaccinevirus auf Ratten. Niederere, nicht pathogen wirkende Dosen von aktivem und inaktivem Virus verminderte die Zahl der Tumoren und vergrößerte die Überlebensrate bei den Tieren, die mit Leukämiezellen vorher infiziert worden waren. Es wird als Ursache eine toxische Wirkung des aktiven und inaktiven Virus auf Tumorzellen diskutiert, zumal auch in vitro sich ein schädigender Einfluß auf solche Zellen nachweisen ließ.

APPLEYARD u. Mitarb. (1962) untersuchten den toxischen Effekt von Kaninchenpocken in ERK-1-Zellen. Zunächst wiesen sie nach, daß der cytopathogene Effekt in 2 Stadien abläuft, einer Abkugelungsphase und einer Verschmelzungsphase, der später die Lysis folgt. Die Verschmelzungsphase setzte etwa 8 Std. p. i. ein; zur gleichen Zeit erscheint auch erstmals neugebildetes infektiöses Virus. Beim Fehlen einer Virusvermehrung kam es nie zur Ausbildung dieser Phase des cytopathogenen Effektes (CPE). Im Gegensatz dazu konnte die Abkugelungsphase schon 2 Std. p. i. nachgewiesen werden. Nach 6 Std. war sie komplett ausgebildet. Gibt man auf die Kulturen inaktiviertes Virus (UV-, säure- oder β-thiosemicarbazon-inaktiviert), so kommt es ebenfalls nur zur Ausbildung der Abkugelungsphase. Die Verfasser glauben deshalb, daß die erste Phase des CPE, die Abkugelungsphase, eine toxische Ursache hat. Gleichzeitig wurde gefunden, daß dem toxischen Effekt eine geringe Bildung von S-Antigen parallel läuft, was zu der Vermutung Anlaß gibt, daß hierbei vielleicht ein inkompletter Virus-Zyklus abläuft.

VII. Interferenz — Interferon

Als Interferenz bezeichnet man einen Vorgang, bei dem die Vermehrung von infektiösen und antigenen Einheiten eines Virus durch ein anderes Virus inhibiert wird. Ist das Virus, das die Interferenz erzeugt (interferierendes Virus), mit dem, dessen Vermehrung gehemmt wird (,,Challenge''-Virus), identisch oder serologisch verwandt, so spricht man von *homologer*, im anderen Falle von *heterologer* Interferenz. Das Interferenzphänomen kann sowohl durch aktives wie inaktiviertes Virus, nicht aber durch Spaltprodukte eines Virus ausgelöst werden. Eine Interferenz besteht

auch zwischen inaktiviertem (UV-Bestrahlung) und aktivem Vaccinevirus [MATUMOTO u. SHINKAWA (1956)]. Die ,,Interferenzkapazität'' ist anscheinend eng mit der ,,Kapazität der Reaktivierung'' gekoppelt. Es wird vermutet, daß beide Eigenschaften an die DNS gebunden sind [HANAFUSA, T. u. Mitarb. (1960)].

Nach den Angaben von GALASSO und SHARP (1963) hemmt erhitztes Vaccinevirus (56°C, 45 min.) die Vermehrung von infektiösem Virus in L-Zellen. Dabei kommt es zu einem toxischen Effekt mit sehr geringer Virusvermehrung, wenn inaktiviertes Virus im Überschuß vorliegt (100:1) und zu einer deutlich herabgesetzten Virusvermehrung, wenn das Verhältnis der infektiösen zu den inaktivierten Partikeln 1:10 beträgt. Bei einem Verhältnis von 3:10 entsteht eine inkomplette Interferenz. Bei 60°C verlieren die Elementarkörperchen schnell diesen Hemmeffekt und durch ultraviolette Strahlen inaktiviertes Virus wirkt nur bei hohen, toxisch wirkenden Dosen hemmend. Die Verfasser machen darauf aufmerksam, daß in Viruspräparationen enthaltene inaktive Partikel deshalb unter bestimmten Verhältnissen die Wirkung der infektiösen Partikel modifizieren können.

Läßt man inaktiviertes Virus auf empfängliche Zellen einwirken, so entsteht ein Zwischenfaktor, der *Interferon* genannt wird [ISAACS u. LINDENMANN (1957)]. Das Interferon hemmt die Synthese von infektiösem Virus. Es ist nicht mit dem inaktivierten Virus identisch. Es wird von der Zelle als cellulärer Abwehrstoff synthetisiert und an das Medium abgegeben. Soweit bisher beobachtet wurde, wird dem Interferon von seiten des zu seiner Erzeugung benutzten Virus keinerlei Spezifität mitgegeben [LINDENMANN (1960)].

Eingehende Untersuchungen über die Dynamik der Plaquebildung von Vaccinevirus in Zellkulturen von Hühnerembryonen unter dem Einfluß von Interferon stammen von LINDENMANN und GIFFORD (1963a) und von GIFFORD, TOY und LINDENMANN (1963).

Danach bleibt eine Interferoninkubation vor der Viruszugabe fast wirkungslos, während sich bei gleichzeitiger Verabreichung eine lineare Beziehung zwischen der Interferonwirkung und der Plaquezahl ableiten läßt, wenn die folgenden Parameter gegen den Logarithmus der Interferonkonzentration gestellt werden: Plaquezahl, durchschnittlicher Plaquedurchmesser und Logarithmus des Plaquegebietes. In mit Interferon behandelten und infizierten Kulturen erscheinen Plaques langsamer, und es dauert längere Zeit, bis ihre Maximalzahl erreicht ist als in nur infizierten Kulturen. Dabei nimmt der Logarithmus des gesamten Plaquegebietes linear ab gegenüber dem ansteigenden Logarithmus der Interferonkonzentration. Auf diese Reduzierung der Plaquezahl zu einem bestimmten Zeitpunkt p. i. bauten die Verfasser ein Verfahren zur Messung der Interferonwirksamkeit auf [LINDENMANN u. GIFFORD (1963b)].

Besonders interessant ist die Tatsache, daß auch infektiöses Virus, allerdings zu einem späteren Zeitpunkt der Infektion (Spätstadien des Virus-Zellsystems), eine Interferonbildung auslösen kann. Im Anschluß an eine Infektion mit aktivem Virus nimmt zu einer bestimmten Zeit die Virussynthese ab, und es kommt zu einer Interferonbildung. Man könnte daran denken, daß allmählich die Virusproduktion zugunsten der Interferonproduktion aufgegeben wird. Nach ISAACS, KLEMPERER und HITCHCOCK (1961) induziert ein Virus 2 Aktivitäten der Zelle: 1. die Virusreproduktion und 2. die Interferonproduktion. Die Bildung und Anwesenheit von Interferon in einer Zelle hemmt die erste Aktivität (Virusvermehrung) und fördert die zweite (Interferonbildung). Die Verfasser halten das Interferon für ein Produkt des Cytoplasmas, das die Virusnukleinsäuresynthese hemmt. Sie sehen im Interferon einen wichtigen Mechanismus der Gewebeimmunität. Wahrscheinlich ist das Interferon ein Protein. Extracellulär läßt es das Virus unbeeinflußt. Es verhindert auch nicht die Virusadsorption.

Über Interferenzerscheinungen zwischen dem Vaccinevirus und anderen Viren liegen eine Reihe von Befunden vor. ANDREWES (1942) wies nach, daß das Vaccinevirus durch das Influenzavirus gehemmt wird. Auch das Geflügelpestvirus unterdrückt die Vermehrung des Vaccinevirus [TOPCHII (1958)]. DE POUX und ISAACS (1954) bewiesen ebenfalls die heterologe Interferenz zu den Myxoviren. Bei Interferenzversuchen zwischen Vaccine- und Ektromelievirus in Mäusen konnte nicht sicher entschieden werden, ob ein Interferenz- oder ein Immunitätsvorgang vorlag [ANDREWES u. Mitarb. (1948)].

Sehr interessant ist die Hemmwirkung von Interferon (durch Influenzavirus produziert) auf das Vaccinevirus. Die Wirkung konnte in der Chorioallantoismembran des Hühnerembryos und cutan beim Kaninchen aufgezeigt werden. Sie ließ sich am Infektiositätstiter, am Hämagglutinintiter und durch den Schweregrad der Hautläsionen ablesen. Doch ANDREWES (1961) beobachtete, daß das von homologen Zellen (z. B. Kaninchen als Testsystem, Kaninchennierenzellen als Interferonlieferant) produzierte Interferon besser wirkt

als das in heterologen (d. h. nicht vom Testsystem abstammenden) Zellkulturen entstandene. Nur Affennierenzellen können anscheinend auch heterolog wirkendes Interferon erzeugen.

GLASGOW und HABEL (1962) isolierten Interferon bei der Vaccineinfektion von Mäuseembryo-Zellkulturen, Zellinie ME-29. Mit UV-Strahlen inaktiviertes Vaccinevirus produzierte dabei mehr Interferon als dies infektiöses Virus tat. Zum Nachweis des Interferons benutzten die Verfasser die Plaque-Reduktionsmethode. Die Eigenschaften des Vaccine-Interferons glichen denen anderer, Interferon-ähnlicher Substanzen. Das Vaccineinterferon sedimentierte in 1 Stunde bei 90 000 g. Eine Erhitzung auf 80 °C über 60 Minuten zerstörte die Aktivität. Im sauren Bereich blieb die Aktivität bei einem pH-Wert von 3 über 18 Stunden erhalten. Das Vaccineinterferon dialysierte bei 4 °C innerhalb 24 Stunden nicht gegen physiologische Salzlösungen. Eine Behandlung mit 0,1%igem Trypsin bei 37 °C zerstörte innerhalb 1 Stunde ungefähr 90% der Inhibitor-Aktivität. Äther zerstörte ungefähr 90% der Aktivität bei 4 °C in 2 Stunden. Das Vaccineinterferon wirkte auch gegen andere Viren, z. B. gegen Sindbis-Virus, Herpes simplex-Virus, den Osttyp des Virus der amerikanischen Pferdeencephalomyelitis, gegen das Stomatitis vesicularis-Virus und gegen das Virus der Encephalomyocarditis. Die Wirkung gegen die einzelnen Viren war aber unterschiedlich. Die Zellspezifität des Interferon war nicht nur auf Mäusegewebe beschränkt; eine teilweise Wirksamkeit konnte auch in HeLa-Zellen beobachtet werden. Des weiteren wurde eine Korrelation zwischen Interferon und latenter Virusinfektion der Zellkulturen nachgewiesen. Für die Genesung scheint das Interferon eine bedeutende Rolle zu spielen.

MAYR u. MAHNEL (1964) gewannen Interferon mit UV-inaktiviertem Vaccinevirus in Hühnerembryofibroblasten-Kulturen. Die Ausbeute von Interferon in diesem System war sehr gut.

NAGANO und KOJIMA (1958) isolierten aus vaccinevirusinfizierten Kaninchenhautbezirken einen Hemmfaktor, der die Entwicklung des Vaccinevirus inhibierte und kein Antikörper im üblichen Sinne war. Der Faktor hat viele Eigenschaften mit dem Interferon gemeinsam.

Wir haben inzwischen viele Anhaltspunkte dafür erhalten, daß man nicht nur mit wärme- oder UV-inaktiviertem Vaccinevirus Interferon erzeugen kann, sondern auch durch aktives Virus, da bei der Vaccinevirusinfektion selbst in den Spätstadien des Virus-Zellsystems Interferon gebildet wird (s. oben). Die Interferonproduktion differiert aber zwischen den einzelnen Virusstämmen; die einen bilden rasch und viel Interferon, die anderen wenig. Hier scheint ein Zusammenhang zwischen Interferonbildung und Virulenz der einzelnen Stämme zu bestehen. So fanden RUIZ-GOMEZ und ISAACS (1963a), daß die Interferonwirksam-

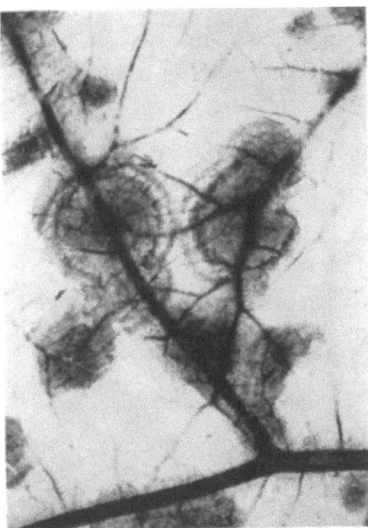

Abb. 16. Ringzonenbildung auf der Chorioallantoismembran nach Generalisierung

keit gegenüber bestimmten Virusstämmen um so mehr abnimmt, je mehr optimale Virusvermehrungstemperatur und Virulenz ansteigen. Ferner scheinen virulente Virusstämme schlechtere Interferonbildner zu sein als weniger virulente (1963b). Im einzelnen müssen die Verhältnisse noch näher untersucht werden. Schon jetzt aber möchten wir auf die Bedeutung des Interferons für die Pathogenese einer Vaccineinfektion des Menschen aufmerksam machen.

MAYR und WITTMANN (1957) beschrieben bei der Infektion von Chorioallantoismembranen mit Pockenviren sog. *Ringzonenbildungen* (s. Abb. 16). Sie beobachteten, daß sich bei einer Pockeninfektion des Hühnerembryos auf der Chorioallantoismembran um einen Pockenherd in einem gewissen Abstand konzentrische Trübungsringe bilden. Ihre Intensität nimmt

zur Peripherie hin ab, und schließlich verschwinden sie völlig. Zwischen den einzelnen Trübungsringen, deren Zahl von der Überlebenszeit des Embryos und von der Virulenz des Virusstammes abhängig ist, liegen wenig veränderte bis unveränderte Gewebebezirke. Bei der Analyse dieses Phänomens kamen die Verfasser zu der Auffassung, daß die örtliche Virusausbreitung im Gewebe nicht gleichmäßig abläuft, sondern wellenförmig, wobei Zonen hoher Virusaktivität mit Zonen geringer bis keiner Virusaktivität abwechseln. Allmählich werden die „virusaktiven" Zonen immer kleiner und verschwinden dann ganz. In einer weiteren Arbeit haben MAYR und KALCHER (1961) ein ähnliches Ringzonenphänomen bei der Plaque-Bildung in Hühnerembryofibroblasten-Kulturen nachweisen können. Diese Befunde stützen die früheren Beobachtungen. Auch in der Zellkultur scheinen bei der Virusausbreitung Vorgänge abzulaufen, bei denen sich Virussynthese und Virushemmung in wechselndem Rhythmus gegenseitig beeinflussen. Es sind Prozesse, die wahrscheinlich den Grundmechanismus der „Selbstbegrenzung" eines lokalen Virusinfektes im Gewebe darstellen. Es war verlockend, hier eine Beziehung mit dem neu entdeckten Interferon zu diskutieren. In einer jüngsten Arbeit konnten MAYR und MAHNEL (1964) eine Reihe von Faktoren aufzeigen, die diese Beziehung wahrscheinlich machen. Hiernach stellt die „Ringzonenbildung" ein gutes Modell zum Studium der Vorgänge bei der Interferonbildung in einem virusinfizierten Gewebe dar. Vielleicht kann man auf diese Weise näheren Einblick in die Spätstadien des Ablaufes eines Virus-Zell-Systems gewinnen.

Interferon scheint nicht nur für die Pathogenese und für die Abwehr im virusinfizierten Organismus von Bedeutung zu sein. Es wird diskutiert, ob es nicht auch therapeutisch eingesetzt werden kann. Lokal appliziert, verhindert es eine Virusvermehrung am Applikationsort. Praktisch denkt man bei einer Verwendung von Interferon besonders an eine mögliche Behandlung der vaccinal bedingten Keratitis beim Kind.

VIII. Stämme des Vaccinevirus

Das Vaccinevirus besitzt ein sehr breites Wirtsspektrum. Bei der Vermehrung in den verschiedenen Wirtssystemen kann es aber zu einer Änderung bestimmter biologischer Eigenschaften des Virus kommen. Diese tritt besonders dann auf, wenn länger dauernde Passagen durchgeführt werden und dadurch mehr und mehr eine Adaptation an das jeweilige Zellsystem eintritt. Mit der Adaptation entsteht eine „Spezialisierung" der Virusausgangspopulation, die wahrscheinlich über eine Selektion oder auch Mutation zustande kommt. Gelegentlich sind beide Vorgänge daran beteiligt. Der genaue Wirkungsmechanismus ist jedoch nicht bekannt. Man stellt nur immer wieder fest, daß sich das „passierte" Material von dem Virusausgangsstamm in manchen biologischen Eigenschaften unterscheidet. Teilweise erweisen sich diese Eigenschaften als sehr stabil. Diese veränderten Virusmaterialien hat man als *Varianten, Mutanten* usw. bezeichnet. Wegen der unklaren Genese halten wir es für besser, vorläufig nur von verschiedenartigen *Stämmen* zu sprechen.

Derartig biologisch unterschiedliche Stämme treten auch in der Natur auf. Die in verschiedenen Gegenden und von verschiedenen Wirten isolierten Vaccineviren stimmen in ihren biologischen Eigenschaften nicht immer überein.

Trotz der biologisch sehr starken Variabilität erwiesen sich jedoch alle bisher untersuchten Vaccinevirusstämme als *serologisch einheitlich*. Bezüglich antigener und immunisierender Wirksamkeit scheinen aber geringgradige quantitative und qualitative Unterschiede zu bestehen (s. S. 134 u. S. 144).

Die Bezeichnung der einzelnen Vaccinevirusstämme ist sehr unterschiedlich. Nach dem Ort ihrer langdauernden Vermehrung unterscheidet man *Dermovaccinen, Neurovaccinen* und *Hodenvaccinen*. Auch der Wirt, in dem das Virus gezüchtet wird, kann den Namen geben. Hier haben sich folgende Ausdrücke eingebürgert:

Lapine: Sammelname der im Kaninchen gezüchteten Vaccinestämme. Meist handelt es sich um eine Neuro- oder Hodenvaccine.

Ovinvaccine: Gezüchtet im Schaf.

Caprinvaccine: Gezüchtet in der Ziege.

Equinvaccine: Gezüchtet im Pferd.

Asinovaccine: Gezüchtet im Esel.

Caninvaccine: Gezüchtet im Hund.

Eivaccine: Gezüchtet im bebrüteten Hühnerei.

Kulturvaccine: Gezüchtet in verschiedenen Gewebekulturen.

Unter einer normalen Dermovaccine versteht man gewöhnlich die auf der Haut des Rindes gezüchteten Vaccinestämme.

Obige Bezeichnungen sind jedoch nur Sammelnamen und sagen über den Charakter der einzelnen Stämme nichts aus. Für eine exakte Differenzierung der einzelnen Stämme sind folgende Kriterien von Bedeutung (vgl. S. 126ff):

1. *Verhalten im bebrüteten Hühnerei nach Beimpfung der Chorioallantoismembran (CAM)* Unterscheidungskriterien sind:
Morphologie der Pockenherde.
Gefäßwirksamkeit: Die Art und Ausdehnung der im Anschluß an die epithelialen Prozesse anlaufenden entzündlichen Vorgänge im Mesoderm.
Hautaffinität für den Embryo.
Generalisierung des Virus: Zeitpunkt und Prozentsatz.
Absterberaten.

2. *Verhalten im bebrüteten Hühnerei nach Beimpfung der Allantoishöhle und des Dottersackes (LD$_{50}$-Bestimmung).*

3. *Verhalten im 1 Tag bebrüteten Hühnerei.*

4. *Hämagglutininbildung.*

5. *Virulenz in der infantilen Maus nach intraperitonealer und intracerebraler Infizierung.* Vergleich zwischen ID$_{50}$ (Infektionsdosis) und LD$_{50}$ (Letaldosis); Organspezifität.

6. *Virulenz für die erwachsene Maus nach intracerebraler, subcutaner und cutaner Infizierung.*

7. *Verhalten im Huhn und Küken nach cutaner, intravenöser und intracerebraler Applikation.*

8. *Verhalten in verschiedenen Gewebekulturarten und Art des cytopathogenen Effektes.*

9. *Morphologie der Plaques in bestimmten Zellkulturen.*

10. *Unterschiedliche Virulenz für das Kaninchen:*
Bei intracerebraler, intracutaner, cutaner, intratestikulärer und cornealer Infektion.
Kriterien sind insbesondere: Morphologie der Veränderungen und Generalisierungstendenz.

11. *Hitzeresistenz.*

12. *Toxinbildung.*

13. *Ätherresistenz.*

14. *Verhalten bei der Impfung am Menschen.*
Kriterien sind: Dauer des Persistierens der
Impfkrusten, Nebenpocken, Generalisierung,
immunisierendes Vermögen.

IX. Antigene Verwandtschaftsbeziehungen

Das Vaccinevirus bildet mit dem Kuh-
pocken-, Variola- und Mäusepockenvirus eine
gemeinsame Antigengruppe (Pockenvirus-Untergruppe 1). Die serologische und immunologische Verwandtschaft der Viren dieser Untergruppe kommt zum Ausdruck durch Kreuzreaktionen bei der Neutralisation, Präcipitation, Komplementbindung und Hämagglutinationshemmung. Des weiteren besteht eine
Kreuzimmunität, d. h. diese Viren können sich
immunologisch gegenseitig vertreten [DOWNIE
(1937), DOWNIE u. MACDONALD (1950)].

TAKAHASHI u. Mitarb. (1959) fanden beim
Vaccinevirus eine antigene Komponente, die
bei den Viren der Pockengruppe in der Komplementbindung eine Kreuzreaktion ermög-
lichte. Kreuzreaktionen wurden nachgewiesen
zwischen Myxom-, Geflügelpocken-, Fibrom-,
Ektromelie-, Kuhpocken- und verschiedenen
Vaccineviren. Darüber hinaus machen die
Verfasser darauf aufmerksam, daß der bei
allen Viren der Pockengruppe vorkommende
Einschlußkörper vom Typ B die für serologische Kreuzreaktionen gemeinsame antigene
Substanz enthält.

MAYR (1960) beschrieb beim Vaccinevirus
ebenfalls eine ganz schwach wirksame antigene Komponente, die anscheinend allen
Pockenviren gemeinsam ist, und die in der
Komplementbindung und Präcipitation bei
Verwendung von Hochimmunseren auch mit
den anderen Pockenviren eine Kreuzreaktion
ermöglicht. Nachgewiesen wurde diese Kreuzreaktion inzwischen zum originären Schweine-
pockenvirus, zum Geflügelpockenvirus und
zum Virus der ansteckenden Pustulardermatitis
der Schafe und Ziegen. Immunologisch ist das
Vaccinevirus dagegen mit den anderen Viren
der Pockenvirus-Untergruppe 2 nicht verwandt. Zu diesen Erregern besteht auch keine
Kreuzneutralisation.

X. Immunität und Antikörper

Die Immunität, wie sie sich nach einer
Pockenschutzimpfung ausbildet, ist komplexer
Natur. Sie baut sich aus *humoralen* und

cellulären Abwehrmechanismen auf. Die humoralen Abwehrmechanismen beruhen auf der
Bildung spezifischer, virusneutralisierender
Serumantikörper. Über die zellständigen Im-
munisierungsfaktoren weiß man dagegen noch
sehr wenig. Man faßt sie ganz allgemein als
,,celluläre Immunität'' zusammen und stellt
sie damit der humoralen Immunität gegenüber.
v. PROWAZEK prägte 1907 den Begriff ,,histo-
gene Immunität''; er wollte damit wahrscheinlich zum Ausdruck bringen, daß bei einer
Pocken- und Vaccineinfektion neben der
reinen Antikörperstimulierung noch andere
Abwehrmechanismen wirksam werden und
eine Abwehrbereitschaft bedingen, die in
erster Linie an bestimmte Körperzellen gebunden ist. Während man die humorale Immunität serologisch erfassen kann, ist die gewebliche Immunität nur mit Hilfe des Rein-
fektions- und Kreuzimmunitätsversuches darstellbar.

Bei der serologischen Untersuchung von
pockeninfizierten oder vaccinierten Menschen
findet man jedoch neben den *virusneutralisierenden Antikörpern* noch eine Reihe anderer
virusspezifischer Antikörperarten. Sie sind die
Folge der komplexen Antigenstruktur des sich
vermehrenden Virus und dürften direkt für
das Immunisierungsgeschehen nicht verantwortlich sein. Sie können als eine Teilerscheinung der Auseinandersetzung zwischen Virus
und Wirt aufgefaßt werden. Es lassen sich
neben den neutralisierenden Antikörpern *komplementbindende, hämagglutinationshemmende*
und *präcipitierende Antikörper* nachweisen.
Die komplementbindenden Antikörper teilen
sich ihrerseits wieder auf in Antikörper, die
gegen das komplexe Viruspartikelchen (V-Antigen) und Antikörper, die gegen das vom Virus
abtrennbare (S-Antigen), komplementbindende
Antigen gerichtet sind.

Stärke und Dauer der Immunität nach einer
Vaccineinfektion (Pockenschutzimpfung) sind
von zahlreichen Faktoren abhängig, worüber
auf S. 146 referiert wird.

Die serologischen Untersuchungen über Va-
riola- und Vaccineinfektionen reichen zurück
bis ins vergangene Jahrhundert. Neben der
Erforschung der humoralen Abwehrmechanismen dienten sie besonders diagnostischen
und differentialdiagnostischen Gesichtspunkten.
Im folgenden soll jedoch nur die neuere Literatur referiert werden.

1. Virusneutralisierende Antikörper

SATO und KURADO (1929) fanden in 61 von 63 untersuchten Seren Revaccinierter virusneutralisierende Antikörper. Zum Nachweis benutzten sie den enthaarten Kaninchenrücken. LOUTIT und McLEAN (1945) verwendeten zum Nachweis der virusneutralisierenden Vaccineantikörper ebenfalls die Haut empfänglicher Versuchstiere. KEOGH wies 1936 bereits nach, daß die Entwicklung der Pocken- bzw. Vaccineherde auf der Chorioallantoismembran durch Zugabe von Pocken- bzw. Vaccineimmunserum gehemmt werden kann. Auch GISPEN (1953) spricht sich für den Neutralisationstest auf der Chorioallantoismembran 10 Tage alter Hühnerembryonen aus. Dabei kann man zur Bestimmung neutralisierender Antikörper im Vaccineimmunserum an Stelle des Vaccinevirus mit Vorteil auch Variolavirus verwenden [McCARTHY, DOWNIE u. ARMITAGE (1958)]. McCARTHY, DOWNIE und BRADLEY (1958) benützten für die Untersuchungen von Vaccineseren im Neutralisationstest deshalb Variolavirus und fanden in fast allen untersuchten Seren nach Erst- und Wiederimpfung neutralisierende Antikörper. Nach der Erstimpfung erschienen die neutralisierenden Antikörper am 10.—13. Tag p. v. bei Wiederimpflingen um den 7. Tag p. v. In den meisten der Wiederimpflingsseren zeigte sich ein größerer Neutralisationseffekt als nach der Erstimpfung. Einige Seren, die bis zu 20 Jahren nach der letzten Impfung getestet wurden, enthielten immer noch neutralisierende Antikörper.

Die relativ niedrigen Titer der virusneutralisierenden Antikörper im Blut kann man durch Verfeinerung der Nachweismethoden erhöhen. Einen wesentlichen Fortschritt brachte der *Neutralisationstest in der Gewebekultur.* CUTCHINS, WARREN und JONES (1960) schlagen den hochempfindlichen Plaque-Reduktionstest in Affennierenkulturen vor. Die Autoren erhielten mit diesem Test bei Impflingen 2 Wochen p. v. Titer bis zu 1:1510, 2—6 Jahre p. v. Titer bis zu 1:975 und 20 Jahre p. v. noch Titer bis zu 1:134. Es sei jedoch erwähnt, daß man sich über die Methodik des Neutralisationstestes keinesfalls ganz einig ist. Auf die diesbezüglichen Ausführungen von MIDDELHOVEN (1962) sei hingewiesen.

Faßt man alle bisherigen Untersuchungen über die *Bildung und Verweildauer virusneu-* tralisierender Antikörper im Verlaufe einer Vaccineinfektion zusammen, so ergibt sich folgendes Bild: Nach einer erfolgreichen *Pockenschutzerstimpfung* kommt es regelmäßig zur Bildung virusneutralisierender Antikörper. Diese erscheinen um den 10. Tag p. v. im Blut und erreichen zwischen der 3. und 4. Woche einen gewissen Titergipfel. Sie persistieren sehr lange, oftmals über 20 Jahre. Auch bei Vaccineinfektionen der Tiere werden stets virusneutralisierende Serumantikörper gebildet. Eingehende Untersuchungen über ihre Bildung und Verweildauer liegen bei der Vaccineinfektion des Meerschweinchens, des Kaninchens, des Affen und des Rindes vor.

Nach einer erfolgreichen *Wiederimpfung* kommt es regelmäßig zu einem Anstieg der virusneutralisierenden Serumantikörper. Der Anstieg beginnt bereits 7 Tage p. v. Er kann als gutes Diagnostikum für den Erfolg einer Revaccination benutzt werden.

Zwischen dem Vorhandensein dieser Antikörper und der Immunität besteht eine enge Beziehung. Sind sie in einem Organismus vorhanden, so ist dieser gegen eine nachfolgende natürliche Infektion immun. Der umgekehrte Schluß ist jedoch nicht möglich. Es gibt Fälle, bei denen sich keine neutralisierenden Antikörper nachweisen lassen — was nicht besagt, daß keine vorhanden sind — und trotzdem noch eine solide Immunität besteht.

2. Hämagglutinationshemmende Antikörper

Auch sie werden bei der Vaccine- und Variolainfektion, *gleichgültig, um welchen Wirt es sich handelt,* gebildet. Der virusneutralisierende ist mit dem hämagglutinationshemmenden Antikörper nicht identisch, obwohl beide Antikörperarten bezüglich Bildung und Verweildauer nach Primovaccination ziemlich parallel laufen. Nach einer erfolgreichen Wiederimpfung kommt es dagegen im Gegensatz zu den neutralisierenden nicht immer und nicht regelmäßig zu einem Anstieg der hämagglutinationshemmenden Antikörper. Ähnliche Verhältnisse bestehen auch bei vaccinierten Tieren [HERRLICH u. Mitarb. (1956), KLUGE (1962), HENNEBERG (1963)].

Die Hämagglutinationshemmungsreaktion in der Serologie der Pocken- und Vaccineinfektion geht auf die erstmals von NAGLER (1942), sowie CLARK und NAGLER (1943) beobachtete Agglutination von Hühnererythrocyten durch Vaccinevirus und die Hemmung dieser Reaktion durch Immunserum zurück. In der Folgezeit wurde der in der Influenzadiagnostik übliche HIRST-Test [HIRST (1941, 1942)] für die Arbeiten mit dem Vaccinevirushämagglutinin modifiziert. Dabei ist von Bedeutung, daß die optimale Reaktionskinetik der Hämagglutination nicht wie beim Influenzavirus bei Zimmertemperatur, sondern bei $+37\,^\circ$C im Wasserbad abläuft. Eine Reihe von Autoren setzte sich mit der möglichen Beschaffenheit dieses Hämagglutinins und seinen Eigenschaften auseinander (s. b. HALLAUER (1950) sowie S. 74 ff).

Speziell mit der Hämagglutinationshemmung befaßten sich COLLIER (1949 a, b; 1951 a,b), COLLIER und VAN THIEL (1949) und COLLIER u. Mitarb. (1949, 1950). Sie konnten in 98% von 3000 frisch revaccinierten Menschen Antihämagglutinine nachweisen, die zu ca. 30% nach 1 bis 2 Jahren und zu ca. 80% nach 3 Jahren verschwunden waren. Außerdem stellten die Autoren fest, daß der Antihämagglutinin-Titeranstieg bei Revaccinierten im umgekehrten Verhältnis zum Ausgangstiter stand, daß also bei negativem oder niedrigem Ausgangstiter der Anstieg steiler war als bei hohem Ausgangstiter. Sie untersuchten auch das Blut von 700 Neugeborenen und konnten eine prinzipielle Übereinstimmung der Antihämagglutinine zwischen Müttern und Säuglingen beobachten. KEMPE und BENNENSON (1953) zeigten bei 182 Fällen, daß Säuglinge im Durchschnitt mehr hämagglutinationshemmende Antikörper besitzen als ihre Mütter und daß der Titer abhängig ist von dem Zeitintervall, das zwischen letzter Impfung der Mutter und ihrer Gravidität liegt. SZATHMÁRY und HOLIK (1956) bestätigten diese Ergebnisse. Sehr hohe Titer wiesen sie in den ersten beiden Lebenstagen nach, von diesem Zeitpunkt an nahmen die Antikörper wieder kontinuierlich ab. Aus ihren Untersuchungen über die Verweildauer der hämagglutinationshemmenden Antikörper bei Erst- und Wiederimpflingen im Alter von 14 Monaten bis zum 67. Lebensjahr (Erstimpfung im 1. Lebensjahr, Revaccination im 6. Lebensjahr) geht hervor, daß sogar noch in Seren der 40jährigen und darüber bei mehr als 60% positive Reaktionen auftraten. Nach HERRLICH, MAYR und MUNZ (1956) erscheinen die hämagglutinationshemmenden Antikörper bei Erstimpflingen um den 10. bis 11. Tag p. v. Sie erreichen um den 30. Tag p. v. ihren Höhepunkt und nehmen dann wieder langsam ab. Mit niedrigen Titern verweilen sie jedoch sehr lange im Blut; so konnten die Autoren bei Wiederimpf-

lingen, deren letzte Impfung 2 bis 16 Jahre zurücklag, noch in einem hohen Prozentsatz positive Antihämagglutinin-Titer nachweisen. MCCARTHY, DOWNIE und BRADLEY (1958) wiesen 15 bis 16 Tage nach der Erstimpfung regelmäßig hämagglutinationshemmende Antikörper nach. Bei Wiederimpflingen erschienen die Antikörper um den 7. Tag p. v. in der Blutbahn, jedoch sehr unterschiedlich und besonders in Abhängigkeit von der lokalen Wiederimpfreaktion. Ein regelmäßiger Nachweis gelang ihnen bei Wiederimpflingen nicht.

Nach HERRLICH, MAYR und MUNZ (1956) gibt es jedoch keine sicheren Anhaltspunkte über die Beziehung zwischen hämagglutinationshemmenden Antikörpern und Immunität. Ließen sich im Serum agglutinationshemmende Antikörper nachweisen, so war der betreffende Organismus gegen eine nachfolgende Infektion zwar in der Regel immun, selten nur teilimmun. Umgekehrt traten aber auch Fälle auf, in denen keine Hämagglutinationshemmungstiter im Serum erschienen, der betreffende Organismus aber trotzdem immun war (s. auch S. 188). Es sei jedoch auch erwähnt, daß in bestimmten Körperflüssigkeiten unspezifische Hemmfaktoren enthalten sind, die eine spezifische Hämagglutinationshemmung vortäuschen können. Hierüber hat vor allem SZATHMÁRY (1960) gearbeitet.

3. Komplementbindende Antikörper

Schon kurz nach der Entdeckung der Komplementbindungsreaktion wurde von den verschiedensten Untersuchern diese Methode auch zur Feststellung komplementbindender Antikörper bei menschlichen und tierischen Variola- bzw. Vaccineinfektionen herangezogen. Die ältere Literatur hierüber enthält zahlreiche, jedoch sehr uneinheitliche Angaben, so daß im folgenden nur die seit einigen Jahren vorliegenden und verwertbaren Untersuchungsergebnisse berücksichtigt werden sollen.

Die divergierenden Aussagen waren größtenteils methodisch bedingt. Erst mit Hilfe hochwertiger Antigene gelang es, diese Schwierigkeiten zu überbrücken.

Als Ausgangsmaterial zur Antigenherstellung dienen Pustelinhalt oder Krustenverreibungen menschlicher Pockenefflorescenzen oder tierische Dermovaccine. Neuerdings stellt man auch Antigene aus infizierten Chorioallantoismembranen oder Zellkulturen her. Für die Beurteilung der Ergebnisse ist die unterschiedliche Herkunft des für die Komplementbindungsreaktion eingesetzten Antigens von Bedeutung.

KEMPE und BENNENSON (1953) erzielten bei einer großen Reihe von Vaccinierten auch noch dann, wenn die letzte Impfung mehr als 5 Jahre zurücklag, positive Komplementbindungsreaktionen, allerdings mit sehr niedrigen Titern (1:2 und 1:4). HERRLICH, MAYR und MUNZ (1956) konnten mit ihrem in V- und S-Komponenten aufgeteilten Antigen nur ein einziges Mal im Serum eines vaccinierten Menschen, der in ständigem Kontakt mit dem Vaccinevirus stand, V-Antikörper finden; der Nachweis von S-Antikörpern gelang ihnen weder bei Erst- noch bei Wiederimpflingen. Dagegen fanden BINGEL und KRUSE (1959) bei einem Viertel ihrer Untersuchungen im Serum Vaccinierter komplementbindende Antikörper. Sie verwendeten für ihre Arbeit eine einfache Dermovaccineverreibung als Antigen. McCARTHY, DOWNIE und BRADLEY (1958) fanden in weniger als der Hälfte ihrer Erstvaccinierten komplementbindende Antikörper. Ähnlich war auch das serologische Verhalten ihrer untersuchten Wiederimpflinge. Letztere Autoren arbeiteten durchweg mit einem vereinigten Komplementbindungsantigen, also mit einer Verreibung, die V- und S-Antigen zusammen enthielt. Hieraus erklärt sich wahrscheinlich der wesentlich höhere Prozentsatz positiver Komplementbindungsreaktionen gegenüber den Befunden von HERRLICH, MAYR und MUNZ (1956), die ihre Untersuchungen mit den getrennten Antigenkomponenten anstellten.

EPP (1961) gelang der Nachweis von komplementbindenden Antikörpern nach der Erstimpfung ebenfalls nur selten. Hierbei ist allerdings zu berücksichtigen, daß die Bildung von komplementbindenden Antikörpern bei Kleinkindern möglicherweise anders abläuft als bei älteren Kindern und Erwachsenen.

Faßt man alle Befunde kritisch zusammen, so ergibt sich, daß im Gegensatz zu den neutralisierenden und hämagglutinationshemmenden Antikörpern die komplementbindenden Antikörper nicht regelmäßig nach einer Primovaccination gebildet werden. Nach der Wiederimpfung werden sie dagegen häufiger produziert. Die Bildung der komplementbildenden Antikörper scheint mit zunehmendem Alter stärker angeregt zu werden. Ihre Verweildauer ist wesentlich kürzer als

die der neutralisierenden und hämagglutinationshemmenden Antikörper.

Im Gegensatz zu der Vaccineinfektion des Menschen werden bei der Vaccineinfektion des Kaninchens und des jungen Affen *regelmäßig* komplementbindende Antikörper gebildet. Bei älteren Affen kann die Ausbildung allerdings fehlen [HERRLICH u. Mitarb. (1956)].

4. Präcipitierende Antikörper

FREYER (1904) beobachtete eine spezifische *Präcipitation* zwischen Kälber- bzw. Menschenlymphe und Vaccineimmunserum vom Rind, Kaninchen und Menschen. TOMARKIN und SUAREZ (1917) fanden bei geimpften Kaninchen am 8. bis 14. Tag p. v. Präcipitine und nahmen an, daß die Stärke der Präcipitation der Massivität der Vaccination parallel läuft. Tiere, die mit inaktivierter Lymphe mehrmals geimpft waren, vermochten dagegen keine Präcipitine zu bilden.

CRAIGIE (1932) berichtete von einer Flockungsreaktion in Seitzfiltraten von Vaccinevirussuspensionen und Vaccineimmunserum. Er meint, daß es sich bei der Flockungsreaktion zwischen Rohvaccine und Vaccineimmunserum gleichzeitig um eine Präcipitations- und eine Agglutinationsreaktion handelt. PARKER und RIVERS (1935, 1936a, b, 1937) und PARKER (1938) glauben, daß virusfreie Filtrate von Dermovaccine und bakterienfreie Hodenvaccine eine oder mehrere Substanzen enthalten, die von Antiseren spezifisch präcipitiert werden. OUDIN (1948) arbeitete zum Nachweis präcipitierender Antikörper das Agardiffusionsverfahren aus, welches von OUCHTERLONY (1948, 1949) zur derzeitigen Standardmethode verfeinert wurde.

WITTMANN (1958) prüfte in der Präcipitationsreaktion mit Hilfe der Agardiffusion zahlreiche Seren von pockeninfizierten Hühnern und von Rekonvaleszenten und wies in ihnen spezifische Präcipitine nach. Mit der gleichen Methodik untersuchten HERRLICH, MAYR und MAHNEL (1959) die Bildung präcipitierender Antikörper bei der Variolainfektion des Menschen. Von den Kranken mit Variola major verhielten sich die Fälle mit Variola discreta, Variola confluens und semiconfluens und Patienten mit sekundär hämorrhagischen Pocken annähernd gleich. Nach dem 10. Krankheitstag waren in der Präcipitationsreaktion zwischen 65 und 80% aller Seren positiv; alle Varioloispatienten hatten dagegen nach dem 10. Krankheitstag präcipitierende Antikörper.

Eingehende Untersuchungen über die Bildung präcipitierender Antikörper nach der Vaccination hat EPP (1961) durchgeführt. Nach einer Primovaccination kam es nicht regelmäßig zur Bildung von präcipitierenden Antikörpern. Die präcipitierenden Antikörper verhielten sich ähnlich wie die komplementbindenden. Mit zunehmendem Alter scheinen beide besser stimuliert zu werden. Bei der Wiederimpfung werden wie die komplementbindenden auch die präcipitierenden Antikörper häufiger produziert [WITTMANN (1958)].

Eine Beziehung zwischen den neutralisierenden, hämagglutinationshemmenden, komplementbindenden und präcipitierenden Antikörpern scheint nicht zu bestehen. Es dürfte sich hierbei jeweils um eigene Antikörperarten handeln, die sowohl im Verlaufe einer Primovaccination als auch nach einer Wiederimpfung getrennt voneinander gebildet werden.

HENNEBERG (1963) hat kürzlich bei immunen Kaninchen nachgewiesen, daß es nach einmaliger subcutaner Verabreichung von Vaccinevirus meist zu einer kurzen Depression der Antihämagglutinine, der komplementbindenden und präcipitierenden Antikörper kommt. Dabei scheinen Beziehungen zur Blutgruppe der Tiere zu bestehen, da diese durch einen „Boost" verursachte Depression besonders häufig bei Kaninchen beobachtet wurde, die Anti-A-Serumkörper besaßen. Der Autor weist auf Grund seiner Versuchsergebnisse darauf hin, daß es unter Umständen auch bei einer Pockenschutzimpfung des Menschen bei gleichzeitig ablaufender Variola zu Komplikationen infolge einer „negativen Phase" kommen kann (s. S. 198).

In den ersten Lebensmonaten können Säuglinge vaccinevirus-spezifische mütterliche Antikörper im Blut beherbergen, welche in bestimmten Fällen für den negativen Ausfall der Primovaccination verantwortlich sind. Die mütterlichen Antikörper nehmen später im Blut der Impflinge ab bzw. verschwinden völlig aus der Blutbahn (vgl. S. 197). Nach JOPPICH (1963) beträgt z. B. die Halbwertzeit der passiv übertragenen hämagglutinationshemmenden Antikörper 32—33 Tage.

Inaktiviertes Vaccinevirus (Vaccine-Antigen) ruft i. d. R. beim Menschen nach einmaliger Gabe keine serologisch nachweisbaren Antikörper hervor. Nach einer Nachimpfung mit aktivem Virus werden aber hämagglutinierende Antikörper schneller — wie bei einem Wiederimpfling — gebildet (vgl. S. 196).

Interessant sind in diesem Zusammenhang die von MAHNEL (1962 b) erhobenen Befunde

beim Kaninchen, das für eine Vaccineinfektion wesentlich empfänglicher ist und sich mit Vaccineantigenen intensiver auseinandersetzt. Sie werden auf S. 161 besprochen.

Nach dem bisherigen Stand der Forschung darf man annehmen, daß zwischen dem Antikörperbild und dem Verlauf einer Virusinfektion oder einer Vaccination mit lebenden Erregern gewisse Parallelen bestehen. Es ist deshalb von Interesse, wie weit das Antikörperbild eines gestörten Impfverlaufes von dem eines normalen Verlaufes abweicht. Entsprechende Untersuchungen sind von EPP durchgeführt worden (1961).

Bei den von EPP untersuchten Impfschäden wich die Entwicklung der neutralisierenden, hämagglutinationshemmenden und komplementbindenden Antikörper nicht von der eines nichtgestörten Impfverlaufes ab. Dagegen kam es zu einem *gehäuften Auftreten von präcipitierenden Serumantikörpern*. Dieses unterschiedliche serologische Verhalten häufte sich besonders stark bei den neuralen Impfschäden. EPP fand bei 21 untersuchten einschlägigen Seren zwölfmal positive Präcipitationsreaktionen. Berücksichtigt man ferner, daß sich bei 91 normalen Erstimpfverläufen (Vorimpfung mit Antigen eingeschlossen) nur in 5 Fällen präcipitierende Antikörper nachweisen ließen, so erhalten diese positiven Präcipitationsreaktionen bei gestörtem Impfverlauf trotz der relativ geringen Zahl von untersuchten Seren noch mehr Gewicht.

In diesem Zusammenhang sei auf das Antikörperbild bei der primär hämorrhagischen Variola hingewiesen. Es weicht stark von den anderen Verlaufsformen der Variola ab [HERRLICH, MAYR, MAHNEL (1959)] und ist besonders charakterisiert durch das frühzeitige Erscheinen von präcipitierenden Serumantikörpern, wobei hämagglutinationshemmende Antikörper fehlen können. Die genannten Autoren diskutierten, wie weit diese Verhältnisse mit der Genese der primär hämorrhagischen Verlaufsform der Variola zusammenhängen, bei der toxische oder allergische Vorgänge maßgebend beteiligt sein können. Die präcipitierenden Antikörper schalten sich vielleicht anders als die anderen Antikörperarten in die allergischen Krankheitsvorgänge ein. Zu ähnlichen Gedanken kommt man, wenn man das gehäufte Auftreten präcipitierender Antikörper bei zentralnervös bedingten Impfschäden betrachtet. Nach wie vor steht die allergische Genese der postvaccinalen Encephalitis im Mittelpunkt der ätiologischen Betrachtungsweise. Wir halten es deshalb für notwendig, dem gehäuften Auftreten von ˙präcipitierenden Antikörpern bei postvaccinalen Schäden weiter nachzuforschen.

XI. Tenazität des Vaccinevirus und antiviral wirksame Drogen

Das Vaccinevirus ist gegenüber Umwelteinflüssen relativ stabil. Seine Stabilität ist davon abhängig, ob es sich im isolierten Zustande oder in Medien erhöhter Viskosität oder noch im Zellverband befindet. Schon geringe Viskositätserhöhungen steigern die Stabilität des Virus erheblich.

Austrocknung verträgt das Vaccinevirus sehr gut. Eine beliebte Art der Konservierung ist deshalb die Lyophilisierung (s. S. 155). HARPER (1963) wies nach, daß versprühtes Vaccinevirus bei einer relativen Luftfeuchtigkeit von 80% viel rascher inaktiviert wird als bei einer solchen von 20%. Wärme unterstützt dabei die schädigende Wirkung der Feuchtigkeit wesentlich.

Auch gegenüber *Wärme* ist das Virus im Vergleich zu anderen Viren relativ resistent. Wir haben die Haltbarkeit des Vaccinevirus bei 37 °C untersucht. Es wurde in physiologischer Kochsalzlösung und in verschiedenen Blutkörperchen-Lysaten (Viskositätserhöhung) aufgeschwemmt. Nach 14 Tagen Aufenthalt im Brutschrank war der Titer von $10^{-4,8}$ Ei-ID$_{50}$/0,1 ml auf $> 10^{-2,6}$ Ei-ID$_{50}$/0,1 ml bei dem in Blutkörperchen-Lysaten suspendierten Virus gesunken. Der Titer des in physiologischer Kochsalzlösung suspendiertem Virus betrug aber immer noch $10^{-1,48}$ Ei-ID$_{50}$/0,1 ml.

Durch *UV-Bestrahlung* wird das Virus inaktiviert. Besonders Strahlen der Wellenlängen von 2500 bis 2700 Å vermindern bei einer Strahlungsdichte von 200 mW/cm² den Titer einer Gewebekultur-Virussuspension ganz erheblich. Die Inaktivierung verläuft zweiphasig und ist sehr schonend. Die Strahlen greifen überwiegend den genetischen Anteil der Viren an. Reaktivierungen sind bei geeigneten Bedingungen möglich. Dabei wird eine Rekombination im Sinne der „multiplicity reactivation" diskutiert. ABEL (1962) konnte durch Bestrahlung mit ultraviolettem Licht Mutanten erzeugen, die weniger gegen diese Strahlen empfindlich waren als das Ausgangsvirus.

Gegen *Kälte* ist das Virus in jeder Form außerordentlich stabil. Im gefrorenen Zustand bei -20 °C und tieferen Temperaturen kann es ohne größeren Verlust seiner Aktivität sehr lange aufbewahrt werden. Unser Vaccinerohimpfstoff (Rind) verlor z. B. bei -20 °C in 15 Jahren annähernd 3 Zehnerpotenzen an Aktivität. Die optimale Lagerungstemperatur liegt aber bei > -68 °C.

SHARP u. Mitarb. (1964) errechneten die Energie für den Inaktivierungsvorgang zwischen $+37$ °C und -20 °C auf 14 Kcal/Mol, ein Wert, der niedriger ist als bei den meisten anderen Viren und welcher viel niedriger ist als der Wert für $+56$ °C. Anscheinend verläuft der Prozeß der Inaktivierung bei dieser Temperatur anders. Für die Praxis ist von Bedeutung, daß Virussuspensionen ohne größeren Schaden mehrmals von -20 °C aufgetaut werden können.

Das Vaccinevirus ist *glycerinresistent, ätherstabil* und *chloroformlabil*. Das Optimum der *pH-Resistenz* liegt zwischen 4,5 und 10. Im alkalischen Bereich (pH > 11) verliert das Virus rascher an Aktivität als im sauren. 2%ige Natronlauge ist deshalb ein gutes und bewährtes Desinfektionsmittel. Zwischen pH 2 und pH 3 kommt es ebenfalls sehr schnell zu einer völligen Inaktivierung [BEARD u. Mitarb. (1938)].

Die inaktivierende Wirkung von *Formalin* auf das Vaccinevirus ist abhängig von der Dauer und Temperatur der Einwirkung. Im allgemeinen werden für die Inaktivierung 0,025—0,3% Formalin verwendet. MAHNEL (1960) erreichte eine gute Inaktivierung mit 0,03% Formalin ($=$ Endkonzentration 1:3300) in 11 Tagen bei $+4$ °C und einem pH-Wert von 7,4 (vgl. S. 162).

McCREA u. Mitarb. (1960) trockneten Vaccinevirus in einer einschichtigen Lage und bestrahlten im Vakuum mit Elektronen diskreter Geschwindigkeiten. Bei 500 und 1000 eV trat kaum eine Inaktivierung ein, jedoch wurde ab 1500 eV ein starker Abfall der Überlebensrate beobachtet. Durch weitere Steigerung der Energie konnte der Abfall nicht mehr wesentlich beschleunigt werden. Elektronen von 1500 eV besaßen eine mittlere Eindringtiefe von 700 Å. Es wird daraus geschlossen, daß der *strahlenempfindliche Bereich der Infektiosität* bei diesem Virus etwa 500 bis 750 Å tief unter der Virusoberfläche liegt. Beim Vergleich der Ergebnisse mit dem strahlenempfindlichen Volumen gegenüber Elektronen hoher Energie und γ-Strahlen wird eine schalenförmige Verteilung des strahlenempfindlichen Volumens in dieser Tiefe diskutiert.

KAPLAN (1960) setzte Suspensionen und gefriergetrocknete Präparate des Vaccinevirus γ-Strahlen einer Kobalt-60-Quelle aus. Virussuspensionen verloren durch $6-8 \times 10^5$ rad. ihre Infektiosität für das bebrütete Hühnerei (Chorioallantoismembran), behielten jedoch noch eine meßbare Immunogenität für das Kaninchen. Gefriergetrocknete Präparate konnten selbst durch Dosen von 11×10^6 rad. nicht völlig inaktiviert werden. Dabei verlief die Inaktivierung zunächst gemäß einer Reaktion 1. Ordnung, ein geringer Teil der Infektiosität (1 von 10^7 infektiösen Einheiten) erwies sich aber als relativ resistent. Dieser Inaktivierungsverlauf bei dem gefriergetrockneten Material wird als möglicher Hinweis dafür angesehen, daß der verwendete Vaccinevirusstamm heterogen zusammengesetzt war.

In den letzten Jahren wurden einige Substanzen entdeckt, die unter gewissen Bedingungen *antiviral* wirkten (s. auch S. 207). Besonderes Interesse hat das Isatin-β-thiosemicarbazon gefunden, dessen Wirkung von vielen seiner Derivate aber nicht erreicht wird. Andere Abkömmlinge, so das N-Äthyl und N-Methylisatin-β-thiosemicarbazon, zeigten dagegen ebenfalls eine gute Wirksamkeit [BAUER u. SADLER (1960)].

Subtoxische Mengen von Isatin-β-thiosemicarbazon im Wachstumsmedium von ERK I-Zellkulturen verhinderten das Auftreten von cytopathogenen Veränderungen nach einer Infektion mit Neurovaccine-, Kaninchenpokken- und Mäusepockenvirus. Die Substanz ist in vitro unwirksam. Sie zerstört weder die Virusinfektiosität noch verhindert sie die Adsorption des Virus an die Kulturzellen. SHEFFIELD u. Mitarb. (1960) kamen zu der Auffassung, daß die Substanz intracellulär wirkt und die Virussynthese durch Reaktion mit dem Kupfer des Virus hemmt.

Die Reaktion von mit Neurovaccinevirus infizierten Mäusen auf die Behandlung mit Isatin-β-thiosemicarbazon zeigte eine lineare Beziehung zum Logarithmus der zusammengesetzten verabfolgten Dosis. Der Schnittpunkt dieser Dosis-Wirkungslinie mit dem Grad der Wirkung, den man bei unbehandelten Mäusen erhält, ergab die Dosis, bei der kein chemotherapeutischer Effekt auftritt. Dieser Grad wird „zero effect dose" oder „E_0" genannt und ist von der für die Infektion benutzten Virusdosis unabhängig. Der E_0-Grad charakterisierte deshalb den chemotherapeutischen Effekt des Isatin-β-thiosemicarbazons in absolut genauer Reihenfolge ohne Beziehung zu einem willkürlichen Aktivitätsstandard. Ebenso erhielt man Dosis-Wirkungskurven mit antiviralem Effekt beim Kaninchenpocken-, Kuhpocken- und weißem Kuhpockenvirus, die ähnlich unabhängig von der Virusdosis waren. Die Werte des E_t ließen einen Vergleich der chemotherapeutischen Aktivität der gleichen Zusammensetzung gegenüber verschiedenen Viren nicht zu. Die Anordnung der Empfindlichkeit der Viren war folgende: Ektromelie $\ll$ Kuhpocken $<$ weiße Kuhpocken $<$ Neurovaccine $<$ Kaninchenpocken. Auf die Tragweite des Begriffes der „zero effect dose" beim Planen der antiviralen Chemotherapie und der Virusgenetik sei hingewiesen [BAUER (1961)].

EASTERBROOK (1962) gelang der Nachweis, daß durch Isatin-β-thiosemicarbazon nicht der Aufbau von Protein und Nukleinsäuren gehemmt wird, sondern die eigentliche Virussynthese, so daß kein reifes, infektiöses Virus mehr von der Zelle produziert werden kann.

Intermediäre Produkte des Kohlehydratstoffwechsels, wie Bernsteinsäure, änderten das Wachstum des Virus nicht. Dinitrophenol verminderte die Reproduktion. Verbindungen, die die Sauerstoffaufnahme der Gewebe herabsetzen, reduzierten oder verhinderten die Entwicklung des Virus. Eine Anzahl von Stoffwechselprodukten und Stoffwechselantagonisten, zu zahlreich, um alle hier erwähnt zu werden, stimulierten oder reduzierten die Virusbildung oder waren ohne Wirkung [THOMPSON (1947)].

β-Phenylserin inhibierte die Vermehrung von Vaccinevirus in der Kaninchenhaut, wenn die Substanz mit dem Virus vor der Infizierung gemischt wurde [PONS u. PRESTON (1961)].

Eine gewisse Wirkung scheint auch Thiomersalat zu entfalten. Nach EASTERBROOK (1961) vermag Natriumacid (NA) in der Konzentration von mindestens 3×10^3 M in vaccineinfizierten Suspensionskulturen von KB-Zellen die Neubildung von infektionstüchtigem Virus zu hemmen. Mit der Fluorescenz-Antikörperfärbung konnte nachgewiesen werden, daß NA im Frühstadium der Virusreproduktion wirksam ist.

EASTERBROOK und DAVERN (1963) konnten zeigen, daß bei Anwesenheit von 5-Bromdeoxyuridin (BDU) die Synthese von Vaccinevirus-DNS in infizierten Zellkulturen entscheidend gestört wird. Der Einbau von BDU in die DNS des Vaccinevirus führt nämlich bereits bei sehr geringen Dosen von BDU zur Bildung nicht infektiöser, mißgestalteter Partikel. Die Versuchsergebnisse von PRUSOFF und BAKHLE (1963) lassen den Schluß zu, daß die Wirkung von 5-Jod-2'-deoxyuridin darauf beruht, daß dieses Mittel in die DNS der Viren eingebaut wird und dabei das Thymidin der DNS verdrängt wird. LODDO u. Mitarb. (1963) beschrieben ein Resistentwerden des Virus gegen JDU.

SALZMANN u. Mitarb. (1963) sowie SHATKIN und SALZMANN (1963) fanden, daß 5-Fluor-2-deoxyuridin (FUDR) in einer Konzentration von 10^{-6} M durch Blockierung der DNS-Synthese die Bildung von Vaccinevirus in HeLa-Zellen völlig unterdrückt. Trotzdem geht die Bildung von Virusprotein weiter. Allerdings kann dieses Protein nicht zum Virusaufbau verwendet werden, auch wenn die Wirkung des FUDR durch den Antagonisten Thymidin aufgehoben wird. Es muß vielmehr erst wieder neues Protein gebildet werden.

SMEJKAL und SORM (1962) infizierten Kaninchen cutan mit Vaccinevirus und behandelten sie dann sofort 3 Tage lang intravenös mit Azauracil-Ribosid (AzUR) (300 mg/kg Tagesdosis). AzUR hemmte die Virusaktivität. Die Hautveränderungen der mit AzUR behandelten Tiere waren bedeutend schwächer als die der unbehandelten Kontrolltiere. ROSENBERGOVA und RADA (1962) untersuchten die Wirkung von 6-Azauracil-Ribosid (AzUR) auf die Synthese von RNS und DNS in nichtinfizierten und mit Vaccinevirus infizierten Zellen der Chorioallantoismembran. Die Ergebnisse zeigten, daß AzUR nicht nur die

Synthese des Vaccinevirus hemmt, sondern auch die der cellulären RNS.

Smejkal, Gut und Sorm (1962) testeten auch den Einfluß von Derivaten des 6-Azauracils. Nur wenige dieser Stoffe unterdrückten oder verzögerten jedoch den cytopathogenen Effekt des Virus besser als das Ausgangsmaterial. Ähnliche Untersuchungen mit Benzimidazol-Derivaten beschrieben Tamm und Overmann (1957). Nach Cogniaux-Le Clerc (1962) wird auch durch 8-Azaguanin die Vaccinevirus-synthese in Hühnerembryo-Zellkulturen gehemmt. Das Mittel scheint dabei die Vorgänge zu beeinflussen, die bereits ganz kurze Zeit nach der Zellinfektion und noch vor der Synthese von Virus-DNS ablaufen. Laland u. Mitarb. (1963) konnten aus dem unlöslichen, biologisch wirksamen Lipoprotein-Polysaccharid „Zymosan" ein wasserlösliches, hochmolekulares Polypeptid gewinnen, das die Vermehrung von Vaccinevirus im Hühnerembryo und in der Kaninchenhaut hemmte. Die Wirkung scheint auf einer Erhöhung der Resistenz zu beruhen.

Wie die Untersuchungen von Nielsen (1963) zeigen, besitzt p-Fluorphenylalanin auch einen starken inhibierenden Effekt auf DNS-haltige Viren: Durch Zusatz von 100 µg des Antimetaboliten pro ml Nährmedium innerhalb des Zeitraumes von 1 Std. vor bis 8 Std. nach hochdosierter Zellinfektion läßt sich die Multiplikation des Vaccinevirus statistisch signifikant hemmen. Eine spätere Zugabe bleibt wirkungslos. Der Effekt ist von 0—6 Std. nach Inokulation reversibel.

Interessant ist, daß auch bestimmte Antibiotika, wie z. B. Mitomycin C [Oka (1963)] und Actinomycin [Fujio (1963)] so in den Stoffwechsel infizierter Zellen eingreifen können, daß die Bildung von infektiösem Virus gehemmt wird, während lösliche Antigene z. T. noch gebildet werden.

XII. Züchtung des Vaccinevirus

Das Vaccinevirus besitzt das breiteste Wirtspektrum aller bisher bekannten Viren. Es wird hierin auch von keinem anderen Virus der Pockengruppe erreicht. Daraus kann auf eine besonders leichte Züchtbarkeit geschlossen werden.

Im allgemeinen vermehrt sich das Vaccinevirus in allen Wirten gut. Es kann in den infizierten Zellen und Geweben Infektiositätstiter bis zu 10^9 ID_{50}/ml erreichen. Für seine Züchtung dienten früher *große und kleine Haustiere*.

Das bei der Pockenschutzimpfung empirisch erworbene Wissen wird seit dem 19. Jahrhundert zur planmäßigen Züchtung im Großtier (Rind, Büffel, Esel etc.) ausgenutzt. Die Grundlage hierzu bildeten die bei der Verbreitung des Impfvirus von Mensch zu Mensch gewonnenen Erfahrungen und die Beobachtung, daß auch bei Haustieren Pockenerkrankungen vorkommen. Die Einführung des Kaninchens als Wirtsystem in die Vaccineviruszüchtung zu Beginn dieses Jahrhunderts schuf schließlich die Möglichkeit, auf breiter Basis virologische Probleme tierexperimentell zu bearbeiten, wenn auch anfangs noch Fragen der Impfstoffgewinnung im Vordergrund des Interesses standen. Das Kaninchen hat sogar bis heute seine überragende Stellung als kleines Versuchstier in der Vaccinevirusforschung behalten können.

Im Laufe der Zeit sind, besonders im Rahmen zahlreicher Untersuchungen zur Klärung der Abstammung des Vaccinevirus, die meisten *Haus- und Versuchstiere* damit infiziert worden. Sie waren alle mehr oder weniger vaccinevirusempfänglich.

Großtiere werden heute im allgemeinen nur noch zur Impfstoffgewinnung und die meisten Versuchstiere nur noch für spezielle Zwecke der Vaccinevirusforschung verwendet. An ihre Stelle ist die Züchtung des Vaccinevirus im *bebrüteten Hühnerei* und in *Zellkulturen* als modernes und leichter steuerbares Verfahren getreten. Gute Vermehrungsfähigkeit ist auch in diesen Wirtsystemen gegeben und das weite Wirtspektrum gilt im besonderen Maße auch für Zellkulturen. Die experimentelle Vaccineviruszüchtung im Tier, Brutei und in Gewebekulturen ist schon mehrfach zusammengefaßt beschrieben worden [s. bei Herrlich (1960), ferner in den virologischen Handbüchern]. Die Vermehrung des Virus für die Praxis der Impfstoffgewinnung und -prüfung ist im Abschnitt „Impfstoffherstellung" abgehandelt. Es soll deshalb im folgenden nur noch auf einzelne neuere Erkenntnisse und spezielle Probleme der Grundlagenforschung kurz eingegangen werden.

1. Züchtung des Vaccinevirus im Versuchstier

a) Vaccinevirusinfektion der Maus. Viele Vaccinevirusstämme sind bei *intraperitonealer* und nach *subcutaner* Infektion nicht für *erwachsene* Mäuse pathogen. Moritsch (1956) konnte eine gegenüber seinem Vaccinevirusstamm weit größere Virulenz des Kuhpockenvirus für die Maus feststellen. Während nach der intraperitonealen Injektion von Vaccinevirus nur 60% der Versuchstiere starben, führte der gleiche Infektionsmodus mit Kuhpockenvirus stets zu einer tödlichen Erkrankung.

Kommt es nach intraperitonealer und subcutaner Impfung zu Krankheitserscheinungen, so äußern sich diese dadurch, daß die Tiere zusammengedrängt und mit gesträubtem Fell im Käfig sitzen. Zusätzlich können Rhinitis, Conjunctivitis sowie bambusartige Kontrakturen am Schwanz beobachtet werden.

Nach MORITSCH (1957) eignet sich die weiße Maus nach subcutaner Infektion für eine Differenzierung des Vaccinevirus vom Kuhpockenvirus.

Bei den Versuchen von THALHAMMER (1957) über die Vaccinevirusembryopathie der weißen Maus war das Vaccinevirus nach intraperitonealer Applikation für tragende Weibchen apathogen. Dagegen führte die Infektion bei vielen Föten zu mikropathologischen Veränderungen, insbesondere in den Augenlinsen, den ersten Milchmolaren und im Innenohr. Alle Föten mit derartigen Mißbildungen waren zudem untergewichtig. Der Autor glaubt, daraus Parallelen zu menschlichen Virusembryopathien ziehen zu können, zumal auch die pränatalen Morbiditäts- und Mortalitätskurven seiner Versuchstiere dafür zu sprechen scheinen.

Nach *intracerebraler* Applikation, welche die Infektionsmethode der Wahl ist, vermehrt sich das Vaccine- und das Kuhpockenvirus regelmäßig im Gehirn. Die Krankheitserscheinungen sind die gleichen wie nach intraperitonealer und subcutaner Impfung, nur führt die Infektion meist unter Krämpfen zum Tode. Spezifische Todesfälle treten dabei normalerweise erst nach dem 3. Tag p. i. auf. Aus den pathologisch-histologischen Veränderungen der Meningen kann auf eine dem Vaccinevirus gegenüber größere Virulenz des Kuhpockenvirus geschlossen werden. Makroskopisch findet man weder pathologische Veränderungen noch Anzeichen einer Generalisierung des Vaccinevirus [MORITSCH (1956)]. Nach MIMS (1960) vermehrt sich das Vaccinevirus bevorzugt in den Zellen, die die Räume der Cerebrospinalflüssigkeit auskleiden, dagegen kaum im Gehirnparenchym, so daß eine Meningitis und Ependymitis entsteht.

Die Möglichkeit, Mäuse intracerebral infizieren zu können, ist auch zur Gewinnung

von Neurovaccine ausgenutzt worden [SMITH, HORGAN u. HASEEB (1942)].

Zur leichteren Adaptation bestimmter, in Bruteiern, Gewebekulturen oder in sonstigen Wirtsystemen in Passagen gehaltenen Vaccinevirusstämmen an das Mäusegehirn empfiehlt es sich jedoch, deren Virulenz für die Maus durch vorhergehende Kaninchengehirnpassagen zu steigern.

WAGNER (1958) wies durch intracerebrale Injektion von Vaccine- und Herpesviren bei Mäusen immunbiologische Wechselbeziehungen zwischen den beiden Erregern nach.

BOCK (1957) benutzte zum Studium des Einflusses von Thiosemicarbazon auf das Vaccinevirus Mäuse, die *intravenös* über die Schwanzvene infiziert wurden. Mit großer Regelmäßigkeit kam es hierbei am Schwanz zu Entzündungen und Pustelbildung. Mehrere Vaccinevirusstämme konnten nicht adaptiert werden. Nur mit einem bestimmten Neurovaccinevirus gelang die Infektion regelmäßig. Die Autorin konnte einen geringen hemmenden Einfluß des Thiosemicarbazons auf die Vaccinevirusinfektion nachweisen, dagegen gar keinen auf den Ablauf einer Ektromelie (vgl. S. 94).

Die *intranasale* Virusapplikation kommt vor allem für pathogenetische Studien in Betracht, da sie dem natürlichen Infektionsmodus mancher Pockenerkrankungen ähnelt. Allerdings sind dazu nur bestimmte, mäuseadaptierte Vaccinevirusstämme geeignet.

Im Gegensatz zur erwachsenen Maus können *infantile Tiere* ohne Schwierigkeiten *intraperitoneal* infiziert werden [CARMINATI (1956), sowie MAYR (1957)]. Die Vaccinevirusinfektion führt bei der infantilen Maus stets zu einer allgemeinen Pockenerkrankung (ab 3. Tag p. i.), in deren Verlauf die Tiere meist eingehen. Nach *intracerebraler* Infektion sterben die Tiere ebenfalls unter ähnlichen Symptomen. Sie reagieren gegenüber beiden Methoden mit ungefähr gleicher Empfindlichkeit. Die Empfänglichkeit der Tiere nimmt jedoch mit steigendem Alter ab, so daß einen Tag alte Tiere wesentlich empfänglicher sind als 5 Tage alte (vgl. auch S. 138).

b) Vaccineviruszüchtung im Kaninchen.
Das Vaccinevirus kann auf das Kaninchen in der verschiedensten Weise verimpft werden.

Die üblichen Infektionsmethoden sind: cutan, intracutan, corneal, intravenös, intracerebral, cisternal und intratestikulär. Die anderen parenteralen Applikationen haben, ebenso wie die perorale Infizierung, praktisch wenig Bedeutung.

Die große Empfänglichkeit des Kaninchens für das Vaccinevirus und seine vielseitige Verwendbarkeit ließen es zum beliebtesten und brauchbarsten Versuchstier werden: So dient die Vaccineviruszüchtung im Kaninchen einmal dem Zwecke der Virusisolierung, -vermehrung und -diagnose [Paulscher Cornealversuch! (s. Abb. 17)]. Zum anderen verwendet man

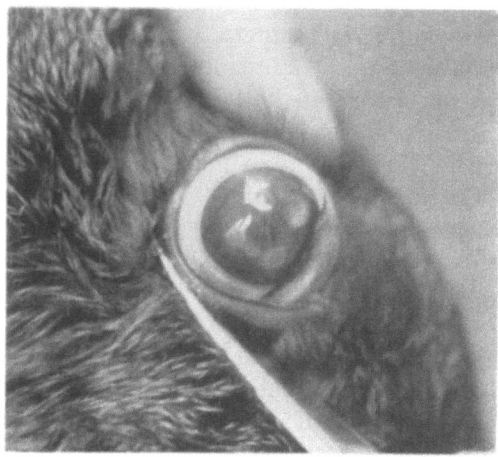

Abb. 17. Beimpfte Kaninchencornea
(Paulscher Versuch)

Kaninchen zur Immunserumgewinnung, für Neutralisationsteste, zum Virusnachweis und zum Studium über die Biologie des Vaccinevirus. Eine besonders wichtige Rolle erfüllt das Kaninchen bei der Impfstoffproduktion (s. S. 136ff.).

Die Technik der intracutanen, cutanen, intracerebralen, intravenösen, cisternalen, cornealen und intratestikulären Impfung und die daraus resultierenden klinischen sowie pathologischen Erscheinungen beschrieb MAYR [s. bei HERRLICH (1960)] ausführlich, und KOKUBUN (1960) schilderte die pathologischen Veränderungen nach intranasaler Infektion bei nicht immunen und immunen Tieren, so daß im folgenden nur noch auf einige andere spezielle Verwendungszwecke des Kaninchens hingewiesen werden soll.

Neben Untersuchungen, die sich mit der Antikörperbildung des Kaninchens nach einer Vaccinevirusinfektion befaßten, ist dieses Versuchstier neuerdings bevorzugt für experimentelle Arbeiten zur Klärung der postvaccinalen Encephalitis (p. v. E.) herangezogen worden. Die intracerebrale Infektion führt beim Kaninchen zu einer meist tödlichen Encephalitis, doch gleicht deren pathologisch-morpholo-

gisches Bild nicht dem der p. v. E. HERRLICH (1952, 1954) versuchte bei vaccinevirusinfizierten Kaninchen durch zusätzliche Toxingaben (B-Coli-Endotoxin), Röntgenbestrahlung der Hypophyse, Cortison und ACTH-Gaben den Ablauf der Infektion zu stören, um evtl. auf diese Weise eine p. v. E. erzeugen zu können. Es gelang ihm auch mit diesen Noxen, die Abwehrlage der Tiere so zu stören, daß der Ablauf der Infektion erheblich verschlimmert wurde. Meist kam es zu einer Generalisierung des Virus; eine der p. v. E. des Menschen vergleichbare Erkrankung trat jedoch nicht ein. Bei den Versuchen von CRISALLI und TERRAGNA (1956) starben alle Kaninchen nach intracutaner Infektion, wenn gleichzeitig Cortison verabreicht wurde. Der Globulingehalt des Serums derartig behandelter Tiere war gegenüber entsprechenden Kontrollen erniedrigt.

Auch nach örtlicher Cortisonanwendung kommt es zu einer verstärkten Reaktion, wie die Versuche von BUGBEE u. Mitarb. (1960) sowie von CAMPILLO-SAINZ u. Mitarb. (1961) zeigen. Letztere behandelten die Haut cutan geimpfter Tiere mit Cortison. Dies führt zu einer um 70% größeren Pustelbildung mit verlängerter Rückbildungsphase. Zahl und Virusgehalt der Pusteln waren gegenüber unbehandelten Impffeldern nicht vergrößert. Der Autor führt diese Erscheinungen auf den entzündungswidrigen Einfluß des Cortisons zurück, der aber die Empfindlichkeit der Zellen nicht beeinträchtigen soll.

Im Gegensatz zu Cortison wird bei gleichzeitiger intracutaner Verabreichung von Vaccinevirus und Antihyaluronidase die Schwere der Infektion, aber nicht die Immunität, herabgesetzt [PEARCE u. WEEKS (1959)].

c) Vaccineinfektion des Affen. Zur Vaccineviruszüchtung werden Affen nur selten benutzt. Vielmehr dient dieses Versuchstier zur Klärung anderer virologischer Fragen, die beim Menschen nur schwer experimentell zu bearbeiten sind.

Eine zusammenfassende Übersicht der wesentlichsten Arbeiten über die Infektion des Affen mit Viren der Pockengruppe gab kürzlich HAHON (1961). Danach verläuft die Vaccinevirusinfektion im allgemeinen recht mild, ohne Störung des allgemeinen Befindens und ohne Generalisierung. Örtlich entsteht an der Impfstelle eine Impfpustel, die zu einem unregelmäßigen bzw. wenig ausgeprägten Fieber am 6. und 9. Tag. p. i. führt. Auch die Infektion der Schleimhäute bewirkt lokale Läsionen; nach cornealer Impfung entsteht eine Keratitis. Das Fehlen einer Generalisation kann sogar unter bestimmten Bedingungen diagnostisch gegenüber einer Variolainfektion ausgewertet werden. Eine Infektion über die Atemwege mittels Aerosolen erzeugt Fieber innerhalb von 4 Tagen p. i., wobei gelegentlich Todesfälle auftreten. Allerdings entsteht hierbei im Gegensatz zur Variolainfektion kein Exanthem. Die intracutane Verabreichung hat ein verzögertes Angehen der Infektion zur Folge.

d) Vaccineviruszüchtung im Meerschweinchen. Für die reine Viruszüchtung wird das Meerschweinchen kaum verwendet. Man benutzt es noch zur Wertbestimmung des Pockenschutzimpfstoffes (Methode nach GINS) zur Gewinnung von Hochimmunseren, besonders aber für Untersuchungen über die vaccinale Allergie.

Die Immunisierung gelingt leicht auf übliche Weise. Sie führt zu einer starken, langanhaltenden Immunität. Allerdings verlaufen die örtlichen Vaccinereaktionen nach subcutaner, intracutaner und cutaner Impfung nicht so typisch wie beim Kaninchen, da das Meerschweinchen eine wesentlich dickere Haut hat. So spielt sich nach OVERMANN und SHARP (1959) der vaccinale Prozeß nach cutaner Impfung nur in den oberen Schichten der Epidermis ab, während beim Kaninchen alle Hautschichten beteiligt sind. Nur beim Meerschweinchen kommt es zu einer Regeneration der Epidermis. Besonders störend für die Beobachtung der Reaktionen wirkten sich die Neigung zu Infiltration und Nekrosen nach subcutaner und intracutaner Injektion sowie der rasche Haarwuchs aus.

Mit der üblichen Impfschnittmethode können allergische Reaktionen erzielt werden, die mit denen beim Menschen beobachteten große Ähnlichkeit haben. Auch für andere Untersuchungen auf dem Gebiet der Immunologie und Allergie ist das Meerschweinchen oft besser als andere Versuchstiere geeignet. So berichteten kürzlich TURK u. Mitarb. (1962) über den Nachweis der verzögerten Hypersensitivität nach Pockenschutzimpfung durch Meerschweinchenversuche, und FRIEDMANN und BARON (1961) gelang bei bestrahlten Meerschweinchen der Nachweis, daß der Hautimmunität und nicht den humoralen Antikörpern für das Überstehen einer Vaccineinfektion eine entscheidende Rolle zukommt.

e) Züchtung in der Ratte und im Hamster. *Infantile* Tiere sind ohne Schwierigkeiten i. p. und i. c. mit Vaccinevirus infizierbar. Die meist tödliche Infektion läuft in ähnlicher

Weise wie bei der saugenden Maus ab. *Erwachsene* männliche Tiere können intratestikulär infiziert werden. In der Cornea vermehrt sich das Vaccinevirus ebenfalls. Nach i. p. und s. c. Impfung geht die Infektion nicht regelmäßig an, es scheinen somit ähnliche Verhältnisse wie bei der erwachsenen Maus zu bestehen.

Für Routinearbeiten werden diese beiden Tierarten im Rahmen der Vaccineforschung nicht herangezogen.

f) Züchtung im Geflügel. Das Vaccinevirus kann erfolgreich cutan auf Hühner, besonders gut auf Kücken verimpft werden. In der Regel entsteht nach cutaner Applikation eine lokale Impfpocke, bestimmte Virusstämme generalisieren nach i. v. Applikation.

2. Züchtung des Vaccinevirus im bebrüteten Hühnerei

Das bebrütete Hühnerei ist für die Züchtung des Vaccinevirus sehr geeignet, weil der Hühnerembryo und seine außerembryonalen Anhangsgebilde ein nahezu ideales Kulturmedium darstellen. Die bei Versuchstieren störenden individuellen Schwankungen bezüglich Resistenzlage und Abwehrbereitschaft treten bei den unter sehr einheitlichen Bedingungen gehaltenen Bruteiern kaum auf. Der wichtigste Vorteil liegt jedoch in der hohen Empfänglichkeit der embryonalen Gewebe für die Vaccinevirusinfektion. Da der Hühnerembryo keine Antikörper bildet, vermehrt sich das Virus uneingeschränkt, so daß sehr große Virusmengen gewonnen werden können.

Das Brutei findet besonders bei der Impfstoffherstellung und -prüfung (s. Kap. „Die Impfstoffe"), zur Virusisolierung und Diagnostik, zur Antigengewinnung, für serologische Untersuchungen und zur Bearbeitung vieler Fragen der Grundlagenforschung Verwendung.

Das Brutei kann auf die verschiedenste Art infiziert werden. Die am meisten gebräuchlichen Verfahren sind die Beimpfung der Chorioallantoismembran, des Dottersackes, der Allantoishöhle und die i. v. Impfung, deren technische Durchführung MAYR (1954, 1955a, b, c) sowie DOSCH (1956) ausführlich beschrieben haben (s. ferner S. 138).

Die Vaccineinfektion des bebrüteten Hühnereies zeigt in ihrer Pathogenese und im

7*

pathologischen Bild bestimmte Regelmäßigkeiten, die von HERRLICH und MAYR (1954, 1955) beschrieben wurden.

Im folgenden wird nur noch kurz auf einige andere, neuere Probleme und Erfahrungen eingegangen.

Im allgemeinen werden für die Züchtung 10—12 Tage vorbebrütete Eier verwendet. Nach den Angaben von HEATH u. Mitarb. (1956) eignen sich nur kurze Zeit bebrütete Eier anscheinend besonders gut zum Studium von Virusembryopathien. So verursachte eine Herpes simplex-Virus-, eine Vaccinevirus- und eine Influenzavirusinfektion teratogene, meist tödliche Effekte, wenn mit diesen Viren 2 Tage alte Bruteier infiziert wurden.

Die Veränderungen äußerten sich in einer Mikrocephalie und Axialflexion. Zwischen den einzelnen Virusarten bestanden allerdings geringe charakteristische Unterschiede. Eine Staupevirusinfektion gab dagegen nur zu ulcerativen Veränderungen Anlaß.

Wichtige Angaben über den Einfluß des Bruteialters, der Bebrütungstemperatur und der Inoculummenge auf das Verhältnis der Zahl der infektiösen Viruseinheiten zur Gesamtzahl der Viruspartikel stammen von LEWIS und OVERMAN (1961).

Danach ist bei der optimalen Bebrütungstemperatur von 37 °C dieses Verhältnis 1:8. Bei 26 bis 30°C beträgt es 1:13 infolge relativer Zunahme der inkompletten bzw. der nichtinfektiösen Viruspartikel. Während der Brütung bei 26°C steigt der Virusgehalt nur langsam, weil das Wachstum verzögert und die Virusvermehrung herabgesetzt ist. Eine Zunahme der nichtinfektiösen Viruspartikel tritt allerdings nicht ein. Dies zeigt sich auch daran, daß makroskopisch keine Veränderungen auftreten. Es entstehen vielmehr nur mikroskopisch nachweisbare Zellinfiltrationen. Als ungünstigen Zeitpunkt für die Beimpfung fanden die Autoren 8 oder 15 Tage alte Bruteier. Im Gegensatz zur Influenzainfektion nimmt bei Reihenpassagen mit gleichen Vaccineviruskonzentrationen in 12 Tage alten Bruteiern die Zahl der nichtinfektiösen Viruspartikel nicht zu.

Auch BEDSON und DUMBELL (1961) prüften verschiedene Virusstämme der Pockengruppe bei unterschiedlichen Bebrütungstemperaturen.

Zwischen Kaninchen-, Neuro- und Dermovaccinestämmen bestanden bei einer Bebrütungstemperatur von 40,5° keine Unterschiede, doch wird die Pockenherdzahl herabgesetzt. Bei 35°, 38° und 38,5° waren keine Unterschiede bemerkbar. Je mehr sich jedoch die Bebrütungstemperatur der kritischen Grenze nähert, desto kleiner werden die Pocken auf der Eimembran und desto weniger Virus enthalten sie. Bei 41—41,5°C wuchs nur noch ein Kaninchenpockenstamm. Das Versuchsergebnis wird hier allerdings dadurch beeinträchtigt, daß bei dieser Temperatur sehr viele Versuchseier absterben (s. ferner S. 129).

Uneinheitlich sind die Befunde über die Beeinflussung der Vaccinevirusinfektion des Hühnerembryos durch Cortison. Während FONSECA und P. DE SOUSA (1954) nur eine bessere Virusverteilung im Embryo und keine gesteigerte Virusvermehrung beobachteten, beschrieben BÉNARD u. Mitarb. (1960) eine Erhöhung der Pockenzahl durch schwache Konzentrationen von Dexamethason (-azetat oder -phosphat). Hohe Dosen dieses Mittels hemmten dagegen die Virusvermehrung. Auch spez. Gamma-Globulin reduziert die Herdzahl auf der CAM, wenn es vor der Infektion injiziert wurde [BÉNARD u. Mitarb. (1958)].

DOSCH (1955) wies sekundäre *Auto-Interferenzerscheinungen* im Brutei nach. Die Vermehrung des Vaccinevirus war quantitativ und qualitativ gehemmt, wenn das Brutei in zeitlich und örtlich getrennten Abständen damit infiziert wurde. Stets unterdrückte die 1. Impfung die Folgen einer innerhalb von 3 Tagen nachfolgenden 2. Inoculation. *Heterologe* Interferenzvorgänge können ebenfalls im Brutei demonstriert werden. So sinkt die Empfänglichkeit der Chorioallantoismembran für das Vaccinevirus, wenn das Brutei 24 Stunden vorher mit aktivem oder inaktivem Influenzavirus infiziert wurde. Umgekehrt beeinflußt aber eine Vaccineinfektion eine nachfolgende Influenzainfektion nach den Angaben von DEPOUX und ISAACS (1954) nicht.

3. Züchtung im exembryonierten Brutei

Eine Zwischenstellung zwischen der Viruszüchtung im natürlichen Brutei und den eigentlichen Gewebekulturen nehmen die Viruskulturen im exembryonierten Hühnerei ein. Soweit es sich nicht um eine Nachkultur handelt, wobei die Infektionsdosis dem noch lebenden Embryo vor seiner Entfernung aus dem Ei verabreicht wurde, ist die Züchtung auf der isolierten Eihaut als eine echte Gewebezüchtung aufzufassen.

Auch das Vaccinevirus kann im exembryonierten Brutei gezüchtet werden. Allerdings lassen sich damit keine sehr großen Virusmengen gewinnen [LINSENMAIER (1957)], so daß das durch eine umständliche und schwierige Technik zusätzlich belastete Verfahren nur für bestimmte Fragestellungen herangezogen wird. Ähnliche Verhältnisse herrschen auch bei der Züchtung des Vaccinevirus in *überlebenden Eimem-*

branen in vitro. Auch hier findet sich die Hauptmasse des Virus im Gewebe und nicht im Medium. Bemerkenswert ist, daß auf infizierten Membranen keine makroskopisch sichtbaren Pockenherde auftreten. Nach OVERMAN und TAMM (1957) ist hierfür die fehlende Reaktion seitens der Leukocyten und des Gefäßsystems verantwortlich. Histopathologische, nur mikroskopisch nachweisbare Veränderungen bestehen aus Zelldegenerationen, sie treten 48—72 Stunden p. i. auf.

4. Züchtung des Vaccinevirus in Gewebekulturen

(Abb. 18—23)

Lebende, in vitro gezüchtete Zellen tierischer und menschlicher Herkunft stellen zum Studium virologischer Probleme besonders günstige Wirtsysteme dar. Es ist deshalb verständlich, daß die Gewebekulturtechnik auch in der Vaccinevirusforschung schon frühzeitig Eingang gefunden hat. Eine Darstellung

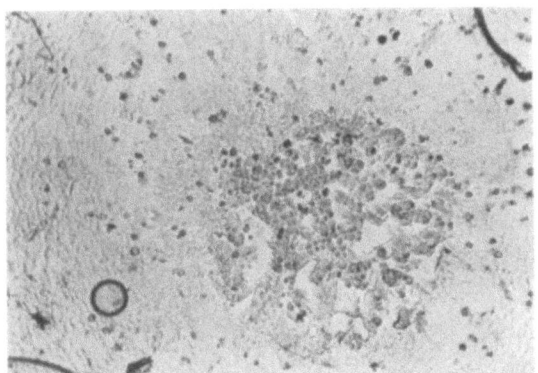

Abb. 18. Cytopathogener Effekt von Vaccine-Virus in HeLa-Zellen

der geschichtlichen Entwicklung dieser Arbeitsrichtung findet sich bei HERRLICH (1960) und bei KLÖNE (1958). Die Veröffentlichungen über die Züchtung des Vaccinevirus in Gewebekulturen sind außerordentlich zahlreich. Vier prinzipielle Fakten sind daraus zu entnehmen:

1. Die Züchtung gelingt verhältnismäßig einfach und ist in den verschiedensten Zellen möglich.

2. Als Zeichen der Virusvermehrung kommt es in den virusinfizierten Zellen zur Bildung von Einschlußkörperchen.

3. Das Virus ruft bei seiner Vermehrung in den meisten Einschichtzellkulturen einen sog. „cytopathogenen Effekt" (CPE) hervor.

4. Das Virus wird aus den befallenen Zellen nur langsam ins Medium abgegeben, es bleibt

größtenteils in den Zellen bis zu deren totaler Lysis zurück.

Das breite Wirt- und Zellspektrum des Vaccinevirus tritt auch in Gewebekulturen zutage. Es scheint kaum eine nach der Trypsinierungstechnik angelegte und in vitro gezüchtete Zellart zu geben, in der es sich nicht züchten läßt.

Die folgende Aufzählung soll deshalb nur *beispielhaft* die gebräuchlichsten Möglichkeiten darstellen.

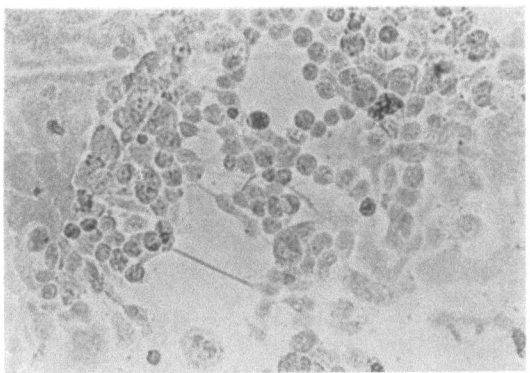

Abb. 19. Cytopathogener Effekt von Vaccine-Virus in Fl-Zellen

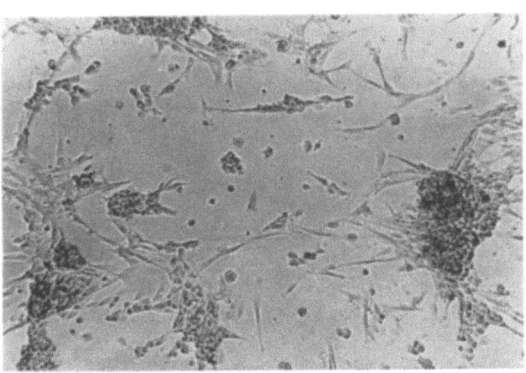

Abb. 20. Cytopathogener Effekt von Vaccinevirus in Zellkulturen aus embryonalen Kälbernieren

Die Züchtung des Vaccinevirus ist möglich: In Zellkulturen aus
    embryonaler Rinderzunge, Muskulatur und Haut
    dem Amnion von Rinderembryonen
    Hühnerembryonalgewebe
    Nieren vom Pferd, Schwein, Rind, Kalb, Kaninchen, Schaf, Affen, Hund und von der Maus
    menschlichem Embryonalgewebe
    Lungen-, Hoden- und Ovarialgewebe der verschiedensten Tierspezies.
In HeLa- und ähnlichen Zellen.

Diese Angaben decken sich mit denen von SUREAU u. Mitarb. (1958) für Kaninchen-Nierenepithelzellen und für Kälbernierenzellen (1959) und mit denen von WARREN und CUTCHINS (1957) für passierbare Rinderlungen-, Muskel- und Nierengewebszellen. MASCOLI u. Mitarb. (1959) züchteten das Vaccinevirus in Meerschweinchen-Milzzellen, und SCHINDAROW (1962) gelangen Passagen im Nierenepithel der Schildkröte. Nach den Angaben von NISHMI und NIECIKOWSKI (1963) werden in Zellinien bedeutend höhere Virusmengen produziert als in Epithel- und Fibroblasten-Primärkulturen; bemerkenswert sind ferner die Befunde, wonach in Makrophagen-Kulturen (aus Mäuseperitonealexsudat) keine bzw. eine sehr schlechte Virusvermehrung nachweisbar war.

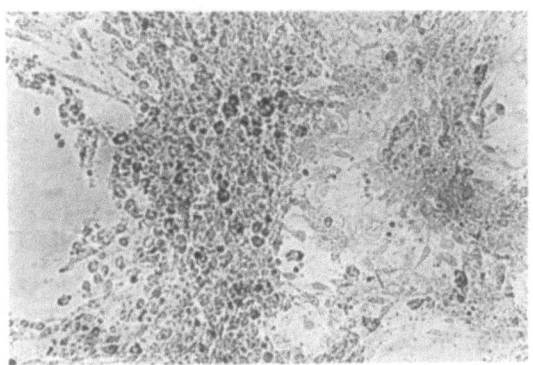

Abb. 21. Cytopathogener Effekt von Vaccinevirus in Zellkulturen aus embryonalen Kälbermuskeln

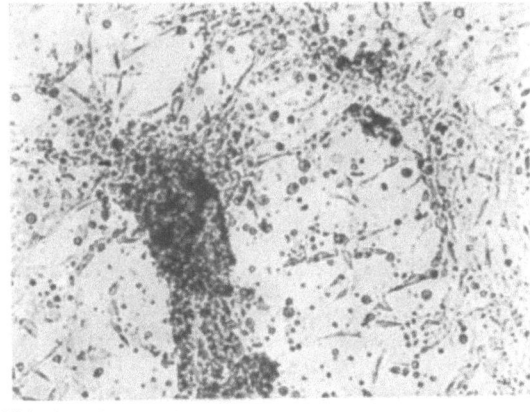

Abb. 22. Cytopathogener Effekt von Vaccinevirus in Zellkulturen aus Zungengewebe vom Rind

Der cytopathogene Effekt nach Beimpfung obiger Kulturen zeigt zwei verschiedene Verlaufsformen. Bei der ersten beginnt der Prozeß mit einer typischen Abkugelung der Zellen, der sich dann eine Lysis anschließt. Diese Form findet man besonders in Nierenkulturen. Bei der zweiten Form der cytopathogenen Veränderungen fehlt die Abkugelungsphase. An ihre Stelle tritt als erstes Symptom der

Virusvermehrung eine andersartige Degeneration: Die Zellen quellen auf, erhalten unscharfe Ränder und granulieren. Auch diese Phase führt schließlich zu vollkommenem Zellzerfall. Den genannten Verlauf bemerkt man bei Hühnerembryofibroblasten und embryonalen Rindermuskelzellen. Von praktischem Interesse ist, daß der CPE. des Vaccinevirus in HeLa- und FL-Zellen von dem des Variolavirus unterschieden werden kann. Hierauf haben vor allem MAHNEL und MUNZ (1960) sowie PIRSCH und PURLSON (1962) hingewiesen.

Die vielfältige Züchtbarkeit in Gewebekulturen wird bei der Herstellung von Kulturimpfstoff, zum quantitativen Virusnachweis (vgl. Kap. „Die Impfstoffe"), zur Klärung der Virusreproduktion (vgl. S. 74), ferner für chemo-physikalische (vgl. S. 69), genetische

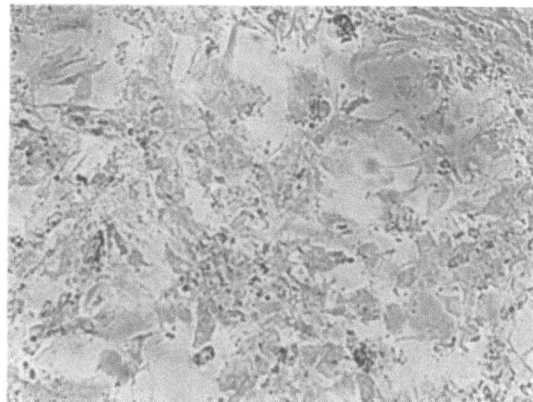

Abb. 23. Cytopathogener Effekt von Vaccinevirus in Hühnerembryofibroblasten

(vgl. S. 83) u. a. Untersuchungen ausgenützt. Im folgenden sollen deshalb nur noch einige andere, am Rande stehende neuere Erkenntnisse erwähnt werden.

PORTERFIELD und ALLISON (1960) sind der Ansicht, daß für genetische Studien, zur Klonbildung und für Titrationen die Plaquebildung in Hühnerembryonalzellen sehr geeignet ist. Sie verwenden anstelle eines mit Bikarbonat gepufferten Agars einen Hydroxylmethylaminomethan-haltigen Agar und erreichen dadurch bereits nach 3—4 Tagen p. i. leicht auszählbare Plaques. Deren Zahl ist bei einem pH-Wert zwischen 6 und 7,5 ziemlich konstant, die Plaquegröße nimmt dagegen mit steigender Bebrütungstemperatur ab. Nach SPLENDLOVE und LENNETTE (1962) ist es möglich, Virusplaques nach Zugabe von fluorescierenden Antikörpern bereits nach 24 Std. p. i. auszuzählen. Als nachteilig wird das mikroskopische Auszählen der Plaques empfunden, doch ist die Methode angeblich 4mal empfindlicher als die Plaquetechnik in Flaschen. Der Plaquenachweis durch

Hämadsorption ist nach Ansicht der Autoren ebenfalls weniger empfindlich. Dieses Verfahren geht auf VAN DRIESSEN und GREENHAM (1959), BONITZ (1960) sowie SHELOKOV u. Mitarb. (1958) zurück. Danach werden Hühnererythrocyten, die infizierten Zellkulturen zugesetzt werden, an virusbefallene Zellen agglutiniert. Dieses Phänomen tritt bei menschlichen Nierenzellen (Stamm N), Rindernierenzellen, Rinderhautzellen [VAN DRIESSEN und GREENHAM (1959)], HeLa- und KB-Zellen und Hühnerembryozellen ein [BONITZ (1960)]. Die Hämadsorption ist dabei unabhängig von der Hämagglutininbildung der Vaccinevirus-Stämme. Allerdings eignet sich das Verfahren mehr für quantitative als für qualitative Arbeiten, da erst $3{,}0{-}7{,}0 \cdot 10^3$ PFU/2 ml Medium ein Hämadsorptionszentrum anzeigen.

Im Gegensatz zu den oben erwähnten Zellarten herrschen bei L-Zellen (Stamm Earle), die mit dem Vaccinevirus infiziert werden, z. T. andere, noch nicht völlig geklärte Verhältnisse. Diese betreffen besonders die Vorgänge bei der Virusadsorption, Reproduktion und Elution sowie Zellveränderungen, die durch toxische Stoffe verursacht zu sein scheinen. Einige dieser Besonderheiten verdienen, hier kurz erwähnt zu werden.

Die Vaccineinfektion von L-Zellen führt zu einer eigentümlichen Agglutination dieser Zellen. SCHERER (1952) beschrieb diese Vorgänge als erster. SPIES und EDLINGER (1959) beobachteten bei dem von ihnen verwendeten Vaccinevirus und Zellstamm 2 verschiedenartige cytopathogene Effekte: Einen stationären Typ, bei dem der Effekt lokalisiert bleibt, und einen progressiven Typ. Sie vermuten dafür als Ursache verschiedene Virusvarianten. Nach SPIES (1959) eignen sich L-Zellen auch für Titrationszwecke, da es zu einer Plaquebildung auch ohne Agarüberschichtung kommt. Als Ursache des Agglutinationsphänomens diskutiert SPIES (1960) die Wirkung kohäsiver Faktoren beim Kontakt zwischen Virus und Zelle. Die Agglutination selbst steht aber nicht in unmittelbarem Zusammenhang mit der Virusvermehrung. Dafür spreche das frühe Auftreten dieses Vorgangs. Die Agglutination ist aber wichtig für die Virusausbreitung von Zelle zu Zelle. SPIES schließt aus seinen Versuchsergebnissen auf das Vorhandensein einer Eklipse mit einer Latenz von 8—10 Std.. Das während dieser Zeit intracellulär nachweisbare Virus spielt nach seiner Ansicht keine Rolle bei der Virusvermehrung mehr. Der Verfasser ordnet das Vaccinevirus auf Grund einer Vermehrungsrate von 1—2 log 10 in 24 Std. in die Gruppe der langsam reproduzierten Viren ein.

SMITH und SHARP (1961 a) lassen jedoch das Vorhandensein einer Eklipse in vaccinevirusinfizierten L-Zellen weiterhin offen — obwohl 40% der zugesetzten Virusmenge verschwindet —, da stets während der Latenzzeit Virus nachgewiesen werden konnte. Die Zeit von Beginn der Infektion bis zum Erscheinen von neugebildetem Virus errechneten die Autoren auf 7 Std. Nach ihren Versuchsergebnissen ist die Zahl

der adsorbierten Viren bei adaptierten und nicht adaptierten Virusstämmen sowie bei hitzeinaktivierten, adaptierten Virusstämmen gleich. Die schnelle Elution läßt eine reversible Assoziation vermuten, und nicht aus jeder Virus-Zell-Kollision resultiert eine Adsorption.

Die Verfasser (1961b) wiesen nach, daß unter günstigen Bedingungen von einer einzigen L-Zelle bis zu 10^4 Viruspartikel produziert werden können.

HANAFUSA (1960b) beschrieb die cytopathogene Wirkung von durch Wärme bzw. durch UV-Strahlen inaktiviertem Vaccinevirus auf L-Zellen. Erhitztes Virus verursacht nach multipler Infektion nur eine langsame Zellschrumpfung, UV-inaktiviertes Virus macht dagegen die gleichen Zellveränderungen wie aktives Virus, nämlich eine rasche Zellabrundung und Riesenzellbildung. Der Autor vermutet für diese Wirkung zwei verschiedene Substanzen: Für die cytopathogene Wirkung des UV-inaktivierten Virus ein UV-resistentes, aber hitzelabiles Protein und für die Wirkung des hitzeinaktivierten Virus einen noch unbekannten, wahrscheinlich UV-empfindlichen Stoff. Nach BROWN u. Mitarb. (1959) findet in infizierten L-Zellen noch 72 Std. p. i. ein Stoffwechsel statt. Sie erklären das von der Virusvermehrung unabhängige Agglutinationsphänomen wie folgt:

Die Virusberührung oder Penetration gibt zu elektrostatischen Veränderungen Anlaß, die zur Zellabrundung führen. Da die infizierten Zellen aber noch leben, produzieren sie eine Substanz, die die Zellen verklumpen und nicht mehr am Glas haften läßt. Nur höhere Virusdosen können eine Agglutination veranlassen.

Die Reaktion ist temperaturabhängig und wird vom glykolytischen Zellmetabolismus beeinflußt, dagegen nicht von dem Zellmetabolismus, der durch Säuren und Amethopterin verhindert wird. Durch Proteinasen getrennte Zellaggregate können teilweise wieder reagglutinieren. Der Agglutinationsvorgang bei vaccinevirusinfizierten L-Zellen gleicht somit nicht der Hämagglutination der Myxoviren. RANDALL und RYDEN (1960) gelang die Adaptation eines Virusstammes erst durch mehrmaliges Passieren von infizierten, jedoch noch normal aussehenden L-Zellen, bis schließlich ein cytopathogener Effekt auftrat. Dies spricht für eine verlängerte, nicht infektiöse Phase, bei der sich auch infizierte Zellen noch vermehren. HOLDEN und ADAMS (1962) hatten dagegen keine Schwierigkeiten, Vaccinevirus an L-Zellen nach einer einzigen vorhergehenden Passage im Mäusegehirn zu adaptieren. Der cytopathogene Effekt wurde verstärkt und die Virusausbeute merklich erhöht, wenn dem Zellmedium 50 μg/ml Hydrocortison zugesetzt worden war.

Auf die Möglichkeit, bei L-Zellen schon nach sehr kurzer Zeit eine Infektion nachweisen zu können, haben ZEBROWSKI u. Mitarb. (1961) hingewiesen. Danach färben sich virushaltige L-Zellen bereits 2 Std. p. i. nicht mehr mit Brillantkresylblau; über 95% der nicht virushaltigen Zellen werden dagegen gefärbt. FUJIO (1962) wies die Hämagglutininbildung in L-Zellen durch Hämadsorption nach. Das Phänomen kann schon nach 10 Std. p. i. beobachtet werden.

Wie die Untersuchungen von GALASSO und SHARP (1963b) zeigen, kann die Plaquezahlbildung in L-Zellen durch Pferdeserum verschiedener Chargen unterschiedlich stark beeinflußt werden. Durch Inaktivierung des Serums bei 56°C über 30 Minuten gelingt es, die noch unbekannten Hemmfaktoren zu beseitigen. Spezifisches Immunserum vom Kaninchen blockiert dagegen zu über 80% die Adsorption des Vaccinevirus an L-Zellen [SMITH, GALASSO u. SHARP (1961)].

Abschließend sei noch auf die Forschungen über *Immunitätsreaktionen* in Gewebekulturen eingegangen. Sie haben bis jetzt keine übereinstimmenden Ergebnisse erbracht. Die Versuche sprechen teils für das Vorhandensein einer cellulären Immunität, teils dagegen.

RIVERS und WARD (1933) stellten folgende Hypothese auf:

Hat sich das Virus mit der Zelle verbunden, so kann es durch Zugabe immuner Substanzen nicht mehr neutralisiert werden. Diese Hypothese ist kürzlich erneut von NISHMI und KELLER (1962) bestätigt worden. Die Autoren wiesen nach, daß für die Verbreitung des Vaccinevirus in infizierten L-Zellen insbesondere die Passage des Virus von Zelle zu Zelle und nicht die Infektion der Zellen über ins Medium eluiertes Virus verantwortlich ist. Zugesetztes spezifisches Immunserum kann dabei die Ausbreitung des Virus in der Kultur nicht verhindern.

Für das Vorhandensein einer cellulären Immunität sprechen die Angaben von MIYATA (1958). Danach nimmt die Eignung von Kaninchengewebe zur Züchtung des Vaccinevirus in der Reihenfolge: Gehirn, Hoden, Niere, Milz, Leber ab. Im Hirn-, Hoden- und Nierengewebe immuner Tiere ist das Wachstum gegenüber normalen Tieren nicht verringert, doch kommt es in Milz- und Leberzellen zu keiner Virusvermehrung mehr. Im Gewebe von Tieren, die 3 Tage vor der Gewebegewinnung infiziert wurden, kam es nur noch in Milzzellen zu Viruswachstum, geringgradig in Hoden- und Leberzellen, aber nicht in Nierenzellen. Zu einer ganz schwachen Vermehrung kam es noch in Nierenzellen von 9 Tage zuvor infizierten Kaninchen, in Milz- und Leberzellen dagegen nicht mehr. Auch STEINBERGER und RIGHTS (1963) beobachteten, daß Milzzellen immuner Tiere 2 bis 3 Tage nach ihrer Aussaat weniger Virus produzieren als Zellen nicht immunisierter Tiere. Antikörper scheinen daher keine Rolle zu spielen, auch ist die Adsorption nicht gestört, vielmehr scheint die Ursache in den noch vorhandenen Makrophagen zu liegen, die später durch Fibroblasten verdrängt werden. Bei Nierenzellen konnte keine unterschiedliche Virusproduktion festgestellt werden.

Literatur: Das Vaccinevirus

ABDUSSALAM, M., and V. E. COSSLETT: Contagious pustular dermatitis virus (CPD). I. Studies on morphology. J. comp. Path. 67, 145 (1957).

ABEL, P.: Multiplicity reactivation and marker rescue with vaccinia virus. Virology 17, 511 (1962).

ACKERMANN, W. W.: Biochemistry of the vaccinial infection. Perspectives in Virology. II, 45. Minneapolis, Burgess Publ. (1961).

ANDREWES, C. H.: Interference by one virus with the growth of another in tissue culture. Brit. J. exp. Path. 23, 214 (1942).

—, W. J. ELFORD and J. S. F. NIVEN: Vaccinia and ectromelia in mouse. Brit. J. exp. Path. 29, 329 (1948).

ANDREWS, R. D.: Specificity of interferon. Brit. med. J. 11, 1728 (1961).

APPLEYARD, G.: An immunizing antigen from rabbitpox and vaccinia viruses. Nature (Lond.) 190, 465 (1961).

—, J. G. N. WESTWOOD and H. T. ZWARTOUW: The toxic effect of rabbitpox virus in tissue culture. Virology 18, 159 (1962).

—, H. T. ZWARTOUW and J. C. N. WESTWOOD: "A protective antigen from pox-viruses". I. Reaction with neutralizing antibody. II. Immunization of animals. Brit. J. exp. Path. 45, 150, 162 (1964).

BALTAZARD, M., A. BOUÉ et H. SIADAT: Etude du comportement du virus de la variole en cultures de tissus. Ann. Inst. Pasteur 94, 560 (1958).

BAUER, A., et TH. CONSTANTIN: Multiplication du virus de Shope dans les cellules en culture. Etude au microscope électronique. C. R. Soc. Biol.(Paris) 150, 246 (1956).

BAUER, D. J.: The zero effect dose (E₀) as an absolute numerical index of antiviral chemotherapeutic activity in the pox virus group. Brit. J. exp. Path. 42, 201 (1961).

—, and P. W. SADLER: The structure-activity relationship of the antiviral chemotherapeutic activity of isatin-thiosemicarbazone. Brit. J. Pharmacol. 15, 101 (1960).

BEARD, J. W., H. FINKELSTEIN, and R. W. G. WYCKOFF: The pH-stability of the elementary bodies of vaccinia. J. Immunol. 35, 415 (1938).

BEDSON, H. S., and K. R. DUMBELL: The effect of temperature on the growth of pox viruses in the chick embryo. J. Hyg. (Lond.) 59, 457 (1961).

BÉNARD, H., M. TISSIER et P. GALISTIN: Action de certains corticosteroides sur le développement de la vaccine dans l'oeuf de poule incubé. C. R. Soc. Biol. (Paris) 154, 259 (1960).

—, —, T. MELIK et P. GALISTIN: Action des γ-globulines specifiques sur la vaccine expérimentale de l'oeuf de poule embryonné. C. R. Soc. Biol. (Paris) 152, 1054 (1958).

BERGER, K. u. F. PUNTIGAM: Experimentelle Kuhpockeninfektion beim Rind. Zbl. Bakt. I. Orig. 172, 363 (1958).

BERNHARD, W., A. BAUER, J. HAREL et C. OBERLING: Les formes intracytoplasmiques du virus fibromateux de Shope; études de coupes ultrafines au microscope électronique. Bull. Ass. franç. Cancer 41, 423 (1954).

BERNKOPF, H., M. NISHMI and A. ROSIN: Effect of active and inactive vaccinia preparations of human amnion cell cultures. J. Immunol. **83**, 635 (1959).

BERRY, G. P., and H. M. DEDRICK: A method for changing the virus of rabbit fibroma (Shope) into that of infectious myxomatosis (Sanarelli). J. Bact. **31**, 50 (1936).

BINGEL, K. F., u. FR. KRUSE: Methoden und Ergebnisse der virologischen und serologischen Untersuchungen bei den Pockenerkrankungen in Heidelberg (Dez. 1958/Jan. 1959). Medizinische Nr. **20**, 961 (1959).

BOCK, M.: Thiosemicarbazon — Wirkung bei experimentellen Pockeninfektionen der Maus. Z. Hyg. Infekt.-Kr. **143**, 480 (1957).

BOHN, H.: Handbuch der Vaccination. Leipzig: Vogel-Verlag 1875.

BONITZ, K.: Über eine Mikro-Methode der Hämagglutination und Hämadsorption durch Vaccinevirus und ihre Anwendbarkeit. Zbl. Bakt., I. Orig. **177**, 16 (1960).

BROWN, A., S. A. MAYYASI and J. E. OFFICER: The agglutination of L-cells by vaccinia virus II. The cell virus interaction related to the agglutination reaction. J. Immunol. **83**, 521 (1959).

—, — — The „toxic" activity of vaccinia virus in tissue culture. J. infect. Dis. **104**, 193 (1959).

BUDDINGH, C. H.: Infection of the chorio-allantois of the chick embryo as a diagnostic test for variola. Amer. J. Hyg. **28**, 130 (1938).

BUGBEE, L. M., A. A. LIKE and R. B. STEWART: The effects of cortisone on intradermally induced vaccinia infection in rabbits. J. infect. Dis. **106**, 166 (1960).

BURNET, F. M.: Principles of animal virology. 2. ed., New York: Acad. Press 1960.

CAIRNS, J.: The initiation of vaccinia infection. Virology **11**, 603 (1960).

CAMPILLO-SAINZ, C., F. SALIDO-RENGELL and M. DE LOS ANGELES GAMA: Effect of topical application of hydrocortisone on dermic lesions produced in rabbits by vaccinia virus. Proc. Soc. exp. Biol. (N. Y.) **108**, 67 (1961).

CARMINATI, G. M.: Transmissione in serie del virus vaccinico nel topo neonato. Boll. Soc. ital. Biol. sper. **32**, 926 (1956).

CASSEL, W. A., and B. FATER: Immunizing properties of hemagglutinating vaccinia virus and nonhemagglutinating vaccinia virus. Virology **5**, 571 (1958).

—, — Vaccinia virus hemagglutinin inhibitor in ascitic fluids. Virology **7**, 467 (1959).

—, W. L. BLAIR, and R. E. GARRETT: A further study of hemagglutinin loss by vaccinia virus. Proc. Soc. exp. Biol. (N. Y.) **110**, 89 (1962).

CHAUVEAU, A.: Vaccine et variole. Nouvelle étude expérimentale sur la question de l'identité de ces deux affections.

— Étude faite, au nom de la Société des Sciences Médicales de Lyon.

— Rapport par CHAUVEAU, Paris 1865.

— Sur la transformation de virus à propos de relations, qui existent entre la vaccine et la variole. Bull. Acad. Med. (Paris) **41**, 42 (1891).

CHAUVEAU, A.: Bericht über Vaccine und Variola. Rev. méd. Suisse rom. **11**, 415 (1892).

CHU, C. M.: Studies on vaccinia hemagglutinin. J. Hyg. **46**, 49 (1948).

CLARK, E., and F. P. NAGLER: Hemagglutination by viruses. Austr. J. exp. Biol. med. Sci. **21**, 103 (1943).

COGNIAUX-LE CLERC, J.: Effect of 8-Azaguanine on the synthesis of vaccinia virus. Brit. J. exp. Path. **43**, 587 (1962).

COLLIER, W. A.: The effect of rabbit immuneserum on hemagglutination through vaccinia virus. Doc. neerl. indones. Morb. trop. (Amsterdam) **1**, 2 (1949).

— The aptitude of buffalo pulp for hemagglutination through vaccinia virus. Doc. neerl. indones. Morb. trop. (Amsterdam) **1**, 1 (1949).

— Untersuchungen über Pockenhämagglutinine und Antihämagglutinine. Zbl. Bakt. I. Orig. **157**, 119 (1951).

— Individual immunity against smallpox. Doc. neerl. indones. Morb. trop. (Amsterdam) **3**, 163 (1951).

—, and W. J. VAN THIEL: Inhibition of vaccinia hemagglutination after vaccination. Ned. milit. geneesk. T. **2**, 4 (1949).

—, W. DE CHLOE-ENKLAAR and J. GEIGER-KOEDIJK: Investigations into the inhibition of vaccinia hemagglutination by sera from individuals vaccinated against smallpox. Med. Maandbl. **2**, 230 (1949).

—, A. M. SMIT und A. E. v. HEERDE: Der Nachweis von Antihämagglutininen bei Variolapatienten als diagnostisches Hilfsmittel. Z. Hyg. Infekt.-Kr. **131**, 555 (1950).

CRAIGIE, J.: The nature of vaccinia flocculation reaction and observations on the elementary bodies of vaccinia. Brit. J. exp. Path. **13**, 259 (1932).

—, and F. O. WISHART: Studies on the soluble precipitable substances of vaccinia. I. The dissociation in vitro of soluble precipitable substances from elementary bodies of vaccinia. J. exp. Med. **64**, 803 (1936a).

—, — Studies on the soluble precipitable substances of vaccinia. II. The soluble precipitable substances of dermal vaccine. J. exp. Med. **64**, 819 (1936b).

CRISALLI, M., e A. TERRAGNA: Influenza Del Cortisone Sulla Vaccinazione Antivariolosa Del Coniglio. Min. pediat. **VIII**, 1 (1956).

CUTCHINS, E., J. WARREN and W. P. JONES: The antibody response to smallpox vaccination as measured by a tissue culture plaque method. J. Immunol. **85**, 275 (1960).

DALES, G., and L. SIMINOVITCH: The development of vaccinia virus in Earle's L-strain cells as examined by electron microscopy. J. biophys. biochem. Cytol. **10**, 475 (1961).

DAWSON, J. M., and A. S. MCFARLANE: Structure of an animal virus. Nature (London) **161**, 464 (1948).

DEPOUX, R., and A. ISAACS: Interference between influenza and vaccinia viruses. Brit. J. exp. Path. **35**, 415 (1954).

DOWNIE, A. W.: The immunological relationship of the virus of spontaneous cowpox to vaccinia virus. Brit. J. exp. Path. **20**, 158 (1937).

DOWNIE, A. W.: Jenner's cowpox inoculation. Brit. med. J. 1951, 4726, 251.

—, and D. W. HADDOCK: A variant of cowpox virus. Lancet 262, 1049 (1952).

—, and A. MacDONALD: A study of the pox viruses by complement fixation and inhibition of complement fixation methods. J. Path.Bact. 62, 389 (1950).

DOSCH, F.: Morphologie und Pathologie homologer Doppelinfekte des Hühnereies. Z. allg. Path. Bakt. 18, 104 (1955).

— Die mykobakteriellen Infekte des Hühnerembryo unter besonderer Berücksichtigung der Resultate nach intravasaler Infektion. Zbl. Bakt., I. Abt. Orig. 165, 391 (1956).

DRIESSEN, J. H. van, and L. W. GREENHAM: Hemadsorption in vaccinia-infected tube tissue cultures. Arch. ges. Virusforsch. IX, 45 (1959).

DUMBELL, K. R., A. W. DOWNIE and R. C. VALENTINE: The ratio of the number of virus particles to infective titer of cowpox and vaccinia virus suspensions. Virology 4, 467 (1957).

EASTERBROOK, K. B.: Analysis of the early stages of vaccinia virus infection in KB cells using sodium azide. Virology 15, 417 (1961).

— Interference with the maturation of vaccinia virus by Isatin β-thiosemicarbazone. Virology 17, 245 (1962).

—, and C. I. DAVERN: The effect of 5-Bromodeoxyuridine on the multiplication of vaccinia virus. Virology 19, 509 (1963).

EHRENGUT, W.: Erfahrungen mit Vaccineantigen. Münchn. med. Wschr. 101, 921 (1959).

EPP, CHR.: Über das Antikörperbild des Menschen bei normalem und gestörtem Verlauf einer Pockenschutzimpfung. Arch. Hyg. 145, 256 (1961).

FENNER, F.: Studies on the reactivation of pox viruses in: Perspectives in Virology III, 68 (1963) ed. by M. Pollard Hoeber Medical Div. New York/ London: Harper and Row, Publishers, Inc.

— The Reactivation of animal viruses. Brit. med. J. 11, 135 (1962).

— The biological characters of several strains of vaccinia, cowpox and rabbitpox viruses. Virology 5, 502 (1958).

— Genetic studies with mammalian poxviruses. II. Recombination between two strains of vaccinia virus in single HeLa cells. Virology 8, 499 (1959).

—, and B. M. COMBEN: Genetic studies with mammalian poxviruses. I. Demonstration of recombination between two strains of vaccinia virus. Virology 5, 530 (1958).

—, and G. M. WOODROOFE: The reactivation of poxviruses. II. The range of reactivating viruses. Virology 11, 185 (1960).

—, — Protection of laboratory rabbits against myxomatosis by vaccination with fibroma virus. Aust. J. exp. Biol. med. Sci. 32, 653 (1954).

—, J. H. HOLMES, W. K. JOKLIK and G. M. WOODROOFE: Reactivation of heat-inactivated poxviruses: a general phenomenon which includes the fibroma-myxoma virus transformation of BERRY and DEDRICK. Nature (Lond.) 183, 1340 (1959).

FONSECA, F., and C. PLACIDO DE SOUSA: The effect of cortisone on vaccinia virus in embryonated eggs. C. R. Soc. Biol. (Paris) 148, 1921 (1954).

FREYER, M.: Das Immunserum der Kuhpockenlymphe. Zbl. Bakt. I. Orig. 36, 272 (1904).

FRIEDMANN, R. M. and S. BARON: The role of antibody in recovery from infection with vaccinia virus J. Immunol. 87, 379 (1961).

FUJIO, Y.: Detection of hemagglutinin production of vaccinia virus by hemadsorption. Biken's J. 5, 109 (1962).

— Effects of actinomycin on growth and hemagglutinin production of vaccinia virus. Biken's J. 6, 197 (1963).

FURNESS, G., and J. S. YOUNGNER: One-step growth curves for vaccinia virus in cultures of monkey kidney cells. Virology 9, 386 (1959).

GALASSO, G. J., and D. G. SHARP: Virus particle aggregation and the plaqueforming unit. J. Immunol. 88, 339 (1962).

—, — Homologous inhibition with heated and ultra-violet -treated vaccinia virus in cultures of L-cells. Virology 20, 1 (1963a).

—, — The effect of horse serum on the quality of vaccinia virus grown in L-cell cultures. J. Immunol. 90, 647 (1963b).

GAUSH, CH. R., and J. S. YOUNGNER: Studies on the lipids of virus-infected cells. I. Lipid analysis of a soluble hemagglutinin from chorioallantoic membranes infected with vaccinia virus. Virology 19, 573 (1963).

GAYLORD, W. H., and J. L. MELNICK: Intracellular forms of pox viruses as shown by the electron microscope (vaccinia, ectromelia, molluscum contagiosum). J. exp. Med. 98, 157 (1953).

GEMMELL, A., and F. FENNER: Genetic studies with mammalian poxviruses. III. White (u) mutants of rabbitpox virus. Virology 11, 219 (1960).

—, and J. CAIRNS: Linkage in the genome of an animal virus. Virology 8, 381 (1959).

GHENDON, Y. Z., and V. A. MITYAEV: Untersuchungen über die Verteilung des Vaccinevirus in Zellen und Medium von Gewebekulturen. Acta virol. (Engl. ed.) 5, 305 (1961).

GIFFORD, G. E., S. T. TOY and J. LINDENMANN: Studies on vaccinia virus plaque formation and its inhibition by interferon. II. Dynamics of plaque formation by vaccinia virus in the presence of interferon. Virology 19, 294 (1963).

GINS, H. A.: Immunität bei Variola und Vaccine. In KOLLE, KRAUS u. UHLENHUTH: Handbuch der pathogenen Mikroorganismen. Jena: G. Fischer u. Berlin:Urban und Schwarzenberg 8/II, 911 (1930a).

— Tierversuche mit holländischem Variolavirus. Z. Hyg. Infekt.-Kr. 11, 571 (1930b).

— Unitarische oder dualistische Auffassung der Variola-Vaccine? Reichs-Gesd. bl. 11, 201 (1938).

GISPEN, R.: Some factors involved in the titration and neutralization of vaccinia virus. Antonie v. Leeuwenhoek 19, 2 (1953).

GLASGOW, L. A., and K. HABEL: The role of interferon in vaccinia virus infection of mouse embryo tissue culture. J. exp. Med. 115, 503 (1962).

GORDON, M. H.: Studies of the viruses of vaccinia

and variola. Spec. Rep. Ser. med. Res. Coun. (Lond.) 98 (1925).

GREEN, M., and M. PINA: Stimulation of the DNA-synthesizing enzymes of cultured human cells by vaccinia infection. Virology 17, 603 (1962).

HAAGEN, E.: Tierversuch und experimentelle Diagnose. In GILDEMEISTER, HAAGEN u. WALDMANN: Handbuch der Viruskrankheiten 1, 106, Jena: G. Fischer 1939.

HAHON, N.: Smallpox and related poxvirus infections in the simian host. Bact. Rev. 25, 459 (1961).

—, and J. J. FRIEL: Comparative studies of the multiplication of antigenically related poxvirus on the chorioallantoic membrane of the chick embryo. J. Bact. 83, 837 (1962).

HANAFUSA, H.: Reactivation phenomena in the pox group viruses. III. Some properties of heat-inactivated vaccinia virus. Biken's J. 3, 41 (1960a).

— Killing of L-cells by heat- and UV-inactivated vaccinia virus. Biken's J. 3, 191 (1960b).

—, T. HANAFUSA and J. KAMAHORA: Transformation of myxoma into vaccinia or ectromelia virus in tissue culture. Nature 184, 1152 (1959a).

—, —, — Transformation phenomena in the pox group viruses. II. Transformation between several members of pox group. Biken's J. 2, 85 (1959b).

HANAFUSA, T., H. HANAFUSA and J. KAMAHORA: Transformation phenomena in the pox group viruses. I. Transformation of ectromelia into vaccinia virus in tissue culture. Biken's J. 2, 77 (1959).

—, —, — Mode of appearence of reactivated virus in cells superinfected with active ectromelia and heat inactivated vaccinia virus. Biken's J. 3, 259 (1960).

HARPER, G. J.: The influence of environment on the survival of airborne virus particles in the laboratory. Arch. ges. Virusforsch. XIII, 64 (1963).

HARRIS, W. J. and J. C. N. WESTWOOD: Phosphotungstate staining of vaccinia virus. J. gen. Microbiol. 34, 491 (1964).

HEATH, H. D., H. H. SHEAR, D. T. IMAGAWA, M. H. JONES and J. M. ADAMS: Teratogenic effects of herpes simplex, vaccinia, influenza-A (NWS), and distemper virus infections on early chick embryos. Proc. Soc. exp. Biol. (N. Y.) 92, 675 (1956).

HENNEBERG, G.: Depression der Antikörper nach Vaccinierung. Zbl. Bakt. I. Abt. Orig. 188, 323 (1963).

HERRLICH, A.: Über den Einfluß von ACTH und Cortison auf die Vaccine-Infektion des Kaninchens. Verhandl. der Dtsch. Ges. f. inn. Med. 58. Kongress, S. 80 (1952).

— Tierexperimentelle Arbeiten zur Genese der postvaccinalen Encephalitis. Z. ges. exp. Med. 124, 146 (1954).

— Über Vaccine-Antigen. Münch. med. Wschr. 101, 12 (1959).

— (unter Mitarbeit v. A. MAYR): Die Pocken. Erreger, Epidemiologie und klinisches Bild. Stuttgart: G. Thieme 1960.

—, u. A. MAYR: Vergleichende experimentelle Arbeiten über die „Vaccine-Kuhpocken-Viren". Arch. Hyg. (Berl.) 138, 479 (1954).

—, — Die Differenzierung der Tierpockenviren im bebrüteten Hühnerei. Arch. Hyg. (Berl.) 139, 444 (1955).

HERRLICH, A., A. MAYR u. E. MUNZ: Das Antikörperbild der Variola-Vaccine-Infektion. 1. Mitteilung: Unterschiedliche Antikörperentwicklung bei der Vaccineinfektion des Kaninchens, Affen und Menschen: Zbl. Bakt., I. Orig. 166, 75 (1956).

—, — u. H. MAHNEL: Das Antikörperbild der Variola-Vaccineinfektion. 2. Mitt. Serologische Untersuchungen an Variolapatienten. Zbl. Bakt., I. Abt. Orig. 175, 163 (1959).

—, —, — u. E. MUNZ: Experimental studies concerning transformation of the variola virus into the vaccinia virus. Arch. ges. Virusforsch. XII, 579 (1963).

HERZBERG, K.: Vergleichende Vaccinevirusuntersuchungen. Zbl. Bakt., I. Abt. Orig. 162, 408 (1955).

— Die Technik der Elementarkörperchen-Färbung des Pocken- und Vaccine-Virus mit Viktoriablau 4 R. Zbl. Bakt., I. Abt. Orig. 177, 145 (1960).

—, u. A. KLEINSCHMIDT: Elektronenmikroskopische Untersuchungen am Kanarienpockenvirus. 3. Mitt. Dünnschnittbefunde. Zbl. Bakt. I. Abt. Orig. 174, 1 (1959).

—, —, D. LANG u. K. REUSS: Vaccinevirus und Kanarienpockenvirus elektronenmikroskopisch bei Negativkontrastierung. Naturwissenschaften 48, 725 (1961).

—, —, —, K. REUSS u. R. DAHN: Vergleichende Virusdarstellung mit Phosphorwolframsäure. (Variola-Vaccine, Kanarienpocken, Varizellen und Zoster). Zbl. Bakt. I. Orig. 188, 440 (1963).

HIGASHI, N., Y. OZAKI and T. FUKADA: Electron microscopic studies on the growth of pox virus in monolayer culture of strain L-cells and HeLa-cells. 4. Internat. Kongreß f. Elektronenmikroskopie, Berlin 1958. II, 573 Berlin-Göttingen-Heidelberg: Springer 1960.

—, — and M. ICHIMIYA: Electron microscopy of pox virus to cell adsorption and the ultrastructure of developmental forms of pox virus. J. Ultrastruct. Res. 3, 270 (1960).

HIRST, G. K.: The agglutination of red cells by allantoic fluid of chick embryo infected with influenza virus. Science 94, 22 (1941).

— The quantitative determination of influenza virus and antibodies by means of red cell agglutination. J. exp. Med. 75, 49 (1942).

HOAGLAND, CH. L., S. M. WARD, J. E. SMADEL and TH. M. RIVERS: Constituents of elementary bodies of vaccinia. J. exp. Med. 74, 133 (1941).

HOOF, VAN: Recherches sur alastrim au Congo Belge. Ann. Soc. belge Méd. trop. 5, 1 (1925).

HOLDEN, M., and L. B. ADAMS: The influence of hydrocortisone on vaccinia virus grown in L-cells. J. infect. Dis. 110, 268 (1962).

HORGAN, E. S.: The experimental transformation of variola to vaccinia. J. Hyg. (Camb.) 38, 702 (1938).

IFF, W.: Experimentelle Untersuchungen über die infektiösen und immunisatorischen Eigenschaften des Alastrimvirus. Zbl. Bakt. I. Abt. Orig. 115, 125 (1929).

ISAACS, A.: Biological aspects of intracellular stages of virus growth. In: BURNET, F. M., and W. M.

STANLEY: The Viruses. New York/London: Acad. Press **3**, 111 (1959).

ISAACS, A., and J. LINDENMANN: Virus interference. I. The interferon. II. Some properties of interferon Proc. roy. Soc. Biol. **174**, 258 (1957).

—, H. G. KLEMPERER and G. HITCHCOCK: Studies on the mechanism of action of interferon. Virology **13**, 191 (1961).

JOCHMANN, G.: Pocken und Vaccinationslehre. Wien u. Leipzig: Hölder-Verlag 1913.

JOKLIK, W. K.: Some properties of poxvirus deoxyribonucleic acid. J. molec. Biol. **5**, 265 (1962a).

— The purification of four strains of poxvirus. Virology **18**, 9 (1962b).

— The preparation and characteristics of highly purified radioactively labelled poxvirus. Biochem. biophys. Acta (Amst.) **61**, 290 (1962c).

— Reactivation of poxviruses: Fate of reactivable virus within the cell. Nature **196**, 556 (1962d).

— Biochemical studies on vaccinia virus in cultured cells. II. Localization of Adenin-8-C¹⁴ incorporated in the course of infection. Virology **9**, 417 (1959).

—, and J. McN. RODRICK: Biochemical studies on vaccinia virus in cultured cells. I. Incorporation of Adenin-8-C¹⁴ into normal and infected cells. Virology **9**, 396 (1959).

—, G. M. WOODROOFE, J. H. HOLMES and FR. FENNER: The reactivation of poxviruses. I. Demonstration of the phenomenon and techniques of assay. Virology **11**, 168 (1960a).

—, J. H. HOLMES and M. J. BRIGGS: The reactivation of poxviruses. III. Properties of reactivable particles. Virology **11**, 202 (1960b).

—, P. ABEL and J. H. HOLMES: Reactivation of poxviruses by a non-genetic mechanism. Nature (Lond.) **186**, 992 (1960c).

KABANOVA, E. A., Y. N. MASTYUKOVA and M. M. PISHCHURINA: Studies on vaccinia virus multiplication on rabbit cornea epithelial cells using fluorescent antibodies. Acta virol. (Engl. ed.) **2**, 250 (1958).

KAPLAN, C.: Reactivation of vaccinia virus inactivated by mercury. Nature **184**, 1074 (1959).

— The antigenicity of γ-irradiated vaccinia virus. J. Hyg. **58**, 391 (1960).

—, and R. C. VALENTINE: The infectivity of purified and partially purified preparations of vaccinia and cowpox viruses. J. gen. Microbiol. **20**, 612 (1959).

KATO, S., M. TAKAHASHI, S. KAMEYAMA and J. KAMAHORA: A study on the morphological and cyto-immunological relationship between the inclusions of variola, cowpox, rabbitpox, vaccinia (variola origin) and vaccinia IHD and a consideration of the term „Guarnieri body". Biken's J. **2**, 353 (1959).

—, S. KAMEYAMA and J. KAMAHORA: Autoradiography of cells infected with variola and cowpox virus with H³-thymidine. Biken's J. **3**, 183 (1960).

—, and J. KAMAHORA: The significance of the inclusion formation of poxvirus group and herpes simplex virus. Symp. cell. chem. **12**, 47 (1962).

KAUFMANN, H. E., A. B. NESBURN and E. D. MALONEY: Cure of vaccinia infection by 5-Jodo-2′-deoxyuridine. Virology **18**, 567 (1962).

KEMPE, CH., and H. S. BENNENSON: Passive immunity to newborn infants. Response to vaccination. J. pediat. **42**, 5 (1953).

KEOGH, E. V.: Titration of vaccinia virus on the CAM of the chick embryo and its application to immunological studies of neurovaccinia. J. Path. Bact. **43**, 441 (1936).

KIT, S., and D. R. DUBBS: Biochemistry of vaccinia-infected mouse fibroblasts (strain L-M). I. Effects on nucleid acid and protein synthesis. Virology **18**, 274 (1962a).

—, —: Biochemistry of vaccinia-infected mouse fibroblasts (strain L-M). II. Properties of the chromosomal DNA of infected cells. Virology **18**, 286 (1962b).

—, — and T. C. HSU: Biochemistry of vaccinia — infected mouse fibroblasts (strain L-M). III. Radioautographic and biochemical studies of thymidine-H³ uptake into DNA of L-M cells and rabbit cells in primary culture. Virology **19**, 13 (1963).

KLÖNE, W.: Der Nachweis menschenpathogener Virusarten mittels der Gewebekultur. In: HALLAUER, C., u. F. MEYER: Handb. der Virusforschung 4. Bd. S. 202. Wien: Springer 1958.

KLUGE, R.: Die Bedeutung von Wiederimpfungen gegen Pocken für den Fortbestand der Immunität beim Menschen. Zbl. Bakt. I. Abt. Orig. **187**, 30 (1962).

KNOCKE, K. W.: Elektronenmikroskopische Untersuchungen am Virus des Ecthyma contagiosum der Schafe. Zbl. Bakt. I. Abt. Orig. **185**, 304 (1962).

KOKUBUN, N.: Experimental studies on allergic tissue changes in nasal mucosa of rabbit induced by vaccinia-virus infection. Sapporo Med. J. **18**, 117 (1960).

KOVACS, E.: Chemical dissection of mammalian cells with liberation of biologically intact virus. Z. Naturforsch. **17b**, 234 (1962).

LALAND, P., J. DEDICHEN, S. LALAND, R. OFTEBRO, N. THORSDALEN and J. VOSS: A water soluble polypeptide prepared from zymosan. Nature **199**, 465 (1963).

LANG, D., u. A. K. KLEINSCHMIDT: Ein Pockenvirus-Modell aus Äquipotentialflächen. Z. Naturforsch. **17b**, 310 (1962).

LEDINGHAM, I. C. G.: Studies on variola, vaccinia and avian molluscum. J. State Med. **3**, 34 (1925).

LEWIS, A. M., J. and J. R. OVERMANN: Effect of age, temperature and inoculum size on non-infective vaccinia virus yields in eggs. Proc. Soc. exp. Biol. (N. Y.) **108**, 219 (1961).

LINDENMANN, J.: Interferon und inverse Interferenz. Z. Hyg. Infekt.-Kr. **146**, 287 (1960).

—, and G. E. GIFFORD: Studies on vaccinia virus plaque formation and its inhibition by interferon. I. Dynamics of plaque formation by vaccinia virus. Virology **19**, 283 (1963a).

—, — Studies on vaccinia virus plaque formation and its inhibition by interferon. III. A simplified plaque inhibition assay of interferon. Virology **19**, 302 (1963b).

LINSENMAIER, F.: Untersuchungen über die Züchtung des Vaccinevirus im exembryonierten Hühnerbrutei. Diss. Univers. München 1957.

LODDO, B., M. L. SCHIVO and W. FERRARI: Development of vaccinia virus resistance to 5-Jodo-2-deoxyuridine. Lancet 1963, 7314, 914.

LOH, P. C., and J. L. RIGGS: Demonstration of the sequential development of vaccinal antigens and virus in infected cells: Observations with cytochemical and differential fluorescent procedures. J. exp. Med. 114, 149 (1961).

LOUTIT, J. F., and D. McLEAN: The virus neutralizing power of serum from recently vaccinated persons J. Path. Bact. 57, 4 (1945).

LURIA, S. E.: Reactivation of irradiated bacteriophage by transfer of self-reproducing units. Proc. nat. Acad. Sci. (Wash.) 33, 253 (1947).

MACPHERSON, J. A.: The liberation of cell-bound vaccinia virus by ultrasonic vibration. J. Hyg. (Lond.) 56, 29 (1958).

MAGEE, W. E.: DNA-polymerase and deoxyribonucleotide-kinase activities in cells infected with vaccinia virus. Virology 17, 604 (1962).

—, and B. P. SAGIK: The synthesis of deoxyribonucleic acid by HeLa-cells infected with vaccinia virus. Virology 8, 134 (1959).

MAHNEL, H.: Tierexperimentelle Untersuchungen mit Vaccine-Antigen. 1. Mitteilung: Der Einfluß einer Vorimpfung mit inaktiviertem Antigen auf die nachfolgende Vaccineinfektion des Kaninchens. Arch. ges. Virusforsch. 10, 529 (1960).

— Tierexperimentelle Arbeiten mit Vaccine-Antigen. II. Mitteilung: Das Antikörperbild des Kaninchens nach kombinierter Impfung mit inaktivem und aktivem Vaccinevirus. Arch. ges. Virusforsch. 11, 658 (1962b).

— Reaktivierung zwischen Vaccine- u. Variolavirus. Z. Hyg. Infekt.-Kr. 148, 296 (1962a).

— Zur Frage der cytotoxischen Wirkung der Pockenviren (im Druck).

—, u. A. HERRLICH: Zur Züchtung des Variola- und Alastrimvirus im bebrüteten Hühnerei. Zbl. Bakt. I. Orig. 181, 137 (1961).

—, u. E. MUNZ: Differenzierung von Variola- und Vaccinevirus in HeLa- und Fl-Zellkulturen. Zbl. Bakt. I. Orig. 178, 149 (1960).

MANNWEILER, E.: Freies Hämagglutinin als Kriterium der Vermehrung von Vaccinevirus in Hühner-embryo-Zellkulturen. Arch. ges. Virusforsch. 14, 253, (1964).

MARQUARDT, J., R. GEISTER u. D. PETERS: Herstellung und Eigenschaften hochgereinigter Vaccinevirus-Suspensionen. Arch. ges. Virusforsch. 12, 561 (1963).

MASCOLI, C. C., L. V. STANFIELD and L. N. PHELPS: Propagation of poliovirus, measles, and vaccinia in guinea pig spleen cell strains. Science 129, 894 (1959).

MASTYUKOVA, Y. N., and N. V. YAROSLOVSKAYA: Smallpox antibodies. Probl. Virol. (N. Y.) 6, 74 (1961).

MATUMOTO, M., et E. SHINKAWA: Interférence du virus vaccinal inactivé par des rayons ultraviolets avec la multiplication du virus homologue sur la membrane chorio-allantoidienne. C. R. Soc. Biol. (Paris) 150, 1062 (1956).

MAYR, A.: Zur Viruszüchtung im bebrüteten Hühnerei. Röntgen- u. Lab.-Prax. I. Teil 7, 245 (1954); II. Teil. 8, 74 (1955); III. Teil. 8, 99 (1955); IV. Teil. 8, 259 (1955).

MAYR, A.: Experimentelle Arbeiten über das hämagglutinierende Prinzip bei den Tierpockenviren. Arch. ges. Virusforsch. 6, 439 (1956).

— Ein Beitrag zum Problem der qualitativen Differenzierung einzelner Vaccinevirusstämme. Zbl. Bakt., I. Abt. Orig. 171, 7 (1957).

— Experimentelle Untersuchungen über das Virus der originären Schweinepocken. Arch. ges. Virusforsch. 9, 156 (1960).

— Ringzonenbildung und Interferon bei Pockenviren. (Im Druck).

—, A. HERRLICH u. H. MAHNEL: Experimentelle Untersuchungen über das S-Antigen bei den Tierpockenviren. Arch. Hyg. (Berl.) 139, 580 (1955).

—, u. K. KALCHER: Plaque-Bildung bei den Geflügelpockenviren. Arch. ges. Virusforsch. XI, 307 (1961).

—, u. G. WITTMANN: Observations on local spread of pox viruses in tissue. Science 125, 1034 (1957).

—, und H. MAHNEL: Persönl. Mitteilung 1964.

McAUSLAN, B. R.: Control of induced thymidine kinase activity in the poxvirus-infected cell. Virology 20, 162 (1963).

McCARTHY, K., and A. W. DOWNIE: The serum antibody response in alastrim. Lancet 264, 6 (1953).

—, — and P. ARMITAGE: The antibody response in man following infection with viruses of the pox group. I. An evaluation of the pox counting method for measuring neutralizing antibodies. J. Hyg. 56, 84 (1958).

—, — and W. H. BRADLEY: The antibody response in man following infection with viruses of the pox group. III. Antibody response following vaccination. J. Hyg. 56, 466 (1958).

McCREA, J. F., S. ANGERER and J. O'LOUGHLIN: Surface structures of chemically treated vaccinia virus revealed by negative staining. Virology 17, 208 (1962).

—, and J. O'LOUGHLIN: Separation of vaccinia hemagglutinin from infectious virus particles by chromatography on DEAE-columns. Virology 8, 127 (1959).

—, — Effect of concentrated urea solutions on the infectivity und hemagglutinin of vaccinia virus. Nature (Lond.) 184, 1497 (1959).

—, J. W. PREISS and J. O'LOUGHLIN: Physical studies on pox viruses. I. Biophys. J. 1, 43 (1960).

MICKLEM, L. R., and C. KAPLAN: The Influence of thiomersalate on vaccinia virus. Virology 6, 775 (1958).

MIDDELHOVEN, W. J.: Titration of relative neutralizing potency of vaccinia immune serum in tube cultures of monkey kidney cells. Arch. ges. Virusforsch. XI, 644 (1962).

MIMS, C. A.: Intracerebral injections and the growth of viruses in the mouse brain. Brit. J. exp. Path. 41, 52 (1960).

MIYATA, S.: Studies on the tropism of virus. II. Cultivation of vaccinia virus in tissue culture. Sappavo Med. J. 13, 167 (1958).

MORGAN, C., S. A. ELLISON, H. M. ROOSE and H. MOORE: Structure and development of viruses observed in the electron microscope. J. exp. Med. **100**, 301 (1954).

MORITSCH, H.: Experimentelle Untersuchungen über die Vermehrung des Vaccinia- und des Kuhpockenvirus in der Maus. Zbl. Bakt. I. Abt. Orig. **166**, 427 (1956).

— Virulenz und Pathogenität des Kuhpockenvirus. Z. Tropenmed. Parasit. **8**, 333 (1957).

MÜLLER, G., u. D. PETERS: Substrukturen des Vaccinevirus, dargestellt durch Negativkontrastierung. Arch. ges. Virusforsch. (Im Druck).

NAGANO, Y., et Y. KOJIMA: Interférence du virus vaccinal inactif avec l'infection du tissu dermique par le virus homologue actif. C. R. Soc. Biol. (Paris) **152**, 372 (1958).

NAGINGTON, J., and R. W. HORNE: Morphological studies on orf and vaccinia virus. Virology **16**, 248 (1962).

—, W. PLOWRIGHT and R. W. HORNE: The morphology of bovine papular stomatitis virus. Virology **17**, 361 (1962).

NAGLER, F. P. O.: Application of Hirst's phenomenon to the titration of vaccinia virus and vaccinia immune serum. Med. J. Aust. **29**, 281 (1942).

NELSON, I. B.: The stability of variola virus propagated in embryonated eggs. J. exp. Med. **78**, 231 (1943).

NIELSEN, G.: Die Wirkung von p-Fluorphenylalanin auf die Vermehrung des Vaccinevirus in HeLa-Zellen. Arch. ges. Virusforsch. **13**, 559 (1963).

—, u. D. PETERS: Elektronenmikroskopische Untersuchungen über die Initialstadien der Vaccine-Virusinfektion von HeLa-Zellen. Arch. ges. Virusforsch. **XII**, 496 (1962).

NISHIMURA, CH., and J. TAGAYA: Metabolic alterations of nucleotides and nucleic acids in HeLa cells infected with vaccinia virus. Jap. J. med. Sci. Biol. **12**, 405 (1959).

NISHMI, M., and H. BERNKOPF: The toxic effect of vaccinia virus on leucocytes in vitro. J. Immunol. **81**, 460 (1958).

—, and R. KELLER: The microepidemiology of vaccinal infection as studied in HeLa-cell stationary cultures. Virology **18**, 109 (1962).

—, and H. NIECIKOWSKI: Interaction of vaccinia virus and cells in primary and continuous culture. Nature **199**, 1117 (1963).

NOSSAL, G. I. V., and P. M. DE BURGH: Growth cycle of ectromelia virus in mouse liver. Nature (Lond.) **172**, 671 (1953).

NOYES, W. F.: The surface fine structure of vaccinia virus. Virology **17**, 282 (1962a).

— Further studies on the structure of vaccinia virus. Virology **18**, 511 (1962b).

—, and B. K. WATSON: Studies on the increase of vaccine virus in cultured human cells by means of the fluorescent antibody technique. J. exp. Med. **102**, 237 (1955).

ODA, M.: Vaccinia virus — HeLa cell interaction. I. The effect of immune serum on the production of infective virus, complement fixing antigen and hemagglutinin. Virology **20**, 552 (1963).

ODA, M.: Vaccinia virus — HeLa cell interaction: II. The effect of mitomycin C on the production of infectious virus, complement-fixing antigen and hemagglutinin. Virology **21**, 533 (1963).

OUCHTERLONY, O.: Antigen-antibody reactions in gels. Act. path. microbiol. scand. **25**, 186 (1948) u. **26**, 507 (1949).

OUDIN, J.: Qualitative immunochemical analysis; a method by diffusion of antigens within the precipitating immuneserum solidified with agar Ann. Inst. Pasteur **75**, 1 (1948).

OVERMANN, J. R., and D. G. SHARP: Ratios of vaccinia virus particles to virus infectious units. Studies of ratio changes during growth and adaptation in eggs, guinea pigs and rabbits. J. exp. Med. **110**, 461 (1959).

—, and I. TAMM: Equivalence between vaccinia particles counted by electron microscopy and infectious units of the virus. Proc. Soc. exp. Biol. **92**, 806 (1956).

—, — Multiplication of vaccinia virus in the chorioallantoic membrane in vitro. Virology **3**, 173 (1957).

PARKER, R. F.: Immunological studies of a heat-stable substance, isolated from tissues infected with vaccine virus. J. exp. Med. **67**, 361 (1938).

—, and TH. M. RIVERS: Immunological and chemical investigations of vaccine virus. I. Preparation of elementary bodies of vaccinia. J. exp. Med. **62**, 65 (1935).

—, — II. Response of rabbits to inactive elementary bodies of vaccinia and to virus-free extracts of vaccine. J. exp. Med. **63**, 69 (1936a).

—, — III. Statistical studies of elementary bodies in relation to infection and agglutination. J. exp. Med. **64**, 439 (1936b).

—, — VI. Isolation of a heat-stable, serologically active substance from tissues infected with vaccine virus. J. exp. Med. **65**, 243 (1937).

PASCHEN, E.: Zur Pockendiagnose. Münch. med. Wschr. **58**, 1301 (1911).

— Die animale Vaccine. In: LENTZ u. GINS: Handbuch der Pockenbekämpfung, Berlin: Schoetz 1927.

PEARCE, J. M., and D. WEEKS: The suppression of lesions and the development of immunity by means of antihyaluronidase in vaccinia and fibroma infections. Amer. J. Path. **35**, 233 (1959).

PETERS, D.: Morphology of resting vaccinia virus. Nature (Lond.) **178**, 1453 (1956).

— Untersuchungen am Vaccine-Virus. VI. Mitt.: Elektronenoptische Analyse der Elementarkörperstruktur durch Abbau mit Papain. Z. Naturforsch. **12b**, 704 (1957).

— Untersuchungen am Vaccine-Virus. V. Mitt.: Elektronenoptische Studie über den Pepsin-Abbau des Elementarkörpers bei Variation von Fixierung und pH-Wert. Z. Naturforsch. **12b**, 697 (1957).

— Strukturaufklärung am Elementarkörper des Vaccine-Virus durch Abbau mit Trypsin. Proceedings of the European regional conference on electron microscopy, Delft 1960. **II**, 694 (1960a).

PETERS, D.: Struktur und Entwicklung der Pockenviren. 4. Internat. Kongreß f. Elektronenmikroskopie. Berlin 1958. II, 552. Berlin-Göttingen-Heidelberg: Springer (1960b).

— Substrukturen des Vaccine-Virus. 5th Internat. Congr. for Electron Microscopy, Philadelphia 2, 2 (1962).

—, G. MÜLLER u. R. GEISTER: Zur Deutung sog. „inkompletter" Formen bei der Negativkontrastierung von Viren. Arch. ges. Virusforsch. 12, 437 (1962).

—, u. TH. NASEMANN: Untersuchungen am Virus der Variola-Vaccine. II. Nachweis von Elementarkörperstadien mittels enzymatisch-elektronenoptischer Analyse. Z. Naturforsch. 8b, 547 (1953).

—, u. W. STOECKENIUS: Untersuchungen am Virus der Variola-Vaccine. III. Mitt.: Enzymatischer Abbau des Innenkörpers. Z. Naturforsch. 9b, 524 (1954).

PFAU, C. J., and J. F. McCREA: Release of deoxyribonucleic acid from vaccinia virus by 2-mercaptoethanol and pronase. Nature 194, 894 (1962).

PIRSCH, J. P., and H. E. PURLSON: A tissue culture assay for variola virus based upon the enumeration of hyperplastic foci. J. Immunol. 89, 632 (1962).

PLANTEROSE, D. N., CH. NISHIMURA and N. P. SALZMAN: The purification of vaccinia virus from cell cultures. Virology 18, 294 (1962).

PONS, M. W., and W. S. PRESTON: The in vivo inhibition by β-phenylserine of rabies, myxoma and vaccinia viruses. Virology 15, 164 (1961).

PORTERFIELD, J. S., and A. C. ALLISON: Studies with poxviruses by an improved plaque technique. Virology 10, 233 (1960).

POSTLETHWAITE, R., and H. B. MAITLAND: The eclipse phase of vaccinia virus growing in chick embryo cell monolayers and some technical procedures which affect its demonstration. J. Hyg. 58, 133 (1960).

—, — Eclipse phase of vaccinia virus. Nature (Lond.) 186, 335 (1960).

PRUSOFF, W. H., and Y. S. BAKHLE: Incorporation of 5-jodo-2'-deoxyuridine into the deoxyribonucleic acid of vaccinia virus. Nature 199, 1310 (1963).

RANDALL, C. C., and F. W. RYDEN: Adaptation of vaccinia virus to Earle's L-cells with prolonged noninfectious period. Proc. Soc. exp. Biol. (N. Y.) 103, 723 (1960).

RECZKO, E.: Elektronenmikroskopische Untersuchungen am Virus der Stomatitis papulosa. Zbl. Bakt. I. Orig. 169, 425 (1957).

— Elektronenmikroskopische Untersuchung der mit originären Schweinepocken infizierten Bauchhaut des Ferkels. Arch. ges. Virusforsch. 9, 193 (1959).

— Zur Morphologie der Pockenviren. Arch. ges. Virusforsch. 12, 269 (1962).

RIVERS, T. M., and S. M. WARD: Further observations on the cultivation of vaccine virus for Jennerian prophylaxis in man. J. exp. Med. 58, 635 (1933).

RONDLE, C. J. M., and K. R. DUMBELL: Antigens of cowpox virus. J. Hyg. (Camb.) 60, 41 (1962).

ROSANOFF, E. I., G. H. WARREN and P. BARTELL: Antigenicity of vaccinia virus propagated in bovine epidermal cells. Amer. J. vet. Res. 23, 641 (1962).

ROSENBBERGOVA, M., and B. RADA: Synthesis of cellular nucleic acids during inhibition of vaccinia virus multiplication by 6-azauracil riboside. Acta. virol. (Engl. ed.) 6, 258 (1962).

RUIZ-GOMEZ, J., and A. ISAACS: Optimal temperature for growth and sensitivity to interferon among different viruses. Virology 19, 1 (1963a).

—, —: Interferon production by different viruses. Virology 19, 8 (1963b).

SALZMAN, N. P.: The rate of formation of vaccinia deoxyribonucleic acid and vaccinia virus. Virology 10, 150 (1960).

—, A. J. SHATKIN and E. D. SEBRING: Viral protein and DNA synthesis in vaccinia virus infected HeLa-cell cultures. Virology 19, 542 (1963).

SATO, K., u. T. KURADO: Über das Vorkommen virulizider Stoffe im Serum revaccinierter Menschen. Z. Immun.-Forsch. 64, 34 (1929).

SCHÄFER, W.: The comparative chemistry of infective virus particles and of other virus-specific products: Animal viruses. In: BURNET, F. M., and W. M. STANLEY: The Viruses I, 475. New York/London: Academic Press 1959.

SCHERER, W. F.: Agglutination of a pure strain of mammalian cells (L strain, Earle) by suspensions of vaccinia virus. Proc. Soc. exp. Biol. (N. Y.) 80, 598 (1952).

SCHINDAROW, L.: Vermehrung des Vaccinevirus in Gewebekultur vom Kaltblüter. Zbl. Bakt., I. Orig. 187, 285 (1962).

SCHRAMM, G.: Die Biochemie der Viren. Berlin-Göttingen-Heidelberg: Springer 1954.

SHARP, D. G.: Total multiplicity in the animal virus-cell reaction and its determination by electron microscopy. Ergebn. Mikrobiol. 36, 214 (1963).

SHARP, D. G., P. SADHUKLAN and G. J. GALASSO: The slow decline in quality of vaccinia virus at low temperatures. Proc. Soc. exp. Biol. (N. Y.) 115, 811 (1964).

SHATKIN, A. J.: The formation of vaccinia virus protein in the presence of 5-fluorodeoxyuridine. Virology 20, 292 (1963).

—, and N. P. SALZMAN: Deoxyribonucleic acid synthesis in vaccinia virus-infected HeLa-cells. Virology 19, 551 (1963).

SHEDLOVSKY, TH., and J. E. SMADEL: The LS-antigen of vaccinia. II. Isolation of a single substance containing both L and S activity. J. exp. Med. 75, 165 (1942).

—, A. ROTHEN and J. E. SMADEL: The LS-antigen of vaccinia. J. exp. Med. 77, 155 (1943).

SHEFFIELD, F. W., D. J. BAUER and S. M. STEPHENSON: The protection of tissue cultures by isatin β-thiosemicarbazone from the cytopathic effects of certain pox viruses. Brit. J. exp. Path. 41, 638 (1960).

SHELOKOV, A., J. E. VOGEL and LOTTA CHI: Hemadsorption (adsorption hemagglutination) test for viral agents in tissue culture with special reference to influenza. Proc. Soc. exp. Biol. (N. Y.) 97, 802 (1958).

SIEGEL, B. V.: Filamentous structures in ectromelia virus-infected cells. Nature (Lond.) 186, 820 (1960).

SMADEL, J. E.: Viral and rickettsial infections of man. Ed. by TH. M. RIVERS, 2. ed., Philadelphia: Lippincott 1952, 414.

—, and TH. M. RIVERS: The LS-antigen of vaccinia. I. Inhibition of L-and S-antibodies by substances in treated vaccine dermal filtrate. J. exp. Med. 75, 151 (1942).

—, — and E. G. PICKELS: Estimation of the purity of preparations of elementary bodies of vaccinia. J. exp. Med. 70, 379 (1939).

—, and C. L. HOAGLAND: Elementary bodies of vaccinia. Bact. Rev. 6, 79 (1942).

SMEJKAL, P., and F. SORM: The effect of 6-azauracil riboside against vaccinia virus in rabbits. Acta virol. (Engl. ed.) 6, 282 (1962).

—, J. GUT and F. SORM: The effect of N-methyl-, thio- and methylmercaptoderivates of 6-azauracil on vaccinia virus in vitro. Acta virol. (Engl. ed.) 6, 364 (1962).

SMITH, E. C., E. S. HORGAN and Mansour Ali HASEEB: Experiments in connection with an attempt to produce a neurotropic strain of vaccinia virus in sheep. J. Hyg. (Lond.) 41, 509 (1942).

SMITH, K. O., and D. G. SHARP: Interaction of virus with cells in tissue cultures. I. Adsorption on and growth of vaccinia virus in L-cells. Virology 11, 519 (1960).

—, — II. Adsorption and elution with vaccinia virus and L-cells. Virology 13, 288 (1961a).

—, — III. Factors influencing yield of vaccinia virus from L-cells. Virology 14, 267 (1961b).

—, G. GALASSO and D. G. SHARP: Effect of antiserum on adsorption of vaccinia virus to Earle's L-cells. Proc. Soc. exp. Biol. (N. Y.) 106, 669 (1961).

SOBERNHEIM, G., u. ZURUKZOGLU: Zum Problem der leichten Pockenformen (Alastrim). Dtsch. med. Wschr. 54, 339 (1928).

SPIES, K.: Plaque-Technik in flüssigem Medium bei der Titration von Vaccine-Virus auf Mäusefibroblasten (L-Stamm, Earle) in vitro. Acta biol. med. germ. 2, 526 (1959).

— Das Zell-Virusverhältnis bei der Vaccineinfektion in vitro. Z. Hyg. Infekt.-Kr. 146, 491 (1960).

—, u. E. EDLINGER: Vermehrung und Weiterzüchtung eines dermotropen bovinen Vaccine-Stammes in mesodermalen Zellen (L-Stamm, Earle) in vitro. Zbl. Bakt. I. Orig. 174, 29 (1959).

SPLENDLOVE, R. S., and E. H. LENNETTE: A Simplified immunofluorescent plaque method. J. Immunol. 89, 106 (1962).

SPRUNT, D. H.: The effect of the virus-host cell relationship on infection with vaccinia. J. exp. Med. 74, 81 (1941).

STEINBERGER, A., and F. L. RIGHTS: Effects of immunization on tissue susceptibility to vaccinia virus in vitro. Virology 21, 402 (1963).

STONE, J. D.: Inactivation of vaccinia and ectromelia virus hemagglutinins by lecithinase. Austr. J. exp. Biol. med. Sci. 24, 191 (1946).

SUREAU, P., A. DODIN et E. R. BRYGOO: Culture du virus de la vaccine. I. Essais de culture du virus de la vaccine sur culture de cellules épithéliales de rein de lapin. Ann. Inst. Pasteur 95, 294 (1958).

SUREAU, P., et E. R. BRYGOO (avec la collab. techn. de Razafimahatratra): — II. Culture du virus de la vaccine sur cellules épithéliales de rein de veau en couche monocellulaire. Ann. Inst. Pasteur 96, 343 (1959).

SZATHMARY, J.: Studies on the non-specific inhibition by some body fluids against vaccinia hemagglutination. Arch. ges. Virusforsch. X, 540 (1960).

—, u. S. HOLIK: Übertragung des haemagglutinationshemmenden Antikörpers pockengeimpfter Mütter auf die Neugeborenen. Z. Immun.-Forsch. 113, 411 (1956).

—, — The specifity of the vaccinia hemagglutination-inhibition by the cerebrospinal fluid. Acta microbiol. Acad. Sci. hung. 5, 329 (1958).

TAKAHASHI, M., S. KAMEYAMA, S. KATO and J. KAMAHORA: The immunological relationship of the poxvirus group. Biken's J. 2, 27 (1959).

TAMM, I., and J. R. OVERMANN: Relationship between structure of benzimidazole derivates and inhibitory activity on vaccinia virus multiplication. Virology 3, 185 (1957).

THALHAMMER, O.: Die Vaccinevirusembryopathie der weißen Maus. Wien. Z. inn. Med. 38, 41 (1957).

THOMPSON, R. L.: The effect of metabolites, metabolite antagonists enzyme inhibitors on the growth of vaccinia virus in Maitland type of tissue cultures. J. Immunol. 55, 345 (1947).

TOMARKIN, E., und E. SUAREZ: Präcipitation und Thermopräcipitation bei Vaccine. Z. Immun.-Forsch. 26, 385 (1917).

TONGEREN, H. A. E. VAN: Spontaneous mutation of cowpox-virus by means of eggpassage. Arch. ges. Virusforsch. V, 35 (1954).

TOPCHII, M. K.: Interference between asiatic fowl plague and vaccinia viruses. Probl. Virol. (N. Y.) 3, 327 (1958).

TURK, I. L., A. C. ALLISON and M. N. OXMAN: Delayed hypersensitivity in relation to vaccination and multiplication of vaccinia virus in the guinea pig. Lancet 7226, 405 (1962).

UNGER, L.: Die Ätiologie der Variolavaccine und die neueren Forschungen über den Pockenerreger. Med. Klin. X, 490 (1914).

VALLEJO-FREIRE, A., A. BRUNNER jr. and W. BECAK: Vaccinia virus multiplication in rabbit-kidney cell cultures. Aspects of the evolution cycle. Mem. Inst. Butantan 28, 275 (1957/58).

VOGEL, J., and A. SHELOKOV: Adsorption — haemagglutination for influenza virus in monkey kidney tissue culture. Science 126, 358 (1957).

VOIGT, L.: Beitrag zur Gewinnung der Variolavaccine. Mh. prakt. Derm. 40, 485 (1905).

— Variolavaccine. Dtsch. med. Wschr. 35, 1617 (1909).

WAGNER, S.: Immunbiologische Wechselbeziehungen bei der Vaccinia- und Herpes simplex Virusinfektion der Maus. Zbl. Bakt., I. Orig. 172, 370 (1958).

WARREN, J., and E. C. CUTCHINS: General characteristics and viral susceptibility of bovine embryonic tissue cultures. Virology 4, 297 (1957).

Wasielewski, Th. v. und W. F. Winkler: Das Pockenvirus. Erg. Hyg. 7, 1 (1925).

Westwood, J. C. N., W. J. Harris, H. T. Zwartouw, D. H. J. Titmuss and G. Appleyard: Studies on the structure of vaccinia virus. J. gen. Microbiol. 34, 67 (1964).

Wigand, R: Hämagglutination durch Vaccinevirus. I. Methode Arch. ges. Virusforsch. 7, 47 (1957). Hämagglutination durch Vaccinevirus. II. Erfahrungen mit der Hämagglutinationshemmung. Arch. ges. Virusforsch. VII, 66 (1957).

— und G. Nielsen: Zur Frage der Existenz löslicher u. virusgebundener Anteile von komplementbindendem Antigen u. Hämagglutinin des Vaccinevirus. Arch. ges. Virusforsch. 10, 215 (1961).

Williams, R. C.: Electron microscopy of viruses. Advanc. Virus Res. 2, 183 (1954).

Wishart, F. O., and J. Craigie: Studies on the soluble precipitable substances of vaccinia. III. The precipitin responses of rabbits to the LS antigen of vaccinia. J. exp. Med. 64, 831 (1936).

Wittmann, G.: Der Nachweis präcipitierender Antikörper bei der Hühnerpockeninfektion mit Hilfe des Agar-Diffusionsverfahrens. Zbl. Vet.-Med. 5, 8 (1958).

Woodroofe, G. M., and F. Fenner: Serological relationships within the poxvirus group: An antigen common to all members of the group. Virology 16, 334 (1962).

Wyatt, G. R., and S. S. Cohen: The bases of the nucleic acids of some bacterial and animal viruses: The occurrence of 5-hydroxymethylcytosine. Biochem. J. 55, 774 (1953).

Youngner, S. J., and G. Rubinstein: Separation and characterization of hemagglutinins from chorioallantoic membranes of embryonated eggs infected with vaccinia virus. Virology 16, 272 (1962).

Zakay-Roness, Z., A. Rosin and H. Bernkopf: A study on toxic effect of vaccinia virus in mice with special reference to hematological changes. J. Immunol., 88, 184 (1962).

Zakay-Roness, Z., and H. Bernkopf: Effect of active and ultraviolet-irradiated inactive vaccinia virus on the development of shay leukemia in rats. Cancer Res. 24, 373 (1964).

Zebrowski, L., K. O. Smith and D. G. Sharp: Staining of vaccinia-infected L-cells with brilliant cresyl blue. J. Immunol. 87, 228 (1961).

Zwartouw, H. T.: The chemical composition of vaccinia virus. J. gen. Microbiol. 34, 115 (1946).

Die Impfstoffe

(E. Munz)

I. Einleitung

Die Grundlage des Pockenschutzimpfstoffes bildet ein Erreger, dessen Eigenschaften heute weitgehend untersucht und bekannt sind, und der in der internationalen Klassifikation als poxvirus officinalis = Vaccinevirus bezeichnet wird. Das Vaccinevirus liegt im Pockenschutzimpfstoff aktiv, d. h. vermehrungsfähig vor, folglich ist er ein „Lebendimpfstoff."

Diese Lebendvaccine unterscheidet sich von allen anderen Lebendvaccinen jedoch grundsätzlich. Sie enthält ein Virus in seiner natürlichen Aktivität, das, auf den Menschen übertragen, in der Regel nur noch einen harmlosen Krankheitsprozeß verursacht (Impferkrankung), den Geimpften aber vor den originären Menschenpocken schützt. Die Grundlage anderer Lebendimpfstoffe bildet dagegen stets der gleiche Erreger, der auch die Krankheit hervorruft, gegen die immunisiert werden soll. Er ist jedoch künstlich oder natürlich in seiner Virulenz soweit abgeschwächt, daß er beim Impfling nach entsprechender Applikation keine Allgemeinerkrankung mehr erzeugt, ihn aber immunisiert. Der von E. Jenner (1798) entdeckte glückliche Umstand, mit einer gegenüber dem eigentlichen Krankheitserreger heterologen Virusart den Menschen auf harmlose

Weise immunisieren zu können, hat sich bisher aber leider nicht mehr wiederholt. Bei dem im Pockenschutzimpfstoff wirksamen Vaccinevirus handelt es sich also keinesfalls um ein „abgeschwächtes Pockenvirus", wie fälschlicherweise öfters behauptet, sondern um einen originären, selbständigen Krankheitserreger von bemerkenswerter biologischer Stabilität. Auf die Abstammung des Vaccinevirus, seine Eigenschaften und seine Stellung im System wurde im Artikel „Das Vaccinevirus" bereits ausführlich eingegangen.

Eine geschichtliche Betrachtung der Entwicklung des Pockenschutzimpfstoffes soll hier nicht wiederholt, sondern nur auf die zusammenfassenden Darstellungen von Lentz und Gins (1927), Hallauer (1944), Kaiser (1949) und Gins (1930, 1954) verwiesen werden.

II. Allgemeine Kriterien und Problematik des Pockenschutzimpfstoffes

Die Wirksamkeit des Pockenschutzimpfstoffes beruht auf der Vermehrungsfähigkeit des Vaccinevirus im Impfling. Diese führt zu einer intensiven Auseinandersetzung des Geimpften mit dem Impfvirus und damit zu einer aktiven Immunität. Da das Vaccinevirus immunisatorisch mit dem Variolavirus des

Menschen im wesentlichen übereinstimmt, schützt die Vaccineimmunität den Impfling vor der Variola.

Die Impfdosis enthält wie bei allen Lebendimpfstoffen nicht die zur Erzeugung der Immunität notwendige Antigenmenge, sondern nur so viel Virus, daß eine Infektion im Impfling angeht, welche dann zur Immunität führt. Eine stille Feiung im Sinne VON PFAUNDLERS ist bei der Vaccineinfektion in der Regel nicht gegeben. Für die Vermehrung des Vaccinevirus im Menschen ist deshalb bei der üblichen cutanen Impfung nur eine Mindestmenge von aktivem Virus im Impfstoff notwendig. Jeder Pockenschutzimpfstoff muß diese Mindestmenge von vermehrungsfähigem Vaccinevirus enthalten.

Daneben ist die immunisierende Qualität des verwendeten Vaccinevirusstammes für die Wirksamkeit von Bedeutung. Es gibt Stämme mit guten und mit schlechten immunisierenden Eigenschaften. Die Auswahl geeigneter, gut gegen das Variolavirus immunisierender Vaccinevirusstämme ist deshalb eine weitere zentrale Voraussetzung für wirksame Pockenschutzimpfstoffe.

Die zur menschlichen Pockenschutzimpfung benutzten Vaccinevirusstämme zeichnen sich daneben noch durch eine unterschiedliche Virulenz aus. Es sollen möglichst nur schwach virulente Virusstämme als Impfstoff Verwendung finden.

Die Herstellung virushaltiger Impfstoffe hängt von geeigneten Verfahren der Viruszüchtung ab. In den ersten Jahrzehnten der Pockenschutzimpfung wurde der Impfstoff nur über Menschenpassagen gewonnen und von Impfling zu Impfling weiterverbreitet [vgl. bei GINS (1927)]. Dieses Verfahren war natürlich mit vielen Nachteilen (s. S. 64) verbunden. Die Verwendung von Tieren für die Virusproduktion und die damit verbundenen Tierpassagen zur Impfstoffherstellung bedeuteten einen entscheidenden Fortschritt [vgl. bei PASCHEN (1927) und GINS (1963)].

Lange Zeit dienten ausschließlich Rinder oder andere Wiederkäuer zur Impfstoffgewinnung, erst in der neueren Zeit kamen andere Methoden hinzu. Der vom Tier geerntete Impfstoff, die sogenannte Dermovaccine, ist aber bis zum heutigen Tage in den meisten Ländern der Erde die Methode der Wahl bei der Pockenschutzimpfstoffherstellung geblieben. Die mit modernen Methoden der Viruszüchtung (Vermehrung im bebrüteten Hühnerei und in Gewebekulturen) hergestellten sogenannten Eivaccinen bzw. Gewebekulturvaccinen konnten die bewährte Dermovaccine noch nicht ablösen, z. T. sind sie erst in der Erprobung.

Jedes Land stellt Dermovaccine noch nach eigenen Regeln auf staatlicher oder privater Basis her. Die einzelnen Impfstoffe können sich deshalb in ihrer Herstellungstechnik, in den biologischen Eigenschaften des Impfvirus und in ihrer Wirksamkeit unterscheiden. Besonders die uneinheitlichen Prüfungsbestimmungen lassen noch keine Qualitätsvergleiche zu.

Da international gültige Bestimmungen und Mindestanforderungen für Pockenschutzimpfstoffe noch nicht bestehen, gab die Weltgesundheitsorganisation (WHO) 1959 von einem Expertenkommitee ausgearbeitete Richtlinien bekannt. Diese Empfehlungen beziehen sich bevorzugt auf die Herstellung und Prüfung der animalen Vaccinen. Die Experten bringen ferner zum Ausdruck, daß eine Ablösung der bewährten Dermovaccine erst dann gerechtfertigt sei, wenn sich Ei- oder Gewebekulturvaccine als mindestens gleichwertig erwiesen haben. Mit einem nach internationalen Regeln hergestellten Standardimpfstoff soll schließlich der Ausgangsstamm für die gesamte Weltproduktion geschaffen werden.

Als international gültige Bezeichnung der Pockenschutzimpfstoffe schlägt die WHO (1959) den Namen „Vaccinum variolae" vor. Sie versteht darunter eine Präparation von Vaccinevirus, das sich in der Haut lebender Tiere, auf der Chorioallantoismembran von Hühnerembryonen oder in Gewebekulturen vermehrt hat.

Die Herstellung des Pockenschutzimpfstoffes wird in Deutschland durch das Reichsimpfgesetz von 1874, durch seine Ausführungsbestimmungen und durch die einschlägigen Ländererlasse (s. Anhang) geregelt. Für die Pockenschutzimpfung des Menschen darf nur Impfstoff verwendet werden, der vom Tier stammt. Produktion und Vertrieb sind dabei allein Aufgabe der staatlichen Impfanstalten, die in ihren Impfstoff-Labors nicht mit anderen Krankheitserregern, insbesondere Viren, arbeiten dürfen. Der inzwischen aufgehobene

Runderlaß zum Impfgesetz vom 19. IV. 1940
enthielt bis ins einzelne gehende Bestimmungen über die Einrichtung der staatlichen Anstalten, über die Gewinnung des Impfstoffes
und über seine Kontrolle. Diese Vorschriften
wurden entsprechend den Empfehlungen eines
Gutachtens des Bundesgesundheitsamtes (1959)
den modernen Erfordernissen angepaßt und
in verschiedenen Ländererlassen gesetzlich verankert (s. S. 725).

Die vorgeschriebenen, zum Teil sehr detaillierten Anweisungen sollen für die staatlich
angeordnete Pockenschutz-Pflichtimpfung ein
Höchstmaß an Ungefährlichkeit und Wirksamkeit gewährleisten.

Auf Grund des Artikels XII der Anlage 7 des
Runderlasses vom 19. IV. 1940, der von den
Länderregierungen entweder wörtlich übernommen wurde oder sinngemäß entsprechend
den Empfehlungen im Gutachten des Bundesgesundheitsamtes (1959) anzuwenden ist, sind
die Impfanstalten nicht nur berechtigt, sondern auch verpflichtet, neue Forschungsergebnisse zu berücksichtigen und ständig an der
Verbesserung des Impfstoffes zu arbeiten.

Die folgenden Ausführungen beschränken sich
darum nicht auf die Schilderung herkömmlicher
Verfahren zur Gewinnung des Pockenschutzimpfstoffes, sondern es werden auch die Empfehlungen
der WHO (1959) berücksichtigt und sonstige Ver-
fahrensvorschläge kritisch gewürdigt.

III. Dermovaccine

1. Definition

Als Dermovaccine, Dermoimpfstoff, animale Vaccine oder Dermolymphe wird der
Pockenschutzimpfstoff bezeichnet, der durch
cutane Beimpfung von Tieren mit Vaccinevirus gewonnen wird. An der Impfstelle entwickeln sich Vaccinepusteln, die kurz vor der
Höhe ihrer Entwicklung geerntet werden. Die
vaccinevirus-haltige Pustelernte wird homogenisiert und zum Impfstoff verarbeitet.

Für die Großproduktion sind vor allem
Rinder, Schafe, Büffel und Esel geeignet.

Im allgemeinen bestimmen Tradition und
Haustierhaltung die Wahl der Impftiere.

2. Technik der Impfstoffgewinnung

Der folgende Abschnitt befaßt sich bevorzugt mit der Gewinnung von Impfstoff durch
cutane Beimpfung von Jungrindern bzw.

Kälbern, wie sie an den Impfanstalten in
Deutschland üblich ist, doch werden auch
technische Varianten anderer Länder erwähnt.

Sinngemäß gelten diese Ausführungen auch
für die Beimpfung anderer Tiere (Schaf, Büffel
usw.), wobei allerdings die unterschiedliche
Haustierhaltung in den einzelnen Ländern und
alle speziellen Krankheiten der entsprechenden
Tiere berücksichtigt werden müssen.

**a) Auswahl, Untersuchung und Haltung der
Impftiere.** Für die Impfstoffproduktion werden
im allgemeinen entweder mindestens 6 Wochen
alte Kälber oder 1—2 Jahre alte Jungrinder
verwendet.

Es werden nur solche Tiere zur Impstoffgewin-
nung ausgewählt, von denen auf Grund ihrer körperlichen Verfassung anzunehmen ist, daß sie bei
geeigneter Pflege und Fütterung während ihres Auf-
enthaltes in den Stallungen gesund beiben. Es empfiehlt sich, Impftiere nur aus staatlich anerkannten,
seuchenfreien Gehöften zu beziehen. Auf diese Weise
werden tbc- und brucelloseverdächtige Tiere von
vornherein ausgeschaltet. Beim Bezug aus Händler-
stallungen oder von Schlachtviehmärkten gilt es,
aus gleichen Gründen besonders vorsichtig zu sein
[vgl. Diernhofer (1958)].

Die Tradition des jeweiligen Institutes ist größtenteils mitverantwortlich, ob Kälber oder Jungrinder
für die Produktion verwendet werden. Die Wahl
des Impftieres bestimmt sowohl die Einrichtung der
Stallung und des Operationsraumes als auch die Art
der Impftechnik. Dagegen hängt es von den örtlichen
Marktverhältnissen ab, ob männliche oder weibliche
Tiere zur Verwendung kommen. Weibliche, ca. 100
bis 200 kg schwere Tiere mit weißem Fell werden
bevorzugt, da bei ihnen die Impffläche leichter sauber
zu halten ist.

Die neu eingestellten Tiere kommen zunächst in
einen vom Impfstall getrennten Beobachtungsstall.
Die Ställe sollen hell, trocken, heizbar, leicht zu
reinigen und zu desinfizieren sein (abwaschbare
Wände, wasserdichter Fußboden und fließendes
Wasser). Wichtig sind ausreichende Lüftungsmöglich-
keiten und Fliegengitter an den Fenstern. Selbstverständlich müssen Ställe und Futterkammern frei
von Ungeziefer sein. Auch die Tierstände selbst
sollen hygienischen Anforderungen entsprechen.
Handliche Duschen zur gründlichen Säuberung der
Tiere mit warmem Wasser müssen vorhanden sein.

Im Beobachtungsstall stehen die Tiere
ca. 8 Tage. Sie werden hier von einem Tierarzt
wiederholt klinisch und auf Ekto- und Ento-
Parasitenbefall untersucht und gegebenenfalls
entsprechend behandelt. Die Tuberkulinprobe
ist vorgeschrieben. Serologische Kontrollen auf
andere Krankheiten (M. Bang, Salmonel-
losen) sollen nach Bedarf durchgeführt werden.
Empfehlenswert ist die eventuell mehrmalige

8*

bakteriologische Kotuntersuchung. Die Wichtigkeit dieser Untersuchungen ergibt sich daraus, daß manche Gesundheitsstörungen bei der späteren Sektion nicht mehr erkannt werden können.

Es ist zweckmäßig, die tierärztliche Untersuchung erst 2—3 Tage nach Ankunft der Tiere vorzunehmen, da sie sich dann vom Transport erholt haben. Wie einschneidend bloße Milieuveränderungen auf den Stoffwechsel der Tiere wirken, geht aus den Untersuchungen von Puntigam (1957) hervor. Danach nimmt das Körpergewicht in den ersten 8 Tagen um fast 5% ab, um normalerweise nach 16 Tagen erst den alten Wert wieder zu erreichen. Auch die Veränderungen des Blutbildes und der Serumlabilitätsreaktionen weisen auf eine Alteration des vegetativen Gleichgewichtes der Tiere hin. Es dauert mindestens 1 Woche, bis diese Regulationsstörungen überwunden sind.

Die bisherigen Erfahrungen bei der Auswahl der Impfrinder berechtigen uns, das Hauptgewicht der Untersuchungen auf die gut bekannten und normalerweise vorkommenden Erkrankungen des Rindes zu legen. Inwieweit die bis jetzt noch wenig bekannten Zoonosen (Rickettsiosen, Listeriose, Toxoplasmose, Leptospirose, Miyagawanellose) in der Zukunft den Untersuchungsgang ändern werden, hängt von ihrem Fortschreiten und der Weiterentwicklung unserer diagnostischen Hilfsmittel ab (zur Beurteilung von Tieren, die Enteroviren ausscheiden, s. S. 132). Nur völlig gesunde, tuberkulin-negative Tiere dürfen als Impftiere verwendet werden.

b) Vorbereitungen zur Beimpfung der Tiere. Die gesunden und fieberfreien Tiere werden vor der Impfung sorgfältig gewaschen. Bewährt haben sich dabei Brausebäder, die es gestatten, die ganze Körperoberfläche der Tiere mit Seife und Desinfektionsmitteln unter fließendem, ca. 40 °C warmem Wasser abzubürsten.

Als Impffläche dienen bei Jungrindern die Haut der Bauchdecken, die lateralen und ventralen Brustpartien, die medialen Oberschenkelflächen und eventuell das Scrotum (abdominal-inguinale Impfung). Bei Kälbern kann auch der Rücken beimpft werden. Die Ausdehnung der Impffläche soll $1/5$ der gesamten Körperoberfläche nicht überschreiten.

Die Vorbereitung des Impffeldes und die Infizierung erfordert eine zweckmäßige und sichere Ruhigstellung der Tiere. Die Beimpfung der Bauchflächen erfolgt auf besonders konstruierten Impftischen, die eine seitliche Lagerung erlauben. Für die Rückenbeimpfung der Kälber genügt es, sie in einen engen und feststellbaren Stand einzustellen.

Alle zur Verwendung kommenden Instrumente, Verbandstoffe, Tücher etc. sind vor ihrer Benutzung zu sterilisieren. Die Forderung nach sterilem Arbeiten bedingt auch eine sorgfältige Auswahl aller Personen, die an der Impfstoffherstellung beteiligt sind. Sie müssen gesund und frei von übertragbaren Krankheiten sein. In den USA [Nat. Inst. of Health (1951), Michigan Dpt. of Publ. H. (1953), Massachusetts Dpt. of Publ. H. (1954), in der Folge abgekürzt als: USA (1951, 1953, 1954)] ist es Personen, die mit Pferden in Berührung kommen, untersagt, bei der Impfstoffproduktion mitzuwirken (Gefahr der Tetanusübertragung).

c) Methoden der Tierbeimpfung. Folgende Möglichkeiten sind anwendbar:
Stichimpfung, Schnittimpfung und Flächenimpfung.

Die *Stichimpfung* ist das einfachste Verfahren. Es besteht im Anlegen einer Reihe von einzelnen, nicht blutenden Stichen in die Epidermis. Die Impfstoffausbeute ist hierbei sehr gering. Bei der *Schnittimpfung* werden mit einem Spezialmesser im Abstand von $1/2$ cm parallel laufende, bis 20 cm lange Schnitte so oberflächlich angelegt, daß Blutungen vermieden werden. Der „Animpfstoff" soll dabei von der Klinge unmittelbar in die Schnitte fließen. Auch diese Technik ergibt keine große Impfstofferänte. Das heute übliche Verfahren ist die *Flächenimpfung.* Bei dieser Technik wird das gesamte Impffeld eng, aber so leicht scarifiziert, daß es nur zum Austritt seröser Gewebsflüssigkeit kommt. Der Animpfstoff wird unmittelbar danach in die aufgeschürfte Fläche eingerieben. Diese Methode liefert die beste Ausbeute.

d) Narkose der Impftiere. Aus Gründen des Tierschutzes ist eine Narkose der Impftiere bei der Beimpfung und Impfstofferänte unbedingt erforderlich. Als Narkosemittel stehen heute verschiedene Präparate zur Verfügung.

Nach Berger und Puntigam (1955) eignet sich Thiopental (Pentothal) als i. v. zu verabreichendes Kurznarkotikum gut. Auf Grund eigener Erfahrungen können wir den Tranquilizer Combelen mit einem Narkotikazusatz empfehlen. In Holland arbeitet

BRANS (1959) mit der Sakralanästhesie. In den USA (1951, 1953, 1954) wird Na-Pentobarbital verwendet.

e) **Animpfstoffe.** Animpfstoffe sind kontrollierte, von Verunreinigungen jeder Art freie Vaccinevirus-Suspensionen bestimmter Herkunft, die für die Beimpfung der Tiere zum Zwecke der Impfstoffgewinnung benutzt werden. Als „Animpfstoffe" eignen sich Vaccinevirusernten von den verschiedensten Wirten. In der Praxis sind heute hauptsächlich solche vom Rind und vom Kaninchen im Gebrauch. Für die Zukunft empfiehlt sich aber die Verwendung eines über Gewebekulturpassagen klonisierten, genetisch einheitlichen Vaccinevirusstammes als primär keimfreies Animpfmaterial.

Die Konstanz der Viruseigenschaften ist eine weitere wichtige Vorbedingung für gute Animpfstoffe. Die Stabilität des Vaccinevirus bereitet jedoch nicht die Schwierigkeiten, wie sie z. B. bei der Polioschluckvaccine bestehen. Es sollten aber trotzdem nicht zu viele Passagen in den verschiedenen Wirtssystemen durchgeführt werden. Jede Passage kommt einem Filter gleich, durch das Eigenschaften des Virus ungewollt selektiert werden können. Die Animpfstoffe müssen schließlich noch genügend Virus enthalten, damit die Tierimpfung erfolgreich verläuft. Eine ständige Kontrolle der biologischen und immunologischen Qualitäten des im Animpfstoff enthaltenen Vaccinevirus ist deshalb erforderlich.

Die früher als unbedingt notwendig angesehene Gewinnung von Retrovaccine als Animpfstoff ist heute fast gänzlich verlassen worden. Auch Wechselpassagen werden nur noch in manchen Ländern regelmäßig durchgeführt. Der hohe Virusgehalt des Schafdermoimpfstoffes wird allerdings in England auf die dort noch praktizierte Wechselpassage Kaninchen-Schaf-Schaf zurückgeführt. Es ist heute bekannt, daß das tatsächlich beobachtete und viel beschriebene Nachlassen der Wirksamkeit der Pockenschutzimpfstoffe infolge zahlloser homologer Passagen in Mensch und Tier kein degenerativer Vorgang, sondern durch selektive und mutagene Vorgänge während der Passagen bedingt ist. Dies führt unter Umständen zu Impfstoffstämmen, die andere, unerwünschte und erwünschte Eigenschaften haben. Die deshalb bestehende Forderung, nur so wenig als möglich homologe Passagen durchzuführen, kann aber viel einfacher dadurch erfüllt werden, daß die Impfstoffernte eines Tieres lyophilisiert oder bei sehr tiefen Temperaturen aufbewahrt wird. Der konservierte Virusstamm kann dann zur Impfung vieler Tiere herangezogen werden, ohne die Zahl homologer Passagen wesentlich zu erhöhen. Gegen die Verwendung von Kaninchen-Dermoimpfstoff (Lapine) sprechen ferner die in den letzten Jahren bei Nagern gefundenen menschenpathogenen Viren. Auch zur Gewinnung von Ei- und Gewebekulturimpfstoff empfiehlt die WHO (1959), nach 10 homologen Passagen wieder auf tierisches Vaccinevirus zurückzugreifen. Hier läßt sich ebenfalls die Zahl der Passagen niedrig halten, wenn nur eine Charge als Ausgangsmaterial für weitere Passagen dient.

Die Erfahrungen in Spanien [GALLARDO MARTINEZ u. G. GRANCEDO (1956)] lehrten, daß qualitative Virusänderungen nicht unbedingt nach homologen Passagen eintreten müssen. Dort konnte beobachtet werden, daß ein Neurovaccinevirusstamm selbst durch 588 direkte Gehirnpassagen keine Änderungen erfuhr und auch nach Verimpfung auf viele Menschen keine p. v. Encephalitis hervorrief.

Die früher vertretene Ansicht, daß man menschliches Variola- bzw. Alastrimvirus durch Tierpassagen in Vaccinevirus umwandeln kann, wird heute verneint. HERRLICH u. Mitarb. (1963), die in neuester Zeit diese Frage nochmals experimentell überprüften, konnten durch Verimpfung von Variolavirus auf Rinder, Kälber, Kaninchen, Schweine, Schafe, Ziegen und Affen nie eine Umwandlung und damit auch keinen neuen Impfstoffstamm erhalten. Inwieweit durch mutagene oder selektive Vorgänge aus tierischen Pockenerregern neue Impfstoffstämme entstehen können, ist noch nicht geklärt, doch lehnen HERRLICH u. Mitarb. (1963) auch diese Möglichkeit ab (s. S. 66).

f) **Infektion und Verband der Tiere.** Die für biologische Produkte geltende Forderung nach möglichster Reinheit versucht, durch umfangreiche aseptische und antiseptische Vorkehrungen den Keimgehalt der tierischen Haut zu erniedrigen und jede Verunreinigung vom Impfstoff fernzuhalten. Dabei ist es für das Reinheitsprinzip unwesentlich, daß erfahrungsgemäß apathogene Begleitkeime im Impfstoff weder das Virus noch die Impfreaktion am

Menschen beeinflussen. Auch die Möglichkeit ihrer späteren Abtötung im Impfstoff erfüllt im Prinzip nicht die Forderung nach Keimfreiheit, weil dadurch aus ihm die abgestorbenen Bakterien bzw. ihre Stoffwechselprodukte nicht entfernt werden. Die gleichen Gesichtspunkte gelten auch für die Abwehr von Fremdviren, die auf diese Weise in den Impfstoff gelangen können.

Um eine Verunreinigung des Impfstoffes nach Möglichkeit zu verhindern, wird die Impffläche rasiert und mit desinfizierender

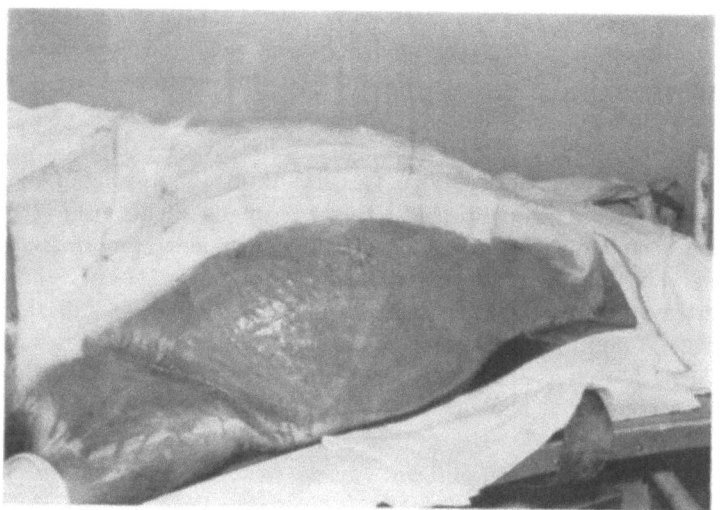

Abb. 24. Tierbeimpfung: Scarifiziertes Impffeld, z. T. mit Verband

Seife und warmem Wasser mehrmals gründlich abgebürstet. Da die Keime der Körperoberfläche nicht in die sich nach der Impfung entwickelnden Vaccinepusteln gelangen dürfen, muß primär die Haut durch gründliche Desinfektion von ihnen befreit sein.

Als Desinfektionsmittel haben sich 70%iger Äthyl- oder 50%iger Isopropylalkohol und quarternäre Ammoniumbasen (Riseptin, Zephirol u. ä.) bewährt. Durch mehrmaliges intensives Abreiben der Impffläche wird damit eine weitgehende Keimarmut erzeugt. Anhaftende Desinfektionsmittel entfernt ein Abspülen mit sterilem Aqua dest. Schließlich wird die Impffläche mit sterilen Tüchern abgetrocknet.

Die Scarifikation muß zügig und so gleichmäßig durchgeführt werden, daß auf der Haut ein feines Gitter von nicht blutenden Scarifikationseffekten entsteht, in die der Operateur den Animpfstoff mit einem sterilen Gummihandschuh oder Pistill einmassiert. Das infizierte Impffeld deckt er anschließend sofort durch einen Antibiotika enthaltenden Salben-

verband ab. Dieser Verband soll besonders das Wachstum der restlichen, in den Vertiefungen der Haut und ihrer Anhangsorgane lebenden Keime während der Virusvermehrung verhindern. Gleichzeitig schützt er die geimpfte Fläche vor Verschmutzungen (s. Abb. 24).

In der Bayerischen Landesimpfanstalt hat sich folgende Verbandstechnik bewährt:

Unmittelbar nach der Flächenimpfung wird eine Paste auf die geimpfte Haut aufgetragen, die nach MAYR (1953) aus folgenden Substanzen besteht: Gummi arabic. 30,0; Cera flava 15,0; Supronal 1,0; Streptomycin 0,1; Penicillin 0,1; 62%iges Glycerinwasser ad 100. Auf die Salbe legen wir dachziegelartig Wattestreifen. Dieser Watteverband bleibt auf der Paste haften. Auf die Watte kommt eine 4fache Lage Gaze, die an den Rändern des Impffeldes angeklebt wird, und darauf eine aus starkem Leinen gefertigte Schürze korsettartig zu liegen. Über dem Rücken und um die Extremitäten gebundene Bänder pressen dieses Leintuch eng an die Körperoberfläche des Tieres. Es bedeckt dann vollständig die Impffläche. Eine zusätzliche, über das Leintuch geschnallte Segeltuchschürze verhindert grobe Verunreinigungen.

Der beschriebene Verband stört nicht die Entwicklung der Vaccinepusteln. Diese haben ihre normale Größe, Form und Farbe und zeigen keine Macerationserscheinungen.

Die Desinfektions- und Verbandstechnik wird auch durch die Wahl und das Geschlecht des Impftieres beeinflußt. So wird z. B. die Impffläche bei Kälbern nach der Rückenbeimpfung nur mit einer dicken, am Rande der Impffläche festgeklebten Gazeschicht und mit Leukoplaststreifen bedeckt. Dies ist bei Kälbern möglich, weil die Impffläche wesentlich kleiner und nicht so der Verschmutzung ausgesetzt ist wie die beimpfte Bauchhaut größerer Tiere.

g) Haltung der geimpften Tiere. Nach der Beimpfung kommen die Tiere in den Infektionsstall, wo peinliche Sauberkeit optimale Haltungsbedingungen gewährleistet. Die Tiere müssen 1 Tag p. vacc. stehen, damit sich die scarifizierten Hautstellen schließen können, bevor die Pustelbildung einsetzt. Eine Spezialaufhängevorrichtung verhindert das Niederlegen. Erfahrungen und klinische Untersuchungen haben gezeigt, daß das Stehen über diese Zeit nicht schadet, sofern die Tiere etwas Bewegungsfreiheit haben. Sie nehmen normal Futter und Wasser auf und zeigen keinerlei Störungen in ihrem allgemeinen Verhalten (s. Abb. 25).

Die Haltung der Impftiere ist in den einzelnen Instituten sehr unterschiedlich; besonders zahlreiche Varianten bestehen bei der Verbandstechnik und den antiseptischen Maßnahmen. Die Impftiere werden in den USA (1951, 1953, 1954) mit dem Desinfektionsmittel Roccal (eine quarternäre Ammoniumverbindung), dessen Eignung zur Gewinnung keimfreier Impfstoffe besonders DUCOR (1947) empfohlen hatte, gewaschen, mehrmals mit 95%igem Alkohol abgebürstet und dann mit sterilem Aqua dest. abgespült. Die Tiere erhalten keinen Verband. Sie kommen vielmehr täglich in einen frisch desinfizierten Stall, wo

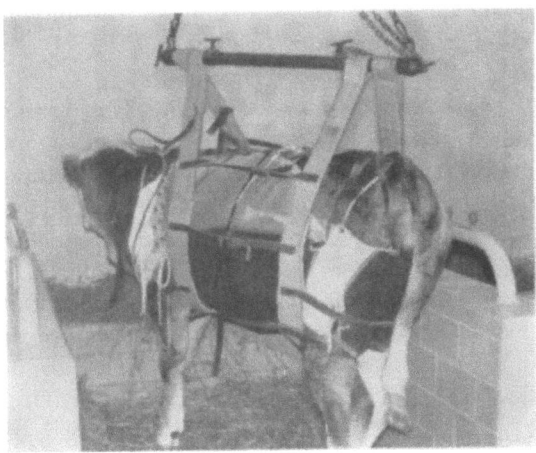

Abb. 25. Geimpftes Rind im Isolierstall

die Impffläche zweimal am Tage mit Roccal besprüht wird und erhalten dort nur sterilisiertes Futter. Nach BRANS (1959) dient in Holland Chloramphenicolpuder zur Bestäubung der Impffläche vor dem Verband. Eine Spezialkonstruktion fixiert die verbundenen Tiere 4 Tage so, daß die Füße gerade noch den Boden berühren. In Indien werden neuerdings Plastikfolien zur Abdeckung des Impffeldes und 15%iges „Savlon", mit dem das Impffeld ab dem 3. Tag p. v. bis zur Impfstoffabnahme gewaschen wird, verwendet. Damit ist nach ROY (1962) eine wirksame Bekämpfung bakterieller Verunreinigungen des Impfstoffes möglich.

KRISHNAMURTHY (1950) und DIERNHOFER (1957) befürworten die tägliche parenterale Behandlung der Impftiere von der Impfung bis zur Impfstofferneste mit Penicillin und Streptomycin. Der Sinn dieser Maßnahme ist die Durchtränkung der sich entwickelnden Impfpusteln mit Antibiotika von innen heraus, so daß sich vorhandene Keime gar nicht erst vermehren können. KRISHNAMURTHY gibt an, bei zusätzlicher örtlicher Anwendung dieser Antibiotika bakterienfreie Lymphen ernten zu können. Auch NARAYANA u. Mitarb. (1954) sprechen sich für diese Methode aus. Im Gegensatz dazu schreiben DURAND

und SCHNEIDER (1963) einer parenteralen Penicillinapplikation nur einen beschränkten und einem Schutzverband gar keinen Wert zu.

Der Gesundheitszustand der geimpften Tiere ist besonders sorgfältig zu überwachen. Ihre Ernährung, Pflege und Wartung muß gewissenhaft ausgeführt werden. Die Körpertemperatur wird morgens und abends gemessen und mit den tierärztlichen Beobachtungen in Gesundheitsbögen eingetragen. Treten Krankheitserscheinungen auf, die einen nicht normalen Impfverlauf vermuten lassen, so sind solche Tiere ohne vorherige Impfstoffabnahme zu töten.

h) Klinik der Vaccineinfektion der Impftiere nach Flächenimpfung.

α) Örtliche Erscheinungen am Impffeld. Etwa 48 Std. p. v. beginnt sich die geimpfte Fläche zu röten, anzuschwellen und schmerzhaft zu werden. Nach drei Tagen hebt sie sich beetartig von der nicht geimpften Haut ab, oft begleitet von einem subcutanen Ödem des Impffeldes, das bis zum 6. Tag p. v. an Stärke zunimmt. Die Temperatur der Impffläche ist erhöht. Am 4. Tag kommt es zur Bildung typischer Vaccinepusteln, die ihre Reife am 5.—6. Tag p. v. erreichen. Bei der Flächenimpfung entsteht meist eine konfluierende Pusteldecke. Die Ausbildung der Pusteln ist aber nicht an allen Körperstellen gleich gut. Die Einzelpustel hat nach 6—7 Tagen ca. 6 mm Durchmesser, ca. 3 mm Höhe und eine schmale Area. Die größten Pusteln entstehen bei abdominaler Impfung auf der Haut des Scrotums, des Dammes und um den Nabel (Abb. 26). Die Eintrocknung beginnt vom Zentrum her, sie ist 10 Tage p. i. abgeschlossen. Die Borken fallen nach 14—20 Tagen ab.

β) Allgemeinerscheinungen. Während der Entwicklung der Pusteln beginnen die Tiere zu fiebern. Am 2.—3. Tag p. i. steigt ihre Temperatur auf 40—41 °C. Auf dieser Höhe bleibt sie etwa 12—14 Tage p. i., erst dann sinkt sie langsam wieder auf normale Werte. Das Allgemeinbefinden der Tiere ist erheblich gestört, die Futteraufnahme nur noch gering, der Durst dagegen groß. Innerhalb weniger Tage nehmen 250—300 kg schwere Tiere um ca. 15 kg ab. Die Inguinaldrüsen sind stark geschwollen. Die schmerzhafte und sehr berührungsempfindliche Impffläche veranlaßt die Tiere, sich unter Umständen tagelang nicht hinzulegen, was zu Anschwellungen der Extremitäten führen kann. Die langdauernde Genesung beginnt mit dem Eintrocknen der Pusteln.

γ) Pathophysiologie. Über die Pathophysiologie der Impftiere haben vor allem Puntigam und Berger (1953 a,b) sowie Berger und Puntigam (1953) gearbeitet. Nach ihren Angaben lassen sich im Verlauf der Impferkrankung Veränderungen im Hämogramm feststellen, aus denen auf eine deutliche Beein-

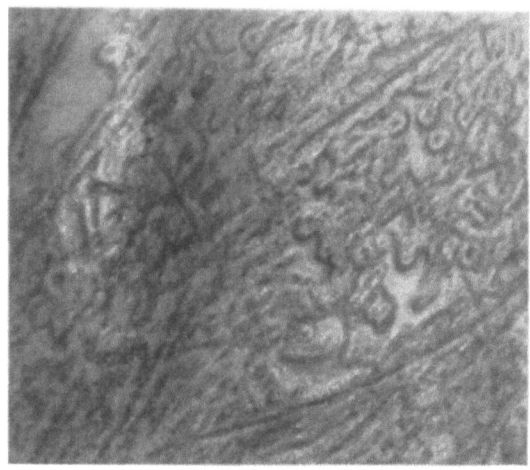

Abb. 26. Vaccineviruspusteln auf der Rinderhaut
5. Tag p. i.

flussung des HVL-NNR-Systems geschlossen werden kann. Die Zahl der neutrophilen Granulocyten hat ihr Maximum am 3. und 13. Tag p. i., am 6. und 7. Tag jedoch einen charakteristischen Tiefstand. Die Zahl der Eosinophilen sinkt bis zum 11. Tag p. v. (0,1%) rapide ab. Ebenso nimmt das Serumcholesterin bis zum 13. Tag p. v. ab. Auch Veränderungen der Bluteiweißkörper lassen sich nachweisen:

So fällt der Thymoltrübungstest negativ aus, die Cadmiumreaktion ist positiv, die Albumine nehmen ab, die Globuline zu, das Weltmannband ist stark verkürzt. Die Elektrophorese zeigt eine Zunahme der grobdispersen Globulinanteile. Die Zinksulfattrübung erhält eine Zunahme der Trübungswerte ab dem 9. Tage p. v. Alle aufgezählten Veränderungen haben ihren Gipfel am 12. Tag p. v.

Das Antikörperbild von Impfrindern untersuchte in jüngster Zeit Adldinger (1962). Nach seinen Befunden lassen sich ab dem 8. Tag p. i. hohe Titerwerte von hämagglutinationshemmenden und virusneutralisierenden Antikörpern nachweisen. Präcipitierende Antikörper

treten nach Flächenimpfung 6—9 Tage, nach Schnittimpfung 10 Tage p. i. auf. Komplementbindende Antikörper ließen sich mit der angewandten Standardmethode nicht nachweisen. Sie sind wahrscheinlich „maskiert" und es bedarf zu ihrem Nachweis besonders feiner Spezialmethoden. Darauf sind auch die negativen Ergebnisse anderer Autoren zurückzuführen. Die Antihämagglutinine und virusneutralisierenden Antikörper finden sich mindestens einige Monate lang im Serum. Kaiser u. Mitarb. (1932, 1933, 1936) haben durch Reinfektionsversuche nachgewiesen, daß die nach einer Vaccineimpfung sich entwickelnde solide Immunität mindestens 1 Jahr anhält. Aus dem Ablauf der Wiederimpfreaktionen schließen die Verfasser auf die Ausbildung einer Hautimmunität bereits ab dem 6. Tag p. v.

Der Nachweis des Virus im Blut gelingt nach Lehmann (1934), sowie Puntigam und Orth (1953) anscheinend nur selten. Letztere Autoren konnten jedoch auf elektronenoptischem Wege nach Anreicherung im Kaninchenhoden das Virus regelmäßig im Vollblut, z. T. auch im Plasma schon kurz nach der Impfung bis 22 Tage p. i. nachweisen. In der Rückenmarksflüssigkeit ließ sich das Virus ab der 54. Std. p. i. demonstrieren (Puntigam, Orth u. Kubin (1952)]. Eigene Untersuchungen mit einfacheren Methoden — Verimpfung entsprechender Proben auf die Chorioallantoismembran von Bruteiern oder auf Zellkulturen — ergänzen und bestätigen z. T. diese Angaben. Danach erwies sich das Blut ab der 6. Std. p. i. bis zur Impfstofferne (5. Tag p. i.) als gering virushaltig. Auffallend war, daß dabei die Erythrocyten stets, das Plasma selten, die Leukocytenfraktionen aber nie Virus enthielten. Am 5. Tag p. i. waren Plasma und Erythrocyten gleich stark positiv. In der Milz, Niere, Lunge und im Knochenmark war Virus nur unregelmäßig, in den Kniefaltenlymphknoten stets nachweisbar. Bei vaccinierten Schafen bestanden analoge Verhältnisse.

i) Impfstoffabnahme.

α) Zeitpunkt der Impfstofferne. Er liegt im allgemeinen am 4.—6. Tag nach der Beimpfung, also vor der vollen Pustelreife. Zu diesem Zeitpunkt ist der Virusgehalt der Pusteln am höchsten. Nur für 1—2 Tage hält sich die Viruskonzentration auf diesem Gipfel. Dann sinkt sie wieder ab, ehe noch die Pustel ihre größte Ausbildung erreicht hat (Interferonwirkung? Antikörperbildung?). Auf dieses Phänomen machte bereits PASCHEN (1927) aufmerksam.

β) Technische Vorbereitungen. Verschiedene Gründe sprechen für eine Tötung der Tiere vor der Impfstoffabnahme: Es wird ihnen dadurch die schmerzhafte Operation der Abnahme erspart. Die mit einer Blutentziehung verbundene Tötung gestattet zudem die Abnahme von Impfstoff ohne Blutgehalt. Darüber hinaus ergibt sich die Möglichkeit, die Gesundheit der Tiere durch Sektion zu überprüfen.

Der Tötung und Sektion der Tiere stehen allerdings technische Schwierigkeiten entgegen. Nicht alle Impfanstalten sind dafür eingerichtet. Als berechtigte, aber auch notwendige Zwischenlösung gilt die Narkose der geimpften Tiere.

Die *Impfstofferne* geht wie folgt vonstatten:
Die Tiere werden auf dem Impftisch fixiert und nach der Abnahme des Verbandes werden die gleichen antiseptischen Maßnahmen unter aseptischen Kautelen durchgeführt wie bei der Beimpfung. Die Pustelfläche wird mit sterilen Tüchern vorsichtig abgetrocknet. Eine zusätzliche Sicherung zur Gewinnung keimarmer Impfstoffe empfehlen BERGER und PUNTIGAM (1957): Die Impffläche wird nach der üblichen Desinfektion noch zusätzlich mit einer Penicillin-Streptomycin-Lösung besprüht, die in 40 ml Aqua dest. 10,0 g Streptomycin und 50 000 E Penicillin enthält. Dieser Antibiotikagehalt genügt im allgemeinen, noch vorhandene und empfindliche Keime an ihrer Vermehrung im Impfstoff zu hindern. Wir können die günstigen Ergebnisse obengenannter Autoren bestätigen, sind aber überzeugt, daß dieses Verfahren nicht die anderen Maßnahmen der Keimabwehr überflüssig macht. Der Antibiotikagehalt des Impfstoffes sollte zudem möglichst niedrig sein.

γ) Abnahme des Rohimpfstoffes. Rohimpfstoff, Pulpa, Rohlymphe heißt die vaccinevirushaltige Pockenpustelmasse, die nach Abschluß der Desinfektionsmaßnahmen vom Tier abgenommen wird (s. Abb. 17). Die Pustelabnahme erfolgt mit einem scharfen Löffel oder Spezial-Schleifenmesser. Nicht nur die Pockenpustel selbst, sondern auch der Pockengrund muß unter kräftigem Druck rasch in einem Zug abgenommen werden. In den Rohimpfstoff soll dabei möglichst wenig Blut gelangen. Man vermeidet deshalb das wiederholte Abschaben eines schon abgekratzten Impffeldes. Eine völlig blutfreie Gewinnung ist bei lebenden Tieren nicht möglich. Ein geringer Blutgehalt schadet der Lymphe aber nicht. Der Rohimpfstoff wird gewogen, weil nach seinem Gewicht sich die Menge der für die weitere Verarbeitung zuzusetzenden Glycerin-NaCl-Lösung errechnet. Dabei spielt eine große Rolle, ob die Pustelmasse in feuchtem oder in relativ trockenem Zustand gewonnen wurde.

Quantität und Qualität der Impfstofferne hängen nicht nur vom Impfstoff allein ab. So werden bei gleichem Animpfstoff und gleicher Impftechnik bei Tieren gleicher Rasse, gleichen Alters und Geschlechts unterschiedliche Ernten gewonnen. Der individuelle Dispositionsfaktor kann sehr erheblich sein.

δ) Sektion der Impftiere. Die Impftiere sind spätestens nach der Impfstoffabnahme zu sezieren. Die Ausführungsbestimmungen A zum Fleischbeschaugesetz vom 15. 3. 1961 schreiben ihre Tötung bzw. Schlachtung in einem Seuchenschlachthaus vor, falls dies im Impfinstitut nicht möglich ist. Diese Bestimmungen bilden auch die Grundlage für die fleischbeschauliche Beurteilung.

Die Sektion läßt bei den meisten Impftieren mäßige Leber- und Milzschwellungen, stets aber starke Schwellungen der regionären, dem Impffeld zugeordneten Lymphknoten und ein deutliches subcutanes Ödem der Impffläche erkennen.

Die tierärztliche Überwachung sondert kranke Tiere von der Impfstoffproduktion aus. Treten aber bei der Sektion trotzdem pathologische Veränderungen zutage, die nach dem Urteil des Tierarztes Bedenken hervorrufen, so darf in Deutschland die Impfstofferne nicht zu Impfstoff verarbeitet werden, der für Menschen bestimmt ist. In Betracht kommen hier eventuell chronische Eiterungen und beginnende Septikämien. Es sei in diesem Zusammenhang auch auf eine mögliche Aktivierung latenter Infektionen durch die Impfung hingewiesen. Die ebenfalls vorgeschriebene bakteriologische Untersuchung von Fleisch- und Organproben des Tieres kann deshalb die pathologisch-anatomischen Sektionsbefunde unterstützen und erweitern.

Zusammenhänge zwischen dem Keimgehalt des Fleisches bzw. der Organe des Tieres und dem abgenommenen Impfstoff ließen sich nach eigenen Untersuchungen bisher nicht feststellen. Nach unserer Erfahrung genügt die kurze Zeit von der Impfstofferne bis zur Sektion des Tieres, um Keime von der offenen Impffläche über die Blutbahn im Körper zu verteilen. Die Abnahme eines bakterienfreien Impfstoffes ist nur möglich, wenn eine Bakteriämie vor der Impfstofferne nicht bestanden hat. Die bakteriologische Untersuchung des Tierkörpers kann daher in erster Linie nur Hinweise für die fleischbeschauliche Beurteilung des Tieres, nicht aber für die des Impfstoffes liefern.

In den USA (1951, 1953, 1954) werden die Tiere zur Impfstoffabnahme ebenfalls getötet und dann seziert. Das erste und letzte Tier einer Saison und Charge wird noch mindestens 14 Tage nach der Ernte zum sicheren Ausschluß von Maul- und Klauenseuche beobachtet. In Holland [BRANS (1959)] werden nur gegen MKS geimpfte Tiere verwendet. In England dienen gegen Pustulardermatitis immunisierte Schafe zur Impfstoffgewinnung. Der Impfstoff wird vom getöteten Tier am 4. Tag p. i. abgenommen.

3. Lagerung des Rohimpfstoffes

Der abgenommene Impfstoff wird bis zur weiteren Verarbeitung bei mindestens —20 °C eingefroren. Er ist bei dieser Temperatur jahrelang haltbar. Im allgemeinen halten die Impfanstalten Rohimpfstoff für den Normalbedarf ihres Gebietes von 2 Jahren vorrätig. Dieser Vorrat reicht zur sofortigen Bekämpfung einer eventuell ausbrechenden Pockenepidemie aus. Während der Lagerung werden die ersten orientierenden bakteriologischen und virologischen Prüfungen durchgeführt.

4. Fertigstellung des Impfstoffes aus dem Rohimpfstoff

Die Verarbeitung des Rohimpfstoffes zum abgabefertigen Endprodukt durchläuft 2 Stadien: Die Stammlymphe und die Gebrauchs- bzw. Versandlymphe.

a) Herstellung der Stammlymphe. Die Stammlymphe wird durch Emulgierung des Rohimpfstoffes mit einer entsprechenden Menge Glycerin-Kochsalzlösung und mit bestimmten Zusätzen hergestellt. Diese konzentrierte Zwischenstufe dient als Ausgangsmaterial für die Herstellung der Versandlymphe nach Abschluß der Unschädlichkeits- und Wirksamkeitsprüfungen. Das Arbeitsprinzip läßt sich im einzelnen wie folgt beschreiben:

Unter sterilen Bedingungen werden Rohimpfstoff und Glycerin-Kochsalzlösung (pH 7,0—7,2; 50—62% Glycerin DAB 6 in phys. NaCl) im Verhältnis 1:5 vermischt und durch hochtouriges Homogenisieren unter Kühlung vermahlen, so daß intracelluläres Virus frei wird. Zur Aufschließung des Rohimpfstoffes dienten früher Walzen-, Kugel-, Koller- und Spindelmühlen. Die erhaltenen Suspensionen waren zwar fein, die Vermahlungszeiten aber sehr lang. Mit den hohen Umdrehungszahlen moderner Homogenisatoren läßt sich dieser Arbeitsgang sehr abkürzen (s. Abb. 27).

Die gleichzeitige Verarbeitung der Rohimpfstoffe mehrerer Tiere ist zwar zulässig, jedoch sollen orientierende Prüfungen der einzelnen Chargen vorher ihre Tauglichkeit

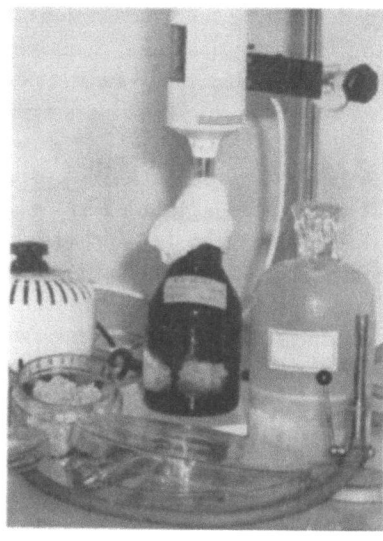

Abb. 27. Rohimpfstoff (links in der Schale), Homogenisierung mit dem „Ultra-Turrax" zur Herstellung der Stammlymphe (rechts in der Flasche)

klären. Nach der als „Verreibung" bezeichneten Homogenisation des Impfstoffes wird die dickflüssige Suspension durch dichte Gaze filtriert.

Eine neue Technik gab AMIES (1962) bekannt. Danach wird der Rohimpfstoff in geeigneten Homogenisatoren mit einer Pufferlösung (n. McIlvaine, 4 mM, pH 7,0), die 1% Tween 80 und 0,5% Phenol enthält, im Verhältnis 1:4 verrieben. Die Suspension wird bei 1000 g 10 Minuten zentrifugiert, das Sediment noch weitere 2mal unter Pufferzusatz homogenisiert und zentrifugiert. Die vereinigten Überstände zentrifugiert AMIES bei 6780 g über 30 Minuten, nimmt den Niederschlag in wenigen ml Pufferlösung (ohne Tween-80-Zusatz) auf, suspendiert ganz fein und zentrifugiert kurz bei 1000 g. Der Niederschlag wird auf gleiche Weise noch 2mal behandelt. Die jeweils gesammelten Überstände sind eine teilgereinigte Virussuspension, die nach 48 Std. bei 20°C durch die Einwirkung des Phenols bakterosteril sind. Schließlich wird das Viruskonzentrat 1:10 mit einer 4 mM McIlvaine-Lösung verdünnt, die 13,9% Polyvinylpyrrolidon, 1,1% Pepton und 0,39% Phenol enthält. Letzteres entfällt, falls der nun fertige Impfstoff gefriergetrocknet werden soll.

Der Autor weist nach, daß auf diese Weise ein höherer Viruskertrag, d. h. mehr Impfstoff zu gewinnen ist als mit der traditionellen Methode. Weitere Erprobungen müssen noch zeigen, ob dieses technisch umständliche Verfahren Eingang in die Praxis finden kann.

Mit Hilfe physikalischer und chemischer Verfahren ist es möglich, die Begleitkeime des Impfstoffes unschädlich zu machen. Physikalische Desinfektionsmethoden, wie z. B. die Behandlung mit UV- und Röntgenstrahlen, Hitze und Ultraschallwellen sind jedoch ungeeignet, weil hierdurch die Aktivität des Vaccinevirus besonders stark angegriffen wird. Beim Pockenschutzimpfstoff ist deshalb die Anwendung von Chemikalien das Mittel der Wahl geworden. Bis heute gelang es jedoch noch nicht, ein ideal wirkendes Desinfektionsmittel zu finden, das ohne Schädigung des Virus die Begleitkeime selektiv abtötet.

Neben Glycerin sind eine Vielzahl baktericid wirkender Stoffe getestet worden: Toluol, Nelkenöl, Trypaflavin, Rivanol, Chinosol, Zephirol, Brillant- und Malachitgrün u. a.. Eingehend haben hierüber Fust und Grünig (1949), Megay und Rotter (1949) sowie Durand und Schneider (1963) referiert. Wenn auch von Pillai und Pillai (1953) „Desogen" (Methyl-phenyl-dodecyl-trimethylammonium-metasulfat) zur raschen Keimabtötung empfohlen wurde, so wird z. Z. als Desinfektionsmittel aber nur noch Phenol öfters verwendet.

So werden in Holland nach Brans (1959) ein Teil Rohimpfstoff mit zwei Teilen 1%igem Phenol in McIlvaine-Puffer verrieben, filtriert und 24 Stunden bei Zimmertemperatur aufbewahrt. Je nach Titer werden dann 3—6 Teile Glycerin-McIlvaine-Lösung zugefügt, bis die Endkonzentration des Glycerins 40% beträgt. In Dänemark beträgt die Phenolkonzentration 0,5%, in England und Kanada 0,4%. Auch in der UdSSR wird noch Phenol beigegeben. Nach Meinung des Expertenkommitees der WHO (1959) sollen bei einem Keimgehalt von mehr als 1000/ml 0,5% Phenol zugesetzt werden, das einige Stunden bei 22°C einwirken soll.

Die moderne Behandlung der Stammlymphe erfolgt heute fast durchwegs mit Antibiotika und Sulfonamiden (Fust u. Grünig (1949), Megay u. Rotter (1949), Herrlich u. Bednara (1950)), obwohl keine einstimmige Auffassung über die Wirksamkeit ersterer, besonders der Penicilline, besteht [s. bei McClean (1955)]. Neben Streptomycin und

Penicillin sind noch andere Antibiotika, z. B. Erythromycin [Megay u. Rotter (1949), Plagnol u. Mitarb. (1956)] zur Abtötung bestimmter Keime im Gebrauch. Auch Aureomycin kann nach Cabasso u. Mitarb. (1952) sowie nach De Sousa (1953) ohne Schaden für das Vaccinevirus verwendet werden. Der Zusatz von Mycostatin ist gegen Hefe- und Pilzverunreinigungen gerichtet.

Resistenzprüfungen verhelfen dabei zu einer gezielten Anwendung der Antibiotika, wodurch unnötige und zwecklose Zusätze vermieden werden. Auf diese Weise gelingt es in der Regel, in relativ kurzer Zeit Begleitbakterien unschädlich zu machen. Alle aufgeführten Zusätze können vor der Verreibung oder nach der Filtration zugesetzt werden. Unsere Stammlymphen enthalten 1000 E Penicillin, 2 mg Streptomycin und 4 mg Supronal pro ml zur Zeit der Herstellung. Somit würden theoretisch auf jeden Impfschnitt ca. 5 E Penicillin und 0,02 mg Streptomycin gelangen. Es ist bekannt, daß gelöste Antibiotika nach bestimmter Lagerzeit gegen Bakterien unwirksam werden, was andererseits aber nicht unbedingt für ihre Wirksamkeit als Allergene zutrifft. Doch scheinen sich Befürchtungen über eine Gefährdung allergischer Menschen oder eine allgemeine Allergisierung durch antibiotikahaltige Pockenschutzimpfstoffe nicht zu bestätigen.

b) Lagerung der Stammlymphe. Die Wirksamkeit jeder flüssigen Lymphe ist gewissen Schwankungen unterworfen, die sich aus folgenden Faktoren ergeben: Quelle des Originalmaterials (Dermo-, Ei-, Kulturvirus), Konzentration der Gewebesuspension, Lagertemperaturen, zugesetzte Desinfektionsmittel und chemische Stabilisatoren. So hat z. B. die zugesetzte Glycerinmenge einen besonders großen Einfluß auf die Haltbarkeit des Impfstoffes. Die Einführung des Glycerins zur Stabilisierung des Impfstoffes durch Müller im Jahre 1866 [zit. bei Lentz u. Gins (1927)], war ein entscheidender Fortschritt für die Impfstoffproduktion. Die durch einen Zusatz bewirkte Viskositätserhöhung ist auch deshalb vorteilhaft, weil der Impfstoff besser am Impfschnitt haftet.

Glycerin wirkt schon bei Temperaturen von 0 bis +4°C bactericid, ohne hierbei das Vaccinevirus sehr zu schädigen. Die viruciden

Eigenschaften von Glycerin sind bei Temperaturen unter −10 °C praktisch zu vernachlässigen. Solche Temperaturen eignen sich folglich besonders gut zur Lagerung der Flüssigimpfstoffe. Mit steigenden Temperaturen (+10 °C) greift jedoch auch Glycerin das Vaccinevirus an. Deshalb droht infolge Lagerung oder Transport bei Wärme eine rasche Inaktivierung der Impfstoffe. Mit zugesetzten Stabilisatoren (Agar-Agar, Serum, Pepton usw.) versucht man, dieser Inaktivierung entgegenzuwirken, um wenigstens eine kurze Lagerfähigkeit bei höheren Temperaturen zu ermöglichen.

Die Konzentration des Glycerins scheint die eigentliche Ursache für die Virusschädigung zu sein. Nach DOSTAL (1962 a) sind besonders nachteilig Glycerinkonzentrationen ab 50%, also gerade die Mengen, die zur Herstellung von Flüssigimpfstoffen im allgemeinen benützt werden (50—80%). Die bactericide und virucide Wirkung des Glycerins ist wahrscheinlich durch seine, mit steigender Temperatur zunehmende, dehydrierende und denaturierende Eigenschaft bedingt. Höhere Temperaturen führen Glycerin aus dem polymeren Zustand in Kälte in einen monomolekularen. Nur dieser greift die Proteinstruktur der Viren an, während Bakterien bereits vom polymeren Stadium bei niederen Temperaturen geschädigt werden. Zugabe von Serum, Albuminen, Gelatine, Pepton u. ä. hemmt die denaturierenden Eigenschaften des Glycerins. Es ist wahrscheinlich, daß die Adsorption und Bindung der Aminosäuren und Polypeptide an gewissen Radikalen der Virusoberfläche das Virus gegen Denaturierung schützen. Auch die Zugabe gewisser Ionen zum Suspensionsmedium scheint nach KAPLAN und MICKLEM (1961) die Inaktivierung herabzusetzen. So können z. B. höhere Phosphat-Konzentrationen die intermolekularen Reaktionen zwischen Virus und Glycerin schädigen und dadurch die Stabilität des Systems erhöhen. Na-Ionen in 2 molarer Lösung sollen sogar besser als 50%iges Glycerin gegen Wärmeinaktivierung schützen, während Ca^{++} und Mg^{++} diese beschleunigen [WALLIS u. Mitarb. (1962)].

Aus obigen Gründen empfiehlt sich deshalb, nicht über einen Zusatz von 40—50% Glycerin bei der Herstellung von Flüssigimpfstoffen zu gehen. Der Impfstoff bleibt bei dieser Glycerinkonzentration bei −10 °C noch flüssig. Die herabgesetzte Viskosität kann durch Zugabe von Agar-Agar, Gelatine und Gummi arabicum kompensiert werden. Der pH-Wert der Suspensionsmedien beträgt im allgemeinen 7,2—7,4.

AMIES (1962) glaubt, aus den gleichen Gründen auf Glycerin völlig verzichten zu können. Dafür verwendet er eine 4 mM Pufferlösung nach McIlvaine, pH 7,0, die 12% Polyvinylpyrrolidon, 1% Pepton und eventuell 0,4% Phenol enthält. Der Verfasser

erreicht damit eine bemerkenswert erhöhte Wärmestabilität seiner Impfstoffe.

Photodynamische Einflüsse auf den Impfstoff sind von verschiedenen Autoren untersucht worden [Lit. bei HALLAUER (1944)]. Danach hat z. B. diffuses Tageslicht eine allmähliche Schädigung der Lymphe zur Folge. Besonders ist das Vaccinevirus gegenüber ultravioletten Strahlen empfindlich. Bestimmte Farbstoffe, z. B. Eosin, Methylenblau, Neutralrot erhöhen die schädigende Wirkung von Licht, besonders von Sonnenstrahlen. Man füllt deshalb den Impfstoff vorsorglich in braun gefärbte Glasgefäße ab.

Es hat sich gezeigt, daß die Empfindlichkeit des Vaccinevirus gegenüber allen physikalisch-chemischen Mitteln steigt, je reiner es suspendiert vorliegt. Das erklärt, warum das Virus in der Dermolymphe, die viel unspezifisches Eiweiß enthält, widerstandsfähiger ist als in Ei- und Kulturvaccinen. Die Erfahrung lehrt ferner, daß die Stabilität des Impfstoffes um so mehr sinkt, je höher er verdünnt wird: Gebrauchsfertiger Impfstoff ist deshalb nicht so lange haltbar wie Stammlymphe.

Die Stammlymphe bildet nach Abschluß der Unschädlichkeits- und Wirksamkeitsprüfungen die jederzeit verfügbare Impfstoffreserve. Bei −20 °C und tiefer kann sie jahrelang aufbewahrt werden. Lagert Stammlymphe dagegen längere Zeit bei +4 °C, so kommt es nach HERZBERG (1955) zu einer Virulenzabschwächung. Gleichzeitig sinkt die Zahl der infektiösen Viruspartikel auf eine relativ konstant bleibende Höhe. Diese Änderungen äußern sich in einer Abschwächung der biologischen Reaktionen beim Menschen und beim Tier (vgl. Kap. Unschädlichkeitsprüfungen).

c) Herstellung der Versandlymphe (Gebrauchslymphe). Das Endprodukt der Impfstoffherstellung ist die sogenannte Versandlymphe. Sie entsteht durch Verdünnung der gelagerten Stammlymphe. Der Verdünnungsgrad richtet sich nach dem Virusgehalt der Stammlymphe (bezügl. des Mindestvirusgehaltes vgl. S. 134). Als Verdünnungsflüssigkeit dient Glycerin-Kochsalzlösung. In den meisten Fällen beträgt das Verdünnungsverhältnis ca. 1:3 bis 1:6, so daß sich für die Gesamtverdünnung des Rohimpfstoffes ein Verhältnis 1:15 bis 1:30 errechnet. Zweckmäßigerweise wird nur so viel einer Stammlymphe zur Versandlymphe verdünnt, wie für den baldigen Verbrauch notwendig ist. Jede hergestellte Charge ist auf Wirksamkeit und Keimgehalt erneut zu prüfen.

5. Impfstoffabfüllung

Die Versandlymphe wird nach Abschluß aller Prüfungen in zweckmäßige Gefäße abgefüllt, deren Größe von der Zahl der angefor-

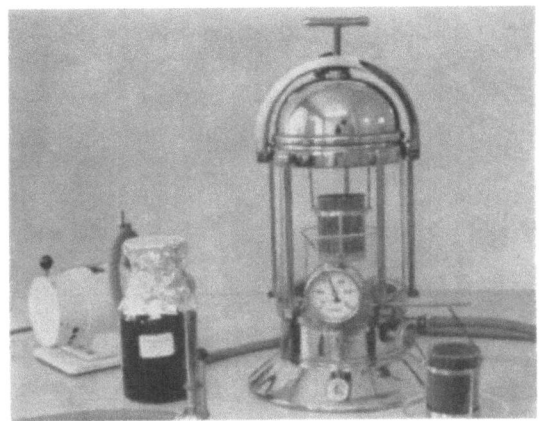

Abb. 28. Füllung der Kapillaren

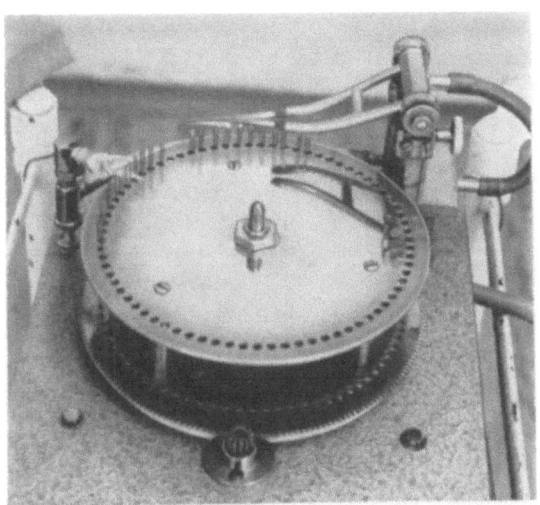

Abb. 29. Abschmelzen der Kapillaren

derten Impfstoffportionen abhängt: Glaskapillaren als Kleinabfüllung für Privatärzte und Glaszylinder bzw. Fläschchen als Großabfüllung für die öffentlichen Impftermine. Die Kleinverpackung wird meist als Kapillare mit 1—3, seltener mit 10—20 Portionen abgegeben. Zylinder fassen 1—2 ml Impfstoff, was ungefähr 100—200 Portionen entspricht.

Der gesamte Abfüllvorgang verläuft unter absolut sterilen Kautelen, um jede nachträgliche Verunreinigung des Impfstoffes zu vermeiden.

Die staubfreien und sterilen Kapillarröhrchen, deren eines Ende bereits zugeschmolzen ist, werden in Bündeln von 200—300 Stück gleichzeitig im Vakuum gefüllt (s. Abb. 28). Das noch offene Ende der Kapillaren wird anschließend manuell oder maschinell zugeschmolzen (s. Abb. 29). In Amerika (1951, 1953, 1954) werden die Kapillaren nach der Füllung mit Roccal gewaschen, zwischen Filterpapier getrocknet, über Nacht bei +5°C gelagert und vor dem Zuschmelzen 2 Stunden bei 35°C gehalten. Diese Prozedur verhindert ein unschönes Zuschmelzen. Nach dem Verschließen kommen die Kapillaren zur Prüfung auf Dichtheit in eine Brillantgrünlösung, die unter Vakuum steht. Gefärbter Kapillarinhalt zeigt Undichtigkeiten an. Die äußere Reinigung der Kapillaren erfolgt letztlich mit 70%igem Alkohol und Aqua dest.. Zur Füllung der Impfstoffzylinder

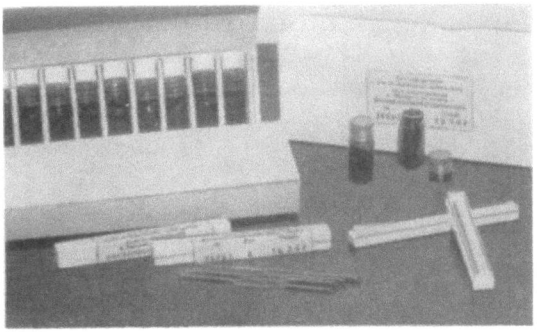

Abb. 30. Impfstoffzylinder (50—100 Port.) Impfstoffkapillare (3 Port.), dgl. in entsprechender Verpackung

dienen zwar automatische Dosierspritzen, der Verschluß muß jedoch noch manuell vorgenommen werden.

Als Verpackung für Kapillaren haben sich Holzköcher, Plastik- oder Aluminiumröhrchen bewährt. Zylinder und Fläschchen werden in besonders konstruierten Faltschachteln verschickt.

Ob sich für die Kleinabfüllung Plastikmaterial, wie es jetzt in Schweden in Gebrauch ist, bewährt, muß erst die Erfahrung lehren. Hier wird der Impfstoff für Einzeldosen zuerst in einen PVC-Plastikschlauch von 1 mm Durchmesser eingefüllt. Durch automatische Hochfrequenz-Verschweißung entsteht eine Kette von abgeschlossenen Einzeldosen, die leicht voneinander getrennt werden können. Nachteilig kann sich die Wasserdurchlässigkeit des Plastikmaterials auswirken, wenn der Impfstoff bei Zimmertemperatur lagert. Die Folge wäre eine Eintrocknung und Wertminderung des Impfstoffes. Nach ESPMARK und LINDNER (1962) ist jedoch der Wasserverlust bei +4°C nach 2 Monaten nur 5—10%, bei Temperaturen unter dem Gefrierpunkt kommt es zu keinem Wasserverlust.

Die Zylinderabfüllung für größere Mengen schwankt bei den einzelnen Impfstofflieferanten um mehr als 100%. Wir halten 0,6 ml Lymphe für ausreichend zu 50 Impfungen. Es ist zweckmäßig, keine größeren Abfüllungsmengen zu wählen, da sonst bei den Impfterminen Restbestände bleiben und die Gefahr der Verunreinigung erhöht wird. Die Zylinder sollen eine weite Öffnung haben, damit die Impflanzette eingetaucht werden kann (s. Abb. 30).

Rückhaltemuster sollen bis zum völligen Verbrauch der Charge aufbewahrt werden.

6. Laufzeit (Verfallzeit) des Impfstoffes

Als Lauf- bzw. Verfallzeit wird die vom Hersteller des Impfstoffes angegebene Zeitspanne bezeichnet, für die bei vorschriftsmäßiger Lagerung bei +4°C ein sicheres Angehen am Menschen erwartet werden darf. Eine durchschnittliche Laufzeit von 12 Wochen ist vertretbar. Sie kann bei längerem Transportweg oder zu Beginn der warmen Jahreszeit verkürzt werden.

Interessant sind in diesem Zusammenhang die von FISEK (1960) mitgeteilten Möglichkeiten zur Vorausbestimmung der Haltbarkeit der Impfstoffe. Danach kann die Verfallzeit eines Impfstoffes auf einfache Weise wie folgt angegeben werden:
Sinkt die Wirksamkeit einer Glycerinvaccine nach zweistündiger Erwärmung bei +50°C auf weniger als 90% ihres ursprünglichen Wertes, so kann die Verfallzeit ab der letzten Wirksamkeitsprüfung mit 4 Monaten angegeben werden, wenn der Impfstoff bei +5°C lagert. Die Verfallzeit verringert sich auf 1 Monat, wenn der Impfstoff bei +10°C gehalten wird.

7. Abgabe des Impfstoffes

Die Abgabeform des Impfstoffes ist in Deutschland amtlich vorgeschrieben. Der fertige Impfstoff darf auf schriftliche oder fernmündliche Bestellung nur an Apotheken, Ärzte, Gesundheitsämter und Arzneimittelgroßhandlungen abgegeben werden. Die Versendung des Impfstoffes erfolgt in Originalpackungen mit Angabe des Namens der Impfanstalt, der Impfstoffbezeichnung, dessen Produktionsnummer, der Versandnummer, der Zahl der Impfportionen und der Laufzeit bei entsprechender Lagertemperatur ($\leq +4$°C).

Die WHO (1959) hält folgende Beschriftung der einzelnen Impfstoffversandgefäße bzw. der Packungen für richtig: Adresse des Herstellers, Bezeichnung des Inhaltes (Variolavaccine), Herstellungsnummer, die nötige Lagertemperatur und das Verfallsdatum bei richtiger Lagerung. Darüber hinaus sollten neben einer Gebrauchsanweisung Angaben gemacht werden, ob der Impfstoff den staatlichen Mindestanforderungen entspricht, über das Gewebe bzw. das Tier, von dem der Impfstoff gewonnen wurde, über die beigegebenen Konservierungsmittel und ihre Menge, ferner Angaben über Antibiotikazusätze und über Lagerungs- und Transportbedingungen und der Hinweis, daß die Wirksamkeit des Impfstoffes bei höheren Temperaturen nachläßt, eventuell sogar noch Angaben über Kontraindikationen und Reaktionen der Impfung.

Der Impfstoff für die öffentlichen Impfungen wird von den deutschen Impfanstalten kostenlos abgegeben. Bei Abgabe an Privatärzte und Apotheker ist ein von den Ländern festgesetzter Preis zu erheben. Über den Versand der Impfstoffe werden Versandbücher geführt.

IV. Impfstoffprüfungen

1. Allgemeine Gesichtspunkte und Zweck der Prüfungen

Der Pockenschutzimpfstoff muß vor seiner Anwendung am Menschen auf Unschädlichkeit und Wirksamkeit geprüft werden. Diese Begriffe sind seit EHRLICH für die Impfstoffanwendung von entscheidender Bedeutung: Ein Impfstoff ist dann als optimal anzusehen, wenn beide Forderungen soweit wie möglich erfüllt sind.

Dabei muß man sich aber stets darüber klar sein, daß eine Unschädlichkeitsprüfung im Laboratorium nur einen sehr bedingten Aussagewert hat. Sie kann nur gewährleisten, daß das Impfvirus in möglichst gleichmäßiger Menge und ohne Verunreinigung durch Begleitkeime verabreicht wird [GÜNTHER u. BONIN (1963)]. Die Kontrolle der Pockenschutzimpfstoffe wird in den einzelnen Ländern unterschiedlich gehandhabt. Die WHO (1959) hat eine Empfehlung herausgegeben mit der Absicht, eine allmähliche Vereinheitlichung der Prüfungsbestimmungen zu erreichen. In Deutschland führen die staatlichen Anstalten die Prüfung nach den geltenden Richtlinien selbst durch.

Die *Unschädlichkeitsprüfungen* setzen sich aus einer Prüfung des Keimgehaltes bzw. der Keimfreiheit, nach Möglichkeit aus einer Prüfung auf Freiheit von Fremdviren und einer Prüfung auf Ungiftigkeit zusammen. Es sollen sich auch Untersuchungen über die quali-

tativen Eigenschaften des verwendeten Impfvirusstammes bzw. seine Unschädlichkeit für
den Menschen anschließen.

Die *Wirksamkeitsprüfungen* dienen dem
Zweck, Impfstoffe herzustellen, die genügend
Virus enthalten, damit der Impferfolg gewähr-
leistet ist. Der verwendete Impfvirusstamm
muß dabei über ausreichende immunisierende
Eigenschaften verfügen.

Die Prüfung auf Keimgehalt bzw. Keimfreiheit erfolgt nach den üblichen bakteriologischen Methoden. Die Dermovaccinen müssen
nur frei von pathogenen Mikroorganismen sein;
sie dürfen aber eine gewisse Menge saprophy-
tischer Keime/ml enthalten. Abgesehen davon,
daß es unmöglich ist, Dermoimpfstoff auf
Grund seiner Produktionsart und des Impfmodus absolut keimfrei an den Impfling heranzubringen, sollte doch die Herstellung eines
vollkommen keimfreien Impfstoffes oberstes
Ziel bleiben.

Die wünschenswerte Prüfung des Impfstoffes auf Fremdviren (s. S. 132) kann noch
nicht routinemäßig durchgeführt werden.
Die augenblicklich zur Verfügung stehenden
Methoden zu ihrem Nachweis liefern noch zu
unsichere Ergebnisse.

Obwohl bei dem cutan zu verimpfenden
Pockenschutzimpfstoff unerwünschte Begleitsubstanzen nicht in dem Maße stören wie bei
einem Impfstoff, der parenteral appliziert
wird, dürfen Ungiftigkeitsteste nicht vernachlässigt werden. Im wesentlichen handelt es
sich dabei um eine Prüfung der Ungiftigkeit
der Suspensionsflüssigkeiten. Sie müssen den
amtlichen Reinheitsvorschriften entsprechen.
Im allgemeinen wird die Ungiftigkeit bei der
Kontrolle des Impferfolges mit erfaßt.

Die Überwachung der qualitativen Eigenschaften des Impfvirus ist veranlaßt durch die
Beobachtung, daß verschiedene Impfvirusstämme in ihrer Virulenz und Tendenz zu
Impfkomplikationen erheblich voneinander ab-
weichen. Da jedoch sichere und brauchbare
Unterscheidungskriterien derzeit methodisch
noch nicht gegeben sind, stecken die qualitativen Prüfungen der Impfvirusstämme noch in
den ersten Anfängen.

Die Wirksamkeitsprüfungen basieren z. Z.
noch auf der Feststellung des Virusgehaltes,
der für das Angehen der Impfung von ausschlaggebender Bedeutung ist, sowie auf dem
Impferfolg. Für die Bestimmung des Virus-

gehaltes sind verschiedene Verfahren erlaubt
und teilweise auch speziell vorgeschrieben.
Eine Überprüfung der immunisierenden
Aktivität der Impfvirusstämme ist z. Z. kaum
möglich, weil entsprechende und zuverlässige
Testmethoden noch fehlen. Ihrer künftigen
Bestimmung kommt jedoch bei der Auswahl
von neuen Impfvirusstämmen entscheidende
Bedeutung zu.

2. Unschädlichkeitsprüfungen

**a) Bakteriologische Untersuchungen des
Impfstoffes.** Der Nachweis von pathogenen
Begleitkeimen verbietet die weitere Verarbei-
tung und Verwendung der betroffenen Impf-
stoffcharge. Deshalb sollen entsprechende Un-
tersuchungen der Rohimpfstoffe, Stamm- und
Versandlymphen Aufschluß über bakterielle
Verunreinigungen geben. Durch spezielle Prü-
fungen werden in verunreinigten Impfstoffen
Keimart und Keimzahl bestimmt.

α) Keimzahlbestimmung. Die Keimzahl gibt
an, wieviel Bakterien in 1 ml der untersuchten
Impfstoffcharge enthalten sind. Diese Zahl erlaubt ein Urteil darüber, ob die angewandten
antiseptischen und aseptischen Maßnahmen
bei der Impfstoffgewinnung ausreichen. Sie
ermöglicht ferner, den Einfluß bactericid wirkender Mittel zu prüfen und Impfstoffe
mit hohem Keimgehalt zurückzustellen. In
Deutschland sind für die Durchführung der
Keimzahlbestimmungen bestimmte gesetzliche
Richtlinien erlassen. Ihr Prinzip liegt in der
Verimpfung steigender Impfstoffverdünnungen
auf Nähragarplatten und Auszählung der
wachsenden Keime nach bestimmten Bebrü-
tungszeiten. Es ist vorteilhaft, zusätzlich Blut-
agarplatten heranzuziehen.

Auf die Problematik dieser Methode haben in
neuerer Zeit BERGER und PUNTIGAM (1957) aufmerksam gemacht. Nach ihnen hat sich zur Keimzahlbestimmung die Membranfiltermethode mit einem
Bakterienfiltrationsapparat und dazugehörigem Spe-
zialmembranfilter sehr bewährt. Das Verfahren besteht darin, bestimmte Impfstoffverdünnungen zu
filtrieren, die auf der Filterschicht zurückbleibenden
Keime zur Entfernung von Antibiotikaspuren mehrmals mit phys. NaCl-Lösung zu waschen und die
gewaschenen, keimhaltigen Filterschichten der jeweiligen Verdünnungen in einer Petrischale mit Nähragar
zu überschichten. Nach 48stündiger Bebrütung können
die Keime ausgezählt werden. Diese Methode hat sich
gegenüber der üblichen Gußplattentechnik als wesentlich genauer erwiesen.

Für eine exakte Keimzahlbestimmung ist es wichtig, die Wirkung eventuell im Impfstoff vorhandener Antibiotika auszuschalten.

Wir verwenden zur Inaktivierung von Penicillin und Streptomycin bei der bakteriologischen Prüfung der Impfstoffe Thiolnährböden (Difco-USA), so daß sich eine weitere fermentative Behandlung oder die Auswaschung der Antibiotika erübrigt. Die zu prüfende Impfstoffmenge wird in genügend großen Nährbodenmengen (Thiol- und andere Spezialnährböden) aufgenommen, um bereits dadurch die Wirkungsschwelle der Antibiotika zu unterschreiten.

Schließlich bietet sich als Empfindlichkeitsprüfung die sog. positive Kontrolle an. Hierbei werden 0,1 ml einer Bouillonkultur eines Testkeimes (Micrococcus pyog. var. aureus N. C. T. C. 6571) zusammen mit dem Impfstoff verimpft. Mit Hilfe dieses Testes soll gesichert werden, daß die Hemmwirkung zugesetzter Konservierungsmittel die Empfindlichkeit der Prüfung auf Keimfreiheit nicht stört. Diese Art der Prüfung ist erstmals in die vorläufigen Vorschriften für die staatliche Prüfung der inaktivierten Polioimpfstoffe aufgenommen worden.

β) Keimartbestimmung. Die Identifizierung der Begleitkeime soll eine Verimpfung von Impfstoffen mit pathogenen Begleitkeimen verhindern. Aus praktischen Gründen ist die Apathogenität nicht für jeden Keim nachweisbar. Es genügt vielmehr die Feststellung seiner Identität. Dies gilt vor allem für die weit überwiegende Zahl der harmlosen Begleitkeime. Die Menge eventuell vorkommender pathogener Keime wird durch die vorbeugenden Maßnahmen stark herabgesetzt. Der Nachweis von Bakterien der Typhus-Paratyphus-Enteritis-Coli-Gruppen erlaubt den Rückschluß auf mangelhafte Herstellungsmethoden. Am wichtigsten ist die Feststellung, daß in der Lymphe keine Wundstarrkrampferreger sind. Die Möglichkeit dazu ist bei tierischen Impfstoffen ohne weiteres gegeben.

Von Bedeutung ist ferner die Untersuchung des Impfstoffes auf Erreger von Wundinfektionen, also besonders auf menschenpathogene Staphylo- und Streptokokken. Bei der Abgrenzung sapro- bzw. epiphytärer Staphylo- und Streptokokken von menschenpathogenen Arten sind neben morphologischen und kulturellen auch fermentative und tierpathogene Eigenarten der isolierten Keimart zu berücksichtigen. Neuerdings wird auch evtl. Verun-

reinigungen des Pockenschutzimpfstoffes mit pathogenen Pilz- und Hefearten vermehrte Aufmerksamkeit geschenkt. Auf die Möglichkeit der Übertragung von Pilzkrankheiten durch derartige Impfstoffe hat eindringlich Kaiser (1936) hingewiesen.

Zur praktischen Durchführung der Keimartbestimmung wird nach den üblichen, amtlich vorgeschriebenen und empfohlenen bakteriologischen Arbeitsweisen verfahren. Impfstoffe, die verdächtige menschenpathogene Keime enthalten, sind entweder so lange zu lagern, bis die mehrmalig durchgeführte bakteriologische Prüfung ein negatives Resultat ergibt, bzw. zu vernichten, falls die Entkeimung nicht möglich ist.

Die Anforderungen, die in bakteriologischer Hinsicht an den fertigen Impfstoff gestellt werden, sind unterschiedlich streng: In den USA und England darf die Zahl apathogener Keime 1000/ml Impfstoff nicht überschreiten. In Japan dürfen um 100, in der Schweiz 2000 Keime/ml enthalten sein. In der UdSSR wird der Anwesenheit von Staphylokokken und Sarcinen keine Beachtung geschenkt, nur der von Streptokokken. Im übrigen hat jedes Land eigene Bestimmungen für die bakteriologischen Prüfungen erlassen.

Aus den Empfehlungen der WHO (1959) für die bakteriologische Prüfung der Impfstoffe ist u. a. folgendes zu entnehmen: Die Keimzahl, die nach Verimpfung von 1 ml jeder Impfstoffverdünnung auf wenigstens drei Agarplatten auftreten kann, soll 1000/ml Impfstoff nicht überschreiten. Bei Nachweis von B. coli, hämolytischen Streptokokken, plasmakoagulase-positiven und mannitvergärenden Staphylokokken oder anderen pathogenen Mikroorganismen sind die betroffenen Chargen weiter zu behandeln oder zu verwerfen. Milzbrand- und Tetanuserreger bedingen die Vernichtung der verunreinigten Proben.

Die WHO (1959) befürwortet auch noch die bakteriologische Überprüfung des Abfüllvorganges und bereits abgefüllter Impfstoffgefäße. Zu diesem Zweck soll der Inhalt von mindestens 4 Versandgefäßen zusammengeschüttet und von mindestens 0,25 ml Impfstoff sollen 0,1 ml untersucht werden. Diese Menge muß die Prüfungsbedingungen erfüllen. Die Proben sind hierzu am Anfang, während und am Ende der Abfüllung zu entnehmen.

b) Virologische Untersuchungen zur Prüfung der Unschädlichkeit des verwendeten Impfvirusstammes.

α) Allgemeine Problematik und Ziel der Untersuchungen. Es gibt Impfkomplikationen bzw. abnorme Impfreaktionen, die bei einem

Impfvirusstamm häufiger auftreten als bei einem anderen und deren Ursache im Virus selbst zu liegen scheint. Diese Qualitätsvarianten äußern sich vor allem durch eine unterschiedliche Virulenz des Impfvirus. Systematische Untersuchungen über Virulenzunterschiede wurden allerdings erst vor wenigen Jahren begonnen. Das Ziel der Erfassung qualitativer Differenzen ist, für den Menschen virulente von weniger virulenten Impfvirusstämmen im Tierversuch unterscheiden zu lernen, um harmlose, aber gleich gut immunisierende Stämme für die Impfung zu erhalten. Die Voraussetzung hierfür ist die Übertragbarkeit der experimentell gewonnenen Ergebnisse auf den Menschen.

Exakte Standardmethoden für die Bestimmung von Qualitätsmerkmalen beim Vaccinevirus gibt es noch nicht. Differenzen im pathologischen Erscheinungsbild können sowohl durch Virulenzschwankungen als auch durch reine Mengenunterschiede des verabfolgten Virus bedingt sein. Voraussetzung ist demnach die Verimpfung gleicher Mengen infektiöser Viruseinheiten. Dies fordert die vorherige Bestimmung der Mindestinfektionsdosis für jeden Wirt und jeden Impfvirusstamm. Eine Zusammenfassung der experimentellen Möglichkeiten zur Bestimmung von Qualitätsdifferenzen findet sich auf S. 144. Infolgedessen sollen nur die wichtigsten Arbeiten zu diesem Problem referiert werden.

β) Möglichkeiten zur Bestimmung von Qualitätsdifferenzen. Für die bisherigen experimentellen Untersuchungen zur Feststellung von Qualitätsdifferenzen wurden vor allem bebrütete Hühnereier, Mäuse und Kaninchen verwendet. Weitere Hinweise können anscheinend auch aus Differenzen im Verhältnis zwischen Virustitern von Impfstoffen auf Gewebekulturen und auf der Kaninchenhaut gewonnen werden [s. bei CABASSO u. Mitarb. (1961)].

HERRLICH und MAYR (1954, 1955) wiesen auf Möglichkeiten zur *Differenzierung von Impfvirusstämmen durch Bestimmung des Zeitpunktes der Generalisierung und deren Quantität auf der infizierten Chorioallantoismembran bebrüteter Hühnereier* hin. Sie konnten damit konstante und über alle Passagen gleichbleibende, stammspezifische Eigenschaften des Vaccinevirus nachweisen. Das Auftreten von Hautpocken des Embryos im Gefolge der

Generalisierung und die voneinander abweichende Gefäßwirksamkeit scheinen ebenfalls eine stammspezifische Eigenschaft zu sein. Wahrscheinlich ist es auch möglich, aus extrem starken entzündlichen Erscheinungen eines Stammes im Gegensatz zu besonders schwachen eines anderen Rückschlüsse auf die Virulenz zu ziehen. Darüber hinaus sind manche Dermovaccinevirusstämme als sehr starke bzw. schwache Hämagglutininbildner charakterisiert [MAYR (1957)].

Zur Feststellung dieser qualitativen Stammdifferenzen empfehlen die genannten Autoren, die Eier bei der für das Vaccinevirus optimalen Temperatur zu bebrüten und die Generalisierungsrate nach der ID_{50}-Methode von REED und MUENCH (1938) oder BEHRENS (1929) und KÄRBER (1931) zu bestimmen. Es ist ferner ratsam, nur gleichhohe Eipassagen der zu vergleichenden Stämme heranzuziehen und die Eier mit kleinen Virusmengen zu beimpfen.

FENNER (1958) fand bei Untersuchungen über den Nachweis reproduzierbarer Qualitätsdifferenzen bei verschiedenen Vaccine- und Kuhpocken-Virusstämmen ebenfalls vielfältige Unterschiede.

Diese betrafen im Brutei neben der Fähigkeit und dem Ausmaß der Hämagglutininbildung — wobei Stämme ohne Hämagglutininbildung in Versuchstieren auch keine hämagglutinationshemmenden Antikörper hervorriefen — die Temperaturresistenz. Diese beiden Eigenschaften variierten unabhängig von den anderen Charakteristika. Die Morphologie der Eihautherde und damit zusammenhängende Merkmale (makroskopisches und histologisches Bild, Virusertrag etc.) ließen nur klare Unterschiede zwischen Kuhpocken- und Vaccinevirusstämmen erkennen, da innerhalb der letzteren zu viele Überschneidungen und Varianten vorkamen.

KAPLAN (1960a) beschrieb eine gegenüber einem normalen Impfvirusstamm erhöhte Virulenz eines eiadaptierten und eines mäusegehirnadaptierten Vaccinevirusstammes. Diese äußerte sich in einem rapiden Absterben von Hühnerembryonen nach i. v. Injektion und im Pockenbefall der Embryonen selbst. Derartige stammspezifische Einflüsse müssen darum berücksichtigt werden, wenn Impfstoffe nach der von CABASSO und MOORE (1957) vorgeschlagenen Methode der LD_{50}-Bestimmung geprüft werden sollen (vgl. S. 139). Der Autor fordert auf Grund dieser Erkenntnisse auch eine Virulenzprüfung für Impfstoffe.

Nach BEDSON und DUMBELL (1961) hängt die Hitzestabilität eines Virusstammes nicht mit seiner Wachstumsgrenztemperatur, d. h.

der Temperatur, bei der es noch zu einer Virusvermehrung kommt, zusammen. Die Autoren vermuten vielmehr auch Zusammenhänge zwischen der Grenztemperatur und der Virulenz, weil in ihren Versuchen mit Bruteiern die Grenztemperatur um so höher lag, je virulenter die verimpften Vaccinevirusstämme waren (vgl. S. 100).

LINDENMANN und GIFFORD (1963) beobachteten, daß sich verschiedene Vaccinevirusstämme im Erscheinen der Primär- und Sekundärplaques in Hühnerembryo-Zellkulturen unterscheiden lassen. GHENDON und CHERNOS (1963) fanden, daß Stämme mit ausgeprägter Neuropathogenität anders geformte Plaques hervorrufen als weniger virulente.

Weniger zuverlässig als durch Bestimmung des Generalisierungs-Zeitpunktes im Hühnerei lassen sich nach HERRLICH und MAYR (1954) stammspezifische Unterschiede durch die verschiedene Ausprägung der Hautinfiltrate nach *intracutaner Impfung von Kaninchen* bestimmen. Die Reaktionen am Kaninchen (vgl. virol. Teil) laufen jedoch denen im Ei meist parallel. Entsprechend den Angaben von HERRLICH und MAYR (1954) werden 4 Verlaufsformen unterschieden:

Infiltratbildung, Infiltrate mit zentraler Nekrose, Infiltrate mit Nekrose, örtlichen Hämorrhagien und gelegentlicher Generalisation und schließlich breite Nekrosen, flächige Hämorrhagien, Senkungsödeme, regelmäßige Generalisation, schwerer, oft tödlicher Verlauf.

Im allgemeinen verursachen die meisten Dermovaccinestämme die Reaktionsform 1 und 2, Neuro- und Hodenvaccine den Typ 3 und Kuhpockenvirusstämme den Typ 4. Differenzen können durch unterschiedliche Virusmengen hervorgerufen sein, indem große Virusmengen Nekrosen, kleine dagegen nur Infiltrate bilden. Liegt jedoch ein hämorrhagischer Einschlag vor, so entwickelt sich dieser auch nach Verimpfung von nur einer Mindestinfektionseinheit.

Die lokalen Reaktionen nach intracutaner Impfung des Kaninchens lassen somit ebenfalls bleibende Unterschiede unter den einzelnen Virusstämmen erkennen. Voraussetzung ist die Verimpfung mehrerer, zum Vergleich heranstehender Virusstämme gleicher Konzentration auf ein und dasselbe Tier. Wirtsspezifische Resistenz- und Dispositionsfaktoren müssen zudem berücksichtigt und gleiche Versuchsbedingungen eingehalten werden.

Von FENNER (1958) sind diese Befunde bestätigt worden. Auf Grund von Pathogenitäts-

differenzen nach intracutaner Injektion am Kaninchen unterscheidet er ebenfalls zwischen Virusstämmen mit Neurovaccine-, Dermovaccine und Kuhpockenvirus-Charakter. Virusstämme, die auf der Eihaut Hämorrhagien verursachten, besaßen in der Regel auch eine hohe Infektiosität und Pathogenität für das Kaninchen. Allerdings macht FENNER darauf aufmerksam, daß die Zahl homologer Passagen bestimmte Eigenschaften verändern könne.

Virulenzunterschiede treten auch nach *cutaner* Beimpfung zutage. Hier äußert sich ein gewebsfeindliches Verhalten des Virus in verstärkter Pustelbildung, Neigung zu Hämorrhagien und langsam abheilenden Nekrosen.

So konnten KUNERT und WOLFF (1960) beim Stamm „Berlin" eine gegenüber dem Stamm „Bern" weit größere Gewebepathogenität nachweisen. Diese war im Kaninchenversuch durch schwere örtliche und allgemeine Reaktionen charakterisiert, denen manche Tiere erlagen. Beim Stamm „Bern" kam es dagegen nur zu geringen örtlichen und kaum wahrnehmbaren Allgemeinreaktionen.

Nach *i. v.* Infektion des Kaninchens zeigen sich ebenfalls Qualitätsdifferenzen. Im allgemeinen generalisieren nach i. v. Injektion diejenigen Virusstämme, die nach intracutaner Impfung den Reaktionstyp 3 und 4 hervorrufen [HERRLICH u. MAYR (1954)].

Nach HERZBERG (1955) treten stammspezifische Unterschiede auch bei *intracerebraler* Verimpfung von Vaccinestämmen auf. Bei stark virulenten Stämmen kommt es hierbei zur Ausbildung eines „vaccinalen Syndroms, das als vaccinales Pathogenitätsmerkmal von Lymphen gelten kann". Es besteht meist aus Fieber, Conjunktivitis, Rhinitis, Durchfall, z. T. Extremitäten- bzw. Blasenlähmungen. Todesfälle durch Meningitis kommen vor. Diese Erscheinungen zeigten sich besonders bei frisch hergestellter Lymphe. Nach mehrmonatiger Lagerung bei $+4\,^{\circ}\text{C}$ ist ein deutliches Nachlassen dieser Merkmale bei ein und demselben Vaccinevirusstamm zu beobachten. HERZBERG befürwortet deshalb eine längere Lagerung der Stammlymphe bei $+4\,^{\circ}\text{C}$, um ihre Virulenz abzuschwächen. Unsere Stammlymphe wird daher nach ihrer Herstellung 6 Monate bei $+4\,^{\circ}\text{C}$ gelagert.

Bei *Babymäusen* ließen sich nach MAYR (1957) keine prinzipiellen pathogenetischen Unterschiede innerhalb verschiedener Impfvirusstämme beobachten. Nachgewiesene Differenzen betrafen nur den Grad der Empfänglichkeit für das Virus, der sich im Verhältnis der ID_{50}- zu den LD_{50}-Werten unter Berücksichtigung des Alters der Tiere äußert, sowie unterschiedliche Generalisierungsraten mit sichtbarem Pockenausschlag.

Auch ANDERSEN (1957) hat auf die vom Titer unabhängige Virulenz verschiedener Impfvirusstämme bei Säuglingsmäusen hingewiesen.

Qualitative Viruseigenschaften beeinflussen neben der Reaktionsform auch das eigentliche *Angehen* der Impfung beim Menschen und beim Versuchstier. Es scheint eine Abhängigkeit des Impferfolges von der Virulenz des verwendeten Stammes zu bestehen. Diese Abhängigkeit fällt besonders deutlich bei Kulturimpfstoffen auf. Wir konnten feststellen, daß für das Angehen des Stammes „Bern" nach Kulturpassagen am Menschen mehr ei- bzw. gewebekulturinfektiöse Viruseinheiten notwendig sind als beim Dermovaccinestamm „CVA".

Über durch Viruseigenschaften bedingte unterschiedliche Impfreaktionen beim Menschen hat HERRLICH (s. im Gutachten des Bundesges. Amtes (1959)) Untersuchungen angestellt. Nach seinen Auswertungen war die Zahl der Nebenpocken und die Neigung zu Impfnekrosen bei einem Impfvirusstamm, der auch im Tierexperiment gewebefeindliche Eigenschaften besaß, signifikant höher. Dagegen war die Zahl der neuralen Impfschäden anteilmäßig bei allen getesteten Impfvirusstämmen nicht statistisch auswertbar. Ähnliche Aussagen machten KUNERT und WOLFF (1960) für den Berliner Vaccinevirusstamm.

Zur exakten Prüfung von Qualitätsdifferenzen schlägt HERRLICH vor, den Impfverlauf beim Erstimpfling täglich, eventuell in Heimen stationär beobachten zu lassen. Die Beurteilung am Nachschautag hält HERRLICH für ungenügend.

Als ein Qualitätsmerkmal, das eventuell ambulant beurteilt werden kann, möchte HERRLICH (1958) den Tag des Impfkrustenabfalls bezeichnen. Der Zeitabstand zur Impfung gibt einen Hinweis für die nekrotisierende Tendenz eines Impfvirusstammes; denn die Kruste sitzt um so fester, je tiefer der durch das Virus bedingte Gewebezerfall ist. Individuelle Differenzen gleichen sich durch entsprechend große Zahlen an Beobachtungen aus.

Den gleichen Gedankengang verfolgt POLAK (1962). Er hatte bemerkt, daß bei 450 Erstimpflingen (Rekruten) nach der Impfung mit holländischer Lymphe infolge Erkrankung mehr Lazarettaufenthalte genehmigt wurden als nach der Anwendung englischer Lymphe. Beide Impfstoffe enthielten gleich viel einfektiöse Viruseinheiten, die aufgetretenen Qualitätsdifferenzen waren demnach nicht von der Virusdosis abhängig.

In einem Großversuch überprüften POLAK (1962) u. POLAK u. Mitarb. (1963) diese Beobachtung. Mehrere holländische und englische Impfstoffe, eine deutsche und eine dänische Lymphe wurden zur Erstimpfung von Soldaten benützt. Die im Verlauf der Impfreaktion eingetretenen allgemein-klinischen, meßbaren Alterationen (Erkrankungsrate, Fieberhöhe und -dauer, Lazarettaufenthalt etc.) wurden zur Bestimmung der Virulenz der verwendeten Impfstoffstämme statistisch ausgewertet. Dabei traten signifikante Unterschiede auf.

γ) Beurteilung. Impfergebnisse am Menschen und experimentelle Untersuchungen bestätigen unterscheidbare biologische Merkmale einzelner Vaccinevirusstämme. Die gefundenen Qualitätsvarianten äußern sich vornehmlich in einer gesteigerten oder abgeschwächten Angriffsfreudigkeit auf das Gewebe. Die allgemeine und örtliche Impfreaktion wird von solchen Qualitätsmerkmalen mit beeinflußt. Die verabreichte Virusmenge spielt dabei nur eine untergeordnete Rolle. Inwieweit virusbedingte toxische Prozesse und eine evtl. schlechte Interferonbildung virulenter Virusstämme (betr. evtl. Zusammenhänge von Virulenz und Interferonbildung siehe bei RUIZ-GOMEZ und ISAACS (1963a,b)) ursächlich mitbeteiligt sind, ist jedoch noch völlig ungeklärt.

Unerwünschte Eigenschaften können nur dann auf das Virus zurückgeführt werden, wenn sie sich gleichbleibend, aber unabhängig vom Virusgehalt nachweisen lassen. Eine individuelle Reaktion des Wirtsorganismus muß stets mit berücksichtigt werden. Unbeantwortet bleibt aber bis heute die Frage, welche Bedeutung nachgewiesene, unerwünschte Eigenschaften eines Vaccinevirusstammes für neurale Komplikationen beim Menschen haben (vgl. S. 278).

Obwohl der Einfluß von Virulenzunterschieden am Menschen keineswegs genügend bewiesen ist, neigt man heute immer mehr dazu, Vaccinevirusstämme mit tierexperimentell nachgewiesenen gewebsfeindlichen Komponenten für die Impfung des Menschen auszuschließen. Auch die WHO (1959) empfiehlt vorsichtshalber nur solche Impfvirusstämme, die am Tier nicht zu einer Generalisierung und Schädigung des ZNS neigen. Es sollen daher keine Neurovaccinen verimpft werden.

Sichere Aussagen über unterschiedliche immunogene Eigenschaften ungleich virulenter Impfstämme sind noch nicht bekannt. Die ersten Untersuchungen in dieser Richtung (vgl. S. 187) sprechen jedoch dafür, daß virulente Impfvirusstämme besser immunisieren als weniger virulente.

c) Prüfung der Impfstoffe auf Fremdvirusgehalt. Unter Fremdvirusgehalt mag eine eventuelle Verunreinigung des Pockenschutzimpfstoffes mit beim Rind vorkommenden Virusarten verstanden werden.

Der Gedanke, daß in der Dermolymphe neben dem Vaccinevirus vielleicht noch andere Viren enthalten sind, stützt sich auf die Entdeckung zahlreicher Viren bei kranken, aber auch bei klinisch gesund erscheinenden Rindern sowie auf die Vorstellung einer möglichen Virusverschleppung auf das Impffeld bei erregerausscheidenden Impftieren.

Entsprechende Prüfungen sollen in Zukunft solche Fremdviren im Impfstoff aufdecken.

α) Entero (ECBO)-Viren. In Analogie zum Menschen wurden mit Hilfe der Gewebekulturtechnik im Kot scheinbar gesunder, wie auch kranker Tiere eine Reihe cytopathogener Viren gefunden, die zu der großen Gruppe der Enteroviren gehören. Eine Übersicht über diese tierischen Enteroviren gaben kürzlich KALTER (1960) und BINDRICH (1961). Die in diesem Zusammenhang wichtigsten Enteroviren des Rindes sind die *ECBO* (enteric cytopathogenic-bovine-orphan)-*Viren.* Eine Zusammenfassung des sie betreffenden Schrifttums findet sich bei LIESS und HÖPKEN (1962).

Die ECBO-Viren sind im wesentlichen charakterisiert durch ihre Cytopathogenität für Kulturen bestimmter Zellarten, durch ihre Affinität zum Digestionstrakt, durch ihre Größe bis zu 35 mμ, ihren Aufbau und durch ihre Äther-, Chloroform- und Saponinresistenz [nach Committee on the Enteroviruses (1957), s. ferner bei BÖGEL u. Mitarb. (1960, 1961, 1962a) sowie bei MAYR und BÖGEL (1961)]. Immunologisch bestehen innerhalb der ECBO-Viren zahlreiche, voneinander unterschiedliche Typen.

ECBO-Viren sind unter den Rindern weit verbreitet. Das Virus wird bevorzugt mit dem Kot, gelegentlich mit dem Nasensekret und Speichel ausgeschieden. Die Infektion erfolgt durch direkten und indirekten Kontakt. Neugeborene Tiere erwerben durch die Aufnahme von mütterlichen Antikörpern

zunächst eine passive Immunität. Erst nach ihrem Abklingen infizieren sich die Jungtiere. Sie machen in der Regel eine latente, vielleicht auch eine klinisch inapparente Infektion durch und werden dabei aktiv immun. Über die Beziehung der ECBO-Viren zu Krankheitserscheinungen ist allerdings noch wenig bekannt.

ECBO-Virus-Ausscheider sind meistens Jungrinder. Da bevorzugt Tiere dieser Altersgruppe für die Gewinnung von Dermovaccine Verwendung finden, wurde in letzter Zeit erwogen, ob diese Erreger in den Impfstoff gelangen könnten.

Dabei ist besonders die Gefahr einer Verunreinigung der Impffläche von außen durch virushaltigen Kot und weniger an eine hämatogen bedingte Ansiedlung der ECBO-Viren im Impfbezirk der Haut zu denken. Es wird ferner befürchtet, daß ECBO-Viren in der Lymphe infektiös bleiben und gleichzeitig mit dem Vaccinevirus auf den Menschen verimpft werden könnten. Sogar die Möglichkeit ursächlicher Zusammenhänge zwischen Impfkomplikationen neuraler Art und dieser Erregergruppe steht zur Diskussion.

HÖPKEN und LIESS (1961) wiesen die Ausscheidung von Enteroviren bei Impftieren nach. Von MAYR (1962) stammen die ersten systematischen Untersuchungen zur aufgezeigten Problematik. Sie haben jedoch gezeigt, daß die Gefahr einer Verunreinigung des Pockenschutzimpfstoffes mit ECBO-Viren nicht so groß ist, wie befürchtet wurde.

Zur Anzüchtung der ECBO-Viren aus Kotproben und aus Pockenschutzimpfstoff benutzte MAYR (1958) den Chloroform-Resistenztest. Dieser besteht in der Behandlung des Untersuchungsmaterials mit Chloroform, wodurch ohne große Schwierigkeiten fett- und eiweißarme sowie keimfreie Suspensionen erhalten werden, die nach Zentrifugation auf geeignete Zellkulturen verimpft werden können. Das Vaccinevirus wird durch die Chloroformbehandlung zerstört, während die ECBO-Viren quantitativ chloroformstabil sind.

61 mit diesem Verfahren geprüfte Pockenschutz-Dermoimpfstoffe des In- und Auslandes waren frei von ECBO-Viren. In Dermovaccinen von 6 Jungtieren, die ECBO-Virus ausschieden, konnten ebenfalls diese Erreger nicht nachgewiesen werden. Eine Interferenz besteht zwischen dem Vaccinevirus und den ECBO-Viren nicht. Da sich letztere anscheinend nicht in Rinderhaut-Epithelzellen vermehren können, ist auch die Gefahr einer mechanischen Verunreinigung von Pockenschutzimpfstoffen mit ECBO-Viren bei Anwendung von Impfverbänden und entsprechenden Reinigungsverfahren vor der Impfstoffabnahme nicht gegeben. Die Versuchsanordnung unterstützt diese Ansicht MAYRS. Keines seiner Versuchstiere hatte einen Schutzverband über die Impffläche erhalten und der ECBO-virushaltige Kot konnte somit ohne weiteres das Impffeld verunreinigen. Auch die

Möglichkeit, daß über den Blutweg ECBO-Viren in den Impfstoff gelangen könnten, scheint nach MAYR nicht groß zu sein. Das Fehlen von ECBO-Viren im Impfstoff eines Kalbes, das nach künstlicher Infektion mit ECBO-Virus fieberte und im Fieberstadium vacciniert wurde, spricht anscheinend dafür.

β) Nicht zu den Enteroviren gehörende Virusarten des Rindes können jedoch möglicherweise ebenfalls als Verunreinigung in den Impfstoff gelangen [s. bei MAYR(1958, 1962)]. Dies ist besonders bei Virusinfektionen, die zu latenten oder klinisch inapparenten Verlaufsformen neigen, denkbar. Wichtig ist dabei die Frage, ob Fremdviren über den Blutweg die Impfpusteln erreichen können.

Von Maul- und Klauenseuche (MKS)-infizierten Rindern hergestellter Pockenschutzimpfstoff kann z. B. das MKS-Virus in großen Mengen enthalten. Es wird bei der Impfstoffherstellung wie das Vaccinevirus durch Glycerin konserviert und bleibt dann im Impfstoff ständig infektiös. Bei Impfstoffpassagen von Kalb zu Kalb wird das MKS-Virus mit dem Vaccinevirus mitvermehrt. Eine Interferenz zwischen beiden Viren besteht nicht. Einmal in einen Lebendimpfstoff gelangtes Fremdvirus kann, sofern es sich am Impfort vermehrt, über viele Passagen ein ständiger Begleiter sein.

MAYR (1962) wies besonders auf Rinder-Virusstämme, die den *REO*-Viren [MOSCOVICI u. Mitarb. (1961)] *und Adenoviren* nahestehen [KLEIN u. Mitarb. (1959, 1960)], sowie auf die sog. *Diarrhoe-Viren* [GILLESPIE u. Mitarb. (1959, 1961)] hin. Inzwischen sind weitere, vor allem epidemiologisch wertvolle Erkenntnisse gewonnen worden. Die Verhältnisse im süddeutschen Raum klärten BÖGEL (1961 a,b) sowie BÖGEL u. Mitarb. (1962 b, c, d) und WIZIGMANN (1962).

Danach ist das in den USA und in Europa weit verbreitete *Parainfluenza-3-Virus* wahrscheinlich das ursächliche Agens der häufigen aseptischen Pneumonie der Kälber. Auch beim Menschen kommt dieses Virus als Erreger von Infekten der oberen Luftwege öfters vor. Das hochkontagiöse Virus läßt sich, besonders in der kalten Jahreszeit, bei bis zu 3 Jahre alten Tieren aus dem Nasenrachenraum isolieren und in verschiedenen Zellarten kultivieren. Die stattgehabte Infektion ist mittels des Hämagglutinations-Hemmtestes nachweisbar. Mit der Möglichkeit von Parainfluenza-Infektionen bei Impfrindern ist zu rechnen. Über die Bedeutung derartiger Infektionen für die Impfstoffgewinnung ist allerdings noch nichts bekannt.

Miyagawanella bovis wird den Viren der Psittakose-Lymphogranuloma venereum-Gruppe zugerechnet [YORK u. BAKER (1956)]. Auch in Deutschland ist dieses Agens nicht selten. Trotzdem ist noch sehr wenig über die Bedeutung dieser Infektion für unsere Rinder bekannt [BÖGEL (1961 a u. b), BÖGEL u. Mitarb. (1962 c)]. Infizierte, aber anscheinend gesunde Tiere können Miyagawanellen lange ausscheiden. Die Instabilität des Erregers läßt jedoch eine Verschleppung in den Impfstoff als wenig wahrscheinlich erscheinen.

Serologische Untersuchungen deckten auf, daß bei Rindern häufig Infektionen mit *Rhinoviren* vorkommen müssen [BÖGEL (1961 a, b)]. Meist verläuft die Infektion inapparent, und nur ganz sporadisch flackern Stallenzootien mit Erkrankungen der Atmungsorgane auf [BÖGEL u. Mitarb. (1962 c, d)]. Das Virus läßt sich aus der Nasenschleimhaut gewinnen und in Kälbernierenzellen vermehren. Viele Gemeinsamkeiten scheint es mit den Rhinoviren des Menschen (Common cold) zu haben. Seine biologischen Eigenheiten lassen den Schluß zu, daß eine Verunreinigung der Dermovaccine mit Rhinovirus kaum vorkommen dürfte. Das Virus der infektiösen *Rinder-Rhinotracheitis* kommt in Europa nur gelegentlich vor. Die primäre Virusinfektion soll lediglich akute, katarrhalische Entzündungen der oberen Luftwege verursachen. Aus dem Nasenschleim erkrankter Tiere kann das Virus isoliert und in Zellkulturen gezüchtet werden. Latente Infektionen und Virusausscheidung sind nicht bekannt [BÖGEL u. Mitarb. (1962 c) und STRAUB (1962)].

Von geringerer Bedeutung sind die „*Mucosal-Disease*" und die „*Virus-Diarrhoe*". Beide sind Viruskrankheiten, die im Verdauungstrakt z. T. klinisch ähnliche Symptome hervorrufen und die bevorzugt Jungrinder befallen. Erstere Krankheit ist mit einer großen Mortalität, letztere meist mit einer hohen Morbidität verbunden. Auch die oft bösartig verlaufende „Umea-Krankheit", eine Mischinfektion mit Parainfluenza-3-Virus und dem Erreger der Virus-Diarrhoe, sei nur am Rande erwähnt.

Schließlich sei noch auf die *Stomatitis papulosa* des Rindes aufmerksam gemacht, eine Infektion, die viel häufiger vorkommt, als gewöhnlich angenommen wird. Die Krankheit wird — analog der humanen Herpes-Infektion — klinisch oft erst dann manifest, wenn resistenzmindernde Faktoren dazukommen. Da das Virus anscheinend bevorzugt in der Haut und in den Schleimhäuten sitzt, kann es möglicherweise als Fremdvirus in Dermoimpfstoffe gelangen. Mitteilungen hierüber liegen jedoch noch nicht vor.

Abschließend sei erwähnt, daß ähnliche Verhältnisse auch bei anderen zur Impfstoffgewinnung dienenden Tieren zu bestehen scheinen. So sind z. B. bei gesunden Schafen im Kot Erreger der Psittakose-Lymphogranuloma venereum-Gruppe gefunden worden, die u. U. Pneumonien und Aborte hervorrufen können [DUNGWORTH u. CORDY (1962)].

γ) Beurteilung. Überblickt man die aufgeführten Viruskrankheiten kritisch, so wird klar, daß eine Verunreinigung des Impfstoffes besonders durch diejenigen Viren möglich ist, die von latenten Virusträgern bzw. anläßlich inapparenter Infektionen ausgeschieden werden. Dagegen schützen z. Z. am besten aseptische und antiseptische Maßnahmen bei der Impfstoffgewinnung und die Verwendung gesunder, aus überwachten Betrieben stammender Tiere.

Es darf ferner angenommen werden, daß einem möglichen Fremdvirusgehalt im Pockenschutzimpfstoff keine allzu große praktische Bedeutung zuzumessen ist. Weitere experimentelle Arbeiten zur Klärung dieses Problems sind jedoch notwendig, um dem Wunsch nach einem Pockenschutzimpfstoff, der frei von Begleitvirus ist, besser nachkommen zu können.

3. Wirksamkeitsprüfungen

a) Infektiositätsprüfungen.

α) Allgemeine Grundlagen und Zweck der Prüfungen. Die Impfärzte fordern bei einwandfreier Impftechnik ein sicheres Angehen des Pockenimpfstoffes am Menschen. Sie erreichen einen fast 100%igen Impferfolg aber nur mit einem Impfstoff, der eine genügende Anzahl infektiöser Viruseinheiten enthält. Diese Zahl, bzw. die davon abhängige Wirkung, wird mittels quantitativer Nachweismethoden festgestellt. Aus Sicherheitsgründen sind aber nicht erst der fertiggestellte Impfstoff, sondern bereits die verschiedenen Vorstufen, so z. B. in Deutschland der Rohimpfstoff und die Stammlymphe, zu testen.

Beim Pockenschutzimpfstoff wird mit Vorteil als quantitative Virusnachweismethode die Titrierung durch fortschreitende Verdünnung,

d. h. die Bestimmung der infektiösen Grenzverdünnung verwendet. Die bei einer Titration erhaltene Zahl (Titerzahl, ,,der Titer" gen.) liefert je nach Versuchsanordnung und verwendetem Wirtssystem 2 voneinander zu unterscheidende Aussagen. Diese geben Anlaß, die Titrierverfahren in indirekte und direkte Zählmethoden einzuteilen: Mit der *indirekten Zählmethode* ist der Wirkungsbereich einer bestimmten Impfstoffmenge meßbar. Der Titer gibt hier die Verdünnung des Impfstoffes an, die gerade noch ausreicht, um eine Virusvermehrung und damit eine charakteristische Erkrankung in entsprechenden Wirtssystemen auszulösen. Bei der *direkten Zählmethode* werden dagegen die Veränderungen gezählt, die unter günstigen Verhältnissen bereits von einem infektiösen Viruspartikel (Infektionseinheit IE) ausgelöst werden können. Nun gibt der Titer die in einer bestimmten Volumeneinheit enthaltene Anzahl infektiöser Elementarkörperchen an. Beiden Verfahren gemeinsam ist, daß ,,Mindestinfektionseinheiten bzw. -dosen" [gebräuchliche Abkürzungen: MIE, IE, MID, engl.: minimum infective units (MIU, IU)] bestimmt werden. Ihre Zahl ist nicht identisch mit der Zahl der ,,physikalischen Viruseinheiten". Diese schließt nämlich auch die Menge der inaktiven Viruspartikel ein. Zu den *indirekten* Zählmethoden gehören:

Die Titration auf der Cornea des Meerschweinchens, die intracutane Titration am Kaninchen, die Titration am Kaninchen mit Bestimmung der Pustelfläche in Prozenten der Gesamtfläche, die Bestimmung der 50%igen Infektionsdosis an Versuchstieren, im Brutei oder in Gewebekulturen [ID_{50}; im speziellen: Ei-ID_{50} (engl.: EID_{50} = egg-infective dosis $_{50}$), KID_{50} = Kultur-ID_{50} (engl.: $TCID_{50}$ = tissue culture infective dosis $_{50}$)], die Bestimmung der 50%igen Letaldosis an Versuchstieren und im Brutei (LD_{50}-Dosis), die Bestimmung der Hämagglutininmenge bei Gewebe- bzw. Eivaccinen, die intracerebrale bzw. intratestikuläre Infektion des Kaninchens.

Direkte Zählmethoden sind:

Die cutane Titration am Kaninchen mit Bestimmung der Pustelzahl pro Verdünnung, die Pockenherdzählmethode auf der Chorioallantoismembran (CAM) des bebrüteten Hühnereies, d. h. die Bestimmung der PBE (CAM)/ml = Pockenbildenden Einheiten auf der CAM/ml (engl.: pfu od. pckfu (CAM)/ml = pock forming units (CAM)/ml), die Plaquezählmethode auf Gewebekulturen, d. h. die Bestimmung der PBE = Plaque-bildenden Einheiten/ml (engl.: pfu = plaque forming units).

Im Prinzip sind beide Verfahren zur Feststellung der Wirksamkeit eines Pockenschutzimpfstoffes brauchbar. Die indirekte Zählmethode wird jedoch allmählich zugunsten der genaueren direkten Zählmethode verlassen, besonders auch deshalb, weil gerade bei ersterer qualitative Viruseigenschaften (Virulenzunterschiede!) die Ergebnisse mit beeinflussen können. Die früher gebräuchliche Bezeichnung „Virulenzbestimmung der Pockenlymphe" trägt, wahrscheinlich unbewußt, diesen Zusammenhängen Rechnung. Erst seit kurzem ist es möglich, durch Qualitätsuntersuchungen im Rahmen der Unschädlichkeitsprüfungen diese Faktoren gesondert zu erfassen und entsprechend zu berücksichtigen.

Beide Titrationsverfahren lassen endgültige Aussagen über die Wirksamkeit eines Impfstoffes jedoch nicht zu. Die im Versuch ermittelte Infektiosität kann vielmehr nur einen indirekten und deshalb bedingt tauglichen Maßstab für das Impfergebnis am Menschen geben. Deshalb bleibt der Impferfolg am Menschen das entscheidende Kriterium für die Wirksamkeit und Qualität eines Impfstoffes (vgl. S. 144).

β) Technische Voraussetzungen für experimentelle Wirksamkeitsprüfungen. Auf Grund empirisch gesammelter Erfahrungen ist die für eine erfolgreiche Impfung notwendige Impfstoffkonzentration bekannt. Der Ausgangspunkt für ihre experimentelle Bestimmung durch Messung des Virusgehaltes ist die Verimpfung steigender Verdünnungen eines Impfstoffes auf empfängliche Wirtssysteme. Die entstehenden vaccinalen Veränderungen werden je nach Versuchsart zu einer bestimmten Zeit p. i. ausgewertet. Das Verhältnis zwischen dem nötigen Erfahrungswert und dem errechneten Versuchswert gestattet, die Verdünnung des Impfstoffes festzustellen, die einen vollen Impferfolg erwarten läßt. Bei den direkten Zählverfahren wird demnach der Impfstoff auf eine Mindestzahl infektiöser Viruseinheiten und bei indirekten Zählmethoden auf einen Mindestwirksamkeitsbereich pro Impfdosis eingestellt.

Genaue Ergebnisse werden nur erhalten, wenn die Vaccineviruselementarteilchen im zu prüfenden Impfstoff wirklich als einzelne Partikel und nicht als Konglomerate suspendiert sind. Eine einheitliche Suspension läßt sich durch gründliches Verreiben der Impfstoffe, mechanische Vorklärung und mit

weiteren Kunstgriffen erreichen. Außerordentlich wichtig ist die korrekte Herstellung der Verdünnungen, die Verwendung geeigneter Suspensionsflüssigkeiten bei optimalem pH-Wert und günstiger Temperatur. Bei jeder Methode muß noch zusätzlich mit einem Virusverlust gerechnet werden, weil nicht jedes Virus in eine empfängliche Zelle gelangt.

Dies gilt besonders bei Tierversuchen, bei denen erst bestimmte Virusdosen positive Reaktionen liefern. Schließlich hängt der Meßbereich jeder Zählmethode von der Empfindlichkeit des Wirtssystems ab, das zur Auswertung herangezogen wird. Individuell bedingte Schwankungen treten besonders bei Tierversuchen auf. Sie sind durch Verwendung jeweils mehrerer Tiere derselben Rasse auszugleichen. Ein und dieselbe Virussuspension kann deshalb je nach verwendeter Gewebeart ganz verschiedene Titerwerte ergeben. Konstante Titerwerte bei mehrmaliger Titrierung des gleichen Ausgangsmaterials beweisen

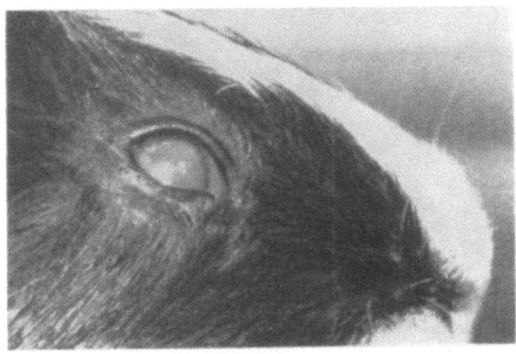

Abb. 31. Corneale Titrierung auf dem Meerschweinchen (nach GINS)

jedoch die Brauchbarkeit der einzelnen Verfahren. Alle Methoden zeigen somit nie die absolute Zahl der infektiösen Elementarteilchen an. Es genügt aber bereits die Aussage über ihre relative Zahl, um die Impfstoffe titermäßig richtig einstellen zu können.

Auf die grundlegenden Ausführungen von DOERR (1939) sei besonders hingewiesen.

Die Unterscheidung in direkte und indirekte Zählmethoden ergibt sich mehr aus theoretisch-wissenschaftlichen Überlegungen. Für die Praxis ist es jedoch zweckmäßiger, die Einteilung der Titrationsmethoden nach den zur Verfügung stehenden Wirts- bzw. Prüfsystemen vorzunehmen. Unter diesem Gesichtspunkt sind nachfolgend die bekanntesten Titrationsmethoden aufgeführt und besprochen.

γ) Titrationsmethoden an Versuchstieren. Titrierung am Meerschweinchen [Methode nach GINS (1925, 1930)] und andere Corneabeimpfungen (s. Abb. 31).

Das Prinzip dieser Technik besteht in der Übertragung von Impfstoffverdünnungen auf die scarifizierte Meerschweinchencornea. Die durch das Vaccinevirus ausgelöste Trübung der Cornea wird nach 3 Tagen ausgewertet. Der erhaltene Titer drückt nur den Wirksamkeitsbereich eines Impfstoffes aus, die Methode gehört demnach zu den indirekten Zählverfahren. Impfstoffe, die in der Verdünnung 1:1000 nach 3 Tagen eine allgemeine Trübung der Cornea verursachen, sind als wirksam zu bezeichnen.

In der Sowjetunion ist eine veränderte GINS'sche Methode gebräuchlich: 0,05 ml Kammerwasser werden aus der vorderen Augenkammer entzogen und durch 0,05 ml Virusverdünnung ersetzt. Der Einstich erfolgt

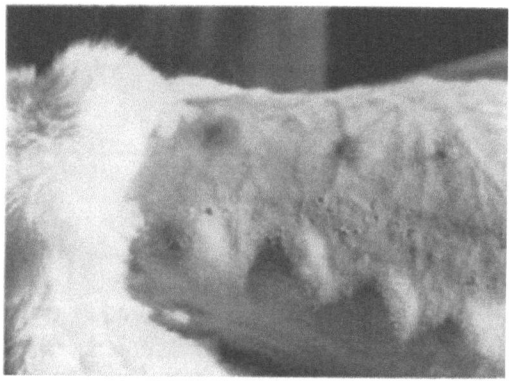

Abb. 32. Intracutane Titrierung auf dem Kaninchen (nach GROTH)

an der Grenze zwischen Horn- und Lederhaut. Die entstehende Trübung der Cornea zeigt die Wirksamkeit an.

Von HERZBERG (1927) stammt eine Titrationsmethode auf der *Kaninchencornea*, die zwar für die Praxis sehr kompliziert ist, dafür aber Rückschlüsse auf die Anzahl vorhandener infektiöser Viruspartikel zuläßt (ein direktes Zählverfahren).

Intracutane Titration am Kaninchen (Methode nach GROTH). Zur Wertbestimmung empfahl Groth (1921), steigende Impfstoffverdünnungen in die enthaarte Rückenhaut gleichaltriger Kaninchen zu injizieren. Die sich entwickelnden Infiltrationen hängen von der eingespritzten Virusmenge und zugleich von der Gewebsfreundlichkeit des Virus ab (vgl. hierzu Kap. „Unschädlichkeitsprüfungen"). Ihrer Art nach zählt die intracutane Titration zu den indirekten Zählmethoden.

Ein Impfstoff ist als wirksam anzusehen, wenn 3 Tage nach der intracutanen Injektion der Verdünnung 1:1000 an der Injektionsstelle

eine deutlich erkennbare Rötung und fühlbare Infiltration eingetreten ist (s. Abb. 32).

Technik: Jeder Impfstoff ist an 2 Kaninchen auszuwerten, und zwar auf jeweils einer Seitenfläche des Rückens, damit die andere Seitenfläche der beiden Kaninchen zur Auswertung eines zweiten Impfstoffes benutzt werden kann. Die mindestens 6 Monate alten weißhaarigen Kaninchen werden seitlich und am Rücken chemisch oder mechanisch enthaart (Rp. 100,0 Barium sulfuratum, 190,0 Amylum solanii opt., m. f. ung. oder Calciumhydrosulfid als Enthaarungsmittel.) und in die reizlose Haut im Abstand von 2—3 cm mit einer Tuberkulinspritze 0,1 ml der Impfstoffverdünnungen 10^{-2} bis 10^{-6} injiziert.

Die Reaktion wird 72 Std. p. i. abgelesen. Zur genaueren Bewertung dienen nach GROTH die Summe der Ausdehnung der Infiltrate aller Verdünnungen, der „Infiltrationsdurchmesser" in mm, sowie ihre Farbe und der durch Palpation gewonnene subjektive Eindruck ihrer Stärke („Bewertungsindex"). GROTH fordert dabei einen Mindestinfiltrationsdurchmesser aller Infiltrate von 40 mm für gute Gebrauchsimpfstoffe.

PARKER und RIVERS (1936 b) haben die GROTH'sche Technik modifiziert. Nach ihren Angaben sollen von jeder Verdünnung mindestens 4 gleiche Einzeldosen intracutan injiziert werden. Als Endpunkt der Titration bzw. als Basis für die Bestimmung des Wirkungsbereiches der infektiösen Einheiten gilt jene Verdünnung, die eine gleiche Anzahl positiver und negativer Resultate (also „50% Treffer") ergeben hat.

Von FISEK (1957) wurde kürzlich die Anwendbarkeit moderner Statistik (Varianzanalyse) zur Impfstoffauswertung nach intracutaner Injektion von Kaninchen aufgezeigt. Der Vorteil dieser Methode liegt nach den Angaben des Autors darin, daß bei entsprechender Planung auch mit relativ kleinen Versuchszahlen exakte Ergebnisse zu bekommen sind. FISEK glaubt sogar, daß durch statistische Auswertung der GROTHschen Methode die besten Resultate erzielt werden.

Cutane Titration am Kaninchen. Die Technik der Impfstoffauswertungen durch cutane Beimpfung der Kaninchenhaut [CALMETTE u. GUÉRIN (1901), GUÉRIN (1905)] wurde im Laufe der Zeit mehrmals abgeändert.

Im Prinzip werden Virusverdünnungen auf die scarifizierte Kaninchenhaut aufgetragen; die sich entwickelnden Pusteln lassen Rückschlüsse auf die Wirksamkeit des Impfstoffes zu.

In Anlehnung an die von HERZBERG (1935, 1955) vorgeschlagene Technik gehen wir wie folgt vor:

Weißhaarige Kaninchen werden am ganzen Rücken chemisch oder mechanisch enthaart und in Narkose auf der Haut eine Fläche von 16 cm² für jede Impfstoffverdünnung scarifiziert. Auf diese aufgerauhten Quadrate sind 0,05 ml der zu prüfenden

Verdünnung einzureiben. Jeder Impfstoff wird an 2 Kaninchen titriert. Je nach Verdünnungsgrad entwickeln sich entweder confluierende Pusteldecken (bei den Verdünnungen 10^{-3} bis 10^{-4}) oder auszählbare Einzelpusteln (bei den Verdünnungen 10^{-5} bis 10^{-7}) (s. Abb. 33).

Der Titer errechnet sich bei der Ablesung am 5./6. Tag p. i. nach folgender Weise: Die Zahl der Einzelpusteln jeder Verdünnung wird verdoppelt und mit dem Verdünnungsgrad multipliziert. Das arithmetische Mittel dieser Resultate ergibt den Titer des Impfstoffes auf der Kaninchenhaut pro 0,1 ml. Er drückt die Zahl der enthaltenen infektiösen Viruseinheiten aus (bezogen auf die Kaninchenhaut). Diese Methode ist deshalb den *direkten Zählverfahren zuzurechnen*. Impfstoffe mit mehr als 10^5 Viruseinheiten/ml gelten als wirksam.

Die Technik der cutanen Titrierung des Pockenschutzimpfstoffes am Kaninchen variiert in vielen Ländern. Abweichend von unserer Auswertungsmethode wird jedoch die Wirksamkeit der Impfstoffe meist auf *indirektem Wege* vorgenommen.

allgemeinen klinischen Erscheinungen beeinflussen.

Im einzelnen ist folgendes zu beachten:

Die örtlichen wie auch die klinischen Allgemeinerscheinungen entwickeln sich beim Kaninchen etwas rascher als beim Menschen. Erhöhte Stalltemperaturen beschleunigen zusätzlich den Ablauf der Infektion. In der Regel zeigen die Impfflächen 2 Tage p. i. eine leichte Rötung, spätestens bis dahin fällt der Wundschorf ab. Am 3.—4. Tag beginnt die geimpfte Fläche sich spezifisch zu röten und die Körpertemperatur beginnt zu steigen. Am 5. Tag erscheint ein ausgeprägtes Papelstadium und nach einem sehr kurzen Bläschenstadium kommt es am 6., spätestens zu Beginn des 7. Tages zur Ausbildung von Pusteln. Der ausgeprägte Pockennabel trocknet am 7.—8. Tag bereits ein, die Ausbildung der Area erreicht zu dieser Zeit ihren Höhepunkt. Jetzt ist auch das Allgemeinbefinden der Tiere stark gestört: Sie haben hohes Fieber, fressen nicht und sitzen teilnahmslos im Käfig. Im Laufe der nächsten 2 Tage trocknen

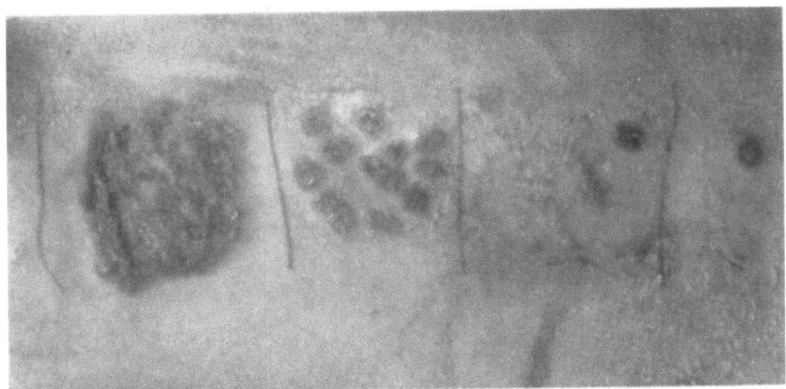

Abb. 33. Cutane Titrierung auf dem Kaninchen (nach HERZBERG)

So werden in den USA [nach FORCE und LEAKE (1927)], in Frankreich und in der Schweiz ca. 0,2 ml der Verdünnungen 10^{-3}, 3×10^{-3}, 10^{-4} und 3×10^{-4} auf eine scarifizierte Fläche von $2,5 \times 5$ cm eingerieben. Wirksame Impfstoffe müssen in der Verdünnung 10^{-3} eine 80—100%ige Confluenz der Pusteln, bei der Verdünnung 3×10^{-3} eine Abnahme um nicht mehr als 20% und in der Verdünnung 3×10^{-4} noch einzelne Pusteln erzeugen können.

In Schweden sollen 0,3 ml der Verdünnung 10^{-4} des Fertigimpfstoffes noch 10 Pusteln hervorrufen, während in England bereits von 0,1 ml derselben Verdünnung die gleiche Pustelzahl gefordert wird.

Die WHO (1959) empfiehlt, 0,1 ml der Verdünnungen 10^{-3} und 10^{-4} auf 5 cm² oder 0,2 ml dieser Verdünnungen auf 10 cm² der scarifizierten Haut zu bringen. Eine Standardlymphe soll gleichzeitig als Kontrolle dienen. In der Verdünnung 10^{-3} müßte bei einem wirksamen Impfstoff eine confluierende Pusteldecke und in der Verdünnung 10^{-4} sollten mehr als 2 Pusteln entstehen.

Biologische Qualitätsmerkmale der Impfstoffe können das Ausmaß der örtlichen und

die Pusteln vollständig ein; die Impfkrusten fallen jedoch nicht vor dem 15. Tag p. i. ab. Mit der Eintrocknung der Pusteln erholen sich die Tiere wieder. Das Virus kann schon kurz p. vacc. im Blut über mehrere Tage nachgewiesen werden. Die geimpften Tiere entwickeln eine anhaltende, solide Immunität, die vom Impfvirusstamm und der Animpfmenge abhängt.

Technische Verfeinerungen der cutanen Titrierung des Pockenschutzimpfstoffes am Kaninchen gaben KOLB u. Mitarb. (1961a) bekannt.

Diese Autoren scarifizieren mit einem Spezialinstrument die mit einer Schablone aufgezeichneten Impffelder ($5 \times 2,5$ cm). Sie testen jeweils 2 Impfstoffe im Vergleich mit einer Standardvaccine auf 3 Tieren. Dazu werden 0,2 ml der Verdünnungen 10^{-3}, 3×10^{-3}, 10^{-4}, 3×10^{-4} und 10^{-5} in die entsprechende Scarifikationsfläche eingerieben und 4—5 Tage später der prozentuale Anteil der Pustelfläche bzw. der Einzelpusteln gegenüber der gesamten Impffläche errechnet. Die Berechnung erleichtert eine ebenfalls

5 × 2,5 cm große, in kleine Quadrate und größere Rechtecke unterteilte, durchsichtige Schablone, die auf die Impffläche gelegt wird. Die Unterteilungen entsprechen bestimmten Flächenprozenten, so daß das Verhältnis Pustelfläche zu unverändertem Scarifikationsfeld sofort in Prozenten abgelesen werden kann. Der arithmetische Durchschnitt der Verdünnungen 3×10^{-3}, 10^{-4} und 3×10^{-4} dient als Beurteilungswert für die getestete Lymphe. Dieser in Prozenten ausgedrückte Wert schwankt innerhalb gewisser Grenzen. Er läßt jedoch im Vergleich zu der mitgeprüften Standardvaccine sichere indirekte Rückschlüsse auf die Wirksamkeit eines Impfstoffes zu.

Intratestikuläre Impfung des Kaninchens nach OHTAWARA *(1922).*

Diese sehr empfindliche Technik wird heute kaum mehr angewendet. Sie eignet sich nur zum indirekten Nachweis bzw. zur Virusanreicherung. Ihrer Ver-

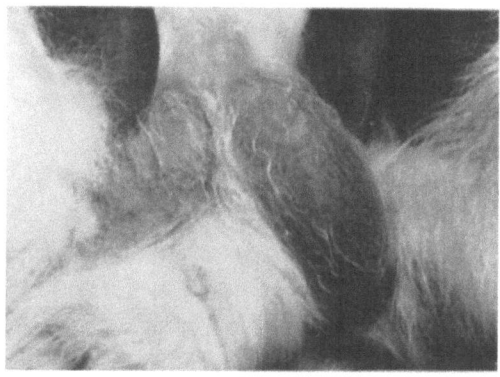

Abb. 34. Intratesticuläre Impfung beim Kaninchen (nach OHTAWARA)

wendung zur Titrierung steht der große Nachteil entgegen, daß sie das Vorhandensein von Kaninchenböcken in großer Zahl voraussetzt (s. Abb. 34).

Intracerebrale Impfung von Kaninchen nach HERZBERG *(1955).*

Auch dieses Verfahren ist an ein großes Tiermaterial gebunden. Es eignet sich deshalb mehr zum tierexperimentellen Virusnachweis. Sehr hohe Virusverdünnungen geben noch positive Reaktionen in Form einer charakteristischen Fieberkurve mit nachfolgender Immunität. Über die Eignung dieser Technik zur Qualitätsdifferenzierung von Impfvirusstämmen finden sich Angaben im Kap. Qualitätsprüfungen.

Titerbestimmung durch Infektion von Säuglingsmäusen.

Auf gleichaltrige, möglichst junge Säuglingsmäuse werden 0,1 ml der Virusverdünnungen 10^{-3}—10^{-6} intraperitoneal verimpft. Diese Titerbestimmung ist zwar ein modernes, doch relativ selten benutztes, indirektes Verfahren zur Wirksamkeitsprüfung. Durchführung:

Nach HERRLICH und MAYR (1957) werden pro Verdünnungen fünf etwa 4 Tage alte Mäuse benötigt. Die Tiere sterben am 3.—12. Tag p. i. an generalisierter Vaccine der inneren Organe. Zuerst äußert sich die Erkrankung durch Nachlassen der lebhaften Bewegungen der Säuglingsmäuse. Die Tiere liegen teilnahmslos im Nest, zeigen eine auffällige, pumpende Atmung und saugen nicht mehr. Der Tod erfolgt meist nach wenigen Tagen. Hautpocken sind nie zu beobachten. Bei der Sektion fällt der oft starke Ascites auf. Die Nieren sind vergrößert und übersät mit winzig kleinen Pockenherden, die im Anfangsstadium wie diffus verstreute, petechiale Blutungen aussehen. Neben den Nieren sind am meisten Milz, Lungen und Leber betroffen. Die Berechnung des Titers erfolgt nach der Methode von REED und MUENCH (1938). Inzwischen hat sich gezeigt, daß die Empfindlichkeit des Verfahrens durch Verwendung nur 1 Tag alter Tiere zunimmt. Angeblich lassen sich mit dieser Methode auch Virulenzunterschiede von Impfvirusstämmen erkennen (s. S. 96).

δ) *Titerbestimmung im bebrüteten Hühnerei.* Das bebrütete Hühnerei eignet sich besonders gut zur Wirksamkeitsprüfung von Pockenschutzimpfstoffen, wobei zwei prinzipiell verschiedene Auswertungsmethoden zu unterscheiden sind:

Einmal das direkte Zählverfahren mit Hilfe der zahlenmäßigen Bestimmung der entstehenden spezifischen Veränderungen auf der Chorioallantoismembran [Pockenherdzählung, PBE(CAM)/ml] und zum anderen als indirektes Zählverfahren die Bestimmung der ID_{50} bzw. LD_{50}-Dosis nach Beimpfung der Chorioallantoismembran bzw. des Dottersackes oder nach i. v. Infektion.

Titerberechnung mit der Pockenherdzählmethode bzw. mit Hilfe der ID_{50}-Berechnung nach Beimpfung der Chorioallantoismembran (CAM). Diese inzwischen zur Methode der Wahl gewordenen Verfahren gehen besonders auf die Arbeiten von BURNET (1936, 1938) sowie BURNET und FARRIS (1942) und KEOGH (1936) zurück. Die Pockenherdzählmethode gestattet, die Viruskonzentration durch die Anzahl der auf der CAM entstandenen spezifischen, lokalen Primärveränderungen zu bestimmen. Sie gleicht somit der Plaquetechnik bei Phagen bzw. der Plaquetitration in Gewebekulturen und geht von der Annahme aus, daß jeder Pockenherd (s. Abb. 35) unter optimalen Bedingungen von einer infektiösen Viruseinheit verursacht wird. Entsprechende Untersuchungen unterstützten diese Vermutung.

Allerdings ist die Genauigkeit der Pockenherdzählmethode von verschiedenen Faktoren abhängig.

So berichten ANDERSON (1954), METCALF (1955) und OVERMAN und TAMM (1956), sowie WESTWOOD und Mitarb. (1957) über die Bedeutung der Verreibungs- und Impftechnik. Auf das unterschiedliche Aussehen und die Verteilung der Primärherde gegenüber Sekundärherden nach eingetretener Generalisation wiesen bereits HERRLICH und MAYR (1954) hin, während OVERMAN und TAMM (1956) die Differenzierung der „Nebenpocken" (englisch „satellit-pocks") beschreiben. Nach den Untersuchungen von OVERMAN und TAMM besteht eine sehr genaue lineare Beziehung zwischen der Herdzahl und der Virusverdünnung, wenn zwischen 10 und 20 Herde auf einer Membran auftreten. WESTWOOD u. Mitarb. (1957) erhielten im

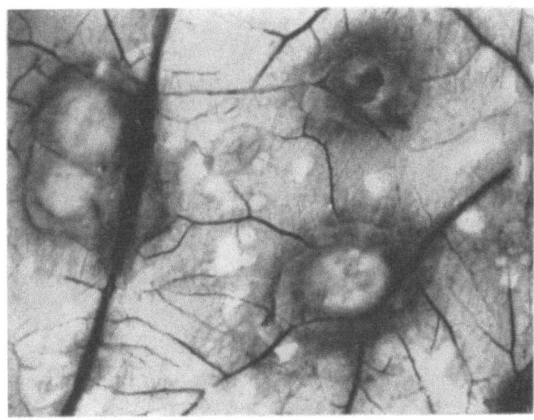

Abb. 35. Vaccinevirus-Herde auf der Chorioallantoismembran: Typische zentrale Nekrose

Gegensatz dazu lineare Beziehungen zwischen Verdünnungsgrad und Herdzahl, wenn am 2. Tag p. i. ca. 50 Herde pro Membran auszählbar waren. Pro Verdünnung sollen nach OVERMAN und TAMM mindestens 8 Eier beimpft werden. Die Autoren geben auch Möglichkeiten an, wie confluierende Veränderungen zu bewerten sind.

Ausführung:

Wir titrieren unsere Impfstoffe auf der gesenkten Membran 11 Tage vorbebrüteter Eier nach einer Methode, die aus der von OVERMAN und TAMM (1956) und von WESTWOOD u. Mitarb. (1957) angegebenen Technik kombiniert wurde. Die Zahl unspezifischer Reaktionen und die unspezifische Absterberate ist dabei auf ein Minimum reduziert, verglichen mit der früher geübten Methode der Beimpfung nicht gesenkter Membranen. Die Ergebnisse sind einwandfrei reproduzierbar. Pro Ei werden 0,1 ml verimpft, pro Verdünnung mindestens 5 Eier verwendet und 2—3 Tage p. i. die Herde der Verdünnungen 10^{-5}, $10^{-5,7}$, 10^{-6} und 10^{-7} ausgezählt. Der Titer kann durch das arithmetische Mittel der Herdzahl derjenigen Verdünnung, bei der pro Ei ca. 10—20 Herde auftreten, errechnet werden. Treten z. B. in der Verdünnung 10^{-6} bei 5 Eiern zusammen 125 Herde auf, dann ist der Titer $125:5 \times 10^6 = 2,5 \times 10^7$ PBE, d. h. in 1 ml des Konzentrates sind 250 000 000 infektiöse, pockenherdbildende Einheiten (PBE) enthalten.

Die WHO (1954) empfiehlt zur Bestimmung der Herdzahl wenigstens fünf 12 Tage alte Hühnereier mit 0,1 bzw. 0,2 ml einer solchen Verdünnung zu impfen, daß sich zumindest auf einem Ei 10 Herde auszählen lassen. Aus Herdzahl, Verdünnungsgrad und verimpfter Menge soll dann die Zahl der pfu/ml Lymphe errechnet werden. Diese Zahl soll für wirksame, abgabefertige Impfstoffe 5×10^7/ml erreichen.

Der Titer ist nach Membranbeimpfung auch mit der ID_{50}-Methode errechenbar. Bei gleicher Impftechnik wird dabei nur zwischen positiven und negativen Membranen unterschieden, die Herdzahl bleibt für die Berechnung außer Betracht. Den Titer gibt hier die Verdünnung an, bei der noch 50% positive Membranen gefunden werden. Erfahrungsgemäß liefert jedoch die Zählung der Pockenherde genauere Ergebnisse.

Titerbestimmung durch Errechnung der LD_{50} nach Membranbeimpfung: Diese indirekte Methode schlagen CABASSO und MOORE (1957) vor. Sie impfen 11—12 Tage bebrütete Eier mit 0,25 ml einer Virusverdünnung auf die Chorioallantoismembran (pro Verdünnung 6 Eier). Die Errechnung der LD_{50} nach REED und MUENCH (1938) wird am 7. Tag p. i. vorgenommen. Am 1. Tag p. i. abgestorbene Eier ohne spezifische Veränderungen werden nicht gezählt. Die Autoren heben die Gleichmäßigkeit und die Unabhängigkeit von jahreszeitlichen Einflüssen der in 2-jähriger Versuchsdauer erzielten Ergebnisse hervor. Sie fordern für einen wirksamen Impfstoff einen Mindesttiter von $10^{7,5}$ Hühnerembryo-LD_{50}-Dosen.

KEMPE (1956) injiziert dagegen auf die gesenkte Membran 12 Tage alter Embryonen 0,3 ml der Verdünnung 10^{-4} bis 10^{-9} und beobachtet die Eier 7 Tage lang. Als Mindesttiter gibt KEMPE $10^{7,0}$ LD_{50}/ml an.

Nach den Empfehlungen der WHO sollen zur Bestimmung der LD_{50} im bebrüteten Hühnerei 6 Eier pro Verdünnung mit 0,2 oder 0,3 ml auf die Membran geimpft werden. Eier, die innerhalb 24 Std. p. i. absterben, sind als unspezifische Todesfälle zu werten, alle nach 24 Std. p. i. abgestorbenen Eier mit positiven Membranveränderungen sind jedoch zur Berechnung der LD_{50} heranzuziehen. 1 ml des Fertigimpfstoffes soll mindestens 7×10^7 LD_{50}/ml enthalten.

Titerbestimmung durch Errechnung der LD_{50} nach Dottersackbeimpfung: KEMPE (1956) benutzt zur Beimpfung des Dottersackes 6—7 Tage alte Embryonen. Er injiziert 0,5 ml der Verdünnungen 10^{-4} bis 10^{-9} und verwendet die vom 2.—11. Tag p. i. bei 35—37 °C bebrüteten und abgestorbenen Eier für die LD_{50}-Berechnung. Bei den Ergebnissen sind evtl. Virulenzunterschiede der zu testenden Impfstämme zu beachten. Wirksame Impfstoffe sollten einen Titer von 10^7 LD_{50}/ml haben.

Titerbestimmung durch Errechnung der LD_{50} nach i. v.-Injektion: KAPLAN (1960a) vergleicht die Titer der Pockenherdzählmethode nach Chorioallantoismembranbeimpfung mit den durch i. v.-Injektion von Hühnerembryonen erhaltenen Ergebnissen. Der Autor injiziert 0,1 ml Virusverdünnung und beobachtet die 10 Tage alten Eier weitere 7 Tage. Obwohl diese Methode nach den Angaben des Autors genaue und mit der Eihauttechnik gut übereinstimmende, jahreszeitlich kaum schwankende Titer liefert, bietet sie für die Praxis wegen ihrer schwierigen Technik keine Vorteile. Dagegen scheinen Virulenzunterschiede verschiedener Vaccinevirusstämme mit dieser Methode feststellbar zu sein.

ε) Titerbestimmung in Gewebekulturen. Die modernen Methoden der Gewebekulturtechnik eröffneten auch für die Virustitration neue Möglichkeiten. Besonders die Trypsinierungstechnik zur Züchtung einschichtig wachsender Zellen lieferte hierzu die Voraussetzungen. Die prinzipielle Arbeitsrichtung und Methodik hatten DULBECCO (1952) und DULBECCO und VOGT (1954) mit der sogenannten Plaquetechnik aufgezeigt. Die Autoren konnten nachweisen, daß die in infizierten Kulturen entstandenen Herde zerstörte Zellen (sog. Plaques) sind, welche von einer infektiösen Viruseinheit hervorgerufen werden. Die direkte Abhängigkeit der Herdzahl von der Viruskonzentration lieferte hierfür den Beweis. Inzwischen ist bei der Vermehrung vieler Viren ein zellzerstörender, sogenannte „cytopathogener" Effekt nachgewiesen worden. Auch das Vaccinevirus besitzt solche Eigenschaften in den meisten Zellen menschlicher und tierischer Herkunft. Sie sind auf zweierlei Weise für die Virustitrierung verwendbar.

Bestimmung der ID_{50} (indirektes Zählverfahren).

Ausführung:

Mit einem einschichtigen Zellrasen bewachsene Reagenzröhrchen werden mit 0,1 ml der zu testenden Virusverdünnung beimpft und pro Verdünnung mindestens 5 Röhrchen verwendet. Schon nach ca. 30 Std. p. i. ist der Beginn der zellzerstörenden Wirkung zu beobachten (s. Abb. 8 bis 13). Abgelesen wird nach 3, 6 und 10 Tagen, wobei nur zwischen Röhrchen mit zerstörter Zellkultur (= positiv) und solchen mit intakter Zellkultur (= negativ) zu unterscheiden ist. Die Berechnung des Titers geschieht dann nach dem von REED und MUENCH (1938) angegebenen Verfahren oder mit anderen Methoden.

In Schweden wird der Pockenschutzimpfstoff nach den Angaben von ESPMARK (1962a) u. a. auf Kulturen von Affennierenzellen titriert. Dabei haben sich die Kultur in senkrecht stehenden Röhrchen und die makroskopische Ablesung mit Hilfe der Hämadsorptionstechnik bewährt. Der Titer wird nach KÄRBER (1931) berechnet.

Die Ablesung erfolgt 1 Stunde nach Zugabe der Erythrocyten am 6. u. 12. Tag p. i. Zwischen dem 6. und 12. Tag steigt der Titer noch um ca. 0,2 log 10.

Infolge ihrer leichten Durchführbarkeit hat die Bestimmung der ID_{50} inzwischen eine größere Verbreitung gefunden als die nachfolgend beschriebene Plaquetechnik.

Plaquetechnik (direktes Zählverfahren).

Die Infektion der Zellkulturröhrchen- oder Petrischälchen erfolgt auf gleiche Weise wie zuvor beschrieben. Nach einer mehrstündigen Inkubationszeit

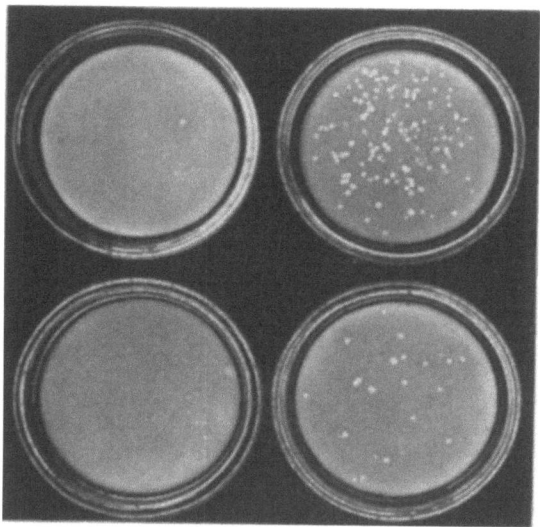

Abb. 36. Plaquebildung beim Vaccinevirus in Hühnerembryofibroblastenkulturen unter Agar (Verd. 10^{-2} bis 10^{-4})

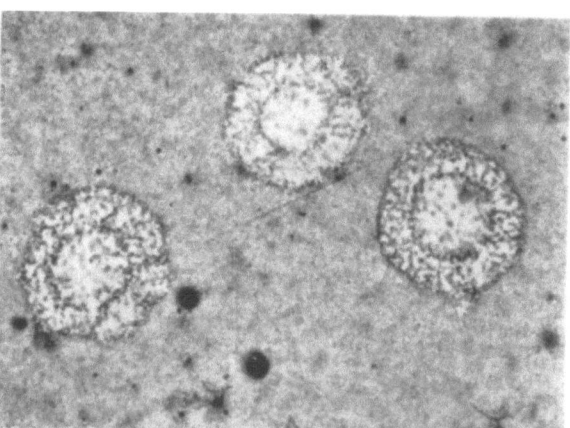

Abb. 37. Typischer Aufbau von Einzelplaques beim Vaccinevirus in Hühnerembryofibroblastenkulturen (4. Tag p. i.)

werden jedoch die Zellen mit einer speziellen Agarlösung überschichtet. Diese hat den Zweck, eine allgemeine Ausbreitung neu gebildeter Viruspartikel und damit das Entstehen sogenannter Sekundärplaques zu verhindern. Das eingebrachte Virus kann sich nur örtlich begrenzt vermehren. Der erzeugte Herd zerstörter Zellen (Plaque) wird nach ca. 3 Tagen p. i. bereits makroskopisch als rundlicher, heller Fleck im übrigen Zellrasen sichtbar (s. Abb. 36—37).

PORTERFIELD und ALLISON (1960) ersetzen das Bicarbonat im Überschichtungsagar durch Tris-(hydroxymethyl)-aminomethan-Puffer. Die Plaquebildung soll dadurch gefördert und beschleunigt und die Plaquegröße erhöht werden.

Der Titer wird durch Auszählen der Plaques bestimmt. Das beschriebene Verfahren ähnelt somit der Pockenherdzählung auf der Chorioallantoismembran.

NOYES (1953) hat als erster die Plaquetechnik unter Verwendung von Hühnerfibroblasten zur Titration des Vaccinevirus angewandt. Inzwischen wurde das Verfahren ausgebaut und weitere methodische Einzelheiten mitgeteilt, die besonders auf die Vermeidung der schwierigen Agarüberschichtung zielen.

POSTLETHWAITE (1960) empfiehlt, die mit Karbolfuchsin angefärbten Plaques bereits 36 Stunden p.i. abzulesen. Es erübrige sich dann die Agarüberschichtung völlig. Auftretende Sekundärplaques lassen sich zu der Zeit noch morphologisch abgrenzen. Auch SPIES (1959, 1960) läßt die Agarüberschichtung weg. Nach seinen Angaben können Mäusefibroblasten (L-Stamm, Earle) mit flüssigem Medium überschichtet werden, ohne daß es zu einer sekundären Plaquebildung kommt. CUTCHINS und WARREN (1958) halten eine 6stündige Inkubation und als Medium 20%ige Magermilch in Eagles-Lösung für optimal. YOUNGNER (1956) fand dagegen eine 1—2stündige Inkubation zur Adsorption von 50% der PBE für ausreichend. Er macht allerdings darauf aufmerksam, daß nicht adsorbiertes Virus nach der Agarüberschichtung im allgemeinen keine Plaques mehr bildet.

Nach VAN DRIESSEN und GREENHAM (1959) sowie BONITZ (1960) wird die Zählung der Plaques durch Adsorption von zugegebenen Hühnererythrocyten, dem sog. Hämadsorptionsphänomen, erleichtert.

Wir können über günstige Erfahrungen mit Neutralrot berichten, das zum Anfärben der Plaques am 2. Tag p.i. dient. Nichtgefärbte Plaques lassen sich unter schrägem Lichteinfall jedoch auch leicht mit Hilfe einer Lupenbrille auszählen.

Die Überschichtung des Zellrasens mit Methylzellulose (Tylose) erlaubt eine längere Beobachtung (MAHNEL, pers. Mitteil.). Ohne Mühe sind hierbei am 2. bis 4. Tag p.i. die Plaques makroskopisch auszumachen. Das Verfahren ist wesentlich einfacher als die Agarüberschichtung.

Die Plaquetechnik ist technisch schwieriger als die bloße Bestimmung des ID_{50}-Punktes. Dafür liefert sie genauere Ergebnisse, wenn eine Aggregation der suspendierten aktiven Viruspartikel weitgehend vermieden wird. Über den Einfluß dieser Aggregation auf die Plaquebildung und die günstige Einwirkung von Ultraschall zur Desaggregation berichteten kürzlich GALASSO und SHARP (1962).

In kontinuierlichen Passagen züchtbare Zellstämme eignen sich ebenfalls gut zur Virustitration. Es stehen hierbei nicht die Bedenken im Wege, die man ihrer Benutzung zur Impf-stoffproduktion nachsagt (vgl. Kap. „Gewebekulturvaccine").

Allerdings können Titrationen auf verschiedenen Zellarten nicht miteinander verglichen werden. CUTCHINS und WARREN (1958) fanden, daß die höchsten Titerwerte in Affennierenzellen, etwas niedrigere in Zellen verschiedener Rinderorgane, HeLa- und Kaninchennierenzellen, auf der Eihaut und mit der GROTH'schen Methode und die niedrigsten Werte mit der cutanen Beimpfung des Kaninchens erhalten werden.

Nach den Angaben von KREIS (1958) liefern KB-Zellen eindeutigere Ergebnisse als HeLa-Zellen. Auch KIRN und BRAUNWALD (1963) beschreiben die Eignung von KB-Zellen zur Titration von Vaccinevirussuspensionen. Wir erhielten die höchsten Titerwerte in Hühnerembryo-Fibroblasten, Rinder- und Schweinenierenzellen und embryonalen Rindermuskelzellen, während HeLa- und Fl-Zellen weniger empfindlich waren.

SUBRAMANYAM u. Mitarb. (1961) betonen die Empfindlichkeit von Nierenzellen des Schafes zur Titration von Vaccinevirussuspensionen. Diese Zellen seien relativ leicht in fortlaufenden Passagen züchtbar, was ihre Eignung zu Titrationszwecken noch steigern würde. Nach BARTELL u. Mitarb. (1960) liefern auch embryonale Rinderhautzellen gut reproduzierbare Werte.

ζ) *Wirksamkeitsprüfung durch Bestimmung des Hämagglutinationstiters.*

Nach BONITZ (1962) können aus der Höhe der Hämagglutinationstiter von Gewebekulturimpfstoffen Rückschlüsse auf die Zahl der Infektionseinheiten gezogen werden. Diese Technik ist nur als orientierendes Schnellverfahren bei frischen Aufarbeitungen geeignet.

b) Vergleichende Wertung der Titrationsverfahren. Die Ansichten über den Wert der einzelnen Verfahren sind geteilt. Aus der Vielzahl der Meinungen ergibt sich folgendes Bild:

Die Titration der Impfstoffe auf der Meerschweinchencornea wird heute kaum mehr benutzt. Die Empfindlichkeit dieser Methode ist gering. Infolge der ungenauen Applikationsmöglichkeit eines relativ großen Testvolumens kann nur ein grober Anhaltspunkt für die Wirksamkeit eines Impfstoffes gewonnen werden. Genauere Ergebnisse liefert die GROTH-sche Technik der intracutanen Auswertung am Kaninchen. Sie wird deshalb auch heute noch vielfach angewendet, obwohl sie mit bedeutenden Nachteilen belastet ist: Zur korrekten Titerbestimmung ist große Erfahrung notwendig. Wichtig ist, stets denselben Zeitpunkt der Ablesung einzuhalten. Er hängt von der Tierrasse und von der Temperatur des Stalles ab. Nur die Haut exakt enthaarter, weißer Kaninchen erlaubt eine zuverlässige Beurteilung. Es ist ferner zu berücksichtigen, daß im Winter die Reaktion verspätet, im Sommer etwas früher eintreten kann und daß bei verspäteter Ablesung die höheren Verdünnungen auch noch positiv werden können. Vielleicht spielen hier neben der Viruskonzentration auch Interferenzvorgänge in der Haut mit unreifem Virus eine Rolle. Nicht auszuschalten ist auch die schwankende Empfänglichkeit der Kaninchen, besonders z. Z. des Haarwechsels. Tiere eines Inzuchtstammes sind besonders geeignet, diese Einflüsse abzuschwächen. Die Ablesung der Reaktion ist z. T. subjektiv und sollte deshalb immer durch dieselbe Person erfolgen. ISHIKAWA (1953) hat ferner festgestellt, daß die kaudalen Hautpartien empfänglicher sind als die kranialen. Dies muß bei der Verteilung der Injektionsstellen berücksichtigt werden. Schließlich können die vaccinalen Gewebsreaktionen auch durch Begleitbakterien und andere Fremdsubstanzen der Impfstoffe unspezifisch beeinflußt werden, wenn auch nach GROTH (1921) diesen Faktoren für die Beurteilung keine Bedeutung zukommt. Die Vorteile der intracutanen Titrierung liegen in der exakten Dosierbarkeit des Impfstoffes, der raschen Ablesbarkeit der Reaktionen und in gleichzeitiger Erfassung qualitativer Viruseigenschaften (Testung der Gewebsfreundlichkeit).

Als einzige tierexperimentelle Titrationsmethode ist z. Z. die cutane Beimpfung von Kaninchen allgemein üblich, wenn sie auch technisch umständlicher und zeitraubender ist als die GROTH'sche Technik und das gleiche, einwandfreie Tiermaterial voraussetzt.

Im allgemeinen liegen nach unseren Erfahrungen die auf der Kaninchenhaut erreichten Titer um 1—2 Zehnerpotenzen niedriger als die im bebrüteten Hühnerei (CAM-Beimpfung) und meist in gleicher Höhe wie die Titer der intracutanen Kaninchenimpfung. BARTELL und TINT (1962) fanden folgende Relationen zwischen der Empfindlichkeit und gegenseitiger Abhängigkeit der Titer in Gewebekulturen, im Brutei und auf der Kaninchenhaut:

log Inf. Einh. am Kaninchen = .
$$\log ID_{50} \text{ in embryonalen Rinderzellen} - 2{,}30$$
log Inf. Einh. am Kaninchen =
$$\log ID_{50} \text{ im Brutei} - 1{,}60$$
$$\log ID_{50} \text{ im Brutei} =$$
$$\log ID_{50} \text{ in embryonalen Rinderzellen} - 0{,}70$$

Von verschiedenen Seiten wird die cutane Impfstoffprüfung am Kaninchen zugunsten der moderneren Methoden (Brutei, Gewebe-kulturen) abgelehnt (s. unten). Gegen eine Aufhebung des Kaninchentestes bestehen aber wichtige Einwände. Bei diesem Test ist nämlich nicht nur die Zahl bzw. Wirkung der Infektionseinheiten, sondern es sind auch noch andere Eigenschaften, wie „Invasionsvermögen oder Virulenz", meßbar, die bei der Titration in Gewebekulturen nicht erfaßt werden können. Da der Kaninchentest die Infektiosität unter Bedingungen bewertet, die denen der Impfung des Menschen nahestehen (Impftechnik, Beobachtung einer Pustelreaktion), befürworteten wir seine Beibehaltung (Gutachten des Bundesgesundheitsamtes (1959)), bis bessere Methoden an seine Stelle treten können. Aus den gleichen Gründen treten auch KOLB, CUTCHINS, JONES und AYLER (1961 b) für diese Prüfungsmethode ein.

Die exaktesten Aussagen über den Gehalt an infektiösen Viruseinheiten sind durch Beimpfung des bebrüteten Hühnereies oder durch die Titration in Gewebekulturen zu erhalten. Beide Möglichkeiten liefern ungefähr gleich gute Resultate.

Allerdings bestanden bei der Pockenherdzählmethode unterschiedliche Auffassungen hinsichtlich der Verteilung der Titerergebnisse nach mathematischen Gesetzen (WESTWOOD u. Mitarb. (1957), KAPLAN u. BELYAVIN (1957), ARMITAGE (1957) s. auch S. 176). Neue Gesichtspunkte sprechen nunmehr für eine Poisson-Verteilung (MAI u. BONITZ (1962, 1963)).

Danach liefert die Zählung von Herden auf der CAM oder von Gewebekulturplaques verläßliche Mittelwerte, wenn die Streuung der Einzel-Zählwerte die aus der Poisson-Verteilung abgeleitete Erwartung nicht übersteigt. Diese Bedingung wird jedoch normalerweise nicht beim Zählen der Eihaut-Läsionen erfüllt. Nach den Erfahrungen der Autoren ist die Gesetzmäßigkeit dieser Verteilung nämlich eingeschränkt, wenn es zu einem Überlagerungseffekt kommt, d. h. die Zufälligkeit bei der Aussaat eingeschränkt wird. Dieser entsteht dann, wenn die eingebrachte Teilchenmenge auf einen zu kleinen Membranbezirk gelangt, so daß Einzelherde nicht aus einem, sondern aus mehreren Viruseinheiten hervorgehen. Im Gegensatz zur Plaquezahlbestimmung in Gewebekulturen ist die Poisson-Verteilung auf der CAM dann nur durch Beimpfung sehr vieler Eier nachweisbar. Die beim Arbeiten mit der Pockenherdzählmethode bei kleinen Stichproben auftretende Streuungszuwachs gegenüber den Poisson-Erwartungswerten kann aber als Korrekturfaktor erfaßt werden, wenn die Auswertung auf FISHERS (1958) Dispersionsindex (chi²) als Streuungsmaß der Stichproben aufgebaut ist. Die Gründe für die unterschiedliche Genauigkeit von Plaque- und CAM-Methode liegen nach MAI und BONITZ (1963) darin, daß jede Einschränkung der freien Zufälligkeit bei der Aussaat zwangsläufig zu statistisch unbrauchbaren Zählergebnissen führt.

Die Ursachen der Ungenauigkeit bei der CAM-Beimpfung lassen sich nach BONITZ (1962) demnach wie folgt zusammenfassen:

Der Infektionsort kann bei Gewebekulturen durch Verwendung verschiedener Kulturgefäße versuchsgerecht beliebig gewählt und seine Größe exakt eingehalten werden. Der gesenkte CAM-Bezirk ist dagegen von Ei zu Ei verschieden groß. Er kann durch Läsionen oder Verlagerungen unkontrollierbar eingeengt werden.

Die einzelnen Bruteier sind genetisch und deshalb auch biologisch nicht gleich. Die Beimpfung erfolgt ferner nicht wie bei der Gewebekultur unter Sichtkontrolle.

Die Titerbestimmung in Gewebekulturen bietet dagegen folgende Vorteile: Es entfallen die bereits genannten und andere bei Verwendung von Versuchstieren auftretende Unsicherheitsfaktoren; Virulenzdifferenzen müssen ebenfalls nicht berücksichtigt werden. Die Notwendigkeit, absolut bakterienfreie Virussuspensionen verimpfen zu müssen, stellt dagegen einen gewissen Nachteil dar.

Über den Wert der Impfstofftitrationen im Brutei und in Gewebekulturen liegen — besonders im Vergleich zum Kaninchentest — z. T. unterschiedliche Stellungnahmen vor.

KEMPE (1956) beurteilt die LD$_{50}$-Berechnung nach Infektion der CAM als gleichwertig mit der nach Infektion des Dottersackes, hält sie jedoch für besser als die Titration am Kaninchen und weniger mühsam als die gleich gute Pockenherdzählmethode. Nach PORTERFIELD und ALLISON (1960) ist die Plaque-Technik auf Hühnerembryonalzellen der Pockenherdzählmethode auf Eimembranen ebenbürtig. ESPMARK (1962a) findet dagegen in Kulturen von Affennierenzellen um 0,2—0,3 log 10 höhere Titer als auf der Eihaut. SUBRAMANYAM u. Mitarb. (1961) halten die Titration in Gewebekulturen (Schafnierenzellen) für besser als die Brutei- und Kaninchen-Beimpfung. Bei der Titration in Bruteiern bevorzugen CABASSO und MOORE (1957) die Auswertung durch Errechnung der LD$_{50}$ nach Membranbeimpfung. Die Herdzählung zeige wie die cutane Kaninchenbeimpfung zu große Schwankungen. COCKBURN u. Mitarb. (1957) schreiben der Titration im Brutei eine größere Genauigkeit zu als der auf der Kaninchenhaut. BONITZ (1962) fordert, für die Einstellung der Pockenschutzimpfstoffe auf einen bestimmten Virusgehalt die Beimpfung der CAM, die Plaque- bzw. ID$_{50}$-Bestimmung in Gewebekulturen und die cutane Kaninchenbeimpfung zu verwenden.

Aufschlußreich sind auch die von KRAG, WEIS, BENTZON und LARSEN (1962a, b) mitgeteilten Ergebnisse vergleichender Titrierungen von Impfstoffen verschiedener Herkunft. Die Titer wurden z. T. in 7 unabhängigen Labors nach einem einheitlichen Plan festgestellt. Als Titriermethoden kamen dabei zur Anwendung: Die Scarifikation der Kaninchenhaut, die intracutane Beimpfung nach GROTH, die Pockenherdzählmethoden auf der CAM, die Bestimmung der LD$_{50}$ in Bruteiern und Säuglingsmäusen und die Titration in KB-Zellen und Hühnerembryofibroblasten. Die Ergebnisse von 4 zur Verfügung gestellten und 7 örtlichen Impfstoffen haben die Autoren mit den Titern einer speziellen Bezugsvaccine verglichen. Es zeigte sich, daß mit der Scarifikationstechnik und der Pockenherdzählung im Brutei zwar relativ übereinstimmende Resultate für die Beurteilung eines Impfstoffes erhältlich sind, daß aber letztere Methode eine größere Genauigkeit besitzt. Die anderen Verfahren lieferten weniger übereinstimmende Ergebnisse.

Es überrascht dabei die Angabe, daß die Verwendung einer Bezugsvaccine nicht immer die Gewähr für ein einwandfreies Ergebnis bietet. Nur bei bestimmten Titriermethoden und nur bei bestimmten Impfstoffen kann eine Bezugsvaccine mit gutem Erfolg zum Vergleich herangezogen werden. Die Gründe dafür sind wahrscheinlich in der unterschiedlichen Virulenz verschiedener Vaccinevirusstämme zu suchen.

Überblickt man die derzeitigen Erkenntnisse, so ist die Überlegenheit der Titerbestimmung im Brutei und in Gewebekulturen gegenüber den tierexperimentellen Prüfungen nicht mehr von der Hand zu weisen. Nur die cutane Titration am Kaninchen hat aus den dargelegten Gründen auch weiterhin ihre Berechtigung.

c) Derzeitige in der Praxis angewandte Titrationsmethoden. An den deutschen Impfanstalten sind z. T. noch die Methoden nach GROTH und GINS gebräuchlich, doch setzen sich die modernen Verfahren allmählich durch. Wir titrieren unsere Impfstoffe auf der Kaninchenhaut, mittels der Pockenherdzählung auf der Eihaut und in HeLa-Zellkulturen.

Die WHO befürwortet zur Prüfung der verschiedenen Herstellungschargen die Titrierung auf der scarifizierten Kaninchenhaut und auf der Chorioallantoismembran (Bestimmung der

PBE oder LD$_{50}$). Dabei sollen bei evtl. gleichzeitiger Verarbeitung der Impfstoffe verschiedener Ernten die einzelnen Ernten vorher auch getrennt bakteriologisch und virologisch geprüft sein. Die GROTH'sche Technik wird als Prüfmethode freigestellt.

Eine einheitliche Wirksamkeit der Impfstoffe setzt allgemein gültige Prüfungsbestimmungen voraus. Es ist deshalb wünschenswert, daß die von der WHO vorgeschlagenen Wirksamkeitsprüfungen bald international anerkannt und von allen Produzenten in gleicher Weise durchgeführt werden.

d) Abschließende Wirksamkeitsprüfung am Menschen sowie die Beziehungen zwischen den Labortiterergebnissen und dem Impferfolg. Alle in vitro und im Tierversuch durchgeführten Wirksamkeitsprüfungen sind mit dem Nachteil belastet, daß experimentell erhaltene Ergebnisse nicht ohne weiteres auf die Impfung am Menschen übertragbar sind. Die Mindestanzahl infektiöser Partikel, die in einer Impfdosis enthalten sein muß, braucht nämlich wegen noch unmeßbarer qualitativer Unterschiede (Virulenzunterschiede) nicht für jeden Impfstoffstamm gleich zu sein. Der auf quantitativen Virusnachweismethoden basierende Wert bei der Verwendung einer neuen Impfstoffcharge, besonders aber bei der Einführung eines neuen Vaccinevirusstammes muß deshalb erst in Relation zum Angehen des Impfstoffes am Menschen gebracht werden. Dazu ist es notwendig, nach Abschluß aller Sicherheitsprüfungen auch Erfahrungen über die Wirksamkeit am Menschen zu gewinnen.

Früher boten Probeimpfungen am Menschen den einzigen Schutz vor Impfstoffversagern. Allerdings waren diese Testimpfungen mit einem gewissen Risiko belastet, weil vorhergehende experimentelle Unschädlichkeits- und Wirksamkeitsprüfungen noch nicht möglich waren. Dieses Risiko besteht jedoch heute nicht mehr. Es empfiehlt sich, die abschließende Wirksamkeitsprüfung am Menschen mit Stichproben sowohl aus der Stammlymphe als auch kurz vor dem Versand, aus dem Fertigimpfstoff durchzuführen.

Der Impfstoff wird in der Verdünnung, von der man auf Grund der experimentellen Wirksamkeitsprüfungen ein „Angehen" erwarten darf, sorgfältig und möglichst gleichmäßig auf Erstimpflinge verimpft. 6—8 Tage p. v. läßt sich „das Angehen" der Lymphe leicht kontrollieren. Zur Ausschaltung

individueller Schwankungen ist der Bewertung eine größere Anzahl von Impflingen zugrunde zu legen, und größter Wert einer einwandfreien Impftechnik zuzumessen [CROSS (1961)]. Für die Beurteilung des Impfstoffes werden der „persönliche Impferfolg", der „Schnitterfolg", sowie die örtlichen Impfreaktionen herangezogen. Unter „persönlichem Impferfolg" ist die Zahl der erfolgreich Geimpften zu verstehen — sie soll über 90% liegen — unter „Schnitterfolg" die Angabe, wie viele von 100 Impfschnitten sich zu Pusteln entwickelt haben. Die örtlichen Impfreaktionen lassen sich zweckmäßigerweise mit einem subjektiv aufgestellten Impfschema erfassen. An der Bayerischen Landesimpfanstalt dienen dazu in Anlehnung an das von GROTH (1921) angegebene Verfahren 2 Zahlen, von denen die erstere die Größe der Pusteln und die zweite die Ausdehnung der Area am 7. Tage p. v. angibt.

Es werden 3 Steigerungsformen unterschieden. Bei der Pustelgröße gilt als Reaktion erster Größe ein linsengroßes Bläschen, als 2. Größe eine erbsengroße Pustel und als 3. Größe alle darüber hinausgehenden Pustelformen. Bei der Area wird als 1. Reaktionsform nur ein schmaler Hof (Aula) bezeichnet, als zweite Reaktionsform eine Area mit einem Durchmesser von ca. 5 cm und als dritte Reaktionsform umfangreiche Rötungen. Die bei den einzelnen Impflingen erhaltenen Werte für die Pustel- und Areagröße werden mit der jeweiligen Zahl der angegangenen Pusteln multipliziert, die dadurch erhaltenen Werte aller Testpersonen addiert und durch die Gesamtzahl der Pusteln dividiert. Es resultieren dann Werte, die für die Pustel- und Areagröße im allgemeinen zwischen 1,0 und 2,0 liegen (bei zwei Schnitten).

Auch das Ergebnis von Wiederimpfungen kann zur Prüfung eines Impfstoffes herangezogen werden. In den 10—12jährigen Wiederimpflingen steht eine sehr einheitliche und genügend große Probandengruppe zur Verfügung. Ein gut wirksamer Impfstoff erzeugt in einer Häufigkeit von 25—30% eine Pustelreaktion. Der Rest zeigt Bläschen- oder Knötchenbildung. Auf die Problematik letzterer bezüglich ihrem Wert als Immunitätsreaktion soll hier jedoch nicht eingegangen werden (vgl. S. 193).

Die Verimpfung unseres Impfstoffes ergibt bei einem Virusgehalt von 10^7 PBE/ml nach unserem Schema beim Erstimpfling einen Pustel- und Areaindex von 1,8/1,5, was einer normalen Impfreaktion und einem Impferfolg von mindestens 98% entspricht. Ca 25% der Wiederimpflinge reagieren nach Verwendung dieser Vaccine mit Pustelbildung. Ein Gehalt von 10^6 PBE/ml würde bereits zu schwache Reaktionen geben. Für Versandzwecke ist es darum besser, den Impfstoff auf etwas mehr als $10^{7,0}$ PBE/ml einzustellen.

Über die Relation Labortiter zu Impferfolg liegen auch von anderen Autoren Erfahrungsberichte vor.

So fordert KEMPE (1956) mindestens 10^7 Ei-LD_{50}/ml für wirksame Impfstoffe und KOLB u. Mitarb. (1961 a u. b) wenigstens $10^{7,4}$ ID_{50} bzw. pfu/ml in Gewebekulturen (Affen- und Kaninchennierenzellen). Die Ergebnisse von BARTELL und TINT (1962) lauten ähnlich. Nach den Versuchsergebnissen von COCKBURN u. Mitarb. (1957) garantieren Impfstoffe mit einem Eititer von 10^8 PBE/ml ein 100%iges Angehen am Menschen und nach den von den Autoren angestellten statistischen Berechnungen wird ein 50%iges Angehen bei Pockenherdzahlen von 3×10^5 PBE/ml erreicht.

Die theoretisch errechneten Werte stimmen gut mit in der Praxis erhaltenen Vaccinationsergebnissen überein [CROSS u. Mitarb. (1958)]. Es zeigte sich dabei, daß Personen, die mit einer niedertitrigen Vaccine *erfolgreich* geimpft werden, die gleiche Immunität entwickeln wie nach Impfung mit einem hochtitrigen Impfstoff. Im Gegensatz zu den von COCKBURN u. Mitarb. (1957) statistisch ermittelten Werten sind nach den experimentellen Untersuchungen für den 50%igen Impferfolg jedoch mehr als $3,5 \times 10^5$ PBE/ml Impfstoff notwendig.

BONITZ und SEELEMANN (1960) hatten mit einem Impfstoff von $10^{6,5-6,9}$ IE (CAM)/ml bis zu 20% Versager bei Erstimpflingen. Bei einem Virusgehalt von $10^{7,0-7,4}$ IE (CAM)/ml (entspr. $10^{6,7-7,7}$ ID_{50}/ml auf der Kaninchenhaut) beobachteten die Autoren bei 98% der Erstimpflinge normale und bei 15—30% der Wiederimpflinge beschleunigte Pustelreaktionen. Höhertitrige Impfstoffe führten zu überschwelligen Impfreaktionen.

POLAK u. Mitarb. (1962) erzielten ein 99%iges Angehen am Menschen, wenn der Titer auf der Eihaut $4,0-4,5 \times 10^7$ PBE/ml betrug. Diese Werte stimmen gut mit dem Titer auf der Eihaut überein, den die WHO fordert. Für ein 50%iges Angehen der Impfung genügen nach POLAK $1,3 \times 10^6$ PBE/ml.

Interessante Beobachtungen über die Impferfolge bei verschiedenen Altersgruppen, die mit dem gleichen Impfstoff geimpft worden waren, stammen von ESPMARK und RABO (1961 a,b).

Danach treten beachtenswerte Unterschiede im „Angehen" der Impfung auf: Den größten Prozentsatz erfolgreich Geimpfter stellen zwanzigjährige Erstimpflinge, gefolgt von der Gruppe 5—12 Monate alter Kinder. Ein Impfstoff, der bei Erstimpflingen einen Impferfolg von 95% ergab, verursachte nur noch 55% der Wiederimpflinge positive Reaktionen. Nach POLAK und BRANS (1962) sind für die erfolgreiche Impfung von Säuglingen immuner Mütter Impfstoffe mit mindestens $7,8 \times 10^8$ PBE (CAM)/ml (!) notwendig.

Nach den bisherigen Ausführungen scheint es ohne weiteres möglich zu sein, konzentrierte Impfstoffe (Stammlymphen) durch Verdünnen des Konzentrates mathematisch genau auf ein wirksames Fertigprodukt mit einem bestimmten Virusgehalt „einzustellen". Das theoretisch mögliche Verdünnungsverhältnis kann jedoch nach unseren Erfahrungen nicht streng auf die Praxis übertragen werden. Es ist z. B. nicht möglich, eine Stammlymphe mit $10^{8,7}$ PBE (CAM)/ml noch 1:10 zu verdünnen, um eine Gebrauchslymphe von $10^{7,7}$ PBE (CAM)/ml zu erhalten, weil diese bereits zu „schwach" wäre. Wir verfahren deshalb mit unseren Impfstoffen wie folgt: Von einer Stammlymphe mit einem Titer von z. B. 10^8 PBE (CAM)/ml werden einige ml 1:5 verdünnt und von dieser — vorläufig als richtig angesehenen — Gebrauchsverdünnung die Verdünnungen 10^{-6}, $10^{-6,7}$, $10^{-7,7}$ auf die CAM verimpft. Diese Gebrauchsverdünnung muß *mindestens* einen Titer von $10^{7,7}$ PBE (CAM)/ml, haben, damit der Impfstoff sicher angeht. Liegt er niedriger, wird die Stammlymphe nur 1:3 oder 1:4, liegt er höher als $10^{7,7}$ PBE (CAM)/ml wird endgültig 1:5 oder 1:6 verdünnt. Die Titer unserer Gebrauchsimpfstoffe liegen deshalb bei $10^{7,7}$ PBE/ml auf der CAM und bei $10^{5,7}$ IE/ml auf der Kaninchenhaut.

Der Grund für das Mißverhältnis zwischen theoretisch möglicher und praktisch durchführbarer Verdünnung liegt anscheinend im Verdünnungsprozeß begründet (Einfluß der Aggregatbildung): Der genau feststellbare Titerwert einer Suspension ändert sich nicht im gleichen Maße, wie die Suspension verdünnt wird. Die Titer der Fertigprodukte, die ein 100%iges, 99%iges oder 50%iges Angehen ermöglichen, wurden meist erst nach dem Impferfolg bestimmt und nicht durch „Vorausberechnung".

Elektronenmikroskopische Zählungen zur Berechnung des Gesamtvirusgehaltes ließen bei abgabefertigen Impfstoffen auf einen Gehalt von $1,2-7,1 \times 10^{10}$ aktiven und inaktiven Viruspartikeln/ml schließen [SHARP (1960)]. Bei 10%igen Suspensionen von Lapine und infizierten Eimembranen lagen diese Werte bei $4,2 \times 10^9$ bzw. $7,2 \times 10^9$ Viruspartikel/ml [SHARP und OVERMAN (1958)] (vgl. auch S. 82).

Schon 1955 hat HERZBERG darauf aufmerksam gemacht, daß die heutigen Impfstoffe einen wesentlich höheren Titer als vor 20 bis 30 Jahren haben. Ob diese Angaben nur auf die verfeinerten Bestimmungsmethoden zurückzuführen sind, oder ob tatsächlich stärkere

Impfstoffe als früher verimpft werden, bedarf weiterer Klärung.

Die in jüngeren Publikationen [BONITZ (1962), DOSTAL (1962)] erhobene Forderung nach verschiedenartigen Impfstoffen für Erst- und Wiederimpfungen wird der Praxis nicht ganz gerecht und ist nur eine Wiederholung älterer Diskussionen. Man hat seit jeher versucht, die Impfstoffkonzentration nach dem jeweiligen Bedarf einzustellen und z. B. für Versandlymphen oder für die warme Jahreszeit einen höheren Titer zu wählen. Das gleiche gilt für die Impfung gefährdeter Personenkreise, z. B. bei Pockenkontakt. Der Impfstoffkonzentration sind jedoch Grenzen gesetzt und über einen bestimmten Höchsttiter kommen wir nicht hinaus.

Die Impfanstalten sind nach dem Gesetz gehalten, für die Erst- und Wiederimpfungen einen *optimalen* Impfstoff zu liefern. Dieser kommt dem erreichbaren Höchsttiter ohnehin nahe.

e) Prüfung auf immunogene Eigenschaften.

Die quantitative Erfassung des Virusgehaltes eines Impfstoffes durch Infektionsteste sagt — wie bereits auf S. 135 erwähnt — über die immunisierende Kraft des verwendeten Impfvirusstammes nicht viel aus, weil der Virusgehalt lediglich für das „Angehen" der Impfung von Bedeutung ist. Bisherige experimentelle Untersuchungen [HORGAN u. HASEEB (1945)], die Immunitätsreaktionen bei Wiederimpflingen und die Erfolge in der Bekämpfung der Pocken beweisen zwar, daß die verschiedenen Impfvirusstämme gegeneinander und gegen das Variolavirus immunisieren. Neuere Beobachtungen lassen jedoch vermuten, daß die immunisierende Kraft von Dermo-Impfvirusstämmen unterschiedlich stark sein kann.

Auch zwischen Dermovaccinen und Ei- bzw. Kulturimpfstoffen scheinen Differenzen in der antigenen Wirksamkeit zu bestehen (s. Ei- und Kulturimpfstoffe).

Es ist deshalb verständlich, daß exakte Möglichkeiten zum experimentellen Nachweis der immunisierenden Fähigkeit der Impfvirusstämme wünschenswert sind. Leider gibt es aber z. Z. noch keine sicheren Beurteilungsmöglichkeiten dieser Qualitätseigenschaft; doch liegen bereits einige Untersuchungsergebnisse zu diesem Problem vor.

Experimente zum Nachweis von Differenzen im immunisierenden Vermögen von Pockenschutzimpf-

stoffen unternahmen vor allem MASTYUKOVA und YAROSLAVSKAYA (1958), MOROSOV und KOROLKOVA (1957), sowie SOLOVIEV und MASTYUKOVA (1959). Letztere wiesen in zahlreichen Reinfektionsversuchen bei intracutan immunisierten Kaninchen zunächst einmal die direkte Abhängigkeit der erzielten Immunität von der Zahl der zur Immunisierung verimpften Infektionseinheiten nach. Diese Abhängigkeit zeigte sich auch bei 275 Impfstoffen von 17 Produzenten. Einem hohen Infektionstiter entsprach ein hohes immunisierendes Vermögen und einer niederen Infektiosität eine schwach immunisierende Kraft.

Zur Klärung der Frage, ob das Immunisierungsvermögen allein von der Zahl der im Impfstoff enthaltenen aktiven Viruspartikel abhängt, oder ob auch ihre Virulenz eine Rolle spielt, stellten SOLOVIEV und MASTYUKOVA Versuche an, evtl. vorhandene Beziehungen zwischen der „Mindestinfektionsdosis" und der „Mindest-Immunisierungsdosis" von Impfstoffen mit unterschiedlicher Virulenz zu finden. Dazu wurde jeweils die Verdünnung der entsprechenden Vaccine hergestellt und intracutan an Kaninchen verimpft, die gerade noch eine Hautreaktion verursacht, sowie 10- und 100fach schwächere Dosen. Die Tiere wurden dann intracerebral je nach Antikörpertiter mit unterschiedlichen Dosen einer Neurovaccine reinfiziert.

Es ergab sich, daß bei einer virulenten Vaccine die „Mindestimmunisierungsdosis" kleiner sein kann als die „Mindestinfektionsdosis". Als Erklärung dafür wird erwähnt, daß einige Tiere nicht mit einer Hautreaktion, sondern nur mit einem Antikörperanstieg die Primärinfektion beantworteten und trotzdem gegenüber einer Reinfektion voll immun waren. Schwach virulente Impfstoffe können dagegen bei Verimpfung von Mindestinfektionsdosen wohl zu Hautreaktionen, aber zu keiner Antikörperbildung Anlaß geben. Hier hatten die Versuchstiere keine nachweisbare Immunität entwickelt. Dies bedeutet, daß bei einer schwach virulenten Vaccine große Dosen zur Erzielung einer guten Immunität nötig sind, während bei virulenten Impfstoffen dafür bereits wesentlich geringere Impfdosen genügen können.

Auf Grund ihrer Erfahrungen glauben SOLOVIEV und MASTYUKOVA (1959), als Methode zur Bestimmung der immunisierenden Eigenschaften von Pockenschutzimpfstoffen die intracerebrale Injektion von Neurovaccine bei frisch immunisierten Kaninchen vorschlagen zu können. Der Nachweis von Antihämagglutininen bei vaccinierten Kaninchen und ihre Resistenz gegen eine intracerebrale Injektion von Neurovaccine spiegeln angeblich eine hohe Immunität der Tiere bzw. gute immunisierende Eigenschaften des verwendeten Impfstoffes wieder. Die Höhe des Antikörpertiters gebe dabei Hinweise über das Ausmaß der erwähnten Resistenz. Der negative Ausfall dieser Tests zeige aber lediglich einen Impfstoff an, der nicht die geforderte Qualität besitzt.

Diese tierexperimentell gewonnenen Ergebnisse stehen zwar erst am Anfang dieser Forschungsrichtung und lassen noch viele Fragen offen. Sie sprechen aber dafür, daß die Vaccineimmunität anscheinend von zwei unabhängigen

Faktoren des Impfstoffes, nämlich 1. von der Zahl der verimpften aktiven Viruseinheiten und 2. von deren Virulenz beeinflußt werden kann. Während aber sichere quantitative Virusnachweismethoden bereits bekannt sind, fehlen noch entsprechende Verfahren, die Virulenz exakt zu erfassen (vgl. Kap. „Qualitätsprüfungen"). Erst mit anerkannten Standardmethoden können allgemein gültige Aussagen über Differenzen im immunisierenden Vermögen von Pockenschutzimpfstoffen gemacht werden.

V. Hoden- und Neurovaccine

Unter Hoden- bzw. Neurovaccinen sind Impfstoffe zu verstehen, die aus mit Vaccinevirus infiziertem Hoden- bzw. Gehirngewebe gewonnen werden.

Es war früher nicht möglich, bakterienarme Dermovaccine herzustellen. Dieser Nachteil gab schon frühzeitig den Anstoß, nach anderen Geweben zu suchen, auf denen eine primär sterile Lymphe gezüchtet werden könnte. Im Hoden bzw. im Gehirn glaubte man, die geeigneten Gewebe gefunden zu haben. NOGUCHI (1915, 1918) entwickelte eine Kaninchen- bzw. Rinderhodenvaccine. Die aus diesen Geweben gewonnenen Impfstoffe besitzen heute durch die Einführung der Ei- und Kulturvaccinen kein praktisches Interesse mehr, doch brachten die damit gewonnenen Erfahrungen wertvolle Erkenntnisse, so daß auf ihre Problematik kurz eingegangen sei.

Die umständliche Herstellungsweise, insbesondere aber die Befürchtung unerwünschter Nebenreaktionen von seiten des ZNS bei Verimpfung von *Neurovaccine*, die aus Kaninchengehirnen nach der von LEVADITI und NICOLAU (1922, 1923) angegebenen Technik gewonnen wurde, hatten zur Folge, daß sich diese Impfstoffe in Deutschland nicht eingebürgert haben.

Hoden- und Neurovaccine zeigen als charakteristisches Merkmal eine gesteigerte Virulenz für das Kaninchen. Diese äußert sich im allgemeinen in stark hämorrhagischen, nekrotisierenden Eruptionen auf der Haut, in einem encephalitogenen Vermögen bei intracerebraler Applikation und einer ausgesprochenen Tendenz zur Generalisierung. Die Virusveränderung scheint ihre Ursache in der dauernden Züchtung in derartigen Geweben zu haben, so daß stabile Dauermodifikationen entstehen. Doch scheint es auch Neurovaccine ohne derartige

Eigenschaften zu geben [SMITH u. Mitarb. (1942)].

Die Abneigung gegen eine Anwendung der Hoden- und Gehirnvaccinen beim Menschen wurde außer durch ihr varioliformes Verhalten im Kaninchenorganismus durch die — heute jedoch als falsch erkannte — Vermutung, daß Neurovaccinen auch nach cutaner Verimpfung am Menschen neurotrope Eigenschaften aufweisen müssen, noch verstärkt. Diese Aversion hat letztlich ihre Anwendung und Einführung in Deutschland verhindert. In Spanien sind dagegen Hunderttausende von Kindern mit Neurovaccine geimpft worden, ohne daß besondere Komplikationen aufgetreten sind [GALLARDO, MARTINEZ (1927)]. Allerdings wird auch über niedere Impferfolge, verzögertes Auftreten der vaccinalen Eruptionen [GONZALES (1926)] und einen geringeren Immunitätsgrad berichtet [THOMAS (1927)]. Eine ausführliche Beschreibung und Beurteilung findet sich bei PASCHEN (1927) und HALLAUER (1944).

VI. Eivaccine

1. Definition

Eivaccine ist Pockenschutzimpfstoff, der aus vaccinevirus-infizierten und homogenisierten Geweben bebrüteter Hühnereier hergestellt wird. Gewöhnlich dienen dazu infizierte Chorioallantoismembranen.

2. Herstellung

Die Eier von tuberkulose-, salmonellen- und geflügelpestfreien Hühnern werden 10 bis 12 Tage vorbrütet und dann mit ca. 1000 PBE/0,1 ml auf die Chorioallantoismembran (CAM) beimpft. Die stark virushaltigen Membranen werden 3—4 Tage p. i. steril geerntet. Durch Homogenisierung der virusspezifisch veränderten Teile bzw., nach Generalisierung des Virus, auch der ganzen Membran, entstehen primär sterile Suspensionen, die bei genügend großem Virusgehalt als Impfstoff verwendbar sind. Als Suspensionsflüssigkeit dienen glycerinhaltige Pufferlösungen o. ä., die den abgewogenen Eimembranen in einem bestimmten Gewichtsverhältnis vor der Homogenisation zugegeben werden. Die Unschädlichkeits- und Wirksamkeitsprüfungen entsprechen denen der Dermolymphe.

Die Infektion der Bruteier durch Beimpfung der Allantoishöhle liefert nach 4 Tagen p. i. ebenfalls gute Ergebnisse, doch ist der Virusgehalt der

Membranen nach direkter Beimpfung in der Regel am höchsten. Für die technisch einfachere und schnellere Methode der Allantoishöhlenbeimpfung sind zudem erheblich höhere Infektionsdosen erforderlich.

Der Virusgehalt der Embryonen selbst ist rund 10 mal geringer als der der CAM. Es empfiehlt sich deshalb nicht, die Embryonen mit zu verwerten, auch würde dadurch der Gehalt an Wirtsgewebe im Impfstoff unnötig ansteigen.

Erfahrungsgemäß ist damit zu rechnen, daß 20—30% der Eier für die Produktion ausfallen (unbefruchtet, unspezifisches Absterben, Verunreinigungen etc.). Aus einer verwertbaren Eimembran kann man im allgemeinen 3—4 ml Impfstoff (= 300—400 Dosen) herstellen.

Die Wärmelabilität flüssiger Pockenschutzimpfstoffe ist im besonderen Maße auch Eivaccinen eigen. Die Haltbarkeit letzterer ist deshalb nur bei tiefen Temperaturen gewährleistet. Diesen Nachteil besitzen gefriergetrocknete Eiimpfstoffe nicht (s. S. 158).

Ein während der Lagerung eingetretener Titerverlust beruht nicht nur auf einer Virusinaktivierung, sondern auch auf einer Virusaggregation. Zugabe von Serum soll diese Aggregation sogar begünstigen.

3. Geschichtliches und allgemeine Problematik der Eivaccine

Die ersten Versuche, mit Eivaccine Pockenschutzimpfungen durchzuführen, liegen fast 30 Jahre zurück [s. bei HERZBERG (1935)], und bis Ende des 2. Weltkrieges haben zahlreiche Autoren meist positive Erfahrungen veröffentlicht [GOODPASTURE u. BUDDINGH (1933), GOODPASTURE u. Mitarb. (1935), TANIGUCHI u. Mitarb. (1935), LEHMANN (1936, 1937, 1938), ELIS u. BOYNTON (1939), GASTINEL u. FASQUELLE (1941), BALOZET (1942), BUDDINGH (1943), NAGLER (1944)]. Diese ermutigenden Impfergebnisse förderten jedoch merkwürdigerweise eine weitere Verbreitung der Eiimpfstoffe nicht.

Grund dazu gaben vor allem die Versuchsergebnisse von RIVERS u. Mitarb. (1939) mit Kulturimpfstoff, die auch Zweifel an der immunisierenden Fähigkeit der Eivaccine aufkommen ließen. Daneben waren es Beobachtungen über Änderungen der Viruseigenschaften, die gegen eine allgemeine Einführung von Eivaccine sprachen. Verstärkte klinische Reaktionen und Impfkomplikationen, besonders am Kaninchen, galten als Beweis solcher biologischer Merkmalsänderungen. Die fortlaufende Züchtung in homologen Wirten wurde dafür verantwortlich gemacht. Die gleichen Virusveränderungen und damit zusammenhängende Probleme tauchten auch bei der Herstellung und Verwendung der ersten Kulturvaccine auf [Literatur s. bei HALLAUER (1944)].

Inzwischen sind einige Unklarheiten zugunsten der Ei- und Kulturimpfstoffe beseitigt worden. Bis zur endgültigen Klärung der strittigen Fragen empfiehlt es sich, für die Herstellung von Ei-Impfstoffen als Ausgangsvirus nur solche Impfvirusstämme zu verwenden, deren biologische Eigenschaften genau bekannt sind. Außerdem sollte zur Vermeidung von Virusmodifikationen nur Material niederer Passagen übertragen werden.

Eine kritische Wertung der früheren Ansichten über die Ursachen der Qualitätsänderungen findet sich im Kap. „Gewebekulturvaccine".

4. Derzeitiger Stand und moderne Herstellungsweise

Eine endgültige Beurteilung der Eivaccine ist heute trotz zahlreicher Impfungen (s. unten) noch nicht möglich. Die in neuerer Zeit mitgeteilten Erfahrungsberichte über die Anwendung von Eivaccine lauten allerdings recht günstig.

In Deutschland gab HERZBERG (1949) gute Impfergebnisse bekannt. Ausgehend von humanisierter Lymphe benützte er infizierte Eimembranen hoher Passagen (über 100 direkte Eipassagen!) zur Impfstoffherstellung. 132 direkte Eihautpassagen veränderten die guten klinischen und immunisatorischen Impfstoffeigenschaften nicht. Über einen wenigstens 5 Jahre anhaltenden Impfschutz berichtete PANDID (1946). Die erzielte Immunität war die gleiche wie die nach Impfung mit Dermolymphe. CABASSO u. Mitarb. (1954) konnten diese Befunde prinzipiell bestätigen, wenn auch ihrer Ansicht, daß 150 Eimembranen den gleichen Impfstoffertrag liefern wie ein Kalb, nicht ganz zugestimmt werden kann. Auch diese Autoren bemerkten gegenüber Dermovaccine weder qualitative noch quantitative Unterschiede. Bei einem Großversuch mit über 2 Millionen verteilten Impfdosen wurde von COOK u. Mitarb. (1948) ein 88—100%iges Angehen beobachtet. Nach ihren Angaben (1953) bewährte sich die Eivaccine bereits bei der Bekämpfung einer Variola-Epidemie und 1958 hob der Arbeitskreis um CABASSO erneut die Brauchbarkeit der Eivaccine hervor.

Kürzlich hat ESPMARK (1962b) über die Verwendung einer Eivaccine in Schweden berichtet. Es sind nach seinen Angaben dort bereits über 1 Million Dosen ausgegeben und gute Impfergebnisse ohne Zunahme von Komplikationen erzielt worden.

ESPMARK gewinnt konzentrierte Eivaccine durch Homogenisierung der Eimembranen (4 Vol. Teile) mit 70%igem Sorbitol (1 Vol. Teil). Diese „Stammlymphe" lagert bei −25°C. Sie hat einen Titer von 10^8—10^9 KID_{50}/ml in Affennierenzellen. Durch weitere Verdünnung mit 0,35%iger Agar-NaCl-Lösung werden ein „Normalimpfstoff" mit $10^{7,4}$ und ein „extra starker" Impfstoff mit $10^{8,2}$ KID_{50}/ml hergestellt.

Nach den Angaben des Autors wird durch Sorbitol die Virusaggregation während der Lagerung nicht verhindert und durch das zur Stabilisierung der Stammlymphe evtl. zugegebene Kälberserum (20%) wahrscheinlich sogar beschleunigt.

Bemerkenswert ist, daß allergische Reaktionen infolge Überempfindlichkeit gegen Hühnereiweiß noch von keinem Autor angeführt wurden [RATNER u. UNTRACHT (1952), WEICHSEL u. HERRERA (1957), ESPMARK (1962b)].

5. Viruszüchtung im exembryonierten Brutei

Es gelang bisher nicht, eine für die Pockenschutzimpfstoffherstellung ausreichende Virusvermehrung im exembryonierten Brutei zu erzielen. Für die praktische Impfstoffgewinnung ist diese Methode auch zu umständlich [LINSENMAIER (1957)].

6. Beurteilnng der Eiimpfstoffe

Die Eivaccinen werden gemeinsam mit den Kulturimpfstoffen auf S. 154 bewertet.

VII. Gewebekulturvaccine

1. Definition

Gewebekulturvaccinen sind Pockenschutzimpfstoffe aus virusinfizierten, in vitro gezüchteten Geweben oder Zellen tierischer Herkunft.

2. Entwicklungsgeschichte und allgemeine Problematik der Gewebekulturimpfstoffe

Schon vor 50 Jahren richtete sich das Interesse auch auf die Möglichkeit der in vitro-Züchtung des Vaccinevirus mit Hilfe von Gewebekulturen (vgl. S. 101).

STEINHARDT, ISRAELI und LAMBERT gelang es bereits 1913, Vaccinevirus in sogenannten Deckglaskulturen zu züchten. In der Folge berichteten STEINHARDT und LAMBERT (1914), PARKER und NYE (1925), HAAGEN (1928) und andere über gelungene Virusdauerzüchtungen in Plasma-Gewebekulturen.

Es ist verständlich, daß sich das Interesse bald auf die Frage der Impfstoffherstellung richtete, zumal sich hier die Möglichkeit bot, primär sterile Impfstoffe zu erhalten. Die auf diesem Wege gewonnenen Virusmengen reichten jedoch für Impfstoffe nicht aus, wenn auch CARREL und RIVERS (1927) quantitativ beachtenswerte Viruseernten erzielten. Mit der von MAITLAND und MAITLAND (1926) und von LI und RIVERS (1930) eingeführten Technik der Suspensionskulturen ließen sich bereits Virusmengen gewinnen, die zu den ersten Impfungen mit Gewebekulturimpfstoff Anlaß gaben. Zur Züchtung des Vaccinevirus dienten hierbei Gewebestückchen, — meist von Hühnerembryonen und Kaninchenhoden — die in Nährmedien suspendiert waren und dadurch einige Zeit weiter lebten. Durch Homogenisierung des infizierten Gewebes in glycerinhaltigen Medien entstanden virushaltige Suspensionen, die als Impfstoff verwendet wurden.

Weitere Fortschritte für die Viruszüchtung brachte die bereits bekannte, jedoch 1940 verbesserte Roller-Tube-Technik [FELLER, ENDERS u. WELLER (1940)]. Sie konnte jedoch nicht die in sie gesetzten Hoffnungen für die Impfstoffproduktion erfüllen. Abgesehen von den Schwierigkeiten, die bei der Umsetzung der Explantate auftraten, war es vor allen Dingen die komplizierte Handhabung, die eine allgemeine Einführung der Viruszüchtung in Gewebekulturen und damit auch die Möglichkeit für eine größere Impfstoffproduktion vorerst verhinderte.

Von RIVERS (1931), HERZBERG (1932, 1935, 1949), RIVERS und WARD (1933, 1935), NAUCK und PASCHEN (1931, 1933) und COFFEY (1934) stammen die ersten Erfahrungsberichte über die Anwendung von Gewebekulturimpfstoff bei Mensch und Tier. Die Vaccinationserfolge waren z. T. unterschiedlich, doch durchaus erfolgversprechend. RIVERS, WARD und BAIRD (1939) haben allerdings mitgeteilt, daß ihre Impferfolge nach intracutaner Impfung auf schlechte immunisierende Fähigkeiten des in Kulturen passierten Virus gegenüber Dermovirus vom Kalb schließen lassen. Diese Beobachtung dämpfte die Hoffnungen, die man in die bakterienfreien Kulturimpfstoffe setzte, sehr. Sie hat zu zahlreichen Nachprüfungen Anlaß gegeben, ohne daß es aber bis heute gelungen ist, die Frage der antigenen Wirksamkeit von Kulturvaccine endgültig zu beantworten.

Über die Gründe, die eine Änderung der qualitativen Eigenschaften eines Vaccinevirusstammes durch Passagen in Gewebekulturen hervorrufen können, ist heute mehr als früher bekannt:

Passagen in Zellkulturen wirken stärker und schneller selektierend als gleiche Passagen in komplexen Wirtssystemen, wie z. B. im Rind oder Hühnerembryo. Wie weit dabei noch mutagene Vorgänge mitspielen, ist noch nicht geklärt. Die gewaltige Umschichtung einer Viruspopulation, die im Verlauf von Zellpassagen auftritt, kann jedoch durch alleinige selektive Vorgänge nicht erklärt werden. Die einzelnen Zellkulturen lassen sich mit Filtern vergleichen, die von Zellart zu Zellart selektiv wirken können. Sie können wünschenswerte oder nichterwünschte Eigenschaften zurückhalten. Jede Virusausgangspopulation stellt ja ein Gemisch von genetisch unterschiedlichen Viruspartikeln dar. Komplexe Organismen wirken im Gegensatz zu den Zellkulturen nicht so sehr als „eng begrenzte Filter", d. h. sie geben den in einer Viruspopulation enthaltenen unterschiedlichen Viruspartikelchen viel mehr Chancen sich zu vermehren. Bei den sehr „spezialisierten" Zellkulturen muß diese Möglichkeit als viel geringer bewertet werden.

Neben den oben besprochenen Vorgängen in Gewebekulturen sind für das unterschiedliche

Verhalten von Gewebekulturvaccinen auch noch andere Gesichtspunkte zu berücksichtigen. Die Virustiter der verwendeten Impfstoffe sind z. B. von großem Einfluß auf die Revaccinationsergebnisse, die wiederum Aussagen über die Immunitätslage nach der Primovaccination zulassen. Desgleichen können Impfversager bei Erstimpflingen allein durch zu „schwache" Impfstoffe verursacht sein. Die sehr voneinander abweichenden Titerangaben der früheren Autoren können retrospektiv natürlich nicht mehr vergleichend gewertet werden. Es bleibt deshalb ungeklärt, ob die damaligen Impfstoffe genügend infektiöses Virus enthalten haben. Bemerkenswert ist in diesem Zusammenhang, daß RIVERS, WARD u. BAIRD (1939) die intracutane Impftechnik vorschlugen, weil dazu weniger Viruseinheiten notwendig sind. Zur Kritik der Beobachtung von RIVERS u. Mitarb. (1939) muß ferner erwähnt werden, daß ganz allgemein der immunisierende Effekt eines intracutan oder subcutan verabreichten Pockenschutzimpfstoffes unsicher ist.

Ungeklärt bleiben auch die Beobachtungen über die Zunahme von Eigenschaften, die heute unter dem Begriff „*gewebsfeindliches Verhalten*" zusammengefaßt werden. Es ist kaum anzunehmen, daß derartige Stammeseigenschaften allein durch Passagen in bestimmten Zellen entstanden sind, wie früher vermutet wurde. Sie sind vielmehr meist bereits vorhandene und stabile Charaktereigentümlichkeiten des verwendeten Virusausgangsmaterials (vgl. S. 201 ff.).

Es gibt Anzeichen dafür, daß mehr infektiöse Einheiten von Kultur-Virus für erfolgreiche Impfungen notwendig sind, als bei Dermolymphe des gleichen Stammes. Dies würde für eine Abnahme der Infektiosität bei Mensch und Tier nach in vitro-Passagen sprechen (vgl. S. 153). Auch scheinen Unterschiede zwischen verschiedenen Vaccinevirusstämmen in der Richtung zu bestehen, daß für jeden Impfvirusstamm zum Angehen eine bestimmte Mindestinfektionsdosis notwendig ist.

3. Weiterentwicklung der Kulturvaccine unter dem Einfluß moderner Gewebekulturverfahren

Vor wenigen Jahren sind auf dem Gebiet der Gewebezüchtung entscheidende Fortschritte erzielt worden, die nicht ohne Auswirkung auf die Versuche zur Weiterentwicklung von Kulturvaccine blieben.

Eine wesentliche Verbesserung brachte die Möglichkeit, durch wiederholte Trypsinandauung größere Zellmengen aus frischem Gewebe zu gewinnen und direkt auf der Glasoberfläche zur Vermehrung zu bringen. [DULBECCO u. VOGT (1954), YOUNGNER (1954), RAPPAPORT (1956) u. a. m.].

Zusätzliche arbeitstechnische Erleichterungen schufen schließlich die aus verschiedenen Geweben isolierten sog. „permanenten Zellinien". Sie sind in fortlaufenden Passagen züchtbar [SCHERER u. Mitarb. (1953), CHANG (1954), BERMAN u. STUHLBERG (1956), JORDAN (1956), FOGH u. LUND (1957), SCHWÖBEL u. MAYR (1956)].

Die meisten bisher bekannten Viren lassen sich in derartigen einschichtig ausgewachsenen Zellrasen („monolayer-Kulturen") züchten. Auch das Vaccinevirus vermehrt sich in solchen Kulturen gut.

Die Einführung antibiotisch wirkender Stoffe zur Keimausschaltung in Gewebekulturen beseitigte schließlich die letzten großen Schwierigkeiten. Jetzt konnten bakterielle Zufallsinfektionen bei der Herstellung von Zellkulturen beherrscht werden. Auch die Suspensionskultur nach MAITLAND erfuhr dadurch einen neuen Aufschwung.

Für die Arbeiten zur Gewinnung von Kulturimpfstoff waren nunmehr die technischen Voraussetzungen gegeben. In der Folge bildeten sich 2 prinzipiell verschiedene Arbeitsrichtungen: Die Vaccinezüchtung in überlebendem Gewebe und in trypsinierten Zellkulturen (monolayers).

a) Impfstoffe aus überlebendem Gewebe. Bei dieser Technik wird Rinder- oder Schafgewebe zerkleinert, in einem Nährmedium suspendiert und mit Vaccinevirus infiziert. Nach mehrtägiger Bebrütung unter Antibiotikaschutz werden die Gewebestückchen homogenisiert; das entstehende Gewebe-Virusgemisch dient als Impfstoff. Von französischer [RAMON u. Mitarb. (1954)], holländischer [KAPSENBERG (1955), FRENKEL u. KAPSENBERG (1954), FRENKEL (1957, 1962)] und schwedischer Seite [WESSLEN (1953, 1956)] liegen bereits Erfahrungsberichte mit derartigen Kulturimpfstoffen vor.

FRENKEL und KAPSENBERG (1954) züchteten ihre Kulturvaccine in überlebendem Gewebe von Zungenschleimhaut erwachsener Rinder. Da sie auf diese Weise eine zu geringe Virusausbeute erhielten, gingen die Autoren auf zerkleinerte embryonale Rinder- bzw. Schafhaut über, die in Rinderamnionflüssigkeit oder in synthetischem Medium suspendiert war.

Die Technik beschreibt FRENKEL (1962) neuerdings wie folgt:

Die abgezogene Haut ca. 30 cm langer Foeten wird grob zerkleinert, gewaschen und in Amnionflüssigkeit oder in synthetischen Medien suspendiert. Für die Haut eines Rinderfoetus verwendet FRENKEL ca. 150 ml Medium. Die Kultur wird anschließend sofort mit Vaccinevirus infiziert und 6 Tage bei 37 °C weiterbebrütet. Zur Impfstoffbereitung wird das Medium abgenommen und das Gewebe 1:10 in phosphatgepufferter Glycerinlösung homogenisiert, niedertourig abzentrifugiert und der Überstand verwertet. Die Haut von 4 Rinderfoeten liefert nach FRENKEL den gleichen Impfstoffertrag wie ein nach der klassischen Methode geimpftes Kalb.

Auf der Eihaut besaßen diese Impfstoffe Virustiter von 10^5 bis 10^7 PBE/ml und am Kalb und Kaninchen riefen sie die gleichen Reaktionen hervor wie normaler Dermoimpfstoff. Nach Probeimpfungen glichen die klinischen Reaktionen denen der Dermolymphe. Da Rinder- und Schaffoeten nicht immer erhältlich sind, schlug FRENKEL (1957) als Gewebesubstrat auch die Verwendung von Zungenepithel von Schlachtrindern vor, allerdings unter Berücksichtigung besonderer technischer Kniffe.

Er empfiehlt, die Zungen zuerst zu waschen, zu desinfizieren und die obersten Schichten abzupräparieren. Die nunmehr zutage tretenden tieferen Epithellagen des Stratum germinativum und Stratum spinosum sollen abgetragen und ohne weitere Zerkleinerung in einen Kolben übergeführt werden: ca. 4 g Gewebe in 125 ml eines virushaltigen Spezialmediums. Nach 6 Tagen wird das Gewebe 1:10 mit Glycerin-Phosphat-Lösung homogenisiert. Die Titer liegen mit $1,3 \cdot 10^8$ bis $8,7 \cdot 10^8$ IE (CAM)/ml höher als bei den früheren Versuchen.

Die neuesten Impfergebnisse mit Impfstoffen aus überlebendem Gewebe lauten günstig. Danach wurden bisher 25 000 Soldaten der holländischen Armee erfolgreich vacciniert [FRENKEL (1962)]. VAN DRIESSEN (1963) konnte nach eingehenden vergleichenden Prüfungen im Labor und bei Impflingen keine wesentlichen Unterschiede bezüglich Unschädlichkeit, Immunisierungsvermögen und Immunitätsdauer zwischen Kulturimpfstoff nach FRENKEL und normaler Dermolymphe feststellen. Auch die Haltbarkeit der Kulturlymphe war durchaus befriedigend. Impfkomplikationen traten allerdings nach Impfung mit Frenkel-Vaccine auch auf.

Zur Massenproduktion von Kulturimpfstoff bevorzugt WESSLEN (1956) Kulturen nach MAITLAND mit zerkleinerten und ganzen Hautstücken von Rinderfoeten.

Foetale Rinderhaut wird zerkleinert, in Rinderamnionflüssigkeit 1:5 bis 1:10 suspendiert und 3 Tage in stationären Flaschen bebrütet. Nach der Infektion werden die Kulturen 12 Tage weiterbebrütet und schließlich die Gewebestückchen mit Amnionflüssigkeit und Glycerin $\overline{aa}$ homogenisiert.

Der Autor gibt an, nur jeweils 3 direkte Kulturpassagen durchzuführen, um dann erneut von humanisierter Lymphe als Animpfmaterial auszugehen.

WESSLEN begegnete der geringen Wärmestabilität der Kulturvaccinen durch Zugabe von Glycerin. Er erreichte damit bereits eine Haltbarkeit bei $+4$ °C über 10 Wochen, und bei -9 °C eine Lagerfähigkeit ohne Titerverlust von 18 Monaten, sie entsprach damit der von flüssigem Dermoimpfstoff. Das Glycerin erhöhte gleichzeitig die Viskosität der Impfstoffe, die ohne Glycerinzusatz für Schnittimpfungen zu dünnflüssig waren.

WESSLEN impfte bereits 1955 mehr als 2000 Menschen mit seiner Vaccine. Er registrierte ein gutes Angehen und Impfreaktionen, die sich kaum von denen der normalen Kälberlymphe unterschieden. Der Verfasser konnte durch Revaccinationen eine mindestens ein Jahr anhaltende Immunität nachweisen.

Inzwischen sind in Schweden weitere erfolgreiche Massenimpfungen mit der Kulturvaccine von WESSLEN durchgeführt worden, und die Bevölkerung einiger Distrikte wird seither ausschließlich mit dieser Kulturvaccine gegen Pocken geimpft.

b) Impfstoffe aus monolayer-Kulturen.

α) Säugetierzellen als Gewebesubstrat. Die mit Hilfe der Trypsinierungstechnik hergestellten Gewebekulturen sind vorzüglich geeignet für Untersuchungen, die auf die Gewinnung von Kulturimpfstoff abzielen. Neben Primärkulturen waren es vor allem passierbare Zellstämme, die sich dafür anboten.

SCHWÖBEL und MAYR (1956) benutzten zur Vaccineviruszüchtung einen Zellstamm vom Rind, der sich in Dauerpassagen weiterführen ließ. Die stets gleichen Zellen sollten Unsicherheitsfaktoren ausschließen, die sich bei der üblichen Vaccineproduktion durch den ständigen Tierwechsel ergeben können, die aber auch bei jeweils frisch angesetzten Kulturen nicht ganz auszuschließen sind.

Diesen Zellstamm hatten die Autoren durch Trypsinierung der obersten Gewebeschichten einer foetalen Rinderzunge gewonnen und in stationären oder rotierenden Kolben weitergezüchtet. Das Vaccinevirus vermehrte sich in dem einschichtigen Zellrasen dieser Kulturen gut. SCHWÖBEL und MAYR zeigten bei Rotationskolben, wie durch Erhöhung der Zellzahl bei herabgesetzter Mediummenge die Viruskonzentration im Medium und damit die Wirksamkeit eines Impfstoffes erhöht werden kann. Aus diesen virushaltigen Medien stellten die Autoren einen glycerinhaltigen primär sterilen Kulturimpfstoff her, dessen Titer $10^{6,12}$ PBE (CAM)/ml und auf der Kaninchenhaut $10^{5,9}$ IE/ml betrug.

Die biologischen Eigenschaften dieser Kulturlymphe prüften HERRLICH und MAYR (1957). Von HERRLICH wurde dieser Impfstoff nach Abschluß der Prüfungen an Kinder verimpft. Die Impfreaktionen unterschieden sich kaum von denen des Dermoimpfstoffes. Beobachtete Differenzen lagen den zu niederen Virustitern der Kulturvaccine zugrunde.

Die angegebene Methode schien für weitere Arbeiten in dieser Richtung sehr verlockend zu sein. Befunde über Zellentartung infolge Dauerpassagen gaben jedoch Anlaß, für die Impfstoffgewinnung permanente Zellstämme nicht mehr zu verwenden. Gewebezüchtern waren Veränderungen, in deren Verlauf passierte Zellen den Charakter von Tumorzellen annehmen, schon längere Zeit bekannt. Dieses Phänomen gewann aber erst mit der allgemeinen Einführung der Gewebekulturen in die Poliomyelitisforschung größeres Interesse [s. bei SAUTHOFF u. Mitarb. (1960)].

Es ist unwahrscheinlich, daß die bei permanenten Zellinien beobachteten Veränderungen für die Pockenschutzimpfstoffherstellung von großer Bedeutung sind. Die cutane Applikation dieses Impfstoffes stellt unter diesen Gesichtspunkten eine harmlosere Methode dar als die subcutane Einverleibung erheblicher Mengen eines Impfstoffes, wie es z. B. bei der Poliomyelitisimpfung nach SALK geschieht. Auch ist es durchaus noch hypothetisch, ob passierte Zellen in der Tat echte cancerogene Fähigkeiten erworben haben. Auf jeden Fall dürfte es ratsam sein, eine eventuelle Impfstoffherstellung auf dieser Basis so lange zurückzustellen, bis die noch offenen Probleme geklärt sind.

Die Arbeiten über Kulturimpfstoffe verschoben sich dadurch mehr auf Untersuchungen zur Eignung von Primärkulturen in der Annahme, damit obiger Bedenken enthoben zu sein. Neue Probleme brachte aber hier der Nachweis latenter Infektionen mit stumm-

parasitierenden Viren unbekannter Pathogenität in Zellkulturen menschlichen und tierischen Ursprungs und die von vielen Autoren [FALKE (1957), HAAGEN u. HAAGEN-CRODEL (1957) u. a.] beobachteten Riesenzellen, Einschlußkörperchen und Schaumzellen in verschiedenen Zellarten mit sich. Eine Erklärung und Wertung dieser Befunde ist meist nicht möglich. Es ist zu hoffen, daß ihnen für die Herstellung von Kulturvaccine zur Pockenschutzimpfung keine große Bedeutung zukommt. Die Frage der Verunreinigung normalen Dermoimpfstoffes mit Fremdviren wirft die gleichen Probleme auf, und hier ließen sich bis jetzt keine Anhaltspunkte finden, die für einen Einfluß derartiger Erreger auf die Impfreaktion sprechen.

Die eben angedeutete Problematik war noch nicht bekannt, als 1957/58 HERRLICH und MAYR (persönl. Mitt.) dazu übergingen, primäre Nierenzellkulturen vom Rind und Schwein als Wirtssystem für die Herstellung von Kulturimpfstoff zu verwenden. Nach 15 Kulturpassagen lagen die Durchschnittstiter bei $10^{6,6}$ PBE (CAM)/ml. Qualitative Veränderungen des Virus traten nicht auf. Nach der 15. Kulturpassage stellten HERRLICH und MAYR vom Passagestamm „München" eine Vaccine her, mit der Probeimpfungen erfolgreich waren. SUREAU und BRYGOO (1959) gelang es ebenfalls, mit Kulturen von Kälbernierenepithelzellen hochtitrige Virussuspensionen in großen Mengen zu erhalten.

Für die meisten Experimente jüngeren Datums, welche die Herstellung von Gewebekulturvaccinen betrafen, dienten *Rinderepithelgewebe* verschiedenster Art. Das Vaccinevirus vermehrt sich jedoch auch im *mesodermalen Gewebe* . gut, wie die Untersuchungen von CUTCHINS und WARREN (1958) mit embryonaler Rindermuskulatur beweisen. Die Eignung von Muskelzellen für die Impfstoffproduktion wird dadurch unterstrichen, daß sie leicht züchtbar und latente Virusinfektionen bei ihnen noch nicht bekannt geworden sind. BONITZ und SEELEMANN (1960) gaben folgende Technik bekannt:

Kleingeschnittene Muskulatur von Rinderfoeten wird auf übliche Weise trypsiniert. Die abzentrifugierten Zellen werden in TCM 199 (1 T.) und Lactalbumin-Yeast (3 T.) oder in TCM 199 und Hanks-Lösung $\overline{aa}$ + 5% Serum suspendiert (2 Mill. Zellen/ml) und in Rouxschalen oder Penicillinkolben abgefüllt. Innerhalb von 3 Tagen bildet sich ein dichter

Zellrasen, der mit Vaccinevirus massiv infiziert (Zellzahl: Zahl der IE = 1:1) und noch vor seiner völligen Zerstörung — ca. 30 Stunden p. i. — tiefgefroren wird. Als Virusproduktionsmedium hat sich TCM 199 mit 5% Kälberserum, nicht dagegen Rinderamnionflüssigkeit bewährt. Neu ist nun der Gedanke, für die Impfstoffgewinnung nur das in den Zellen enthaltene Virus zu verwenden, da der Überstand zu wenig Virus enthält. Deshalb zentrifugieren die Autoren die aufgetauten Kulturen zur Sedimentierung der Zellen und lösen schließlich die mechanisch homogenisierten Sedimente in wenigen ml des ebenfalls virushaltigen Überstandes (TCM 199). Zur Aufschließung der Zellen bewährt sich am besten die mechanische Zertrümmerungskraft eines Homogenisators („Turrax"). Damit können bis zu 90% der gesamten Virusproduktion in Lösung gebracht werden.

In der sogenannten „Zellphase" lassen sich je nach Technik der Einengung bis $10^{8,5}$ KID$_{50}$/ml bzw. $10^{8,00}$ IE (CAM)/ml, das sind ca. 60—80% der Gesamtvirusreproduktion, nachweisen, wenn Passagevirus zur Infizierung der Kulturen benutzt wird. Einen Titerabfall, wie er von CUTCHINS und WARREN bereits nach der 1. Passage beobachtet wurde, tritt nach BONITZ und SEELEMANN nicht ein, die höchsten Virustiter werden vielmehr erst nach 3 Passagen erreicht.

Für die Weiterpassierung auf stets neu angesetzten Zellen dient das 1:10 verdünnte virushaltige Medium (Überstand).

Die homogenisierte Zellphase stellt die „Stammlymphe" dar. Aus ihr entsteht durch Zugabe von Glycerin-NaCl-Lösung unter Zusatz von 0,2% Agar der fertige Impfstoff.

Als Faustregel kann gelten, daß die Zellen einer Rouxschale mindestens 10 ml Impfstoff ergeben.

Versuche, Impfstoffe aus der Gesamtkultur (Medium und Zellen) zu erhalten, verliefen nicht erfolgreich. So gelang es nicht, durch Ultrazentrifugation den Titer auf die notwendige Höhe zu bringen. Nur mittels einer 30fachen Einengung durch Gefriertrocknung kamen die Autoren dem Ziele nahe, ohne allerdings die Ausbeute und die Einfachheit zu erreichen, die mit der Verwendung der Zellphase verbunden sind.

Versuche über die Lagerfähigkeit ergaben mit TCM 199 bzw. Lactalbumin-Yeast und einem Zusatz von 5% Serum bei $+4\,°$C eine für die Praxis genügend lange Haltbarkeit.

Vergleichende Impfungen am Menschen ließen erkennen, daß Kulturimpfstoff $10^{7,5}$ PBE/ml enthalten muß, um den gleichen Impferfolg zu garantieren, den man mit einer Dermolymphe vom Titer 10^7 erzielt. Dieser hohe Virusgehalt ist beim Kulturimpfstoff nur zu erreichen, wenn man den im Zelldetritus enthaltenen Virusanteil entsprechend obiger Methode anreichert.

Die noch ungeklärte Diskrepanz, die bei den Gewebevaccinen zwischen den Titerangaben „in vitro" und der Wirksamkeit „in vivo" im Vergleich zu den üblichen Dermolymphen besteht, wurde auch von CUTCHINS und WARREN (1958) und auch von uns (vgl. S. 150) beobachtet. Im Gegensatz dazu stehen die Angaben von VALLEJO-FREIRE u. Mitarb. (1957/58), die nach 108 Passagen in Kaninchennierenzellen noch keine Änderungen der Viruseigenschaften bei Probeimpfungen am Menschen feststellen konnten.

Embryonales Rinderepithel und Hühnerembryonal-Mischgewebe liefern nach BONITZ und SEELEMANN (1960) nicht regelmäßig eine so hohe und gleichmäßige Virusausbeute. Andererseits zeigen die Ergebnisse von BARTELL u. Mitarb. (1960), daß auch aus monolayer-Kulturen von embryonalen Rinderhautzellen wirksame Kulturimpfstoffe mit genügend hohem Virustiter erhalten werden können. Nach ROSANOFF u. Mitarb. (1962) sind Kulturimpfstoffe derartigen Ursprungs in ihrer antigenen Wirksamkeit den Dermovaccinen vergleichbar, sie differieren in ihrer Antigenität nur gering von den Dermoimpfstoffen. Ebenso scheinen sich Kaninchennierenzellen zur Herstellung einer Kulturvaccine zu eignen [CAMPILLO-SAINZ u. NEGRETE (1959)].

Die Entdeckung von Enteroviren beim Rind ließ den Verdacht aufkommen, daß Dermolymphe nicht nur Vaccinevirus, sondern auch noch verschiedene unbekannte Begleitviren enthalten könnte (vgl. S. 132 ff.). Um derartige Verunreinigungen der Zellkulturen mit einer „Doppelinfektion" (Vaccinevirus und Fremdvirus) und ihre evtl. ursächlichen Zusammenhänge mit Impfkomplikationen ausschließen zu können, haben wir jüngst mit der Produktion eines Gewebekulturimpfstoffes begonnen, dessen Vaccinevirus durch Klonisierung eines Dermovirusstammes mit Hilfe der Plaquetechnik gewonnen worden war. In mehreren Kulturpassagen haben wir das klonisierte Virus so weit vermehrt, daß damit nach der Hamburger Methode ein nunmehr genetisch reiner Gewebekulturimpfstoff produziert werden konnte. Er befindet sich z. Z. im Großversuch unter gleichen Bedingungen mit dem Dermoimpfstoff, von dem das klonisierte Ausgangsvirus stammt. Vielleicht gelingt es auf diese Weise, die oben erwähnten Probleme etwas zu klären. Vorläufige Ergebnisse bei über 100 000 Impfungen lassen noch keine Unterschiede erkennen.

β) Zellen von Hühnerembryonen als Gewebesubstrat. KAPLAN und MICKLEM (1961) nahmen zur Herstellung von Kulturvaccine durch Trypsinierung von Hühnerembryonen gewonnene Zellen. Sie erzielten hohe, von optimalen Zellzahlen und dem Volumen des Nährmediums abhängige Viruskonzentrationen.

Nach der Ernte wurden Zellen und Überstand homogenisiert, das Virus durch Zentrifugieren bei 10000 g ausgeschleudert und das sedimentierte Virus in McIlvain-Pufferlösung resuspendiert. Die Erhöhung der Konzentration der Pufferlösung von 0,004 auf 0,1 M reduzierte überraschenderweise den Titerverlust nach Lagerung bei $+22°$C.

Die Autoren konnten mit ihrem Kulturimpfstoff die gleichen Impferfolge erzielen wie bei Verwendung von Schaf-Dermolymphe. 1 Jahr später führten Revaccinationsimpfungen zu Immunitätsreaktionen bei den Probanden. Im Feldversuch war die Kulturlymphe dem normalen Dermoimpfstoff noch nicht ganz ebenbürtig (zit. in Lancet 1964, 7342, S. 1087).

4. Beurteilung der Ei- und Gewebe-kulturimpfstoffe

Eine kritische Auswertung der bisher gewonnenen Erfahrungen mit Eivaccine und Gewebekulturimpfstoffen ermöglicht folgende Beurteilung:

Virusdauerpassagen im Brutei oder in Gewebekulturen können zu Qualitätsänderungen führen, die sich in einer Abnahme des immunisierenden Vermögens und in einer Verringerung der Infektiosität für die Kaninchenhaut äußern.

TAGAYA, KYTAMURA und SANO (1962) erhielten z. B. eine Dermovaccine-Mutante schon nach 13 Passagen in 1 Tage alten Bruteiern, die sich durch eine gegenüber dem Ausgangsvirus deutlich verringerte Virulenz auszeichnete.

Andererseits sollen aber auch Hauteruptionen neurovaccinalen Charakters beim Kaninchen, eine gesteigerte Tendenz zu manifesten Generalisationen und sogar der Erwerb encephalitogener Eigenschaften vorkommen. Eine gesicherte Aussage über diese Änderungen ist noch nicht möglich. Dauerpassagen in Zellkulturen scheinen nämlich eine Viruspopulation anders umzuschichten als entsprechende Passagen in Tieren. Aus diesen Umschichtungen kann eine Selektion von Viruspartikelchen mit unerwünschten Eigenschaften resultieren und deshalb sollen nur Virusanfangspassagen für die Produktion von Ei- und Gewebekulturimpfstoff Verwendung finden.

Bei Kulturimpfstoff werden Rindergewebe als Ausgangsmaterial in der immer noch unbewiesenen Annahme bevorzugt, daß Impf-

stoffen aus Rindergewebe entsprechend der Rinder-Dermovaccine ein besserer Immunisierungseffekt zukommt als auf anderen Geweben gezüchteten Vaccinen [WESSLEN (1956), HERRLICH und MAYR (1957)]. Ebenfalls noch nicht geklärt ist, ob mesodermale Zellen gegenüber ektodermalen bei der Viruszüchtung den Vorrang besitzen sollen, sowie die Bedeutung der bei passierten Gewebszellen gefundenen Veränderungen. Deshalb empfahl der Fachausschuß der WHO 1959 weitere Untersuchungen über eventuelle Vorteile oder Gefahren von Gewebekulturimpfstoffen aus Zellen genetisch verschiedener Herkunft. Das Problem des Auftretens abnormer Zelltypen in permanenten Kulturstämmen läßt sich am besten durch jeweilige frische Aufbereitung der Gewebe umgehen. Hier spielen diese Veränderungen wahrscheinlich keine große Rolle. Andererseits ist die Einschleppung latenter Keime besonders bei Primärkulturen möglich. Weitere Versuche müssen zeigen, wie man dieser Gefahr am besten begegnen kann. Selbstverständliche Voraussetzung ist, daß die Zellen von gesunden Tieren abstammen. Der Nachweis verdächtiger Agentien in zur Kontrolle parallel angelegten Zellkulturen muß die Unbrauchbarkeit der produzierten Kulturvaccine nach sich ziehen. Auch bei Eivaccine besteht die Verunreinigungsgefahr. Hier können u. U. Psittakose, Geflügelpest u. a. Erreger in latenter Form übertragen werden. Es liegen sogar schon Mitteilungen vor, die über elektronenoptisch nachgewiesene „Viruspartikel" in „normalen" Hühnerembryonen berichten (CELO-Viren). Damit fände die Annahme einer möglichen Viruslatenz eine neue Stütze [YATES u. FRY (1957), FRIEDMANN u. BIRD (1961)]. Ferner ist noch völlig ungeklärt, ob die Erreger des Geflügelleukosekomplexes eine Bedeutung für die Herstellung von Ei- bzw. Gewebekulturimpfstoffen haben.

Trotz dieser Imponderabilien haben Ei- bzw. Kulturimpfstoffe viele, nicht abstreitbare Vorteile, die bei den herkömmlichen Dermoimpfstoffen nur schwer zu verwirklichen sind. Hier imponiert vor allem ihre primäre Keimfreiheit durch Züchtung in Kulturgefäßen im Labor, verbunden mit der Ausschaltung wechselnder individueller Einflüsse von seiten des Tierorganismus. Dies bedeutet eine erhebliche Vereinfachung der Unschädlichkeitsprüfungen infolge Wegfall verschiedener bakteriologischer

und virologischer Kontrolluntersuchungen. Ei-
und Kulturimpfstoffe enthalten weniger nicht-
kontrollierbare, unspezifische Eiweißbegleit-
stoffe als Dermolymphen. Sie sind deshalb zur
Herstellung von Trocken-, Subcutan- oder
Antigenimpfstoffen besser geeignet. Evt. Unterschiede im Gehalt allergisierender Bestandteile von Dermo- und Kulturimpfstoffen werden
vermutet, sie sind jedoch noch nicht näher
erforscht.

In der Herstellung sind Ei- und Kulturimpfstoffe in flüssiger und gefriergetrockneter
Form in modern eingerichteten Instituten
billig, schnell und wenig umständlich in großem
Maßstab zu gewinnen. Noch vorhandene
Schwierigkeiten, wie z. B. die Verbesserung
der Lagerfähigkeit, dürften schon bald zufriedenstellend überwunden sein.

Entscheidend für die Beurteilung eines
Pockenschutzimpfstoffes ist jedoch seine Unschädlichkeit und Wirksamkeit am Menschen.
Die allgemein gute Verträglichkeit der Ei- und
Gewebekulturvaccine ist genügend erprobt.
Sie stehen hierin den Dermoimpfstoffen nicht
nach. Dies spricht für ihre Unschädlichkeit,
wenn auch erst weitere Impfungen klären
müssen, ob die Zahl der Impfkomplikationen
gegenüber den Impfungen mit Dermolymphe
sinkt. Auch die immunisierenden Eigenschaften, soweit sie sich gegen eine Vaccine-
Infektion richten, sind nicht schlechter als bei
den Dermoimpfstoffen. Daraus könnte eine
gute Wirksamkeit der Ei- und Kulturimpfstoffe
abgeleitet werden, wenn man die Immunität
gegen das Vaccinevirus als gleichwertig der
gegen das Variolavirus gerichteten betrachtet.
Über den Immunisierungseffekt der Ei- und
Kulturimpfstoffe gegen Variola sind aber bis
heute fast ausschließlich indirekte Schlußfolgerungen möglich. Während uns über die
Wirksamkeit der Dermovaccine eine mehr als
150jährige Erfahrung zur Verfügung steht,
fehlt bei den Ei- und Gewebekulturvaccinen
noch die praktische Erprobung. Eine endgültige
Bestätigung ihrer Brauchbarkeit kann darum
nur ihre Anwendung in endemischen Pockengebieten geben.

Ei- und Gewebekulturimpfstoff sind nicht
nur „ernste Konkurrenten" der Dermolymphe,
sondern sie sind es auch gegenseitig. Die Entwicklung spricht sogar dafür, daß sie allmählich die Dermovaccine verdrängen werden.
Zukünftige Großversuche, fabrikationstech-

nische und wirtschaftliche Überlegungen können allerdings erst dann entscheiden, welchem
unter diesen Kulturimpfstoffen der Vorrang gebührt, wenn die Frage nach ihrem immunisierenden Wert eindeutig positiv entschieden und
ihre Unschädlichkeit bezüglich latenter Infektionen bewiesen ist.

VIII. Pockenschutz-Trockenimpfstoffe

1. Definition

Trockenimpfstoffe sind durch physikalisch-
chemische Verfahren zu Pulvern getrocknete,
im allgemeinen wärmestabile Impfstoffe, die
zum Gebrauch wieder aufgelöst werden
müssen.

2. Getrocknete Dermovaccine

a) Allgemeines. Die relativ schlechte Haltbarkeit flüssiger Dermolymphe ist schon seit
langem bekannt. Temperaturen über dem
Gefrierpunkt und die dadurch ansteigende
virucide Wirkung des Glycerins beschleunigen
die Inaktivierung des Virus besonders stark.
Diese Wärmelabilität des Impfstoffes behin-
derte entscheidend die Versorgung tropischer
und subtropischer Gebiete mit Pockenschutzimpfstoff. Daneben bestand allgemein der
Wunsch, bestimmte Impfvirusstämme in stabiler Form vorrätig halten oder Impfstoffvorräte
für Notfälle lagern zu können, weil auch Temperaturen unter $-10\,°C$ nach längerer Ein-
wirkungszeit flüssige Lymphe schädigen.

b) Geschichtliches. Eine ausführliche Darstellung der Entwicklungsgeschichte der Trok-
kenimpfstoffe stammt von KAISER (1942 a)
und von COLLIER (1954). Die Bemühungen
zur Gewinnung haltbarer Pockenschutzimpfstoffe lassen sich entsprechend der technischen
Weiterentwicklung in 5 Abschnitte einteilen,
die naturgemäß ineinandergreifen.

α) *Antrocknung flüssigen Impfstoffes an feste
Gegenstände.* Diese Methode geht auf die uralte
Beobachtung zurück, daß getrocknetes Pockenmaterial lange Zeit infektiös bleibt. Zu Beginn der
Vaccination bis gegen Ende des 19. Jahrhunderts
versuchten die Impfärzte den gleichen Effekt durch
Antrocknung flüssigen Vaccine-Pustelinhaltes an
Seidenfäden, knöchernen Lanzetten etc. nachzuahmen, um immer brauchbaren Impfstoff zur Verfügung zu haben. Die Pockenschutzimpfung verdankt
sogar dieser Technik ihre weltweite Verbreitung, weil
damit in vielen Fällen der Versand wirksamen Impfstoffes gelang.

β) Trocknung mittels chemischer Verfahren. Um die Jahrhundertwende wurden die ersten Versuche unternommen, mit Hilfe hygroskopischer Mittel Impfstoffe zu trocknen. Allgemeine Verwendung fand konzentrierte Schwefelsäure, die in Exsikkatoren, z. T. unter Vakuum, die Feuchtigkeit der Impfstoffe aufnahm. Schon um 1910 war zwar bekannt, welche Bedeutung der Aufbewahrung der Trockenimpfstoffe unter Vakuum und der Notwendigkeit zukommt, durch Zusatz indifferenter Stoffe die spätere Löslichkeit zu erhöhen; doch erst OTTEN (1927, 1933) betrachtete die Aufbewahrung unter Vakuum auf Grund ausgezeichneter Impferfolge mit der von ihm noch nach dieser Technik entwickelten und lange haltbaren Trockenvaccine als conditio sine qua non.

γ) Einführung der Gefriertrocknung (Pre-freezing-Technik). Nach dem ersten Weltkrieg gelang es, mit Hilfe der Gefriertrocknung bessere Ergebnisse zu erhalten. Das Prinzip dieser Technik besteht darin, flüssige Impfstoffe vor ihrer Trocknung einzufrieren und dann durch Sublimation unter Vakuum den vereisten Impfstoffen Feuchtigkeit zu entziehen. Diese wird von Schwefelsäure oder Phosphorpentoxyd, flüssiger Luft, fester Kohlensäure etc. aufgenommen. Damit war die auch heute noch im Prinzip angewandte technische Entwicklungsstufe erreicht.

δ) Entdeckung kolloidaler Schutzsubstanzen. In den 30iger Jahren lenkten Substanzen die Aufmerksamkeit auf sich, mit denen die Stabilität des Virus in flüssigen Medien erhöht werden konnte. Als besonders brauchbar erwiesen sich eiweißhaltige Substanzen (Serum, Magermilch, Globuline, Bouillon, Pepton, Gelatine etc.), ferner Agar-Agar und verschiedene Zuckerarten. Von Bedeutung war, daß diese Stoffe ihre konservierenden Eigenschaften auch bei den Trocknungsprozessen entfalten, die Denaturierung der Viren durch plötzlichen Wasserentzug verhindern und zugleich eine gute Löslichkeit der Trockenimpfstoffe bewirken. KAISER (1937, 1942 b) gebrauchte als Schutzsubstanz Gelatine bei der Großproduktion von Trockenimpfstoff, CARDONE (1956) testete Proteinfraktionen und KANEKO (1959) erzielte die besten Resultate mit Lactalbumin.

ε) Technik der Lyophilisation (Tiefgefrier-Hochvakuumtrocknung). Entscheidende technische Verbesserungen für die Gefriertrocknung wurden erst vor 20 Jahren eingeführt. Ihr Prinzip besteht darin, biologische Lösungen durch *schnellen Wärmeentzug* unter *hohem Vakuum rasch* zu gefrieren. Das übliche Schäumen von eiweißhaltigen Lösungen im Vakuum wird *durch Zentrifugation* während des Einfrierens vermieden.

Die Trocknung geschieht ebenfalls unter Vakuum durch Sublimation. Der Wasserdampf wird an einem Kondensator („Kältefalle") niedergeschlagen oder chemisch gebunden. Auf diese Weise werden schädigende Einflüsse von Salzkonzentrationen usw. vermieden. Derart gewonnene Trockenprodukte sind leicht resuspendierbar, die Denaturierung des Proteins und damit die Schädigung des Virus ist bei diesem Verfahren nur gering. Entscheidend für die Haltbarkeit getrockneter biologischer Substanzen ist eine möglichst geringe Restfeuchtigkeit ($< 5\%$).

Mit der Lyophilisation waren die Voraussetzungen zur Großproduktion einer wirklich befriedigenden Trockenvaccine gegeben. Richtungsweisend sind hier die von COLLIER (1955) angegebenen Verfahren und Ergebnisse.

In Vorversuchen fand COLLIER, daß Pepton die Virusdenaturierung während des Trocknens am besten verhindert. Rinderplasma, Zuckerlösungen u. a. ergaben schlechtere Resultate. Ungereinigte Virussuspensionen ließen wegen ihres hohen Gehaltes an unspezifischem Eiweiß eine erhöhte Wärmestabilität nach der Trocknung erkennen. Allerdings waren derartige Trockenimpfstoffe schlecht löslich und von ungleicher Wertigkeit. Erst Versuche mit durch fraktionierte Zentrifugation gereinigten Virussuspensionen führten zum Erfolg. Mit Schafpulpa als Ausgangsmaterial ist von ihm schließlich eine Technik entwickelt worden, bei der es während der Trocknung nur zu geringen Virusverlusten kommt, so daß die gut löslichen Fertigprodukte noch einen vollen Impferfolg gewährleisten.

Das von COLLIER angegebene Verfahren hat sich auch für die Großproduktion als durchführbar erwiesen und stellt, geringfügig abgeändert, heute die Methode der Wahl dar.

Die nach COLLIER hergestellten Trockenimpfstoffe bewiesen ihre überragende Haltbarkeit in zahlreichen Feldversuchen. So berichteten COCKBURN u. Mitarb. (1957) über einen im Auftrag der WHO in den Jahren 1955/56 durchgeführten Großversuch mit dem Ziel, Trockenimpfstoff verschiedener Hersteller unter genau kontrollierbaren Bedingungen miteinander zu vergleichen. Die zum Vergleich herangezogenen zwei Impfstoffe wurden bei 37 °C und 45 °C gelagert und nach 1, 2, 4, 8 und 16 Monaten im Labor und am Menschen geprüft. Übereinstimmend konnte festgestellt werden, daß Trockenimpfstoffe viel hitzeresistenter sind als Glycerinlymphe.

Nach COLLIER hergestellter Trockenimpfstoff erwies sich in weiteren Versuchen als außerordentlich stabil. Selbst nach 2stündiger Erwärmung auf 100 °C im Wasserbad traten noch keine Impfversager auf [CROSS u. Mitarb. (1957)]. Allerdings sank der Titer bei dieser Prozedur von $6{,}0 \times 10^8$ PBE (CAM)/ml auf $6{,}0 \times 10^7$ PBE (CAM)/ml. Inzwischen gab MURRAY (1962) bekannt, daß dieser Impfstoff nach 4jähriger Lagerung bei $+45$ °C noch voll wirksam war.

Auch NARAYANARAO u. Mitarb. (1954), HOBDAY u. Mitarb. (1961) sowie RAO und KEMPE (1962) haben kürzlich die Eignung von Trockenimpfstoffen für Massenimpfungen unter tropischen Verhältnissen hervorgehoben. Letztere Autoren demonstrierten in Indien eindeutig die Überlegenheit des Trockenimpfstoffes gegenüber flüssiger Büffellymphe.

c) Moderne Herstellungsverfahren. Die Arbeiten von COLLIER hatten gezeigt, daß unspezifisches Begleiteiweiß bei der Trocknung von Vaccinevirussuspensionen störend wirkt. Dieses wird nach den Untersuchungen von GESSLER u. Mitarb. (1956), EPSTEIN (1958),

KAPLAN und VALENTINE (1959) u. a. wesentlich besser durch Fluorocarbonbehandlung (Arcton 63 und 113) entfernt, als durch alleinige fraktionierte Zentrifugation. Diese Chemikalien beeinträchtigen dabei kaum die Viruskonzentration. Der Gesamtstickstoffgehalt sinkt dabei um ca. 30%.

Für die großtechnische Gewinnung von wirksamen Trockenimpfstoffen wird z. Z. folgende auf englischen Erfahrungen aufbauende Standardmethode angegeben [MAHNEL, pers. Mitteil. (1961), DOSTAL (1962), MURRAY (1962)]:

Rinder- oder Schafpulpa wird 1:10 mit McIlvaine-Pufferlösung (pH 7,2, 0,004 M), in der 10% Arcton 113 und 0,4% Phenol enthalten sind, in Homogenisatoren bei +2°C fein verrieben und die Suspension bei ca. 1000 g 5 Minuten zentrifugiert. Es entstehen zwei Schichten: Im Niederschlag befindet sich das mit unspezifischem Eiweiß verunreinigte Arcton, im klaren Überstand das gereinigte Virus. Diese Prozedur kann mehrmals wiederholt werden. Der Niederschlag wird verworfen, der Überstand bei Zimmertemperatur zur Abtötung evtl. vorhandener Keime über Nacht stehen gelassen. Eine hochtourige Zentrifugation (10000 g) schleudert in einer Kühlzentrifuge das Virus aus dem Überstand (im Überstand bleiben Phenol und andere nichtvirushaltige Fraktionen) heraus. Es wird in McIlvaine-Pufferlösung erneut feinst suspendiert ($^1/_6$ des Ausgangsvolumens). Zur Trocknung wird diese „elementary body suspension" bis 1:10 mit phosphatfreiem Peptonwasser verdünnt und in entsprechende Ampullen, meist 0,25 ml, abgefüllt. Der Titer dieser Ausgangslösung sollte wenigstens 10^9 IE/ml erreichen. Höhertitrige Suspensionen sind unwirtschaftlich und nicht nötig. Die Endkonzentration des Peptons soll 5% betragen. (Herstellung der Peptonlösung: 10%ige Lösung von Pepton „Difco" in aqua bidest., mit 40%iger NaOH auf pH 8 eingestellt, auf 90°C erhitzt, heiß filtriert, mit 30%iger HCl auf pH 7,4 reduziert, 15 Minuten autoklaviert bei 121°C.). Die sogenannte „Primärtrocknung", die ca. 16 Stunden bei 0,05 mm Hg-Druck dauert, entfernt das Wasser bis auf eine Restfeuchtigkeit von ca. 1—5%. Der Prozeß kann nach den Angaben von MURRAY (1962) durch Wärmezufuhr erheblich beschleunigt werden. Die Primärtrocknung dauert dann nur noch ca. 5 Stunden. Im Laufe der bei 0,01—0,04 mm Hg-Druck sich anschließenden ca. 20stündigen „Sekundärtrocknung" über P_2O_5 sinkt die Restfeuchtigkeit der Trockenimpfstoffe auf unter 1%. Die Ampullen werden entweder unter Vakuum oder nach Füllung mit trockenem, reinem Stickstoff zugeschmolzen und — unter Vakuum in Wasser getaucht — auf Dichtigkeit geprüft. Als Lösungsmittel dient eine 40%ige Glycerinlösung.

Wirksamkeits- und Unschädlichkeitsprüfungen, entsprechend den gesetzlichen Bestimmungen, schützen während und am Ende der Herstellung vor unliebsamen Versagern. Die WHO empfiehlt, von jeder Charge eine Ampulle nach 4wöchiger Lagerung bei 37°C zu prüfen. Dabei sollen die aufgestellten Mindesttiter erreicht und als Verfallszeit 6 Monate angegeben werden.

Die nach dieser Technik hergestellten Trockenimpfstoffe zeigten nach 8-wöchiger Lagerung bei +45°C noch keinen Titerverlust. Sie sind demnach für Impfungen unter tropischen Bedingungen geeignet.

Als rasche Haltbar- und Wirksamkeitsprüfung hat sich die Kochprobe erwiesen: Nach Erwärmung auf 100°C im Wasserbad über eine Stunde darf der Titer nur um eine Zehnerpotenz fallen. Sinkt er mehr, so ist der Impfstoff nicht lange haltbar.

Über die Eignung derartiger Hitzeteste referierte kürzlich FENJE (1962). Er prüfte die Wirksamkeit eines Trockenimpfstoffes nach Einwirkung von 37, 45, 53, 60, 80, 100 und 121°C Wärme. Die Ergebnisse zeigen, daß der Abfall der Infektiosität linear ist, wenn der Logarithmus der Restaktivität gegen die Zeit der Temperatureinwirkung gesetzt wird. Es besteht ebenfalls eine lineare Beziehung zwischen der Temperatur und dem Logarithmus der „Halbzeit" des Impfstoffes bei dieser Temperatur. Auf diese Weise war es dem Autor möglich, einen Schnelltest für Trockenimpfstoffe zu finden, bei dem aus der Stabilität bei 100°C Rückschlüsse auf die Haltbarkeit bei 37°C und 45°C schon nach kürzester Zeit gezogen werden können.

d) Abschließende Beurteilung. Das Problem der Herstellung von Pockenschutztrockenimpfstoffen, die allen tropischen Bedingungen standhalten, ist gelöst. Damit sind die Voraussetzungen für eine Bekämpfung der Pocken in ihren letzten Endemiegebieten endgültig gegeben. Die Stabilität dieser Impfstoffe beseitigt auch die Schwierigkeiten, die bei der Lagerung großer Mengen von Flüssigimpfstoff auftreten. Trockenimpfstoffe können deshalb ohne Bedenken für evtl. Variolaepidemien bevorratet werden. Es ist nunmehr auch möglich, besonders geeignete Impfvirusstämme und Standardproben für Wirksamkeitsprüfungen mit gleichbleibenden Eigenschaften herzustellen.

Als international gültiger Standardimpfstoff ist kürzlich von der WHO eine englische, gereinigte, konzentrierte und gefriergetrocknete Schafvaccine empfohlen worden, nachdem sie im Vergleich mit anderen Impfstoffen nach ausgedehnten Prüfungen am besten abgeschnitten hatte. Diese Standardvaccine zeigte nach KRAG und WEIS, BENTZON (1963) folgende Titer: $10^{8,4}$ PBE (CAM)/ml, auf der Kaninchenhaut $10^{4,9}$/ml (log der Zahl der Pocken auf dem Gebiet nach der konfluierenden Fläche); intracutan (Kaninchen): $10^{5,2}$/ml (log der höchsten Verdünnung, die eine Läsion von $\geq$ 6 mm gibt), LD_{50} im bebrüteten Hühnerei: $10^{7,9}$/ml, ID_{50} in Gewebekulturen: $10^{5,8}$/ml, LD_{50} für neugeborene Mäuse: $10^{6,0}$/ml.

Der allgemeinen Einführung von Trockenimpfstoffen stehen mancherorts noch einige Nachteile entgegen. So ist die Herstellung von Einzeldosen wegen der dazu benötigten geringen Abfüllmengen technisch nur schwer durchführbar und wirtschaftlich völlig unrentabel. Auch die Notwendigkeit, Trockenimpfstoff vor Gebrauch wieder aufzulösen, bringt Nachteile mit sich.

Es muß z. B. ein extra abgefülltes Suspensionsmittel mitgeliefert werden und die Form der Ampullen soll eine leichte Auflösung gestatten. Die WHO empfiehlt darüber hinaus ausdrücklich, jede Ampulle auf ihre Dichte zu prüfen. Alle Ampullen, die nach dem Abschmelzen kein Vakuum mehr haben, müssen verworfen werden und bedeuten einen Verlust. In einer beiliegenden Gebrauchsanweisung sollte auch auf die Gefahren aufmerksam gemacht werden, die beim Öffnen von unter Vakuum stehenden Ampullen auftreten.

Über die Natur der Resuspensionsflüssigkeit bestehen noch keine einheitlichen Auffassungen. Neben 40—60%igem Glycerin in Pufferlösungen wird Aqua destillata verwendet. Für die Verimpfung von Trockenimpfstoffen ist schließlich wichtig zu wissen, daß sie nach der Wiederauflösung mindestens so schnell ihre Wirksamkeit verlieren wie normale Lymphe.

3. Getrocknete Eivaccine

Bei Eivaccine trat die Wärmeinstabilität der Flüssigimpfstoffe besonders deutlich zutage. Sie wurde durch Glycerinzugabe sogar noch verstärkt. So war es verständlich, daß die bei der Herstellung von Dermotrockenimpfstoffen gesammelten Erfahrungen auch auf Eivaccine übertragen worden sind.

JACKSON u. Mitarb. (1956) stellten fest, daß die Verwendung der ganzen, virushaltigen Chorioallantoismembran (CAM) (Generalisierung nach Allantoishöhlenbeimpfung) wirtschaftlicher und weniger umständlich ist, als wenn nur der gesenkte und spezifisch veränderte Bezirk der CAM verwendet wird (Membranbeimpfung). Das Animpfmaterial soll nur eine geringe Passagezahl und der Titer einer 20%igen Membranverreibung mindestens $10^8 ID_{50}$(CAM)/Gramm nasses Gewebe haben. Durch den Trocknungsprozeß darf der Titer nicht um mehr als eine Zehnerpotenz fallen; er sinkt dann während der Lagerung nach einigen Wochen noch auf eine konstant bleibende Höhe.

Die Autoren verweisen auf den Wert einer sogenannten Kochprobe: Gute Trockenvaccinen sind nach einstündiger Erwärmung auf 100°C noch leicht

löslich, sie haben ihre Farbe und Konsistenz nicht verändert. Vaccinen, die ihren Titer verlieren, werden grau, kittähnlich und lösen sich schlecht. So ist die sofortige Trennung einer guten von einer schlechten Charge möglich. Die gute Wirksamkeit einer 5%igen Peptonlösung nach COLLIER (1955) als Schutzmedium konnte bestätigt werden. Im Gegensatz zu COLLIER fanden obengenannte Autoren zwischen einer teilgereinigten und einer ungereinigten Viruslösung keine Differenzen, auch können nach ihrer Meinung mit gut getrocknetem Stickstoff gefüllte Ampullen leichter und sicherer geschlossen werden als unter Vakuum stehende. Die Restfeuchtigkeit der Trockenimpfstoffe soll unter 1%, der Titer 10^5 bis 10^6 ID_{50} (CAM)/ml sein. (Vgl. auch Kap. Eihautimpfstoffe).

WEICHSEL und HERRERA (1957) befürworten Sorbitol als Stabilisator für Eitrockenimpfstoffe.

Gute Impfergebnisse mit getrockneter Eivaccine liegen bereits von verschiedenen Autoren vor (KEMPE (1956), WEICHSEL u. HERRERA (1957), CABASSO u. Mitarb. (1954), ELISBERG u. Mitarb. (1956)). Die bisherigen Erfahrungen lassen deshalb mit gutem Recht vermuten, daß nach neuesten Verfahren hergestellte Trockeneivaccinen anderen Pockenschutzimpfstoffen gleichwertig sind.

4. Getrocknete Gewebekulturvaccine

Die Herstellung gefriergetrockneter Gewebekulturvaccine befindet sich noch im Stadium der Laborversuche. Gerade die bei Kulturvaccine in besonderem Maße zu beobachtende Wärmelabilität und der meist niedere Virusgehalt der Ausgangssuspensionen zwingen dazu, über die Gefriertrocknung stabile und eingeengte Impfstoffe herzustellen. Erfolgversprechende Ergebnisse sind bereits veröffentlicht [BONITZ u. SEELEMANN (1960)].

IX. Inaktivierte Pockenschutzimpfstoffe (Totimpfstoffe)

1. Allgemeine Problematik inaktivierter Pockenschutzimpfstoffe

Inaktivierte Virusimpfstoffe enthalten kein aktives, vermehrungsfähiges Virus mehr. Ihre Wirkung beruht allein auf ihrem Gehalt an antigen-wirksamen Substanzen in den durch chemische oder chemisch-physikalische Maßnahmen abgetöteten, d. h. nicht mehr vermehrungsfähigen Viren. Man spricht deshalb auch von Tot- oder Antigenimpfstoffen. Sie können meist nur parenteral verabreicht werden.

Die Herstellung inaktivierter Virusimpfstoffe ist mit einer Reihe von Schwierigkeiten verbunden, die bei der Gewinnung von bakteriellen Impfstoffen oder Viruslebendimpfstoffen nicht in gleicher Weise auftreten.

So hat z. B. einmal die Inaktivierung der Viren besonders schonend zu erfolgen, um die antigenen Eigenschaften nicht zu zerstören; denn ein gleichzeitiger Verlust von Infektiosität und Antigenität bedeutet völlige Unwirksamkeit. Besonders schwer ist es, diese Impfstoffe in einem konstanten und reproduzierbaren Grad zu inaktivieren; dabei ist der Beweis für eine völlige Inaktivierung gar nicht zu erbringen. Da Totimpfstoffe hinsichtlich ihrer immunisierenden Wirkung den Infektionsimpfstoffen unterlegen sind, müssen erstere besonders hohe Viruskonzentrationen enthalten, um überhaupt wirksam zu sein.

Die aufgezeigten Schwierigkeiten treten bei inaktivierten Pockenschutzimpfstoffen in besonderem Maße auf, da eine voll ausgebildete vaccinale Immunität anscheinend nur nach Verimpfung vermehrungsfähiger Vaccineviren erreicht werden kann.

Die Forschung auf diesem Gebiet wurde erst in jüngster Zeit durch Entwicklung und Vergleich der Polioimpfstoffe nach SALK und nach SABIN entscheidend vorangetrieben. Die für die Inaktivierung im Rahmen der Impfstoffherstellung sich ergebenden Probleme sind dabei im Prinzip bei allen Impfstoffen gleich. HAAS (1962) hat sie für das Poliovirus kürzlich zusammenfassend dargestellt. Deshalb soll im folgenden nur kurz auf die Verhältnisse beim Vaccinevirus eingegangen werden.

Die ersten Arbeiten über die Inaktivierung des Vaccinevirus mit Formalin stammen von KEOGH (1937). Zahlreiche Versuche klärten inzwischen weitgehend die Kinetik dieser Inaktivierung. Sie läuft nach den bisherigen Erfahrungen nicht nach den Normen pseudomonomolekularer Reaktionen geradlinig, sondern in späteren Stadien der Inaktivierung verzögert ab (sog. „tailing effect"). Diese Abweichungen scheinen nach GARD (1957) sowie GARD und MAALE (1959) nicht nur durch unspezifische Viruskomponenten bedingt zu sein. Die gleichen Beobachtungen wurden nämlich auch nach Wärmeinaktivierungen gemacht [KAPLAN (1958), WOODROOFE (1960)]. Genetische Unterschiede zwischen den schnell und langsam inaktivierbaren Viruspartikeln einer Suspension bestehen offenbar nicht. Die unterschiedliche Inaktivierbarkeit ist vielmehr dadurch mitbegründet, daß das Virus nicht in monodisperser Form in Suspensionen vorliegt. Daneben wird neuerdings vermehrte Aufmerksamkeit dem Verhältnis und der Wechselwirkung von Virus zum Formaldehyd entgegengebracht. Besonderes Interesse finden die chemischen Reaktionen, die sich an den Radikalen der Virusoberfläche bei der Inaktivierung mit Formaldehyd abspielen und die wahrscheinlich die Änderungen der spezifisch chemischen und antigenen Eigenschaften des Virus verur-

sachen. Als Ursache dafür wird eine Abhängigkeit der Persistenz der antigenen Eigenschaft von quantitativen chemischen Vorgängen an der Virusoberfläche vermutet. So zerstört eine zu lange anhaltende Wirkung des Inaktivierungsmittels durch chemische Veränderungen die antigene Wirksamkeit. Darauf haben schon COLLIER u. Mitarb. (1955) hingewiesen. Ähnliche Vorgänge scheinen sich bei allen chemisch-physikalischen Inaktivierungsmitteln abzuspielen, jedoch werden nicht alle antigenen Virusbestandteile gleichmäßig angegriffen [DOSTAL (1962)]. Die Inaktivierung muß deshalb sehr schonend erfolgen, laufend überwacht und schließlich rechtzeitig abgestoppt werden.

Die Verimpfung inaktivierter Vaccinevirusimpfstoffe setzt u. a. die Überprüfung ihrer Inaktivität voraus. Die Kontrolle auf das Freisein von vermehrungsfähigem Virus ist nicht leicht und kann keine absolut sicheren Angaben liefern. Auf diese Schwierigkeiten beim Nachweis evt. noch vorhandener aktiver Viruspartikel in inaktivierten Vaccinevirussuspensionen machten kürzlich GALASSO und SHARP (1961 a,b) aufmerksam. Danach wird die Vermehrung der restlichen aktiven Viruspartikel in Gewebekulturzellen wahrscheinlich infolge von Interferenzvorgängen zu einem erheblichen Ausmaße unterdrückt. Zwar kommt dieser Prüfung beim Vaccinevirus nicht die gleiche Bedeutung zu wie z. B. der Inaktivitätskontrolle der Salk'schen Poliovaccine, es müssen aber doch die Inaktivitätsnachweise möglichst genau durchgeführt werden. Eine Aussage über den Wert inaktivierter Vaccinevirusantigene für ihre heutige Indikationsstellung wäre sonst nicht möglich. Deshalb werden auch hier in Anlehnung an die Prüfungsbestimmungen für den Salk'schen Polioimpfstoff genügend große Stichprobenvolumina untersucht. Neben Bruteiern dienen dazu besonders Gewebekulturen, wie überhaupt die modernen Methoden der Zellzüchtung erst den Weg für die großtechnische Herstellung und Prüfung von Vaccine-Antigen ebneten.

2. Definition

Vaccine-Antigen (Vorimpfstoff; V. A.) ist ein injizierbarer Pockenschutzimpfstoff, bei dem durch chemisch-physikalische Verfahren die Vermehrungsfähigkeit der enthaltenen Vaccineviren aufgehoben wurde. Die Inaktivierung schädigte jedoch nicht deren antigene, d. h. immunisierende Wirksamkeit. Im Gegensatz zur normalen Pockenlymphe kann dieser Totimpfstoff nur subcutan, intracutan oder intramuskulär verabreicht werden.

3. Geschichtlicher Rückblick

Die ersten Versuche galten der Frage, ob mit abgetöteter Lymphe *allein* immunisiert werden kann. Sie liegen bereits über 50 Jahre zurück. Zuerst wurden thermische Inaktivierungsmethoden benutzt, doch bald kamen für die Mehrzahl der Experimente Formalin oder kombinierte chemisch-physikalische Verfahren zur Anwendung. Eine kritische Wertung der etwa bis 1930 durchgeführten Versuche ist aber kaum möglich, weil die Voraussetzungen zur Prüfung der verwendeten Antigene noch fehlten und ungleiche Maßstäbe angewandt wurden. Immerhin galt 1932 nach eingehenden Versuchen die Meinung, daß zuverlässig mit Formalin abgetötete Lymphe zur Schutzimpfung nicht in Frage käme. Trotzdem blieben weitere Experimente nicht aus. So führten die späteren Versuche von PARKER und RIVERS (1936a), BERNKOPF und KLIGLER (1937), WEIL und GALL (1940) und YAMADA (1940) an Kaninchen übereinstimmend zu der Auffassung, daß ein Immunisierungserfolg nur nach Applikation sehr großer Mengen Totimpfstoff zu erwarten ist, und nur schonend inaktivierte Impfstoffe antigen wirksam sind. Mit derartigen Impfstoffen durchgeführte Schutzimpfungen erbrachten eine relativ leicht durchbrechbare und flüchtige Immunität [DONALLY u. WEIL (1940) u. a.].

Das Interesse der Impfärzte begann sich der Abwehr unerwünschter Impfkomplikationen zuzuwenden. Durch sehr geringe Formalinzusätze zur Lymphe wurde schließlich versucht, eine dem Vaccinevirus zugesprochene, sog. encephalitogene Eigenschaft zu beseitigen, ohne die dermatotropen und immunisierenden Qualitäten zu schädigen. Das Ziel dieser Versuche war also nicht die Gewinnung völlig inaktivierter Lymphe, sondern der Ersatz des normalen Lebendimpfstoffes durch eine weniger „virulente" Vaccine. Aber alle, besonders von RAMON u. Mitarb. (1942, 1948), RAMON (1951), NELIS u. LAFONTAINE (1948, 1950), LELONG u. RAMON (1952) durchgeführten Impfungen an Menschen und Kaninchen mit inaktivierten bzw. nur „abgeschwächten" Impfstoffen befriedigten in keiner Weise. Über den vor kurzem von POSTHUMA, DEKKING und v. d. NOORDAA [zit. von BEUNDERS (1962)] entwickelten abgeschwächten Impfstoffstamm P.D.N., der am Menschen im allgemeinen noch eine Pustel ohne weitere wesentliche klinische Erscheinungen hervorruft, liegen noch keine größeren Erfahrungen vor.

4. Verwendung als Vorimpfstoff

Der Wunsch, die unangenehmen Begleiterscheinungen der normalen Pockenschutzerstimpfung zu verhindern, lenkte das Interesse schließlich auf eine völlig neue Aufgabe, nämlich auf die Anwendung der inaktivierten Lymphe als Vorimpfstoff. Die Erfahrung, daß bei Wiederimpflingen neurale Impfschäden extrem selten auftreten, führte zur Überlegung, bei besonders gelagerten Fällen zuerst mit inaktiviertem Virus eine Grundimmunität des Organismus hervorzurufen, um danach die Immunität durch Nachimpfung mit aktivem Virus auf die gewünschte Höhe zu bringen.

COLLIER, McCLEAN und VALLET (1955) impften mit hohen Dosen u. v.-inaktivierter Vaccine-Elementarkörperchensuspensionen Kaninchen und Affen subcutan vor. Durch eine Lebend-Nachimpfung konnte eine durch die Vorimpfung erzielte Grund-

immunität nachgewiesen werden. Der Gehalt an virulenten Teilchen in ihren Vaccinen lag jedoch noch um 300 Einheiten pro Liter, was die Auswertungsmöglichkeit der erzielten Resultate beeinträchtigte. Bei ihren Dosen pro Einzeltier bestand immerhin die Wahrscheinlichkeit, daß eine virulente Viruseinheit noch enthalten war und immunisierend wirkte.

Die Inaktivierung mit ultravioletten Strahlen hat nach COLLIER gegenüber chemischen Mitteln den Vorteil, daß die inaktivierten Suspensionen mittels Gefriertrocknung haltbarer und temperaturunempfindlicher gemacht werden können. Allerdings ist diese Inaktivierungsmethode technisch schwierig. Zur Herstellung größerer Mengen inaktivierter Impfstoffe sind spezielle Apparate notwendig, damit reproduzierbare Ergebnisse und eine völlige Inaktivierung erhalten werden — mit ein Grund, warum chemische Verfahren bevorzugt werden.

Die Arbeiten der genannten Autoren beschränkten sich auf Versuche am Tier. Die ersten erfolgversprechenden Ergebnisse am Menschen erzielte HERRLICH (1959) mit einem formalininaktivierten Pockenschutzimpfstoff, der Vaccine-Antigen (V. A.) genannt wurde. In der Folgezeit haben HERRLICH (1962) und EHRENGUT (1959, 1961) diese Erfahrungen weiter ausgebaut. Die Klinik der kombinierten Impfung und der heutige Stand der Methode ist auf S. 195 und S. 284 ausführlich dargestellt.

Zur Herstellung und Prüfung des Vaccine-Antigens (V. A.) schlug MAHNEL (1960) vor, bakterienfreie hochtitrige Virussuspensionen mit 0,03% Formalin (1:3300) bei +4°C über 12 Tage zu inaktivieren.

Die Prüfung auf Freisein von aktivem Virus wird durch Verimpfung einer genügend großen Stichprobe nach Ausschaltung der Formalinwirkung auf Bruteier oder auf Gewebekulturen vorgenommen.

Zur Feststellung immunisierender Fähigkeiten werden 0,1 ml, 0,2 ml und 0,3 ml Antigen Kaninchen i. m. injiziert und die Tiere 8—10 Tage nach dieser Vorimpfung mit normalem Lebend-Pockenschutzimpfstoff durch 4 Schnitte cutan nachgeimpft. Wirksame Antigene wandeln je nach Stärke ihres antigenen Reizes das übliche Reaktionsbild einer 1. Infektionsimpfung so um, daß die 4 cutan gesetzten Schnitte das Bild der Wiederimpfung bzw. der beschleunigten Erstimpfung zeigen, d. h. die Kaninchen reagieren mit Immunitätserscheinungen, die sich wie folgt beschreiben lassen:

Bei einer „Immunitätsreaktion" entwickeln die Tiere nach dem Schnittschorfabfall am 2. Tag bereits zu Beginn des 3., spätestens am 4. Tag auf den kaum infiltrierten Impfschnitten bis stecknadelkopfgroße, gelbe Bläschen, die innerhalb weniger Stunden wieder eintrocknen. Bei nur geringer Schnittrötung entsteht eine Area nicht breiter als 1—2 mm, sie verschwindet am 5.—6. Tag. Es bilden sich nur kleine Schorfe, die z. T. schon am 5. Tag abzufallen beginnen.

Die „unvollkommene, unterdrückte Pustelreaktion" unterscheidet sich nur insofern von dem als Immunitätsreaktion bezeichneten Vaccinationsverlauf, als sie einen pustelartigen Ansatz der Impfschnitte erkennen läßt, sich aber dann sofort rasch zurückbildet und zeitlich gegenüber der Immunitätsreaktion nur verzögert abheilt. Zwischen diesen beiden Reaktionstypen bestehen Übergänge. Ist die antigene Wirkung des verwendeten V. A. jedoch nur sehr gering, so lassen sich die Reaktionstypen der geweblichen Immunität nach der Revaccination nur noch schwer vom normalen Ablauf einer Schnittimpfung am Kaninchen unterscheiden.

Die nach V. A.-Gabe sich entwickelnde Immunität hält beim Kaninchen etwa 14 Tage an. Sie läßt sich auch serologisch nachweisen. Nach MAHNEL (1962) kommt es auf den alleinigen Antigenreiz beim Kaninchen nicht zur Ausbildung von hämagglutinationshemmenden, wohl aber von komplementbindenden und virusneutralisierenden Antikörpern. Die Titer der letzteren fallen 14 Tage nach der Antigengabe schon wieder ab, ein serologischer Beweis für eine nur kurz anhaltende Immunität. Die zu diesem Zeitpunkt noch nachweisbaren komplementbindenden Antikörper scheinen nicht in direktem Zusammenhang mit einer vorhandenen oder fehlenden Immunität zu stehen. Durch eine solche kommt es auch nicht zu einem signifikanten Titeranstieg. Warum auf die Verabreichung von inaktivem Vaccinevirus keine nachweisbaren hämagglutinationshemmenden Antikörper auftreten, bedarf weiterer Klärung. Nach der Auffassung von MAHNEL scheint dies ein Beweis zu sein, daß kein aktives Virus injiziert wurde und eine Virusvermehrung im Organismus, der durch Hämagglutininbildung das Auftreten von hämagglutinationshemmenden Antikörpern folgt, nicht stattfand. Inzwischen ist auch von KAPLAN (1962) dieses Kriterium für die in vivo-Prüfung von inaktiviertem Vaccinevirus anerkannt worden.

Die durch Vaccineantigen entstandene Immunität war beim Kaninchen nur von kurzer Dauer. Dies gab den Anstoß, durch Bindung des Antigens an Aluminiumhydroxyd einen *Adsorbatantigenimpfstoff* herzustellen, der ein längeres Anhalten der Grundimmunität bewirken sollte. Im Tierversuch hat aber MAHNEL überraschenderweise nach Adsorbatimpfung nur bei 40% der Kaninchen neutralisierende Antikörper nachgewiesen, obwohl die Tiere 2—3 Wochen länger immun waren als nach Antigengabe ohne Adsorbatzusatz.

Auch in anderen Ländern hat man in der Zwischenzeit begonnen, mit inaktivierten Impfstoffen zu arbeiten [KÜHN u. Mitarb. (1961), BEUNDERS u. Mitarb. (1960), RHODE (1963)]. Die von BEUNDERS u. Mitarb. mitgeteilten Ergebnisse stimmen im wesentlichen mit denen der Münchener Arbeitsgruppe überein. Die holländischen Autoren inaktivierten Kulturvirus (n. FRENKEL) mit 0,03% Formalin bei 36 °C 3 Stunden und 24 Stunden bei Zimmertemperatur, Bedingungen, die allerdings nach unseren Erfahrungen für eine völlige Inaktivierung nicht genügen, was auch aus den Untersuchungsergebnissen (Auftreten von hämagglutinationshemmenden Antikörpern) gefolgert werden kann. Auch von englischer Seite wandte man sich wiederum diesen Problemen zu. KAPLAN (1960b) berichtete über die immunisierende Wirkung von mit Gammastrahlen inaktiviertem Vaccinevirus bei der Anwendung am Kaninchen. Später benützten KAPLAN, McCLEAN und VALLET (1962) ultraviolette Strahlen mit gleichem Erfolg. Probeimpfungen am Menschen verliefen jedoch nicht zufriedenstellend. Diese mangelhafte antigene Wirkung beruhte anscheinend auf einem zu geringen Virusgehalt der Präparate. Versuche mit einer wesentlich konzentrierteren, ebenfalls durch ultraviolette Strahlen inaktivierten Virussuspension ließen nämlich im Tierversuch und beim Menschen wesentlich bessere immunisierende Eigenschaften erkennen [KAPLAN (1962)].

Weitere tierexperimentelle Untersuchungen über die immunisierende Fähigkeit von inaktiven Vaccinevirussuspensionen stammen von RAMANA RAO (1962). Er vergleicht die Eignung von Azethyläthylenamin als Inaktivierungsmittel mit Formalin und testet die mit Adjuvantien versetzten Antigene am Kaninchen durch serologische Kontrollen und Infektionsversuche. Die Ergebnisse beweisen die Überlegenheit der mit Formalin inaktivierten Antigene, die im Kaninchen, besonders deutlich nach Boosterung, virusneutralisierende Antikörper hervorrufen. Der Verfasser schließt daraus, daß durch eine Applikation von inaktivem Virus bereits eine Basalimmunität erreicht werden kann.

DOSTAL (1962b) befürwortet als Inaktivierungsmittel β-Propiolakton. Nach seinen Erfahrungen kann die Verzögerung der Inaktivierung, der sog. „tailing effect" bei diesem Mittel durch wiederholte Zugabe vermieden werden. Die Inaktivierung verläuft dann als eine Reaktion 1. Ordnung. Der „tailing effect" tritt bei β-Propiolakton anscheinend nur auf, wenn die Unstabilität dieses Präparates in wäßrigen Lösungen nicht berücksichtigt wird, da hier seine Wirksamkeit bei 37°C nach 30 Minuten bereits um die Hälfte absinkt. Die nachlassende inaktivierende Wirksamkeit beruht demnach auf einem Konzentrationsabfall. DOSTAL räumt ein, daß weitere Untersuchungen klären müssen, ob sich damit eine schonendere Inaktivierung erreichen und folglich besser wirksame Antigene gewinnen lassen.

Im Gegensatz zu oben erwähnten positiven Experimenten glaubt AMIES (1960), auf Grund seiner Befunde formalininaktivierten VaccineAntigensuspensionen eine immunisierende Wirkung absprechen zu können. Seine negativen Erfolge mit vollinaktiviertem Pockenimpfstoff können evt. damit erklärt werden, daß die erreichte schwache Immunität durch zu große Dosen aktiven Impfstoffes bei der Revaccination durchbrochen wurde.

APPLEYARD (1961) beschreibt die Herstellung eines virusfreien, immunisierenden Antigens aus mit Vaccinevirus und Kaninchenpockenvirus infizierten Zellkulturen. Wegen seiner Eigenschaft, Hyperimmunserum unwirksam zu machen, nennt der Autor es „serumblockierendes Antigen". Das hitzelabile, nichtdialysierbare, trypsinempfindliche, präcipitierbare und adsorbierbare Antigen ist nach der Beschreibung nicht mit dem Virus identisch, sondern kleiner als dieses; es sedimentiert nicht bei 20000 g und ist ein Protein. Es gelang damit, bei Kaninchen nach parenteraler Applikation die Bildung virusneutralisierender Antikörper hervorzurufen.

Nach WESTWOOD (1962a) kann dieses Antigen auch aus infizierten Chorioallantoismembranen bebrüteter Hühnereier, der Kaninchenhaut, Hühnerembryo-Zellkulturen und passierbaren Zellen gewonnen werden, wenn auch in unterschiedlicher Menge. Nach mehrfacher subcutaner Gabe mit Adjuvantien kommt es zu höheren Antikörperspiegeln als nach i. v. Injektionen ohne Adjuvantien. Versuche nach Reinigung über DEAE-Zellulose-Säulen ließen erkennen, daß die immunisierende Wirkung der Präparate sehr gut mit ihrer „serumblockierenden Aktivität" übereinstimmt. Die immunisierende Wirkung des Antigens gegenüber einer nachfolgenden

Infektion mit aktivem Vaccinevirus und Kaninchenpockenvirus hat sich im Kaninchenversuch ebenfalls bestätigen lassen.

Es wird vermutet, daß das serumblockierende Antigen das gemeinsame immunisierende Antigen der Vaccinevirusgruppe darstellt und daß es nach weiterer Reinigung und Konzentration als Antigenimpfstoff im Rahmen der Pockenschutzimpfung verwendet werden kann.

5. Derzeitige Herstellung und Prüfung des Vaccine-Antigens nach HERRLICH

Das von MAHNEL (1960) angegebene Verfahren zur Herstellung von V. A. ist inzwischen weiter verbessert worden.

Primärkulturen von embryonalen Rindermuskel-, Kälber-, Affen- oder Kaninchennierenzellen werden mit hohen Dosen eines bereits adaptierten und klonisierten Vaccinevirusstammes niederer Passagezahl, dessen Eigenschaften bekannt sind, infiziert. Als Virusproduktionsmedium dient TCM 199 ohne Serumzusatz und Antibiotika. 30 Stunden p. i. werden die Kulturen tiefgefroren, wieder aufgetaut und durch zusätzliche mechanische Homogenisierung das intracelluläre Virus befreit. Anschließend klärt eine Zentrifugation die Virussuspension von Zelltrümmern. Weitere Reinigung von unspezifischem Eiweiß wird durch Behandlung mit Frigen 113 erreicht. Nach Filtration durch bakteriendichte Filter kann das Virus an Aluminiumhydroxyd adsorbiert werden. Der mit der Filtration verbundene Virusverlust muß dabei durch Verwendung geeigneter Filter möglichst niedrig gehalten werden. Der Titer der gereinigten Ausgangssuspension sollte bei 10^8 PBE/ml liegen. Zur Inaktivierung wird 0,04% Formalin zugesetzt (Formaldehyd abs. 1:4000). Die Inaktivierung geschieht bei +20°C. Sie dauert in der Regel 10—12 Tage. Während dieser Zeit wird der Inaktivierungsverlauf durch Stichproben verfolgt. Dann wird das Formalin quantitativ durch Natriumbisulfit ($NaHSO_3$) neutralisiert.

Die Unschädlichkeitsprüfungen werden nach den gleichen Prinzipien vorgenommen, die auch beim Salk'schen Polioimpfstoff gelten. Sie schließen neben eingehenden bakteriologischen Sterilitätskontrollen, tierexperimentelle Kontrollen mit Mäusen, Meerschweinchen und Kaninchen zum Nachweis von Fremdviren (Lymphocytäre Choriomeningitis, B-Virus — besonders bei Verwendung von Affennierenzellen) sowie Nachprüfungen auf aktives Vaccinevirus ein. Letztere werden durch Verimpfung von genügend großen Stichproben-Volumen auf Zellkulturen, Bruteier und Kaninchen durchgeführt. Die leichte Zentrifugierbarkeit des Vaccinevirus und die damit mögliche Anreicherung erleichtert die Prüfung. Eine Einengung der Proben ist auch durch Vakuumverdampfung möglich.

Die Wirksamkeit wird nach der von MAHNEL (1960) angegebenen Technik an Kaninchen durch Beurteilung des Ablaufs der nachfolgenden Lebendimpfung geprüft. Serologische Antikörperunter suchungen bei den Versuchstieren geben zudem Aufschluß über Freisein von vermehrungsfähigem Virus (keine Bildung von hämagglutinationshemmenden Antikörpern) und über die immunisierende Kraft des Antigens (Bildung von komplementbindenden und virusneutralisierenden Antikörpern).

Nach Abschluß aller Prüfungen wird das fertige V. A. in Ampullen abgefüllt. Seine Verfallzeit wird mit 6 Monaten bei $+4\,°C$ Lagertemperatur angegeben.

Mit Aluminiumhydroxyd versetztes Antigen *muß* bei $+4\,°C$ gelagert werden. Temperaturen unter $0\,°C$ machen Adsorbatantigen unwirksam.

6. Schlußbeurteilung

Die bisher erzielten Erfolge bei der Anwendung von Vaccine-Antigen beim Menschen regen zu weiteren Verbesserungen der Herstellung an. Das Ziel ist, nach der Einführung feinerer Prüfungsbestimmungen und der Entwicklung von stabilen Standardantigenen einheitlich wirksame Antigene zu finden, bei denen unerwünschte, allergisierende Fremdkomponenten nicht enthalten sind. Die bisher hergestellten Antigene scheinen gelegentlich solche Komponenten zu enthalten. Ihre Herkunft ist aber noch nicht bekannt (verwendete Zellart, bestimmte Proteine, o. ä.). Aufgabe zukünftiger Untersuchungen ist es auch festzustellen, welche Vaccinevirusstämme auf Grund ihrer biologischen Eigenschaften am besten zur Herstellung von Vaccine-Antigen geeignet sind.

X. Subcutanimpfstoffe

Subcutanimpfstoff ist keimfreier Pockenschutzimpfstoff, der subcutan verabfolgt wird und der gegenüber normalem, cutan appliziertem Impfstoff einen wesentlich geringeren Virusgehalt besitzt.

Die ersten Versuche, durch subcutan injizierten Impfstoff gegen die Pocken zu immunisieren, liegen fast 60 Jahre zurück. In der Folge hat diese Methode besonders in Österreich, Deutschland, Spanien und Japan Verbreitung gefunden. Die ihr entgegengebrachte Begeisterung mußte jedoch vor einigen Jahren der durch Erfahrung und Experimente gewonnenen Beurteilung Platz machen. Diese schränkte die Anwendungsmöglichkeiten des Subcutanimpfstoffes stark ein, so daß er heute nur noch bei besonders gelagerten Fällen zur Pockenprophylaxe verwendet wird (siehe S. 262).

1. Herstellung von Subkutanimpfstoff zur Pockenschutzimpfung

a) Subcutanimpfstoff der Bayerischen Landesimpfanstalt.

Sterile Stammlymphe wird 1:10 mit physiologischer NaCl-Lösung verdünnt, 10 Minuten bei 5000 UpM zentrifugiert, der Überstand erneut mit physiologischer NaCl-Lösung 1:100 verdünnt und nach bakteriologischer Prüfung und Titerbestimmung in Ampullen abgefüllt. Seine Haltbarkeit wird mit 8 Tagen angegeben. Der Subcutanimpfstoff enthält noch ca. 1000 aktive Viruseinheiten (PBE[CAM])/ml. Die Injektionsdosis beträgt 0,1 ml.

Virushaltige Gewebekulturmedien können ebenfalls als Ausgangsmaterial dienen. Ihr Vorteil liegt in ihrer primären Bakteriosterilität und ihrem geringen Eiweißgehalt. Der Gewebekultur-Subcutanimpfstoff wird durch Verdünnung der Virusmedien auf einen Virusgehalt von 500—1000 PBE(CAM)/ml hergestellt. Die Injektionsdosis beträgt im allgemeinen 0,1 ml.

b) Wiener Methode (nach PUNTIGAM pers. Mitt. 1951). Für die Subcutanimpfung wird Trockenimpfstoff verwendet, dessen Herstellung in Anlehnung an die von KAISER (1941) angegebene Technik wie folgt vorgenommen wird:

10 g Rohimpfstoff werden mit 190 g Aqua redest. mechanisch zerkleinert, 0,6 ml Zephirol zugefügt und das ganze 12 Stunden lang in einer Kugelmühle zermahlen. Sodann wird das Mahlgut bei 3000 UpM eine halbe Stunde zentrifugiert, 10 ml der überstehenden Flüssigkeit mit 170 ml Aqua dest. und 20 ml abgebauter (3 Stunden bei 2 atü) Gelatina sterilisata Merck (10%ig) verdünnt. Diese Mischung wird zu je 0,5 ml in Ampullen gefüllt und nach Einfrieren getrocknet. Für die Impfung wird der Inhalt einer Ampulle in 4 ml physiologischer NaCl-Lösung aufgeschwemmt und hiervon 0,1 ml subcutan injiziert.

Der gelöste Impfstoff ist am Tage der Lösung zu verwenden.

c) Japanischer Subkutanimpfstoff (Purified Vaccine Lymph, PVL). Die in Japan vielfach verimpfte Subcutanvaccine haben YAOI und KASAI (1929) entwickelt. Das inzwischen verbesserte Herstellungsprinzip besteht in der Adsorption des Vaccinevirus an Kaolin in schwach saurem Milieu und der Elution des Virus unter bestimmten alkalischen Verhältnissen. Die Technik wird im einzelnen wie folgt angegeben:

Pulpa wird mit Aqua dest. 1:200 zu einer Suspension verrieben, durch Gaze kolliert, niedertourig zentrifugiert (1000 UpM) und der Überstand mit Äther (20%) und Glaskugeln 20 Minuten heftig ausgeschüttelt. Dann wird der Äther entfernt, dem

Wasseranteil bei 18 °C 1% gereinigtes Kaolin und 10% McIlvaine-Puffer (pH 4,6) zugesetzt und kräftig 10 Minuten geschüttelt. Nach einer Zentrifugation über 5 Minuten bei 1000 UpM wird der Überstand mit den nicht adsorbierten Bakterien verworfen. m/25 NH_4OH dient zur Lösung des Kaolinsediments, das Ganze wird dann in eine Flasche mit Glaskugeln überführt und mit weiterer NH_4OH versetzt. Durch kräftiges Schütteln 20 Minuten lang wird das Virus eluiert. Das Kaolin wird abgeschleudert, der klare Überstand mit HCl auf einen pH 7,8 eingestellt. Zur Konservierung wird 0,4% Karbolsäure, NaCl und Leim oder Gelatine bis 0,8% zugesetzt.

Der Impfstoff wird auf Bakterienfreiheit geprüft, der Titer durch intracutane Verimpfung von 0,2 ml auf Kaninchen nach 6—7 Tagen p. i. festgestellt. Er soll zwischen 10 000 und 50 000 Einheiten liegen (!). Diese Vaccine soll bei +5 °C aufbewahrt und spätestens 3 Monate nach ihrer Herstellung verwendet werden.

2. Subcutanimpfstoff als Vorimpfstoff zur Prophylaxe der postvaccinalen Encephalitis

Dieser Impfstoff unterscheidet sich von dem oben beschriebenen Subcutanimpfstoff durch einen noch geringeren Virusgehalt. Seine Herstellung geschieht auf gleiche Weise, nur wird dem Ausgangsmaterial so viel Verdünnungsflüssigkeit zugesetzt, daß pro 0,1 ml noch etwa 10—100 aktive Viruspartikel enthalten sind.

XI. Intracutanimpfstoff

Unter Intracutanimpfstoff versteht man bakterienfreien Pockenschutzimpfstoff, der intracutan verabfolgt wird. Herstellung, Eigenschaften, Indikationsstellung und Impferfolg entsprechen dem Subcutanimpfstoff.

XII. Passive Immunisierung mit Immunoglobulin

(Vaccine-Gamma-Globulin — Variola-Gamma-Globulin)

1. Definition

Unter Vaccine-Gamma-Globulin (VGG) versteht man die aus dem Serum frisch pockenschutzgeimpfter Spender oder vaccinierter Tiere gewonnene Gamma-Globulin-Fraktion, welche die gegen das Vaccinevirus gerichteten, serologisch nachweisbaren Antikörper enthält. Entsprechend seiner Herkunft ist demnach zwischen menschlichem VGG und tierischem VGG zu unterscheiden.

Das Variola-Gamma-Globulin (VaGG) enthält Antikörper gegen das Variolavirus. Es wird aus dem Rekonvaleszentenserum von Menschen gewonnen, die an Variola erkrankt waren.

Variola- und Vaccinevirus besitzen eine enge antigene Verwandtschaft und verleihen deshalb eine starke Kreuzimmunität. Zwischen VGG und VaGG besteht aus diesem Grunde kein prinzipieller Unterschied.

2. Menschliches Vaccine-Gamma-Globulin (VGG)

a) Herstellung. Vaccine-Gamma-Globulin ist bisher im Handel nicht erhältlich. Es stand für Versuche nur dort zur Verfügung, wo, wie in Amerika, England und Holland, die Armee die notwendige Zahl frisch vaccinierter Spender stellte. Für das bei uns im Handel befindliche Normal-Gamma-Globulin kommt in der Regel Serum von Personen zur Verarbeitung, die in der Jugend die Pflichtimpfungen durchmachten. Es enthält also ebenfalls eine gewisse Menge spezifischer Antikörper. Während aber der Neutralisationstiter eines holländischen Vaccine-Gamma-Globulins mit 10^{-3} angegeben wurde, verhinderte ein deutsches Normal-Gamma-Globulin nur in einer Verdünnung von 10^{-1} einen cytopathogenen Effekt. Eigene Untersuchungen über die Neutralisationskraft neuerer deutscher Präparate ergaben jedoch bessere Resultate.

Das fertige Präparat ist eine sterile Lösung der hochgereinigten Gamma-Globulin-Fraktion, die durch chemische Fällungs- und physikalische Konzentrationsverfahren gewonnen wird. Die Menge der darin enthaltenen Antikörper ist dabei von entscheidender Bedeutung.

Das Serum frisch Erst- bzw. erfolgreich Wiedergeimpfter enthält zwar mehr Schutzstoffe als Normalserum, aber nicht in der Menge, um bereits in nicht konzentrierter Form genügend wirksam zu sein. Einen besseren Effekt kann man von der Gamma-Globulin-Fraktion erwarten. Der Gehalt an Schutzstoffen entspricht hier einer ca. 16-fachen Konzentration der Immunoglobuline des normalen menschlichen Plasmas. Nach KEMPE u. Mitarb. (1956) sind in 5 ml VGG die Antikörper von ca 560 ml Spenderblut enthalten. Die von ihm u. seinen Mitarbeitern (1961) in Indien benutzten Präparate hatten Neutralisationstiter von 1:256 bis 1:512 (Reduzierung der Pockenherdzahl um 50% in der Verdünnung 1:256 bis 512).

Das Gamma-Globulin ist kein einheitliches Protein. Es setzt sich vielmehr aus einer Reihe immunologisch verwandter Protein-Fraktionen zusammen, die sich voneinander physikalisch und chemisch unterscheiden. Diese Gamma-Globulin-Komponenten sind die Träger der Antikörper und werden deshalb als „Immunoglobuline" bezeichnet.

Zur Herstellung der handelsüblichen Gamma-Globulin-Präparate werden große Mengen Retroplacentar- und Erwachsenenserum gesammelt. Deshalb enthält Gamma-Globulin Antikörper gegen alle Erreger, mit denen sich die Mehrzahl der Spender in irgendeiner Form auseinandersetzen mußte, doch sind die Schutzstoffe auf die einzelnen Globulin-Komponenten unterschiedlich verteilt.

Humanes Gamma-Globulin wirkt als arteigenes Protein beim Menschen nicht antigen. Anaphylactische Reaktionen sind deshalb bei wiederholter Gabe nicht zu befürchten. Eine Immunisierung ist ebenfalls nicht möglich. Gamma-Globulin wird im Körper rasch abgebaut, so daß seine Wirkung im allgemeinen nur wenige Wochen anhält.

Gamma-Globulin muß im Kühlschrank bei $+4\,^{\circ}\mathrm{C}$ bis $+6\,^{\circ}\mathrm{C}$ aufbewahrt und darf nur intramuskulär appliziert werden. Nur Spezialpräparate können auch i. v. gegeben werden.

b) Anwendung im Rahmen der Pockenschutzimpfung. Die Übertragung von Antikörpern ist eine passive Immunisierung. Bei der Pockenschutzimpfung wird diese passive Immunisierung zusammen mit der aktiven Schutzimpfung, also als Simultanimpfung, zur Milderung des Impfablaufes und zur Prophylaxe neuraler Impfschäden durchgeführt. Hierzu werden die Gamma-Globulin-Präparate parenteral verabreicht, während die Impfung cutan wie üblich durchgeführt wird [KEMPE u. Mitarb. (1956), HERRLICH u. EHRENGUT (1957), NANNING (1962)]. Auf die Problematik und Wirksamkeit dieses Verfahrens wird auf S. 198 und S. 283 ausführlich eingegangen.

Die *alleinige* Anwendung von VGG als Prophylaxe gegen die Pocken kann ferner in Ausnahmefällen dort versucht werden, wo die aktive Impfung aus ärztlicher Indikation nicht verantwortet werden kann. Schließlich wird VGG auch therapeutisch bei nicht neuralen Impfkomplikationen gegeben [HERRLICH u. EHRENGUT (1957), KEMPE u. Mitarb. (1956), BADILLET (1962) s. S. 213ff.)].

3. Animales Vaccine-Gamma-Globulin

Dieses Präparat wird aus dem Serum vaccinierter Tiere gewonnen. Es zeichnet sich durch einen hohen Gehalt an virusneutralisierenden Antikörpern aus, besitzt aber den Nachteil, daß es als artfremdes Eiweiß antigen wirkt. JOPPICH (1962) hat kürzlich über die Anwendung von Rinder-VGG berichtet. MARENNIKOVA (1962) gewann VGG aus dem Serum immunisierter Kaninchen, Schweine, Schafe oder Kälber durch Alkoholfällung. Die Wirksamkeit der Präparate wurde im Hämagglutinationshemmungs- und Virusneutralisationstest kontrolliert. Kaninchen und Bruteier waren vor einer letalen Infektion mit Vaccinevirus geschützt. Zur Variolaprophylaxe und Therapie hat man diese VGG-Präparate anscheinend mit Vorteil angewendet. Es ergaben sich nach WESTWOOD (1962b) jedoch Anhaltspunkte dafür, daß nur homologe Antiseren einen guten prophylactischen und therapeutischen Wert besitzen.

4. Variola-Gamma-Globulin (VaGG)

KEMPE u. Mitarb. (1961) demonstrierten die gute Wirksamkeit von VGG im Rahmen von Simultanimpfungen bei der Pockenprophylaxe. Zur alleinigen und schnelleren Immunisierung besonders Gefährdeter empfehlen sie sowie DOWNIE u. Mitarb. (1961) als Seroprophylaxe die Verwendung von VaGG, das in Variola-Endemiegebieten aus dem Serum von Pockenrekonvaleszenten gewonnen wird und eine gegenüber normalem Vaccine-Immunserum 10—20fach besser immunisierende Wirkung haben soll. Größere Erfahrungen fehlen allerdings noch. Die Problematik dieser Prophylaxe ergibt sich auch aus den von WESTWOOD gemeinsam mit BOULTER bei Kaninchen-Pocken durchgeführten Versuchen. Sie zeigen nämlich, daß für eine erfolgreiche Serotherapie dieser Krankheit neben der *Menge* der applizierten Dosis besonders ihre *frühzeitige* Anwendung verantwortlich ist. Auch BENARD u. Mitarb. (1957, 1958) konnten eine Vaccineinfektion beim Kaninchen und Brutei nur unterdrücken bzw. mildern, wenn VGG vor oder gleichzeitig mit dem Virus injiziert wurde. WESTWOOD berichtet darüber hinaus, daß es schwierig ist, den bei Kaninchen wirksamen Antikörperspiegel beim pockenkranken- bzw. infizierten Menschen zu erreichen und für wenigstens 5 Tage aufrecht zu erhalten. Nach seinen Berechnungen sind dazu 100 ml Variolaimmunserum mit 10000 Einheiten/ml notwendig.

XIII. Kombination von Pockenschutzimpfstoff mit anderen Impfstoffen (kombinierte Impfstoffe)

Das Bestreben, die Zahl der Impfungen möglichst niedrig zu halten, führte zu Versuchen, die Pockenschutzimpfung gleichzeitig mit anderen Impfungen durchzuführen. Die Schwierigkeit, eine Viruslebendvaccine mit speziellem Applikationsmodus mit anderen, meist bakteriellen Antigenimpfstoffen zu kombinieren, setzte diesen Bemühungen jedoch enge Grenzen.

Mit einem *Diphtherie-Pockenschutzimpfstoff* gelang es zwar, über die Anfangsstadien hinauszukommen; internationale Verbreitung gewann jedoch diese besonders in Italien versuchte Kombination nicht [Lit. bei HALLAUER (1944)]. 1957 (a) berichteten RAFYI und MIR CHAMSY erneut über die Herstellung eines Impfstoffes, der an Aluminiumphosphat adsorbiertes Diphtherie-Anatoxin und an Aluminiumhydroxyd adsorbiertes Vaccinevirus enthielt. Versuchsimpfungen bei Kaninchen und bei Kindern verliefen erfolgreich.

Gute tierexperimentelle Ergebnisse wurden auch mit einem *Diphtherie-Keuchhusten-Pockenschutzimpfstoff* erzielt. Die bakteriellen Komponenten waren an Aluminiumphosphat, das Vaccinevirus an Aluminiumhydroxyd adsorbiert. Die Zahl der subcutan mit diesem Depot-Kombinations-Impfstoff vaccinierten Kinder ist für eine sichere Beurteilung noch zu klein [RAFYI u. MIR CHAMSY (1957 b)]. Von japanischer Seite [s. bei HALLAUER (1944)] hat man einen Typhus-Pockenschutzimpfstoff propagiert. Dieses Verfahren setzte sich ebenfalls nicht durch.

Mehr Erfolg versprach eine *Pockenschutz-Gelbfiebervaccine.* Hier schien die Kombination zweier Viruslebendimpfstoffe mit gleicher Applikationsmöglichkeit die Voraussetzungen für eine gemeinsame, wirksame und verträgliche Vaccine zu liefern. Dieser Kombinations-Impfstoff fand auch seit seiner Einführung vor ca. 30 Jahren besonders in Afrika große Verbreitung [s. bei HALLAUER (1944)]. Seine Leistungsfähigkeit und Ungefährlichkeit wird aber in neuerer Zeit angezweifelt [s. bei DICK 1956)]. Besonders die Wirkung und Unschädlichkeit der Gelbfieberkomponente läßt anscheinend zu wünschen übrig, was sich in einem deutlich geringeren Prozentsatz der erfolgreich Immunisierten und im Auftreten von Impfkomplikationen äußern soll. Dies führte zu der heute geltenden Ansicht, eine Pockenschutzimpfung nicht gleichzeitig mit einer Gelbfieberimpfung durchzuführen und damit zur Ablehnung dieses Kombinationsimpfstoffes (s. S. 648).

Auch von MEERS (1959) wird auf Grund eigener Versuche das schlechtere Abschneiden des Gelbfieberanteils beanstandet, das nach seiner Meinung evt. durch örtlich sich abspielende Interferenzvorgänge verursacht wird. Er befürwortet deshalb eine derartige Kombinationsvaccine nicht. Sein cutan applizierter Impfstoff bestand aus einer Mäusegehirnsuspension (infiziert mit dem Gelbfiebervirusstamm D 17) und einer gereinigten Vaccinevirussuspension, die gemeinsam gefriergetrocknet und unter Vakuum verschlossen wurden.

In Deutschland werden mit dem Pockenschutzimpfstoff Kombinations-Impfstoffe weder hergestellt noch verimpft. Die gesetzlichen Voraussetzungen sind hierzu nicht gegeben. Die Vorteile mancher kombinierter Antigen-Impfstoffe sind zwar unverkennbar, doch ist bei der Kombination eines Infektionsimpfstoffes mit anderen Impfstoffen stets eine gewisse Vorsicht geboten: Der Organismus sollte zu einer künstlich gesetzten Infektion nicht zusätzlich mit anderen Antigenen bzw. infektiösen Erregern belastet werden, ein Grundsatz der ja auch bei der Polioschluckvaccine befolgt wird.

Literatur: Die Impfstoffe

ADDINGER, H.: Experimentelle Untersuchungen über das Antikörperbild des Rindes nach einer Infektion mit dem Vaccinevirus (poxvirus officinale). Z. Hyg. Infekt.-Kr. 148, 517 (1962).

AMIES, C. R.: Loss of immunogenic properties of vaccinia virus inactivated by formaldehyde. Canad. J. Microbiol. 7, 141 (1960).

— An improved smallpox vaccine. J. Hyg. (Lond.) 60, 473 (1962).

ANDERSEN, E. K.: Bol. Ofic. sanit. panamer. 42, 147 (1957) (zit. bei KAPLAN, C. (1960)).

ANDERSON, S. G.: The growth curve of vaccinia virus on the chorioallantois. Aust. J. exp. Biol. med. Sci. 32, 633 (1954).

APPLEYARD, G.: An immunizing antigen from rabbitpox and vaccinia viruses. Nature 190, 465 (1961).

ARMITAGE, P.: Studies in the variability of pock counts. J. Hyg. (Lond.) 55, 564 (1957).

BADILLET, M.: Resultats de l'utilisation des gammaglobulines plasmatiques humaines du centre nationale de transfusion sanguine dans la prophylaxie et le traitement des accidents de vaccination antivariolique. Symp. Internat. sur la

Vaccination Antivariolique, ed. Inst. Merieux, Lyon 1962.

BALOZET, L.: Vaccination antivariolique par le vaccin de culture sur la chorio-allantoide de l'embryo de poulet. Arch. Inst. Pasteur, Tunis **31**, 290 (1942).

BARTELL, P., and H. TINT: Correlation of three potency assay methods for smallpox vaccines. J. Immunol. **88**, 348 (1962).

—, E. ROSANOFF and G. H. WARREN: Propagation and titration of vaccinia virus in bovine epidermal cells. Amer. J. vet. Res. **21**, 1062 (1960).

BEDSON, H. S., and K. R. DUMBELL: The effect of temperature on the growth of pox viruses in the chick embryo. J. Hyg. **59**, 457 (1961).

BEHRENS, B.: Zur Auswertung der Digitalisblätter im Froschversuch. Naunyn-Schmiedebergs Arch. exp. Path. Pharmak. **140**, 237 (1929).

BENARD, H., M. TISSIER, T. MELIK et P. GALISTIN: Action des γ-globulines specifiques sur la vaccine experimentale de l'oeuf de poule embryonné. C. R. Soc. Biol. (Paris) **152**, 1054 (1958).

—, —, — et G. LOVANS: Action des γ-globulines specifiques dans la prevention de la vaccine experimentale du lapin. C. R. Soc. Biol. (Paris) **151**, 17 (1957).

BERGER, K., u. F. PUNTIGAM: Untersuchungen über die Veränderungen des weißen Blutbildes und der Bluteiweißkörper sowie über die Antikörperbildung nach cutaner, subcutaner und intracutaner Einverleibung von Pockenimpfstoff. Z. Hyg. Infekt.-Kr. **138**, 272 (1953).

—, — Über die Thiobarbituratnarkose von zur Gewinnung des Pockenschutzimpfstoffes dienenden Jungrindern. Z. Hyg. Infekt.-Kr. **141**, 396 (1955).

—, — Fortschritte in der Herstellungstechnik der animalen Pockenschutzlymphe. Zbl. Bakt., I. Orig. **168**, 360 (1957).

BERMAN, L., and C. S. STUHLBERG: Eight culture strains (Detroit) of human epithelial like cells. Proc. Soc. exp. Biol. (N. Y.) **92**, 730 (1956).

BERNKOPF, H., and I. J. KLIGLER: Immunization of rabbits with inactive vaccine virus. J. Immunol. **32**, 451 (1937).

BEUNDERS, B. J. W.: Considerations sur l'emploi de virus types de vaccins et de la gamma globuline specifique. Symp. Internat. sur la Vaccination Antivariolique, ed. Inst. Merieux, Lyon 1962.

—, J. H. v. DRIESSEN and CH. V. D. HOEK: Clinical picture and serological response to vaccination with formalinized vaccinia virus followed by scarification with active vaccine, in military personnel. Arch. ges. Virusforsch. **10**, 382 (1960).

BINDRICH, H.: Das im Darmtraktus der Menschen und Tiere vorkommende und in der Gewebekultur cytopathogene Orphan-Virus. Berl. Münch. tierärztl. Wschr. **74**, 259 u. 276 (1961).

BÖGEL, K.: Virologische Untersuchungsbefunde bei Kälbern mit respiratorischem Syndrom unter besonderer Berücksichtigung der Parainfluenza-3-Virusinfektion. Mh. Tierheilk. I. Teil **13**, 129 (1961a); Mh. Tierheilk. II. Teil **13**, 162 (1961b).

—, u. H. BÖHM: Ein Rhinovirus des Rindes. Zbl. Bakt., I. Orig. **187**, 2 (1962d).

BÖGEL, K., u. L. KLINGER: Untersuchungen über die Epizootologie und Diagnostik bei der Parainfluenza-3-Virusinfektion des Rindes. Mh. Tierheilk. **14**, 77 (1962b).

—, G. KORN u. R. LORENZ: Vergleichende Untersuchungen über die Bedeutung verschiedener Virusarten bei respiratorischen Erkrankungen der Rinder. Mh. Tierheilk. **14**, 277 (1962c).

—, u. A. MAYR: Ein Resistenztest mit Detergentien zur Charakterisierung von Viren. Zbl. Bakt., I. Orig. **186**, 134 (1962a).

—, — Untersuchungen über die Chloroformresistenz der Enteroviren des Rindes und des Schweines. Zbl. Vet.-Med. 8, 908 (1961).

—, u. M. MUSSGAY: Isolierung und Charakterisierung eines Enterovirus des Rindes. Zbl. Vet.-Med. 7, 534 (1960).

BONITZ, K.: Pockenimpfstoffherstellung und -wertbestimmung. Vortrag vor der Pharmazeutischen Gesellschaft der Schweiz, Zürich, 3. 5. 1962.

— Über eine Mikro-Methode der Hämagglutination und Hämadsorption durch Vaccine-Virus und ihre Anwendbarkeit. Zbl. Bakt., I. Abt. Orig. **177**, 16 (1960).

—, u. K. SEELEMANN: Pockenimpfstoff aus Gewebekulturen. Arch. ges. Virusforsch. **X**, 236 (1960).

BRANS, L. M.: Variola-vaccine afkomstig van het kalf. Moderne bereidingswijze en gebruik. Ned. T. Geneesk. **103**, 495 (1959).

BUDDINGH, G. J.: The pathogenic and antigenic properties of dermal vaccinia virus propagated in the chorioallantois of chick embryos. Amer. J. Hyg. **38**, 310 (1943).

BURNET, F. M.: The use of the developing egg in virus research. Spec. Rep. Ser. med. Res. Coun., London No. 220 (1936).

— The growth of viruses on the chorioallantois of the chick embryo. In: DOERR, R. v., u. C. HALLAUER: Handb. d. Virusforschg. 1, 419. Wien: Springer 1938.

—, and D. D. FARRIS: The techniques of quantitative chorioallantoic virus titration. J. Bact. 44, 241 (1942).

CABASSO, V. J., R. F. KORNS, J. F. MOORE and H. R. COX: Primary response of children to glycerinated or dried smallpox vaccines of calf lymph or chick embryo origin. Amer. J. publ. Hlth. **44**, 194 (1954).

—, and I. F. MOORE: A proposed potency test for smallpox vaccine. I. Evaluation of chick embryo LD_{50} method. Proc. Soc. exp. Biol. (N. Y.) **95**, 605 (1957).

—, — and H. R. COX: In vitro and in vivo action of aureomycin on vaccinia virus in the chick embryo and in the rabbit. J. infekt. Dis. **91**, 79 (1952).

—, — and M. R. STEBBINS: Proposed potency testing of smallpox vaccine. II. Comparative titrations in rabbits, chick embryos and tissue culture. J. Immunol. **87**, 46 (1961).

—, J. RUEGSEGGER and J. MOORE: Further clinical studies with smallpox vaccine of chick embryo origin. Amer. J. Hyg. **68**, 251 (1958).

CALMETTE, A., et C. GUERIN: Recherches sur la vaccine experimentale. Ann. Inst. Pasteur **15**, 161 (1901).

CAMPILLO SAINZ, C., et A. M. NEGRETE: Vaccina anti-variolica preparada en cultivo de tejidos de rinon de conejo. Bol. Ofic. Sanit. Panamer. 47, 228 (1959).

CARDONE, E.: The stability of the viral potency of smallpox vaccine when prepared in the globulin and other protein fractions of calf plasma, dehydrated, and stored at tropical temperatures. J. Lab. clin. Med. 48, 117 (1956).

CARREL, A., et T. M. RIVERS: La fabrication du vaccin in vitro. C. R. Soc. Biol. (Paris) 96, 348 (1927).

CHANG, R. S.: Continuous subcultivation of epithelial-like cells from normal human tissues. Proc. Soc. exp. Biol. (N. Y.) 87, 440 (1954).

COCKBURN, W. CH., R. M. CROSS, A. W. DOWNIE, K. R. DUMBELL, C. KAPLAN, D. McCLEAN and A. M.-M. PAYNE: Laboratory and vaccination studies with dried smallpox vaccines. Bull. Wld Hlth Org. 16, 63 (1957).

COFFEY, J. M.: Vaccine prepared from chicken embryo cultures for immunization against smallpox. Amer. J. publ. Hlth. 24, 473 (1934).

COLLIER, L. H.: The preservation of vaccinia virus. Bact. Rev. 18, No I (1954).

— The development of a stable smallpox vaccine. J. Hyg. (Lond.) 53, 76 (1955).

—, D. McCLEAN and L. VALLET: The antigenicity of ultra-violet irradiated vaccinia virus. J. Hyg. (Lond.) 53, 513 (1955).

COOK, E. B. M., M. BRYAN, J. V. IRONS and G. W. COX: Use of chick-allantoic membrane culture smallpox vaccine in Texas Tex. Rep. Biol. Med. 11, 522 (1953).

—, P. N., CRAIN and J. V. IRONS: A report on the field use of chick membrane smallpox vaccine in Texas. Publ. Hlth. Laborat. 6, 50 (1948).

CROSS, R. M.: Observations on the classification and interpretation of reactions to smallpox vaccination. Bull. Wld Hlth Org. 25, 7 (1961).

—, C. KAPLAN and D. McCLEAN: The heat resistance of dried smallpox vaccine. Lancet 1957, 1, 446.

—, — — Studies with dried and glycerinated smallpox vaccines of full and diminished potencies. Bull. Wld. Hlth. Org. 19, 123 (1958).

CUTCHINS, E., and J. WARREN: Comparative susceptibility of cell cultures to vaccinia virus: Application to the standardization of smallpox vaccine. Proc. Soc. exp. Biol. (N. Y.) 97, 456 (1958).

DE SOUSA, C. P.: Aureomicina e virus vaccinal. An. Inst. med. trop. (Lisboa) 10, 47 (1953).

DICK, G. W. A.: Vaccination by scarification with the 17 D chick-embryo-vaccine. In: Yellow Fever Vaccination, S. 97 WHO, Genf 1956.

DIERNHOFER, K.: Auswahl, Haltung und Pflege der Impftiere. Tagung der Vorsteher deutscher Impfanstalten, Wien 1957. Zbl. Bakt., I. Ref. 166, 565 (1958).

DOERR, R.: Die Virusarten als infektiöse Agenzien. 3. Der quantitative Virusnachweis. In: DOERR R. v. und C. HALLAUER: Handb. d. Virusforschg. 2. Hälfte, S. 598. Wien: Springer 1939.

DONNALLY, H. H., and A. J. WEIL: Formolized vaccinia virus. Results of its use with children who had been vaccinated previously. J. Pediat. 17, 639 (1940).

DOSTAL, V.: Advances in the production of smallpox vaccine. Progr. med. Virol. 4, 259 (1962a).

DOSTAL, V.: Problems related to the inactivation of vaccinia virus. Symp. Internat. sur la Vaccination Antivariolique, ed. Inst. Merieux. Lyon (1962b).

DOWNIE, A. W., T. L. HOBDAY, L. ST. VINCENT and C. H. KEMPE: Studies of smallpox antibody levels of sera from samples of the vaccinated adult population of Madras. Bull. Wld Hlth Org. 25, 55 (1961).

DRIESSEN, I. H. VAN: Induction of basic immunity by inoculation of inactivated tissue culture vaccinia virus prior to classical smallpox vaccination. Proefschrift Universität Leiden (1963).

—, and L. W. GREENHAM: Haemadsorption in vaccinia-infected tube tissue cultures. Arch. ges. Virusforsch. 9, 45 (1959).

DUCOR, D. H.: An improved method of producing smallpox vaccine of low bacterial content. Publ. Hlth. Rep. (Wash.) 62, 585 (1947).

DULBECCO, R.: Production of plaques in monolayer tissue cultures by single particles of an animal virus. Proc. Nat. Acad. Sci. 38, 747 (1952).

—, and M. VOGT: Plaque formation and isolation of pure lines with poliomyelitis viruses. J. exp. Med. 99, 167 (1954).

DUNGWORTH, D. L., and D. R. CORDY: The pathogenesis of ovine pneumonia. II. Isolation of virus from faeces, comparison, of pneumonia caused by faecal enzootic abortion and pneumonitis viruses. J. comp. Path. 72, 71 (1962).

DURAND. M., et R. SCHNEIDER: A Propos de l'Amelioration de la qualité bacteriologique de la vaccine. Historique et observations personelles. Arch. l'Inst. Pasteur (Tunis) 39, 33 (1963).

EHRENGUT, W.: Erfahrungen mit Vaccine-Antigen. Münch. med. Wschr. 101, 921 (1959).

— Über den Nachweis der vaccinalen Allergie mit Formalin-inaktiviertem Vaccinevirus bei narbenlosen Wiederimpflingen. Dtsch. med. Wschr. 86, 264 (1961).

ELISBERG, B. L., J. M. McCOWN and J. S. SMADEL: Vaccination against smallpox. II. Jet injection of chorioallantoic membrane vaccine. J. Immunol. 77, 340 (1956).

ELLIS, R. V., and R. E. BOYNTON: Smallpox Vaccination. Publ. Hlth. Rep. (Wash.) 54, 1012 (1939).

ESPMARK, J. A.: Potency testing of smallpox vaccine in tissue cultures. Symp. Internat. sur la Vaccination Antivariolique, ed. Inst. Merieux, Lyon (1962a).

—, and E. RABO: Anlagsfrekvens med olika vaccins pädninger i två aldersgrupper. XII. Congr. Nord. Pediat. Ass. Copenhagen (1961a).

— Smallpox vaccination during the first trimester of life: Percentage of positive reactions in relation to vaccine strength. Acta paediat. (Uppsala) 50, 321 (1961b).

— Production and use of egg vaccine. Symp. Internat. sur la Vaccination Antivariolique, ed. Inst. Merieux, Lyon (1962b).

ESPMARK, J. A. and S. LINDNER: Plastic ampoules for liquid smallpox vaccine. Biotechnology a. Bioengineering 1, 4 (1962).

EPSTEIN, M. A.: An investigation into the purifying effect of a fluorocarbon on vaccinia virus. Brit. J. exp. Path. 39, 436 (1958).

FALKE, D.: Beobachtungen über das Auftreten von Riesen- und Schaumzellen in „normalen" Affennierenzellkulturen. Zbl. Bakt., I. Orig. 170, 377 (1957).

FELLER, A. E., J. F. ENDERS and T. H. WELLER: The prolonged coexistence of vaccinia virus in high titre and living cells in roller tube cultures of chick embryonic tissues. J. exp. Med. 72, 367 (1940).

FENJE, P.: Stability of dried smallpox vaccine at various temperatures. Symp. Internat. sur la Vaccination Antivariolique, ed. Inst. Merieux, Lyon (1962).

FENNER, F.: The biological charakters of several strains of vaccinia, cowpox and rabbitpox viruses. Virology 5, 502 (1958).

FISEK, N. H.: Standardization of smallpox vaccine. Wld. Hlth. Org. BS 381 (1957).

— Kinetics of detoriation of smallpox vaccine. Bull. WLd HLth Org. 22, 435 (1960).

FISHER, R. A.: Statistical methods for research workers. 13th ed., Edinburgh and London 1958.

FLOSDORF, E. W.: Technic and application of drying of viruses in the frozen state. In: DOERR, R. v., und C. HALLAUER: Handb. der Virusforschung II. Erg. Bd. S. 11. Wien: Springer 1950.

FOGH, J., and R. C. LUND: Continuous cultivation of epithelial cell strain (FL) from human amniotic membrane. Proc. Soc. exp. Biol. (N. Y.) 94, 532 (1957).

FORCE, J. N., and J. LEAKE: A method for estimating the potency of smallpox vaccine. Bull. U. S. hyg. Lab. N.S.P.H.S. No. 149, 1 (1927).

FRENKEL, H. S.: Het kweken van vaccinia-virus in geëxplanteerd epitheelweefsel afkomstig uit de diepe lagen van rundertongslijmvlies. Ned. T. Geneesk. 101, 2413 (1957).

— Technique personnelle de culture pour l'obtention du vaccin antivariolique. Symp. Internat. sur la Vaccination Antivariolique, ed. Inst. Merieux, Lyon (1962).

—, and J. G. KAPSENBERG: Het kweken van vaccinia-virus in geëxplanteerd huidweefsel van de runderen en schapenfoetus. Ned. T. Geneesk. 98, 991 (1954).

FRIEDMANN, J., and E. S. BIRD: Virus particles in tissue culture of a healthy chicken embryo otocyst. J. Ultrastructure Res. 5, 428 (1961).

FUST, B. und P. GRÜNIG: Über die Ausschaltung der Begleitbakterien in der Kuhpockenlymphe unter besonderer Berücksichtigung der kombinierten Anwendung von Penicillin und Cibazol. Arch. ges. Virusforsch. 4, 130 (1949).

GALLARDO MARTINEZ, E.: Über die Impfung mit Neurovaccine. Seuchenbekpf. 4, 195 (1927).

—, et A. P. GARCIA GRANCEDO: La neurovacuna conserva siempre sus primitivas afinidades dermicas. Microbiol. esp. 9, 45 (1956).

GALASSO, G. J., and D. G. SHARP: Virus particle aggregation and the plaqueforming unit. J. Immunol. 88, 339 (1962).

—, — Heated vaccinia virus and plaque formation on L-cell monolayers. Virology 15, 376 (1961a).

—, — Inhibitory effect of heated vaccinia virus on growth of vaccinia virus in Earle's L cells. Proc. Soc. exp. Biol. (N. Y.) 107, 957 (1961b).

GARD, S.: The nature of viruses. Ciba Symposium 123 (1957).

—, and O. MAALE: Inactivation of viruses. In: BURNET, F. M. and W. M. STANLEY: The viruses I, 359. New York/London: Academic Press 1959.

GASTINEL, P., et R. FASQUELLE: Remarques sur la conservation d'activité de l'allantoido-virus vaccinal. C. R. Soc. Biol. (Paris) 135, 30, 124 (1941).

GHENDON, Y. Z., and V. J. CHERNOS: The nature of plaques as a genetic characteristic of viruses of the pox group. Voprosy virusologii 8, 676 (1963).

GESSLER, A. E., C. E. BENDER and M. C. PARKINSON: A new rapid method for isolation viruses by selective fluorocarbon deproteinization. Trans. N. Y. Acad. Sci. 18, 701 (1956).

GILLESPIE, J. H., and J. A. BAKER: Studies on virus diarrhea. Cornell Vet. 49, 439 (1959).

—, L. COGGINS, J. THOMPSON and J. A. BAKER: Comparison by neutralization tests of strains of virus isolated from virus diarrhea and mucosal disease. Cornell Vet. 51, 155 (1961).

GINS, H. A.: Zur Virulenzprüfung der Vaccine. Dtsch. med. Wschr. 51, 1515 (1925).

— Die Impfung mit humanisierter Lymphe. In: LENTZ, O., u. H. A. GINS: Handbuch der Pockenbekämpfung und Impfung. S. 264. Berlin: Schoetz 1927.

— Lehrgang für Impfärzte. Berlinische Verlagsanstalt, Berlin 1954.

— Immunität bei Variola und Vaccine. In: KOLLE, W. v., R. KRAUS u. P. UHLENHUTH: Handbuch der pathog. Mikroorg. 3. Aufl. 8, 911. Jena: G. Fischer. Berlin/Wien: Urban und Schwarzenberg 1930.

— Krankheit wider den Tod. Stuttgart: G. Fischer-Verlag 1963.

GONZALES: Utilisation du neurovaccin dans la prophylaxie antivariolique chez homme. C. R. Soc. Biol. (Paris), 95, 274 (1926) u. Pressé méd. 840 (1926).

GOODPASTURE, E. W., and G. J. BUDDINGH: Human immunization with a dermal vaccine cultivated in the membrane of the chick embryo. Science 78, 371 (1933).

—, —, RICHARDSON and ANDERSON: The preparation of anti-mall pox vaccine by culture of the virus in the chorio-allantoic membrane of chick embryos and its use in human immunization. Amer. J. Hyg. 21, 319 (1935).

GROTH, A.: Über Wertbestimmung der Schutzpockenlymphe. Z. Hyg. Infekt.-Kr. 92, 129 (1921).

GÜNTHER, O., u. O. BONIN: Die Unschädlichkeit von Impfstoffen aus vermehrungsfähigem Virus. Dtsch. med. Wschr. 88, 1169 (1963).

GUERIN, C.: Controle de la valeur de vaccins jennériens par la numération des élements virulents. Ann. Inst. Pasteur 19, 317 (1905).

HAAGEN, E.: Über das Verhalten des Variola-Vaccinevirus in der Gewebekultur. Zbl. Bakt., I. Orig. **109**, 31 (1928).

—, u. B. HAAGEN-CRODEL: Über das Vorkommen sogenannter cytopathogener Effekte in „normalen" Zellkulturen. Z. Hyg. **144**, 181 (1957).

HALLAUER, C.: Virusimpfstoffe zur menschlichen Schutzimpfung In: DOERR, R. v., u. C. HALLAUER: Handbuch der Virusforschung, 1. Erg. Bd., S. 348. Wien: Springer 1944.

HAAS, R.: Inaktivierung als Problem der Impfstoffherstellung. Zbl. Bakt., I. Orig. **184**, 119 (1962).

HERRLICH, A.: Zur Wertbestimmung der Pockenschutzimpfstoffe. Tagung der Vorsteher deutscher Impfanstalten, Wien 1957. Zbl. Bakt., I. Ref. **166**, 571 (1958).

— Über Vaccine-Antigen. Münch. med. Wschr. **101**, 12 (1959).

— Probleme der postvaccinalen Encephalitis. Diagnose und Häufigkeit. Dtsch. med. Wschr. **87**, 71 (1962).

—, u. M. BEDNARA: Die Beeinflussung der Begleitkeime der Kälberlymphe durch Supronal, Penicillin und Streptomycin. Z. Hyg. Infekt.-Kr. **131**, 460 (1950).

—, u. W. EHRENGUT: Zur Anwendung von Gammaglobulin bei überalterten Erstimpflingen. Kinderärztl. Praxis **25**, 395 (1957).

— (unter Mitarb. von A. MAYR): Die Pocken. Stuttgart: G. Thieme 1960.

—, u. A. MAYR: Vergleichende experimentelle Arbeiten über die „Vaccine-Kuhpocken-Viren". Arch. Hyg. (Berl.) **138**, 479 (1954).

—, — Die Differenzierung der Tierpockenviren im bebrüteten Hühnerei. Arch. Hyg. (Berl.) **139**, 444 (1955).

—, — Pockenimpfstoff aus Zungengewebekulturen vom Rind. Arch. ges. Virusforsch. **7**, 284 (1957).

—, —, H. MAHNEL and E. MUNZ: Experimental studies on transformation of the variola virus into the vaccinia virus. Arch. ges. Virusforsch. **12**, 579 (1963).

HERZBERG, K.: Eine Methode zur Zählung von Herpes- und Vaccinekeimen. Zbl. Bakt., I. Orig. **105**, 57 (1927).

— Massengewebekultur des Variola-Vaccinevirus zur Schutzpockenimpfung. Klin. Wschr. **50**, 2064 (1932).

— Über die Herstellung von Gewebekulturlymphen und ihre Brauchbarkeit in öffentlichen Impfterminen. Z. Immun. Forsch. **86**, 417 (1935).

— 15 Jahre Pocken-Eihaut-Kultur. Zbl. Bakt., I. Orig. **154**, 1 (1949).

— Vergleichende Vaccinevirusuntersuchungen. Zbl. Bakt., I. Orig. **162**, 408 (1955).

— Methoden zur Prüfung der Pockenschutzimpfstoffe. Tagung der Vorsteher deutscher Impfanstalten, Wien 1957. Zbl. Bakt., I. Ref. **166**, 568 (1958).

HOBDAY, T. L., A. R. RAO, C. H. KEMPE and A. W. DOWNIE: Comparison of dried vaccine with fresh indian buffalo-calf-lymph in revaccination against smallpox. Bull. Wld. Hlth. Org. **25**, 69 (1961).

HÖPKEN, W., u. B. LIESS: Isolierungen von Viren bei Rindern und Kälbern. Bundesgesundheitsblatt **4**, 343 (1961).

HORGAN, E. S., and M. A. HASEEB: Vaccinia virus, immunological unity of different strains. Lancet **1945**, 170.

ISHIKAWA, T.: Étude sur les procèdes pour le titrage de la lymphe vaccinale. I. Sensibilité des differentes parties de la peau du lapin. Kitasato Arch. exp. Med. **26**, 67 (1953).

JACKSON, E. B., A. C. LEY, L. N. BINN and J. E. SMADEL: Vaccination against smallpox. I. Lyophilized vaccinia virus from infected chorioallantoic membranes. J. Immunol. **77**, 332 (1956).

JENNER, E.: An inquiry into the causes and effects of the variola vaccinae, a disease discovered in some of the western counties of England, particularly Gloucestershire, and known by the name of the cow pox. Sampson Low, No 7 London 1798.

JOPPICH, G.: Simultanimpfung gegen Pocken. Dtsch. med. Wschr. **87**, 2231 (1962).

JORDAN, W. E.: Human nasal cells in continuous culture. Proc. Soc. exp. Biol. (N. Y.) **92**, 867 (1956).

KÄRBER, G.: Beitrag zur kollektiven Behandlung pharmakologischer Reihenversuche. Naunyn-Schmiedebergs Arch. exp. Path. Pharmak. **162**, 480 (1931).

KAISER, M.: Pocken- und Pockenschutzimpfung. Wien: Springer 1949.

— Bericht über Versuche, einen Trockenimpfstoff für den Pockenschutz herzustellen und über den Einfluß von Kälte und Trockenheit auf das Vaccinevirus. Arch. ges. Virusforsch. **II**, 426 (1941 b).

— Die geschichtliche Entwicklung der Herstellung von Trockenimpfstoffen insbesondere für den Blatternschutz. Arch. ges. Virusforsch. **II**, 279 (1942 a).

— Zur Frage der Herstellung eines bakterienfreien Trockenimpfstoffes gegen Pocken. Zbl. Bakt., I. Orig. **139**, 405 (1937).

— Über einen Fall von Herpes tonsurans beim Impftier. Z. Hyg. Infekt.-Kr. **117**, 106 (1936).

—, u. F. WEINFURTER: Über Kuhpocken und vaccinale Melkererkrankungen. Z. Hyg. Infekt.-Kr. **113**, 192 (1932).

—, u. M. GHERARDINI: Weitere Studien über die vaccinale Immunität bei Kühen. Z. Hyg. Infekt.-Kr. **117**, 116 (1936).

—, — u. H. K. MICHNA: Über die vaccinale Immunität von Kühen. Z. Hyg. Infekt.-Kr. **115**, 687 (1933).

KALTER, S. S.: Animal „orphan" enteroviruses Bull. Wld Hlth Org. **22**, 319 (1960).

KANEKO, C.: Experimental studies on the preservation of lyophilized smallpox vaccine lymph. J. Jap. Ass. Infect. Dis. **33**, 237 (1959).

KAPLAN, C.: The heat inactivation of vaccinia virus. J. gen. Microbiol. **18**, 58 (1958).

— Titration of vaccinia virus by intravenous injection of chick embryos. Bull. Wld. Hlth. Org. **22**, 393 (1960 a).

— The antigenicity of γ-irradiated vaccinia virus. J. Hyg. (Lond.) **58**, 391 (1960 b).

— A non-infectious smallpox vaccine. Lancet **2/7264**, 1027 (1962).

KAPLAN, C., and G. BELYAVIN: The titration of vaccinia virus by the pock counting technique. J. Hyg. (Lond.) 55, 494 (1957).
—, and L. R. MICKLEM: A method for preparing smallpox vaccine on a large scale in cultured cells. J. Hyg. (Lond.) 59, 171 (1961).
—, and R. C. VALENTINE: The infectivity of purified preparation of vaccinia and cowpox viruses. J. gen. Microbiol. 20, 612 (1959).
—, D. McCLEAN and L. VALLET: A note on the immunogenicity of ultraviolett irradiated vaccinia virus in man. J. Hyg. (Lond.) 60, 79 (1962).
KAPSENBERG, J. G.: Het Kweken van Vaccinia-Virus in Geëxplanteerd Weefsel. Proefschrift Amsterdam 1955.
KEMPE, C. H.: Egg potency tests of dried smallpox vaccines of chick embryo origin. J. Immunol. 76, 228 (1956).
—, T. O. BERGE and B. ENGLAND: Hyperimmune vaccinal gamma globulin. Pediatrics 18, 177 (1956).
—, C. BOWLES, G. MEIKLEJOHN, T. O. BERGE, L. ST. VINCENT, B. V. SUNDARA BABU, S. GOVINDARAJAN, N. R. RATNAKANNAN, A. W. DOWNIE and V. R. MURTHY: The use of vaccinia hyperimmune gamma-globulin in the prophylaxis of smallpox. Bull. Wld. Hlth. Org. 25, 41 (1961).
KEOGH, E. V.: Titration of vaccinia virus on the chorioallantoic membrane of the chick embryo and its application to immunological studies on neuro-vaccinia. J. Path. Bact. (Amer.) 43, 441 (1936).
— Kinetics of formalin desinfection of vaccinia virus. Aust. J. exp. Biol. med. Sci. 15, 100 (1937).
KIRN, A., et J. BRAUNWALD (avec la coll. techn. de C. JUNG): Titrage du virus vaccinal par la methode des plages sur souche cellulaire KB. II. Critères de fidelité et de reproductibilité de la méthod. Ann. Inst. Pasteur 104, 49 (1963).
KLEIN, M.: Animal viruses and their relationship to diseases in man. J. Amer. vet. med. Ass. 137, 670 (1960).
—, E. EARLEY and J. ZELLAT: Isolation from cattle of a virus related to human adenovirus. Proc. Soc. exp. Biol. (N. Y.) 102, 1 (1959).
—, J. ZELLAT and TH. C. MICHAELSON: A new bovine adenovirus related to human adenovirus. Soc. exp. Biol. (N. Y.) 105, 340 (1960).
KOLB, R. W., C. B. COX and H. T. AYLOR: Improvements in the rabbit scarification method for the assay of smallpox vaccine. Bull. Wld Hlth Org. 25, 19 (1961 a).
—, E. C. CUTCHINS, W. P. JONES and H. T. AYLOR: A comparison of the rabbit scarification technique with titrations in cell cultures for the potency assay of smallpox vaccine. Bull Wld Hlth Org. 25, 25 (1961 b).
KRAG, P., M. WEIS, BENTZON and S. O. LARSEN: The international assay on smallpox vaccine. Wld Hlth Org., B. S. 546 (1962 a).
—, — The international reference for smallpox vaccine. A comparative study on smallpox vaccines. Symp. Internat. sur la Vaccination Antivariolique, ed. Inst. Merieux, Lyon (1962 b).
—, — The international reference preparation of

smallpox vaccine. Bull. Wld Hlth Org. 29, 299 (1963).
KREIS, H. A.: Die Pockenschutzimpfung und die Kontrolle der Pockenlymphe in der Schweiz. Tagung der Vorsteher deutscher Impfanstalten, Wien 1957. Zbl. Bakt., I. Ref. 166, 573 (1958).
KRISHNAMURTHY, V. N.: Effects of penicillin and streptomycin on vaccine lymph (calf lymph). Nature 165, 451 (1950).
KÜHN, O., H. HEYDECKE u. E. EDLINGER: Herstellung und Laboratoriumsprüfung Formalin-inaktivierter Pocken-Vaccine. Acta biol. med. germ. 7, 358 (1961).
KUNERT, H., u. I. WOLFF: Vergleichende Untersuchungen über die Virulenz der Vaccine-Virusstämme Berlin und Bern. Arch. Hyg. (Berl.) 144, 37 (1960).
LELONG, M., et J. RAMON: Essais de vaccination anti-variolique à l'aide d'un vaccin formolé. Presse méd. 1952, 265.
LEHMANN, W.: Untersuchungen über den Nachweis von Vaccinevirus bei Impfkälbern. Zbl. Bakt., I. Orig. 131, 336 (1934).
— Über Gewinnung und Verimpfung von Pockenschutzlymphen aus Gewebekulturen. Z. Hyg. Infekt.-Kr. 118, 594 (1936).
— Weitere Erfahrungen über Humanimpfungen mit Pockenschutzlymphen aus Gewebekulturen. Z. Hyg. Infekt.-Kr. 119, 513 (1937).
— Weitere Impfergebnisse mit Pockenschutzlymphen aus Kulturen auf der Allantoismembran des Hühnerembryos. Z. Hyg. Infekt.-Kr. 120, 505 (1938).
LENTZ, O., u. H. A. GINS: Handbuch der Pockenbekämpfung und Impfung. Berlin: Schoetz 1927.
LEVADITI et NICOLAU: Vaccine pure cerébrale, virulence pour l'homme. C. R. Acad. Sci. (Paris) 174, 249 (1922).
— — Ectodermoses neurotropes. Etude sur la vaccine. Ann. Inst. Pasteur 37, 1 (1923).
LI, C., and T. M. RIVERS: Cultivation of vaccine virus. J. exp. Med. 52, 465 (1930).
LIESS, B., u. W. HÖPKEN: Versuche zur Differenzierung von Enterovirusstämmen des Rindes. 1. Serologische und plaquemorphologische Charakterisierung in Kälberhodenzellkulturen. Zbl. Bakt., I. Orig. 186, 437 (1962).
LINDENMANN, J., and G. E. GIFFORD: Studies on vaccinia virus plaque formation and its inhibition by interferon. III. A simplified plaque inhibition assay of interferon. Virology 19, 302 (1963).
LINSENMAIER, F.: Untersuchungen über die Züchtung des Vaccinevirus im exembryonierten Hühnerbrutei. Dissert. Universität München 1957.
LIPPERT, E.: Indikationen und Kontraindikationen für die Anwendung von „Vaccine-Antigen." Münch. med. Wschr. 104, 542 (1962).
MAHNEL, H.: Tierexperimentelle Untersuchungen mit Vaccine-Antigen. 1. Mitt.: Der Einfluß einer Vorimpfung mit inaktiviertem Antigen auf die nachfolgende Vaccineinfektion des Kaninchens. Arch. ges. Virusforsch. X, 529 (1960).
— Tierexperimentelle Arbeiten mit Vaccine-Antigen. 2. Mitt.: Das Antikörperbild des Kaninchens nach

kombinierter Impfung mit inaktiviertem und aktivem Vaccinevirus. Arch. ges. Virusforsch. **11**, 658 (1962).

MAI, K., u. K. BONITZ: Statistical variation found at pock and plaque counting of vaccinia virus. Nature **197**, 166 (1962).

—, — Die statistische Variation bei direkten Zählmethoden von Viren. Vortrag Mikrobiol. Kongreß Würzburg 1963. Jetzt veröff. in Zbl. Bact. Ref.

MAITLAND, M. C., and H. B. MAITLAND: Cultivation of vaccine virus without tissue culture. Lancet **1926 II**, 596.

MARENNIKOVA, S. S.: The use of hyperimmune anti-vaccinia γ-globulin for the prevention and treatment of smallpox. Bull. Wld Hlth Org. **27**, 325 (1962).

MASTYUKOVA, YU. N., and N. V. YAROSLAVSKAYA: Studies on immunogenicity of smallpox vaccines. Vop. Virus **2**, 78 (1958).

MAYR, A.: Die Herstellung einer primär bakterienarmen bzw. bakterienfreien Pockendermovaccine. Z. Hyg. Infekt.-Kr. **138**, 301 (1953).

— Ein Beitrag zum Problem der qualitativen Differenzierung einzelner Vaccinevirusstämme. Zbl. Bakt., I. Orig. **171**, 7 (1957).

— Untersuchungen über die Gefahr einer Verunreinigung des Pockenimpfstoffes durch ECBO-Viren. Z. Hyg. Infekt.-Kr. **148**, 282 (1962).

— Zur Epidemiologie und Epizootologie der Viruskrankheiten. III. Teil. Mh. Tierheilk. **10**, 178 (1958).

—, u. K. BÖGEL: Der Chloroform-Resistenztest zur Isolierung und Charakterisierung von Enteroviren. Zbl. Bakt., I. Abt. Orig. **182**, 564 (1961).

McCLEAN, D.: The use of smallpox vaccine. Bull. Wld Hlth Org. **13**, 437 (1955).

MEERS, P. D.: Combined smallpox — 17 D yellow fever vaccine for scratch vaccination. Trans. roy. Soc. trop. Med. Hyg. **53**, 196 (1959).

MEGAY, K., u. K. ROTTER: Über das Verhalten des Vaccinevirus in mit Tyrothricin gereinigten Dermolymphen. Arch. ges. Virusforsch. **IV**, 159 (1949).

METCALF, D.: The production of vaccinia haemagglutinin by the chorioallantoic membrane of embryonated eggs. Aust. J. exp. Biol. med. Sci. **33**, 45 (1955).

MOROSOV, M. A., and M. I. KOROLKOVA: Experiments of titration of immunogenic properties of smallpox vaccine. Zh. Microbiol. (Mosk.) **7**, 7 (1957).

MOSCOVICI, C., M. LA PLACA, J. MAISEL and H. KEMPE: Studies of bovine enteroviruses. Amer. J. vet. Res. **22**, 852 (1961).

MURRAY, H. G. S.: The preparation of a stable potent dried smallpox vaccine. Symp. Internat. sur la Vaccination Antivariolique, ed. Inst. Merieux, Lyon (1962).

NAGLER, F. P. O.: Red cell agglutination by vaccinia virus. Application to a comparative study of vaccination with egg vaccine and standard calf lymph. Aust. J. exp. Biol. med. Sci. **22**, 29 (1944).

NANNING, W.: Prophylactic effect of antivaccinia gamma-globulin against post-vaccinal encephalitis. Bull. Wld Hlth Org. **27**, 317 (1962).

NARAYANA RAO, Y. S., N. R. RATNAKANNAN and K. S. BALASUBRAMANIAM: An improved dry vaccine lymph. Indian J. med. Res. **42**, 151 (1954).

NAUCK, E. G., und E. PASCHEN: Über Züchtung von Pockenvirus in Gewebskulturen bei Verwendung von humanisierter Lymphe. Zbl. Bakt. I. Orig. **121**, 312 (1931).

—, — Weitere Ergebnisse der Vaccinezüchtung in der Gewebekultur. Zbl. Bakt. I. Abt. Orig. **128**, 171 (1933).

NÉLIS, P., et A. LAFONTAINE: Action du formol à faibles concentrations sur le virus jennerien. Rev. Immunol. (Paris) **12**, 289 (1948).

—, — Essais d'application de la vaccine formolée: Conservation du vaccin et durée de l'immunité obtenue: Premiers resultats chez l'homme. C. R. Soc. Biol. (Paris) **144**, 597 (1950).

NOGUCHI, H.: Pure cultivation in vivo of vaccine virus free from bacteria. J. exp. Med. **21**, 539 (1915).

— Further studies on the properties of pure vaccine virus cultivated in vivo. J. exp. Med. **27**, 425 (1918).

NOYES, W. F.: A simple technique for demonstrating plaque formation with virus of vaccinia. Proc. Soc. exp. Biol. (N. Y.) **83**, 426 (1953).

OHTAWARA, T.: Experimental studies on the process of information of vaccinal immunity. Tokyo Imp. Univ. **1**, 1 (1922).

— Experimental studies on the process of formation of vaccinal immunity. Especially on the invasion of the cutan inserved vaccine virus into the blood circulation (I. report). Scientif. rep. from the governm. institute f. inf. dis., Tokyo **1**, 203 (1922).

OTTEN, L.: Trockenlymphe. Z. Hyg. Infekt.-Kr. **107**, 677 (1927).

— Trockenlymphe. Z. Hyg. Infekt.-Kr. **114**, 705 (1933).

OVERMAN, J. R., and I. TAMM: Quantitative titration of vaccinia virus on the chorioallantoic membrane J. Immunol. **76**, 288 (1956).

PANDIT, C. G.: From a report of the King Institute of Preventive Medicine. Guindy, India (Oct. I, 1941—Mar. 31, 1946).

PARKER, F., and R. N. NYE: Studies on filterable viruses. Amer. J. Path. **1**, 325 (1925).

PARKER, R., and TH. RIVERS: Immunological and chemical investigations of vaccine virus. Response of rabbits to inactive elementary bodies of vaccinia and to virus-free extracts of vaccine. J. exp. Med. **63**, 69 (1936a).

—, — Immunological and chemical investigations of vaccine virus. Statistical studies of elementary bodies in relation to infection and agglutination. J. exp. Med. **64**, 439 (1936b).

PASCHEN, E.: Die animale Vaccine. In: LENTZ, O., u. H. A. GINS: Handbuch der Pockenbekämpfung und Impfung. Berlin: Schoetz 1927.

PILLAI, K. V., and S. S. PILLAI: Studies in the purification of antismallpox.vaccine. Indian J. med. Res. **41**, 1 (1953).

PLAGNOL, H., NGUYEN-VAN-AI et R. TRIAU: Note sur l'emploi de divers antibiotiques dans la préparation du vaccin antivariolique. Bull. Soc. Path. exot. **49**, 620 (1956).

POLAK, M. F.: Progress report on a comparative study of clinical reactions, observed after application of several smallpox vaccines in primary vaccination of young adults. Rijks Inst. voor de Volkgezondheid, Utrecht, Rapport Nr. U 27/62 Epid. P/mvd. (1962).

—, and L. M. BRANS: Onderzoek naar het succes der pokkenvaccinatie bij zuigelingen. Ned. T. Geneesk. **106**, 1793 (1962).

—, —, B.J.W. BEUNDERS and A.R. VAN DER WERFF: Relationship between pock counts on chorioallantoic membrane and percentages of "takes" in primary vaccination of human beings with two smallpox vaccines. Bull. Wld Hlth Org. **27**, 311 (1962).

—, B.J.W. BEUNDERS, A.R. VAN DER WERFF, E.W. SANDERS, J. N. VAN KLAVEREN and L. M. BRANS: A comparative study of clinical reaction observed after application of several smallpox vaccines in primary vaccination of young adults. Bull. Wld Hlth Org. **29**, 311 (1963).

PORTERFIELD, J. S., and A. C. ALLISON: Studies with poxvirus by an improved plaque technique. Virology **10**, 233 (1960).

POSTLETHWAITE, R.: A plaque technique for the titration of vaccinia virus in chick embryo cells and some features of vaccinal infection in this system. Virology 10, 466 (1960).

PUNTIGAM, F.: Zur Pathophysiologie des Impftieres. Tagung der Vorsteher deutscher Impfanstalten, Wien 1957. Zbl. Bakt., I. Ref. **166**, 565 (1958).

—, u. K. BERGER: Über das Verhalten des weißen Blutbildes und der Bluteiweißkörper bei zur Gewinnung von Pockenschutzimpfstoff dienenden Jungrindern. Z. Hyg. Infekt.-Kr. **136**, 265 (1953a).

—, — Ein Beitrag zum funktionellen Verhalten des Hypophysen-Nebennierenrinden-Systems bei künstlicher Vaccinia-Infektion des Jungrindes. Z. Hyg. Infekt.-Kr. **138**, 261 (1953b).

—, u. E. ORTH: Über den Nachweis des Vacciniavirus im Blut von zur Impfstoffgewinnung dienenden Jungrindern. Z. Hyg. Infekt.-Kr. **136**, 319 (1953).

—, —, u. G. KUBIN: Über den Nachweis von Vacciniavirus in der Rückenmarksflüssigkeit von Jungrindern. Z. Hyg. Infekt.-Kr. **135**, 225 (1952).

RAFYI, A., et H. MIR CHAMSY: Essai d'adsorption du virus vaccinal sur les gel d'alumine et la possibilité de son utilisation dans les vaccines associés. Arch. Inst. Razi **10**, 14 (1957a), u. C. R. Acad. Sci. (Paris) **244**, 1560 (1957b).

RAMANA RAO, A. V.: The immunogenicity of inactivated vaccinia virus. J. Path. Bact. **84**, 367 (1962).

RAMON, J.: Leur prophylaxie par l'emploi d'une vaccine formolée. Rev. Immunol. (Paris) **15**, 366 (1951).

—, P. BOUQUET et R. RICHOU: Immunisation du cheval au moyen du virus de la vaccine privé de virulence par l'action du formol et de la chaleur. C. R. Acad. Sci. (Paris) **214**, 925 (1942).

—, R. RICHOU et J. P. THIÉRY: À propos des complications de la vaccination jennerienne et spécialement de l'encéphalite post-vaccinale sur l'action de la virulence et sur l'épuration bactérienne de la vaccine par l'action simultanée et temporaire du formol et de la température. Rev. Immunol. (Paris) **12**, 300 (1948).

RAMON, J., R. RICHOU et P. THIÉRY, L. SALOMON, M.-P. DOUCET (avec la collab. de R. RICHOU et J. SCHLAEPFER): Sur le perfectionnement du vaccin et de la vaccination antivarioliques. Sur un procédé de culture "in vitro" du virus de la vaccine. Rev. Immunol. (Paris) **18**, 1 (1954).

RAO, A. R., and C. H. KEMPE: Comparison of dried vaccine with fresh Indian buffalo-calf lymph in revaccination against smallpox. Symp. Internat. sur la Vaccination Antivariolique, ed. Inst. Merieux, Lyon (1962.)

RAPPAPORT, C.: Trypsination of monkey-kidney tissue: an automatic method for the preparation of cell suspensions. Bull. Wld Hlth Org. **14**, 147 (1956).

RATNER, B., and S. UNTRACHT: Egg allergy in children, incidence and evaluation in relation to chick-embryo-propagated vaccines. Amer. J. Dis. Child. **83**, 309 (1952).

REED, L. J., and H. MUENCH: A simple method of estimating 50 percent endpoints. Amer. J. Hyg. **27**, 493 (1938).

RIVERS, T. M.: Cultivation of vaccinia virus for Jennerian prophylaxis in man. J. exp. Med. **54**, 453 (1931).

—, and S. M. WARD: Further observations on the cultivation of vaccine virus for Jennerian prophylaxis in man. J. exp. Med. **58**, 635 (1933).

—, — Jennerian prophylaxis by means of intradermal injections of culture vaccine virus. J. exp. Med. **62**, 549 (1935).

—, — and R. D. BAIRD: Amount and duration of immunity induced by intradermal inoculation of cultured vaccine virus. J. exp. Med. **69**, 857 (1939).

ROHDE, W., U. SCHNEEWEISS und M. G. OTTO: Impfpraxis, Verlag Johann Ambrosius Barth, Leipzig 1964.

ROSANOFF, E. I., G. H. WARREN and P. BARTELL: Antigenicity of vaccinia virus propagated in bovine epidermal cells. Amer. J. vet. Res. **23**, 641 (1962).

ROY, S.: Elimination of secondary organisms in glycerinated calf lymph a comparative study. J. Indian med. Ass. **38**, 415 (1962).

RUIZ-GOMEZ, J., and A. ISAACS: Optimal temperature for growth and sensitivity to interferon among different viruses. Virology **19**, 1 (1963a).

—, — Interferon production by different viruses. Virology **19**, 8 (1963b).

SAUTHOFF, R., TH. LUTHARDT u. H. K. MITTELSTRASS: Die Bedeutung der Ergebnisse von Stoffwechselmessungen und Transplantationsversuchen für die Anwendbarkeit bestimmter Gewebekultursysteme zur Herstellung von Salk-Vaccine. Klin. Wschr. **38**, 893 (1960).

SCHERER, W. F., J. T. SYVERTON and G. O. GEY: Viral multiplication in a stable strain of human malignant epithelial cells (strain HeLa) derived from an epidermoid carcinoma of the cervix. J. exp. Med. **97**, 695 (1953).

SCHWÖBEL, W., u. A. MAYR: Die Züchtung des Vaccinevirus in Zungengewebekulturen vom Rind. Zbl. Bakt., I. Orig. **167**, 187 (1956).

SHARP, D. G.: Extraction and counting of vaccinia virus particles from calf lymph vaccine. J. Immunol. **84**, 507 (1960).

—, and J. R. OVERMAN: Enumeration of vaccinia particles in crude extracts of infected tissues by electron microscopy. Proc. Soc. exp. Biol. (N. Y.) **99**, 409 (1958).

SMITH, E. C., E. S. HORGAN and MANSOUR A. HASEEB: Experiments in connexion with an attempt to produce a neurotropic strain of vaccinia virus in sheep. J. Hyg. **41**. 509 (1942).

SOLOVIEV, V. D., and Y. N. MASTYUKOVA: A study of the immunogenicity of smallpox vaccines. Bull. Wld. Hlth. Org. **20**, 1099 (1959).

SPIES, K.: Das Zell-Virusverhältnis bei der Vaccineinfektion in vitro. Z. Hyg. Infekt.-Kr. **146**, 491 (1960).

— Plaque-Technik in flüssigem Medium bei der Titration von Vaccine-Virus auf Mäusefibroblasten (L-Stamm Earle) in vitro. Acta biol. med. germ. **2**, 526 (1959).

STEINHARDT, E., C. ISRAELI and R. LAMBERT: Studies on the cultivation of the virus of vaccinia. J. infect. Dis. **13**, 294 (1913).

—, and R. LAMBERT: Studies on the cultivation of the virus of vaccinia. J. infect. Dis. **14**, 87 (1914).

STRAUB, O. C.: Zur Seuchensituation bei der infektiösen Rhinotracheitis und dem Bläschenausschlag der Rinder in Mitteleuropa. Berl. u. Münch. tierärztl. Wschr. **75**, 272 (1962).

SUBRAMANYAM, P., S. DIVAKARAN and P. VINODRAJ: Cultivation of vaccinia virus in sheep kidney cell cultures. Bull. Wld. Hlth. Org. **25**, 33 (1961).

SUREAU, P., et R. BRYGOO: Culture du virus de la vaccine. II. Culture de la vaccine sur cellules épithéliales de rein de veau en couche monocellulaire. Ann. Inst. Pasteur **96**, 343 (1959).

TAGAYA, I., T. KITAMURA and Y. SANO: A new mutant of dermovaccinia virus. Nature **192**, 381 (1962).

TANIGUCHI, T., V. KOGITA, M. HOSOKAWA and S. KUGA: Cultivation of vaccinia and varicella viruses in chorioallantoic membrane of chick embryo. Jap. J. exp. Med. **13**, 19 (1935).

THOMAS: A comparison of reactions to dermovaccine and to neurovaccine for smallpox. J. infect. Dis. **41**, 336 (1927).

VALLEJO-FREIRE, A., A. BRUNNER, Jr., and W. BECAK: Vaccinia virus multiplication in rabbit-kidney cell cultures. Aspects of the evolution cycle. Mem. Inst. Butantan **28**, 275 (1957/58).

WALLIS, C., CZAU-SIUNG YANG and J. L. MELNICK: Effect of cations on thermal inactivation of vaccinia, herpes simplex, and adenoviruses. J. Immunol. **89**, 41 (1962).

WEICHSEL, M., and E. G. HERRERA: Vaccination with avianized smallpox vaccine. J. Pediat. **50**, 1 (1957).

WEIL, A. J., and GALL: Studies on the immunization of rabbits with formalinized vaccine virus. J. Immunol. **38**, 1 (1940).

WESSLEN, T.: The production and titration of vaccinia virus in tissue culture of cow embryonic tissue. Proc. 6th Int. Congress Microbiol. **3**, 66 (1953).

— The production of smallpox vaccine in tissue culture of bovine embryonic skin. Arch. ges. Virusforsch. **VI**, 430 (1956). u. 2. Internat. Kongreß für mikrobiol. Standardisierung, Rom 1956.

WESTWOOD, J. C. N.: An immunising antigen from the pox viruses. Symp. Internat. sur la Vaccination Antivariolique, ed. Inst. Merieux, Lyon (1962 a).

— Potential value of serotherapy in smallpox. Symp. Internat. sur la Vaccination Antivariolique, ed. Inst. Merieux, Lyon (1962 b).

—, P. H. PHIPPS and E. A. BOULTER: The titration of vaccinia virus on the chorioallantoic membrane of the developing chick embryo. J. Hyg. (Lond.) **55**, 123 (1957).

WIZIGMANN, G.: Vorkommen und Verbreitung der infektiösen Rhinotracheitis und der Parainfluenza 3 des Rindes in Südbayern. Diss. Univ. München 1962.

WOODROOFE, G. M.: The heat inactivation of vaccinia virus. Virology **10**, 379 (1960).

World Health Organization: Requirements for smallpox vaccine. Report of a study group. Wld. Hlth. Org. techn. Rep. Ser. **180** (1959).

YAMADA, M.: Experimental studies on the mechanism of vaccinal immunity. On the immunological significance of the filterable and non infective substances in vaccinal suspensions. Jap. J. med. Sci., Bact. **1**, 227 (1940).

YAOI, H., and H. KASAI: Purification of vaccine virus by adsorption on kaolin. Japan. J. exp. Med. **7**, 243 (1929).

YATES, V. I., and D. E. FRY: Observations on a chicken embryo lethal orphan (CELO) virus. Amer. J. vet. Res. **18**, 657 (1957).

YORK, C. J., and J. A. BAKER: Miyagawanella bovis infection in calves. Ann. N. Y. Acad. Sci. **66**, 210 (1956).

YOUNGNER, J. S.: Monolayer tissue cultures. I. Preparation and standardization of trypsin-dispersed monkey kidney cell suspensions. Proc. Soc. exp. Biol. (N. Y.) **85**, 202 (1954).

— Virus adsorption and plaque formation in monolayer cultures of trypsin — dispersed monkey kidney. J. Immunol. **76**, 288 (1956).

Abhandlungen:

Committee on the Enteroviruses, National Foundation for Infantile Paralysis. The enteroviruses. Amer. J. publ. Hlth. **47**, 1556 (1957).

Abhandlungen aus dem Bundesgesundheitsamt: Gutachten des Bundesgesundheitsamtes über die Durchführung des Impfgesetzes. Heft 2. Berlin-Göttingen-Heidelberg: Springer 1959, Heft 2.

Nat. Inst. of Health, Bethesda, Maryland: Minimum requirements smallpox vaccine. 3 rd. rev., January 1 (1951).

Michigan Department of Public Health, USA: Smallpox vaccine cutline (1953).

Massachusetts Department of Public Health, USA: The production of smallpox vaccine (1954).

Klinik der Impfpocken

(A. Herrlich)

I. Über die Disposition

Auf den Begriff der „Disposition" wurde bereits im allgemeinen Teil eingegangen (s. S. 3). Wir verstehen darunter die Anfälligkeit gegenüber einem bestimmten Erreger, die in einer Erhöhung der durchschnittlichen Erkrankungswahrscheinlichkeit zu sehen ist.

Das Vaccinevirus hat ein sehr breites Infektionsspektrum. Auch der Mensch ist empfänglich und ein wichtiger Träger der Infektion. Der Ungeschützte erkrankt, sobald er das Virus durch die Impfung aufnimmt. Resistenzerscheinungen gibt es in seltenen Fällen, ohne daß wir als Ursache eine passive Immunisierung, Fehler in der Technik oder einen unwirksamen Impfstoff anschuldigen können. Meist handelt es sich dabei um ein zeitlich begrenztes, refraktäres Verhalten. Nach einiger Zeit tritt wieder volle Empfänglichkeit ein.

Rasse, Alter und Geschlecht haben auf die Empfänglichkeit offenbar keinen großen Einfluß. Beim jungen Kleinkind verläuft die Impfreaktion milder, da hier der Einfluß der passiv übertragenen mütterlichen Antikörper noch wirksam ist. War die Mutter ungeimpft und fehlen deren Antikörper, so zeigt der Impfprozeß auch beim Säugling den normalen Ablauf.

Die Abwehrvorgänge im Organismus sind in besonderem Maße von *endokrinen Faktoren* abhängig. Analog dem Verhalten bei anderen Infektionen ist anzunehmen, daß die Altersstufen der Pubertät und des Klimakteriums Abwandlungen im Ablauf der Vaccineinfektion zeigen. Mitteilungen über diesbezügliche Beobachtungen liegen jedoch nicht vor.

Eine besondere Anfälligkeit des *weiblichen Geschlechtes* ist nicht nachweisbar. Schwangere und Wöchnerinnen, die auch an Variola schwerer und meist tödlich erkranken, zeigen nach Vaccination meist heftigere Symptome. Ursache ist sicherlich die herabgesetzte Abwehrlage.

Eine Theorie von Pettenkofer u. Mitarb. (1962) bringt die Anfälligkeit für verschiedene Infektionen mit der *Blutgruppeneigenschaft* in Verbindung. Das Pockenvirus enthalte ein dem A-Antigen sehr ähnliches Antigen. Die Autoren nehmen an, daß die humorale Abwehr gegen Pocken bei Patienten, die Anti-A im Serum enthalten (Gruppen B und 0), wirkungsvoller ist als bei Patienten, deren Serum

Anti-A nicht enthält (A und AB). Nach den Untersuchungen von Harris, Harrison und Rondle stammt der dem Pockenvirus zugeschriebene Stoff aus dem Eimaterial und sei ein Produkt der Präparation. Einen Zusammenhang zwischen dem Vorkommen von Anti-A im Menschen und der Widerstandsfähigkeit gegenüber Vaccination und Pocken lehnen diese Autoren darum ab.

Die Einflüsse von *Klima* und *Jahreszeiten* spielen bei der Vaccineinfektion keine große Rolle. Bei Hitze entwickelt sich der lokale Prozeß etwas schneller, bei Kälte kann er sich verzögern. Für den sonstigen klinischen Ablauf sind diese äußeren Faktoren ohne Belang.

II. Zur Pathogenese der Vaccineinfektion

„Es gibt nur wenig positive Angaben über den Weg, den das Vaccinevirus im Körper des Menschen nach cutaner Impfung nimmt". Diese Feststellung trafen Herzberg-Kremmer und Herzberg (1930/31) vor mehr als 30 Jahren. Überblicken wir den heutigen Stand der Vaccineforschung, so können wir nur wenige neue Erkenntnisse hinzufügen.

Über die Verbreitung des Virus im tierischen Organismus sind wir verhältnismäßig gut unterrichtet. Nimmt das Kaninchen den Erreger, z. B. Kaninchenpocken, über den Respirationstrakt auf, so erkrankt es sehr schwer. Es handelt sich um eine *Allgemeinerkrankung*, die in einer „septikämischen" Form verläuft. Wir schließen daraus auf eine rasche Ausbreitung des Erregers von der Eintrittspforte über die Zellen des retikuloendothelialen Systems. Infizieren wir Kaninchen jedoch experimentell über das *Hautorgan*, so ist der Krankheitsablauf wesentlich verändert. Die Tiere erkranken zwar mit Fieber, der Prozeß gleicht aber mehr einer *Lokalinfektion* und spielt sich vorwiegend an der Impfstelle ab. Nur bei massiver, cutaner Infektion mit sehr virulentem Material oder nach Schädigung der Abwehr durch Cortison oder Röntgenbestrahlung [Herrlich (1952)] erzeugen wir ein schwereres Bild mit virusbedingten Veränderungen im Gehirn und in den anderen Organen (s. S. 98).

Die im Tierkörper gefundenen Verhältnisse sind zwar nicht ohne weiteres auf den Menschen übertragbar, jedoch für das Verständnis der pathogenetischen Vorgänge beim Menschen von Nutzen. Auch bei der Impfung des Menschen geht die Infektion über das Hautorgan und nicht, wie bei der Variola, über die Atemwege.

An der Impfstelle kommt es zunächst zu einer örtlichen *Vermehrung* des Erregers. Dieser Vermehrungsvorgang setzt erst nach einer Latenzzeit ein.

Zur Erklärung dieser stummen Phase hatte VON PIRQUET (1907) seinerzeit den Begriff der „hüllenlösenden Antikörper" eingeführt. Er ging von der Auffassung aus, daß das Virus von einer schützenden Hülle umgeben sei, von der es erst durch die Wirkung der im Gewebe gebildeten Antikörper befreit werde. Diese Hypothese entspricht zwar nicht mehr den Erkenntnissen der heutigen virologischen Forschung, sie war aber durchaus geeignet, die Phänomene der Klinik verständlich zu machen. Man spricht auch heute von einer Eiweißhülle des Viruselementarkörperchen, die zur Rezeptorsubstanz der Zellmembran passen muß. Die Latenzzeit ist aber nicht durch die Wirksamkeit von Antikörpern, sondern durch den Ablauf der Infektion innerhalb der Zelle bedingt. Nach der Adsorption des Virus an die Zelle und Penetration in der Zelle folgt die Organisation von Virusvorstufen und schließlich die Bildung reifer Elementarkörperchen und ihre Ausschleussung (s. S. 74 ff).

Über die *Verweildauer* des Vaccinevirus an der *Impfstelle* fehlen systematische Kontrollen. SIEGERT et al. (1953) konnten es bei 12 Impflingen zwischen dem 6. und 25. Tag nachweisen. Mit der Abheilung der Impfpustel wird es im Schorf eingebacken und durch Austrocknung lange konserviert. Aus diesem Grunde sind auch die abfallenden Krusten noch infektiös und können Ungeimpfte gefährden.

Die örtlich entstehende *Viruskonzentration* wird meist überschätzt. SIEGERT (1957) spricht von einer 10 000fachen Vermehrung des Titers der inokulierten Lymphe. Eine solche Vermehrung erreicht man nur in der Eikultur, auf der Rinderhaut ist die Virusernte viel geringer. In der menschlichen Haut dürften ähnliche Verhältnisse gegeben sein.

Für das Angehen der Impfung ist eine Mindestinfektionsdosis notwendig. Eine Erhöhung des Titers beeinflußt die Virusvermehrung nur bis zu einer bestimmten Grenze, dann fallen die Werte wieder ab. Diesem Ergebnis entspricht die Erfahrung der Klinik. Die Impfung mit konzentrierter Lymphe erzeugt keine größere Pustel als eine Vergleichsimpfung mit 1000fach verdünntem Impfstoff [HERZBERG-KREMMER u. HERZBERG (1930, 1931)].

Mit der Ausbildung der Impfpustel ist die *örtliche Virusvermehrung* beendet. Über die

Vorgänge im Gewebe am Ort der Ansiedlung wissen wir noch nicht sehr viel. Das Virus wandert peripherwärts nicht unbeschränkt weiter, seine Aktivität erschöpft sich. Es kann sich dabei um Abwehrvorgänge von seiten des Wirtsgewebes oder um ein viruseigenes Geschehen handeln. Die Bildung von Interferon mag eine Rolle spielen (s. S. 85).

Obwohl die der Impfstelle zugeordneten *Lymphdrüsen* am Krankheitsprozeß beteiligt sind und sehr früh anschwellen, scheint nach SIEGERT (1953, 1957) hier keine Virusvermehrung stattzufinden. Er konnte unter 12 Kontrollen das Virus nur zweimal in den Lymphknoten nachweisen und ist der Ansicht, daß ein Konzentrationsgefälle von der Impfstelle bis zur Blutbahn besteht.

Nach herrschender Ansicht erscheint der Erreger im Blut zwischen dem 3. und 10. Tag p. v. und ist durchschnittlich 3 Tage nachweisbar. Bei normalem Impfverlauf findet man ihn zwischen dem 5. und 7. Tag p. v., also kurz vor dem Stadium der Pustelreife. Die Konzentration im Blut erreicht zum günstigsten Zeitpunkt kaum mehr als 100 Elementarkörperchen in 1 ccm, liegt also an der untersten Grenze der Nachweismöglichkeit. Diese ersten systematischen Untersuchungen mit positiven Ergebnissen stammen von HERZBERG-KREMMER und HERZBERG (1930) (s. auch die hier zitierte Literatur). Später meldeten LEHMANN (1934), SIEGERT und SCHULZ (1953), SIEGERT (1957) sowie JOPPICH (1962) ebenfalls positive Befunde.

Der Nachweis des Vaccine-Virus ist in hohem Grade von der Methode abhängig. So erlaubt die von HERZBERG-KREMMER und HERZBERG angewandte Methode nach OHTAWARA (s. S. 138) 2 ml Blut zu verimpfen gegenüber der verhältnismäßig kleinen Menge von 0,1 ml bei Züchtung des Erregers im bebrüteten Hühnerei.

Diese Tatsache erklärt wohl die negativen Befunde anderer Autoren. So gelang es KEMPE (1960) auf der Eihaut kein einziges Mal, Vaccinevirus im Blut von Erstimpflingen festzustellen. DOWNIE (zit. bei KEMPE) bestätigt diese negativen Resultate. Bei 31 Untersuchungen war es ihm nicht möglich, Virus im Blut zu finden. Beide Autoren sind der Auffassung, daß eine Virämie nur bei gestörtem Impfverlauf auftrete.

Das klinische Bild wie auch die Entwicklung der Abwehr nach der Erstimpfung sind schwer verständlich, wenn wir nicht unterstellen, daß das Virus im Blute kreist und die Antikörperbildung anregt. Andererseits ist nicht zu erklären, warum nur an der Inokulationsstelle eine Gewebszerstörung auftritt, an den inneren Organen bei normaler Erstimpfung jedoch niemals eine Schädigung gesehen wird. Eine gewisse Wahrscheinlichkeit spricht dafür, daß die Abwehrvorgänge des Organismus bereits durch den Prozeß an der Impfstelle eingeleitet werden und daß nur sehr geringe Virusmengen in den Blutstrom und damit in die einzelnen Organe gelangen. Über diese Phase der Virusgeneralisation können wir nur Vermutungen äußern. Es ist möglich, daß durch die hohe Verdünnung die Viruskonzentration „unterschwellig" wird oder daß bereits gebildete Antikörper im Blut das Impfvirus sofort neutralisieren. Jedenfalls läuft die Virämie als eine für uns stumme für die Entwicklung einer genügenden Immunität aber wahrscheinlich notwendige Phase des Infektionsgeschehens ab.

MAGRASSI u. Mitarb. [zit. bei HALLAUER (1931)] haben das Schicksal des Vaccinevirus in den verschiedenen Organgeweben des Kaninchens verfolgt. In sämtlichen kontrollierten Geweben wurde das Virus in kleinsten Mengen erstmalig gegen den 4. Tag p. v. gefunden. In den folgenden 2—3 Tagen vermehrte es sich nur geringfügig oder gar nicht und konnte schließlich vom 7.—8. Tag an meist nicht mehr nachgewiesen werden. In einzelnen Organgeweben, wie im Hoden, in den Ovarien, in der Nebenniere, sowie im Gehirn und in der Haut gelang der Virusnachweis noch auffallend lange, nämlich bis zum 28. bzw. 41. Tag p. v. (LEVADITI u. NICOLAU).

Die Dauer des virämischen Stadiums ist sicher sehr kurz und nach allgemeiner Ansicht verschwindet das Virus mit dem Auftreten der spezifischen Antikörper im Blut. Dem widerspricht nicht die Tatsache, daß einige Viruspartikel noch persistieren können und dann noch nachweisbar sind. Über die Persistenz von Vaccinevirus im bereits hochimmunen Kaninchenorganismus finden wir in der früheren Literatur schon Angaben [HALLAUER (1939)]. ALIVISATOS u. Mitarb. (1959, 1960, 1961) haben in mehreren Mitteilungen über positive Virusbefunde beim Menschen noch bis zum 100. Tag nach der Impfung berichtet. Eine Bestätigung dieser Arbeiten steht allerdings aus. Eigene Beobachtungen über Impf-

blatternrezidive sowie eine Literaturzusammenstellung brachte jüngst EHRENGUT (1962). Nach diesen Befunden muß man die Möglichkeit offen lassen, daß das Virus nicht in jedem Falle nach Abheilung der vaccinalen Infektion durch Autosterilisation vernichtet wird, sondern gelegentlich auch persistieren kann.

In dem Bemühen, die Ursache neuraler Impfschäden zu klären, hat man auch versucht, das Vaccinevirus im *Liquor* nachzuweisen. Bei normalem Impfverlauf ist dies jedoch nie gelungen [HERZBERG-KREMMER u. HERZBERG (1930), GILDEMEISTER u. HILGERS (1930), LEHMANN (1934), WEISSE et al. (1953), SIEGERT (1957)]. WEISSE u. Mitarb. untersuchten die Liquorproben von 22 normalen Impflingen zwischen dem 6. und 10. Tag post vaccinationem. Im Gegensatz zu den Ergebnissen bei gestörtem Impfverlauf konnten sie kein Virus nachweisen.

In diesem Zusammenhang ist auch die „*Ausscheidungsangina*" zu erwähnen. Seit GINS, HACKENTHAL und KAMENTZEWA [zit. bei HERZBERG (1930)] das Vaccinevirus auf den Tonsillen geimpfter Kinder nachgewiesen hatten, wird sie besonders in der kinderärztlichen Literatur als normale vaccinale Erscheinung gewertet. Nach Ansicht der Autoren gelangt das Virus durch die Generalisierung in die Tonsillen und kommt dann hier zur Ausscheidung. Späteren Untersuchern, wie HERZBERG-KREMMER und HERZBERG, GILDEMEISTER und HILGERS [zit. bei HERZBERG (1930)], ferner in neuerer Zeit KEMPE (1960), ist dieser Nachweis in den Rachenabstrichen Geimpfter niemals geglückt. Wir sind darum der Auffassung, daß es sich bei dieser Angina nicht um ein Symptom der Vaccination, sondern um eine sekundäre bakterielle Infektion handelt (s. S. 232).

Überblicken wir die Gesamtheit der vaccinalen Erscheinungen, so steht im Vordergrund der durch die Virusvermehrung an der Impfstelle verursachte örtliche Prozeß, nämlich die Impfpustel mit Area und Beteiligung der regionären Lymphwege und Drüsen. Das Fieber und die sonstigen Allgemeinerscheinungen der Pockenschutzimpfung müssen wir mit der Generalisierung des Erregers in Verbindung bringen. Ob es sich um eine Antigen-Antikörperreaktion im üblichen Sinne oder um eine Intoxikation durch Virus-Abbauprodukte handelt, läßt sich nicht entscheiden.

III. Vorbereitung der Impfung

Zur Vorbereitung gehört vor allem die Wahl des günstigsten Zeitpunktes für die Impfung. Der individuelle Zeitplan berücksichtigt in erster Linie das *Lebensalter* des Impflings. Ganz allgemein gilt der Grundsatz: Je früher die Pockenschutzimpfung erfolgt, desto milder ist der Impfverlauf und desto weniger sind neurale Folgen zu befürchten (s. S. 260 und S. 281). Fieberkrämpfe sind in dieser Lebensphase extrem selten, ferner ist die Neigung zu allergischen Manifestationen noch nicht ausgebildet. Wie noch auszuführen sein wird, beeinflussen die von der Mutter übertragenen Antikörper in den ersten Lebensmonaten die örtliche und allgemeine Reaktion in günstigem Sinne. Man muß allerdings in Kauf nehmen, daß die Impfung hin und wieder nicht angeht. Soll noch unter dem Schutz der mütterlichen Antikörper geimpft werden, so wäre bei Vermeidung des ersten Trimenon der 4. bis 6. Lebensmonat die dafür verbleibende Periode.

Voraussetzung der Frühimpfung ist die völlige Gesundheit des Impflings. Die Anamnese soll frei von Erkältungs- und Darminfekten sein. Wichtig ist auch die jüngste Familienvorgeschichte, um inkubierte Infekte zu vermeiden. Zu dieser besonders sorgfältigen Voruntersuchung gibt eine jüngste Arbeit von BERGER (1964) Veranlassung. Nach seiner österreichischen Statistik zeigt das erste Lebensjahr eine Häufung von Todesfällen nach der Impfung, wenn die Impfreaktion durch einen intercurrenten Infekt kompliziert wird.

Nicht nur die Pockenschutzimpfung, auch die Diphtherie-, Tetanus- und Pertussisimpfung sowie die Polioimpfung beanspruchen ihren Platz im ersten und zweiten Lebensjahr des Kleinkindes. Schließlich können die üblichen Kinderkrankheiten und die zu beachtenden Intervalle jede Berechnung umwerfen. Auch Erkrankungen in der Familie oder noch ungeimpfte Geschwister spielen zeitweise als Impfhindernisse eine Rolle.

Zur weiteren Vorbereitung der Impfung gehört die Prüfung der *Impffähigkeit*. Auf S. 301 gehen wir auf die verschiedenen Impfhindernisse ein, die der Impfarzt beachten muß. Zur Erleichterung der Voruntersuchung verschicken die Gemeinden mit der Impfaufforderung in der Regel auch *Merkblätter* für die Pockenschutz-Erstimpfung oder -Wiederimpfung. Diese entsprechen dem Muster in den Durchführungsverordnungen der Länder zum Impfgesetz und belehren über die wichtigsten Fragen. Die Eltern sind dann, vorausgesetzt, daß sie die Merkblätter gelesen haben, über die Angaben informiert, welche der Impfarzt benötigt. In der Privatsprechstunde ist es zweckmäßig, ähnlich zu verfahren. Die Mutter des Kindes soll wissen, worauf es ankommt.

Bei der Erhebung der Vorgeschichte muß sich der Impfarzt auf die Angaben der Angehörigen verlassen. Er kann sich nicht zufrieden geben, wenn eine fremde Person oder ein entfernt Verwandter im Auftrage der Eltern das Kind zum Impfen vorstellt. Häufig genug passiert es, daß auch die Mutter nur sehr dürftige Hinweise gibt, sei es, weil sie Erkrankungen des Kindes nicht beachtet hat, sei es, weil sie sich schämt, diese mitzuteilen. Einen Entwicklungsrückstand und die beginnende Manifestation eines Hirnschadens wollen manche Mütter nicht wahrhaben und verschweigen die Störung auch gegenüber dem Impfarzt.

Eine lückenhafte Vorgeschichte soll der Arzt darum vor Beginn der Impfung in Rechnung stellen und versuchen, durch die *Untersuchung* des Impflings ein Bild über die Impffähigkeit zu gewinnen. Diese Untersuchung muß sich auf das beschränken, was im Rahmen des öffentlichen Impftermins möglich ist. Die Kinder sind unbekleidet oder wenigstens mit entblößtem Oberkörper vorzustellen, damit die wichtige Kontrolle auf eine Hauterkrankung erfolgen kann. Diese äußere Inspektion erlaubt auch, den altersgemäßen Entwicklungs- und Ernährungszustand des Impflings zu beurteilen. Man kann sich über Farbe und Turgor der Haut orientieren und auf evtl. katarrhalische Symptome und andere Krankheitszeichen achten. Erweckt diese Voruntersuchung Verdacht auf eine Erkrankung, dann wird der Impfarzt im öffentlichen Termin das Kind zeitlich zurückstellen und gegebenenfalls weitere ärztliche Kontrollen veranlassen.

Auch der *Privatarzt* ist befugt, bei Impfhindernissen einen Impfling zeitlich zurückzustellen. Die inzwischen aufgehobene Durchführungsverordnung vom 22. 1. 1940 enthält in Absatz IV § 9 die Bestimmung, daß nur bei einer mehr als zweimaligen oder im Einzelfall bei einer mehr als zweijährigen Zurückstellung die Entscheidung des amtlichen Impfarztes einzuholen ist. Obwohl nicht alle Ländererlasse diese Regelung übernommen haben, hat sich in der Impfpraxis keine wesentliche Änderung ergeben. Die Notwendigkeit, das gesamte Impfprogramm innerhalb der ersten

Lebensjahre abzuwickeln, veranlaßt impfwillige Eltern ohnehin, auf eine Beschleunigung zu drängen. Um eine Überalterung des Erstimpfpflichtigen zu vermeiden, soll darum die Dauer der Zurückstellung dem vorliegenden Anlaß angepaßt und so kurz bemessen sein, wie dies ärztlich vertretbar ist.

Jedem von der Impfung zurückgestellten Impfpflichtigen ist ein *Zeugnis* über Grund und Dauer der Zurückstellung auszuhändigen. Der Privatarzt stellt dies formlos aus, der amtliche Impfarzt wählt ein Zeugnis gemäß dem Muster in Anlage 7 der Verordnung vom 22. 1. 1940. Eine Dauerzurückstellung des Impflings wird bei Überalterung, bei Vorliegen einer Krankheit des Zentralnervensystems oder bei chronischen Leiden, ferner bei durchgemachten Pocken ausgesprochen. Diese Dauerbescheinigung stellt der amtliche Impfarzt aus; das zuständige Gesundheitsamt führt hierüber eine Liste.

IV. Die Durchführung

Nach § 8 des Impfgesetzes sind nur *approbierte Ärzte* befugt, die Pockenschutzimpfung vorzunehmen. Während sonst im Heilberuf auch Laien, z. B. als Heilpraktiker, Kranke behandeln können, ist die Prophylaxe der Pocken, die Impfung, den Ärzten vorbehalten.

Die heute überall bevorzugte Methode der cutanen Impfung geht zurück auf die Variolation. Die Inoculation des ,,Pockenstoffes" wurde durch Schnitt- oder Stichverletzung am Oberarm oder am Vorderarm vorgenommen. Ohne Zweifel hat sich diese Technik bewährt, so daß sie auch für die Vaccination beibehalten wurde.

Die an Stelle der Durchführungsverordnung von 1940 getretenen *Ländererlasse* zum Vollzug des Impfgesetzes von 1874 haben viele der alten Vorschriften über die Pockenschutzimpfung übernommen. Vom Händewaschen des Impfarztes bis zur Desinfektion des Impfarmes ist jeder Schritt vorbedacht und in den Bestimmungen niedergelegt. Diese Vorsorglichkeit des Staates ist aus der Vorgeschichte der Gesetze zu verstehen. Mit der Einführung des Impfzwanges sollte auch die Garantie für eine sorgfältige Ausführung der Impfhandlung gegeben sein. Noch Ende des 19. Jahrhunderts waren Krankheitsübertragungen von Impfling zu Impfling keine Seltenheit. Eiterungen der Impfstelle durch Verschmutzung gehörten zu den alltäglichen Vorkommnissen.

Es ist selbstverständlich, daß man nur mit sterilisiertem Impfbesteck arbeitet und bei der Impfhandlung wie bei jedem anderen Eingriff in den menschlichen Körper die notwendige Sauberkeit beachtet.

Lediglich an der Impfstelle selbst müssen wir den Desinfektionseifer des Anfängers etwas dämpfen. Gegen die Impfung auf einer nicht desinfizierten Haut, einen normal sauberen Kinderarm vorausgesetzt, bestünden vom ärztlichen Standpunkt aus keine Bedenken. Richtet der Impfarzt jedoch ein Alkoholbad an, so kann er sich darauf verlassen, daß die Impfung nicht angeht, sofern er nicht geraume Zeit wartet, bis die Haut wieder vollständig abgetrocknet ist. Man hüte sich, Jod oder Sepsotinktur zu verwenden; sie verhindern das Angehen mit Sicherheit.

Die Desinfektion der Impfstelle ist gesetzliche Vorschrift. Sie hat sich auch dem Gedächtnis der Mütter besonders tief eingeprägt und darf darum nicht unterbleiben. Wie manche andere Maßnahme hat sie hier vielleicht nur symbolischen Charakter. Man soll sie aber in ihrem Wert auch nicht unterschätzen, erinnert sie uns doch immer wieder an unsere Verpflichtung zu sterilem Handeln.

Die Wahl der *Impfstelle* hat der Gesetzgeber dem Impfarzt freigestellt. Der Oberarm am Ansatz des Deltoideus ist sicherlich der beste Platz. Der Impfling kann diese Stelle nicht so leicht verschmutzen, sie ist gut zu kontrollieren, auch die oft auftretende Schwellung der Achseldrüsen ist überschaubar. Bei einer eitrigen Komplikation ist ein Verband am Oberarm gut und einfach anzulegen.

Manche Mütter scheuen die Narben und wünschen darum eine Impfung am Oberschenkel oder unter der Brust. Weist der Impfarzt auf die größere Gefahr durch Verschmutzung oder auf die mögliche Komplikation bei Entzündung der Inguinaldrüsen hin, wird eine Mutter der Oberarmimpfung meist zustimmen. Soll sie aus besonderen Gründen vermieden werden, kann man auch die Innenseite des Unterarmes wählen, wie es in Indien üblich ist. In manchen Ländern wird die Pockenschutzerstimpfung bei den Neugeborenen an der Fußsohle ausgeführt. Dieser Platz ist nicht viel schlechter als der Oberarm und beim Säugling auch rein zu halten. Die Schwierigkeit des Nachweises der Narben und die Möglichkeit, daß diese an der Fußsohle im späteren Lebensalter wieder verschwinden, schränkt den Wert dieser Impfstelle wieder etwas ein.

Der Impfarzt kann sich bei der Impfung des Kleinkindes nach den Traggewohnheiten der Mutter richten. Meist trägt sie es auf dem rechten Arm. Der rechte Oberarm des Kindes ist dann als Impfarm der Tragseite der Mutter abgewendet und damit einem Scheuern oder einer Verschmutzung vorgebeugt. Es ist jetzt allgemein üblich, die *Erstimpfung am rechten,* dagegen die *Wiederimpfung am linken Oberarm* vorzunehmen. Die Wahl des anderen Armes für die Wiederholungsimpfung hat den Vorteil, daß die am erstgeimpften Arm oft stärker ausgebildete Hautimmunität nicht so stört und ein Angehen der Impfung erleichtert wird. Ferner ist durch diese Festlegung der Impfstellen eine spätere Narbenkontrolle wesentlich rascher durchführbar.

Als *Impfinstrumente* sind die ausglühbaren Platin-Iridium-Messer nach LINDENBORN sehr geeignet. Man darf nach dem Ausglühen nur die gut abgekühlte Spitze mit Impfstoff beschicken, da dieser sonst geschädigt wird. Bei Massenimpfungen genügen 5—6 solcher rotierender Lanzetten (Abb. 38). Viel im

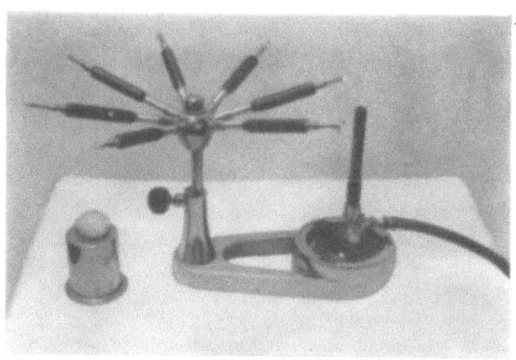

Abb. 38. Impfbesteck (Platin-Iridium-Messer nach LINDENBORN)

Gebrauch sind auch die Doppelimpfmesser nach WEICHARDT. Man kann mehrere Hundert trocken sterilisiert zu großen Impfterminen mitnehmen, bringt auf beide Spitzen die Lymphe und impft so mit einer Lanzette zwei Kinder. Allzu scharf schneidende Instrumente sind weniger geeignet. Verwendet der Impfarzt nur wenige Impfmesser, dann kennt er den Schliff und kann den Druck seiner Hand angleichen. Verwendet er im Termin immer neue Impffedern, so ist ihm deren Schärfe vorher nicht bekannt und die gesetzten Verletzungen werden sehr unterschiedlich.

Zur Vornahme der Erstimpfung nimmt die Mutter das Kind auf den rechten Arm. Sie hält mit ihrer linken Hand den linken Unterarm des Impflings, um eine Berührung der Impfstelle zu verhindern. Für die Schnittführung soll die Haut gespannt sein. Dies geschieht am besten, wenn der Impfarzt mit seiner linken Hand den Oberarm des Kindes von der Unterseite her umfaßt und auf diese Weise auch fixiert. Die Fixierung und Spannung ist besonders bei der fettarmen und etwas schlaffen Haut des Säuglings und Kleinkindes wichtig und entscheidet oft den Erfolg der Impfung. In gleicher Weise wird der linke Arm des

Wiederimpflings fixiert, um den für die derbere Haut notwendigen Druck der Impflanzette ausüben zu können.

Das deutsche Impfgesetz definiert den Begriff „Impfung" nicht näher. Es bestimmt im Erlaß vom April 1934, betreffend die Durchführung der öffentlichen Impfungen, daß zwei Hautschnitte von 3 mm Länge auf der gespannten Haut des Impflings zu machen sind. Ein Privatarzt, der z. B. mit 3 Impfschnitten impft, hat noch nicht gegen eine gesetzliche Vorschrift verstoßen. Da er jedoch nur eine erfolgreiche Impfung bescheinigen darf, ist er angehalten, die für die Erzielung einer normalen Reaktion notwendigen Impfschnitte zu machen. Dabei ist es nicht unbedingt erforderlich, daß er eine Impflanzette verwendet. Der Begriff „Schnitt" ist nicht wörtlich zu nehmen. Jede andere Verletzung der Haut z. B. mit einer Nadel oder mit dem Pirquet-Bohrer (siehe unten), die gleichartig ist und den Impfstoff aufnehmen kann, erfüllt die Forderung des Gesetzes ebenfalls.

Das österreichische Impfgesetz von 1948 erklärt in § 1 Abs. 2 als Impfung die Einverleibung von Pockenschutzimpfstoff durch eine zu diesem Zweck gesetzte Trennung des Zusammenhanges der Oberhaut. Die Durchtrennung wird durch die bei uns vorgeschriebenen Impfschnitte gewährleistet. Die Technik setzt aber eine gewisse Übung voraus. Es ist eine Erfahrung aller Impfanstalten, daß die Impfresultate bei Verwendung der gleichen Impfstoffcharge stark schwanken. Der Impferfolg wird entscheidend auch durch die angewandte Technik beeinflußt. So konnten wir in unserer Münchener Anstalt die Neubesetzung einer Impfarztstelle in unserem Versorgungsgebiet an der Änderung der Erfolgsmeldungen unschwer erkennen.

Die Epidermis muß unbedingt *durchtrennt* werden. Es darf keine stärkere Blutung geben, damit der Impfstoff nicht wieder ausgeschwemmt wird. Eine leichte Blutung in die Wunde schadet jedoch nicht. Es ist zweckmäßig, ein nicht zu scharfes Impfmesser zu verwenden (s. oben). Dieses wird mit Lymphe beschickt, dann steil auf die gespannte Impfstelle aufgesetzt, die Haut durch Eindrücken der Spitze oberflächlich stichförmig verletzt und das Impfmesser dann leicht ohne Druck durch die Epidermis gezogen. Der

Abstand von 2 cm zwischen den Impfschnitten darf nicht unterschritten werden, weil sonst die Gefahr konfluierender Pusteln besteht.

Die Länge des *Impfschnittes* soll ca. 3 mm betragen. In dem Bestreben, schwache Impfreaktionen zu erzielen, wird manchmal nur eine minimale Stichverletzung gesetzt. Damit erhöht sich die Zahl der negativen Resultate, auch der Zweck der Impfung, die Erzielung einer genügenden Immunität, kann gefährdet sein. Wie schon a. O. ausgeführt, führten die Impfärzte früher 8—10 Impfschnitte aus. Die Zahl dieser Schnitte reduzierte der Gesetzgeber dann auf 4 und ab 1934 auf zwei. Gegen letztere Reduktion erhoben sich zahlreiche Stimmen, welche auf die ungenügende immunisierende Wirksamkeit hinwiesen. Wir gehen darauf noch ausführlicher ein.

Die Methoden der *Impfstoffbeschickung* der Lanzette sind unterschiedlich. Zweckmäßig ist es, das Impfmesser in die Lymphe einzutauchen und mit der benetzten Lanzette den Schnitt auszuführen. Man kann damit rechnen, daß auf diese Weise mit einiger Sicherheit eine minimale Menge Impfstoff in die Epidermis eingebracht wird. Die vielfach übliche Methode, einen Lymphetropfen auf die Haut zu setzen und den Schnitt durch den Tropfen zu ziehen, ist nicht so zuverlässig. Auch die gut gereinigte Haut ist fettig und es besteht die Gefahr, daß der Tropfen abrollt. Schließlich kann durch mangelnde Adhäsion auch die Schneide des Impfmessers unbenetzt bleiben.

Nach dem Impfschnitt nimmt man überschüssigen Impfstoff mit der Messerschneide wieder von der Haut ab. Auch ist es zweckmäßig, den geimpften Arm rasch mit dem Ärmel des Hemdchens zu bedecken. Man vermeidet dadurch Verschleppung des Impfstoffes und das Entstehen von Sekundärefflorescenzen.

Auf einer durch Eintauchen beschickten Lanzette befinden sich ca. 5—10 cmm Impfstoff, die etwa 50—100 000 Viruseinheiten enthalten. Wir dürfen annehmen, daß nur ein kleiner Bruchteil von den verletzten Zellen dann aufgenommen wird. Die Wahrscheinlichkeit eines positiven Impferfolges ist bei zwei Impfschnitten darum größer.

Wie schon erwähnt, ist die Anwendung des Pirquet-Bohrers der Schnittimpfung gleichwertig. Man kann damit die notwendige Durchtrennung der Haut sehr exakt erzeugen. Der stets gleichgroße Substanzverlust erlaubt auch vergleichende wissenschaftliche Arbeiten. Die Technik ist jedoch zeitraubend. Aus diesem Grunde ist der Pirquet-Bohrer für Einzelimpfungen, jedoch nicht für Massenimpfungen geeignet.

Nach einer alten Regel soll die Lymphe auf dem Impfschnitt etwas antrocknen. Mancherorts sitzen die Mütter mit dem unbekleideten Impfling noch eine halbe Stunde im Wartezimmer und setzen das Kind dadurch der Gefahr einer Erkältung aus. Nach unserer Erfahrung ist dieses Warten unnötig. Es ist auch unnötig, die Impfstelle zu verbinden. Lediglich in den Fällen, in denen Gefahr besteht, daß ein erkranktes Familienmitglied mit dem Impfstoff in Berührung kommt und sich infiziert, kann man die Impfstelle durch einen Mullstreifen abdecken. Ein dichtsitzender Pflasterverband ist kontraindiziert, da er eine ,,feuchte Kammer'' erzeugt und Bakterienwachstum begünstigt.

Durch das ausgegebene Merkblatt erhalten die Angehörigen Kenntnis über die zu erwartenden örtlichen und allgemeinen Reaktionen und über die Maßnahmen, die sie zu beachten haben. Die Impfstelle soll nicht berührt werden. Beim Baden soll sie trocken bleiben. Das Badewasser ist sofort wegzuschütten. Auf keinen Fall sind feuchte Umschläge auf der Impfstelle erlaubt.

Wie noch auszuführen sein wird, ist die Impfreaktion eine Krankheit und der Impfling bedarf einer entsprechenden Betreuung. Verläuft die Impfkrankheit unregelmäßig, muß der Arzt informiert werden.

Es empfiehlt sich, die Angehörigen über die wichtigsten Punkte des Merkblatts auch noch kurz mündlich zu beraten.

Beim Impftermin erhalten die Impflinge bzw. die Angehörigen auch Bescheid, wann die *Nachschau* stattfindet. Nach § 5 des Impfgesetzes muß sie frühestens am 6., spätestens am 8. Tage nach der Impfung erfolgen. Im allgemeinen wird der 7. Tag gewählt, da dieser bei normalem Impfverlauf meist noch fieberfrei ist. Man soll aber die Angehörigen darauf aufmerksam machen, bei früherem Fiebereintritt das Kind erst später zur Nachschau vorzustellen. Beim Nachschautermin wird die Impfbescheinigung im Impfbuch nach dem Muster der Anlage 3—5 der Durchführungsverordnungen vom 22. I. 1940 und nach § 16 des Bundesseuchengesetzes vom 18. VII. 1961 ausgestellt und handschriftlich unterzeichnet. War die Impfung jedoch erfolglos, so bestehen keine Bedenken, die Impfung bereits am Nachschautermin zu wiederholen.

V. Der Verlauf der Erstimpfung

Wir finden in der älteren Literatur zwar eine sehr eingehende Beschreibung der verschiedenen lokalen Reaktionen nach der Pockenschutzimpfung, für die begleitenden Allgemeinerscheinungen hat man sich aber nur wenig interessiert. Im vergangenen Jahrhundert war die Erinnerung an die Schrecken der Pockenepidemien noch zu lebendig, als daß auf vaccinale Nebenerscheinungen besonders geachtet worden wäre. Im Vordergrund des Interesses stand der Schutz vor der Seuche. Von der Impfung war nur die Morphologie der Pustel wichtig. So unterschied man falsche und echte Impfpocken und schrieb nur letzteren eine genügende Wirksamkeit zu. Mit dem Ende der Seuchenzüge traten die Impfhandlung und die Allgemeinsymptome mehr hervor, und so finden wir im ärztlichen Schrifttum der Jahrhundertwende eingehendere Beschreibungen. JAKSCH, PEIPER, SOBOTKA und später JUNDELL und andere [Lit. bei PEIPER (1927)] haben Untersuchungen an klinischem Material vorgenommen. Was sich in vielen Lehrbüchern über die Klinik der Vaccination findet, geht im wesentlichen auf die Arbeit dieser Autoren wie auch auf die grundlegenden Forschungen VON PIRQUETS (1907) zurück.

In der Zwischenzeit änderte sich die Impftechnik, die Zahl der Impfschnitte wurde von 4 auf 2 herabgesetzt, und neue Methoden, wie die Mehrfach-Punktimpfung, wurden propagiert. Es erschien angezeigt, den Ablauf einer Impfreaktion mit den Möglichkeiten einer modernen Klinik stationär zu überprüfen. Auf Vorschlag von HERRLICH wurde diese Aufgabe in das Arbeitsprogramm der Pockenkommission des Bundesgesundheitsamtes mitaufgenommen. HANSEN und MÜLLER-RENTZSCH (1957) haben daraufhin eingehende Untersuchungen vorgenommen. Die folgenden Ausführungen stützen sich auf die Ergebnisse dieser Autoren wie auch auf eigene Beobachtungen gelegentlich der stationären Kontrolle einer größeren Zahl von Erstimpflingen in einem Kinderheim. Zur Kritik der Ergebnisse muß bemerkt werden, daß das Milieu eines Kinderheimes nicht dem der Familie entspricht. Heimkinder sind mehr exponiert, und nie kann man banale Infekte mit Sicherheit ausschließen.

Die *lokalen Reaktionen der Erstimpfung* (Abb. 39—45) sind durch eine gewisse Einförmigkeit gekennzeichnet. Die einzelnen Stadien folgen in ziemlicher Regelmäßigkeit aufeinander, und es ist dem Geübten ohne weiteres möglich, die jeweilige Entwicklungsphase zu bestimmen. Nach Anlage der Impfschnitte schließt sich die Wunde ziemlich rasch; die etwas gequollenen Ränder sind einige Stunden sichtbar, manchmal auch gerötet, aber spätestens am folgenden Tag ist diese traumatische Reaktion wieder verschwunden. Die Rötung um den Impfschnitt kann auch eine leichte Quaddelbildung zeigen. Bei sensiblen Kindern tritt manchmal ein geringgradiger Juckreiz auf. Nach 24 Stunden sind aber alle Erscheinungen wieder abgeklungen.

Dieser „lethargische Zustand" [PEIPER (1927)] des Impffeldes ist aber nur scheinbar. Die Röte der Impfschnitte nimmt langsam wieder zu, und gegen den dritten oder vierten Tag werden diese sehr deutlich sichtbar. Aus der Rötung entwickeln sich längliche schmale Papeln. Diese wachsen in die Breite und differenzieren sich dann nach weiteren 1—2 Tagen in einen zentralen, leicht erhabenen Teil, von VON PIRQUET (1907) die Papille genannt, und in eine periphere, schmale dunkelrote Randzone, die *Aula*. Am 5.—6. Tag nach der Impfung entsteht auf der Kuppe der Papille ein durchscheinendes, leicht glänzendes, perlmutterfarbiges kleines Bläschen, das vom Zentrum zur Peripherie rasch wächst.

Am 7. Tage ist eine ovale prall gefüllte Efflorescenz von gelblich-grauer Farbe mit wallartigem Rand entstanden, umgeben von dem kleinen dunkelroten Hof der Aula. Zwischen dem 7. und 9. Tag entwickeln sich um die Aula hellrote Inseln und Streifen, die sich vergrößern und schließlich zusammenfließen. Im Gegensatz zum langsamen und stetigen Wachstum der Pustel erfolgt diese Entwicklung sprunghaft und hat gegen den 10. bis 11. Tag ihren Höhepunkt erreicht (Abb. 42). Nun ist aus der Aula eine oft mehr als handflächengroße hyperämische Zone von dunkelrotem Farbton entstanden, die sog. *Area*. Der gerötete Bezirk ist infiltriert, gespannt und setzt sich gegen die

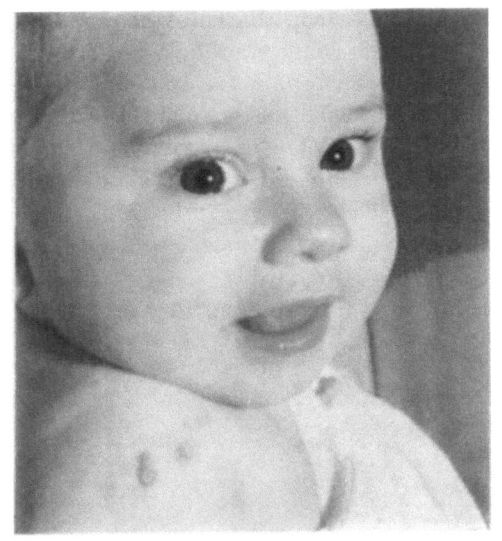

Abb. 39

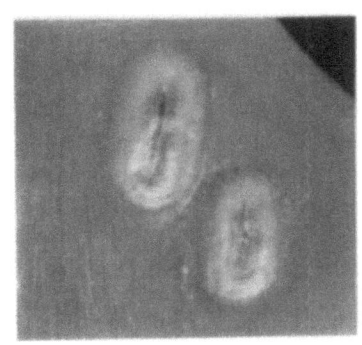

Abb. 40

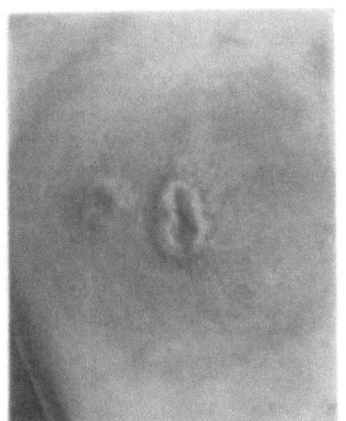

Abb. 41

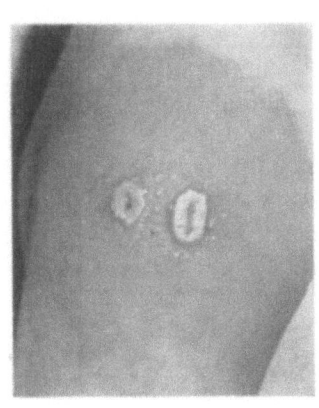

Abb. 42

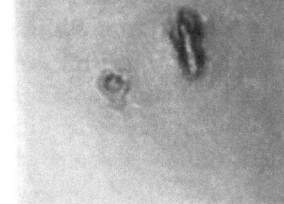

Abb. 43

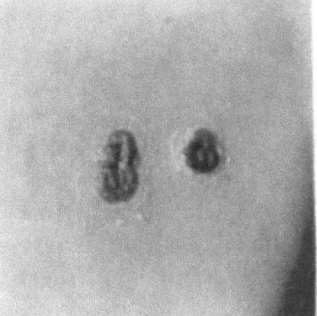

Abb. 44

Abb. 45

Abb. 39—44. Erstimpfreaktionen

Abb. 39. 6. Tag p. v.
Abb. 40. Erstimpfreaktion an der Fußsohle am 8. Tag p. v.

Abb. 41.   9. Tag p. v.
Abb. 42. 10. Tag p. v.
Abb. 43. 12. Tag p. v.
Abb. 44. 17. Tag p. v.
Abb. 45. Narbenbild am 35. Tag p. v.

übrige Haut mehr oder weniger scharf ab. Zum Unterschied vom Erysipel ist dieses derb entzündliche Ödem jedoch nicht druckschmerzhaft. Gelegentlich kann es zu einer kurzfristigen, blasigen Umwandlung der Area, der sogenannten Area bullosa kommen, die narbenlos abheilt [WEBER u. RIESE (1963)].

Manchmal zieht sich von der Area ein streifenförmiger Fortsatz bis zur Achselhöhle hin. Gleichzeitig sind die *Achseldrüsen geschwollen*, deutlich fühlbar und auf Druck empfindlich.

Bis zu diesem Zeitpunkt hat sich der Inhalt der Pustel *getrübt*, nicht durch bakterielle Infektion, sondern durch Leukocyteneinwanderung. Eine zentrale *Eindellung* in der Mitte der Vaccinepustel, schon in den Tagen vorher schwach erkennbar, wird nun durch eine zunehmende Verkrustung deutlicher.

Im *geweblichen Aufbau* unterscheidet sich die Vaccinepustel nicht von der Variolapustel. Nach voller Reifung finden wir den von UNNA beschriebenen Degenerationsprozeß mit retikulierender und ballonierender Kolliquation, wodurch ein wabenförmiger Bau der Efflorescenz entsteht. Eine Eröffnung der Pustel läßt darum nur einen Teil des Inhaltes austreten.

Die vom Zentrum ausgehende Eintrocknung nimmt im weiteren Verlauf rasch zu und eine dunkelbraune *Borke* sitzt dann fest auf, um erst zwischen der dritten und vierten Woche nach der Impfung abzufallen. Der Zeitpunkt der Krustenablösung kennzeichnet eine Eigenschaft des Impfstoffes, nämlich seine nekrotisierende Tendenz. Bei normalem Impfverlauf vollzieht sich dieser Prozeß der Krustenbildung trocken. Wird die Kruste aufgekratzt, kann sie vorübergehend nässen. Ein längeres Nässen der Impfstelle ist immer verdächtig auf eine intercurrente Erkrankung. Auch bei sehr schwächlichen Kindern beobachten wir dieses Phänomen.

Nach Abfall der Krusten zeigt sich eine zunächst gerötete, später weiße *Narbe*, die etwas unter dem Niveau der Haut liegt. Durch Bindegewebsstränge hat sie ein feinstrahliges, geripptes Aussehen. Diese Eigentümlichkeit unterscheidet sie von Narben anderer Herkunft und beweist die Tatsache der vollzogenen Erstimpfung besser als jeder Impfschein. Varicellennarben können manchmal differentialdiagnostische Schwierigkeiten bereiten. Sie finden sich aber meist auch an

anderen Hautstellen. Narben von der BCG-Impfung zeigen keine strahlige, sondern eine glatte Oberfläche (Abb. 46 u. 47).

Nach der Reife, das ist um den 10.—11. Tag, zeigt auch die Area eine zunehmende *Rückbildungstendenz*. Sie fängt an, von der Mitte aus strahlig nach außen abzublassen. Es ent-

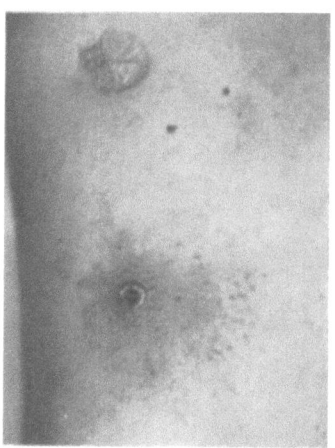

Abb. 46. Oben: Pockenerstimpfnarbe
(unten: Wiederimpfreaktion-Bläschenreaktion)

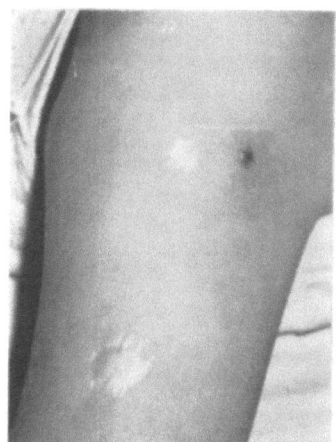

Abb. 47. unten: BCG-Narbe
(oben: Wiederimpfreaktion-Knötchenreaktion)

stehen schließlich zwei Ringe, die Aula als braunroter Hof um die Pustel und eine Randzone, die sich noch etwas in die Umgebung fortschiebt und die Ausdehnung des Prozesses noch kurze Zeit angibt. Nach weiteren Tagen verschwinden auch diese Reste der Area. Eine leichte Verfärbung und Abschilferung der Haut bleibt noch längere Zeit sichtbar.

Ein typisches *Erstimpffieber* (Abb. 48) gibt es nicht. Vom fieberlosen bis zum hochfieberhaften Verlauf sind alle Variationen möglich.

Überblickt man aber ein großes Zahlenmaterial, so sind doch einige charakteristische Züge erkennbar. Ein Vorgipfel zeichnet sich um den 4. und 5. Tag, ein Hauptgipfel am 8. Tag ab. PEIPER (1927) beschreibt auf Grund sehr eingehender Kontrollen drei Perioden, die er Inkubations- oder Vorfieber, Initialfieber und Floritionsfieber nennt.

Die Periode des Vorfiebers oder Prodromalfiebers ist gekennzeichnet durch kurze, kaum über 38° hinausgehende Fieberzacken, die von geringer Dauer sind. Das eigentliche Impffieber

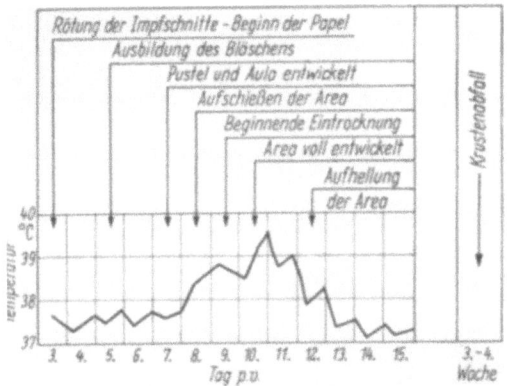

Abb. 48. Temperaturkurve nach Pockenschutzerstimpfung

beginnt am 7. oder 8. Tag, steigt treppenförmig an und bewegt sich während einer Dauer von 2—3 Tagen zwischen 39 und 40°. Die Höhe und der Ablauf der Temperatur sind aber großen Schwankungen unterworfen. Es gibt Impflinge, die völlig fieberfrei bleiben, andere wieder zeigen ein sehr schweres Fieberstadium.

Bei jungen Säuglingen ist das Impffieber etwas niedriger als bei älteren Kindern, was auch dem Verhalten bei anderen Virusinfektionen, z. B. bei Varicellen, Masern oder Mumps entspricht. Bei Mädchen liegen die Temperaturen im Durchschnitt höher als bei Knaben. Das gleiche gilt für die Area, die bei Mädchen etwas größer gefunden wird.

Area und Fieber verlaufen oft analog, weshalb die Möglichkeit gleicher pathogenetischer Mechanismen erörtert wurde. Doch ist die parallele Entwicklung von Area und Fieber keineswegs die Regel. Auch der *Puls* verhält sich nicht analog dem Fieber. Auf der Höhe des Impffiebers ist er oft bradykard. Als Folge der auch den Kreislauf beeinflussenden Vacci-

neinfektion ist er nach dem Fieberabfall noch einige Wochen labil.

Der *Fieberabfall* gegen den 10. oder 11. Tag kann ausbleiben. Die Temperatur bleibt in gleicher Höhe oder fällt nur unwesentlich. Geht der vaccinale Prozeß nicht in eine postvaccinale Komplikation über (s. S. 269), so kann eine durch die Impfreaktion larvierte, intercurrente Erkrankung, wie eine Angina, Bronchitis usw. vorliegen.

Zum „normalen" Bild der Pockenschutzerstimpfung gehören auch die polymorphen, postvaccinalen *Exantheme* (Abb. 49), die sich hin und wieder um den 10. bis 12. Tag zeigen. Sie treten am ganzen Körper auf und haben oft

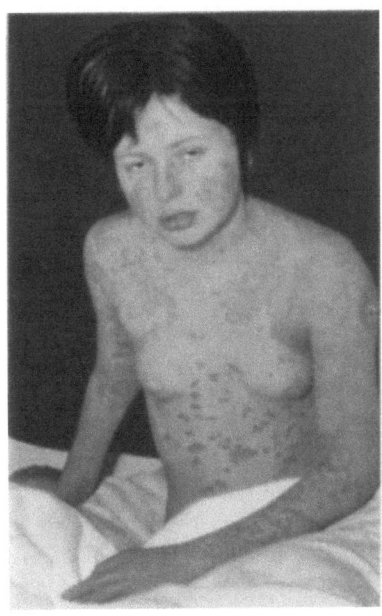

Abb. 49. Flüchtiges postvaccinales Exanthem

rubeolären, scarlatiniformen, morbilliformen, oder urticariellen Charakter. Manchmal ähneln sie auch einer Pityriasis oder einem Erythema exsudativum multiforme. Bevorzugter Sitz sind die Streckseiten der Extremitäten, ferner am Kopf die Ohrmuscheln, Stirne und Wangen. Manchmal zeigt sich ein leichter Juckreiz. Nach 1—2 Tagen blaßt das Exanthem wieder ab, es hinterläßt aber bisweilen eine bräunliche Pigmentierung.

Durch die Impfung verursachen wir die *Impfkrankheit*. Unter dem Eindruck der Erfolge der Vaccination hat man in den Lehrbüchern die Auswirkungen auf den Organismus gerne verharmlost. Wir können aber die Vaccineinfektion des Organismus nicht als „kleine Störung des Befindens" abtun. Allerdings ist der *Allgemeinzustand* der Impflinge sehr unterschiedlich. Trotz hohen Fiebers und starker örtlicher Reaktion zeigen manche Kinder nur eine geringe Beeinträchtigung. Andererseits sind „asthenische" Impfpusteln und mäßiges Fieber manchmal Symptome einer ernsten Abwehrschwäche. Unruhe, starke Kopfschmerzen, Mattigkeit, Appetitlosigkeit und Brechreiz gehören noch zur „normalen" Impfreaktion. Auch leichte Schluckbeschwerden oder eine mäßige Konjunktivitis rechnen wir noch dazu und werten diese Erscheinungen noch nicht als eine Komplikation. Als Zeichen der Allgemeininfektion tritt beim Säugling regelmäßig ein leichter *Gewichtsverlust* ein. Enterale Symptome gehören nicht zum Bild der Impfreaktion. Diese oft sehr ernsten Störungen sind Folge einer intercurrenten Infektion oder treten bei Impflingen auf, die schon vor der Impfung ernährungsgestört waren (S. 250).

Die den vaccinalen Prozeß begleitenden Schwankungen des *Blutbildes* kennzeichnen die Impfung als eine Allgemeininfektion und entsprechen den Veränderungen, die wir auch bei anderen Viruserkrankungen sehen. Das *rote Blutbild* bleibt im wesentlichen unbeeinflußt und zeigt kein spezifisches Verhalten [SOBOTKA, zit. bei PEIPER (1927), THOMAS u. SCHÄFER (1924), KUHLE (1925)]. Um so charakteristischer ist die Bewegung im *weißen Blutbild*. In den ersten Tagen nach der Impfung findet sich eine mäßige Leukocytose. Dann sinken die Leukocyten bis zum 8.—10. Tag auf leukopenische Werte ab, um schließlich in Schüben in einer zweiten Leukocytose wieder hohe Werte mit einem Maximum zwischen dem 14. und 20. Tag zu erreichen. Die erste Leukocytose tritt also wie bei der Variola vor den fieberhaften Erscheinungen auf. Während die Temperatur die höchsten Werte erreicht, sinkt die Leukocytenkurve ab.

Das Leukocytenbild der Impfpocken wurde zuerst von KATO (1924), KUHLE (1925) und SOBOTKA (1927) beschrieben und mit geringen Abweichungen in späteren Nachkontrollen bestätigt [PUNTIGAM u. BERGER (1955), HANSEN u. MÜLLER-RENTZSCH (1957)]. Anders lautende Mitteilungen (Lit. bei HANSEN u. MÜLLER-RENTZSCH) basieren meist auf Einzelbeobachtungen.

Sehr uneinheitlich sind die Berichte über das *Differentialblutbild*. Dies mag z. T. auch darauf zurückgehen, daß in manchen Publikationen das Alter der Kinder zu wenig beachtet wurde. Meist ist eine Linksverschiebung vorhanden. Von der Mehrzahl der Autoren wird auch eine Vermehrung der Lymphocyten beschrieben.

Eine Parallele sehen wir in der Lymphocytose bei der Variola. Die Zahl der Lymphocyten war in den Befunden von HANSEN und MÜLLER-RENTZSCH (1957) am höchsten zwischen dem 11. und 14. Tage p. v., die Zahl der Eosinophilen am geringsten am 7. Tag und am größten am 12. Tag p. v. Die Monocyten verminderten sich im Laufe der Impfreaktion, die Plasmazellen waren uneinheitlich und wiesen eine größte Häufigkeit um den 13. bis 17. Tag p. v. auf. Als auffallend bezeichneten die Autoren die rhythmisch sich zeigenden *toxischen Granulationen*. Diese werden bei Zellreifungsstörungen im Gefolge von Infektionen und Intoxikationen gesehen. Sie fanden sich jedoch nur am 5., 8., 11. und 14. Tag nach der Vaccination. In der Zwischenzeit fehlten sie gänzlich oder waren sehr spärlich.

Trotz der jahrzehntelangen Forschungen auf dem Gebiete der Pockenschutzimpfung wurden bisher kaum Arbeiten über die *Knochenmarksveränderungen* bekannt, obwohl sich diese Untersuchungen auf Grund der Ergebnisse der Variolaforschung anboten. Ließen hier die Zellelemente des peripheren Blutes auf eine Schädigung des Knochenmarks schließen, so konnten HANSEN und MÜLLER-RENTZSCH (1957) eine solche Schädigung durch Myelogramme auch bei der Vaccineinfektion nachweisen. Die Intensität dieser Schädigung wird durch die Tatsache augenfällig, daß sich im Mittel der Zellbestand des Knochenmarks von 140 000/mm³ auf 70 000 verringert, wobei die granulocytären Elemente mit 68%, die Erythroblasten mit 62% und mononukleare Zellen mit 28% betroffen waren. Wenn auch die Autoren den Einfluß vorausgegangener banaler Infekte nicht ganz ausschließen konnten, so beweist dieser Rückgang des Zellbestandes doch ganz eindrucksvoll die Auswirkung des Prozesses auf die Blutbildungsstätten. Wie sehr die strukturellen Veränderungen auch die Funktionen des Knochenmarks beeinflußten, bewies die Abnahme der Mitosen und der Reticulocytenzahlen. Der Höhepunkt dieser Schädigung scheint mit dem Höhepunkt der Area zusammenzufallen. Erst ab dem 13. Tag p. v. waren die ersten Zeichen der beginnenden Erholung zu bemerken, die bis zum völligen Ausgleich mehrere Wochen in Anspruch nahm.

Unter dem Einfluß der Impfkrankheit ändert sich auch die Relation der einzelnen Komponenten der *Bluteiweißkörper*. Die Globuline nehmen zu und die Albumine sinken ab [PUNTIGAM u. BERGER (1954) und die dort zit. Literatur]. Diese Änderung des Albumin-Globulin-Quotienten hinkt dem Fieber um 1—2 Tage nach. Mit diesen Faktoren ändert sich auch die *Blutsenkung*. Sie beginnt während des Impfverlaufs gegen den 4. Tag p. v. anzusteigen, erreicht ihr Maximum gegen den 12. Tag und kehrt erst im Laufe der 3. Woche wieder zum Normalwert zurück.

Ältere Untersuchungen über den *Stoffwechsel* zeigen Störungen der Stickstoff-Ausscheidung. Einer Steigerung vom 8.—10. Tag p. v. folgt eine Verminderung und in der Nachfieberperiode wieder eine leichte Erhöhung. Dieser Gang der Störung ist nach SOBOTKA (1927) unabhängig von der Höhe der Temperatur und der Intensität der Lokalreaktion. Nach BIRK [zit. bei PEIPER (1927)] weisen Schwankungen der N-Ausscheidung mit solchen im Mineralhaushalt ein paralleles Verhalten auf. BIRK faßte diese Erscheinungen als sekundäre Folge des Fiebers auf. Auf Grund der Befunde MALMBERGS, der Störungen des Stickstoff- und Mineralstoffwechsels schon in den ersten Tagen nach der Impfung beobachtete, kann man sie auch als Rückwirkung der Infektion erklären.

Nierenaffektionen gehören nicht zum normalen Ablauf der Pockenschutzimpfung. In einem geringen Prozentsatz werden leichte Albuminurien gesehen [PEIPER (1927)], wie sie auch bei allen fieberhaften und entzündlichen Allgemeinerkrankungen auftreten und insbesondere bei Kleinkindern nicht selten sind. Bei den Mitteilungen über schwerwiegendere Befunde fehlt der Nachweis, daß die Impflinge vor der Impfung gesund waren.

Den vaccinalen Prozeß begleiten mehr oder weniger regelmäßig die schon erwähnten *Schwellungen der regionären Lymphknoten*. Die Achseldrüsen sind fast immer beteiligt. Sie erwecken aber nur Aufmerksamkeit, wenn es zu derberen, schmerzhaften Infiltraten kommt. Vereiterungen werden selten gesehen; regelmäßig gehen die Schwellungen in wenigen Tagen zurück. Bei Oberschenkelimpfung kann eine extrem starke Vergrößerung der Leistendrüsen manchmal recht unangenehm sein. Die Beteiligung der Lymphknoten, bei älteren Kindern und Erwachsenen besonders häufig, wird beim Säugling in den ersten Lebensmonaten nie beobachtet.

Eine vorübergehende *Schwellung der Milz* hat KLOTZ [zit. bei Peiper (1927)] öfters beobachtet.

Abschließend sei noch auf die *EEG-Befunde* eingegangen, die WULFFTEN und PUISTER (1957) bei Erstimpflingen der niederländischen Marine, ferner RADTKE (1961) bei Erstimpflingen im Kleinkindalter erhoben haben. Nach Ansicht der Autoren zeigen die Untersuchungen, daß auch bei ungestörtem Impfverlauf EEG-Veränderungen vorkommen können. RADTKE (1961) vermutet fließende Übergänge zwischen den im EEG des gesunden Erstimpflings nachweisbaren Abwandlungen und den bei manifesten cerebralen Impfkomplikationen feststellbaren Veränderungen des Hirnstrombildes (s. S. 274). Es ist allerdings fraglich, ob es sich um eine spezifische Auswirkung des vaccinalen Prozesses handelt. Wahrscheinlich sind reversible, harmlose Abwandlungen im EEG auch bei Fieberzuständen anderer Genese stets zu finden. Sie werden durch vegetative Regulationsstörungen, die bei sensiblen Kindern häufig im Verlaufe fieberhafter Erkrankungen auftreten, verstärkt [s. b. STICKL (1961)].

Die Gesamtheit der beschriebenen Reaktionen läßt erkennen, daß sich der vaccinale Prozeß auf die Funktionen des Organismus stärker auswirkt, als man gemeinhin annimmt. Dementsprechend ist auch die Reaktion des *Nebennierenrindensystems*. Nach GÄDEKE (1955) kommt es 1—2 Tage vor Beginn des Area-Stadiums zu einem erheblichen Anstieg der Corticoid-Ausscheidung.

VI. Die Entwicklung der vaccinalen Immunität

Durch die erfolgreiche Vaccination gewinnt der menschliche Organismus einen zeitlich begrenzten Schutz. Dieser richtet sich nicht nur gegen eine erneute Infektion mit dem Vaccinevirus, sondern auch gegen Variola major und minor. Eine mehr als 150jährige Erfahrung hat uns über diesen Schutz gut informiert. Trotzdem ist unser Wissen über die Natur dieser Abwehr noch teilweise hypothetisch.

Klinische Versuche der älteren Zeit [Lit. bei SOBERNHEIM (1927)], vor allem die klassischen Studien v. PIRQUET's (1907), haben uns über den zeitlichen Aufbau dieser Immunität guten Aufschluß gegeben. Bei Erstimpflingen, die man täglich vacciniert, nehmen die Nachimpfungen ab dem 3.—4. Tag nicht mehr den gleichen Verlauf. Sie entwickeln sich beschleunigter, zeigen eine überstürzte Reaktion mit abortiver Pustelbildung. Die langsam ansteigende Abwehr erreicht bis zum 7.—8. Tag p. v. ihren Höhepunkt, so daß von diesem Zeitpunkt an Nachimpfungen nicht mehr angehen.

Frühere Autoren, wie OLITZKY und LONG, ferner DRESEL, vertraten auf Grund tierexperimenteller Ergebnisse die Theorie, daß die Dauer der Vaccineimmunität mit der Zeit des noch möglichen Virusnachweises zusammenfällt. Analoge Beobachtungen bei anderen Krankheiten (Herpes, Polio, Lyssa) sprechen zwar zugunsten der Annahme, daß eine latente Virusinfektion nicht mit einer irreversiblen Virusinaktivierung endet, sondern gelegentlich in einem labilen, zwischen Zelle, Virus und Antikörper bestehenden Gleichgewichtszustand verharren kann, den eine intercurrente Schädigung hin und wieder durchbricht [HALLAUER (1939)]. Den wenigen positiven Befunden, die bei der Vaccineinfektion des Menschen einen solchen Mechanismus glaubhaft machen, stehen aber zahlreiche negative Ergebnisse gegenüber. Es ist auf jeden Fall nicht bewiesen, daß bei der akut verlaufenden Vaccineinfektion die vaccinale Immunität durch ein persistierendes Virus im Sinne einer Infektionsimmunität gesteuert wird.

Die zeitlich unterschiedliche Autosterilisation der verschiedenen Organgewebe ist nach HALLAUER nur verständlich, wenn wir postulieren, daß jedes Organgewebe immunologisch in selbständiger Weise auf die Infektion mit dem Vaccinevirus reagiert und demgemäß auch eine mehr oder weniger unabhängige Immunität erwirbt. Die Gesamtimmunität eines Organismus, wenn wir diesen Begriff verwenden wollen, setzt sich demgemäß aus den einzelnen geweblichen Organimmunitäten und aus der humoralen Immunität zusammen. Sie ist komplexer Natur und in ihren Einzelheiten noch nicht genügend erforscht. Auf die Ausführungen im Allgemeinen Teil sei verwiesen.

Im Verlaufe der Vaccineinfektion des Menschen werden Antikörper gebildet. Sie erreichen zwischen der 3. und 4. Woche p. v. ihren Höhepunkt. DOWNIE (1959) konnte neutralisierende Antikörper noch 10 bis 20 Jahre nach der Erstimpfung nachweisen. Präcipitierende und komplementbindende Antikörper scheinen seltener aufzutreten und vor allen

Dingen früher aus der Blutbahn zu verschwinden. Die Bildung von Präcipitinen wird erst im Alter etwas stärker angeregt. Sie wurden auch bei Impfschäden häufiger gefunden [EPP (1961)].

Die neutralisierenden Antikörper binden das Virus bei seiner Ausbreitung über den Blut- und Lymphweg. Sie sind erst gegen den 10. Tag nachweisbar. Sind neutralisierende Antikörper vorhanden, ist der Organismus in der Regel immun und gegen eine Zweitinfektion gefeit. Umgekehrt erlaubt das Fehlen dieser Antikörper nicht den Rückschluß auf eine fehlende oder mangelhafte Abwehr. Noch unsicherer sind die Beziehungen zwischen der Immunität und den hämagglutinationshemmenden Antikörpern (s. S. 90).

Die genannten *humoralen* Antikörper sind nur eine Teilerscheinung in der Auseinandersetzung zwischen Erreger und Organismus und für das Immunisierungsgeschehen nicht allein verantwortlich. Die Beobachtung, daß trotz vorliegender Immunität Antikörper nicht nachweisbar sind, läßt einen anderen, eine wichtige Rolle spielenden Schutzfaktor erkennen.

Man kennt Fälle von Agammaglobulinämie, bei denen die Pockenschutzerstimpfung vollkommen normal ablief. KEMPE (1960) referierte Beobachtungen an 33 Kindern, die auf die Erstimpfung keine neutralisierenden Antikörper bildeten. Trotzdem war die Impfreaktion normal und hatte keinerlei Komplikation zur Folge. Es muß also neben den bisher bekannten und nachweisbaren humoralen Antikörpern noch ein anderer Schutzmechanismus existieren. Es handelt sich um die *cellulären* oder *geweblichen* Abwehrvorgänge. Man hat sie noch wenig erforscht, doch sind sie sicher ein entscheidender Baustein im Aufbau der vaccinalen Immunität. Diese Erfahrungen am Menschen finden ihre Ergänzung in den tierexperimentellen Arbeiten von FRIEDMANN und BARON (1961). Danach überstehen röntgenbestrahlte Meerschweinchen, die nicht in der Lage sind, Antikörper zu bilden, eine Vaccineinfektion mit Hilfe geweblicher Reaktionen. Dieser Immunitätsmechanismus steht in seiner Bedeutung mindestens gleichrangig neben den zirkulierenden Abwehrstoffen.

Die Entwicklung der zellständigen Abwehrfaktoren weicht von der Bildung der neutralisierenden Antikörper ab. Sie sind mit dem

Anstieg der letzteren nicht unbedingt gekoppelt. Die an bestimmten Körperzellen verankerten, geweblichen Schutzfaktoren sind für die Autosterilisation der Organgewebe verantwortlich. Sie finden sich nicht gleichmäßig im ganzen Körper, sondern in den einzelnen Organen in unterschiedlicher Stärke. Allerdings stehen uns für ihren Nachweis nur indirekte Methoden zur Verfügung. Die gewebliche Abwehr entwickelt sich im Laufe der Erstimpfung und ist nach einer Zweitinfektion im Hautorgan an einer Überempfindlichkeit gegenüber dem Virus erkennbar. Sie tritt als Spätreaktion vom Tuberculintyp auf und wird im englischen Schrifttum als ,,*delayed hypersensitivity*'' bezeichnet. Wir dürfen in der hyperergischen Reaktion einen wesentlichen Faktor der vaccinalen Immunität erblicken. Der Erreger wird beim Zweitkontakt an der Eintrittsstelle lokalisiert. Dieser Vorgang ist von einem Entzündungsphänomen begleitet, das in seiner Ausprägung von der Menge des eingebrachten Virus abhängt, seinen Höhepunkt nach 30—40 Stunden p. v. erreicht und dann rasch wieder abklingt.

Von Pirquet (1907) konnte in seinen Studien über die vaccinale Allergie bereits nachweisen, daß die Überempfindlichkeit sich auch gegen abgetöteten Impfstoff richtet, also nicht die Anwesenheit von lebendem Virus zur Voraussetzung hat. Man kann die Entwicklung und Ausbildung dieses Immunitätsfaktors darum mit Hilfe von inaktiviertem Vaccinevirus testen. Wird inaktiviertes Virus (Vaccine-Antigen) intradermal appliziert, so tritt bei positivem Ausfall nach 1—2 Tagen eine Rötung mit leichter Infiltration ein [Ehrengut (1963)].

Die überraschende Tatsache, daß manche Kinder mit Agammaglobulinämie auf die Erstimpfung normal reagierten, andere mit dem gleichen Mangelsyndrom eine Vaccinia gangraenosa entwickelten, zeigt, daß erstere Kinder einen intakten geweblichen Abwehrapparat hatten und darum die Infektion überstanden, trotz ihrer Unfähigkeit, neutralisierende Antikörper zu bilden [Kempe (1960)].

Man hat versucht, die Vaccine-Virus-Überempfindlichkeit passiv zu übertragen. Bei tuberkulinnegativen Personen gelingt die passive Übertragung der Tuberkulinallergie lokal durch intradermale Verabreichung von Leukozyten und generalisiert durch Injektion größerer Mengen von Leukozyten eines tuberkulin-positiven Spenders. Der letztere Fall hat sogar praktische Bedeutung bei Austauschtransfusionen Neugeborener und der nachfolgenden Tuberkulose-Schutzimpfung nach Calmette (s. d.) erlangt. Bei einem von Kempe beobachteten schweren Fall von Vaccinia gangraenosa konnte mit gleicher Technik eine, wie der Autor annimmt, lokale Sensibilisierung und Ausheilung erreicht werden. An entfernteren Hautstellen blieb der Hauttest jedoch negativ trotz

Transplantation von Lymphknoten und intravenöser Verabreichung trypsinierter Zellsuspensionen von frisch vaccinierten Spendern.

In den von meinem Mitarbeiter Stickl in Angriff genommenen Untersuchungen über die Gewebeallergie- und Immunität der Vaccine-Virus-Infektion konnte nur eine lokalisierte Übertragbarkeit der geweblichen Reaktionsbereitschaft gegen aktives Vaccine-Virus (nicht gegen Vaccine-Antigen) nachgewiesen werden. Eine passive Übertragung einer generalisierten Gewebeüberempfindlichkeit gegen Vaccine-Virus gelang dagegen auch mit höchsten Dosen von Leukozyten und Milzhomogenisaten, die von hyperimmunen Tieren (Kaninchen) gewonnen wurden, nicht. Dies zeigt, daß die wesentlich besser untersuchten und bekannten Verhältnisse der Tuberkulin-Allergie nicht einfach auf die immunbiologischen Vorgänge der Vaccine-Virus-Infektion übertragen werden dürfen. Eine recht charakteristische zelluläre Reaktion ist die Zytolyse von Lymphozyten und Histiozyten von Individuen, die eine Gewebeallergie erworben haben; diese Zellen lösen sich auf, wenn sie mindestens mit 10 bis 100 Vaccine-Virus-Partikeln in Kontakt kommen. Der Zytolyseindex stellt ein zuverlässiges Maß der geweblichen Allergie dar. Eine einfach zu handhabende Mikromethode wurde hierzu ausgearbeitet.

Die in der Haut bei Zweitkontakt in Erscheinung tretende Sensibilisierung hat keine Parallele in den übrigen Körperbezügen. Die Aufnahme des Virus in den Schleimhäuten der Respirationswege erfolgt ohne erkennbare lokale Reaktion.

Für die Beurteilung der geweblichen Abwehr ist es wichtig zu wissen, daß die Haut nicht einheitlich reagiert. Der die Impfstelle umgebende Hautbezirk wird offenbar stärker sensibilisiert als eine entferntere Stelle. So kann eine wiederholte Impfung unterschiedliche Erfolge zeigen, je nachdem, ob man die Revaccination in der Nähe der Erstimpfnarbe oder entfernt davon, z. B. am Bein vollzieht. Dieses Phänomen beschrieb bereits von Pirquet (1907). Horgan und Haseeb (1944) beobachteten es nicht nur am Menschen, sondern auch tierexperimentell beim Kaninchen und Schaf. Auch Collier (1951) machte auf unterschiedliche Reaktionen aufmerksam. So könne sich bei Wiederimpfung am Arm eine Immunitätsreaktion zeigen, die gleichzeitig am Bein durchgeführte Impfung aber eine beschleunigte Pustelreaktion zur Folge haben.

Der Gesamtheit der Immunitätsvorgänge bei der Vaccineinfektion müssen wir neben der humoralen und der lokalen geweblichen Immunität noch ein Phänomen hinzurechnen, das als ,,somatischer Gedächtniseindruck'' des

Abwehrapparates oder als *zentrale Immunität* bezeichnet werden kann. Ist im menschlichen Organismus die lokale gewebliche Immunität verlorengegangen und sind auch humorale Antikörper nicht mehr feststellbar, so wird eine erneute Infektion zwar das ausgeprägte klinische Bild einer scheinbaren Erstimpfung zeigen, aber in einem rascheren Wiedererscheinen humoraler Antikörper die Reaktionsbereitschaft des Abwehrapparates, den „somatischen Gedächtniseindruck", erkennen lassen. Diese zentrale Immunität hält wahrscheinlich das ganze Leben an und hat ihre praktische Bedeutung in der Erfahrungstatsache, daß gegenüber der gefürchtetsten Komplikation der Vaccination, der postvaccinalen Encephalitis, ein Schutz besteht (s. S. 259).

Über die *Geschwindigkeit*, mit der sich die vaccinale Immunität entwickelt, sind wir auf Grund der Versuche von PIRQUET's (1907) gut unterrichtet. Ab dem 3.—4. Tag nach der Erstimpfung sind, wie bereits einleitend erwähnt, die ersten Abwehrreaktionen erkennbar. Sie erreichen ihre volle Ausbildung gegen den 7. Tag p. v. Diese rasche Entwicklung, die bei einer Nachimpfung noch eine weitere Beschleunigung erfährt, gibt uns die Möglichkeit, durch eine sogenannte Inkubationsimpfung (s. S. 198) einen bereits mit Variola infizierten Organismus noch rechtzeitig zu schützen.

Die *Stärke* und die *Dauer* der vaccinalen Immunität sind ein altes Problem der Vaccineforschung. Die Impfdosis, die Art der Applikation, die Eigenschaften der im Impfstoff enthaltenen Vaccinestämme (s. S. 131), sowie die Disposition des Impflings sind von maßgebendem Einfluß.

Für den Immunisierungserfolg spielen sowohl *qualitative* als auch *quantitative* Faktoren eine Rolle. So besteht kein Zweifel, daß die einzelnen Vaccinestämme sich hinsichtlich ihrer immunisierenden Eigenschaften unterscheiden können. Die Ende des 1. Weltkrieges in Ostdeutschland aufgetretene Pockenepidemie wurde auf eine zu „schwache" Lymphe zurückgeführt. Nach den Berichten verursachte sie nach der Verimpfung ein normales Reaktionsbild, war aber hinsichtlich ihrer immunisierenden Qualitäten offensichtlich nicht genügend. KEMPE (1960) berichtet über Erfahrungen mit einer Madras-Vaccine. Unter 2000 sorgfältig examinierten Pockenkranken befanden sich 1800 mit deutlich sichtbaren Impf-

narben. Diese Tatsache stützt den Verdacht, daß die Schutzwirkung des angewandten Impfstoffes nicht mehr ausreichend war.

Der Impfstoff muß ferner *in genügender Menge* in den Körper eingebracht werden. Die häufig vertretene Ansicht, daß es nicht auf die Menge ankomme, da ein einziger Keim die Impfreaktion in Gang bringen könne, ist sicher unrichtig. Eine Mindestquantität ist für das Angehen der Impfung notwendig. Die Entwicklung der Immunität hängt vom Ausmaß der lokalen Virusvermehrung in der Haut und in den regionalen Lymphgefäßen ab. Die Impftechnik ist also nicht nur für das Haftvermögen des Impfstoffes, sondern auch für den Erfolg entscheidend (s. S. 179).

Man legt heute allgemein 2 Impfschnitte an, (in Deutschland seit 1934) oder begnügt sich nur mit einer Insertion (England 1930, Schweiz 1940). Auch die in Amerika übliche „Multiple Pressure-Method" ist als Impftechnik der Einschnitt-Methode gleichzusetzen. Systematische Untersuchungen von GROTH (1935) ergaben einen Zusammenhang zwischen Impfschutz und der Zahl der Impfschnitte. *Der Impfschutz ist um so geringer, je weniger Pusteln bei der Erstimpfung zur Entwicklung kommen.* Diese Korrelation ergab sich auch aus den Revaccinationsbefunden von KIRSCH, LEHMANN, MARR, ROGINA und IGUCHI [zit. bei HALLAUER (1939)]. Sie wird ferner belegt durch die Ergebnisse der englischen Pockenstatistiken. Lebensbedrohung und Letalität waren bei den Einnarbigen am größten [HALLAUER (1939)]. Eine neuere Mitteilung über diese Beziehung stammt von DOWNIE u. Mitarb. (1961), welche die Arbeiten der indischen Impfärzte PANDIT und MASALAMANI zitieren. Die Aufgliederung von 296 genau kontrollierten Pockenkranken mit 1 bis 4 Impfnarben ließ erkennen, daß der prozentuale Anteil der Patienten mit nur einer Impfnarbe siebenmal höher war als der Anteil der Patienten mit 4 Impfnarben. RAMACHANDRA RAO et al. (1950) fanden bei Patienten mit 1—2 Impfnarben in 20,8% und bei Patienten mit 3—4 Narben nur in 13,8% der Fälle einen schweren Verlauf der Variola.

Die Intensität der Erstimpfung und der Immunisierungserfolg hängen aber nicht nur vom Impfstoff und der applizierten Menge ab, sondern werden maßgeblich von den Vorgängen im Organismus beeinflußt, die wir zusammengefaßt als die Disposition des Impflings bezeichnen. Welche Mechanismen hier eine Rolle spielen, ist im einzelnen unbekannt. Die Gesamtheit der im „kinetischen System" (DOLD) mobilisierten Abwehrkräfte wird durch Funktionen des Gehirns, der Drüsen, des Stoffwechsels usw. gesteuert.

In welcher Form der Hormonhaushalt in die Abwehrvorgänge eingreift, geht aus tierexperimentellen Arbeiten hervor [HERRLICH (1952)]. Wurde Kaninchen am Tage der Impfung eine einmalige Injektion von Cortison verabreicht, so verlief die Vaccineinfektion sehr schwer und meist tödlich. Ein Teil der Tiere entwickelte ein encephalomyelitisches Syndrom. Gab man das Hormonpräparat zwei bis drei Tage später, blieb der Infektionsablauf unbeeinflußt, auch wenn man die Injektionen die folgende Zeit noch fortsetzte.

Eine dispositionelle Abwehrschwäche kann für die Ausbildung sog. asthenischer Impfpocken verantwortlich sein. Wie noch auszuführen sein wird, beobachtet man dieses Phänomen bei kränklichen Personen, deren allgemeine Widerstandskraft herabgesetzt ist. Wir haben Grund, anzunehmen, daß auch die Entwicklung der vaccinalen Immunität dadurch beeinträchtigt wird. Trifft einen Organismus mit Abwehrschwäche der Angriff einer ungewöhnlich großen Virusmenge, so kann es zu einem Zusammenbruch der Abwehr kommen. Diese Paralyse des gesamten Abwehrsystems beobachtet man bei schwersten Formen von Vaccinia progressiva.

Seit EDWARD JENNER's Zeiten bestehen Kontroversen über die *Dauer der vaccinalen Immunität*. Manche teilten dessen Ansicht von lebenslänglichem Schutz. ROBERT KOCH sprach von einer im Durchschnitt 10 Jahre dauernden Immunität, wogegen Autoren wie SOBOTKA (1927), KOYAMADA und andere [nach COLLIER (1951)] nur eine Dauer von 2 Jahren und weniger annehmen. Diese unterschiedlichen Auffassungen konnten entstehen, weil jeder der Autoren ein anderes Kriterium vor Augen hatte. Es erlauben jedoch weder die Revaccinationsergebnisse, wie noch auszuführen sein wird, eine zuverlässige Aussage, noch können wir die serologischen Kontrollen als sicheren Maßstab benützen.

Man muß grundsätzlich zwischen einer *individuellen* und einer *kollektiven Immunität* unterscheiden. Beim Einzelindividuum spielen die schon erwähnten Faktoren eine große Rolle: die gegebene Disposition, die Impftechnik und die Qualität des Impfstoffes. Die einmal erzielte Immunität ist relativ. Jeder Schutz kann durch die Stärke des Angriffs durchbrochen werden. Bei gegebener Exposition in einem Endemiegebiet darf man sich darum auf den Erfolg einer Pockenschutzimpfung nur bedingt verlassen. Insbesondere gibt uns eine sogenannte Immunitätsreaktion nach der Wiederimpfung (s. S. 194) nicht die geringste

Berechtigung, auf einen soliden Impfschutz zu schließen. Etwas anderes ist es mit der Immunität innerhalb eines Kollektivs. Hier lebt der Ungeimpfte im Schutze der Geimpften oder anders ausgedrückt, der schlecht Immunisierte profitiert vom Schutz des gut Immunisierten.

Die sogenannte Pockenlage ist von Land zu Land verschieden, demgemäß sind auch die für die Wiederholung der Impfung vorgeschriebenen Intervalle unterschiedlich. In einem Land, das nicht an ein endemisches Pockengebiet grenzt, begnügt man sich meist, wie in Deutschland, mit einer einmaligen Revaccination nach 10—12 Jahren. Der so erreichte Schutz ist aber nur innerhalb des geschlossenen Kollektivs wirksam und kann versagen, wenn der Einzelne mit Pockenkranken in Kontakt kommt. Die Pockenfälle der letzten Jahre haben uns ebenfalls gezeigt, daß die im Rahmen der Pflichtimpfungen bei uns erreichte vaccinale Immunität der Belastung in einem endemischen Pockengebiet nicht immer standhält.

So betrachtet, ist unser Kampf gegen die Pocken nichts anderes als die Aufrechterhaltung eines Gleichgewichtszustandes zwischen der Abwehrkraft des Einzelindividuums und der Angriffspotenz des Erregers. Wir benützen die Impfung, d. h. die Erzeugung der Vaccinekrankheit, um den Minimalschutz zu erzielen, der bei der jeweils gegebenen epidemiologischen Situation notwendig ist.

VII. Der Ablauf der Impfreaktion im teilimmunen Organismus

Eine beim Impfling noch vorhandene Restimmunität kann aktiv entstanden sein, wenn er früher die Pocken durchmachte, oder mit lebendem oder inaktiviertem Vaccinevirus geimpft wurde. Die Immunität kann aber auch passiver Natur sein, als sogenannte Leihimmunität durch den Übergang der mütterlichen Antikörper auf den Fetus oder durch Verabreichung von Immunglobulin.

1. Die Wiederimpfung
(Abb. 50—53)

Sie hat nach § 1 des Impfgesetzes im 12. Lebensjahr zu erfolgen, sofern die Erstimpfung länger als 5 Jahre zurückliegt. Da im Gesetz keine Frist festgelegt ist, besteht die

Impfpflicht theoretisch das ganze Leben, obwohl die Kontrolle hierüber praktisch nur während der Schulzeit ausgeübt wird. Eine weitere Impfpflicht ergibt sich aus dem Soldatengesetz für die neueinberufenen Rekruten. Schließlich fordern die Einreisegesetze verschiedener außerdeutscher Staaten den Nachweis einer innerhalb bestimmter Frist vorgenommenen Pockenschutzimpfung (s. S. 734).

Die *Vorbereitung* der Wiederimpfung obliegt im öffentlichen Termin der Schulbehörde (§ 13 des Impfgesetzes, s. auch S. 740). Der Impfarzt wird zuerst die Narben kontrollieren, die narbenlosen Kinder als vermutliche Erstimpflinge vom Wiederimpftermin ausschließen und zur genaueren Kontrolle in die Sprechstunde bestellen. Die weitere Prüfung der Impffähigkeit erfolgt nach den gleichen Grundsätzen, die auch bei der Erstimpfung beachtet werden müssen. Ein Unterschied ergibt sich nur hinsichtlich einiger altersbedingter Krankheitszustände (s. S. 301). Da die Wiederimpfung meist milder verläuft und kaum durch neurale Komplikationen belastet ist, sind die Eltern im allgemeinen sorgloser als bei der Erstimpfung. Trotzdem soll man auf eine genaue Erhebung der Vorgeschichte nicht verzichten.

Für die *Durchführung* der Wiederimpfung gelten die bereits erwähnten Richtlinien. Als Impfstelle wählt man allgemein den linken Oberarm. Befinden sich die Erstimpfnarben am rechten Arm, hat dies den Vorteil, daß eine eventuelle unterschiedliche Immunität des Hautorgans links möglicherweise schwächer ausgeprägt ist und die Impfung leichter angeht. Die Impfschnitte sind entsprechend der derberen Haut beim 12-Jährigen und beim Erwachsenen etwas kräftiger anzulegen. Damit erreicht man auch die Aufnahme einer größeren Menge von Impfstoff, was im Interesse der Sicherung des Impferfolges zweckmäßig ist. Bei Pockenkontakt und in endemischen Gebieten ist es auf jeden Fall wichtig, eine *Lymphe von genügend hohem Titer* anzuwenden. Nach HOBDAY, RAO, KEMPE und DOWNIE (1961) zeigte ein indischer Impfstoff bei der Erstimpfung „nearly 100% takes", fiel aber bei der Wiederimpfung auf 37,7% positiven Erfolg ab, während ein gleichzeitig angewandter Trockenimpfstoff mit 84,8% positiver Reaktionen eine stabile Qualität bewies.

Das *klinische Bild* der Wiederimpfung ist durch verschiedene Verlaufsformen charakterisiert. Die Variationsbreite erstreckt sich dabei von der „Erscheinungslosigkeit" bis zur Symptomatik einer scheinbaren Erstimpfung.

Das Kriterium einer Wiederimpfung ist die Beschleunigung der Reaktionen. Der immune Organismus reagiert rascher, und der Ablauf der Reaktionen kann so überstürzt vor sich gehen, daß zur üblichen Zeit der Impfnachschau, nämlich am 7. Tag, nur mehr Reste der bereits abgeheilten Effloreszenzen zu sehen sind. Es kann sich aber auch ein Krankheitsbild entwickeln, das von einer Erstimpfreaktion nicht zu trennen ist.

Herkömmlicherweise wird der Verlauf einer Wiederimpfung nach dem Erfolg charakterisiert. So unterscheidet man nach GINS (1927) eine Impfung ohne sichtbaren Erfolg, die Sofort- oder Frühreaktion, die Knötchenreaktion, die Bläschenreaktion, die Pustelreaktion vom beschleunigten Verlauf und die Pustelreaktion vom Erstimpftyp.

Sofort- und Knötchenreaktion sind im englisch-amerikanischen Schrifttum zusammengefaßt unter dem Begriff „reaction of immunity" bzw. „immediate reaction". Als „accelerated reaction" oder „vaccinoid" bezeichnet man die Bläschen- und Pustelreaktion, als „primary vaccinia" die Reaktion vom Erstimpftyp.

Die Mannigfaltigkeit der Erscheinungen hat man seit jeher mit *dem* Grad der Immunität in Verbindung gebracht, der vor der Wiederimpfung bestanden hat. Die im vorausgehenden Kapitel erläuterte komplexe Natur der Abwehrvorgänge macht aber die Beurteilung eines Wiederimpferfolges recht schwierig. Wir testen im Grunde nur die Reaktion des Hautorgans, dessen spezifische Sensibilisierung zwar der allgemeinen Umstimmung entspricht, aber doch unterschiedlich ausgebildet sein kann.

Die „*Impfung ohne sichtbaren Erfolg*" ist ein Phänomen, das bei der Wiederimpfung fälschlicherweise oft als Immunitätsreaktion gewertet wird. Eine Auseinandersetzung des Organismus mit dem Erreger ohne Beteiligung des Hautorgans wird bei der Erstimpfung ab und zu beobachtet (s. S. 199), kommt aber bei der Wiederimpfung kaum vor. Die sensibilisierte Haut reagiert beim Wiederimpfling schon auf geringe Mengen von Virus. Geht die

Impfung darum nicht an, sind es meist Fehler in der Technik oder im Impfstoff.

Wie sehr die Impftechnik für den Erfolg der Wiederimpfung verantwortlich ist, zeigt die folgende Tabelle von CROSS (1961) (Tab. 2). Sie vergleicht die Ergebnisse der Wiederimpfung durch einen geübten Impfarzt (A), der kräftige Impfschnitte setzt mit den Ergebnissen eines weniger geübten Impfarztes (B), der sich mit seichteren Impfschnitten zufrieden gibt. Die Zahl der negativen Resultate war bei B über 20 mal höher als bei A. Die Gesamtzahl der Bläschen- und Pustelreaktionen lag ferner bei B um ca. ein Drittel unter den Werten von A.

Tabelle 2

Wiederimpfreaktion	Impfarzt	
	A	B
Negativ	3	62
Knötchenreaktion	13	10
Bläschenreaktion	90	57
beschleunigte Pustelreaktion	78	56
Pustelreaktion von Erstimpftyp	6	5
Gesamtzahl:	190	190

Die *Sofortreaktion* tritt wenige Stunden nach der Wiederimpfung auf. Während beim Erstimpfling der Impfschnitt sich rasch schließt und die leichte traumatische Reaktion abklingt, entwickelt sich beim allergischen Organismus nach wenigen Stunden eine circumscripte Rötung um die Impfstelle. Sie hat die Farbe der Area, nimmt bis zum nächsten Tag noch zu, um dann wieder abzublassen. TIÈCHE (1950) benutzte diese Reaktion zur Diagnose der Variola. Er konnte während der Schweizer Pockenepidemie 1921 zahlreiche Verdachtsfälle durch die Haut reaktion seines eigenen Körpers klären.

Zwischen Sofort-, Früh- und Knötchen-reaktion besteht keine scharfe Trennung. Während für die Sofortreaktion als Arthus-phänomen die Kapillaren maßgebend sind, ist die *Früh- und Knötchenreaktion* (Abb. 50) ein Produkt der Zelle. Aus der Macula ent-wickelt sich eine kleine Papel. Am 3.—4. Tag beginnt die Papel sich wieder zurückzubilden, und am 7. Tag ist in der Regel nur mehr ein kleiner Fleck zu sehen. Streicht man mit dem Finger darüber, so fühlt man deutlich eine Erhebung an der Impfstelle.

Für diese abortiven Verläufe einer Wieder-impfung ist der *Juckreiz* an der Impfstelle ein charakteristisches Symptom. Je früher er auf-tritt, mit einem um so geringeren örtlichen

Prozeß muß gerechnet werden. Das *Allgemein-befinden* des Impflings ist bei der Frühreaktion nicht gestört. Fieber tritt kaum auf, auch die örtlichen Lymphwege sind nicht alteriert.

Ein anderer Verlauf der Wiederimpf-krankheit zeigt *Bläschen und Pustelbildung*. Fieber, Schwellung der zugehörigen Achsel-drüsen und entsprechende Störung des Allge-meinzustandes begleiten diese Krankheitsform ziemlich regelmäßig und können in ihrer Aus-prägung die Schwere einer Erstimpfreaktion erreichen. Die Beschleunigung des Ablaufes im Vergleich zur Erstimpfung ist besonders deut-lich erkennbar.

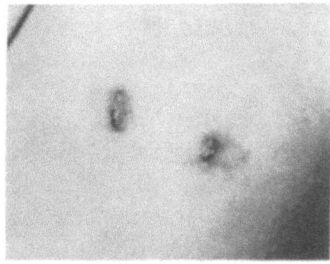

Abb. 50. Wiederimpfung: Knötchenreaktion (reaction of immunity)

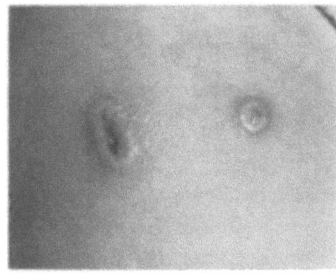

Abb. 51. Wiederimpfung: beschleunigte Pustel-reaktion (accelerated reaction)

Die *Bläschenreaktion* entwickelt sich gegen den 4. Tag und erreicht ihren Höhepunkt am 5. Tag p. v. Eine kleine livid gefärbte Area mit zackigen Ausläufern fehlt nie. Die Achsel-drüsen sind leicht geschwollen und auf Druck schmerzhaft, die Temperatur kann leicht er-höht sein. Setzt die Rückbildung bereits zu diesem Zeitpunkt ein, so imponiert am Nach-schautag eine dunkle, braunrote Kruste mit kleinem roten Hof. Die Borke fällt bald ab und hinterläßt keine Narbe.

Bei einem Teil der Impflinge bleibt der Prozeß nicht beim Bläschen stehen, sondern entwickelt sich weiter zur *Pustel* (Abb. 51). Diese zeigt am 7. Tag p. v. bereits eine breite zentrale Verkrustung, entspricht also in ihrer

Reife einer Erstimpfpustel vom 10.—11. Tag p. v. Typisch ist die Entwicklung der Area, die bereits VON PIRQUET (1907) als besonders prägnantes Kriterium der Wiederimpfung ansah. Sie erreicht bei der Pustelreaktion schon am 5.—6. Tag ihren Höhepunkt, zeigt eine dunkle Röte rund um die Pustel und kann sich bis zum Schultergürtel und Oberarm erstrecken. Sie überschreitet die Größe der Erstimpfarea meist beträchtlich. Am 7. Tag p. v. sehen wir in der Aufhellung der zentralen Partien bereits die Tendenz zur Abheilung. Manchmal ist diese schon so weit fortgeschritten, daß nur mehr eine dunklere Randzone die ursprüngliche Ausdehnung erkennen läßt. Die dunkle Verfärbung der Kruste ist Symptom einer hämorrhagischen Tendenz des Prozesses. Auch in der Area fallen oft Petechien auf. Diese Blutungsneigung beschränkt sich auf die Impfstelle und ist nicht etwa Ausdruck einer allgemeinen hämorrhagischen Diathese.

Nach Abfall der Kruste bleibt eine kleine, sehr oberflächliche Narbe sichtbar, die im Laufe des Lebens meist wieder verschwindet.

Die Allgemeinerscheinungen entsprechen bei der beschleunigten Pustelreaktion der stürmischen Entwicklung an der Impfstelle. Das Fieber tritt früher auf und kann hoch sein, doch fällt es rasch wieder zur Norm ab. Schwellung und Schmerzhaftigkeit der Achsellymphknoten gehören zum normalen Krankheitsbild.

Die *Pustelreaktion vom Erstimpftyp* wird als eine Form der Wiederimpfung beschrieben, die bei verlorengegangener Immunität auftrete. Diese Definition setzt voraus, daß eine solche Immunität früher bestanden hat. Ohne Zweifel sind hier viele Fehldeutungen möglich. Zur Kritik muß man darauf hinweisen, daß die durch eine frühere Erstimpfung erreichte Immunität nur durch das Vorhandensein von Erstimpfnarben wahrscheinlich gemacht werden kann. Das Vorzeigen eines Impfscheines genügt keinesfalls. Jedem geübten Impfarzt ist es ferner geläufig, daß auch bei jahrzehntelang zurückliegender Erstimpfung der Zweitkontakt mit dem Vaccinevirus Modifikationen im Reaktionsablauf erkennen läßt. Diese leichten Veränderungen, wie kurze Vorverlegung der Pustelreife, flache Ausbildung der Pustel und Fehlen der kugeligen Rundung, etwas fortgeschrittene zentrale Verkrustung, unregelmäßige Begrenzung der Pustel und der Area, leichte hämorrhagische Tendenz und

anderes werden vom Ungeübten übersehen und der Ablauf der Ereignisse dann als „Erstimpfreaktion" bewertet.

Die *Bewertung der Wiederimpfergebnisse* hat schon immer Anlaß zu Diskussionen gegeben. Die Mehrzahl der früheren Autoren (v. PIRQUET (1907), PAUL, JÜRGENS, GINS, GASTINEL, zit. bei SOBERNHEIM (1927)) war der Auffassung, daß nur eine Pustelbildung den Impferfolg garantiere. Namentlich GINS (1935) hob hervor, daß zur Verstärkung der Immunität eine Vermehrung des Virus erforderlich sei. Von neueren Autoren sind MARSDEN (1946), COLLIER (1951), DOWNIE (1959), BENENSON (1959), CROSS (1961) und KLUGE (1962) zu nennen, die ebenfalls eine vaccinoide Reaktion, d. i. Pustelbildung, fordern. In den Fachgremien, wie auf dem Symposium in Lyon 1962, forderte man eine eindeutig positive Antwort auf die Impfung und hob die Fragwürdigkeit der „immediate reaction" oder „Frühreaktion" hervor. Die Tatsache, daß mit inaktiviertem Impfstoff gleiche Reaktionen erzielt werden können, gab dieser Kritik neue Nahrung [CROSS (1961), BENENSON (1959)].

Die Beobachtungen von HOBDAY u. Mitarb. wurden schon erwähnt. BONITZ u. Mitarb. (1961) haben mit unterschiedlich eingestellten Impfstoffen den Impferfolg an mehreren tausend Wiederimpflingen überprüft. Dabei ergab sich, daß sich mit steigendem Titer die Zahl der Knötchenreaktionen vermindert. Ein Impfstoff mit einem Titer von $10^{6,7}$ ergab in 90 v. H. Knötchenreaktionen, während bei einer Einstellung von $10^{7,7}$ diese Zahl auf 25% herabgedrückt wurde.

Auf Grund der Ergebnisse bei Anwendung von inaktivem Impfstoff könnte man der „Immunitätsreaktion" wohl jeden Wert absprechen. Andererseits beweist der verschiedentlich gelungene Nachweis eines Antikörperanstieges nach „Knötchenreaktion" [COLLIER, (1951), HERRLICH u. Mitarb. (1956, 1959) u. KLUGE (1962), FINGER u. MÖBEST (1963)], daß auch bei diesem Reaktionstyp eine Auseinandersetzung mit dem Organismus stattfinden und eine Stimulierung der antikörperbildenden Organe die Folge sein kann. Allerdings tritt dieser Erfolg nicht mit der Regelmäßigkeit auf, die wir von einer positiven Impfung fordern müssen.

MCCARTHY, DOWNIE und BRADLEY (1958) kontrollierten den Antikörperanstieg bei 28 Wiederimpflingen mit Knötchenreaktion, bei denen sie eine Wiederholungsimpfung vornahmen. 13 der Probanden reagierten nun mit Pustelbildung, 15 wieder mit Knötchen. Von letzteren zeigten nur 8 einen Anstieg der neutralisierenden Antikörper. KAPLAN konnte nach CROSS bei 8 Impflingen mit einer Immunitätsreaktion 6mal einen schwachen Antikörperanstieg nachweisen.

In einer großangelegten Untersuchungsreihe wurden in der *Bayerischen Landesimpfanstalt* 1560 Blutproben von Wiederimpflingen im Hämagglutinationshemmungstest geprüft [FINGER und MÖBEST (1963)]. Von 155 Impflingen mit Knötchenreaktion und serologisch negativer Ausgangslage zeigten 44 nach der Impfung (20. bis 24. Tag p. v.) einen schwachen Antikörperanstieg von 1:6 (Mittelwert). Die restlichen 111 Impflinge entwickelten keinen echten Anstieg.

In Fortsetzung dieser Untersuchungsreihe wurden von uns 48 Wiederimpflinge im Neutralisationtest überprüft. Von 35 Impflingen mit einer Knötchenreaktion zeigten 7 keinen signifikanten Antikörperanstieg, 28 reagierten dagegen serologisch stark positiv mit einem Anstieg um das 7,9- bis 12,5fache.

Wie schon ausgeführt, ist die Sensibilisierung der Haut ein sehr wesentlicher Faktor der gewerblichen vaccinalen Immunität. Sie übt wahrscheinlich eine Abwehrfunktion aus: das bei der Wiederimpfung eingebrachte Virus wird in seiner Vermehrung und folgenden Generalisierung behindert.

Wenn auch eine Wiederimpfung mit Frühreaktion, wie die gelegentlichen serologischen Befunde beweisen, sich nicht in den Vorgängen im Hautorgan erschöpfen muß, so wissen wir doch über den Grad der erzielten Immunität nicht Bescheid. Vor allem haben wir nicht die Möglichkeit, den Erfolg auf Grund des klinischen Bildes zu kontrollieren. Lediglich eine Bläschen- oder Pustelbildung erlaubt eine Aussage, bei der Frühreaktion müssen wir die Antwort dagegen schuldig bleiben.

Das aufgezeigte Problem spielt im Rahmen der kollektiven Immunität keine sehr große Rolle. Nach einer älteren Durchzählung von GROTH (1935) reagierten von 48 444 Wiederimpflingen 65,4% mit Knötchen. Die heutigen Ergebnisse liegen zwischen 50 und 60%, der Rest der Wiederimpflinge zeigt Bläschen- und Pustelreaktionen. Nehmen wir an, daß bei der Hälfte der Fälle mit Knötchenbildung der Impfschutz nicht verstärkt wird, so bleibt bei diesen Kindern doch eine Basisimmunität auf Grund der erfolgreichen Erstimpfung. Wie die Erfahrung gelehrt hat, war die in unserem Volk durch die bisherigen Impfmaßnahmen erzielte

Abwehr ausreichend, um größere Pockenausbrüche zu verhindern.

Etwas anderes ist es, wenn der einzelne wegen der Gefahr einer Infektion geschützt werden soll. Hier dürfen wir uns mit der „Immunitätsreaktion" und Knötchenreaktion nicht zufrieden geben. In einer von YAOI (1956) zitierten Aufstellung aus der Pockenepidemie von Mukden (China) hatten von 117 Patienten mit Variolois 103 bei der längere Zeit vor der Erkrankung vorgenommenen Wiederimpfung keine sicher positive Impfreaktion.

Um Klarheit zu schaffen, hat das „*Expert Committee on Smallpox*" der *WHO* auf seiner Sitzung vom 14.—20. Januar 1964 die Bezeichnung „Immunitätsreaktion" aufgegeben. Es empfiehlt für die erfolgreiche Wiederimpfung — Bläschen, Pustel oder sicher tastbare Induration um ein zentrales kleines Ulcus — nur mehr den Ausdruck „*major reaction*" zu verwenden. Alle anderen Reaktionen seien als „*equivocal*" d. i. „zweifelhaft" zu charakterisieren.

Eine gezielte Wiederimpfung zum Schutze bei möglichem Pockenkontakt soll darum ein Optimum an Erfolg garantieren. Eine Nachschau am 3. Tag ermöglicht die sofortige Nachimpfung, wenn sich keine Reaktion ankündigt. Entsteht ein Knötchen, kann man die Impfung ebenfalls wiederholen, um Sicherheit zu haben. Nicht selten ist die Antwort auf die Wiederholung eine Verstärkung der Reaktion. Von 409 kontrollierten Wiederimpflingen mit Knötchenbildung entwickelten 22 = 5,2% auf die Nachimpfung eine Pustel [B. Landesimpfanstalt (FINGER u. MÖBEST 1963)].

Bedenkt man die vielen Fehlerquellen, so bleibt immer ein Unsicherheitsfaktor, der die Beurteilung einer Wiederimpfreaktion erschwert. YAOI hat aus diesem Grunde vorgeschlagen, auf die cutane Wiederimpfung zugunsten der subcutanen Impfmethode zu verzichten (s. S. 202). Eine andere, von uns benützte Methode, ist die Simultanimpfung mit inaktivierter Vaccine. Das gleichzeitig mit der Schnittimpfung subcutan verabreichte Vaccine-Antigen stimuliert den Antikörperanstieg. Über Grad und Dauer der so erzielten Immunität fehlt uns noch genügend Erfahrung.

2. Die Kombination der Erstimpfung mit inaktivierter Vaccine

Die Herstellung von inaktivierter Vaccine wurde bereits besprochen (s. S. 158). Für die

Immunisierung gegen die Pocken hat sich die alleinige Anwendung inaktivierter Impfstoffe nicht bewährt, doch benützt man sie in Kombination mit Lebendimpfstoff zur Prophylaxe gegen neurale Impfschäden. Vorgeschichte und gegenwärtiger Stand der Forschung werden in einem späteren Kapitel ausführlich behandelt (s. S. 284). Im Rahmen dieses Ab-

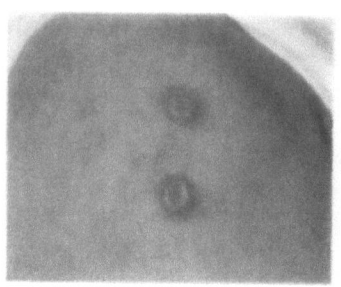 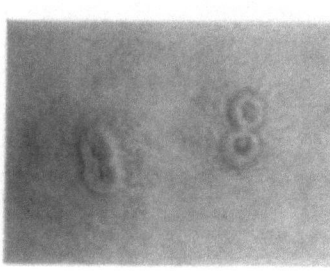

Abb. 52 links: Modifizierte Erstimpfreaktion am 7. Tag p. v. nach vorausgegangener Vorimpfung mit Vaccineantigen
rechts: Normale Wiederimpfreaktion (Bläschenreaktion) am 7. Tag p. v.

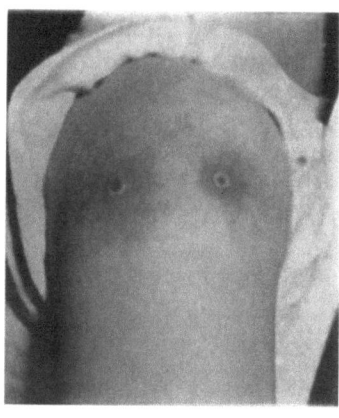

Abb. 53. Beschleunigte Pustelreaktion nach kombinierter Impfung am 7. Tag nach der Schnittimpfung

schnittes interessiert nur die Frage nach der Auswirkung des Antigens auf den klinischen Ablauf der nachfolgenden Erstimpfung.

Nach einmaliger Verabreichung von Vaccine-Antigen finden sich beim Menschen in der Regel noch keine neutralisierenden Antikörper. Einen schwachen Titer haben BEUNDERS u. Mitarb. (1961) nachgewiesen. KAPLAN (1960) gelang dies nur mit einem konzentrierten Präparat. Nach einer zweiten, spätestens nach einer dritten Gabe, erscheinen die Antikörper jedoch regelmäßig [BEUNDERS u. Mitarb. (1961), EHRENGUT (1962), ferner eigene Untersuchungen]. Nun beweist das negative Ergebnis eines

Neutralisationstestes nicht etwa das Fehlen der Antikörper, sondern sagt nur, daß sie nicht nachweisbar sind. Ihr unterschwelliges Vorhandensein erkennen wir aus dem Anstieg nach einer zweiten oder dritten Gabe. Die Immunisierung durch die inaktivierte Vaccine, besonders die Entwicklung einer geweblichen Immunität, lesen wir vor allem am Reaktionsbild der Cutanimpfung ab. Legt man aber das Hauptgewicht auf den serologischen Nachweis, muß man Vaccine-Antigen in einem Abstand von 14 Tagen zwei- bis dreimal geben und dann erst die Hauptimpfung vornehmen.

Die antigene Wirksamkeit der Vorimpfung wird auch durch die Tatsache bewiesen, daß bei vorgeimpften Erstimpflingen nach der Cutanimpfung die neutralisierenden Antikörper um 1 bis 2 Tage früher im Blut erscheinen als bei der Normalimpfung [EHRENGUT (1962)]. Nach KAPLAN (1960) verursacht die Anwendung inaktivierter Vaccine bei Wiederimpflingen einen deutlichen Antikörperanstieg.

Vaccine-Antigen wird in einer Menge von 1,0 bis 1,5 subcutan injiziert und im allgemeinen reaktionslos vertragen. Nach 8 bis 14 Tagen erfolgt die Nachimpfung mit üblichem Pockenimpfstoff. Als Folge der Vorimpfung sehen wir eine Vorverlegung der Pustelreife (Abb. 52 u. 53), eine vorzeitige Eröffnung und ein vorzeitiges Nässen der Pustel, sowie eine große unregelmäßige Area, die oft am Nachschautage schon aufgehellt ist. Diesen Einfluß der Vorimpfung mit inaktivierter Vaccine hat bereits JANSON 1891 gesehen und als Ergebnis Pusteln beschrieben, die „einen beschleunigten Verlauf zeigten, wie man ihn bei der Revaccination beobachtet".

Gelegentlich beobachten wir aber auch Phänomene, die nicht zum üblichen Bild einer Impfreaktion gehören. Hierzu zählen flüchtige Exantheme, Entzündungsödem an der Impfstelle, ungewöhnlich große Area und manchmal starke, nekrotisierende Tendenz der Impfulcera. Auch das Fieber kann sehr hoch sein. Die Gesamtheit dieser Erscheinungen weist daraufhin, daß die Immunisierung durch inaktiviertes Vaccine-Antigen auch von einer Allergisierung begleitet wird. Letztere tritt bei disponierten

Impflingen besonders stark in den Vordergrund [nach L. HERRLICH und SAUER (1963) in 10—15% der Fälle]. Nach ROHDE (1964) spielen bei dieser Allergisierung Begleitstoffe des Vaccinevirus eine Rolle, die nicht mit der infektiösen Komponente identisch sind.

Es erhebt sich nun die Frage, ob diese Methode, ganz abgesehen von ihrem Wert als prophylaktische Maßnahme gegen das Auftreten neuraler Impfschäden, auch ihre Aufgabe als Impfung erfüllt, nämlich vor den Pocken zu schützen. Die Schwierigkeiten eines Tierversuches haben uns bisher gehindert, ausgedehntere Experimente zu machen. Wir konnten mit Vaccine-Antigen allein im Affenversuch eine sehr massive Variolainfektion zwar nicht verhüten, aber doch in eine leicht verlaufende Form modifizieren. Von 6 mit Vaccine-Antigen vorbehandelten Tieren, die massiv mit Variola major infiziert wurden, zeigten 5 einen leichten fieberlosen Verlauf der Infektion, während 4 Kontrolltiere sehr schwer erkrankten [HERRLICH (1962)]. Es besteht kein Zweifel, daß die Kombination des Antigens mit der Lebend-Impfung einen noch besseren Erfolg verbürgt. Wir können aber wegen der möglichen Fehlerquellen nicht ohne weiteres auf den Menschen schließen. Es ist auf jeden Fall zweckmäßig, wenn man nach einer kombinierten Impfung nicht zu lange wartet, sondern zur Sicherheit eine Wiederimpfung nach 5 Jahren durchführt.

3. Der Ablauf der Impfung beim Säugling

a) Die immunologische Situation. Zahlreiche Funktionen der Anpassung und der Abwehr sind beim Säugling noch in der Reifung und Ausbildung begriffen. Dies gilt besonders für die an Serumfaktoren oder Zellsysteme gebundene spezifische und unspezifische Abwehr. Das Blut des Neugeborenen ist relativ arm an Schutzstoffen. Der Gammaglobulinspiegel wird zwar in normaler Höhe gefunden, aber im Globulinspektrum fehlen einige Serumfraktionen. Auch das celluläre Abwehrsystem ist unvollkommen und zeigt in den ersten Lebenswochen eine mangelnde Reaktionsbereitschaft [Lit. bei STICKL (1961), s. ferner S. 13)].

In der ersten Phase des Lebens, bis die eigenen Abwehrsysteme funktionieren, kommt der passiven Übertragung mütterlicher Schutz-stoffe eine große Bedeutung zu. Von den virusbedingten Antikörpern werden Variola-Vaccine-Antikörper beim Neugeborenen regelmäßig gefunden, vorausgesetzt, die Mutter hatte die Pocken oder eine Impfung durchgemacht. COLLIER (1951) stellte bei 700 Neugeborenen eine prinzipielle Übereinstimmung zwischen den Antihämagglutininen der Mutter und des Kindes fest. Nach KEMPE und BENENSON (1953) ist der Titer beim Säugling in der Regel höher als bei der Mutter. Auch SZATHMÁRY und HOLIK (1956) kamen zu diesem Ergebnis. Der Übergang der Vaccineantikörper auf den Fetus vollzieht sich diaplacentar. Sie werden weder durch die Amnion-Flüssigkeit noch durch Colostrum oder durch die Muttermilch übertragen.

Die Menge der auf das Kind übergehenden Antikörper hängt vom Zeitabstand ab, der zwischen der letzten erfolgreichen Impfung der Mutter und ihrer Gravidität verstrichen ist. Aus den Untersuchungen von HOLIK und SZATHMÁRY (1959) über Titerhöhe und Verweildauer der hämagglutinationshemmenden Antikörper geht hervor, daß sie in den ersten Tagen nach der Geburt stärker zurückgehen, dann in einer Variationsbreite von 1:4 bis 1:32 während der ersten Lebensmonate nachweisbar sind. Vereinzelt wurden sie auch später noch, sogar noch im Alter von $2^1/_2$ Jahren, festgestellt.

Über die Wirkungsweise zellgebundener Immunsysteme, die ohne Vermittlung humoraler Antikörper auf den Neugeborenen übergehen, wissen wir nicht sehr viel.

b) Der Reaktionsablauf. Die individuelle sehr unterschiedliche immunologische Situation des Säuglings bestimmt nun sehr maßgeblich den Ablauf der Erstimpfreaktion.

In der Regel sind sowohl die örtlichen wie auch die Allgemeinerscheinungen sehr milde. Die Pustel entwickelt sich in normaler Zeit, wird meist nicht sehr groß und ist nur von einer kleinen Area umgeben. Eine Lymphdrüsenschwellung ist nicht vorhanden und auch das Fieber hält sich in Grenzen. Sensibilitätszeichen und allergische Symptome fehlen. Ursache dieses komplikationslosen Ablaufes ist der von der Mutter noch herrührende passive Schutz. Er ist noch im 4.—6. Lebensmonat wirksam. Sowohl wegen dieser milderen klinischen Erscheinungen als auch wegen der

Möglichkeit einer Prophylaxe neuraler Komplikationen haben wir diese Zeitspanne als das günstigste Impfalter angesehen. [HECK u. Mitarb. (1959)].

4. Die Erstimpfung nach Vorimmunisierung mit Gammaglobulin

Die Möglichkeit, durch Verabreichung von Vaccine-Gammaglobulin eine der Leihimmunität der Säuglinge vergleichbare Grundimmunisierung zu erreichen, gab den Bemühungen um eine Prophylaxe der postvaccinalen Encephalitis neue Impulse (s. S. 283). Im Rahmen der Ausführungen zur Klinik sei nur der Einfluß auf den Ablauf der Impfreaktion erwähnt. Da der durch Gammaglobulin erreichbare passive Impfschutz nicht sehr lange anhält und das übertragene Immunglobulin in wenigen Wochen abgebaut wird, vermeidet man ein längeres Zeitintervall zwischen der passiven und aktiven Impfung. Im allgemeinen wendet man eine *Simultanimpfung* an und verabreicht Gammaglobulin gleichzeitig mit der Schnittimpfung.

Die Dosierung hängt von der Zielsetzung und von der Qualität des Gammaglobulins ab. Die geringe Menge von 2 ccm Immunglobulin beim Erwachsenen erschien den holländischen Autoren für die Prophylaxe neuraler Impfschäden ausreichend (s. S. 283). Eine Änderung der Impfreaktion wird aber durch diese geringe Dosierung mit Sicherheit nicht erreicht. Will man den Vaccinationseffekt abschwächen, z. B. eine Virämie bei einem Ekzematiker vermeiden, dann muß höher dosiert werden. Nach KARTE (1960) schwächt menschliches Hyperimmunglobulin, gewonnen von einem frisch Vaccinierten, erst in einer Menge von 0,3 ccm/kg Körpergewicht den Impfverlauf einigermaßen zuverlässig ab. KEMPE u. Mitarb. (1956) mußten 0,6—1,2 ccm/kg Körpergewicht verabreichen, um bei der Erstimpfung von Ekzemkindern und von Kindern mit Brandwunden die Virämie zu verhindern.

Einen Einblick in die Dosierungsprobleme geben auch die Versuche JOPPICHS (1962) mit einem *Rinderimmunglobulin*, dessen Gehalt an neutralisierenden Antikörpern etwa 80000 JD/50 pro ccm betrug. Injizierte er 16000 neutralisierende Antikörper/kg Körpergewicht intramuskulär, war bei der Hälfte der Kinder die Impfreaktion auf die cutane Impfung abgeschwächt. Erhöhte er die Dosis auf 25000, wurde die Entwicklung der Reaktion bei allen Kindern gehemmt. Bei einer weiteren Erhöhung der Immunglobulingabe auf 40000 neutralisierende Einheiten konnte er das Angehen der Pockenschutzimpfung völlig verhindern.

Die Beeinflussung einer Erstimpfreaktion durch die Simultanimpfung ist an der Beschleunigung erkennbar. Die Pustelreife tritt bis zu zwei Tage früher ein, die Pustel ist klein, von einer schmalen Aula umgeben und das Fieber übersteigt selten 38°. Dementsprechend ist das Allgemeinbefinden wenig gestört. Die individuellen Unterschiede der Reaktionsbereitschaft haben aber eine große Variationsbreite der Erscheinungen zur Folge, so daß die Wahl der für den jeweiligen Fall adäquaten Dosierung schwierig ist. Bei hoher Dosierung von homologem oder heterologem Immunglobulin muß man Unverträglichkeitserscheinungen in Kauf nehmen. Bei heterologem Serum besteht die Gefahr der Sensibilisierung. Die Frage des Impfschutzes wie auch der prophylaktische und therapeutische Wert dieser Methode wird an anderer Stelle behandelt (s. S. 284).

5. Die Inkubationsimpfung

Bei jeder Pockenepidemie werden Kontaktpersonen geimpft, die sich möglicherweise bereits in der Inkubationsphase der Variola befinden. Da nach einer Vaccination die ersten Abwehrreaktionen ab dem 3.—4. Tag erkennbar sind und gegen den 7. Tag ihre volle Ausbildung erreichen, die Inkubationszeit der Variola im Durchschnitt 13—14 Tage beträgt, hat eine frühzeitig ausgeführte Impfung unter Umständen noch einen günstigen Einfluß. Man muß allerdings mit individuellen Schwankungen rechnen. Eine Vaccineimmunität kann sich verspätet entwickeln oder die Inkubationszeit der Variola kann sich einmal um 1—2 Tage verkürzen.

HANNA hat 1913 in einer Studie die zeitlichen Beziehungen zwischen Vaccination und Variola behandelt. Aus der Tab. 3 ist zu ersehen, daß nur eine am 1. oder 2. Tag der Inkubation ausgeführte Impfung in der Lage ist, den Ausbruch der Infektion zu verhüten. Impfungen zwischen dem 3. und 5. Tag mildern das klinische Bild der Variola im Sinne einer Variolois, spätere Vaccinationen zeigen unsicheren Effekt und sind ab dem 8. Tag wirkungslos.

Da die schwerste Form der Variola, die Purpura variolosa, auch bei frisch Geimpften beobachtet wird, hat man vor der Inkubationsimpfung gewarnt. Auf Grund theoretischer

Überlegungen und tierexperimenteller Versuche [HENNEBERG (1963)] wird der verschlimmernde Einfluß einer der Impfung folgenden, negativen Phase angenommen. Auch bei den schweren Verläufen unter den Pockenfällen von Nordrhein-Westfalen (1962) hat man solche Zusammenhänge vermutet. Es ist durchaus möglich, daß eine zur unrechten

Tabelle 3. *Inkubationsimpfung und Schwere der Variola.*
(Nach einer Tabelle von HANNA)

Nr.	\multicolumn{11}{c}{Inkubationszeit}	\multicolumn{3}{c}{Initialstadium}	\multicolumn{5}{c}{Eruptionsstadium}	leicht	mittel	schwer
	1	2	3	4	5	6	7	8	9	10	11	12	13	14	15	16	17	18	19			
1	V																			∅	∅	∅
2		V																		∅	∅	
3		V																		×		
4		V																		×		
5			V																	×		
6				V																×		
7					V																	
8					V																×	
9						V															×	
10						V															×	
11							V														×	
12							V														×	
13							V														×	
14								V													×	
15								V													×	×
16								V													×	
17									V												×	
18									V												×	
19										V												×
20											∧											×
21												∧										×
22													∧									×
23													∧									×
24														∧								×
25															∧						×	
26															∧						×	×
27															∧						×	
28																∧						
29																∧						×
30																	∧					×

V *Impfung mit Erfolg*   ∧ *Impfung ohne Erfolg*

Zeit verabreichte Pockenschutzimpfung bei gegebener Disposition für den tödlichen Ausgang der Infektion verantwortlich ist. Solange wir aber über die pathogenetischen Zusammenhänge nicht besser Bescheid wissen, werden wir solche Vorkommnisse nicht verhüten können. Auch wird kein Arzt die Verantwortung tragen wollen, einen Patienten mit sicherem Pockenkontakt ohne Impfschutz zu lassen. Die tausendfachen Erfahrungen in Endemiegebieten der Vergangenheit und der Gegenwart verpflichten uns, die Impfung bei einem Gefährdeten durchzuführen, solange wir noch einen schützenden Effekt erwarten können.

Wird durch eine Inkubationsimpfung der Ausbruch der Krankheit nicht verhindert, so kann die sich entwickelnde vaccinale Immunität das klinische Bild im Sinne einer

Variolois modifizieren. Umgekehrt erfährt auch die Vaccineinfektion durch den variolösen Prozeß eine Veränderung. Die Pustel entwickelt sich beschleunigt wie beim Wiederimpfling. Sie nimmt fast regelmäßig einen hämorrhagischen Charakter an (Abb. 54). Dabei können innerhalb des Bereiches der Area Papeln aufschießen. Eigenartig ist auch ein mit Variolapusteln besetzter Randwall, der die Vaccine-Efflorescenz umgibt. In der weiteren Entwicklung laufen Vaccineinfektion und Variola nebeneinander her, ohne sich erkennbar zu stören. Mit der Ausheilung der Pocken heilt

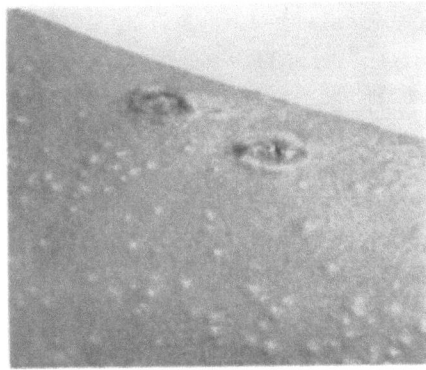

Abb. 54. Inkubationsimpfung. Modifiziertes papulöses Exanthem

auch der Impfprozeß ab und es bleiben nach Abfall der Krusten die bekannten Impfnarben zurück.

VIII. Atypische Verläufe der Pockenschutzimpfung

1. Die reaktionslose Impfung

Die Erfahrung, daß der ungeschützte Mensch gegenüber der Vaccine eine fast hundertprozentige Empfänglichkeit besitzt, veranlaßt uns, bei negativem Impfresultat den Fehler in erster Linie in der Impftechnik oder im Impfstoff zu suchen. Als *Fehler in der Technik* müssen wir auch eine durch zu scharf geschliffene Impfmesser verursachte Blutung oder die schädliche Einwirkung eines Hautdesinfiziens ansehen. Das Angehen einer mit regelrechter Technik und virulentem Impfstoff ausgeführten Impfung kann schließlich auch durch die Schutzfunktionen der Haut verhindert werden. Abwehrfaktoren sind unter anderen Komponenten die Hornhautdicke, die Kohlensäurediffusion, die Schweißsekretion, die Talgsekretion und der Säuremantel der Hautoberfläche.

Der pH-Wert der Haut beträgt beim Hautgesunden durchschnittlich 5,4, bei manchen chronisch Erkrankten, z. B. bei Ekzematikern, 6,5 bis 7. Obwohl experimentelle Untersuchungen hierüber fehlen, dürfen wir doch annehmen, daß eine pH-Verschiebung des Impffeldes die Wirksamkeit des eingebrachten Impfstoffes beeinträchtigen kann.

Zu den *endogenen* Faktoren, welche das Angehen einer Impfung verhindern, müssen neben passiv übertragenen Antikörpern (s. d.) auch noch andere individuelle Resistenzfaktoren gezählt werden. So ist es erstaunlich, daß manche Kinder eine fast absolute Unempfänglichkeit gegenüber mehrfachen Impfversuchen mit guter Technik und wirksamem Impfstoff aufweisen.

So zeigte der 3jährige Sohn eines der Autoren eine lange Resistenz gegen wiederholte Impfversuche, die mit besonderer Sorgfalt und einer Lymphe von hohem Titer durchgeführt wurden. Der 4. oder 5. Versuch verlief schließlich positiv mit einer Wiederimpfreaktion.

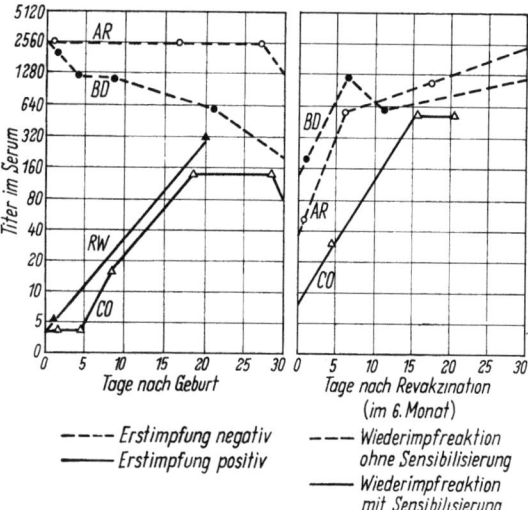

---- Erstimpfung negativ
—— Erstimpfung positiv

---- Wiederimpfreaktion
       ohne Sensibilisierung
—— Wiederimpfreaktion
       mit Sensibilisierung

Abb. 55. Haemagglutinationshemmende Antikörper im Serum von 4 Kindern (nach KEMPE)

KEMPE und BENENSON (1953) bringen in ihrer Studie über die passiv übertragenen Vaccineantikörper das resistente Verhalten gegenüber einer Impfung mit der Höhe des Titers der übertragenen Antikörper in Verbindung. So konnten sie am Beispiel von 4 Probanden zeigen, daß bei hohem Serumtiter die Impfung nicht anging (AR und BD in Abb. 55). Die Anwesenheit mütterlicher Antikörper kann aber das Phänomen der absoluten Abwehr nicht ganz erklären. Es ist unwahrscheinlich, daß bei zwei- und dreijährigen Erstimpflingen der von der Mutter

herrührende Schutz noch eine nennenswerte Rolle spielt. Trotzdem beobachten wir auch in diesem Alter, wenn auch viel seltener, ein Nichtangehen bei korrekt ausgeführter Vaccination. Man hat darum die Frage einer angeborenen Resistenz der Haut früher viel diskutiert, ohne experimentelle Beweise dafür anbieten zu können. Trotzdem kommen wir ohne eine solche Konstruktion nicht aus, wollen wir die klinisch gesicherte Tatsache des zeitweisen „Nichtangehens" einer Impfung einigermaßen verständlich machen. Ob eine Immuntoleranz bei diesen Vorgängen eine Rolle spielt, kann heute noch nicht gesagt werden.

Die in unserem oben zitierten Fall schließlich aufgetretene Wiederimpfreaktion beweist, daß eine reaktionslose Impfung nicht erfolglos sein muß. Auch in den Fällen von KEMPE und BENENSON (1953) zeigten die erfolglos Erstgeimpften bei der Nachimpfung nach 6 Monaten eine Wiederimpfreaktion. Eine Auseinandersetzung mit dem Vaccinevirus kann also auch bei Fehlen jeglicher Hauterscheinung stattfinden. Bereits den älteren Impfärzten war diese Tatsache bekannt und man hat auch versucht, diesen Vorgang im Tierversuch experimentell nachzuahmen. Eine Übersicht dieser früheren Arbeiten findet sich in einer Publikation von HATZ (1952). RAYNAUD (1877) konnte zeigen, daß trotz Excision der entstehenden Impfpustel der Impfimpuls nicht unterdrückt wird und Immunisierung eintritt. KRAUS und VOLK (1906) sowie LEVADITI und NICOLAU (1913) kamen zu gleichen Ergebnissen. Auch das Auftreten einer angeblich hämatogen entstandenen Sekundärvaccine [HACKENTHAL (1930)] mag die Auffassung stützen, daß trotz negativer Reaktion an der Impfstelle eine Virämie stattfinden kann.

Um die Frage zu beantworten, in welchem Prozentsatz wir bei reaktionslosem Impfablauf eine Immunisierung erwarten dürfen, hat EHRENGUT (1959) hundert „erfolglos" Geimpfte nachgeimpft. Bei ca. einem Viertel der Kinder ging eine normale Erstimpfung an. Hier hatte es sich also um eine echte „Erfolglosigkeit" gehandelt. Mehr als die Hälfte der Impflinge zeigte aber nach der Zweit- oder Drittimpfung vom Knötchen bis zur beschleunigten Pustel das übliche Bild der Wiederimpfreaktion als Zeichen der vorausgegangenen Auseinandersetzung mit dem Vaccinevirus.

Über die Ursache dieser Erscheinung wissen wir nicht Bescheid. Die Rolle der passiv übertragenen Antikörper wurde schon erörtert.

Wir können annehmen, daß bei diesen Impflingen der Erreger in der Haut sich nicht
vermehren kann, aber gleich einem inaktivierten Impfstoff seine antigene Wirksamkeit noch
entfaltet. Die dadurch erzielte Schutzwirkung
dürfen wir aber nicht zu hoch veranschlagen.
Sie reicht nur aus, um eine alsbald nachfolgende
Zweitimpfung im Reaktionsablauf etwas zu
modifizieren.

2. Die verzögerte Reaktion

Eine Verzögerung der Impfreaktion kann
verschiedene Ursachen haben. So ist bekannt,
daß für die Ablesung des Grothschen Versuches
auf der Kaninchenhaut (s. S. 136) im Winter
ein späterer Termin gewählt werden muß als
im Sommer. Kälte kann auch am Kinderarm
die Reifung des vaccinalen Prozesses um
1—2 Tage verlängern. Eine ähnliche Verzögerung erfährt die Pustelentwicklung, wenn
man zu schwachen Impfstoff anwendet. Dieses
Phänomen wurde schon früher beschrieben
(NOURNEY, zit. bei PEIPER). Jeder Impfanstaltsvorsteher weiß, daß bei zu schwach
eingestelltem oder durch falsche Lagerung ge-
schädigtem Impfstoff die Impfärzte nicht nur
über negative Resultate, sondern auch über
späte Pustelentwicklung klagen.

Bekannt ist die Verschiebung der Impfreaktion durch interkurrent auftretende Masern. Auch andere exanthematische Krankheiten können die Entwicklung der vaccinalen
Erscheinungen vorübergehend unterbrechen.
Als Ausdruck der Resistenzschwäche findet
sich ferner bei chronischen Krankheitszuständen eine abnorm langsame Entwicklungszeit
des lokalen vaccinalen Prozesses.

Hin und wieder stellt man fest, daß eine
scheinbar reaktionslose Impfstelle nach einem
tagelangen Latenzstadium plötzlich aktiv wird.
Auch die älteren Impfärzte beschrieben dieses
Phänomen [SACCO (1812)], für das v. PIRQUET
(1907) dann den Ausdruck „schlafende Keime"
prägte. Durch eine Nachimpfung, durch einen
interkurrenten Infekt, aber auch durch äußere
Reize, wie Sonnenbestrahlung, heißes Bad
oder ähnliches, wird ihre Aktivierung stimuliert. Auch beim normalen Ablauf der Impfung
bemerkt man, daß die Impfschnitte nicht
gleichmäßig zur Entwicklung kommen. Häufig
bleibt eine Stelle zurück, um dann plötzlich
aufzuschießen. Als einfachste Erklärung darf
angenommen werden, daß der Erreger aus

irgendeinem Grunde im Impfschnitt liegen
bleibt, ohne mit dem umgebenden Gewebe
in Reaktion zu treten. Durch eine äußere
„Aggression" oder durch eine innere Umstimmung kommt es schließlich zum Kontakt
und damit zur Auslösung der vaccinalen Entwicklung.

Werden „schlafende Keime" durch eine
Nachimpfung aktiviert, dann beobachten wir
das Phänomen der Successivimpfung. Noch
während der Inkubationszeit der zweiten
Vaccination reagieren die zuerst gesetzten
Impfschnitte. Die wachsende Immunität beeinflußt dann den Ablauf der Zweitimpfung
im Sinne einer Revaccination.

3. Area migrans und Nebenpocken
(Abb. 56 u. 57)

Eine ungewöhnlich große Area, die sich
bei Impfung am Oberarm bis über den Schultergürtel erstrecken kann, wird bei älteren

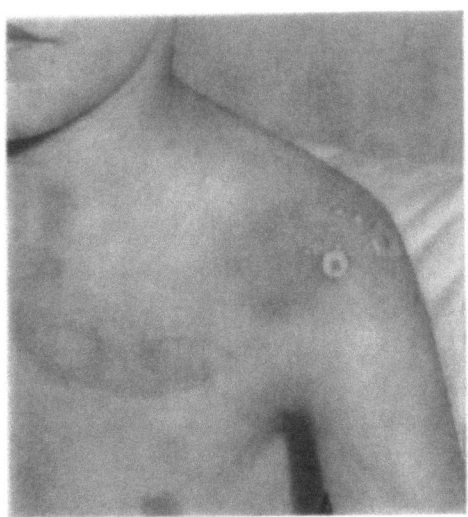

Abb. 56. Erstimpfreaktion am 12. Tag p. v. mit kleinen Nebenpocken und dem Randbezirk einer über
den ganzen Schultergürtel reichenden Area.
(Area migrans)

Kindern nicht selten gesehen. Meist hat die
Area die Tendenz, sich peripheriewärts zu
entwickeln. Wandert sie von der Impfstelle
abwärts, bevorzugt sie die Außenseite des
Armes und kann bis zum Handgelenk reichen. Manchmal geht auch der Zusammenhang mit der Impfstelle verloren. Man sieht
dann eine isolierte, flächige Rötung über dem
Ellenbogengelenk oder am Unterarm. GROTH
(1935) hat sie als Area migrans bezeichnet. Sie

ist harmlos und verschwindet nach einigen Tagen.

Die *Nebenpocken* sind kleine Eruptionen in unmittelbarer Nähe der Impfpusteln, die erst gegen den 11.—13. Tag aufschießen. Es sind fast immer mehrere Bläschen, welche nie die Größe der Originalpustel erreichen. Ihr gleichzeitiges Erscheinen beweist nach GROTH (1935), daß es sich um eine Verschleppung des Virus auf dem Lymphwege und nicht etwa um eine Übertragung durch Kratzeffekt usw. handelt. Die Bläschen sitzen der Epidermis sehr oberflächlich auf und trocknen ohne Hinterlassung einer Narbe ab.

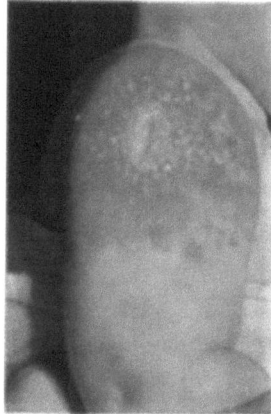

Abb. 57. Nebenpocken

Für die Entstehung von Nebenpocken sind neben dispositionellen Momenten auch Qualitäten des Impfstoffes verantwortlich. So konnten wir bei der Asinovaccine einer ausländischen Impfanstalt noch nach mehreren Rinderpassagen feststellen, daß dieser Impfstoff bei der Anwendung am Menschen rund 40mal häufiger Nebenpocken erzeugte als eine zur gleichen Zeit angewandte Kontrollvaccine.

4. Die hypertrophische Impfnarbe

Die Narbenbildung an der Impfstelle hängt sowohl von dispositionellen Momenten wie auch von den Eigenschaften des Impfstoffes ab. Eine stärker nekrotisierende Tendenz, die wir, wie schon ausgeführt, bei einzelnen Vaccinestämmen feststellen können, führt zu einem größeren Substanzverlust und zu einem längeren Haften der Krusten. Bei der gewöhnlichen Narbe bildet das zellreiche, neue Bindegewebe sich allmählich zurück. Seine Menge ist geringer als das Gewebsvolumen, das es er-

setzt. Die übliche Impfnarbe ist darum strahlig eingezogen. Bei stark nekrotisierender Eigenschaft des Impfstoffes kann es unter dem Entzündungsreiz zu einer leichten Hypertrophie der Narbe kommen, die aber noch im Niveau der Haut liegt oder es nicht wesentlich überragt. Nur bei gegebener Disposition des Impflings entwickeln sich derbe Wucherungen, sogenannte Narbenkeloide, auf die wir bei Besprechung der Impfschäden noch näher eingehen (s. S. 228).

IX. Andere Immunisierungsmethoden

1. Die subcutane Impfung

Seit den von dem Franzosen CHAUVEAU (zit. bei SORBENHEIM 1927) vor fast 100 Jahren durchgeführten Versuchen ist bekannt, daß man auch durch subcutane Injektion eines verdünnten Impfstoffes Immunisierungserfolge erzielen kann. KNÖPFELMACHER (1906) und NOBL (1906) haben dann erstmals die subcutane Impfmethode beim Kleinkind angewandt. Ein Jahrzehnt später wurde von LEINER und KUNDRATITZ (1921) Vaccinevirus auch intracutan in die Haut eingebracht. Beide Impfverfahren fanden damals einen lebhaften Widerhall [GALLARDO (1934)]. Die Diskussion über Wert oder Unwert dieser Impfmethoden kam zu einem gewissen Stillstand, bis der Streit darüber in den letzten Jahren erneut aufflammte [HAMBURGER (1951), HASSMANN, HOFBAUER, KAISER u. REUSS, NIEDERWIESER, TÜRK, (Lit. bei BERGER (1954), ferner PUNTIGAM (1954)]. Durch einen Beitrag von YAOI (1956) bekamen wir auch Kenntnis von bisher uns nicht zugänglicher, japanischer Literatur über dieses Thema. In Japan wurden von 1929—1942 insgesamt 98 Mitteilungen über die subcutane Impfung veröffentlicht. In diesem Zusammenhang ist zu erwähnen, daß man dort Subcutanimpfstoff auch therapeutisch bei verschiedenen chronischen Krankheitszuständen und Strahlenschäden verwendet.

In Österreich wurde die subcutane Pockenschutzimpfung seit einigen Jahren nicht mehr für die öffentlichen Impfungen erlaubt. Die Deutsche Impfgesetzgebung hat sie von Anfang an nicht berücksichtigt, sie konnte darum bei uns keine größere Verbreitung gewinnen.

Ohne auf die Polemik im einzelnen einzugehen, wollen wir uns in den folgenden Ausführungen auf das beschränken, was nach unseren heutigen Kenntnissen als gesichertes Erfahrungsgut gelten kann. Die Herstellung der Subcutan-Impfstoffe wurde schon besprochen (s. S. 163). Als Ort der Injektion wird der Oberarm gewählt, da hier das Impffeld am besten geschützt und kontrollierbar ist. Die Durchführung erfolgt nach den üblichen Regeln der subcutanen Technik. Es ist jedoch zu beachten, daß die Injektionsnadel nicht mit Impfstoff benetzt wird, da sonst die Epidermis schon an der Einstichstelle mit der Vaccine in Berührung kommt und sich möglicherweise eine cutane Impfreaktion gleichzeitig entwickkelt. Die Injektionsdosis hängt vom Titer des Subcutanimpfstoffes ab. Er wird im allgemeinen so eingestellt, daß eine Menge von 0,1 genügt. Die Injektionsnadel soll man ca. 1,5 cm tief in die Haut einführen. Bei intracutaner Verabreichung setzt man die übliche Quaddel, achtet aber darauf, daß sie nicht zu oberflächlich sitzt und die Nadelspitze nicht die Haut von innen nochmals ansticht.

Da die intracutane Impfung je nach der Technik in ihrer Auswirkung bald der cutanen — bald der subcutanen Impfung ähnelt, beschränken wir uns folgend auf die Beschreibung der letzteren. Titer und Menge des Impfstoffes bestimmen die Dauer der *Inkubationszeit*. Sie endet bei der *subcutanen Erstimpfung* zwischen dem 5. und dem 12. Tag p. v. Die Allgemeinreaktion beginnt mit mäßigem Fieber, das meist gegen den 8. bis 9. Tag einsetzt. Zwischen dem 10.—12. Tag schießt an der Impfstelle sehr plötzlich eine Rötung auf. Parallel entwickelt sich eine Schwellung und schließlich ein derbes Infiltrat, das hart und deutlich zu fühlen ist und einen Durchmesser von 3—6 cm aufweist. Die Rötung kann in ihrer scharfen Begrenzung dem Infiltrat entsprechen, aber sich auch darüber hinaus über den ganzen Oberarm erstrecken. Schon nach 1—2 Tagen blaßt ein mittlerer Ring ab (Halobildung), der am folgenden Tag breiter wird, bis nur mehr, ähnlich der Area bei der Schnittimpfung, ein dunkler Randsaum die ursprüngliche Ausdehnung des Prozesses anzeigt. Im Gegensatz zum raschen Verschwinden der Rötung bleibt die Induration lange palpabel und bildet sich erst nach 6—8 Wochen wieder zurück.

Der lokale Prozeß ist um so ausgeprägter, je näher das Inoculum an der Oberfläche deponiert wurde. Bei tief subcutaner Injektion tritt das Infiltrat an der Haut oft nicht in Erscheinung. Eine Rötung bleibt jedoch nie aus, und sie verschwindet erst nach 4—5 Tagen. Das Impffieber steigt selten zu höheren Graden an und ist bemerkenswert kurz. Dementsprechend kommt es auch nicht zu einer stärkeren Beeinträchtigung des Allgemeinbefindens. Der durchschnittliche Verlauf der Subcutan-Erstimpfung ist in all seinen Erscheinungen milder als der Verlauf der cutanen Impfung.

Tierexperimentelle Versuche an Jungrindern konnten diesen „milderen" Verlauf der Impfkrankheit bestätigen. Sowohl das Verhalten des weißen Blutbildes, der Serumeiweißkörper, wie auch der virusneutralisierenden Antikörper deuteten nach BERGER und PUNTIGAM (1955) darauf hin, daß die subcutane Erstimpfung eine geringere Belastung für den tierischen Organismus darstellt.

Bei hoher Verdünnung kann die subcutane Impfung reaktionslos bleiben. Es folgt weder eine Infiltratbildung noch eine Temperaturerhöhung. In der Praxis wird man eine solche Impfung als erfolglos bezeichnen. Veränderungen des Blutbildes wie Lymphozytose zeigen aber, daß trotzdem eine Umstimmung im Organismus stattgefunden haben kann. Wir benützten darum stark verdünnten Subcutanimpfstoff zur Vorimpfung als Prophylaxe gegen neurale Impfschäden, ein Verfahren, von dem wir später zugunsten der inaktivierten Vaccine wieder abgingen [HERRLICH (1959 u. 1964)]. AMIES (1962) hat die Methode auf Grund seiner experimentellen Untersuchungen erneut empfohlen (s. S. 284).

Bei der *subcutanen Wiederimpfung* treten allergische Symptome weit mehr in den Vordergrund, als es bei der cutanen Methode der Fall ist. Die eigentlichen vaccinalen Erscheinungen, wie die Induration, fehlen meist ganz oder sind nur angedeutet. Sehr rasch, oft schon innerhalb von 24 Stunden, kommt es aber zur Rötung und Schwellung. Diese Erscheinungen können beim Erwachsenen ganz beachtlich sein. Eigentümlich sind ziehende Schmerzen und ein Schweregefühl im geimpften Arm. Fieber fehlt meistens. In der Mannigfaltigkeit der Symptomatik besteht zwischen cutaner und subcutaner Wiederimpfung kein Unterschied.

Neben dem milderen Verlauf der Impfung hatte man früher die Seltenheit neuraler Komplikationen als wesentlichsten Vorzug der subcutanen Methode angesehen. Nach BERGER und

PUNTIGAM (1955) wurden aber in Österreich unter einer Zahl von ca. 10000 Subcutanimpfungen zwei Fälle von postvaccinaler Encephalitis beobachtet, was ungefähr der Häufigkeit nach cutaner Impfung entspricht. Das Zahlenmaterial ist zu klein für eine statistische Sicherung. Jedenfalls kann man nicht von einer größeren Seltenheit des Ereignisses sprechen.

Da eine Verschleppung des Virus von der Impfstelle nicht möglich ist, hat man die subcutane Methode für die Impfung ekzemkranker Kinder empfohlen. Diese rein mechanistische Auffassung übersieht die Bedeutung der hämatogenen Übertragung. Auch bei abgeheilten Ekzemen beobachtet man, daß die alten Ekzemstellen unter dem Einfluß des vaccinalen Prozesses aktiviert und dann auf dem Blutweg besiedelt werden.

Nach BERGER (1954) sind hämatogen entstehende Vaccineefflorescenzen im Gefolge subcutaner Impfung sogar häufiger als bei der Schnittimpfung. Er beobachtet bei 179 subcutanen Erstimpfungen der Wiener Impfanstalt 5mal eine hämatogene Entstehung von Sekundärpusteln und zitiert die Arbeiten von HASSMANN, der in 1—2%, und von TÜRK, der sogar in 22% der subcutan geimpften Impflinge eine generalisierte Vaccine beobachtete. Unter 2150 Subcutan-Impfungen, die wir in der Bayerischen Landesimpfanstalt durchführten, ist uns eine besondere Häufung generalisierter Vaccinen nicht aufgefallen.

Der kosmetische Effekt der Subcutan-Methode, nämlich die Vermeidung störender Impfnarben, spielt unter Laien, manchmal auch unter Ärzten, keine geringe Rolle. Den Impfärzten sind die Narben aber als bleibendes und jederzeit kontrollierbares Zeugnis für die erfolgreiche Erstimpfung sehr erwünscht, und viele wehren sich allein aus diesem Grunde gegen die narbenlose Impfmethode. Die Narben beweisen den vollzogenen Kontakt mit dem Virus und geben für die Wiederimpfung die beruhigende Gewißheit, daß die Gefahr einer neuralen Komplikation erheblich reduziert ist.

Auf Grund der Ergebnisse im Tierexperiment wurde schon von früheren Autoren angenommen, daß der Impfschutz nach subcutaner Vaccination ein geringerer sei als nach cutaner Impfung. GROTH (1935) fand bei Kaninchen nach intracutaner Impfung eine schlechtere Antikörperbildung. BERGER und PUNTIGAM (1955) konnten bei Jungrindern den im Vergleich zur cutanen Impfung wesentlich geringeren Anstieg der virusneutralisierenden Antikörper beweisen. YAOI (1956) hat zwar mit Recht davor gewarnt, Resultate des Tierexperiments auf den Menschen zu übertragen; immerhin erlauben die Ergebnisse, gewisse Schlußfolgerungen zu ziehen. Sie entsprechen den Resultaten der Wiederimpfungen von Kindern, die ihre Erstimpfung subcutan empfangen hatten: die Häufung der Pustelreaktionen weist auf eine geringere Dauer der Immunität hin. Aus den schon bei der Besprechung der vaccinalen Immunität genannten Gründen ist es aber unmöglich, eine Zeitdauer anzugeben. Menge und Titer der Erstimpfdosis, Stärke der Wiederimpfdosis, sowie individuelle Disposition des Impflings sind die Unsicherheitsfaktoren, die jede Voraussage problematisch machen.

Bei einer vergleichenden Kritik der subcutanen und cutanen Impfmethode kommen wir zusammenfassend zu einer zurückhaltenden Beurteilung der Injektionsimpfung. Sie hat mehr Nachteile als Vorteile, ihre Technik ist umständlicher und für Massenimpfungen nicht so brauchbar.

Andere Gesichtspunkte gelten jedoch für eine Wiederimpfung bei Gefahr des Pockenkontaktes. Hier gibt die subcutane Methode die Gewähr, daß die für den Immunisierungseffekt notwendige Virusmenge in den Körper eingebracht wurde. Man kann diesen Effekt willkürlich steigern, indem man nach dem Vorschlag von YAOI (1956) eine zweite Injektion nach einem Zeitabstand von 5—7 Tagen folgen läßt. Der Nachteil, daß das subcutane Gewebe eventuell schlechter immunisiert als das Hautorgan, wird durch den Vorteil einer sicheren Deponierung des Impfstoffes aufgewogen. Eine gleiche Möglichkeit ist uns bei der cutanen Impfung nicht gegeben. Auch bei Wiederholung und erneuter Knötchenreaktion bleiben wir im Ungewissen, ob eine Auffrischung des Impfschutzes stattgefunden hat oder nicht. Die subcutane Wiederimpfung ist darum die Methode der Wahl für diejenigen Patienten mit Knötchenreaktion nach cutaner Impfung, denen wir wegen der besonderen Gefährdung einen zusätzlichen Schutz vermitteln wollen.

2. Die „Multiple-Pressure" Methode

Die für das Angehen der Impfung notwendige Verletzung der Haut kann man auch mit einer Nadel erzeugen. Als „acupuncture" wandte sie zuerst der Italiener GATTI an [zit. nach KAISER (1949)]. Als „Multipuncture" oder „Pressure Vaccination" wurde sie von LEAKE (1928) und THOMAS und BULL (1927) empfohlen [Lit. bei HALLAUER (1939)] und hat sich jetzt als „Multiple-Pressure"-Methode in der angelsächsischen Welt eingebürgert. Sie ist in Amerika allgemein eingeführt und seit 1948 auch das offizielle Verfahren in England.

Die Technik ist sehr einfach. Ein Tropfen Impfstoff wird auf die vorher gereinigte Haut aufgebracht. Dann hält man eine Hagedornnadel parallel zur Hautoberfläche und preßt die Spitze unter vibrierender Bewegung in die benetzte Impfstelle. Es wird ein 30maliges Einpressen innerhalb von 10 Sekunden vorgeschrieben, doch kann man durch kürzere oder längere Dauer die Menge der gesetzten „Punkte" und damit den Grad der Hautverletzung individuell variieren.

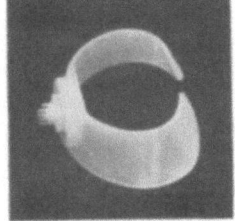

Abb. 58.

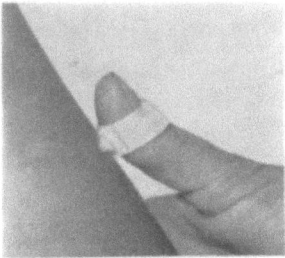

Abb. 59.

Abb. 58 und 59. Impfring nach KRAVITZ

Der „Mehrfach-Punkt"-Impfung wird nachgerühmt, sie sei schmerzlos, bequem und schnell durchführbar, erzeuge keine Blutung und erlaube auch dem Ungeübten im Gegensatz zur Schnittmethode eine sichere Aus-

führung der Impfung. Der Impfablauf sei insgesamt milder, die Pustel kleiner und damit die Gefahr einer Sekundärinfektion geringer, ferner würde nur eine sehr kleine Narbe entstehen.

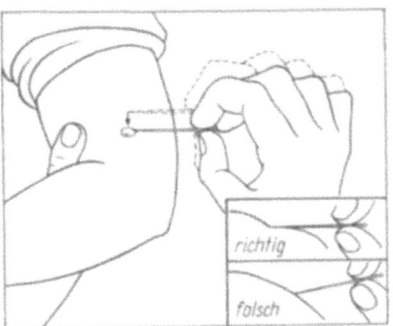

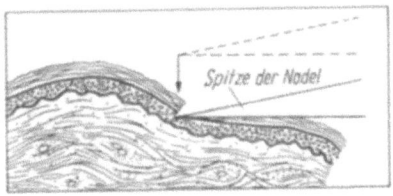

Abb. 60. Technik der „Multiple-Pressure"-Methode

Es ist zuzugeben, daß der Anfänger mit dieser Methode weniger Versager hat. Vor allem ist die nachgebende Säuglingshaut durch die eingepreßte Nadelspitze leichter zu verletzen als mit dem Impfmesser. Für den Geübten bietet die Multiple-Pressure-Methode aber gegenüber der klassischen Schnittimpfung kaum Vorteile. Nach eigenen Erfahrungen ist der Impfablauf ungefähr der gleiche, Impffieber und Lokalreaktion sind nicht unterschiedlich. In der Schnelligkeit der Technik ist die Schnittimpfung überlegen, zu derselben Ansicht kamen BHATTACHARJI und GHOSH HAZRA (1956), die in einer vergleichenden Studie beide Verfahren überprüften. Für die Einzelimpfung mag die Punkt-Technik brauchbar sein, für die öffentlichen Impftermine ist sie aber wenig geeignet. Aus diesem Grunde konnte sie in den Ländern, in denen große Termine abgehalten werden, die alte Methode nicht verdrängen.

Eine Verbesserung der Multiple-Pressure-Technik hat KRAVITZ (1961) vorgeschlagen. Er verwendet für die Impfung einen „Vaccinator" (Abb. 58 u. 59). Es handelt sich um einen Ring aus Metall oder Plastik, der eine kleine Platte von ca. 3 qmm mit 9 Spitzen trägt. Der Impfarzt steckt den Ring an seinen rechten Daumen, beschickt die Spitzen mit Impfstoff und preßt die Platte mit mäßigem Daumendruck in die Haut des Impflings. Eine Modifikation des Gerätes haben TRIAU u. Mitarb. (1962) kürzlich beschrieben. Bei der Erprobung in der Impfsprechstunde konnten wir uns von der Brauchbarkeit dieses Impfbesteckes überzeugen. Der „Daumendruck" wird vom Impfling kaum bemerkt. Die Verletzung der Haut ist geringfügig, aber ausreichend, so daß Versager nicht vorkommen. Die Methode erlaubt, ähnlich dem Pirquet-Bohrer, eine umschriebene Durchtrennung der Epidermis, die nicht sehr tief geht, nicht blutet und eine kleine runde Pustel erzeugt. Ein psychologischer Vorteil ist das Fehlen einer Spritze, Nadel oder eines Messers, so daß die Kindersprechstunde ruhiger verläuft. Sonst gilt das zur Multiple-Pressure-Methode bereits Gesagte.

3. Die „Jet"-Injektion
(Abb. 61)

Bei der Arbeit an Dieselmaschinen kommen gelegentlich Verletzungen durch das unter hohem Druck aus einer Düse ausströmende Öl vor. Es ist bekannt, daß das Öl dabei fast schmerzlos die Haut durchdringt. Manchmal

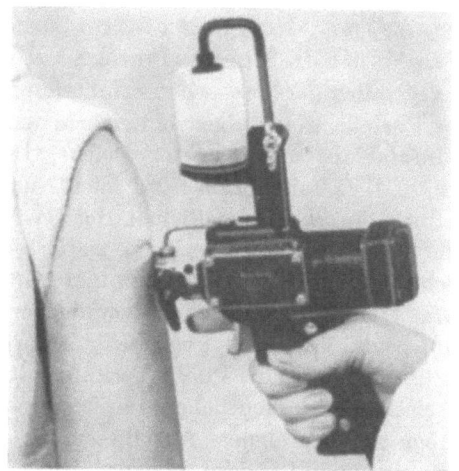

Abb. 61. Jet-Injektion
(Foto: R. P. Scheer G.m.b.H., Eberbach/Baden)

wird die Verletzung erst später durch die Entwicklung einer Nekrose oder eines sterilen Abszesses bemerkt. Die Schmerzlosigkeit dieses Arbeitsunfalles veranlaßte den amerikanischen Ingenieur SUTERMEISTER, nach einer medizinischen Anwendungsmöglichkeit zu forschen.

In Zusammenarbeit mit dem Chirurgen ROBERTS (zit. bei BENENSON) baute er die erste Apparatur, um zu zeigen, daß man damit auch Medikamente fast schmerzfrei in den Körper einbringen kann. Es dauerte jedoch einige Jahrzehnte, bis es gelang, ein für die Praxis brauchbares Gerät zu entwickeln [WARREN u. Mitarb. (1955)]. BENENSON (1959) hat kürzlich über die beiden z. Z. auf dem Markt befindlichen Fabrikate[1] berichtet.

Es handelt sich bei beiden um ein pistolenähnliches Gerät, welches das Medikament oder den Impfstoff aufnimmt und unter hohem Druck, der durch eine Pumpe erzeugt wird, durch eine feine Düse preßt. Setzt man die Düsenöffnung auf die Haut, dringt der feine Strahl bis in die Subcutis und deponiert dort die Flüssigkeit. Man kann mit den heutigen Apparaten steril arbeiten und genau dosieren.

Das Impfgut wird mit einer Geschwindigkeit von ca. 180 m/sec in die Haut gepreßt. Um 1 ml zu injizieren, benötigt man 0,4 sec. Der Impfling bemerkt lediglich den Druck beim Aufsetzen der Impfpistole. Nur hin und wieder, wenn ein Hautnerv getroffen ist, spürt er ein leichtes Brennen. Im Röntgenbild sieht man, daß die Flüssigkeit sich im subcutanen Gewebe verteilt, wobei nur wenige Prozent in der Haut verbleiben. Der Eintritt in ein Blutgefäß wurde nie beobachtet, doch soll man über einem sichtbaren Gefäß nicht injizieren. 10–15 Sek. nach Absetzen des Gerätes kann es zu einem Blutaustritt aus der Eintrittspforte kommen. Man beobachtet es nicht häufiger als nach üblicher subcutaner Impfung, doch kann die Blutung dann länger andauern.

Man hat diese Impfpistole in der amerikanischen Armee in einem Massenexperiment angewandt und konnte mühelos innerhalb einer Stunde bei 1440 Patienten je 1 ml einer Influenza-Vaccine verimpfen (BENENSON 1959). Für die Pockenschutzimpfung verwendeten ELISBERG und Mitarb. (1956) Eihaut-Vaccine. Ein Vergleich mit Impflingen, die man normal impfte (Multiple Pressure), ergab weder in der Klinik noch im Antikörperbild Unterschiede.

Die Jet-Methode kommt für die Einzelimpfung kaum in Frage, eignet sich aber ohne Zweifel für Massenimpfungen. Die Geschwindigkeit des Verfahrens wird durch keine andere Methode erreicht. Es ist allerdings einzuwenden, daß die Prüfung der Impffähigkeit der wichtigere und zeitraubendste Teil der Impfhandlung ist. Die Ausführung der Impfung

---

[1] Z. and W. Mashine Products Company, Cleveland, Ohio. RP. Scherer Corporation of Detroit Michigan.

nimmt nur mehr einen Bruchteil dieser Zeit in Anspruch. Man muß aber zugeben, daß bei dieser an sich *idealen Kombination von cutaner und subcutaner Impfung* Versager recht selten sind. Auch macht die Technisierung dieses nadel- und messerfreien Verfahrens bei den fortschrittgläubigen Zeitgenossen Eindruck, psychische Alterationen, wie Ohnmachtsanfälle kommen kaum vor, und die ganze Aktion läuft reibungsloser ab.

4. Intravenöse und orale Immunisierung

Auch durch eine *intravenöse* Injektion von sterilem Impfstoff wird eine vaccinale Immunität erzielt (Lit. bei SOBERNHEIM). PASCHEN (1927) hat nachgewiesen, daß man Kaninchen auch durch intravenöse Injektion von Variolavirus gegen die spätere Hautimpfung mit Vaccine immunisieren kann. Für Versuche am Menschen bestand kein Anlaß, und sie wurden unseres Wissens auch nicht durchgeführt. Ohne Zweifel würde es auch hier möglich sein, einen gewissen Schutz auf diesem Wege zu erreichen.

Die ersten *oralen* Infektionen des Menschen mit Vaccine-Virus dürften zufällig zustandegekommen sein. Jedenfalls berichten ältere Publikationen [SOBERNHEIM (1927)] über Darmschädigungen nach Zufuhr des Vaccinevirus per os. Diese Erfahrungen regten zu einer experimentellen Überprüfung der Möglichkeiten oraler Immunisierung an. Die älteren Arbeiten von CHAUVEAU, CASAGRANDI, TEISSIER, DUVOIR und GASTINEL [zit. bei SOBERNHEIM (1927)] sprechen dafür, daß man auf diesem Wege immunisieren kann. Versuche, die wir mit anderer Zielsetzung an Kaninchen durchführten, bewiesen die Möglichkeit einer „oralen" Immunisierung. Es erhebt sich nun die Frage, ob es sich hier wirklich um eine Aufnahme des Erregers durch die unverletzte Darmschleimhaut handelt. Es ist zu vermuten, daß Schleimhautverletzungen und vaccinale Geschwürsbildung als Eintrittspforte dienten. Auch wenn die Sektion solche Geschwüre nicht aufdeckt, kann diese Möglichkeit nicht ausgeschlossen werden. Die gleichen pathogenetischen Zusammenhänge dürften sich auch bei der intranasalen Verabreichung ergeben. Für den Menschen kommt eine orale Vaccination wegen der damit verbundenen Gefahr einer Schleimhautinfektion jedenfalls nicht in Frage.

X. Anhang
Versuche zur medikamentösen Prophylaxe der Pocken

Lange Zeit hatte es den Anschein, als ob sich die bei Bekämpfung der Parasiten, Bakterien und Rickettsien erzielten Erfolge der chemotherapeutischen Forschung auf dem Gebiet der Virusinfektionen nicht wiederholen würden. In jüngster Zeit wurden aber Verbindungen bekannt, denen man eine Wirksamkeit nicht absprechen kann. Noch steckt diese Entwicklung in den Anfängen. Die bisherigen Publikationen lassen aber erkennen, daß einige Virusinfektionen nicht nur therapeutisch beeinflußbar sind, sondern auch durch eine medikamentöse Prophylaxe bekämpft werden können. Obwohl wir damit das Thema „Schutzimpfung" verlassen, veranlaßt uns die Bedeutung dieser neuen Forschungsergebnisse, darauf kurz einzugehen.

Die ersten Erfolge erzielte die chemotherapeutische Forschung bei den Vertretern der Psittakose — Lymphogranuloma inguinale-Gruppe. Sowohl die Sulfonamide als auch die Antibiotica erwiesen sich als wirksame Heilmittel. Man denkt daran, daß bei diesen großen Viren, in ähnlicher Weise wie bei Bakterien, der Eigenstoffwechsel beeinträchtigt wird. Bei anderen Virusinfektionen konnte man ähnliche Erfolge nicht erreichen, wenngleich der Anwendungsbereich dieser Präparate durch die Notwendigkeit, die bakteriellen Sekundärinfektionen zu bekämpfen, wesentlich erweitert wurde.

Erstmals 1950 wurden Verbindungen mit breiterer virucider Wirksamkeit bekannt. HAMRE, BERNSTEIN und DONOVICK gelang es, bei der Vaccineinfektion des Hühnerembryos und der Maus mit p-Aminobenzaldehyd-thiosemicarbazon eine eindeutige Verzögerung der Absterberate zu erzielen. Ihre Befunde wurden von anderen Autoren sowohl für diese Verbindung als auch für andere Thiosemicarbazone bestätigt. Aus dieser Gruppe hat nach den Befunden von THOMPSON, DAVIS, RUSSELL und HITHICHGS und BAUER [zit. bei BOCK (1957)] besonders das Isatin-Derivat eine gute Wirksamkeit.

Der chemotherapeutische Effekt dieser Verbindung richtet sich nur gegen einige Vertreter der Pockengruppe. Resultate wurden tierexperimentell bei Infektionen mit dem Vaccinevirus erzielt. BAUER und SADLER (1960) fanden dann auch eine Wirksamkeit bei der Alastrim- und Variolainfektion. Von TURNER, BAUER, und NIMMO-SMITH (1962) stammt die Mitteilung über die erste Anwendung am Menschen. N-Methylisatin-β-thiosemicarbazon wurde in einer Dosierung von 250 mg alle 6 Stunden einem Kind mit schwerem Eccema vaccinatum verabreicht, worauf eine dramatische Besserung in wenigen Tagen erfolgte.

Eine andere Verbindung, die sich therapeutisch bewährte, ist *5-Jod-2′-deoxyuridin.* Man hat es zuerst zur medikamentösen Behandlung des Herpes simplex corneae verwandt, dann aber auch gute Erfolge bei der vaccinalen Keratitis gesehen. [Literatur bei KAUFMAN und MALONEY (1963)]. Die therapeutische Wirksamkeit dieser Verbindung dürfte darauf zurückzuführen sein, daß man sie am Auge in genügend hoher Konzentration anwenden kann.

N-Methylisatin-β-thiosemicarbazon wurde auch erfolgreich für die *Prophylaxe* der Pocken verwendet, worüber BAUER kürzlich berichtete.

Während einer Pockenepidemie in Madras erhielten 650 Kontaktpersonen das Präparat in unterschiedlicher Dosierung, und zwar von 6—24 Gramm täglich. Es wurden nur Personen ausgewählt, die mit den Pockenkranken im gleichen Raum schliefen. Eine ungefähr gleich große Gruppe von Kontaktpersonen blieb unbehandelt. Nach 16 Tagen wurden die Häuser kontrolliert und die Zahl der Neuerkrankungen notiert.

In der behandelten Gruppe stellte der Verfasser 3 Fälle von Pocken fest. Zwei dieser Kranken hatten einen milden Infektionsverlauf, ein weiterer Kranker hatte nicht die volle Dosis des Medikamentes genommen.

In der unbehandelten Gruppe traten 57 Pockenerkrankungen auf, wovon 10 tödlich verliefen.

Eine verwandte Verbindung, 4-Bromo-3-methylisothiazol-5-carboxaldehyd-thiosemicarbazon wurde therapeutisch verwendet (Report des Expert Committee on Smallpox der WHO 1964). Der Erfolg war nicht eindeutig. Zur Prophylaxe der Pocken kam es noch nicht zur Anwendung. Das gleiche gilt für andere Präparate, wie 5-jodo-2-desoxyuridin, 6-aza-uracyl-ribosid und die Sulphon-Derivate.

Der Wirkungsmechanismus der Thiosemicarbazone ist noch ungeklärt. Die Hemmung der Virusvermehrung kann Folge einer direkten oder indirekten Einwirkung sein. Es kann sich auch um Änderungen in den Stoffwechselvorgängen der Wirtsgewebe handeln (5-Jod-2′-deoxyuridin wird z. B. in die DNS der Wirtszelle eingebaut). Die bisherigen Erfolge berechtigen zu der Hoffnung, daß uns neben den bewährten Methoden der Immunprophylaxe bald auch die Mittel für eine wirksame Chemoprophylaxe der Pocken zur Verfügung stehen.

Literatur: Klinik der Impfpocken

ALIVISATOS, G. P., u. M. VIOLAKI-PARASKEWA: Die Virämiedauer nach Vaccination und Variolaerkrankung. Z. Immun.-Forsch. **117**, 230 (1959).

—, — u. A. KARANGHELI: Die Virämie nach erfolglosen Vaccinationen mit verdünnter Lymphe. Z. Immun.-Forsch. **120**, 445 (1960).

—, — u. A. KARANGHELI: Über die Natur des bei der postvaccinalen Virämie isolierten Virus. Z. Immun.-Forsch. **122**, 313 (1961).

AMIES, C. R.: Immunity to vaccinia induced by small doses of active virus. J. Hyg. (Lond.) **60**, 483 (1962).

BAUER, D. J., and P. W. SADLER: The structure activity relationships of the antiviral chemotherapeutic activity of Isatin-β-thiosemicarbazone. Brit. J. Pharmacol. **15**, 101 (1960).

—, L. St. VINCENT, C. H. KEMPE and A. DOWNIE: Prophylactic treatment of smallpox contacts with N-methylisatin-β-thiosemicarbazone (compound 33 T 57, Marboran). Lancet **1963** II, 494.

BENENSON, A. S.: Mass immunisation by jet injektion. Internat. Symposium of Immunology Opatija 28. IX.—1. X. 1959.

BENENSON, A. S.: Immunisation against smallpox. Internat. Symposium on Smallpox Vaccination, Lyon, 6—9th, Dec. 1962.

BERGER, K.: Über die subcutane Pockenschutzimpfung. Schweiz. med. Wschr. **84**, 33 (1954).

—, u. F. PUNTIGAM: Über die Erkrankungshäufigkeit verschiedener Altersklassen von Erstimpflingen an postvaccinaler Encephalitis nach subcutaner Pockenschutzimpfung. Wien. med. Wschr. **105**, 405 (1955).

—, — Untersuchungen über die Veränderungen des weißen Blutbildes und der Bluteiweißkörper sowie über die Antikörperbildung nach cutaner, subcutaner und intracutaner Einverleibung von Pockenschutzimpfstoff. Z. Hyg. Infekt. Kr. **138**, 272 (1953/54).

—, — Zur Frage der verschieden starken Belastung des Organismus durch die cutane und subcutane Pockenschutzimpfung. Wien. med. Wschr. **102**, 680 (1952).

BEUNDERS, B. J. W., J. H. DRIESSEN u. C. VAN DEN HOEK: Clinical picture and serological response to vaccination with formalinized vaccinia virus followed by scarification with active vaccine in military personnel. Arch. Virusforsch. 10, 382 (1961).

BHATTACHARJI, L. M., and A. K. GHOSH HAZRA: Small-pox vaccination by the multi-pressure technique. „Alumni Association Bulletin" All India Inst. of Hyg. and Publ. Health 2, 4 (1956).

BOCK, M.: Thiosemicarbazon-Wirkung bei experimentellen Pocken-Infektionen der Maus. Z. Hyg. Infekt. Kr. 143, 480 (1957).

BONITZ, K., und K. SEELEMANN: Pockenimpfstoff aus Gewebekulturen. Arch. f. ges. Virusforsch. Bd. 10, 236 (1961).

COLLIER, W. A.: Individual immunity against small-pox. Zbl. Bakt. I. Orig. 157, 119 (1951).

—, D. McCLEAN and L. VALLET: The antigenicity of ultra-violet irradiated vaccinia virus. J. Hyg. (Lond.) 53, 513 (1955).

CROSS, R. M.: Observations on the classification and interpretation of reactions to smallpox vaccination. Bull. Wld Hlth Org. 25, 7—17 (1961).

DOWNIE, A. W.: Smallpox, cowpox and vaccinia. Viral and rickettsial infections of man. Rivers and Horsfall, Philadelphia: I. B. Lippincott, Comp., S. 673 (1959).

—, T. I. HOBDAY, L. S. VINCENT and C. H. KEMPE: Studies of smallpox antibody levels of sera from samples of the vaccinated adult population of Madras. Bull. Wld Hlth Org. 25, 55 (1961).

DRESEL, E.: Beziehungen zwischen Lapineimmunität und Nachweis von Lapinevirus beim Kaninchen. Z. Immun.-Forsch. 75, 337 (1932).

EHRENGUT, W.: Probleme und Ursachen der erfolglosen Pockenschutzimpfung. Dtsch. med. Wschr. 84, 2158 (1959).

— Die Prüfung der Allergie- und Immunitätslage des Wiederimpflings mit inaktiviertem, bzw. aktivem Vaccinevirus. Med. Welt, 5, 1 (1963).

ELISBERG, B. L., I. M. McCOWN and I. E. SMADEL: Vaccination against smallpox. J. Immunol. 77, 340 (1956).

EPP, CH.: Über das Antikörperbild des Menschen bei normalem und gestörtem Verlauf einer Pockenschutzimpfung. Arch. Hyg. 145, 256 (1961).

FINGER, G., u. H. MÖBEST: Morphologische und serologische Untersuchungen über den Wert der Knötchen-Reaktion nach Wiederimpfung gegen Pocken. Kongreß der Deutschen Gesellschaft für Hygiene und Mikrobiologie, Würzburg 1963.

FRIEDMANN, R. M., and S. BARON: The role of antibody in recovery from infection with vaccinia virus. J. Immunol. 87, 379 (1961).

GÄDEKE, R.: Beitrag zum Problem der „Aktivierungshypothese" postvaccinaler Infektionskrankheiten. Z. Kinderheilk. 76, 251 (1955).

GALLARDO, E.: Über die subcutane Impfung mit Neurovaccine. Zbl. Bakt. I. Orig. 131, 354 (1934).

GILDEMEISTER, E., u. P. HILGERS: Über den Nachweis von Vaccinevirus im Liquor und im Urin cutan geimpfter Kaninchen. Dtsch. med. Wschr. 56, 312 (1930).

GINS, H. A.: Wie lange sind Vaccineimmunität und Pockenimpfschutz nachweisbar? Dtsch. med. Wschr. 61, 836 (1935).

— Die Impfung mit humanisierter Lymphe. Die Epidemiologie der Pocken. Die Beziehungen zwischen den Menschen- und den Tierpocken. In: LENTZ u. GINS: Hb. d. Pockenbekämpfung und Impfung. Berlin: Schoetz 1927.

— Krankheit wider den Tod. Stuttgart: G. Fischer 1963.

GROTH, A.: Über das Blutbild bei experimenteller Vaccine. Z. ges. Hyg. 2 (1921).

— Über Wertbestimmung der Schutzpockenlymphe. Z. Hyg. Infekt. Kr. 92, 129 (1921).

— Die Schwankungen im Ablauf der vaccinalen Infektion, ihre Anomalien und Komplikationen. Ergebn. inn. Med. Kinderheilk. 49, 580 (1935).

HACKENTHAL, H.: Über das Verhalten des Kuhpockenvirus beim allergisch reagierenden Wiederimpfling. Zbl. Bakt. I. Orig. 117, 251 (1930).

HALLAUER, C.: Die erworbene Immunität gegen Virusinfektionen. In: DOERR, R. v., u. C. HALLAUER: Hb. d. Virusforschung S. 1147. Wien: Springer 1939.

HAMBURGER, F.: Die subcutane Pockenschutzimpfung, die Methode der Zukunft. Münch. med. Wschr. 93, 1658 (1951).

HANNA, W.: Studies in smallpox and vaccination. Bristol 1913.

HANSEN, F., u. W. MÜLLER-RENTZSCH: Untersuchungen über die örtliche und allgemeine Reaktion nach Pockenschutzerstimpfung, besonders im Hinblick auf die Veränderungen im Blut und Knochenmark. Z. Kinderheilk. 80, 190 (1957).

HATZ, R.: Über abnorme Impfreaktionen. Arch. Kinderheilk. 144, 243 (1952).

HECK, W., A. HERRLICH, G. JOPPICH u. H. KARTE: Die Prophylaxe der postvaccinalen Encephalitis. Internat. Kinderärztekongreß, Montreal 1959.

HENNEBERG, G.: Depression der Antikörper nach Vaccinierung. Zbl. Bakt. I. Abt. Orig. 188, 323 (1963).

HERRLICH, A.: Pocken und postvaccinale Encephalitis. Münch. med. Wschr. 94, 2371 u. 2434 (1952).

— Über den Einfluß von ACTH und Cortison auf die Vaccineinfektion des Kaninchens. Verh. dtsch. Ges. inn. Med. 58. Kongreß 1952.

— Tierexperimentelle Arbeiten zur Genese der postvaccinalen Encephalitis. Z. exp. Med. 124, 146 (1954).

— Probleme der Pocken und Pockenschutzimpfung. Münch. med. Wschr. 96, 529 (1954).

— Schutz und Gefährdung durch Pockenschutzimpfung. Regensburg. Jb. ärztl. Fortbild. 4, 1954/55.

— Bericht über die Pockenepidemie in Frankreich. Münch. med. Wschr. 97, 303 (1955).

— Über die Altersdisposition bei der postvaccinalen Encephalitis. Münch. med. Wschr. 100, 1567 (1958).

— Über Vaccine-Antigen. Versuch einer Prophylaxe neuraler Impfschäden. Münch. med. Wschr. 101, 12 (1959).

— Die Pocken und ihre Bekämpfung. Ärztl. Mitt. (Köln) 44, 491 (1959).

— s. Gutachten des Bundesgesundheitsamtes 1959.

HERRLICH, A.: On the prophylaxis of neural vaccination damages. Report of Vaccine Antigen. Proc. International Symposium of Immunology 1959.

— Die Pocken. Stuttgart: Thieme 1960.

— Impfung und Schwangerschaft. Münch. med. Wschr. 103, 2266 (1961).

— Probleme und Entwicklungsstand der Pockenschutzimpfung. Therapiewoche 11, 784 (1961).

— Probleme der postvaccinalen Encephalitis. Dtsch. med. Wschr. 87, 71 (1962).

— About the prophylaxis of postvaccinal encephalitis with inactivated vaccine antigen. Symposium Vaccination Antivariolique Lyon 1962.

—, W. EHRENGUT u. J. WEBER: Untersuchungen über die Disposition und Prognose der Encephalitis postvaccinalis. Münch. med. Wschr. 98, 156 (1956).

—, — Zur Anwendung von Gammaglobulin bei überalterten Erstimpflingen. Kinderärztl. Prax. 25, 395 (1957).

— Die Pockenschutzimpfung des überalterten Erstimpflings. Zbl. Bakt. I. Abt. Orig. 191, 50 (1963).

— Welchen Nutzen hat die Prophylaxe der postvaccinalen Encephalitis. Dtsch. med. Wschr. 89, 968 (1964).

—, A. MAYR u. E. MUNZ: Das Antikörperbild der Variola-Vaccineinfektion. 1. Mitt. Zbl. Bakt. I. Abt. Orig. 166, 74 (1956).

—, — u. H. MAHNEL: Das Antikörperbild der Variola-Vaccineinfektion. 2. Mitt. Zbl. Bakt. I. Abt. Orig. 175, 163 (1959).

—, —, — u. E. MUNZ: Experimental studies on transformation of the variola virus into the vaccinia virus. Arch. ges. Virusforsch. 12, 579 (1963).

—, H. STJCKL u. E. MUNZ: Kann man den Ablauf der Pockenschutzimpfung medikamentös beeinflussen? Dtsch. med. Wschr. 90, 69 (1965).

HERRLICH, C., und W. SAUER: Beobachtungen bei der Pockenschutzimpfung überalterter Erstimpflinge anläßlich der Pockenerkrankungen in Nordrhein-Westfalen im Januar 1962. Öffentl. Gesundh.-Dienst 25, 305 (1963).

HERZBERG-KREMMER, H., u. K. HERZBERG: Untersuchungen über postvaccinale Encephalitis. 1. u. 2. Mitt. Zbl. Bakt. I. Abt. Orig. 115, 271 (1930) u. 119, 175 (1930/31).

HOBDAY, T. L., A. R. RAO, C. H. KEMPE and A. W. DOWNIE: Comparison of dried vaccine with fresh Indian buffalo-calf lymph in revaccination against smallpox. Bull. Wld Hlth Org. 25, 69 (1961).

HOFBAUER, A.: Erfahrungen mit der subcutanen Impfmethode in der Landpraxis. Arch. Hyg. 135, 262 (1951).

HOLIK, S., u. I. SZATHMÁRY: Titer der hämagglutinationshemmenden Antikörper im Blutserum nach Pockenimpfung. Annales Imunologiae Hungaricae. 2, 130 (1959).

HOLLÄNDER, E.: Geschichte der Pocken und des Impfwesens. In: LENTZ u. GINS: Hb. d. Pockenbekämpfung und Impfung. Berlin: Schoetz 1927.

HORGAN, E. S., and M. A. HASEEB: Some observations on accidental vaccinations on hands of workers in a vaccine lymph institute. J. Hyg. 43, 273 (1944).

—, — Revaccination as measure of immunity to smallpox. J. Hyg. 43, 337 (1944).

JOCHMANN, G.: Pocken und Vaccinationslehre. Wien und Leipzig: Alfred Hölder Verlag 1913.

JOPPICH, G.: Simultanimpfung gegen Pocken. Dtsch. med. Wschr. 87, 2231 (1962).

—, u. H. KARTE: Passive Immunisierung bei überalterten Erstimpflingen als Versuch einer Impfencephalitis-Prophylaxe. Mschr. Kinderheilk. 110, 121 (1962).

KAISER, M.: Pocken und Pockenschutzimpfung. S. 167. Wien: Springer 1949.

KAISER, M., u. G. RUNES: Über vaccinale Reaktionen bei alten Leuten. Z. Immun.-Forsch. 87, 455 (1936).

KAPLAN, C.: The antigenicity of γ-irradiated virus. J. Hyg. (Lond.) 58, 391 (1960).

—, D. McCLEAN and L. VALLET: A note on the immunogenicity of ultra-violet-irradiated vaccine virus in man. J. Hyg. (Lond.) 60, 79 (1962).

KARTE, H.: Zur Prophylaxe der Encephalitis nach Vaccination. Klin. Wschr. 38, 96 (1960).

KATO, K.: Leukocytose bei der Vaccination. Amer. J. Dis. Child. 28, 711 (1924).

KEMPE, C. H.: Studies on smallpox and complications of smallpox vaccination. Pediatrics 176 (1960).

—, and A. S. BENENSON: Passive immunity to vaccinia in newborns. J. Pediat. 42, 525 (1953).

—, O. T. BERGE and A. B. ENGLAND: Hyperimmune vaccinal gammaglobulin. Pediatrics 18, 177 (1956).

KLUGE, R.: Die Bedeutung von Wiederimpfungen gegen Pocken für den Fortbestand der Immunität beim Menschen. Zbl. Bakt. I. Abt. Orig. 187, 147 (1962).

KNOEPFELMACHER, W.: Subcutane Vaccineinjektionen am Menschen. Wien. klin. Wschr. 56, 2198 (1906).

KRAUS u. VOLK: Weitere Studien über Immunität bei Syphilis und bei der Vaccination. Wien. klin. Wschr. 21 (1906).

KRAVITZ, H.: A simplified technique for vaccination against smallpox. Pediatrics, 27, 219 (1961).

KUHLE, W.: Studien über die Vaccination. Mschr. Kinderheilk. 30, 390 (1925).

LEHMANN, W.: Über den Nachweis von Vaccinevirus bei Erst- und Wiederimpflingen. Zbl. Bakt. I. Abt. Orig. 131, 344 (1934).

LEINER, C., u. K. KUNDRATITZ: Die intracutane Impfmethode mit Kuhpockenlymphe beim Menschen. Z. Kinderheilk. 29, 205 (1921).

LEVADITI u. NICOLAU: zit. bei SOBERNHEIM.

MARSDEN, I. P.: Vaccination against smallpox; critical review of present position. Bull. Hyg. (Lond.) 21, 555 (1946).

McCARTHY, K., A. W. DOWNIE and W. H. BRADLEY: The antibody response in man following infection with viruses of the pox group. II. Antibody response following vaccination. J. Hyg. 56, 466 (1958).

Ministry of Health: Memorandum on vaccination against smallpox. His Majesty's Stationary Office, London 1948.

NOBL, G.: Über das Schutzvermögen der subcutanen Vaccineinsertion. Wien. klin. Wschr. 19, 975 (1906).

OLITZKY and LONG: Relation of vaccinal immunity to the persistence of the virus in rabbits. J. exp. Med. (Am.) **50**, 263 (1929).

PASCHEN, E.: Die animale Vaccine. In: LENTZ u. GINS: Hb. d. Pockenbekämpfung und Impfung. Berlin: Schoetz 1927.

PEIPER, E.: Der Impftermin und die Klinik der Erst- und Wiederimpfung. In: LENTZ u. GINS: Hb. d. Pockenbek. u. Impf., S. 374. Berlin: Schoetz 1927.

PETTENKOFER, H. J., B. STÖSS, W. HELMBOLD and F. VOGEL: Alleged causes of the present-day world distribution of the human ABO blood groups. Nature (Lond.) **193**, 444 (1962).

PIRQUET, C. v.: Klinische Studien über Vaccination und vaccinale Allergie. Leipzig u. Wien: Franz Deuticke 1907.

PUNTIGAM, F.: Die subcutane Pockenschutzimpfung. Dtsch. med. Wschr. **79**, 1087 (1954).

—, u. K. BERGER: Über Elektrophoreseuntersuchungen von vaccinalen Hautveränderungen. Arch. Derm. Syph. **198**, 549 (1954).

—, — Über das Verhalten der Gehirn-Rückenmarks-flüssigkeit bei Encephalitis post vaccinationem. Z. Kinderheilk. **77**, 180 (1955).

—, — Über das Verhalten des weißen Blutbildes bei postvaccinaler Encephalitis. Schweiz. med. Wschr. **81**, 607 (1955).

RADTKE, H.: EEG-Befund gesunder Erstimpflinge. Mschr. Kinderheilk. **109**, 12 (1961).

RAMACHANDRA RAO, R., I. PRAHLAD and M. SWAMI-NATHAN: A study of 1000 cases of smallpox. J. Indian med. Ass. **35**, 296 (1950).

RAYNAUD: C. r. Acad. des sciences. **84** (1877). Zit. n. SOBERNHEIM.

Report des „Expert Committee on Smallpox" der WHO vom 14.—20. Januar 1964.

ROBERTS, B. E.: Subcutaneous and intradermal small-pox vaccination. J. Prev. Med. **6**, 453 (1932).

SACCO, L.: Neue Entdeckungen über die Kuhpocken, Mauke u. die Schafpocken. Übersetzt von W. SPRENGEL, Leipzig: Kühn 1812.

SIEGERT, R.: Das Verhalten des Vaccinevirus im Organismus bei zentralnervösen Impfschäden. Dtsch. med. Wschr. **82**, 2021 (1957).

—, u. W. SCHULZ: Über den Beginn und die Dauer der Virämie nach Pockenschutzimpfung. Z. Hyg. Infekt. Kr. **137**, 81 (1953).

SOBERNHEIM, G.: Immunitätsverhältnisse bei Men-schen- und Tierpocken. In: LENTZ u. GINS: Hb. d. Pockenbek. u. Impfg. Berlin: Schoetz 1927.

SOBOTKA zit. in LENTZ u. GINS: Handbuch der Pocken-bekämpfung und Impfung. Berlin: Schoetz 1927.

STICKL, H.: Das Neugeborene und seine immun-biologische Situation. Ärztl. Mitt. **1961**, 918.

—, u. A. HERRLICH: In Vorbereitung.

SZATHMÁRY, I., u. S. HOLIK: Übertragung der häm-agglutinationshemmenden Antikörper pockenge-impfter Mütter auf die Neugeborenen. Z. Immun.-Forsch. **113**, 411 (1956).

THOMAS, E., u. M. SCHÄFER: Beeinflussung des Blut-bildes von Säuglingsanämien durch Vaccination. Mschr. Kinderheilk. **28**, 454 (1924).

TIÈCHE: Einige weitere Notizen über Variolaepide-mien. Correspondenzblatt f. Schweizer Ärzte **40** (1950).

TRIAU, R., I. ENSELME et A. MERIEUX: Vaccination antivariolique et technique de Kravitz. Symp. Intern. sur la Vaccination Antivariolique, Lyon 6.—9. Dec. 1962.

TURNER, W., I. D. BAUER u. R. H. NIMMO-SMITH: Eczema vaccinatum, treated with N-methylisatin-β-thiosemicarbazone. Brit. Med. J. **1962**, 1317.

VOGEL, F., H. J. PETTENKOFER u. W. HELMBOLD: Über die Populationsgenetik der ABO-Blutgrup-pen. 2. Mitt.: Genhäufigkeit und epidemische Er-krankungen. Acta genet. et stat. med. **10**, 267 (1960).

WARREN, I., F. A. ZIHERL, A. W. KISH and L. A. ZIHERL: Large-scale administration of vaccines by means of an automatic jet injection syringe. J. Amer. med. Ass. **157**, 633 (1955).

WEBER, G., und W. RIESE: Hauterscheinungen nach Schutzimpfungen. Dtsch. med. Wschr. **88**, 1878 (1963).

WEISSE, K., W. KRÜCKE u. R. SIEGERT: Klinisch-anatomische und virologisch-bakteriologische Be-funde bei Encephalomyelitiden nach Pocken-schutzimpfung. Z. Kinderheilk. **73**, 23 (1953).

WIESENER, H.: Passiv übertragene Antikörper bei Neugeborenen und ihr Abbau im ersten Lebens-monat. Int. J. prophyl. Med. **4**, 1 (1959).

WULFFTEN, P. v., u. G. I. PUISTER: Erstimpfung und Elektroencephalographie. ref. Zbl. ges. Kinder-heilk. **63**, 57 (1958). Ned. T. Geneesk. **101**, 1344 (1957).

YAOI, H.: Über die subcutane Pockenschutzimpfung. Klin. Med. **11**, 49 (1956).

Der Impfschaden

(A. Herrlich, W. Ehrengut, H. Schleussing)

Wir verursachen durch die Vaccination eine Krankheit. Die vorhergehenden Kapitel haben gezeigt, in welchem Umfang man Störungen nachweisen kann. Wir dürfen diese Erscheinungen nicht als eine banale lokale Reaktion abtun. Trotz millionenfach durchgeführter komplikationsloser Pockenschutzimpfungen bleibt die Tatsache bestehen, daß es sich bei jeder Erstimpfung und bei einem kleinen Teil der Wiederimpfungen um eine Allgemeinerkrankung handelt, welche den Organismus mehr oder weniger stark in Mitleidenschaft zieht. Zwischen „normalem" Impfbild, Impfanomalie und Impfschaden bestehen fließende Übergänge.

Impfschäden sind seit Beginn des Kampfes gegen die Pocken beobachtet worden. Die Variolation hatte eine Sterblichkeit von ca. 2%, und als die Vaccination an ihre Stelle trat, verminderten sich zwar Art und Umfang der Komplikationen, sie verschwanden aber keineswegs vollständig. Wir dürfen im Gegenteil annehmen, daß ihr Vorkommen in den Anfängen der Pockenschutzimpfung wesentlich häufiger war als heute. Die Allgemeinheit ertrug sie aber willig. Solange die lebensbedrohenden Pocken vorherrschten, achtete man nicht der zahlreichen Eiterprozesse, welche zu dieser Zeit auch noch die Vaccination belasteten. Der Zweck der Impfung, der Schutz vor der Seuche, stand im Mittelpunkt des Interesses der Laien und der Impfärzte und ließ alle Impfzwischenfälle als unwesentlich erscheinen. Angesichts dieses wichtigen Anliegens konnten alle Nebenerscheinungen vernachlässigt werden.

Mit dem Ende der großen Seuchenzüge der Variola hat sich dann das Schwergewicht jeglicher Diskussion über die Schutzimpfung verschoben. Nicht mehr die Krankheit, die man bekämpfen will, steht im Vordergrund, sondern allein die Impfhandlung und deren Folgen. So finden wir in den Schriften der älteren Impfärzte bereits sehr genaue Beobachtungen über die Klinik der Vaccination und ihrer Nebenerscheinungen [Schulz, Peiper, Pfeiffer u. a. Lit. bei Lentz-Gins (1927)]. 1896 erschien eine wenig verbreitete Schrift von Fürst über die „Pathologie der Schutz-

pockenimpfung". Noch vermeiden die Autoren es aber, auf Schädigungen bei der Impfung hinzuweisen. Sie bemühen sich offenbar, alle Nebenreaktionen zu verharmlosen, und auch in der ausgezeichneten Monographie von Jochmann (1913) sind die Komplikationen unter dem Begriff der „Anomalien" aufgeführt. Erst nach der Jahrhundertwende taucht in der Literatur, vor allem in kinderärztlichen Abhandlungen, die Bezeichnung „Impfschaden" auf. Eine geschlossene Übersicht stammt von Czerny und Opitz (1927).

Mit dem Verschwinden der Pocken fiel dem Gesundheitsdienst des Staates die Aufgabe zu, den Zweck der Impfung zu erklären. Er muß die Gefahren einer Seuche beschwören, die fast niemand mehr aus eigener Anschauung kennt. Ziel der Bemühungen ist die genügende Immunisierung der Bevölkerung. Die Schäden, welche der Immunisierungsvorgang verursachen kann, sind gegenüber dieser Aufgabe notgedrungen von zweitrangiger Bedeutung. Es ist darum verständlich, wenn sich in den älteren amtlichen Veröffentlichungen Bestrebungen geltend gemacht haben, Impfkomplikationen als belanglos hinzustellen. So wird in den Schriften des Kaiserlichen Gesundheitsamtes jede Erkrankung des Respirations- und Verdauungstraktes als Impffolge abgelehnt. Auch die von Dornedden (1938) bearbeitete Monographie über „Deutschlands Impfschutz gegen Pocken" befaßt sich zwar sehr ausführlich mit der Übertragung des Impfstoffes auf andere Körperstellen und mit den Eitererregern, kennt aber mit Ausnahme der neuralen Komplikationen keine anderen Impfschäden. Die Tendenz, die Möglichkeit andersartiger Impfschäden von vornherein als unwahrscheinlich hinzustellen, klingt auch heute noch in manchen Publikationen und Gutachten an. Durch eine Verschleierung möglicher Zusammenhänge ist aber der Sache nicht gedient. *Wir können Impfschäden nur dann bekämpfen, wenn wir den Umfang der Gefahren erkennen und rückhaltlos darstellen.* Es ist dankenswert, daß das Bundesgesundheitsamt durch die „Kommission für Fragen der Pockenschutzimpfung" in den Jahren 1953—59 ein eingehendes Studium aller einschlägigen Probleme ermöglicht und die Ergebnisse in seinem Gutachten berücksichtigt hat.

Es mag eine Auswirkung der Tätigkeit dieser Kommission sein, wenn Impfschäden in der medizinischen Fachliteratur der letzten Jahre zunehmendes Interesse finden. Meist handelt es sich um Kasuistiken; Probleme der postvaccinalen Encephalitis nehmen einen breiten Raum ein, und durch die neue Gesetzgebung (Bundesseuchengesetz) treten auch Rechtsfragen in den Vordergrund. So begrüßenswert diese breite Erörterung aller Nebenwirkungen auch ist, so groß ist doch auch die Gefahr, den Blick für die Relationen zu verlieren.

Das Hochspielen dieses Problems und die Fülle der Mitteilungen hat zu einer Unsicherheit und Überängstlichkeit geführt. War man früher geneigt, jede abnorme Reaktion zu verharmlosen, so beginnt man jetzt, die Dinge zu überwerten. Beim Laien, der auch dem Einfluß impfgegnerischer Propaganda ausgesetzt ist, kann man diese Entwicklung verstehen. Bedenklicher ist es, wenn auch der Arzt den Blick für die Realitäten verliert.

Tabelle 4. *Der Bayer. Landesimpfanstalt in den Jahren 1960 bis 1962 gemeldete Impfschäden*

Diagnose	1960	1961	1962	1960 bis 1962
Postvaccin. Encephalitis	14	9	13	36
Fieberkrämpfe	12	2	9	23
generalisierte Vaccine	5	1	2	8
sekundäre Vaccine	2	3	4	9
Vaccinia progressiva	0	0	0	0
Eccema vaccinatum	0	1	0	1
Vaccinia inoculata	0	1	0	1
Multiforme Exantheme p. V.	0	1	2	3
starke Lokalreaktion	5	2	7	14
Sekundärinfektion der Impfstelle	2	1	1	4
sekundäre bakterielle Allgemeininfektionen (Pneumonien Durchfallserkrankungen)	24	12	6	42
Interkurrente, katarrhal. Infekte	15	8	3	26
Verschlimmerung eines latenten Hirnschadens	6	2	7	15
unklare Todesursachen	3	2	1	6

Nach wie vor ist der Impfschaden ein seltenes Ereignis. Die vorstehend aufgeführte Tab. 4 betrifft die der Bayer. Landesimpfanstalt in den Jahren 1960—1962 gemeldeten Fälle. Wir dürfen überzeugt sein, daß diese Aufstellung recht unvollständig ist, da nicht jeder Schaden der Anstalt mitgeteilt wurde. Aber auch wenn wir die Zahlen der einzelnen

Schäden vervielfachen, sind sie doch recht geringfügig gegenüber der großen Zahl komplikationslos geimpfter Kinder.

Diese Tabelle haben wir den folgenden Ausführungen bewußt vorausgestellt. Bei der Aufzählung der einzelnen Komplikationen gewinnt der Impfschaden sonst eine Bedeutung, die ihm auf Grund seiner Seltenheit nicht zukommt. Jeder Kasuistik haftet der Fehler an, daß sie zu einer Verallgemeinerung verleitet. Trotzdem erscheint es uns nützlich, unter Verwendung eigener und auch fremder Beobachtungen die klinische Pathologie der Pockenschutzimpfung etwas breiter darzustellen, um sowohl dem Praktiker als auch dem Gutachter in Impfschadensfragen Material zur Verfügung zu stellen.

Teil I

Komplikationen der Impfung unter Ausschluß der neuralen Schäden

A. Komplikationen an der Impfstelle und auf der Haut

Die *polymorphen vaccinalen Exantheme*, die sich zwischen dem 7. und 14. Tage nach der Impfung entwickeln können, sind schon bei der Klinik der Erstimpfung besprochen. Auch die *Nebenpocken*, die sich um die Impfstelle hin und wieder bilden, haben wir wegen der Gutartigkeit des Verlaufs noch zu den Anomalien gerechnet und an gleicher Stelle abgehandelt.

I. Vaccinia serpiginosa (Abb. 62)

Ein gehäuftes Auftreten von Nebenpocken in der unmittelbaren Umgebung der Impfstelle führt zu einem Zusammenfließen dieser „Vaccinolae". Es bildet sich ein Blasenkonglomerat von unregelmäßiger, girlandenförmiger Begrenzung. Dabei zeigt sich eine mehr oder weniger zusammenhängende, pustulöse, nässende Fläche, deutlich erhaben und perlmutterfarbig, mit leicht gerötetem Randbezirk. Die Primärpusteln sind an der hier bereits einsetzenden Verkrustung in der Regel deutlich zu erkennen. Der Anblick dieser *Eiterfläche* ist für die Eltern beängstigend. Auffallenderweise ist das Allgemeinbefinden der Impflinge oft wenig gestört. Zur Überraschung der Angehörigen heilen auch große Prozesse meist folgenlos ab und hinterlassen keine größeren Narbenbezirke. Die Behandlung richtet sich nach dem Umfang der betroffenen Fläche, nach einer eventuellen Sekundärinfektion und nach dem Allgemeinbefinden. Ist die Ausdehnung der Efflorescenzen nicht zu umfangreich, wird man die Stelle trocken halten, sonst empfehlen sich feuchte Umschläge mit 1% wäßr. Rivanol. Nach Abfall der Pusteldecke ist Trockenbehandlung mit Puder angezeigt.

In seltenen Fällen ist die Vaccinia serpiginosa durch ein nur langsam abheilendes *Impfulcus* kompliziert. Letzteres kann auch isoliert auftreten, meist von Nebenpocken begleitet. Diese auch als Pustelnekrose bezeichnete Kom-

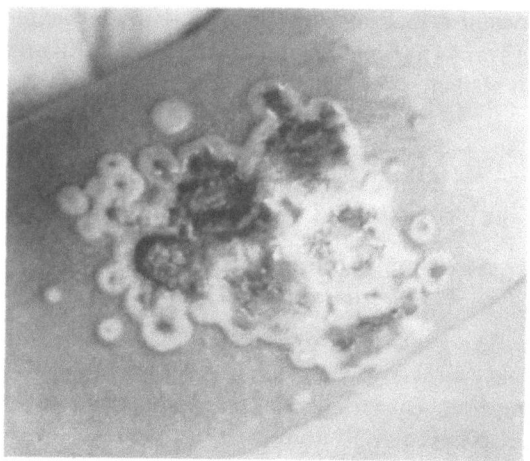

Abb. 62. Vaccinia serpiginosa

plikation zeigt einen tiefen ausgestanzten Gewebsdefekt mit schmierigem Grund. Ursache dieser Erscheinung sind Eigenschaften bestimmter Vaccinestämme, ferner weist das häufigere Vorkommen nach kombinierter Impfung mit Vorimmunisierung auf dispositionelle Faktoren hin (KÜHN u. SIMON).

II. Vaccinia secundaria (Abb. 63, 64, 65 u. 74)

Wird von der Impfstelle Impfstoff auf eine andere Körperstelle gebracht, so kann dort eine Sekundärvaccine entstehen. Meist erfolgt die Übertragung durch den Impfling selbst. In einem unbewachten Augenblick kommt dieser mit den noch lymphehaltigen Impfstellen in Berührung und bringt das virulente Material durch Kratzen auf eine andere Körperregion (Abb. 63). Eine leichte Verletzung der Haut ist notwendig, damit das Virus haftet. Theoretisch können überall Efflorescenzen auftreten, doch bleiben die Gebiete frei, die für das Kind nicht erreichbar sind, z. B. die Gegend zwischen

den Schulterblättern. Auffallenderweise sieht man selten Pusteln am kratzenden Finger, was wohl mit der Hautdicke zusammenhängen dürfte. Bevorzugt sind intertriginöse Hautstellen, die einen Juckreiz auslösen, z. B. am Kopf (Ohr, Nase), am Hals, in der Schenkelbeuge

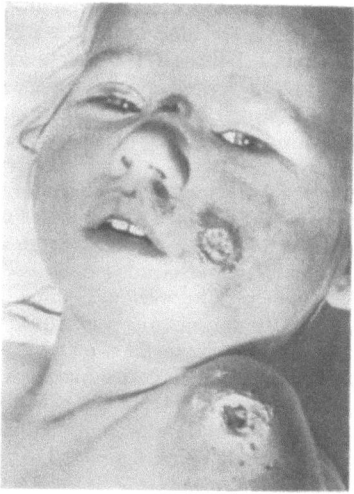

Abb. 63. Vaccinia secundaria
(Aufnahme Prof. DIECKHOFF)

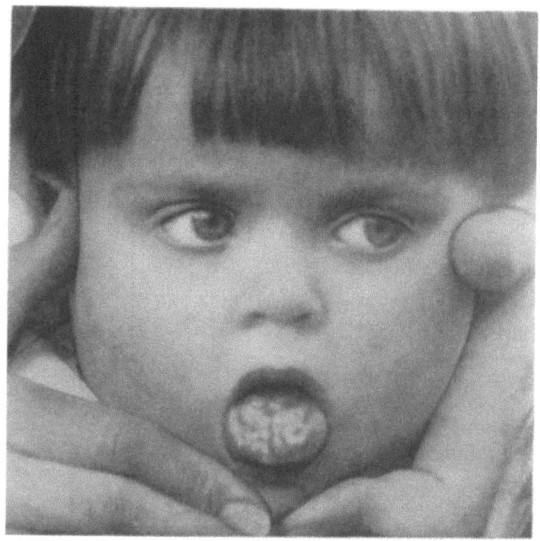

Abb. 64. Vaccinia secundaria an der Zunge

(Abb. 74) oder am Genitale. Auch die Schleimhautbezirke im Mund oder an den Augen sind hin und wieder Sitz vaccinaler Veränderungen.

Im allgemeinen sind die Sekundärläsionen auf der Haut kleiner als die Primärpusteln. Dies hängt mit der Entwicklung des Immunisierungsprozesses zusammen. Je weiter dieser fortgeschritten ist, je später die Übertragung erfolgt, desto rudimentärer werden die nachfolgenden Efflorescenzen. Wir haben allerdings einen Fall beobachtet, bei dem nach dem 13. Tag noch eine vollausgebildete Sekundärpustel auftrat. Eine verzögerte Immunkörperbildung muß wohl die Ursache gewesen sein.

Beim Wiederimpfling gehören Sekundärpocken zur großen Seltenheit. In der Regel handelt es sich bei der Vaccinia secundaria um eine harmlose Komplikation, die mit den Impfpusteln zur Abheilung kommt und keine Narben hinterläßt.

Unangenehm ist die Übertragung des Virus auf die Schleimhäute. Die Vaccineerkrankung des Mundes (Abb. 64) hat MICHELSON (zit. bei KAUFMANN) 1890 erstmals beschrieben. Bis heute wurden in der Fachliteratur 48 Fälle von *Glossitis papulosa acuta Michelson* mitgeteilt (KAUFMANN 1964), doch zeigen die Impfschadensberichte der Impfanstalten, daß die Komplikation wesentlich häufiger vorkommt. Durch den andersartigen Aufbau des Ephithels wie auch durch die mechanische Beanspruchung verlieren die Eruptionen hier ihren Bläschencharakter und sehen wie oberflächliche Geschwüre aus. Nach SCHUERMANN (zit. bei NASEMANN (1957)] spielt der Zungenrücken, vornehmlich bei Vorhandensein einer Lingua plicata, eine wichtige Rolle. Es entwickeln sich weißliche, gedellte Efflorescenzen mit Beteiligung der regionalen Lymphdrüsen. KIBRICK et al. (1958) berichten über eine artefizielle Infektion von Herpesbläschen an der Lippe mit Vaccinevirus.

Die Differentialdiagnose gegenüber Soor kann bei vaccinalen Erkrankungen der Mundschleimhaut anfangs schwierig sein (s. auch die Bemerkungen zum Kapitel „Impfangina"). Gefürchtet sind die *vaccinalen Erkrankungen des Auges*. Eine Sekundärvaccine kann an den Lidrändern entstehen und durch den Vaccineabklatsch beim Lidschlag eine Keratitis auslösen. Die Bedeutung dieser Komplikation ließ es zweckmäßig erscheinen, sie in einem eigenen Abschnitt zu besprechen.

Wird Impfstoff vom Impfling auf eine andere empfängliche Person übertragen, so sprechen wir von *Vaccinia inoculata* oder von *Vaccinia translata* (Abb. 65). Meist wird die Mutter betroffen, die beim Versuch, ihr Kind zu halten und zu beruhigen, mit der Impfstelle in Berührung kommt. Eine sehr typische Stelle ist darum das Kinn, das besonders dann gefährdet ist, wenn der Impfling

auf dem rechten Arm sitzt und den Hals der Mutter mit den Armen umschlingt. Immer wieder kommen auch Übertragungen auf ungeimpfte Geschwister durch direkten Kontakt vor, z. B. wenn dasselbe Bettchen benützt wird, oder indirekt durch Kleidungsstücke, Handtücher, Waschlappen usw. Die Resistenz des Vaccinevirus in trockenem Zustand erleichtert diesen Übertragungsmodus. Bei Sitz im Genitalbereich kann die Vaccinia inoculata gelegentlich auch eine Lues vortäuschen. Eine Übertragung vom geimpften Säugling auf die Brustpapille der Mutter hat GISPEN

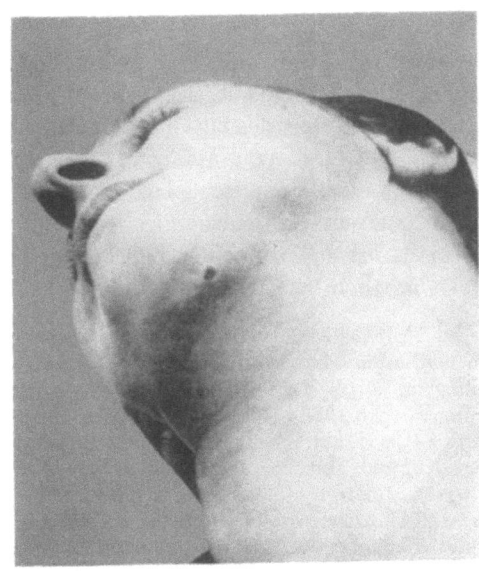

Abb. 65. Vaccinia translata

(1960) kürzlich beschrieben. Das Kind hatte vaccinale Efflorescenzen in der Mundschleimhaut.

Auch der Impfarzt selbst oder seine Hilfskräfte können sich mit Vaccine infizieren, besonders wenn die Wiederholungsimpfung zu lange zurückliegt. Gelegentlich dringt beim Abbrechen einer Impfstoffkapillare Virus in die verletzte Handfläche ein. Als Folge entsteht eine Infiltration, die in der Vola manus nicht zur vollen Pustelentwicklung kommt und sehr schmerzhaft ist.

Auch von infizierten Tieren kann Vaccinevirus auf den Menschen übertragen werden. Eine praktische Bedeutung hat dieser Infektionsweg nicht. OTTE und MOCHMANN (1955) haben in einer eingehenden Literaturstudie darüber berichtet.

Sie schildern die Infektionskette, die bei einem Wiederimpfling begann, der beim Melken von Kühen eine Stallinfektion auslöste. Abstrich von Pusteleiter von Mensch und Tier ergab einen positiven Paulschen Versuch (Guarnierische Körperchen).

Obgleich in obigem Fall nicht bewiesen ist, daß es sich um Vaccine- und nicht um originäres Kuhpockenvirus gehandelt hat, zeigt diese Beobachtung doch, daß solch ungewollte Infektionen vorkommen können. ABEL (1910) sah eine Encephalitis bei einer ungewollt mit Kuhpocken infizierten 55jährigen Bäuerin. HEMMES (1950) berichtete über eine Erkrankung im Anschluß an eine Sekundärinfektion, die von kuhpockenkranken Rindern übertragen wurde.

Sofern Verdacht auf eine Sekundärübertragung der Vaccine besteht, sollte immer möglichst bald Blut des Patienten sowie Pusteleiter an eine größere Impfanstalt eingesandt werden. Eine Differenzierung zwischen Vaccine- und originärem Kuhpockenvirus ist auf der Chorioallantoismembran des bebrüteten Hühnereies möglich (s. S. 99).

Zur *Prophylaxe* der artefiziell übertragenen Vaccine enthalten die Impfmerkblätter Verhaltungsmaßregeln. Diese werden oft nicht gelesen. Es ist darum zweckmäßig, wenn der Impfarzt nochmals darauf aufmerksam macht. Hat man beim Impfling einen Kontakt mit der Impfstelle wahrgenommen, so wasche man persönlich mit Wasser, Seife und Bürste die infizierte Stelle und reibe noch mit einem gut mit Alkohol getränkten Wattebausch ab. Unbeabsichtigte Verletzungen durch das Impfmesser pinsle man sofort mit Jodtinktur. Alkoholwaschungen genügen keineswegs.

Therapeutisch sind Sekundärvaccinen nicht anders anzugehen wie die Impfpusteln selbst. Es genügt, die befallene Hautpartie trocken zu halten. Man vermeide, ein durch Verletzung entstandenes Vaccine-Panaritium zu inzidieren. Es wird dadurch nur die Abheilung verzögert.

III. Vaccinia generalisata

Unter generalisierter Vaccine ist ein durch *hämatogene Aussaat* verursachter Pustelausschlag zu verstehen. In der älteren Literatur findet man diese Bezeichnung für jeden allgemeinen Ausschlag, so auch für die postvaccinalen Exantheme und für die vaccinalen Ekzeme. Die Einbeziehung letzterer führte zu einer Konfusion der Begriffe. Es besteht aber kein Zweifel, daß sich die generalisierte Vaccine auf vollständig gesunder Haut entwickeln

kann. Die Definition wird klar, wenn wir als Kriterium die hämatogene Verbreitung des Vaccinevirus und die dadurch verursachte Pustelmanifestation ansehen. Handelt es sich nur um wenige Efflorescenzen, kann die Abgrenzung gegen Sekundärvaccine schwierig sein. Das Auffinden einer Pustel an einer Hautpartie, die für den kratzenden Finger nicht erreichbar ist, kann die Diagnose erleichtern.

Die Erkrankung ist ein seltenes Ereignis. Die bereits erwähnte Statistik des Bundesgesundheitsamtes zählt in der Zehnjahresübersicht 22 gemeldete Fälle auf. Nach JUBB (1943) darf man unter 100000 Impfungen einmal eine Generalisierung erwarten. LAURANCE et al. (1952) schätzen ein Vorkommen von 1:25000 Impfungen bei Kindern unter 1 Jahr. Nach unserer Erfahrung mag dies für schwere Fälle zutreffen. Spärliche Manifestierungen (2—4 Pusteln) kommen aber oft nicht zur Kenntnis des Impfarztes bzw. werden nicht gemeldet und sind keineswegs so selten. Wir vermuten eine Relation von 10:1000 Impfungen.

Die generalisierte Vaccine ist eine *Komplikation der Erstimpfung*. Die beim Wiederimpfling noch vorhandene Restimmunität hemmt die hämatogene Aussaat. Lediglich bei lange zurückliegender Erstimpfung müssen wir theoretisch auch mit der Möglichkeit einer Generalisierung rechnen.

Normalerweise kreist beim Erstimpfling das Virus zwischen dem 3. und 10. Tag im Blut, um dann durch virusneutralisierende Antikörper abgefangen zu werden. Für das Auftreten einer „*Vaccinesepsis*" hat man Umwandlungen im Erreger verantwortlich gemacht, da diese Komplikation angeblich häufiger bei frischer Vaccine der ersten und zweiten Generation auftrete. Es ist verständlich, daß man in einer Zeit, in der man von der Möglichkeit der Umwandlung des Variolavirus in das Vaccinevirus überzeugt war, auch einen Rückschlag in Rechnung stellte. Wie schon im virologischen Abschnitt erläutert, spricht die heutige Kenntnis von der Abstammung des Vaccinevirus gegen einen möglichen Atavismus. Qualitative Änderungen sind deshalb noch nicht abzulehnen. Viel wahrscheinlicher ist aber die Annahme, daß der Makroorganismus der Virusvermehrung und Virusinvasion nicht Einhalt gebieten kann, ferner, daß die celluläre Antikörperbildung oder -bindung im Argen liegt. Auf das Krankheitsbild der Agamma- oder Hypogammaglobulinämie mit Immunparalyse soll noch gesondert eingegangen werden (s. S. 225).

Die Anschauung von COLLIER und Mitarb. (1955), daß sich eine generalisierte Vaccine nur bei Fehlen zirkulierender Antikörper entwickle, trifft nach unserer Erfahrung sicher nicht zu.

Für dispositionelle Einflüsse spricht das Auftreten einer generalisierten Vaccine nach Verbrennung [KAISER (1949), NIMPFER (1936)]. Nach MAGALDI-JORDAO et al. (1962) führt die Vaccination von Patienten mit *Pemphigus foliaceus* häufig zu einer generalisierten Vaccine, was auf den Einfluß der Abwehrschwäche des Organismus hinweist. EHRENGUT (1964) hat auf Fälle von generalisierter Vaccine (MAUTNER, GASSER, zit. bei EHRENGUT) bei Impflingen aufmerksam gemacht, die sich zum Zeitpunkt

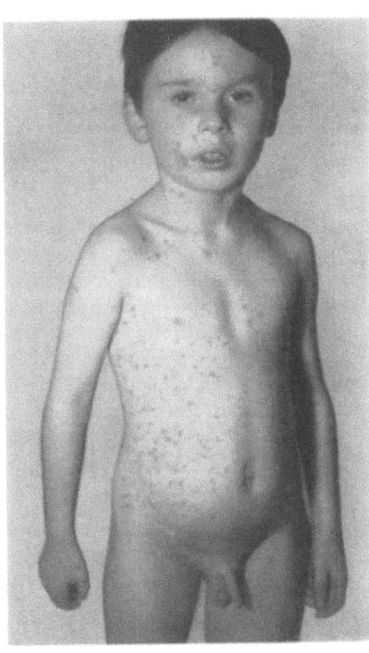

Abb. 66. Generalisierte Vaccine

der Vaccination in der Maserninkubation befanden. Er nimmt als Ursache eine Verzögerung des Eintrittes der vaccinalen Allergie an.

Das *klinische Bild* der generalisierten Vaccine ist recht einheitlich: Gegen den 9.—10. Tag post vaccinationem schießen an verschiedenen Körperstellen kleine Knötchen auf (Abb. 66). Die Variationsbreite des Intervalls reicht von 3—14 Tagen [VUCETIC zit. bei CZERNY und OPITZ (1927)]. Die Knötchen reifen unter Fieberanstieg und Lymphknotenschwellungen zu sekrethaltigen Pusteln. Dabei erreichen sie nie Größe und Aussehen der

Primäreffloreszenz. Sie bleiben gleichsam in ihrer Entwicklung stecken und hinterlassen selten ausgedehnte Narben. Das Ausmaß der Störung des Allgemeinbefindens der Patienten steht in Abhängigkeit zur Zahl der Pusteln. Bei stärkerem Befall ist eine Prostration mit Nausea und Erbrechen vorhanden.

Bei dichter Aussaat ist deutlich eine schubweise Entwicklung des Exanthems zu beobachten. Die ersten Fleckchen erscheinen im Gesicht und an den distalen Enden der Extremitäten. Auch die Schleimhäute des Mundes und Rachens können beteiligt sein (Lit. bei CZERNY und OPITZ). Während der Reifung der Flecken zu Knötchen und zu Pusteln erscheint ein zweiter und dritter Schub, wobei aber die letzten Effloreszenzen meist nur abortiv zur Entwicklung kommen. Dieses schubweise Auftreten des Exanthems entspricht der beiden Krankheiten — der Vaccine wie auch der Variola — eigentümlichen wellenförmig ablaufenden und sich erschöpfenden Virämie. Schließlich ist der ganze Körper bedeckt, wobei der Stamm etwas spärlicher befallen ist und im Schenkeldreieck eine Pustellokalisation meist vermißt wird. Das Bild ändert sich bei pathologischen Hautverhältnissen. Da der Erreger hier offenbar leichter haftet, sind ekzematöse Partien ein bevorzugter Ort der Pustelansiedlung. Auch vernarbte Brandwunden und andere Alterationen zeigen einen bevorzugten Befall. Die vielfach als Generalisation beschriebenen rein vaccinalen Ekzeme lassen darum den Lokalisationstypus, wie er bei der gesunden Haut vorkommt, nicht mehr so klar erkennen.

Es ist verständlich, daß man die ersten Fälle generalisierter Vaccine als Variola auffaßte [FÜRST (1896)]. Das klinische Bild ist in der Tat nicht unterscheidbar. In pockenverseuchten Gebieten kann darum eine generalisierte Vaccine Schwierigkeiten bereiten. Wenn nicht die Vorgeschichte eine Klärung bringt, wird man das Ergebnis der Laborkontrollen abwarten müssen. Auch die Varicellen sind bei einer oberflächlichen Betrachtung der generalisierten Vaccine ähnlich. Sie sind aber mehr polymorph mit Knötchenbildung neben frischen, leicht platzenden Bläschen. Letztere sitzen wie ein Tautropfen auf der nur wenig veränderten Haut und klatschen nach Eröffnung zusammen, während Vaccinepusteln durch ihre Mehrkammerigkeit der Entleerung mehr Widerstand entgegensetzen.

Gegenüber Vaccinia secundaria ist *differentialdiagnostisch* die Größe der ausgesäten Pustel wichtig. Während sie bei generalisierter Vaccine fast nie das Volumen der Primärpustel erreicht, spricht eine der Impfpustel an Größe gleichende Efflorescenz für Sekundärvaccine. Über Ausnahmen von dieser Regel siehe Agammaglobulinämie (s. S. 225).

Vaccinale Exantheme, besonders die papulo-pustulösen Formen, können ferner eine generalisierte Vaccine vortäuschen. Auch hier bestehen Unterschiede morphologischer Art; schließlich kann noch der Virusnachweis den Ausschlag geben, der beim vaccinalen Exanthem nicht gelingt. Das gleiche gilt für die Unterscheidung gegenüber Impetigo contagiosa und Herpes simplex generalisatus.

Die bisherigen Angaben zur *Prognose* sind sehr unterschiedlich. Ross (1940) gibt eine Sterblichkeit von 30—40%, GALLOWAY u. Mitarb. (1958) sogar von 90% im 1. Lebensjahr [zit. n. WEBER u. RIESE (1963)] an, Zahlen, die sich wahrscheinlich nur auf die mit Ekzem komplizierten Verläufe beziehen. Bei den von uns bisher beobachteten Fällen nicht komplizierter generalisierter Vaccine trat immer Selbstheilung ein.

Prophylaktisch haben wir nicht viele Möglichkeiten, vor der „vaccinalen Sepsis" zu schützen. Die Methodik der Impfung ist ohne Belang. Auch nach subcutaner Pockenschutzimpfung hat man Generalisierung gesehen.

Therapeutisch wird man bei sehr ausgedehntem Ausschlag auf Gammaglobulingaben nicht verzichten. KEMPE u. Mitarb. (1956) konnten bei 6 Fällen mit einer Dosis von 0,6 ccm/kg Gewicht das Auftreten neuer Schübe verhindern.

IV. Ekzema vaccinatum [1]

Die Vaccineübertragung auf ein Ekzem ist eine gefürchtete Komplikation der Pockenschutzimpfung. Sie wurde in früheren Jahren häufig beobachtet (s. CZERNY u. OPITZ), kommt aber heute dem Impfarzt und Kliniker

---

[1] Ekzema-, oder Eccema vaccinatum (E. v.). Den Begriff „Ekzem" beschränkt man heute auf das Kontaktekzem. Hier wird er im weiteren Sinne verwendet und umfaßt alle Krankheiten, die man früher diesem Begriff zuordnete.

recht selten zu Gesicht. Neuere Publikationen stammen von MUSTARD et al. (1948), SNYDER (1951), HAIDVOGEL (1952), FISCHER (1953), SHORTT (1953), KEIDAN et al. (1953), LANGANKE (1955), HALL (1955), SCHROEBLER (1955), KEMPE et al. (1956), SEDALLIAN et al. (1957), HARLEM (1957), BENGTSSON und LUNDSTRÖM (1957), GALLOWAY und MACBEAN (1958), LUKÁCS et al. (1958), KOBER (1958), REYNOLDS und JOOS (1958), GOETZELER (1960). Eine Mitteilung über Ekzema vaccinatum auf dem Boden einer Keratitis follicularis geben GERSTEIN et al. (1960). Ferner erschien kürzlich von ANGULO et al. (1962) ein Bericht über 4 Fälle. Eine Übersicht über die jüngere französische Literatur geben TURPIN et al. (1958). Bei der Mehrzahl der publizierten Fälle handelt es sich sowohl um generalisierte Vaccine als auch um Ekzema vaccinatum (E. v.).

Die Angaben über die *Häufigkeit* sind sehr unterschiedlich. In der Tabelle des Bundesgesundheitsamtes (s. Tab.) sind nur 6 Meldungen verzeichnet. Während abortive Fälle von generalisierter Vaccine vielfach übersehen werden, ist das E. v. zu auffallend, um nicht zur Kenntnis des Impfarztes zu gelangen. Die geringe Zahl der Meldungen entspricht also tatsächlich der Seltenheit dieser Komplikation. Da jede Hauterkrankung des Impflings oder einer Person seiner Umgebung eine sichere Kontraindikation darstellt, kann die Erkrankung nur durch Fahrlässigkeit oder sonstige widrige Umstände ausgelöst werden. So mag es vorkommen, daß ein neurodermitischer Herd beim Impfling übersehen oder das Ekzem eines Angehörigen verschwiegen wird.

Die Überlegungen zur Krankheitsentstehung der generalisierten Vaccine gelten auch für die *Pathogenese* des E. v. Auch hier ist ursächlich eine *verzögerte Immunkörperbildung* anzunehmen. RUCHMANN u. DODD (1948) und KEMPE et al. (1956) konnten zeigen, daß 2 Wochen post vaccinationem ungeachtet eines normalen Gammaglobulinspiegels keine neutralisierenden Antikörper gegen das Vaccinevirus im Blut von Ekzematikern nachzuweisen waren. Wir konnten neuerlich bei einem Fall von E. v. eine gute Bildung neutralisierender Antikörper festhalten. Dies spricht unserer Meinung nach dafür, daß nicht die humorale Antikörperbildung der entscheidende Faktor ist, sondern die Ausbildung der geweblichen Immunität. Dafür wäre auch das Zweitauftreten von Ekzema vaccinatum ein Hinweis.

Für die Entstehung des vaccinalen Ekzems beim Impfling wird meist sekundäre Übertragung angeschuldigt. Nun sind wunde Ekzemflächen zwar eine ausgezeichnete Eintrittspforte für das Virus; die Beobachtung, daß abgeheilte Ekzeme im Laufe der Impfreaktion wieder aufflammen, weist aber auf die im Vordergrund stehende Bedeutung hämatogener Aussaat hin. Bei Wiederimpflingen, die erst nach erfolgreicher Erstimpfung von einem Ekzem befallen werden, kommt es recht selten zu einem E. v., doch kann dieses Ereignis bei länger zurückliegender Erstimpfung eintreten.

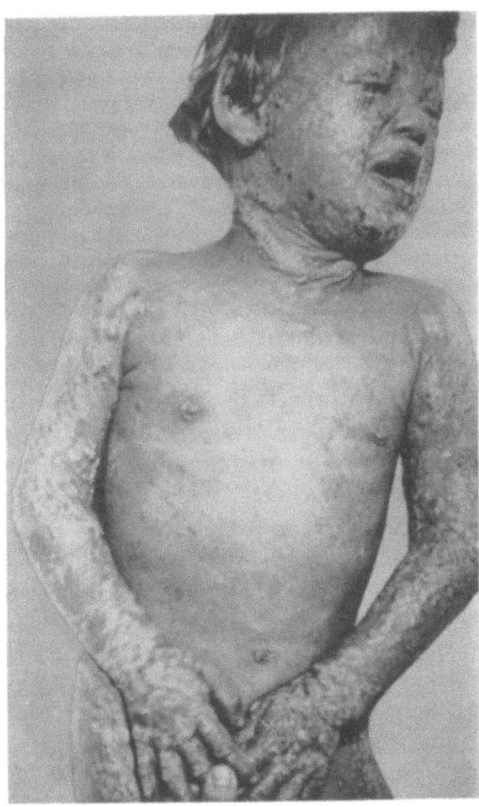

Abb. 67. Ekzema vaccinatum

Fast durchweg handelt es sich bei den von obigen Autoren mitgeteilten Fällen um Übertragung auf eine Person der Umgebung des Impflings. Die große Gefährdung eines ungeimpften Ekzematikers ist dem Laien schwer verständlich zu machen. Trotz Belehrung kommt es immer wieder vor, daß geimpfte Kinder mit ungeimpften Geschwistern im selben Bettchen schlafen. Hinzu kommt die Widerstandsfähigkeit des Vaccinevirus, besonders im angetrockneten Zustand. So ist Verschleppung durch Kleidung, Wäsche, Schwamm, aber auch durch die Hände der Pflegeperson möglich.

Schließlich müssen wir auch an die aerogene Übertragung denken, die GINS (1930) mit guten Gründen diskutiert. Auch DE SALLES-GOMMES et al. [zit. bei LUNDSTRÖM (1956)] glauben an eine Aufnahme durch die Schleimhäute des Respirationstraktes. In jüngster Zeit haben WIELENGA et al. (1961) über einen Fall aerogener Infektion berichtet. Dieser Infektionsweg würde die hin und wieder beobachteten langen *Inkubationszeiten* von 14 Tagen erklären, ein Zeitabstand, welcher der durchschnittlichen Inkubationszeit der Variola vera entspricht. Bei mechanischer Übertragung müssen wir mit einem Intervall von 6—7 Tagen rechnen.

Das *klinische Bild* (Abb. 67) des E. v. zeigt in seinem Ablauf folgende Phasen: 3—4 Tage nach der Vaccination beginnt eine Veränderung an den Ekzemflächen. Vorher trockene und scheinbar abgeheilte Stellen röten sich, werden feucht und zeigen eine Neigung zur Ausbreitung. Damit kann die Alteration beendet sein und der ekzematöse Schub mit der Primärläsion wieder abheilen. Der Prozeß kann aber auch fortschreiten. Im Stadium der Generalisierung, gegen den 5.—6. Tag p. v., kann sich das Virus auf den entzündeten Hautflächen lokalisieren. Diese nehmen dann eine schmutziggraue Färbung an und es schießen Pusteln verschiedener Größe auf. Im Zentrum wachsen sie sehr dicht und konfluieren zu einer einzigen Pusteldecke. In den Randbezirken und bis weit in die gesunde Haut stehen sie mehr isoliert und der typische Charakter der Vaccine-Pustel (grau-gelblicher Farbton, zentrale Eindellung) ist deutlich zu erkennen. Durch das Platzen der Blasen verwandeln sich die betroffenen Stellen in große Geschwürsflächen, die reichlich widerlich riechendes Sekret absondern.

Manchmal heilen kleinere infizierte Ekzemstellen mit den Primärpusteln ab. Meist besteht aber eine Tendenz zur weiteren Ausbreitung mit auffallend geringer Neigung zur Abheilung. Bei den schwereren Verläufen tritt gleichzeitig mit dem Befall des Ekzems auch eine allgemeine generalisierte Vaccine auf. Hier ist das vaccinale Ekzem dann nur eine allerdings sehr schwerwiegende Teilerscheinung des gesamten Krankheitsprozesses. Die Aussaat über den Körper kann sich aber auch sekundär den Ekzemveränderungen anschließen, wahrscheinlich verursacht durch die massenhafte lokale Vermehrung des Erregers.

Bei den prognostisch ungünstigen Verlaufsformen kommt es noch bis in die 3. Krankheitswoche zu immer neuen Pustelschüben, die dann auch auf der gesunden Haut, ähnlich einer Vaccinia serpiginosa, konfluieren können. Die bevorzugten Lokalisationsstellen sind das Gesicht, die Halsgegend, vor allem die Gelenkbeugen und intertriginös veränderten Hautpartien. Eine dichte mißfarbige Pusteldecke zieht sich über diese Hautbezirke, löst sich gegen den Rand in einzelstehende Blasen auf, die dann mehr oder weniger ausgedehnt den übrigen Körper bedecken. Daneben bleiben auch die Schleimhäute nicht verschont; Augenlider, Mund und Nase sind ödematös und verquollen. Hohes Fieber, beschleunigter Puls, Vergrößerung und Schmerzhaftigkeit der regionären Lymphdrüsen, sowie allgemeine Prostration runden die Symptomatik ab.

Während die generalisierte Vaccine trocken zur Abheilung kommen kann, sind die nässenden großen Wundflächen des E. v. immer durch *bakterielle Sekundärinfektionen* bedroht. So haben LUKÁCS u. Mitarb. (1958) Staphylokokken sowohl aus den Pusteln wie auch aus dem Blut und Rachenschleim gezüchtet.

Bei dem schweren Verlauf einer vaccinalen Sepsis mit starker Generalisation ist das E. v. nicht vom Erscheinungsbild der Variola confluens zu trennen. Diese Ähnlichkeit beschränkt sich nicht nur auf den äußeren Aspekt. Die identische Lokalisation der Pusteln und das schubweise Auftreten wurden bei der Besprechung der generalisierten Vaccine schon erwähnt. Auch die Allgemeinerscheinungen sind die gleichen. Mit toxischen Produkten müssen wir in der Phase der Virusvermehrung rechnen. Sie sind vor allem für frühe Schäden am Kreislauf verantwortlich. Hinzu kommt die Auswirkung der erkrankten und damit außer Funktion gesetzten Hautpartien. Die Kapillarpermeabilität und die Blut- und Lymphzirkulation verändern sich. Es entstehen Gewebsnekrosen und Eiweißabbauprodukte; der Resorption toxischer Stoffe müssen wir eine sekundäre Rolle zusprechen, obgleich die Natur dieser hypothetischen Toxine noch völlig ungeklärt ist. Über den Eiweiß- und Elektrolythaushalt fehlen genügend Angaben. In Analogie zu den Befunden bei der Variola vera dürfen wir erwarten, daß in schweren Fällen die Eiweißbilanz negativ wird, besonders dann, wenn der Patient durch ausgedehnte Schleimhautprozesse an der Aufnahme genügender Nahrung behindert ist und die Therapie das Defizit nicht ausgleicht. Auch der Eiweißabbau im großen Wundgebiet ist von Bedeutung. Ferner kann die Ödembildung und der erhebliche Flüssigkeitsverlust in ausgedehnten Ekzemflächen bei ungenügender Flüssigkeitszufuhr zu schweren Störungen im Elektrolytstoffwechsel führen.

Soweit Beobachtungen vorliegen, entsprechen die übrigen *Laborwerte* denen einer akuten fieberhaften Allgemeininfektion: hohe Blutsenkung, Leukocytose, Linksverschiebung des weißen Blutbildes, Verkürzung des Weltmannbandes. Auch die relative Vermehrung der Alpha-Fraktionen im Elektrophoresediagramm gleicht dem Typus, wie man ihn bei schweren Infekten findet. Die Angaben über die Gammaglobuline sind sehr uneinheitlich. Einer Hypo- und Agammaglobulinämie bei einigen Fällen [SEDALLIAN et al. (1957)] stehen normale Werte bei anderen Fällen [GALLOWAY et al. (1958)] gegenüber.

Zweimal wurde bisher in der Literatur über eine *Viruria* bei Eccema vaccinatum berichtet [GRESSER u. KIBRICK (1961), ferner hier zitiert WOLLNITZA]. Da vaccinale Veränderungen der Harnwege bei Ekzema vaccinatum vorkommen, kann eine externe Ursache der Viruria nicht ausgeschlossen werden.

Neuere Autoren haben verschiedentlich auf *Myokarditiden* bei Patienten mit E. v. aufmerksam gemacht. ASPERGER (1934) erwähnt im Sektionsbefund eines 9 Monate alten Säuglings die Erkrankung des Herzmuskels. BENGTSSON und LUNDSTRÖM (1957) stellen die Bedeutung solcher Befunde heraus. Unter 5 Patienten mit E. v. konnten sie zweimal die Herzbeteiligung im EKG nachweisen. In einem Fall bestand für 6 Wochen eine Tachykardie und für 3 Jahre ein Galopprhythmus. Die Tatsache, daß die Befunde an Ekzematikern erhoben wurden, ließ die Autoren an allergische Mechanismen denken. Nach unserer Ansicht ist eine toxische Myokardbeteiligung wahrscheinlicher.

Eine Vielzahl von Faktoren bestimmt das Schicksal des Kranken und die *Prognose* ist mit Vorsicht zu stellen. Sie ist von der individuellen Abwehrlage abhängig. Das Ausmaß der Ekzemherde und die Dichte der Pustelaussaat sind in erster Linie für die Schwere des Verlaufs verantwortlich. Man kann die außer Funktion gesetzten erkrankten Hautbezirke nach der von WALLACE (1951) für Verbrennungen aufgestellten „Neunerregel" berechnen und daraus prognostische Schlüsse ziehen. Dabei ist zu berücksichtigen, daß sich der gefundene Prozentsatz im kindlichen Organismus belastender auswirkt, als beim Erwachsenen da hier das Verhältnis von Körperoberfläche zu Körpergewicht zugunsten der Körperoberfläche verschoben ist. Aus diesem Grunde ist die Sterblichkeit im Säuglingsalter hoch. Sie wird mit 25—30% angegeben. Auch handelt es sich beim Säugling immer um eine allgemeine Ekzematisation auf dem Boden einer allergischen Diathese, die bei Knaben häufiger ist als bei Mädchen und sich nach einigen Jahren verliert, sofern sich nicht eine Neurodermitis entwickelt. Beim Erwachsenen ist das Ekzem anderer Art und anderen Ursprungs. Verschiedene Faktoren, wahrscheinlich exogener Natur, wirken hier zusammen. Die Prognose scheint beim Erwachsenen günstiger zu sein.

Gelegentlich mag durch die Vaccination sogar die Dauerheilung eines vorher chronischen Hautleidens eintreten, ein Nebeneffekt, der früher oft beschrieben wurde und zur therapeutischen Empfehlung der Pockenimpfung führte. Japanische Autoren haben in neuerer Zeit auf diese Möglichkeit wieder aufmerksam gemacht. Beim Wiederimpfling, der noch über Reste einer geweblichen Immunität verfügt, mag eine solche Umstimmung den Organismus gelegentlich günstig beeinflussen. Es kann aber auch eine Verschlimmerung eintreten. Darum sind in den Ausführungsbestimmungen zum Impfgesetz Ekzemleiden auch in die Liste der Kontraindikationen der Wiederimpfung aufgenommen. Welche Überraschungen bei einer Wiederimpfung möglich sind, beweist folgende Beobachtung:

Ein 60jähriger, in der Kindheit erstgeimpft, erkrankte im späteren Leben an einem leichten Ekzem. Es heilte ab, und er blieb seither erscheinungsfrei. Die Wiederimpfung hatte eine Knötchenreaktion zur Folge. Am 17. Tag p. v. zeigte sich eigenartigerweise nur am geimpften Arm und an der linken Schulter ein juckendes Ekzem.

Die *Diagnose* des E. v. ist einfach, wenn man den Kontakt mit Vaccine nachweisen kann. Entweder handelt es sich um eine Impffolge oder um Übertragung. Infektionen kommen im Zusammenleben mit Erstimpflingen ungleich häufiger vor als nach Kontakt mit einem Revaccinierten. Letzterer reagiert häufiger nur mit einem Knötchen, und die Gefahr der Verschleppung ist geringer. Gegenüber den *echten Pocken* können die epidemiologischen Erhebungen die Zusammenhänge klären, sofern nicht die Lokalisation der Dermatose schon einen Anhalt gibt.

Differentialdiagnostisch wichtig ist das Ekzema herpetiforme Kaposi. Eine Zusammenstellung der neueren Literatur findet sich bei REYNOLDS und JOOS (1958), ferner bei NASEMANN (1957). Es tritt vor allem bei Kleinkindern, seltener bei Erwachsenen auf und bevorzugt Patienten mit Neigung zu Ekzemen. Es handelt sich um eine Erkrankung, der verschiedene Ursachen zugrunde liegen können, die aber vorwiegend durch das Herpes simplex-Virus verursacht wird. Französische Autoren [TURPIN et al. (1958)] beschränken die Bezeich-

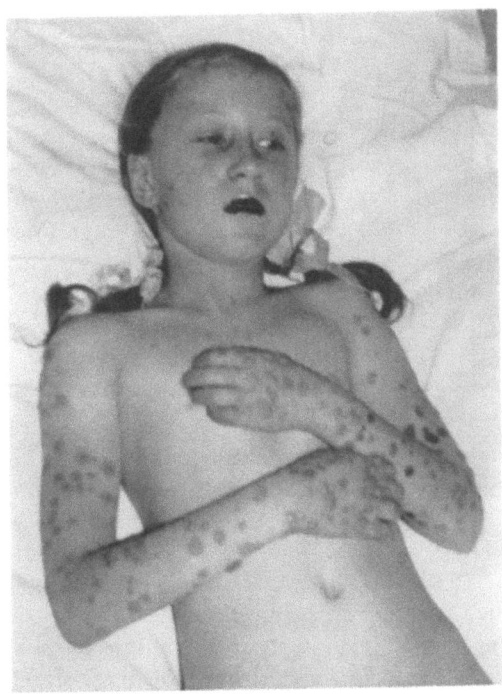

Abb. 68. Ekzema herpetiforme Kaposi

nung Kaposi-Juliusberg-Syndrom auf die Pustelaffektionen, die durch Eindringen des Erregers in eine vorher geschädigte Haut entstehen. Sinngemäß reihen sie auch das E. v. in diese Gruppe ein.

Klinisch ist das *Ekzema herpetiforme Kaposi* vom E. v. oft nicht zu trennen und nur die Vorgeschichte hilft zur Differenzierung. Im Zweifelsfall müssen die üblichen serologischen und virologischen Laborkontrollen die Situation klären. Weniger wichtig sind die Formen von Pustulosis, die durch Eitererreger verursacht werden.

Der von TURPIN, LEPINE und GORIN (1958) beschriebene Fall verdient Erwähnung:

Die Autoren konnten bei einem $4^1/_2$ Jahre alten Kind, das 3 Wochen nach der Erstimpfung ein Kaposi-Juliusberg-Syndrom entwickelte, ein bis jetzt noch nicht klassifizierbares Virus isolieren. Es hat im elektronenmikroskopischen Bild sphärische Form und liegt mit einer Größe von 200 mμ zwischen dem Varicellen- und dem Variola- bzw. Vaccine-Virus. Es ist möglich, daß es sich hier um den Erreger einer weiteren selbständigen Form der Pustulosis Kaposi-Juliusberg handelt, dem vielleicht die Vaccineinfektion als Eintrittspforte diente.

Genausowenig wie bei den Pocken, haben wir auch beim E. v. die Möglichkeit, eine kausale *Therapie* der Infektion durchzuführen. Alle in der Literatur berichteten Erfolge sind mit größter Kritik zu werten, da mit Auftreten neutralisierender Antikörper der Krankheitsprozeß auch ohne Therapie zum Stillstand kommen kann. Man wird sich begnügen, die Behandlung den komplexen Ursachen anzupassen, wobei die Verabreichung von *Immunserum* wohl meist zu spät kommt. Wir werden aber nicht zögern, wiederholte Transfusionen von Blut Frischgeimpfter durchzuführen, oder Gammaglobulin in ausreichender Menge zu geben (0,4—0,6 ccm/kg Gew.). KEMPE u. Mitarb. (1956) wandten Vaccinegammaglobulin bei 14 Kindern mit E. v. an. Bei 2 Fällen mit tödlichem Ausgang setzte die Therapie erst am 5. Krankheitstag ein. Bei den übrigen kamen nach Therapiebeginn keine neuen Efflorescenzen mehr zur Entwicklung und die Besserung war eklatant. Auch GALLOWAY u. Mitarb. (1958) konnten bei 3 Säuglingen die Weiterentwicklung des E. v. mit rasch gegebenem Vaccinegammaglobulin verhindern. Es ist bemerkenswert, daß von diesen 3 Kindern eines eine Agammaglobulinämie aufwies, die beiden anderen aber normale oder nur leicht erniedrigte Werte im Elektrophoresediagramm zeigten. KOBER (1958) und GOETZELER (1960) sahen dagegen beim Erwachsenen keinen Erfolg. Auf jeden Fall erscheint es uns zweckmäßig, sowohl beim Erwachsenen, erst recht aber beim Kind, so früh als möglich mit dieser Therapie zu beginnen und, falls erhältlich, Vaccine-Hyperimmunglobulin zu verwenden. Die Gefahr der Superinfektion zwingt ferner zur Anwendung *antibiotischer Mittel* mit breitem Spektrum (Aureomycin, Erythromycin). Eine virucide Wirkung ist von diesen Präparaten aber nicht zu erwarten [Lit. bei HERRLICH (1960)].

In neuerer Zeit hat man auch Corticosteroide in die Therapie eingeführt. Die Erfahrungen reichen noch nicht aus, um ein Urteil zu erlauben. Bei schweren Verläufen wird man versuchen, durch Verabfolgung von Cortison die Entzündungsbereitschaft und die toxischen Symptome herabzusetzen.

Die übrigen Maßnahmen sind rein symptomatisch. Der Pflege kommt ein entscheidender Anteil zu, soll das Leben des Patienten gerettet werden. Liegen Affektionen der Schleimhäute vor, verlangen diese eine besonders sorgfältige Behandlung. Durch Spülungen und Gurgeln müssen Mund und Nase freigehalten werden. Immer sind die Augen zu kontrollieren, besonders, wenn ein Lidödem sie verschließt. Während man kleinere, nicht sekundär infizierte Ekzeme der Haut trocknen lassen kann, verlangen die nässenden großen Wundflächen eine lokale Therapie. Man kann hier die bei der Behandlung von Brandwunden gewonnenen Erfahrungen zugrunde legen und versuchen, nekrotische Hautbezirke durch Anwendung geeigneter Mittel, z. B. durch Fermente, frühzeitiger zur Ablösung zu bringen. Im Mittelpunkt der Bemühungen steht die Überwachung des Kreislaufes sowie der Versuch, den Wasser-, Salz- und Eiweißverlust durch Verabreichung von Vollblut, Plasma und Salzlösungen auszugleichen.

Die *Prophylaxe des E. v.* erfolgt am besten durch strikte Beachtung der Kontraindikationen der Pockenschutzimpfung (s. S. 301). Man wird ein Kind mit Ekzemanamnese nicht impfen, wenn nicht eine besondere Indikation vorliegt. Befindet sich ein Hautkranker in der Familie, muß man eine 3 Wochen lange strenge Trennung vom Geimpften verlangen.

Die *Methode der Impfung* ist ohne Einfluß auf die Entstehung eines E. v. Man hat an die subcutane Pockenschutzimpfung die Erwartung geknüpft, Impfschäden verhindern zu können. Diese Erwartung hat sich nicht erfüllt. Da keine Primärpustel entsteht, ist zwar die rein mechanische Übertragung behindert, die hämatogene Aussaat aber ebenso möglich.

Bei Familien mit allergischer Diathese sind die Angehörigen auf die Möglichkeit der Frühimpfung hinzuweisen. Das Säuglingsekzem tritt nicht vor Ablauf des 3. Lebensmonats in Erscheinung. Wie schon ausgeführt, kann man im ersten Lebensmonat ohne Bedenken impfen. Eine Ausnahme bildet eine Dermatitis seborrhoides, die manchmal in Ekzem übergeht oder das Vorliegen einer anderen Gegenindikation.

KEMPE und Mitarbeiter (1956) konnten Ekzematiker, die sicheren Kontakt mit Geimpften hatten, durch passive Immunisierung mit Hyperimmun-Vaccine-Gammaglobulin (0,6 ccm/kg Gew.) erfolgreich schützen. Zwei dieser Pa-

tienten zeigten später einen anhaltenden Antikörperanstieg im Blut, was ohne Ausbildung
einer Vaccinepustel auf eine latente Virusinfektion (passiv-aktive Immunisierung) hinweist. Die Autoren machten von dieser Methode bei 8 ekzemleidenden Kindern Gebrauch,
die mit ihren Angehörigen in Pockengebiete
reisen mußten. Alle Patienten wurden auf
gesunder Haut normal vacciniert und erhielten
gleichzeitig eine einmalige intramuskuläre
Gabe von Vaccine-Gammaglobulin (0,6 ccm/kg
Gew.). Der Impfverlauf war komplikationslos.

In diesem Zusammenhang seien auch Erfahrungen mit inaktiviertem Pockenschutzimpfstoff (Vaccine-Antigen) erwähnt. Wir
konnten ihn bei Kindern mit Ekzemanamnese
verschiedentlich verwenden, ohne daß durch
die nachfolgende aktive Impfung ein E. v.
provoziert worden wäre (Einzelheiten über die
Anwendung s. S. 195). Bei erfolgreich Erstgeimpften kann trotz eines akuten oder chronischen Ekzems bei Pockenbedrohung ein gewisser Impfschutz durch Gaben von Vaccine-
Antigen vermittelt werden.

Die Möglichkeit, Patienten mit endogenem Ekzem
trotz der Gefährdung gegen Pocken zu immunisieren,
ergibt sich aus einem Versuch von LANGHOF et al.
(1961). Sie impften 60 Ekzemkranke nach Vorimpfung
mit Vaccine-Antigen und folgender Verabreichung
von Immunserum. Es traten keine schwerwiegenden
Komplikationen auf. Auch J. SCHWALM konnte mit
gleicher Methode erfolgreiche Pockenschutzimpfungen
bei Ekzemkindern durchführen [zit. n. WEBER u.
Riese (1963)].

Zur Kritik dieser Erfolge der Prophylaxe
muß aber erwähnt werden, daß nicht jeder
Ekzematiker am E. v. erkrankt. Besonders in
früherer Zeit sind zahlreiche Ekzem-Kinder
ohne jede Störung des normalen Verlaufes geimpft worden [CHALYBÄUS, CZERNY u. OPITZ
zit. im Handbuch v. LENTZ u. GINS 1927)].

Nachfolgend wird auszugsweise die Krankengeschichte des von GOETZELER (1960)
publizierten und von uns mitbeobachteten und
diagnostizierten Falles von E. v. wiedergegeben:

Pat. G. V. (Abb. 75); 28 Jahre alt, niemals gegen
Pocken geimpft, da bereits im Kleinkindalter eine
Neurodermitis aufgetreten war. Das Leiden kam nie
zur Ausheilung und flackerte immer wieder auf. Da
dem Patienten zur Besserung seiner Hautkrankheit
ein Klimawechsel verordnet war, verließ V. am 23. I.
seinen Wohnort, um sich nach Süddeutschland zu
begeben. Beim Abschied von der Familie nahm er
auch sein Kind auf den Arm, das kurz zuvor erstgeimpft worden war.

Am 26. I. erkrankte V. am Aufenthaltsort an
Fieber. Zwei Tage später zeigten sich die ersten
Efflorescenzen auf der Haut. Am 1. II. 59 erfolgte
Einweisung in die Klinik.

Aus dem Krankenblatt

Allgemeinbefund: Kräftiger Mann, der teilweise
deliriert, hochfieberhafter Zustand. Schwellung der
Halslymphdrüsen, Augenlider hochgradig ödematös
verändert und verklebt, Konjunktivitis. Innere
Organe klinisch o. B., Puls 120/min.

Hautbefund: Konfluierende, teils vesiculös-pustu-
löse Dermatitis des ganzen Gesichtes, des behaarten
Kopfes, des Halses, der Schulterregion, der Brust,
der Ober- und Unterarme, der Handgelenke und des
Rückens in nahezu symmetrischer Ausbreitungsform
(s. Abb. 75). Ganz vereinzelte Pusteln mit zentraler
Eindellung auch am Bauch und den Oberschenkeln.

Laborbefunde: BKS 61/90; 18700 Leukocyten,
davon 20% Stabk., 62% Sementk., 18% Lymphocyten, sonst im wesentlichen unauffällige Befunde.

Vorgeschichte und klinisches Bild klärten die
Diagnose schon am Aufnahmetag. Der am 2. II. auf
das bebrütete Hühnerei gebrachte Pustelinhalt verursachte bis zum 4. II. die typischen Vaccine-Efflorescenzen auf der Eihaut.

Aus dem weiteren Verlauf: Trotz hoher Dosen von
Tetracyclin, Gammaglobulin und Prednisolon und
Verabreichung von Vaccine-Hyperimmunserum gelang es nicht, die weiteren Schübe des E. v. aufzu-
halten. Es machte sich eine zunehmende Verschlechterung des Allgemeinbefindens und ein Kreislaufversagen bemerkbar, dem der Patient am 8. 11. 59
erlag.

Aus dem Sektionsprotokoll:

„Ungewöhnlich ausgedehntes Ekzema vaccinatum
bei Neurodermitis. Schleimig-eitrige, auch hämorrhagische Bronchitis und Bronchiolitis. Myokarditis geringen Grades, besonders des rechten Herzens mit
subendokardialer albuminöser Insudation und Ver-
quellung des Gewebes. Infektiöse Milzschwellung,
toxisches Ödem der Leber. Trübe Schwellung der
Nieren, geringgradige Nephrose. Gastritis catarrhalis,
Ödem der Nebennierenrinde und des Pankreas. Geringgradige Hämatopoese und mäßige Proliferation
der Reticulohistiocyten des Knochenmarks, keine
Nekrosen. Hyperämie des Gehirns und der weichen
Gehirnhäute."

Obwohl man in dem beschriebenen Fall
alle Möglichkeiten einer modernen Therapie
ausschöpfte, konnte der letale Ausgang nicht
verhindert werden. Man wird aber auf die
ergriffenen Maßnahmen nie verzichten können,
auch wenn ihr Nutzen fraglich erscheint. Entscheidend ist allein der Zeitfaktor. Der Patient
kam erst am 7. Krankheitstag zur Behandlung,
ein zu später Termin, um von einer Immuntherapie noch Erfolg zu erwarten.

Bei jedem Verdachtsfall von E. v. sollte
man nicht das Ergebnis der Laborkontrollen
zur Sicherung der Diagnose abwarten, sondern

unverzüglich mit der Verabreichung genügend hoher Dosen von Hyperimmunserum oder Gammaglobulin beginnen. Auch eine Umstimmung der Abwehrlage durch therapeutische Anwendung von Vaccine-Antigen (s. S. 195) kann versucht werden (EHRENGUT 1964).

Ob die Thiosemicarbazone in der Prophylaxe wie auch in der Behandlung der Impfkomplikationen eine Bedeutung gewinnen können, muß die Zukunft zeigen. Es hat sich unter den vielen bis jetzt getesteten Präparaten das N-methylisatin-β-thiosemicarbazon bei der Prophylaxe der Variola besonders bewährt (s. S. 207). Mitteilungen über die Anwendung bei Impfkomplikationen mit unterschiedlichem Erfolg liegen vor. [TURNER et al. (1962), HANSSON und VAHLQUIST (1963), DAVIDSON und HAYHOE (1964), DALY und JACKSON (1964)].

V. Vaccinia progressiva
(gangraenosa sive ulcerosa sive necroticans)
(Abb. 69, 70 u. 71)

Die in der älteren Literatur als ,,Verschwärung" [FÜRST (1896)] bezeichnete Komplikation setzt nach normalem Impfverlauf meist gegen den 7. Tag p. v. ein. Statt solid zu verschorfen, nehmen die Pusteln an Flächenausdehnung zu. Es bildet sich zwar eine oberflächliche Kruste, der Prozeß geht aber gleichzeitig in die Tiefe. Die sich entwickelnden Nekrosen können bis auf die Muskelfascie reichen. Stößt sich der Schorf ab, so kommt das tiefe Geschwür mit seinen ausgestanzten Rändern zum Vorschein. Der Grund der Geschwüre ist mit schmierigen Massen und nekrotischen Fetzen bedeckt. Der Prozeß kann auch in die weitere Umgebung fortschreiten und das ganze Deltoideusgebiet erfassen.

Eine *sekundäre, bakterielle Infektion* kompliziert den vaccinalen Prozeß in der Regel. Die regionalen Lymphdrüsen schwellen nicht immer an, und in den beschriebenen Fällen bestand trotz einer ausgedehnten Gangrän im Impfbezirk weder eine Lymphangitis noch Lymphadenitis [KOZINN et al. (1955)].

In der Regel wird das langsam fortschreitende Impfgeschwür von einer generalisierten Pustelaussaat begleitet. Diese erscheint in Schüben, beschränkt sich aber meist auf einige nicht sehr dicht stehende Effloreszenzen, die ihrerseits, gleich der Mutterpustel, wieder eine Neigung zeigen, sich in die Umgebung auszudehnen.

Der *Krankheit fehlt jegliche Heilungstendenz.* Wir bemerken keine oder nur eine angedeutete Area, nach VON PIRQUET (1907) ein Zeichen schwacher Immunkörperbildung. Die Pustelaussaat zeigt keine Zeichen einer Beschleunigung, wie es für die Sekundär-Vaccine so charakteristisch ist. Jede neu aufschießende Blase hat das gleiche progressive Wachstum wie die vorausgegangenen Effloreszenzen.

Der Allgemeinzustand der Patienten hängt von der Ausdehnung des lokalen Prozesses ab. Es besteht fast immer hohes Fieber. Die Blutwerte sind wenig verändert. Hypo- oder Agammaglobulinämie wurde in einigen Fällen festgestellt [KOZINN et al. (1955), GALLOWAY et al. (1958)]. Bei den bisherigen bakteriologischen Kontrollen konnten aus den Sekundär-

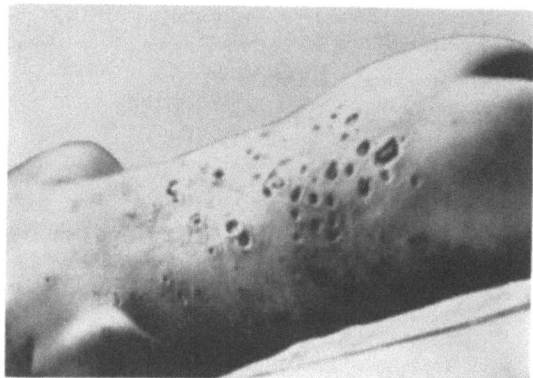

Abb. 69. Vaccinia progressiva

pusteln in der Mehrzahl der Fälle Staphylokokken, Streptokokken oder Pyocyaneus gezüchtet werden [LUKÁCS et al. (1958)].

Der in der Regel letale Ausgang der Vaccinia progressiva mit Agammaglobulinämie geht mit Symptomen einer Intoxikation, wie Blutungen, Ikterus und Ödemen einher.

Allen Autoren fiel im pathologisch-anatomischen Befund das völlige Fehlen entzündlicher Reaktionen auf [SHORTT (1953), DIBLE et al. (1934)]. In der Lunge, Leber, Milz und in den Hoden waren nekrotische Koagulationsherde nachweisbar [KOZINN et al. (1955)]. Auch in den Nieren fand man ähnliche Veränderungen. In den Hautgeschwüren fehlte jegliches Granulationsgewebe. Eine leukocytäre Reaktion war nicht erkennbar.

In der älteren Literatur [FÜRST (1896), CZERNY u. OPITZ sowie JOCHMANN in LENTZ-GINS (1927)] faßte man das ,,Impfgeschwür" als Eiterkokken-Infektion auf. Der bakteriologische Befund schien diese Auffassung zu stützen. Als sich aber auch Fälle fanden, bei denen der bakteriologische Nachweis mißlang, suchte man die Ursache in Eigentümlichkeiten bestimmter Impfstoff-Stämme [GINS (1930)].

Für die *Entstehung* der Vaccinia progressiva sind Eigenschaften der Impfstoffe sicher ohne besondere Bedeutung, dafür ist diese Komplikation zu selten. Die größere Wahrscheinlichkeit spricht dafür, daß es sich hier um Störungen der Abwehr handelt.

Unter diesem Blickpunkt können wir das Auftreten einer progressiven Vaccine nach Röntgenbestrahlung verstehen. ÖBERG u. Mitarb. (1958) sowie OLANSKY u. Mitarb. (1956) beobachteten dies bei Patienten mit Wucherungen im lymphatischen System.

Abwehrstoffe in notwendiger Menge zu bilden. Es besteht darum bei diesen Patienten eine erhöhte Empfindlichkeit gegenüber bakteriellen Infektionen. Über die Widerstandskraft gegenüber viralen Infekten sind die Ansichten unterschiedlich. APT (1953/54) berichtet von 24 Patienten mit Agammaglobulinämie, die auf die Vaccination komplikationslos reagierten. Diesen Beobachtungen widersprechen andere

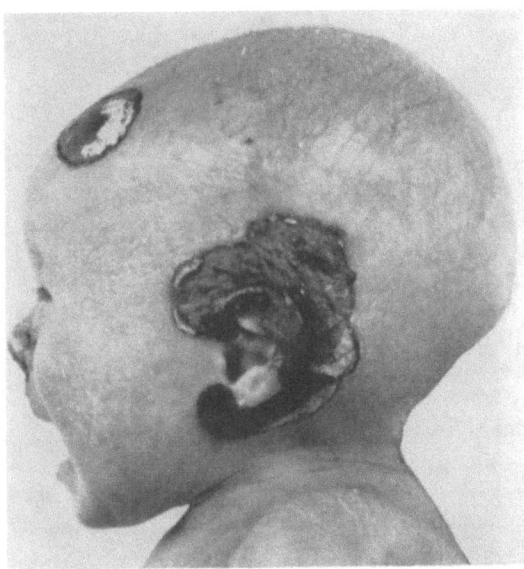

Abb. 70.

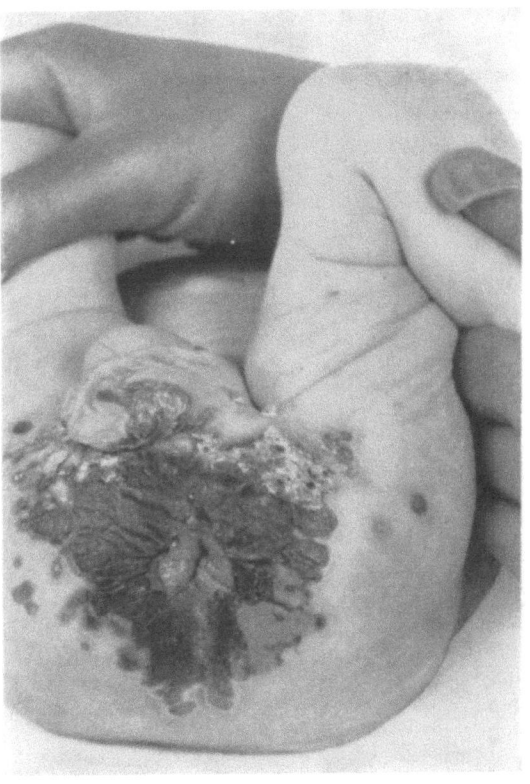

Abb. 71.

Abb. 70 und 71. Vaccinia gangraenosa und Agammaglobulinaemie

(Wir danken Dr. DEREK MARTIN und Dr. A. P. NORMAN, Hosp. for Sick Children, London, und Dr. K. SOMERS, Makerere College, Kampala-Uganda, für die Überlassung der Bilder [Arch. Dis. Childh. **32**, 220, (1957)]

Seit BRUTON (1952) das Krankheitsbild der *Agammaglobulinämie* beschrieb, ist das Interesse der Forschung an dieser Krankheit rege. Neben der kongenitalen Anomalie, die nur bei Knaben vorkommt, gibt es auch eine erworbene Agammaglobulinämie, die auch das weibliche Geschlecht befallen und in jedem Lebensalter auftreten kann. Als Folge dieser Störung ist der Körper unfähig, humorale

Erfahrungen, die auf einen Zusammenhang zwischen dem „Antikörpermangel-Syndrom" und Impfkomplikation hinweisen [SEDALLIAN et al. (1957), GALLOWAY et al. (1958), HALL (1955)].

Die Hoffnungen, die man mit einer einfachen *Substitutionstherapie* verband, haben sich aber nur zum Teil erfüllt. Die Verhältnisse liegen offenbar komplizierter, als man bisher annahm.

Es gibt nun sicher Fälle, wo lediglich die Fähigkeit des Organismus, quantitativ genügend Antikörper zu bilden, gestört ist. Hier kann die Zufuhr von Immunkörpern einen Krankheitsprozeß zur Rückbildung bringen. Die Vaccinevirus neutralisierende Wirkung menschlichen Gammaglobulins haben erstmals VERLINDE und SPAANDER (1949) bei Kaninchen nachgewiesen. BARBERO u. Mitarb. (1955) konnten eine Vaccinia gangraenosa damit zur Ausheilung bringen. Auch KEMPE u. Mitarb. (1956) gelang bei einem monatelang dauernden schweren Verlauf einer Vaccinia gangraenosa mit Vaccine-Gammaglobulin eine dramatische Heilung. Ferner berichteten KAUDE und WEHMEYER (1955) über den günstigen Einfluß dieses Präparates auf schwere Reaktionen nach Pockenschutzimpfung. Aber auch Erfahrungen über Mißerfolge wurden bekannt. So starben Kranke mit Vaccinia progressiva und Agammaglobulinämie trotz intensiver Immuntherapie. Dies beweist, daß es sich hier um komplexe Vorgänge handelt. In einem Falle von CARSON und DONNELL (1956) fand sich im Gehirn eine Atrophie der Gyri. Bei der immer wieder diskutierten Bedeutung des Zentralnervensystems als Immunisationszentrum wäre daran zu denken, daß hier der Sitz der Fehlsteuerung liegt.

CONNOLLY, DICK und FIELD (1962) beobachteten eine Vaccinia progressiva bei einem 10 Monate alten Mädchen, das dann am 302. Tag p. v. der Komplikation erlegen ist. Es konnten nach der Impfung keine neutralisierenden Antikörper entdeckt werden, das Serum-Gammaglobulin war niedrig. Nach Zufuhr von hohen Dosen Gammaglobulin stieg der Antikörpertiter auf 1:125. Trotzdem konnte der fortschreitende Hautprozeß nicht aufgehalten werden. Auch die Anwendung von N-methylisatin-β-thiosemicarbazon brachte keine Wendung zum Besseren, desgleichen eine Applikation von Interferon. Über einen ähnlich desolaten Verlauf trotz aller Therapie bei einem 7 Monate alten Jungen berichtete WHITE (1963). Eine weitere Mitteilung stammt von FLEWETT und KER (1963), die bei einem 4 Monate alten Jungen weder mit Gammaglobulin noch mit N-methylisatin-β-thiosemicarbazon eine Besserung erzielen konnten. Dagegen berichteten über Erfolge DALY und JACKSON (1962), DAVIDSON und HAYHOE (1962) und jüngst HANSSON und VAHLQUIST (1964).

Die Verhältnisse werden nicht übersichtlicher, wenn wir noch Fälle berichten, wo wahrscheinlich inerte Gammaglobuline in normaler Höhe nachgewiesen wurden, eine Zufuhr von Gammaglobulin dann aber doch die entscheidende Wende brachte.

Wie schon bei Besprechung des Ekzema vaccinatum ausgeführt, erlaubt die Verschiedenartigkeit der bisher mitgeteilten Krankheitsverläufe nur mit Vorbehalt einen Vergleich der therapeutischen Erfolge. Für jede Immuntherapie ist der Zeitpunkt der Ver-

abreichung von entscheidender Bedeutung. Die Erfolge, die man bisher mit Gammaglobulin sowohl beim Antikörpermangelsyndrom als auch bei normalem Antikörperspiegel erzielte, sollten uns bei jedem Fall von Vaccinia progressiva veranlassen, diese Therapie frühzeitig und in einer Dosierung von mindestens 0,4 ccm/kg anzuwenden. Allerdings hat das im Handel befindliche Gammaglobulin nicht immer einen ausreichenden Neutralisationstiter. Die Forderung, nur ein Präparat zu verwenden, das aus dem Blut frisch-vaccinierter Spender hergestellt wurde, wird allerdings nicht immer zu erfüllen sein.

In der Annahme, daß es sich bei einem Teil der Fälle um Fehlen der vaccinalen Allergie handelt, wurde auch die therapeutische Anwendung von inaktivierter Vaccine (Vaccine-Antigen) empfohlen (EHRENGUT 1964). Die bisherigen Erfahrungen rechtfertigen eine Erprobung auf breiterer Basis.

VI. Sekundäre bakterielle Infektionen

In der älteren Literatur nimmt die Infektion der Impfstelle mit Keimen verschiedenster Art einen breiten Raum ein (FÜRST (1896), JOCHMANN, CZERNY u. OPITZ (1927)). Die Beschaffenheit der jetzigen Impfstoffe, die verbesserten hygienischen Verhältnisse, sowie die Möglichkeit einer antibakteriellen Therapie machen solche Vorkommnisse heute zu einem extrem seltenen Ereignis. Manchem Impfarzt bleiben derartige Komplikationen zeitlebens unbekannt.

1. Postvaccinales Erysipel und postvaccinale Phlegmone

Diese Hauterkrankungen waren in der vorantiseptischen Zeit gefürchtete Impfkomplikationen, werden aber heute nur selten beobachtet. In der Zehnjahresstatistik des Bundesgesundheitsamtes sind nur 7 Meldungen verzeichnet. Das Impf-Erysipel wird durch verschiedene Typen des Streptococcus haemolyticus der Gruppe A oder C verursacht, die von der Impfstelle aus Eingang finden. Man hat früher das zwischen dem 2. und 4. Tag p. v. sich entwickelnde Früherysipel vom Späterysipel geschieden, das sich erst nach Pusteleröffnung zeigt. Erstere Krankheitsform ist kaum mehr denkbar, da weder durch den Impfstoff noch durch die Impftechnik pathogene Keime in die Impfschnitte gelangen können. Die eröffnete Pustel ist ohne Zweifel eine Eintrittspforte für Bakterien verschiedenster Art. Die Seltenheit einer sekundären Infektion mit Streptokokken zeigt aber die weite Verbreitung hygienischer Maßnahmen gegenüber früher und deren Wert.

War früher das Erysipel besonders beim geimpften Kleinkind eine ernste Angelegenheit, so bietet heute seine *Therapie* mit Sulfonamiden und Penicillin kein Problem mehr.

Differentialdiagnostisch kann die Abgrenzung einer vaccinalen Area migrans vom Erysipel einmal Schwierigkeiten bereiten. Die beim Erysipel scharf markierte wallartige Abgrenzung gegen die gesunde Haut, die große Druckschmerzhaftigkeit gegenüber der nur wenig schmerzhaften Area und die stürmischeren Allgemeinsymptome können die Unterscheidung erleichtern.

2. Impetigo contagiosa

Diese im Kindesalter häufigste Infektion der Haut durch Streptokokken oder Staphylokokken hat den Verlauf der Pockenschutzimpfung in früherer Zeit ebenfalls kompliziert. Auch hier hat eine verbesserte Hygiene dazu beigetragen, daß man heute ein solches Ereignis als Impfschaden kaum zu Gesicht bekommt. Wo durch unsaubere Behandlung der Impfstelle einmal ein impetiginöser Ausschlag sich anschließt, verschwindet er bei Anwendung desinfizierender Salben oder Puder rasch. Selten ist eine antibiotische Allgemeinbehandlung nötig.

Die Übertragung von *Syphilis* durch den Impfakt gehört der Geschichte an. In den Zeiten der humanisierten Lymphe war es ein viel diskutierter Impfschaden. Die heutigen animalen Impfstoffe schließen eine solche Übertragung aus. Das gleiche gilt für den *Wundscharlach,* dessen Entstehung aus der Impfverletzung man früher für möglich hielt.

3. Infektion mit Tetanus

In alten Impfberichten ist gelegentlich von Tetanuserkrankungen nach Pockenschutzimpfung die Rede. Um die Jahrhundertwende kamen in Amerika sichere Tetanusübertragungen durch den Impfstoff vor [JOCHMANN (1913)]. Eine *Verunreinigung des Impfstoffes* mit Tetanusbazillen ist heute ausgeschlossen, da die genau vorgeschriebene bakteriologische Prüfung und der biologische Test an der Maus eine Tetanusinfektion auf dem Wege über den Impfstoff von vornherein unmöglich machen.

Auch *nachfolgende Verschmutzungen* der Impfstelle über wollehaltige, ungenügend sterilisierte Impfschutzverbände mit dem Tetanuserreger hat man früher mehrmals beschrieben. Der Erkrankungsbeginn lag zwischen dem 18.—24. Tag p. v. [siehe GROTH (1935)], wobei ein Großteil der Fälle tödlich endete. Von SAVOLAINEN (1950) wurde ein Fall berichtet, der 20 Tage p. v. ausbrach. Nicht verwechseln sollte man den tetanischen Trismus mit den Symptomen einer postvaccinalen Encephalitis [LUCKSCH (1925)].

In den Tropen gehört der Tetanus zu den keineswegs sehr seltenen Komplikationen der Pockenschutzimpfung.

Nach PATEL et al. (1960) beträgt in Indien die Häufigkeit von Tetanus nach Vaccination 0,99%. In den Jahren 1954—58 war bei 20 von 2007 Tetanusfällen des King Edward Memorial Hospitals zu Bombay die Pockenimpfung eine Eintrittspforte für die Tetanusinfektion. Es handelte sich 18mal um eine Erstimpfung und zweimal um eine Wiederimpfung. Die Impfstelle erwies sich in der Hälfte der Fälle als infiziert.

4. Infektion mit Diphtherie

Ab und an wurde auch über sekundäre Verunreinigung der Impfstelle mit Diphtheriebakterien berichtet. In der Mehrzahl solcher Fälle lag gleichzeitig eine Rachendiphtherie vor.

Die Impfstellen zeigen dabei übelriechende, schmierige, weißliche Beläge, die nicht mit nässenden, schlecht heilenden Impfpusteln bei kachektischen oder pastösen Kindern zu verwechseln sind. Die Gabe von Diphtherieantitoxin und von Antibiotika ist in diesen Fällen angezeigt.

5. Lymphadenitis suppurativa im Bereich der Impfstelle

Eine Schwellung der regionären Lymphknoten im Bereich des Impffeldes (am Arm die axillären, eventuell supra- und infraclaviculären Lymphdrüsen) gehört vom 7.—13. Tag p. v. zum gewohnten Bild. Gehen aber diese Drüsenschwellungen, welche die Größe eines Taubeneies annehmen können, nicht zurück, sondern kommt im Gegenteil noch eine Rötung der darüberliegenden Haut hinzu und bildet sich weiterhin eine Fluktuation im Drüsenkörper aus, so liegt eine Lymphadenitis suppurativa vor.

GINS (1930) glaubt, die rein vaccinale Genese solcher Drüsenabszesse durch den Nachweis eines bakteriologisch sterilen Eiters belegen zu können. Die Tatsache, daß wir bei den jetzt verwendeten, bakteriologisch nahezu „sterilen" Lymphen solche Ereignisse nicht mehr sehen, ist der beste Beweis, daß eine sekundäre Superinfektion der Impfstelle oder des Impfstoffes Ursache eines derartigen Zwischenfalles ist. Die bei der Impfung gesetzlich vorgeschriebenen Maßnahmen, wie Hitzesterilisierung der Impflanzette und die Alkoholdesinfektion des Impffeldes tragen zur Verhütung derartiger Zwischenfälle bei.

Eine gewisse Prophylaxe dieser Impfkomplikation ist die Reinhaltung des Impffeldes nach der Impfung. Manchmal reiben nämlich die Mütter mit einem bereitgehaltenen Taschentuch die Impfstelle gleich nach der Impfung ab, in der Annahme, dadurch das „Impfgift" am Eindringen zu hindern. Daß bei dieser Gelegenheit eine Verschmutzung der Impfstelle eintreten kann, liegt auf der Hand. Sollte eine Abszedierung eingetreten sein, muß über der Einschmelzung inzidiert und eventuell drainiert werden. Die mikrobiologische Untersuchung des Eiters auf seinen Bakteriengehalt und gegebenenfalls die sofortige Einleitung der antibakteriellen Behandlung ist dabei eine Notwendigkeit.

VII. Das Narbenkeloid
(Abb. 72)

Wie schon zur Klinik der Impfpocken ausgeführt, hängt die Narbenbildung an der Impfstelle sowohl von dispositionellen Momenten als auch von Eigenschaften des Impfstoffes ab. Einzelne Vaccinestämme haben eine stärkere nekrotisierende Tendenz. Damit kommt es zu einem größeren Substanzverlust und einer dementsprechend tiefen Narbe. Der Entzündungsreiz kann aber auch zu einer leichten Hypertrophie des Gewebes führen, das meist noch im Niveau der Haut liegt. Bei gegebener Veranlagung entwickeln sich hin und wieder derbere Geschwülste, sogenannte Narbenkeloide. Diese Tumoren sind glatt, gut begrenzt, erhaben und nicht selten bandartig oder knopfartig. An ihrer Oberfläche finden sich gelegentlich feinste Gefäßsprossen,

so daß sie eine rötliche Färbung aufweisen. Bei der Palpation sind die Keloide meist nicht druckempfindlich, jedoch kommen stechende Schmerzen gelegentlich vor. Nach Abfall der Impfborke entwickeln sich diese Keloide manchmal innerhalb von Monaten und selbst Jahren. Nach einem gewissen Zeitraum stellt sich ein Stillstand im Keloidwachstum ein. Rückbildung der Narbenkeloide ist nicht sehr häufig.

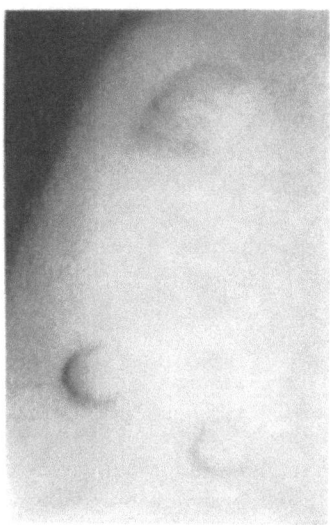

Abb. 72. Narbenkeloid

Unter dem Begriff Acanthosis postvaccinalis versteht KOLB reaktive Epithelproliferationen, die er von den Impfkeloiden abgrenzt. Von diesen zu trennen sind auch die Impfpseudokeloide, zu denen z. B. die „Vaccine rouge", eine kirschrote Papel, histologisch dem Melkerknoten ähnelnd, zu zählen ist. NASEMANN glaubt, ihre Entstehung auf die Verwendung eines mit „Euterpocken" verunreinigten Impfstoffes zurückführen zu können [WEBER u. RIESE (1963)].

Als Ursache der Keloide wurden endokrine Störungen oder Störungen des Calciumstoffwechsels angeschuldigt. Als weiterer Faktor muß neben der nekrotisierenden Tendenz mancher Impfstoffe vor allem eine bakterielle Superinfektion, die nach der Impfung die Narbenbildung verzögert, in Betracht gezogen werden.

Die Veranlagung zur Keloidbildung kann familiär sein. KAISER (1949) beschreibt einen solchen Fall. Auch rassische Faktoren spielen eine Rolle. So ist die schwarze Rasse besonders anfällig. Oft beschränkt sich die Disposition nur auf bestimmte Körperabschnitte. Die obere Körperregion scheint häufiger befallen zu sein. Keloidneigung wird auch bei anderen infektiösen Prozessen beobachtet, z. B. bei Tuberkulose, Syphilis, Akne, Furunkulose usw. Bei geringer Stärke der Disposition führen offenbar nur gröbere Defekte zu Narbenkeloiden. Eine gleichzeitig gesetzte Operationswunde kann z. B. dann erscheinungslos abheilen. Bei einer stärkeren Veranlagung wird aber die geringste Verletzung Keloidbildung anregen.

Ist die Neigung zu Narbenkeloiden erkennbar, z. B. bei Hypertrophie anderer Narben, wird man nicht die übliche Impfung am Oberarm vornehmen, sondern die seltener betroffene untere Körperregion wählen und am Oberschenkel oder am Gesäß impfen. Sonstige Möglichkeiten, Keloidbildung zu verhindern, kennen wir nicht. Letztere kann aber ein kosmetisches Problem sein, mit dem sich unter Umständen auch der Impfarzt befassen muß. Er wird bei einem Impfkeloid in erster Linie um Rat angegangen.

Sicherlich gibt es auch Fälle, wo eine latente Anlage zur Keloidbildung besteht, ohne daß ein Keloid bei normalem Impfverlauf in Erscheinung tritt. Erst eine zusätzliche Aggression, weckt diese Anlage und führt dann zur Manifestation eines Keloids. Wir glauben, folgende Beobachtungen auf diese Weise erklären zu können:

1. Bei einem dreijährigen Mädchen trat ca. 35 Tage nach kombinierter Pockenschutzimpfung an einer der schon abgeheilten Impfnarben eine indolente Rötung und Schwellung auf. Das Kind hatte 3 Tage vorher einen leichten Schnupfen mit Fieber um 38,6°C durchgemacht. Einen Tag später Insolation. Daraufhin auch Schwellung und Rötung an der anderen, ebenfalls schon abgeheilten Impfnarbe.

Befund: Indolente Narbenkeloide an beiden Impfnarben, frisch gerötet. Axilläre Lymphknoten nicht zu tasten.

2. Ein jetzt 3 Jahre alter Junge wurde mit $6^1/_2$ Monaten gegen Pocken schutzgeimpft; es entwickelte sich ein ausgedehntes und prominentes Keloid beider Impfstellen, das noch $2^1/_4$ Jahre nach der Impfung bei jedem katarrhalischen Infekt — auch ohne daß es zu Temperaturanstiegen kommt — mit Rötung und Zunahme der Schwellung reagiert.

3. Eine 18jährige junge Frau wurde nach Vorimpfung mit Vaccine-Antigen gegen Pocken erstgeimpft. Es entwickelte sich eine Lokalreaktion von mäßiger Ausdehnung. Nach dem frühzeitigen Abfall der Krusten blieben zwei leicht erhabene, etwas vascularisierte Narben zurück. Ein halbes Jahr später erschien die Patientin wieder mit der Angabe, die Impfnarben würden jedesmal schmerzen und sich röten, so oft die Menses beginnen. Die Narben zeigten bei der Inspektion leichte Keloidbildung.

Auch SOMMERFELD und EHRENGUT (1963) berichten über analoge Beobachtungen; hier trat nach der oralen Poliomyelitisimpfung bei drei Impflingen eine Exacerbation der schon abgeheilten Pockenschutzimpfstellen mit Aufschießen vesiculärer Efflorescenzen auf. Sie führen diese Reaktion der alten Impfstellen auf den antigenen Reiz der anderen Impfung zurück.

Erfahrungsgemäß bilden sich manche Keloide nach einigen Jahren wieder zurück. Der Erfolg einer chirurgischen Behandlung ist immer zweifelhaft, da die Neigung des Gewebes, erneut Keloide zu bilden, zu befürchten ist. Die Disposition kann sich jedoch im Laufe des Lebens ändern. So kann es nach Ansicht mancher Chirurgen dann doch noch gelingen, große Keloide, die jeder anderen Behandlung trotzen, durch einen chirurgischen Eingriff ohne Komplikationen zu beseitigen. Für die konservative Therapie wurde Röntgen- und Radiumbestrahlung und CO_2-Schneeanwendung empfohlen. Auch auf die von Hebra'sche Thiosinamin-Therapie hat man wieder aufmerksam gemacht. Während diese Maßnahmen im allgemeinen etwas enttäuschten, haben wir mit der örtlichen Verabreichung von Cortisonderivaten bei einigen Impfkeloiden gute Resultate erzielt. Besonders geeignet sind Keloide, die relativ jungen Datums sind und noch keine so ausgesprochene Verhärtung im Keloidkörper zeigen, wie sie älteren Stadien eigen ist.

Im einzelnen empfiehlt sich folgendes Vorgehen: Man verabreicht die ersten Injektionen von 25 mg Hydrocortison in 14tägigen Intervallen. Dann muß man das Intervall verlängern, da die Hormonwirkung oft nachhinkt. Bei günstiger Ansprache auf die Behandlung kommt es bereits nach der zweiten Sitzung zum Nachlassen des Juckreizes und zum Aufhören der örtlichen Beschwerden. Der eigentliche Erfolg ist aber erst nach Monaten feststellbar. Dabei kann der Erfolg ein überschießender sein, so daß es im Bereich des Keloids zu einer Dellenbildung kommt, wie wir es in einem Fall erlebten. Im allgemeinen wird man mit 5—10 Injektionen (à 25 mg Hydrocortison bei einer Narbengröße von 1—2 cm) auskommen. Sollte dieses Vorgehen mißlingen, so kann eine Kombination mit Kohlensäureschneebehandlung noch günstige Ergebnisse bringen.

B. Komplikationen am Auge

Augenkrankheiten und Erblindungen im Gefolge der Variola waren schon den alten Ärzten bekannt und sind auch heute noch in den Endemiegebieten gefürchtet. Bei der Gleichartigkeit der Übertragungswege und Ähnlichkeit der Erregereigenschaften war zu erwarten, daß auch das Vaccinevirus gelegentlich am Auge haften und Komplikationen verursachen kann. Die vaccinale Ophthalmie nimmt in der älteren Literatur einen breiten Raum ein. SCHIRMER [zit. bei FÜRST (1896)] hat sie erstmals zusammengefaßt. Eine neuere Übersicht stammt von LINNEN (1957).

Unterschiede im Gewebsaufbau des Auges und seiner Anhangsgebilde, sowie in der Gefäßversorgung machen es zweckmäßig, diese Komplikationen aufzuteilen in Erkrankungen der Lider, der Bindehaut und der Hornhaut.

I. Vaccinia palpebralis

(Abb. 76)

Die Lidrandvaccinia entsteht vorwiegend durch sekundäre Infektion (Vaccinia secundaria). Das Ausmaß dieses Sekundärherdes ist vom Zeitpunkt der Infektion abhängig. Je später diese erfolgt, desto größer ist die Chance einer sich bereits entwickelnden geweblichen Immunität an der Inokulationsstelle.

Gefährlich ist der Ablauf des vaccinalen Prozesses bei Inokulation auf die Lidhaut eines Nichtgeimpften. Gleich den Erscheinungen an einer Impfstelle entstehen Knötchen, Bläschen und Pusteln, nur reagiert das Auge mit einer beträchtlichen entzündlichen Schwellung, die sich über das ganze Gesicht ausbreiten kann. Die Lider sind verdickt und angeschwollen und schließen sich sofort. Die Area täuscht ein Erysipel vor und nimmt beachtliche Ausmaße an. Auch die präaurikulären und submaxillaren Lymphdrüsen beteiligen sich an diesem Prozeß. Daneben hat der Patient mehr oder weniger hohes Fieber, und das Allgemeinbefinden ist entsprechend beeinträchtigt. Die Rückbildung geht wie auf der übrigen Körperhaut innerhalb von 3—4 Wochen vor sich. Trotz des so beängstigenden Eindruckes ist die Prognose der reinen Lidrandvaccinia verhältnismäßig günstig. Meist erfolgt die Abheilung auch ausgedehnterer Geschwüre ohne Narbenbildung.

II. Vaccinia conjunctivalis

(Abb. 76)

Die Vaccinia palpebralis ist fast regelmäßig von einer an sich unspezifischen Conjunctivitis begleitet. Erheblicher Juckreiz veranlaßt den Patienten zum Reiben und Kratzen an den Lidern. Durch diese wiederholten mechanischen Insulte kommt es schließlich auch zur Verschleppung und Festsetzung des Virus an der Epitheldecke des Intermarginalraumes. Der stets vorhandene Tränenfluß wirkt dabei begünstigend. Man hat experimentell Vaccinevirus in der Tränenflüssigkeit nachgewiesen. Die anatomischen Eigentümlichkeiten dieser Gebiete schaffen für die Ansiedlung und Vermehrung des Erregers besonders geeignete Verhältnisse. Trotzdem ist die Infektion der Augenbindehäute ein seltenes Ereignis, vielleicht deshalb, weil diese einer mechanischen Verletzung mehr Widerstand entgegensetzen. Jedenfalls scheint eine Läsion Voraussetzung für das Haften des Erregers zu sein. LINNEN (1957) ist es durch einfache Instillation des Vaccinevirus in den Conjunctivalsack im Tierversuch nicht gelungen, eine vaccinale Conjunctivitis zu erzeugen.

Die Erkrankung der Augenbindehäute zeigt sich — beim Erstimpfling gegen den 7. bis 8. Tag, beim Wiederimpfling 1—2 Tage früher — durch das Auftreten zahlreicher kleinster Bläschen. Wie alle Efflorescenzen auf der Schleimhaut verlieren sie rasch ihre Decke und wandeln sich in vaccinale Geschwürchen um. Die einzelnen Phasen der Umwandlung vom Knötchen zur Pustel sind darum nicht zu beobachten. Innerhalb der Lidspalte kommt es zu Abklatschinfektionen auf der gegenüberliegenden Lidpartie. Schließlich sehen wir unter den prallgeschwollenen Lidern schmutzig-graue konfluierende Ulcera, die ein schleimig-eitriges Sekret absondern.

Der Krankheitsprozeß kann auf Grund einer früher durchgemachten Impfung bei ausreichender Grundimmunität einen sehr milden Verlauf nehmen. Aber auch beim Erstimpfling oder bei Übertragung auf einen Ungeimpften ist der Verlauf trotz ausgedehnter Prozesse meist gutartig. Ausheilung mit Narbenbildung oder narbiger Verengerung der Lidspalte kann aber vorkommen.

III. Vaccinale Erkrankung der Cornea und des Innenauges

In der Regel nimmt die Infektion der Hornhaut von einem Vaccineherd am Lid oder Lidrand ihren Ausgang. So war in dem Krankengut von LINNEN (1957) unter 7 von 9 Patienten die Hornhautaffektion im Anschluß an eine Lidrandvaccine aufgetreten. Ein isolierter Befall durch hämatogene Aussaat ist theoretisch nur auf einer vorgeschädigten Cornea mit Gefäßeinsprossung denkbar und wurde im Tierversuch auch demonstriert. GINS et al. (1929) konnten bei Kaninchen nach massiver intravenöser Infektion und vorheriger steriler Scarifikation der Cornea eine spezifische Keratitis erzeugen.

Die besonderen Immunitätsverhältnisse der Cornea erschweren das Verständnis der Pathogenese. Über die Teilnahme der Hornhaut an der allgemeinen Immunität bestanden früher widersprechende Ansichten [s. die ausführl. Literatur bei SOBERNHEIM in LENTZ u. GINS (1927)]. Nach tierexperimentellen Ergebnissen bei Cutanimpfung des Kaninchens soll sich die corneale Immunität etwas später entwickeln als die Immunität der Haut, doch sind die Immunitätsverhältnisse der Cornea noch nicht genügend erforscht.

Diese spätere und schwächere Ausbildung einer lokalen Immunität beschränkt sich nach LINNEN (1957) nur auf das Hornhautparenchym, während das Epithel seine Abwehr gleichzeitig mit den übrigen Schleimhäuten und der Haut aufbaut. Es komme also beim Erstimpfling, abgesehen von Menge und Virulenz des Erregers, auf den Zeitpunkt an, zu dem das Eindringen von der Oberfläche in die tieferen Hornhautschichten stattfindet. Beim Wiederimpfling sei allein der Grad der noch vorhandenen Restimmunität von ausschlaggebender Bedeutung. Es ist nun wohl nicht gerechtfertigt, anzunehmen, daß eine parenchymatöse Viruskeratitis nur durch Eindringen und durch die Vermehrung des Erregers in den tieferen Schichten der Hornhaut zustande kommt. Nach einer Hypothese von JONES (1958) vermehre sich das Virus nur in den Epithelzellen. Freiwerdendes Antigen diffundiere in das darunterliegende Stroma und werde dort an der Oberfläche der Cornealamellen fixiert. Erst im Gefolge einer Antigen-Antikörperreaktion durch humorale oder

gewebsständige Antikörper stelle sich eine veränderte Zellpermeabilität mit Stromaödem ein, die schließlich zur Opacität der Cornea und eventuell zur Nekrose führe.

Die bisherigen Mitteilungen über vaccinale Keratitis betreffen fast nur Wiederimpflinge. Wir können die Möglichkeit, daß allergische Momente das Krankheitsgeschehen hier ursächlich mitbeeinflussen, nicht von der Hand weisen. Dieser Gedanke drängt sich besonders dann auf, wenn man feststellt, daß die Komplikation erst nach einem gewissen Zeitabstand in Erscheinung tritt.

Der in der älteren Literatur beschriebene zeitliche Ablauf läßt ein Intervall von 14—24 Tagen erkennen (CZERNY u. OPITZ). In einer von TÖRNQUIST (1959) veröffentlichten Krankengeschichte lagen zwischen Impfung und Auftreten der Keratitis 23 Tage. BREGEAT (1947) macht auf das späte Erscheinen der Keratitis disciformis aufmerksam.

Das klinische Bild der vaccinalen Keratitis ist vielgestaltig. Relativ gutartig sind die *marginalen Infiltrate* am Hornhautrand. Man sieht die Affektion oft in der Nachbarschaft vaccinaler conjunctivaler Ulcera. Bei den von BREGEAT (1947) beschriebenen *punktförmigen, disseminierten Ulcera*, die entlang des Limbus corneae vorkommen, sind die Ränder der kleinen Geschwüre schlecht begrenzt, in ihrer Umgebung finden sich zahlreiche Zellinfiltrate. Die Cornea zeigt aber kein Ödem, sie ist empfindlich, ja sogar hyperaesthetisch. Innerhalb von 1—2 Wochen bilden sich die Ulcera zurück, wenn nicht eine *iridociliäre Reaktion* und eine Keratitis disciformis nachfolgen.

Die *Keratitis disciformis* ist meist Folge einer vaccinalen Erkrankung. Diagnostisch wertvoll sind die Anästhesie der Cornea und gleichzeitige Trigeminusneuralgien. Es handelt sich um eine weißliche, disciforme Infiltration der tieferen Corneaschicht (Spaltlampenbefund). Die Cornea ist verdickt, es besteht eine interstitielle Vascularisation. Der Verlauf der Erkrankung ist ziemlich langwierig, wobei im allgemeinen Trübungen der Hornhaut zurückbleiben, obwohl vereinzelt auch über vollständige Heilung berichtet wurde. Bei der *interstitiellen Keratitis* umfaßt die Trübung das ganze Stroma der Hornhaut mit tiefer und oberflächlicher Vascularisation. Auch hier haben wir mit einem langen Verlauf zu rechnen.

Die *Keratitis profunda* ist die gefährlichste Form der vaccinalen Augenerkrankungen. Hier greift die Entzündung rasch in die Tiefe. Die anfangs begrenzte Ulceration nimmt an Umfang zu, um schließlich über die Hälfte der Cornea und auch das tiefer liegende Parenchym zu erfassen. Dabei sind die präauriculären Drüsen geschwollen und schmerzhaft, nachts können sich unerträgliche suborbitale Neuralgien einstellen. Eine *Iridocyclitis* bleibt gewöhnlich nicht aus. Als schlimmste Komplikation muß eine Hornhautperforation mit Panophthalmie befürchtet werden, doch kann sich auch — innerhalb von Wochen und begleitet von Rückfällen — die Heilung unter Ausbildung eines Leukoms einstellen.

Differentialdiagnostisch ist der vaccinale Charakter der Augenkomplikation im allgemeinen durch die Anamnese leicht zu klären. Man wird auch der Umgebung Aufmerksamkeit schenken müssen, ist doch, wie schon ausgeführt, die Übertragung vom Impfling auf eine andere Person kein so seltenes Ereignis. Die klinische Diagnose kann aber gelegentlich Schwierigkeiten bereiten, müssen wir doch auch beim Vaccinierten hin und wieder mit unspezifischen Komplikationen rechnen. Die schmutziggrauen Membranen der vaccinalen Conjunctivitis sind von denen der diphtherischen Conjunctivitis kaum zu trennen. Auch ein Lidabszeß kann einmal eine Vaccineefflorescenz vortäuschen. Im Zweifelsfall bringt der Erregernachweis durch die üblichen Labormethoden Klärung.

Die *Therapie* der vaccinalen Komplikationen am Auge muß dem Facharzt überlassen bleiben. Wir entnehmen einige für die Allgemeinbehandlung wichtige Hinweise den Ausführungen von LINNEN. Abschließende Verbände sind zu vermeiden, sie führen zur Sekretverhaltung. Die Lidspalte ist nach Möglichkeit täglich vorsichtig zu säubern. Antibiotica per os oder parenteral zur Vermeidung von Mischinfektionen sind angebracht, der vaccinale Prozeß wird dadurch nicht beeinflußt. Die Verabreichung von Vitamin A ist angezeigt. Bei Erwachsenen soll man die lokale Behandlung abscedierender Entzündungen durch Schwitzprozeduren unterstützen. Die Mehrzahl der vaccinalen Komplikationen am Auge heilt ohne Folgen aus. Hin und wieder

werden aber auch *Dauerschäden* gesehen. So kann nach Lidrandvaccine ein Verlust der Wimpern oder eine Trichiasis entstehen. Verwachsung der Bindehäute, Stellungsanomalien der Lider mit Narbenentropium oder -ektropium sind weitere gelegentliche Folgen. Begleitkeratitiden heilen meist aus, doch hinterlassen spezifische Ulcera in der Regel eine Hornhautnarbe. Eine Beeinträchtigung des Sehvermögens muß man nur bei ausgedehnteren Prozessen mit dichteren Trübungen der zentralen Partien erwarten. Langanhaltende Sensibilitätsstörungen sah LINNEN bei 8 seiner 9 Patienten, ferner hatten diese auch eine unspezifische Begleitconjunctivitis.

In jüngster Zeit haben JONES, GALBRAITH und AL HUSSAINI (1962) über eine neue Möglichkeit der Therapie vaccinaler Keratitiden berichtet. Nachdem CANTELL und TOMILLA (1960) bewiesen hatten, daß Kaninchen-Interferon die Kaninchenhornhaut gegen die Einwirkung des Vaccinevirus schützt, wandten sie *Interferon* aus Affennierenzellen bei Fällen menschlicher vaccinaler Keratitis an. Das Präparat wurde 5 Patienten halbstündlich auf die Läsionen getropft. Innerhalb 24 Stunden zeigte sich bei allen eine Rückbildung und Aufhellung. Ohne Erfolg war die Anwendung bei Keratitis profunda. Hier sind die Zerstörungen offenbar zu groß und der Diffusionsweg zu weit, um von einem antiviralen Mittel noch einen Effekt erwarten zu können. Sollten die Erfahrungen der Autoren bei weiteren Nachprüfungen bestätigt werden, hätten wir in Interferon ein wertvolles spezifisches Therapeuticum für die vaccinalen Manifestationen am Auge. Über das beim Herpes simplex-Virus wirksame *5-Jod-2'-deoxyuridin* haben KAUFMAN und MALONEY (1963) kürzlich referiert. Ein Tropfen einer 0,1%igen Lösung, stündlich gegeben, soll die vaccinalen Efflorescenzen am Auge entscheidend beeinflußt haben.

Über vaccinale Augenerkrankungen, die im Gefolge neuraler Impfkomplikationen auftreten, wird dort berichtet (s. S. 271).

C. Komplikationen an den inneren Organen
I. Angina

1922 hat ORGLER erstmals eine Angina beschrieben, die im Laufe der Impfreaktion auftrat. Er beobachtete am 5.—6. Tag p. v.

eine deutliche Schwellung und Auflockerung der Tonsillen. Der Krankheitsprozeß kam in den folgenden Tagen meist zur Rückbildung, bei einem Teil seiner Kinder entwickelte sich aber anschließend das typische Bild einer Angina follicularis. Seitdem ist die „Impfangina" zu einem festen Begriff, vor allem in der kinderärztlichen Literatur, geworden, ohne daß es bis heute gelungen wäre, die Natur dieser Erscheinung eindeutig zu klären.

Aus der Klinik der Variola kennen wir die Bedeutung der spezifischen Prozesse im Nasen-Rachenraum. Das „Kratzen" im Hals ist ein Frühsymptom des Initialstadiums und kündigt den Beginn der Schleimhauterkrankung an. Es war nun naheliegend, auch die Impfangina der Klinik der Vaccination zuzuordnen und in den Erscheinungen an den Tonsillen ein gelegentlich auftretendes Symptom des vaccinalen Prozesses an den Schleimhäuten zu sehen.

Der verschiedentlich gelungene Virusnachweis ließ eine vaccinale Ursache vermuten. GINS u. Mitarb. (1929) fanden das Vaccinevirus schon am 3. Tag nach der Impfung im Tonsillenabstrich, was späteren Untersuchern nicht mehr mit gleicher Regelmäßigkeit gelang. Im Gegensatz zu GINS u. Mitarb. konnten HERZBERG-KREMMER und HERZBERG (1930) im Rachenabstrich der von ihnen untersuchten Erstimpflinge niemals das Vaccinevirus nachweisen.

Nach mehreren Passagen im bebrüteten Hühnerei war es uns gelegentlich des Pockenausbruches in Heidelberg 1958/59 möglich, einmal im Rachenspülwasser eines wenige Tage vorher geimpften Varioloiskranken sowohl das Variolavirus als auch das Vaccinevirus nachzuweisen [HERRLICH (1960)]. Auch BINGEL u. Mitarb. (1959) hatten positive Befunde im Rachenspülwasser geimpfter Personen, ferner MENTZ (1957) bei einem Fall von Impfangina.

Im Stadium einer Virämie wäre die Ausscheidung des Virus auf den Schleimhäuten des Rachens möglich und Symptom der Generalisierung, aber noch nicht Beweis für eine spezifische Tonsillenerkrankung. Die Verschiedenartigkeit der Pathogenese erlaubt auch keine Parallele zur Variola. Es ist ein großer Unterschied, ob der Infektionsstoff von den Atmungswegen aufgenommen oder über die Haut eingebracht wird, wie es bei der Variolation und Vaccination der Fall ist. Einen den echten Pocken vergleichbaren pathogenetischen Vorgang haben wir nur bei der vaccinalen Sepsis in Betracht zu ziehen (s. S. 216). Hier finden wir aber auch einen massiven Befall der Schleimhäute des Mundes und Rachens.

Wie schon ausgeführt, kommt jedoch dem Virusnachweis keine allzu große diagnostische Bedeutung zu. Die wenigen bisherigen Untersuchungen lassen nicht erkennen, ob die Zahl positiver Befunde bei Fällen von Impfangina größer ist als bei komplikationslosem Verlauf der Impfung. Den Begriff „Ausscheidungsangina" sollte man darum fallen lassen. Mangels anderer Erklärung scheint es naheliegend, daß es sich bei der Impfangina um eine Sekundärinfektion im Gefolge der Vaccination handelt. Ob diese Besiedlung mit pathogenen Keimen auf dem Boden einer vorher geschädigten Tonsillenschleimhaut oder auf Grund einer allgemeinen Resistenzminderung erfolgt, muß unentschieden bleiben.

II. Pneumonie

Erkrankungen der Atemwege sind bei Säuglingen und Kleinkindern nichts Ungewöhnliches. Sie können als interkurrentes Ereignis ab und zu auch den Verlauf einer Impfung komplizieren. Bei jedem derartigen Fall wird zu prüfen sein, inwieweit die vaccinale Infektion direkt oder indirekt als Ursache in Frage kommt.

In neuerer Zeit hat man den Lungenerkrankungen rein viralen Ursprungs besondere Aufmerksamkeit geschenkt. Neben den Infektionen durch Grippe-, Ornithose- und Adenoviren oder durch andere Erreger, die sich primär in der Lunge lokalisieren, hat man auch bei einigen dermotropen Virusarten, wie beim Variola- und Varicellenvirus, spezifische Lungenprozesse beschrieben.

KRUGMAN et al. (1957) und HUNNICUTT et al. (1957) stellten die bisherigen Beobachtungen bei den *Varicellen* zusammen und berichteten über eigene Fälle. Das sehr schwere Krankheitsbild der Varicellenpneumonie wird selten beim Kleinkind, häufiger beim Erwachsenen gesehen. Die wenigen autoptischen Ergebnisse ähneln den histologischen Befunden bei der interstitiellen plasmacellulären Pneumonie.

Auch bei der *Variola* kennen wir spezifische Lungenaffektionen, die schon in den ersten Tagen der Infektion in Erscheinung treten. Tierexperimentell kann man zeigen, daß sowohl das Variolavirus als auch das Vaccinevirus sich in den inneren Organen, besonders aber in der Lunge, gut vermehren [MAYR (1957/1958)]. Trotz aller Bedenken gegen einen Analogieschluß vom Tier auf den Menschen lassen diese Befunde doch an die Möglichkeit einer rein pulmonalen Lokalisation bei dieser Virusgruppe denken.

LEROUX et al. (1955) haben aus der Pockenepidemie von Vannes (Frankreich 1954)

25 Fälle zusammengestellt, die nur über Fieber klagten. Neun von diesen Patienten zeigten Lungensymptome, und auf der Röntgenaufnahme wurden Veränderungen im Sinne einer Viruspneumonie festgestellt. HERRLICH u. Mitarb. (1959) konnten bei einem dieser Kranken sowohl V- als auch S-Antikörper bei entsprechend hohem Hämagglutinationshemmungstiter nachweisen, womit belegt ist, daß es sich um eine Variola sine exanthemate mit pulmonaler Manifestation gehandelt hat. Wir können diese frühen Lungenaffektionen auf toxische Erregerwirkung zurückführen und müssen sie theoretisch von den Bronchopneumonien trennen, die erst bei einer Pustelaussaat in die tieferen Atemwege entstehen, meist rein lokal durch Fortleitung der variolösen Ulcera aus dem Nasen-Rachenraum.

Die Verschiedenartigkeit des Infektionsweges macht ein gleichartiges Bild pulmonaler Komplikationen bei der Vaccination zu einer Seltenheit. Als ein Beispiel nachgewiesener Virusherde in der Lunge ist die Mitteilung von FINN et al. (1952) bemerkenswert:

Bei einem 6 Monate alten Ekzemkind, das unbeabsichtigt infiziert wurde, stellte sich eine generalisierte Vaccine ein, die letal endete. In der Lunge wie auch auf der Pleura fanden sich eindeutige Vaccineherde. Die Alveolen waren mit Ödem gefüllt und zeigten ebenso wie das Interstitium ausgedehnte celluläre Infiltration. Elementarkörperchen konnten in den Vaccineherdchen nachgewiesen werden, für eine bakterielle Begleitinfektion ergab sich kein Anhalt.

Eine Beteiligung der inneren Organe und damit auch der Lunge ist bei der vaccinalen Sepsis nicht verwunderlich und wurde schon erwähnt. In der Impfpraxis wird eine derartige Komplikation aber immer ein sehr seltenes Ereignis bleiben.

Wesentlich größere Bedeutung kommt den Lungenerkrankungen zu, die wahrscheinlich durch toxische Schädigung im Laufe des Impfprozesses auftreten.

Auf Veranlassung von SCHLEUSSING wertete TZSCHENTKE (1962) die Sektionsbefunde von 33 Kindern aus, die zwischen dem 3. und dem 26. Tag nach der Pockenschutzimpfung gestorben waren. Bei 30 Kindern, die nach dem 5. Tag p. v. starben, fanden sich *intralobuläre interstitielle pneumonische* Veränderungen. SCHLEUSSING ist der Ansicht, daß diese Lungenveränderungen mit der Pockenschutzimpfung nicht nur in einem zeitlichen, sondern auch in

einem ursächlichen Zusammenhang stehen und vergleicht die Befunde mit den Lungenveränderungen nach Masern. Er hält es für wahrscheinlich, daß auch bei diesen postvaccinalen, interstitiell-pneumonischen Prozessen das Angehen bakteriell bedingter Lobulärpneumonien begünstigt wird.

Schließlich müssen noch die *sekundären Pneumonien* anderer Genese erwähnt werden. Sie sind auf die Periode der Resistenzminderung zurückzuführen. Die Untersuchungen über die Änderung der Tuberkulinempfindlichkeit (siehe S. 242) lassen es als berechtigt erscheinen, diese Phase der Abwehrschwäche zwischen den 4. und 21. Tag p. v. zu verlegen.

Leider besitzen wir in der *Prophylaxe* kaum Möglichkeiten, derartige Komplikationen zu verhüten. Wichtig ist, daß man Impflinge zurückstellt, die erst kürzlich eine Pneumonie durchgemacht haben (s. S. 301). Man erlebt es immer wieder, daß durch eine antibiotische Therapie zwar die Symptome beseitigt, aber nicht der Lungenprozeß ausgeheilt wurde, der sich dann im Gefolge der Vaccination erheblich verschlimmert.

Für die Beurteilung des *Kausalzusammenhangs* sind die Anhaltspunkte oft recht dürftig. Wie bei allen vaccinalen Zwischenfällen kommt dem Zeitpunkt des Erkrankungsbeginnes eine große Bedeutung zu. Ereignisse, die in den ersten 3 Tagen einsetzen, stehen mit der Impfung kaum in Verbindung. Vaccinale Frühpneumonien treten erst nach Beginn der Virusgeneralisierung in Erscheinung, doch beobachtete man interstitiell-pneumonische Veränderungen, wie die Befunde von SCHLEUSSING beweisen, noch bis zum 26. Tag nach der Pockenschutzimpfung.

III. Myokarditis

Bei der Vermehrung des Variolavirus wie auch des Vaccinevirus treten Substanzen auf, die auf das lebende Gewebe toxisch wirken. Dieser toxische Faktor scheint gefäßwirksam zu sein und zu einer Schädigung der Kapillarwände zu führen. Er ist für das, bei der Variolainfektion wie bei der vaccinalen Sepsis gelegentlich beobachtete, hämorrhagische Zustandsbild verantwortlich. Die Kapillarschädigung führt zu einer erhöhten Durchlässigkeit für Protein und osmotisch wirksame Substanzen.

Die Empfindlichkeit des Herzens für hämodynamische Störungen macht es verständlich, daß *Herzkomplikationen* bei der *Variola* selten vermißt werden. Eine Myokarditis begleitet die Infektion mit einer solchen Regelmäßigkeit, daß man ihre Symptomatik zum normalen Verlauf rechnet und nicht mehr als Ausdruck einer gesonderten Komplikation ansieht. ANDERSON (1952) schilderte eindrucksvoll den Verlauf von fünf tödlichen Myokarditiden, die er unter den 18 Fällen der Pockenepidemie von Glasgow 1950 beobachtete. Es waren fünf junge, kräftige, vordem herzgesunde Krankenschwestern, die alle im Verlauf ihrer Variola eine Tachykardie mit unregelmäßigem Puls und kaum hörbarem Spitzenton entwickelten. Der Tod trat durch Herzversagen ein. Eine bakterielle Genese der Herzerkrankung konnte ausgeschlossen werden, da alle Patienten eine antibiotische Therapie erhalten hatten.

Die biologisch gleichen Qualitäten des Vaccinevirus rücken auch Herzschäden im Gefolge der Vaccination in den Bereich der Möglichkeit. Da aber bei der Vaccination nur eine geringgradige Virämie im Vergleich zur Variola auftritt, sind Komplikationen nur selten zu erwarten. Unter besonderen Umständen kann aber der übliche pathogenetische Ablauf gestört sein und sich dann auch das Bild einer vaccinalen Herzschädigung abzeichnen. In diese Richtung weisen auch die Sektionsbefunde bei der postvaccinalen Encephalitis. Der Pathologe kann nicht allzu selten kleinste Blutungen unter dem Endo- und Epikard neben einer ödematösen Durchtränkung des Herzmuskels feststellen. Es ist naheliegend, als Ursache eine direkte Toxinwirkung anzunehmen. Allergische Vorgänge können wir zwar nicht ausschließen, doch fehlen sonstige Symptome, welche einen solchen Mechanismus wahrscheinlich machen würden.

Der klinische Verlauf der Myokarditis post vaccinationem unterscheidet sich nicht von der Symptomatik der Herzschäden, die man nach anderen Viruskrankheiten gefunden hat. Klinisch steht meist eine Tachykardie, ein Galopprhythmus oder eine Hypotension mit schwachem Spitzenton und typischem EKG-Befund im Vordergrund.

Die relative Seltenheit der Myokarditis p. v. spiegelt sich in den spärlichen Angaben der Literatur wider. Eine Zusammenstellung der wenigen Beobachtungen finden wir bei LYON (1957), ferner bei CALDERA et al. (1961). Die Verfasser teilen auch 2 eigene Beobachtungen mit:

Ein 11 Monate altes Mädchen erkrankte 12 Tage nach einer Pockenschutzimpfung an einer Herz-

schwäche und starb nach wenigen Stunden. Die Autopsie ergab eine interstitielle Myokarditis mit entzündlichen Infiltraten in der Lunge und Leber.

Bei einer 2. Beobachtung handelte es sich um einen 8 Monate alten Knaben, der am 19. Tag nach der Pockenschutzerstimpfung eine Perikarditis entwickelte, die in Heilung ausging.

Die virologischen Kontrollen waren in beiden Fällen negativ.

Die Mitteilungen von BENGTSON und LUNDSTRÖM (1957) über das gelegentliche Vorkommen einer Myokarditis bei Patienten mit Ekzema vaccinatum wurde schon zitiert. DOLGOPOL et al. [zit. bei BENGTSON u. LUNDSTRÖM (1957)] schildern den Krankheitsverlauf bei einem 34 Jahre alten Mann, bei dem man eine postvaccinale Encephalitis vermutete. Die Autopsie deckte eine akute focale Myokarditis mit mononukleären Zellinfiltraten auf. LAGERLÖF et al. (1955) beschrieben 3 Fälle postvaccinaler Myokarditis. Im Falle von DALGAARD (1957) war bei einem 22jährigen Soldaten, 8 Tage nach der Impfung (Erstimpfreaktion) das klinische Bild einer Myokarditis aufgetreten. Der Tod trat am 10. Tag p. v. ein. Autoptisch konnte die Diagnose bestätigt werden. Über zwei Fälle einer Myokarditis nach Pockenschutzimpfung berichtete ferner DE VRIES (1956).

Wir verfügen über 2 Fälle von Herzschädigung nach Impfung:

Fall 1: Annemarie M. (1953): bisher gesundes, 18 Monate altes Kind. 11 Tage nach erfolgreicher Pockenschutzimpfung hohes Fieber, Kurzatmigkeit, jagender Puls, Cyanose, Erbrechen, Leberschwellung. Im EKG schwere Reizbildungs- und Reizleitungsstörungen. Am 17. Tag p. v. trat der Tod ein. Autoptisch stellte sich als Hauptbefund eine schwere *seröse, diffuse Myokarditis* dar.

Fall 2: Joseph T. (1959): 10 Monate altes, bisher gut entwickeltes Kind. Am 11. Tage nach erfolgreicher Pockenschutzimpfung Inappetenz, Unruhe, Erbrechen. Am 13. Tag p. v. Tachykardie von 200/min., Blässe, allseitige Herzerweiterung, Leberschwellung, keine Ödeme, normale Temperaturen. Blutbild o. B. Im EKG Zeichen einer schweren *infektiös-toxisch bedingten Myokardfunktionsstörung.* Das Kind genas.

Die *Diagnose* muß sich auf den zeitlichen Abstand zur Pockenschutzimpfung stützen. Er ist letztlich das einzige Argument für einen ursächlichen Zusammenhang. Ein zufälliges Zusammentreffen mit einem kardiotropen Virusinfekt (Coxsackie, Mumps, Viruspneumonie, infektiöse Mononukleose) ist auszuschließen. Auch die *vor* der Impfung bestehenden Herzerkrankungen, die durch den Infekt eine Verschlimmerung erfahren können, sind abzugrenzen. Ferner ist zu berücksichtigen, daß im Säuglingsalter auch bei Ungeimpften Myokarditiden gehäuft auftreten können [STOEBER (1952)].

IV. Nephritis und Nephrose

Nach allgemeiner Anschauung liegt der Nephritis ein allergischer Mechanismus zugrunde. Wir unterscheiden nach SARRE (1954) eine Früh- und Spätreaktionsform.

Die Frühreaktionsform tritt innerhalb Minuten oder Stunden nach Kontakt mit Schwermetallen, Medikamenten oder nach Bakterienvaccine-Injektion ein. Bei der Spätreaktionsform, unter die wir die postinfektiösen Nephritiden nach Angina, Scharlach und verschiedenen anderen Streptokokkeninfektionen einordnen, scheint eine Überempfindlichkeit der Niere gegen Streptokokkeneiweiß vorzuliegen. Man war bisher der Anschauung, daß gegenüber den Nephritiden nach bakteriellen Infektionen solche nach Viruserkrankungen praktisch keine Rolle spielen. Eine Erhebung über die Ätiologie von 31 Nephritiden durch MICHON u. Mitarb. (1960) hat nun ergeben, daß davon allein 6 als Komplikation von Grippe, Rickettsiosen und Ornithosen aufgetreten sind. Die Autoren machten besonders darauf aufmerksam, daß auch nach Mumps, nach Hepatitis epidemica und nach exanthematischen Krankheiten Virusnephritiden entstehen können, worauf auch die Tatsache der epidemischen Häufung von Nephritiserkrankungen hinweise.

Bei der Variola fehlen neuere Befunde. COUNCILMAN et al. (1904) trennen die autoptisch beobachteten Veränderungen nicht von denen, die sie auch bei anderen Infektionskrankheiten sahen. Bei ihren Variolafällen war immer die Niere miterfaßt. Sie zeigte in den frühen Stadien eine trübe Schwellung, später eine Schädigung der Epithelzellen, Degenerationserscheinungen und kleine nekrotische Bezirke. Bei hämorrhagischer Variola fand BRAS sowohl in der Schleimhaut des Nierenbeckens als auch im oberen Ureter ausgedehnte Blutungen.

Auch nach *Pockenschutzimpfung* können — wenn auch sehr selten — alle Stadien einer Nierenalteration, von einer einfachen Albuminurie bis zu einer ausgeprägten Nephritis beobachtet werden.

Passagere Albuminurien gehören zur Symptomatik jeder Fiebererkrankung und treten auch im Verlauf der Impfreaktion auf.

Schon 1896 hat FALKENHEIM (zit. CZERNY u. OPITZ) darüber berichtet.

204 Harnproben wurden vor und nach der Impfung untersucht. 29mal fand sich Eiweiß schon vor der Impfung. 57 Kinder mit negativem Befund zeigten nach der Impfung eine vorübergehende Albuminurie, davon die Hälfte bereits in den ersten 4 Tagen. Letzterer Befund kann nicht als Fieberreaktion gedeutet werden, da die Temperatur erst später ansteigt. Möglicherweise handelte es sich bereits um erste Reaktionen auf den Erreger. Der Zeitpunkt ist etwas früh, es sind uns aber keine neueren Vergleichskontrollen bekannt, so daß diese Frage noch offen bleiben muß.

Wohl die erste vaccinale Nephritis hat PERL (1893) mitgeteilt. Weitere Beobachtungen stammen von FRÖLICH (1898), NAEGELI (1915) (zit. bei CZERNY u. OPITZ), WAGNER (1919) und SALDUN (1932) [zit. bei MICHON (1960)]. In den Medizinal-Statistischen Mitteilungen des Kaiserlichen Gesundheitsamtes von 1895 wurden zwei letale postvaccinale Nephritiden bekanntgegeben. Auch im Reichsgesundheitsblatt von 1931 finden wir eine Angabe über einen Fall von postvaccinaler, hämorrhagischer Nephritis.

Nach dem letzten Kriege haben GOETERS und STECHERN (1948), KOSTER und TILBURG (1953), ferner HERBUT (zit. bei MICHON) über Nierenerkrankung nach Pockenschutzimpfung referiert. Die Übersicht des Bundesgesundheitsamtes führt aus dem Zeitraum von 1946—1957 nur zwei Meldungen über Nierenkomplikationen p. v. auf.

Die typische Symptomatik einer etwas ernsteren Komplikation zeigt ein von uns beobachteter Krankheitsverlauf:

Hilde J. (1949): 11¹/₂ Jahre altes Mädchen, außer Masern und Typhus abdominalis (1945) nie ernstlich krank gewesen. Am 9. Tag nach erfolgreicher Pockenschutzimpfung (Erstimpfung) kurzdauernde Ohnmacht; vier Tage später Übelkeit, Erbrechen, Gesichtsödeme. Blutdruck 165/100 (RR). Druckempfindlichkeit der Nierengegend. Im Urin Leukocyten, Erythrocyten, granulierte Zylinder; Eiweißproben positiv. BKS 27/45. Nach vierwöchigem Krankenhausaufenthalt Genesung.

Es erhebt sich die Frage, ob nicht *bakterielle Sekundärinfektionen* den Impfprozeß begleiten und damit zur Ursache einer Nierenschädigung werden können. NAEGELI (1915) und auch KOESTER und TILBURG (1953) haben sich mit diesem Problem beschäftigt und die Möglichkeit einer Streptokokkeninfektion der Impfstelle diskutiert.

Wir können bei Vorkommen einer Nephritis nach Impfung eine bakterielle Ursache nicht ohne weiteres ablehnen. Die Beurteilung wird ferner noch dadurch erschwert, daß wir auch die Möglichkeit einer schon *vor der Impfung bestandenen Nierenschädigung* in Betracht ziehen müssen. Manche Nierenerkrankung beginnt schleichend und entgeht der Aufmerksamkeit der Angehörigen wie auch des Impfarztes. Dies wird insbesondere bei der Herdnephritis der Fall sein, bei der in der Regel extrarenale Symptome fehlen.

Die schon erwähnte Arbeit von MICHON et al. (1960) stellt zur Diskussion, ob nicht doch das *Virus oder seine „Toxine"* bzw. die bei der Virusvermehrung auftretenden Produkte in spezifischer Weise bei bestimmter Veranlagung eine Nephritis auslösen können. PORGE (1956) berichtete über 5 Impflinge, bei denen *vor der Impfung* Urinkontrollen durchgeführt und *normale Untersuchungsbefunde* festgehalten worden waren. Bei 3 dieser Impflinge kam es nach der Vaccination zu einer persistierenden Albuminurie und zwei weitere erkrankten an einer hämorrhagischen Nephritis. Aus dieser Beobachtung dürfen wir somit den Schluß ziehen, daß *auch bei Nierengesunden durch die Pockenschutzimpfung* eine Nierenschädigung leichterer oder ernsterer Natur verursacht werden kann. Häufiger wird es vorkommen, daß durch die Pockenschutzimpfung, wie nach jedem Infekt, ein Rückfall oder die Verschlimmerung eines schon bestehenden Nierenleidens erfolgt.

Einen Zusammenhang des Nierenleidens mit der Impfung wird der Gutachter annehmen dürfen, wenn die Erscheinungen zwischen dem 5. und 21. Tag p. v. beginnen. Bei Wiederimpflingen kann je nach der lokalen Impfreaktion ein früherer Zeitpunkt (Fall PORGE 48 Std. p. v.) in Frage kommen.

Neben der Nephritis wird auch das Syndrom der *Nephrose* als Impfschaden beobachtet. Für das Verständnis der Zusammenhänge zwischen Nephrose und Pockenschutzimpfung ist es von Interesse, daß in einem *Drittel der Nephrosefälle Infekte den Beginn der Erkrankung einleiten* [BARNETT u. SHIBUYA (1954)]. CHAPTAL u. Mitarb. (1955) gehen sogar soweit, zu sagen,

daß es „fast immer möglich" sei, in den Wochen oder Tagen vor Beginn des nephrotischen Syndroms einen Infekt nachzuweisen.

Die uns bisher bekannt gewordenen Nephrosen nach Pockenschutzimpfung faßt Tab. 5 zusammen.

Tabelle 5. *Nephrosen nach Pockenschutzimpfung*

Autor	Alter (J)	Geschlecht	Beginn p.v.
ARLT (1954)	$2^2/_{12}$	männl.	11. Tag
BRUSA (1930)	$1^4/_{12}$	weibl.	12. Tag
PORGE (1956)	?	?	nicht erwähnt
RANCE et al. (1955)	$2^3/_{12}$	weibl.	10. Tag
eigener Gutachtensfall	$2^1/_{12}$	weibl.	11. Tag

Es ergibt sich, daß die Nephrose als Impfschaden selten vorkommt und daß es nicht immer leicht ist, einen sicheren Zusammenhang der Erkrankung mit der Impfung festzustellen. Tritt die Erkrankung mit dem Höhepunkt der Impfreaktion (9.—12. Tag p. v.) — also dem Zeitpunkt der vermuteten allergischen Vorgänge — auf, dann ist mit großer Wahrscheinlichkeit ein ursächlicher oder auslösender Einfluß der Impfung anzunehmen.

V. Osteomyelitis

Die von HANSEN und MÜLLER-RENTZSCH (1957) im Verlauf der Impfreaktion festgestellten Knochenmarksveränderungen wurden bereits besprochen (s. S. 186). Zwischen diesen „normalen" Knochenmarksbildern und einer Knochenmarkserkrankung mögen fließende Übergänge bestehen. Als Impfschaden können wir nur die klinisch faßbaren ernsteren Ereignisse ansprechen. Diese sind zwar, wie alle anderen vaccinalen Organschäden, sehr selten, insgesamt jedoch wahrscheinlich häufiger, als man bisher annahm.

Wegen der nahen Verwandtschaft zwischen Variola- und Vaccinevirus können wir zum Verständnis der pathogenetischen Zusammenhänge auch die bei den Pocken gesammelten Erfahrungen heranziehen. Eine Zusammenstellung der bisherigen Literatur findet sich bei HERRLICH (1960). Man unterscheidet eine Frühform, die eigentliche *Osteomyelitis variolosa* von der erst später entstehenden sekundären *Osteomyelitis purulenta*. Erstere ist wahrscheinlich toxisch bedingt und zeichnet sich unter Bevorzugung der ersten Lebensjahre durch einen geringeren Grad von Knochenzerstörung und durch Gutartigkeit des oft fieberlosen Ablaufes aus. Es besteht eine Knochen- und Gelenkschwellung mit Schmerzhaftigkeit. Meist sind die Metaphysen und Epiphysen der Ellenbogengelenke, seltener der Kniegelenke betroffen. Die Röntgenbilder zeigen degenerative und entzündliche Vorgänge. Diese Frühform der Osteomyelitis nach Pocken entzieht sich oft dem Nachweis durch die Geringfügigkeit der Symptomatik. Gerade der wachsende, jugendliche Knochen ist von dieser Form der Krankheit besonders betroffen. Die bakteriell verursachte eitrige Osteomyelitis tritt dagegen in allen Altersklassen auf und macht sich durch stürmischere Erscheinungen erst in einem späteren Krankheitsstadium bemerkbar.

Auf der Suche nach analogen Komplikationen im Anschluß an die Pockenschutzimpfung müssen wir uns mit wenigen Beobachtungen begnügen. Vor allem scheint das Vorkommen der virusbedingten *Frühform der Osteomyelitis* fast unbekannt zu sein. SOLITO [zit. b. ELLIOTT (1959)] berichtete über eine Pseudolähmung des li. Armes am 12. Tage p. v. bei einem 9 Monate alten Säugling. Die röntgenologischen Veränderungen in der oberen Humerusepiphyse und dem benachbarten glenoidalen Abschnitt der Scapula mit Periostneubildung am Humerus fanden sich 18 Tage später. In diesem Zusammenhang sei darauf hingewiesen, daß man auch bei den frühen nicht eitrigen Osteomyelitiden röntgenologisch manifeste Veränderungen erst nach einem Zeitabschnitt von 1—2 Wochen erwarten darf.

Die virologische Diagnose gelang bei einem von SEWALL [zit. bei ELLIOTT (1959)] publizierten Fall. Der Bericht bezieht sich auf einen einjährigen Impfling, der 2—4 Wochen p. v. an einer Schwellung des Unterarmes und Schädels mit röntgenologisch nachweisbaren Destruktionsherden am Knochen erkrankte. Sowohl auf der Chorioallantois des Hühnerembryos als auch auf der Kaninchenkornea konnte Vaccinevirus nachgewiesen werden.

Eine weitere Beobachtung mit kritischer Würdigung der bisherigen Literatur wurde von ELLIOTT (1959) publiziert.

Das einjährige Mädchen entwickelte 2 Wochen p. v. eine leichte Schwellung am Ellenbogen des geimpften linken Armes. Die Bewegung war eingeschränkt. Fünf Wochen p. v. ergab eine Röntgenaufnahme eine ausgedehnte periostale Knochenneubildung über dem unteren Drittel des Humerus. Drei weitere Wochen später war der linke Ellenbogen zwar schmerzfrei, aber noch immer geschwollen. Die Röntgenkontrolle zeigte jetzt neben der Knochenneubildung Zerstörungsherde an beiden Humerusenden.

Zu den virusbedingten Komplikationen müssen wir schließlich noch die sicher extrem seltene Verschleppung des Erregers ins Kno-

chenmark bei generalisierter Vaccine rechnen. So konnten HALL et al. (1953) bei einem 4 Monate alten Säugling mit progressiver Vaccine und Generalisation noch am 83. Tag p. v. das Virus aus dem Mark isolieren.

Alle anderen bisher veröffentlichten Berichte betreffen nur die *purulente Form der Osteomyelitis post vaccinationem*. So finden wir hin und wieder eine Angabe in den Medizinalstatistischen Mitteilungen des Kaiserlichen Gesundheitsamtes, zuerst wohl vom Jahre 1894. Im Gutachten des Bundesgesundheitsamtes von 1959 werden aus den Jahren 1946—1957 insgesamt 5 Meldungen von Knochen- und Gelenkserkrankung als Impffolge angeführt. Zwei Fälle von purulenter Osteomyelitis des Humerus und zwei tödliche Verläufe von multipler Osteomyelitis nach Impfung führen KINI und KESAVASWAMY [zit. bei ELLIOTT (1959)] auf.

Lehrreich ist eine von BRINKMANN (1932) geschilderte Erkrankung, bei der er den Zusammenhang mit der Vaccination erst nachträglich konstruieren konnte.

Es handelte sich um ein 13jähriges Mädchen, bei dem die Röntgenaufnahme eine frühzeitige Epiphysenverknöcherung der unteren Epiphysenlinie des li. Oberschenkels erkennen ließ. Das linke Bein war stark O-förmig abgebogen, und es bestand eine leichte seitliche „Wackeligkeit" des li. Kniegelenkes. Der Oberschenkel war um 4 cm verkürzt. Die Anamnese ergab, daß das Mädchen im ersten Lebensjahr „im Anschluß an die Pockenimpfung" eine Temperatursteigerung bis 40°C aufwies und dabei über starke Schmerzen im linken Bein klagte.

Bei dem geschilderten Sachverhalt drängt sich die Vermutung auf, daß auch in manchen anderen Fällen von Knochen- und Gelenkerkrankung der Zusammenhang mit der vorausgegangenen Impfung wegen des zu großen Zeitabstandes nicht mehr erkannt wurde.

In der *Klinik* (Tab. 6) der purulenten Osteomyelitis imponiert der hochfieberhafte, stürmische Verlauf. Doch können auch leichtere Krankheitsbilder entstehen und dann innerhalb der Symptomatik der Impfreaktion differentialdiagnostisch Schwierigkeiten bereiten. Die Knochen- und Gelenksveränderungen sind, wie schon erwähnt, röntgenologisch erst wesentlich später zu erkennen. Sie bestehen in Destruktionsherden an den Enden der Metaphysen der langen Röhrenknochen, manchmal in der Epiphysengegend, wobei noch eine Periostneubildung hinzukommen kann. Eine

Verkürzung der betroffenen Extremität bleibt manchmal als Dauerfolge zurück. Die Prognose dieser Knochen- und Gelenkskomplikation ist aber relativ günstig.

In der *Pathogenese* der Erkrankung ist zu beachten, daß die zugrunde liegende Sekundärinfektion sowohl von einer *infizierten Impfstelle* als auch von einem *latenten Infektionsherd* ihren Ausgang nehmen kann. Der Differentialdiagnose stellen sich unter Umständen erhebliche Schwierigkeiten entgegen.

Tabelle 6. *Klinische Symptome bei postvaccinaler Osteomyelitis (unter Ergänzung einer Tabelle von* ELLIOTT)

Klinische Symptome	SOLITO (1932)	BRINKMANN (1932)	SEWALL (1949)	ELLIOTT (1959)
Impfalter	9 Monate	1 Jahr	1 Jahr	1 Jahr
Beginn der ersten Symptome (post vaccinationem)	12 Tage	?	14 Tage	14 Tage
Fieber	—	+	+	?
Schwellungen (Gelenke oder Knochen)	—	?	+	+
Pseudolähmung	+	+	—	+
Anämie	?	?	+	+
Deformierung	—	+	?	+
Betroffene Gelenke und Knochen	Humerus Scapula	Femur	Radius Schädel	Li. Ellenbogengelenk

Eine Infektion durch den *Impfstoff* ist bei einer lege artis durchgeführten Vaccination unwahrscheinlich, da die heutigen Impfstoffe nahezu keimfrei sind. Allerdings kann nach Platzen der Impfpustel bei unsachgemäßer Behandlung der Impfstelle eine sekundäre Superinfektion eintreten. In gleicher Weise muß mit der Möglichkeit gerechnet werden, daß durch die Impfreaktion ein im Körper verborgener Eiterfocus *aktiviert* wird, z. B. eine eitrige Otitis media oder eine eitrige Tonsillitis.

VI. Embryopathie — Fetopathie
(Abb. 73)

Seit den Beobachtungen GREGGS (1942) über kongenitale Anomalien bei Kindern von Müttern, die in den ersten 3 Monaten der Schwangerschaft an *Röteln* erkrankt waren, ist man den Faktoren, die zu einer Schädigung der kindlichen Entwicklung führen können, eingehender nachgegangen. Am besten be-

schrieben ist die Rubeolen-Embryopathie mit der bekannten Trias Katarakt, Herzfehler und Innenohr-Schwerhörigkeit, neben möglichen Schädigungen anderer Organe. Man weiß, daß eine Reihe unbelebter Noxen, wie chemische Agentien, Toxine usw. das kindliche Leben ebenfalls gefährden können. Im Mittelpunkt des Interesses stehen aber die Infektionskrankheiten, vor allem die Virusinfektionen. Eine Fülle von Berichten befaßt sich mit Schäden nach Variola, Varicellen, infektiöser Mononukleose, Mumps, Tollwut, Masern, Encephalitis epidemica, Poliomyelitis, Hepatitis epidemica, Virusgrippe und anderen Krankheiten [s. BIELING und FLAMM (1960)].

Es war nun naheliegend, daß man auch die verschiedenen Schutzimpfungen als mögliche Ursache in Betracht zog. Vor allem mußte man nach Folgen der *Pockenschutzimpfung* fahnden, handelt es sich hier doch um eine künstlich gesetzte Infektion mit lebendem Virus.

Eine Parallele bieten die Erfahrungen bei der Variola. Es ist bekannt, daß die Infektion einer Schwangeren in der Regel zum Tode der Frucht und zum Abortus führt. Wird die Schwangerschaft aber ausgetragen, so kann das Neugeborene alle Symptome einer in utero abgelaufenen Infektion zeigen. Eine Erkrankung der Mutter muß dabei nicht vorliegen, es wurden auch Übertragungen durch gesunde Mütter beobachtet, die ihrerseits die Krankheit bereits durchgemacht hatten [HERRLICH (1960), NARAYANO RAO et al. (1954)].

Der Mechanismus einer solchen transplacentaren Infektion ist allerdings kompliziert und keineswegs geklärt. Es ist bekannt, daß mütterliche Antikörper sehr früh durch die Placentaschranke gelangen können; zum gleichen Zeitpunkt können auch Viren auf den kindlichen Organismus übertreten. Der Bestand an humoralen Antikörpern bei der Mutter muß bei einer Übertragung aber soweit abgesunken sein, daß die noch vorhandene Abwehr die Virämie und damit die Aussaat auf die Placenta nicht mehr verhindern kann.

Wir infizieren bei der Vaccination den Körper mit dem Vaccinevirus. Nach allgemeiner Ansicht handelt es sich um einen „abgeschwächten" Erreger, er nimmt jedoch innerhalb der Pockengruppe eine selbständige Stellung ein (siehe die Ausführungen auf S. 66). Nicht nur auf Grund der Erregereigenschaften, sondern auch durch den andersartigen Infektionsweg über die Haut ist die Vaccineerkrankung im Vergleich zur Variola eine milde Infektion. Trotzdem kann es sowohl bei der Erstimpfung als auch manchmal bei der Wieder-

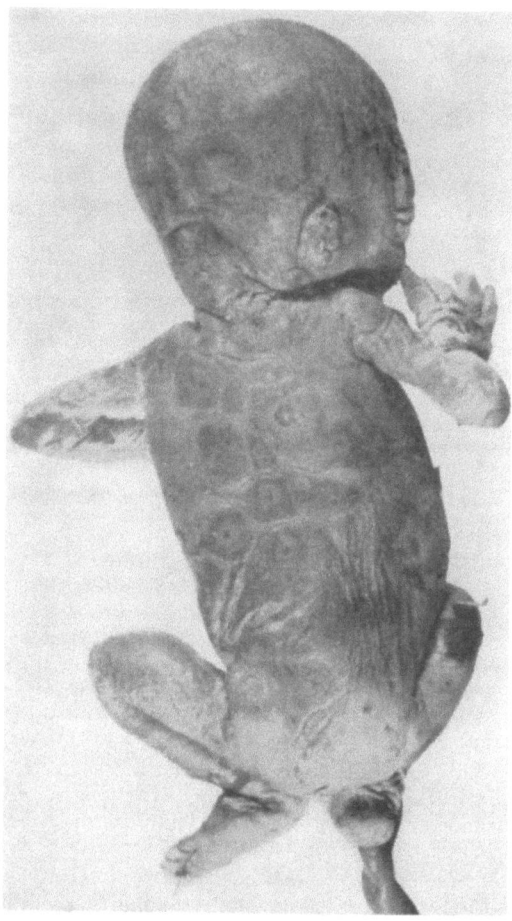

Abb. 73. Fötus mit breiten genabelten Vaccine-Efflorescenzen
(Foto Entwistle et al. Brit. Med. 3 (1962) p. 238)

impfung zu einer kurzen Phase der Virämie kommen. Damit ist bei der Schwangeren theoretisch die Möglichkeit gegeben, daß das Vaccinevirus transplacentar auch das Kind infiziert.

LYNCH [zit. bei WIELENGA (1961)] beschrieb eine Frühgeburt mit ausgedehnten Hautveränderungen, die klinisch einer Vaccinia gangraenosa glichen. Die Impfung der Mutter war 4 Wochen vor der Entbindung erfolgt. Einen ähnlichen Fall teilten MacDONALD und

MacARTHUR (1953) mit. Die Mutter hatte sich in der 12. Woche der Schwangerschaft einer Pockenschutzimpfung unterzogen. Sie gebar in der 23. Woche eine Frühgeburt, die 15 Stunden post partum ausgedehnte Hautefflorescenzen im Sinne einer generalisierten Vaccine aufwies. Gleiches Bild zeigte die Frühgeburt in dem Fall von WIERSUM [zit. bei WIELENGA (1961)]. Hier hatte man die Mutter 6 Wochen vor der Entbindung vacciniert. Eine neuere Mitteilung stammt von ENTWISTLE et al. (1962). Die in der 19. Woche erstgeimpfte Mutter gebar in der 24. Woche einen Fetus mit ausgedehnten vaccinalen Hautveränderungen.

WIELENGA et al. (1961) haben kürzlich den ersten eingehend untersuchten Fall einer pränatalen Vaccine-Infektion publiziert.

Der 11 Monate alte Sohn einer ungeimpften 19jährigen Mutter wurde vacciniert. Die Mutter befand sich zu dieser Zeit in der 18. Woche ihrer 2. Schwangerschaft. 15 Tage später bemerkte sie Fieber mit leichten Halsschmerzen und blieb für 10 Tage im Bett. 8 Wochen nach dieser Halsaffektion kam es zu einer Frühgeburt. Das Kind starb nach 10 Minuten. Es hatte ausgedehnte Läsionen am ganzen Körper, ähnlich einer Vaccinia gangraenosa und generalisata. Auch die inneren Organe wiesen Veränderungen auf. Zahlreiche nekrotische Herde fanden sich in der Leber, vereinzelt in den Nieren und Nebennieren. Die Placenta zeigte ebenfalls nekrotische Herde, besonders zahlreich im Trophoblast. Bei der virologischen Untersuchung von Proben der Haut und Placenta wurden die für das Vaccinevirus typischen Veränderungen auf der beimpften Chorioallantoismembran des bebrüteten Hühnereis nachgewiesen.

Der beschriebene Fall ist lehrreich. Er macht es wahrscheinlich, daß hier das Vaccine-Virus durch Tröpfcheninfektion auf die Mutter überging und dort nur eine fieberhafte Allgemeinerkrankung verursachte. Nach Auffassung der Autoren geben die Befunde an der Placenta einen Anhalt dafür, daß der Erreger vom mütterlichen Blut aus den Trophoblast und von hier aus das fetale Blut und den Fetus infizierte.

Bei den mitgeteilten Fällen lagen *Fetopathien* vor, die sich in ihrer klinischen und pathologischen Auswirkung nicht vom Bild der postnatalen Infektion unterschieden. Lediglich der Infektionsweg über das Blut mag in der Lokalisation der Efflorescenzen Differenzen bedingen. Im Zweifel über die Art der Infektion kann man sein, wenn das ausgetragene Kind erst einige Tage nach der Geburt erkrankt (Vaccinia neonatorum). So beobachtete RUK-

KES (1955) das vaccinale Exanthem erst am 10. Lebenstag.

Von *Embryopathien* sprechen wir, wenn die Schäden noch während der Organentwicklung auf den Embryo einwirken. Sie müssen den kindlichen Organismus während der „organogenetischen Periode", also im 2. und 3. Schwangerschaftsmonat treffen.

MacArthur (1952) hat die Resultate von 203 Schwangerschaftsimpfungen mitgeteilt.

136 Mütter wurden nach dem 4. Schwangerschaftsmonat gegen Pocken geimpft, nur 7 zeigten abartigen Schwangerschaftsverlauf (4mal Frühgeburt, 1mal Totgeburt, 1mal Geburtstrauma, 1mal Lebensschwäche). Die zweite Gruppe von 34 Frauen impfte man zwischen der 4. und 12. Schwangerschaftswoche. Nicht weniger als 17mal (= 50%) traten Anomalien auf (10 Aborte, 5 Totgeburten, 1 Frühgeburt, 1 Kind mit Mißbildungen).

Andere Autoren konnten die Befunde von MacArthur nicht bestätigen. Greenberg et al. (1949) legten ein Material von 4172 Impfungen vor, die in den ersten Monaten der Schwangerschaft vorgenommen wurden. Die Autoren fanden keinen Unterschied gegenüber einer nicht geimpften Kontrollgruppe von 2186 Frauen im Hinblick auf die Häufigkeit von Mißbildungen. Abramowitz (1957), der eine Erhebung über Fehlgeburten, Frühtodesfälle und Mißbildungen bei 1121 geimpften Schwangeren im Vergleich zu einer Kontrollgruppe von 201 Personen anstellte, konnte ebenfalls keine Unterschiede zwischen beiden Gruppen beobachten. Ein gleiches Resultat erhielten Bellows et al. (1949).

Zur Kritik der widersprechenden Ergebnisse muß man darauf hinweisen, daß die größeren Statistiken sich auch auf Wiederimpfungen beziehen. In der Literatur findet sich keine Mitteilung über einen sicheren Fall von Embryopathie oder Fetopathie nach Wiederimpfung. [Bourke und Whitty (1964)].

Neuere Mitteilungen lassen erkennen, daß die Schwangere durch eine zur unrechten Zeit ausgeführte Pockenschutzerstimpfung gefährdet ist.

Hood und McKinnon (1963) berichten von einer 15 Jahre alten Erstgebärenden, die im 2. Monat der Schwangerschaft vacciniert wurde. Es handelte sich um eine Erstimpfung. Im 5. Schwangerschaftsmonat kam es zu einer Totgeburt. Der Fetus zeigte zahlreiche flache Hautefflorescenzen am ganzen Körper.

Weitere Mitteilungen stammen von Tucker et al. (1962), ferner von Entwistle et al. (1962).

Es handelte sich bei beiden Berichten um eine Pockenschutzerstimpfung im 2. Schwangerschaftsmonat bzw. im 5. Schwangerschaftsmonat. Beide Male lag beim Fetus eine generalisierte Vaccine vor. Vaccinevirus konnte nachgewiesen werden.

Man muß darum der Erstimpfung einer Schwangeren mit einer gewissen Reserve gegenüberstehen und wird sie vor allem in den ersten drei Monaten unterlassen, um die Gefahr einer Embryopathie zu vermeiden. Auch nach dem 3. Monat kann eine Schädigung des Kindes, wie die oben zitierten Fälle beweisen, noch vorkommen. Bei Pockenkontakt wäre es aber nicht gerechtfertigt, die Pockenschutzerstimpfung einer Schwangeren wegen der Möglichkeit einer vaccinalen Embryopathie oder Fetopathie zu unterlassen. Eine vorausgehende Immunisierung mit abgetötetem Antigen oder gleichzeitiger passiver Immunisierung kann gegebenenfalls die Gefahr einer Komplikation mindern (s. S. 195ff.).

D. Pockenschutzimpfung und andere Krankheiten

Im Gefolge der Impfung ändert sich die Abwehrlage des Organismus. Diese Umstimmung ist positiver Natur, soweit sie zur Immunität, zur Bildung spezifischer Antikörper gegen den Erreger führt. Sie ist negativ, wenn gleichzeitig die Abwehrkraft gegenüber anderen Noxen herabgesetzt wird. Über die Natur und Länge dieser Phase der Resistenzminderung haben wir nur schwache Anhaltspunkte. Ehrengut und Rüstow (1957) engten diesen kritischen Zeitraum auf den 5.—21. Tag nach der Erstimpfung ein. Beim Wiederimpfling dürfte die Dauer von der Art der Impfreaktion abhängen. Bei totalem Verlust der Immunität und dadurch bedingter Reaktion vom Erstimpftypus wird wohl auch hier eine Zeitspanne von 2—3 Wochen anzunehmen sein.

Man hat schon früher diskutiert, ob interkurrente Krankheiten post oder propter vaccinationem aufgetreten seien und den letzteren Zusammenhang meist verneint [Groth (1935)]. Erst die Möglichkeit, die Reaktionslage des Organismus durch die Antwort auf verschiedene Antigene im Hauttest zu überprüfen, erlaubte gewisse Rückschlüsse. Durch Moro und Keller (1926) wurde bekannt, daß nach

der Pockenschutzimpfung die Tuberkulinproben in unspezifischer Weise positiv ausfallen können, ein Phänomen, das nach einem
mehr oder weniger langen Zeitintervall wieder
zu verschwinden pflegt. Diese Erscheinungen
deuteten die Autoren als Ausdruck eines
parallergischen Vorganges.

FEHRINGER und EHRENGUT (1962) prüften die
Moro-Kellerschen Untersuchungen an einer größeren
Zahl von Impflingen nach. Von 60 Erstimpflingen,
die 7 Tage p. v. tuberkulinisiert worden waren
(Petruschky-Probe), reagierten 23% positiv. 19%
waren bei späterer Testung (3—14 Wochen p. v.)
wieder tuberkulinnegativ. Weder Geschlecht, Impfreaktion (Allgemein- bzw. Lokalreaktion) noch die
Krankheitsanfälligkeit der Kinder oder die Jahreszeit
der Impfung beeinflußten die Reaktionsweise. Es
hatte den Anschein, als ob 3 Wochen nach der
Impfung die parallergische Phase wieder abklinge.

Über den Begriff der Parallergie liegt ein
umfangreiches Schrifttum vor [Lit. bei FEH-
RINGER (1959)]. Allgemein ausgedrückt, verstehen wir unter Parallergie die durch eine
primäre Allergie verursachte Änderung der
Reaktionsweise des Organismus gegenüber
andersartigen, unspezifischen Allergenen. Bei
einer Anzahl von Folgeerkrankungen nach
Pockenschutzimpfung wie auch nach anderen
Infektionen konnte man derartige Mechanismen
glaubhaft machen, ohne dem Wesen dieser
Erscheinung damit näher zu kommen.

I. Impfung und akute Infektionskrankheiten

Bei der Impfung großer Bevölkerungsteile
läßt es sich nicht vermeiden, daß auch Kinder
zum Termin kommen, die sich in der Inkubation einer anderen Infektion befinden. Fehlen
in der Familienanamnese diesbezügliche Hinweise, so besteht kein Anlaß, das scheinbar
gesunde Kind von der Impfung auszuschließen.
Sicherlich ist ein Zusammentreffen von Vaccination und akuter Infektion häufiger, als es
nach den Schadensmeldungen den Anschein hat.
Erkrankungen der Atmungsorgane und des
Darmes gehören zu den häufigsten Erscheinungen in der Pathologie des frühen Kindesalters. Wir haben darum diese Komplikationen und ihre Pathogenese a. O. ausführlich
behandelt (s. S. 250). Das Zusammentreffen
der Impfung mit Infektionen des Zentralnervensystems wird im Rahmen der Differentialdiagnose neuraler Schädigungen gewürdigt.
Schließlich ist noch die Tuberkulose zu erwähnen, der wir ebenfalls ein eigenes Kapitel

widmen. Von den noch verbleibenden Infektionen sind besonders die akuten Exantheme
hervorzuheben.

1. Vaccination und Variola

Das Zusammentreffen von Impfreaktion
und Pockenerkrankung wurde schon behandelt
(s. S. 198). In diesem Zusammenhang interessiert nur die Frage, ob eine zur unrechten
Zeit ausgeführte Pockenschutzimpfung auch
einmal ungünstig im Sinne einer Verschlimmerung der Infektion wirken könne. Auf die
Möglichkeit einer Purpura variolosa bei Geimpften sei in diesem Zusammenhang hingewiesen [HERRLICH (1960)]. Über die Pathogenese dieser schwersten Form der Pocken wissen
wir nicht Bescheid. Erfolgt eine Inkubationsimpfung nicht früh genug, dann kann Vaccine-
und Variolainfektion nebeneinander ablaufen,
scheinbar ohne einander zu stören. Eine
hämorrhagische Tendenz der Vaccinepustel
als Ausdruck der vaccinalen Allergie fehlt aber
selten.

Über den Fall einer gleichzeitigen Entwicklung von generalisierter Vaccine und Variola
berichteten RABELLO et al. (1962).

Ein 6 Monate altes Ekzemkind mußte wegen
Pockenerkrankung der Mutter vacciniert werden.
Die Impfung war erfolgreich, es entwickelte sich aber
eine generalisierte Vaccine an den Ekzemstellen im
Gesicht. Einige Tage später erschien ein Bläschenausschlag am Körper mit typischer Lokalisation.
Dieser Ausschlag blieb rudimentär und verschwand
nach einer Woche. Aus den Bläschen wurde Variolavirus und aus den Pusteln im Gesicht Vaccinevirus
isoliert.

2. Vaccination und Varicellen

Es kommt gar nicht so selten vor, daß ein
Impfling mit Varicellen inkubiert ist und dann
beide Infektionen nebeneinander entwickelt.
Meist wird bei solchen Doppelinfektionen die
Vaccine latent bleiben und sich die Impfreaktion erst nach Ablauf der Windpocken
zeigen. Tritt der Varicellenausschlag erst gegen
Ende der Impfreaktion in Erscheinung, kann
er mit einem papulo-pustulösen vaccinalen
Exanthem oder mit generalisierter Vaccine
verwechselt werden. Wir sind auf die Differentialdiagnose bereits an anderer Stelle eingegangen (s. S. 216). Erhebungen über Varicellen in der Umgebung des Impflings werden
zur Klärung beitragen.

Im Allgemeinen verlaufen diese Doppelinfektionen gutartig, doch kann sich auch ein-

mal eine Verschlimmerung zeigen. So sah JOCHMANN (1913) nach Auftreten von Varicellen, daß die entwickelte Impfpustel gangränös wurde und schließlich eine tödliche Sepsis entstand. Bei einem eigenen Fall war die gleichzeitige Varicelleninfektion die Mitursache für einen tödlichen Ausgang.

Bei allen Impflingen, die mit Windpocken infiziert sind, ist die Verabreichung von Gammaglobulin unbedingt anzuraten, obwohl keine Gewähr dafür besteht, daß der Krankheitsverlauf eindeutig beeinflußt wird.

3. Vaccination und Masern

Gleich den Varicellen sind auch die Masern ein häufiger Gast der Impftermine. Da den Eltern und dem Impfarzt die erfolgte Anstekkung meist nicht bekannt ist, läßt es sich nicht vermeiden, daß ein Kind geimpft wird, das sich in der Maserninkubation befindet. Die Masern gehen mit einer allgemeinen Resistenzminderung einher. Es ist denkbar, daß sich diese schon während der Inkubationszeit der Vaccine auswirkt und den sich entwickelnden vaccinalen Prozeß beeinflußt. DOERR (1929) äußerte sich dahingehend, „daß das Masernexanthem beim Menschen sämtliche cutanen Allergien, die vaccinale, die Überempfindlichkeit gegen Tuberkulin … gleichzeitig auslöscht." Nach Untersuchungen von HILBER (1942) erstreckt sich die anergische Periode der Masern vom 13. bis zum 23. Tag nach der Ansteckung. Inwiefern der Vaccinationsvorgang durch die Masern eine Modifikation erfährt, wird im wesentlichen davon abhängen, ob das anergische Stadium mit dem der Bildung der Pockenpustel zusammenfällt oder ob es erst nachher eintritt. War die Pustel bereits voll entwickelt, so bewirken die hinzukommenden Masern nach VOIGT (zit. bei CZERNY u. OPITZ) ein langsameres Abheilen der örtlichen Reaktion.

Den Beziehungen zwischen Vaccination und Morbilli sind NETTER und PORAK (1912) experimentell nachgegangen.

Sie führten bei 82 masernkranken Kindern die Pockenschutzimpfung durch (!). 56 dieser Kinder befanden sich am ersten Tag ihres Exanthems. Bei der laufenden Kontrolle der örtlichen Reaktion zeigten von 74 Revaccinierten 90% in den ersten Tagen keine Hinweise für eine vaccinale Allergie. Bei 33 von ihnen kam es dann allerdings „nach einer mehr oder weniger langen Periode der Anergie" zu einem Wiedererwachen der vaccinalen Allergie. „Bei 31 weiteren, die von einer tödlichen Pneumonie befallen waren und bei zweien, die an hypertoxischem Scharlach litten, der am 5. oder 6. Exanthemtag begann, trat die vaccinale Allergie in keinem Falle zutage."

Als Ergebnis ihrer Untersuchungen gaben die Autoren an, daß die vaccinale Allergie sich im Ablauf der Masern abschwächt oder ganz verschwindet. Dieser vom ärztlich-ethischen Standpunkt nicht vertretbare „Versuch" am Menschen hat mit aller Deutlichkeit gezeigt, daß ein Zusammentreffen zweier Viruskrankheiten für den Organismus schwere Schädigungen nach sich ziehen kann. Es muß angenommen werden, daß die hohe Zahl der an Pneumonie Verstorbenen auf dieses Vorgehen zurückzuführen ist.

Ist der Impfling in der Maserninkubation und wird diese Tatsache dem Impfarzt erst nachträglich bekannt, so sollte in jedem Fall Gammaglobulin in entsprechender Dosis appliziert werden. Dies gilt besonders dann, wenn die typischen Symptome der Infektion im Ablauf des vaccinalen Prozesses auftreten. Auf die Fehldiagnose „Masern" bei morbilliformen vaccinalen Exanthemen sei hingewiesen. Der spezifische Symptomenkomplex der Masern klärt die Situation rasch. (Über generalisierte Vaccine bei Masern s. S. 217).

4. Vaccination und Scharlach

Berichte über das Zusammentreffen der Vaccination mit einer Scharlach-Erkrankung sind selten. JEZIERSKI [zit. bei CZERNY u. OPITZ (1927)] will einen ungünstigen Verlauf des Scharlachs gesehen haben. Von 25 Scharlachkranken, die wegen eines Pockenfalles vacciniert werden mußten, hatten 11 einen sehr schweren Ablauf ihrer Infektion. Auch FÜRST (1896) berichtet von einer Verschlimmerung bei gleichzeitiger Vaccination.

In den letzten Jahren war der Genius epidemicus des Scharlachs als gutartig zu bezeichnen. Im Penicillin besitzen wir zudem eine wirksame Bekämpfungsmaßnahme. Daher ist es heute nicht mehr wahrscheinlich, daß der Scharlach unangenehme Zwischenfälle im Ablauf des vaccinalen Prozesses hervorruft.

MEYER zu HÖRSTE (1934) erwähnte eine Beobachtung bei einem Kind, bei dem sich am Tage nach der Pockenschutzimpfung ein Scharlach ausbildete „welcher mit der Entwicklung der Impfblattern zu einer tödlich verlaufenden Vaccine-Encephalitis führte.

Gleichzeitig mit der Encephalitis nahm auch das Krankheitsbild des Scharlach eine schwere toxische Form an". Keinerlei gegenseitige Beeinflussung sah GORDON (zit. bei KAISER (1949)). Nach TEISSIER [zit. bei KAISER (1499)] soll ein überstandener Scharlach die von der Erstimpfung herrührende Immunität herabsetzen.

Die spärliche Auslese der Literatur zeigt, daß die Doppelinfektion dann und wann Zwischenfälle herbeiführen kann. Daß auch scharlachartige Impfexantheme vorkommen, darf am Rande eingeflochten werden.

5. Vaccination und Exanthema subitum

Gemeinsames Vorkommen einer Vaccine- und Exanthema subitum-Infektion ist unseres Wissens bisher nur zweimal berichtet worden [JOPPICH zit. bei KLEINSCHMIDT (1960)].

Der harmlose Verlauf des keineswegs so seltenen 3-Tagefiebers ist wahrscheinlich die Ursache dafür, daß die Infektion öfters übersehen wird. Neuere Forschungen über cerebrale Komplikationen machten aber auch diese Infektion für den Begutachter von Impfschäden interessant.

Es mehren sich Berichte, die eine cerebrale Komplikation des Exanthema subitum besprechen. So konnte WINDORFER (1954) bei 117 Patienten 35mal Krämpfe beobachten. Auch fielen ihm cerebrale Symptome, wie Berührungsempfindlichkeit, Erbrechen, Meningismus sowie Fontanellenspannung auf. Auch BAMATTER et al. (1958) sahen Krämpfe im Verlauf des 3-Tagefiebers. BROBERGER (1958) wies unter 153 Fällen von „Fieberkrämpfen" 30mal das Exanthema subitum nach. Er stützte seine Diagnose durch das Blutbild und die Fieberverlaufskontrolle.

Eine eigene Beobachtung mag den Ablauf einer Impfkomplikation mit Exanthema subitum illustrieren.

S. G. (1958): Bisher unauffällige Entwicklung des jetzt 9 Monate alten männlichen Säuglings. 16 Tage nach einer erfolgreichen Pockenschutzimpfung kam es, zugleich mit Fieberanstieg, zu einem 30 sec. anhaltenden generalisierten, tonisch-klonischen Krampfanfall. Am 4. Tag kritische Entfieberung mit Auftreten eines blaßroten, feinfleckigen Exanthems. Leukopenie von 5700 mit absoluter Lymphocytose. EEG o. B. — Hämatologischer Befund, Exanthem und Verlauf sprechen für ein *Exanthema subitum* mit Krampfanfall. Ein Zusammenhang mit der Impfung ist unwahrscheinlich.

Für den Impfarzt ist es wichtig, bei einem Krampfanfall post vaccinationem der Haut des Impflings in den folgenden Tagen ein besonderes Augenmerk zu schenken. Das Exanthem dauert im allgemeinen 1—2 Tage, kann aber auch nur über Stunden sichtbar sein. Im Zusammenhang mit dem charakteristischen Fieberabfall bei Ausbruch des Ausschlages, gegebenenfalls auch durch den Nachweis des typischen Blutbildes, läßt sich die Diagnose relativ leicht sichern.

6. Vaccination und Diphtherie

Nach älteren Berichten (VOIGT, zit. bei CZERNY u. OPITZ) verschlechtert sich bei diesem Zusammentreffen die Prognose der Diphtherie. In der neueren Literatur fehlen diesbezügliche Beobachtungen. Dies liegt ohne Zweifel am enormen Rückgang dieser Infektion in den letzten Jahren.

Tritt die Diphtherie gegen den 6. Tag nach Pockenimpfung auf, wird es klinisch nicht immer möglich sein, sie von einer Vaccinationsangina abzugrenzen. (Über die Problematik letzterer Komplikation s. S. 232).

II. Dermatosen als indirekte Impffolgen
1. Pockenschutzimpfung und Überempfindlichkeit

Wie im allgemeinen Abschnitt bereits ausgeführt, hängt die Reaktionsweise des Menschen auf eine Noxe von verschiedenen Faktoren ab. Wir schränken dabei den Begriff „Allergie" auf die Vorgänge ein, denen eine Antigen-Antikörperreaktion zugrunde liegt. Die Immunisierung allein, die Neutralisation des Antigens durch den spezifischen Antikörper, ist die „normergische" Auseinandersetzung, die erst dann zum pathergischen Geschehen wird, wenn sie über das Ziel hinausschießt, und es dabei zu starken pathologischen Reaktionen kommt.

Eine primäre Überempfindlichkeit gegen das Vaccinevirus ist unbekannt. Auch gegen das Fremdeiweiß vom Rind, desinfizierende oder antibiotische Substanzen und andere Begleitstoffe der Lymphe sind Idiosynkrasien zwar theoretisch denkbar, aber bei epicutaner Applikation in der Impfpraxis nicht in· Erscheinung getreten. Sie mögen eine größere Rolle beim Subcutan-Impfstoff spielen. Ob die cutane Eihautvaccine beim Ei-Allergiker zu Reaktionen führt, ist nicht bekannt. Die Verwendung von Seidenfilter bei der Impfstoffherstellung soll zu Reaktionen bei Seidenallergie führen, wenn der Impfstoff subcutan gegeben wird. (FRIES u. COLEMAN 1960).

Spezifische Antikörper gegen das Vaccinevirus entwickeln sich erst nach einer bestimmten Latenzzeit (s. S. 90). Anders liegen die Verhältnisse beim Wiederimpfling, denn hier ist ja eine Sensibilisierung vorausgegangen. So kann es je nach dem Grade der noch vorhandenen Grundimmunität bereits 24 Stunden nach der Impfung zur sogenannten vaccinalen Frühreaktion nach v. PIRQUET kommen. Auch die beschleunigte und meist viel massivere Ausbildung einer Area ist als Zeichen einer gesteigerten Reaktion zu werten. Die von MORO bei Wiederimpflingen beobachteten beschleunigten Areareaktionen von hämorrhagischem Charakter [„revaccine petechialis" nach GROTH (1935)] sind Ausdruck einer vaccinalen Allergie (s. hierzu den Abschnitt „Purpura p. v."). MORO und KELLER (1926) konnten durch Einreibung einer konzentrierten Vaccinesalbe bei Revaccinierten örtliche Frühreaktionen erzeugen, was ihnen bei Erstimpflingen nie gelang. Mit gewöhnlichem Rinderserum waren keine Reaktionen zu erzielen, jedoch bei Anwendung frischer, humanisierter Lymphe, ein Hinweis, daß die Frühreaktion nicht durch eine erworbene Überempfindlichkeit gegen Rindereiweiß bedingt ist, sondern spezifisch durch das Vacinevirus ausgelöst wird.

TIÈCHE [zit. bei FRIEDEMANN, Hdb. d. Pockenbekämpfung, LENTZ und GINS (1927)] hat die vaccinale Frühreaktion als diagnostische Methode zum Nachweis von Viren der Pockengruppe benützt. Wenig verständlich vom Standpunkt der Allergielehre ist die Tatsache, daß der Cutantest nach TIÈCHE stets wiederholt werden kann, ohne daß eine Desensibilisierung erfolgt. Die cutane Reaktion tritt frühestens nach 4—5 Stunden ein und verschwindet dann wieder vollständig. MEGAY (1950) hat bei seinen Versuchspersonen dieses Phänomen in 6 Stunden erzielt. Es trat eigenartigerweise schneller und stärker an der Hautstelle des Unterarms auf, die vorher sensibilisiert worden war, was auf die komplexen Vorgänge bei der vaccinalen Allergie hinweist.

In diesem Zusammenhang sei eine neuere Theorie von NAJJAR [zit. bei FANCONI (1961)]

erwähnt. Der bei der Revaccination entstehende Antigen-Antikörper-Komplex soll wieder neue eigene Antikörper erzeugen, so daß weitere Sensibilisierungen erfolgen. Das würde erklären, warum eine Pockenimpfstelle nach Abklingen der Reaktion wieder anschwellen und rot werden kann. Auch die erst nach einem Intervall ausbrechende postvaccinale Encephalitis bringt der Autor mit diesem Mechanismus in Zusammenhang.

2. Dermatitis (Abb. 78)

Eine durch die Vaccination bedingte Empfindlichkeitssteigerung der Haut beschrieb erstmals PUTZIG [zit. bei CZERNY u. OPITZ (1927)]. Er konnte nachweisen, daß eine Heftpflasterdermatitis (Abb. 74) auf der Höhe der Impfreaktion auch bei solchen Kindern auftritt, die sonst Heftpflaster ohne weiteres vertragen. Diese Reizerscheinung beschränkt sich nicht auf die Impfstelle, sondern erfaßt in der Regel das ganze Hautorgan. So zeigt z. B. dann auch die Haut unter einem Nabelpflaster eine Irritation. Man geht wohl nicht fehl, wenn man diese Empfindlichkeitssteigerung als parallergisches Phänomen auffaßt.

Stärkere Licht- und Sonenreize sind ebenfalls geeignet, bei disponierten Impflingen eine Dermatitis auszulösen, die dann keineswegs nur auf die Impfstelle beschränkt ist. BERLIN (1949) beobachtete drei Fälle. Auch wir sahen einen Wiederimpfling mit Pustelreaktion, der eine Bergtour mit entblößtem Oberkörper unternahm und dann an einer Dermatitis erkrankte. Sie zeigte sich zuerst an der Impfstelle, ging aber dann in eine universelle Hautentzündung über, die nur durch Cortisonanwendung beherrscht werden konnte.

Um eine Photosensibilisierung zu vermeiden, sollte man während der Impfreaktion auf jede Art von Bestrahlung verzichten.

3. Erythema nodosum

Sein Vorkommen wurde im Verlaufe vieler Infektionen, aber auch einiger Arzneimittelintoxikationen beschrieben. Auffallend selten sind die Berichte über Erythema nodosum nach Pockenschutzimpfung. LUNDSTRÖM (1956) publizierte eine solche Komplikation. Die Seltenheit des Ereignisses ist dadurch zu belegen, daß innerhalb eines halben Jahrhunderts im Münchner Impfbezirk nur 3 Fälle beobachtet werden konnten. Als Zeitpunkt des Auftretens wird in der Literatur der 8.—11. Tag p. v. angegeben [FEHRINGER (1959)]. Die typische symmetrische Lokalisation an der Vorderfläche des Unterschenkels längs der

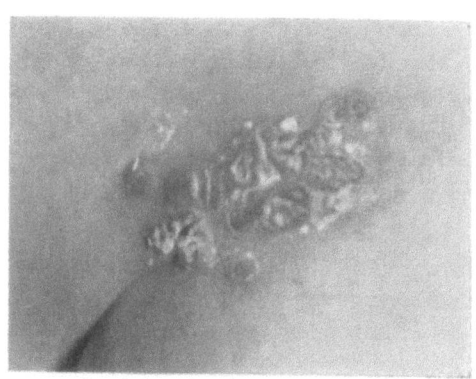

Abb. 74. Vaccinia secundaria

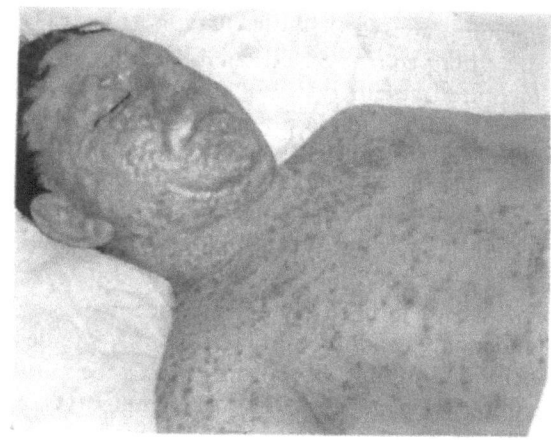

Abb. 75. Eccema vaccinatum

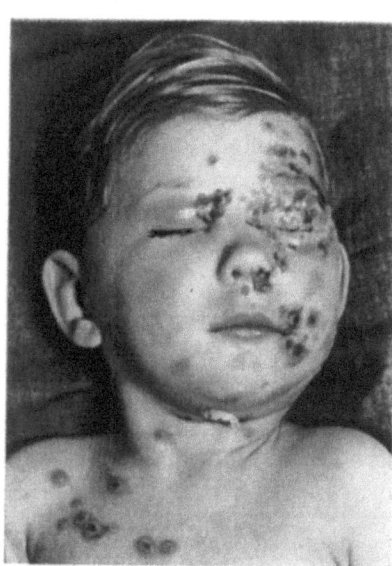

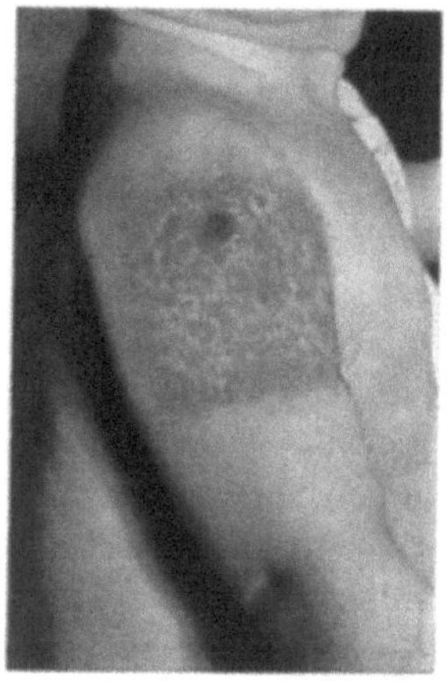

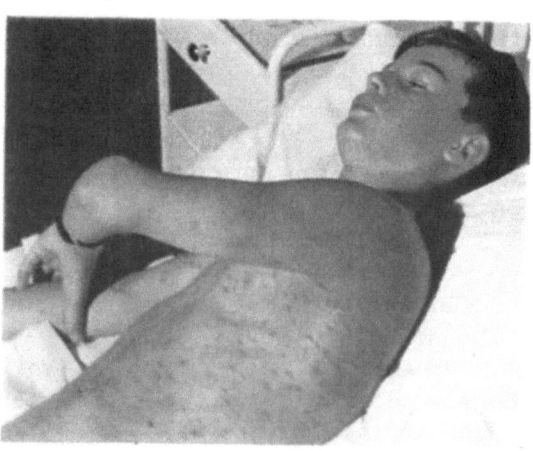

Abb. 77. Pflasterdermatitis

←
Abb. 76. Sekundärvaccine mit Beteiligung des Auges
(Vaccinia palpebralis und conjunctivalis)

Abb. 78. Postvaccinale Dermatitis

Tibia wie auch die rote bis livide Verfärbung der derben, schmerzhaften Knoten macht die Diagnose einfach.

4. Erythema exsudativum multiforme

Exantheme von exsudativ-multiformem Aussehen treten im Gefolge verschiedenster Infekte und Intoxikationen auf. Die Efflorescenzen befallen symmetrisch die Handrücken, Streckseiten der Unterarme, schließlich Gesicht, Knie und Fußrücken. Die rote Färbung der Flecken und Papeln blaßt im Zentrum bald ab, und es entstehen ring- und kokardenförmige Figuren.

Von BERLIN (1949) sah dieses Exanthem im Gefolge einer Pockenimpfung zweimal. Wir verfügen ebenfalls über zwei Beobachtungen:

1. Fall: 12 Jahre alter Wiederimpfling. Das Mädchen hatte wiederholt unter Gelenkrheuma mit Herzbeteiligung zu leiden. 6 Tage nach der Wiederimpfung traten die typischen Efflorescenzen, begleitet von Schmerzen im rechten Ellenbogengelenk und der rechten Hand auf.

2. Fall: 58jährige Patientin, war insgesamt 5mal gegen Pocken schutzgeimpft worden. In jedem Falle war eine Pustelreaktion zustandegekommen. Aus der Anamnese: Primelallergie, Überempfindlichkeit gegen Puder und Cremes verschiedener Art.

Bei der am 8. Tag p. v. durchgeführten Inspektion waren typische kokardenartige Efflorescenzen an beiden Unterarmen nachzuweisen. Es bestand eine schwere Pustelreaktion mit ganz kleiner Area.

Epikritisch ist festzuhalten, daß die Patientin Allergikerin war und anscheinend schlecht Immunkörper gegen das Vaccinevirus bildete (5malige Pustelreaktion, sehr kleine Area).

5. Andere Manifestationen auf der Haut

Von BERLIN (1949) beobachtete bei 2 Patienten nach der Impfung eine *Erythrodermia generalisata.* Über das Auftreten einer *Dermatitis exfoliativa* eine Woche nach der Erstimpfung bei einem 10 Monate alten Säugling berichtete KUSKE (1953). Man wird diese Erscheinungen nur unter der Annahme einer besonderen konstitutionellen Bereitschaft des Impflings verstehen können, wobei die von MORO und KELLER (1926) und auch von uns festgestellte Überempfindlichkeit der Haut auf der Höhe der Impfreaktion als unterstützender Faktor hinzukommen dürfte.

Es ist eine alte Erfahrung, daß bei Impflingen mit allergischer *Diathese* ein schon abgeklungener Prozeß rezidiviert oder eine latente

Anlage zutage treten kann. So beobachteten wir einen früher hautgesunden Jungen, bei dem unmittelbar nach der Erstimpfung ein Ekzem (kein Ekzema vaccinatum) spontan in Erscheinung trat. Bei seinen später geborenen, ungeimpften Geschwistern kam es im Säuglings- und Kleinkindesalter zu echten Ekzemen, so daß hier sicher eine allergische Diathese vorlag und die Impfung nur manifestierend wirkte.

Die von manchen Autoren beobachteten *Urticariaausbrüche* könnten in einer besonderen Überempfindlichkeit der Haut nach der Impfung ihre Erklärung finden. Diese ist, wie oben ausgeführt, genereller Natur, kann sich aber auch lokal auf die Impfstelle beschränken. Anders kann man sich das Auftreten eines urticariellen Exanthems oder eines Herpes auf der abgeblaßten Area nicht erklären. Auch bei einem unmittelbar nach der Impfung aufflammenden *Lichen ruber planus* (BUREAU et al. 1955) oder einer *Psoriasis* (NOBL 1906, BOHNSTEDT 1957) wird man die wichtigste Voraussetzung, die spezielle Diathese des Impflings, nicht unberücksichtigt lassen können.

Viele Menschen leiden an einer rekurrierenden *Herpes-simplex*-Infektion. Es ist nicht verwunderlich, daß — wie nach anderen fieberhaften Infekten — der im Organismus schlummernde Herpeserreger auch nach der Impfung in Form eines *Herpes febrilis* wieder zutage tritt. GREENWOOD (1950), sowie EHRENGUT u. RÜSTOW (1957/58) wiesen auf einen im Bereich eines beimpften Nervenbezirkes auftretenden *Herpes zoster* hin, was wir auch nach anderen Schutzimpfungen (Poliomyelitis) gesehen haben. Vielleicht besteht in dem betreffenden Bezirk eine auf nervösem Weg zustandegekommene, erhöhte Bereitschaft der Haut für Virusaffektionen. Eigentümlicherweise sieht man auch gelegentlich vaccinale Efflorescenzen, die sich streng an die Grenzen eines beimpften Dermatoms halten. Auch *Pemphigus vulgaris* und *Lupus erythematodes* im Verlauf einer Pockenschutzimpfung wurden schon beschrieben. Als Spätkomplikation wurde eine „Sclérodermie en bande" gesehen (zit. n. WEBER und RIESE 1963).

Ein sehr seltenes Ereignis, das Auftreten eines *Carcinoms* im Bereich der Impfnarbe, sei hier angeführt, obwohl der Zusammenhang sicherlich nur zufällig ist. Bei einer 40jährigen

Frau sah Rea (1956) ein Hautcarcinom etwa 1 Jahr nach der Erstimpfung im Narbenbereich auftreten.

Jede *Verbrennung* während der Vaccination muß als ein ernstes Ereignis angesehen werden. Bei kleineren Wunden kann man versuchen, durch Abdecken eine sekundäre Übertragung zu verhindern. Bei größeren Wundflächen läßt sich die hämatogene Infektion meist nicht verhindern. Die Folge ist eine Pustelaussaat, da das Virus auf dem geschädigten Gewebe einen idealen Nährboden findet. Die hier möglichen dispositionellen Einflüsse haben wir a. O. schon erwähnt. Es ist möglich, daß unter dem Stress der Verbrennung immunologische Störungen — bedingt durch starke Antitoxinbildung [Rosenthal et al. (1960)] — der Generalisation des Virus Vorschub leisten.

Die Behandlung richtet sich nach den für die Therapie des Ekzema vaccinatum angegebenen Grundsätzen. Erfolgte die Verbrennung kurz nach der Vaccination, so gelingt es manchmal, das Angehen der Impfung durch hohe Dosen Gammaglobulin zu verhindern, wie folgender Fall aus unserer Impfpraxis beweist:

Ein 6 Monate alter Säugling wurde morgens gegen 10 Uhr geimpft. Am Nachmittag des gleichen Tages gegen 17 Uhr erlitt das Kind ausgedehnte Verbrühungen an der Brust und Schulter. Durch sofortige Verabreichung von 10 ccm Gammaglobulin und tägliche Gaben von 5 ccm bis zum 5. Tag p. v., wurde das Angehen der Impfung verhindert.

6. Purpura

Hautblutungen nach Infektionskrankheiten, insbesondere nach Variola, waren seit jeher bekannt und wurden auch nach der Pockenschutzimpfung beobachtet. Pfeiffer (1892), Epstein (1893) und Fürst (1896) beschrieben die „Pupura vaccinatoria". Es ist nicht sicher zu entscheiden, um welche Form einer Purpura es sich bei diesen älteren Berichten gehandelt hatte, doch machen die geschilderten klinischen Symptome eine Erkrankung vom Typ Schönlein-Henoch-Glanzmann (1937) am wahrscheinlichsten. Die anaphylaktoide Purpura mit symmetrisch verteiltem, vorzugsweise an den Streckseiten der Extremitäten lokalisiertem, hämorrhagischem Exanthem und leichten flüchtigen Gelenkschmerzen wird heute immer häufiger nach Infekten verschiedenster Art gesehen [Literatur bei Welch (1956)]. Der akute Beginn nach einem erscheinungsfreien Intervall weist auf die allergische Natur dieser Komplikation hin.

Neuere Publikationen betreffen hämorrhagische Verläufe nach Varicellen (Welch (1956), Radl u. Hekele (1957), Jochims (1960), Hennemanne (1960), Welch (1956)] nimmt an, daß 10% aller Pupurafälle Spätkomplikationen exanthematischer Krankheiten sind.

Zu den allergisch bedingten Komplikationen der Pockenschutzimpfung müssen wir auch Krankheitsbilder rechnen, die man unter dem Begriff der *Immunocytopenien* zusammenfaßt. Sie treten oft als passagere *Thrombopenie* mit Leukocytensturz und Blutungen auf und kommen meist nach einigen Wochen zur spontanen Ausheilung.

Die Purpura post vaccinationem ist ein *seltenes* Ereignis, wenn man die wenigen bisher publizierten Fälle in Rechnung stellt. Tab. 7 enthält eine Aufstellung mit den wichtigsten Daten. Wir dürfen annehmen, daß leichte Formen der Krankheit mit nur passageren petechialen Blutungen der Aufmerksamkeit entgehen.

Die angeführten Inkubationszeiten bewegen sich mit einer Ausnahme zwischen 3 und 13 Tagen. Innerhalb dieser Phase erfolgt auch die Vermehrung des Vaccinevirus und seine Generalisierung. Der Organismus ist während dieser Zeit durch die Auseinandersetzung mit dem Erreger und seinen „Toxinen" einer besonderen Belastung ausgesetzt, die bei bestimmter Disposition zur Kapillarschädigung und damit zur Purpura führen kann. Intercurrente bakterielle Infekte mögen dabei eine zusätzliche Rolle spielen. So haben Regamey (1940) und Gans (1916) bei ihren Fällen vergrünende Streptokokken bzw. Staphylokokken in der Blutkultur nachgewiesen.

In 6 Fällen der Tabelle war der Krankheitsverlauf durch eine Thrombocytopenie gekennzeichnet, bei den restlichen war die Zahl der Thrombocyten normal oder sogar vermehrt und bei einigen keine Bestimmung durchgeführt worden.

Nach Perlman (1934) scheint eine Verminderung der Blutplättchenzahl schon während der Inkubationszeit einer Viruserkrankung einzutreten. Die Tendenz zu Blutungen wird damit bei Vorliegen der erwähnten dispositionellen Bedingungen verständlicher. Eine Überempfindlichkeit gegenüber den Produkten des Erregers darf auch aus den Knochenmarksbefunden abgeleitet werden. Brezina und Zunz (1956) fanden im Mark keine Megakaryocyten und deuten dies im Verein mit dem übrigen Markbefund als Ausdruck einer allergischen Hemmung. Bei der Patientin von REGAMEY (1940) waren Zwerg- und Riesenformen der Thrombocyten vorhanden, und das Mark zeigte eine mangelnde Reifung.

Tabelle 7. *Purpura post vaccinationem*

Autor	Alter des Patienten (Jahre)	Geschlecht	Beginn (Tg. p. v.)	Thromb. Z.	Ausgang
GREGORY (1842) zit. b. PFEIFFER	4	w	8	—	Heilung
BURLUREAUX zit. b. PFEIFFER	Erwachs.	m	4	—	Exitus Nephritis
FICKERT (1877)	6	m	6	—	Heilung
STOKES (1880)	—	—	1	—	Heilung
KOCH (1891) zit. b. PFEIFFER	$^8/_{12}$	m	11	—	Exitus
EPSTEIN (1893)	1	—	4	—	Heilung
EPSTEIN (1893)	$^4/_{12}$	—	7	—	Heilung
PASCHEN (1907)	12	w	10	vermindert	Heilung
MORO (1910)	12	—	6	—	Heilung
MORO (1910)	10	—	11	—	Heilung
Med. Statistik (1912)	$^{11}/_{12}$	—	5	—	Exitus
NOCKE (1921)	$1^2/_{12}$	m	10	„gleich Null"	Blutharn Heilung
SCHWARTZ (1925)	7	m	3	60000	Heilung
GINS (1930)	—	—	3	—	Exitus
DORMANN (1932)	$^7/_{12}$	—	7	68000	Heilung
REGAMEY (1940)	28	w	8	30640	Exitus
CATEL (1951)	$^9/_{12}$	m	12	756800	Heilung
VELDKAMP (1952)	1	m	11	20000	Heilung
BREZINA & ZUNZ (1955)	$^{11}/_{12}$	m	„kurze Zeit"	78000	Heilung
Eigener Fall (1956)	$1^{11}/_{12}$	m	12	80000	Exitus
LUNDSTRÖM (1956)	$6^6/_{12}$	w	13	—	Blutharn Heilung
FREUD et al. (1960)	$^8/_{12}$	w	11	205000	Nephritis Heilung
KANELLOPULOS et al. (1962)	10	m	11	„sehr gering"	Heilung
MEINDERSMA et al. (1962)	58	m	15	13000	Heilung
MEINDERSMA et al. (1962)	19	m	9	5000	Heilung

Auf die beim Wiederimpfling zu beobachtenden allergischen Phänomene haben wir bereits hingewiesen. Es liegt nahe, die sicher allergische Genese der petechialen Revaccine zur ausgeprägten Purpura in Beziehung zu setzen. Die Seltenheit der bisher beschriebenen Komplikationen, wie auch mangelnde Angaben zur Diagnostik, erlauben es aber nicht, eine besondere Disposition des Wiederimpflings zu behaupten. Es ist zu berücksichtigen, daß zwischen dem 5. und 12. Lebensjahr auch beim Ungeimpften das bevorzugte Alter liegt.

Das klinisch ziemlich einheitliche Bild der Purpura post vaccinationem soll an einem Fall, zu dem wir gutachtlich Stellung nehmen mußten, erläutert werden.

Der 2 Jahre alte Junge war bisher gesund. Er hatte sich altersgerecht entwickelt. Keine familiäre allergische Belastung. Am 9. Tag nach erfolgreicher Pockenschutzimpfung Fieber, gefolgt von Unruhe und Erbrechen. Am 11. Tag p. v. Atemstörungen, schubweise sich ausbreitende Hautblutungen, Gelenkschwellungen, Bewußtseinstrübung. Blutbild: leukocytäre Linksverschiebung, 80000 Thrombocyten. Trotz intensiver Therapie starb das Kind noch am gleichen Tage.

Auf *neurologische Komplikationen* nach Purpura hat zuerst OSLER (1914) aufmerksam gemacht. Eine Übersicht über neurale Zwischenfälle bei SCHÖNLEIN - HENOCH-Syndrom ist jüngst von LEWIS und JOHNSON (1957) erschienen. Von den anderen Organschäden bei Pupura ist die *Glomerulonephritis* am wichtigsten. Nach FANCONI (1961) wird sie in etwa einem Viertel aller Fälle beobachtet. Den Krankheitsablauf einer Pupura post vaccinationem mit Nephritis schilderten FREUD et al. (1960). Eine Nierenbeteiligung zeigte auch ein von LIEBERMANN und EMANUEL (1962) berichteter Fall.

Therapeutisch wird man antiallergische Mittel und in schweren Fällen Cortison bzw. ACTH anwenden. Bei Thrombocytopenie ist direkte Blutübertragung empfehlenswert, da bei der üblichen Infusionstechnik die Thrombocyten des Spenderblutes meist zugrunde gehen.

7. Erkrankungen der Blutgefäße

Die folgenden Ausführungen beziehen sich auf einige Beobachtungen über Gefäßerkrankungen im Anschluß an die Impfung. Die Anzahl der Mitteilungen ist gering. Wir begnügen uns mit der Aufzählung der Fälle und einer kurzen Darstellung der möglichen Zusammenhänge.

Eine *Periarteriitis nodosa* wurde von Barner (1956) bei einem 12jährigen Mädchen als Komplikation der Wiederimpfung beschrieben. Hält man einen Einfluß der Impfung auf das Gefäßsystem für möglich, so kann man auch eine *akute Coronarthrombose* bei einem über 50jährigen Wiederimpfling mit Hypertonie und Arteriosklerose oder einen überstandenen *Coronarinfarkt* erklären. Mathieu et al. (1955) berichteten über 8 Fälle. Bei Durchsicht von Sektionsberichten mancher an postvaccinaler Encephalitis Verstorbenen sind uns unter den Befunden verschiedentlich auch *Thrombosen* aufgefallen. Theoretisch könnten die bei der Virusvermehrung freiwerdenden Stoffwechselprodukte zu einer Alteration des Gefäßendothels führen und damit die Voraussetzung für den thrombotischen Prozeß schaffen. Wahrscheinlicher ist eine *hyperergische Reaktionslage* des Organismus. Ehrengut, Lutz und Maier (1954) konnten dies bei einem im Gefolge einer Serumkrankheit beobachteten Fall von hämorrhagihem Niereninfarkt zeigen. Die Ausbildung eines *Niereninfarkts* im Gefolge einer Pockenschutzimpfung wurde bereits auf S. 236 erwähnt. Unter diesem Blickwinkel wird man sich auch eine am 13. Tag p. v. aufgetretene *Embolie* der Arteria centralis retinae mit anschließender Erblindung durch derartige abnorme Stoffwechselvorgänge bedingt vorstellen müssen (Reichsges. Bl. 1931, Beiheft 1, p. 41).

8. Komplikationen bei Leukosen

Klinische Erfahrungen unterstreichen die bedeutende Rolle, die das lymphatische System bei der Bekämpfung von Viruserkrankungen spielt. Sie werden bestätigt durch die Ergebnisse neuerer tierexperimenteller Arbeiten von Theis u. Mitarb. (1959). Die Autoren konnten durch Verschlechterung der Funktion des lymphatischen Systems die natürliche Resistenz gegenüber viralen Infekten ändern.

Die für alle Formen der Leukämie charakteristische allgemeine Resistenzschwäche des Organismus läßt erwarten, daß eine Vaccination schlecht vertragen wird. Die wenigen Beobachtungen, die vorliegen, sind aber widersprechend. Bousser et al. (1955) sahen bei der myeloischen Leukämie keine Komplikationen nach der Pockenschutzimpfung. Auch in einem von Sergent et al. [zit. bei Bousser (1955)] publizierten Fall heilte die Pustelreaktion nach Revaccination eines Jungen, der an einem Lymphoblastensarkom erkrankt war, gut ab. Der Junge kam am 30. Tag p. v. ad exitum. Der hohe Titer von Vaccineantikörpern im Leichenblut (Hämagglutinationshemmungstiter 1 : 256) erklärte die normale Reaktionsfähigkeit. Ein älterer Bericht von Ramon et al. (1948) betont dagegen die schweren örtlichen und allgemeinen Reaktionen nach der Impfung von Patienten mit lymphatischer Leukämie. Die Impfpustel nimmt bei diesen Patienten immer größere Ausmaße an („vaccine géante") und läßt jegliche Demarkation vermissen.

In einem Falle von Olansky u. Mitarb.(1956) lag der Gammaglobulinspiegel der Patientin leicht unter der Norm. Auf eine Störung der Immunitätsentwicklung weist hier die Tatsache hin, daß 7 Tage nach der Revaccination der Kranken sich nochmals eine Pustelreaktion an der Impfstelle einstellte. Bei der Patientin von Öberg u. Mitarb. (1958) waren nach der Revaccination, die 4 Wochen später den Tod der Patientin herbeiführte, keine neutralisierenden Antikörper im Blut vorhanden und Vaccinevirus konnte aus Hauteffloreszenzen und Lungengewebe isoliert werden.

Hervorzuheben ist, daß selbst in den prognostisch günstigen Fällen die Heilung sich erst nach mehreren Monaten einzustellen pflegt. Therapeutisch wird man auch hier einen Versuch mit Gammaglobulin in reichlichen Mengen machen. Vor der Anwendung von Cortison [Olansky et al. (1956)] sei hingegen gewarnt.

III. Organerkrankungen als indirekte Impffolgen

1. Dyspepsie

Bei einer ganzen Reihe von Virusinfektionen findet die Vermehrung des Erregers im Intestinaltrakt statt; es sei nur an die Poliomyelitis erinnert. Auch bei der schweren Form der Variola sind die Schleimhäute des Darmes mitbeteiligt. Nun sind die pathogenetischen Zusammenhänge bei der Vaccineinfektion nicht die gleichen, und eine Lokalisation des Virus an den inneren Organen gehört nicht zum klinischen Bild der Impfreaktion. Etwas anderes ist es bei einem schweren Ekzema vaccinatum und einer sogenannten Vaccine-Sepsis. Hier ist es theoretisch denkbar, daß das Virus auch an den Schleimhäuten des Darmes haftet. Wegen der Seltenheit dieses Ereignisses fehlen genügend autoptische Befunde. Wir müssen uns darum mit der Erwähnung der theoretischen Möglichkeiten begnügen.

Bei der Besprechung des Verlaufes der Erstimpfung wurde schon erläutert, daß die Befunde am Knochenmark auch auf toxische Vorgänge hinweisen. Derselbe Mechanismus könnte aber auch bei einer Darmerkrankung vorliegen. So wäre ein Enanthem der Darmschleimhaut als Ausdruck einer toxischen Schädigung denkbar, wenn es auch schwer fallen dürfte, einen Beweis dafür zu erbringen.

Die diskutierten Möglichkeiten einer Darmstörung als Symptom der Vaccination können wegen ihrer Seltenheit vollständig unberücksichtigt bleiben. Sie spielen gegenüber dem Vorkommen der „parenteralen Dyspepsien" im Säuglings- und Kleinkindalter kaum eine Rolle. Die außerordentliche Bedeutung der verschiedensten Infektionen für die Auslösung dieser Symptome wurde in den letzten Jahren in zunehmendem Maße erkannt. Man darf sich die Pathogenese der parenteralen Dyspepsie wohl so vorstellen, daß die zuerst durch den Infekt ausgelöste Störung im intermediären Stoffwechsel auch die Funktion der Darmzellen mehr oder minder in Mitleidenschaft zieht. Es kommt zur Bildung eines inadaequaten Darmchymus mit Störung des bakteriellen physiologischen Gleichgewichtes [KELLER zit. b. EWERBECK (1962)].

Für die Diagnose der parenteralen Dyspepsie ist nach KELLER zu fordern, daß die Darmstörung zeitlich mit einem anderen Infekt zusammenfällt, ferner daß im Stuhl keine anderen pathogenen Erreger nachweisbar sind. Nach Ausheilung der primären Infektion, in diesem Fall der Schutzimpfung, klingt dann auch die sekundär verursachte Durchfallserkrankung rasch ab.

Oft stellt sich jedoch ein Circulus vitiosus ein. Die Impfreaktion führt zur Ernährungsstörung, diese setzt wieder die Resistenz gegenüber anderen pathogenen Darmkeimen herab. So können pathogene Coli-Stämme hochkommen oder ein Paratyphus-, Typhus- oder Ruhrkeim günstige Wachstumsbedingungen finden.

In diesem Zusammenhang soll eingeflochten werden, daß sich eine toxische Enteritis auch mit cerebralen Symptomen ankündigen kann (toxische Encephalose). Man wird bei der Differentialdiagnose der postvaccinalen Encephalitis diese Möglichkeit erwägen müssen.

2. Rheumatische Erkrankungen

In neuerer Zeit hat man die Möglichkeit der Reaktivierung eines rheumatischen Prozesses durch die Pockenschutzimpfung diskutiert. Rheumatische Erkrankungen könnten nun auch rein zufällig bei einem Impfling auftreten und es ist daher angebracht, sich die Rheumamorbiditätskurve im Kindesalter genauer zu betrachten. Angenommen, die Pockenschutzwiederimpfung (im 11.—12. Lebensjahr) würde einen eindeutigen Einfluß auf den kindlichen Rheumatismus ausüben, so müßte dies aus dem Kurvenverlauf unzweifelhaft erkennbar sein, da ja alle Jugendlichen der gesetzlichen Impfpflicht unterliegen. Interessanterweise liegt aber der Rheumagipfel in Deutschland zwischen dem 9.—10. Lebensjahr, wozu noch eine in den letzten Jahren deutliche Praecession kommt. Die Kurve weist anschließend bereits eine fallende Tendenz auf. Schon diese Überlegungen erlauben uns, die angeblich verschlimmernde Wirkung der Pockenschschutzwiederimpfung in Zweifel zu ziehen. Bei den rheumatischen Erkrankungen kann es sich sowohl um ein Rheumatoid, um einen Rheumatismus verus oder um eine chronische Polyarthritis handeln. Auf die bei Kindern im Verlaufe von akuten Infektionskrankheiten nicht seltenen, doch zumeist harmlosen „Infektarthritiden" sei noch hingewiesen.

Die bisherigen Mitteilungen über Rheumatismus nach Pockenschutzimpfung sind nicht sehr zahlreich. Den Berichten der Lymphegewinnungsanstalten aus den Jahren 1911 bis 1920 entnehmen wir, daß eine rheumatische Kniegelenksentzündung bei einem Wiederimpfling am 3. Tag p. v. gemeldet wurde. FREUD et al. (1950) machen auf Grund ihrer Beobachtungen auf die Möglichkeit einer Verschlimmerung rheumatischer Erkrankungen aufmerksam. Diese Erscheinungen der Aktivierung eines Rheumatismus nach jeglichen, auch sogenannten „banalen" Infektionen sind heute allgemein bekannt. Man vermeidet darum die Impfung Rheumaleidender (s. S. 301). Nachfolgend sei noch ein hier beobachteter Fall angeführt:

12jähriges Mädchen mit 2 deutlichen Pusteln. 9 Tage nach der Revaccination bildet sich eine mäßige Schwellung und Schmerzhaftigkeit im Bereich des rechten Schulter- und Kniegelenkes aus. Die Körperwärme war dabei mäßig erhöht. Unter Aspirin klang der Krankheitsprozeß in hausärztlicher Behandlung schnell ab.

Auch nach anderen Viruserkrankungen, z. B. nach Masern, ist gelegentlich ein Rheumatismus [R. Thomas (1923)] beschrieben worden. Uns erscheint als Erklärung des Rheumatismus nach Pockenschutzimpfung ein parallergischer Mechanismus am wahrscheinlichsten.

3. Diabetes mellitus

Die Frage nach dem Kausalzusammenhang zwischen Impfung und Zuckerkrankheit wurde angesichts der Seltenheit dieser Komplikation nur vereinzelt gestellt [Eichhorst, Voigt, Ziffer, Lederer zit. bei Czerny u. Opitz (1927)]. Die allgemeine Erfahrung, daß der Diabetes bei einem Träger der diabetischen Anlage durch Infekte jedweder Art zum Vorschein kommen kann, wird uns diese Möglichkeit in gleicher Weise für die Pockenschutzimpfung anerkennen lassen. Findet sich darum bei einem familiär vorbelasteten Impfling ein Diabetes nach der Vaccination, so ist das Zustandekommen einfach zu erklären: Die Krankheit lag latent vor, oder ein schon vorher manifester Diabetes wurde verschlimmert. Da man beim kindlichen Diabetes in rund 50% der Fälle Heredität nachwies [Fanconi (1961)], kommt der sorgfältigen Erhebung der Familienanamnese in allen Schadensfragen eine besondere Bedeutung zu.

Schwierig ist jedoch bei Fehlen einer familiären Belastung zu entscheiden, ob die Pockenschutzimpfung zur Entstehung eines Diabetes beigetragen hat. Harris [zit. bei Sorsby (1953)] vermutet, daß die schweren Diabetesfrühfälle Träger rezessiver Erbanlagen sind. Nach Sorsby (1953) muß bei Annahme eines rezessiven Erbweges jede 4. Person als Träger der diabetischen Anlage betrachtet werden. Derselbe Autor glaubt, daß etwa 6% der amerikanischen

und dänischen Bevölkerung potentielle Diabetiker darstellen.

Etwa 5—8% aller Diabetesfälle treten im Kindesalter auf. Da die Pockenschutzimpfung vornehmlich in dieser Altersstufe vorgenommen wird, besteht auch die Möglichkeit eines zufälligen Zusammentreffens. Man wird dies verneinen müssen, wenn die Erkrankung akut in der Phase der Resistenzminderung auftritt und der zeitliche Zusammenhang rekonstruiert werden kann. Die Diagnose ist allerdings nicht immer einfach. Es mag die typische Symptomatik mit Polydipsie, Polyurie, Abmagerung usw. den Angehörigen erst längere Zeit nach der Impfung auffallen. Auch sind andere Ursachen einer Glucosurie auszuschließen.

Als Beispiel für die Manifestierung bzw. Auslösung eines Diabetes durch die Pockenschutzimpfung führen wir folgende zwei Fälle aus unserer Gutachtertätigkeit an:

Fall 1: P. T. (1955), in der Familie kein Diabetes bekannt. 14 Monate altes Mädchen, das sich bisher gut entwickelte, jedoch vor der Impfung zweimal eine Furunkulose durchmachte. Eine Urinkontrolle wurde nicht vorgenommen. Nachträglich war in Erfahrung zu bringen, daß das Kind zu dieser Zeit an starkem Durst gelitten hatte.

Am 2. Tag nach einer erfolgreichen Pockenschutzimpfung Erbrechen, Inappetenz und gehäufte Stühle, in den nächsten Tagen hohes Fieber. Am 5. Tag p. v. tonisch-klonischer Krampfanfall mit Benommenheit. Das Kind machte einen schwerkranken Eindruck, es war ausgetrocknet und soporös. Blutzucker 650 mg%, Liquorzucker 220 mg% bei sonst normaler Liquorzusammensetzung. Trotz aller therapeutischen Bemühungen konnte das diabetische Coma nicht beeinflußt werden.

Fall 2: A. F. (1948): Keine familiäre Belastung mit Diabetes mellitus. 15 Monate altes, gesund erscheinendes Mädchen. Ab 7. Tag p. v. nach erfolgreicher Pockenschutzimpfung erhöhte Temperaturen, Inappetenz. Am 14. Tag p. v. starker Durst bei auffallender Schlappheit des Kindes. Am 20. Tag p. v. Coma diabeticum mit acidotischem Atemtyp, Erbrechen. Starke Exsiccose. Im Urin Zucker- und Acetonprobe stark positiv. Blutzucker 341 mg%. Am gleichen Tag starb das Kind trotz aller therapeutischen Bemühungen (Sektion verweigert).

Im 1. Falle kann mit ziemlicher Sicherheit schon aus der Anamnese, im 2. Fall mit gewisser Wahrscheinlichkeit ein latent gewesener Diabetes angenommen werden.

Die geringe Zahl der bisherigen Beobachtungen erschwert die Beurteilung des Kausalzusammenhanges. Bei jeder diabetischen Störung, die erstmals nach einer Pockenschutzimpfung in Erscheinung tritt, muß man auch an die Möglichkeit einer übersehenen *Encephalitis* denken. Hohe Liquorzuckerwerte sollten darum immer Anlaß zu einer Blutzuckerspiegelbestimmung geben. In diesem Zusammenhang muß erwähnt werden, daß nach postmorbillöser und postvaricellöser Encephalitis eine Hyperglykämie vorkommen kann, die wohl neurogenen Ursprungs ist [BULGARELLI u. BRUNI (1959)]. Jeder Kliniker hat schon einmal Glucosurien transitorischer Art bei Insulten des ZNS gesehen. Einen *passageren Diabetes* bei einem 12 Monate alten Kind konnten wir kurz nach der Pockenschutzimpfung beobachten.

Nicht jede Glucosurie muß Ausdruck eines Diabetes sein. Nach Tetracyclingaben können die Reduktionsproben im Urin positiv ausfallen. In diesem Zusammenhang sei erwähnt, daß z. B. nach Behandlung mit ACTH ebenfalls vorübergehend ein diabetesähnlicher Zustand eintreten kann (Steroiddiabetes), was bei der Beurteilung steroidbehandelter Encephalitisfälle zu bedenken ist.

Eine *Prophylaxe* des postvaccinalen Diabetes mellitus ist in der Impfpraxis kaum möglich. Bei familiärer Belastung soll man vor der Impfung auf eingehendere Untersuchung drängen und den Impfling bis zur Klärung zurückstellen. Ein manifester Diabetes ist im allgemeinen eine Gegenindikation für die Erstimpfung (s. S. 301). Bei Gutartigkeit des Leidens und gegebener Veranlassung, z. B. Auslandsreisen, kann man eine Wiederimpfung — eventuell unter dem Schutz von Vaccine Antigen — wagen, ohne eine Toleranzverschlechterung befürchten zu müssen.

BOULIN et al. (1947) sahen unter 33 vaccinierten Zuckerkranken Verschlechterung des Leidens nur 6mal, wobei sie die tägliche Insulinmenge nur um 6—10 E. erhöhten. Nach unserer Erfahrung genügt bei Revaccination von Erwachsenen eine strengere Diät für die kritischen Tage. Jugendliche Diabetesfälle gehen oft mit erhöhter Glucolabilität einher, so daß man mit der Vaccination besonders vorsichtig sein muß. Man sollte sie nur bei gegebener Indikation und unter laufender ärztlicher Überwachung durchführen.

Für die *Therapie* des postvaccinalen Diabetes darf man die Dosierung des Insulins nicht zu niedrig ansetzen. Zu dieser Anschauung brachten uns Beobachtungen von BOULIN et al. (1947), die bei einem Pat. mit Bronzediabetes zuerst 64 E. und post vaccinationem 320 E. benötigten. Möglicherweise ist dies Ausdruck einer zentralen Regulationsstörung. Bei einer solchen Insulinresistenz haben wir mit Gaben von Desoxycorticosteronacetat (DOCA) eine schlagartige Verringerung des tgl. Insulinbedarfes erzielen können.

4. Diabetes insipidus

Als Folge der Impfencephalitis können auch Schädigungen der diencephal-hypophysären Zentren auftreten. Auf die diesbezüglichen Krankheitsbilder gehen wir in einem späteren Abschnitt ein, es seien nur die Störungen des Wasserhaushaltes vorweggenommen.

Starkes Durstgefühl gehört zur Symptomatik verschiedenster Infektionen und wird auch bei der Pockenschutzimpfung beobachtet. Mit der enormen und hartnäckigen Polydipsie eines diencephal Geschädigten dürfen wir dieses Symptom aber nicht verwechseln.

Den klassischen Fall eines Diabetes insipidus, der im Gefolge einer Impfencephalitis auftrat, hat ROEHM (1932) beschrieben.

Ein 7½jähriger Junge klagte am 7. Tag p. v. über Fieber und Kopfschmerzen, bekam gleichzeitig starke Schüttelfröste, außerdem trat ein enormes Durstgefühl auf, so daß der Bub bis zu 12mal nachts aufstand und dabei trank und jeweils urinierte. Auch wurde der Junge, der bisher psychisch unauffällig war, emotionell unbeständig. Das Fieber hielt nur 24 Std. an, jedoch waren Schüttelfröste, die Unruhe und vermehrte Harnentleerungen im folgenden Monat noch vorhanden. Der Patient hatte eine Flüssigkeitszufuhr von 6505 ccm bei einer Ausfuhr von 5470 ccm. Das spezifische Gewicht des Urins betrug 1000. Durch Barbiturate und Hypophysenextrakt konnte eine geringe Besserung erzielt werden.

Eine Beobachtung von FULGHAM und BEYKIRCH (1929) betrifft einen 6jährigen Erstimpfling, bei dem am 13. Tag p. v. eine Impfencephalitis auftrat. Die Körperwärme war normal. Der Junge „urinierte dauernd, aber er konnte die Blase kontrollieren". Da der Patient am 17. Tag p. v. bereits starb, konnten weitere Beobachtungen nicht gemacht werden.

Den Übergang eines Diabetes insipidus in einen zentral ausgelösten Diabetes mellitus bei einer 50jährigen Frau brachten JUSTIN-BESANÇON et al. (1949) mit einer überstandenen Impfencephalitis in Zusammenhang.

Am 7. Tag p. v. bestand eine beschleunigte Pustel-reaktion, gleichzeitig trat eine intensive Polydipsie mit Polyurie von 6 Litern auf. Im Urin konnte bis zum 21. Tag p. v. kein Zucker nachgewiesen werden. Am 18. Tag p. v. kam es zur Verringerung der Seh-kraft, auch war das Babinskische Zeichen positiv. $1^1/_2$ Monate nach der Impfung zeigte sich eine Störung des Schlafes (Tag-Nachtrhythmus), gleichzeitig wurde eine Akkomodationslähmung festgestellt, die Folge des Diabetes oder einer zentralen Schädigung durch die Encephalitis gewesen sein könnte.

Solange nicht anatomische Beobachtungen solcher Fälle vorliegen, kann die Ursache der Wasserstoffwechselstörung nur vermutet wer-den. RODECK (1957) hielt eine Defektheilung im hypothalamischen, neuro-hypophysären System für wahrscheinlich. Nun gehört es aber zu den wesentlichsten anatomischen Charak-teristiken der postvaccinalen Encephalitis, daß keine Ganglienzellschädigungen dabei vor-kommen. SCHLEUSSING (1953), ebenso WEISSE et al. (1953), haben bei Patienten mit post-vaccinaler Encephalitis gelegentlich auch Pro-zesse im Thalamus beobachtet. Es erscheint uns deshalb viel wahrscheinlicher, daß es sich hier um Entzündungsvorgänge in der Um-gebung der betreffenden Ganglienzellen handelt.

5. Tuberkulose

Die Möglichkeit der Aktivierung einer ruhenden Tuberkulose durch eine Pocken-schutzimpfung wird nicht von allen Autoren eingeräumt. Hingegen besteht eine gewisse Gemeinsamkeit in der Auffassung, daß durch die Impfreaktion eine bereits existente, aktive Tuberkulose verschlimmert werden kann. Den Einfluß auf die Tuberkulinempfindlichkeit haben wir bereits kurz erwähnt. MORO und KELLER (1926) konnten an einigen Patienten, die vor der Impfung eine negative Tuberkulin-probe aufwiesen, zeigen, daß diese Probe im Anschluß an die Pockenschutzimpfung positiv ausfällt. An einer größeren Zahl von Erst-impflingen prüften FEHRINGER und EHREN-GUT (1962) diese Versuche nach und bestä-tigten die Ergebnisse. Es gelang auch, zu be-weisen, daß diese erhöhte unspezifische Tuber-kulinempfindlichkeit bis ca. 3 Wochen post vaccinationem anhält und dann wieder ver-schwindet. Die Vermutung, daß in diesem kritischen Zeitraum auch eine noch nicht zum Stillstand gekommene Tuberkulose reaktiviert werden kann, liegt deshalb nahe.

WIESE (1919) sowie STONE (1931) sehen in einer Tuberkuloseerkrankung ganz allgemein keine Kontraindikation der Pockenschutz-impfung. Die nur an Hand einzelner Kasuisti-ken erkennbare aktivierende Wirkung der Pockenschutzimpfung auf den tuberkulösen Prozeß wurde von WEILLER (1956) gelegentlich des letzten Pockenausbruches in Frankreich (1954/55) erneut überprüft.

Bei 17 Kindern mit abgeheilter Tuberkulose ver-schiedener Art wurde ebenso wie bei 23 Erwachsenen bzw. Jugendlichen weder klinisch noch röntgenolo-gisch eine Aktivierung p. v. festgestellt. Bei einer Gruppe von 73 aktiv Tuberkulösen hatte der Autor von einer Impfung abgeraten. Sie wurde aber von den Patienten aus Furcht vor der Pockenepidemie den-noch erbeten. Nur 3 zeigten eine Verschlechterung des Lungenprozesses.

WEILLER (1956) wies auf die relative Un-schädlichkeit der Pockenschutzimpfung bei Tu-berkulösen hin und betonte, daß das Auftreten einer Miliartuberkulose, wie von LAMACHE et al. (1956) mitgeteilt, unter diesen Bedin-gungen eine Ausnahme sei. Auch konnte der Autor bei 71 tuberkulin-positiven Kindern und 1194 Erwachsenen keine Änderung in der Tuberkulinempfindlichkeit nach der Pocken-schutzimpfung feststellen.

Auf die Möglichkeit, daß postvaccinal bei Impflingen mit tuberkulösem Primäraffekt ein *Erythema nodosum* aufflammt, wurde be-reits verwiesen. LAMACHE et al. (1956) sahen bei einer 34jährigen Frau mit fistelnder Drüsen-tuberkulose 15 Tage nach einer Revaccination neben polyarthritischen Erscheinungen zahl-reiche *Tuberkulide* an den Beinen.

Dem Anschein nach sind es vor allem die exsudativen Prozesse, die im Ablauf der vac-cinalen Allergie geweckt werden können. DE LOGIVIERE et al. (1952) sahen 6mal kurz-dauernde postvaccinale Pleuritiden. Tuber-kulöse mit allergischer Belastung sind hierfür wohl besonders disponiert. Es bedarf darum keines Hinweises, daß man einen Patienten mit florider Tuberkulose nicht impft. Lediglich bei wirklicher Pockengefahr wird man unter Schutz von Vaccinehyperimmunserum resp. Gammaglobulin die Vaccination durchführen. Zusätzliche Verabreichung von Isonikotin-säurehydrazid [NGUYEN-DUY-MUON (1955), WEILLER (1956)] und Streptomycin [SOLTYS (1954)] soll sich zur Abschwächung der Impf-reaktion und zur Verhütung einer Streuung als günstig erweisen. Ferner lassen die günstigen Hemmwirkungen bestimmter Thiosemicarbazone [BOCK (1957), ferner BAUER und SHEFFIELD (1959)] gegenüber dem Vaccinevirus ihre Anwendung auch bei der Impfung Tuberkulöser als aussichtsreich erscheinen (s. auch S. 207).

6. Otitis media

Eine Erkrankung des Mittelohres ist eine keineswegs seltene Komplikation der Pockenschutzimpfung. Sie kann als selbstständiges Leiden entstehen, wobei wir unterstellen müssen, daß die Resistenzschwäche des Organismus während der Impfreaktion die Ansiedlung pathogener Keime in den Mittelohrräumen, meist in Verbindung mit einem Infekt der Tubenschleimhaut, begünstigt. Fast immer handelt es sich aber um die Verschlimmerung eines latenten Ohrleidens, das der Aufmerksamkeit der Angehörigen und des Impfarztes entgangen ist.

Die akute purulente Otitis media mit ihrer alarmierenden Symptomatik wird wohl kaum übersehen. Weit mehr beschäftigen den Impfarzt die chronische und subchronische Mastoiditis, die oft nur geringe Erscheinungen macht und deren Diagnose meist nur durch die Röntgenaufnahme mit einiger Sicherheit zu stellen ist. Beim Säugling ist die schleichende Mastoidinfektion besonders gefürchtet. Ihre Entwicklung wird durch die anatomischen Besonderheiten des Säuglingsschläfenbeines begünstigt. Schwere retrotympanale Knochenprozesse laufen nicht selten ohne ein entzündliches Merkmal am Trommelfell ab. Das Leiden wird von den Angehörigen häufig nicht bemerkt. Die Kinder zeigen nur ganz uncharakteristische Symptome, wie vermehrtes Weinen, Trinkunlust, erhöhte Körpertemperatur usw. Unter dem Einfluß des Vaccinationsprozesses kann es zu einer rapiden Verschlechterung, ja sogar zum tödlichen Ausgang kommen. Auf die Rolle, die unerkannte Otitiden beim plötzlichen Säuglingstod spielen, haben GLOOR, NEF und ZOLLINGER (1961) aufmerksam gemacht. An Hand der Protokolle von 582 Sektionen konnten sie in 24,3% der tödlich verlaufenden Infektionskrankheiten das Vorliegen einer Otitis media occulta nachweisen.

7. Impfung und Neoplasma

Es ist verständlich, daß bei Durchführung eines Impfprogrammes, das die Mehrzahl einer Bevölkerung erfaßt, hin und wieder auch Personen mitgeimpft werden, die Träger einer Neubildung sind. Daß ein Neoplasma nicht durch die Impfung hervorgerufen wurde, läßt sich verhältnismäßig einfach am „Alter" der Neubildung beweisen. Erfahrungsgemäß kann diese nicht innerhalb weniger Tage zustande kommen. In der Impfpraxis bedeutsam sind Geschwülste im Gehirn, da sie das Bild einer Impfencephalitis vortäuschen können. Wir gehen bei Besprechung der neuralen Impfschäden darauf noch ausführlicher ein.

Besonderes Interesse verdienen die Neoplasmen, die klinisch erst im Anschluß an die Impfung in Erscheinung treten. Um die Möglichkeit eines Kausalzusammenhanges zwischen Impfung und Neubildung und auch die Frage einer Verschlimmerung beurteilen zu können, bedarf es in jedem Falle einer genauen Analyse.

So gibt eine Schilderung von HELMAN (1957) über Beziehungen zwischen Impfung und Auftreten einer Neubildung Anlaß zu Zweifel. Bei den von ihm beschriebenen Fällen hat es sich mit großer Wahrscheinlichkeit um ein zufälliges Zusammentreffen gehandelt.

In einer eigenen Beobachtung soll die Unwahrscheinlichkeit eines Kausalzusammenhanges trotz eines sehr nahen zeitlichen Zusammenhanges mit der Pockenschutzwiederimpfung dargestellt werden.

K. H.: 15 Tage nach der Wiederimpfung des angeblich vor der Impfung gesunden Jungen (bei der Nachschau war eine Pustelreaktion mit beschleunigtem Verlauf festgestellt worden) kam es zu einem Gesichtsödem. Später kamen noch Atemnot und Zyanose der Lippen hinzu. 29. Tag p. v. Aufnahme in einem Kreiskrankenhaus. Am nächsten Tag zunehmender Verfall des Patienten und enorme Atemnot. Es wurde ein Mediastinaltumor diagnostiziert. Der Patient starb noch am selben Tag. Bei der Sektion wurde ein metastasierendes Mediastinallymphosarkom, das vom Thymus ausging, festgestellt.

Würde man in diesem Fall ohne Kenntnis des anatomischen Ausmaßes des Tumors nur den Beginn der „ersten" Krankheitserscheinungen beachten, so läge die „Auslösung" durch die Vaccination auf der Hand. Die ausgedehnten Metastasen in Pleura, Nieren und Diaphragma bewiesen aber, daß der Tumor nicht erst innerhalb weniger Tage entstanden sein konnte, so daß der Kausalzusammenhang abgelehnt werden mußte.

Teil II

Die neuralen Komplikationen der Impfung

A. Die postvaccinale Encephalomyelitis

Als postvaccinale Encephalomyelitis(p.v.E.) bezeichnen wir eine akute entzündliche Reaktion des Zentralnervensystems, die nach einer Pockenschutzimpfung auftreten kann. Die Ursache dieser Erkrankung ist noch unbekannt. Sie ist ein recht seltenes Ereignis, das fast nur nach der Erstimpfung beobachtet wird. Im Durchschnitt trifft eine Erkrankung auf ca. 100 000 Erstimpfungen; doch gibt es zeitliche und örtliche Häufungen.

Nach DE VRIES (1955) gibt es keine Klassifikation dieses Impfschadens, welche den Kliniker, den Pathologen und den Epidemiologen in gleicher Weise befriedigen würde. Wir müssen uns darauf beschränken, aus der Gesamtheit der neuralen Komplikationen nach der Impfung zwei Erscheinungsbilder hervorzuheben, die wir nur histopathologisch definieren können: Das ist die von SPATZ (1930) als *diffuse perivenöse Herdencephalitis* beschriebene Hauptgruppe und eine besonders für das Kleinkind charakteristische, als *Encephalopathie* bezeichnete, Blut-Hirnschrankenstörung. Erstere können wir histopathologisch von den Virusencephalitiden anderer Genese deutlich trennen. Es ist jedoch nicht möglich, sie gegen die post- bzw. parainfektiösen Encephalitiden, wie sie im Anschluß an Masern, Grippe, Mumps usw. gelegentlich auftreten, abzugrenzen. Bei der postvaccinalen Encephalopathie beherrschen das Bild vasculäre Veränderungen mit zelliger und plasmatischer Infiltration, wie sie z. B. auch nach Intoxikationen gesehen werden.

Die nach einer durchschnittlichen Inkubationszeit von 9—13 Tagen auftretenden klinischen Symptome sind recht wechselnd. Die Krankheit setzt meist plötzlich mit hohem Fieber, Benommenheit, bzw. Bewußtlosigkeit und Krämpfen ein. Meningeale wie auch encephalomyelitische Erscheinungen mit schlaffen und später spastischen Lähmungen werden beobachtet. Die Krankheitsdauer ist verhältnismäßig kurz. Die Sterblichkeitszahlen schwanken zwischen 30 und 50%. Als Folgeerscheinungen einer überstandenen Impfencephalitis kennt man Paresen, extrapyramidale Störungen sowie psychische Defekte aller Intensitätsgrade.

I. Zur Geschichte der neuralen Komplikationen

Wir dürfen als gesichert annehmen, daß nervöse Komplikationen der Pockenschutzimpfung erst ab 1923 einigermaßen bedeutungsvoll geworden sind. In dieser Zeit erschienen die ersten amtlichen Verlautbarungen und wurden von verschiedenen Autoren wie BASTIAANSE-BOUWDIJK (1941), TERBURGH (1927) und LUKSCH (1930) eingehend beschrieben. In den Jahren bis 1930 häuften sich die Beobachtungen, so daß man der Meinung Ausdruck gab [SPIELMEYER (1931)], es müsse sich hier um eine neue Krankheit handeln. Bis in die jüngste Zeit findet man diese Auffassung vertreten.

Nun besteht kein Zweifel, daß es neurale Komplikationen der Pockenschutzimpfung schon vor 1922 gegeben hat. Einem medizinhistorischen Überblick von KAISER und ZAPPERT (1938) ist zu entnehmen, daß die erste Beobachtung über nervöse Störungen (Konvulsionen bei einem Kleinkind) im Anschluß an die Schutzpockenimpfung bzw. die damals geübte Variolation (Überimpfung menschlicher Pockenlymphe — „Blatternbelzen") von dem Wiener Arzt RECHBERGER aus dem Jahre 1788 stammt. 1801 berichtete DE CARO über ein Kind von 9 Monaten, das 11 Tage nach der Impfung an Zuckungen starb. Aus dem Bericht der „an Schutzpockenanstalten niedergesetzten medizinischen Polizeikommission in Prag" vom Jahre 1804 geht hervor, daß 1802 in 9 Kreisen Böhmens von 8180 Impflingen 31 an Krämpfen, 1 an Lähmungen, 1 an Schlafsucht in der Zeit vom 2.—16. Tag nach der Impfung erkrankten und 3 davon infolge von Krämpfen starben. Dabei ergaben Vergleiche mit Impftabellen früherer und späterer Jahre sowie mit denen benachbarter Kreise, daß die neuralen Komplikationen örtlich und zeitlich gehäuft aufgetreten waren.

FREUD (1897) nennt die Vaccination als eine der Ursachen von cerebraler Kinderlähmung. COMBY (1926) beschreibt 3 im Jahre 1905 beobachtete Fälle, bei denen sich im Anschluß an die Pockenimpfung ernste cerebrale Störungen einstellten. 1912 beobachtete MADER (1929) cerebrale Erscheinungen nach der Vaccination. Der erste in Deutschland amtlich gemeldete Fall (Gutachten d. BGA) betrifft ein 1½ Jahre altes Mädchen, das 1912 in Frankfurt/Main 12 Tage nach der Impfung fieberhaft mit Krämpfen erkrankte. Es entwickelte sich später eine Demenz. TURNBULL und McINTOSH untersuchten im gleichen Jahr in London einen Fall von Impfencephalitis und legten genaue klinische und histologische Angaben nieder, publizierten aber erst mit anderen Fällen im Jahre 1926. Auch BASTIAANSE-BOUWDIJK sah bereits in den Jahren 1900—1905 je einen Fall, berichtete aber darüber erst 1931.

Der englische „Report on vaccination" (1928) zählt in den Jahren 1911—1925 bei 3,7 Mill. Kinderimpfungen 133 Todesfälle auf. Unter 600 000 geimpften älteren Personen beobachtete man 15mal eine tödliche Erkrankung. In 26 Fällen wurden Krämpfe als Ursache verzeichnet.

Studiert man alte Impfberichte, so findet man hin und wieder die Schilderung von Krämpfen während der Impfreaktion. So melden die Medizinal-Statistischen Mitteilungen des Kaiserlichen Gesundheitsamtes von 1892 sechsmal Krämpfe nach der Impfung. Man hat sie meist als „Fieberkrämpfe" abgetan. Auch plötzliche unklare Todesfälle sind verzeichnet. Es ist schwierig, retrospektiv zu diesen alten Berichten Stellung zu nehmen. Wir gehen wohl nicht fehl in der Annahme, daß bei einem Teil dieser Fälle eine Impfencephalitis vorgelegen hat. Ungeachtet dessen können wir nicht an der Tatsache vorübergehen, daß ab 1923 mehr postinfektiöse Encephalitiden (auch anderer Genese) gemeldet wurden [ZISCHINSKY (1955), RADL (1960), SCHACHTER (1953)]. Über die Ursache sind wir, wie schon erwähnt, im unklaren. Die Entwicklung der histologischen Technik könnte dazu mit beigetragen haben. Man verstand es besser, das typische histopathologische Bild von dem anderer Erkrankungen des Zentralnervensystems abzugrenzen. Kritische Stellungnahmen finden sich bei KAUTE (1927), ECKSTEIN (1929), B. u. K. M. WALTHARD (1958) und DE VRIES (1960).

II. Das Vorkommen der postvaccinalen Encephalitis

1. In Deutschland

Über die Häufigkeit der p. v. E. in der Bundesrepublik informieren die Tab. 8 u. 9.

Tabelle 8. *Dem Bundesgesundheitsamt gemeldete Fälle von Impfencephalitis in den Jahren 1953 bis 1962*

Impfjahr	Fälle an p. v. E.	Impfjahr	Fälle an p. v. E.
1953	33	1958	49
1954	54	1959	44
1955	56	1960	49
1956	47	1961	52
1957	46	1962	42

Summe: 472

Bezogen auf die Zahl der im gleichen Zeitraum (1953 bis 1962) geimpften Erstimpflinge in Bayern ergibt sich bei einer Gesamtzahl von 182 postvaccinalen Encephalitiden eine Relation von 1:7950. Sie entspricht ungefähr den von anderen Autoren mitgeteilten Ergebnissen

[s. Gutachten des BGA (1959), ferner SEELEMANN (1960), NAMECHE (1963)]. Es ist verständlich, daß zeitliche Unterschiede verschwinden, je größer das Zeitintervall ist, das für die Statistik herangezogen wird. Aber auch örtliche Differenzen treten nicht in Erscheinung, wenn wir uns auf einen zu großen Raum beziehen. So geben Statistiken aus dem ehemaligen Reichsgebiet ein falsches „epidemiologisches" Bild. Umgekehrt hebt der Bezug auf einen zu kleinen Raum die Bedeutung des einzelnen Ereignisses zu stark hervor.

Tabelle 9. *Impfencephalitis in Bayern in den Jahren 1953 bis 1962*[1]

Jahr	Zahl der Erstimpfungen	Encephalitis ( ) = Todesfälle
1953	134 532	30 (12)
1954	130 909	13 (7)
1955	134 852	14 (3)
1956	134 888	14 (4)
1957	136 654	17 (10)
1958	149 881	29 (13)
1959	149 944	29 (14)
1960	158 482	14
1961	155 162	9
1962	161 528	13
Summe	1 446 832	182 (63)

[1] Die Zahlen stimmen mit den Angaben früherer Jahre nicht mehr überein, da später gemeldete Krankheitsfälle noch mit aufgenommen wurden.

So hatte der Regierungsbezirk Unterfranken (Bayern) im Jahre 1953 bei 18 743 Erstimpfungen 6 Fälle von p. v. E. Dies entspricht einer Relation von 1:3100. Bei der Beurteilung von Häufigkeitszahlen müssen wir also die Faktoren Zeit und Raum berücksichtigen, um nicht in den Fehler einer Über- oder Unterbewertung zu verfallen.

Schon von den ersten Autoren wurde auf die zeitliche und örtliche Häufung der p. v. E. hingewiesen. Den Jahren mit relativ hohen Encephalitiszahlen folgen wieder Jahre, wo nur wenige Fälle beobachtet wurden. Auf die regionalen Unterschiede haben bereits KAISER und ZAPPERT (1938) in ihrer Monographie aufmerksam gemacht. Diese unterschiedliche örtliche Verteilung entspricht auch unserer Erfahrung aus Bayern [Herrlich und Mitarbeiter (1956)].

Man hat den Eindruck, daß kleinere Landbezirke häufiger heimgesucht werden als die Großstädte. Die von KAISER und ZAPPERT (1938) geäußerte Vermutung, die p. v. E. folge den *Wasserwegen*, ist auch aus unseren Unterlagen zu rekonstruieren. So sind offenbar das Innviertel sowie Teile des Main- und Donautales stärker betroffen.

Wir haben versucht, durch katamnestische Erhebungen den Zusammenhängen etwas nachzugehen

Eine Aufgliederung nach städtischen und ländlichen Impfbezirken ergab entgegen der Erwartung jedoch keine verwertbaren Unterschiede. Auch eine Aufteilung nach dem Beruf des Vaters ließ bei 46 Katamnesen keine Bevorzugung einer bestimmten Bevölkerungsschicht (z. B. der ländlichen) erkennen. Die Kleinheit des Zahlenmaterials verbietet eine weitergehende Schlußfolgerung.

, Die zahlreicheren Beobachtungen in den Frühjahrsmonaten gaben auch Veranlassung, eine *jahreszeitliche Häufung* der p. v. E. zu vermuten. Diese Häufung ist aber nur scheinbar und hängt mit den Frühjahrsterminen der Pflichtimpfungen zusammen.

2. Außerhalb Deutschlands

Die ersten Berichte über das Auftreten der p. v. E. außerhalb Deutschlands kamen aus Holland, England und Schweden. Auch neuere Publikationen stammen aus diesen Staaten. Diese Häufung hat den Anschein erweckt, als bestünde hier eine besondere Disposition. Man hat dies verschiedentlich als gegebene Tatsache anerkannt und von einer Anfälligkeit der nordischen Bevölkerung gesprochen. Solange wir aber die Ursache der neuralen Impfschäden nicht kennen, ist es auch nicht möglich, zu dieser Frage Stellung zu nehmen. Die geringen Zahlen oder die fehlenden Angaben aus anderen Teilen Europas und der Welt berechtigen uns noch nicht zu einer solchen Schlußfolgerung.

Die folgenden Angaben aus europäischen und außereuropäischen Ländern stützen sich auf offizielle Berichte, welche 1957/58 von der Pockenkommission des Bundesgesundheitsamtes über die zuständigen deutschen diplomatischen Vertretungen im Ausland eingeholt wurden. Obwohl es sich um offizielle Angaben handelt, erheben sie aus den schon genannten Gründen keinen Anspruch auf Vollständigkeit. Es verbietet sich darum auch jede statistische Auswertung, und wir begnügen uns, auszugsweise die Zahlenangaben zu referieren.

Meldungen europäischer Länder:

Dänemark: Im Durchschnitt werden jährlich 2 Fälle von p. v. E. beobachtet.

Schweden: Von 1924—1929 zählte man auf ca. 500 000 Impfungen 16 Fälle von p. v. E.

Norwegen: In der Zeit von 1933—1946 beobachtete man 102 Fälle p. v. E., wovon 34 starben.

Finnland: 1 sicherer Fall in den letzten 20 Jahren.

Island: Vereinzelte Fälle von p. v. E. bei älteren Erstimpflingen.

England: Aus einem älteren Bericht (Vaccination Report, Ministry of Health 1930) geht hervor, daß sich in der Zeit von 1. Okt. 1927 bis 30. Sept. 1929 insgesamt 90 bestätigte Fälle p. v. E. ereigneten. 1948—1953 beobachtete man 41 Erkrankungen.

Holland: In der Zeit von 1923—1928 wurden 146 Encephalitisfälle p. v. gezählt, was einem Fall auf 5000 Impfungen entspricht. Während der Jahre 1948 und 1949 ereigneten sich 18 Erkrankungen unter einer Gruppe von 325 300 geimpften Kleinkindern und 22 Erkrankungen bei 350 600 Impfungen von Kindern über 2 Jahre.

Belgien: Der Gesundheitsdienst berichtet über 73 Fälle p. v. E., die vom 1. Jan. 1947—30. April 1955 beobachtet wurden.

Frankreich: Man verfügt nur über sporadische Angaben. 1946 wurden aus allen Departments 15 Fälle und 1949 aus einem Department 3 Fälle gemeldet.

Spanien: Keine Angaben.

Portugal: Fälle von p. v. E. sind extrem selten, Zahlenangaben nicht möglich.

Schweiz: Bisher sind 53 Fälle von p. v. E. aus der deutschsprachigen Schweiz bekannt geworden. Die Kantone der Westschweiz und der Tessin haben keinen Fall gemeldet.

Österreich: Die p. v. E. tritt durchschnittlich bei 0,01% der Erstgeimpften auf. Es ist auf die Zusammenfassung von PUNTIGAM (1951) zu verweisen, der aus den Jahren 1925—1952 über insgesamt 492 Erkrankungen berichtet; 144 verliefen tödlich. Eine Zählung ergab 1949 insgesamt 128 360 Impfungen mit 62 Fällen (= 1:2070) und 1950 insgesamt 114 549 Impfungen mit 18 Fällen von p. v. E. (= 1:6308).

Italien: Bei einem besonders ausgewerteten Jahrgang kamen auf 874 227 Impfungen 10 Fälle von p. v. E. Im Durchschnitt rechnet man mit 1 Fall auf 90 000 Impfungen.

Griechenland: Keine Angaben.

Jugoslawien: Die Häufigkeit beträgt im Durchschnitt 1 Fall auf 20 000 Impfungen.

Ungarn, Tschechoslowakei, Polen, Sowjetrußland: Angaben waren nicht erhältlich.

Von *außereuropäischen Staaten* liegen nur spärliche Meldungen vor.

Canada: Nur 1 Fall (1932).

USA: In einer älteren Statistik errechnete man im Gesamtgebiet 38 Fälle während einer Periode von 7 Jahren. Eine „Häufung" von 49 Erkrankungen wurde 1947 gelegentlich der Impfung von 5 Millionen Personen bei einem Pockeneinbruch in New York beobachtet. Aus neuerer Zeit wurden nur Einzelbeobachtungen ohne Zahlenangaben berichtet.

Mittelamerika: Keine Beobachtungen.

Südamerika: Venezuela berichtet über 5 Erkrankungen während der Jahre 1949—1951. Argentinien über 2 Fälle 1950 und einen Fall 1954. Aus Chile und Bolivien kam nur die Meldung, daß neurale Schäden nach Pockenschutzimpfung extrem selten seien, aus den restlichen Ländern fehlen die Angaben.

Afrika: Einen Fall meldet die Südafrikanische Union, 2 Fälle sind im Kongo (1954) und 1 Fall ist in Uganda (1952) bekannt geworden. Sonst liegen keine Berichte vor.

Vorderasien: Türkei und Libanon geben Fälle ohne Zahlen an. Im Irak wurden in den letzten Jahren 2 Erkrankungen gesehen.

Mittel- und Ostasien: Vom indischen Raum meldet lediglich Pakistan eine Beobachtung. Ferner hat man im Malaiischen Staatenbund 1948 und 1949 je einen Fall gesehen. In den übrigen Staaten fehlen die Unterlagen. Lediglich Japan berichtet über ein durchschnittliches Vorkommen von 10 Erkrankungen bei 2 Millionen Impfungen.

Australien: Bericht über 3 Fälle von p. v. E. während des letzten Krieges.

Zusammenfassend können wir nur feststellen, daß es sich bei der p. v. E. keineswegs um eine Erkrankung handelt, die nur in Europa vorkommt. Die Berichte aus aller Welt verstärken den Eindruck, daß man neurale Schäden dort findet, wo man danach fahndet. Dispositionelle und rassische Faktoren mögen eine zusätzliche Rolle spielen.

III. Kritik der Häufigkeitszahlen

Die bisherigen Mitteilungen über das Vorkommen neuraler Impfschäden lassen erkennen, daß es sich um ein seltenes Ereignis handelt. Auch wenn in einzelnen Berichten von einer „Häufung" gesprochen wird, zeigt die Relation zur Zahl der durchgeführten Impfungen, daß diese Erkrankung wenig ins Gewicht fällt. Trotzdem hat man ihr seit jeher Beachtung geschenkt, belastet sie doch als iatrogen gesetzte Schädigung unsere prophylaktischen Maßnahmen in hohem Maße.

Die Verwertbarkeit jeglicher Krankheitsstatistik hängt immer von der Sicherheit der Diagnostik und der Zuverlässigkeit der Erfassung ab. Die Beurteilung der Encephalitiszahlen macht darum eine genaue Kenntnis folgender Faktoren notwendig:

1. Das Problem der Diagnostik

Alle Bearbeiter sind sich einig, daß nur der histopathologische Befund eine sichere Diagnose gewährleistet. Die klinische Symptomatik erlaubt lediglich, den Verdacht einer postvaccinalen neuralen Schädigung auszusprechen. Da nur ein Bruchteil aller Encephalitisfälle autoptisch geklärt wird, sind alle Statistiken durch einen Faktor der Unsicherheit belastet. Man darf ihn nicht zu gering einschätzen, wirkt er sich doch bei der Kleinheit des Zahlenmaterials unter Umständen ganz erheblich aus. Jede zufallsbedingte Encephalomyelitis anderer Genese, die während der Impfreaktion unerkannt in Erscheinung tritt, wird als spezifische Schädigung gezählt. Umgekehrt dürfen wir unterstellen, daß man hin und wieder eine p. v. E. nicht erkennt und als Fieberkrampf oder als andere Krankheit deutet.

Weiterhin ist hervorzuheben, daß die Krankheitszahlen auch durch eine falsche Interpretation der Sektionsbefunde verfälscht sein können. Das voll entwickelte histopathologische Substrat der p. v. E. ist zwar ziemlich eindeutig, doch sind die Auffassungen über die Früh- und Übergangsstadien sehr unterschiedlich.

Die genannten Fehlerquellen wirken sich somit zahlenvergrößernd wie auch zahlenverkleinernd aus und zwingen bei der Auswertung der Krankheitstabellen zu entsprechender Vorsicht.

2. Das Meldewesen

Die lückenlose Erhebung aller *neuralen Komplikationen* ist nur bei einem gut funktionierenden Gesundheitsdienst möglich. Wer aber die Verhältnisse kennt, setzt die menschliche Unzulänglichkeit entsprechend in Rechnung. Manche Staaten haben einen zentral gelenkten, straff organisierten Verwaltungsapparat, in anderen Ländern fällt der Gesundheitsdienst in den Aufgabenbereich lokaler Behörden, oder es besteht keine vergleichbare Organisation. In vielen Staaten besteht für Impfschäden keine Meldepflicht. Hier sind es also nur zufällige Beobachtungen, die hin und wieder publik gemacht werden.

Eine gleiche Kritik gilt den in Relation gesetzten *Impfzahlen.* Selten geben die Autoren ihre Quellen an. Besteht keine Impfpflicht oder impfen die Gesundheitsbehörden nur mangelhaft, so haben auch die mitgeteilten Zahlen keinen großen Wert. Besonders dort, wo nur Privatärzte Impfungen durchführen und kein Meldezwang besteht, kann die Behörde ihren Berechnungen nur geschätztes Material zugrundelegen.

Wir wollen dieses Kapitel mit der Bemerkung abschließen, daß keine Statistik zuverlässiger sein kann als das zugrunde gelegte Urmaterial. Bei vielen anderen Krankheiten gleichen sich die Fehler der Erhebung durch die Größe der Zahlen aus. Die Seltenheit der p. v. E. und die dadurch bedingte Kleinheit des Materials zwingt uns aber zu größter Kritik und zu einer zurückhaltenden Interpretation statistischer Ergebnisse.

IV. Das Vorkommen
der postvaccinalen Encephalitis
beim Erst- und Wiederimpfling

Die postvaccinale Encephalitis ist eine Erkrankung des Erstimpflings. Über Wiederimpflingsencephalitiden wird zwar berichtet, doch ist ihr Vorkommen extrem selten. Eine Zusammenstellung des Bundesgesundheitsamtes (Gutachten) aus dem Zeitraum 1950 bis 1957 führt zwar 29 Erkrankungen bei Wiederimpflingen und 350 Erkrankungen bei Erstimpflingen auf. Wir konnten aber einen Teil der Fälle überprüfen und feststellen, daß es sich nicht um echte Wiederimpflinge, sondern um „Wiederimpfpflichtige" gehandelt hatte, die ohne Erstimpfnarben, also in Wahrheit Erstimpflinge gewesen waren.

Berichte über neurale Schäden nach Wiederimpfung sind wertlos, wenn nicht durch eine *Narbenkontrolle* die Wiederimpflingseigenschaft bewiesen wurde. Manche Autoren begnügten sich mit der Frage an die Eltern oder vertrauten auf einen Impfschein. Die Zahl der hier möglichen Fehlbeurteilungen ist weitaus größer, als man im allgemeinen annimmt.

Wir haben unter rund 1,5 Millionen Wiederimpfungen erst *einen* klinisch wahrscheinlichen Fall von postvaccinaler Encephalitis beobachten können. Es handelte sich um einen Jungen mit sicheren Erstimpfnarben, der eine Bläschenreaktion entwickelte und mit typischer Symptomatik erkrankte. Er war allerdings während einer Heuschnupfenattacke geimpft worden, so daß allergische Mechanismen mit hineingespielt haben können. Dies nimmt auch BASTIAANSE-BOUWDIJK (1955) bei seinen Fällen an. Auf das histopathologische Bild der Revaccinationsencephalitis kommen wir noch zu sprechen (s. S. 269).

Die Seltenheit der Wiederimpflingsencephalitis ist jedenfalls eine gesicherte Tatsache. In der Impfpraxis können wir das Vorkommen unberücksichtigt lassen.

V. Über die Altersdisposition

Seit den ersten Beobachtungen wurde die Vermutung ausgesprochen, daß ältere Kinder gefährdeter seien als Kleinkinder. Jedoch erst die Tabellen mit Altersklassenaufgliederung [TH. MÜLLER (1946), FEMMER (1948), HERRLICH (1952) und (1954), BERGER u. PUNTIGAM (1954), HERRLICH, EHRENGUT u. WEBER (1956), zit. i. Gutachten d. Bundesgesundheitsamtes (1959)] erlaubten es, dieser Frage nachzugehen. Nach BERGER und PUNTIGAM (1954) ergab sich eine höhere Gefährdung nach dem 3., nach HERRLICH u. Mitarb. (1956) nach dem 4. Lebensjahr. Auf Grund einer nochmaligen Überprüfung des Gesamtmaterials vertrat der Pockenausschuß des BGA das höhere Impfrisiko der älteren Kinder, was im Gutachten des Amtes seinen Niederschlag fand und zu der Empfehlung führte, die über 3 Jahre alten Kinder durch eine Dauerzurückstellung aus der Impfpflicht zu entlassen. Dieser Situation trugen dann die verschiedenen Ländererlasse Rechnung. In Auswirkung der neuen

Regelung hat sich ganz allgemein die Auffassung durchgesetzt, als sei die Erstimpfung eines älteren Kindes nicht zu verantworten, ja gewissermaßen ein Kunstfehler. Diese Ansicht fand eine Stütze in weiteren Veröffentlichungen [BERGER u. PUNTIGAM (1954)], die eine mit dem Lebensalter ansteigende ungewöhnlich hohe Gefährdung errechneten.

Obgleich die Richtigkeit der statistischen Auswertung nicht bezweifelt werden kann, ist das letzte Wort zur Frage der Altersdisposition noch nicht gesprochen. HERRLICH (1958 u. 1962) meldete als erster Zweifel an. Für die Zuverlässigkeit der Erhebungen gelten die weiter oben bereits ausgeführten Einwände (s. S. 259). Ferner ist es unmöglich, nachträglich aus den amtlichen Impflisten die wahre Zahl der älteren Erstimpflinge zu entnehmen, da diese in den Schullisten als „Wiederimpflinge" erscheinen. Eine Narbenkontrolle, wie sie heute üblich ist, fand bis zum Jahr 1956 nicht statt. Jeder 12jährige galt bei der Schulimpfung als Wiederimpfling, solange die Eltern nicht ausdrücklich auf das Fehlen der Erstimpfung aufmerksam machten. Nach einer in Münchener Schulen von uns durchgeführten Zählung kann man rechnen, daß ca. 6% der Wiederimpfpflichtigen keine Erstimpfnarben haben, also wahrscheinlich Erstimpflinge sind. Nur bei einem nicht ins Gewicht fallenden Bruchteil sind die Impfnarben verlorengegangen. Damit verändern sich die Bezugszahlen aber ganz wesentlich.

Wir können die Altersdisposition bei der p. v. E. zwar als gesichert betrachten, den mitgeteilten Häufigkeitszahlen müssen wir aber mit Kritik gegenüberstehen. Der Grund ist zusammengefaßt folgender:

a) Die Zahl der Impfencephalitiden in den ersten Lebensjahren ist wahrscheinlich größer als die bisherigen Zahlen ausweisen, weil z. B. ein Teil der sog. Fieberkrämpfe später doch als abortive p. v. E. angesehen werden muß.

b) Die Impfencephalitis bei den 12jährigen ist seltener, weil die Bezugszahlen nicht richtig sind. Es wurden mehr 12jährige erstgeimpft, als die Listen erkennen lassen.

Abschließend sei eine Altersklassenaufstellung aus Bayern [HERRLICH et al. (1956) Tab. 10, und aus Hamburg [SEELEMANN (1960)] Tab. 11, wiedergegeben. Die Zahl der Geimpften in der Gruppe der älteren Kinder ist aus den oben genannten Gründen wahrscheinlich größer, demgemäß Morbidität und mittlerer Fehler kleiner. Unterstellen wir aber die Richtigkeit der Zahlen, so erlauben die bisherigen Berechnungen nach unserer Auffassung nicht mehr als die einfache Feststellung, daß ab dem 3.—4. Lebensjahr die Wahrscheinlichkeit, nach einer Pockenschutzimpfung an einer p. v. E. zu erkranken, eine größere ist als beim Kleinkind. Alle Angaben über die Höhe dieser Morbidität sind bei den höheren Altersklassen wegen der Kleinheit der Zahlen reine Spekulation, da vergleichbares Material in Deutschland kaum mehr anfällt.

Damit erledigt sich auch für uns die Frage, ob die Häufigkeit der p. v. E. mit dem ansteigenden Alter weiter zunimmt oder ob die Gefährdung beim Erwachsenen geringer ist als

Tabelle 10. *Altersklassen und Krankheitszahlen in Bayern in den Jahren 1952 bis 1954* [HERRLICH et al. (1956)]

Alter	0—1	1—2	2—4	4—6	6—12
p. v. E. 1952 mit 1954	16	17	4	1	5
absolute Zahl der Geimpften	172116	142304	34087	4047	1680*
eine p.v.E. auf …Impfungen	10737	8370	8521	4047	336*
Altersgruppen in Prozent	48,5%	40,1%	9,6%	1,1%	0,4%

* = In diese Gruppe wäre vermutlich noch eine gewisse Zahl von „Wiederimpflingen" zu rechnen, die in Wirklichkeit Erstimpflinge darstellen, aber nicht als solche erkannt und damit nicht erfaßt wurden.

Tabelle 11.

Gegenüberstellung der Anzahl von Erkrankungen an postvaccinaler Encephalitis und der Erstimpflingszahlen in Hamburg 1939 bis 1958 in den einzelnen Altersgruppen mit Berechnung des mittleren Fehlers (SEELEMANN)

Gruppe	Lebensalter	Fälle	Geimpfte	1 Fall auf	Prozent und mittlerer Fehler
I	0—4	34	367390	10805	0,0092 ± 0,00016
II	4—9	6	11461	1910	0,0523 ± 0,0214
III	9—11 und älter	6	15252	2542	0,0359 ± 0,0161
II+III	4—11 und älter	12	26713	2226	0,0449 ± 0,0130

im Schulalter. Obgleich die Häufigkeitszahlen in der holländischen (1:5300) und englischen Armee (1:30000) günstigere Verhältnisse vermuten lassen, sind wir wegen der diskutierten

Fehlerquellen nicht berechtigt, zu behaupten, daß die Erstimpfung im Erwachsenenalter gefahrloser sei als im Alter von 12 Jahren.

VI. Über den Einfluß von Geschlecht und Erbgut

Das Geschlechtsverhältnis ist bei der p. v. E. nicht verschoben. Unter unserem Krankengut von 78 Fällen waren 38 Patienten weiblich und 40 männlich. Bei der Aufgliederung nach Geschlecht und Lebensalter fand sich im 1. Lebensjahr eine Zunahme beim weiblichen Geschlecht, die aber statistisch einer Sicherung an einem größeren Material bedarf [HERRLICH, EHRENGUT u. WEBER (1956)] Tab. 12.

Tabelle 12. *Altersklassen und Geschlechtsverteilung bei 78 Fällen von p. v. E.*

Alter	0—1	1—2	2—4	4—6	6—13	Gesamt
Knaben	13	13	6	3	5	40
Mädchen	22	8	2	2	4	38

Auf familiäres Vorkommen der p. v. E. hat bereits LUCKSCH (1925) aufmerksam gemacht. In der Folge haben eine Reihe von Autoren ähnliche Beobachtungen publiziert. [ANDREWES Report (1928/30), DASER (1928), HUTTER (1930), MILLER (1930), TERBURGH (1930), KAISER u. ZAPPERT (1938), RIX (1932), MÜLLER, TH. (1946), KEYZER u. NIEUWENHUIS (1947), PUNTIGAM (1951), ANDRÉ-BALISAUX (1953), SUJOY eta l. (1955), HERRLICH et al. (1956), KEUTER (1960)]. Erhebungen, die wir in Familien von Patienten mit Impfencephalitis durchführten, ergaben aber keine Anhaltspunkte dafür, daß eine besondere familiäre Disposition für Impfencephalitiden besteht. In einer neueren Untersuchung holländischer Encephalitisfälle glaubt KEUTER, eine erhöhte neurale Krankheitsbereitschaft in der Familie feststellen zu können. Wir können ihm in dieser Auslegung nicht folgen. Die von ihm behauptete nervöse Belastung in den Familien seiner Probanden entspricht, wenigstens was die Belastung mit Krämpfen betrifft, der Norm der Durchschnittsbevölkerung.

Unter unseren katamnestisch untersuchten Encephalitikerfamilien (insgesamt 937 Personen) fanden wir in insgesamt 1,8% eine Belastung mit Meningitis-Encephalitis oder mit Krämpfen oder Geisteskrankheiten. Eine in ähnlicher Weise durchgeführte Untersuchung von H. MÜLLER (1958) ergab in 2,3% eine Belastung mit neurologischen Manifestationen. Stellen wir diese Zahlen in Vergleich zu einer Kontrollgruppe, bei der RIES (1953) eine Belastungsquote von 1,9% errechnete, so ergibt sich, daß eine familiäre Disposition im Einzelfall vielleicht von Belang, für die Gesamtheit der Fälle aber ohne Bedeutung ist.

Aufschlußreich sind in diesem Zusammenhang genetische Studien an Zwillingspaaren [EHRENGUT (1958)]. Unter Einschluß von Beobachtungen aus der Literatur konnte er fünfmal diskordantes Verhalten bei eineiigen und dreizehnmal bei zweieiigen Zwillingen feststellen. Demgegenüber stehen nur zwei Fälle mit fraglicher Konkordanz bei zweieiigen Zwillingen [MARSDEN u. HURST (1932)]. Diese Untersuchungen lassen die Schlußfolgerung zu, daß dem Erbgut kein maßgeblicher Einfluß beim Zustandekommen der postvaccinalen Encephalitis zukommt. Auch die Annahme, daß ein rezessives Leiden [PUNTIGAM et al. (1950)] vorliegen könnte, muß fallengelassen werden.

V. BOGAERT (1950), FEER (1937), HERRLICH et al. (1956) sowie EHRENGUT (1961b) haben allerdings Fälle beobachtet, bei denen nach Abheilung der postvaccinalen Encephalitis im Laufe anderer Infektionen Encephalopathien auftraten. Man muß unter solchen Umständen eine individuelle Disposition zu postinfektiösen Encephalitiden annehmen, wenn man sich die Zweiterkrankung nicht auf dem Boden eines bereits vorgeschädigten Gehirns erklären will.

VII. Die pathologische Anatomie

Der pathologisch-anatomische Befund bei der postvaccinalen Schädigung des Zentralnervensystems ist durchaus nicht so einheitlich, wie das nach den ersten Beschreibungen von VAN BASTIAANSE-BOUWDIJK (1925) u. a. und nach den zusammenfassenden Darstellungen der späteren Zeit z. B. durch SPATZ (1930), SPIELMEYER (1931) und B. u. K. M. WALTHARD (1958) der Fall zu sein scheint. Die von diesen Autoren in den Vordergrund gestellten, mit Markscheidenzerfall einhergehenden, perivenösen Mikrogliawucherungen, die diffuse perivenöse Herdencephalitis von SPATZ (1930), stellen zweifellos das gut charakterisierte pathologisch-anatomische Substrat eines Teils der postvaccinalen Encephalomyelitiden dar. Dem stehen jedoch Beobachtungen gegenüber,

die bei gleichem klinischen Verlauf außerdem auch Extravasate geformter und ungeformter Blutbestandteile sowie Zellinfiltrate aufweisen und solche, bei denen Markscheidenzerfall und Gliawucherungen fehlen und nur exsudative und infiltrative Prozesse vorhanden sind.

Über die Ursachen dieser Differenzen gehen die Meinungen ebenso auseinander wie darüber, ob zwischen diesen verschiedenen Reaktionen Zusammenhänge bestehen, und, wenn ja, welcher Art sie sind. Von besonderer Bedeutung ist dabei die Tatsache, daß bisher das Bild der diffusen perivenösen Herdencephalitis noch niemals vor Vollendung des 2. Lebensjahres beobachtet wurde und daß sich dann als pathologisch-anatomisches Substrat der klinischen Erscheinungen eine Blut-Hirnschrankenstörung mit Extravasaten ungeformter und geformter Blutbestandteile fand (Encephalopathie).

Obwohl es sich bei den erwähnten Differenzen um solche im mikroskopischen Befund handelt, bleibt dabei auch das makroskopische Bild nicht ganz unbeeinflußt. Dabei soll jedoch mit Nachdruck darauf hingewiesen werden, daß für die Diagnose einzig und allein der mikroskopische Befund entscheidend ist und auf Grund des makroskopischen Bildes ein Impfschaden weder gesichert noch ausgeschlossen werden kann.

1. Der makroskopische Befund

Der makroskopische Befund am Gehirn und seinen Häuten wird übereinstimmend von allen Autoren als wenig charakteristisch angesehen. Abgesehen von einer gelegentlichen stärkeren Spannung der Dura zeigt diese eine normale Beschaffenheit mit glatter und spiegelnder Innenfläche. Vereinzelt beschriebene subdurale Blutaustritte sind irrelevant und prozeßfremd.

Die weichen Hirnhäute sind in der Regel saftreich und vermehrt bluthaltig. Bisweilen finden sich leichte Trübungen. Thrombosen der Piavenen [QUERIDO (1932)], Blutungen [TACCONE (1930)] und Fibrinauflagerungen [TACCONE (1930]] sind nicht pathognomonisch. Auch die weichen Rückenmarkshäute zeigen außer gelegentlichem Ödem und vermehrter Blutfüllung keine Veränderungen.

Die Angaben über das *Hirngewicht* schwanken. Eine geringe Gewichtsvermehrung ist immer da, im frühkindlichen Alter kann sie sogar sehr beträchtlich sein. Dabei finden sich auch abgeplattete Windungen und verstrichene Furchen [KAISER u. ZAPPERT (1938)], TACCONE (1930), DE CRINIS (1935) u. a.]. Eine ödematöse Schwellung des Gehirns wird oft erwähnt. Sie ist im frühen Kindesalter oft stark ausgeprägt. Auf dem Schnitt ist die Blutfüllung des Gehirns in der Regel beträchtlich vermehrt, das gilt vor allem für das Markweiß. Bei stärkerer Füllung auch der kleineren Gefäße findet sich dann eine rötliche Färbung des Hirngewebes, die sich bis in den Hirnstamm erstrecken kann. PETTE (1936) sah eine solche rötlich-glasige Beschaffenheit ganzer Rückenmarkssegmente.

Nicht selten lassen sich schon makroskopisch kleine Blutaustritte nachweisen, auf sie wird von zahlreichen Autoren hingewiesen. Des weiteren können saumartige Streifen im Großhirnmark nachgewiesen werden. Sie fanden sich meist subcortical, aber auch unter dem Ependym der Ventrikel. BRASS (1934) sowie KAISER und ZAPPERT (1938) sahen solche saumartigen Streifen auch im Bereich des Kleinhirnmarks. Des öfteren wurden sie auch im subpialen Gewebe der Oberfläche von Gehirn und Rückenmark beobachtet.

2. Der mikroskopische Befund

a) Die klassische perivenöse Herdencephalitis. Die *weichen Hirnhäute* sind in der Regel nur gering verändert. Immerhin lassen sich nahezu in allen Beobachtungen Zellinfiltrate mit wechselnder Lokalisation nachweisen. Dabei handelt es sich teils um Lymphocyten, teils aber auch um Leukocyten, Plasmazellen und Histiocyten [SCHÜRMANN (1928), QUERIDO (1932), BRASS (1934), DE VRIES (1960)]. Bei stärkerer Prozeßbeteiligung des Rückenmarks finden sich ähnliche Infiltrate auch dort in den weichen Häuten, vor allem im Bereich des Sulcus anterior. Im subarachnoidalen Gewebe der Cauda equina konnte SUPPAN (1937) Plasmazelleninfiltrate nachweisen.

Bei der Schilderung der mikroskopischen Befunde am *nervösen Gewebe* stellen wir die mit Markscheidenzerfall einhergehenden Mikrogliazellwucherungen an den Anfang, weil diese zwar nicht das einzige, aber doch das am besten charakterisierte, morphologische Substrat der postvaccinalen Hirnschädigung darstellen, charakterisiert sowohl in der Qualität als auch in der Lokalisation der Veränderungen.

α) Lokalisation der Veränderungen. In unmittelbarer Umgebung der Venen, aber auch im Bereich der äußeren und inneren Oberflächen des Zentralnervensystems, also subpial und subependymal, gehen die Markscheiden zugrunde, und an den gleichen Stellen fängt die Mikroglia an zu wuchern. Betroffen sind in erster Linie Venen mittleren Kalibers, Herdbildungen in der Umgebung von Kapillaren wurden niemals, solche um Arterien und kleine Venen nur selten beobachtet.

Nach FINLEY (1937 u. 1938) sollen besonders Venen betroffen sein, die das Blut von den tieferen Rindenschichten gegen das Mark führen. Gerade um diese langen und weiten Venen, die durch das Areal der großen basalen Kerngebiete ziehen, sollen die Veränderungen besonders ausgeprägt sein. In der Brücke sind die paramedianen Venen, die zu beiden Seiten der Medianraphe verlaufen und sich in die große Basilarvene ergießen, besonders betroffen. In der Kleinhirnrinde, wo nur äußerst schmale und kleine Venen vorhanden sind, lassen sich die Herde seltener nachweisen. Hier sind die größeren Venen im Mark und in der Umgebung der Nuclei dentati bevorzugt betroffen. Ein weiterer Praedilektionsort findet sich im Bereich der dorsal von den Oliven verlaufenden Venen. Im Rückenmark sind in der Regel die großen, radiär verlaufenden Venen beteiligt, die dorsal vom Vorderhorn und medial sowie paramedial vom Hinterhorn gelegen sind. Nicht immer sind die Veränderungen über das gesamte Zentralnervensystem gleichmäßig verteilt, sie können auch auf einzelne Regionen beschränkt sein. In der Großhirnrinde liegen die Herde vorwiegend in der weißen Substanz, des öfteren unter Bevorzugung eines Lappens. Dabei wird von einzelnen Autoren angegeben, daß der Occipitallappen öfters beteiligt ist als die übrigen Hirnabschnitte. Meist werden auch Veränderungen in der 5. und 6. Rindenschicht gefunden, während die Veränderungen in den höheren Schichten seltener sind und niemals größere Ausdehnung erreichen.

In den tieferen Schichten des Großhirns fehlt die Bevorzugung der weißen Substanz, hier sind auch die grauen Kerne beteiligt. So zeigt besonders der Nucleus caudatus zahlreiche und dichtstehende Herde.

β) Qualität der Veränderungen. Die *Art des Markscheidenzerfalls* (Abb. 79) weist keine besonders charakteristischen Merkmale auf. In unmittelbarer Umgebung des Gefäßes ist der Markscheidenschwund am stärksten. Hier sind die lipoiden Substanzen völlig geschwunden. In weiterer Entfernung vom Gefäß lassen sich Auftreibungen der Markscheiden, Markballenbildung und Zerfall in einzelne Klumpen neben noch erhaltenen Markscheiden erkennen. Im allgemeinen sind die mit Sudan färbbaren Fettsubstanzen in den Herden selbst und in ihrer unmittelbaren Umgebung recht spärlich.

In den Gefäßwandscheiden benachbarter Venen kann man sie jedoch in Form von Fettkörnchenzellen nachweisen.

Inwieweit bei diesem Markscheidenzerfall auch die zugehörigen *Nervenfibrillen* beteiligt sind, darüber gehen die Angaben der einzelnen Autoren auseinander. Neben Beobachtungen ohne jede Beteiligung der Fibrillen [DE VRIES (1960) u. a.] erwähnt SPIELMEYER (1931), daß es besonders auffällig sei, wie die ganze Nervenfaser zugrundegeht [s. auch BOUMANN u. BOK (1927), BASTIAANSE-VAN BOUWDIJK (1931), TURNBULL u. McJNTOSH (1926), PERDRAU (1928), COYLE

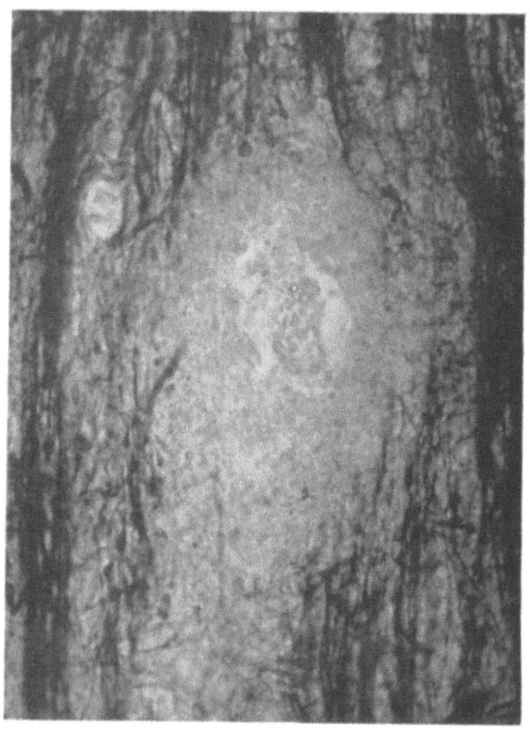

Abb. 79

u. HURST 1929, PETTE 1936, SCHÜRMANN (1928), BRASS (1934)]).

Die *Ganglienzellen* sind in der Regel nur sehr wenig verändert. Was von den einzelnen Autoren darüber berichtet wird, ist völlig uncharakteristisch.

Ein hervorragendes Charakteristikum der „diffusen perivenösen Herdencephalitis" im Sinne von SPATZ (1930) (Abb. 80) ist die *Mikrogliawucherung*, die sich wie der Markscheidenzerfall perivenös, subpial und subependymal nachweisen läßt.

In zahlreichen Beobachtungen sind Gliazellwucherungen beschrieben worden, die ohne Beziehungen zu Gefäßen und in einer mehr diffusen Anordnung wachsen. Charakteristisch sind sie in der Großhirnrinde, wo sie ohne besondere Praedilektionsstellen

alle Schichten ergreifen können. Meist handelt es sich nur um kleine Herdbildungen, wobei neben der Mikroglia auch die Oligodendroglia beteiligt ist. Eine deutliche Zunahme von Mikrogliazellen in der Rinde wurde u. a. auch von VAN BOGAERT (1950) beschrieben. Diese mehr diffusen Gliazellwucherungen stehen durchaus nicht in so engen Beziehungen zu den perivenös gelegenen Herden wie es u. a. von B. und K. M. WALTHARD (1958) angenommen wird.

Ein häufiger und bei anderen Erkrankungen recht seltener Befund ist die syncytiale Mikro-

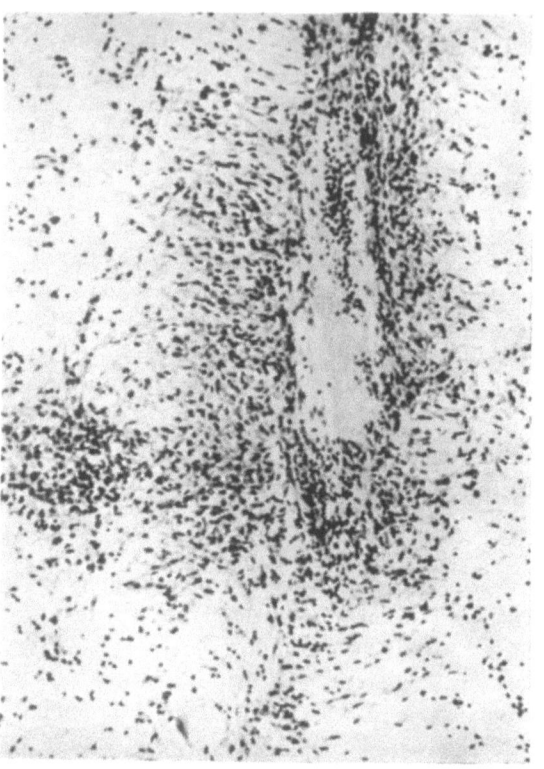

Abb. 80

gliazellwucherung dicht unter der Pia [Einzelheiten bei FINLEY (1937 u. 1938) und DE VRIES (1960)].

Die *Makrogliazellen* sind im großen und ganzen an den Gliazellwucherungen nicht beteiligt. Auch in späteren Stadien tritt die Beteiligung der Astrocyten stark zurück. Eine Bildung von Gliafasern ist nur ganz vereinzelt beobachtet worden und die Mehrzahl der Autoren erwähnt ausdrücklich des Fehlen von Gliafaserherden.

γ) *Veränderungen am Gefäß-Bindegewebsapparat.* Zweifellos treten bei der „diffusen perivenösen Herdencephalitis" in deutlichem Gegensatz zu den Wucherungen der Neuroglia die *Veränderungen am Gefäß-Bindegewebs-*

apparat in den Hintergrund (PETTE (1936), DE VRIES (1960) und die dort angegebene Literatur). Dahingegen konnten zahlreiche andere Autoren eine stärkere entzündliche Infiltration nachweisen [SPIELMEYER (1931), PETTE (1930), DE VRIES (1960)]. In der Regel wurden die Infiltratzellen in den Virchow-Robinschen Räumen der Venen gefunden. Im Gewebe selbst haben nur wenige Autoren haematogene Elemente feststellen können.

Abgesehen von den in der Regel zurücktretenden Zellinfiltraten an den Gefäßen findet sich ein perivasales Ödem, das zweifellos häufiger ist als es nach den Angaben der einzelnen Autoren den Anschein hat [SCHÜRMANN (1928), BRASS (1934), DE VRIES (1960)].

Das Zurücktreten der Veränderungen am Gefäß-Bindegewebsapparat bei der diffusen, perivenösen Herdencephalitis darf nicht zu dem Schluß führen, daß diese am pathologischen Prozeß nicht oder nur in geringem Maße beteiligt sind. Es darf nicht übersehen werden, daß es sich dabei um das voll entwickelte Krankheitsbild handelt, bei dem die Gewebswucherung, d. h. hier die Wucherung der Mikrogliazellen, das histologische Bild beherrscht. Es widerspricht den allgemein pathologischen Erfahrungen, daß solche Gewebswucherungen am Anfang eines entzündlichen Prozesses stehen, und es ist vielmehr anzunehmen, daß Zirkulationsstörungen mit Exsudation geformter und ungeformter Blutbestandteile der Gewebswucherung vorausgegangen sind. Deren Bedeutung wird dadurch nicht abgeschwächt, daß es sich dabei um Veränderungen vorübergehender Natur handeln kann, die sich frühzeitig zurückbilden und in einem Stadium der vorherrschenden Gewebswucherung fehlen oder aber nur noch in Resten zu erkennen sind.

Finden sich diese exsudativ-infiltrativen Veränderungen neben den Mikrogliawucherungen — innerhalb dieser selbst oder auch abseits von diesen — können Zweifel darüber nicht bestehen, daß es sich um Manifestationen eines einheitlichen und ursächlich zusammengehörigen Prozeßgeschehens handelt. Man kann hierbei DE VRIES (1960) nicht beipflichten, der nur die Mikrogliawucherungen als Vaccinationsfolge anerkennt, für die exsudativ-infiltrativen Vorgänge alle möglichen anderen Ursachen verantwortlich macht und formal- und kausalgenetische Zusammenhänge zwischen beiden ablehnt.

δ) Ausheilungsvorgänge bei der diffusen perivenösen Herdencephalitis. Es ist ohne weiteres verständlich, daß der postvaccinale Entzündungsprozeß im Zentralnervensystem, wie wir ihn im vorangehenden geschildert haben,

zumindest in seinen ersten Stadien eine Rückbildung ohne Resterscheinungen erfahren kann. Für die perivenös und submarginal lokalisierten Herde mit Entmarkung und Mikrogliawucherung geht aus den wenigen vorliegenden Beobachtungen hervor, daß kleinere Herde ohne Narbenbildung und ohne Anhaltspunkte für Entmarkung verschwinden können, indem die Markscheiden enger zusammentreten. Die Abbauprodukte dieser schmalen Herde werden in lösliche Substanzen verwandelt, die mit den

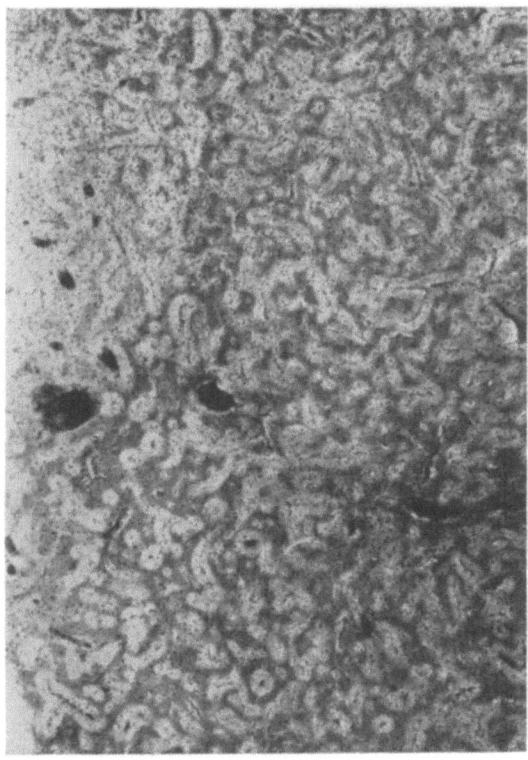

Abb. 81

uns zur Verfügung stehenden Darstellungsmethoden nicht nachgewiesen werden können. Aus größeren Herden können die Abbauprodukte nicht auf diesem Wege entfernt werden. Sie liegen als Fettkörnchenzellen in großer Zahl in den perivasalen Räumen, wie man das auch bei Markscheidenzerfall anderer Ätiologie sehen kann. Bei größeren Herden spielt auch eine Wucherung von Astrocyten mit Neubildung von Gliafasern eine Rolle.

b) Postvaccinal auftretende Blut-Hirnschrankenstörung (Encephalopathie). Unter einer Blut-Hirnschrankenstörung (Encephalopathie) verstehen wir den Austritt ungeformter Blutbestandteile aus den Blutgefäßen (Abb. 81).

Sie kann die verschiedensten Ursachen haben, und wir beobachten sie bei zahlreichen endo- und exogenen Intoxikationen. Dabei läßt der makroskopische und mikroskopische Befund keinerlei Schlüsse auf die Ursache zu. Auch gibt er keine Auskunft darüber, ob es sich dabei um ein abgeschlossenes Krankheitsgeschehen handelt, das in den nachzuweisenden Veränderungen erschöpft ist, oder aber um den Teil eines Symptomenkomplexes, der sich nach dieser oder jener, aus dem Befund nicht ersichtlichen Richtung weiterentwickeln kann.

Wenn der lokale Gehirnbefund auch keinen Aufschluß über die Ursache der Veränderungen geben kann, geben doch Krankheitsverlauf und Obduktionsbefund gewisse, nicht selten eindeutige Hinweise darauf. Hier sei der Nachweis einer extracerebral lokalisierten Entzündung, z. B. einer Lungenentzündung oder einer Dysenterie oder aber der Nachweis einer exogenen Vergiftung, z. B. mit Arsen oder verschiedenen Anthelmintica, genannt.

Tritt eine Blut-Hirnschrankenstörung in einem bestimmten Zeitabstand nach einer Vaccination auf und findet sich bei der klinischen und pathologisch-anatomischen Untersuchung keine andere mögliche Ursache, dann muß diese Komplikation mit der notwendigen Sicherheit auf die Vaccination zurückgeführt werden.

Diese postvaccinal auftretende Blut-Hirnschrankenstörung kann als einziges morphologisches Substrat einer postvaccinal auftretenden Gehirnschädigung vorhanden sein, sie kann aber auch zusammen mit anderen Veränderungen, insbesondere auch zusammen mit perivenös lokalisierten Mikrogliawucherungen und Markscheidenzerfall, auftreten.

Eine besondere Bedeutung gewinnt die Blut-Hirnschrankenstörung aber dadurch, daß sie der einzige bisher bekannt gewordene pathologisch-anatomische Befund bei postvaccinal auftretenden Gehirnschädigungen der ersten beiden Lebensjahre ist. Das Bild der diffusen perivenösen Herdencephalitis konnte bisher vor Vollendung des 2. Lebensjahres nicht beobachtet werden.

Das *Gehirngewicht* ist in der Regel erhöht, des öfteren sogar ganz beträchtlich. Die weichen Häute sind immer, wenn auch wechselnd stark, blut- und flüssigkeitsreich. Hirndruckzeichen fehlen nur im frühesten Kindesalter, später findet sich regelmäßig eine Abplattung der Großhirnwindungen an der Kon-

vexität und eine Cisternenverquellung an der Hirnbasis. Auf dem Schnitt ist das Hirngewebe blutreich und feucht. Dadurch kann sich vor allem im Markweiß die Konsistenz fast bis zur Zerfließlichkeit ändern.

Im Vordergrund des mikroskopischen Befundes steht der *Austritt ungeformter Blutbestandteile*. Ansammlungen des zellfreien Exsudats lassen sich dann in den Gefäßwänden, in den perivasalen Räumen, aber auch im angrenzenden Hirngewebe nachweisen (Abb. 82).

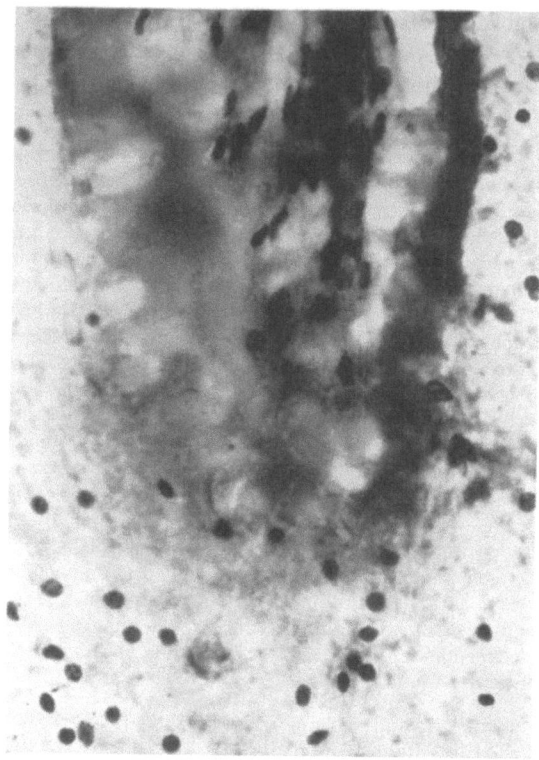

Abb. 82

Die *Lokalisation* dieser Extravasation ist nicht einheitlich. Anfangs ist sie auf das Gebiet von Kapillaren, allenfalls auch von Arteriolen und Venolen beschränkt und ubiquitär, d. h. ohne Bevorzugung von grauer und weißer Substanz, nachzuweisen. Später lassen sich die extravasierten Massen mehr in der Wand von Venen und zwar vorwiegend im Weiß der, Hemisphären, im Weiß und Grau des Hirnstamms, aber auch an den inneren und äußeren Oberflächen gegen die Ventrikel und unter der Pia, nachweisen. Verhältnismäßig wenig ist in der Regel das Rückenmark beteiligt.

Nicht selten finden sich in den Extravasaten auch rote Blutkörperchen, doch fehlen größere

Blutaustritte. Dasselbe gilt für neutrophile Leukocyten, die hin und wieder, meist in Einzelexemplaren, nachzuweisen sind.

Über die Qualität der Veränderungen bei der Blut-Hirnschrankenstörung, über ihre Abhängigkeit von der Vaccination und ihre große Bedeutung im frühen Kindesalter bestehen heute kaum noch Meinungsverschiedenheiten.

Im Gegensatz hierzu wird die Beziehung zur diffusen perivenösen Herdencephalitis verschieden beurteilt. Während SCHLEUSSING (1953), THORMÄHLEN (1958) u. a. die Anschauung vertreten haben, daß es sich bei der postvaccinal auftretenden Blut-Hirnschrankenstörung um das *Frühstadium* der diffusen perivenösen Herdencephalitis handelt, hat DE VRIES (1955, 1960) diese Anschauung mit der Begründung abgelehnt, daß er in seinen eigenen Beobachtungen bereits 11 Tage nach der Vaccination das Bild der diffusen perivenösen Herdencephalitis nachweisen konnte und daß die Veränderungen bei der Blut-Hirnschrankenstörung ubiquitär, d. h. ohne Bevorzugung bestimmter Hirnabschnitte, die der diffusen perivenösen Herdencephalitis aber betont perivenös, subpial und subependymal lokalisiert seien. Dem ist entgegenzuhalten, daß die Anwesenheit von Mikrogliawucherungen 11 Tage nach der Vaccination es durchaus nicht ausschließen läßt, daß diesen eine Extravasation ungeformter Blutbestandteile vorausgegangen ist, und, daß die Lokalisationsdifferenzen zeitlich bedingt sind. Die anfangs ubiquitär nachzuweisenden Extravasationen akzentuieren sich später an den gleichen Stellen, wo auch die Veränderungen bei der diffusen perivenösen Herdencephalitis zu finden sind, nämlich perivenös, subpial und subependymal.

Bei der Deutung der Blut-Hirnschrankenstörung als Frühstadium der perivenösen Herdencephalitis sind in erster Linie allgemein-pathologische Erfahrungen als Beweis heranzuführen. Jede entzündliche Krankheit — und dazu gehört auch die diffuse perivenöse Herdencephalitis — beginnt mit Kreislaufstörungen und Extravasation erst ungeformter und dann auch geformter Blutbestandteile. Gewebswucherungen — und dazu gehören auch Mikrogliazellwucherungen — sind diesen zeitlich nachgeordnet. Dabei handelt es sich also nicht um einander wesensfremde Vorgänge, sondern um Stadien eines zusammengehörigen Prozesses, des entzündlichen Symptomenkomplexes. In jedem einzelnen Organ können nun die entzündlichen Veränderungen in den ersten Stadien der Kreislaufstörung und Extravasation ungeformter Blutbestandteile verharren, es kann bei einer sogenannten serösen Entzündung bleiben. Im Gegensatz hierzu können diese ersten Phasen des entzündlichen Symptomenkomplexes mehr vorübergehenden Charakter tragen und rasch von späteren Phasen des Komplexes, insbesondere der Gewebswucherung abgelöst werden. Es besteht kein zwingender Grund, diese allgemein pathologischen Erfahrungen außer acht zu lassen und die Mikrogliawucherungen bei der diffusen perivenösen Herd-

encephalitis an den Anfang statt an den Schluß des entzündlichen Symptomenkomplexes zu setzen.

Da der Entzündungsprozeß der diffusen perivenösen Herdencephalitis nachweislich in mehreren, wenn auch auf relativ kurze Zeit verteilten *Schüben* verläuft, ist es verständlich, daß neben den typischen Mikrogliawucherungen auch Extravasate ungeformter — übrigens auch geformter — Blutbestandteile nachzuweisen sind. Stichhaltige Gründe dafür, diese als prozeßfremd anzusehen und für sie alle möglichen anderen Ursachen verantwortlich zu machen, wie das DE VRIES getan wissen will, lassen sich wohl schwer heranführen. Sie sind vielmehr geeignet, die Bedeutung der exsudativen Komponente im Prozeßgeschehen entgegen der Anschauung von DE VRIES (1960) herauszustellen.

Anhang:

Pathologisch-anatomische Befunde bei postvaccinal auftretenden Meningo-Encephalitiden unklarer Ätiologie

Außer den behandelten Formen postvaccinaler Gehirnveränderungen — der diffusen perivenösen Herdencephalitis und der Blut-Hirnschrankenstörung (Encephalopathie) — kommen die verschiedensten Gehirnveränderungen vor, die alle nur das eine gemeinsam haben, daß sie in einem mehr oder weniger deutlichen zeitlichen Zusammenhang mit der Impfung auftreten. Die Verschiedenheit der Befunde und die geringe Beweiskraft des zeitlichen Zusammenhangs allein erklären die bestehenden Meinungsverschiedenheiten, die sich zwischen einer strikten Ablehnung und einer großzügigen Anerkennung kausaler Beziehungen bewegen [PETTE (1942), JACOB (1955 u. 1956), DE VRIES (1960)].

a) Postvaccinal auftretende haemorrhagische Encephalitis. Unter den pathologisch-anatomischen Befunden bei postvaccinalen Gehirnschädigungen ist die Angabe von Austritten roter Blutkörperchen nicht selten. Dabei kann es sich um Ansammlungen roter Blutkörperchen innerhalb der Virchow-Robinschen Räume, aber auch um Austritte ins umgebende Nervengewebe handeln. Der strittigen Frage, ob es sich dabei um eine echte Entzündung oder aber um eine sogenannte Pseudoencephalitis [SPATZ (1930)] handelt, kann hier nicht näher nachgegangen werden.

Extravasate roter Blutkörperchen finden sich häufig zusammen mit einer Blut-Hirnschrankenstörung, treten dabei jedoch an Zahl und Ausdehnung in den Hintergrund. Mit der Vaccination können sie nur dann in Verbindung gebracht werden, wenn sie nach einer bekannten Zeitspanne nach der Impfung auftreten und wenn sich weder klinisch noch pathologisch-anatomisch eine andere Ursache dafür finden läßt.

Daß sich Blutaustritte infolge terminaler Kreislaufstörungen einstellen können, sei hier nur kurz erwähnt. Sie stehen mit der Vaccination in keinerlei ursächlichem Zusammenhang.

b) Postvaccinal auftretende nicht-eitrige Meningo-Encephalitis. Bei den hier zu erörternden postvaccinal auftretenden Gehirnveränderungen handelt es sich um Befunde, für die lediglich der zeitliche Zusammenhang mit der Impfung gesichert ist. Nach Art und Lokalisation der nachzuweisenden Veränderungen unterscheiden sich diese Beobachtungen im wesentlichen von der diffusen perivenösen Herdencephalitis, — nur einige wenige Fälle erlauben die Deutung als deren Frühstadium. Sie sind gegen die nach Ursache und pathologisch-anatomischem Befund bekannten Encephalitisformen gut abzugrenzen.

Im Vordergrund stehen hierbei *zellige*, vorwiegend lymphocytäre Infiltrate der Gefäßwände in Rinde, Mark, Stammganglien, Kleinhirn, eventuell auch Rückenmark, sowie in den weichen Hirnhäuten. Gliawucherungen sind hin und wieder nachzuweisen, treten aber an Umfang zurück. Dasselbe gilt für Ganglienzellveränderungen, deren Großteil offenbar terminal entstanden ist. Wesentliche Befunde an den Markscheiden fehlen ebenfalls. Extravasate ungeformter Blutbestandteile, teilweise vermischt mit Erythrocyten, kommen wohl vor, sind aber für die Deutung des Gesamtbildes ohne Belang.

Ein ursächlicher Zusammenhang dieser Gehirnveränderungen mit der Vaccination wird von DE VRIES (1960) auf Grund eigener Beobachtungen abgelehnt. Er führt eine Reihe von Beispielen aus dem Schrifttum an, so von DÖRING (1942), DE LANGE (1943) und KLINGE (1944).

c) Postvaccinal auftretende Encephalitiden mit atypischem Markscheidenzerfall. In einer größeren Zahl von Beobachtungen traten postvaccinal Gehirnveränderungen auf, die ihrer Qualität nach denen bei der diffusen perivenösen Herdencephalitis glichen, deren Lokali-

sation jedoch wesentliche Unterschiede zeigte. Es handelt sich dabei um unregelmäßig angeordnete, d. h. nicht perivenös gelegene Herde mit Markscheidenzerfall und einer nicht immer deutlich hervortretenden Mikrogliareaktion. Da es sich zumindest bei einem Teil dieser Beobachtungen um Zweit- oder gar Drittimpfungen handelte, liegt die Annahme eines Einflusses *immunbiologischer Faktoren* nahe.

Ein Großteil der hierher gehörigen Beobachtungen ist von DE VRIES (1960) erwähnt worden. Dabei wird ein Zusammenhang mit der diffusen perivenösen Herdencephalitis abgelehnt. Daß zumindest ein Teil der Fälle in ursächlichem Zusammenhang mit der Vaccination steht, läßt sich jedoch kaum bestreiten, wenn auch bei einem anderen Teil allein schon wegen Mängel in der Beschreibung des Krankheitsverlaufs und des pathologisch-anatomischen Befundes der ursächliche Zusammenhang offen bleiben muß. Hierzu soll auf vier Beobachtungen von VAN BASTIAANSE-BOUWDIJK (1955) sowie auf je einen Fall von DOLGOPOL et al. (1955) und PETTE (1936) verwiesen werden.

Unbeschadet eines ursächlichen Zusammenhangs mit der Vaccination weisen die geschilderten Veränderungen unverkennbare Ähnlichkeiten mit dem Bild der *akuten disseminierten Encephalomyelitis* auf. Diese Ähnlichkeit wird noch dadurch unterstrichen, daß bei der akuten disseminierten Encephalomyelitis die gliöse Reaktion relativ langsam anläuft, ihr Fehlen bzw. Zurücktreten mit der kurzen Krankheits dauer bei den geschilderten, postvaccinalen Veränderungen zu erklären wäre.

Die Ähnlichkeit der Befunde erscheint besonders deshalb bemerkenswert, weil sowohl die diffuse perivenöse Herdencephalitis als auch die akute disseminierte Encephalomyelitis zur Gruppe der Entmarkungsencephalitiden gehören, bei deren Entstehung allergisch-hyperergische Bedingungen eine wichtige Rolle spielen sollen.

d) Postvaccinal auftretende Querschnittsmyelitis. Bei der ausgeprägten Form der diffusen, perivenösen Herdencephalitis finden sich im *Rückenmark die gleichen Veränderungen wie im Gehirn*. In der Mehrzahl der Beobachtungen sind klinische Erscheinungen davon nicht vorhanden. Die Veränderungen im Rückenmark geben erst dann die Symptome einer Querschnittslähmung, wenn die Herde sehr zahlreich sind oder wenn sie konfluieren. Auch das gleichzeitig vorhandene Ödem kann dabei von großer Bedeutung sein.

Für das Auftreten dieses Ödems sollen nach DE VRIES (1960) interkurrente Infektionen wie eitrige Blasenentzündungen und Lungenentzündungen eine wichtige Rolle spielen. Nur für eine Minderzahl der beschriebenen, postvaccinalen Querschnittslähmungen möchte DE VRIES (1960) die Zugehörigkeit zur diffusen, perivenösen Herdencephalitis zugegeben wissen, für die Mehrzahl nimmt er andere Ursachen wie eine akute disseminierte Encephalomyelitis, eine Myelitis necroticans oder eine Poliomyelitis an.

Bei einer eigenen Beobachtung von DE VRIES (1960) fanden sich wohl charakteristische perivenöse Markscheidenveränderungen mit Mikrogliawucherungen im Rückenmark, daneben aber auch ein ausgesprochenes Ödem. Die Veränderungen eines zweiten Falles postvaccinaler Querschnittsmyelitis deutet er als akute disseminierte Encephalomyelitis. Ein von DE BUSSCHER und RADERMECKER (1949) beschriebener Fall von Querschnittslähmung nach Vaccination zeigte wohl typische Mikrogliawucherungen mit Markscheidenzerfall, doch will DE VRIES (1960) für die Querschnittssymptome ein von ihm supponiertes Ödem des Rückenmarks verantwortlich machen.

e) Nach Revaccination auftretende Gehirnveränderungen.

Die nach einer Revaccination auftretenden Gehirnveränderungen werden von der bestehenden Immunitätslage weitgehend beeinflußt. VAN BASTIAANSE-BOUWDIJK (1941, 1955) stellte bereits fest, daß in allen ihm bekannten Beobachtungen, bei denen die Hautreaktion bei der Revaccination auf eine partielle Immunität hinwies, keine diffuse perivenöse Herdencephalitis nachzuweisen war. Die dann vorhandenen Gehirnveränderungen sind nicht einheitlich und sind von uns teilweise unter den atypischen, postvaccinalen Gehirnveränderungen beschrieben worden.

Auch wenn der Revaccination eine normale Pustelreaktion folgt, eine ausreichende Immunität also nicht mehr besteht, gibt es in der Kasuistik keine gesicherten Fälle, bei denen das typische Bild der diffusen perivenösen Herdencephalitis festgestellt wurde.

Auf die nach Revaccination beobachteten Gehirnveränderungen ist DE VRIES (1960) kritisch eingegangen und hat dabei die Beobachtungen von QUERIDO (1932), BARON (1929) und zwei eigene Fälle näher erläutert.

VIII. Die Klinik der postvaccinalen Encephalomyelitis

1. Die Inkubationszeit

Unter Inkubationszeit ist das zeitliche Intervall zwischen Vaccination und Auftreten cerebraler bzw. nervaler Krankheitserscheinungen zu verstehen. Dabei wird der Tag nach der Impfung als erster, der Tag, an dem die ersten eindeutigen Symptome von seiten des Zentralnervensystems auftreten, als letzter Inkubationstag bezeichnet.

Der Tag des ersten Auftretens cerebraler Krankheitserscheinungen ist von den verschiedenen Autoren nicht immer einheitlich bestimmt worden. Insbesondere hat man die Frage, was als cerebrales Symptom bewertet werden soll, oft verschieden beantwortet. Zweifellos kann man darüber diskutieren, ob Kopfschmerzen, Schläfrigkeit, motorische Unruhe und Erbrechen bereits als cerebral bedingt im Sinne einer Encephalitis angesehen werden können, oder aber ob sie zu den Begleiterscheinungen des vaccinalen Prozesses gehören. Hier muß man jedoch WEBER und LANGE (1961) zustimmen, wenn sie als cerebrale Symptome nur solche anerkannt wissen wollen, die eindeutig auf eine Beteiligung des Zentralnervensystems hinweisen. Das sind in der Hauptsache Somnolenz, Bewußtlosigkeit, Krämpfe, Lähmungen und Meningismus.

Eine schon an anderen Stellen hervorgehobene Schwierigkeit für eine statistische Berechnung der Inkubationszeit liegt darin, daß die Klinik im Grunde nur eine Verdachtsdiagnose erlaubt. Oft kann eine klinisch diagnostizierte Impfencephalitis einer späteren pathologisch-anatomischen Kontrolle nicht standhalten. Wie groß die Zahl der Fehldiagnosen bei den ausheilenden Erkrankungen ist, läßt sich kaum übersehen.

Diese Schwierigkeit hat bereits KAISER und ZAPPERT (1938) veranlaßt, den extremen Inkubationszeiten unter ihrem Gesamtmaterial nachzugehen. Sie konnten als unsicher alle Angaben ablehnen, die außerhalb der Grenze von 4—20 Tagen lagen. Trotzdem wurde im Schrifttum immer wieder von kürzeren und längeren Intervallen berichtet, was PETTE und KALM (1953) veranlaßte, eine Schwankungsbreite der Inkubationszeit von 2—34 Tagen zu vertreten.

Um alle Ungenauigkeiten einer rein klinischen Beobachtung zu vermeiden, haben WEBER und LANGE (1961) (Abb. 83) ihren eigenen statistischen Erhebungen lediglich die pathologisch anatomisch verifizierten, postvaccinalen Gehirnschädigungen zu Grunde gelegt. Für diese, aber auch nur für diese, können die von

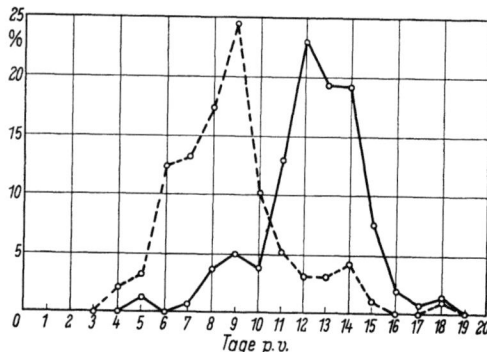

Abb. 83. Inkubationszeiten bei autoptisch geprüften Fällen von postvaccinaler Hirnschädigung

In der Abbildung ist auf der Abszisse die Inkubationszeit in Tagen nach der Impfung, auf der Ordinate der prozentuale Anteil der Fälle wiedergegeben. Bei den Kindern unter 2 Jahren (mit dem Sektionsbefund „Encephalopathie") fällt die maximale Häufigkeit auf den 9. Tag p. v. (arithmetisches Mittel 8,6 ± 2,3 Tage), bei den Kindern über 2 Jahren (mit dem Sektionsbefund „postvaccinale Encephalitis") auf den 12. Tag p. v. (arithmetisches Mittel 12,3 ± 2,1 Tage). Im Gegensatz zur unterschiedlichen Häufigkeitsverteilung der Inkubationszeiten ist die Variationsbreite der Inkubationszeiten in den Fällen von postvaccinaler Encephalopathie und Encephalitis mit 4—18 Tagen gleich lang (WEBER u. LANGE)
- - - 1. u. 2. Lebensjahr (96 Fälle)
——— 3. Lebensjahr und folgende (158 Fälle)

ihnen ermittelten Zahlen als signifikant angesehen werden. Die Berechnungen an Hand von 265 autoptisch gesicherten Fällen neuraler Impfschäden ergaben, daß die äußeren Grenzen der Inkubationszeit bei 4 und 18 Tagen liegen. Eine gleichartige Länge der Inkubationszeit „klinisch einwandfreier" Fälle wurde kürzlich von HENDRJOK (1964) erhoben.

Die Tatsache, daß vor der Vollendung des 2. Lebensjahres die typische Encephalomyelitis postvaccinalis vermißt und dafür eine Blut-Hirnschrankenstörung beobachtet wird, veranlaßte WEBER und LANGE, in ihren Erhebungen zwischen postvaccinalen Impfschäden unter dem 2. Lebensjahr und solchen über dem 2. Lebensjahr zu unterscheiden. Hierbei stellte sich heraus, daß sich beim Impfschaden der jüngeren Kinder eine mittlere Inku-

bationszeit von 8,6 ± 2,5 Tage ergab und somit die Häufigkeitsmaxima auf einen um etwa 3 Tage früher gelegenen Termin fallen als bei den älteren Kindern. Bei diesen betrug die mittlere Inkubationszeit 12,8 ± 2,1 Tage. Aus ihren Erhebungen schließen die Autoren, daß das Vorliegen einer Impfencephalitis am wahrscheinlichsten ist, wenn bei Kindern unter 2 Jahren die cerebralen Symptome am 8. und 9. Tag nach der Impfung auftreten, bei Individuen im Alter von über 12 Jahren am 12., 13. und 14. Tag.

Die Befunde von WEBER und LANGE decken sich mit den Ergebnissen von WEISSE, KRÜCKE und SIEGERT (1953) sowie HERRLICH, EHRENGUT und WEBER (1956), welche die Inkubationszeit beim „Frühstadium" des Kleinkindes ebenfalls kürzer fanden als beim „typischen" Hirnbefund. Diese Festlegung der „normierten" Inkubationszeiten der beiden Krankheitsformen mit ihrem fast gleichen Streubereich hat eine große praktische Bedeutung; ist das Intervall doch oft das einzige Kriterium für die Diagnose und ein Hilfsmittel für die Beurteilung des Kausalzusammenhangs. Die Erhebungen der obengenannten Autoren klären auch die öfters beschriebenen „regionalen" Verschiedenheiten der Inkubationszeiten. So zeigte sich, daß Differenzen zwischen deutschen und österreichischen Aufstellungen (zit. bei WEBER u. LANGE) auf altersgebundenen Unterschieden beruhen.

2. Die Symptomatologie

Die Symptomatik der p. v. E. ist außerordentlich vielseitig. Sie erklärt sich aus der ungleichmäßigen Ausbreitung der encephalomyelitischen Veränderungen. Abgesehen von foudroyant verlaufenden Fällen, in denen der Tod ohne Prodrome erfolgt, unterscheiden wir einen akuten sowie subakuten Beginn der Komplikation. Ein Teil der Impflinge erkrankt aus voller Gesundheit an neuralen Erscheinungen, ein zweiter weist Fieber, Mattigkeit und Kopfschmerzen auf, die einige Tage andauern können, bis sich Symptome von seiten des Zentralnervensystems anschließen. Bei einem dritten Teil beginnt die Erkrankung ebenfalls mit Fieber, allgemeiner Mattigkeit und Kopfschmerzen bis zu 6 Tagen Dauer. Es zeigen sich dann eine vorübergehende Besserung und anschließend erst cerebrale Symptome [KAISER u. ZAPPERT (1938)].

Je nach der Lokalisation der entzündlichen Veränderungen beherrschen bald mehr cerebrale, bald mehr spinale Symptome das Krankheitsbild. Von Anfang an stehen Störungen des Bewußtseins, von Apathie angefangen über Somnolenz bis zur Bewußtlosigkeit, im Vordergrund. Nicht selten finden sich mehr oder weniger ausgeprägte meningeale Reizsymptome wie Meningismus und positives Kernigsches Zeichen. Sie können so in den Vordergrund treten, daß Verwechslungen mit einer echten Meningitis vorkommen.

Die Gesamtheit der möglichen neuralen Erscheinungen können wir in folgender Weise aufgliedern:

a) Konvulsivische Form. Vor allem bei Kleinkindern werden Krämpfe kaum je vermißt. Sie können halb- oder doppelseitig sein und bestehen nicht selten über Tage. Unter 78 Fällen hatten wir im bayerischen Material allein 47 mit Konvulsionen. Außer den klonischen Anfällen finden sich auch tonische Krampfformen, besonders als Trismus [LUCKSCH (1925), GRIFFITHS u. PROCTOR (1931)], wobei die Fehldiagnose „Tetanus" gestellt werden kann.

b) Paretische Form. Im Laufe der Krankheit treten nicht selten (im bayerischen Material 20 Fälle) *Lähmungen*, meist als Halbseitenlähmung, auf. Es gibt allerdings auch isolierte Lähmungen der Hirnnerven, z. B. des N. facialis oder N. oculomotorius. Ob diesen Lähmungen eine zentrale Schädigung oder eine Neuritis zugrunde liegt, kann nicht immer entschieden werden. Pupillenstörungen werden seltener beschrieben, dagegen scheint ein Nystagmus relativ häufig zu sein [BAUMANN (1954)]. Auch eine Erblindung, bedingt durch eine Neuritis des N. opticus, kann sich bei p. v. E. einstellen [v. HERRENSCHWAND (1938), SCHEYHING (1939), KITSOS u. VASSILIOS (1950), MCREYNOLDS et al. 1953).

Auf Schädigungen im *extrapyramidalen System* weisen Ataxien, myoklonische Zuckungen sowie athetotische Bewegungen hin.

Die Lähmungen im Bereich der Gliedmaßen- und Stammuskulatur zeigen eine große Variationsbreite. Hier sind Mono-, Para- und Hemiparesen beschrieben worden, hin und wieder auch fortschreitende Lähmungen nach Art der Landryschen Paralyse. Die Lähmungen sind in der akuten Phase häufig schlaff, gele-

gentlich auch, vor allem bei Hemiparesen, spastisch. Typisch ist, daß sich in der Heilphase aus schlaffen Lähmungen spastische entwickeln können, was auf eine zentrale Schädigung hinweist.

Die Mitbeteiligung des Rückenmarks kündigt sich nicht selten durch Schmerzen in den Beinen sowie Harn- und Stuhlverhaltung an. Obwohl das Rückenmark sich am encephalomyelitischen Prozeß sehr häufig beteiligt, werden klinische Erscheinungen relativ selten beobachtet. Immerhin weist das Schrifttum etwa 20 Beobachtungen von postvaccinal entstandenen Querschnittslähmungen auf, die DE VRIES (1960) zusammengestellt hat, von denen allerdings nur ein Teil einer strengen Kritik standhält. Bedrohliche Querschnittslähmungen sieht man fast nur bei älteren Kindern. Sie sind anfangs durch Ödemalteration der Vorderhornzellen des Rückenmarks vorwiegend schlaff. Da aber das Ödem bald zurückgeht und es zu keiner Schädigung der Ganglienzellen kommt, bildet sich anschließend eine spastische Lähmung aus. Auch Blasen-Mastdarmlähmungen kommen bei p. v. E. vor, ihre längere Persistenz spricht sehr gegen eine Poliomyelitis [EHRENGUT u. RÜSTOW (1957/58)]. Ein Priapismus [KEYZER u. NIEUWENHUIS (1947), PRIESEL (1929)] wurde gelegentlich beobachtet, wodurch bei älteren Kindern ein Drang zur Masturbation eintreten kann.

Paretisch-spinale Formen der p. v. E. sind, wie erwähnt, selten. Häufiger beobachtet man Mischformen mit cerebralen und spinalen Symptomen im Sinne einer Encephalomyelitis disseminata.

Neben den Ausfällen motorischer Funktionen sind *Sensibilitätsverlust-* oder *-störungen* häufig vorhanden. Bei Rückgang kehren zuletzt die motorischen Funktionen wieder, die sensiblen Ausfälle verschwinden vorher. Hyperästhesie der Haut und Muskeln sowie Schweißneigung können als neuritische Zeichen angesehen werden. Das Unterscheidungsvermögen für heiß und kalt stellt sich gewöhnlich danach wieder ein. Der Muskeltonus ist meist hyperton.

c) Meningitische Form. Im bayerischen Krankengut war unter 78 Fällen nur 9mal eine Beteiligung der Meningen festzustellen. Außer den bekannten klinischen Zeichen sind entsprechende Liquorbefunde zu erwarten, auf die wir folgend noch eingehen. Es darf erwähnt werden, daß eine Erhöhung der Zellzahl über 1000/3 ungewöhnlich ist.

d) Somnolent-ophthalmoplegische Form.

Diese Gruppe ist charakterisiert durch eine erhebliche Trübung des Bewußtseins (Bewußtlosigkeit bis Coma), die dem Laien als „Schlafsucht" anfangs unverdächtig erscheinen mag. Hohes Fieber ist fast immer vorhanden. Psychotische Bilder und Delirien werden beobachtet. Plötzliche Ausfälle der Augenmuskeln sind nicht selten, auch sieht man eigenartige Schmatzbewegungen der Lippen. Diff.-diagnostisch muß ein diabetisches Coma in Betracht gezogen werden (Hyperglykämien, vermutlich zentralen Ursprungs, kommen allerdings auch bei p. v. E. vor).

Neben den ausgeprägten Krankheitsbildern gibt es auch Übergangsformen. So können sich meningeale Symptome oder Paresen hinzugesellen.

e) Bulbäre Form.

Diese Form der Impfencephalitis scheint selten zu sein. Unter 78 Fällen konnten wir nur einmal einen bulbären Verlauf mit Schluckbeschwerden, Sprech- und Atemstörungen beobachten. Das Krankheitsbild unterscheidet sich im Verlauf von den anderen Gruppen deutlich. Die Kinder erkranken meist sehr plötzlich bei mäßig hohem Fieber an Schluckbeschwerden. Die Sprache wird behindert, das Aushusten erschwert, und schließlich sterben sie rasch an einer Atemlähmung. Manchmal wird Trismus angegeben [KAISER (1949)]. Auch kann die bulbäre Atemlähmung nur den Schlußakt einer unter dem Bilde einer Landryschen Paralyse verlaufenden Komplikation darstellen.

f) Besondere Verlaufsformen.

Eine Encephalitis kann sich in Form eines *Zwerchfellkrampfes* (Singultus) [ECKTEINS (1929)] äußern.

Über *trophische Veränderungen* der Haut wurde bisher bei p. v. E. im Gegensatz zur Pockenencephalitis [MARSDEN u. HURST (1932)] nicht berichtet.

Wir beobachteten bei einem Kleinkind mit Somnolenz symmetrisch angeordnete, talergroße Blasen an beiden Oberschenkeln. Sie ließen zuerst an eine Verbrennung 2. Grades durch unsachgemäße Pflege denken. Der seröse Inhalt war steril und zeigte nach Abtragung der Blasendecke einen geröteten Blasengrund. Die Abheilung war verzögert. Es ist anzunehmen, daß diese Efflorescenzen auf nervösem Wege zustande kamen.

Eine ohne äußere Vaccineläsionen am Auge bei p. v. E. auftretende *Keratitis disciformis* (gegen den 15. Tag) muß als zentral ausgelöst betrachtet werden. Ähnlich muß man sich eine Mitbeteiligung der Uvea an einer Encephalomyelitis vorstellen.

g)

Schließlich seien noch die **abortiven Verläufe** erwähnt. PETTE (1936) hat darauf aufmerksam gemacht. Cerebrale und meningeale Symptome können zu einem Zeitpunkt aufgetreten sein, zu dem sie bei geringerer Ausprägung einer Beobachtung entgingen. Hin und wieder machen erst die Folgeerscheinungen auf die durchgemachte Erkrankung aufmerksam.

3. Die Laborbefunde

Das *Blutbild* ist nach den vorliegenden Beobachtungen uncharakteristisch. Häufig ist es völlig unverändert, doch finden sich auch Angaben über mehr oder weniger starke Vermehrung der Leukocyten. PUNTIGAM und BERGER (1955, 1956), die die Krankengeschichten von 106 Patienten im Alter von 2 bis 14 Jahren auswerteten, notierten zwischen dem 8. und 39. Tag p. v. Leukocytenzahlen zwischen 2900 und 24400. Im *Differentialblutbild* waren die Lymphocyten bis zum 10. Tag p. v. eher vermindert, vom 12.—14. Tag p. v. normal bis leicht erhöht, sanken dann ab und waren ab dem 24. Tag p. v. wieder leicht erhöht. Die neutrophilen Granulocyten zeigten eine Zunahme vom 12.—14. Tag p. v.; eosinophile Granulocyten konnten vor dem 15. Tag p. v. nur unregelmäßig nachgewiesen werden, waren später immer vorhanden, erreichten aber erst ab dem 25. Tag p. v. Werte um etwa 5%.

Zur Beurteilung der *Blutsenkung* bei postvaccinaler Encephalitis standen den beiden Autoren 74 Krankengeschichten zur Verfügung. Die Extremwerte lagen bei 11/36 und 82/118 nach Westergreen. Da aber auch bei normalen Impfverläufen erhöhte Senkungswerte vorliegen, kann eine Aussage über eine abweichende Reaktion bei Encephalitis post vaccinationem nicht gemacht werden.

Wichtig sind die systematischen *Liquoruntersuchungen*. Die höchsten Zellzahlen konnte MIN-SEN LI (1940) zu Beginn der Erkrankung nachweisen. PUNTIGAM und BERGER(1955, 1956) fanden in 4/5 ihrer 228 ausgewerteten Krankengeschichten erhöhte Zellzahlen bis zu

4000/3 Zellen. Sie konnten ferner feststellen, daß der Befund auch vom Alter der Impflinge abhängig ist; so hatten in den ersten 10 Tagen der Erkrankung nur 4,8% der Patienten unter 2 Jahren, dagegen 21,4% der 7—15jährigen Werte um 500/3 Zellen. Bei den unter 2jährigen überwogen die rundkernigen Zellen, bei den übrigen kamen meist rundkernige und segmentkernige nebeneinander vor, wobei die segmentkernigen im Laufe der Krankheit ab- und die rundkernigen zunahmen. Wechselnd starke, aber in der Regel nicht beträchtliche Zellvermehrungen werden auch von zahlreichen anderen Autoren angegeben [BAUMANN (1954), BRASS (1952), ECKSTEIN (1929)].

Bei der Bewertung des *Eiweißgehaltes* der Cerebrospinalflüssigkeit ist nicht nur der Krankheitstag, sondern auch die Länge der Inkubationszeit zu berücksichtigen. Je weiter sich der Tag der Liquoruntersuchung vom Tag der Vaccination entfernt, desto seltener werden nennenswerte Erhöhungen des Eiweißgehaltes gefunden. PUNTIGAM und BERGER (1955, 1956) konnten auch bei der Eiweißvermehrung eine Altersabhängigkeit feststellen, und zwar fanden sie eine Erhöhung bei den unter 2jährigen Patienten nur in 26,2%, während die 7—15jährigen Patienten in 56,3% erhöhte Eiweißwerte im Liquor hatten. Die Goldsolkurven verliefen in 52% pathologisch, vorwiegend als Linkskurven. Die tiefen Linkskurven lassen anscheinend auf eine schlechte Prognose schließen.

Verwertbare Angaben über das Verhalten des *Liquorzuckers* sind nur spärlich vorhanden. Herabgesetzt sind die Liquorzucker offensichtlich niemals, meist liegen sie an der oberen Grenze der Norm, erreichen aber auch Werte bis über 100 mg% [ECKSTEIN (1929), PUNTIGAM u. BERGER (1955, 1956)].

Die Angaben über Veränderungen des Liquordruckes schwanken. In 2 eigenen Beobachtungen war der Liquordruck beträchtlich erhöht. Die Werte in den von PUNTIGAM und BERGER (1955, 1956) ausgewerteten Krankengeschichten betrugen 90—400 mm H_2O. Meist wurde aber der Druck nur an Hand der Tropfenfolge geschätzt. Mit Hilfe dieser Methode konnte in 50—65% der untersuchten Fälle eine Druckerhöhung und in 10% eine Druckverminderung ermittelt werden.

Die *virologischen* und *serologischen* Befunde bei ungestörtem Impfverlauf haben wir auf S. 175 u. 187 dargestellt. Der Virusnachweis *im Blut* glückt zwischen dem 3. und 10. Tag p. v. Antikörper treten erst ab dem 10. Tag nach der Erstimpfung auf. Bei Fällen von Impfencephalitis hat man Vaccinevirus noch bis zum 18. Tag p. v. im Blut gefunden. SIEGERT (1957) führt diesen verspäteten Virusbefund auf ein zweites virämisches Stadium zurück. Als Quelle dieser neuen Viruseinschwemmung nimmt er einen metastatisch entstandenen Sekundärherd an. In diesem Zusammenhang sei nochmals auf die noch unbestätigten Beobachtungen von ALIVISATOS (1959, 1960, 1961) aufmerksam gemacht, der im Blut auch nach normaler Vaccination noch wochenlanges Persistieren des Virus feststellte.

Im Gegensatz zum normalen Impfverlauf wurde Vaccinevirus bei Fällen von p. v. E. sowohl im *Liquor* als auch p. m. im *Gehirn* gefunden. Die Diskussion über die pathogenetische Bedeutung dieser Befunde nimmt in der Literatur einen breiten Raum ein [TURNBULL u. McINTOSH (1926), GILDEMEISTER u. HILGERS (1930), ECKSTEIN (1929), HERZBERG-KREMMER u. HERZBERG (1930), PASCHEN (1930), ALDERSHOFF (1930)]. In den letzten Jahren erschienen Mitteilungen über positive Befunde von PUNTIGAM und ORTH (1951), SIEGERT (1952 und 1957), WEISSE, KRÜCKE und SIEGERT (1953). Zahlreiche Autoren berichteten aber auch von negativen Ergebnissen, so KRAUS und TAKAKI (1925), LEINER (1926), FROMMEL und BAUMGARTEN (1926), LUKSCH (1927), LEHMANN (1934) (Lit. bei SIEGERT 1957). WEISSE, KRÜCKE und SIEGERT (1953) konnten bei 16 Impflingen mit neurohistologisch gesicherten, zentralnervösen Impfschäden das Vaccinevirus 5mal im Gehirn und 3mal im Liquor feststellen.

SIEGERT (1957) schließt aus seinen Befunden, daß eine örtliche Vermehrung des Erregers im Zentralnervensystem stattgefunden hat und daß diese Ergebnisse mit einem hohen Grad von Wahrscheinlichkeit mit der p. v. E. in Zusammenhang stehen. Trotzdem kann man einen Zufallsbefund nicht ausschließen, da ja das Virus auf dem Blutweg in alle Organe verschleppt werden und auch die Blut-Liquorschranke im Stadium des Fiebers passieren kann. Als „Abweichung von der Norm" müssen wir diese Befunde auf jeden Fall zur Kenntnis nehmen. Eine diagnostische Beweiskraft kommt ihnen nach unserer Ansicht vorläufig noch nicht zu.

IX. Diagnose und Differentialdiagnose
1. Die Abgrenzung
gegenüber anderen Krankheiten des ZNS

Auf die Wertung der histopathologischen Befunde gehen wir noch ausführlich ein. Bei den überlebenden Patienten und den nicht autoptisch gesicherten Fällen stehen uns nur wenige Leitsymptome zur Verfügung, um eine *klinische Diagnose* zu rechtfertigen. Als wichtigstes Merkmal ist neben der Symptomatik die *Inkubationszeit* zu nennen. Die äußeren Grenzen von 4—18 Tagen wurden von WEBER und LANGE (1961) bei pathologisch-anatomisch verifizierten Impfschäden erhoben, gelten also streng genommen nur für solche Fälle. Sie geben aber immerhin eine Grundlage, die uns erlaubt, bei kürzeren oder längeren Intervallen die Diagnose p. v. E. in Zweifel zu setzen. Wie schon ausgeführt, ist nach den gleichen Autoren das Vorliegen einer p. v. Encephalitis bzw. Encephalopathie am wahrscheinlichsten, wenn die cerebralen Symptome bei Kindern unter 2 Jahren am 8. u. 9. Tag, bei älteren Personen am 12., 13. und 14. Tag nach der Impfung auftreten.

Oft fallen starke Impfreaktionen mit hohem Fieber und Unruhe in die kritischen Tage. Sie sind manchmal schwer von Anfangsstadien der p. v. E. abzugrenzen. Als sicher cerebrale Erscheinungen müssen wir Somnolenz, Bewußtlosigkeit, Krämpfe, Lähmungen und meningitische Symptome werten. Eine unter dem Bilde eines „Fieberkrampfes" ablaufende, abortive p. v. E. kann oft erst nach längerer Beobachtungszeit retrospektiv als solche erkannt werden.

Wenig helfen, wie schon erwähnt, die Laborbefunde. Eine Erhöhung der Zell- und Eiweißzahlen im Liquor ist nicht immer vorhanden. Allerdings wird ein positiver Befund die Diagnose einer entzündlichen Erkrankung des Zentralnervensystems stützen. Auf den Virusnachweis im Liquor sind wir im vorhergehenden Kapitel bereits eingegangen. Ein positiver Befund ist als Symptom eines gestörten Impfverlaufes auf jeden Fall bemerkenswert, ein negativer Befund hat keinerlei Beweiswert. Das gleiche gilt von der serologischen Liquordiagnostik. Einem Agglutinationshemmungstiter im Blut wird bei durchlässiger Blut-Liquorschranke ein Hemmungstiter im Liquor entsprechen, allerdings mit einem entsprechend niedrigeren Wert.

Das EEG hat in neuerer Zeit bei Encephalitiden Bedeutung gewonnen. Man findet eine Verlangsamung der Grundaktivität durch vermehrtes oder ausschließliches Auftreten von 1 bis 3/s-Wellen, die sog. Allgemeinveränderung [DOOSE (1960)]. Das Fehlen von steilen Abläufen, Krampfpotentialen und Herdbildungen [GARSCHE (1952)] kann im allgemeinen als prognostisch günstiges Zeichen gewertet werden. Doch sollen demgegenüber geringfügige Allgemeinveränderungen, die sich zurückbilden, einen ungünstigen Verlauf (Residualepilepsie) nicht ausschließen. DOOSE (1960) empfiehlt eine serienmäßige Wiederholung des EEG; er hat keinen Encephalitisfall ohne EEG-Veränderungen angetroffen. Nach NEKHOROCHEFF (1955) findet sich bei Fieberkrämpfen meist ein normales EEG. BAMBERGER (1960) fordert, jeden Impfling mit cerebraler Reaktion bis zu 14 Tage p. v. zur EEG-Ableitung in eine Klinik einzuweisen. Dieser Zeitraum müßte aber, wenn man den Gegebenheiten gerecht werden will, dann mindestens bis zur Grenze der Inkubationszeit (bis zu 18 Tagen p. v.) ausgedehnt werden.

Die Problematik der EEG-Diagnostik kann hier nur angedeutet werden. Eine Unterscheidung zwischen normalem und pathologischem Ruhe-EEG ist gerade beim heranwachsenden Kind [PACHE (1961)] schwer. Nur im Rahmen der Gesamtsituation will deshalb RADTKE (1958) EEG-Veränderungen vom Gutachter interpretiert wissen. Der klinische Eindruck muß immer maßgebend bleiben, denn eine Überbewertung bioelektrischer Abläufe könnte leicht zu einer Verwässerung des Encephalitisbegriffes [DOOSE (1960)] führen. Solange nicht geklärt ist, wodurch diese Veränderungen bedingt sind, ist Zurückhaltung am Platze. LEVY und ROSEMAN, GASTAUT [zit. bei BRETON et al. (1960)], RADERMECKER (1960), sowie BRETON et al. (1960) messen dem EEG in der akuten Phase keine prognostische Bedeutung bei im Gegensatz zu GIBBS et al. (1959), die bei Masernkranken in 51% aller untersuchten Fälle eindeutige Allgemeinveränderungen fanden.

Fassen wir nun die wenigen klinischen Anhaltspunkte für die Diagnose zusammen, so gilt Folgendes:

Normierte typische Inkubationszeit und cerebrale Erscheinungen sind die Leitsymptome. Sie können, aber müssen nicht von pathologischen Liquor- und EEG-Befunden begleitet werden. Die weiteren differentialdiagnostischen Bemühungen gelten dem Ausschluß anderer Krankheiten. Nur auf diese Weise ist es möglich, im Überlebensfall oder, wenn eine autoptische Sicherung fehlt, eine einigermaßen zuverlässige Diagnose zu stellen.

Wir sind schon an anderer Stelle sehr ausführlich auf die verschiedenen sonstigen postvaccinalen Krankheitszustände eingegangen, die den Impfablauf noch komplizieren können. Sie sollen hier nur kurz Erwähnung finden, soweit sie differentialdiagnostisch von Interesse sind.

Initialkrämpfe kommen auch bei der Pockenimpfung vor. Sie sind eine Erscheinung des Kleinkindalters zwischen 1. und 4. Lebensjahr, von kurzer Dauer und fast regelmäßig ein Begleitsymptom des Fiebers. Jeder länger dauernde Krampfzustand muß als Encephalitiszeichen gedeutet werden.

Bei allen neuralen Impfkomplikationen ist die Frage *Poliomyelitis* oder *Encephalitis* eine nicht immer leicht zu treffende Entscheidung. Für den Kliniker ist die spastische Lähmung das typische Leitsymptom für die Encephalitis. Diese Erkrankung kann in den Anfangsstadien aber auch schlaffe Lähmungen zeigen und damit eine Poliomyelitis vortäuschen. Länger dauernde Blasen-Mastdarmlähmungen und Sensibilitätsstörungen werden bei der Poliomyelitis vermißt. Schlaffe Lähmungen, bei der p. v. E. durch Ödem verursacht, verschwinden meist schnell. Eine Schädigung der Ganglienzellen gehört nicht zum Bild der p. v. E.

Auch andere Erkrankungen des ZNS sind differentialdiagnostisch in Erwägung zu ziehen. Nicht selten wird ein *Keuchhusten* beim Impfling übersehen, der dann für die „Impfencephalitis" verantwortlich sein kann. Nun kann die Doppelinfektion Pertussis-Vaccinia sowohl die Manifestation einer Pertussisencephalopathie begünstigen als auch der Impfencephalitis den Weg bahnen. Die Entscheidung bleibt dem Pathologen überlassen, dem Kliniker ist die Differentialdiagnose kaum möglich.

Durchfallerkrankungen spielen im Säuglingsalter eine große Rolle und fallen nicht selten mit der Impfreaktion zusammen. Dabei ist eine gegenseitige Beeinflussung nie auszuschließen. Eine Toxikose erschwert die Abgrenzung gegenüber dem Symptomenkomplex der p. v. E.

Wie jeder Infekt kann auch die Vaccination zur Manifestation eines *latenten Hirnschadens* beitragen. Da im akuten Stadium eine Festlegung unmöglich ist, muß versucht werden, aus Vorgeschichte und Verlauf die Wahrscheinlichkeitsdiagnose zu stellen. Dabei ist zu bemerken, daß Hinweise für einen Hirnschaden oft erst nach Entwicklung der Statik bemerkt werden. Auch neigen die Eltern dazu, Erscheinungen einer beginnenden Störung zu übersehen oder aus dem Bewußtsein zu verdrängen, so daß dem Impfarzt dann eine leere Anamnese angegeben wird.

Als häufige Ursache eines Hirnschadens muß die *Toxoplasmose* angesehen werden. Eine floride Toxoplasmoseencephalitis kann durch die Impfung wie auch durch jeden anderen Infekt verschlimmert werden. Wir müssen aber auch die Möglichkeit der Reaktivierung einer scheinbar abgeheilten Infektion unterstellen. Schließlich wurde auch diskutiert, daß

eine Toxoplasmose auch die Disposition für eine Impfencephalitis schaffen könne (Lit. s. S. 287).

Das Erscheinungsbild eines ausgeprägten *Mongolismus* entgeht dem Impfarzt meist nicht (s. S. 286). Trotzdem kommt es vor, daß dieses Impfhindernis übersehen wird. Da schon ein geringgradiger Infekt einen solchen Patienten schwer gefährden kann, ist die Impfung oft die Ursache eines letalen Ausganges. Terminale Krampfanfälle mit hohem Fieber können dann die Symptomatik einer p. v. E. vortäuschen. Andererseits vertritt man auch die Anschauung [HEMPEL (1957)], daß diese Kinder zur Impfencephalitis disponiert seien. Im Zweifelsfall kann nur der histopathologische Befund die Klärung bringen.

Abschließend seien aus der Literatur einige Erkrankungen aufgezählt, die zu differentialdiagnostischen Überlegungen Anlaß gegeben haben. Endokarditis [PRIEST (1931)], Embolie der Hirnarterien [ECKSTEIN (1929)], chron. Encephalitis epidem. [STERN (1928)], Thrombose des Sinus sagittalis [BALO u. LÖRINCZ (1931)], ferner Tumor cerebri, Meningitis tuberculosa, diabetisches Coma (eigene Fälle).

2. Der ungeklärte Todesfall

Plötzlicher und unerwarteter Tod bei Kleinkindern ist ein jedem erfahrenen Pathologen bekanntes Ereignis. Tritt der Tod nach einer Impfung ein, so wird diese als Ursache in erster Linie angeschuldigt.

Auf den symptomarmen Ablauf einer foudroyanten postvaccinalen Encephalitis sind wir in den vorhergehenden Abschnitten eingegangen. Eine Klärung kann hier nur der autoptische Befund bringen.

Man hat sich bei plötzlichen Todesfällen lange Zeit mit dem „*Status thymico-lymphaticus*" zufrieden gegeben. Eine rasch zum Tode führende Erkrankung braucht aber beim Kind nicht zur Involution des sonst in diesem Lebensabschnitt großen Organs geführt zu haben. Der bei der Obduktion aufgefundene große Thymus beweist nur, daß das Kind vorher nicht länger krank gewesen ist.

Als Ursache des plötzlichen Säuglingstodes gibt DIAMOND (1958) die *Rachitis* an. Lediglich beim spasmophilen Anfall erscheint diese Annahme berechtigt.

Eine wesentlich größere Bedeutung hat die *occulte Otitis media* (s. S. 255). An der häufigen Entwicklung dieses Leidens sind die anatomischen Verhältnisse des Säuglings schuld. GLOOR, NEF und ZOLLINGER (1961) nehmen an, daß die Erreger per continuitatem aus den oberen Luftwegen in das Mittelohr gelangen. Die massive Toxineinschwemmung führe beim resistenzlosen Säugling schon nach Stunden zum Tode.

Die Säuglingsotitis entgeht meist der Aufmerksamkeit der Angehörigen. Diese sind ohnehin geneigt, bei allen Vorkommnissen nach der Impfung auf den vorherigen guten Gesundheitszustand hinzuweisen, was dann selten widerlegt werden kann Nach EMERY und CROWLEY (1956) ergab sich bei 50 Todesfällen, daß die Eltern bei der polizeilichen Erhebung in 33 Fällen Angaben machten, die in direktem Widerspruch zu späteren vertraulichen Enquêten durch die Ärzte standen.

Als andere maßgebliche Todesursache wird die *Aspiration* genannt. Jedes Jahr werden Kinder „tot im Bett" vorgefunden und dann ein Erstickungstodesfall registriert. Nach einer Statistik von GREINER vom Institut für Gerichtliche Medizin der Medizinischen Akademie Düsseldorf konnte bei 69% aller in den Jahren 1951—53 gestorbenen und vom Institut erfaßten Kinder im Alter unter einem Jahr eine Aspiration als Todesursache festgestellt werden. Bemerkenswert ist jedoch, daß es sich durchwegs um schwer ernährungsgestörte Kinder gehandelt hatte. Auch eine neurale Impfkomplikation kann ante finem zu einer Aspiration führen.

Abschließend soll als Ursache des unerwarteten Säuglingstodes noch eine Hypothese englischer Autoren angeführt werden. Mit *Kuhmilch* sensibilisierte Meerschweinchen reagieren auf das Einbringen von Kuhmilch in den Kehlkopf mit einer anaphylaktischen Reaktion. Mit dem Mageninhalt von unerwartet verstorbenen Kindern war der gleiche Effekt zu erzielen. Der Antikörpertiter gegen Kuhmilch war bei plötzlich verstorbenen Kindern in der Regel höher als beim lebenden mit Kuhmilch ernährten Säugling. PARISH u. Mitarb. diskutierten aus diesem Grunde eine *anaphylaktische Reaktion* auf Kuhmilch als Ursache des plötzlichen Todes.

X. Verlauf und Prognose

Schwere Fälle von postvaccinaler Encephalomyelitis können innerhalb kürzester Frist zum Tode führen. Hier müssen vor allem die nicht seltenen Beobachtungen genannt werden, nach denen der Tod ohne vorausgehende oder nachweisbare Krankheitserscheinungen eintrat. Im Schrifttum und in unserem eigenen Untersuchungsgut finden sich nicht wenige Berichte über Tod aus voller Gesundheit und ohne Wahrnehmung durch Angehörige. In der überwiegenden Mehrzahl dieser Beobachtungen handelte es sich dabei um Kinder der ersten beiden Lebensjahre, aber auch bei Erwachsenen wurden solche foudroyanten Verläufe der Krankheit gesehen.

In der Regel leiten Krämpfe mit Bewußtlosigkeit und hohes Fieber die Krankheit ein. Sie zieht sich über mehrere Tage hin und führt oft ohne nachweisbare Komplikationen zum Tode. Gar nicht so selten kann eine so bedrohlich beginnende Erkrankung aber auch ohne alle Ausfallserscheinungen abheilen.

Bei den Patienten, welche die Krankheit überleben, kommt es im Laufe einiger Tage zur Entfieberung, das Bewußtsein hellt sich auf und eventuelle Krämpfe lassen nach. Meist sind nach 10 Tagen die akuten Erscheinungen verschwunden. Nach den Befunden von WEBER und LANGE ist die Prognose quoad vitam günstig, wenn in Fällen von Encephalopathie, also beim Kleinkind, der 13. Tag p. v. und bei der p. v. E. des älteren Kindes der 18. Tag p. v. überlebt wird. Nach dem 32. Krankheitstag ist die Lebensgefahr endgültig vorüber.

Zieht sich die Krankheit über längere Zeit hin, muß aber auch mit der Möglichkeit des Auftretens *extracerebraler Komplikationen* gerechnet werden, die das Leben gefährden. Hier sind in erster Linie Lungenentzündungen, seltener Cystopyelitiden und Druckgeschwüre zu fürchten.

Die Angaben über die *Mortalität* der Erkrankung schwanken zwischen 30,8% in den holländischen Berichten und 46% in den Berichten aus England. Für Deutschland errechnet sich (Gutachten des BGA) eine Mortalität von 33,7%. Unsere bayerischen Zahlen liegen verhältnismäßig hoch. Von 115 Erkrankungen verliefen 57 = 49,5% tödlich. Nun haben diese Zahlen allerdings nur einen sehr bedingten Wert. Wie schon in der Kritik zu den Häufigkeitszahlen ausgeführt, kann sowohl bei der klinischen Diagnose ein Fehler unterlaufen, als auch ein pathologisch-anatomischer Befund falsch interpretiert werden.

Den gleichen Schwierigkeiten begegnen statistische Erhebungen zur Frage nach der *Häufigkeit von Folgeerscheinungen*. Da es sich hierbei in der Regel um klinisch festgestellte Erkrankungen handelt, muß man von vornherein mit einer nicht zu unterschätzenden Zahl von falschen Diagnosen rechnen.

Noch im Jahre 1925 vertrat VAN BASTI-
AANSE-BOUWDIJK auf Grund eigener Erfahrungen an 35 Beobachtungen von postvaccinaler Encephalomyelitis die Anschauung, daß
Folgeerscheinungen nach Impfencephalitis
nicht zur Beobachtung kommen. Diese Auffassung setzte sich allgemein durch [LEINER
(1926), KAISER u. ZAPPERT (1938)], bis PETTE
(1929) unter Bezug auf die bis dorthin publizierte
Kasuistik auf die Möglichkeit von Späterschei-
nungen hinwies. In einer Arbeit aus dem Jahre
1931 erwähnt BASTIAANSE-BOUWDIJK 6 Beobachtungen von Resterscheinungen innerhalb
von 138 Fällen: Dreimal fand sich eine Hemiparese, einmal eine Hemiparese und Chorea,
einmal ein Zurückbleiben der geistigen Entwicklung und einmal Hemiparese, Strabismus
convergens und Imbezillität. RAAB (1931) sah
als Folgeerscheinung eine cerebrale Fettsucht.
An weiteren Folgeerscheinungen seien erwähnt:
Abducensschwäche, Störungen der geistigen
Entwicklung, Beeinträchtigung der Motilität
im Sinne choreatisch-athetotischer Bewegungs-
störungen, retrobulbäre Neuritis optica, spastische Paresen der Beine, funktionelle Blasen-
störungen, Sprach- und Intelligenzstörungen,
epileptiforme Zustände, Charakterverände-
rungen.

Bei der Auswertung unseres bayerischen Materials
[HERRLICH, EHRENGUT u. WEBER (1956)] konnten wir
unter 46 Katamnesen 22mal physische oder psychische
Störungen feststellen. Wir beobachteten Krämpfe,
spastische Paresen, ataktischen Gang, geistige Re-
tardierung, Innenohrschwerhörigkeit, Speichelfluß,
sprachlichen Rückstand, Erziehungsschwierigkeiten,
Schwindelgefühl, Konzentrationsschwäche. Post-
encephalitische Befunde wurden bei Säuglingen beobachtet, die nach der akuten Phase ihrer Erkrankung
als gesund aus Kliniken entlassen worden waren.
Die Schwierigkeit, in diesem Alter einen exakten
neurologischen Befund zu erheben, mag auch dafür
verantwortlich sein.

Über *Diabetes insipidus als Folgezustand*
haben RODECK (1957), ROEHM (1932) sowie
LAMACHE et al. (1956) berichtet. Ob ein
Diabetes mellitus sich als Folge einstellen kann,
ist mangels autoptischer Befunde noch nicht
erwiesen. Hingegen haben wir passagere *Gly-
kosurien* finden können, die mit Hyperglykämien einhergingen. Eine Hypoglykämie, wie
sie bei Masernencephalitis beschrieben ist, ist
uns nicht bekannt geworden. Als zentral bedingt muß eine Pubertas praecox [PETTE (1942)
mit Wachstumsrückständen einer Extremität
und vegetativen Störungen (Zyanose, Kälte-

gefühl)] angesehen werden. HORSTMANN (1959)
wies bei einem fraglichen Fall von p. v. E. auf
eine Hypotonie als Folgezustand hin.

Ein *Rezidiv* einer Impfencephalitis [HAUS-
MANN (1950)] bei einem Zwillingspaar wurde
von EHRENGUT (1958) auf Grund unterschiedlicher Vaccineantikörpertiter im Serum als
Ausdruck einer Feiuntüchtigkeit angesehen.

Die Möglichkeit eines *subakuten Verlaufes*
[s. b. JACOB 1955)] ist sehr fraglich. In den uns
bekannten Fällen war ein anderes Leiden
[DOLGOPOL et al. (1955)] zur Impfung hinzu-
gekommen. Eine *Progredienz*, wie sie bei der
Zeckenencephalitis vorkommt, gibt es bei der
Impfencephalitis sicher nicht.

Man kann auf Grund der angeführten
Beobachtungen nicht daran zweifeln, daß
Heilungen der p. v. E. mit *Restsymptomen*
vorkommen. Der in unserem Krankengut relativ hohe Anteil kann zufallsbedingt sein und
wird geringer, wenn man die meist nicht erfaß-
baren abortiven Verläufe der p. v. E. dazu in
Relation setzt. Ob wir bei der p. v. E. mit
10% Folgeerscheinungen rechnen müssen,
wie PETTE und KALM (1953) glauben, kann bei
der Unsicherheit aller Zahlen nicht entschieden
werden. Zweifel werden so lange bestehen, bis
pathologisch-anatomische Bestätigungen vorliegen.

XI. Pathogenese und Ätiologie

Wir haben uns in dem vorausgehenden
Kapitel sehr eingehend mit der Pathologie
der postvaccinalen Encephalitis befaßt. Die
Gesamtheit der bisherigen Forschung hat ergeben, daß es sich bei dieser Komplikation der
Pockenschutzimpfung um eine Krankheits-
einheit handelt, die histopathologisch auf
Grund der Befunde genau definiert werden
kann. Angesichts dieses uniformen Bildes war
es naheliegend, auch eine einheitliche Noxe
als Ursache zu vermuten.

Bereits 1925, kurz nachdem die ersten Fälle
von p. v. E. beschrieben wurden, hatte man
sich in Holland mit der Ätiologie dieser Impfkomplikation befaßt. Fünf Jahre später lesen
wir im Report der gleichen Kommission
[Report of the Encephalitis Commission 1932,
zit. bei KEUTER 1960)]: „The chapter concerning etiology is a painful chapter. After working
on the problem for five years, the commission
is as far from the solution as it was in 1925,
when the question first arose.“ Nun sind

weitere 30 Jahre vergangen. Wir haben zwar noch manche Erkenntnisse gewonnen, in der Frage der Ätiopathogenese sind wir aber nicht viel weiter gekommen. Lediglich einige neue Theorien haben sich der Zahl der bisherigen hinzugesellt. In der folgenden Übersicht nehmen wir zu den wichtigsten Erklärungsversuchen Stellung:

1. Die Vaccinetheorie

Die Vaccinetheorie stand zu Beginn der Diskussion [Lucksch (1925), siehe ferner Literatur bei Krücke (1952, 1954)]. Sie sieht in dem Vaccinevirus die Ursache der Erkrankung und betrachtet den im Gehirn und Liquor gelungenen Virusnachweis als Bestätigung ihrer Auffassung. Es war naheliegend die p. v. E. zuerst auf die Wirkung des Erregers der Grundkrankheit zurückzuführen. In dieser Auffassung wurde man bestärkt durch Befunde bei anderen Viruskrankheiten. So gelang der Nachweis des jeweiligen Erregers bei Encephalitis nach Mumps, nach Masern und nach Grippe.

Dagegen ist einzuwenden, daß sich die Virusencephalitis anatomisch von der Mikrogliaencephalitis unterscheidet. Man kann mit Vaccinevirus beim Kaninchen eine Encephalitis erzeugen. Eine paraneurale Infektion über die Haut oder intravenös hat selten Erfolg, doch gelingt es in Verbindung mit einer Hirnschädigung [Eckstein (1929), Herrlich (1952)]. Ähnlichkeiten mit den „Frühstadien" der Impfencephalitis konnte Ehrengut (1961) bei vaccinierten A-hypervitaminotischen Kaninchen nachweisen.

Ein weiterer Einwand betrifft die bisherigen Virusbefunde. Sie vermittelten nicht die Überzeugung, daß es sich um eine echte Vermehrung gehandelt hat. Auch bei neuralen Komplikationen sicher anderer Genese, z. B. Meningitis tuberculosa, kann Vaccinevirus im Liquor vorhanden sein. Voraussetzung scheint lediglich eine abnorme Virusdurchlässigkeit der Meningen zu sein.

In neuerer Zeit haben Siegert (1952, 1957) und Krücke (1954) auf Grund eigener Experimente zur Vaccinetheorie wieder Stellung genommen. Bei ihren auf dem Liquorweg infizierten Kaninchen erzielten sie eine Encephalitis, die sie als perivenöse, herdförmige Meningoencephalitis deuteten. Die Intensität der histopathologischen Veränderungen sei abhängig von der Höhe der Infektionsdosis. Nach ihrer Auffassung lassen die morphologischen Befunde bei den Tierexperimenten den Schluß zu, daß auch die postvaccinale Encephalitis durch direkte Viruseinwirkung entstehen könne.

2. Andere Erreger als Ursache der p. v. E.

Die Möglichkeit einer *bakteriellen* Infektion wurde schon von Anfang an erörtert [Aldershoff, Pette zit. bei Keuter (1960)], aber mangels jeglichen Beweises wieder fallen gelassen.

Auch an eine durch den *Impfstoff übertragene Virusinfektion* wurde gedacht. So vermutete man eine Verunreinigung der Vaccine mit Herpes-Virus. Auch die Übertragung eines noch unbekannten Encephalitisvirus durch die früher nicht geübte Kaninchenpassage rückte in den Bereich der Möglichkeit.

Gegen eine Verunreinigung der Impfstoffe durch ein solches Virus spricht allein schon die Tatsache, daß von einer oft sehr großen Zahl mit der gleichen Lymphe Geimpfter immer nur Einzelne an einer p. v. E. erkranken. Auch hat man mit Impfstoffen, die keinen Kontakt mit Kaninchen hatten, das Vorkommen neuraler Schäden nicht verhindern können. So war nach probeweiser Einführung einer nur über den Esel gelaufenen Asinovaccine aus der Türkei, die — laut Angabe — nie einen neuralen Impfschaden verursacht hatte, die Zahl der Fälle von p. v. E. in Bayern die gleiche. Auch der seit Jahrzehnten nur über das Rind geführte Berner Stamm hat nach allgemeiner Anwendung in Deutschland die Impfschäden nicht verringert.

Man hat schließlich auch den Verdacht geäußert, ein bereits im Impfling *latent vorhandener Encephalitiserreger* würde durch die Impfreaktion aktiviert. Auch bei Anwendung modernster Methoden der Virusforschung gelang es aber bisher nicht, einen solchen Erreger zu isolieren, weshalb man diese Ansicht wieder fallen ließ. In jüngster Zeit hat Sinnecker (1960) auf Grund einiger positiver serologischer Befunde die Meinung vertreten, es könnte die Aktivierung des Erregers der Zeckenencephalitis in Frage kommen, was Ehrengut (1961) mit dem Hinweis auf das andersartige histopathologische Bild der Zeckenencephalitis ablehnte.

Unsere neueren Erkenntnisse über die Latenz mancher Virusinfektionen zwingen uns, die Frage der „Aktivierung" offen zu lassen. Ferner lehrt uns die Klinik, daß Doppelinfektionen (Masern-Vaccine, Varicellen-Vaccine, Influenca-Vaccine) bei einem Patienten eine p. v. E. auslösen können. Welche Faktoren hier bedeutsam sind, ist vorläufig noch nicht durchschaubar.

3. Allergietheorie

Die meisten Anhänger fand bis heute die *Allergietheorie* in ihren verschiedenen Variationen. Schon GLANZMANN (1927) und VAN BOGAERT (1950) haben auf die Bedeutung allergischer Vorgänge für das Auftreten einer Encephalitis nach Pockenimpfung hingewiesen. In Analogie zu den neuralen Störungen nach Lyssaschutzimpfung lag der Gedanke nahe, daß auch bei der Vaccination neuroallergische Mechanismen eine Rolle spielen könnten.

Diese Annahme hat in der Folgezeit zahlreiche experimentelle Untersuchungen zur Frage Allergie und Nervensystem maßgeblich beeinflußt [FERRARO u. CAZULLO (1949), LHERMITTE (1950) u. v. a.]. Durch Sensibilisierung von Affen, Hunden, Katzen, Meerschweinchen und Mäusen mit arteigenem und artfremdem Hirngewebe — zum Teil unter Beigabe abgetöteter Tuberkelbazillen und Paraffinöl — gelang es, das Bild einer hyperergischen Encephalomyelitis zu reproduzieren. Der mit solchen hyperergischen Entzündungen des Zentralorgans einhergehende und im Vordergrund stehende Markscheidenuntergang gab Veranlassung, alle Encephalomyelitiden, bei denen das Symptom der Entmarkung im Vordergrund steht, unter einem Gesichtspunkt, nämlich dem der Hyperergie, zu betrachten.

Am umfassendsten hat diese Theorie PETTE (1942) vertreten. Nach ihm lassen Krankheitsablauf und pathologisch-anatomischer Befund bei der postvaccinalen Encephalomyelitis darauf schließen, daß prozeßbestimmend nicht ein bestimmter Krankheitserreger bzw. Entzündungsreiz ist, sondern die jeweilige Reaktionslage des Gesamtorganismus bzw. seiner Einzelgewebe. PETTE diskutierte auch die Möglichkeit, daß Bakterien nach dem Prinzip der verzögerten Tuberkulintyp-Reaktion zu einer Sensibilisierung des Nervengewebes beitragen könnten.

Mit *parallergischen* Vorgängen bringen KELLER und SCHAEFER (1929) die p. v. E. in Zusammenhang. Sie wiesen auf unspezifisch positive' Tuberkulinreaktionen pockenschutzgeimpfter Kinder hin, was FEHRINGER und EHRENGUT (1962) bestätigen konnten. Letztere Autoren bestreiten aber einen Zusammenhang zwischen neuralen Impfkomplikationen und diesen „parallergischen" Reaktionen, da man dann unspezifische positive Tuberkulinreaktionen bei Fällen von Impfencephalitis erwarten müßte, was aber nicht zutrifft.

In jüngster Zeit hat sich, allerdings mit gewissen Einschränkungen, auch DE VRIES (1960) für die Bedeutung eines allergischen Faktors bei der Encephalomyelitis postvaccinalis ausgesprochen. Für das Vorliegen einer allergischen Reaktion sprechen seiner Meinung nach die normierte Inkubationszeit, die sehr kurze Periode des Auftretens der Krankheitserscheinungen mit Tod oder Heilung als Folge,

die therapeutische Beeinflussung durch ACTH, die Beschränkung auf einen nur kleinen Personenkreis, der große Einfluß von konstitutionellen Verschiedenheiten (vorausgehende Impfungen, Einfluß anderer Erkrankungen oder von Injektionen, Einfluß von Stress), dann der herdförmige und monomorphe Charakter der Veränderungen, sowie die Reproduzierbarkeit der Veränderungen durch Methoden, die gewöhnlich allergische Reaktionen verursachen. Auch das Fehlen von Markscheidenzerfall und Mikrogliareaktion bis zum 2. Lebensjahr soll nach DE VRIES (1960) in die gleiche Richtung zeigen. Man kann eine experimentelle allergische Encephalitis nicht mit Gehirnsubstanz neugeborener Tiere erzeugen.

Was nach DE VRIES nicht mit einer allergischen Reaktion an anderen Organen übereinstimmt, ist die hier primäre Gefäßreaktion mit Wucherung von Wandzellen, Ödem und Infiltration von Rundzellen oder Leukocyten. Da DE VRIES der Meinung ist, daß solche Befunde nicht zur echten Encephalomyelitis gehören, muß er zwangsläufig eine völlige Übereinstimmung der postvaccinalen Encephalomyelitis mit den geläufigen allergischen Entzündungen ablehnen.

Daß es sich bei der p. v. E. nicht um einen gewöhnlichen allergischen Mechanismus handelt, beweist die Seltenheit dieser Komplikation bei der Wiederimpfung. Außerdem erkranken Patienten mit unterschiedlicher Impfreaktion (Areagröße) an postvaccinaler Encephalitis (es gibt auch postvaccinale Encephalitiden ohne örtliche Reaktion), so daß das Ausmaß der Reaktionsbereitschaft des Hautorgans nicht maßgeblich sein kann. Die Tatsache, daß auch Patienten mit mangelhafter Hautimmunität an postvaccinaler Encephalitis erkranken [v. BOGAERT (1950)], läßt den hyperergischen Faktor als wenig gewichtig erscheinen, wenn man nicht annehmen will, daß hierbei das Gehirngewebe vikariierend hyperergisch reagiert.

4. Ernährungstheorie

Von anderen Erklärungsversuchen sei noch auf die von MASSENBERG (1948) und HUBER (1950) erwähnte *Ernährungstheorie* hingewiesen. Die Autoren fanden bei unterernährten Kindern eine höhere Befallsrate und glaubten hier einen Zusammenhang annehmen zu dürfen. Eine alimentäre Noxe vermuten ferner FERRARO u. Mitarb. (1949).

5. Toxintheorie

Als weiterer Erklärungsversuch ist noch eine *Toxintheorie* anzuführen [CRAMER (1929)]. Hierbei werden „Virustoxine", die bei der Virusvermehrung anfallen, für die postvaccinale Encephalitis verantwortlich gemacht. Dafür spricht, daß die Krankheitssymptome während der Virämie in Erscheinung treten. Über diesen Mechanismus ließe sich auch die Tatsache erklären, daß die postvaccinale Encephalitis bei Wiederimpflingen — die durchschnittlich eine geringere Virämie haben — äußerst selten ist. Als Gegenargument sei aber hervorgehoben, daß die Existenz von Virustoxinen noch nicht bewiesen wurde.

6. Blutgruppentheorie

Schließlich ist noch eine *Blutgruppentheorie* zu erwähnen, die VOGEL, PETTENKOFER und HELMBOLD (1960) zur Diskussion stellten. Unter 103 Patienten aus Deutschland mit postvaccinalen Komplikationen (meist p. v. E.) hatten 71 die Blutgruppe A oder AB und 32 die Blutgruppe B oder 0. Die Verteilung bei der Normalbevölkerung ist A—AB = 49,1%, B—0 = 50,9%. Dies beweise, daß Personen der Blutgruppe A und AB eine 2,3mal größere Chance haben, eine p. v. E. zu bekommen, als Personen der Blutgruppe B und 0.

Unseres Erachtens können wir ätiopathogenetisch zusammenfassend nur folgende Punkte hervorheben:

a) Voraussetzung für das Entstehen einer p. v. E. ist die Infektion des menschlichen Organismus mit dem Vaccinevirus.

b) Die Phase der Virämie ist von entscheidender Bedeutung. Beim immunen oder teilimmunen Organismus wird darum eine p.v.E. nur sehr selten beobachtet.

c) Als Noxe kommen mit großer Wahrscheinlichkeit Produkte der Virusvermehrung in Frage.

d) Eine angeborene oder durch Vorschäden bedingte besondere Empfindlichkeit des Gehirns muß wegen der Seltenheit des Ereignisses als weiterer Faktor noch hinzukommen.

XII. Die Therapie

In den bisherigen Vorschlägen zur Therapie der p. v. E. spiegeln sich die Ansichten der Verfasser zur Ätiologie dieser Erkrankung wider.

Solange wir aber hierüber keine Klarheit besitzen, kann auch von einer kausalen Therapie keine Rede sein. Da wir ferner bei der Seltenheit der Fälle nicht genügend Erfahrungen sammeln können, muß jede Empfehlung einer symptomatischen Behandlung in gleicher Weise Theorie bleiben.

Die Anwendung von Immunserum wurde schon sehr früh empfohlen. VAN BASTIAANSE-BOUWDIJK (1955) schlug tierisches Immunserum vor; Mitteilungen über die Anwendung in der Therapie sind aber unseres Wissens noch nicht erschienen. Über Besserung nach Gaben von Humanserum Geimpfter berichtete HEKMAN (1930, 1931). Gleiche Beobachtungen stammen von GRÜNEBERG (1930). Diese Versuche einer Behandlung gingen von der Überlegung aus, daß im Serum vaccinierter Personen Stoffe enthalten sein müßten, welche die Heilung des Krankheitsprozesses beschleunigen könnten.

VERLINDE vermutete, daß Störungen des Leberstoffwechsels bei p. v. E. eine ursächliche Rolle spielen, weshalb holländische Autoren [KEUTER (1960)] die Anwendung von Leberpräparaten einführten. Erfahrungsberichte liegen hierüber nicht vor.

Legt man der Pathogenese der p. v. E. hyperergische Mechanismen zugrunde, so war es naheliegend, an eine medikamentöse Behandlung mit entsprechenden Mitteln zu denken. Antihistaminpräparate empfahl HYMAN [zit. bei KEUTER (1960)], doch fehlen weitere Mitteilungen über die Anwendung. Erfolgversprechender erschien die Durchführung einer Therapie mit ACTH oder Cortison bzw. Hydrocortison. LIGTERINK (1951) hat zuerst 2 Fälle von p. v. E. mit ACTH behandelt. Günstige Erfahrungen liegen von NOSSEL und RABKIN (1956), ferner von CAMPANA (1959) vor. SELLING und MEILMANN (1955) konnten bei 11 von 16 Fällen von Encephalomyelitis (verschiedener Genese) Besserung nach ACTH-Behandlung feststellen. Dabei wurde als Maßstab der Eintritt der objektiven Besserung innerhalb 24 Stunden nach Behandlungsbeginn gefordert.

EHRENGUT, SCHEPPE und JOAS (1959) konnten durch eine intralumbale Gabe von Hydrocortison (25 mg) eine augenscheinliche Besserung eines hoffnungslosen Zustandsbildes innerhalb weniger Stunden nachweisen. Den Erfolg dieser Therapie führen sie auf die Verminderung des der p. v. E. zugrunde liegenden Hirnödems zurück. Auch SEIFERT (1962) sah eine eindrucksvolle Besserung nach intralumbaler Verabreichung von 25 mg Prednisolon.

Besonders interessant ist die Beobachtung von VALLAT und LEPETIT (1959) über die günstige Beeinflussung maligner Kleinkindkrämpfe, die im Gefolge einer Pockenschutzerstimpfung auftraten. Im EEG fand sich eine Hypsarrhythmie. Die Autoren leiteten eine Behandlung mit Depot-ACTH ein (20E tgl.). Auch RADERMECKER (1960) hat bei einem ähnlichen Fall ebenfalls Depot-ACTH-Behandlung angewandt. Es handelte sich um eine postvaccinale Encephalopathie, welche durch Windpocken (EEG: „Hypsarrhythmie") kompliziert war. Er sah einen günstigen Verlauf.

Zur Therapie der p. v. E. wäre noch die Chlorpromazinbehandlung zu erwähnen, die THALHAMMER (1955) empfiehlt. In ähnlicher Weise hat KIRCHER (1961) hochdosiert Pyramidon angewandt. Wie weit Adenosinmonophosphorsäure die ödematöse Hirnschwellung günstig beeinflußt [SCHMIDT (1960)], bleibt abzuwarten. Auch Diamox käme therapeutisch in Betracht. Die Behandlung der p. v. E. mit B 12-Präparaten [DROGENDIJK (1954)] müßte erst an einem größeren Krankengut unter Beweis gestellt werden.

Von den bereits verschiedentlich erwähnten Thiosemicarbazonen und ihren verwandten Verbindungen werden wir bei einer manifesten p. v. E. nicht mehr viel erwarten dürfen. Erfahrungsberichte liegen hierüber nicht vor.

XIII. Die Prophylaxe

Seit den ersten Mitteilungen über die p. v. E. hat es nicht an Vorschlägen gefehlt, wie man diese Impfkomplikation verhüten könne. Je nach Einstellung des Verfassers zur Ursache wurden Veränderungen am Impfstoff, an der Impftechnik oder Vorsorge bei der Auswahl der Impflinge empfohlen. Wir sind bei der Besprechung der Ätiologie bereits kritisch auf einige Theorien zur Prophylaxe eingegangen. Neben gezielten Vorschlägen findet sich in amtlichen und anderen Verlautbarungen zur Impffrage noch eine Fülle von Empfehlungen allgemeiner Art. Sie spiegeln nur die Unsicherheit wider, die auf diesem Gebiete besteht. Wird z. B. „besondere Sorg-

falt" bei der Impfung angeraten, so kann man dem nur zustimmen. Es bleibt jedoch rätselhaft, auf welche Weise dadurch die Impfencephalitis verhütet werden soll.

Als prophylaktische Maßnahme gegen die p. v. E. wurde besonders von kinderärztlicher Seite eine Änderung der *Impftechnik* vorgeschlagen. Man hat sowohl die subcutane als auch die intracutane Methode empfohlen, zuerst um die Narben zu vermeiden, dann auch in der Hoffnung, eine neurale Schädigung dadurch zu verhindern [BAMBERGER (1960)]. Berichte aus Österreich [BERGER, PUNTIGAM (1955)] ließen erkennen, daß auch diese Methoden die p. v. E. nicht verhüten.

Mit großer Hoffnung hat man den Vorschlägen Rechnung getragen, durch entsprechende *Auswahl der Impflinge*, neurale Komplikationen zu vermeiden. Das Problem der Altersdisposition haben wir schon behandelt (S. 260). Seit einigen Jahren werden Kinder jenseits des 3. Lebensjahres nicht mehr erstgeimpft. Eine Verminderung der Encephalitiszahlen, beurteilt an der bayerischen Statistik, ist bisher nicht erkennbar. Auch die seit einigen Jahren geübte großzügige Zurückstellung der Impflinge auf Grund *konstitutioneller* oder *dispositioneller Faktoren* war bisher ohne sichtbaren Einfluß, wie SEELEMANN (1960) auf Grund seiner Erhebungen in Hamburg nachwies. Eine in die Breite gehende Auswirkung auf die Encephalitishäufigkeit war wohl nicht zu erwarten. Auch sind für die Beurteilung des Wertes dieser Maßnahmen die Zahlen zu klein und die Fehlerquellen zu groß. So wird darum auch in Zukunft die Auswahl der Impflinge auf Vorliegen von Impfhinderungsgründen (s. S. 301) eine wichtige prophylaktische Maßnahme in unserem Kampf gegen die p. v. E. bleiben.

Die älteren Versuche, unerwünschte „encephalitogene" Eigenschaften eines Impfstoffes durch chemische Behandlung zu beseitigen, wurden schon erwähnt (S. 160). Ob derartige tierexperimentell festgestellte Impfstoffänderungen bzw. Verbesserungen sich auf die Encephalitisrate auswirken, darauf müssen wir mangels vergleichbarer Unterlagen die Antwort schuldig bleiben. Zukünftige Forschung, vor allem über den Begriff „Virustoxin", wird hier vielleicht noch manche Klärung bringen. Fraglich ist auch, ob die zu fordernde „Reinheit" des Impfstoffes das Encephalitisproblem löst. Bei den Kulturvaccinen ist es möglich, nicht nur eine Freiheit von Bakterien, sondern auch von Fremdviren zu erzielen. Man kann mit Hilfe der Plaque-Technik ein einziges Elementarkörperchen zur Vermehrung bringen und damit ein homologes, genetisch reines Material für einen Impfstoff von bestimmten Eigenschaften erhalten. Ein in Bayern 1963 durchgeführter Groß-versuch ließ aber noch nicht erkennen, ob dieser Kulturimpfstoff die Encephalitisrate signifikant ver-mindert.

Immer wieder hat man das Auftreten neuraler Komplikationen mit der *Stärke der lokalen Impfreaktion* in Verbindung gebracht. Es ist verständlich, daß der Laie die Gehirn-entzündung zur Schwere der ablaufenden Impf-reaktion in Beziehung setzt. Auch viele Ärzte sehen hier einen Kausalzusammenhang. Folge-richtig wird öfters die Forderung nach einem „abgeschwächten" Impfstoff erhoben. Nun lassen die bisherigen Erfahrungen zwischen Grad und Ausbildung der *lokalen* Impfreaktion und dem Auftreten der p. v. E. keinen Zu-sammenhang erkennen. In den älteren Schrif-ten wird die „blühende Pocke" als das er-strebenswerte Ziel bezeichnet und mißtrauisch betrachteten die Impfärzte die „schwächliche", asthenische Pustel, die sie mit einer Erkran-kung des Impflings in Verbindung brachten. Die mit der asthenischen Pustel häufig ver-bundene toxische Allgemeinreaktion war schon in früheren Zeiten gefürchtet, und sie rückt auch heute wieder in den Mittelpunkt des Interesses.

Wir können unterstellen, daß das Vaccine-virus selbst oder ein von ihm produziertes Agens die p. v. E. verursacht. Diese Noxe kann das Zentralnervensystem nur auf dem Blutweg erreichen, ein anderer Weg des Transportes ist schlecht denkbar. Deshalb ver-suchte man, durch eine Beeinflussung der Virämie die pathogenetische Ereigniskette hier zu unterbrechen und damit einem neuralen Impfschaden vorzubeugen.

Die Suche nach einem *Vaccinestamm*, der keine oder nur eine *schwache Virämie* erzeugt, schien zunächst ein Weg zu sein, das angestrebte Ziel zu erreichen. Vor einiger Zeit hat man in Holland einen sogenannten „milden" Impfstamm verwendet, der angeb-lich keine Virämie erzeugt. Es handelt sich um die sogenannte *Rivers-Vaccine*, die als Kalt-stamm in vielen Eipassagen gezüchtet und von DEKKING in Zellkulturen weitergeführt wurde [zit. n. BEUNDERS (1962)].

Von 400 Rekruten zeigten nach BEUNDERS (1961) nur 8 eine Temperaturerhöhung, die nicht über 38 °C hinausging. In der Kontrolle der neutralisierenden Antikörper erreichte der Titer dieselbe Höhe wie nach Anwendung der Dermovaccine. 1800 Rekruten wurden mit diesem Stamm erstgeimpft, Komplika-tionen traten nicht auf. Die nach einem Jahr durch-geführte Wiederimpfung zeigte nach dem Autor Immunitätsreaktionen.

Wir haben mit diesem Impfstamm einen *Orientierungsversuch* durchgeführt. Der Titer dieses Impfstoffes war hoch (10^8 pfu CAM/ml). Er zeigte bei 18 Erstimpflingen eine sehr kräftige Lokalreaktion, dabei traten nur bei drei Kindern Temperaturen über 37° auf. Bei der Kontrolle der hämagglutinationshemmen-den Antikörper lag der Titer aber niedriger, als wir üblicherweise nach der Erstimpfung sehen.

Nun wäre ein Vaccinestamm, dessen Akti-vität sich im Hautorgan erschöpft, der ver-mutlich keine oder nur eine geringe Virämie und damit auch keine Allgemeinsymptome verursacht, sicher ein idealer Impfstamm, besonders wenn wir unterstellen, daß neurale Schädigungen hier seltener sind. Es erhebt sich aber die Frage, ob ein derartiger Impfstoff auch eine genügende Immunität erzeugt. Schließ-lich ist dies das Ziel unserer Bemühungen. Wir können uns nicht zufrieden geben, nur die Wiederimpfreaktionen zu beurteilen. Ab-gesehen von der Fragwürdigkeit der sogenann-ten Immunitätsreaktion kann diese nur be-weisen, daß eine Vaccineimmunität vorliegt, erlaubt aber noch nicht ohne weiteres einen Rückschluß auf die Pockenimmunität.

Neben diesen Bemühungen am Impfstoff sind nun die Versuche zu nennen, die in den Ablauf der normalen Impfreaktionen ein-greifen sollen. Ihr Ziel ist es, die *Virusver-mehrung oder die Virämie* zu hemmen. Hier soll vorweg die Möglichkeit einer medikamen-tösen Prophylaxe erwähnt werden. Wir konn-ten schon auf die bisherigen Erfolge mit Marboran (N-methylisatin-β-thiosemicarbazon) hinweisen (S. 207) und die Überzeugung aus-sprechen, daß mit diesem Präparat ein neuer Weg der Prophylaxe beschritten ist. Die Er-folge bei der Vorbeugung der Variola ließen ein gutes Ergebnis auch bei der Vaccineinfektion erhoffen.

Nach tierexperimenteller Vorprüfung konnten wir N-methylisatin-β-thiosemicarbazon (Marboran) bei 35 Erstimpflingen im Alter von $^4/_{12}$—$2^9/_{12}$ Jahren an-wenden (Kontrolle 18 Kinder gleichen Alters). Es ergab sich, daß eine, über drei Tage sich hinziehende, prophylaktische Verabreichung des Präparates von 25 mg/kg pro die und von 100 mg/kg pro die weder die lokalen noch die allgemeinen Reaktionen beein-flußte; hingegen kam es bei 17 von 33 Kindern zu mehr oder weniger heftigem Erbrechen [HERRLICH, STICKL u. MUNZ (1964)].

Die weitere Erfahrung muß lehren, ob die Thiosemicarbazone und verwandte Verbindungen auch im Sinne einer Prophylaxe der p. v. E. wirksam sind und ob sie nicht die Entwicklung der Immunität stören. Schließlich wissen wir über die Verträglichkeit noch zu wenig.

Abgesehen von diesen noch nicht abgeschlossenen Versuchen scheinen nur die *immunbiologischen* Überlegungen Möglichkeiten einer echten Prophylaxe aufzuzeigen.

Neurale Impfschäden sind beim Wiederimpfling extrem selten. Es besteht kein Zweifel, daß diese Abwehrkraft mit der noch vorhandenen Restimmunität zusammenhängt. Diese mag oft nicht mehr nachweisbar sein, trotzdem schützt sie vor einer Erkrankung. Offenbar genügt es, wenn der Organismus einmal Kontakt mit dem Vaccinevirus genommen hat. Es war nun naheliegend, zu versuchen, dem Erstimpfling diesen Schutz auf harmlose Weise zu vermitteln, ihn gewissermaßen noch vor der Impfung in einen Wiederimpfling zu verwandeln. Um diesen Zustand zu erreichen, boten sich zwei Wege an, nämlich die *passive Immunisierung* oder die Anwendung *inaktivierter Impfstoffe.*

Eine *passive Immunisierung* erfolgt auf physiologische Weise während der Schwangerschaft. War die Mutter gegen Pocken geimpft und hatte sie noch eine genügende Immunität, so gehen Vaccine-Antikörper via placenta auf die Frucht über. Beim Neugeborenen sind diese Antikörper bis über den 6. Lebensmonat hinaus nachweisbar. Ihr Vorhandensein wurde bisher als ein Impfhindernis betrachtet, da sie oft die Ursache für ein Nichtangehen einer Impfung sind. Dies ist mit ein Grund, warum man in Deutschland eine Impfung in den ersten Lebensmonaten vermeidet. Gehen wir aber von dem Gedanken aus, daß dieser Antikörperschutz des Neugeborenen mit großer Wahrscheinlichkeit auch einen Schutz vor einem neuralen Impfschaden bedeutet, so haben wir allen Anlaß, gerade diese Lebensphase für die Erstimpfung zu empfehlen.

Als *günstigste Impfzeit* sehen wir den 4.—6. Lebensmonat an. Zu dieser Zeit verfügt der Säugling noch über Reste der mütterlichen Antikörper. Bei einem Teil der Kinder geht die Impfung nicht an, was zu einer Wiederholung zwingt. Die spezifische Immunkörperbildung ist zu dieser Zeit wahrscheinlich noch nicht so ausgebildet, wie im späteren Alter, ein Nachteil, der durch Nachimpfung gefahrlos ausgeglichen werden kann.

Die bisherigen Erfahrungen mit der Frühestimpfung sind zu gering, um ein Urteil über die praktische Auswirkung schon geben zu können. Man stößt manchmal auf Schwierigkeiten, da die Mütter nicht

immer bereit sind, die Impfung durchführen zu lassen. Geht die Impfung an, so wirken sich die mütterlichen Antikörper auch in einer Bremsung der Impfreaktion aus, d. h. die allgemeinen und örtlichen Erscheinungen sind geringer.

Für die passive Immunisierung der *älteren Erstimpflinge* hat man die Verabreichung von *Hyperimmunserum* bzw. *Gammaglobulin* empfohlen. Die Vorschläge knüpfen an Versuche an, die man bereits um die Jahrhundertwende diskutierte. Den Versuch einer Kombination der passiven mit der aktiven Impfung haben erstmals GISPEN u. Mitarb. (1956), später HERRLICH und EHRENGUT (1957) unternommen. Eine Reihe von Autoren haben Gammaglobulin ebenfalls in Kombination angewendet und über gute Erfahrungen berichtet [KEMPE u. Mitarb. (1956), JOPPICH (1962), NANNING (1962), BEUNDERS (1962), BADILLET (1962)]. Man kann durch Vorimmunisierung mit Gammaglobulin die allgemeinen und lokalen Reaktionen der Erstimpfung mildern, bei entsprechender Dosierung sogar ganz unterdrücken. Diesen Effekt erzielt man zuverlässig nur mit dem vom Blut vaccinierter Spender gewonnen Vaccine-Gammaglobulin. Das in Deutschland im Handel befindliche Gammaglobulin hat einen wesentlich niedrigeren und sehr wechselnden Antikörpertiter. Der Erfolg ist darum unsicher. Auf jeden Fall muß man mit diesem Präparat hoch dosieren [nach KARTE (1962) 0,7 ml/kg Körpergewicht, s. auch S. 198]. Diese Nachteile haben JOPPICH (1962) veranlaßt, *Rinderimmunglobulin* zur Prophylaxe der p. v. E. vorzuschlagen. Größere Erfahrungen hierüber fehlen. Man wird aber ungern heterologes Serum — noch dazu während der Pockenimpfung — wegen der doch in ca. 10—20% der Geimpften zu erwartenden Serumkrankheit zuführen.

Ein Urteil über den prophylaktischen Wert der passiven Immunisierung erlaubt nur der Großversuch, den NANNING 1955—1959 in der holländischen Armee durchführte.

NANNING hat ein Vaccine-Gammaglobulin, das vom Blut frisch vaccinierter Spender gewonnen wurde, in einer Menge von 2 ml gleichzeitig mit der Impfung an 53 630 holländische Rekruten verabreicht und gleichzeitig im doppelten Blindversuch 53 034 Soldaten ein Placebomaterial gegeben. In der behandelten Gruppe traten drei und in der unbehandelten Gruppe 11 Erkrankungen an p. v. E. auf. In jeder Gruppe endete je eine Erkrankung tödlich. Später impfte man weitere 112 000 Soldaten, hier kam es zu 5 Erkrankungen.

Man hat die statistischen Ergebnisse des Großversuches von NANNING (1962) als eindeutigen Beweis für die prophylaktische Wirksamkeit des Präparates angesehen. Wir können uns dieser Ansicht nicht ganz anschließen. Nach der Angabe von NANNING (1962) hat es sich bei seinen Soldaten vorwiegend um Ungeimpfte gehandelt. Den Anteil der Wiederimpflinge gibt er in einer Höhe von ca. 20% an. Eine genaue Erhebung z. B. eine Narbenkontrolle, hat er offenbar nicht angestellt. Auch fehlen Angaben, ob dieses Verhältnis zwischen Ungeimpften und Geimpften in beiden Gruppen und über die Jahre des Versuches hindurch ständig gleich blieb. Im Gegensatz zu den Jahrgängen vor dem letzten Krieg wurden die Geburtsjahrgänge ab 1939 in Holland fast lückenlos durchgeimpft. Hatte nun die Placebo-Gruppe zufällig mehr Ungeimpfte als die Versuchsgruppe, mußten auch mehr neurale Erkrankungen auftreten. Schließlich möchten wir noch anführen, daß in beiden Gruppen nur ein Fall von p. v. E. tödlich verlief, eine ungewöhnlich niedrige Zahl, wenn man die sonst hohe Mortalität in Betracht zieht. Wird als Kriterium für den Wert einer Prophylaxe nur die autoptisch gesicherte Diagnose anerkannt, zeigen die beiden Gruppen von NANNING (1962) keinen Unterschied.

Die *aktive Vorimmunisierung* als Versuch einer Prophylaxe der p. v. E. kann sowohl mit lebenden als auch mit abgetöteten Vaccinen durchgeführt werden.

Über Versuche mit *Lebendvaccine* hat zuerst HERRLICH (1963) berichtet. Es erscheint zunächst wenig verständlich, denselben Impfstoff, dessen Folgen man befürchtet, gleichzeitig zum Schutz gegen Impfkomplikationen zu verwenden. In der Pathogenese der Vaccineinfektion und ihrer Komplikationen spielen aber sowohl qualitative als auch quantitative Faktoren eine Rolle. Wir dürfen vermuten, daß Grad und Ausbildung der die Infektion begleitenden Virämie von entscheidender Bedeutung sind, gleichgültig, welche Mechanismen im einzelnen den neuralen Schaden auslösen. Nach Untersuchung von SOLOVIEV und MASTYUKOVA (1959) ist bei der Vaccine die Mindestimmunisierungsdosis kleiner als die Mindestinfektionsdosis. Es kommt somit darauf an, für die Vorimpfung diejenige Minimalmenge an Vaccine zu verwenden,

die noch eine immunisierende Wirksamkeit garantiert, aber als Infektionsdosis nicht mehr ausreicht. HERRLICH injizierte 0,1 ml verdünnten Impfstoff, der ca. 100 infektiöse Viruseinheiten enthielt. 14 Tage später folgte die normale cutane Impfung mit unverdünnter Lymphe. Die Vorimpfung erzeugte keine sichtbare Reaktion. Es traten weder Erscheinungen an der Impfstelle auf, noch zeigten sich Allgemeinsymptome. Die immunisierende Wirkung war aber am Reaktionsablauf der cutanen Impfung einwandfrei zu erkennen. Die in den Jahren 1953/55 von HERRLICH bei 2150 älteren Erstimpflingen durchgeführten kombinierten Impfungen verliefen ohne Komplikationen.

AMIES (1962) konnte bei seinen Kaninchen nach subcutaner Applikation von ca. 10 infektiösen Viruseinheiten, die zu keinen örtlichen oder allgemeinen Reaktionen Anlaß gaben, bei der Hälfte der Versuchstiere eine unterschiedlich starke Immunität erzielen, die er als Folge einer Virusvermehrung auffaßt. Der Immunitätsgrad ließ sich durch eine cutane und subcutane Nachimpfung mit abgestuften größeren Virusmengen und durch serologische Kontrollen nachweisen. Die immunisierende Wirkung weniger aktiver Viruspartikel ließ sich durch Adjuvantien steigern. AMIES schlägt vor, die subcutane Vorimpfung durch minimale Dosen von Lebendvaccine beim Menschen weiter zu überprüfen, da ihre bereits erwähnten Vorteile dafür sprächen. Der durch eine einmalige Gabe erzielte Immunitätszustand könne eventuell durch eine zweite Subcutanimpfung gesteigert und schließlich durch cutane Nachimpfung auf die notwendige Höhe gebracht werden. Der Verfasser sieht auch eine Möglichkeit, die vaccinalen Vorimpfungen mit anderen Injektionsimpfungen zu kombinieren.

Die möglichen theoretischen Einwände bei Anwendung eines lebenden Erregers, wie auch die Schwierigkeit, einen flüssigen Lebendimpfstoff von so niedrigem Titer in gleichbleibender Qualität herzustellen, gaben HERRLICH (1959) die Veranlassung, für die Vorimpfung *inaktivierte Vaccine* zu verwenden (Vaccino-Antigen).

Mit anderer Zielsetzung hat bereits JANSON 1891 die inaktive und aktive Pockenschutzimpfung kombiniert. Später haben Tierärzte bei der Bekämpfung der Maul- und Klauenseuche Erfahrungen mit dieser Methode gesammelt. Unter Bezugnahme auf eine Publikation von BEDSON (zit. bei BLAND) u. Mitarb. (1927) regte BLAND (1932) die Vorimpfung mit inaktiver Vaccine zur Verhütung postvaccinaler Impfschäden an. Tierexperimentelle Arbeiten haben dann VERLINDE (1942), COLLIER (1955) sowie KAPLAN u. Mitarb. (1962)

durchgeführt, beim Menschen jedoch keine Erfolge notiert. Sie konnten diese Erfolge auch nicht sehen, da sie das Hauptgewicht nicht auf die Beeinflussung der von ihnen nicht selbst durchgeführten und kontrollierten Impfungen, sondern auf die Laborteste legten. Auch war ihr Ausgangsmaterial, nämlich Dermovaccine, für die Inaktivierungsversuche wenig geeignet. Erst als es möglich war, ein wirksames Antigen durch Formolinaktivierung einer Kulturvaccine herzustellen (s. S. 158), gelang es HERRLICH (1959) in Zusammenarbeit mit EHRENGUT (1959), den immunisierenden Effekt am Menschen durch die Feststellung der *Modifikationsvarianten* im *Ablauf der nachfolgenden Cutanimpfung* zu beweisen. Ein Jahr später erzielten BEUNDERS u. Mitarb. (1961) in Holland ähnliche Ergebnisse.

Über die Herstellung und Prüfung des Vaccine-Antigens wie auch über die Klinik der kombinierten Impfung haben wir bereits berichtet (S. 158 u. 195). Das Präparat wurde in den Jahren 1959—1963 in einem ausgedehnten Feldversuch erprobt [HERRLICH (1963/64)]. Eine im September 1963 durchgeführte Erhebung ergab, daß Vaccine-Antigen im Bundesgebiet bei mehr als 91 000 überalterten Erstimpflingen zur Anwendung gekommen war. Es wurden bis zu diesem Zeitpunkt nur zwei Fälle einer ausgeheilten postvaccinalen Encephalitis [KOCH (1963)], sowie eine postvaccinale Polyneuritis gesehen. Legt man die eingangs erwähnte Häufigkeitsrate der p. v. E. beim überalterten Erstimpfling, nämlich 1:2000 bis 1:3000 der Beurteilung zugrunde, so kann man an dem Erfolg des Feldversuches nicht zweifeln.

Das Prinzip, das der Anwendung von Vaccine-Antigen zugrunde liegt, hat auch für andere Lebendimpfstoffe seine Gültigkeit. So wird jetzt die Vorimpfung mit inaktiviertem Impfstoff sowohl für die Polioimpfung als auch für die Masernimpfung vorgeschlagen, um Komplikationen vorzubeugen [GÜNTHER u. BONIN (1963)].

Fassen wir nun die bisher aufgeführten Möglichkeiten einer Prophylaxe der p. v. E. zusammen, so besitzen wir vorläufig nur über zwei Methoden größere Erfahrungen: Die Anwendung von Gammaglobulin und von Vaccine-Antigen. Wer Gammaglobulin bevorzugt, kann bei seiner Anwendung mit einem *breiten Wirkungsspektrum* rechnen. Das Präparat schützt auch vor anderen Infektionen, sofern der Spenderkreis mit dem betreffenden Erreger in Berührung gekommen war. Als nachteilig ist zu erwähnen, daß die bei dem käuflichen Gammaglobulin notwendige hohe Dosierung von mindestens 8 bis 10 ccm manchmal nicht ohne Nebenreaktionen abläuft. Wer *Vaccine-Antigen* anwendet, darf nur eine *spezifische Wirkung* erwarten, nämlich die Verhütung der p. v. E. Einen intercurrenten Infekt, eine neurale Erkrankung anderer Genese oder die Verschlimmerung eines vor der Impfung bestehenden latenten Hirnschadens kann Vaccine-Antigen nicht verhindern.

Eine weitere Klärung und größere Sicherheit bei der Beurteilung des Wertes der genannten Methoden der Vorbeugung ist erst möglich, wenn wir über die Pathogenese der p. v. E. besser Bescheid wissen. Die Forderung nach einer hundertprozentigen Sicherheit wird jedoch auch in Zukunft bei der Pockenschutzimpfung ebenso wenig wie in jedem anderen Bereich unseres ärztlichen Handelns erfüllbar sein.

B. Periphere neurale Impfschäden

Im Jahre 1916 wurden in Holland zahlreiche Fälle von Brachial- und Thorakalneuralgien beobachtet [v. WAYENBURG (1916), BUSCH (1916)]. Einzelne sporadisch auftretende Fälle ereigneten sich im Jahre 1925 [KOETSER (1929)]. Sie traten immer nur nach Revaccinationen auf und waren peripheren Ursprungs. Die Ursache dieser lokalen Häufung ist unbekannt. Ähnliche Komplikationen der Pockenschutzimpfung wurden dann nicht mehr beobachtet. Die spätere Literatur enthält keine Angaben hierüber.

C. Neurale Erkrankungen als indirekte Impffolge
I. Krämpfe post vaccinationem

Beim Säugling und Kleinkind liegt eine erhöhte Krampfbereitschaft vor. Für die Auslösung der Anfälle sind besondere Krampfreize verantwortlich. Es ist eine alte Erfahrung, daß auch die Impfung als Krampfursache wirken kann, und man findet in früheren Impfberichten darum häufig die Angabe, daß der Impfling „Freisen, Gichter oder Krampfanfälle" aufgewiesen habe.

Am häufigsten treten während der Impfreaktion die sogenannten *Initialkrämpfe* auf.

Man nennt sie auch *Fieberkrämpfe*, weil ihnen in der Regel ein Fieberanstieg vorausgeht. Diese Tatsache in Verbindung mit der kurzen Dauer der Krämpfe bzw. der Bewußtlosigkeit sichert die Diagnose. Die Pathogenese der Erkrankung ist durchaus unklar. Man bringt sie mit den chemisch-physikalischen Reaktionen in Zusammenhang, die jeden Infekt begleiten und sieht die unmittelbare Ursache in einer erhöhten Durchlässigkeit der Gefäße mit Hirnödem und Hirnschwellung.

80% aller Fieberkrämpfe ereignen sich im 1.—4. Lebensjahr. In den ersten 6 Lebensmonaten sind sie selten. [EHRENGUT (1964)]. Da nicht immer ein steiler Fieberanstieg für den Infektkrampf obligat sein soll, ist die Diagnose manchmal schwierig. Ein Krampfanfall bei normaler Körpertemperatur ist immer auf eine p. v. E. verdächtig. Die Differentialdiagnose kann schwierig sein, und wir sind bei Besprechung der abortiven Verläufe der p. v. E. bereits darauf eingegangen (s. S. 274) Die EEG-Diagnostik gibt uns nur sehr bedingt Aufschluß. Beim Initialkrampf finden sich die gleichen Veränderungen wie bei jedem anderen Krampfanfall. Im Intervall ist das EEG aber altersgemäß wieder normal. Bei den Encephalitiden bleiben die Veränderungen oder treten verzögert erst nach Abklingen der cerebralen Erscheinungen auf, wie es nach DOOSE (1960) besonders für die abortiven Verläufe typisch sein soll. In diesem Zusammenhang sei mit RADTKE (1961) nochmals betont, daß auch ein normales EEG eine cerebrale Erkrankung nicht ausschließen läßt. Immerhin glauben auch wir, daß durch entsprechende Verlaufskontrolle eine Klärung mancher Krampfanfälle möglich ist.

Eine weitere Form von Krämpfen, die auch durch eine Pockenschutzimpfung einmal ausgelöst werden können, sind die sogenannten *Stoffwechselkrämpfe.* Hier ist *Säuglingstetanie* zu nennen. Die für sie typischen spasmophilen Krämpfe treten vor allem im 1. Lebensjahr im Heilungsstadium der Rachitis auf. Die Bedeutung dieser Art von Anfällen — früher sicher überbewertet — wird heute aber unterbewertet. Die infantile Tetanie kommt angesichts einer gewissen Zurückhaltung in der Vit. D-Prophylaxe im Säuglingsalter wieder häufiger vor. Eine sogenannte Spasmophilie bei älteren Kindern (Stimmritzenkrampf etc.) sollte den Verdacht auf andere Ursachen lenken.

Schließlich sind noch die Störungen im *Kohlenhydratstoffwechsel* zu erwähnen, die zu *hypoglykämischen Krämpfen* führen können. Diese Störungen sind im Kindesalter nicht ganz selten und oft familiär bedingt. In das Gebiet der Stoffwechselkrämpfe gehören auch die Anfälle, die sich am Beginn oder im Verlauf einer Nephritis gelegentlich zeigen. Auch die *Pyridoxin-Mangelkrämpfe* sind im Zusammenhang mit den Stoffwechselstörungen anzuführen. Sie treten bei Säuglingen auf, die ausschließlich mit Milchpräparaten ernährt werden, in denen durch Autoklavieren und Verdünnen der Gehalt an Vitamin B 6 sehr stark erniedrigt war.

Als Krampfreiz kann auch eine *Intoxikation* wirken, die im Verlaufe eines Impfprozesses manifest wird. So kann die toxische Enteritis Krämpfe produzieren.

Die Tatsache, daß sich hinter einem Krampfanfall post vaccinationem eine abortive p. v. E. verbergen kann, sollte immer Anlaß zur Erhebung einer sorgfältigen Anamnese sein. Oft stellt sich dabei ein Krampfleiden in der Vorgeschichte oder eine andere Erkrankung neurologischer Art heraus. Ferner kann man aus der Dauer des Krampfanfalles und dem anschließenden Verhalten des Kindes gewisse Schlüsse ziehen. Eine exakte, vor allem neurologische Untersuchung des Impflings, die in der Regel eine stationäre Beobachtung voraussetzt, sollte bei keinem Verdacht einer cerebralen Schädigung unterlassen werden.

II. Mongolismus und Vaccination

Es ist bekannt, daß beim Mongolismus eine Chromosomenanomalie vorliegt. Statt der für den Menschen normalen Zahl von 46 Chromosomen besitzen Mongoloide 47.

Der Mongoloide ist sehr wenig resistent gegen Infekte aller Art. Nur ein kleiner Prozentsatz dieser Kinder erreicht darum das 20. Lebensjahr; die Mehrzahl erliegt schon vorher einer Infektion. Die Möglichkeiten der Therapie mit Sulfonamiden und Antibiotica hat gegenüber früher das Leben der Kinder mit Mongolismus verlängert. So kommt es jetzt auch häufiger vor, daß Mongoloide zur Schulimpfung vorgestellt werden. Es ist bemerkenswert, daß sich dabei immer wieder Kinder mit Erstimpfnarben finden, die also den Infekt der Vaccination ohne Schaden überstanden haben. Trotzdem sollte man solche Kinder nicht impfen, sofern nicht eine Indikation, wie Pockenkontakt, vorliegt.

Mongoloide können nach der Pockenschutzimpfung eine Encephalitis entwickeln, wie folgender Fall beweist [HEMPEL (1957)]:

Der 2jährige mongoloide Junge hatte am 8. Tag p. v. eine normale Impfreaktion. Am 11. Tag p. v. kam es zur raschen Ausbildung einer schlaffen Halbseitenlähmung rechts, außerdem zu einer erheblichen motorischen Unruhe und einer Trübung des Sensoriums. Im Liquor war kein pathologischer Befund nachzuweisen. Am 13. Tag stellten sich unter hohem Fieber tonisch-klonische Krämpfe im Bereich des Gesichtes und der Glieder ein. Das Kind starb noch am gleichen Tag. Die Obduktion ergab eine „Meningo-Encephalitis mit Hyperämie der Leptomeninx und Zeichen des zentralen Todes bei beginnender paravertebraler Pneumonie (kleine subpleurale Blutungen)". Leider sind feingewebliche Befunde im Gehirn nicht genauer geschildert, so daß offen bleiben muß, ob es sich um eine Gliazell-Encephalitis (Turnbull) gehandelt hatte.

III. Toxoplasmose

Die Toxoplasmose darf als eine häufige Ursache der bisher bekannten Hirnschäden angesehen werden. Durch serologische Untersuchungen, die statistisch ausgewertet wurden, konnte belegt werden, daß etwa 6 von 1000 Lebendgeborenen an verschiedengradigen Folgen einer Toxoplasmoseencephalitis leiden [THALHAMMER (1955)]. Bei angeborener Toxoplasmose kann die Erkrankung im Mutterleib schon abgeheilt sein, oder die Kinder kommen im Stadium der floriden Encephalitis zur Welt. Es findet sich dann eine mäßige Pleocytose und erhebliche Eiweißvermehrung des Liquors, eventuell Chorioretinitis. Nicht selten entwickelt sich ein zunehmender Hydrocephalus.

PAUL (1954), MATTHES und PIESBERGEN (1956), GENZ (1960), HERRLICH (1961) sowie EHRENGUT (1961) haben auf die mögliche Bedeutung einer vorher vorhandenen Toxoplasmose für die Entwicklung einer Impfencephalitis hingewiesen.

Die Fälle von MATTHES und PIESBERGEN betrafen ein 11 Monate altes und ein 2¹/₂jähriges Kind, die jeweils 9 Tage nach der Pockenschutzimpfung mit schweren encephalitischen Erscheinungen erkrankten. PAUL vermutet, daß die Toxoplasmose eine Disposition für die Impfencephalitis schaffe. Zu einem von ihm berichteten Fall nahm DE VRIES (1955) Stellung. Eine perivenöse Encephalitis schließt er bei dem 13 Monate alten Kind aus und glaubt, daß umgekehrt die Impfung das Wachstum der Parasiten „aktiviert" und dabei einen toxisch-infektiösen Prozeß verursacht hat. Die Bedeutung der Toxoplasmose als disponierender Vorschaden für die Entstehung einer postvaccinalen Encephalitis wird auch von GENZ (1960) vertreten. Er fordert in allen Zweifelsfällen eine vor der Impfung durchzuführende serologische Kontrolle auf Toxoplasmose.

Der folgende Fall einer Toxoplasmose bei einem hydrocephalen Kind, das unter dem Bild einer p. v. E. starb, dürfte von besonderem Interesse sein:

K. K. (1957): Unauffällige Familien- und Schwangerschaftsanamnese. — Zangengeburt des großen, übergewichtigen Jungen (GG. 4700 g); Lippen-Kiefer-Gaumenspalte. Bei einer kinderärztlichen Untersuchung mit 6¹/₂ Monaten wurde ein Hydrocephalus festgestellt. Trotz Bedenken des Hausarztes wurde auf Wunsch der Eltern die Pockenschutzimpfung bei dem jetzt 14 Monate alten Jungen durchgeführt. Es fiel ein erheblicher allgemeiner Entwicklungsrückstand auf. Kopfumfang 54 cm (+ 7 cm). — Am 5. Tag p. v. auffallende Blässe, Bewußtseinstrübung, generalisierte, tonisch-klonische Krampfanfälle, hyperpyretische Temperaturen (41,3°C), normale Liquorwerte, unauffälliges Blutbild. Noch am gleichen Tage (5. Tag p. v.) trat der Tod ein.

Die Sektion ergab neben einer eitrigen hämorrhagischen Bronchopneumonie und abgelaufenen Perikarditis eine *Toxoplasmose-Encephalitis* mit Hydrocephalus internus und Ependymitis. In den Zellen des Ependyms und im umgebenden Hirngewebe fanden sich zahlreiche intra- und extracelluläre Toxoplasmen bei einer leichten Gliavermehrung. Im Liquor konnte kein Vaccinevirus nachgewiesen werden.

Epikritisch betrachtet hat es sich hier um eine connatale Toxoplasmose gehandelt, worauf klinisch der zunehmende Hydrocephalus hinwies. Aktivitätszeichen der Encephalitis wie Eiweißvermehrung oder Liquorpleocytose [THALHAMMER (1955)] waren nicht vorhanden. Der Befund einer Gliavermehrung und Ependymitis darf als Ausdruck eines chronischen Prozesses (Ependymitis granularis) betrachtet werden. Daß die Vaccination einen ungünstigen Einfluß auf die schwelende Toxoplasmose-Encephalitis ausgeübt hat, liegt auf der Hand.

IV. Impfung und Poliomyelitis

Bei Massenimpfung ist zu erwarten, daß sich unter den Impflingen gelegentlich Polioinkubanden befinden, bei denen sich während des Ablaufs der Impfreaktion eine Poliomyelitis entwickelt. Es können also durch Zufall zwei Viruserkrankungen zusammentreffen. Es ist daran zu denken, daß die Impfreaktion zur Manifestation einer poliomyelitischen Lähmung beim Inkubierten beitragen oder auf dem Wege über eine Resistenzminderung das Angehen einer Polioinfektion erleichtern kann.

EHRENGUT und RÜSTOW (1957) haben die einschlägige Literatur seit der Jahrhundertwende gesichtet und an Hand von 52 Fällen die Auffassung vertreten, daß bei Eintritt einer poliomyelitischen Lähmung zwischen dem 5. und 21. Tag p. v. ein Zusammenhang zwischen Erkrankung und Impfung in Betracht gezogen werden muß. In der Mehrzahl der Fälle lag der Erkrankungsbeginn zwischen dem 7. und 14. Tag p. v., zu einem Zeitpunkt also, zu dem auch die postvaccinale Encephalitis aufzutreten pflegt. Ein bevorzugter Lähmungsbefall der geimpften Extremität ließ sich an Hand des genannten Materials nicht sichern. Der britische Medical Research Council [WILSON et al. (1956)] hat diese Möglichkeit nach Prüfung eines größeren Materials abgelehnt. SIEGERT (1955) hält die Phase, in der man einen Zusammenhang zwischen Impfung und Poliomyelitis annehmen kann, nach 4 Wochen für beendet.

Die untere Grenze der Zeitspanne, während der eine Beeinflussung durch die Impfung möglich erscheint, liegt beim Erstimpfling kaum vor dem 5. Tag. Beim Wiederimpfling hingegen muß wegen des rascheren Ablaufs der Impfreaktionen u. U. schon am 3. Tag p. v. mit einem Einfluß der Impfung auf eine Polioerkrankung gerechnet werden. Beim Wiederimpfling mit Pustelreaktion sind ähnliche Verhältnisse zu erwarten wie beim Erstimpfling.

Die im Verlauf einer postvaccinalen Encephalitis auftretenden Lähmungen sind in der Regel spastischer Natur. Auch ein positives Babinskisches Zeichen spricht für eine postvaccinale Encephalitis. Es wurden jedoch auch Fälle beobachtet, in denen eine anfänglich schlaffe Lähmung, die also eher an eine Poliomyelitis denken ließ, in eine spastische Lähmung überging. Muskelatrophien sprechen für eine Poliomyelitis, bei Paresen nach postvaccinalen Encephalitiden werden sie vermißt [STIEFLER (1938)]. Diese Tatsache erlaubt jedoch nur eine retrospektive Beurteilung. Auch länger anhaltende Blasen-Mastdarm-Störungen und Sensibilitätsstörungen gehören nicht zum Bilde einer Poliomyelitis, können aber sehr wohl im Verlauf einer Impfencephalitis auftreten.

Eine wesentliche Verbesserung der differentialdiagnostischen Möglichkeiten bringen die serologischen und virologischen Untersuchungen. In allen Fällen ist zur Beurteilung eine wiederholte serologische Kontrolle erforderlich, denn nur eine Titerbewegung spricht für eine eben ablaufende Infektion, während ein einmaliger Befund keinerlei Beweiskraft hat. Auch muß daran gedacht werden, daß ein positiver Virusbefund noch nicht beweist, daß die vorliegende Erkrankung tatsächlich durch dieses Virus hervorgerufen ist. Für die endgültige Beurteilung müssen also sowohl klinische als auch serologische und virologische Untersuchungen zusammengefaßt werden. Wir können eine Poliomyelitis nur dann einwandfrei diagnostizieren, wenn

1. ein Titeranstieg der neutralisierenden Antikörper vorliegt,

2. das Virus im Stuhl oder Rachen nachgewiesen werden konnte,

3. das klinische Bild mit der Diagnose Poliomyelitis übereinstimmt oder

4. die pathologisch-anatomische Untersuchung das Bild einer Poliomyelitis zeigt.

Wie schwierig bisweilen die Verhältnisse in der Praxis liegen, soll folgender Fall zeigen, den wir einer Mitteilung VERLINDE's und NANNING's (1959) verdanken:

20jähriger Erstimpfling. Am 12. Tag p. v. Fieber, Kopfschmerzen, Nackensteife, Delirien, Kernig positiv, Babinski links positiv, Lumbalpunktion: 911/3 Zellen, vorwiegend Lymphocyten. Keine Lähmungen. Der hinzugezogene Neurologe hält eine postvaccinale Encephalitis für wahrscheinlich. Aus dem Stuhl des Patienten vom 14. Tag p. v. wird Poliovirus Typ I isoliert.

In Anbetracht dieser großen diagnostischen Schwierigkeiten erscheinen auch manche ältere Mitteilungen über Impfencephalitiden in einem neuen Licht.

Interessant ist, daß v. BASTIAANSE-BOUWDIJK in einer Arbeit, die er im Jahre 1940 entworfen hatte und die 1955 posthum erschien, ziemlich eindeutige Fälle von Poliomyelitiden aufzählt, die aber als Impfencephalitiden interpretiert werden. DE VRIES (1960), der diese Arbeit damals mit redigierte, hat 3 der obigen Fälle von BASTIAANSE-BOUWDIJK (1955) später als Poliomyelitiden aufgeführt (s. seine Tab. VII). Wir schließen uns dieser Auffassung an und würden nach klinischen Gesichtspunkten 5 Fälle der Bastiaanseschen Arbeit als Poliomyelitiden ansehen. Es besteht somit kein Grund, wie damals angenommen, für die postvaccinale Encephalitis beim Wiederimpfling ein anderes klinisches Bild (mit schlaffen Lähmungen) zu postulieren.

Schließlich sei noch erwähnt, daß sich hinter dem Bilde einer Poliomyelitis auch andere Infektionen verbergen können, die ein poliomyelitisähnliches Krankheitsbild hervorrufen, die aber z. T. noch wenig erforscht sind und nach deren Erregern oftmals auch nicht gefahndet wird. Zu denken wäre hier an Coxsackie- und andere Enteroviren.

Besonders schwierig sind Diagnose und Differentialdiagnose bei atypisch verlaufender Polioinfektion. In seltenen Fällen kann dieselbe unter dem Bild einer Querschnittsmyelitis ablaufen. Nach PETERS (1938) kommt es dabei gelegentlich auch zu perivasculär angeordneten Gliazellwucherungen im Verein mit Rundzellen. Auch Entmarkungsherde können vorkommen. Diese Befunde ähneln also dem pathologisch anatomischen Substrat der postvaccinalen Encephalomyelitis.

Myelitiden sind aber auch als Impfkomplikation im engeren Sinn bekannt. Bei den in der Literatur berichteten Fällen [BREHME (1933), PIETTE u. VAN BOGAERT (1956)] scheint es sich um Myelitiden bei hierfür disponierten Patienten gehandelt zu haben.

Differentialdiagnostisch seien am Rande noch erwähnt die *Radiculitis* bzw. *Polyradiculitis* und die *Neuritis* bzw. *Polyneuritis*, die mit symmetrischen schlaffen Lähmungen einhergehen und manchmal klinisch eine Poliomyelitis vortäuschen können. Als Folgen einer Pockenschutzimpfung werden sie nur äußerst selten beobachtet. Die Unterscheidung von der Poliomyelitis ist möglich durch das langsame Einsetzen der Lähmungen und den Liquorbefund (Dissociation albumino-cytologique). Bei den polyneuritischen Lähmungen sind auch die Reflexe häufig nicht restlos verschwunden, und nie fehlt eine sensible Beteiligung. Erwähnung verdient noch die Zeckenencephalitis, die ebenfalls mit schlaffen Lähmungen einhergeht und klinisch nicht von der Poliomyelitis zu unterscheiden ist.

V. Pertussis post vaccinationem

Das Zusammentreffen der Impfreaktion mit verschiedenen Infektionen haben wir schon besprochen (S. 242). Eine wichtige Rolle spielt die Pertussis.

Es ist denkbar, daß bei Vorliegen einer gewissen Neurolabilität die Pertussisencephalopathie in ihrer Manifestation durch die Impfreaktion begünstigt wird. Andererseits könnte eine Keuchhusteninfektion auch einer Impfencephalitis den Weg bahnen. Der Kliniker ist nicht in der Lage, die eine oder andere Erkrankung mit Sicherheit auszuschließen; nur der Neuropathologe kann post mortem die Entscheidung fällen. Wir erläutern die erwähnten Möglichkeiten an folgenden Beispielen:

Fall 1 (DE VRIES): Das $3^1/_2$jährige Kind wurde im Verlauf eines Keuchhustens geimpft. Am 10. Tag nach erfolgreicher Erstimpfung trat ein Krampfanfall auf. Am 11. Tag p. v. kam das Kind ad exitum. Bei der Autopsie, die man sehr spät, erst 39 Std. post mortem durchführte, wurden in den Blutgefäßen „Bakterien" nachgewiesen, auch fanden sich Gefäßthromben neben dem Bilde einer *Mikrogliaencephalitis* mit Demyelinisierung. Um die hyperämischen Blutgefäße waren Blutungen, z. T. in ringförmiger Anordnung anzutreffen. Das charakteristische Bild einer Keuchhustenencephalitis war nicht nachzuweisen.

Intercurrenter Keuchhusten im Gefolge der Impfung wird auch im ANDREW's-Report

(1928, S. 236 u. f.) beschrieben. Nicht immer muß sich eine Encephalopathie ausbilden, wies dies bei den folgenden Beispielen der Fall war:

Fall 2 (Bayer. Landesimpfanstalt): W. F. (1958). Der 7 Mon. alte männliche Säugling hatte sich bis 14 Tage *vor* der Impfung normal entwickelt. Zu diesem Zeitpunkt bekam der Säugling einen „Stickhusten", das erste Symptom eines beginnenden Keuchhustens. Beim Impftermin hatte die Mutter diese Erkrankung verschwiegen.

Das Kind wurde gegen Pocken schutzgeimpft. Am 8. Tag p. v., nach einem starken Hustenanfall, Zuckungen an allen vier Extremitäten, die sich am selben Tage wiederholten. Bei der sofort erfolgten Krankenhausaufnahme war das Kind moribund und zeigte während der Untersuchung Krampfanfälle. Die Impfstelle war regelrecht. Es bestand eine stoßweise, pfeifende Atmung, ferner eine stark ausgeprägte Craniotabes. Der Rachen konnte wegen einer Kieferklemme nicht inspiziert werden. Die Reflexe waren sehr lebhaft, der Liquor klar, Nonne- u. Pandy-Reaktion $++$, Zellzahl 80/3. Kulturell blieb der Liquor steril. Trotz aller therapeutischen Bemühungen trat der Tod noch am selben Tage ein. Die Sektion ergab eine katarrhalisch-eitrige Bronchitis mit Lobulärpneumonie beider Lungen. Im Gehirn zeigten sich keine Anhaltspunkte für eine postvaccinale Encephalopathie (Prof. Schleussing, München).

Fall 3 (Bayer. Landesimpfanstalt): L. M. (1956). Der 7 Monate alte weibliche Säugling, der nach der Geburt kurzfristig blausüchtig gewesen war, hatte nach der Pockenschutzimpfung etwas Husten ohne Fieber. Wegen des Hustens wurde er nicht zur Nachschau gebracht. Am 18. Tag p. v. traten unter hohem Fieber generalisierte Krämpfe auf, weshalb Klinikeinweisung erfolgte.

Bei Klinikaufnahme ließ sich die Diagnose „Keuchhusten" auf Grund eines typischen Pertussisanfalles und des Blutbildes stellen. Das Kind krampfte noch wiederholt, vorwiegend tonisch, hatte Nystagmus und Blickdeviation nach links. Patellar- und Bauchdeckenreflexe schwer auslösbar; ausgeprägte Stellulae palmares. Unauffällige Liquorbefunde. Ausgang in Heilung. Die Klinik stellte die Diagnose: *Pertussisencephalose.*

Fall 4 (Bayer. Landesimpfanstalt): W. Ch. (1957): Das 20 Monate alte Mädchen zeigte 4 Tage nach der Pockenschutz-Erstimpfung Appetitlosigkeit und Husten. Am 8. Tag p. v. waren die Hustenanfälle sowie das Blutbild für Keuchhusten typisch. Außerdem hatte auch die ungeimpfte Schwester einen charakteristischen Keuchhusten. Am 11. Tag p. v. war das geimpfte Kind plötzlich benommen und krampfte 30 Min. lang. Bei der Klinikaufnahme machte der Impfling einen „encephalitischen Eindruck", war aber anderntags wieder unauffällig. Die Liquorbefunde waren o. B., im EEG kein abnormer Befund, in den folgenden Tagen nur mittelschwerer Keuchhusten, der mit Leukomycin behandelt wurde. Die klinische Diagnose lautete: *Pertussisencephalose.*

Fall 5 (Bayer. Landesimpfanstalt) E. F. (1949): 13 Monate alter, bisher gesunder Junge. Am 4. Tag

nach erfolgreicher Pockenschutzimpfung Fieberanstieg (39,5 °C) und tonisch-klonischer Krampfanfall,
der sich anderentags nach Entfieberung wiederholt.
In der Klinik typischer Keuchhusten. Normale
Liquorbefunde.

Einen Monat nach der Pockenschutzimpfung erneuter Krampfanfall im Verlaufe eines fieberhaften
Infektes. Postkonvulsive Hypertonie der re. Extremitäten mit leichter zentraler Facialisparese rechts.

Die klinische Diagnose schwankte zwischen
Keuchhusten- und Impfencephalitis.

Im Verlauf der folgenden 3 Jahre Auftreten von
Absencen, die sich besonders bei Infektionskrankheiten häuften. Zugleich wurde eine geistige Retar-
dierung deutlich. Im Pneumencephalogramm stellte
sich ein allgemein erweitertes und plumpes Ventrikel-
system dar.

Obwohl eine sichere Diagnose nur pathologisch-
anatomisch zu stellen wäre, möchten wir annehmen,
daß es sich hier um eine Impfencephalitis gehandelt
hat, die durch die Keuchhustenerkrankung ausgelöst
wurde. Eine Keuchhustenencephalitis ist allerdings
nicht mit Gewißheit auszuschließen.

*Wir glauben, daß subklinisch verlaufende
Keuchhustenerkrankungen, die als harmlose
,,Bronchitis'' gedeutet werden, in der Pathogenese
neuraler Impfkomplikationen eine bisher noch
nicht recht erkannte Rolle spielen.* Man darf als
sicher annehmen [s. MEYER zu HÖRSTE (1934)],
daß Immunitätsschwankungen bei gleichzeitiger Keuchhusteninfektion für derartige Komplikationen verantwortlich sind.

VI. Seltene postvaccinale neurale Komplikationen

Von einer *Encephalitis epidemica* mit
Krankheitsbeginn nach der Vaccination berichtet DE VRIES (1960).

Die *akute multiple Sklerose-Encephalomye-
litis disseminata non purulenta acuta* mit
Sonderform der Neuromyelitis optica sowie
die entzündliche Form der *diffusen Sklerose
(sklerosierende Entzündung des Hemisphärenmarks)* haben wohl durch das Symptom des
Markscheidenzerfalls gewisse Ähnlichkeit mit
der diffusen perivenösen Herdencephalitis. Die
Qualität der Veränderungen und deren Ausbreitung erlauben jedoch meist schon klinisch,
mit Sicherheit aber pathologisch-anatomisch,
eine Differentialdiagnose. Treten die ersten
Krankheitserscheinungen wie in einer eigenen
Beobachtung von sklerosierender Entzündung
des Hemisphärenmarks in den ersten Wochen
nach der Vaccination auf oder erfolgt innerhalb dieser Zeit eine Zunahme der Krankheitserscheinungen, kann allenfalls von
einer Beeinflussung des Krankheitsverlaufs,
nicht aber von einer Verursachung der
Krankheit durch die Vaccination gesprochen
werden.

Literatur: Der Impfschaden

ABEL, R.: Über Impfpflicht und Pockenschutz.
Dermatologische Studien Bd. 21 (Unna Fest-
schrift) Voß Hamburg 1910.
— Vjschr. gerichtl. Med. 3. Folge XLI. 1.
Suppl. H.

ABRAMOWITZ, L. J.: Vaccination and virus diseases
during pregnancy. S. Afr. Med. J. 31, 1 (1957).

ALDERSHOFF, H.: Experimental studies on case of
encephalitis postvaccinationem. Acta path. microbiol. Scand. 9—19 (1930).

ALIVISATOS, G. P., u. M. VIOLAKI-PARASKEVA: Die
Virämiedauer nach Vaccination und Variolaerkrankung. Z. Immun.-Forsch. 117, 230 (1959).
— Die Virämie nach erfolglosen Vaccinationen mit
verdünnter Lymphe. Z. Immun.-Forsch. 120, 445
(1960).
— Über die Natur des bei der postvaccinalen Virämie
isolierten Virus. Z. Immun.-Forsch. 122, 313
(1961).

AMIES, C. R.: Immunity to vaccinia induced by
small doses of active virus. J. Hyg. (Lond.) 60,
483 (1962).

ANDERSON, T.: Myocarditis bei Variola. Brit. med. J.
1952, 1090.

ANDRÉ-BALISAUX, G.: Incidence familiale et facteurs
préparants dans l'encéphalite de la vaccination
jennérienne. Acta neurol. belg. 53, 438 (1953).

ANDREWES Report: s.: Ministry of Health.

ANGULO, J., L. F. DE SALLES-GOMES, THALES DE
BRITTO, C. C. DOS SANTOS u. N. O. BASSOI: Vaccinal eruptions and differential diagnosis of gener-
alised vaccinia. Postgrad. Med. J. 38, 145 (1962).

APT, L.: Comments. Year Book of Pediatrics. S. 67.
Chikago, Yr. Bk. Pub. 1953—1954.

ARLT, H. G.: Zur Nephrosetherapie. Mschr. Kinderheilk. 102, 464 (1954).

ASPERGER, H. (Zit. EHRENGUT): Wien. med. Wschr.
S. 826 (1934), Arch. Derm. Syph. (Berl.) 167, 471
(1933).

BACHMANN, K. D., u. G. STRUCK: Zur Differentialdiagnose peripherer Facialisparesen im Kindesalter. Ein Beitrag zur Frage neurologischer Impfkomplikationen. Z. Kinderheilk. 80, 577 (1958).

BADILLET, M.: Results de l'utilisation des Gamma-
globulines plasmatiques humaines du centre
national de transfusion sanguine dans la prophylaxie et le traitement des accidents de vaccination
antivariolique. Symp. Internat. sur la vaccination
antivariolique, Lyon 1962.

BALÓ, J., u. F. LÖRINCZ: Über die Komplikationen
der Pockenschutzimpfung mit besonderer Rücksicht auf die Encephalitis. Jb. Kinderheilk. 131,
106 (1931).

BAMATTER, F., A. GAUTIER and O. JEANNERET: A too little known aetiology of convulsions in early infancy: Roseola infantum. Praxis **1958**, 1093.

BAMBERGER, P.: Die Bedeutung der Anfallskrankheiten im Kindesalter. Münch. med. Wschr. **102**, 65 (1960).

—, u. A. MATTHES: Anfälle im Kindesalter. Basel, New York: S. Karger 1959.

BARBERO, G. J., A. GRAY, T. F. McNAIR SCOTT and C. H. KEMPE: Vaccinia gangrenosa treated with hyperimmune vaccinal gamma globulin. A case in a child with hypogammaglobulinaemia. Pediatrics **16**, 609 (1955).

BARNER, F. R.: Über nekrotisierende Arteriitis nach Impfungen und ihre Bedeutung im Rahmen der heutigen Allergielehre. Schweiz. Z. allg. Path. **19**, 411 (1956).

BARNETT, H. L., and M. SHIBUYA: Nephrosis in children. Postgrad. Med. **15**, 362 (1954).

BARON, P.: L'encéphalite post-vaccinale. Thése de médicine. Paris 1929.

BASTIAANSE, F. S. VAN BOUWDIJK: Encéphalite conécutive à la vaccination antivariolique. Bull. Méd. (Paris) **94**, 219 (1925).

— Die in Holland beobachteten Fälle von Encephalomyelitis postvaccinalis bis zum 1. Januar 1929. Z. ges. Neurol. Psychiat. **134**, 657 (1931).

— Encephalitis vaccinalis na eerste vaccinatie, vergeleken met die na revaccinatie, waarbij een immuniteitsreaktie op de huid aanwezig was. Ned. T. Geneesk. **85**, 925 (1941).

— On the difference between the encephalomyelitis following revaccination during partial immunity, and the well known picture after primary vaccination (Clinico-pathological observations). Folia psychiat. neerl. **58**, 147 (1955).

BATTEN, P. J.: Present status of smallpox vaccination. A review. U. S. armed Forces med. J. **11**, 878 (1960).

BAUER, D. J., and F. W. SHEFFIELD: Antiviral chemotherapeutic activity of Isatin-β-thiosemicarbazone in mice infected with rabbit-poxvirus. Nature (Lond.) **184**, 1496 (1959).

BAUMANN, C.: Encephalitis postvaccinalis bei Militärpersonen. Ned. milit. Geneesk. T. **7**, 10 (1954).

BELLOWS, M. T., M. E. HYMAN and K. K. MERRIT: Effect of smallpox vaccination on the outcome of pregnancy. Publ. Hlth Rep. (Wash.) **64**, 319 (1949).

BENGTSSON, E., and R. LUNDSTRÖM: Postvaccinal myocarditis. Cardiologia **30**, 1 (1957).

BERGER, K.: Über vermeidbare und unvermeidbare postvaccinale Encephalitiden. Wien. med. Wschr. **108**, 105 (1958).

BERGER, K.: Todesfälle nach Pockenschutzimpfung. Wien. med. Wschr. **114**, 249 (1964).

—, u. F. PUNTIGAM: Untersuchungen über die Veränderungen des weißen Blutbildes und der Bluteiweißkörper sowie über die Antikörperbildung nach cutaner, subcutaner und intracutaner Einverleibung von Pockenschutzimpfstoff. Z. Hyg. Infekt.-Kr. **138**, 272 (1953/54).

BERGER, K., u. F. PUNTIGAM: Über die Erkrankungshäufigkeit verschiedener Altersklassen von Erstimpflingen an postvaccinaler Encephalitis. Wien. med. Wschr. **104**, 487 (1954).

—, — Über die Erkrankungshäufigkeit verschiedener Altersklassen von Erstimpflingen an postvaccinaler Encephalitis nach subcutaner Pockenschutzimpfung. Wien. med. Wschr. **105**, 405 (1955).

—, — Über die Altersdisposition bei der postvaccinalen Encephalitis. Münch. med. Wschr. **100**, 2042 (1958).

—, — Über das Vorkommen von postvaccinalen Encephalitiden in Österreich bei älteren Personen. Wien. med. Wschr. **108**, 59 (1958).

BERLIN, C.: Dermatological disturbances due to vaccination against smallpox. ref. Excerpta med. Sect. IV, **3**, 3986. Harefuah, jerusalem 37, 1, 1949.

BEUNDERS, B. J.W.: Consideration sur l'emploi de divers types de vaccines et de la gamma-globuline specifique. Symp. Internat. sur la Vaccination Antivariolique, Lyon 1962.

— Immunisation against smallpox. Vortrag am 7. Internationalen Kongreß f. Tropenmedizin und Malaria, 2.—11. 9. 1963, Rio de Janeiro.

—, J. H. DRIESSEN u. C. VAN DEN HOEK: Clinical picture and serological response to vaccination with formalinized vaccinia virus followed by scarification with active vaccine in military personnel. Arch. Virusforsch. **10**, 382 (1961).

BIELING, R., u. H. FLAMM: Coll. Praenatale Infektionen. Bibl. Microbiol. Fasc. 1, pp. 1—2. Basel, New York: S. Karger 1960.

BINGEL, K. F., u. FR. KRUSE: Methoden und Ergebnisse der virologischen und serologischen Untersuchungen bei den Pockenerkrankungen in Heidelberg (Dez. 1958). Medizinische **20**, 961 (1959).

BLAND, J. O. W.: Immunisation with inactive vaccinia virus. J. Hyg. (Lond.) **32**, 55 (1932).

BOCK, M.: Thiosemicarbazon-Wirkung bei experimentellen Pocken-Infektionen der Maus. Z. Hyg. Infekt.-Kr. **143**, 480 (1957).

BOGAERT, L. VAN: Post-infectious encephalomyelitis and multiple sclerosis. J. Neuropath. exp. Neurol. **9** 219 (1950).

BOHNSTEDT, R. M.: Isomorpher Reizeffekt bei Psoriasis bedingt durch Herpes zoster. Z. Haut- u. Geschl.-Kr. **22**, 202 (1957).

BOULIN, R., P. UHRY u. M. GUÉNIOT: Pockenschutzimpfung bei Diabetikern. Bull. Soc. méd. Hop. Paris **63**, 291 (1947).

BOUMAN, L., u. ST. BOK: Die Histopathologie der Encephalitis postvaccinalis. Z. ges. Neurol. Psychiat. **111**, 495 (1927).

BOURKE, G. J., and R. J. WHITTY: Smallpox in pregnancy. Brit. med. J. **1964** II, 446.

BOUSSER, J., D. CHRISTOL et J. QUICHAUD: Accidents locaux et généraux de la vaccination jennerienne chez les leucosiques. A propos d'une observation récente. Presse méd. **63**, 1797 (1955).

BRAS, G.: The morbid anatomy of smallpox. Docum. Med. geogr. trop. **4**, 303 (1952).

BRASS, J.: Encephalitis nach Kuhpockenimpfung. Beitr. path. Anat. **94**, 236 (1934).

BRÉGEAT, P.: Un cas de kératite vaccinale. Bull. Soc. Ophtal. Paris **3**, 305 (1947).

BREHME, T.: Über einen Fall von Myelitis post vaccinationem bei vorausgegangener Poliomyelitis ant. acuta. Z. Kinderheilk. **55**, 123 (1933).

BREHMER, TH.: pers. Mitteilung.

BRETON, A., M. BEAUSSART et R. WALBAUM: Troubles électroencéphalographiques au cours des maladies infectieuses banales de l'enfance, encéphalopathie infraclinique? Sem. Hôp. (Paris). Ann. Pédiatr. **36**, 2935 (1960).

BREZINA, Z., a. ZUNZ: Hämorrhagische Purpura als Komplikation der Pockenschutzimpfung. ref. Excerpta med. Sect. VII, **10**, 674 (1956).

BRINKMANN, E.: Frühzeitige Epiphysenverknöcherung und Osteomyelitis variolosa. Z. Orthop. Chirg. **57**, 208 (1932).

BROBERGER, O.: Exanthema subitum and febrile convulsions. Nord. Med. **59**, 523 (1958), ref. Ecerpta med. VII, **13**, 200 (1959).

BRUSA, P.: Lipoidnephrose im Anschluß an die Pokkenimpfung. ref. Zbl. Kinderheilk. **23**, 765 (1930).

BRUTON, O.: Agammaglobulinaemie. Pediatrics **9**, 722 (1952).

BULGARELLI, R., u. R. BRUNI: Über den häufigen Befund von Hyperglykämie bei den schweren toxisch infektiösen Krankheiten des Kindes. Minerva pediat. (Torino) **11**, 895 (1959), ref. Zbl. Kinderheilk. **73**, 17 (1960).

BUSCH, P. W. C. M.: De vierdaagsche ziekte na herinenting. Ned. T. Geneesk. **60**, 1529, 1856 (1916).

BUSSCHER, J. DE, et J. RADERMECKER: Sur une myélite aigue à forme ascendante. Acta neurol. belg. **49**, 374 (1949).

CALDERA, R., S. SARRUT, R. MALLET et A. ROSSIER: Existe-t-il des complications cardiaques de la vaccine. Sem. Hôp. Paris **37**, 1281 (1961).

CAMPANA, A.: The use of cortisone-like drugs and neuroplegic drugs in acute secondary encephalitis of childhood. ref. Excerpta med. Sect. VII **13**, 1575 (1959).

CANTELL, K., and V. TOMILLA: Effect of interferon on experimental vaccinia and herpes simplex virus infections in rabbit's eyes. Lancet **1960 II**, 715, 682.

CARSON, M. J., and G. N. DONNELL: Vaccinia gangrenosa. Calif. Med. **85**, 335 (1956).

CATEL, W.: Differentialdiagnostische Symptomatologie von Krankheiten des Kindesalters. S. 295. Stuttgart: G. Thieme 1951.

CHAPTAL, J., R. JEAN, C. CAMPO et D. ALRAM: Conceptions actuelles de la néphrose lipoidique et son traitement. Presse med. **63**, 264 (1955).

COLLIER, L. H., D. MCCLEAN and L. VALLET: The antigenicity of ultraviolet irradiated vaccinia virus. J. Hyg. (Lond.) **53**, 513 (1955).

COMBY, J.: Encéphalite aigue d'origine vaccinale. Bull. Soc. méd. Hôp. Paris **42**, 1434 (1926).

CONNOLLY, J. H., G. W. A. DICK and C. M. B. FIELD: A fatal case of progressive vaccinia. Brit. med. J. **1962**, 1315.

COUNCILMAN, W. T., G. B. MAGRATH u. W. R. BRINKERHOFF: Pathological anatomy and histology of variola. J. med. Res. **11**, 12—135 (1904).

COYLE, C. D., and E. W. HURST: Acute disseminated encephalomyelitis following vaccination. Lancet **1929 II**, 1246.

CRAMER: Remarks on etiology of encephalitis after vaccination. Acta psychiat. **4**, 75 (1929).

CRINIS, M. DE: Über Impfencephalitis und ihre Differentialdiagnose. Frankfurt. Z. Path. **48**, 474 (1935).

CZERNY, A., u. H. OPITZ: Impfschäden. In: LENTZ u. GINS: Hb. d. Pockenbekämpfung und Impfung. Berlin: R. Schoetz 1927.

DALGAARD, J. B.: Fatal myocarditis following smallpox vaccination. Amer. Heart J. **54**, 156 (1957).

DALY, J. J., and E. JACKSON: Vaccinia gangrenosa treated with N-methylisatin-β-thiosemicarbazon. Brit. med. J. **1962, II**, 1300.

DASER, P. P.: Ein Beitrag zur Kenntnis der Enceph. nach Blatternschutzimpfung. Mitteil. Volksgesundh. Amt, Bundes Min. f. soz. Verwaltung. S. 121—123. Wien: Springer 1928.

DAVIDSON, E., and F. G. J. HAYHOE: Prolonged generalized vaccinia complicating acute leukaemia. Brit med. J. **1962 II**, 1298.

DIAMOND, I.: A review of sudden and unexplained death in children. J. Ky. med. Ass. **56**, 38 (1958), ref. Excerpta med. VII, **13**, 336 (1959).

DIBLE, I. H., and H. H. GLEARE: Histological and experimental observations upon generalized vaccinia in man. J. Path. Bact. **38**, 29 (1934).

DÖRING, G.: Pathologie und Klinik der Entmarkungsencephalomyelitis. Dtsch. Z. Nervenheilk. **153**, 72 (1942).

DOERR, R.: Handbuch der normalen und pathologischen Physiologie. Bd. 13, S. 650, Berlin: Springer 1929.

DOLGOPOL, V. B., M. GREENBERG and R. ARONOFF: Encephalitis following smallpox vaccination. Arch. Neurol. Psychiat. (Chic.) **73**, 216 (1955).

DOOSE, H.: Über die Bedeutung des EEG's für die Prognose der Encephalitis im Kindesalter. Medizinische **26**, 1252 (1959).

— Das EEG in der Differentialdiagnose abortiver cerebraler Affektionen im Kindesalter. Z. Kinderheilk. **83**, 519 (1960).

DORMANN, A.: Thrombopenische Purpura nach Schutzpockenimpfung. Mschr. Kinderheilk. **53**, 204 (1932).

DORNEDDEN, H.: Deutschlands Impfschutz gegen Pocken. 2. Beiheft zum Reichsgesundheitsblatt 1938.

DROGENDIJK, A. C.: Behandlungsversuch mit konzentrierten Leberextrakten gegen p. v. E., ref. Excerpta med. VI, 8, 2885 (1954).

— Parenterale Verabreichung von Leberpräparaten als Prophylaktikum gegen postvaccinale Encephalitis. Österr. San. Verwalt. **1954**, 197 ref. Zbl. Bakt. I Ref. **157**, 420 (1955).

ECKSTEIN, A.: Encephalitis im Kindesalter. Ergebn. Inn. Med. Kinderheilk. **36**, 494 (1929).

EHRENGUT, W.: Studien über die Reaktion von Zwillingen auf die Pockenschutzimpfung. Münch. med. Wschr. **100**, 78 (1958).

EHRENGUT, W.: Probleme und Ursachen der erfolglosen Pockenschutzimpfung. Dtsch. med. Wschr. 84, 2158 (1959).

—, Erfahrungen mit Vaccineantigen. Münch. med. Wschr. 101, 921 (1959).

— Über den Nachweis der vaccinalen Allergie mit formalininaktiviertem Vaccinevirus bei narbenlosen Wiederimpflingen. Dtsch. med. Wschr. 86, 264 (1961).

— Genetische Studien über die postvaccinale Encephalitis. Dtsch. med. Wschr. 86, 2164, 2223 (1961).

— Hypervitaminose A und Infekt. Experimentelle Studien am Modell der Vaccineinfektion. Vitam. und Horm. 8, 501 (1961).

— Zur klinischen Abgrenzung der Impfencephalitis von der Zeckenencephalitis. Bundesgesundheitsblatt 4, 342 (1961).

— Über Persistenz des Vaccine-Virus nach der Pockenschutzimpfung. Zugleich ein Beitrag zur Frage der vaccinalen Immunität. Z. Hyg. Infekt.-Kr. 148, 230 (1962).

— Impffibel. F. K. SCHLATTAUER-Verlag, Stuttgart 1964.

—, u. J. EHRENGUT: Fieberkrämpfe bei Antikörpermangelzuständen. Dtsch. med. Wschr. 89, 166 (1964).

—, u. H. RÜSTOW: Zusammenhänge zwischen Pockenschutzimpfung und Poliomyelitis. Öff. Gesundh.-Dienst 19, 64 (1957).

—, J. LUTZ u. W. MAIER: Hämorrhagischer Niereninfarkt bei interstitieller Pneumonie. Arch. Kinderheilk. 148, 183 (1954).

—, K. J. SCHEPPE u. E. JOAS: Intralumbale Hydrocortisonanwendung bei postvaccinaler Encephalitis. Dtsch. med. Wschr. 84, 2005 (1959).

ELLIOTT, W. D.: Vaccinial osteomyelitis. Lancet 1959 II, 1053.

EMERY, I. L., and E. M. CROWLEY: Clinical histories of infants reported to coronar as cases of sudden unexpected death. Brit. Med. J. 1956 II, 1518.

ENTWISTLE, D. M., P. T. BRAY and K. M. LAURENCE: Prenatal infection with vaccinia virus: Report of a case. Brit. med. J. 1962, 238.

EPSTEIN, E.: Beiträge zu den Impfkrankheiten. Jb. Kinderheilk. 35, 442 (1893).

EWERBECK, H.: Der Säugling. Berlin-Göttingen-Heidelberg: Springer 1962.

FANCONI, G., u. A. WALLGREN: Lehrbuch der Paediatrie. Basel-Stuttgart: B. Schwabe 1961.

—, H. ZELLWEGER u. A. BOTEZTEJN: Die Poliomyelitis und ihre Grenzgebiete. S. 625 f. Basel: B. Schwabe.

FEER, W.: Ein Fall von Encephalitis nach Vaccination. Schweiz. med. Wschr. 67, 1031 (1937).

FEHRINGER, W.: Zur Frage parallergischer Vorgänge nach der Pockenschutzimpfung. Inaug. Diss. München 1959.

—, u. W. EHRENGUT: Zur Frage der parallergischen Vorgänge nach der Pockenschutzimpfung. Med. Welt (Stuttg.) 2377—2379 (1962).

FEMMER, J.: Die Verhütung der postvaccinalen Encephalitis. Physikatsarbeit. Düsseldorf: Akad. f. Staatsmed. 1948.

FERRARO, A., and C. CAZULLO: Prevention of experimental allergic encephalomyelitis in guinea pigs. J. Neuropath. exp. Neurol. 8, 226 (1949).

FICKERT: Akute hämorrhagische Diathese nach Impfung der Schutzpocken. Dtsch. med. Wschr. 1, 481 (1877).

FINLEY, H.: Perivenous changes in acute encephalitis associated with vaccination, variola and measles. Arch. Neurol. (Chic.) 37, 505 (1937), 39, 1047 (1938).

FINN, O. A., J. C. DICK and J. S. STEVENSON: A case of accidental generalized vaccinia. Brit. Med. J. 1952 I, 1067.

FISCHER, H. R.: Eczema vaccinatum mit tödlichem Ausgang. Z. Haut- u. Geschl.-Kr. 14, 305 (1953).

FLEWETT, T. H., and F. L. KER: A case of vaccinia necrosum (or progessive vaccinia), with severe hypogammaglobulinaemia, treated with N-methylisatin-β-thiosemicarbazone (33T57). J. clin. Path. 16, 271 (1963).

FREUD, P., G. D. ROOK and A. BRUNHOFER: Reactivation of rheumatic fever by smallpox vaccination. J. Pediat. 36, 635 (1950).

—, A. J. MAFFIA, R. E. HOSBACH and P. W. VALICENTI: Smallpox vaccination followed by acute renal failure. Amer. J. Dis. Child. 99, 98 (1960).

FREUD, S.: Die infantile Cerebrallähmung. Nothnagels spec. Pathol. u. Therap. Bd. IX, Teil II, Abt. II, Wien 1897.

FRIES, J. H., and M. COLEMAN: Anaphylactoid allergic reactions to influenza and poliomyelitis vaccines. Ann. of Allergy 18, 1130 (1960).

FÜRST, L.: Die Pathologie der Schutzpockenimpfung. Berlin: Oskar Coblentz 1896.

FULGHAM, J. H., u. J. G. BEYKIRCH: Postvaccinale Encephalitis. J. Amer. med. Ass. 92, 1427 (1929).

GÄDEKE, R.: Beitrag zum Problem der „Aktivierungshypothese" postvaccinaler Infektionskrankheiten. Z. Kinderheilk. 76, 251 (1955).

GALLOWAY, W. H., and L. M. MACBEAN: Generalized vaccinia in infancy. A report of four cases. Brit. med. J. 1958 II, 490.

GANS: Lokale Allergie der Haut in der Umgebung der Impfpockenpustel, nachgewiesen bei infektiösen Allgemeinerkrankungen mit Hautveränderungen. Dtsch. med. Wschr. 42, 700 (1916).

GARSCHE, R.: Das EEG bei akut entzündlichen cerebralen Erkrankungen und deren Folgezuständen im Kindesalter. Mschr. Kinderheilk. 100, 205 (1952).

GENZ, H.: Die socialhygienische Bedeutung der Toxoplasmose. S. 90. Stuttgart: G. Thieme 1960.

GERSTEIN, W., and W. B. SHELLEY: Eczema vaccinatum as a complication of keratosis follicularis. New Engl. J. Med. 262, 1166 (1960).

GIBBS, F. A., E. L. GIBBS, P. R. CARPENTER and H. W. SPIES: Electroencephalographic abnormality in „uncomplicated" childhood diseases. J. Amer. med. Ass. 171, 1050 (1959).

GILDEMEISTER, E.: Über Encephalitis post vaccinationem. Zbl. Bakt. I. Orig. 110, 120 (1929).

—, u. P. HILGERS: Über den Nachweis von Vaccinevirus im Liquor und im Urin cutan geimpfter Kaninchen. Dtsch. med. Wschr. 56, 312 (1930).

GINS, H. A.: Impfschäden. Zbl. Kinderheilk. 24, 145 (1930).

GINS, H. A., H. HACKENTHAL u. N. KAMENTZEWA: Neue Erfahrungen und Versuche über die Generalisierung des Vaccinevirus. Zbl. Bakt. I. Orig. (Beiheft) 110, 115 (1929).

GISPEN, R.: Accidental vaccinia. Ned. T. Geneesk. 104, 2155 (1960).

—, H. P. LANSBERG and W. NANNING: The effect of antivaccinia gammaglobulin on smallpox vaccination in view of a proposed attempt to prevent postvaccinal encephalitis. Antonie v. Leeuwenhoek 22, 89 (1956).

GLANZMANN, E.: Die nervösen Komplikationen der Varicellen, Variola und Vaccine. Schweiz. med. Wschr. 57, 145 (1927).

— Zum Problem der Pupura fulminans. Schweiz. med. Wschr. 67, 829 (1937).

GLOOR, B., P. NEF u. H. U. ZOLLINGER: Otitis media occulta und bakterielle Intoxikationen im Säuglingsalter. Schweiz. med. Wschr. 91, 996 (1961).

GOETERS, W., u. A. STECHERN: Gehäuftes Auftreten von postvaccinaler Encephalitis in der Provinz Nordrhein-Westfalen im Jahre 1946. Arch. Kinderheilk. 135, 73 (1948).

GOETZELER, A.: Tödlicher Ausgang eines Falles von Eczema vaccinatum. Münch. med. Wschr. 102, 1419 (1960).

GREENBERG, M., A. YANKAUER, S. KRUGMAN, J. J. OSBORN, R. WARD and J. DANCIS: The effect of smallpox vaccination during pregnancy on the incidence of congenital malformations. Pediatrics 3, 456 (1949).

GREENWOOD, K.: Herpes zoster provoked by smallpox vaccination. Brit. med. J. 1950, 1424.

GREGG, N. M.: Congenital cataract following German measles in mother. Trans. ophthal. Soc. Aust. 3, 35 (1942).

GREINER, H.: Histolog. Befunde bei arterieller Luftembolie. Dtsch. Z. ges. gerichtl. Med. 43, 415 (1954).

GRESSER, J., and S. KIBRICK: Isolation of vaccinia virus and type 1 adenovirus from urine. New Engl. J. Med. 265, 743 (1961).

GRIFFITHS, J., and N. S. F. PROCTOR: Trismus in children. With special reference to postvaccinal encephalitis. Zbl. Kinderheilk. 62, 339 (1931)

GROSSIORD, A., A. WIMPHEN et R. DESPROGRES-GOTTERON: Les facteurs favorisants dans la poliomyelite anterieure. Sem. Hôp. Paris 29, 255 (1953).

GROTH, A.: Die Schwankungen im Ablauf der vaccinalen Infektion, ihre Anomalien und Komplikationen. Ergebn. inn. Med. Kinderheilk. 49, 580 (1935), (dort ältere Literatur).

GRÜNEBERG: Zur Therapie der postvaccinalen Encephalitis. Klin. Wschr. 1127 (1930).

GÜNTHER, O., u. O. BONIN: Die Unschädlichkeit von Impfstoffen aus vermehrungsfähigem Virus. Dtsch. med. Wschr. 88, 1169 (1963).

HAIDVOGL, I.: Klinische Beiträge zum Eczema vaccinatum. Med. Klin. 47, 343 (1952).

HALL, M.: Ein Fall von Eczema vaccinatum und Vaccinia generalisata. Wien. med. Wschr. 105, 928 (1955).

HALL, G. F. M., A. C. CUNLIFFE and J. A. DUDGEON: Prolonged generalized vaccinia. J. Path. Bact. 66, 25 (1953).

HANSEN, F., u. W. MÜLLER-RENTZSCH: Untersuchungen über die örtliche und allgemeine Reaktion nach Pockenschutz-Erstimpfung, besonders im Hinblick auf die Veränderungen im Blut und Knochenmark. Z. Kinderheilk. 80, 190 (1957).

HANSSON, O., und B. VAHLQUIST: Vaccinia gangrenosa and compound 33T57. Lancet 1963, 687.

HARLEM, O. K.: Eczema vaccinatum. Report of a case treated with specific immunoglobulin. Norske Tannlaege foren. Tid. 77, 204, 1957, ref. Excerpta med. Sect. VII, 12, 863 (1958).

HAUSMANN, E.: 3 Fälle von postvaccinaler Encephalitis mit Verlauf. Öst. Z. Kinderheilk. 5, 386 (1950).

HEKMANN: Encephalitis postvaccinalis und ihre Behandlung. Presse méd. 1930, 711, ref. Zbl. Bakt. I Ref. 100, 56 (1931).

— Die Serumbehandlung der Encephalitis postvaccinalis. Med. Welt 1930, 247, ref. Zbl. Bakt. I. Ref. 98, 497 (1930).

HELMAN, J.: Vaccinia as a possible carcinogen. Lancet 1957 II, 6958.

HEMMES, G. D.: The control of smallpox and postvaccinal encephalitis. ref. Excerpta med. IV, 3, 3250 (1950), T. soc. Geneesk. 28/5 (1950).

HEMPEL, H. C.: Die Pockenschutzimpfung überalterter Erstimpflinge. Dtsch. Gesundh.-Wes. 12, 263 (1957).

HENNEMANNE, G.: Varicellen und Cortison. Wie soll unser therapeutisches Vorgehen sein. Arch. franç. Pédiat. 17, 38 (1960).

HERRENSCHWAND, F. v.: Zur Beteiligung des Sehnerven bei Encephalomyelitis post vaccinationem. Klin. Mbl. Augenheilk. 102, 815 (1939).

HERRLICH, A.: Pocken und postvaccinale Encephalitis. Münch. med. Wschr. 94, 2371, 2434 (1952).

— Über den Einfluß von ACTH und Cortison auf die Vaccineinfektion des Kaninchens. Verh. dtsch. Ges. inn. Med. 58. Kongress 1952.

— Tierexperimentelle Arbeiten zur Genese der postvaccinalen Encephalitis. Z. exp. Med. 124, 146 (1954).

— Probleme der Pocken und Pockenschutzimpfung. Münch. med. Wschr. 96, 529 (1954).

— Schutz und Gefährdung durch Pockenschutzimpfung. Regensburg. Jb. ärztl. Fortbild. 4 (1954/55).

— Bericht über die Pockenepidemie in Frankreich. Münch. med. Wschr. 97, 303—304 (1955).

— Über die Altersdisposition bei der postvaccinalen Encephalitis. Münch. med. Wschr. 100, 1567 (1958).

— Über Vaccineantigen. Versuch einer Prophylaxe neuraler Impfschäden. Münch. med. Wschr. 101, 12 (1959).

— Die Pocken und ihre Bekämpfung. Ärztl. Mitt. (Köln) 44, 491 (1959).

— s. Gutachten des Bundesgesundheitsamtes (1959).

— On the prophylaxis of neural vaccination damages. Report on Vaccine Antigen. Proc. International Symposium of Immunology (1959).

HERRLICH, A.: Die Pocken. Stuttgart: G. Thieme 1960.
— Impfung und Schwangerschaft. Münch. med. Wschr. **103**, 2266 (1961).
— Probleme und Entwicklungsstand der Pockenschutzimpfung. Therapiewoche **11**, 784 (1961).
— Probleme der postvaccinalen Encephalitis. Dtsch. med. Wschr. **87**, 71 (1962).
— About the prophylaxis of postvaccinal encephalitis with inactivated Vaccine Antigen. Symposium Vaccination Antivariolique, Lyon 1962.
— Die Pockenschutzimpfung des Überalterten. Dtsch. Kinderärzte-Kongreß, Köln 1963.
— Kinderärzte- und Mikrobiologenkongreß 1963. Dtsch. med. Wschr. **89**, im Druck (1964).
—, u. W. EHRENGUT: Zur Anwendung von Gammaglobulin bei überalterten Erstimpflingen. Kinderärztl. Prax. **25**, 395 (1957).
—, H. STICKL und E. MUNZ: Kann man den Ablauf der Pockenschutzimpfung medikamentös beeinflussen. Dtsch. med. Wschr. im Druck (1964).
—, W. EHRENGUT u. J. WEBER: Untersuchungen über die Disposition und Prognose der Encephalitis postvaccinalis. Münch. med. Wschr. **98**, 156 (1956).
—, A. MAYR u. E. MUNZ: Das Antikörperbild der Variola-Vaccineinfektion. 1. Mitt. Zbl. Bakt. I. Orig. **166**, 73 (1956).
—, — u. H. MAHNEL: Das Antikörperbild der Variola-Vaccineinfektion. 2. Mitt. Zbl. Bakt. I. Orig. **175**, 163 (1959).
—, —, — u. E. MUNZ: Experimental studies in transformation of the variola virus into the vaccinia virus. Arch. ges. Virusforsch. **12**, 579 (1963).
HERRLICH, C., u. W. SAUER: Beobachtungen bei der Pockenschutzimpfung überalteter Erstimpflinge anläßlich der Pockenerkrankungen in Nordrhein-Westfalen im Januar 1962. Öffentl. Gesundh.-Dienst **25**, 305 (1963).
HERZBERG-KREMMER, H., u. K. HERZBERG: Untersuchungen über postvaccinale Encephalitis. Weitere Untersuchungen über das Verhalten des Vaccinevirus im menschlichen Körper. II. Mitt. Zbl. Bakt. I. Orig. **119**, 175 (1930).
HILBER, H.: Experimentelle Studien über die Masernanergie. Z. Kinderheilk. **63**, 264 (1942).
HOOD, CH. K., and G. E. MCKINNON: Prenatal vaccinia. Amer. J. Obstet. Gynec. **85**, 238 (1963).
HORSTMANN, E.: Katamnestische Untersuchungen bei frühkindlicher Hypotonie. Z. Kinderheilk. **82**, 649 (1959).
HUBER, H. G.: Zur Pathomorphose einiger sogenannter Kinderkrankheiten. Kinderärztl. Prax. **18**, 42 (1950).
HUNNICUTT, TH., u. J. BERLIN: Varicella pneumonia. Dis. Chest **32**, 104 (1957).
HUTTER, A.: Opmerkingen in de Discussie aangaande de postvaccinale Encephalo-myelitis. Ned. T. Geneesk. **74**, 893 (1930).
JACOB, H.: Die Anteilnahme des Zentralnervensystems bei Viruskrankheiten. Verh. dtsch. Ges. Path. **38**, 433 (1955).
— Postvaccinale Encephalitis und Encephalopathie. Fortschr. Neurol. Psychiat. **24**, 651 (1956).

JAKOB, H.: Das zentrale Nervensystem bei Infektionen, Intoxikationen und anderen Allgemein- und Organerkrankungen. Allgemeines über seine Anteilnahme mit degenerativen Veränderungen, entzündlichen und zirkulatorischen Reaktionen. Hb. spez. Anat. u. Hist. Basel **13** (Teil 2A), Berlin-Göttingen-Heidelberg: Springer 1958.
JOCHIMS, J.: Bösartiger Verlauf der Varicellen infolge einer Corticosteroidbehandlung. Med. Klin. **27**, 1208 (1960).
JOCHMANN, G.: Pocken und Vaccinationslehre. Wien u. Leipzig: Alfred Hölder 1913.
JONES, B. R.: The clinical features of viral keratitis and a concept of their pathogenesis. Proc. roy. Soc. Med. **51**, 917 (1958).
—, I. E. K. GALBRAITH and M. K. AL HUSSAINI: Vaccinal keratitis treated with interferon. Lancet **1962**, 875.
JOPPICH, G.: Simultanimpfung gegen Pocken. Dtsch. med. Wschr. **87**, 2231 (1962).
—, u. H. KARTE: Passive Immunisierung bei überalterten Erstimpflingen als Versuch einer Impf-encephalitis-Prophylaxe. Zbl. ges. Kinderheilk. **82**, 43 (1962).
JUBB, A. A.: Generalized vaccinia. Brit. Med. J. **1943** I, 91.
JUSTIN-BESANCON, L., M. LAMOTTE et S. LAMOTTE-BURRILLON: Diabète consécutif a une encéphalite vaccinale. Evolution évoquant le diabète de young. Presse méd. **57**, 627 (1949).
KAISER, M.: Pocken und Pockenschutzimpfung. S. 167. Wien: Springer 1949.
—, u. J. ZAPPERT: Die „postvaccinale Encephalitis". S. 86. Wien: Springer 1938.
KANELLOPULOS, N. P., K. JOANNU u. J. ANTOIADIS: Ein Fall von Purpura thrombopenica und Schutzimpfung. Med. Klin. **57**, 1816 (1962).
KAPLAN, C.: The antigenicity of γ-irradiated vaccinia virus. J. Hyg. (Lond.) **58**, 391 (1960).
—, D. MCCLEAN and L. VALLET: A note on the immunogenicity of ultraviolett irradiated vaccinia virus in man. J. Hyg. (Lond.) **60**, 79 (1962).
KARTE, H.: Zur Prophylaxe der Encephalitis nach Vaccination. Mschr. Kinderheilk. **110**, 257 (1962).
KAUDE u. WEHMEYER: Die Behandlung von Viruskrankheiten und Impfreaktionen mit Gammaglobulin. Ärztl. Prax. **7**, 16, (1955).
KAUFMANN, G.: Zur Klinik der vaccinebedingten Glossitis papulosa acuta Michelson. Inaug. Diss. München 1964.
KAUFMAN, H. E., A. B. NESBURN and E. D. MALONEY: 5-Jodo-2'-deoxyuridine therapy of herpes simplex. Arch. Ophthalmol. (Chicago) **67**, 583 (1962).
—, and E. D. MALONEY: Virus chemotherapy with antimetabolites. Pharmacotherapia **1**, 43 (1963).
KAUTE, W.: Über Erkrankungen des Zentralnervensystems nach Schutzpockenimpfung. Inaug.-Diss. Berlin 1927.
KECHT, B.: Neuroallergie und Hals-Nasen-Ohrenheilkunde. Wien. med. Wschr. **111**, 427 (1961).
KEIDAN, S. E., K. MCCARTHY and J. C. HAWORTH: Fatal generalized vaccinia with failure of antibody production and absence of serum gamma globulin. Arch. Dis. Childh. **28**, 110 (1953).

KELLER, W., u. W. SCHAEFER: Untersuchungen zur Ätiologie der postvaccinalen Erkrankungen des ZNS. Jb. Kinderheilk. **125**, 253 (1929).

KEMPE, C. H., T. O. BERGE and B. ENGLAND: Hyperimmune vaccinal gamma globulin. Source, evaluation and use in prophylaxis and therapy. Pediatrics **18**, 177 (1956).

KEUTER, E. J. W.: Praedisposition to postvaccinal encephalitis. 168 p. Amsterdam-London-New York-Princeton: Elsevier Publ. Comp. 1960.

KEYZER, J. L., u. P. P. M. NIEUWENHUIS: Epidemic of postvaccinal meningomyeloencephalitis. Study of 27 cases. Maandschr. Kindergeneesk. **15**, 403 (1947).

KIBRICK, S., and L. J. KUNZ: Vaccinia of the lip. A report of two cases one with superinfection of a labial herpetic infection. New Engl. J. Med. **258**, 421 (1958).

KIRCHER, W.: Zur hochdosierten Pyramidonbehandlung der akuten Encephalitis im Kindesalter. Med. Klin. **56**, 187 (1961).

KITSOS, P., u. V. VASSILIOS: Severe postvaccinal encephalitis. Ref. Excerpta med. Sect. VIII **5**, 69 (1952) Nr. 262, Acta Sec. Ped. hellen. **4**, 129 (1950).

KLEINSCHMIDT, H.: Varia: Chr. W. Hufeland (1762 bis 1836). Kinderärztl. Prax. **27**, 528 (1959).

— Haftung für Schäden nach ärztlichen Maßnahmen und deren Unterlassung. III. Mitt. Schäden nach Schutzimpfungen. Kinderärztl. Prax. **28**, 251 (1960).

KLINGE, F.: Die Pathologie der Impfschäden. Virchows Arch. path. Anat. **89**, 313 (1944).

KOBER, G.: Das Eczema vaccinatum. Dtsch. Gesundh.-Wes. **13**, 933 (1958).

KOCH, F.: Encephalitis postvaccinalis und Vorimpfung mit Vaccine-Antigen (HERRLICH). Dtsch. med. Wschr. **88**, 1937 (1963).

KOETSER, D. H.: Neuralgische pijnen na inenting. Ned. T. Geneesk. **73**, 4962 (1929).

KOSTER, L., en J. Q. VAN TILBURG: Acute diffuse glomerulonephritis na primovaccinatie tegen pokken. Ned. T. Geneesk. **97**, 17 (1953).

KOZINN, P. J., M. SIGEL and R. GORRIE: Progressive vaccinia associated with agammaglobulinaemia and defects in immune mechanism. Pediatrics **16**, 600 (1955).

KRÜCKE, W.: Pathologische Anatomie der Vaccinevirus-Encephalitis. Mschr. Kinderheilk. **100**, 182 (1952).

KRÜCKE, W.: Über experimentelle Vaccinevirus-Encephalitis und postvaccinale Encephalitis. Verh. dtsch. Ges. Path. **38**, 457 (1954).

—, u. R. SIEGERT: Die pathologische Anatomie der Vaccine-Virus-Encephalitis. Zbl. Ges. Neurol. Psychiat. **116**, 338 (1952).

KRUGMAN, S., CH. H. GOODRICH and R. WARD: Primary varicella pneumonia. New Engl. J. Med. **257**, 843 (1957).

KÜHN, O., und J. SIMON: Pustelnekrosen bei Pockenschutzimpfungen von Impflingen mit besonderem Immunitätszustand. Dtsch. Gesundh.-Wes. **17**, 607 (1962).

KUSKE, F. A.: Dermatitis exfoliativa nach Kuhpockenimpfung. Arch. Kinderheilk. **146**, 258 (1953).

LAGERLÖF, H., B. ÖNNERSTAD, A. LODIN and H. NORDENSTAM: Variations in the course of acute myocarditis. Svenska Läk. **52**, 1213 (1955).

LAMACHE, A., M. BOUREL, J. L. RICHIER, L. DAULEUX et P. LENOIRE: Les lendemains de la vaccination jennérienne. Sem. Hôp. (Paris) **32**, 1962 (1956).

LANGANKE, E.: Klinischer Beitrag zum Eczema vaccinatum. Münch. med. Wschr. **97**, 1467 (1955).

LANGE, C. DE: Over mazelen-encephalitis. Psychiat. neurol. Bl. (Amst.) **47**, 223 (1943).

LANGHOF, H., H. ZABEL, W. LUBOLDT u. G. SCHABINSKI: Pockenschutzimpfung bei hautkranken Kindern. Dtsch. Gesundh.-Wes. **16**, 1393 (1961).

LAURANCE, B., A. E. CUNLIFFE and J. A. DUDGEON: Vaccinia gangrenosa. The report of a case of prolonged generalized vaccinia. Arch. Dis. Childh. **27**, 482 (1952).

LEINER, C.: Über postvaccinale Encephalitis. Wien. klin. Wschr. **1926**, 1490.

LENTZ u. GINS: Handbuch der Pockenbekämpfung und Impfung. Berlin: Schoetz 1927.

LEROUX, AMPHOUX, BILLAUD, BOUILLAUD, G. CADORET, DELORD, Y. DUHAMEL, LOBRICHON et BALDRICH: Épidémie de variole à Vannes. Presse Méd. **63**, 639 (1955).

LEWIS, H. M., and F. C. JOHNSON: Fatal agammaglobulinemic progressive vaccinia. Arch. Derm. **75**, 837 (1957).

LHERMITTE, F.: Les leucoencephalites. Paris: Flammarion 1950.

LIEBERMAN, A. D., and B. EMANUEL: Postvaccinal eruption. Ann. Allergy **20**, 325 (1962).

LIGTERINK, J. A. TH.: Postvaccinal encephalitis treated with ACTH. Ned. T. Geneesk. **95**, 3490 (1951).

LINNEN, H. J.: Zur Pathogenese und Klinik der Vaccinia des Auges und seiner Adnexe. Medizinische **1957**, 407.

LOGIVIÈRE, DE, WARNERY, BAUDOIN et BRIN: Vaccination antivariolique systématique en milieu sanatorial. Concours méd. **74**, 4449 (1952).

LUKÁCS, F. V., J. ROSTA u. J. SZATHMÁRY: Über die ernsthafteren Komplikationen der Vaccination. Vaccinia gangraenosa und generalisata. Ann. Paediat. **191**, 307 (1958).

LUCKSCH, F.: Die Vaccineencephalitis. Med. Klin. **21**, 1377 (1925).

LUNDSTRÖM, R.: Complications of smallpox vaccination and their treatment with vaccinia immune gamma globulin. J. Pediat. **49**, 129 (1956).

LYON, E.: Probleme der kardiovaskulären Komplikationen nach Pockenschutzimpfung. Med. Klin. **52**, 1947 (1957).

— Schwangerschaft, eine Gegenanzeige der Pockenimpfung? Med. Klin. **56**, 1205 (1961).

MAC ARTHUR, P.: Congenital vaccinia and vaccinia gravidarum. Lancet **1952 II**, 1104.

MACDONALD, A. M., and P. MACARTHUR: Foetal vaccinia. Arch. Dis. Childh. **28**, 311 (1953).

MADER, A.: Vaccination und Nervensystem. Jb. Kinderheilk. **123**, 111 (1929), ref. Zbl. Bakt. I. Ref. **95**, 413 (1929).

MAGALDI-JORDAO, F. B., L. F. DE SALLES-GOMMES, S. I. RABELLO, A. AMOROSINO and J. ANGULO:

Outbreaks of vaccinia in a Pemphigus-Foliaceus Hospital. Am. Medical Association 85, 533 (1962).

MAHNEL, H.: Tierexperimentelle Untersuchungen mit Vaccineantigen. Arch. ges. Virusforsch. 10, 529 (1960).

MARSDEN, J. P., and E. W. HURST: Acute perivascular myelinoclasis („acute disseminated encephalomyelitis") in smallpox. Brain 55, 181 (1932).

MASSENBERG: Akute infektiöse Encephalitisepidemie in Essen 1946. Kinderärztl. Prax. 16, 13 (1948).

MATHIEU, L., S. et E. HADOT, VINCENT et HUEBER: Vaccination antivariolique et thrombose coronarienne aique. Arch. Mal. Coeur 48, 802 (1955).

MATTHES, A., u. H. PIESBERGEN: Konnatale Toxoplasmose und Vaccine-Encephalitis. Dtsch. med. Wschr. 81, 1121 (1956).

MAYR, A., u. A. HERRLICH: Züchtung des Variolavirus in der infantilen Maus. Arch. ges. Virusforsch. 10, 226 (1960).

McREYNOLDS, W. U., W. H. HAVENER and M. A. PETROHELOS: Bilateral optic neuritis following smallpox vaccination and diphtheria-tetanus-toxoid. Excerpta med. Sect. IV/VII/2182, (1954), Amer. J. Dis. Childh. 86, 601 (1953).

MEINDERSMA, T. E., and S. I. DE VRIES: Thrombocytopenic purpura after smallpox vaccination. British Med. J. 27, 226 (1962).

MEGAY, K.: Kutan-allergische Reaktionen mit Antigenen aus der Vaccinia-Variola-Gruppe. Wien. klin. Wschr. 62, 404 (1950).

MENTZ, B.: Spezifische Vaccinationsangina. Münch. Kinderärztl. Ges., Sitzg. v. 24. 1. 1957.

MEYER ZU HÖRSTE, G.: Über Immunitätsschwankungen bei Infektionskrankheiten. Mschr. Kinderheilk. 61, 94 (1934).

MICHON, P., A. LARCAN, F. STREIFF, C. HURIET et X. BERTHIER: Les néphrites virales. Presse méd. 68, 309 (1960).

MILLER, M.: Encephalitis postvaccinale. Amer. J. Dis. Childh. 40, 1359 (1930).

Ministry of Health, Report of the Andrewes Committee on Vaccination. His Majesty's Stationery Office, London: Further Report of the Committee. His Majesty's Stationery Office, London 1930.

MIN-SEN-LI: Besteht die Möglichkeit, postvaccinale Encephalitis und Poliomyelitis klinisch zu unterscheiden? Mschr. Kinderheilk. 84, 230 (1940).

MORITSCH, H.: Impfschäden. Wien med. Wschr. 114, 232 (1964).

MORO, E.: Ergebn. allg. Path., path. Anat. des Menschen u. der Tiere. LUBARSCH, O., u. R. OSTERTAG, I. Abteilg. 14 p. 503. Wiesbaden: J. F. Bergmann 1910.

—, u. W. KELLER: Zur Analyse der Hautallergie nach kombinierter Impfung mit Tuberkulin und Kuhpockenlymphe. Dtsch. med. Wschr. 52, 433 (1926).

MÜLLER, H.: Über die Disposition zur Impfencephalitis. Öff. Gesundh.-Dienst 19, 526 (1958).

MÜLLER, TH.: Encephalitis postvaccinationem in Basel und Umgebung in den Jahren 1944 und 1945. Schweiz. med. Wschr. 76, 1075 (1946).

MUSTARD, S. H. S., and P. W. HENDRICK: Generalized vaccinia. A study of fifteen cases. J. Pediat. 33, 281 (1948).

NAMECHE, J.: L'encephalite postvaccinale. Brux. Med. 43, 145 (1963).

NANNING, W.: Encephalitis postvaccinalis. Proefschrift E. KLUWER, Deventer-Antwerpen 1961.

— Prophylactic effect of antivaccinia gammaglobulin against postvaccinal encephalitis. Bull. Wld Hlth Org. 27, 317 (1962).

NARAYANO RAO, Y. S., N. R. RATNAKANNAN, K. S. BALASUBRATNANIAM and K. N. GOPALAN: Smallpox in a child aged 3 days. Brit. Med. J. 1954 II, 1459.

NASEMANN, TH.: Die Viruskrankheiten der Haut. In GOTTRON, SCHÖNFELD: Dermatologie... Bd. II. Stuttgart: Thieme 1957.

NEKHOROCHEFF, I.: L'EEG. dans les convulsions hyperpyrétiques. Rev. neurol. 93, 454 (1955), ref. Zbl. ges. Kinderheilk. 58, 202 (1956/57).

NÉLIS, P., et A. LAFONTAINE: Action du formol à faibles concentrations sur le virus jennerien. Rev. Immunol. (Paris) 12, 289 (1948).

—, — Essais d'application de la vaccine formolée: conservation du vaccin et durée de l'immunoté obtenue: premiers resultats chez l'homme. C. R. Soc. Biol. (Paris) 144, 597 (1950).

NETTER, A., et R. PORAK: L'anergie vaccinale au cours de la rougeole. C. R. Soc. Biol. 64, 914 (1912).

NGUYEN-DUY-MUON: Vaccination antivariolique et INH. Presse Méd. 63, 928 (1955).

NIMPFER, T.: Über Variola-Vaccineinfektion von Brandwunden in Verlaufe einer Stationsinfektion. Arch. Derm. Syph. 174, 518 (1936).

NOBL, G.: I. Beiträge zur Vaccineimmunität. II. Über das Schutzvermögen der subcutanen Vaccineinsertion. Wien. Klin. Wschr. 19, 658 u. 975 (1906).

NOCKE, H.: Thrombopenische Purpura nach Impfung. Mschr. Kinderheilk. 19, 455 (1921).

NOSSEL, H. L., and R. RABKIN: Post-vaccinal encephalomyelitis. Report of two cases treated with cortisone and ACTH. S. Afr. Med. J. 30, 429 (1956).

ÖBERG, A. G., G. NATHORST-WINDAHL u. T. WESSLÉN: Vaccinia gangraenosa. Nord. Med. 60, 1045 (1958).

OLANSKY, S., J. G. SMITH and O. C. E. HANSEN-PRUSS: Fatal vaccinia associated with cortisone therapy. J. Amer. Med. Ass. 162, 887 (1956).

ORGLER, A.: Über begleitende Angina. Jb. Kinderheilk. 100, 243 (1922).

OSLER, W.: The visceral lesions of purpura and allied conditions. Brit. Med. J. 1914 I, 517.

OTTE, H. J., u. H. MOCHMANN: Vaccina inoculata. Zbl. Bakt. I. Orig. 164, 529 (1955).

PACHE, H. D.: Das EEG des Kindes und die Indikation zu seiner Ableitung. Ärztl. Mitt. 1961, 795.

PAR BAMATTER, F., A. GAUTIER et O. JEANNERET: Une étiologie trop peu connue des convulsions dans la première enfance la fièvre de 3 jours avec exanthème subit. Praxis 47, 1093 (1958).

PARISH, W. E., A. M. BARRETT, R. R. A. COOMBS, M. GUNTHER and F. E. CAMPS: Hypersensitivity to milk and sudden death in infancy. Lancet 1960 II, 1106.

PASCHEN, E.: Purpura im Anschluß an die Impfung. Münch. med. Wschr. 54, 1801 (1907).

PATEL, I. C., M. K. DHIRAWANI, B. C. MEHTA and N. S. VERDHACHARI: Tetanus following vaccination against smallpox. Indian J. Pediat. 27, 251 (1960), ref. Zbl. Kinderheilk. 78, 132 (1961).

PAUL, J.: Toxoplasmose-Infektion bei Vaccine-Encephalitis eines Erstimpflings. Arch. Kinderheilk. 149, 155 (1954).

PERDRAU, J. R.: The histology of post-vaccinal encephalitis. J. Path. Bact. 31, 17 (1928).

PERL, L.: Akute Nephritis nach Pockenschutzimpfung. Berl. klin. Wschr. 30, 674 (1893).

PERLMANN, E. C.: Purpuric and cerebral manifestations following measles; report of 2 cases. Arch. Pediat. 51, 596 (1934).

PETERS, G.: Über den Ausbreitungsbereich des Krankheitsvorganges im Zentralnervensystem bei der Heine-Medinschen Krankheit. Münch. med. Wschr. 85, 1073 (1938).

PETTE, H.: Postvaccinale Encephalitis. In: BUMKE, O. v., u. FOERSTER: Handbuch der Neurologie. 13. Band, S. 259. Berlin: Springer 1936.

— Die akut entzündlichen Erkrankungen des Nervensystems. (Viruskrankheiten, Entmarkungsencephalomyelitiden, Neuritiden). Leipzig: G. Thieme 1942.

— Das Problem der postvaccinalen Encephalitis. Münch. med. Wschr. 75, 207 (1928).

— Die Stellung der postvaccinalen Encephalitis in der Reihe infektiöser Erkrankungen des ZNS. Zbl. Bakt. I. Orig. 110, 134 (1929).

— u. H. KALM: Die entzündlichen Erkrankungen des Gehirns und seiner Häute. Handb. Inn. Med. V/III, Berlin-Göttingen-Heidelberg: Springer 1953.

PETTENKOFER, H. J.: New aspects on the mechanism of the present blood-groupe distribution in the world. Proc. 8th Congr. Int. Soc. Blood Transf. Tokyo 1960 pp. 154—160 (1962).

PETTENKOFER, H. J., B. STÖSS, W. HELMBOLD a. F. VOGEL: Alleged causes of the present-day world distribution of the human ABO blood groups. Nature (London) 193, 444 (1962).

PFEIFFER, L.: Verhandlg. 9. Versammlg. Ges. Kinderheilk. S. 133. Wiesbaden: J. F. Bergmann 1892.

PIETTE, Y., et L. VAN BOGAERT: Traumatisme médullaire, vaccination et poliomyélite aigue (les centres d'irritation comme facteurs de localisation des virus). Presse Méd. 64, 533 (1956).

PIRQUET, C. v.: Klinische Studien über Vaccination und vaccinale Allergie. Leipzig u. Wien: F. Deuticke 1907.

PORGE, J. F.: Les incidences rénales de la dernière campagne de vaccination antivariolique. Concours méd. 79, 979 (1956).

PRIESEL, R.: Beitrag zur Encephalitis post vaccinationem. Z. Kinderheilk. 47, 153 (1929).

PRIEST, R. (London): Septicaemia and encephalitis in relation to vaccination. Brit. Med. J. 1931 I, 349

PUNTIGAM, F.: Erkrankungen an Encephalitis post vaccinationem in Österreich. Wien. med. Wschr. 101, 873 (1951).

— Die subcutane Pockenschutzimpfung. Dtsch. Med. Wschr. 79, 1087 (1954).

PUNTIGAM, F. u. K. BERGER: Über das Verhalten der Gehirn-Rückenmarksflüssigkeit bei Encephalitis postvaccinalis. Z. Kinderheilk. 77, 180 (1955).

—, — Über das Verhalten der Blutkörperchensenkungsgeschwindigkeit bei Encephalitis postvaccinalis. Z. Kinderheilk. 77, 95 (1955).

—, — Über das Verhalten des weißen Blutbildes bei Encephalitis postvaccinalis. Schweiz. med. Wschr. 85, 604 (1955).

— Über die Häufigkeit von Folgezuständen nach Encephalitis postvaccinalis. Wien. med. Wschr. 106, 66 (1956).

— u. J. DAIMER: Beobachtungen bei Pockenschutz-Wiederimpfungen von Personen, die eine Erkrankung an Encephalitis post vaccinationem durchgemacht haben. Österr. Z. Kinderheilk. 4, 6 (1950).

— u. P. ORTH: Über die Verwendung des Elektronenmikroskops zur Diagnose vaccinaler Erkrankungen. Wien. klin. Wschr. 63, 817, (1951).

QUERIDO, A.: Encephalitis nach Wiederimpfung mit fehlender örtlicher Reaktion nebst einigen Bemerkungen über die Histopathologie der Encephalitis post vaccinationem. Z. ges. Neurol. Psychiat. 125, 423 (1932).

RAAB, W.: Zerebrale Fettsucht nach Vaccinations-Encephalitis (Behandlung mit Elityran). Med. Klin. 48, 1 (1931).

RABELLO, S. I., I. I. ANGULO and I. SESSO: Simultaneous vaccinia and variola in an eczematous infant. Arch. Derm. 85, 405 (1962).

RADERMECKER, J.: Das Elektroencephalogramm bei den Encephalitiden und Encephalopathien im Kindesalter. Nervenarzt 31, 529 (1960).

RADL, H.: Zur Differentialdiagnose der Heine-Medinschen Krankheit. Neue öst. Z. Kinderheilk. 5, 323 (1960).

RADL, H., u. K. HEKELE: Purpura fulminans im Anschluß an Varicellen. Arch. Kinderheilk. 155, 43 (1957).

RADTKE, H.: Cerebrale Reaktionen nach Pockenschutzimpfung. Arch. Psychiat. Nervenkr. 196, 554 (1958).

— EEG-Befunde gesunder Erstimpflinge (Beitrag zur Frage cerebraler Reaktionen nach Pockenschutzimpfung). Mschr. Kinderheilk. 109, 12 (1961).

RAMACHANDRA RAO, R., I. PRAHLAD and M. SWAMINATHAN: A study of 1000 cases of smallpox. J. Indian med. Ass. 35, 296 (1950).

RAMON, J.: Leur prophylaxie par l'emploi d'une vaccine formolée. Rev. Immunol. (Paris) 15, 366 (1951).

—, P. BOUQUET et R. RICHOU: Immunisation du cheval au moyen du virus de la vaccine privé de virulence par l'action du formol et de la chaleur. C. R. Acad. Sci. (Paris) 214, 925 (1942).

—, R. RICHOU et J. P. THIÉRY: Apropos des complications de la vaccination jennerienne et spécialement de l'encephalite post-vaccinale. Sur l'atténuation de la virulence et sur l'épuration bactérienne de la vaccine par l'action simultanée et temporaire du formol et de la température. Rev. Immunol. (Paris) 12, 300 (1948).

RANCE, C. P., and A. L. CHUTE: Treatment of the nephrotic syndrome in children. Canad. med. Ass. J. 73, 959 (1955). (persönl. Mitteilg.).

REA, E. M. B.: Squamous carcinoma on vaccination scar. S. Afr. Med. J. 30, 499 (1956).

RECHBERGER, A. J.: Vollständige Geschichte der Einimpfung der Blattern in Wien nebst der besten Art, selbe vorzunehmen. Wien 1788.

REGAMEY, E.: Crise aique de purpura thrombopénique consécutive á une généralisation vaccinale tardive. Schweiz. med. Wschr. 70, 697 (1940).

Reichsgesundheitsbl. 1931, Beiheft 1, p. 48 (Hamburger Fall mit Nephritis).

REYNOLDS, A. H., and H. A. JOOS: Eczema vaccinatum. Pediatrics 22, 259 (1958).

RIEHM, W.: Über Parallergie. Gleichzeitig ein Beitrag zur Wirkungsweise der unspezifischen Reiztherapie Fortschr. d. Med. 71, 133 (1953).

RIES, H.: Dispositionsfragen bei der eitrigen Meningitis. Z. Kinderheilk. 73, 342 (1953).

RIX, M.: Erkrankungen des zentralen und peripheren Nervensystems. Münch. med. Wschr. 79, 327 (1932).

RODECK, H.: Postvaccinaler Diabetes insipidus. Arch. Kinderheilk. 154, 265 (1957).

ROEHM, R. H.: Postvaccinal encephalitis associated with diabetes insipidus. Am. J. Dis. Child. 44, 1293 (1932).

ROHDE, W., U. SCHNEEWEISS und F. M. G. OTTO: Grundriß der Impfpraxis. Verlag Johann Ambrosius Barth, Leipzig 1964.

ROHWEDDER, H. J., and E. VÖLZKE: Nephrotic syndrome after smallpox vaccination. Arch. Kinderheilk. 168, 53 (1963).

ROSENTHAL, S. R., J. B. HARTNEY and W. A. SPURRIER: The toxin- and antitoxin-phenomenon in burned and injured human subjects. J. Amer. med. Ass. 174, 957 (1960).

ROSS, R. A.: Viral and rickettsial diseases with especial consideration of their public health significance. Cambridge, Harvard 1940.

RUCHMAN, I., and K. DODD: Eczema vaccinatum: Recovery of vaccine virus from the cutaneous lesions of two children and the demonstration of an antibody rise during convalescence. J. Pediat. 33, 544 (1948).

RUCKES, J.: Über eine ungewöhnliche Vaccine-Infektion bei einem Neugeborenen. Virchows Arch. path. Anat. 327, 229 (1955).

SARRE, H.: Zur Pathogenese und Therapie des nephrotischen Syndroms. Dtsch. med. Wschr. 79, 1652 (1954).

SAVOLAINEN, T.: Tetanus following vaccination against variola. Ann. Med. exp. Fenn. 28, 168 (1950).

SÉDALLIAN, P., A. BADON, J. FAYOLLE et ROUCHON: Vaccine généralisée mortelle avec virémie et agammaglobulinémie. Presse méd. 65, 319 (1957).

SEELEMANN, K.: Zerebrale Komplikationen nach Pockenschutzimpfungen mit besonderer Berücksichtigung der Altersdisposition in Hamburg 1939 bis 1958. Dtsch. med. Wschr. 85, 1081 (1960).

SEIFERT, U.: Die Behandlung einer postvaccinalen Encephalitis mit intralumbaler Verabreichung von Nebennierenrindenhormon. Dtsch. Gesundh.-Wesen 32, 1356 (1962).

SELLING, B., u. E. MEILMANN: Acute disseminated encephalomyelitis treated with ACTH; report of case. New Engl. J. Med. 253, 275 (1955).

SHORTT, G. J.: A case of generalisized vaccinia. Brit. Med. J. 1953 I, 1004.

SIEGERT, R.: Experimentelle Beiträge zur Frage der postvaccinalen Encephalitis. Zbl. Bakt. I. Orig. 158, 314 (1952).

— Pockenschutzimpfung und nachfolgende Poliomyelitis. Schweiz. med. Wschr. 85, 329 (1955).

— Das Verhalten des Vaccinevirus im Organismus bei zentralnervösen Impfschäden. Dtsch. med. Wschr. 82, 2021, 2061 (1957).

SINNECKER, H.: Zur Ätiologie postvaccinaler Encephalitiden. Zbl. Bakt. I. Orig. 181, 15 (1960).

SNYDER, W.: Therapy of eccema vaccinatum. Arch. Derm. 64, 789 (1951).

SOBERNHEIM, G.: Immunitätsverhältnisse bei Menschen- und Tierpocken. In: LENTZ u. GINS: Hb. d. Pockenbekämpfung und Impfung. Berlin: Schoetz 1927.

SOLOVIEV, V. D., and Y. N. MASTYUKOVA: A study of the immunogenicity of smallpox vaccines. Bull. Wld Hlth Org. 20, 1099, (1959).

SOLTYS, J.: Tuberculosis and vaccination against smallpox. Gruźlica 22, 359 (1954).

SOMERS, K.: Vaccinia gangrenosa and agammaglobulinemia. Arch. Dis. Childh. 32, 220 (1957).

SOMMERFELD, E., u. W. EHRENGUT: Über vaccinale Efflorescenzen im Bereich von Pockenimpfnarben nach Sabin- und Salk-Impfung. Münch. med. Wschr. 105, 2282 (1963).

SORSBY, A.: Clinical genetics. London: Butterworth & Co. Publ. Ltd. 1953.

SPATZ, H.: Encephalitis. In BUMKE: Hdb. der Geisteskrankheiten, p. 157. Berlin: Springer 1930.

— Ausbreitungsmodus der diffusen perivenösen Herd-Encephalitis (Typus der Encephalitis post vaccinationem). In BUMKE: Hdb. der Geisteskrankheiten p. 228. Berlin: Springer 1930.

SPIELMEYER, W.: Vergleichend-anatomische Betrachtungen über einige Encephalitiden insbesondere über den Typus der Impfencephalitis. Z. Hyg. Infekt.-Kr. 113, 170 (1931).

SUJOY, E., J. A. ALMEIDA and R. N. RIOPEDRE: Postvaccinal encephalitis in two brothers (one death). Arch. argent. Pediat. 43/20 (1955).

SUPPAN, L.: Zur Frage der Encephalomyelitis postvaccinalis. Arch. Psychiat. Nervenkr. 106, 681, (1937).

SCHACHTER, M.: Instabilité psycho-motorice et arriération mentale grave. Séquelle d'une encéphalite postvaccinale. Strasbourg méd. 22, 261 (1949).

— Syndromes encephalopathiques consécutifs á la vaccination antivariolique chez l'enfant. Provence méd. 21, 123 (1953).

— Vue critique sur les syndromes encéphalopathiques consécutifs á la vaccination antivariolique chez l'enfant. Aggiorn. pediat. 8, 261 (1957).

Erblindung und Meningo-Encephalitis nach Schutzpockenimpfung. Klin. Mbl. Augenheilk. 102, 223 (1939).

SCHEYHING: Neuritis optica mit vorübergehender Erblindung und Meningo-Encephalitis nach Schutzpockenimpfung. Klin. Mbl. Augenheilk. **102**, 223 (1939).

SCHLEUSSING, H.: Frühstadien postvaccinaler Encephalomyelitis. Fortschr. Med. **7**, 327 (1953).

SCHMIDT, B.: Über die günstige Beeinflussung der oedematösen Hirnschwellung bei Infektionskrankheiten im Kindesalter. Med. Klin. **55**, 2118 (1960).

SCHROEBLER, G.: Ekzema vaccinatum einer Mutter durch Übertragung von ihrem geimpften Kind. Med. Klin. **50**, 1138 (1955).

SCHÜRMANN, P.: Über Encephalomyelitis nach Kuhpockenimpfung. Beitr. path. Anat. **79**, 409 (1928).

SCHWARTZ, A. B.: Postvaccinal purpura. Report of a case. Amer. J. Dis. Childh. **30**, 856 (1925).

STERN, F.: Die epidemische Encephalitis. p. 389. Berlin: Springer 1928.

STICKL, H.: Vegetative und zentralnervöse Funktionsstörungen bei Infektionskrankheiten des Kindes. Prophylaxe und Therapie **11**, 1 (1962).

—, u. A. HERRLICH: In Vorbereitung.

STIEFLER, G.: Die Encephalomyelitis post vaccinationem in Oberösterreich 1930—1937. Wien. klin. Wschr. **51**, 425 (1938).

STOEBER, E.: Untersuchungen über epidemische Myocarditis (Schwielenherz) des Säuglings. I. Mitteilung. Z. Kinderheilk. **71**, 319 (1952).

— Weitere Untersuchungen über epidemische Myocarditis (Schwielenherz) des Säuglings. II. Mitteilung. Z. Kinderheilk. **71**, 592 (1962).

STONE, R. E.: Observations on the effects of smallpox vaccination on tuberculosis patients. Amer. Rev. Tuberc. **23**, 706 (1931).

TACCONE, G.: Sulle cosidette encefalomieliti di vaccinatione. (Contributo anatomo-clinico). Boll. Soc. med.-chir. Pavia 4, 329 (1930).

TERBURGH, J. TH.: Übersicht der Fälle von Encephalitis postvaccinalis in Holland vom 1. Jan. 1929—31. Okt. 1929, ref. Zbl. Bakt. I Ref. **101**, 299 (1931).

— Die Epidemiologie der postvaccinalen Encephalitis in den Niederlanden. Ned. T. Geneesk. **71**, II, 1810 (1927).

— Epidemiologische Übersicht der in den Niederlanden wahrgenommenen Fälle von Encephalitis postvaccinalis. ref. Zbl. Bakt. I Ref. **97**, 541, (1930).

THALHAMMER, O.: Über die Diskrepanz zwischen Häufigkeit von mütterlichen Toxoplasmainfektionen und der Zahl der angeborenen Toxoplasmoseerkrankungen; statistisches und kasuistisches zur oligosymptomatischen konnatalen Toxoplasmose. Wien. klin. Wschr. **67**, 697 (1955).

— Chlorpromazin bei hochfebriler Encephalitis des Kindes. Neue öst. Z. Kinderheilk. 4, 317 (1959).

THEIS, G. A., R. E. BILLINGHAM, W. K. SILVERS and H. KOPROWSKI: Mechanism of natural resistance of mice to virus-infection. Virology 8, 264 (1959).

THOMAS, E.: In PFAUNDLER-SCHLOSSMANN: Handb. Kinderhk. II. Bd., 3. Aufl. Leipzig: 1923.

THORMÄHLEN, P.: Encephalomyelitis post vaccinationem und Lebensalter. Beitr. path. Anat. **119** 285 (1958).

TÖRNQUIST, R.: Vaccinia-immunglobulin-terapi vid postvaccinal keratit. Nord. Med. **62**, 1012 (1959).

TUCKER, S. M., and D. E. SIBSON: Foetal complication of vaccination in pregnancy. Brit. med. J. **1962** II, 237.

TURNBULL, H., a. J. McINTOSH,: Encephalo-myelitis following vaccination. Brit. J. exp. Path. **7**, 181 (1926).

TURNER, W., D. J. BAUER a. R. H. NIMMO-SMITH: Eczema vaccinatum treated with N-methylisatin-β-thiosemicarbazone. Brit. Med. J. **1962**, 1317.

TURPIN, R., P. LEPINE et R. GORIN: Dermatose pustuleuse varioliforme d'origine virale. Ann. Pediat. **34**, 203 (1958).

TZSCHENTKE, E.: Über Lungenveränderungen nach Pockenschutzimpfungen. Inaug. Diss. München 1962.

VALLAT, J. N., et J. M. LEPETIT: Encéphalopathies de la première enfance avec hypsarythmia ou avec „dysrythmie rapide d'allure paroxystique". Ètude électroclinique et thérapeutique (A. C. T. H.-Retard). Rev. Neurol. **101**, 708 (1959).

VELDKAMP, A. L.: Haemorrhagische Diathese als komplicatie van primovaccinatie. Ned. T. Geneesk. **96**, 2138 (1952).

VERLINDE, J. D.: Experimente zur Verhütung der postvaccinalen Encephalitis durch Immunisierung mit inaktivierter Neurolapine. Arch. ges. Virusforsch. **2**, 246 (1942).

— An experimental study on problems of immunity and allergy in postvaccinal encephalitis. Arch. ges. Virusforsch. **4**, 460 (1952).

— u. W. NANNING: Die Problematik der Pockenschutzimpfung und Impf-Encephalitis. ref. Zbl. Bakt. I. Ref. **163**, 279 (1957).

— u. J. SPAANDER: Neutralisierung von Vaccinevirus durch Gammaglobulin. Ned. T. Geneesk. **35**, 2958, (1949), ref. Schweiz. Med. Wschr. 80, 211 (1950).

VOGEL, F., H. J. PETTENKOFER u. W. HELMBOLD: Über die Populationsgenetik der ABO-Blutgruppen. 2. Mitteilung: Genhäufigkeit und epidemische Erkrankungen. Acta genet. et stat. med. **10**, 267 (1960).

VOLBERT, H.: Neue Erkenntnisse zur postvaccinalen Encephalitis nach den Erfahrungen, die seit Inkrafttreten des Impfschädengesetzes von Nordrhein-Westfalen über den Beginn und Verlauf dieser Krankheit gemacht werden konnten. Jahrb. Akad. Staatsmedizin Düsseldorf, S. **171**, (1958) (persönl. Mitteilg.).

VRIES, E. DE: Is post-vaccinal encephalitis an entity, as seen by a neuropathologist? Proc. 2nd. Int. Congress Neuropathol., London 1955, Amsterdam: Part I pp. 191—195 (1956).

— Postvaccinial perivenous encephalitis. Amsterdam, London, New York, Princeton: Elsevier Publ. Comp. 1960.

WAGNER, K.: Beobachtungen bei der Blatternimpfung. Wien. klin. Wschr. **32**, 1186 (1919).

WALLACE, A. B.: The exposure treatement of burns. Lancet **1951** I, 501.

WALTHARD, B., u. K. M. WALTHARD: Encephalitis nach Vaccination, Variola, Morbilli und Varicellen. ref. Zbl. Kinderheilk. **66**, 336 (1958).

WAYENBURG, G. A. M. VAN: Revaccinierungsneuralgien. Ned. T. Geneesk. 60, 1528 (1916).

WEBER, G., u. J. LANGE: Zur Variationsbreite der „Inkubationszeiten" postvakzinaler zerebraler Erkrankungen. Dtsch. med. Wschr. 86, 1461 (1961).

—, u. W. RIESE: Hauterscheinungen nach Schutzimpfungen. Dtsch. med. Wschr. 88, 1878 (1963).

WEILLER, P.: A propos de l'action phtisiogène de la vaccination jennérienne. Poumon 12, 723 (1956).

WEISSE, K., W. KRÜCKE u. R. SIEGERT: Klinisch-anatomische und virologisch-bakteriologische Befunde bei Encephalomyelitiden nach Pockenschutzimpfung. Z. Kinderheilk. 73, 23 (1953).

WELCH, R. G.: Thrombocytopenic purpura and chickenpox. Arch. Dis. Childh. 31, 38 (1956).

WHITE, C. M.: Vaccinia gangrenosa due to hypogammaglobulinaemia. Lancet 1963 I, 969.

WIELENGA, G., A. H. FERGUSON, H. A. E. VAN TON-GEREN, and T. G. VAN RIJSSEL: Prenatal infection with vaccinia virus. Lancet 1961 I, 258.

WIESE, O.: Dürfen Tuberkulöse, speziell Lungentuberkulöse, der Pockenschutzimpfung unterzogen werden? Dtsch. med. Wschr. 45, 580 (1919).

WILSON-REPORT: Poliomyelitis and prophylactic inoculation against diphtheria, whooping-cough and smallpox. Lancet 1956 II, 1223.

WINDORFER, A.: Das Dreitagefieber-Exanthem der kleinen Kinder — Exanthema subitum. Dtsch. med. Wschr. 79, 1201 (1954).

WULFFTEN, P. M. VAN, and G. J. PUISTER: Primovaccination and electro-encephalographic Pattern. ref. Excerpta med. Sect. VIII, 11, 17 (1958), Ned. T. Geneesk. 101, 1344 (1957).

ZISCHINSKY, H.: Über die Zunahme akuter Erkrankungen des Zentralnervensystems. Öst. Z. Kinderheilk. 1, 85 (1955).

Gegenindikationen der Pockenschutzimpfung

W. EHRENGUT

A. Die Kontraindikationen der Erstimpfung

Bevor wir die Kontraindikationen der Pockenschutzimpfung im einzelnen behandeln, seien einige allgemeine Bemerkungen vorangestellt. Eine Impfung darf nur bei einem Gesunden ins Auge gefaßt werden; jede akute oder kürzlich überstandene Krankheit sowie schwere chronische Leiden schließen die Impfbarkeit aus. Der Impfarzt wird entsprechend seinen Erfahrungen den notwendigen Abstand zwischen der abgelaufenen Erkrankung und der Impfung ansetzen, — bei geringfügigeren Störungen des Allgemeinbefindens werden 14 Tage Rekonvaleszenz ausreichend sein, während bei ernsteren Erkrankungen (Masern, Pneumonie) ein Zwischenraum von mindestens 3 Monaten gefordert werden muß. Die Bedeutung absoluten Wohlbefindens bei der Impfung kann nicht genug herausgestellt werden. Die Beachtung dieses Gesichtspunktes stellt eine wesentliche Maßnahme bei der Prophylaxe von Impfschäden dar.

Die Erhebung der *Anamnese* soll deshalb vom Impfarzt besonders sorgfältig vorgenommen werden, denn gerade bei den einfacheren Bevölkerungskreisen ist ein Impfhindernis oft erst nach längerer Befragung zu erheben. Die Gelegenheit zur Schädigung eines Kindes beginnt bereits in der Schwangerschaft (Embryopathie) oder bei der Geburt (Zangengeburt, Asphyxie, Krämpfe). Indirekte Hinweise auf eine eventuelle Schädigung des Neugeborenen ergibt späterhin das Verhalten des Säuglings (Trinkschwierigkeiten, Erbrechen, mangelndes Gedeihen) und der Verlauf der Entwicklung. Man mache es sich vor allem zur Regel, nach Ekzemen und Krampfleiden beim Impfling und seiner Umgebung zu fragen.

Eine kunstgerechte Auswahl der Impflinge erfordert vom Arzt gute physiologische und klinische Kenntnisse und nicht zuletzt gesunden Menschenverstand, da viele Probleme noch der Lösung harren.

I. Erkrankung der Haut

Als Impfhindernis gelten folgende Erscheinungen an der Haut und den Schleimhäuten:

Juckende Dermatosen, wie Urticaria (nicht Urticaria pigmentosa), Pruritus jeder Genese, Strophulus infantum, Ekzem, Neurodermitis. Ferner: Dermatitis seborrhoides, der sog. Intertrigo, Dermatitis exfoliativa Ritter, Epidermolysis bullosa hereditaria sowie Dermatitis ammoniacalis (Windelerythem), ausgedehntere akute Verbrennungen.

Eiterkrankheiten wie Folliculitis, Furunkel, Periporitis, Karbunkel, Pemphigus neonatorum und Pemphigoide, Ohrfluß bei Otitis media, Omphalitis und Fisteln z. B. des Halses.

Pilzerkrankungen, soweit sie als Allgemeinerkrankung ablaufen oder Symptom einer erheblichen anderen Störung sind. Ein stärkerer Mundsoor weist bei Säuglingen auf eine schlechte Abwehrlage hin.

Hautauschläge bei Infektionskrankheiten wie Masern, Röteln, Scharlach, Windpocken, Lues und Tuberkulose (Lupus vulgaris, Lichen scrofulosorum, Scrofuloderma), Hautdiphtherie (vor allem am Nabel), Erysipel und Scabies, Herpes zoster (im Kleinkindesalter selten).

Auf eine Pellagra können bräunliche Verfärbungen der lichtausgesetzten Körperteile, auf Porphyrie stärkere Lichtempfindlichkeit, auf einen Skorbut Hyperpigmentationen der unbedeckten Körperteile sowie kleinste Haut- und Schleimhautblutungen hinweisen. Für erheblichen Vitamin-A-Mangel sprechen Xerophthalmie, für A-Hypervitaminosen juckende seborrhoische Exantheme.

Eine schwere Eisenmangelanämie ist an der Blässe der Impflinge, den anämischen *Schleimhäuten* oder der sog. Perlèche erkennbar. Auch Conjunctividen und Blepharitiden, eine Iritis oder Iridocyclitis oder Keratitis phlyctaenulosa, die hier gleich mit der Uveitis und der Cataracta congenita genannt seien, sollten nicht übersehen werden. Dasselbe gilt für eine Coryza oder Stomatitis aphthosa.

Hautveränderungen als Symptome einer Allgemeinerkrankung findet man bei der Recklinghausenschen Krankheit (*Neurofibrome*), in Form des *Adenoma sebaceum* im Bereich des Gesichtes bei der tuberösen Hirnsklerose. *Portweinfarbene Hämangiome* im Bereich des N. trigeminus sind bei der Sturge-Weberschen Krankheit anzutreffen und damit ein absolutes Impfhindernis. *Gelbe Skleren* als Symptom eines Ikterus sollten nicht mit der harmlosen, im Farbton andersgearteten Gelbfärbung bei karottenernährten Säuglingen verwechselt werden.

Hämorrhagische Diathesen kommen bei einer Vielzahl von Erkrankungen vor: außer dem Skorbut sind verschiedene Blutungsübel möglich (Schönlein-Henochsche Purpura, Thrombasthenie, Thrombopathie, Hämophilie). Man vermeide Impfungen bei diesen Krankheiten.

Abnorme Behaarung von Kleinkindern kann durch einen Virilismus bedingt sein, dessen Ursache vor der Impfung zu klären ist. Handelt es sich um ein *adrenogenitales Syndrom* ohne Salzmangelverlust, so steht der Impfung nichts im Wege. Ein verstärktes Haarkleid des Stammes kann sich auch bei unbehandelten *Hypothyreosen* finden, die nach entsprechender Substitutionstherapie jederzeit impffähig sind.

Genauso bedeutsam ist aber die Kenntnis derjenigen *Hautanomalien, bei denen jederzeit geimpft werden kann.* So wird sehr häufig mit einem echten Ekzem das sog. *Ekzematoid* (= Seborrhoide) verwechselt, das bei exsudativen Säuglingen und Kleinkindern meist an den Wangen oder in der Umgebung des Kinns auftritt. Es finden sich dabei umschriebene, *nicht* juckende, bis zu kinderhandflächengroße rote Flecke, die zum Teil Epithelabschilferungen zeigen. Man erlebt es immer wieder, daß bei Kindern wegen dieser harmlosen Anomalie Jahr um Jahr die Pockenschutzimpfung („wegen Ekzems") verschoben und dann nach Erreichung der Dreijahresgrenze eine Dauerbefreiung ausgestellt wird. Ist man über die Impffähigkeit eines solchen Kindes im Zweifel, so genügt ein Blick auf den Ansatz des Ohrläppchens, wo man bei echten Ekzematikern oft noch eine Rhagade als Restläsion finden kann. Als Gegenindikation wird manchmal fälschlicherweise auch der sog. *Lichen pilaris* betrachtet, eine Keratose vorwiegend an den Streckseiten der Oberarme. *Epheliden*, eine *Vitiligo* oder *Verrucae planae juveniles* sind harmlose Hautanomalien, derentwegen ohne weiteres gegen Pocken schutzgeimpft werden kann. Auch *Schürfwunden* kleineren Ausmaßes, vor allem wenn sie schon mit einem trockenen Schorf belegt sind, geben keine Veranlassung, die Impfung zu verschieben (Hansaplast-Schutz auf die Impfstelle). Ähnliches gilt für geringfügige *Verbrennungen* oder kleine frische *Schnittwunden*. Stärkere Verbrennungen sind ein absolutes Impfhindernis.

Von Interesse ist auch, *wie lange man die Zurückstellung bei Hautaffektionen befristen sollte:* bei allen gut heilenden Verletzungen kann die Impfung sofort nach der Abheilung vollzogen werden. Finden sich hingegen eiternde Hautkrankheiten — gleich welcher Art — und ist die Heilung verzögert, so ist ein Intervall von 2 bis 3 Monaten erwünscht. Vor allem sei man bei Periporitis und Furunkulose eher zu penibel und versäume nie, vorher den Urin des Patienten auf Zucker und Eiweiß prüfen zu lassen.

Sehr vorsichtig sollte man bei Kindern mit sicherem *Ekzem* verfahren: hier muß nach Ausheilung mindestens *ein symptomfreies Jahr* vergangen sein, bevor wir an die Schutzimpfung herangehen können. Besonders schwierig ist die Beurteilung der Impffähigkeit bei der *Neurodermitis*. Ein symptomfreies Intervall täuscht oft eine Ausheilung vor, und unter dem Einfluß der Impfreaktion kommt es zum Rezidiv. Eine Pockenschutzimpfung soll darum nur bei zwingender Indikation und gegebenenfalls unter fachärztlicher Überwachung durchgeführt werden. Auf die Möglichkeit einer Vorbehandlung wird verwiesen (s. S. 195).

Lästig wirken sich *Ekzemerkrankungen von Geschwistern* gesunder Impflinge aus. Die Ausführungsbestimmungen des Impfgesetzes geben dem Impfarzt hier volle Handlungsfreiheit. Das Einfachste ist in diesen Fällen eine Zurückstellung des Impflings, oft aber bedrängen gerade intelligente Eltern den Impfarzt, die Impfung doch durchzuführen. Das ist nach eingehender Aufklärung der Eltern durchaus möglich: eine absolute Trennung der Geschwister für mindestens 21 Tage (Ferienzeit) ist aber hier Grundbedingung. Nach diesem Zeitpunkt sollte die Impfung, wenn es die Abheilung der Impfpustel erlaubt, gründlich gewaschen und, falls die Impfborken noch nicht abgefallen, diese mit einem zuverlässig sitzenden Schutzverband abgedeckt werden. Auf das Auskochen der Körper- und Bettwäsche des Impflings, bevor das Geschwister zurückkommt, sollte ebenfalls Wert gelegt werden.

Leidet in der Wohngemeinschaft z. B. die Großmutter an einem Ulcus varicosum, so kann nach entsprechender Belehrung (Abdeckung des Geschwürs), vor allem wenn die Betreffende früher geimpft wurde, die Vaccination vorgenommen werden.

II. Erkrankungen der inneren Organe

Während die Diagnose von Hautaffektionen im allgemeinen keine Schwierigkeiten macht, erfordert die Feststellung innerer Erkrankungen einen guten klinischen Blick und reichliche Kenntnisse in der Kinderheilkunde. Selbstverständlich ist es nicht Aufgabe des Impfarztes, eine exakte Diagnose zu stellen. Er muß aber in der Lage sein, beim öffentlichen Impftermin in relativ kurzer Zeit über die Impfbarkeit der vorgestellten Kinder zu entscheiden. Auf die Bedeutung einer gut erhobenen *Anamnese* wurde schon hingewiesen.

Zu den häufigsten Erkrankungen zählen:

1. Affektionen der Atemwege

Jede *akute Erkrankung* des Respirationstrakts, genauso wie jede *chronische*, schließt die Impfung aus: Bronchitis, Bronchiolitis, Bronchopneumonie, interstitielle und hilifugale Pneumonie und Lobärpneumonien, ferner Bronchiektasen und Atelektasen, sowie ein Lungenabszeß. Nach jeder fieberhaften Bronchitis ist unbedingt ein Intervall von 4 Wochen, nach Pneumonien nach Möglichkeit

von 3 Monaten zu fordern. Patienten mit Pankreasfibrose und Bronchiektasien sind nur bei Pockenbedrohung zu impfen. Nach einer unklaren Pleuritis sollte man mindestens 1 bis 2 Jahre bis zur Pockenschutzimpfung vergehen lassen. Da tuberkulinpositive Kinder der ersten 2 Lebensjahre als aktiv lungenkrank zu betrachten sind, kommt für sie eine Impfung frühestens 1 bis 2 Jahre nach klinischer „Heilung" in Betracht. Bei Pockengefahr kann natürlich eine Ausnahme gemacht werden.

2. Erkrankungen des Herzens

Kinder mit Blausucht, bedingt durch einen angeborenen Herzfehler (Fallotsche Tetralogie oder Eisenmengerscher Komplex) sollten nach Möglichkeit nicht geimpft werden. Da ein angeborener Herzfehler wie z. B. ein offener *Ductus Botalli*, eine *Aortenisthmusstenose* oder ein *Ventrikelseptumdefekt* oft erst im späteren Lebensalter in Erscheinung tritt und von den Patienten die Impfung anstandslos vertragen wird, besteht kein Grund, jedes Kind mit angeborenem Vitium von der Impfung auszuschließen. Ist bei einem Impfling eine *Glykogenose des Herzens* (M. GIERKE) bekannt, so ist eine Impfung zu vermeiden. *Myokarditiden* unbekannter Genese können bereits im Säuglingsalter beobachtet werden und fallen ebenfalls in diese Gruppe. Besonders zu warnen ist vor der Impfung von Kleinkindern mit überstandener *rheumatischer Karditis*, da man nie sicher vor einer Reaktivierung ist.

3. Erkrankung der Leber

Kinder mit *angeborenem Gallengangsverschluß* werden kaum bei der Pockenschutzimpfung vorgestellt werden. Die sehr seltene *Lebercirrhose* des Kleinkindes ist ein Zurückstellungsgrund. Bei homologer oder epidemischer *Hepatitis* ist ein Intervall von mindestens 6 Monaten bis zur Impfung wünschenswert, denn diese Erkrankung wurde bei Kindern oft zu Unrecht bagatellisiert und kann eine schlechte Prognose haben. Über das Vorgehen bei *Ikterus nach Lues, Toxoplasmose oder Hypothyreose* soll im Rahmen der jeweiligen Grunderkrankung eingegangen werden.

4. Erkrankungen der Niere und der ableitenden Harnwege

Diese nicht seltenen Affektionen spielen in der Praxis eine gewisse Rolle. Wie bei jeder akuten Erkrankung werden wir auch bei der häufigen *Cystitis* mindestens ein symptomfreies Intervall von 1 bis 2 Monaten fordern müssen. Liegen pyelitische Rezidive vor, rückt eine angeborene Anomalie der Harnwege in den Bereich der Möglichkeit, so ist eine fachärztliche Klärung vor der Impfung wünschenswert. Dabei können *Mißbildungen* (Hydronephrose, Megaureter oder Harnsteine) nachgewiesen werden. Vorsicht ist nicht nur im akuten oder subakuten Stadium einer *Nephritis*, Herdnephritis, *Nephrose*, Albuminurie, Hämaturie, Hypertension durch Pyelonephritis, paroxysmaler Hämoglobinurie, „lower nephron nephrosis", Nephrocalcinose und Nieren-Tbc sondern auch noch in der Rekonvalescenz geboten, da z. B. unter dem Einfluß der Erstimpfreaktion eine Nephritis oder Nephrose selbst bei vorher klinisch Gesunden auftreten kann. Bei orthostatischer Albuminurie oder einer renalen Glykosurie steht der Impfung hingegen nichts entgegen.

5. Erkrankungen der Milz

Eine manuelle Untersuchung des Abdomens wird auf einem öffentlichen Impftermin kaum in Frage kommen. Mehr oder weniger deutliche *Milzschwellungen* werden nur bei eingehenderen Allgemeinuntersuchungen auffallen. Dabei sollte ihrer Ursache nachgegangen werden, da diese in der Regel ein Impfhindernis darstellt.

Die Milz kann bei einer Vielzahl infektiöser und postinfektiöser Zustände und Systemerkrankungen in Mitleidenschaft gezogen sein. Es sei nur die Malaria, die Lues, der hämolytische Ikterus, die Leukämie, die Milzvenenstenose und von den Lipoidosen die Gauchersche und Niemann-Picksche Erkrankung genannt. Ein 2¹/₂jähriger Erstimpfling mit Niemann-Pickscher Erkrankung starb nach unseren Unterlagen im Gefolge der Impfreaktion.

In seltenen Fällen mag an den Impfarzt die Entscheidung über die Impfbarkeit eines *splenektomierten Kindes* herangetragen werden: wenn auch gerade neuere Untersuchungen an über hundert splenektomierten Kindern eine relativ geringe Gefährdung durch Infekte ergeben haben, so sollte man unserer Meinung nach bei diesen Patienten die Vaccination nur in Notfällen durchführen, wird doch auch nach der Impfung gelegentlich eine passagere Milzschwellung beobachtet, so daß dieses Organ hierbei sicher bestimmte Funktionen ausüben muß.

6. Erkrankungen des Pankreas

Alterationen der Bauchspeicheldrüse werden bei Kindern im wesentlichen nach Mumps beobachtet. Nach jeder akuten *Pankreatitis*

sollte dem Organismus zur sicheren Ausheilung Zeit gegeben werden, bevor man an eine Pockenschutzimpfung denkt. Der kindliche *Diabetes* macht schon bei der Einstellung oft erhebliche Schwierigkeiten, die sich in einer Glykolabilität äußern. Theoretisch ist die Impfung eines Zuckerkranken unter klinischer Kontrolle, die dem meist erhöhten Insulinbedarf während des Impffiebers Rechnung trägt, jederzeit möglich. Bedenkt man aber, daß gelegentlich auch ein Diabetes mellitus durch die Impfreaktion erst manifest wird (s. S. 252), so dürfte es ratsam sein, unter den erwähnten Bedingungen nur zuckerkranke Kinder zu impfen, die vorher keine erhöhte Coma- oder Hypoglykämiebereitschaft aufweisen. Der *Hyperinsulinismus* kann sich in Schweißausbrüchen oder einer Krampfbereitschaft manifestieren, somit liegt der Grund für die Impfzurückstellung auf der Hand.

7. Erkrankungen des Magen-Darmtraktes

Ernährungsstörungen finden sich bei Säuglingen relativ häufig in der Anamnese. Hatte der Impfling ohne wesentliche Störungen des Allgemeinbefindens nur einige Tage lang vermehrte Stühle — wobei wir 3 bis 4 Stühle bei kuhmilchernährten Säuglingen noch als normal ansehen —, so dürfte eine Impfung, vor allem wenn eine stetige Gewichtszunahme vorliegt, nach 3 Wochen möglich sein. War hingegen das Gedeihen des Kindes durch eine *Durchfallerkrankung* für 2 bis 3 Wochen beeinträchtigt, so muß 1 bis 2 Monate gewartet werden. *Dystrophische Kinder* impfe man besser erst nach einer längeren Beobachtungszeit. Die Angaben der Mutter über die Trinklust und das Gedeihen des Impflings sind hier besonders bedeutsam. Bei indolent anmutenden Angehörigen und bei Angaben über überstandene Darminfekte versäume man nie, den Hautturgor des Kindes und eventuell das Körpergewicht zu prüfen. Werden Klagen über eine *Obstipation* geäußert, so kann bedenkenlos geimpft werden, da der Einfluß der Impfreaktion die Darmtätigkeit eher beschleunigt. Bei *Kleinkinderenteritis*, bes. der chron. rezidiv. Form, warte man mindestens ein symptomfreies Intervall von 6 Monaten ab, ehe man eine Impfung ins Auge faßt.

Die ersten Anfänge einer *Coeliakie* liegen gegen Ende des ersten Lebensjahres: nach Änderung des Appetits und der Stimmung kommt es unter Vermehrung der Stühle zu Gewichtsstillstand, im 2. Lebensjahr werden meist die massiven, übelriechend-schaumigen oder fettig glänzenden Stühle sowie eine Vergrößerung des Leibes beobachtet, die zu den mageren Extremitäten kontrastiert. Eine Impfung ist nicht möglich. Dasselbe gilt in den ersten Monaten nach einer *Dysenterie*, einer schwereren *Gastroenteritis*, besonders aber nach einer Enterocolitis. Auch bei der *Colitis mucosa* wird man eine Impfung nicht in Betracht ziehen. *Magen- und Darmgeschwüre* können schon bei Kleinkindern vorkommen, wenn sie auch selten diagnostiziert werden. In jedem Falle sollte man auch hier von der Impfung Abstand nehmen.

III. Erkrankungen des Blutes und der blutbildenden Organe, der Lymphknoten und Drüsen mit innerer Sekretion

1. Erkrankungen des Blutes

Hier können wir uns auf die wichtigsten beschränken. Eine *ferriprive Anämie* entgeht wohl kaum dem klinischen Blick. Da ein Eisenmangel fast immer mit einer Infektneigung gepaart ist, kommt eine Impfung erst nach Besserung des roten Blutbildes in Frage. Säuglinge mit *Morbus haemolyticus*, bedingt durch eine Rh- oder AB0-Inkompatibilität, sollte man erst nach der Erlangung der statischen Funktionen impfen, um nicht eine cerebrale Schädigung zu übersehen. Bei erhöhter Krankheitsbereitschaft, bei Inappetenz und mangelndem Gedeihen sollten wir auch an andere Blutkrankheiten denken (*Panmyelophthise*, *Agranulocytose*), vor allem wenn Blutungsübel oder schlecht heilende Schleimhautulcera hinzukommen. Bei dem geringsten Verdacht auf eine derartige Erkrankung muß eine Impfung unterbleiben. Ein familiärer *hämolytischer Ikterus* kann schon im Säuglingsalter auftreten, wobei vor allem die Symptome Ikterus, farbstoffreiche Stühle und Milzschwellung hinweisend sind. Die Impfung ist hier nicht angezeigt. Allgemeinsymptome wie Müdigkeit, Blässe und Inappetenz, Schwellungen der Drüsen, eventuell Hautinfiltrate kommen bei Kindern mit *Leukämie* vor. Die vor allem in späteren Stadien immer vorliegenden Fieberschübe werden den Impfarzt auch ohne Untersuchung des Kindes zur Zurückstellung veranlassen. Häufige Infekte finden sich auch in der Anamnese von Kindern mit Abt-Letterer-

Siwescher Krankheit (*Reticuloendotheliose*). Der weitere Verlauf ist akut (Hepatosplenomegalie, ekzematoide Hauteffloreszenzen, Hämorrhagien), so daß nur im Anfangsstadium eine Impfung versehentlich durchgeführt werden könnte. Die lange Kette von Infekten ist auch für das *Antikörpermangelsyndrom* charakteristisch. Bei diesen Kindern kann es auch zur Ausbildung einer progressiven Vaccine (s. dort) mangels Fähigkeit zur Bildung von spezifischen Antikörpern gegen das Vaccinevirus kommen. Man sei mit der Impfung zurückhaltend.

2. Erkrankungen der Lymphknoten

Erhebliche *Schwellungen der Lymphdrüsen* am Hals oder Kieferwinkel werden wohl kaum übersehen werden, so daß die Impfzurückstellung vorgenommen werden kann. Kinder mit Mundatmung, morgendlichem, kurzdauerndem Husten und gehäuften Fieberattacken, wie sie bei *adenoiden Vegetationen* vorkommen, wird man am besten erst nach der *Adenotomie* impfen. Wie nach *Tonsillektomien* halten wir auch nach der Adenotomie 4 Wochen Abstand bis zur Impfung ein. Nach *eitrigen Lymphdrüseneinschmelzungen* ist jedoch ein größeres Intervall geboten (mindestens 3 bis 6 Monate). Bei eingeschmolzenen tuberkulösen Lymphdrüsen wird man mit der Impfung noch zurückhaltender sein. Bei *Pfeifferschem Drüsenfieber* ist die Impfung frühestens nach 3 Monaten möglich. Nach einer einfachen *Angina* warten wir ca. 4 Wochen, nach einer *Angina lacunaris* (Urinkontrolle!) noch etwas länger (4 bis 6 Wochen).

Chronische Tonsillitiden spielen im Kleinkindesalter noch nicht die Rolle wie bei älteren Kindern. Man mache aber die Eltern auf die Möglichkeit einer Verschlimmerung aufmerksam. Gegebenenfalls kann man prophylaktisch Gammaglobulin am Tag der Impfung verabreichen.

3. Erkrankungen der Drüsen mit innerer Sekretion

Die Erkrankungen der *Hypophyse* sind im wesentlichen durch Ausfall oder Überproduktion bestimmter Hormone gekennzeichnet.

Diese Störungen können durch unklare Ursachen oder durch Tumoren entstehen. Unter die erste Gruppe fallen die *hypophysären Zwerge*, ein Minderwuchs kann aber auch Symptom einer Hypophysenbeteiligung bei *Hand-Schüller-Christianscher Erkrankung* oder eines *Craniopharyngioms* sein. *Bei allen durch Geschwülste bedingten Drüsenerkrankungen* (M. Cushing oder Cushing-Syndrom durch NNR-Ca., Akromegalie, Diabetes insipidus durch Affektionen des Hypophysenhinterlappens oder des Hypothalamus) *wird man eine Vaccination besser unterlassen*. Dies gilt auch für *hypophysären Zwergwuchs* und *Gigantismus*. Hingegen steht der Impfung von *primordialen Zwergen* nichts im Wege

Hypothyreotiker weichen nach der Einstellung mit Schilddrüsenhormon in ihrer Reaktionsweise nicht wesentlich von Gesunden ab. Findet sich hingegen eine schwerere *Athyreose* mit cerebralem Rückstand (gesteigerten Reflexen), so sei man mit jeder Art von Impfung sehr zurückhaltend, zudem häufig noch eine Glykolabilität dazukommt. Bei dem sehr seltenen kindlichen *Basedow* wird man an eine Impfung erst nach eindeutigem Rückgang der klinischen Erscheinungen herangehen.

Der Ausfall der *Nebennierenrindenhormone* kann sich bei jedwedem Infekt ungünstig auswirken. Ist der Stoffwechsel des Patienten aber durch die jetzt verfügbaren Hormonpräparate (Cortison, Doca) gut eingestellt, so bestehen in den seltensten Fällen gegen die Impfung Bedenken. Ein *M. Addison* stellt im Kindesalter ohnehin eine große Seltenheit dar. Ist seine Ursache eine Tuberkulose, so sei man besonders zurückhaltend. Häufiger finden sich Ausfälle des Salzhormons bei Kindern mit *angeborener Nebennierenrindenhyperplasie* (adrenogenitales Syndrom = Überproduktion an Rindenandrogenen), die aber nach unserer Erfahrung nach Einstellung mit Cortison und Doca die Impfung erstaunlich gut vertragen. Impfungen von Patienten mit Übergängen zwischen Cushing- und adrenogenitalem Syndrom lehne man wegen des häufigen Vorhandenseins von Tumoren grundsätzlich ab. Auch die Infektneigung von Patienten mit Cushing-Syndrom — wenn auch nur bedingt durch NNR-Hyperplasie — zwingt uns zur Unterlassung einer Impfung.

Nicht mit vollem Recht zu den Drüsenerkrankungen zu zählen ist die „*idiopathische Pubertas praecox*", die vermutlich durch vorzeitige Reifungsimpulse des Hypothalamus ausgelöst wird. Da es sich um eine harmlose Anomalie handelt, steht der Pockenschutzimpfung nichts entgegen. Andererseits kann eine *Pubertas praecox* Folge einer Encephalitis (mit hypothalamischen Veränderungen und eventueller Hemiplegie), einer Hirnmißbildung oder eines Hirn- oder Gonadentumors sein, so daß eine exakte klinische Klärung der Ätiologie vorauszugehen hat, bevor man eine Entscheidung trifft. Bei Patienten mit Gonadendysgenesie (Turner-Syndrom, das häufig mit Minderwuchs und verschiedenen Fehl-

bildungen, z. B. Pterygium colli, einhergeht) ist die Pockenschutzimpfung anstandslos durchführbar.

Zu Unrecht halten noch manche den sog. Pseudo-Fröhlich für eine endokrine Störung. Diese Fettsucht geht mit normalem oder gesteigertem Wachstum und normaler Reifung einher und muß vom echten *Fröhlichschen Syndrom* abgegrenzt werden. Hier kommt es durch hypothalamische Störung auch zu Ausfällen des Hypophysenvorder- oder -hinterlappens: Minderwuchs, Diabetes insipidus und Fettsucht, sowie später sexueller Infantilismus sind die prägnantesten Symptome, wobei aber auch ein Diabetes insipidus oder eine Adipositas allein vorliegen kann. Die Impfung muß beim echten Fröhlichschen Syndrom unterbleiben, während Patienten mit Pseudo-Fröhlich geimpft werden können.

IV. Erkrankungen des Nervensystems

Der Übersichtlichkeit halber seien die *angeborenen Erkrankungen des Nervensystems* den erworbenen vorangestellt.

Schwerere *Debilität* oder ein *Mikro-* oder sich bald nach der Geburt einstellender *Hydrocephalus* dürften wohl kaum verkannt werden. Schwieriger ist jedoch die Entscheidung bei schlecht gedeihenden Säuglingen (*cerebrale Dystrophie*) und bei solchen, bei denen die statischen Funktionen noch nicht entwickelt sind und unmittelbare Anhaltspunkte für die Integrität motorischer Funktionen fehlen. Normalerweise stellt sich die Fähigkeit zu laufen mit 12 bis 15 Monaten ein, doch gibt es zeitliche Schwankungen, so daß nicht ohne weiteres der Rückschluß auf einen geistigen Rückstand erlaubt ist. Auch läßt der Zeitpunkt der Spracherlernung dies nicht unbedingt zu. Findet man bei einem Impfling eine *Cataracta congenita* oder einen *Mikrophthalmus*, kann eine angeborene Entwicklungsstörung vorliegen, in die auch Teile des Gehirns mit einbezogen sein können. Da Gehirnschädigungen eine Disposition für eine postvaccinale Erkrankung des Nervensystems schaffen können, ist die Impfung nach Möglichkeit zu unterlassen.

Bei *Laurence-Moon-Biedl-Syndrom* (Mißbildungen, Fettsucht, Augenhintergrundsveränderungen) liegen meist zentrale Schäden vor, so daß auch hier — genauso wie bei Störungen des Knochenwachstums (*Gargoylismus*) — Zurückhaltung am Platze ist. Die Entscheidung über die Impffähigkeit eines Kindes mit *Wolfsrachen* und *Kolobomen der Iris oder der Retina* ist von seiner geistigen Entwicklung abhängig. *Angeborene Taubheit* kann auf eine Embryopathie nach Röteln zurückzuführen sein, so daß die Frage der Impffähigkeit wohl kaum auftaucht. Dasselbe trifft für die ohnehin stark infektgefährdeten *Mongo-*

loiden zu. Ein Kind mit *angeborener Lues* kann nach gründlicher Heilung geimpft werden. Bei angeborener *Toxoplasmose* (intrauterine Encephalitis) vermeide man die Pockenschutzimpfung, da das Grundleiden durch die Impfung aktiviert werden kann.

Auf keinen Fall wird man Patienten, die eine *Meningomyelocelenoperation* überstanden haben, später vaccinieren, da nicht selten Mißbildungen (Hydrocephalus) vorliegen. Ebenso wird nicht geimpft bei Kindern mit *Littlescher Krankheit* (Diplegia, Hemiplegia spastica infantilis) oder *Moebiusscher Kernaplasie* (kongenitale Lähmung isolierter Nerven). Die Möglichkeit, Kinder mit *tuberöser Hirnsklerose* an einem Adenoma sebaceum, z. B. an der Stirne, zu erkennen, wurde bereits erwähnt.

Von den *erworbenen Hirnschädigungen* ist vor allem das *Geburtstrauma* zu nennen. Findet sich nur irgendein Anhaltspunkt für einen Entwicklungsrückstand eines geburtstraumatisch geschädigten Kindes, so befreien wir es von der Impfung. Haben wir sichere Anhaltspunkte für einen ausgedehnten, abgelaufenen Prozeß an den Meningen (*Pachymeningosis haemorrhagica, sub-* oder *epidurales Haematom, Hygroma durae matris*), so riskiere man nichts. Eine *Asphyxie*, wie sie sich recht häufig in der Anamnese von Frühgeburten findet, stellt, sofern sie nicht von allzulanger Dauer war, keine unbedingte Kontraindikation der Schutzimpfung dar. Inwieweit man sich auf die Statik als Hinweis für ein normales Funktionieren der Hirntätigkeit verlassen kann, wurde bereits diskutiert. Kleinkinder mit *Plexuslähmungen* nach exogener Schädigung bei der Geburt sind als impffähig anzusehen, wenn nicht gleichzeitige cerebrale Traumen angenommen werden müssen.

Nach den Ausführungsbestimmungen des Impfgesetzes sollen Kinder mit Krämpfen erst nach Ablauf eines krampffreien Jahres der Impfung unterzogen werden: Kinder mit *Blitz-* oder *Salaamkrämpfen*, die ohnehin eine schlechte Prognose haben, werden somit kaum impffähig werden. Eine Mittelstellung nehmen die sog. *Friedmannschen Absencen* (Pyknolepsie) ein. Oft kommen dabei aber Übergänge (EEG!) in echte Epilepsie vor, so daß von einer Impfung Abstand zu nehmen ist. Nach Ausheilung einer durch die Rachitis bedingten *Spasmophilie* (= sog. „Zahnkrämpfe") bestehen gegen die Impfung keine Bedenken, ebenso bei behandelten und anfallsfreien echten *Tetanien* (Hypoparathyreoidismus). Kinder mit eindeutigen *Fieberkrämpfen* können nach der erwähnten Karenzzeit, vor allem wenn

nachher Infektionskrankheiten (z. B. Masern) komplikationslos abgelaufen waren und im EEG keine Anhaltspunkte für eine Epilepsie bestehen, geimpft werden.

Krämpfe können aber auch nur als Folgezustand einer *Meningitis* oder *Encephalitis* auftreten. Ungeachtet der Genese (Bakterien-Virus-Protozoen) hat die Impfung zu unterbleiben. Bei Pockenbedrohung wird man dagegen besonders sorgsam das größere Risiko abwägen müssen. Dasselbe gilt für alle anderen *entzündlichen Krankheiten des Nervensystems* (Guillain-Barré-Syndrom, Polyneuritis, Polyradiculitis, Myelitis usw.). Finden sich *Paresen* z. B. des N. facialis, so ist bei der Vielzahl der hier möglichen Ursachen (zentral-periphere Läsion, Poliomyelitis, Restzustand nach Encephalitis, rheumatische Genese) die Impfung besser zu unterlassen: auch Augenmuskellähmungen können auf einen Restzustand nach einer parainfektiösen Encephalitis (z. B. monosymptomatisch nach Masern) hinweisen und müssen uns zu anamnestischer Klärung veranlassen. Auch eine frühere *Chorea minor* sollte uns von der Impfung eines überalterten Erstimpflings abhalten. Dasselbe gilt für das Krankheitsbild der *familiären Hypokaliämie*, die im wesentlichen durch vorübergehende Schlaffheit von Extremitäten gekennzeichnet ist. Bei einer serösen Meningitis, die ohne Folgen ausheilt, kann nach entsprechend langem freiem Intervall die Vaccination — nach Aufklärung der Angehörigen — durchgeführt werden.

Wurden durch Zufall bei einem Kleinkind ein oder mehrere kalkdichte Schatten auf einer Rö.-Aufnahme des Schädels entdeckt und sprechen die serologischen Befunde für eine abgelaufene *Toxoplasmose*, so ist Zurückhaltung bei der Impfung am Platze.

Impflinge mit *neuroallergischer Diathese* (Feersche Erkrankung = Akrodynie), die durch Schweißneigung, Exantheme (Schweißfrieseln, Folliculitiden, rosarote Akren mit Macerationen) sowie Blutdruckerhöhung, Haarausfall und Gingivitis gekennzeichnet ist, werden wir auch nach Verschwinden der Symptome nach Möglichkeit nicht impfen. *Askaridenträger* zeigen gelegentlich eine „pseudoméningite vermineuse" und sind nach unseren Erhebungen für neurale Impfkomplikationen disponiert. Nach einer erfolgreichen Wurmkur bestehen aber keine Einwände gegen die Durchführung der Pockenschutzimpfung.

20*

Bei der Besprechung der Impfbarkeit von *Psycho- und Neuropathen* sind vor allem die dort vorkommenden sog. *Affekt- oder Wutkrämpfe* zu nennen. Obgleich manche Kinderärzte Einwände gegen die Impfung solcher Patienten hegen, haben wir nie Impfkomplikationen hierbei gesehen. Wollte man abwarten, bis sich diese — oft umweltbedingte — Abartigkeit wieder verliert, müßte eine Überalterung der Kinder in Kauf genommen werden, die uns viel bedenklicher erscheint. Bei *neuropathischen, speienden Säuglingen* (kenntlich oft am „Neuropathenschopf") kommt eine Impfung allerdings erst nach Überwindung der Störung in Betracht. Eine *Jactatio capitis* (rotierende Kopfbewegung im Bett) kann als Ausdruck eines Hospitalismus vorkommen — eine Impfung kann ohne weiteres durchgeführt werden. Leiden Kinder noch im 4. bis 5. Lebensjahr an *Enuresis*, so handelt es sich doch in den seltensten Fällen um einen organischen Defekt: oft liegen psychische Störungen oder Umweltschädigungen vor. Die Rolle, die eine *Spina bifida* dabei spielen soll, wurde früher sicher überbetont, finden sich doch zahlreiche Individuen mit dieser Wirbelanomalie, die nie eine Störung der Blasenfunktion aufwiesen. Eine Zurückstellung scheint deshalb höchstens für Fälle mit nachweislich *schwerer Spina bifida* und erheblicher Enuresis angezeigt. Besonders sorgfältig prüfe man auch die Impffähigkeit von älteren Kindern mit *Enkopresis* und lasse in klinischer Beobachtung ein organisches Leiden ausschließen.

Impflinge, die kurz vorher *Traumen des Schädels* oder *Rückenmarks* erlitten haben, sind möglichst erst nach einem Jahr nach sicherer Überwindung der Schädigung zu vaccinieren. Der Anamnese (Erbrechen, schlechtes Gedeihen, verändertes Wesen) muß hier besonderes Augenmerk geschenkt werden.

V. Erkrankungen der Knochen und Muskeln

Von den Knochenaffektionen muß eine einfache *Fraktur* uns zur Verschiebung der Impfung auf 4 Wochen veranlassen. Ein längeres Zuwarten wird aber bei *Hyperostosis corticalis infantilis* (Schwellungen häufig am Kieferwinkel, begleitet von Fieber; Diff.-diagnose Hypervitaminosis-A) wegen der unbekannten Ätiologie dieser Erkrankung geboten sein. Nach einer eitrigen *Osteomyelitis* oder *Coxitis* wird ein Jahr nach der Heilung unter Gammaglo-

bulinschutz (0,2/kg/Gew.) keine Impfkomplikation mehr zu befürchten sein. Eine vorsichtigere Einstellung empfiehlt sich bei allen *tuberkulösen Knochenerkrankungen* (Coxitis, Osteomyelitis, Pottscher Buckel), da man nie weiß, ob die Erkrankung auch wirklich ausgeheilt ist (Intervall von 2 bis 3 Jahren erwünscht). Kinder mit *Marmorknochenkrankheit* und *Osteogenesis imperfecta congenita* werden wohl kaum impffähig werden, was bei der *Chondrodystrophie* nicht zutrifft. In früheren Jahren umfaßte die *Rachitis* einen hohen Prozentsatz der Impfzurückstellungen. Seitdem uns Vitamin D zur Behandlung der Rachitis zur Verfügung steht und damit ihre schweren Formen praktisch verschwunden sind, stellt uns die Rachitis — wenn man von der Tetanie absieht — keine besonderen Probleme mehr. Berichtet uns die Mutter, daß der Impfling in ausreichendem Maße mit Vigantol (2 bis 3 Fläschchen) — am besten in Tropfenform — behandelt wurde, so impfen wir die Kinder ungeachtet einer mäßigen Craniotabes. Nur bei erheblicher Knochenweichheit oder mangelnder Vitaminzufuhr ist die Rachitis für uns ein Zurückstellungsgrund. Eine *Spätrachitis* wird auf Grund des klinischen Bildes und der Anamnese (Verdauungsstörungen, Pankreasfibrose) dabei wohl kaum übersehen werden.

Bei einer *renalen Rachitis*, bei der die Knochenerkrankung nur ein Symptom des Grundleidens darstellt, ist eine Impfung auf jeden Fall kontraindiziert.

Bei überalterten Erstimpflingen, bei denen von den Angehörigen eine Impfung noch gewünscht wird, können die *aseptischen Knochennekrosen* (Vertebra plana-Calvé, Scheuermann, Perthes, Kienböck, Schlatter, Köhler) einen Grund für eine vorübergehende Verschiebung der Pockenschutzimpfung darstellen. Da das Vaccinevirus nach der Erstimpfung in der Blutbahn angetroffen wird, wäre theoretisch auch eine Ansiedlung an den affizierten Knochenpartien analog den osteomyelitischen Laesionen der Variola denkbar.

Eine angeborene *Hüftgelenksluxation oder ein Hakenfuß* bei einem Kind schließt die Impffähigkeit nicht aus, wenn sich keine anderen Fehlbildungen finden. Eine *Aplasie von Muskeln* wird auch beim Turner-Syndrom beobachtet (s. oben).

Im Gegensatz hierzu würden wir bei Kindern mit *Arthrogryposis congenita* (Arthromyodysplasia), die mit *Muskelunterentwicklung*, Gelenkanomalien und cerebralen Defekten einhergeht, nicht vaccinieren. Nach der Impfung von Patienten mit *progressiver*

Muskeldystrophie oder der im Kindesalter allerdings seltenen *Myasthenia gravis* kennen wir keine Komplikation. Dagegen hüte man sich, an eine Impfung von Kindern mit *Myatonia congenita Oppenheim* (Degeneration der Vorderhornzellen) oder mit familiärer, *progressiver spinaler Muskelatrophie Werdnig-Hoffmann* heranzugehen. Auch bei den seltenen Muskelaffektionen wie der *Lila Krankheit* (= Dermatomyositis), die zu den Kollagen-Krankheiten gerechnet wird, oder der *Myositis ossificans* muß eine Impfung auf jeden Fall unterbleiben.

VI. Infektionskrankheiten

Eine Impfung nach *Infektionskrankheiten* wie Mumps, Scharlach, Röteln und Windpocken sollte erst nach Ablauf von 2 bis 3 Monaten erfolgen. Zog die jeweilige Erkrankung eine Komplikation nach sich, so verlängert sich das Spatium in entsprechender Weise. Nach Masern, Dysenterie, Typhus, Paratyphus (Dauerausscheider!), Diphtherie, Pertussis und Hepatitiserkrankungen, die den kindlichen Organismus erfahrungsgemäß stärker belasten, lohnt sich ein Zuwarten von 3 Monaten, eventuell im Einzelfall noch länger.

VII. Andere Impfungen

Jede Impfung, aber auch jede Serumgabe, stellt einen Eingriff dar. Wir halten darum ein Intervall ein, in der Regel 4 Wochen, bevor wir die Pockenschutzimpfung vornehmen. Nach der Tuberkuloseschutzimpfung empfiehlt sich ein Zwischenraum von ca. 3 Monaten.

VIII. Schwangerschaft

Ein besonderes Problem stellt die Erstimpfung Schwangerer dar. Die Möglichkeit einer Schädigung der Frucht gibt Veranlassung, die Erstimpfung einer Schwangeren nur bei Pockenbedrohung durchzuführen.

IX. Verhalten bei Erkrankungen in der Umgebung des Impflings

Bei der Erhebung der Anamnese erhält der Impfarzt Aufschluß über das Vorliegen von Erkrankungen in der Wohngemeinschaft des Impflings.

Bei Vorliegen von *Hautkrankheiten* der Familienangehörigen ist es wesentlich, ob der Erkrankte selber früher gegen Pocken schutzgeimpft wurde.

Man vermeide auf alle Fälle die Impfung von Kindern, die mit Personen mit sicherem Ekzem oder nässenden Hautausschlägen Berührung haben. Haben die Angehörigen kleinere Wunden, einen „offenen Fuß" oder eine frische Verletzung, so kann nach entsprechender Belehrung vacciniert werden, wobei die Anlegung eines Schutzverbandes über der Impfstelle ratsam ist.

Hat der Impfling Kontakt zu *ungeimpften* Familienangehörigen mit Ekzemen, so hat die Impfung auf jeden Fall zu unterbleiben, es sei denn, daß eine *Trennung von mindestens 21 Tagen* von dem Erkrankten möglich ist.

Für den Impfling können sich *Infektionskrankheiten in der Wohngemeinschaft* gefährlich auswirken. Ein fieberhafter, grippaler Infekt, der zur Impfreaktion hinzukommt, kann das immunologische Gleichgewicht des Impflings bedrohlich stören. Man sei deshalb bei Erstimpflingen besonders sorgsam in der Befragung und beachte die in Anlage 3 der Richtlinien zum Impfgesetz (19. 4. 1940) angegebenen Vorschriften. Die *Zurückstellungsdauer richtet sich nach der jeweiligen Inkubationszeit der vorliegenden Infektionskrankheit*, um eine Infektion des Impflings mit Sicherheit ausschließen zu können (s. Tab. 13).

Tabelle 13. *Inkubationszeiten verschiedener Infektionskrankheiten*

Diphtherie	3 bis 5 Tage
Dysenterie	3 bis 5 Tage
Influenza	2 bis 3 Tage
Meningokokken	2 bis 3 Tage
Morbilli	9 bis 11 Tage
Parotitis epid.	18 bis 21 Tage
Pertussis	7 bis 14 Tage
Poliomyelitis	3 bis 10 Tage
Rubeolae	14 bis 21 Tage
Scarlatina	1 bis 24 Tage
Varicellae	14 bis 21 Tage

Unserer Meinung nach sollte bei Erkrankung eines *Geschwisters an postvaccinaler Encephalitis* eine Dauerbefreiung erteilt werden. Es darf aber ausdrücklich erwähnt werden, daß Untersuchungen von EHRENGUT zur Genetik der Encephalitis postvaccinalis keinen Hinweis dafür ergeben haben, daß das Erbgut beim Zustandekommen der Erkrankung eine Rolle spielt. Nach den obenerwähnten Richtlinien dürfen Kinder, deren *Geschwister an entzündlicher Erkrankungen des ZNS* gelitten haben, besonders wenn sich noch Resterscheinungen davon finden, nicht geimpft werden. Drängen die Angehörigen eines solchen Kindes den Impfarzt zur Vaccination, so kann er nach entsprechender Aufklärung der Eltern impfen.

Bei *Geistes- oder Nervenkrankheiten in der Familie* sind für die Beurteilung der Impffähigkeit nur die in direkter Linie vorkommenden von Interesse, es sei denn, es findet sich eine auffällige Häufung. Die Ergebnisse unserer eigenen katamnestischen Untersuchungen bei Fällen postvaccinaler Encephalitis haben uns zu der Auffassung gebracht, daß den belastenden konstitutionellen Faktoren in der Pathogenese der postvaccinalen Encephalitis nicht die Bedeutung beikommt, die man ihnen früher beigemessen hat.

B. Kontraindikationen der Wiederimpfung

Bei der Impfung eines Wiederimpflings sind im allgemeinen die Gesichtspunkte maßgebend, die bei der Erstimpfung bereits eingehend erläutert wurden. Hingegen müssen bei den Zurückstellungsgründen noch andere Faktoren berücksichtigt werden, die mit dem Lebensalter des Impflings im Zusammenhang stehen. So ist z. B. bei der gesetzlichen Wiederimpfung den möglichen Krankheiten der Pubertät und bei älteren Personen den Alterskrankheiten besondere Beachtung zu schenken.

Vor der Wiederimpfung ist es in jedem Fall notwendig, sich Gewißheit über die frühere Impfung zu schaffen.

Findet sich eine eindeutige Erstimpfnarbe, so ist dieser Beweis geführt. Leider ist diese Narbe, wenn die Impfung Jahrzehnte zurückliegt, nicht immer gleich gut ausgeprägt. Sie kann gerade noch erkennbar sein oder sogar ausnahmsweise fehlen. Anlaß zur Verwechslung mit einer Impfnarbe geben Windpockennarben, wenn sie am rechten oder linken Oberarm in der Deltoideusgegend zufälligerweise vorliegen und man nicht gleichzeitig sorgfältig den übrigen Körper nach gleichartigen Narben absucht. Andererseits ist eine BCG-Narbe für den Kundigen eindeutig von einer Pockennarbe abzugrenzen: meist liegt sie im Niveau der Haut und zeigt nicht so typische Eindellung und Narbenstrangbildung wie die Pockennarbe. Spannt man die Oberfläche der BCG-Narbe, so fältelt sie sich wie Zigarettenpapier, was bei Pockennarben nie möglich ist. Auch in der Farbe unterscheidet sie sich von letzterer; sie besitzt manchmal einen weißlichen Farbton, während die Pockennarben häufig pigmentiert sind, obwohl auch depigmentierte Impfnarben beobachtet werden.

I. Erkrankungen der Haut

Wie schon bei den Kontraindikationen der Erstimpfung ausgeführt, stellen alle *juckenden Dermatosen* (*Ekzem, Lichen urticatus, Pruritus, Urticaria*) ein Impfhindernis dar. Die bei einem großen Prozentsatz unserer Jugend-

lichen vorhandenen, gelegentlich juckenden Interdigitalmykosen schließen die Impfbarkeit nicht aus, es sei denn, daß ein mykotisches Ekzem vorliegt, ebensowenig die sog. *Seborrhoide*, die als münzenförmige, schuppende Efflorescenzen, vor allem im Gesicht, nachzuweisen sind und die nicht jucken. Die Impfung kann auch vorgenommen werden bei *Dyshidrosis lamellosa*, vor allem aber bei der recht häufigen *Akne vulgaris*. Nur wenn letztere sehr stark eiterig ist, nehmen wir von der Impfung Abstand.

An den Streckseiten der Extremitäten findet man nicht selten den *Lichen pilaris*. Es ist dies eine harmlose Hautanomalie, die manchmal mit Erythrocyanosis crurum puellarum kombiniert ist, was ebensowenig wie *Verrucae planae juveniles*, kleinere *Schürfwunden* oder eine leichte *Ichthyosis* die Impfbarkeit ausschließt. Nur bei frischen *Erfrierungen* oder größeren *Verbrennungen* soll man die Impfung bis zur sicheren Abheilung unterlassen, während alte Perniones keinen Impfhinderungsgrund darstellen.

Besonders sorgsam fahnde man nach kurz vorhergehenden oder noch bestehenden *Eitererkrankungen* (*Furunkulose, Pyodermien, Impetigo contagiosa, Otitis media, Hordeolum*). Findet sich ein *Herpes labialis*, so ist die Impfung möglich, es sei denn, daß dieser Ausdruck einer jüngst abgeklungenen, schweren fieberhaften Erkrankung ist. Bei einem *Herpes zoster* stellen wir den Impfling für 2 bis 3 Monate zurück.

Bei *Conjunctivitis* wird man im akuten Falle 1 bis 2 Wochen abwarten, bevor man die Wiederimpfung vornimmt. Bei *seborrhoischer Blepharitis* kann, wenn keine Ekzematisierung vorliegt, nach unseren Erfahrungen ohne weiteres geimpft werden, vor allem wenn man die Impfstelle mit einem Hansaplastverband abdeckt. Es bedarf wohl nicht einer eingehenden Begründung, warum man Patienten mit einer *Ceratoconjunctivitis phlyctaenulosa* nicht impfen kann, ebensowenig *Heuschnupfenkranke* zur Zeit der Heublüte. In den Wintermonaten kann man jedoch ohne weiteres die Impfung planen.

II. Erkrankungen der inneren Organe

Auch hier gilt die Regel, daß jede *akute oder chronische Erkrankung* eine Kontraindikation der Impfung darstellt. Nach einer fieberhaften *Bronchitis* genügt ein Intervall von etwa 4—6 Wochen, bei *Asthma bronchiale* kann in der anfallfreien Zeit und bei gutem Allgemeinzustand an die Impfung herangegangen werden. Bei Patienten mit *Bronchiektasen* oder *aktiver Lungentuberkulose* vermeide man auf alle Fälle die Impfung. Nach „geheiltem" M. Koch warten wir ca. 2 Jahre, bis wir eine Impfung ins Auge fassen. Bei direktem Pockenkontakt ist auch ein Tuberkulöser impfbar, denn nur in sehr seltenen Fällen kommt es zu einer Verschlimmerung des Leidens. Nach *Bronchopneumonien* oder einer *Lappenpneumonie* darf im allgemeinen 3 Monate nach Genesung der Patient als impffähig betrachtet werden.

Von den *Erkrankungen des Herzens* sind die des *Endo- und Myokards*, vor allem *rheumatischen Ursprungs* bedeutsam. Es kann sich nämlich unter dem Einfluß der Impfreaktion eine Aktivierung des rheumatischen Prozesses einstellen, so daß man nach einer überstandenen rheumatischen Endokarditis mindestens 2 bis 3 Jahre verstreichen lassen sollte, wenn man überhaupt an eine Impfung denkt. Bei *angeborenem Herzfehler* ohne Blausucht (Ventrikelseptumdefekt, offener Ductus Botalli) hätten wir keine Bedenken, die Wiederimpfung durchzuführen. Herzkranke mit Blausucht oder Ödemen sollte man nach Möglichkeit nicht impfen. Auch bei Patienten, die einen *Herzinfarkt* erlitten haben, vermeide man nach Möglichkeit eine Wiederimpfung, da akute Koronarthrombosen nach der Vaccination beobachtet wurden. In gleicher Weise stellt eine schwere *Hypertonie* mit *Arteriosklerose* eine Gegenindikation der Impfung dar.

Von den *Erkrankungen der Leber* ist hier vor allem die *Hepatitis* von Interesse. Wir empfehlen, besonders nach schweren Erkrankungen und verzögerter Rekonvalescenz, ein Intervall von mindestens 6 bis 12 Monaten bis zur Impfung einzuhalten. Nach einer *Cholangitis* wird man mindestens 6 beschwerdefreie Monate abwarten, bevor man sich zu einer Impfung entschließt. Gallensteinleiden stellen an sich keine Kontraindikation der Impfung dar.

Besonderer Sorgfalt bedarf es bei der Impfung von Patienten mit *Erkrankungen der Nieren* und ableitenden Harnwege. Akute *Nephritiden* sowie *Nephrosen* stellen genauso wie chronische Formen ein Impfhindernis dar.

Schwieriger zu entscheiden ist die Frage, wie man sich bei Patienten mit geringer *Resthämaturie* verhalten soll. Die Wiederimpfung kann nämlich bei einem Teil dieser Kranken zu einer Verstärkung der Hämaturie oder Albuminurie führen. Man wird das Für und Wider der Impfung im Einzelfall abschätzen und bei Pockenkontakt das kleinere Risiko einer Verschlimmerung des Grundleidens in Kauf nehmen. Ein Intervall von 2 Monaten wird normalerweise nach einer ausgeheilten *Cystopyelitis* ausreichen, bevor man revacciniert.

Bei Patienten mit *Magen-Darmkrankheiten* wird man die Zurückstellungsdauer der Schwere des Grundleidens anpassen: Nach einer fieberhaften *Durchfallserkrankung* sollte man mindestens 3 bis 4 Wochen abwarten, bevor man die Revaccination ins Auge faßt. Bei einer akuten *Gastritis* wird meist ein Intervall von 1 bis 2 Wochen genügen, während bei chronischer Gastritis notfalls sofort geimpft werden kann. Bei Trägern eines *Ulcus ventriculi* oder *duodeni* wird man sich nach dem Allgemeinzustand des Patienten richten; man sollte nach Möglichkeit die Ausheilung des Geschwürs abwarten, bevor man sich zur Vaccination entschließt.

Bezüglich der *Erkrankungen des Pankreas*, der *Milz* und der *Drüsen mit innerer Sekretion* darf auf die Kontraindikationen der Pockenschutzerstimpfung verwiesen werden, mit der Einschränkung, daß eine Wiederimpfung mit einem viel geringeren Risiko belastet ist als die Primovakzination. Wurde bei vorhandenem Grundleiden die Erstimpfung gut vertragen, so kann angenommen werden, daß dies auch bei der Wiederimpfung der Fall sein wird. Man wird deshalb an die Impfung z. B. eines Patienten mit *Diabetes mellitus* mit geringeren Bedenken herangehen, wenn Erstimpfnarben vorhanden sind; trotzdem sollte dies nur in Zusammenarbeit mit dem behandelnden Arzt geschehen, um die Schwere des Diabetes abschätzen zu können und die nötigen Vorsichtsmaßnahmen zu treffen.

III. Erkrankungen des Blutes und der blutbildenden Organe und der Lymphknoten

Jeder Arzt wird es ferner vermeiden, Kranke mit *myeloischer* oder *lymphatischer* *Leukämie* oder *M. Hodgkin* zu impfen, da man nie sicher vor einer Verschlimmerung des Grundleidens ist. Das gleiche gilt für *Erkrankungen des Blutes und des Knochenmarks*.

Praktische Bedeutung hat von den *Erkrankungen des lymphatischen Apparats* vor allem die akute *Tonsillitis*: 4 bis 6 Wochen sollten mindestens verstreichen, bis man die Revaccination vornimmt. Besteht eine *chronische Tonsillitis* oder lag ein *Mandelabszeß* vor, so führe man die Impfung womöglich erst 4 Wochen nach einer Tonsillektomie durch. Mäßige *Vergrößerungen der Kieferwinkeldrüsen* werden bei Jugendlichen nicht allzu selten beobachtet. Ist der Patient nicht besonders anfällig, hätten wir keine Bedenken, hier zu vaccinieren. Zurückhaltung ist hingegen bei jeder *Lymphdrüsentuberkulose* am Platze; hier sollte man womöglich 2 Jahre nach der „Heilung" mit der Impfung warten.

IV. Erkrankungen des Nervensystems

Bezüglich der *Erkrankungen des Nervensystems* darf auf die Zurückstellungsgründe der Erstimpfung (s. S. 301) hingewiesen werden. Vor allem sollten Krampfkinder oder solche mit Zuständen nach *Encephalitis* und *Meningitis*, besonders wenn Defektheilung vorliegt, nicht geimpft werden.

Sind Folgezustände einer überstandenen Nervenerkrankung nicht mehr nachweisbar, so kann man bei gegebener Indikation eine Wiederimpfung vornehmen.

Ein Impfling mit früherer *Chorea minor* sollte nicht revacciniert werden. Demgegenüber stellt die *Neuropathie* (Enuresis, Tic) oder die *Hysterie* und *Neurasthenie* keinen Gegengrund der Impfung dar. Nach einer eindeutigen *Commotio cerebri* lassen wir ein beschwerdefreies Jahr bis zur Wiederimpfung verstreichen. Bei Hilfsschülern richtet sich die Impfbarkeit nach dem Grad des geistigen Entwicklungsrückstandes.

V. Erkrankungen der Knochen und Muskeln

Hinsichtlich noch bestehender Knochen- und Muskelerkrankungen gelten die Zurückstellungsgründe der Erstimpfung. Nach einem nichtkomplizierten Knochenbruch ist gegen die Revaccination 14 Tage später (Resorption des evtl. vorhandenen Hämatoms) nichts einzuwenden. Die Impfung soll hingegen bei den in der Pubertätszeit nicht so seltenen aseptischen Knochennekrosen (Scheuermann) auf dem gesetzlichen Wiederimpftermin vorsichtshalber unterbleiben. Eine strikte Kontraindikation besteht allerdings nicht.

VI. Infektionskrankheiten

Man mache es sich zur Regel, nach den durch Viren ausgelösten Infektionskrankheiten (Masern, Mumps, Röteln, Windpocken) ein Intervall von 3 Monaten bis zur Impfung einzuschalten. Das gleiche gilt für bakterielle Infektionen (Diphtherie, Keuchhusten, Ruhr, Scharlach, Typhus, Paratyphus). Die Zurückstellungsdauer kann sich von Fall zu Fall verlängern, wenn die betreffende Infektionskrankheit Komplikationen nach sich zog.

VII. Schwangerschaft

Häufig bestehen Bedenken gegen die Impfung in der Schwangerschaft. Man überzeuge sich vom Vorhandensein der Erstimpfnarben und vermeide die ersten 3 Monate. Bei Wiederimpfungen Gravider ab dem 4. Schwangerschaftsmonat haben wir nie irgendwelche Komplikationen bei Mutter und Kind beobachtet. Eine Vorimpfung mit Vaccineantigen 8 Tage vor der Hauptimpfung ist ratsam.

VIII. Verhalten bei Erkrankungen in der Umgebung des Impflings

Die bei der Erstimpfung angeführten Maßnahmen sind auch bei der Revaccination bedeutungsvoll. Findet sich in der Umgebung eines Wiederimpflings ein *Ekzem*-Kranker, so sollte auch hier für ausreichende Trennung gesorgt werden. Die Trennungsdauer kann aber von Fall zu Fall kürzer sein: findet sich am 7. Tag p. v. eine Knötchenreaktion, so kann nach vorherigem Bad und Auskochen der Körper- und Bettwäsche die Trennung aufgehoben werden. Liegt eine Bläschenreaktion vor, so kann meist nach 9 bis 10 Tagen ähnlich verfahren werden.

Eine *Psoriasis* stellt ebensowenig beim Wiederimpfling wie bei einem früher gegen Pocken immunisierten Familienangehörigen eine Kontraindikation der Vaccination dar.

Literatur: Die Pockenschutzimpfung

Die geschichtliche Entwicklung	S. 65	Die Impfstoffe	S. 166
Das Vaccinevirus	S. 104	Klinik der Impfpocken	S. 208
	Der Impfschaden	S. 290	

Die Tuberkuloseschutzimpfung

Von D. VOGT

I. Geschichtliche Entwicklung

Schon bald nach der Entdeckung des Tuberkelbakteriums (Tbb) durch R. KOCH (1882) wurde unter dem Eindruck der großen Erfolge durch die Pockenschutzimpfung und auf dem Boden der bahnbrechenden Erkenntnisse, die L. PASTEUR bei der Entwicklung der Impfungen gegen Milzbrand (1881) und Tollwut (1881—1885) gewonnen hatte, die Suche nach einer Tuberkuloseschutzimpfung aufgenommen. Die Geschichte dieser Bemühungen, die bis heute noch nicht zu einem restlos befriedigenden Ergebnis geführt haben, ist eng verknüpft mit der Entwicklung der allgemeinen Tuberkuloseforschung. Besonders bedeutungsvoll für das Auffinden brauchbarer Impfverfahren waren die grundlegenden Arbeiten über die Zusammenhänge von Immunität und Überempfindlichkeit sowie über die Pathogenität und Virulenz der verschiedenen Arten und Varianten der Mykobakterien.

Da die Geschichte der Tuberkuloseschutzimpfung hier nicht in allen Einzelheiten dargestellt werden kann, andererseits aber ein kurzer Überblick über die bisher eingeschlagenen Wege das Verständnis für die gegenwärtige Situation wesentlich erleichtert, seien nachfolgend einige dem Verf. besonders wichtig erscheinende Daten in chronologischer Reihenfolge wiedergegeben:

1882: Robert KOCH gibt am 24. 3. die Entdeckung des „Tuberkelbazillus" bekannt (KOCH 1882).

1886: CAVAGNIS führt mit Sputum, das durch Karbolsäure abgeschwächte Tbb enthält, die ersten erfolgreichen Impfversuche an Meerschweinchen und Kaninchen durch (zit. n. SPIESS 1954a).

1890: R. KOCH entdeckt das Tuberkulin (KOCH 1890).

1891: R. KOCH zeigt, daß sich ein bereits tuberkulöses Meerschweinchen gegenüber einer Infektion mit Tbb ganz anders verhält als ein gesundes (sog. Grundversuch) (KOCH 1891).

1897: R. KOCH immunisiert Meerschweinchen mit getrockneten und zerriebenen abgetöteten Tbb (Tuberkulin TR) (KOCH 1897).

1902: E. v. BEHRING berichtet erstmals über Versuche einer Rindertuberkuloseschutzimpfung mit einer Aufschwemmung von humanen, bei niedriger Temperatur getrockneten Tbb. Der Impfstoff wird später Bovovaccin genannt (BEHRING 1902; BEHRING RÖMER u. RUPPEL 1902).

1903: F. F. FRIEDMANN führt Immunisierungsversuche mit säurefesten Saprophyten, den von ihm gefundenen „Schildkrötenbazillen" durch (FRIEDMANN 1903, 1904 a u. b).

1905: R. KOCH u. Mitarb. berichten über ihre Erfolge mit einem Impfstoff aus humanen Tbb (Tauruman) bei Kälbern. (KOCH, SCHÜTZ, NEUFELD u. MIESSNER 1905).

1906: CL. v. PIRQUET schafft den Begriff „Allergie". (PIRQUET 1906).

1907: CL. v. PIRQUET erfindet die kutane Tuberkulinprobe (PIRQUET 1907).

1908: F. MENDEL und CH. MANTOUX führen die intracutane Tuberkulinprobe ein (MENDEL 1908), (MANTOUX 1908).
E. MORO erfindet die Tuberkulinsalbe (MORO 1908).
P. H. RÖMER erkennt den Zusammenhang zwischen spezifischer Überempfindlichkeit und Tuberkuloseimmunität (RÖMER 1908 u. 1909).
A. CALMETTE und C. GUÉRIN berichten erstmals über einen auf Gallekartoffeln gezüchteten bovinen Tbb-Stamm (CALMETTE u. GUÉRIN 1908b).

1911: G. B. WEBB und W. W. WILLIAMS versuchen, zuerst Affen, dann auch Kinder mit ganz kleinen, langsam steigenden Mengen virulenter Tbb zu immunisieren (WEBB u. WILLIAMS 1911a u. b).

1921: A. CALMETTE und C. GUÉRIN stellen fest, daß ihr nach 230 Galle-Kartoffelpassagen wieder auf gewöhnliche Glycerin-Kartoffeln überimpfter Tbb-Stamm seine verminderte Virulenz auch auf diesem Nährboden behält und bezeichnen ihn als „Virus fixe" im Sinne PASTEUR's. Der Stamm führt fortan den Namen B. C. G. (Bacillus bilié Calmette-Guérin) und wird für die Impfung beim Menschen freigegeben (zit. n. v. DEINSE 1954).

1924: R. ARIMA, K. AOYAMA und J. OHNAWA berichten über einen Impfstoff aus humanen Tbb, deren Virulenz durch eine Saponinart aus Sapindus mucoji japonica abgeschwächt war, und die durch zweijährigen Aufenthalt im Eisschrank abgetötet wurden. (R. ARIMA et al. 1924).

1926: G. PETRAGNANI gibt einen Impfstoff an, der aus bei 26°C durch Formol abgetöteten Tbb besteht und als „Anatubercolina Integrale Petragnani", AIP, in Italien ausgedehnte Anwendung beim Menschen findet (SALVIOLI 1955).

1927: A. WALLGREN führt die intracutane BCG-Impfung in Schweden ein (WALLGREN 1928).

1930: Lübecker Unglück. Nach oraler Applikation einer mit virulenten Tbb verunreinigten BCG-Kultur erkranken 251 Säuglinge, von denen 72 sterben (LANGE u. PESCATORE 1935, SCHÜRMANN u. KLEINSCHMIDT 1935).

1937: A. Q. WELLS entdeckt den Vole-Bazillus (Mycobacterium tuberculosis var. muris) bei der Wühlmaus (Microtus agrestis) (WELLS 1937).
S. R. ROSENTHAL gibt die „Multipuncture" (Stichelung) als Methode der BCG-Impfung an (ROSENTHAL 1939).

1945: DE ASSIS versucht, die Schutzwirkung der oralen BCG-Impfung bei exponierten Neugeborenen durch wiederholte BCG-Gaben in den ersten sechs Lebensmonaten zu steigern („Vaccinão concorrente") (DE ASSIS 1957).

1948: Massenimpfungen mit BCG in der ganzen Welt durch die UNICEF in Gemeinschaftsarbeit mit den Rot-Kreuz-Organisationen der skandinavischen Länder (HOLM 1950).

H. J. USTVEDT und A. AANONSEN führen den diagnostischen BCG-Test ein (USTVEDT u. AANONSEN 1949).

1949: Erste Impfungen mit einem Impfstoff aus „Vole-Bazillen" (Mycobact. tuberc. var. muris) beim Menschen (WELLS u WYLIE 1949).

1950: G. SALVIOLI führt einen neuen Impfstoff in Italien ein, der aus 10 Min. bei 110°C abgetöteten Tbb (3 Teile Typus humanus, 1 Teil Typus bovinus) mit Zusatz von Hyaluronidase besteht und als „Vaccino diffondente antitubercolare Salvioli (VDS)" bezeichnet wird (SALVIOLI 1954, 1955).

Diese kurze historische Übersicht zeigt, daß auf der Suche nach einer wirksamen und unschädlichen Tbk-Schutzimpfung schon frühzeitig alle in Frage kommenden Verfahren experimentell geprüft wurden, nämlich die Impfung mit voll virulenten Tbb, mit künstlich abgeschwächten Tbb, mit für den Menschen oder bestimmte Tierarten nicht oder wenig pathogenen Arten bzw. Varianten der Mykobakterien, ferner mit Impfstoffen aus abgetöteten und mit verschiedenen Zusätzen versehenen Tbb und schließlich mit Extrakten oder Stoffwechselprodukten von Mykobakterien. Alle diese Wege wurden bis in die jüngste Zeit weiter verfolgt, weil keiner von ihnen zu einem in jeder Beziehung befriedigenden Erfolg führte.

II. Die theoretischen und experimentellen Grundlagen

1. Die natürliche Resistenz

Da viele wesentliche Probleme der Tuberkuloseschutzimpfung engstens mit solchen der *natürlichen Resistenz* verknüpft sind, erscheint es notwendig, hier wenigstens kurz auf diese einzugehen.

Zunächst ist zu unterscheiden zwischen der Resistenz gegenüber dem *Haften der tuberkulösen Infektion* bei gegebener Ansteckungsmöglichkeit und der Resistenz gegenüber der *Erkrankung bzw. dem Tod an Tuberkulose.* Fehlt die erstere, so spricht man von „Empfänglichkeit" für die Infektion; ist die letztere niedrig, so ist das gleichbedeutend mit „Disposition" bzw. „Hinfälligkeit". Ferner kann man *Art-, Rassen-, Sippen-, Individual- und*

Organresistenz unterscheiden. Schließlich ist noch der Begriff der *Altersresistenz* wichtig, weil bestimmte Altersstufen eine höhere oder niedrigere Resistenz als andere aufweisen können.

Die natürliche Resistenz wird oft als „unspezifisch" bezeichnet. Das ist nur insofern richtig, als sie definitionsgemäß schon vor der Primärinfektion vorhanden ist, also im Gegensatz zur Immunität nicht durch die Auseinandersetzung mit den Tbb bewirkt wird. Sie ist aber durchaus spezifisch gegen die Tbb gerichtet; bei Kaninchen, Rindern, Schafen u. a. sogar spezifisch gegen einen bestimmten Typ der Tbb und geht nicht parallel mit der Resistenz gegenüber anderen Infektionserregern.

Die Tuberkuloseresistenz *verschiedener Tierspezies* ist außerordentlich unterschiedlich, wie die nachfolgende Tab. 1 zeigt.

Tabelle 1. *Die Hinfälligkeit bzw. Resistenz verschiedener Säuger bei subcutaner Infektion mit humanen und bovinen Tbb sowie mit Mycobact. avium nach* RICH *(1951)*

Art	hum. Tbb	bov. Tbb	M. avium
Mensch	+	+	0?
Schimpanse	++	++	0
Rhesusaffe	++	++	0
Meerschweinchen	++	++	0
Weiße Maus	±	±	±
Hund	±	±	0
Weiße Ratte	0	0	0
Kaninchen	0	++	+
Rind	0	+	±
Schwein	±	+	±
Schaf	0	+	±
Ziege	0	+	±
Katze	0	+	0?
Pferd	0	±	0?

++ = sehr hinfällig, + = hinfällig, ± = mäßig resistent, 0 = sehr resistent.

Die Kenntnis dieser Unterschiede ist wichtig für die Beurteilung von Tierversuchen und die Übertragung tierexperimenteller Ergebnisse auf die Verhältnisse beim Menschen. Im Vergleich zu dem in der Tuberkuloseforschung am meisten verwendeten Versuchstier, dem Meerschweinchen, besitzt der Mensch eine sehr viel höhere Resistenz. Aus der Tabelle geht weiter hervor, daß einige Arten sehr viel resistenter gegenüber humanen als gegenüber bovinen Tbb sind, während bei anderen, z. B. auch beim Menschen, ein solcher Unterschied nicht nachweisbar ist. (BRITISH ROYAL COMMISSION (1911), GRIFFITH (1930 u. 1939), LANGE (1937 u. 1943a), MUNRO (1939), GOERTTLER u. WEBER (1954), BRAUN u. LEBEK (1955) u. a.).

Innerhalb der verschiedenen Arten bestehen erhebliche, genotypisch fixierte Resistenzunterschiede zwischen verschiedenen Rassen, Familien und Individuen. Nach ersten, nicht ganz überzeugenden Versuchen von WRIGHT und LEWIS (1921) sowie von KÜSTER und KRÖNING (1938) an Inzuchtstämmen von Meerschweinchen konnten DIEHL (1941) und LURIE (1941) an Kaninchen sowie WEBER (1941, 1942, 1944) an Meerschweinchen unabhängig voneinander mit verbesserter Methodik eindeutig erbliche Unterschiede der Tuberkuloseresistenz zwischen verschiedenen ingezüchteten Tierstämmen nachweisen. Entsprechende Ergebnisse wurden von PIERCE, DUBOS und MIDDLE-BROOK (1947) sowie von GRUMBACH (1949, 1952, 1953) an Inzuchtstämmen von Mäusen erzielt. Damit ist das Vorhandensein genotypisch bedingter Plus- und Minusvarianten bei drei Tierarten mit sehr unterschiedlicher Artresistenz experimentell bewiesen.

Unterschiede der Tuberkuloseresistenz zwischen verschiedenen *Menschenrassen* sind seit langem bekannt. Besonders sorgfältig untersucht wurden die Morbiditäts- und Mortalitätsunterschiede zwischen Weißen und Negern bei vergleichbaren Umweltbedingungen in den USA (Lit. bei LURIE 1950a u. b, RICH 1951, BRAILEY 1958). Danach verfügen Neger über eine sehr viel geringere Resistenz als Weiße. Sie äußert sich in einer Disposition zu akut progredient verlaufenden Primärerkrankungen, in einer größeren Häufigkeit von Generalisationsformen und von postprimären, chronischen Organtuberkulosen sowie in einer höheren Gesamtmortalität.

Daß auch *innerhalb der gleichen Rasse erbliche Resistenzunterschiede* beim Menschen vorhanden sind, wurde durch zahlreiche Angaben über die Häufung gewisser Tuberkuloseformen und über eine besonders hohe oder niedrige Tuberkulosemortalität in bestimmten Familien bereits wahrscheinlich gemacht (Lit. bei DIEHL 1958). Die überzeugendsten Belege hierfür wurden aber erst durch die Zwillingsforschung erbracht (DIEHL u. VERSCHUER 1936, UEHLIN-GER u. KÜNSCH 1939, KALLMANN u. REISNER 1943, VACCAREZZA u. DUTREY 1944, MITSCH-RICH 1956).

Die Resistenzunterschiede bestehen schon von Geburt an, wie zahlreiche klinische Beobachtungen, besonders aber die anläßlich der „Lübecker Tragödie" gemachten Erfahrungen lehren.

Nach dem sorgfältigen Bericht von SCHÜRMANN und KLEINSCHMIDT (1935) starben damals 72 von den 251 Säuglingen, die innerhalb der ersten 10 Lebenstage mit vollvirulenten humanen Tbb anstatt mit BCG gefüttert worden waren (LANGE u. PESCA-TORE 1935), an Tuberkulose. 175 Kinder aber waren 4 Jahre nach dem Unglück noch mit Sicherheit am

Leben. Sicherlich haben nicht alle Kinder genau die gleiche Tbb-Menge erhalten, zumal einige von ihnen unmittelbar nach deren Einnahme erbrochen haben. Aber die klinische Untersuchung der Überlebenden zeigte 4 Jahre später bei vielen so ungewöhnlich ausgedehnte Verkalkungen in den Mesenterial- und Halslymphknoten, daß an einer massiven Infektion nicht gezweifelt werden kann. Nur ihre relativ hohe natürliche Tuberkuloseresistenz kann diese Kinder vor dem Tode bewahrt haben.

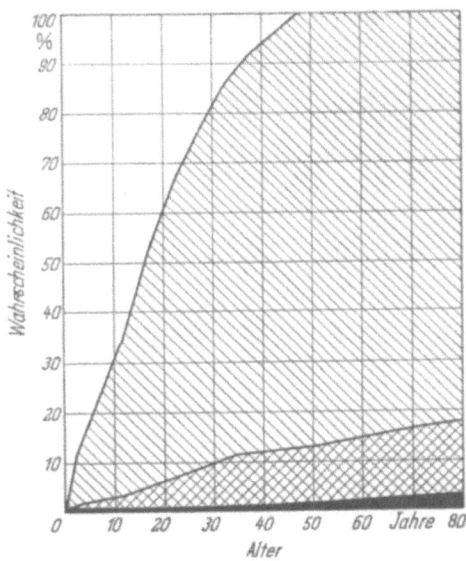

Abb. 84. Wahrscheinlichkeit, bis zu einem bestimmten Alter mit Tuberkelbakterien infiziert (▨), an Tuberkulose erkrankt (▨) oder gestorben (■) zu sein. Berechnet nach den amtlichen Zahlen für das Jahr 1952 und den Tuberkulinprüfungen von KÖNIG u. SCHULZE (1953); nach VOGT (1957)

Die *quantitative Bedeutung der natürlichen Resistenz* läßt sich am besten erfassen, wenn man die Häufigkeit der Infektion, die Morbidität und die Mortalität an Tuberkulose miteinander vergleicht.

In Abb. 84 ist als Beispiel die Wahrscheinlichkeit, bis zu einem bestimmten Alter mit Tbb infiziert, an Tuberkulose erkrankt und gestorben zu sein für das Jahr 1952 in Nordrhein-Westfalen dargestellt.

Aus der Abbildung geht deutlich hervor, daß nur ein kleiner Teil aller Menschen, die mit Tbb infiziert werden, jemals an Tuberkulose erkrankt, und daß von den Erkrankten wieder nur ein Bruchteil an Tuberkulose stirbt. Über 80% aller Infizierten erkranken nie in ihrem Leben, obwohl die meisten von ihnen sicher mehrmals infiziert werden, und höchstens 3% aller Infizierten sterben bis zum

80. Lebensjahr an Tuberkulose. *Der Mensch ist demnach allgemein empfänglich für die Infektion mit Tbb, aber doch recht resistent gegenüber der Erkrankung und dem Tod an Tuberkulose.*

Die Höhe der individuellen Tuberkuloseresistenz ändert sich gesetzmäßig mit dem *Lebensalter.* Sie ist weitaus am niedrigsten beim jungen Säugling, nimmt dann rasch zu und erreicht im Schulalter ihr Maximum. In der Pubescenz sinkt sie wieder ab, und zwar

Ähnliche, wenn auch nicht ganz so große Unterschiede bezüglich der Hinfälligkeit in den verschiedenen Altersklassen erhält man, wenn man die Zahl der in einem Jahr an Tuberkulose Gestorbenen in Beziehung setzt zu der Zahl der gleichzeitig vorhandenen aktiv Tuberkulosekranken. In Abb. 86 sind die prozentualen Sterbequoten der gemeldeten Tuberkulosekranken (GRIESBACH 1956) in Bayern für das Jahr 1957 (Bayer. Stat. Landesamt 1958) nach Geschlechtern und Altersgruppen dargestellt. Danach ist die jährliche

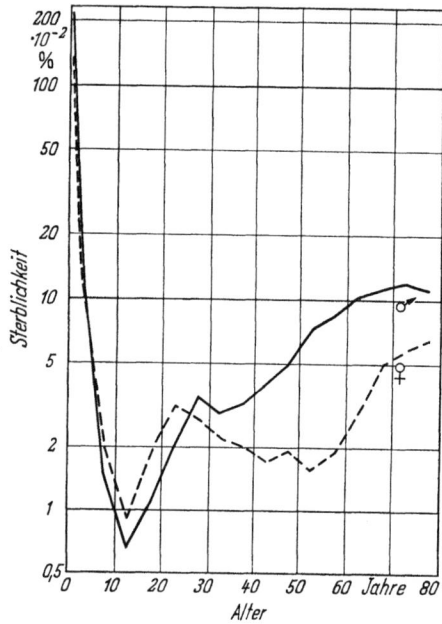

Abb. 85. Tuberkulosesterblichkeit auf 10000 Infizierte, Nordrhein-Westfalen 1952

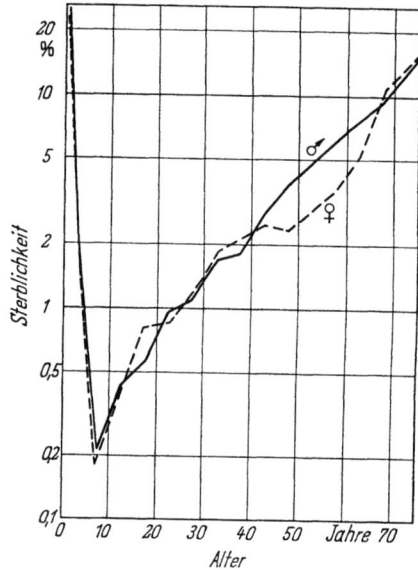

Abb. 86. Tuberkuloseletalität $\left(\dfrac{\text{Todesfälle} \cdot 100}{\text{Bestand} + \text{Todesfälle}}\right)$ Bayern 1957

bei den Mädchen etwas früher und tiefer als bei den Knaben.

Abb. 85 veranschaulicht die altersabhängigen Veränderungen der Resistenz an Hand der auf je 10000 *Infizierte* der betreffenden Altersgruppe berechneten Tuberkulosesterblichkeit der beiden Geschlechter in Nordrhein-Westfalen im Jahre 1952. Wie man sieht, ist die Sterblichkeit der infizierten Säuglinge rund 300mal so groß wie die der tuberkulinpositiven 10—15jährigen Knaben und fast 100mal so groß wie die der infizierten jugendlichen Erwachsenen. Dabei ist allerdings zu berücksichtigen, daß die höheren Altersgruppen insofern eine Auslese der Personen mit individuell hoher Resistenz darstellen, als sie von den früh Infizierten nur diejenigen enthalten, welche die Primärinfektion überlebt haben.

Sterbequote der Tuberkulosekranken im Säuglingsalter rund 100mal und im jugendlichen Erwachsenenalter rund 5mal so hoch wie im Schulalter.

Auch die eigentliche Letalität, die sich bei der Tuberkulose nur durch langfristige Beobachtung infizierter bzw. erkrankter Personen ermitteln läßt, erweist sich zumindest im Kindesalter als weitgehend abhängig vom Alter bei der Erstinfektion, wie alle entsprechenden Studien zeigen (Lit. b. VOGT 1954, BRAILEY 1958, OTT 1958). Sie ist weitaus am höchsten im Säuglingsalter, am niedrigsten im Schulalter und steigt in der Pubertät wieder deutlich an. Danach lassen sich eindeutige Unterschiede nicht mehr nachweisen.

Schließlich ist die natürliche Resistenz auch von wesentlicher Bedeutung für den mehr oder weniger bevorzugten Befall bestimmter Organe sowie für das anatomische Bild der Tuberkulose. Dies geht hervor sowohl aus den bereits erwähnten, durch Tierexperimente und Zwillingsforschung gewonnenen Erkenntnissen über die Bedeutung der Erbfaktoren für den Tuberkuloseablauf als auch aus klinischen Erfahrungen über die Häufigkeit gewisser Tuberkuloseformen in bestimmten Altersstufen (WISKOTT 1926, HAMMEL 1937, ZÖLCH 1953, VOGT 1954, OTT 1958 u. a.).

Die natürliche Resistenz wird aber nicht nur vom Lebensalter sondern auch noch von anderen Faktoren beeinflußt. Hierzu gehören vor allem die *inkretorischen Drüsen*, die *Ernährung* sowie *nicht tuberkulöse Erkrankungen*, die der Infektion vorausgehen oder nachfolgen. Näheres hierzu siehe bei RICH (1951), LURIE (1950 u. 1955), SCHÄFER (1954), BLOCH und SUTER (1958), DIEHL (1958), OTT (1958), SCHMID (1958).

Die *Höhe der individuellen Resistenz läßt sich bis jetzt nur an den Folgen einer Infektion erkennen.*

LURIE et al. (1952) haben gezeigt, daß bei Kaninchen auch die Reaktion auf intracutane BCG-Impfung als Indikator für ihre Resistenz dienen kann. Bei genetisch hoch resistenten Tieren entwickelt sich das Knötchen an der Injektionsstelle schneller, erreicht früher sein Maximum, ulceriert häufiger und heilt rascher ab als bei hinfälligen Tieren; die Bakterien vermehren sich in der Haut weniger lange und werden rascher zerstört; die Tuberkulinempfindlichkeit ist früher nachweisbar und erreicht höhere Grade; das gleiche gilt für das Auftreten von humoralen Antikörpern. An der lokalen Entzündung sind bei den resistenten Tieren die Monocyten und die Plasmazellen, bei den empfänglichen die polymorphkernigen Granulocyten stärker beteiligt. Demnach ist die höhere Resistenz vor allem bedingt durch eine schneller zunehmende Fähigkeit der Monocyten, die Tbb zu phagocytieren und zu zerstören.

Ob beim Menschen mit verschieden hoher Resistenz ähnliche Unterschiede in der Reaktion auf BCG-Impfungen bestehen, ist systematisch noch kaum untersucht. NISSEN-MEYER und PALMER (1954) fanden bei BCG-geimpften Kindern, die aus Familien mit geringer Tuberkulosesterblichkeit stammten, etwas stärkere Impfreaktionen als bei Kindern aus Familien mit hoher Tuberkulosesterblichkeit; die Unterschiede waren allerdings statistisch nicht signifikant. Nach vielfach gemachten Erfahrungen sind aber nach intracutaner BCG-Impfung bei Neugeborenen und jungen Säuglingen die Lokalreaktionen verzögert und schwächer

als bei Schulkindern; Ulcerationen werden seltener beobachtet und auch die Tuberkuloseempfindlichkeit tritt etwas später auf (TÖRNELL 1947, KÖNIG u. SCHULZE 1953, GENZ u. HELBIG 1957, SPIESS 1958, WUNDERWALD 1959). Diese Beobachtungen stimmen insofern gut mit den zitierten tierexperimentellen Ergebnissen überein, als junge Säuglinge eine besonders niedrige, Schulkinder eine besonders hohe Tuberkuloseresistenz besitzen, wie oben dargelegt wurde.

An der *entscheidenden Bedeutung der natürlichen Resistenz* für den Ablauf der Tuberkulose kann nach dem oben Gesagten kein Zweifel sein. Für die *Tuberkuloseschutzimpfung* ergeben sich daraus folgende *Konsequenzen*:

1. Impfergebnisse, die an bestimmten Spezies, Rassen oder Individuen gewonnen wurden, dürfen nicht ohne weiteres auf andere mit höherer oder niedrigerer Resistenz übertragen werden.

2. Bei Impflingen mit sehr hoher Resistenz werden sich Impferfolge nur schwer nachweisen lassen, weil unter natürlichen Bedingungen die Erkrankungswahrscheinlichkeit auch ohne Impfung gering ist.

3. Die Anwendung einer Impfung beim Menschen erscheint nur dann sinnvoll, wenn sie auch den Individuen mit niedriger natürlicher Resistenz einen wesentlichen Schutz verleiht.

2. Die Immunität im Tierexperiment

Grundvoraussetzung für jede Schutzimpfung ist, daß sie eine zusätzliche Erhöhung der Widerstandskraft gegenüber nachfolgenden Infektionen, d. h. eine *Immunität* bewirkt. Trotz einer unübersehbaren Zahl von Experimenten und scharfsinnigen Überlegungen ist bis heute strittig, ob es bei der Tuberkulose überhaupt eine Immunität gibt, die eine wirksame Schutzimpfung ermöglicht. Zur Entscheidung dieser Frage können Tierversuche und, soweit sie den Menschen betrifft, klinische und epidemiologische Beobachtungen herangezogen werden.

Alle einschlägigen *Tierexperimente* sind mehr oder weniger weitgehende Variationen des sogenannten *Grundversuches* von R. KOCH (1891). Seiner großen Bedeutung wegen sei er mit dessen eigenen Worten geschildert:

„Wenn man ein gesundes Meerschweinchen mit einer Reinkultur von Tuberkelbazillen impft, dann verklebt in der Regel die Impfwunde und scheint in den ersten Tagen zu verheilen; erst im Laufe von 10—14 Tagen entsteht ein hartes Knötchen, welches bald aufbricht und bis zum Tode des Tieres eine ulcerierende Stelle bildet. Aber ganz anders verhält es sich, wenn ein bereits tuberkulös erkranktes Meerschweinchen geimpft wird. Am besten eignen sich hierzu Tiere, welche 4—6 Wochen vorher erfolgreich geimpft wurden. Bei einem solchen Tier verklebt die kleine Impfwunde auch anfangs, aber es bildet sich kein Knötchen, sondern schon am nächsten oder zweiten Tage tritt eine eigentümliche Veränderung an der Impfstelle ein. Dieselbe wird hart und nimmt eine dunklere Färbung an, und zwar beschränkt sich dies nicht allein auf die Impfstelle selbst, sondern breitet sich auf die Umgebung bis zu einem Durchmesser von 0,5—1 cm aus. An den nächsten Tagen stellt sich dann immer deutlicher heraus, daß die so veränderte Haut nekrotisch ist, sie wird schließlich abgestoßen, und es bleibt dann eine flache Ulceration zurück, welche gewöhnlich schnell und dauernd heilt, ohne daß die benachbarten Lymphdrüsen infiziert werden. Die verimpften Tuberkelbazillen wirken also ganz anders auf die Haut eines gesunden als auf diejenige eines tuberkulösen Meerschweinchens. Diese auffallende Wirkung kommt nun aber nicht etwa ausschließlich den lebenden Tuberkelbazillen zu, sondern findet sich ebenso bei den abgetöteten, ganz gleich, ob man sie, wie ich es anfangs versuchte, durch niedrige Temperaturen von längerer Dauer, oder durch Siedehitze, oder durch gewisse Chemikalien zum Absterben gebracht hat."

Der „Grundversuch" lehrt zweierlei: einmal, daß durch die Primärinfektion eine Überempfindlichkeit entsteht, welche sich äußert in der schnelleren und stärker entzündlichen Reaktion an der Superinfektionsstelle, und zum anderen, daß das Tier durch die Primärinfektion eine erhöhte Widerstandskraft gegen eine neue Infektion — nach unserer Definition eine Immunität — erwirbt, die zum Ausdruck kommt in der besseren Heilungstendenz der Superinfektläsion und dem Ausbleiben der Generalisation. Für diese Veränderung der Reaktionsweise hat v. PIRQUET (1906) den Begriff „Allergie" geprägt.

Die Versuchsanordnung von KOCH läßt sich nun nach verschiedenen Richtungen modifizieren.

In Frage kommen hierbei: Veränderungen der Infektionsdosen bei der Erst- und der Zweitinfektion, Variationen des Infektionsweges, die Abschwächung oder Aufhebung der Überempfindlichkeit durch Desensibilisierung vor der Zweitinfektion, die Verwendung von Tbb unterschiedlicher Virulenz bzw. Pathogenität oder von verschiedenen Bakterienextrakten für die Vorbehandlung oder für den Nachweis der Allergie, die Verlängerung oder Verkürzung des Intervalls zwischen den Infektionen und schließlich die Verwendung verschiedener Versuchstiere.

Aber nicht nur die Versuchsanordnungen sind vielfältig, sondern auch die Methoden zur Beurteilung der Auswirkungen von Primär- und Superinfektionen bei den Versuchstieren. Folgende Verfahren lassen sich anwenden: Feststellung der Überlebensdauer nach der Erst- und der Zweitinfektion, makroskopische und mikroskopische Beurteilung der pathologischen Veränderungen, Keimzahlbestimmungen in verschiedenen Organen zu verschiedenen Zeitpunkten nach der Infektion, Nachweis von humoralen oder cellulären Antikörpern und Bestimmung der Fähigkeit von Körperzellen, die Tbb zu zerstören, bzw. ihre Vermehrung zu hemmen.

Da alle die genannten Versuchsanordnungen und Bewertungsmethoden fast beliebig miteinander kombiniert werden können, ergibt sich eine schier unerschöpfliche Zahl von Variationsmöglichkeiten. Das darüber erschienene Schrifttum ist dementsprechend umfangreich und kann hier auch nicht annähernd vollständig zitiert werden. Zusammenfassende Darstellungen finden sich bei LANGE (1943b), LURIE (1950a u. b), RICH (1951), FENNER (1951), WALLGREN (1953), SPIESS (1954a u. b), BLOCH (1957 u. 1959), FREERKSEN und ROSENFELD (1957), PRIGGE und HEYMANN (1957), BLOCH und SUTER (1958), FREERKSEN (1959a). Die für die Tuberkuloseschutzimpfung wichtigsten experimentellen Ergebnisse sollen im folgenden kurz dargestellt werden.

Im Tierversuch werden die Folgen der Erst- und Zweitinfektion zunächst weitgehend von der *Infektionsdosis* bestimmt. Je größer diese bei der Primärinfektion ist, um so kürzer ist die Überlebenszeit und um so ausgedehnter sind die pathologischen Veränderungen, die sich innerhalb einer bestimmten Zeit entwickeln. Das gilt unter sonst gleichen Bedingungen innerhalb gewisser Grenzen für jede Tierart und für jeden für das betreffende Tier pathogenen Tbb-Stamm. Die Grenzen dieser Beziehung werden dadurch bestimmt, daß sehr kleine Infektionsdosen zwar Organveränderungen hervorrufen, aber nicht zu einer tödlichen Tuberkulose führen, wenn die Resistenz des Tieres hoch, oder die Virulenz der Tbb gering ist, und daß andererseits sehr große Infektionsdosen den Verlauf nicht weiter beschleunigen. Bei sehr hinfälligen Tieren, z. B. bei Meerschweinchen, führt jedoch die Infektion mit sehr kleinen Mengen von Tbb, bei genügender Virulenz schon mit einem einzigen Keim zu einer progredienten, tödlichen Tuberkulose.

Nach der *Superinfektion* mit *großen Bakterienmengen* tritt die *Überempfindlichkeit*, nach der Superinfektion mit sehr *kleinen Dosen* die *Immunität* stärker in Erscheinung. Diese Zusammenhänge wurden zuerst von RÖMER (1908, 1909) und HAMBURGER (1909, 1910) erkannt und später von vielen Autoren bestätigt.

So kommt es z. B. bei Kaninchen, welche mit humanen Tbb in den Hoden vorinfiziert wurden, nach der intravenösen oder intratrachealen Superinfektion mit bovinen Tbb zu rasch auftretenden Schockreaktionen und ausgedehnten Lungeninfiltrationen, die entweder innerhalb kurzer Zeit zum Tode führen oder aber nach Rückbildung der akuten Erscheinungen ausheilen, während eine einmalige Infektion mit der gleichen Menge boviner Tbb eine progrediente, stets tödliche Tuberkulose zur Folge hat (SCHWARTZ 1935, BIELING 1940). Andererseits fehlen makroskopisch erkennbare Überempfindlichkeitsreaktionen sogar bei dem besonders leicht zu sensibilisierenden Meerschweinchen, wenn man bei ihm durch kleine Dosen abgeschwächter Tbb. einen stabilen Primärkomplex erzeugt und dann mit sehr kleinen Dosen virulenter Tbb superinfiziert, wie WEBER und DUSCH (1937) gezeigt haben. Lediglich mikroskopisch lassen sich am Ort der Superinfektion und in den zugehörigen Lymphknoten Veränderungen nachweisen. Die Autoren sprechen deshalb von „stummer Superinfektion". Die Generalisation bleibt aber aus im Gegensatz zu den nur einmal virulent infizierten Kontrolltieren, obwohl die Tbb an der Superinfektionsstelle und in den Lymphknoten längere Zeit am Leben bleiben. Ähnliche Befunde wurden u. a. von SELTER und NAGEL (1938) ebenfalls an Meerschweinchen sowie von BIELING und OELRICHS (1936) an Kaninchen erhoben.

Die Folgen der Superinfektion werden aber auch beeinflußt von der zur *Primärinfektion* verwendeten Tbb-Menge bzw. dem Ausmaß der durch sie hervorgerufenen Läsionen. Während z. B. LANGE und LYDTIN (1929) bei schweren, fortschreitenden Tuberkulosen eine höhere Immunität fanden als bei latenten Prozessen, kamen SELTER und NAGEL (1938), BLOCH (1959), FREERKSEN (1959a u. b) u. a. zu gegenteiligen Feststellungen. Danach verläuft die Tuberkulose sogar schneller tödlich bei Tieren, die zweimal mit relativ hohen Dosen virulenter Tbb infiziert wurden, als bei einmal infizierten. Die beiden Infekte können sich also unter gewissen Umständen auch addieren. Die Ursache für die Diskrepanz der Befunde dürfte zu suchen sein in Unterschieden der zur Primär- und Superinfektion verwendeten Bakteriendosen, der Infektionswege und der Resistenz der untersuchten Tiere.

Zur Bedeutung der *Infektionswege* ist zu sagen, daß in der Regel die intravenöse Infektion die schwerste Belastung darstellt. So werden intravenöse Superinfektionen z. B. wesentlich schlechter abgewehrt als gleich dosierte subcutane oder intraperitoneale (SELTER et al. 1934). Besonders geeignet ist die Inhalationsinfektion, weil sie den natürlichen Verhältnissen am besten entspricht. Sie wurde von WELLS und LURIE (1941) zu einem sehr exakten quantitativen Verfahren ausgebaut, das u. a. besonders zuverlässige Aussagen über den durch eine vorausgegangene Impfung erzielten Schutz erlaubt (LURIE et al. 1952). Es ermöglicht nämlich beim Kaninchen nicht nur die Erzeugung von chronischen, kavernösen Lungenphthisen, die menschlichen Tuberkuloseformen weitgehend entsprechen, sondern auch die Bestimmung der Zahl von Tbb, die notwendig ist, um einen isolierten Lungenherd hervorzurufen (LURIE u. ABRAMSON 1948). Im übrigen stellt die Inhalation von Tbb eine besonders schwere Form der Prüfinfektion dar, weil die Lunge bei fast allen Tierarten das Organ mit der geringsten Resistenz gegen die Tuberkulose ist (CORPER u. LURIE 1926, LANGE 1931 u. a.).

Die Erkenntnis, daß unter verschiedenen Versuchsbedingungen entweder die *Überempfindlichkeit* oder die *Immunität* deutlicher in Erscheinung tritt, wirft die Frage auf, ob die beiden Phänomene getrennt werden können, oder ob sie kausal miteinander verknüpft sind. Sie wird nicht einheitlich beantwortet (s. LURIE 1950, RICH 1951, BLOCH 1957, FREERKSEN u. ROSENFELD 1957, BLOCH u. SUTER 1958, SCHMID 1958, FREERKSEN 1959 a u. b). Eine ganze Reihe wichtiger Experimente spricht aber doch eindeutig dafür, daß Überempfindlichkeit und Immunität weitgehend unabhängig voneinander sind.

Mit abgeschwächten Tbb vorinfizierte Tiere besitzen im Vergleich zu nicht geimpften Kontrollen auch dann noch eine erhöhte Widerstandsfähigkeit gegen Zweitinfektionen, wenn ihre Tuberkulinempfindlichkeit spontan erloschen ist (WILLIS 1928, SCHWABACHER u. WILSON 1938, WELLS u. BROOKE 1940, MAGNUSSON et al. 1960). Ebenso bleibt die Immunität erhalten oder verstärkt sich sogar, wenn vaccinierte Tiere durch wiederholte Tuberkulininjektionen desensibilisiert werden (ROTHSCHILD et al. 1934, SIEGL 1934, SELTER u. WEILAND 1935, BIRKHAUG 1937 u. a.). In der Gewebekultur gezüchtete Zellen solcher Tiere hemmen das intracelluläre Tbb-Wachstum stärker als entsprechende Zellen von tuberkulinempfindlichen oder nicht vaccinierten Tieren (FREERKSEN u. SCHELLENBERG 1956, SCHELLENBERG 1957). Ob bei den gegen Tuberkulin unempfindlich gemachten Tieren auch die Überempfindlichkeit gegen alle anderen Tbb-Antigene erloschen war, wurde allerdings nicht untersucht.

Eine Immunität ohne Entwicklung einer Überempfindlichkeit gegen Tuberkulin gibt es bei Mäusen. Sie lassen sich in etwa dem gleichen Grade immunisieren wie andere Tierarten, obwohl bei ihnen keine Tuberkulinempfindlichkeit nachweisbar ist, und zwar weder eine Haut- noch eine Herd- oder Allgemeinreaktion (FREERKSEN 1959a).

Schließlich wurden Substanzen aus Tbb isoliert, die nach Injektion in tuberkulosefreie Versuchstiere entweder Überempfindlichkeit ohne Immunität (RAFFEL 1946 u. 1956 u. a.) oder Immunität ohne Überempfindlichkeit (NÈGRE 1952, YOUMANS et al. 1955) hervorrufen.

Daß die Tuberkuloseimmunität in erster Linie bedingt ist durch eine gesteigerte bakteriostatische Fähigkeit der mononukleären Phagocyten, geht aus Versuchen von LURIE (1942) hervor. Er implantierte tuberkelbakterienhaltige Phagocyten in die vordere Augenkammer von gesunden Kaninchen, und zwar jeweils in das eine Auge Zellen von einem nicht vaccinierten und in das andere Auge Zellen von einem vaccinierten Tier und fand, daß das Wachstum der Tbb in den Zellen der letzteren sehr viel stärker gehemmt wurde. Zu entsprechenden Ergebnissen führten vergleichende Untersuchungen an Monocyten von nicht vaccinierten und vaccinierten Tieren in der Gewebekultur (SUTER 1953, FREERKSEN u. SCHELLENBERG 1956, SCHELLENBERG 1957).

Die Abwanderung der Tbb von der Injektionsstelle und ihre Ausbreitung im Organismus scheint bei vaccinierten Tieren nicht wesentlich langsamer zu erfolgen als bei ungeimpften. STRÖM u. WIDSTRÖM (1951), SPIESS u. POPPE (1954) sowie SPIESS (1956) hatten zwar mit Hilfe von ^{32}P-markierten Bakterien bzw. mit ^{131}J-markiertem Tuberkulin eine verstärkte Fixierung des injizierten Materials an der Superinfektionsstelle gefunden, ihre Ergebnisse konnten aber in ausgedehnteren Versuchen mit verbesserter Methodik von MEISSNER (1961) und LÉVY et al. (1961) nicht bestätigt werden. Nach Auffassung der letztgenannten Autoren spielt die Hemmung der Ausbreitung und der Vermehrung der Tbb in den ersten Tagen nach der Superinfektion keine Rolle für die Immunität. Die verbesserte celluläre Abwehr wirkt sich vielmehr erst nach einiger Zeit aus.

Nach allen diesen Befunden ist die hyperergische Entzündung keine notwendige Voraussetzung für die Zunahme der Widerstandsfähigkeit infolge der Erstinfektion. Sie kann die Immunität aber dadurch steigern, daß sie am Ort der Superinfektion eine beschleunigte Mobilisation von Phagocyten bewirkt, die eine erhöhte Fähigkeit besitzen, Tbb im Wachstum zu hemmen oder zu zerstören.

Ähnliches gilt für die zahlreichen humoralen Antikörper gegen die verschiedenen Tbb-Antigene. Bis jetzt ist für keinen von ihnen ein entscheidender Einfluß auf die Immunität

erwiesen, obwohl gewisse Experimente (z. B. LURIE 1939, KOTANI et al. 1953, HUBACEK u. MALEK 1960) zeigen, daß sich Tbb auch ohne Anwesenheit von Zellen in den Körperflüssigkeiten von vaccinierten Tieren langsamer vermehren als in denen von nicht vaccinierten.

Trotz der Verschiedenheit von Überempfindlichkeit gegen Tuberkulin und Immunität ist daran festzuhalten, daß nach der natürlichen Infektion beide Erscheinungen zusammen auftreten und durch das gleiche Agens, das Tuberkelbakterium, hervorgerufen werden. Solange es keine direkte Methode zum Nachweis der Immunität gibt, muß man sich auch weiterhin damit begnügen, aus der vorhandenen Tuberkulinempfindlichkeit auf die stattgehabte Infektion und damit auf die Immunität zu schließen, obwohl dieser Schluß nach den obigen Darlegungen nicht zwingend ist.

Für die Möglichkeit einer Schutzimpfung ist natürlich die Frage entscheidend, ob eine *Immunität* auch erzielt werden kann, wenn die Erstinfektion nicht mit virulenten Tbb erfolgt sondern *mit Erregern oder Stoffen, die keine Krankheit hervorrufen.*

Zunächst erscheint eine Definition der Begriffe *Virulenz* und *Pathogenität* notwendig. In Übereinstimmung mit zahlreichen anderen Autoren (BLOCH 1953, DUBOS 1954, BLOCH u. SUTER 1958, FREERKSEN u. ROSENFELD 1953, FREERKSEN 1959a u. b u. a.) gilt als „pathogen" ein Tbb-Stamm, der die Fähigkeit besitzt, beim Tier oder Menschen spezifische tuberkulöse Veränderungen hervorzurufen und als „virulent" ein Stamm, der sich im empfänglichen Wirt überschießend vermehrt und deshalb zu einer progredienten Tuberkulose führt. Die Virulenz kann demnach nur an einem Wirt geprüft werden, für den der Erreger pathogen ist. Als „avirulent" werden Stämme bezeichnet, die sich in keinem Wirt vermehren können und als „abgeschwächt" oder „schwach virulent" solche, die zwar eine begrenzte Fähigkeit zur intravitalen Vermehrung besitzen, aber unter normalen Bedingungen keine fortschreitende Tuberkulose hervorrufen.

Theoretisch kommen für eine Tuberkuloseschutzimpfung abgeschwächte, avirulente oder abgetötete Tbb, Extrakte von Tbb, andere Mycobakterien und schließlich auch den Tbb nicht verwandte Erreger in Frage. Aus der einleitenden historischen Übersicht geht bereits hervor, daß alle diese Möglichkeiten wiederholt geprüft wurden. Auf die Impfstoffe, die praktische Bedeutung erlangt haben, wird im Abschnitt „Impfstoffe" noch näher eingegangen. Hier soll nur das Grundsätzliche kurz erörtert werden.

Von den *schwach virulenten Stämmen* ist der BCG (*Bacillus Calmette Guérin*) weitaus am besten untersucht. FENNER (1951), SPIESS (1954a, b), PRIGGE und HEYMANN (1957) sowie FREERKSEN und ROSENFELD (1957) haben das sehr umfangreiche Schrifttum über die mit BCG erzielten experimentellen Ergebnisse zusammengefaßt. Bezüglich vieler Einzelheiten muß auf diese Arbeiten hingewiesen werden.

Beim *BCG* handelt es sich um einen bovinen Tbb-Stamm, dessen Virulenz durch 230 Passagen auf Gallekartoffeln so weit abgeschwächt wurde, daß er bei Meerschweinchen, Kaninchen, Rindern und vielen anderen Spezies auch in relativ hohen Dosen keine fortschreitende Tuberkulose erzeugt, gleichgültig auf welchem Wege die Infektion erfolgt. Lediglich beim Goldhamster führt die Injektion größerer BCG-Mengen infolge einer besonders hohen Empfindlichkeit zum Tode (HAUDUROY 1951, HAUDUROY u. ROSSET 1955). Beim Meerschweinchen kann durch BCG-Inhalationen eine progrediente, tödliche Lungenerkrankung erzeugt werden, wenn gleichzeitig eine Silikose besteht (VORWALD et al. 1950, 1954). Die Virulenz des BCG für andere Tiere nimmt aber auch nach Passagen über Goldhamster oder silikotische Meerschweinchen nicht zu. Das gleiche gilt für Passagen über Meerschweinchen mit Virusinfektionen (KÖTSCHE u. KUNZ 1959).

Die injizierten BCG vermehren sich zunächst in den meisten Organen des Makroorganismus und bleiben dort längere Zeit nachweisbar, wie unter anderen LURIE (1934) bei Kaninchen nach intravenöser sowie BIRKHAUG et al. (1952) bei Meerschweinchen nach subcutaner Infektion festgestellt haben. Die Vermehrung hört aber bald auf, und die Zahl der lebenden Bakterien vermindert sich dann wieder langsam bis zu ihrem völligen Verschwinden.

Nach übereinstimmenden Erfahrungen aller Autoren bewirkt die BCG-Impfung bei allen daraufhin untersuchten Tieren eine *gewisse Immunität gegen virulente Superinfektionen.*

Sie kommt am überzeugendsten zum Ausdruck in *Überlebensversuchen,* die mit relativ großen Tierreihen ausgeführt und zuverlässig statistisch ausgewertet werden können. Für die Prüfinfektion werden dabei in der Regel sehr große Bakterienmengen verwendet, die bei den ungeimpften Kontrollen rasch tödlich verlaufende Tuberkulosen hervorrufen. Solche Infektionen kommen zwar unter natürlichen Bedingungen kaum vor, sie sind aber notwendig, „um innert vernünftiger Zeiträume zu brauchbaren Ergebnissen zu kommen" (BLOCH 1955). Infolge der hohen Infektionsdosen bzw. der niedrigen natürlichen Resistenz der am meisten verwendeten Versuchstiere entwickelt sich zwar auch bei den vaccinierten

Tieren eine progrediente Tuberkulose, an der sie schließlich zugrunde gehen, die Krankheit verläuft aber chronisch protrahiert, und die Überlebensdauer ist auf das Zwei- bis Vierfache verlängert (KLOSE u. DONTENWILL 1953, BLOCH u. SEGAL 1955, NISSEN-MEYER 1956, FREERKSEN 1959b und viele andere).

Die quantitative Bestimmung der Zahl und der Ausdehnung der tuberkulösen Herde bei geimpften und ungeimpften Tieren ist zwar mit sehr vielen Fehlerquellen verbunden, es liegen jedoch auch aus neuerer Zeit Versuchsergebnisse vor, bei denen die Unterschiede so groß sind, daß sie als Beweis für die erworbene Immunität angesehen werden können. So fand z. B. SPIESS (1953) nach virulenter Infektion in ein Kniegelenk das Ausmaß der tuberkulösen Arthritis aber auch die Ausbreitung auf andere Organe bei BCG-geimpften Kaninchen und Meerschweinchen deutlich geringer als bei den ungeimpften Kontrollen. KIKUTH und POTHMANN (1959) sahen nach virulenter intramuskulärer Infektion bei Meerschweinchen, die mit gewöhnlichen oder mit INH-resistenten BCG geimpft waren, Lunge, Milz und Leber eindeutig weniger befallen als bei den Kontrolltieren. Eine intermittierende Behandlung mit INH beeinträchtigte die Entwicklung der Immunität nicht, auch wenn der Impfstamm INH-empfindlich war. Schließlich zeigten LURIE et al. (1952), daß bei BCG-geimpften Kaninchen mit hoher natürlicher Resistenz zur Erzeugung eines tuberkulösen Herdes in der Lunge rund fünfmal so viele virulente Tbb inhaliert werden müssen wie bei ungeimpften Tieren des gleichen Stammes.

Der sehr mühsame und schwierige Nachweis von Unterschieden in der *Vermehrungsgeschwindigkeit der Tbb* in geimpften und ungeimpften Tieren ist ebenfalls mit zahlreichen Fehlermöglichkeiten behaftet (RICH 1951, BLOCH 1957, BLOCH u. SUTER 1958).

Einige von ihnen werden vermieden durch das von YAMAMURA et al. (1955) angegebene Verfahren zur Keimzahlbestimmung in den Homogenisaten von ganzen Mäusen; es läßt sich aber bei größeren Tieren nicht anwenden. Deshalb hat man sich bisher meist begnügt mit der Züchtung der Tbb aus einem oder einigen Organen (Lunge, Milz, Leber) von Tieren, die in verschiedenen Abständen von der virulenten Infektion getötet wurden. JENSEN et al. (1935), DUBOS et al. (1953a), LÉVY et al. (1961) u. a. fanden mit dieser Technik zu bestimmten Zeitpunkten nach der virulenten Infektion in den Organen von BCG-geimpften Tieren eine bis 300mal kleinere Zahl virulenter Tbb als in den Organen der ungeimpften Kontrolltiere. Die letztgenannten Autoren konnten in der ersten Woche nach der Superinfektion allerdings noch keinen derartigen Unterschied feststellen; die Wachstumshemmung wurde in ihren Versuchen vielmehr erst von der dritten Woche an deutlich.

Die Schutzwirkung der BCG-Impfung ist im Tierversuch demnach übereinstimmend nachgewiesen durch die längere Überlebenszeit der geimpften Tiere, durch das geringere Ausmaß der tuberkulösen Veränderungen in ihren Organen sowie durch die herabgesetzte Vermehrungsgeschwindigkeit der superinfizierenden Tbb.

Mit einigen *anderen abgeschwächten oder avirulenten Tbb-Stämmen* läßt sich im Tierversuch ein ebenso wirksamer Schutz erzielen wie mit dem BCG. Das gilt z. B. für den Stamm H 37 Ra, bei dem es sich um eine avirulente Mutante des humanen Stammes H 37 Rv handelt (BLOCH u. SEGAL 1955, TUBERCULOSIS PROGRAM 1955 IV. u. VI., NISSEN-MEYER 1956, FREERKSEN u. ROSENFELD 1957, FREERKSEN 1959 a u. b. u. a.), aber auch für das von WELLS (1937) entdeckte Mycobact. microti (Vole-Bacillus) (WELLS u. BROOKE 1940, WAHLGREN et al. 1944, BIRKHAUG 1946, WELLS u. WYLIE 1952, FREERKSEN u. ROSENFELD 1961 u. a.). Experimentelle Infektionen mit säurefesten Saprophyten, wie Mycobact. phlei (BLOCH u. SEGAL 1955, TUBERCULOSIS PROGRAM 1855 VI., NISSEN-MEYER 1956, FREERKSEN 1959 b, FREERKSEN u. ROSENFELD 1961) oder mit den sogenannten „atypischen" Mycobacterien (FREERKSEN 1959 b, FREERKSEN u. ROSENFELD 1961) haben dagegen keinen nennenswerten immunisierenden Effekt.

Auch mit *Impfstoffen aus abgetöteten Tbb* sind vielfach Immunisierungsversuche durchgeführt worden (Lit. s. RICH 1951, SPIESS 1954a, PRIGGE u. HEYMANN 1957, BLOCH u. SUTER 1958, WEISS 1959). Dabei wurden die Bakterien auf verschiedene Weise abgetötet, z. B. durch Hitze, Ultraviolettbestrahlung, Phenol, Formalin oder mehrjährige Lagerung im Eisschrank. Außerdem haben zahlreiche Autoren versucht, die Wirksamkeit solcher Impfstoffe zu erhöhen durch den Zusatz von verschiedenen Adjuvantien, wie mineralischen, pflanzlichen oder tierischen Fetten, Aluminiumhydroxyd, Harnstoff, Hyaluronidase, Pertussisvaccine oder Magermilchpulver. Über Impferfolge, die den mit lebenden Keimen erreichbaren annähernd entsprechen, berichten z. B.

ARIMA et al. (1924, 1942), HENSEL (1941, 1948), SALVIOLI et al. (1952), DUBOS et al. (1953b), SALVIOLI (1954), HOYT et al. (1957 b), FREERKSEN (1959 b), WEISS und WELLS (1960a), RAUSI und CELI (1960). Dagegen fanden andere Forscher, daß die Impfstoffe aus abgetöteten Tbb den Lebendimpfstoffen eindeutig unterlegen waren (BLOCH u. SEGAL 1955, TUBERCULOSIS PROGRAM 1955 III u. v. a.). Eine wesentliche Voraussetzung für die positiven Ergebnisse scheint die Zugabe von Adjuvantien oder die Verabreichung größerer Mengen abgetöteter Tbb in einmaliger oder wiederholter Dosis zu sein (FREERKSEN 1959a u. b.).

Bemerkenswert sind ferner neuere Versuche mit *corpusculären und löslichen Extrakten aus Tbb.* YOUMANS et al. (1955) erhielten durch Ultrazentrifugation von zermahlenen, in einem saccharosehaltigen Phosphatpuffer aufgeschwemmten Tbb eine aus kleinsten, enzymatisch aktiven, nicht säurefesten Partikeln bestehende Fraktion mit guten immunisierenden Eigenschaften. Die Suspension war allerdings nicht ganz frei von intakten, vermehrungsfähigen Tbb. Mit einem chloroformlöslichen Lipopolysaccharidkomplex konnte CHOUCROUN (1947) bei Meerschweinchen einen gewissen Schutz gegen virulente Infektionen erzielen. Zu entsprechenden Ergebnissen kamen NÈGRE (1950, 1952) bei Kaninchen sowie WEISS und DUBOS (1955, 1956) bei Mäusen mit Methanolextrakten aus Tbb. Die Wirksamkeit des Extraktes konnte durch den Zusatz von Pertussisvaccine erhöht werden (WEISS et al. 1956). Bei Meerschweinchen fanden WEISS und WELLS (1960 b) Methanolextrakte aus phenolgetöteten BCG weniger wirksam als die Residuen der Extraktion oder die Kombination von Extrakt und Rückständen, deren immunisierender Effekt lebenden BCG fast gleichkam.

Schließlich wurde auch wiederholt versucht, *durch Impfung mit Keimen, die nicht zur Gattung der Mycobacterien gehören,* eine erhöhte Widerstandsfähigkeit gegen Infektionen mit Tbb zu bewirken. FREERKSEN et al. (1961) haben die diesbezügliche Literatur kürzlich zusammengestellt und über ausgedehnte eigene Untersuchungen zu dieser Frage berichtet. Sie konnten jedoch die positiven Resultate, die NUKADA u. RYU (1936, 1940, 1948) mit Typhus- und Gonokokkenvaccinen bzw. -autolysaten, NYKA (1956) mit Brucella abortus oder DUBOS u. SCHAEDLER (1956) mit Pertussisvaccine erhalten hatten, nicht bestätigen. Die Schutzwirkung einer Infektion mit

Pasteurella pseudotuberculosis entsprach dagegen im Überlebensversuch am Meerschweinchen etwa derjenigen von 0,0001 mg BCG, erreichte aber nicht die einer BCG-Impfung mit 1 mg. Zu praktisch brauchbaren Ergebnissen haben die Versuche mit heterologen Impfstoffen nicht geführt. Sie sind aber theoretisch bedeutsam, weil sie vielleicht weitere Einblicke in das Wesen von Tuberkuloseresistenz und -immunität ermöglichen.

Die praktisch besonders wichtige Frage nach der *Dauer der durch eine Vorinfektion erworbenen Immunität* ist tierexperimentell relativ wenig untersucht.

Schon sehr früh nach der Erstinfektion läßt sich die Allergie gegen die Tbb und ihre Bestandteile nachweisen. HAMBURGER und TOYOFUKU (1910) fanden beim Meerschweinchen schon 3—5 Tage nach einer virulenten Infektion eine erhöhte Tuberkulinempfindlichkeit. BIELING und OELRICHS (1937) konnten beim Kaninchen 2 Tage nach der Vorinfektion mit apathogenen humanen Tbb in den Hoden allergische Reaktionen in der Lunge auf die intravenöse Zufuhr von virulenten bovinen Tbb nachweisen. Den Höhepunkt erreichte die Allergie etwa in der dritten Woche. Entsprechende Befunde wurden mittels des BCG-Tests erhoben, der bereits wenige Tage nach der Impfung positiv sein kann (SAYÈ 1953, SPIESS 1959b). Der Superinfektionsschutz tritt jedoch im Überlebensversuch erst 3—6 Wochen nach der Primärinfektion in Erscheinung und erreicht sein Maximum etwa in der 12. Woche, wie an Mäusen (BLOCH u. SEGAL 1955, TUBERCULOSIS PROGRAM 1955 IV, FREERKSEN 1959b) und an Meerschweinchen (SPIESS 1959a) gezeigt werden konnte. Dann wird die Immunität wieder geringer und kann schließlich nach 9 Monaten völlig erloschen sein (BLOCH u. SEGAL 1955, TUBERCULOSIS PROGRAM 1955 IV). Einige Autoren berichten allerdings auch über eine wesentlich längere Nachweisbarkeit der Immunität.

So fand WILLIS (1928) bei Meerschweinchen noch 2 Jahre nach der Impfung mit dem abgeschwächten Stamm Saranac R 1, der keine progrediente Tuberkulose hervorruft, eine hohe Immunität, und zwar auch dann, wenn die Tuberkulinempfindlichkeit schon lange erloschen war. Ähnliche Ergebnisse erzielten ZUGER u. STEINER (1943) mit dem Stamm H37 Ra sowie WELLS u. WYLIE (1952) mit dem „Vole bacillus" (M. microti). Diese Befunde passen gut zu dem Nachweis von lebenden Keimen in den Mesenteriallymphknoten noch 577 Tage nach intrapertonealer Gabe von BCG bei Meerschweinchen durch BIRKHAUG (1933).

Demnach ist mit der Möglichkeit einer relativ langen Dauer der Immunität zu rechnen, auch wenn man annimmt, daß der Schutz gegen eine Zweitinfektion an das Vorhandensein lebender Tbb im Makroorganismus gebunden ist. Ob diese weit verbreitete Annahme richtig ist, läßt sich nach den vorliegenden Tierexperimenten nicht mit Sicherheit entscheiden. Es ist durchaus denkbar, daß der Makroorganismus auch nach der völligen Vernichtung aller lebenden Keime nicht wieder in den gleichen Zustand wie vor der Primärinfektion gelangt, sondern fähig bleibt, die Abwehrmechanismen im Sinne einer anamnestischen Reaktion schneller zu mobilisieren als bei der ersten Auseinandersetzung mit den Tbb (RICH 1951, BLOCH 1955). Experimentelle Beweise für eine solche Möglichkeit liegen allerdings nicht vor. Als gesichert kann lediglich festgestellt werden, daß die durch abgeschwächte oder abgetötete Tbb hervorgerufene Immunität *mindestens* so lange vorhanden ist, wie sich die Allergie mittels der Tuberkulinprobe oder mittels des BCG-Tests nachweisen läßt.

Immunisierungsversuche wurden an vielen *verschiedenen Tierarten* durchgeführt, z. B. an Rindern, Schafen, Ziegen, Hunden, Affen, Kaninchen, Meerschweinchen und Mäusen (Lit. b. LANGE 1943b, SPIESS 1954a u. b). Bei ihnen allen steigert die Primärinfektion die Abwehrkraft gegenüber einer Zweitinfektion. Die Höhe der erzielbaren Immunität wird aber begrenzt durch die jeweilige natürliche Resistenz. Diese bestimmt — abgesehen von der Infektionsdosis und der Virulenz der Tbb — letztlich das Schicksal der Versuchstiere. Bei resistenten Tieren kann eine Infektion mit kleinen Mengen von Tbb auch ohne vorangegangene Immunisierung ausheilen, und bei sehr hinfälligen Tieren schützt die Impfung nicht völlig vor der durch virulente Stämme erzeugten tödlichen Erkrankung, sondern verzögert nur ihren Ablauf. Die Widerstandsfähigkeit eines Wirtes mit niedriger natürlicher Resistenz wird zwar durch die erworbene Immunität erhöht, sie erreicht aber auch mit ihr in der Regel nicht den Grad, den ein sehr resistenter Wirt von vornherein schon besitzt (LANGE u. LYDTIN 1929, LANGE 1931, 1943b, LURIE 1950 u. a.).

Dies gilt auch für Tiere derselben Spezies mit unterschiedlicher Resistenz (LURIE et al. 1952, HOYT et al. 1957a).

21*

Demnach besteht ein gewisser *Zusammenhang zwischen natürlicher Resistenz und erworbener Immunität*. So klar und einfach die gedankliche Trennung der beiden Begriffe ist, so schwierig erscheint im Einzelfall die Entscheidung, ob und inwieweit die Überwindung einer tuberkulösen Infektion auf einer hohen natürlichen Resistenz oder auf einer erworbenen Immunität beruht. Das liegt offenbar daran, daß beiden Phänomenen teilweise das gleiche Prinzip zugrunde liegt, nämlich die Fähigkeit der phagocytierenden Mesenchymzellen, die Tbb an ihrer Vermehrung zu hindern bzw. sie zu zerstören, und daß sowohl die Resistenz als auch die Immunität nur relativ sind, d. h. durch große Bakterienmengen durchbrochen werden können.

Von wesentlicher Bedeutung für die fortdauernde Vermehrung der Tbb in den Herden, die vor der Entwicklung einer ausreichenden Immunität entstanden sind, ist die von F. SCHMID (1954, 1958) hervorgehobene „immunbiologisch ‚exterritoriale' Sonderstellung des tuberkulösen Herdes im sensibilisierten Organismus". Sie ist dadurch bedingt, daß die im verkästen Zentrum des Tuberkels befindlichen Tbb der cellulären Abwehr entzogen sind, weil die sensibilisierten, mit zellständigen Antikörpern besetzten Phagocyten dort infolge der hohen Antigenkonzentration der Cytolyse anheimfallen, während sie ihre gesteigerte Abwehrleistung gegenüber kleinen Bakterienmengen im übrigen Organismus voll entfalten können. So erklärt sich der merkwürdige, für die Tuberkulose charakteristische Gegensatz zwischen der Tendenz des einmal vorhandenen Herdes zum Fortschreiten oder zur Exacerbation einerseits und dem gleichzeitig bestehenden, relativ hohen Schutz gegen Superinfektionen und Generalisationen andererseits. Der „exterritoriale" Herd ist zwar die Ursache dieses Schutzes, weil in ihm die Antigene freigesetzt werden, welche den spezifischen leistungssteigernden Reiz für das Mesenchym darstellen, er ist aber wegen seines Gehaltes an virulenten Tbb zugleich eine ständige Gefahr für den Organismus.

Ziel jeder Tuberkuloseschutzimpfung muß es deshalb sein, die erhöhte Abwehrkraft des Mesenchyms hervorzurufen, ohne daß sich ein solcher, virulente Keime enthaltender Herd entwickelt. Es kann nach den geschilderten Tierversuchen am besten erreicht werden durch die Infektion mit lebenden abgeschwächten Tbb. Sie vermehren sich zunächst im Wirtsorganismus, und zwar so lange, bis dessen Abwehrkraft einen Grad erreicht hat, der ausreicht, sie an der weiteren Vermehrung zu hindern und sie schließlich zu vernichten. Resistentere Wirte erreichen diesen Zustand früher, weniger resistente später. Bei beiden ist dann aber die so gewonnene Abwehrkraft in der Regel groß genug, um eine Superinfektion mit kleinen Mengen virulenter Tbb ganz oder teilweise abzuwehren.

Die Regulation der Keimvermehrung durch die natürliche Resistenz und durch die langsam zunehmende Immunität sowie die Rückwirkung der Keimzahl auf deren Höhe dürften in erster Linie verantwortlich sein für die überlegene Wirksamkeit der Impfung mit abgeschwächten, lebenden Keimen über die mit abgetöteten Tbb oder Bakterienextrakten. Die erfolgreiche Funktion dieses Regelmechanismus hängt vor allem ab von dem Virulenzgrad der verimpften Bakterien. Ist die Virulenz zu weitgehend abgeschwächt, wird keine optimale Immunität erzielt, ist sie zu hoch, besteht für resistenzschwache Individuen die Gefahr einer manifesten tuberkulösen Erkrankung. Innerhalb gewisser Grenzen kann niedrige Virulenz durch höhere Dosierung kompensiert werden und umgekehrt. Nach den tierexperimentellen Ergebnissen haben von den bisher bekannten abgeschwächten Stämmen besonders der BCG und der „Vole bacillus" (M. microti) einen diesen Forderungen entsprechenden Virulenzgrad. Ihre Eignung für eine Schutzimpfung beim Menschen kann aber endgültig nur auf Grund von Impfversuchen an diesem selbst beurteilt werden.

3. Die Immunität beim Menschen

a) Die Immunität nach der natürlichen Infektion. Die *Bedeutung der Immunität für die menschliche Tuberkulose unter natürlichen Infektionsbedingungen* wird in dem fast unübersehbaren Schrifttum hierzu sehr unterschiedlich bewertet (Lit. s. BLITTERSDORF 1957, 1959, BLOCH 1959, ICKERT 1943, 1954, LURIE 1950a u. b, RICH 1951, ROTHMUND 1953, SCHMID 1958, VOGT 1954, WALLGREN 1953). Trotz aller Meinungsverschiedenheiten besteht aber doch weitgehende Einigkeit darüber, daß eine Primärinfektion auch beim Menschen einen gewissen Schutz vor einer neuerlichen exogenen

Infektion bewirkt. Diese Immunität ist wie beim Versuchstier zeitlich begrenzt und kann durch massive Infektionen durchbrochen werden. Sie reicht aber in der Regel aus, um eine Superinfektion abzuwehren, bzw. sie klinisch stumm verlaufen zu lassen, weil die natürliche Infektion des Menschen fast stets eine „infectio minima" ist (LANGE 1934).

Die Frage, in welchem Ausmaß eine überstandene Primärinfektion vor einer Neuerkrankung durch Superinfektion schützt, läßt sich am besten im Kindesalter untersuchen, weil das Kind eine um so enger begrenzte und damit um so besser überschaubare Umwelt hat, je jünger es ist, und weil der Termin der Erstinfektion meist genauer ermittelt werden kann als beim Erwachsenen.

Eigene Erhebungen (VOGT 1953, 1954) an 416 Kindern mit einer abgeheilten Primärtuberkulose ergaben in einer Nachbeobachtungszeit von durchschnittlich 10,5 (mindestens 5) Jahren bei insgesamt 72 Kindern (= 17%) Wiedererkrankungen an Tuberkulose. Dabei war die relative Häufigkeit der Rezidive bei 174 Kindern, die mit Sicherheit einer weiteren Ansteckung durch eine bekannte Infektionsquelle in der Wohngemeinschaft ausgesetzt waren, mit 16% nicht signifikant verschieden von derjenigen bei 242 Kindern ohne nachweisbaren weiteren Kontakt mit 18%. Auch bezüglich ihres zeitlichen Abstandes von der Ersterkrankung sowie bezüglich ihrer klinischen Erscheinungsformen unterschieden sich die Rezidive in den beiden Gruppen nicht. Sie häuften sich in den ersten beiden Jahren nach der Primärerkrankung und dann wieder in der Pubertät. Kavernöse Lungenphthisen wurden bei rund 3% der exponierten und rund 4% der nicht exponierten Kinder beobachtet. 76% der Kinder beider Gruppen waren nach der Erstinfektion an einer klinisch manifesten, behandlungsbedürftigen Tuberkulose erkrankt gewesen, während die restlichen 24% lediglich eine positive Tuberkulinprobe oder einen verkalkten Primärkomplex aufgewiesen hatten. Die Wahrscheinlichkeit, infolge der Primärinfektion klinisch manifest zu erkranken, war also rund viereinhalbmal so groß wie die Wahrscheinlichkeit, in den nächsten zehn Jahren ein Rezidiv zu bekommen, und zwar auch dann, wenn eine sichere Gelegenheit zu weiterer Ansteckung bestand. Daß die weit überwiegende Zahl der exponierten Kinder nicht mehr erkrankte, muß demnach in erster Linie auf die erworbene Immunität zurückgeführt werden.

BRAILEY (1958) veröffentlichte die Ergebnisse einer sehr ausgedehnten Studie über den Verlauf der Tuberkulose bei 437 weißen und 892 farbigen Kindern, die zwischen 1928 und 1944 wegen Tuberkulose behandelt und z. T. bis 1950 beobachtet werden konnten. Die Frequenz von Wiedererkrankungen war unter den weißen Kindern mit abgeheilter Primärtuberkulose so gering, daß keine Aussagen über den Einfluß der Superinfektion gemacht werden konnten, obwohl ein großer Teil von ihnen einer solchen ausgesetzt war.

Dagegen wurden bei 428 Negerkindern mit abgeheilter Primärinfektion in einer zehnjährigen Nachbeobachtungsperiode insgesamt 17 (= 4%) Erkrankungen vom „Reinfektionstyp" gefunden, und zwar 3 (= 1,9%) bei 187 Kindern ohne bekannte weitere Exposition und 14 (= 6,1%) bei 241 Kindern mit sicherem weiterem Kontakt. Die Differenz von 4,2% ist gerade signifikant (p = 0,05). Bei der ersten Erfassung wiesen 63% der nicht mehr exponierten und 67% der weiter exponierten Kinder röntgenologische Zeichen der überstandenen Primärtuberkulose in der Lunge auf. Alle Kinder hatten mindestens einen Blutsverwandten, der entweder an offener Lungenphthise erkrankt oder gestorben war. Die natürliche Resistenz der Kinder ist demnach sowohl aus rassischen Gründen wie auch auf Grund der familiären Belastung als besonders niedrig zu veranschlagen. Diese niedrige natürliche Resistenz dürfte die wesentliche Ursache für die unzureichende Ausbildung einer Immunität bei den durch die Superinfektion erkrankten Kindern sein. Es ist aber doch sehr bemerkenswert, daß trotz der in jeder Beziehung besonders ungünstigen Verhältnisse und trotz der oft langdauernden Ansteckungsgefährdung 94% der exponierten Kinder gesund blieben.

Die hier zitierten Ergebnisse sowie die kritische Auswertung des oben angeführten Schrifttums erlauben folgende Schlußfolgerungen:

α) Eine im Kindesalter überstandene Primärtuberkulose hinterläßt einen wesentlichen Schutz vor Neuerkrankungen infolge Superinfektion. Die erworbene Immunität ist bei Kindern mit niedriger natürlicher Resistenz nicht hoch genug, um diese mit Sicherheit zu verhüten. Auch bei ihnen ist aber die Erkrankungswahrscheinlichkeit nach einer Superinfektion um ein Vielfaches kleiner als die Wahrscheinlichkeit für gleichaltrige Kinder, nach der Primärinfektion zu erkranken, und zwar auch dann, wenn nur die Kinder berücksichtigt werden, die ihre Primärinfektion überlebt haben.

β) Auch ohne weitere Exposition erkrankt ein erheblicher Teil der infizierten Kinder später an einer chronischen Organtuberkulose. Die Mehrzahl dieser Erkrankungen muß als endogene Exacerbation von Herden, die infolge der Primärinfektion entstanden sind, aufgefaßt werden. Sie häufen sich unabhängig vom Alter bei der Erstinfektion in der Pubertät und Adolescenz. Besonders gefährdet sind die Kinder, bei denen die Erstinfektion zu ausgedehnten Veränderungen geführt hat (LINCOLN et al. 1960, VOJTEK 1960a).

γ) Superinfektionen führen bei Erwachsenen häufiger zu manifesten Erkrankungen als bei

Kindern, weil die Wahrscheinlichkeit des Zusammentreffens von Faktoren, die das Haften und die Ausbreitung von Superinfektion begünstigen, größer ist. Solche Faktoren sind die Herabsetzung der natürlichen Resistenz und der erworbenen Immunität durch schwere körperliche und psychische Belastungen, die Häufung von sehr zahlreichen Superinfektionen über längere Zeiträume bei der beruflichen oder familiären Pflege von Offentuberkulösen und schließlich der Rückgang der Immunität infolge eines großen zeitlichen Abstandes zwischen der Erst- und der Zweitinfektion.

b) Die Immunität nach der BCG-Impfung.

Von *Impfversuchen mit abgeschwächten Tbb beim Menschen* ist nach diesen Feststellungen und den tierexperimentellen Ergebnissen zunächst zu erwarten, daß Primärerkrankungen und Frühgeneralisationen bei den Geimpften seltener auftreten als bei den Ungeimpften, sofern die natürliche Infektion nach dem Eintritt der Impf-Allergie erfolgt. Je nach dem Grad der vorhandenen Immunität, der von der natürlichen Resistenz des Impflings und dem seit der Impfung verstrichenen Zeitraum abhängt, müßten Superinfektionen ganz abgewehrt oder wenigstens ihre Folgen abgeschwächt werden. Wenn ein Teil der schwereren Primärerkrankungen verhindert wird, ist darüberhinaus mit einer Verminderung der chronischen Organtuberkulosen zu rechnen, weil deren Häufigkeit von der Ausdehnung der im Primär- und Sekundärstadium entstandenen Herde weitgehend abhängt.

Ob und in welchem Umfang diese theoretisch gut begründeten Erwartungen erfüllt werden, läßt sich zuverlässig entscheiden nur auf Grund von Reihenuntersuchungen über die Morbidität und Mortalität bei Geimpften und Ungeimpften. Voraussetzung für statistisch einwandfreie Ergebnisse ist dabei, daß sich die beiden zu vergleichenden Gruppen bezüglich Rasse, Alter, Geschlecht, sozialer Verhältnisse und Exposition nicht unterscheiden. Ferner müssen beide Gruppen in gleicher Weise über längere Zeiträume hinsichtlich der Morbidität und der Mortalität an Tuberkulose überwacht werden. Wegen der relativ geringen Wahrscheinlichkeit des einzelnen, an Tuberkulose zu erkranken oder zu sterben, können signifikante Differenzen nur erwartet werden zwischen sehr großen Kollektiven, es sei denn, die Versuchspersonen stammten aus besonders gefährdeten Bevölkerungsgruppen, z. B. aus Familien mit Offentuberkulösen in der Wohngemeinschaft.

So selbstverständlich diese Forderungen dem mit biostatistischen Methoden Vertrauten

erscheinen, so schwierig ist ihre Durchführung in der Praxis; deshalb gibt es bis heute nur verhältnismäßig wenig Versuchsreihen, die ihnen voll gerecht werden. Die wichtigsten sollen im folgenden kurz referiert werden.

ARONSON *u. Mitarb. haben an acht nordamerikanischen Indianerstämmen* sehr sorgfältig geplante Untersuchungen über einen Zeitraum von zwanzig Jahren mit größter Genauigkeit durchgeführt.

Nach mehreren Zwischenberichten haben ARONSON (1957) sowie ARONSON et al. (1958) die Ergebnisse zusammenfassend mitgeteilt. Nach umfangreichen Röntgenuntersuchungen und Tuberkulinprüfungen wurden 3008 tuberkulinnegative Personen nach Alter, Geschlecht und Schule registriert. Das Alter variierte zwischen weniger als einem Jahr und zwanzig Jahren. Zwischen Februar 1936 und Januar 1938 erhielten streng alternierend 1551 von ihnen eine intracutane Injektion von 0,1 oder 0,15 mg BCG und 1457 gleichaltrige, gleichgeschlechtliche, im gleichen Bezirk lebende Kontrollpersonen eine intracutane Injektion von 0,1 ml steriler physiologischer Kochsalzlösung. Bei der letzten Untersuchung im Jahre 1956 wurden 1547 (= 99,7%) der Geimpften und 1448 (= 99,4%) der Kontrollen wieder erfaßt. Bis zu diesem Zeitpunkt waren von den Geimpften 13 (= 0,84%), von den Ungeimpften dagegen 68 (= 4,7%) an Tuberkulose gestorben. Die Sterblichkeit an nichttuberkulösen Ursachen war dagegen mit 5,8% in beiden Gruppen genau gleich hoch. Röntgenuntersuchungen erfolgten bis 1944 jährlich und dann nochmals 1947. Bei den Geimpften wurden insgesamt 13 660 (8,9 pro Person) bei den Kontrollen 12 920 (8,9 pro Person) Röntgenaufnahmen ausgewertet. Dabei war dem beurteilenden Arzt nicht bekannt, zu welcher der Gruppen der Untersuchte gehörte. Für Tuberkulose charakteristische Befunde zeigten 4,1% der von Geimpften und 16,4% der von Kontrollen stammenden Aufnahmen. Veränderungen, die nicht als tuberkulös angesprochen wurden, fanden sich in 12,5% bzw. 14,8%. Die kumulative Tuberkulose-Befallsrate am Ende der 9—11jährigen Kontrollperiode betrug 3,5% bei den Geimpften und 17,2% bei den Ungeimpften.

Aus diesen Zahlen läßt sich errechnen, daß durch die BCG-Impfung die Zahl der Tuberkulosetodesfälle um 82% (mit 99% Wahrscheinlichkeit um 62—93%), die der röntgenologisch faßbaren Erkrankungen um 80% (72—87%) reduziert wurde. Dieses Ergebnis ist um so bemerkenswerter, als die Impflinge weder vor noch nach der Impfung isoliert werden konnten, so daß bei einem Teil der Erkrankten die natürliche Infektion schon vor der Entwicklung der Impfallergie erfolgt sein kann.

ROSENTHAL *hat in Chikago langfristige Untersuchungsreihen* vorgenommen und darüber zusammenfassend berichtet (ROSENTHAL

1955). Insgesamt wurden in ihnen bei 7387 BCG-geimpften Personen 23 (= 3,1⁰/₀₀) Erkrankungen und 2 (= 0,27⁰/₀₀) Todesfälle an Tuberkulose festgestellt, während von 4598 tuberkulinnegativen nicht geimpften Personen 74 (= 16,2⁰/₀₀) an Tuberkulose erkrankten und 12 (= 2,6⁰/₀₀) daran starben. Die Tuberkulosemorbidität wurde demnach um 81% (mit 99% Wahrscheinlichkeit um 64—90%), die Tuberkulosemortalität um 90% (35—100%) reduziert.

Besonders eindrucksvoll sind zwei Versuchsreihen, deren Ergebnisse ROSENTHAL et al. (1961a, 1961b) kürzlich bekanntgegeben haben, weil bei ihnen alle Umstände, die sich auf die Morbidität und Mortalität auswirken können, einer genauen statistischen Analyse unterzogen wurden und die Impfungen streng alternierend erfolgten. Die Gruppen der Geimpften und der Ungeimpften waren gut vergleichbar bezüglich der Rasse, des Geschlechtes, des Wohnbezirkes, des mittleren Geburtsgewichtes, der Beobachtungsdauer, der Häufigkeit von Nachuntersuchungen, des allgemeinen Gesundheitszustandes, der Ursachen für das Ausscheiden aus der Kontrolle, der Dauer und der Art der Exposition sowie der in Pflegeheimen verbrachten Zeit.

Die erste Reihe umfaßt 451 Neugeborene aus tuberkulösen Haushalten, die zwischen 1941 und 1955 mit der Multipunkturmethode entweder BCG-Impfstoff oder physiologische Kochsalzlösung erhielten. Die Kinder wurden nach der Geburt in Pflegeheimen isoliert und entweder in den ersten Lebenstagen oder, falls die Mutter an Tuberkulose erkrankt war, im Alter von 1—3 Monaten geimpft. Nach der Impfung wurden sie weitere 6—8 Wochen isoliert; wenn bei einer Person im Haushalt innerhalb der letzten 6 Monate Tbb im Sputum nachgewiesen worden waren, blieben die Kinder im Heim. Ein Teil von ihnen konnte bis 1960 regelmäßig nachuntersucht werden. Die Nachbeobachtungszeit betrug im Mittel bei den 231 Geimpften 5,5 Jahre, bei den 220 Kontrollen 6 Jahre. Bei den ersteren kam es zu 3 (= 1,3%) Tuberkuloseerkrankungen ohne einen Todesfall; in der Kontrollgruppe erkrankten 11 (= 5%), von denen 4 (= 1,8%) starben.

Die Morbiditätsdifferenz zwischen beiden Gruppen ist mit einer Wahrscheinlichkeit von mehr als 95% nicht zufällig sondern durch die Impfung bedingt. Dagegen läßt sich die niedrigere Mortalität unter den Geimpften wegen der kleinen Zahlen nicht statistisch sichern.

In der zweiten Reihe wurden 1716 BCG-geimpfte Kinder mit 1665 Kontrollkindern verglichen. Sie waren alle in den Jahren 1937 bis 1948 geboren und konnten bis 1960 verfolgt werden. Im Gegensatz zu den Kindern der ersten Reihe stammten sie nicht aus tuberkulösen Haushalten, aber aus einem Milieu mit hoher Durchseuchung. Im übrigen wurde die Untersuchung in entsprechender Weise durchgeführt.

Unter den Geimpften wurden 17 (= 9,9⁰/₀₀) Erkrankungen an Tuberkulose mit 1 (= 0,6⁰/₀₀) Todesfall beobachtet; für die ungeimpfte Kontrollgruppe lauten die entsprechenden Zahlen 65 (= 39⁰/₀₀) und 6 (= 3,6⁰/₀₀). Daraus errechnet sich eine Reduktion der Erkrankungen durch die Impfung um 74% (mit 99% Wahrscheinlichkeit um 49—88%). Die Verminderung der Zahl der Todesfälle ist wegen der niedrigen Gesamtmortalität wiederum nicht signifikant.

Die Großversuche des Öffentlichen Gesundheitsdienstes der USA gehören zu den umfangreichsten, mit einwandfreier Methodik durchgeführten BCG-Impfversuchen; PALMER et al. (1958) haben ausführlich über die in Puerto Rico sowie in Muscogee County (Georgia) und Russell County (Alabama) erzielten Ergebnisse berichtet.

In Puerto Rico wurden zwischen September 1949 und Mai 1951 insgesamt 191 827 Kinder und Jugendliche im Alter von 1—18 Jahren, d.h. 17,6% der Gesamtbevölkerung dieses Alters mit Tuberkulin getestet. Die Schulkinder erhielten zunächst 1 Tuberkulin-Einheit (1 TE = 0,00002 mg PPD) und dann, falls sie auf diese Dosis nicht reagierten, noch 10 TE. Die Vorschulkinder wurden nur mit 10 TE geprüft. Reaktionen mit weniger als 6 mm Durchmesser wurden als negativ bewertet. Auf diese Weise wurden 82 269 tuberkulinpositive und 109 558 tuberkulinnegative Personen ermittelt. Von den letzteren verweigerten 31 586 die Impfung. Die übrigen wurden in Gruppen von drei aufeinanderfolgenden Geburtsjahrgängen unterteilt; der mittlere diente jeweils als Kontrolle, während die beiden anderen der Impfung mit 0,1 mg BCG unterzogen wurden. So ergaben sich 50 634 Impflinge und 27 338 Kontrollen; davon waren jeweils 89% Weiße und 11% Farbige. Sowohl die zur Impfung als die zur Kontrolle bestimmten Personen, nicht aber die Verweigerer, wurden noch mit 100 TE getestet, um einen Überblick über die Häufigkeit geringer Tuberkulinempfindlichkeit und deren Bedeutung für die Impfung zu gewinnen; 31,4% der Kontrollen und 28,8% der Impflinge reagierten positiv.

Bis zum 31. Dezember 1956, also in einem Zeitraum von etwas über 6 Jahren nach dem Mittelpunkt der Impfaktion, wurden unter den anfänglich Tuberkulinpositiven 856 (= 10,4⁰/₀₀) Erkrankungen an Tuberkulose mit 50 (= 0,61⁰/₀₀) Todesfällen beobachtet; demgegenüber fanden sich unter den ungeimpften Kontrollpersonen 73 (= 2,68⁰/₀₀) Erkrankungen mit 5 (= 0,18⁰/₀₀) Todesfällen und unter den BCG-Geimpften 93 (= 1,84⁰/₀₀) Erkrankungen mit 2 (= 0,04⁰/₀₀) Todesfällen. Die Morbidität der Impfverweigerer war mit 2,71⁰/₀₀ fast genau gleich hoch wie die der ungeimpften Kontrollpersonen, ebenso die Mortalität mit 0,19⁰/₀₀.

In Muscogee County und Russell County wurden im Frühjahr 1950 alle über 5 Jahre alten Personen aufgefordert, sich einer Schirmbilduntersuchung, einer Tuberkulinprüfung und, falls indiziert, einer BCG-Impfung zu unterziehen. Rund die Hälfte der Bevölkerung, die zu etwa ¹/₃ aus Negern besteht, nahm an der Aktion teil. Auf die Testung mit 5 TE PPD reagierten 29 369 Personen positiv und 34 767 negativ. Von den Negativen wurden die Angehörigen jedes zweiten Geburtsjahrganges, insgesamt 16 913

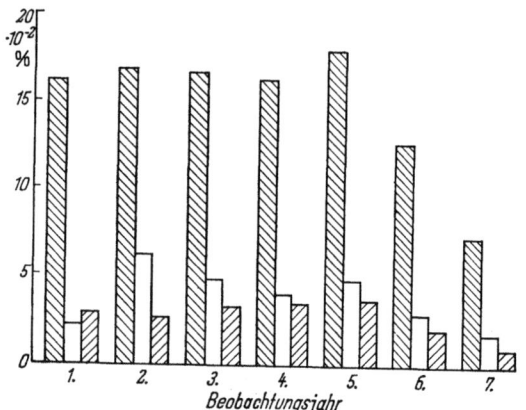

Abb. 87. Tuberkulosemorbidität pro 10 000 während 6 Jahren in dem amerikanischen Feldversuch in Puerto-Rico (Palmer et al. 1958).

   ▨   Tuberkulinpositive
   ▢   tuberkulinnegative Kontrollpersonen
   ▧   BCG-geimpfte

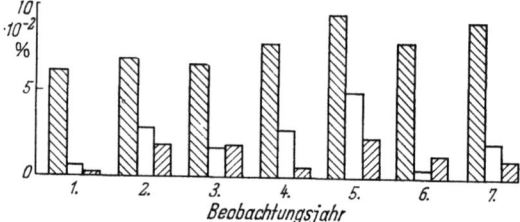

Abb. 88. Tuberkulosemorbidität pro 10 000 während 7 Jahren in dem amerikanischen Feldversuch in Muscogee und Russell County (Palmer et al. 1958)

   ▨   Tuberkulinpositive
   ▢   tuberkulinnegative Kontrollpersonen
   ▧   BCG-geimpfte

Personen für die BCG-Impfung mit der Multipunkturmethode ausgewählt; die restlichen 17 854 blieben als Kontrollen ungeimpft. Unter den Geimpften waren 30%, unter den Ungeimpften 29% Farbige; der Anteil der unter Zwanzigjährigen betrug in beiden Gruppen rund 60%.

Die Nachbeobachtungsperiode erstreckte sich über 7 Jahre, nämlich bis zum 31. März 1957. In der Gruppe der Tuberkulinpositiven erkrankten an Tuber-

kulose 161 (= 5,5⁰/₀₀), von denen 10 (= 0,34⁰/₀₀) starben. Unter den ungeimpften Kontrollen wurden 28 (= 1,57⁰/₀₀) und unter den Geimpften 17 (= 1,0⁰/₀₀) Erkrankungen ohne einen Todesfall registriert.

Wohl das bemerkenswerteste Ergebnis dieser Großversuche ist, daß rund 80% aller gemeldeten Tuberkulosen aus der Gruppe der Tuberkulinpositiven stammte. Ihre Morbidität war etwa dreieinhalbmal so groß wie die der tuberkulinnegativen ungeimpften Personen. Wie die Abb. 87 u. 88 zeigen, blieb dieses Verhältnis über die ganze Beobachtungsperiode von 7 Jahren fast konstant. Dieser Befund stimmt gut überein mit dem von Palmer et al. (1957) an amerikanischen Marinesoldaten erhobenen; bei diesen war die Tuberkulose-Morbidität unter den bei der Einstellung Tuberkulinpositiven sogar fünfmal höher als bei den Tuberkulinnegativen. Hieraus geht eindringlich hervor, wie wichtig es ist, die virulente Primärinfektion zu verhindern, da sie für den Betroffenen eine ständige, langdauernde Gefahr darstellt.

Bezüglich der Wirksamkeit der BCG-Impfung ist das Ergebnis der beiden Versuche nicht sehr eindrucksvoll (Abb. 87 und 88). In Puerto Rico war die Tuberkulosemorbidität der BCG-Geimpften um 31% (mit 95% Wahrscheinlichkeit um 4—50%) niedriger als die der ungeimpften Kontrollen. Aus den in Muscogee-Russell registrierten Tuberkulosefällen errechnet sich eine Reduktion der Morbidität durch die Impfung um 36%; dieser Wert ist jedoch nicht statistisch gesichert, denn die Wahrscheinlichkeit dafür, daß der Unterschied zwischen den beiden Gruppen zufallsbedingt ist, beträgt etwa 15%. Die Tuberkulose-Mortalität war in beiden Versuchsreihen zu niedrig für signifikante Differenzen zwischen den Geimpften und den Ungeimpften.

Der groß angelegte Versuch des Medizinischen Forschungsrates in Großbritannien führte zu einem wesentlich besseren Impferfolg (British Medical Research Council, 1956, 1959, D'Arcy Hart et al. 1957). Er begann zwischen September 1950 und Dezember 1952 und erstreckt sich auf 56 700 Jungen und Mädchen im Alter von 14—15 Jahren. Ausgeschlossen wurden alle, bei denen die erste Untersuchung irgendeine Form der Tuberkulose aufdeckte, ferner alle mit engem Tuberkulose-Kontakt und schließlich alle, bei denen die erste Untersuchung unvollständig war. Weitere 400 fielen aus, weil sie früher bereits BCG-geimpft waren.

Die Tuberkulinprüfung ergab bei 7200 eine positive Reaktion von mehr als 15 mm Durchmesser auf 3 Tuberkulineinheiten; 15400 reagierten auf diese Dosis schwächer oder erst auf 100 TE positiv. Von den 34100 auch auf 100 TE negativ reagierenden Jugendlichen wurden 14100 mit BCG und 6700 mit „Vole-Bazillen" (M. microti) geimpft; 13300 blieben zur Kontrolle ungeimpft. Die Zuteilung zu den Gruppen erfolgte nach der letzten Ziffer der laufenden Nummer auf der Registrierkarte.

Viele der Jugendlichen konnten im letzten Schuljahr, 3—5 Monate nach Beginn der Aktion, noch einer zweiten Röntgenuntersuchung und Tuberkulinprüfung unterzogen werden. Nach der Schulentlassung bestand die Kontrolle in jedem Nachbeobachtungsjahr aus einer brieflichen Anfrage, einem Hausbesuch durch einen Inspektor der örtlichen Gesundheitsbehörde sowie einer Röntgenuntersuchung und Tuberkulinprüfung durch eine der drei speziell gebildeten Untersuchergruppen. Außerdem wurden die amtlichen Meldungen regelmäßig ausgewertet. Alle Röntgenaufnahmen wurden zur Kontrolle einem Arzt vorgelegt, der nicht wußte, zu welcher Gruppe der Untersuchte gehörte. Dabei ergab sich keinerlei Anhalt dafür, daß die Diagnosen der Untersucher, die über die Gruppenzugehörigkeit orientiert sein konnten, durch diese Kenntnis beeinflußt worden wären.

Bis zum Januar 1959, also in einem Zeitraum von fünf bis siebeneinhalb Jahren nach dem Versuchsbeginn kam es unter den Tuberkulinpositiven zu 182 (= 8,1$^0/_{00}$), bei den ungeimpften Tuberkulinnegativen zu 183 (=13,8$^0/_{00}$), bei den BCG-Geimpften zu 35 (= 2,5$^0/_{00}$) und bei den mit „Vole-Bazillen" Geimpften zu 14 (= 2,1$^0/_{00}$) Tuberkuloseerkrankungen. Der Unterschied zwischen den beiden letztgenannten Gruppen ist unerheblich. Die Reduktion der Morbidität durch die Impfungen beträgt 84% (mit 99% Wahrscheinlichkeit 74—89%).

Wie Abb. 89 zeigt, war die Morbidität in den ersten zweieinhalb Jahren weitaus am höchsten bei den Tuberkulinpositiven mit einer sehr hohen Tuberkulinempfindlichkeit; sie fiel dann aber in dieser Gruppe rasch ab, während sie bei den tuberkulin-negativen Ungeimpften zunächst weiter anstieg und erst nach dem fünften Beobachtungsjahr geringer wurde. In den anderen Gruppen blieb sie während der ganzen Beobachtungsperiode annähernd gleich; bei den anfangs nur schwach Tuberkulinempfindlichen war sie stets niedriger als bei den tuberkulinnegativen Ungeimpften. Der Impfschutz wirkte sich während der ganzen

Zeit, auch in den letzten zweieinhalb Jahren sehr deutlich aus.

Eine genauere Analyse der Befunde, auf deren Wiedergabe hier verzichtet werden muß, zeigte, daß die Impfung mindestens ebenso gut gegen schwere wie gegen leichte Erkrankungsformen schützte; tuberkulöse Meningitiden und miliare Aussaaten kamen bei den tuberkulinnegativen Kontrollen je viermal, bei den Geimpften überhaupt nicht vor.

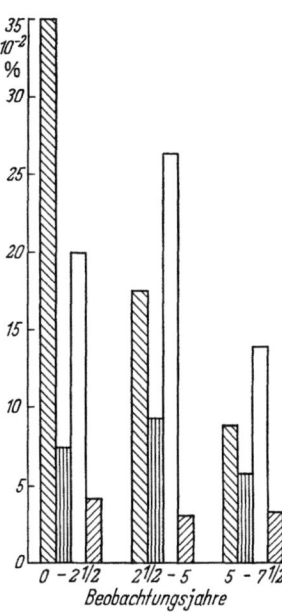

Abb. 89. Tuberkulosemorbidität pro 10000 in dem Großversuch des BRITISH MEDICAL RESEARCH COUNCIL bis 1959

⬚⬚ Tuberkulinpositive mit Reaktion von mehr als 15 mm Durchmesser auf 3 TE

▥▥ Tuberkulinpositive mit Reaktion von weniger als 15 mm Durchmesser auf 3 TE oder positive Reaktion erst auf 100 TE

⬜ Tuberkulinnegative Kontrollpersonen

▨▨ Mit BCG oder Vol-Bakterien Geimpfte

Eine weitere wichtige Statistik über den Wert der BCG-Impfung wurde an schwedischen Soldaten erstellt (DAHLSTRÖM u. DIFS 1951, DAHLSTRÖM 1953, 1954, 1957).

Zwischen 1941 und 1944 wurde in Schweden bei 174966 Rekruten eine Tuberkulinprüfung vorgenommen; 61474 reagierten auf 1 mg Tuberkulin negativ; 36235 von ihnen ließen sich BCG impfen, während 25239 die Impfung ablehnten. Da die Impfung freiwillig war, und im Laufe der Jahre ein immer größer werdender Teil der Tuberkulinnegativen geimpft wurde, sind die Bedingungen eines alternierenden, auslesefreien Versuches nicht ganz erfüllt. Andererseits waren die Angehörigen beider Gruppen gleichen Alters und Geschlechts; sie stammten aus den verschiedenen Bezirken Schwedens und lebten während des Militärdienstes unter gleichen Bedingungen. Da zudem die Militärärzte sehr oft versetzt wurden, erscheinen die beiden Gruppen auch hinsichtlich der ärztlichen Überwachung und Betreuung durchaus vergleichbar.

167 (= 4,6$^0/_{00}$) der Geimpften und 315 (= 12,5$^0/_{00}$) der Ungeimpften erkrankten während der Dienstzeit an Tuberkulose; 18 (= 0,5$^0/_{00}$) der ersteren und 38 (= 1,5$^0/_{00}$) der letzteren starben daran. Durch die Impfung wurden demnach die Tuberkulosemorbidität um 63% (mit 99% Wahrscheinlichkeit um 52—72%) und die Tuberkulosemortalität um 67% (mit 99% Wahrscheinlichkeit um 30 bis 85%) gesenkt. Postprimäre Lungentuberkulosen traten innerhalb von 5 Jahren bei den Geimpften insgesamt 62mal (= 1,7$^0/_{00}$), bei den Ungeimpften 98mal (= 3,9$^0/_{00}$) auf; das entspricht einer Reduktion um 56% (mit 99% Wahrscheinlichkeit um 32—71%) bei den Geimpften.

Die relative Häufigkeit der Primärtuberkulosen war innerhalb der ersten 45 Tage nach Beobachtungsbeginn mit 0,71$^0/_{00}$ bzw. 1,07$^0/_{00}$ in beiden Gruppen nicht signifikant verschieden; das gleiche gilt für die relative Häufigkeit der postprimären Erkrankungsformen im ersten Halbjahr, die 1,52$^0/_{00}$ bei den Geimpften und 1,47$^0/_{00}$ bei den Ungeimpften betrug. Diese Feststellung ist wichtig, weil sie beweist, daß die beiden Gruppen wirklich gut vergleichbar sind, und weil sie zeigt, daß ein beachtlicher Teil der bei den Geimpften aufgetretenen Erkrankungen die Folge von Infektionen war, die sich ereignet haben, bevor ein wirksamer Impfschutz überhaupt erwartet werden konnte. Berücksichtigt man nur die nach dem ersten Halbjahr aufgetretenen Erkrankungen (69 bei den Geimpften und 207 bei den Ungeimpften), so errechnet sich eine Reduktion der Morbidität durch die Impfung um 77% (mit 99% Wahrscheinlichkeit um 66—84%). Dieser Wert stimmt sehr gut überein mit dem Ergebnis des britischen Großversuches.

In Deutschland verfügen wir leider nicht über Erfahrungen aus systematisch geplanten Impfversuchen. Kurz erwähnt werden sollen aber doch einige Ergebnisse der Massenimpfungen, die mit Hilfe des Dänischen und des Schwedischen Roten Kreuzes nach dem zweiten Weltkrieg durchgeführt wurden.

DAELEN und DIX (1953) haben über die in *Hessen* erzielten Impferfolge berichtet. Dort wurden zwischen September 1947 und Dezember 1949 von 349181 tuberkulinnegativen Kindern und Jugendlichen zwischen 3 und 18 Jahren 162865 geimpft. Aus 23 Stadt- und Landkreisen mit 70424 BCG-geimpften und 92145 tuberkulinnegativen ungeimpften Personen lagen die vollständigen Meldungen der Gesundheitsämter über die Tuberkulosemorbidität des bei der Impfaktion erfaßten Personenkreises vor. Bis zum 31. Dezember 1952 waren 45 (= 0,64$^0/_{00}$) der Geimpften und 318 (=3,46$^0/_{00}$) der Ungeimpften an Tuberkulose erkrankt. Zwei von den Erkrankten der ersten Gruppe waren nachweislich in der präallergischen Phase geimpft worden. Meningitiden und Miliartuberkulosen wurden bei den Geimpften zweimal, bei den Ungeimpften neunmal gemeldet. Dieser Unterschied zwischen den beiden Gruppen ist im Gegensatz zur Differenz der Gesamtmorbidität nicht statistisch gesichert. Diese wurde bei den Geimpften um 81% (mit 99% Wahrscheinlichkeit um 71—87%) reduziert. DAELEN und SAAME (1956) haben später festgestellt, daß es sich bei 16 von den ursprünglich 45 als Tuberkulosen gemeldeten Erkrankungen bei Geimpften um Fehldiagnosen gehandelt habe. Dadurch würde sich das Gesamtergebnis weiter zu Gunsten der Geimpften verschieben; es ist aber zu berücksichtigen, daß die bei Ungeimpften gemeldeten Erkrankungen keiner entsprechenden Nachprüfung unterzogen wurden, obwohl auch bei ihnen Fehlbeurteilungen vorgekommen sein dürften.

KÖNIG und SCHULZE (1953) berichteten, daß in *Nordrhein-Westfalen* von 591871 Kindern unter 15 Jahren, die seit 1948 BCG-geimpft worden waren, bis Dezember 1951 181 (= 0,3$^0/_{00}$) an Tuberkulose erkrankten, in der gleichaltrigen ungeimpften Bevölkerung (2389573) aber 8020 (= 3,4$^0/_{00}$). Die Morbidität der letzteren war demnach zehnmal höher als die der Geimpften. Diese Feststellung besagt aber trotz der großen Zahlen sehr wenig über die Wirksamkeit der BCG-Impfung, weil in der Vergleichsgruppe auch die z. Z. der Impfaktion bereits Tuberkulinpositiven enthalten sind, aus denen der überwiegende Teil der Erkrankten stammen dürfte.

Die aus *Bayern* von LYDTIN (1959a) mitgeteilten Ergebnisse der in den Jahren 1949 und 1950 mit Unterstützung des Dänischen Roten Kreuzes durchgeführten Impfaktion sind wesentlich schlechter als die oben zitierten hessischen. Die Tuberkulosemorbidität in den nächsten zwei Jahren betrug nach den Meldungen der Fürsorgestellen bei 172273 Tuberkulinpositiven 1,20‰, bei 170171 tuberkulinnegativen Ungeimpften 0,51‰ und bei 157553 BCG-Geimpften 0,47‰. Statistisch gesichert ist nur die höhere Morbidität der Tuberkulinpositiven, nicht aber der Unterschied zwischen Geimpften und Ungeimpften. Eine etwas größere Differenz zwischen den beiden Gruppen ergibt sich, wenn nur diejenigen Kranken berücksichtigt werden, die einer mindestens dreimonatigen Heilstättenbehandlung bedurften; es waren dies 0,35‰ der Ungeimpften und 0,24‰ der Geimpften. Die Differenz von 0,11‰ ist mit 95% Wahrscheinlichkeit nicht zufällig.

Weder bei den hessischen noch bei den bayerischen Impfaktionen entsprechen die Gruppen der Geimpften und der Ungeimpften den am Beginn dieses Abschnittes bezüglich der Vergleichbarkeit gestellten Forderungen. Ihre Ergebnisse können deshalb den Nutzen der Impfung nicht beweisen, sprechen aber auch nicht dagegen.

Eindrucksvoller demonstrieren trotz kleiner Zahlen die bei *Schulepidemien* gemachten Beobachtungen die Wirksamkeit der BCG-Impfung, weil sie fast den Charakter eines Laboratoriumsversuches haben.

HYGE (1947, 1949, 1956) konnte die Folgen einer solchen Schulinfektion über mehrere Jahre sehr genau kontrollieren.

Im Dezember 1942 hatten in einer Mädchenschule im Bezirk Kopenhagen 94 von 105 vorher mit Sicherheit tuberkulinnegativen sowie 106 von 133 BCG-geimpften Schülerinnen Kontakt mit einer offen tuberkulösen Lehrerin, und zwar in einem schlecht gelüfteten, aushilfsweise zu Unterrichtszwecken verwendeten Kellerraum. Von den tuberkulinnegativen exponierten Mädchen wurden 70 (= 75%) tuberkulinpositiv; 41 (= 44%) bekamen röntgenologisch oder durch Magenspülwasseruntersuchung gesicherte Primärtuberkulosen; 14 (= 15%) erkrankten im Laufe der nächsten 12 Jahre (im Alter von 15—24 Jahren) an einer postprimären Lungentuberkulose. Unter den BCG-Geimpften kamen demgegenüber keine Primärerkrankungen und nur 2 (= 1,9%) postprimäre Lungentuberkulosen vor.

Trotz der kleinen Zahlen sind die Differenzen zwischen den beiden Gruppen statistisch gesichert. Die Impfung reduzierte die Morbidität an primärer Tuberkulose um 100% (mit 99% Wahrscheinlichkeit um 88—100%) und die an chronischer Lungentuberkulose um 87% (mit 99% Wahrscheinlichkeit um 24—98%).

Über eine ähnliche Beobachtung hat HENKEL (1952) berichtet. In einer Schule im Westerwald waren 19 BCG-geimpfte und 19 tuberkulinnegative Kinder der Ansteckung durch zwei offen tuberkulöse Klassenkameraden ausgesetzt. Von den ersteren erkrankte keines, von den letzteren bekamen 10 eine heilstättenbehandlungsbedürftige Lungentuberkulose. Auch hier beträgt die Wahrscheinlichkeit, daß es sich nicht um eine zufällige Differenz zwischen den beiden Gruppen handelt, mehr als 99%.

Die zahlreichen Berichte über *BCG-Impfungen von Kindern aus tuberkulösem Milieu*, sogenannte gezielte Impfungen, ermöglichen zwar keine quantitative Beurteilung ihrer Wirksamkeit, wenn sie nicht alternierend durchgeführt wurden, sie vermitteln aber doch einen Eindruck über das Erreichbare. So berichteten z. B. GENZ und HELBIG (1957) aus Berlin über 740 Neugeborene und Kinder, die genügend lange beobachtet wurden, um eine vorausgegangene Infektion auszuschließen. Alle kamen nach der BCG-Impfung in tuberkulöses Milieu mit meist schlechte Wohnverhältnissen. 9 Kinder starben; bei 7 Obduktionen ergab sich jedoch kein Anhalt für Tuberkulose. 688 Kinder, von denen 60% mit einem sicher „offenen" Tuberkulösen zusammenlebten, konnten nachuntersucht werden; 10 (= 1,5%) waren an Tuberkulose erkrankt, aber keines daran gestorben. Von 291 ungeimpften Geschwistern dieser Kinder erkrankten dagegen 138 (= 47%) und 7 (= 2,4%) starben an Tuberkulose. Ähnliche Beobachtungen machten unter anderen LIEBKNECHT (1957) und WUNDERWALD (1959) in Augsburg, DANNENBAUM und BINGEL (1957) in Braunschweig sowie ROHMER und JUNG (1959) in Straßburg.

Impfungen von stark exponiertem Pflegepersonal sind ebenfalls besonders geeignet zur Beurteilung der Wirksamkeit der BCG-Impfung. Zwei Beispiele sollen erwähnt werden.

FERGUSON (1946) fand in Kanada bei 1005 Krankenpflegeschülerinnen, die zwischen 1934 und 1943 bei Dienstantritt BCG-geimpft worden waren, in einer mittleren Beobachtungszeit von 2,4 Jahren 9 (= 0,9%) Erkrankungen an Tuberkulose, bei 1368 an den gleichen Krankenhäusern tätigen Schülerinnen, die bei Dienstantritt tuberkulinnegativ waren und ungeimpft blieben, aber 55 (= 4%). In Lungensanatorien war die Morbidität des Pflegepersonals, der stärkeren Exposition entsprechend, höher. Dort erkrankten in einem Zeitraum von etwas über einem Jahr von 470 Geimpften 9 (= 1,9%) und von 274 ursprünglich tuberkulinnegativen Ungeimpften 32 (= 11,7%); eine der letzteren starb. Die Tuberkulosemorbidität war demnach unter den Geimpften an den allgemeinen Krankenhäusern um 78% (mit 99% Wahrscheinlichkeit um 45%—93%), an den Sanatorien um 84% (57—95%) vermindert.

HEIMBECK (1949) hat aus Oslo über entsprechende Erfolge bei Krankenschwestern berichtet, die er auch nach der Ausbildung noch über viele Jahre verfolgen konnte. Von den Geimpften erkrankten in insgesamt 4958 Personen-Beobachtungsjahren 49 (= 9,9‰) und von den tuberkulinnegativen Ungeimpften in insgesamt 2563 Personen-Beobachtungsjahren 106 (= 41,4‰); von den ersteren starben an Tuberkulose 5 (= 1‰) und von den letzteren 12 (= 4,7‰). Das entspricht einer Reduktion der Tuberkulosemorbidität um 76% (mit 99% Wahrscheinlichkeit um 62—85%) und der Tuberkulosemortalität um 79% (10—96%) bei den Geimpften.

Die Frage, in welchem Umfang die BCG-Impfung vor tuberkulösen Meningitiden schützt, ist besonders wichtig für die Beurteilung des

Wertes von Impfungen im Säuglings- und Kleinkindesalter. Sie läßt sich auf Grund der Ergebnisse der zitierten alternierenden Versuchsreihen nicht zuverlässig beantworten, weil Meningitiden entweder überhaupt nicht oder doch so selten vorkamen, daß statistisch gesicherte Unterschiede gar nicht erwartet werden konnten. Man muß deshalb versuchen, sich ein Urteil zu bilden auf Grund von Angaben über die Meningitishäufigkeit in sehr großen geimpften und ungeimpften Bevölkerungsgruppen. Selbstverständlich sind auch dabei nur dann beweiskräftige Aussagen zu erwarten, wenn einerseits Impfungen bei Neugeborenen oder Säuglingen in großem Umfang vorgenommen wurden, und wenn andererseits die Durchseuchung in den ersten Lebensjahren so hoch ist, daß ohne Impfung mit einer erheblichen Meningitisfrequenz zu rechnen ist.

Diese Voraussetzungen treffen z. B. für die Tschechoslowakei zu. Nach VOJTEK (1960b) ist dort die BCG-Impfung der Neugeborenen seit 1953 gesetzlich eingeführt. Seit 1954 besteht ein zuverlässiges Meldesystem für die tuberkulöse Meningitis, das die Erfassung aller Fälle im ganzen Land garantiert. In den Jahren 1954—1958 wurden in der Tschechei von 793 976 Neugeborenen 753 138 (= 94,4%) und in der Slowakei von 487 665 Neugeborenen 415 904 (= 85,3%) in den ersten 10 Lebenstagen BCG-geimpft. Im gleichen Zeitraum erkrankten insgesamt 187 aller dieser Kinder an tuberkulöser Meningitis, davon entfielen in der Tschechei je 15 auf die Geimpften und die ungeimpften, in der Slowakei 32 auf die Geimpften und 125 auf die Ungeimpften. Aus diesen Zahlen ergibt sich nach VOJTEK eine mittlere, jährliche Meningitis-Morbidität von 0,8 pro 100 000 Geimpfte gegenüber 10,9 pro 100 000 Ungeimpften für die Tschechei und von 3,5 pro 100 000 Geimpfte gegenüber 53,9 pro 100 000 Ungeimpften für die Slowakei, in der auch die Tuberkulosemorbidität der Gesamtbevölkerung wesentlich höher lag.

Rein rechnerisch bedeutet das eine Verminderung der Meningitisfrequenz bei den Geimpften um 93% (mit 99% Wahrscheinlichkeit um 85—98%) in der Tschechei und um 94% (mit 99% Wahrscheinlichkeit um 92—98%) in der Slowakei. Die Gruppen der Geimpften und der Ungeimpften sind insofern nicht ganz vergleichbar, als es sich nicht um alternierende Reihen handelte. Trotz aller möglichen Einwände, die auch der Verfasser erörtert hat, wird man ihm zustimmen müssen, wenn er feststellt, daß die mitgeteilten Zahlen sehr für eine wesentliche Schutzwirkung der BCG-Impfung gegenüber der tuberkulösen Meningitis sprechen.

Über sehr ähnliche Ergebnisse berichtete PAUL (1961) aus Singapur. Auch hier war die Morbidität der Ungeimpften rund zehnmal so hoch wie die der Geimpften.

Den hier erwähnten und vielen anderen Untersuchungsreihen, bei denen eine deutliche Schutzwirkung der BCG-Impfung beim Menschen festgestellt wurde, stehen nur die oft zitierten, von LEVINE und SACKETT (1946) aus New York mitgeteilten negativen Ergebnisse gegenüber. Sie wurden aber mit Recht schon mehrfach scharf kritisiert, weil die Impflinge schon vor der Impfung oder zumindest vor dem Wirksamwerden des Impfschutzes der Ansteckung ausgesetzt waren, und weil die einzige Versuchsreihe, bei der dieser Fehler weitgehend vermieden wurde, zu klein ist, um das Fehlen eines Impfeffektes auch nur wahrscheinlich zu machen (WALLGREN 1947a u. b, KLEINSCHMIDT 1948, 1949, H. SCHMIDT 1953 u. a.). Sie sollten deshalb nicht mehr als Argument gegen den Nutzen der BCG-Impfung gebraucht werden.

Noch schwieriger als die Feststellung des Impfschutzes sind zuverlässige *Aussagen über seine Dauer.*

Die geschilderten alternierenden Versuchsreihen erstrecken sich über einen zu kurzen Zeitraum oder auf einen zu kleinen Kreis von Geimpften und Ungeimpften, um daraus mit Sicherheit ableiten zu können, wie lange der Impfschutz maximal anhält und in welchem Maß er mit der nach der Impfung verstrichenen Zeit abnimmt. Einige von ihnen, so vor allem die von ARONSON u. Mitarb. sowie die des Britischen Forschungsrates, sprechen aber doch sehr dafür, daß der größte Teil der Geimpften zumindest über fünf bis zehn Jahre weitgehend geschützt bleibt.

Zu entsprechenden Ergebnissen haben auch verschiedene *Untersuchungen über das Bestehenbleiben bzw. über die Abnahme der Tuberkuloseallergie* nach der Impfung geführt. So stellte z. B. ENELL (1953, 1955) fest, daß 85% der als Neugeborene Geimpften noch nach 7 und 90% der als Schulanfänger Geimpften noch nach 9 Jahren tuberkulinpositiv reagierten. DAELEN und LÜTGERATH (1953) fanden einen Rückgang des Prozentsatzes der positiv Reagierenden von 97,6% 14 Wochen nach der Impfung auf 92,7% drei Jahre später, also um rund 5% innerhalb von drei Jahren. In der Schweiz wurden nach BAUMANN (1961) von im Jahre 1953 geimpften Schülern im Laufe von sieben Jahren 3,1% und von einer zweiten, zwischen 1953 und 1956 mit einer anderen Impfstoffcharge geimpften Gruppe 21,25% innerhalb von vier Jahren wieder negativ; die erste Gruppe wurde allerdings bis 100 TE, die zweite nur bis 10 TE getestet. Die Unterschiede zwischen den beiden Gruppen zeigen aber trotzdem, wie sehr die Dauer der Impfallergie von der Qualität des verwendeten Impfstoffes abhängt. Ferner ist zu berücksichtigen, daß in den Ländern, aus denen diese Untersuchungen stammen, jährlich etwa 2—5% der Tuberkulinnegativen der entsprechenden Altersgruppen durch natürliche Infektion positiv werden. Bei einem entsprechenden Prozentsatz der BCG-geimpften Kinder dürfte eine virulente Superinfektion die Allergie erhalten oder verstärkt haben. Bei schwachsinnigen, z. T. mongoloiden Anstaltspatienten, die sicher keiner Superinfektion ausgesetzt waren, fanden WASZ-HÖCKERT und DONNER (1954), daß nach dreieinhalb Jahren 29% der BCG-Geimpften wieder negativ geworden waren. Dieses relativ schlechte Ergebnis dürfte aber auch mitbedingt sein durch eine schlechtere Immunisierbarkeit dieser Kinder, deren besonders niedrige Tuberkuloseresistenz allgemein bekannt ist.

Auf Grund der vorliegenden Erfahrungen über die Impfung mit abgeschwächten Tbb beim Menschen läßt sich zusammenfassend folgendes feststellen:

1. Durch die Impfung mit BCG oder auch mit Mycobact. microti wird eine wesentliche Immunität gegenüber tuberkulösen Erkrankungen infolge natürlicher, virulenter Infektion erzielt, und zwar auch bei Personen mit niedriger natürlicher Resistenz (Säuglingen, Farbigen).

2. Die Mehrzahl der methodisch einwandfreien Versuchsreihen hat eine Reduktion der Tuberkulosemorbidität bei den Geimpften um etwa 80% gegenüber derjenigen bei tuberkulinnegativen Ungeimpften ergeben.

Die Gründe für die wesentlich schlechteren Ergebnisse der Großversuche in Puerto Rico und Muscogee-Russell sind nicht ganz geklärt. Eine gewisse Rolle spielt zunächst wahrscheinlich die relativ niedrige Morbidität der tuberkulinnegativen Ungeimpften; sie war z.B. in Puerto Rico fast fünfmal und in Muscogee-Russell fast zehnmal niedriger als in dem Versuch des Britischen Forschungsrates. Ferner ist zu berücksichtigen, daß in dem amerikanischen Versuch auch schwach tuberkulinpositive Personen geimpft wurden; wenn ein Teil dieser positiven Reaktionen entgegen der Meinung von PALMER et al. (1958) auf einer Infektion mit Tbb beruht haben sollte, so kann ein Teil der Erkrankungen der Geimpften und der Ungeimpften die Folge der Erstinfektion gewesen sein; waren die positiven Reaktionen aber durch Infektionen mit atypischen Mykobakterien bedingt, so können beide Gruppen, also

auch die der Ungeimpften, dadurch bis zu einem gewissen Grade gegen eine virulente Tbb-Infektion geschützt gewesen sein; in beiden Fällen würde sich der Unterschied zwischen Geimpften und Ungeimpften teilweise verwischen. Schließlich ist auch daran zu denken, daß der Impfstoff weniger wirksam war als der in England verwendete, oder daß er infolge des warmen Klimas an Wirksamkeit verloren hatte, wie das z. B. auch MANDE (1957a) bei Impfungen in Nordafrika beobachtete, wenn der Impfstoff nicht bis zur Injektion gekühlt wurde.

3. Die Impfung schützt mindestens ebenso gut gegen schwere Formen der Tuberkulose wie gegen leichte. Am besten ist der Schutz gegenüber den Primärerkrankungen und den postprimären Generalisationsformen. Die wenigen, genügend lange ausgedehnten Untersuchungen sprechen dafür, daß auch die späten, chronischen Organtuberkulosen bei Geimpften seltener auftreten als bei Ungeimpften.

4. Die Immunität ist nicht absolut, und zwar gegen keine Form der Tuberkulose. Alle klinischen Erscheinungsformen können auch bei Geimpften vorkommen; der Verlauf scheint unter sonst gleichen Bedingungen bei ihnen aber günstiger zu sein als bei Ungeimpften (RENOVANZ 1958, 1960, HEESEN u. SCHWETJE 1959, ERDÖS u. GEFFERTH 1960).

5. Die Impfallergie und der Impfschutz nehmen mit der Zeit langsam ab, bleiben aber bei der weit überwiegenden Mehrzahl aller Geimpften mindestens fünf bis sieben Jahre nachweisbar.

Die Dauer der Immunität nach der BCG-Impfung ist demnach durchaus vergleichbar mit derjenigen nach anderen Impfungen.

III. Die Impfstoffe

Zur Tuberkuloseschutzimpfung beim Menschen werden zur Zeit ganz überwiegend BCG-Impfstoffe verwendet. In England und in der Tschechoslowakei wird außerdem mit „Vole-Bazillen" (M. microti) und in Italien mit Impfstoffen aus abgetöteten Tbb geimpft. Da über die letzteren auch nicht annähernd so umfangreiche Erfahrungen vorliegen wie über die BCG-Impfung, haben sie sich bisher nicht recht durchsetzen können, sondern nur lokal begrenzte Bedeutung erlangt. Sie sollen deshalb hier nur kurz erwähnt werden.

Das von PETRAGNANI *angegebene „Anatubercolina integrale"* (AIP) enthält Tbb, die bei 26 °C durch Formol abgetötet wurden. Über langjährige Erfahrungen mit diesem Impfstoff haben unter anderen SIGNORI und PANERO (1954), SALVIOLI (1955) und DEGLI ESPOSTI

(1960a) berichtet. Danach waren Verträglichkeit, Schutzwirkung und Dauer der Impfallergie durchaus befriedigend. Eine noch bessere antigene Wirkung soll der Impfstoff VDS (Vaccino Diffondente Salvioli) besitzen. Er besteht aus drei Teilen humanen und einem Teil bovinen Tbb, die durch Erhitzen auf 100—112°C abgetötet und lyophilisiert wurden, und enthält als Adjuvans Hyaluronidase (SALVIOLI 1953, 1955). Die Dosis für Säuglinge beträgt 0,75 mg Tbb bei intracutaner Injektion. Die Tuberkulinempfindlichkeit entwickelt sich langsamer als nach BCG; nach 12 Monaten sollen aber 95% der geimpften Neugeborenen und Säuglinge positiv reagieren. DEGLI ESPOSTI (1960b) fand nach drei Jahren die Tuberkulinempfindlichkeit bereits bei 86% der mit VDS geimpften Kinder fast erloschen, während die mit dem VDS-Test (SALVIOLI u. DEGLI ESPOSTI 1956, TARONNA 1956) geprüfte bazilläre Allergie noch nach fünf Jahren bei 83% der Kinder vorhanden war. Ulcerationen an der Injektionsstelle werden nur selten beobachtet (TARONNA 1955). Nach MARTONI (1961) sind Konversionsrate und Verträglichkeit auch bei Frühgeborenen gut. Die Immunität gegenüber virulenten Superinfektionen soll nach den Angaben der genannten Autoren ebenso hoch sein, wie die nach BCG-Impfung; Ergebnisse statistisch auswertbarer, alternierender Versuchsreihen liegen aber bis jetzt nicht vor; das Verfahren hat deshalb die BCG-Impfung auch in Italien noch nicht überall verdrängen können.

Das von WELLS *(1937) bei der Wühlmaus* (Microtus agrestis; englisch „vole") entdeckte Mycobacterium microti wurde erstmals von WELLS und WYLIE (1949) zur Impfung beim Menschen verwendet und dann, wie bereits erwähnt, auch im Großversuch des britischen Forschungsrates im Vergleich zum BCG-Impfstoff geprüft.

WELLS (1957) hat zusammenfassend über die Eigenschaften dieses Mycobacteriums und die Herstellung des Impfstoffes berichtet. Danach kommt der Keim bei wild lebenden Wühlmäusen vor und führt bei ihnen zu generalisierten tödlichen Erkrankungen. Diese zeigen zwar nicht alle histologischen Kriterien der Tuberkulose, sind aber durchaus vergleichbar den Veränderungen, die bei der Wühlmaus durch experimentelle Infektionen mit humanen oder bovinen Tbb hervorgerufen werden. Der Hamster ist ebenso empfänglich für die Infektion wie die Wühlmaus; dagegen ist die Pathogenität für andere Spezies gering. Bei Meerschweinchen und Kaninchen kommt es nach subcutaner Injektion erst bei Anwendung sehr großer Dosen von 5—30 mg feucht gewogener Bakterien gelegentlich zu fortschreitenden Erkrankungen. Die Widerstandsfähigkeit gegenüber intraperitonealer oder intravenöser Applikation ist geringer. Rinder, weiße Ratten, weiße Mäuse und Kücken sind hoch resistent. Im ganzen ist die Pathogenität für die bisher untersuchten Tierarten etwas höher als die von BCG. Morphologisch und kulturell unterscheidet sich M. microti von humanen, bovinen und aviären Tbb. Es wächst in vitro sehr langsam und wird durch

Glycerin im Wachstum gehemmt; die zur Kultur anderer Tbb verwendeten glycerinhaltigen Nährböden sind deshalb für seine Züchtung unbrauchbar.

Zur Impfstoffherstellung benutzt WELLS (1946) ein solides Eiermedium ohne Glycerin. Nach mehreren Subkulturen auf diesen Nährböden verliert der Keim an Virulenz für seinen natürlichen Wirt, die Wühlmaus; er wird deshalb nach jeder zehnten Passage auf diese überimpft und dann wieder isoliert. Auf diese Weise bleibt die Virulenz stabil. Vierzehn Tage alte Kulturen werden in destilliertem Wasser mit einem Zusatz von 0,1% menschlichem Serumalbumin verrieben. Die zur Impfung verwendete Suspension enthält pro ml 0,1—5 mg feucht gewogene Bakterienmasse. Für die Multipunkturtechnik (s. S. 341) wird eine Konzentration von 2 mg pro ml empfohlen. Zur intracutanen Impfung ist eine stärkere Verdünnung notwendig. Die erforderliche Suspension einzelner vermehrungsfähiger Keime wird erreicht mittels Filtration durch feinmaschige Stahldrahtgaze und anschließender niedertouriger Zentrifugation (LEACH u. WELLS 1956). Die intracutan zu injizierende Dosis dieser Suspension beträgt 1250—100000 Bakterien. ŠULA (1955, 1956) hat einen Stamm von M. microti an ein flüssiges Nährmedium adaptiert und daraus einen Impfstoff hergestellt, der 0,5 mg Bakterien in 1 ml enthält. Davon erhalten ältere Kinder und Erwachsene 0,1 ml, Neugeborene 2mal 0,1 ml intracutan. Mit diesem Impfstoff wurden von 1950—54 in der Tschechoslowakei 48440 Kinder und Erwachsene, darunter 36428 Neugeborene geimpft. Die Verträglichkeit und die antigene Wirksamkeit gemessen am Grad der Tuberkulinallergie waren gut.

Lokale Komplikationen sind bei der Impfung mit M. microti eher häufiger als bei der BCG-Impfung (WELLS 1957, D'ARCY HART 1957); ihre Wirksamkeit ist nach den Untersuchungen des Britischen Forschungsrates annähernd gleich. Solange die BCG-Impfstoffe ihre bisherigen Eigenschaften behalten, besteht deshalb kein Grund, sie durch solche aus M. microti zu ersetzen; falls der BCG jedoch durch weitere Virulenzabschwächung an Wirksamkeit verlieren sollte, wäre M. microti ein guter Ersatz (PRIGGE u. HEYMANN 1957, SPIESS 1958).

Die heute verwendeten BCG-Impfstoffe gehen sämtlich zurück auf einen 1902 von NOCARD aus einem tuberkulösen Kuheuter gezüchteten, ursprünglich hoch virulenten, bovinen Tbb-Stamm. Er wurde von CALMETTE und GUÉRIN für Rinderexperimente benutzt und erstmals 1908 auf Gallekartoffeln überimpft. Durch vierzehntägige Passagen auf diesem Nährboden verlor er langsam mehr und mehr an Virulenz, zunächst für Rinder, später auch für Pferde, Esel, Kaninchen und Meerschweinchen, bis er schließlich auch in hoher Dosis bei keiner der untersuchten Tierarten mehr progrediente tuberkulöse Veränderungen hervorrief. Nach 230 Passagen auf Gallekartoffeln wurde die Kultur 1921 wieder auf gewöhnliche Glycerinkartoffeln verimpft; sie behielt ihre Eigenschaften und wurde von CALMETTE und GUÉRIN als „virus fixe" im Sinne PASTEURS bezeichnet. Sie hieß von da an BCG = *Bacille Calmette Guérin* (v. DEINSE 1954).

Die Herstellung der Impfstoffe aus diesem Ausgangsstamm, den CALMETTE und GUÉRIN schon frühzeitig ausländischen wissenschaftlichen Instituten zur Verfügung stellten, wurde seither mehrfach modifiziert und erfolgt heute in den verschiedenen Laboratorien nach etwas unterschiedlichen Verfahren. Einzelheiten sowie zahlreiche Literaturhinweise hierüber finden sich in den Arbeiten von BERGER (1952), HAAS (1952, 1953a u. b), v. DEINSE (1954), HUET und v. DEINSE (1957) sowie ROSENTHAL (1957).

Die wichtigsten *Varianten in der Kultivierung* sind danach folgende: Der Stamm wird ständig auf Gallekartoffeln gehalten und für jede Impfstoffcharge zunächst auf Glycerin- bzw. SAUTON-Kartoffeln, dann auf synthetische SAUTON-Lösung überimpft; oder er wird auf SAUTON-Kartoffeln und SAUTON-Lösung oder schließlich nur auf SAUTON-Lösung unter völliger Ausschaltung der Gallekartoffelpassagen gezüchtet. Bei fortgesetzter, ausschließlicher Züchtung auf synthetischem SAUTON-Nährboden kann ein Vitalitätsverlust auftreten, der an verlangsamtem Wachstum erkennbar ist; außerdem nimmt die Größe der einzelnen Bakterien ab (v. DEINSE u. PETROVA 1948, v. DEINSE u. SÉNÉCHAL 1950, v. DEINSE et al. 1950). Die gelegentliche Einschaltung von Gallekartoffel- oder Kartoffel-Passagen verhindert eine zu weitgehende Abschwächung der Virulenz (v. DEINSE 1954).

Die *Vermehrungsgeschwindigkeit* und die Größe der Keime hängt außer von der Beschaffenheit des Nährbodens auch vom Alter der Kultur ab. In jüngeren Kulturen ist die Wachstumsrate größer, und die einzelnen Bakterien sind kürzer. Mit zunehmendem Alter der Kultur erhöht sich schließlich auch der Prozentsatz der abgestorbenen Bakterien. Eine junge BCG-Kultur enthält deshalb in der Gewichtseinheit eine sehr viel größere Zahl von vermehrungsfähigen Elementen als eine ältere. Im Pariser Pasteur-Institut werden heute zur Impfstoffherstellung 17—21 Tage alte, von den meisten anderen BCG-Instituten 10—14 Tage alte Kulturen verwendet (v. DEINSE 1954, ROSENTHAL 1957, BIRKHAUG 1957).

Der Impfstoff soll eine möglichst *homogene Suspension* einzelner Bakterien oder doch wenigstens kleinster Bakterienklümpchen enthalten. Da der BCG ebenso wie andere Tbb in Oberflächenkulturen dichte Verbände bildet, muß die abfiltrierte Bakterienmasse mechanisch homogenisiert werden. Das geschieht im allgemeinen durch sieben bis zwölf Minuten langes Schütteln mit rostfreien Stahlkugeln. Um diesen Arbeitsgang, bei dem eine unbestimmte Zahl von Bakterien zerstört werden kann, zu vermeiden, haben DUBOS und FENNER (1950) die Züchtung auf Nährböden mit Zusatz von Tween 80 empfohlen. In ihnen

wächst der BCG von vornherein dispers, so daß eine nachträgliche Homogenisierung nicht nötig ist. Mit der Zeit bilden sich aber doch größere Bakterienklümpchen, so daß nur ganz junge Kulturen, deren Konzentration zur Impfstoffherstellung nicht immer ausreicht, verwendet werden können. Ein weiterer Nachteil dieser Methode ist, daß die tweenhaltigen Nährböden Human- oder Rinderalbumin enthalten müssen, um ein ausreichendes Wachstum des BCG zu gewährleisten (v. DEINSE 1954, ROSENTHAL 1957).

Die Haltbarkeit aller frischen, flüssigen BCG-Impfstoffe ist sehr begrenzt; sie beträgt bei Aufbewahrung im Kühlschrank (+4°C) etwa zwei bis vier Wochen. Nach dieser Zeit nimmt die Zahl der vermehrungsfähigen Keime rasch ab. Höhere Temperaturen oder Sonnenbestrahlung beschleunigen den Absterbevorgang erheblich.

Wesentlich länger haltbar sind die in den letzten Jahren vielerorts eingeführten *Trockenimpfstoffe* (Lit. s. HAAS 1953a u. b; v. DEINSE 1954, OBAYASHI 1955, HUET u. v. DEINSE 1957, ROSENTHAL 1957).

Die auf übliche Weise gewonnene Bakterienmasse wird zunächst in 50%iger Glukoselösung (HUET u. v. DEINSE 1957 u. a.) oder in 15%iger Laktoselösung (ROSENTHAL 1952, HAAS 1953a u. b u. a.) suspendiert und dann bei tiefen Temperaturen (—45 bis —70°C) im Vakuum (1/200 mm Hg) getrocknet. Da je nach Art des Herstellungsverfahrens ein mehr oder weniger großer Prozentsatz der Bakterien während der Gefriertrocknung abstirbt, muß die Konzentration der Trockenimpfstoffe etwas höher sein als die der flüssigen Frischimpfstoffe.

Bei Lagerung im Kühlschrank (+4°C) verlieren nach diesen Verfahren hergestellte Trockenimpfstoffe innerhalb von 12 Monaten nicht nachweisbar an Aktivität und allergisierender Wirkung; das gleiche gilt für 4 Wochen lange Aufbewahrung bei Zimmertemperatur. Nach der Wiederauflösung sollen die Trockenimpfstoffe möglichst bald verbraucht werden, da sie dann rasch an Wirksamkeit verlieren.

Unter den genannten Voraussetzungen sind die Trockenimpfstoffe den Frischimpfstoffen bezüglich der antigenen Wirksamkeit und der Verträglichkeit durchaus gleichwertig, wie zahlreiche Untersuchungen gezeigt haben (SAYÉ 1953, KROLL u. SPIESS 1957, HUET u. v. DEINSE 1957 u. a.).

Der *Keimgehalt* der Impfstoffe wird im allgemeinen in Gewichtseinheiten pro Milliliter angegeben und kann durch Bestimmung des Gewichtes oder des Volumens der suspendierten Bakterienmasse oder auf nephelometrischem Wege eingestellt werden. Alle drei Verfahren sind mit erheblichen Fehlermöglichkeiten belastet. Deshalb lassen sich die Konzentrationsangaben verschiedener Impfstoffhersteller untereinander kaum vergleichen, solange man sich nicht überall auf die gleiche Methodik festlegt.

Für die intracutane Impfung werden Impfstoffe verwendet, die zwischen 0,25 und 1,0 mg feucht gewogener Bakterien im Milliliter enthalten. Die cutanen Impfverfahren erfordern höhere Konzentrationen; für die Multipunktur nach ROSENTHAL (s. S. 341) werden 15—20 mg/ml, für die Scarifikation nach NÈGRE und BRETEY (s. S. 341) 75 mg/ml empfohlen.

Der in der Bundesrepublik Deutschland gebräuchliche Impfstoff wird von den *Behringwerken* in Marburg a. d. L. aus dem schwedischen Stamm „Göteborg" nach folgendem Verfahren hergestellt (HAAS 1952, 1953a u. b):

Zwei Wochen alte, auf Galle-Glycerin-Kartoffel-Nährboden gewachsene Kulturen werden zunächst auf einen Glycerin-Kartoffel-Nährboden, dann nach zehn Tagen auf einen flüssigen SAUTON-Nährboden und von diesem wiederum nach zehn Tagen nochmals auf das gleiche Medium übertragen; nach weiteren zehn Tagen wird diese letzte Kultur abfiltriert, die überschüssige Flüssigkeit zwischen Filtrierpapier abgepreßt und die so erhaltene Bakterienmasse nach der Wägung durch Schütteln mit Stahlkugeln in der Verdünnungsflüssigkeit möglichst fein suspendiert. Der für die intracutane Impfung bestimmte Impfstoff wird gefriergetrocknet und enthält nach der Wiederauflösung 1 mg feuchte Bakterienmasse im Milliliter. Für die Multipunktur wird außerdem ein flüssiger Impfstoff, der 20 mg feuchte Bakterienmasse im Milliliter enthält, hergestellt. Die Haltbarkeit des Trockenimpfstoffes beträgt bei Lagerung im Kühlschrank (etwa $+4°$ bis $+6°C$) 12 Monate, die des flüssigen Impfstoffes 14 Tage.

Die Herstellung und die fertigen Impfstoffe werden durch das Paul-Ehrlich-Institut in Frankfurt a. M. staatlich kontrolliert. Die Überwachung erstreckt sich auf die Feststellung der Unschädlichkeit der zur Herstellung des Impfstoffes verwendeten BCG-Stämme, auf die Feststellung der Wirksamkeit im Überlebensversuch am Meerschweinchen, auf die Vermehrungsfähigkeit des BCG sowie auf das Freisein von anderen Keimen (EISSNER 1954).

IV. Die Durchführung der BCG-Impfung

1. Die Tuberkulinprüfung

Die Tuberkuloseschutzimpfung ist von sicherem Nutzen nur für Personen, die noch nicht mit Tbb infiziert und dementsprechend tuberkulinnegativ sind. Bei Tuberkulinpositiven führt die Impfung zu einem KOCH-Phänomen (s. S. 318) mit Ulceration an der Impfstelle. Über die Frage, ob darüber hinaus Schäden durch Aktivierung eines bestehenden tuberkulösen Herdes auftreten können, gehen die Meinungen auseinander.

Verschiedentlich wurde zwar versucht, BCG auch zur Therapie tuberkulöser Krankheiten zu benutzen, die Erfolge erscheinen aber nicht sehr überzeugend, und vor allem bei Kindern wurden auch Verschlechterungen der Befunde beobachtet (Lit. bei GERNEZ-RIEUX u. TACQUET 1957). Bei der brasilianischen Methode der oralen BCG-Impfung (s. S. 339) wird grundsätzlich auf eine Tuberkulinprüfung verzichtet, angeblich mit bestem Erfolg. Massenimpfungen mit intracutaner Technik ohne Vortestung wurden von GORDON u. SHELLY (1959) sowie CERF et al. (1960) in Ost-Afrika bzw. im Kongo durchgeführt; unter den gegebenen, sehr ungünstigen Verhältnissen erscheint dieses Vorgehen vertretbar, obwohl erhebliche KOCH-Phänomene erwartungsgemäß häufig vorkamen. Unter normalen Umständen halten aber die meisten Sachkenner die parenterale BCG-Impfung bei Tuberkulinpositiven für kontraindiziert und fordern dementsprechend die vorherige Tuberkulinprüfung (WALLGREN 1948b, 1960, USTVEDT 1950a, KLEINSCHMIDT 1953, BIRKHAUG 1957, SPIESS 1958, DEUTSCHES ZENTRALKOMITEE ZUR BEKÄMPFUNG DER TUBERKULOSE 1960 u. v. a.). Lediglich bei Neugeborenen ist die Tuberkulintestung nach allgemeiner Auffassung unnötig, weil die angeborene Tuberkulose so selten vorkommt, daß praktisch jedes Neugeborene als nicht infiziert gelten kann.

Die diagnostischen Tuberkulinproben sind — wie fast alle biologischen Reaktionen — mit etlichen Fehlermöglichkeiten behaftet. Einerseits reagieren klinisch gesunde, mit Tbb infizierte Personen, aber auch an aktiver Tuberkulose Erkrankte sehr verschieden heftig auf eine gegebene Tuberkulindosis, und andererseits kommen bei jeder Methode der Tuberkulinapplikation sowie bei jedem Tuberkulinpräparat auch unspezifische positive Reaktionen bei Nichtinfizierten vor. Bei jeder Tuberkulinprobe müssen die Veränderungen ein gewisses Ausmaß erreichen oder überschreiten, um als positiv zu gelten; die Grenzen beruhen auf Übereinkunft und sind mehr oder weniger willkürlich. Verwendet man sehr kleine Tuberkulindosen, so reagiert ein erheblicher Teil der Infizierten und sogar der Kranken nicht; verwendet man sehr hohe Dosen, so kommt es bei einem Teil von ihnen zu unerwünscht heftigen, unter Umständen sogar gefährlichen Lokal- oder Herdreaktionen; außerdem nimmt die Häufigkeit der unspezifischen, fälschlich als positiv gedeuteten Reaktionen mit steigender Dosis zu.

Die verschiedenen Tuberkulinpräparate sind trotz aller Bemühungen um Standardisierung nicht ganz gleichwertig; bei entsprechender Dosierung führen Alttuberkulin-Präparate häufiger zu unspezifischen Reaktionen als hochgereinigte Tuberkuline, wie PPD [Purified Protein Derivative nach SEIBERT (1941)] oder GT-Höchst (Gereinigtes Tuberkulin, s. LINDNER 1953); diese ergeben dafür etwas häufiger negative Resultate bei sicher Infizierten (SCHMIDT 1949, GÖTZKY 1949, KÖLITZ 1951, KLEINSCHMIDT 1952 u. 1958a, SCHMID u. BROSIUS 1958, SPIESS 1959b u. a.).

Bei der Auswahl der Personen, die der BCG-Impfung unterzogen werden sollen, kommt es darauf an, bei geringster Belästigung der Probanden sowie kleinstem zeitlichem Aufwand einen möglichst hohen Prozentsatz der Nichtinfizierten herauszufinden und von den Infizierten diejenigen zu erfassen, bei denen heftige KOCH-Phänomene oder Herdreaktionen infolge der BCG-Impfung zu erwarten wären. Die Tuberkulindiagnostik braucht demnach nicht so weit getrieben zu werden wie bei klinischen Fragestellungen, bei denen es meist darum geht, die tuberkulöse Ätiologie einer verdächtigen Krankheit mit größtmöglicher Sicherheit auszuschließen.

Zahlreiche ausländische Autoren, z. B. HOLM (1948), USTVEDT (1950a), BAUMANN (1955a), BIRKHAUG (1957), PALMER et al. (1958), um nur einige zu nennen, halten eine intracutane Tuberkulinprüfung mit 10 TE (1 TE = 0,01 mg Alt-Tuberkulin oder 0,00002 mg PPD) und bei Kindern unter 10—12 Jahren sogar eine alleinige MORO-Pflasterprobe vor der BCG-Impfung für ausreichend, da hiermit rund 98—99% aller tuberkulinpositiven Personen erfaßt und bei den restlichen 1—2% keine nennenswerten Impfkomplikationen beobachtet würden (BAUMANN 1955). Die Anwendung höherer Tuberkulinkonzentrationen wird teilweise sogar als ausgesprochen unzweckmäßig angesehen, weil sie allzu häufig positive Reaktionen bei Personen ergeben soll, die nicht mit Tbb sondern mit anderen Mycobakterien infiziert sind (EDWARDS u. PALMER 1958, EDWARDS et al. 1959).

Demgegenüber fordern deutsche Autoren in Übereinstimmung mit der Empfehlung von WALLGREN (1948) nach wie vor, daß nur diejenigen Personen BCG geimpft werden, welche auch auf 100 TE negativ reagieren, um unnötige Impfkomplikationen zu vermeiden (KLEINSCHMIDT 1949, 1952, 1953, 1958, GENZ 1951, SPIESS 1958, 1959b).

DAS DEUTSCHE ZENTRALKOMITEE ZUR BEKÄMPFUNG DER TUBERKULOSE (1960) empfiehlt dementsprechend folgendes Vorgehen für alle Altersklassen:

„I. Pflasterprobe nach MORO (besonders für Reihenuntersuchungen geeignet): Ein wenig Percutantuberkulin forte (etwa Streichholzkopfgröße) wird aus der Tube auf die Mitte eines Pflasters (2,5 mal 2,5 cm), z. B. Spezialpflaster von Dr. Fresenius, Bad Homburg, gebracht und dieses auf die linke Brustseite oberhalb der Brustwarze gedrückt. Das Pflaster soll nach ca. 48 Stunden (bei Kindern unter Aufsicht eines Erwachsenen) entfernt werden. Das Baden oder Waschen dieser Stelle ist bis zu diesem Zeitpunkt zu unterlassen, um ein vorzeitiges Ablösen des Pflasters zu vermeiden. Die Begutachtung der Reaktion findet tunlichst durch einen Arzt — sonst durch einen von ihm Beauftragten — nach vier Tagen, bis zu welcher Zeit etwaige unspezifische Reaktionen abgeklungen zu sein pflegen. Bei positiver Reaktion sollen mindestens fünf kleine rote Papeln erkennbar sein (am deutlichsten bei etwas seitlicher Beleuchtung).

Percutanprobe nach MORO: Nach Entfetten der Haut mit Äther wird eine streichholzkopfgroße Menge Percutantuberkulin forte auf einer markstückgroßen Fläche an der gleichen Stelle der Brusthaut wie oben etwa eine Minute lang eingerieben. Kein Verband. Waschen vermeiden. Nachschau nach drei Tagen.

II. Bei negativer oder zweifelhafter Pflaster- oder Percutanprobe ist sogleich die Intracutanprobe nach MENDEL-MANTOUX anzuschließen.

Die Probe wird bei Einzeluntersuchungen möglichst so ausgeführt, daß 10 Tuberkulineinheiten (TE), d. h. 0,1 ccm einer Verdünnung von Alttuberkulin 1:1000 (= 0,1 mg) intracutan injiziert werden. Die Einspritzung erfolgt am mittleren Drittel der Volarseite des linken Unterarmes in die obersten Schichten der Epidermis, wobei eine weiße Quaddel von ca. 8 mm Durchmesser auftreten soll. Die Ablesung wird nach drei Tagen vorgenommen; denn am ersten Tage nach der Einspritzung können sich unspezifische Entzündungen geltend machen, die am 2. Tag bereits abklingen und am dritten verschwunden zu sein pflegen. Bei positiver Reaktion ist eine Infiltration beim Abtasten festzustellen, ferner ist eine Rötung verschiedener Stärke und wechselnden Umfanges sichtbar. Ausschlaggebend für die Beurteilung ist die Infiltration, welche einen Durchmesser von mindestens 6 mm aufweisen muß.

Bei negativer oder zweifelhafter Reaktion wird eine weitere Intracutanprobe mit 100 TE, d. h. 0,1 ccm einer Verdünnung von Alttuberkulin 1:100 (= 1 mg) am rechten Unterarm angeschlossen.

Um das Vorgehen bei Reihenuntersuchungen zu vereinfachen, beschränkt man sich auf eine Intracutanprobe. In diesem Falle wird eine Tuberkulinlösung 1:200 (= 50 TE = 0,5 mg) verwandt.

Die Alttuberkulinlösungen können in den entsprechenden Verdünnungen gebrauchsfertig von der Firma Dr. Fresenius, Bad Homburg, bezogen werden. Wer im eigenen Laboratorium die Tuberkulinlösung herstellt, tut dies zweckmäßigerweise mit steriler Pipette. Zur Verdünnung dient sterile physiologische Kochsalzlösung (0,9%) mit Zusatz von 0,5% Phenolum liquefactum. Die Tuberkulinlösungen sind in sterilen Flaschen kühl und lichtgeschützt aufzubewahren und dann acht Tage haltbar; nur klare Lösungen sind zu verwenden. In kleine Flaschen abgefüllte Tuberkulinlösung darf nie in große zurückgegossen werden, sie ist vielmehr nach Gebrauch zu vernichten.

Für jede Tuberkulinlösung ist eine besondere Spritze zu benutzen. Jede Lösung und jede Spritze muß also entsprechend gekennzeichnet sein. Flaschen, Pipetten, Spritzen und Kanülen werden vor dem Gebrauch der Sterilisation in einem Elektro-Heißluft-Kreislauf-Sterilisator unterworfen. Die Sterilisationsdauer beträgt 30 Minuten bei 180 Grad, gerechnet vom Zeitpunkt der erreichten Temperatur. Steht ein Autoklav oder Drucktopf zur Verfügung, so richtet sich die Sterilisationszeit nach dem erreichten Druck. Sie beträgt bei 1 atü (ca. 120 Grad) 20 Minuten, bei 2 atü (ca. 135 Grad) 10 Minuten. Wo eine Sterilisation auf diesem Wege nicht möglich ist, muß man sich auf halbstündiges Auskochen in 0,5%igem Formalinwasser mit Zusatz von 5 g Natriumnitrit auf einen Liter beschränken. Gründliche Reinigung des gesamten Materials vor der Sterilisation ist in jedem Falle nötig. Für jede Tuberkulinprüfung ist eine ordnungsgemäß sterilisierte Kanüle (Nr. 18 bis 20) zu verwenden.“

In England wird neuerdings besonders für Reihenuntersuchungen als einzige Tuberkulinprobe der „Multiple puncture tuberculin test“ nach HEAF (1953, 1959) empfohlen (BRITISH TUBERC. ASSOCIATION, 1959). Es handelt sich dabei um einen modifizierten Adrenalin-PIRQUET-Test (BOUVEYRON 1921), der mit einem automatischen Instrument ausgeführt wird, und dessen Empfindlichkeit einer Intracutanprobe mit 10 bis 100 TE entspricht.

Ein ähnlicher Test wurde von ROSENTHAL (1961) in Zusammenarbeit mit den LEDERLE-Laboratorien der CYANAMID-Gesellschaft unter der Bezeichnung „Disk-Tine Tuberculin Test“ entwickelt.

An einem kleinen Plastikhalter ist eine Metallplatte mit vier kleinen Zacken befestigt, an denen vierfach konzentriertes Alttuberkulin angetrocknet ist. Das Gerät wird auf die mit Alkohol oder Aceton gereinigte Haut des Vorderarms etwa 1 Sekunde lang aufgedrückt; dadurch entstehen vier punktförmige oberflächliche Einstiche, in welche das Tuberkulin eindringt. Die Ablesung erfolgt nach 48 bis 72 Stunden; als positiv wird der Test bewertet, wenn eine oder mehr Papeln von 2 mm Durchmesser

oder darüber vorhanden sind. Da jedes Instrument bis zu seiner Verwendung steril verpackt ist und nach einmaligem Gebrauch weggeworfen wird, entfallen alle Reinigungs- und Sterilisationsarbeiten. Die Empfindlichkeit entspricht nach den bisherigen Erfahrungen in allen Altersstufen einer Intracutanprobe mit 5 TE und ist damit der Pflasterprobe bei Kindern bis zu 10 Jahren etwa ebenbürtig, in höheren Altersstufen dieser jedoch deutlich überlegen.

2. Der BCG-Test

Bei einem kleinen Teil der mit Tbb infizierten Menschen ist die Tuberkulinempfindlichkeit so gering, daß auch nach der intracutanen Injektion von 1000 TE keine Reaktion auftritt, die bestehende Allergie aber dennoch in einem KOCH-Phänomen zum Ausdruck kommt, wenn lebende oder abgetötete Tbb injiziert werden. Dieser Zustand wird Infratuberkulinallergie (SILVEIRA 1953) oder besser Bakterien-Allergie genannt. Er läßt sich nachweisen durch den diagnostischen BCG-Test (USTVEDT u. AANONSEN 1949), der in vielerlei Modifikationen mit lebenden oder abgetöteten BCG ausgeführt werden kann (FOURESTIER u. BLAQUE-BELAIR 1956a—c, GENZ 1957, SPIESS 1959, HEMPEL 1961, WEINGÄRTNER et al. 1961 u. a.).

Die Verwendung lebender Keime für den BCG-Test entspricht einer Mikroimpfung und kann zu monatelang anhaltender Tuberkulinallergie führen. Dies ist unerwünscht, wenn der Test zur klinischen Diagnostik oder zur Auswahl von BCG-Impflingen eingesetzt wird, kann aber vorteilhaft sein bei der Nachkontrolle von Personen, die früher bereits BCG-geimpft wurden, weil die Testung, dann gleichzeitig eine Nachimpfung darstellt (FOURESTIER et al. 1960, FOURESTIER 1961).

Von der Mehrzahl der genannten Autoren werden abgetötete Keime für den BCG-Test bevorzugt. Die handelsüblichen BCG-Impfstoffe werden für Reihenuntersuchungen im Verhältnis 1:100, für differentialdiagnostische Zwecke, wenn Tuberkulinproben vorausgegangen sind, besser im Verhältnis 1:20 oder 1:40 mit steriler physiologischer Kochsalzlösung verdünnt. Von dieser Verdünnung werden 0,1 ml streng intracutan injiziert.

FOURESTIER und BLAQUE-BELAIR (1956b) empfehlen statt der intracutanen Injektion einen Scarifikationsstrich von 1 cm Länge auf die mit Äther entfettete Haut, der mit einem Tropfen BCG-Impfstoff beschickt und dann mit steriler Gaze bedeckt wird.

Folgende Reaktionen sind beim BCG-Test zu beobachten:

1. Eine Spätreaktion, die nicht vor dem 15. bis 20. Tag eintritt. Sie darf nicht als positiver BCG-Test bewertet werden, sondern ent-

spricht einer Impfreaktion und kommt fast nur bei der Verwendung lebender BCG vor.

2. Eine unspezifische Frühreaktion nach 24 Stunden. Sie ist meist nach 48 Stunden abgeklungen und selten größer als 8 mm. Auch sie ist als negativ zu bewerten.

3. Eine spezifische Frühreaktion, die ihr Maximum nach 48—72 Std. zu erreichen pflegt. Sie ist als positiv zu werten.

4. Eine etwas verzögerte spezifische Reaktion, die erst nach 48—72 Stunden sichtbar wird; auch sie gilt als positiv.

Die Ablesung erfolgt zweckmäßig am 4. oder 5. Tag nach der Injektion. Man sieht und fühlt dann an der Injektionsstelle im positiven Falle ein blaurotes Knötchen von mindestens 2—3 mm Durchmesser. Wenn keine Tuberkulinprobe vorausgegangen ist und höhere BCG-Konzentrationen für den Test verwendet werden, kann es zu zentralen Einschmelzungen und kleinen Ulcera an der Injektionsstelle kommen; vereinzelt wurden auch Schwellungen und Vereiterungen der regionalen Lymphknoten beobachtet.

Vergleiche zwischen BCG-Test und Tuberkulinreaktion haben gezeigt (WEINGÄRTNER 1961), daß nicht nur positive BCG-Tests bei negativen Tuberkulinreaktionen sondern umgekehrt auch negative BCG-Tests bei Tuberkulinpositiven, ja sogar bei an aktiver Tuberkulose Erkrankten vorkommen. Demnach ist der BCG-Test der Tuberkulinprüfung nicht immer überlegen und kann diese nicht ersetzen. Besonders geeignet erscheint er zur Kontrolle der Impfallergie, vor allem, wenn eine Revaccination beabsichtigt ist und zur klinischen Diagnostik bei zweifelhafter oder negativer Tuberkulinreaktion auf 100 TE. In der DDR soll nach einer Verfügung des Ministeriums für das Gesundheitswesen (1960) bei BCG-Impfungen an Stelle der Testmethode nach MORO und MENDEL-MANTOUX nur noch der BCG-Test angewendet werden. Ob sich dieses Vorgehen bewährt, wird sich zeigen; die Durchführung von Massenimpfungen wird dadurch organisatorisch jedenfalls wesentlich erleichtert.

3. Die orale BCG-Impfung

Von CALMETTE et al. (1924) wurde zunächst die Verfütterung des BCG an Neugeborene empfohlen; einmal, weil die orale Infektion mit virulenten Tbb in Rinderversuchen eine besonders hohe Immunität hervorgerufen

hatte (CALMETTE u. GUÉRIN 1908a), und zum andern, weil gegen diese einfachste Applikationsform die geringsten Widerstände von seiten der Eltern zu erwarten waren. Die Methode konnte sich aber nicht recht durchsetzen, da trotz dreimaliger Gabe von je 10—20 mg BCG nur ein kleiner Teil der Impflinge nach einigen Monaten tuberkulinpositiv wurde, und die Tuberkulinempfindlichkeit nur kurze Zeit bestehen blieb. In den meisten Ländern der Erde werden deshalb seit langem die parenteralen Impfverfahren bevorzugt.

Durch die Arbeiten brasilianischer Forscher wurde die Wirksamkeit der oralen BCG-Impfung wesentlich verbessert. DE ASSIS (1957) sowie ROSEMBERG (1954) haben ausführlich über die Entwicklung dieser Methode und die damit erzielten Ergebnisse berichtet. Die entscheidenden Abänderungen der Originalvorschrift von CALMETTE bestehen in einer Erhöhung der Dosis und in der Verwendung von jüngeren (10 Tage alten) Kulturen, in denen die Keime eine größere Vermehrungsgeschwindigkeit besitzen. DE ASSIS (1948) modifizierte die orale BCG-Impfung weiter, indem er 1945 die sogenannte konkurrierende Impfung („Vaccinão concorrente") einführte. Hierbei erhalten die Impflinge, die in Kontakt mit ansteckenden Tuberkulösen leben, sechsmal hintereinander im Abstand von 14 Tagen oder 4 Wochen jeweils 100 bis 200 mg BCG. Dadurch sollen nicht nur virulente Superinfektionen mit fast absoluter Sicherheit abgewehrt, sondern auch schon bestehende natürliche Infektionsherde günstig beeinflußt werden. Die wiederholten Impfstoffgaben führen zunächst bei dem weitaus größten Teil (70—95%) der Impflinge zur Entwicklung einer Tuberkulinallergie, dann aber zur Desensibilisierung, und zwar auch bei Individuen, die vor der Impfung infolge natürlicher Infektion tuberkulinpositiv reagiert haben. Im Stadium der Desensibilisierung soll nach Ansicht der brasilianischen Schule die Immunität besonders hoch sein. Gestützt wird diese Auffassung nicht nur durch Tierexperimente (s. S. 319) sondern vor allem durch die erstaunlich niedrige Tuberkulosemorbidität und -mortalität von Säuglingen und Kleinkindern aus tuberkulösem Milieu, über die ROSEMBERG (1954), BUDIANSKY (1956) und DE ASSIS (1957) berichtet haben. Andererseits liegen auch völlig negative Ergebnisse vor (IBIANPINA u. CHEDID 1958), die aber von DE ASSIS (1959) auf methodische Unzulänglichkeiten bei der Impfung zurückgeführt werden.

Im einzelnen wird folgendes Vorgehen empfohlen (DE ASSIS 1957): Bei fehlendem Kontakt mit Tuberkulösen erhalten Neugeborene eine einmalige Dosis von 100 mg BCG in den ersten Tagen nach der Geburt (evtl. während der ersten sechs Lebensmonate) und dann im zweiten, sechsten und zwölften Lebensjahr jeweils einmal 200 mg; ältere Kinder und Erwachsene erhalten eine einmalige Dosis von 200 mg und werden alle sechs Jahre in gleicher Weise nachgeimpft. Wenn Kontakt mit Tuberkulosekranken besteht, erhalten

Neugeborene sechsmal in Abständen von einem Monat je 100 mg und dann mit sechs und zwölf Jahren jeweils sechsmal in vierzehntägigen Abständen je 200 mg, wenn die Infektionsquelle noch vorhanden ist; älteren, exponierten Personen werden sechsmal 200 mg im Abstand von vierzehn Tagen verabreicht; die Wiederholung nach dem gleichen Schema erfolgt alle sechs Jahre, solange Ansteckungsgefahr besteht. Diese Impfungen werden unabhängig vom Ausfall der Tuberkulinprobe, auf die auch verzichtet werden kann, vorgenommen. Die Einnahme des Impfstoffes muß unbedingt nüchtern erfolgen, da sonst die Resorption der Keime nicht gewährleistet ist; unmittelbar nachher wird etwas Wasser gereicht.

Außerhalb Brasiliens hat die Methode bisher wenig Anhänger gefunden. In den letzten Jahren wurde sie von mehreren französischen Autoren in Frankreich und Afrika (Marokko, Senegal) angewendet und besonders empfohlen für Entwicklungsländer mit mangelhaften hygienischen und organisatorischen Einrichtungen, in denen die parenteralen Impfverfahren nicht in ausreichendem Umfang durchgeführt werden können. Nach ihren Erfahrungen ist nur bei Kindern unter zwei Jahren, nicht aber bei älteren Kindern und Erwachsenen ein befriedigender Prozentsatz (90%) von Tuberkulinreagenten zu erreichen. Ein gewisser Nachteil ist, daß für Massenimpfungen außerordentlich große Impfstoffmengen benötigt werden. Bezüglich weiterer Einzelheiten sei auf die Arbeiten von FOURESTIER et al. (1960), BERNARD (1961) und FOURESTIER (1961) verwiesen.

4. Die parenterale BCG-Impfung

a) Die intrakutane Technik. Die subkutane BCG-Impfung, die zuerst von WEILL-HALLÉE und TURPIN (1925) bei Kindern und von HEIMBECK (1928) bei Erwachsenen durchgeführt wurde, konnte sich nicht durchsetzen, weil sie allzu häufig Komplikationen in Form von Ulcerationen und Lymphknotenabszessen zur Folge hatte (JACOBSSON 1955 u. a.).

Der entscheidende Fortschritt für die weltweite Verbreitung der BCG-Impfung war die Einführung der *intracutanen Impfung* durch WALLGREN (1928). Sie ist heute die am meisten angewendete Methode und wird sowohl von der Weltgesundheitsorganisation für die Massenimpfungen der ITC (International Tuberculosis Campaign) (HOLM 1950) als auch vom DEUTSCHEN ZENTRALKOMITEE ZUR BEKÄMPFUNG DER TUBERKULOSE (1960) in erster Linie empfohlen.

Die Impfung soll, wenn irgend möglich, unmittelbar nach dem Ablesen der letzten Tuberkulinreaktion erfolgen, und zwar entweder im oberen Drittel der Außenseite des linken Oberschenkels oder in der Mitte der Regio deltoidea des linken Oberarmes.

Der *Impfstoff* ist bis zum Gebrauch im Kühlschrank ($+4°$ bis $+6°C$) aufzubewahren und muß vor direkter Sonnenbestrahlung, sehr hellem Tageslicht und Wärmeeinwirkung geschützt werden. Die *Trockenimpfstoffe* werden in der vorgeschriebenen Menge Lösungsmittel oder physiologischer Kochsalzlösung unter leichtem Schwenken aufgelöst und dann mit der Injektionsspritze durch zwei- bis dreimaliges Aufziehen und Wiederausspritzen homogenisiert. Die so zubereitete Suspension muß noch am gleichen Tage verwendet werden. Bei *flüssigen Impfstoffen* ist das vom Hersteller angegebene Verfallsdatum zu beachten. Unmittelbar vor der Injektion muß der Impfstoff nochmals gut geschüttelt oder mit der Spritze homogenisiert werden, um eine gleichmäßige Dosierung zu gewährleisten.

Die nur für die BCG-Impfung zu verwendenden *Spritzen* und *Kanülen* (Nr. 18 oder 20) sind wie die zur Tuberkulinprüfung gebrauchten zu sterilisieren. Kanülen aus Platin-Iridium können auch durch Ausglühen nach jeder Impfung sterilisiert werden; zur Abkühlung der Nadel ist dann vor der Injektion ein Tropfen des Impfstoffes abzuspritzen. Bei der Reinigung und Sterilisation dürfen Alkohol oder andere Desinfektionsmittel nicht verwendet werden, um eine Schädigung der Keime zu vermeiden. Nach einer Sterilisation des Intrumentariums durch Kochen in Formalinwasser, die nur als Notbehelf in Frage kommt, muß die Kochflüssigkeit durch mehrmaliges Durchspritzen mit sterilem Wasser oder steriler Kochsalzlösung sorgfältig entfernt werden.

Brauchbar für die intracutane Injektion sind nur 1 ml-Spritzen mit exakter Graduierung, gutem Kolbenschluß und dicht sitzender Kanüle. Die Dichtigkeit wird zweckmäßig von Zeit zu Zeit vor der Sterilisation geprüft, indem man auf die mit Wasser gefüllte Spritze eine Kanüle aufsetzt und diese etwa $1/2$ cm tief in einen Gummistopfen einsticht; auch durch kräftigen Druck auf den Spritzenstempel darf sich dann weder am Kanülenansatz noch hinter dem Kolben Flüssigkeit auspressen lassen.

Die *Injektion* erfolgt nach Reinigung der Haut mit 70—80%igem Äthylalkohol oder 60%igem Propylalkohol *streng intracutan*. Dazu wird die Haut durch Umfassen der Extremität mit der einen Hand straff gespannt und mit der anderen Hand die Kanüle langsam in einem ganz flachen Winkel zur Oberfläche eingestochen; dabei soll die Öffnung der Kanüle nach oben zeigen und die Kanülenspitze in der Haut sichtbar sein. Wurde versehentlich zu tief eingestochen, so ist die Kanüle sofort herauszuziehen und an anderer Stelle erneut einzustechen. Wenn die Kanüle richtig liegt, werden langsam 0,1 ml injiziert, wobei eine

helle Quaddel von etwa 8 mm Durchmesser
entsteht. Ein Verband ist nicht notwendig.

b) Die Multipunktur-Technik. Um die
Häufigkeit von Ulcerationen an der Impfstelle
und von Lymphknotenabszessen weiter herabzusetzen, entwickelte ROSENTHAL 1937 die
Multipunktur-Technik (ROSENTHAL 1939). Dabei werden 30—40 Nadelstiche durch den auf
die Haut aufgebrachten, konzentrierten BCG-
Impfstoff (20 mg BCG/ml) in die Epidermis
gemacht. Das zunächst mit einer einfachen
Nähnadel ausgeführte Verfahren wurde von
BIRKHAUG und von ROSENTHAL später mehrfach verbessert (Lit. s. BIRKHAUG 1957) durch
die Entwicklung von Spezialinstrumenten, die
eine Metallplatte mit 40 bzw. 36 Spitzen
tragen und damit die gleichzeitige Anbringung
der Einstiche in gewünschter Tiefe (1 bis
3 mm) ermöglichen. Die Nadelplatten können
in üblicher Weise sterilisiert und mehrfach
benutzt werden. Vor dem Auftragen des
Impfstoffes wird die Haut mit Aceton gereinigt; nach dem Aufdrücken der Nadelplatte
soll der Impfstoff einige Minuten eintrocknen;
ein Verband erübrigt sich. Die Impfstelle darf
24 Stunden nicht gewaschen werden. Für die
Impfung junger Kinder eignet sich die Methode
nicht (SPIESS 1958). Die Konversionsrate nach
der Multipunktur fand GRIFFITH (1959) etwas
niedriger als nach der intracutanen Impfung;
andere Autoren (Lit. b. BIRKHAUG 1957) berichteten jedoch über sehr günstige Ergebnisse,
so daß die beiden Methoden bezüglich ihrer
Wirksamkeit wohl als annähernd gleichwertig
angesehen werden können.

c) Die Skarifikationstechnik.

Bei dieser Methode (NÈGRE u. BRETEY 1942)
werden nach Reinigung der Haut mit Aceton
3 bis 4 Tropfen eines konzentrierten BCG-Impfstoffes
(75 mg/ml) im Abstand von 1,5 bis 2 cm aufgetragen
und mit einer Impflanzette durch jeden Tropfen
zwei oberflächliche Impfschnitte von 1 bis 1,5 cm
Länge gemacht. Diese sollen gerade einige winzige
Blutströpfchen hervorrufen; stärkere Blutungen
müssen vermieden werden. Der Impfstoff soll etwa
15 Minuten eintrocknen, dann wird die Impfstelle
mit einem dünnen mit BCG-Impfstoff getränkten
Gazestreifen bedeckt und dieser mit Heftpflaster
befestigt. Der Verband kann nach 24 Stunden entfernt werden. Das Verfahren ist wegen des größeren
Zeitaufwandes für Massenimpfungen weniger geeignet
als das andere und hat außerhalb Frankreichs kaum
Anhänger gefunden. Unerwünschte Lokalreaktionen
sollen seltener sein als bei allen anderen parenteralen
Methoden; die Konversionsrate ist etwa ebenso hoch

wie bei der Multipunkturtechnik (Lit. b. v. DEINSE
u. GRIESBACH 1954, BIRKHAUG 1957).

5. Die Kontrolle des Impferfolges

Es ist wünschenswert nach jeder BCG-
Impfung, den Erfolg mittels einer Tuberkulinprobe oder eines BCG-Testes zu kontrollieren.
Die Methodik ist dabei dieselbe wie bei der
Tuberkulinprüfung vor der Impfung. Die
Nachuntersuchung erfolgt am besten drei bis
vier Monate nach der Impfung. Zu diesem
Zeitpunkt reagieren bei guter Impftechnik
90—100% der Impflinge positiv auf eine percutane oder intracutane Tuberkulinprobe mit
10 TE (USTVEDT 1950 u. v. a.). Bei negativer
Percutanreaktion kann gleich mit 100 TE
weiter getestet werden. Fällt auch diese Probe
negativ aus, so ist die Prüfung mit 1000 TE
oder mit dem BCG-Test und bei negativem
Ausfall die Revaccination vorzunehmen.

Wenn bei Massenimpfungen die Tuberkulinprüfung nach der Impfung nicht bei allen Impflingen
durchführbar ist, sollten wenigstens größere Stichproben klären, ob Impfstoff und Impftechnik einwandfrei waren. Bei unbefriedigendem Ergebnis dieser
Stichproben ist eine Wiederholung der Impfaktion
zu erwägen.

Unerläßlich ist die Kontrolle des Impferfolges bei Kindern aus tuberkulösem Milieu,
bevor die Isolierung aufgehoben wird und bei
Erwachsenen, die im Gesundheitsdienst tätig
sind oder in Sammelunterkünften leben.

V. Die Klinik der BCG-Impfung
1. Die normale Impfreaktion

Die intracutane BCG-Impfung führt bei
vorher nicht infizierten Personen zu einem
Primärkomplex und anschließender Ausbrei-
tung der Keime in die meisten Organe des
Körpers, wie aus Obduktionsbefunden von
GORMSEN (1956) hervorgeht.

Er hatte Gelegenheit, bei 31 BCG-geimpften
Personen, die zwischen einem Monat und zwölf
Jahren nach der Impfung an unbekannten Ursachen,
Unfällen oder akuten Infektionen des Respirationstraktes gestorben waren, alle Organe eingehend zu
untersuchen. Typische Epitheloidzell-Granulome fanden sich am Ort der Impfung, in den regionalen
Lymphknoten, den Mediastinallymphknoten, den
Lungen, der Leber, der Milz und den Nieren, zweifel-
hafte Veränderungen in den Knochen und im Herz.
Eindeutige Granulome wurden bis zu vierzig Monaten
und verdächtige Herde bis zu vier oder fünf Jahren
nach der Impfung gefunden. Da säurefeste Bakterien
in den Granulomen nicht nachgewiesen wurden,
fehlt der letzte Beweis dafür, daß es sich um tuber-

kulöse Veränderungen handelte. Gormsen betont aber, daß er entsprechende Veränderungen bei ungeimpften Personen nur bei Vorliegen einer Miliartuberkulose gesehen hat, und daß bei den geschilderten Fällen keinerlei Anhaltspunkte für eine natürliche Tuberkuloseinfektion, für eine Sarkoidose oder eine andere Granulomatose gefunden werden konnten.

Bei Autopsien von 104 im Alter von 9 Tagen bis eineinhalb Jahren an den verschiedensten nicht tuberkulösen Krankheiten verstorbenen Kindern, die als Neugeborene *oral* BCG geimpft worden waren, erhob Kostitch-Joksitch (1955) folgende Befunde: An der Darmschleimhaut ließen sich weder makroskopisch noch mikroskopisch Veränderungen nachweisen; die Mesenteriallymphknoten waren dagegen häufig vergrößert und gelegentlich verkäst; histologisch zeigten sich Anhäufungen von lymphoiden und epitheloiden Zellen sowie einzelnen Riesenzellen; die Veränderungen erreichten zwischen dem vierten und sechsten Monat nach der Impfung ihren Höhepunkt und bildeten sich dann langsam zurück. Diese Feststellungen stimmen gut überein mit früher von anderen Autoren unter ähnlichen Bedingungen gewonnenen Untersuchungsergebnissen (Lit. s. de Assis 1957).

Klinisch erkennbare Zeichen treten nach der *oralen Impfung* normalerweise nicht auf. Nach der *intracutanen Impfung* verschwindet die gesetzte Quaddel innerhalb einer halben Stunde. Gelegentlich bleibt einige Tage eine geringe Rötung sichtbar. In zwei bis vier Wochen entwickelt sich dann an der Impfstelle eine knötchenförmige Infiltration von roter bis blauroter Farbe, die ihr Maximum etwa vier bis sechs Wochen nach der Impfung erreicht. Ihr Durchmesser soll 10 mm nicht überschreiten. Häufig entsteht im Zentrum der Infiltration eine kleine Einschmelzung, die entweder unter Eintrocknung und Schorfbildung abheilt oder zu einer oberflächlichen Ulceration mit eitriger Absonderung führt. Längstens vier Monate nach der Impfung soll das Ulcus unter Hinterlassung einer flachen Narbe abgeheilt sein. Die regionalen Lymphknoten können etwas anschwellen, sollen aber nicht erweichen oder mit der darüberliegenden Haut verbacken. Nur ausnahmsweise kommt es drei bis vier Wochen nach der Impfung zu einer zehn bis vierzehn Tage dauernden Temperaturerhöhung bis etwa 38 °C.

Nach der *Multipunktur* verschwindet die traumatische Schwellung an der Impfstelle nach einigen Tagen, und die Haut erscheint völlig normal. Nach etwa zwei bis vier Wochen erscheinen kleine rote Knötchen; die darunter liegende Haut ist meist etwas induriert. Die Knötchen erreichen ihr Maximum in ungefähr einem Monat und haben dann einen Durchmesser von 2—3 mm und eine Höhe von 1—2 mm. Sie heilen in der Regel im Laufe von sechs bis zwölf Wochen unter Abschuppung, ohne Narben zu hinterlassen. Nach zu tiefer Stichelung kann es zu punktförmigen Blutungen und später zum Konfluieren der Knötchen kommen.

Die *Skarifikation* führt zu ähnlichen Reaktionen wie die Multipunktur. Statt der multiplen Knötchen kommt es zu wallartigen Erhebungen im Bereich der Impfschnitte. Sie erreichen ihr Maximum nach etwa 3 Wochen und bilden sich im Laufe von weiteren 4—6 Wochen wieder zurück.

Ulcerationen und Lymphknotenschwellungen sind nach der Multipunktur und der Skarifikation seltener als nach der intracutanen Impfung (Lit. s. Birkhaug 1957).

2. Die Komplikationen der BCG-Impfung

Alle Impffolgen, welche über die im vorigen Abschnitt geschilderten Reaktionen hinausgehen, sind als Komplikationen anzusehen. Sie können entweder *lokal* im Bereich des BCG-Primär-Komplexes oder *außerhalb* von diesem in Erscheinung treten. Dabei ist zu unterscheiden zwischen *spezifischen*, durch den BCG selbst verursachten Komplikationen und *unspezifischen* Veränderungen, wie sie auch nach anderen Impfungen beobachtet werden. Ausführliche Zusammenstellungen über die bisher beschriebenen Komplikationen finden sich bei Ustvedt (1950 b, c), Genz (1951), Kleinschmidt (1953), Horwitz u. Meyer (1957), Weingärtner (1957) sowie Kuske (1961).

Da sich die BCG-Impfreaktion über einen sehr langen Zeitraum erstreckt, ist die Wahrscheinlichkeit eines zufälligen zeitlichen Zusammentreffens mit Gesundheitsstörungen aller Art größer als bei anderen Schutzimpfungen; handelt es sich dabei um Krankheiten mit ungeklärter Ätiologie, so wird eine vorausgegangene BCG-Impfung deshalb besonders leicht zur Befriedigung des Kausalbedürfnisses herangezogen. Um die Impfung unnötig in Mißkredit zu bringen und um andererseits tatsächliche Impfschäden möglichst vollständig zu erfassen, sollten alle Krankheitserscheinungen, die von den Impflingen, ihren Angehörigen oder den behandelnden Ärzten mit der Impfung in Zusammenhang gebracht werden, der sorgfältigen klinischen, bakteriologischen und pathologisch-anatomischen Klärung durch erfahrene Sachverständige zugeführt werden. Die bereits erwähnten Richtlinien des Deutschen Zentralkomitees zur Bekämpfung der Tuberkulose fordern deshalb in diesen Fällen die unverzügliche Meldung an das zuständige Gesundheitsamt; in anderen Ländern gelten entsprechende Regelungen, z. T. auf gesetzlicher Grundlage (GRIESBACH 1954).

Das Vorliegen einer *spezifischen Komplikation* kann nur dann als eindeutig erwiesen gelten, wenn die Veränderungen *klinisch beziehungsweise pathologisch-anatomisch charakteristisch* sind *oder* in unmittelbarem *örtlichen Zusammenhang mit der Impfstelle* stehen, *und* in ihnen *Tbb mit den Eigenschaften der BCG* durch bakteriologische Untersuchungen nach-

Tabelle 2. *Häufigkeit von Impfgeschwüren über 10 mm Durchmesser nach intracutaner BCG-Impfung nach Literaturangaben*

Autor	BCG-Impfaktion in	Zahl der Impflinge	Zeitpunkt der Nachuntersuchung	Zahl der Impfgeschwüre in %
USTVEDT (1950b)	Polen	6109	6—14 Wochen	0,23
,,	Deutschland	9295	,,	0,3
,,	,,	17225	,,	0,5
,,	,,	9618	,,	2,0
,,	„anderen Ländern"	4547	,,	0,67
,,	Genua	6290	11—20 Wochen	0,05
,,	Wien	4154	3—6 Monate	0,12
,,	Rom	1213	6 Monate	0,08
,,	Bialystok	1777	,,	0,56
,,	Zagreb	1498	,,	0,00
GENZ (1951)	Berlin	100000	1—12 Wochen	0,1
KÖNIG u. SCHULZE (1953)	Nordrhein-Westfalen	147728	ca. 12 Wochen	9,9
SCHREUS u. DÖRNER (1954)	Bundesrepublik	6774	10 Wochen	7,5
PUNTIGAM (1954)	Österreich	700000	gemeldete Fälle	0,0004
BAUMANN (1956)	Schweiz	6000		0,43

gewiesen sind. Fehlt bei klinisch oder pathologisch-anatomisch typischem Befund der bakteriologische Nachweis des BCG, oder sind zwar BCG vorhanden, die Veränderungen aber uncharakteristisch, so ist die Diagnose zweifelhaft, weil einerseits bei von der Impfstelle entfernten Herden mit einer Infektion durch virulente Tbb gerechnet werden muß, sei diese nun vor oder nach der Impfung erfolgt, und weil andererseits die verimpften Keime unter Umständen auch in nicht tuberkulösen Veränderungen gefunden werden können (HORWITZ u. MEYER 1957).

Unter den *lokalen Komplikationen* sind *Impfulcera* von mehr als 10 mm Durchmesser oder länger als 4 Monate dauernde Sekretion aus diesen weitaus am häufigsten. Die Zahlenangaben über die Frequenz großer Ulcera schwanken allerdings in dem weiten Bereich von 0,0004 bis 10%, wie die Tab. 2 zeigt.

Diese großen Differenzen sind zurückzuführen auf Unterschiede der Impftechnik, der verwendeten Impfstoffe, der Tuberkulinvorprüfung, des Alters der Impflinge sowie des Zeitpunktes und der Vollständigkeit der Nachkontrollen. Erhöht wird die Rate durch Verwendung von Impfstoffen mit stärkerer „Restvirulenz" bzw. größerem Gehalt an lebenden Keimen, durch ungenügend feine Suspension des Impfstoffes, durch subcutane statt intracutaner Injektion und durch die Zunahme von KOCH-Phänomenen bei unzureichender Tuberkulintestung; ferner nimmt der Anteil der großen Lokalreaktionen vom Säuglingsalter bis etwa zum 9. bis 11. Lebensjahr zu, dann sinkt er wieder etwas ab (TÖRNELL 1947, LUTTERBERG 1957, SPIESS 1958 u. a.).

Stärkere Reaktionen der regionalen Lymphknoten werden ebenfalls in sehr unterschiedlicher Häufigkeit beobachtet. In Tab. 3 sind einige Angaben über das Vorkommen von Lymphknotenabszessen nach intracutaner BCG-Impfung aus dem Schrifttum zusammengestellt. Sie variieren in einem Bereich von etwa 3:1000000 bis über 20%. Die Ursachen für diese großen Diskrepanzen sind weitgehend dieselben wie die für die Frequenz der Ulcerationen genannten. Auffallend ist die vor allem aus Frankreich, Holland, Dänemark und England berichtete Häufung der Lymphknotenabszesse im Säuglings- und Kleinkindesalter, die den in Deutschland gemachten Erfahrungen durchaus widerspricht (SPIESS 1958). Sie gibt einen Hinweis auf die große Bedeutung der natürlichen Resistenz für das Ausmaß der Impfreaktion. Im gleichen Sinne dürfte die Beobachtung von MANDE (1957) zu deuten sein, der bei gleicher Impftechnik und Verwendung desselben Impfstoffes in Nordafrika wesentlich häufiger Lymphadenitiden fand als in Frankreich. Im übrigen spielen wohl die Herkunft und die Dosis des Impfstoffes die wesentlichste Rolle; so führt z. B. der schwedische — auch

Frequenz der lokalen Komplikationen bei der Multipunktur- oder Skarifikationstechnik deutlich geringer als bei der intracutanen Impfung; ihre Anwendung ist deshalb besonders für ältere Kinder zu empfehlen.

Nach der oralen BCG-Gabe kann es ebenfalls zu regionalen Lymphadenitiden kommen;

Tabelle 3. *Häufigkeit von Abszessen der regionalen Lymphknoten nach intracutaner BCG-Impfung*

Autor	BCG-Impfaktion in	Zahl der Impflinge	Dosis mg BCG oder Keimzahl pro ml	Alter der Impflinge	Zahl der Lymph-knoten-abszesse in %
USTVEDT (1950 b)	„mehreren Ländern"	62000	0,05	0—18 Jahre	0,03
	Polen	8104	0,05	0—18 Jahre	0,075
	Deutschland	40265	0,05	0—18 Jahre	0,027
		38000	0,05	0—18 Jahre	0,0026
DAELEN (1950)	Hessen	162865	0,05	3—18 Jahre	0,014
KÖNIG u. SCHULZE (1953)	Nordrhein-Westfalen	600000	0,05	0—25 Jahre	0,0027
PUNTIGAM (1954)	Österreich	700000	0,05	alle Altersstufen	0,0003
VISKUM u. JENSEN (1955)	Dänemark	488	0,075	6—24 Monate	5,12
		537	?	—3 Jahre	3,17
		596	?	—4 Jahre	2,35
		1906	?	—7 Jahre	0,786
GULD et al. (1955)	England	1513	0,15 0,075 0,038	Neu-geborene	25,0 10,0 5,0
BAUMANN (1956)	Schweiz	35207 7486	8 Mill/ml 10 Mill/ml	alle Altersstufen	0,07 0,85
MANDE (1957)	Frankreich Nordafrika	182000 54608	0,075 0,075	Kinder 0—21 Jahre	0,044 0,86
STOPPEL-MANN u. DRION (1958)	Holland	674 577 357	2×0,033 2×0,016 2×0,010	Neu-geborene	26,6 7,1 3,1
HALL (1959)	England	3488	?	Kinder über 3 Monate	11,2

in Deutschland verwendete Stamm — sehr viel seltener zu Komplikationen als der dänische; und in der Tschechoslowakei wurde die Häufigkeit der lokalen Komplikationen durch Veränderung des zur Impfherstellung verwendeten Nährbodens von 0,36% auf 0,03% herabgesetzt (ŠULA u. GALLIOVA 1962).

Nach BIRKHAUG (1957), LUTTERBERG (1957) und zahlreichen anderen Erfahrungen ist die

sichtbar betroffen sind dann die Halslymphknoten in einer Häufigkeit von etwa 1:25000 (v. DEINSE 1956) bis 2% (KEIZER 1952).

Nach übereinstimmender Erfahrung aller genannten Autoren sind nicht nur die Ulcerationen, sondern auch die Lymphknotenabszesse besonders häufig bei Personen, die mit einem KOCH-Phänomen auf die Impfung reagierten, also schon vorher infiziert waren; letzteres ist besonders bemerkenswert, weil nach der klassischen Beschreibung von KOCH (1891) die Lymphknoten bei der Superinfektion nicht beteiligt sein sollen (s. auch S. 318).

Sehr viel seltener als Ulcerationen oder Lymphknotenabszesse, aber auch sehr viel schwerer wiegend ist die Entwicklung eines *Scrofuloderms* oder eines *Lupus vulgaris* an der Impfstelle.

Letzterer wurde nach der Übersicht von HORWITZ und MEYER (1957) bis 1956 38mal als Folge der BCG-Impfung in derWeltliteratur beschrieben; seither wurden einige weitere Fälle publiziert (PIETRZYKOWSKA u. SZYMCZYK 1957, MERCIER et al. 1958, BOULLE et al. 1959, RODOVSKY 1961, LONGHIN u. ANTONESCU 1961). Die Gesamtzahl der bekannt gewordenen Fälle beträgt damit rund 50; im Vergleich zu den weit über 100 Millionen Impfungen, die bis heute in aller Welt durchgeführt wurden (KLEINSCHMIDT 1961, WALLGREN 1961), handelt es sich also um ausgesprochen seltene Ereignisse, selbst wenn man unterstellt, daß einige vielleicht nicht veröffentlicht wurden. Die Beobachtungen stammen alle aus Europa, und zwar je 14 aus Dänemark und der Tschechoslowakei, der Rest aus Norwegen, England, Frankreich, Polen, Rumänien und Deutschland. Das Alter der Betroffenen lag zwischen 18 Monaten und 54 Jahren; das Intervall zwischen der BCG-Impfung und der Diagnose betrug wenige Monate bis drei Jahre, im Durchschnitt etwa ein Jahr. In der Mehrzahl der Fälle entwickelte sich der Lupus an der Impfstelle, einige Male jedoch auch im Bereich einer Lymphknotenperforation. Bei mindestens zehn der Erkrankten war ein KOCH-Phänomen vorausgegangen; ein weiterer Hinweis auf die Notwendigkeit sorgfältiger Tuberkulinvorprüfungen. Die Veränderungen sprachen im allgemeinen gut auf die übliche Behandlung an; einmal kam es jedoch zusätzlich zu Skeletherden (IMERSLUND u. JONSEN 1954) und bei einem anderen Kind entwickelten sich ein Lupus am anderen Arm, generalisierte Tuberkulide und Lungeninfiltrate (LOMHOLT 1946, JONSEN 1948).

Die Therapie der lokalen Komplikationen richtet sich nach ihrer Ausdehnung. Bei kleineren Ulcera genügt ein steriler, trockener, luftdurchlässiger Verband, der häufig gewechselt wird. Größere Geschwüre und solche, die nicht innerhalb von 12 Wochen abheilen,

werden nach Abdecken der Umgebung durch Zinkpaste am besten mit Conteben-, PAS- oder INH-Puder behandelt. Auch die lokale Anwendung von Vigantol oder Ultraviolettlicht hat sich bewährt. MANDE (1957) empfiehlt darüberhinaus noch Hydrocortisonsalbe.

Eingeschmolzene Lymphknoten heilen häufig ab, wenn sie nach der Spontanperforation einfach ausgedrückt werden (HALL 1959 u. a.); besser ist es wohl, sie operativ zu entfernen BAUMANN 1956, WISSLER 1958, DEUTSCHES ZENTRALKOMITEE ZUR BEKÄMPFUNG DER TUBERKULOSE (1960).

Ein Lupus sollte stets in einer Fachklinik behandelt werden, und zwar mit INH, Vitamin D und Ultraviolettlicht.

Komplikationen außerhalb des BCG-Primärkomplexes infolge der Ausbreitung der Keime im Organismus sind noch seltener als übermäßige Lokalreaktionen; es ist allerdings bei ihnen auch sehr viel schwieriger, den Kausalzusammenhang mit der Impfung zu beweisen. Dies gilt insbesondere für alle die Erkrankungsformen, die günstig verlaufen, und bei denen die verdächtigen Herde einer histologischen und bakteriologischen Untersuchung nicht zugänglich sind.

Von *Hautveränderungen* abseits der Impfstelle, die mit der Impfung in Zusammenhang gebracht wurden, sind zu erwähnen *disseminierte Tuberkulide* (DE BRUYNE et al. 1953, JØRGENSEN u. HORWITZ 1956) sowie das *Erythema nodosum* (GENZ 1951, PUNTIGAM 1954 u. a.). Der Zusammenhang des letzteren mit der Impfung ist theoretisch durchaus möglich; in keinem der beschriebenen Fälle läßt sich aber eine virulente, vor oder nach der Impfung stattgehabte Infektion ausschließen; in einigen ist sie durch das Auftreten eines KOCH-Phänomens erwiesen. Außerdem ist stets auch an andere Ursachen (Streptokokkeninfektionen, Sulfonamidbehandlung zu denken (USTVEDT 1950c, KLEINSCHMIDT 1953 u. a.).

Am *Auge* sind sowohl nach Tuberkulinprüfung als auch nach BCG-Impfung Veränderungen mehrfach beschrieben worden (D'AMATO 1951, FRANDSEN 1953, KLEINSCHMIDT 1953, PUNTIGAM 1954, RENARD et al. 1958). Es handelt sich dabei um Ceratitis phlyctaenulosa, Episcleritis, Periphlebitis retinae und Chorioiditis, die besonders bei Jugendlichen und Kindern über zehn Jahren auftraten. Auch bei diesen Erkrankungen dürfte ein erheblicher Teil der Erkrankten bereits vor der Impfung virulent infiziert gewesen sein. Die Prognose ist in der Regel günstig.

Ganz vereinzelt wurden *Skeletaffektionen* beobachtet, deren Zusammenhang mit der Impfung durch den Nachweis von BCG und durch histologische Untersuchung des befallenen Gewebes gesichert ist. HORWITZ und MEYER (1957) erwähnen außer den tödlich verlaufenen Generalisationen, die später besprochen werden, insgesamt vier derartige Fälle, die alle in Dänemark auftraten; über zwei weitere berichteten HARALDSSON (1959) sowie VIRTANEN und LINDGREN (1962).

Besonders schwierig zu beurteilen ist die Stichhaltigkeit der zahlreichen Mitteilungen über *Lungenveränderungen* nach BCG-Impfung (USTVEDT 1950c, KLEINSCHMIDT 1953, PUNTIGAM 1954, WISSLER 1958), weil es eine Vielzahl von unspezifischen Lungenerkrankungen gibt, die weder klinisch noch röntgenologisch von den in Frage kommenden Tuberkuloseformen unterschieden werden können, und weil der bakteriologische Nachweis der BCG in den meisten Fällen von vornherein unmöglich erscheint. Flüchtige miliare Streuungen sind im Einzelfall wohl als Folge der Impfung anzuerkennen, besonders wenn es ohne therapeutische Maßnahmen später zu miliaren Verkalkungen kommt, wie das nach der Aspiration des Impfstoffes bei der oralen Impfung Neugeborener von CLARIANA-VIVES et al. (1960) beschrieben wurde. Dagegen kommen Vergrößerungen der Hiluslymphknoten so häufig auf Grund anderer Ursachen vor, daß der Zusammenhang mit der Impfung stets äußerst zweifelhaft bleibt.

Auch die Frage, ob eine *Sarkoidose* (Morbus BESNIER-BOECK-SCHAUMANN) in ursächlichem Zusammenhang mit der BCG-Impfung stehen kann, wurde in den letzten Jahren mehrfach erörtert. PFISTERER et al. (1954), BIRKHÄUSER (1957), FRIED u. GENZ (1958), ELLMANN u. ANDREWS (1959) u. a. konnten eine größere Zahl von Patienten beobachten, bei denen in einem Abstand von einigen Monaten bis zu mehreren Jahren von der BCG-Impfung eine typische Sarkoidose festgestellt wurde. Schon die Meinungen über die Ursache dieser Krankheit bei Ungeimpften gehen weit auseinander; und so hängt es vorwiegend von der jeweiligen Auffassung ab, ob man die nach einer BCG-Impfung aufgetretenen Sarkoidosen als Zufallsbefund, als durch die Impfung provozierte Krankheit anderer Ursache, als durch die Impfung modifizierte, virulente Tuberkulose-

infektion oder als durch den BCG hervorgerufene Veränderung ansehen will (WALLGREN 1961).

Alle bisher genannten Komplikationen der BCG-Impfung können zwar sehr lästig und langwierig sein, verlaufen letztlich aber gutartig und belasten deshalb die Impfung nur wenig. Um so größeres Aufsehen erregten in der ganzen Welt die ersten Berichte über *tödlich endende BCG-Generalisationen* aus Skandinavien.

Bei dem ersten, von HOLLSTRÖM und HARD (1953) beschriebenen Fall handelte es sich um ein Mädchen, das 1951 wenige Tage nach der Geburt am Oberschenkel intracutan geimpft worden war. Sechs Monate später entwickelte sich in der Leistenbeuge eine Lymphknotenschwellung, die inzidiert wurde; danach kam es zu einer großen Ulceration an dieser Stelle. Im Alter von 9 Monaten wurde das Kind in sehr elendem Zustand stationär aufgenommen. Trotz Therapie mit Streptomycin und PAS breitete sich der Prozeß auch auf andere periphere Lymphknoten aus; sie schwollen an, abszedierten und fistelten. Im Alter von 15 Monaten starb das Kind schließlich in kachektischem Zustand. Die Autopsie ergab generalisierte Lymphknotenschwellungen, z. T. mit käsiger Nekrose und multiple Abszesse in fast allen Organen. Mikroskopisch fanden sich sowohl unspezifische Veränderungen als auch Epitheloidzellformationen ohne Verkäsung, die zahlreiche säurefeste Stäbchen enthielten. Die aus der zuerst aufgetretenen Ulceration isolierten Keime zeigten bakteriologisch alle Eigenschaften des BCG.

MEYER und JENSEN (1954) berichteten über einen früher gesunden Jungen ohne bekannte Tuberkulose-Exposition, der 1950 im Alter von sieben Jahren geimpft worden war. Einen Monat später entstanden ein großer regionaler Lymphknotenabszeß und geringe generalisierte Lymphknotenschwellungen. Das Allgemeinbefinden war beeinträchtigt, die Temperatur stieg an. Sechs Monate nach Beginn der Erscheinungen wurde er in ein Sanatorium aufgenommen und mit Streptomycin und PAS behandelt. Trotzdem entwickelten sich multiple Lymphknotenabszesse, und zwei Jahre nach der Impfung starb der Bub im Zustand hochgradiger Kachexie. Bei der Obduktion fanden sich Vergrößerungen aller Lymphknoten, z. T. enormen Ausmaßes mit Nekrosen und Abszeßbildung. In den Lungen und Nieren waren makroskopisch Infiltrate und in einem Lungenlappen eine Kaverne vorhanden. Histologisch zeigten sich käsige Nekrosen mit geringer Gewebsreaktion, aber massenhaft säurefesten Bakterien. Diese erwiesen sich nach eingehender bakteriologischer Untersuchung als BCG, nachdem sie zunächst für humane Tbb gehalten worden waren.

THRAP-MEYER (1954), OEDING und HESSELBERG (1954) sowie WÅLER und OEDING (1954) konnten sehr genau einen jungen, im Alter von 19 Jahren geimpften Mann beobachten, der vor der Impfung ebenfalls gesund gewesen war, abgesehen von einer stets beschleunigten Blutkörperchensenkungsgeschwindigkeit. Etwa ein Jahr nach der Impfung entwickelte sich eine regionale, eitrige Lymphadenitis und ein weiteres Jahr später traten Abszesse an der Thoraxwand auf, derentwegen er in ein Sanatorium eingewiesen wurde. Er erhielt Streptomycin, PAS und ab 1952 auch INH.

Es entstanden jedoch neue Herde in Nieren, Lungen, Rippen, Wirbelsäule, Schlüsselbein und Femur, die schließlich 5 Jahre nach der Impfung zum Tode führten. Die Autopsie ergab vergrößerte Lymphknoten, Wirbelkaries sowie knötchenförmige, nicht genau wie Tuberkel aussehende Veränderungen in Lungen und Milz. Histologisch handelte es sich um Granulationsgewebe mit diffusen Epitheloidzell-Infiltrationen, aber ohne typische Tuberkelbildung. Die mikroskopisch bereits nachweisbaren säurefesten Keime konnten bakteriologisch als BCG identifiziert werden.

Der vierte in Skandinavien aufgetretene Todesfall nach BCG-Impfung wurde von FALKMER et al. (1955) mitgeteilt. Ein kurz nach der Geburt geimpfter Knabe zeigte sechs Monate nach der Impfung eine regionale Lymphadenitis. Vier Wochen später fing er unter Fieberanstieg an zu husten; sein Allgemeinzustand verschlechterte sich, und schließlich wurde er wegen zunehmender Atemnot ins Krankenhaus aufgenommen. Es fanden sich ausgedehnte Infiltrationen in der linken, kleinere in der rechten Lunge. Trotz Behandlung mit Penicillin, Terramycin und Streptomycin starb er innerhalb von 10 Tagen. Bei der Obduktion waren die Lungen vergrößert, derb und kaum lufthaltig. Die inguinalen, die retroperitonealen sowie die mesenterialen Lymphknoten waren vergrößert und verbacken. Ein kleiner Käseherd fand sich in der Leber. Histologisch zeigten sich in den Lungen unspezifische entzündliche Veränderungen, kleine Nekrosen, Kalkherde und verstreute Epitheloidzellen, aber keine eindeutig tuberkulösen Strukturen. Von ähnlicher Beschaffenheit war der Herd in der Leber, während in der Milz typische Epitheloidzellgranulome gefunden wurden. Die Lymphknoten waren diffus durchsetzt mit Epitheloidzellen. Säurefeste Bakterien konnten mikroskopisch in all diesen Organen nachgewiesen werden. Bakteriologische Untersuchungen an den aus Lungen und Mesenterialdrüsen gewonnenen Keimen zeigten, daß es sich um BCG handelte.

Allen diesen Fällen ist gemeinsam, daß säurefeste Bakterien abgeschwächter Virulenz, die sich bakteriologisch von BCG nicht unterscheiden ließen, in den befallenen Organen nachgewiesen werden konnten; der klinische Verlauf und die anatomischen Befunde waren sehr ähnlich, aber entsprachen nicht den gewöhnlichen Tuberkuloseformen; besonders auffallend waren die starke Beteiligung des lymphatischen Systems, die geringe oder fehlende Tuberkulinempfindlichkeit, die Therapieresistenz, die wenig ausgeprägte Tuberkelbildung, die ausgedehnten käsigen Nekrosen und die umfangreichen unspezifischen entzündlichen Veränderungen. Die Beschreibungen erinnern einerseits an die Befunde von

WEBER (1944) bei genotypisch besonders hinfälligen Meerschweinchen, andererseits an natürliche Tuberkuloseinfektionen bei Kindern mit fehlender natürlicher Resistenz, wie sie z. B. von DETMOLD et al. (1960) geschildert wurden.

Weitere Mitteilungen über BCG-Generalisationen stammen von BLUMENTHAL (1954), CALWELL (1956), DŽIENISZEWSKA-KLEPACKA und LEWICKI (1958), DVORACEK et al. (1959) sowie ARIZTIA et al. (1960); allerdings konnte nicht in allen diesen Fällen eindeutig nachgewiesen werden, daß die Erkrankungen durch BCG verursacht wurden; im übrigen glichen sie aber den oben geschilderten weitgehend. Bei der außerordentlichen Schwierigkeit, den BCG sicher von anderen Tbb mit herabgesetzter Virulenz oder von atypischen Mycobakterien zu unterscheiden, sind Superinfektionen mit solchen Erregern nie ganz auszuschließen (v. DEINSE 1956). WALLGREN (1961) hält bei acht der bekannt gewordenen Todesfälle den Zusammenhang mit der Impfung für gegeben und weist darauf hin, daß es sich mit großer Wahrscheinlichkeit um Minimalzahlen handele, da vielleicht nicht alle derartigen Erkrankungen erkannt und gemeldet worden seien.

Seitdem wurden zwei weitere tödliche BCG-Generalisationen bei Säuglingen beschrieben (GARDBORG et al. 1963, BOUTON 1963); bei beiden bestand eine zumindest zeitweilige Hypogammaglobulinämie, beim letztgenannten außerdem eine interstitielle Pneumonie.

Verglichen mit der Gesamtzahl der bis heute durchgeführten BCG-Impfungen müssen derartige Generalisationen aber außerordentlich selten sein, sonst wären sie mit Sicherheit öfter bekannt geworden, da bei vielen Massenimpfaktionen die Nachbeobachtungsmöglichkeiten doch recht gut waren. Stellt man die in Skandinavien beobachteten Todesfälle den dort vorgenommenen Impfungen gegenüber, so ergibt sich eine Rate von ungefähr 1:1 Million (HORWITZ u. MEYER 1957). Damit ist das Risiko der BCG-Impfung zwar geringer als das vieler anderer Schutzimpfungen; die früher oft vertretene Auffassung, sei sie absolut harmlos, läßt sich aber nicht mehr aufrecht erhalten.

Bei den geschilderten Fällen finden sich keinerlei Anhaltspunkte dafür, daß Besonderheiten der Impfstoffe oder der Impftechnik den tragischen Verlauf bewirkt haben könnten; ebenso fehlen anamnestische Hinweise, welche die ungewöhnliche Reaktion der Impflinge hätten erwarten lassen. Man kann deshalb nur annehmen, daß ihre natürliche Resistenz gegenüber der Infektion mit BCG — bei einigen vielleicht infolge einer Hypogammaglobulinämie — extrem niedrig war. Diese Annahme berechtigt aber nicht zu dem Schluß, die Betroffenen wären ohne Impfung einer virulenten Infektion zum Opfer gefallen, denn diese hätte, wenn überhaupt, auch in einem Zustand höherer Resistenz erfolgen können.

Zu den *unspezifischen Komplikationen* gehören in erster Linie Sekundärinfektionen mit anderen Erregern, die durch Verunreinigung des Impfstoffes bzw. des Instrumentariums, aber auch durch nachträgliches Zerkratzen des Impfknötchens oder durch Besiedelung des Impfulcus mit pathogenen Keimen zustande kommen können. Ferner wurden vereinzelt Narbenkeloide, epitheliale Cysten an der Impfstelle, urtikarielle Exantheme und Ekzeme beobachtet (JØRGENSEN u. HORWITZ 1956, STRÖDER u. ZEISEL 1951, GENZ 1951 u. a.). Sie sind im allgemeinen harmlos und durch die üblichen therapeutischen Maßnahmen gut zu beeinflussen. Narben sollten nicht aus kosmetischen Gründen entfernt werden, weil sie jahrelang Granulationsgewebe und Bakterien enthalten und deshalb für den Impfschutz von entscheidender Bedeutung sind (PUNTIGAM 1954 u. a.).

Ernster zu werten sind *unspezifische Affektionen des Zentralnervensystems*, die bei einigen Schulkindern in zeitlichem Zusammenhang mit der BCG-Impfung aufgetreten sind und Schadenersatzansprüche zur Folge hatten. Es handelte sich um *encephalitische* bzw. *encephalo-myelitische Krankheitsbilder*, die fünf Tage bis drei Wochen nach der Impfung begannen und in einem Fall zu späterer Opticusatrophie mit Erblindung, in einem anderen zu einer Querschnittsmyelitis führten, in den übrigen aber ohne Dauerschäden abheilten. Da die Ätiologie dieser Erkrankungen nicht geklärt werden konnte, erschien die ursächliche Bedeutung der BCG-Impfung mehreren erfahrenen Gutachtern nicht ganz ausgeschlossen, wenn auch wenig wahrscheinlich (KLEINSCHMIDT 1953, KÖNIG u. SCHULZE 1953). In einem Obergutachten hat das Bundesgesundheitsamt den Kausalzusammenhang schließlich bejaht, mußte die Frage, ob noch andere, sich einem Nachweis entziehende Faktoren ursäch-

lich mit im Spiele waren, allerdings offen lassen (KUSKE 1961). Im Interesse der Betroffenen sind großzügige Entscheidungen in derartigen Fällen durchaus zu begrüßen. Sie dürfen aber nicht dazu verführen, Zusammenhänge als wissenschaftlich bewiesen anzusehen, die letzten Endes aus dem Rechtsgrundsatz „in dubio pro reo" als gegeben angenommen wurden.

Außer den genannten wurden noch etliche andere unspezifische Erkrankungen von Laien und leider auch von Ärzten der BCG-Impfung zur Last gelegt; so z. B. eine akute Panmyelopathie (WOLK 1952), rheumatische Arthritiden oder Karditiden sowie enterale und pulmonale Erscheinungen. Alle diese Behauptungen hielten aber einer kritischen Nachprüfung nicht stand (WISSLER 1952, 1958 u. a.).

Alles in allem sind Komplikationen bei der BCG-Impfung selten, und zwar sowohl spezifische wie unspezifische. Ein wesentlicher Teil von ihnen läßt sich vermeiden durch die Verwendung von Impfstoffen mit relativ geringer „Restvirulenz", durch einwandfreie Impftechnik sowie durch sorgfältige Auswahl der Impflinge, d. h. insbesondere durch gewissenhafte Tuberkulinvorprüfung. Das dann noch verbleibende Risiko muß in Beziehung gesetzt werden zu der Gefahr, an Tuberkulose zu erkranken; ist diese sehr groß, kann es vernachlässigt werden (HORWITZ u. MEYER 1957, WEINGÄRTNER 1957, WALLGREN 1961, KLEINSCHMIDT 1961).

VI. Die Indikationen zur Tuberkuloseschutzimpfung
1. Massenimpfungen

Schutzimpfungen größerer Bevölkerungsgruppen sind grundsätzlich nur dann gerechtfertigt, wenn einerseits die Erkrankung, vor der geschützt werden soll, häufig und gefährlich, die Impfung andererseits aber wirksam und weitgehend ungefährlich ist. Dabei ist jeweils zu prüfen, ob die Erkrankungen nicht auf andere einfachere oder zuverlässigere Weise verhütet werden können, ob das Impfrisiko in einem vernünftigen Verhältnis zur Krankheitsgefährdung steht und ob mit der Impfung andere für die Allgemeinheit oder den einzelnen bedeutsame Nachteile verbunden sind.

Nach den vorangehenden Darlegungen ist die BCG-Impfung hinreichend wirksam, da bei gleichartiger Exposition mit einer Reduktion der Tuberkulosemorbidität um etwa 80% bei den Geimpften gegenüber tuberkulinnegativen Ungeimpften gerechnet werden kann (s. S. 326ff.);

das mit ihr verbundene Risiko kann praktisch vernachlässigt werden (s. S. 342 ff.). Damit ist für die Beantwortung der Frage, in welchem Umfang geimpft werden soll, entscheidend die Gefährdung durch die Tuberkulose. Sie wird bestimmt einmal von der jeweiligen Epidemielage, zum anderen von den Möglichkeiten zur Erfassung und Ausschaltung der Infektionsquellen sowie zur Früherkennung und Frühbehandlung der Infizierten. Da die Mortalität und die Morbidität an Tuberkulose sehr großen regionalen und zeitlichen Schwankungen unterliegen und die Voraussetzungen für die zuletzt genannten Maßnahmen zu ihrer Bekämpfung nicht in allen Ländern und unter allen Verhältnissen gleich günstig sind, lassen sich allgemein verbindliche Richtlinien für die Anwendung von BCG-Massenimpfungen nicht aufstellen. Die Indikation dazu sollte vielmehr nur nach sorgfältigem Abwägen aller Umstände für einen begrenzten Bezirk und Zeitraum bejaht oder verneint werden.

Für die *Bundesrepublik Deutschland* ergibt eine solche Analyse folgendes:[1]

Die *Tuberkulosemortalität* ging, wie in allen Industrieländern, im Laufe der letzten Jahrzehnte stetig zurück; lediglich die beiden Weltkriege bewirkten einen vorübergehenden Anstieg; danach erfolgte dann wieder ein um so stärkerer Abfall. So starben von 100000 Einwohnern aller Altersstufen im Jahre 1950 noch 39,4, im Jahre 1959 nurmehr 16,4 an Tuberkulose aller Formen. In diesem Jahrzehnt betrug der Rückgang demnach 58,9%. Für die Kinder unter 15 Jahren waren die Verhältnisse noch wesentlich günstiger; ihre Tuberkulosesterblichkeit fiel im gleichen Zeitraum von 11,9 auf 1,2/100000, d. h. um rund 90%!

Der Rückgang der *Tuberkulosemorbidität* war etwas weniger ausgeprägt; immerhin verminderte sich der Bestand der an ansteckender Tuberkulose der Atmungsorgane erkrankten Personen von 1950 bis 1959 von 303 auf 186/100000, also um 38,6%.

Tatsächlich muß die Verminderung sogar noch erheblich stärker sein, weil die Erfassung in den letzten Jahren zunehmend besser wurde, vor allem durch die in zunehmendem Umfang vorgenommenen Röntgenreihenuntersuchungen (RRU) (KEUTZER 1959, FREUDENBERG 1960).

Gleichzeitig machte auch die Bekämpfung der Rindertuberkulose ganz gewaltige Fortschritte. Während sich 1952 noch rund 40% der Rinder im Bundesgebiet als tuberkulös erwiesen, konnten 1960 bereits 93% dieser Tiere als tuberkulosefrei anerkannt werden (MEYN 1952, 1961).

---

[1] Die für die Berechnungen nötigen statistischen Daten wurden den Tuberkulose-Jahrbüchern 1951/52 (ICKERT 1953) und 1960 (KREUSER 1962) entnommen.

Diese ganz erhebliche Verminderung der menschlichen und tierischen Infektionsquellen hat sich erwartungsgemäß besonders auf die Morbidität der Kinder unter 15 Jahren ausgewirkt; sie ging von 1950 bis 1959, gemessen am Bestand der an aktiver Tuberkulose aller Formen erkrankten Kinder in Schleswig-Holstein von 1658 auf 550/100000, d. h. um 67% und in Bayern von 676 auf 314/100000, d. h. um 53,5% zurück. In Niedersachsen fiel die Zahl der Neuerkrankungen an aktiver Tuberkulose bei den unter 15jährigen in der gleichen Zeit sogar um 87%, nämlich von 848 auf 107/100000. Aus den anderen Bundesländern liegen die für diese Berechnungen nötigen Zahlen leider nicht vor; die Morbiditätsabnahme in dieser Altersstufe dürfte aber in dem genannten Jahrzehnt im ganzen Bundesgebiet mindestens 60% betragen haben.

Dementsprechend hat sich auch die Frequenz der tuberkulösen Meningitiden von rund 3 auf 1/100000, d. h. um 66% vermindert. In Bayern war die Zahl der Neuerkrankungen an Meningitis bereits seit 1953 (150) niedriger als 1939 (166) und betrug 1959 noch 101. Im letztgenannten Jahr erkrankten in der Bundesrepublik und Westberlin insgesamt 546 Personen, davon 323 Kinder unter 15 Jahren (= 59%) an dieser besonders gefürchteten Tuberkuloseform; auf die unter 5jährigen entfielen noch rund 27% der Erkrankungen.

Über die gegenwärtige Durchseuchung und ihren Rückgang in den letzten Jahren fehlen in der Bundesrepublik leider nach wie vor wirklich repräsentative Erhebungen, obwohl wir in der Tuberkulinprobe seit langem ein einfaches und recht zuverlässiges Mittel zur Feststellung der mit Tbb infizierten Personen besitzen. Aus den vorliegenden Unterlagen läßt sich aber doch entnehmen, daß sich der Prozentsatz der infizierten Kinder und Jugendlichen ganz erheblich vermindert hat. Er betrug nach Angaben im Tuberkulose-Jahrbuch 1960 (KREUSER 1962) z. B. in Nordrhein-Westfalen bei den Schulanfängern 1948 bis 1951 22,8%, 1959 bis 1961 9,2% und bei den 14- bis 15-Jährigen zur gleichen Zeit 42,2 bzw. 27,9%. In den letzten zehn Jahren ist demnach die Infektionsquote der Schulanfänger um rund 60%, die der Schulabgänger um rund 34% zurückgegangen. Die aus anderen Teilen des Bundesgebietes bekannt gewordenen Zahlen entsprechen ungefähr diesen Werten. So reagierten im Jahre 1959 von 89000 tuberkulinisierten 3-5jährigen Kindern in Baden-Württemberg 7,2% und von 5800 Schulanfängern 7,0% positiv. In Hessen wurden 10,4% der Schulanfänger und in Hannover 8% der Schulanfänger, 18,2% der 11—13-jährigen sowie 13,8% der Schulabgänger positiv befunden. Wir selbst fanden 1960 von den Patienten der Pädiatrischen Poliklinik in München bei den unter 5jährigen 3,4%, bei den 5—10jährigen 7,5% und bei den 10—15jährigen 23,8% positive Reagenten, während in den gleichen Altersklassen 1951 noch 9,4%, 31,6% bzw. 38,4% positiv reagierten. Bei den jugendlichen Erwachsenen war der Prozentsatz der Tuberkulinpositiven nach den Angaben von DINKLOH (1960) über die Ergebnisse der Tuberkulinprüfungen bei den militärischen Einstellungsuntersuchungen 1960 noch fast ebenso hoch wie in den vorangehenden vier Jahren, nämlich rund 75%. Dieser relativ hohe Wert ist aber noch auf die beschleunigte Durchseuchung in der Kriegs- und Nachkriegszeit zurückzuführen und sagt deshalb über die augenblickliche Infektionsgefährdung nur wenig aus. Für die nächsten Jahre ist infolge des Heranwachsens weniger durchseuchter Jahrgänge ein Abfallen der Zahl der positiven Reagenten auch in dieser Altersstufe mit größter Wahrscheinlichkeit zu erwarten.

Alles in allem hat sich die Tuberkulosesituation im letzten Jahrzehnt ganz entscheidend verbessert, und es ist durchaus zu erwarten, daß die Besserung weitere Fortschritte macht. Andererseits sind die Verhältnisse in anderen Ländern, z. B. in Holland, Dänemark, Schweden, Norwegen, Kanada, USA, England noch sehr viel günstiger als bei uns, liegt doch deren Tuberkulosesterblichkeit seit Jahren unter 10/100 000 Einwohner. Den tiefsten Stand hatte im Jahre 1959 Holland mit einer Mortalität von 3,6/100 000 erreicht.

In den genannten Ländern ist auch die Durchseuchung schon wesentlich länger im Rückgang begriffen und auf ein tieferes Niveau abgefallen. So wird z. B. aus den USA über Prozentsätze von tuberkulinpositiven Rekruten und Studenten berichtet, die zwischen 5% und 11% liegen (DROLET u. LOWELL 1955, PALMER et al. 1956, NISSEN-MEYER 1960, MAHA 1962).

Unter den Ländern mit besonders niedriger Tuberkulosesterblichkeit und -durchseuchung sind einige, in denen die BCG-Impfung seit vielen Jahren in großem Umfang durchgeführt wird, z. B. Schweden, Dänemark, Norwegen, aber auch solche, die nur in sehr begrenztem Rahmen von ihr Gebrauch gemacht haben, z. B. USA, Holland, Kanada. Es kann demnach gar kein Zweifel darüber bestehen, daß die entscheidenden Erfolge im Kampf gegen die Tuberkulose auch ohne BCG-Impfung erreicht werden können, worauf insbesondere MYERS (1957) eindringlich hingewiesen hat.

Die *wichtigsten Maßnahmen zur weiteren Eindämmung der Tuberkulose* sind nach wie vor die möglichst vollständige *Erfassung aller Infektionsquellen* sowie die *frühzeitige Behandlung* der *Frischinfizierten*.

Je geringer die Gesamtzahl der Ansteckungsquellen wird, um so gefährlicher wird der einzelne offen Tuberkulöse für seine Umgebung, weil diese zu einem immer größer werdenden Teil aus nicht infizierten Personen besteht. Da heute in der Bundesrepublik noch rund 185 unbekannte aktive Tuberkulosen auf 100 000 Aufnahmen durch die Röntgenreihenuntersuchungen entdeckt werden (KREUSER

1962), sind diese unbedingt weiterzuführen. Die Erfassung der Infektionsquellen allein genügt aber nicht, sie müssen auch ausreichend behandelt werden, und zwar soweit irgendmöglich stationär, bis sie bakterienfrei sind. Nach HOPPE (1959) waren 1958 weniger als 30% aller offen Tuberkulösen im Bundesgebiet in ständiger Anstaltsbehandlung; darin liegt nicht nur eine Gefahr für die Erkrankten sondern insbesondere auch für ihre engere und weitere Umgebung.

Ebenso wichtig wie die Erfassung der Ansteckungsquellen ist die Auffindung der frisch infizierten Kinder und Jugendlichen. Sie sind zwar im allgemeinen zunächst wenigstens nicht ansteckend und damit harmlos für die Allgemeinheit, können aber, da einmal infiziert, jederzeit ernst erkranken und sind insofern nicht nur selbst gefährdet, sondern auch eine potentielle Gefahr für ihre Mitmenschen. Die Wahrscheinlichkeit einer manifesten Primärerkrankung, aber auch die einer späteren endogenen Exacerbation kann durch frühzeitige und genügend lange Chemotherapie erheblich herabgesetzt werden (KAUFMANN 1958, CHIBA 1959, DEBRÉ et al. 1959, OMODEI ZORINI et al. 1959, FEREBEE 1960, SPIESS 1960, 1961, VOJTEK 1960 u. a.). Voraussetzung für die Frühbehandlung ist die Frühdiagnose; diese ist im Kindesalter, in dem Röntgenuntersuchungen tunlichst eingeschränkt werden sollen, nur möglich mittels der Tuberkulinreaktion. Sie ist — abgesehen von einem Tbb-Nachweis — das einzige spezifische Zeichen für die stattgehabte Infektion.

Aus diesen Feststellungen ergibt sich die *dringende Notwendigkeit, möglichst alle Kinder* mindestens *jährlich einmal einer Tuberkulinprüfung zu unterziehen*. Bei den Schulkindern dürfte das im Rahmen der schulärztlichen Untersuchungen ohne Schwierigkeiten möglich sein. Die überwiegende Mehrzahl aller Kleinkinder wird mehr als einmal im Jahr aus irgendeinem Grunde einem praktischen Arzt oder einem Kinderarzt vorgestellt, so daß auch bei ihnen die Forderung nach regelmäßigen Tuberkulinprüfungen bei entsprechender Mitarbeit der praktizierenden Ärzte durchaus erfüllbar ist.

Die auf diese Weise entdeckten Tuberkulinpositiven müssen genau untersucht, gegebenenfalls spezifisch behandelt und über Jahre laufend überwacht werden. Die Chemotherapie ist indiziert bei allen tuberkulinpositiven Kindern unter drei Jahren, bei Personen jeden Alters, wenn die Infektion weniger als sechs Monate zurückliegt, bei jedem Anzeichen für Aktivität oder Exacerbation eines alten Herdes, besonders in der Pubescenz, bei gleichzeitig bestehendem Diabetes mellitus, während einer Cortisonbehandlung und bei Infektionskrankheiten wie Masern, Keuchhusten oder Grippe (SPIESS 1961).

Die Erfassung der frisch infizierten Kinder ist darüber hinaus aber auch von großer seuchenhygienischer Bedeutung; einmal, weil durch Umgebungsuntersuchungen neue Ansteckungsquellen ermittelt werden können und zum anderen, weil regelmäßig erstellte Tuberkulinkataster den sichersten Aufschluß über den Stand der Durchseuchung und damit über den Erfolg der Tuberkulosebekämpfungsmaßnahmen geben.

Durch *BCG-Massenimpfungen der Neugeborenen* wird die *Auffindung virulent infizierter Kinder mittels der Tuberkulinprobe außerordentlich erschwert*, wenn nicht unmöglich gemacht, da sich die positive Reaktion bei Geimpften nicht hinreichend sicher von der bei virulent Infizierten unterscheiden läßt. Gegenteilige Angaben (RUZICZKA 1952 u. a.) wurden von anderer Seite leider nicht bestätigt (KLEINSCHMIDT 1958a, SPIESS 1959b, HEISIG 1959).

Der Verlust der Tuberkulinreaktion als diagnostisches Hilfsmittel ist nicht allzu bedeutsam, soweit es sich um die Differentialdiagnose klinisch manifester Tuberkulosen handelt, weil die positive Reaktion ja nur besagt, daß der Betreffende mit Tbb infiziert ist, aber keinen Aufschluß darüber gibt, ob die in Frage stehende Erkrankung tuberkulöser Natur ist (KLEINSCHMIDT 1958a u. b, WALLGREN 1961 u. v. a.).

Die weitaus meisten Primärinfektionen verlaufen aber zunächst klinisch symptomlos, so daß die Tuberkulinprüfung das einzige brauchbare Mittel zu ihrer Erkennung bleibt. Gerade sie ist aber aus den oben angeführten Gründen ganz besonders wichtig, und insofern bedeutet der Verlust der Tuberkulindiagnostik einen durchaus beachtlichen Nachteil der BCG-Massenimpfungen. Er wiegt um so schwerer, je geringer die Wahrscheinlichkeit der natürlichen Infektion ist und muß deshalb in Beziehung gebracht werden zu dem von der Impfung zu erwartenden Nutzen.

Nach WALLGREN (1961) waren bei Einführung der Massenimpfungen in Schweden vor 30 Jahren etwa 25% der siebenjährigen Kinder tuberkulinpositiv infolge virulenter Infektion. Bei einer noch größeren Zahl von tuberkulinpositiven Schulanfängern hält er dementsprechend die Indikation zu Massenimpfungen von Säuglingen und Kleinkindern für unbedingt gegeben. Bei weniger als 10% tuberkulinpositiven Schulanfängern kann jedoch auch nach seiner Meinung „eine Massenimpfung in Frage gestellt werden, während sie bei mehr als 10% indiziert sein sollte".

Nach dieser Auffassung und den oben genannten Zahlen der tuberkulinpositiven Schulanfänger sind bei uns derzeit Massenimpfungen der Neugeborenen nicht notwendig.

Zu entsprechenden Schlußfolgerungen gelangt man auch, wenn man versucht, an Hand der Tuberkulosesterbeziffern im frühen Kindesalter den möglichen Nutzeffekt der Neugeborenen-Massenimpfungen zu berechnen.

Aus den absoluten Zahlen der von 1956 bis 1960 in Bayern an Tuberkulose gestorbenen Säuglinge und Kinder unter fünf Jahren läßt sich z. B. errechnen, daß durch die Einführung der allgemeinen Neugeborenenimpfung im Jahre 1956 bis zum Ende des Jahres 1960 maximal 77 Todesfälle hätten verhütet werden können, und zwar im ersten Jahr nach Einführung der Impfung 14, im zweiten 13, im dritten 17, im vierten 21 und im fünften 12. Dabei ist unterstellt, daß die Impfung einen absoluten Schutz vor tödlicher Erkrankung verleiht, und daß wirklich alle Neugeborenen, das sind jährlich rund 160000, geimpft worden wären. Da die Schutzwirkung aber nur rund 80% beträgt und selbst bei einer gesetzlich vorgeschriebenen Impfung, wie der Pockenimpfung erfahrungsgemäß nur 60—80% der Impfpflichtigen geimpft werden (KÜHNE 1962), wäre das tatsächliche Ergebnis bei einer freiwilligen Impfaktion noch sehr viel schlechter gewesen. Auch bei eindringlichster Empfehlung der allgemeinen Neugeborenenimpfung wären demnach wohl kaum mehr als 40—50 Todesfälle verhindert worden.

Den 77 von 1956 bis 1960 registrierten Tuberkulosetodesfällen steht im gleichen Zeitraum eine Gesamtzahl von über 15 000 Todesfällen an allen Todesursachen zusammen unter den für die Impfung in Frage kommenden Kindern gegenüber, wobei die weitere Sterblichkeit der in der ersten Lebenswoche, der weitere 17 293 Neugeborene zum Opfer fielen, nicht berücksichtigt ist. Die Gesamtzahl der Tuberkulosetodesfälle, aller Altersstufen betrug in dem genannten Jahrfünft 9586. Diese Gegenüberstellung soll gewiß nicht die immer noch viel zu hohe Zahl der Tuberkulosetodesfälle im Säuglings- und Kleinkindesalter bagatellisieren; sie zeigt aber, daß von einer allgemeinen Neugeborenenimpfung gegen die Tuberkulose unter den gegenwärtigen Verhältnissen bei uns weder für die Senkung der Sterblichkeit im frühen Kindesalter noch für die Lösung des Tuberkuloseproblems viel zu erwarten ist.

Dementsprechend sind auch die Unterschiede zwischen den Ländern, in denen BCG-Impfungen in relativ großem Umfang durchgeführt werden, und solchen, in denen sehr wenig geimpft wird, innerhalb der Bundesrepublik recht gering. So wurden z. B. in Niedersachsen von 1955 bis 1959 jährlich 20 bis 34%, in Nordrhein-Westfalen von Jahr zu Jahr ansteigend 4 bis 23%, in Bayern aber immer weniger als 0,5% der Neugeborenen BCG-geimpft. In diesen Jahren waren die relative Tuberkulosesterblichkeit der Säuglinge und Kleinkinder, aber auch die relative Häufigkeit der tuberkulösen Meningitis im Kindesalter in Bayern und in Nordrhein-Westfalen annähernd gleich hoch; in Niedersachen lagen die Werte schon seit 1955 deutlich niedriger; dort wurde aber nicht nur mehr Gebrauch von der BCG-Impfung gemacht, sondern auch die Röntgenreihenuntersuchung schon 1948, in Bayern dagegen erst 1953 eingeführt; demzufolge verminderte sich die Zahl der Ansteckungsquellen in Niedersachsen schneller und früher als in

Bayern. 1959 gab es in Bayern noch 180, in Niedersachsen nurmehr 167 bakteriologisch oder klinisch offene Tuberkulosen pro 100 000 Einwohner, während in den ersten Nachkriegsjahren die Bestandsziffern an ansteckenden Tuberkulosen in Niedersachsen wesentlich höher lagen als in Bayern. Außerdem schritt hier auch die Bekämpfung der Rindertuberkulose am langsamsten voran. Die jetzt günstigere Situation der Kindertuberkulose in Niedersachsen ist demnach weit eher auf diese Faktoren als auf die vermehrte Anwendung der BCG-Impfung zurückzuführen, zumal die erreichte Impfquote von 20—34% nach den oben durchgeführten Berechnungen zu gering ist, um sich epidemiologisch auszuwirken.

Massenimpfungen machen keine der übrigen Tuberkulosebekämpfungsmaßnahmen entbehrlich, da die BCG-Impfung bestenfalls die Auswirkungen der virulenten Infektion vermindert, nicht aber ihr Haften verhütet. Auch dort, wo viel geimpft wird, muß die Suche nach Infektionsquellen mit der gleichen Intensität betrieben werden, wie dort, wo wenig geimpft wird, und zwar sowohl im Interesse der Erkrankten als auch zum Schutze der Allgemeinheit. Ebenso sind in beiden Fällen regelmäßige Tuberkulinprüfungen erforderlich; im ersteren muß die Dauer des Impfschutzes überwacht werden, im letzteren gilt es, die Frischinfizierten herauszufinden.

Auf Grund all dieser Überlegungen können wir uns der bis in die jüngste Zeit von KLEINSCHMIDT (1958b, 1959, 1961), SPIESS (1958, 1960), HEISIG (1959), WUNDERWALD (1959), GENZ (1962) sowie vom Deutschen Zentralkomitee zur Bekämpfung der Tuberkulose (KREUSER 1962) immer wieder erhobenen *Forderung nach Einführung von BCG-Massenimpfungen der Neugeborenen in der Bundesrepublik nicht anschließen,* sondern sind mit LYDTIN (1959a u. b) und FREERKSEN (1963) der Meinung, daß unter den heute bei uns gegebenen Verhältnissen der mögliche Nutzen einer solchen Maßnahme den erforderlichen Aufwand und die mit ihr verbundenen Nachteile nicht mehr aufwiegt. In Ländern mit einer wesentlich höheren Durchseuchung sowie schlechteren Möglichkeiten zur Erfassung und Behandlung der aktiv Tuberkulösen, wie in den meisten Entwicklungsländern, sind dagegen Massenimpfungen der Neugeborenen durchaus indiziert. Bei uns wären sie es zu Beginn und auch noch unmittelbar nach dem Ende des zweiten Weltkrieges gewesen; jetzt aber ist der epidemiologisch richtige Zeitpunkt zu ihrer Einführung verpaßt. Wo sich die

Neugeborenenimpfungen bereits seit längerem durchgesetzt haben, sollten sie ruhig noch eine gewisse Zeit lang weiter vorgenommen werden, wie man das auch in Schweden getan hat, trotz der dort besonders günstigen Situation (WALLGREN 1961). Es ist aber ein wesentlicher Unterschied, ob man sich für den Abbau einer bewährten prophylaktischen Maßnahme oder für ihre Neueinführung zu entscheiden hat; im letzteren Falle benötigt man sehr überzeugende Argumente für die Aufklärungsarbeit in der Öffentlichkeit und diese sind bei uns zur Zeit nicht mehr gegeben.

Massenimpfungen der tuberkulinnegativen Schulkinder im Alter von 11—14 Jahren sind dagegen auch bei uns noch gerechtfertigt. Sie werden vom Deutschen Zentralkomitee zur Bekämpfung der Tuberkulose für die Bundesrepublik (KREUSER 1962), vom Verein Schwedischer Tuberkuloseärzte für Schweden (WALLGREN 1961), vom BRITISH MEDICAL RESEARCH COUNCIL (1959) und anderen Autoren für ihre Länder dringend empfohlen.

Gegen Ende des Schulalters und vor allem nach dem Eintritt in das Berufsleben nimmt die Durchseuchung überall, wo Infektionsquellen noch in größerer Zahl vorhanden sind, rasch zu. Die Erfassung der Konvertoren durch regelmäßige Tuberkulinprüfungen wird nach der Schulentlassung erheblich schwieriger als vorher, und schließlich nimmt in der Pubertät die natürliche Resistenz gegenüber der Tuberkulose wieder ab (s. S. 316). Aber auch die Massenimpfungen in diesem Alter können die RRU der Jugendlichen nicht ersetzen. Denn einerseits sind in der Gruppe der infolge natürlicher Infektion Tuberkulinpositiven gerade im Jugendalter Exazerbationen zu erwarten (s. S. 325), und andererseits sind die Geimpften nicht so zuverlässig geschützt, daß man auf jede Kontrolle verzichten könnte.

Solange kurzfristige, mit Tuberkulinprüfungen kombinierte RRU — gleichgültig aus welchen Gründen — nicht möglich sind, sollte die BCG-Impfung aller tuberkulinnegativen Schulabgänger, Jugendlichen und Wehrpflichtigen durchgeführt werden. Bei den letztgenannten sollte die Impfung bereits bei der Musterung, spätestens aber sechs bis acht Wochen vor dem Beginn des Wehrdienstes erfolgen, damit der Schutz rechtzeitig vorhanden ist und Überschneidungen mit anderen Impfungen möglichst vermieden werden.

2. Einzelimpfungen

Sehr viel größere Einigkeit als über die Notwendigkeit von Massenimpfungen besteht über die Indikation zur *gezielten BCG-Impfung* von Einzelpersonen, die in erhöhtem Maße einer tuberkulösen Infektion ausgesetzt sind. Sie wird auch von der Mehrzahl derjenigen anerkannt, die der BCG-Impfung gegenüber sonst besonders skeptisch eingestellt sind.

So empfehlen z. B. Dubos et al. (1957), die American Trudeau Society (1958), Barclay (1959), Smith (1959) und andere amerikanische Experten die Impfung für tuberkulinnegative Ärzte, Medizinstudenten, Schwestern, Krankenhauspersonal mit erhöhter Exposition, Insassen und Angestellte von Irrenanstalten und Gefängnissen sowie für alle Personen, die zu Hause exponiert sind. In ähnlicher Weise haben sich auch der British Medical Research Council (1959) und Hall (1959) in England, Lydtin (1959a u. b) in Deutschland sowie zahlreiche andere Autoren geäußert. Für die im vorigen Abschnitt genannten Befürworter der Massenimpfungen ist die Impfung dieses Personenkreises selbstverständliche Mindestforderung, und ihre Unterlassung wird gelegentlich sogar als Kunstfehler angesehen (Wunderwald 1959).

Alle Kinder, Jugendlichen und Erwachsenen, insbesondere aber alle Neugeborenen, in deren Familie beziehungsweise Wohngemeinschaft eine Person lebt, die an aktiver Tuberkulose leidet oder gelitten hat, müssen als erhöht exponiert gelten und sind dementsprechend zu impfen, sofern sie tuberkulinnegativ sind. Die Einbeziehung der Familien mit erkrankt gewesenen Personen ist notwendig wegen der bei ihnen bestehenden Gefahr zu nicht oder nicht rechtzeitig erkannten Exazerbationen.

Säuglinge und Kleinkinder aus tuberkulösem Milieu müssen vor und nach der Impfung von der Infektionsquelle getrennt werden. Das geschieht am besten durch Aufnahme des Kindes oder des Tuberkulosekranken in einer Anstalt, notfalls durch Unterbringung des Kindes bei gesunden Verwandten.

Im einzelnen wird folgendes Vorgehen empfohlen (Deutsches Zentralkomitee 1960, Spiess 1960, 1961, Genz 1962 u. a.):

Neugeborene, deren Mutter gesund ist, können ohne Tuberkulinvorprüfung sofort geimpft werden. Dasselbe gilt für Kinder tuberkulosekranker Mütter, die unmittelbar nach der Geburt von diesen getrennt wurden; nur wenn die Mutter an einer generalisierten Tuberkulose erkrankt ist, muß wie bei bereits exponierten Kindern verfahren werden. Diese werden nach der Isolierung mindestens sechs Wochen, Neugeborene besser drei Monate lang mit INH (6—10 mg/kg tgl.) behandelt. Finden sich in dieser Zeit keine klinischen und röntgenologischen Zeichen für eine tuberkulöse Erkrankung und bleibt die Tuberkulinprobe auch mit 100 TE negativ, so wird die Impfung durchgeführt, anderenfalls die Therapie fortgesetzt.

Nach der Impfung müssen alle diese Kinder so lange von der Infektionsquelle getrennt bleiben, bis die Tuberkulinprobe positiv ausfällt, mindestens 6 Wochen. Auch danach sind selbstverständlich die üblichen hygienischen Maßnahmen zu beachten, um das Infektionsrisiko so klein wie möglich zu halten.

Das *Fehlen einer Isolierungsmöglichkeit* vor oder nach der Impfung stellt aber *keine Gegenindikation* gegen die Impfung dar, weil nach allen bisherigen Erfahrungen natürliche Infektionen durch eine Impfung in der präallergischen Phase nicht ungünstig beeinflußt werund andererseits virulente Infektionen, die nach der Impfung, aber vor der Ausbildung des Impfschutzes erfolgen, nicht schwerer verlaufen, als ohne Impfung zu erwarten wäre. Ob in solchen Fällen eine Kombination von BCG-Impfung und Chemoprophylaxe zweckmäßig ist, kann nach den bisher vorliegenden Erfahrungen noch nicht endgültig entschieden werden.

Die kürzlich von Freerksen (1963) vertretene Meinung, in Betrieben mit erhöhter Ansteckungsgefahr, aber guten Kontrollmöglichkeiten, wie Tuberkuloseheilstätten, sei es besser, tuberkulinnegative Personen nicht zu impfen, sondern durch sehr häufige, etwa vierteljährliche Tuberkulinproben den Infektionstermin zu ermitteln und dann sofort mit der Chemotherapie zu beginnen, erscheint uns nicht hinreichend begründet. Da die BCG-Impfung zweifellos einen gewissen Schutz verleiht, dürfte es in jedem Falle günstiger sein, vor der Exposition zu impfen, als sich ausschließlich auf die Frühbehandlung zu verlassen, zumal gerade in Heilstätten auch mit der Infektion durch INH-resistente Tbb zu rechnen ist. Derartige Keime weisen zwar in der Regel im Tierversuch eine verminderte Virulenz auf, sie können aber dennoch beim Menschen zu schweren, auch tödlich endenden Tuberkuloseformen führen (Heilmeyer u. Walter 1957, Pothmann 1957, Meissner 1960, Zitrin u. Lincoln 1961 u. a.).

An der BCG-Impfung aller tuberkulin-negativen, beruflich exponierten Personen ist deshalb unbedingt festzuhalten. Sie wird übrigens in der Bundesrepublik auch von den Trägern der gesetzlichen Unfallversicherung gefordert.

Schließlich ist die *BCG-Impfung dringend zu empfehlen für Personen, die aus Gebieten mit niedriger Durchseuchung in solche mit großer Tuberkulosehäufigkeit, z. B. die meisten Entwicklungsländer, reisen wollen,* weil dort nicht nur die Ansteckungsgefahr größer ist, sondern auch die Möglichkeiten zur Frühdiagnose und -behandlung wesentlich schlechter zu sein pflegen.

Die Chemoprophylaxe, d. h. die Verabreichung von tuberkulostatisch wirksamen Medikamenten — in Frage kommt in erster Linie INH — an tuberkulinnegative Personen zur Verhütung der Infektion beziehungsweise ihres Haftens und die BCG-Impfung können sich nach den bisherigen Erfahrungen nicht gegenseitig ersetzen (Lit. s. SPIESS 1961, BARTMANN 1962). Die erstere ist immer dann indiziert, wenn ein sofortiger Schutz für einen kürzeren Zeitraum notwendig ist. Über längere Zeit werden die Medikamente meist nicht regelmäßig genug eingenommen. Außerdem ist auch bei der Verwendung gut verträglicher und wirksamer Präparate mit unerwünschten Nebenwirkungen und Versagern zu rechnen. Die Schutzwirkung der Impfung setzt demgegenüber erst nach einigen Wochen ein, hält dann aber auch ohne weitere Maßnahmen für einige Jahre an. Ihr gebührt also überall dort der Vorzug, wo es auf einen langfristigen Schutz ankommt.

Die beiden Verfahren können sich aber, wie bereits erwähnt, gut ergänzen, wenn man bei bekannter Exposition die Chemoprophylaxe so lange durchführt, bis eine Isolierungsmöglichkeit gegeben ist und dann, falls die Tuberkulinreaktion negativ bleibt, die Impfung vornimmt. Die theoretisch ebenfalls in Frage kommende Kombination von Chemoprophylaxe und Impfung mit INH-resistenten BCG scheitert in praxi vorläufig daran, daß keine INH-resistenten Stämme mit stabiler antigener Wirksamkeit zur Verfügung stehen und nicht bekannt ist, wie sich beim Menschen Impfung und Chemoprophylaxe gegenseitig beeinflussen.

3. Kontraindikationen

Für die BCG-Impfung gilt ebenso wie für jede andere Impfung der Grundsatz, daß nur gesunde Personen geimpft werden dürfen. Darüber hinaus ist eine vorausgegangene natürliche tuberkulöse Infektion, auch wenn keine klinischen Krankheitszeichen vorhanden sind, als Gegenindikation gegen die parenterale BCG-Impfung anzusehen, weil lokale und allgemeine Komplikationen bei tuberkulinpositiven Personen häufiger sind als bei tuberkulinnegativen (s. S. 342ff.). Sorgfältige Tuberkulinvorprüfung ist deshalb notwendig (s. S. 336ff.). Bei älteren Kindern, Jugendlichen und Erwachsenen sollte außerdem eine Röntgenuntersuchung der Brustorgane erfolgen. Impfungen in der präallergischen Phase lassen sich durch die oben erwähnten Isolierungsmaßnahmen weitgehend vermeiden.

Nach allen akuten Infektionskrankheiten, insbesondere nach Masern, Grippe und Keuchhusten ist die Impfung frühestens vier bis sechs Wochen nach Abklingen aller Krankheitserscheinungen vorzunehmen. Während regionaler Epidemien aller Art ist sie ebenso zu unterlassen wie im Inkubationsstadium einer Infektionskrankheit.

Nicht geimpft werden dürfen ferner Personen mit chronischen Infektionen, eitrigen Hautausschlägen, Entzündungen des Unterhautzellgewebes, Ekzem, hämorrhagischen Diathesen, Blutkrankheiten, Antikörpermangelsyndrom und anderen Dysproteinämien, ausgeprägten allergischen Erscheinungen sowie Dystrophien. Auch während therapeutischer Corticosteroidgaben hat die Impfung zu unterbleiben.

Frühgeborene sollten ein Alter von 6 Wochen und ein Gewicht von 3000 g erreicht haben, obwohl auch schon früher erfolgreiche Impfungen ohne Nebenreaktionen möglich sind (ECKARDT 1960).

Nicht entzündliche, kompensierte Herzkrankheiten und gut eingestellter Diabetes stellen keine Kontraindikationen dar. Da die BCG-Impfung gewöhnlich ohne Temperaturerhöhung verläuft, und cerebrale Komplikationen extrem selten sind (s. S. 348), erscheint auch die Impfung von Kindern, die an leichteren Formen der cerebralen Kinderlähmung oder epileptiformen Krampfanfällen leiden, unbedenklich.

Zu anderen, vorausgegangenen Impfungen, einschließlich der ersten Pockenschutzimpfung und der oralen Poliomyelitisimpfung sollte ein Abstand von mindestens vier, besser sechs Wochen eingehalten werden. Nach einer Pockenwiederimpfung mit Knötchenreaktion genügt ein Intervall von einer Woche.

Nach erfolgter Tuberkuloseschutzimpfung sollte drei Monate lang keine andere Impfung vorgenommen werden.

Literatur

AMERICAN TRUDEAU SOCIETY: Statement on BCG. Amer. Rev. Tuberc. 78, 145 (1958).

ARIMA, R., K. AOYAMA u. J. OHNAWA: Über ein neues spezifisches Tuberkuloseschutz- und Heilmittel. Dtsch. med. Wschr. 1924, 666.

— — — Eigenart, Bedeutung und Dauer der AO-Immunität bei Tuberkulose. Beitr. Klin. Tuberk. 97, 293 (1942).

ARIZTIA, A., L. MORENO, C. GARCES y R. MONTERO: Caso fatal de generalización de BCG. Rev. chil. Pediat. 31, 70 (1960).

ARONSON, J. D.: The status of BCG Vaccination in the United States and Canada. Fortschr. Tuberk.-Forsch. 8, 131 (1957).

— F. ARONSON and H. G. TAYLOR: A twenty-year appraisal of BCG vaccination in the control of tuberculosis. Arch. int. Med. 101, 881 (1958).

ASSIS, DE: Vaccination concomitante au BCG. Travaux du Premier Congrès international du BCG. S. 205, Paris, Inst. Pasteur 1948.

— The oral application of BCG. Fortschr. Tuberk.-Forsch. 8, 105 (1957).

— Über die wahllose BCG-Schutzimpfung. Widerlegung eines Artikels. Hospital (Rio de J.) 55, 821 (1959).

BARCLAY, W. R.: BCG-Vaccination. Pediatrics 24, 478 (1959).

BARTMANN, K.: Die Prophylaxe der Tuberkulose durch BCG und Isoniazid, einzeln und in Kombination, bei Tier und Mensch. Tuberkulosearzt 16, 329 (1962).

BAUMANN, TH.: Untersuchungen zur Frage der Dauer der Impfallergie nach der BCG-Vaccination mit der schweizerischen BCG-Vaccine. Mschr. Kinderheilk. 109, 242 (1961).

— Fragen zur Tuberkulin-Vortestierung bei der BCG-Impfung. Z. Kinderheilk. 76, 392 (1955).

— Die Impfkomplikationen mit der schweizerischen BCG-Vaccine. Schweiz. med. Wschr. 1956, 1175.

BAYERISCHES STATISTISCHES LANDESAMT: Die Tuberkulose in Bayern 1954. München 1955.

BEHRING, E. V.: Die Jennerisation als Mittel zur Bekämpfung der Rindertuberkulose in der landwirtschaftlichen Praxis. Z. Tiermedizin VI 1902.

—, P. H. RÖMER u. RUPPEL: Tuberkulose. Beitr. exper. Therap. 1 (1902).

BERGER, K.: Die Herstellung des BCG-Impfstoffes. Z. Hyg. 136, 1 (1952).

BERNARD, E.: Sur la vaccination BCG par voie buccale. Rev. tuberc. 25, 485 (1961).

BIELING, R.: Experimentelle Untersuchungen über Immunität bei Tuberkulose. Erg. Tuberk.-Forsch. 10, 238 (1940).

—, u. L. OELRICHS: Untersuchungen über das Zustandekommen der Resistenz gegen Zweitinfektionen mit Kochbazillen. Beitr. Klin. Tuberk. 88, 365 (1936).

BIELING, R. u. L. OELRICHS: Über die Beziehungen von Allergie und Immunität bei Tuberkulose. Beitr. Klin. Tuberk. 90, 491 (1937).

BIRKHAUG, K. E.: Protection against tuberculosis with BCG in guinea pigs. Amer. Rev. tuberc. 27, 6 (1933).

— Allergy and immunity (iathergy) in experimental tuberculosis in the superinfected allergic and desensitized anergic (iathergic) guinea pigs. Acta tuberc. scand. 11, 199 (1937).

— Immunisation with the volebacillus. Amer. Rev. Tuberc. 53, 411 (1946).

—, D. McCLYNN and M. CLARK: Viability and dispersion of BCG-inoculated subcutaneously in guinea pigs. Proc. Soc. exper. Biol. 80, 64 (1952).

— The intracutaneous and percutaneous application of BCG. Fortschr. Tuberk.-Forsch. 8, 79 (1957).

— Fünf weitere Fälle von Morbus Boeck-artigen Läsionen nach BCG-Impfung. Schweiz. med. Wschr. 1957, 1434.

BLITTERSDORF, F.: Die sogenannte Tuberkulose-Immunität vom klinischen Standpunkt. Tuberk.-Arzt 11, 189 (1957).

— Die Problematik der Tuberkulose-Immunität vom klinischen Standpunkt. Beitr. Klin. Tuberk. 121, 111 (1959).

BLOCH, H.: Acid fast bacteria. Amer. Rev. Microbiol. 7, 19 (1953).

— Immunität bei Tuberkulose. Dtsch. med. Wschr. 80, 1685 (1955).

— The experimental basis of BCG-vaccination. Fortschr. Tuberk. Forsch. 8, 1 (1957).

— Tuberkulose-Immunität. Beitr. Klin. Tuberk. 121, 103 (1959).

—, u. W. SEGAL: Viability and multiplication of vaccines in immunization against tuberculosis. Amer. Rev. Tuberc. 71, 228 (1955).

—, u. E. SUTER: Experimentelle Immunbiologie der Tuberkulose in I. HEIN — H. KLEINSCHMIDT — E. UEHLINGER: Handbuch der Tuberkulose. Bd. 1 Stuttgart 1958.

BLUMENTHAL, B.: A case of cutaneous tuberculosis. Provoked by BCG-vaccination? Acta dermat.-venereol. (Stockholm) 34, 474 (1954).

BOULLE, S., J. CIVATTE et M. BOULLE: Vaste lupus tuberculeux après vaccination au BCG. Presse méd. 67, 606 (1959).

BOUTON, J., D. MAINWARING, and R. W. SMITHELLS: BCG dissemination in congenital hypogammaglobulinaemia. Brit. med. J. 1963, I, 1512.

BOUVEYRON, A.: Augmentation considérable des réactions à la tuberculine par addition d'adrénaline et action antagoniste de la quinine et d'autres substances. Compt. rend. Soc. biol., Paris **85**, 834 (1921).

BRAILEY, M.: Tuberculosis in white and negro children. Vol. II, The epidemiologic aspects of the Harriet Lane Study. Cambridge, Mass. USA, 1958.

BRAUN, H., u. G. LEBEK: Über die Häufigkeit der bov. intrapulmonalen Infektion bei Kindern in Bayern. Med. Mschr. **9**, 399 u. 477 (1955).

BRITISH MEDICAL RESEARCH COUNCIL: BCG and vole bacillus vaccines in the prevention of tuberculosis in adolescents. First (progress) report to the MEDICAL RESEARCH COUNCIL by their Tuberculosis Vaccines Clinical Trials Committee: Brit. med. J. I, 419 (1956).

— BCG and vole bacillus vaccines in the prevention of tuberculosis in adolescents. Second report to the Med. Research Council by their Tuberculosis Vaccines Clinical Trials Committee. Brit. med. J. II, 379 (1959).

BRITISH ROYAL COMMISSION ON TUBERCULOSIS: Final report of the Royal Commission. London, Darling u. Son, 1911.

BRITISH TUBERCULOSIS ASSOCIATION: A single tuberculintest for epidemiological use: a comparison of the Mantoux and Heaf tests. A report to the research committee of the British Tuberculosis Association by their tuberculin-subcommittee. Tubercle **40**, 317 (1959).

BRUYNE, J. I. DE, S.' VAN CREVELD, J. R. PRAKKEN, and M. R. H. STOPPELMAN: Papular tuberculids after BCG-vaccination. Acta dermato-vener. **33**, 385 (1953).

BUDIANSKY, E.: Brazilian Experience with B. C. G. VIII. International Congr. Paedriatrics Copenhagen 1956.

CALMETTE, A., u. C. GUÉRIN: Nouvelle contribution à l'étude de la vaccination des bovidés contre la tuberculose. Ann. Inst. Pasteur **22**, 689 (1908a).

—, — Sur quelques propriétés du bacille tuberculeux cultivé sur la bile. Compt. rend. Acad. Sci. (Paris), **147**, 1456 (1908b).

—, — et B. WEILL-HALLÉE: Essais d'immunisation contre l'infection tuberculeuse. Bull. Acad. méd., Paris **91**, 787 (1924).

CALWELL, H. G.: Fatal case of tuberculosis produced by BCG. Am. Rev. Tbc. **73**, 301 (1956).

CAVAGNIS: zit. nach SPIESS, H.: Tierexperimentelle Untersuchungen in R. GIESSBACH: Die BCG-Schutzimpfung. Stuttgart, Thieme 1954.

CERF, J., TH. DARRAS et A. LEBRUN: Premiers résultats de la vaccination BCG indiscriminée à Léopoldville. Ann. Soc. belge méd. trop. **40**, 457 (1960).

CHIBA, Y.: Study on chemoprophylaxis of tuberculosis. Bull. int. Tuberc. **29**, 227 (1959).

CHOUCROUN, N.: Tubercle bacillus antigens. Amer. Rev. Tuberc. **56**, 203 (1947).

CLARIANA-VIVES, A., J. L. CONCELLON-MARTINEZ, J. SAULEDA-PARES y J. M. SALAGINABREDA: Calcificaciones multiples pulmonares por ingestion B. C. G. Bol. Soc. catal. Pediat. **21**, 231 (1960).

CORPER, H. J., u. M. LURIE: The variability of localisation of tuberculosis in the organs of different animals. I. Quantitation relations in the rabbit, guinea pig, dog and monkey. Amer. Rev. Tuberc. **14**, 662 (1926).

DAELEN, M.: Die BCG-Schutzimpfung. Berlin: de Gruyter 1950.

—, u. FR. LÜTGERATH: Wie lange dauert der Impfschutz nach BCG? Mschr. Kinderheilk. **101**, 1 (1953).

—, u. E. DIX: In welchem Umfang werden Kinder durch BCG-Impfung vor Tuberkulose geschützt? Mschr. Kinderheilk. **101**, 517 (1953).

—, u. H. SAAME: Ein weiterer Beitrag zur Beurteilung der BCG-Impfung in Hessen. Mschr. Kinderheilk. **104**, 487 (1956).

DAHLSTRÖM, G.: Die BCG-Impfung in den skandinavischen Ländern. In GRIESBACH: Die BCG-Schutzimpfung, Stuttgart, Thieme 1954.

— Clinical considerations in vaccination against tuberculosis. Fortschr. Tuberk.-Forsch. **8**, 12 (1957).

— Tuberculosis in BCG-vaccinated and non-vaccinated young adults. Acta tuberc. scand. Suppl. 32 (1953).

—, and H. DIFS: The efficacy of BCG-vaccination. A study on vaccinated and tuberculin negative non-vaccinated conscripts. Acta tuberc. scand. Suppl. 27 (1951).

D'AMATO, F. J.: BCG-vaccine and phlyctenular Kerato-conjunctivitis. Brit. J. Ohpthal. **35**, 416 (1951).

DANNENBAUM, P., u. A. BINGEL: Ergebnisse der BCG-Impfung der Neugeborenen. Dtsch. med. Wschr. **82**, 919 (1957).

D'ARCY HART, P., T. M. POLLOCK, and I. SUTHERLAND: Assessment of the first results of the Medical Research Council's trial of tuberculosis vaccines in adolescents in Great Britain. Fortschr. Tuberk.-Forsch. **8**, 171 (1957).

DEBRÉ, R., J. GERBANA, A. LOTTE et H. NOUFFLARD: Chimioprévention et chimioprophylaxie de la tuberculose. Bull. Un. int. Tuberc. **29**, 153 (1959).

DEGLI ESPOSTI, A.: Experience with A. I. P. in man. Clin. pediatr. (Bologne), **42**, 18 (1960a).

— Human experiments with V. D. S. Salvioli's diffusible vaccine. Clin. pediatr. (Bologne), **42**, 20 (1960b).

DEINSE, F. v.: Die Bakteriologie des BCG. in: R. GREISBACH: Die BCG-Schutzimpfung. Stuttgart: Thieme 1954.

— Über Lupus- und Todesfälle nach BCG-Schutzimpfung. Z. Tbk. **109**, 33 (1956).

—, u. A. PETROVA: Technique du maintien de la faible virulence du BCG. Etude expérimentale et critique à propos de travaux danois. Ann. Inst. Pasteur **74**, 171 (1948).

—, and F. SÉNÉCHAL: BCG on Sauton's medium. Bull. World Health Organizat., **2**, 347 (1950).

—, R. SEYS et F. MACHOLDA: La taille des germes compasant le vaccin BCG d'après le milieu d'entretien; son importance pour le dosage du vaccin. Ann. Inst. Pasteur **78**, 596 (1950).

—, u. R. GRIESBACH: Wichtige Ergebnisse der Weltliteratur; in R. GRIESBACH: Die BCG-Schutzimpfung. Stuttgart: Thieme 1954.

DETMOLD, J. G., G. JOPPICH u. D. SINAPIUS: Über völlige Resistenzlosigkeit bei Tuberkulose im Kindesalter. Dtsch. med. Wschr. 1960, 104.

DEUTSCHES ZENTRALKOMITEE ZUR BEKÄMPFUNG DER TUBERKULOSE: Richtlinien für die Tuberkulose-Schutzimpfung mit BCG. Augsburg, 1960.

DIEHL, K.: Das Erbe als Formgestalter der Tuberkulose. Leipzig: Joh. Amb. Barth 1941.

— Gestaltungsfaktoren bei der Tuberkulose. In HEIN, KLEINSCHMIDT, UEHLINGER: Handbuch der Tuberkulose. Bd. 1 Stuttgart: Thieme 1958.

—, u. O. v. VERSCHUER: Zwillingsforschung nach Tuberkulose (Zwillingstuberkulose II). Jena, Fischer 1936.

DINKLOH, H.: Die Bekämpfung der Tuberkulose bei der Bundeswehr. Öffentl. Gesundheitsdienst 22, 327 (1960).

DROLET, G. J., A. M. LOWELL: Where to Tuberculosis? The first seven Years of the antimicrobial Era, 1947—1953. Amer. Rev. Tbc. 72, 419 (1955).

DUBOS, R.: Biochemical determiants of microbial diseases. Harward University Press, Cambridge, Massachusetts USA 1954.

—, and F. FENNER: Production of BCG-vaccine in a liquid medium containing tween 80 and a soluble fraction of heated human serum. J. exp. Med. 91, 261 (1950).

—, H. HILLEBOE, H. L. HODES, W. McDERMOTT, G. MIDDLEBROOK, R. PAYNE, J. E. PERKINS, L. H. SCHMIDT, J. YERUSHALMY, and E. R. LONG: Report of ad hoc advisory committee on BCG to the surgeon general of the United States Public Health Service. Amer. Rev. Tbc. 76, 726 (1957).

—, C. H. PIERCE, and W. B. SCHAEFER: Antituberculous immunity induced in mice by vaccination with living cultures of attenuated tubercle bacilli. J. exp. Med. 97, 207 (1953a).

—, and R. W. SCHAEDLER: Reversible changes in the susceptibility of mice to bacterial infections. J. exp. Med. 104, 53 (1956).

—, W. B. SCHAEFER, and C. H. PIERCE: Antituberculosus immunity in mice vaccinated with killed tubercle bacilli. J. exp. Med. 97, 221 (1953b).

DVOŘÁČEK, Č., A. MORES, and L. NEORAL: Generalized lymphadenopathy following BCG vaccination. Rozhl. Tuberk. 19, 107 (1959).

DZIENISZEWSKA-KLEPACKA, C., and Z. LEWICKI: A case of fatal BCG dissemination in an infant aged 5.5 months with dyshormonosis. Gružlica 26, 43 (1958).

EDWARDS, L. B., and C. E. PALMER: Epidemiologic studies of tuberculin sensitivity. I. Preliminary results with purified proteinderivates prepared from atypical acid-fast organisms. Amer. J. Hyg. 68, 213 (1958).

—, P. Q. EDWARDS, and C. E. PALMER: Sources of tuberculin sensitivity in human populations. A summing up of recent epidemiologic research. Acta tuberc. scand. Suppl. 47, 77 (1959).

EISSNER, G.: Zehn Jahre staatliche BCG-Kontrolle. Dtsch. med. Wschr. 1954, 1821.

ELLMANN, PH., and L. G. ANDREWS: "BCG sarcoidosis". Brit. med. J. 1959, I, 1433.

ENELL, H.: Die Dauer der Immunität nach BCG-Vaccination. Mschr. Kinderheilk. 101, 469 (1953).

— BCG-vaccination tuberculin allergy and tuberculosis in schoolchildren. A follow-up study from Stockholm's Elementary Schools, 1945—51, with special regard to social factors. Acta paediatr. 44 Suppl. 101 Uppsala 1955.

ERDÖS, Z., u. K. GEFFERTH: The clinical course of acute miliary tuberculosis in children vaccinated with BCG. Acta med. Acad. Sci. Hung. 15, 117 (1960).

FALKMER, S., A. LIND and L. PLOMAN: Fatal tuberculosis from BCG-vaccination. Acta paediatr. 44, 219 (1955).

FENNER, F.: Bacteriological and immunological aspects of BCG-vaccination. Fortschr. Tuberk.-Forsch. 4, 112 (1951).

FEREBEE, SH.: Chemoprophylaxis of tuberculosis. Bull. N. Y. Acad. Med. 36, 470 (1960).

FERGUSON, R. G.: BCG-vaccination in hospitals and sanatoria of Saskatchewan. Amer. Rev. Tuberc. 54, 325 (1946).

FOURESTIER, M.: Notre méthode de vaccination BCG par voie buccale du nourisson. Sem. hôp. Paris 37, 849 (1961).

—, u. A. BLAQUE-BELAIR: Experimentelle Grundlagen und biologische Bedeutung des positiven BCG-Tests. Beitr. Klin. Tuberk. 115, 98 (1956a).

— — Ablesung, Empfindlichkeit und Unschädlichkeit des BCG-Tests. Beitr. Klin. Tuberk. 115, 106 (1956b).

— — Klinische Bedeutung des BCG-Tests. Beitr. Klin. Tuberk. 115, 115 (1956c).

—, J. MARSAULT, A. BLACQUE-BELAIR et R. ROBERT: La méthode de prémunition de l'infection tuberculeuse la plus inoffensive, la plus pratique et la plus efficace: vaccination BCG itérative des nourissons (imprégnation orale) et BCG-test (cuti) systématique annuel (micro-revaccination). Thérapeutique 36, 417 (1960).

FRANDSEN, E.: Eye lesions suspect of tuberculosis in BCG-vaccinated patients. Acta ophthal. (Kbh.) 31, 305 (1953).

FREERKSEN, E.: Immunität und Tuberkulose. Beitr. Klin. Tuberk. 121, 93 (1959a).

— Der Superinfektionsschutz bei der Tuberkulose. Dtsch. med. Wschr. 1959b, 1533 u. 1617.

— Die BCG-Schutzimpfung gegen die Tuberkulose. Ärztl. Praxis 15, 455 (1963).

—, u. M. ROSENFELD: Die Beziehungen zwischen Resistenz, Allergie, und Immunität bei der Tuberkulose in FREERKSEN: Jahresbericht Borstel 1956/57, Berlin-Göttingen-Heidelberg: Springer 1957.

— — Vaccinationsleistung von sogenannten „atypischen" Mycobacterien. Jahresbericht Borstel, 5, 181 (1961).

— — u. E. DE CUVELAND: Heterologe Vaccination gegen Superinfekte mit Tuberkelbakterien. Jahresbericht Borstel 5, 209 (1961).

—, u. H. SCHELLENBERG: Die Vermehrung von Tuberkelbakterien in Monocyten gesunder Tiere. Z. Hyg. 142, 554 (1956).

FREUDENBERG, K.: Statistischer Beitrag zum Stand

des Tuberkuloseproblems. Öff. Gesundh.-Dienst 21, 227 (1960).

FRIED, K. H., u. H. GENZ: Sarkoidose (Morbus Besnier-Boeck-Schaumann) bei BCG-Geimpften. Tuberkulosearzt 12, 558 (1958).

FRIEDMANN, F. F.: Immunisierung gegen Tuberkulose. Dtsch. med. Wschr. 1903, 953.

— Zur Frage der aktiven Immunisierung gegen Tuberkulose. Dtsch. med. Wschr. 1904a, 166.

— Über Immunisierung von Rindern gegen Tuberkulose (Perlsucht) und über Tuberkuloseserumversuche. Dtsch. med. Wschr. 1904b, 1673.

GARDBORG, O., O. H. IVERSEN, B. J. TORHEIM and I. HESSELBERG: Generalized BCG-Infection with fatal course in an infant. Act. paediat. 52, 293 (1963).

GENZ, H.: Vermeidbare und unvermeidbare Folgen der BCG-Impfung. Mschr. Kinderheilk. 99, 253 (1951).

— Der BCG-Test eine notwendige Ergänzung der diagnostischen Tuberkulinprüfung. Dtsch. med. Wschr. 1957, 1689.

— Tuberkulose (BCG): In HARTUNG, K.: Praktikum der Schutzimpfungen. Hoffmann. Berlin 1962.

—, u. L. HELBIG: Die Ergebnisse stationärer BCG-Impfungen von Säuglingen aus tuberkulösem Milieu. Tuberk. Arzt 11, 199 (1957).

GERNEZ-RIEUX, and A. TACQUET: Vaccinotherapy with BCG. Fortschr. Tuberk. Forsch. 8, 211 (1957).

GOERTTLER, V. u. E. WEBER: Bovine Tuberkulose als Ursache humaner Tuberkulose. Die Rindertuberk. 3, 29 (1954).

GÖTZKY, P.: Vergleichende Untersuchungen mit Alttuberkulin (A. T.) und gereinigtem Tuberkulin (G. T.). Dtsch. med. Wschr. 1949, 1139.

GORDON, C. G. J., and J. H. SHELLEY: The use of BCG vaccine in Mantoux-positive and Mantoux-negative persons in East Africa. Tubercle 40, 425 (1959).

GORMSEN, H.: On the occurence of epitheloid cell granulomas in the organs of BCG-vaccinated human beings. Acta path. et microbiol. scand. Suppl. 111, 117 (1956).

GRIESBACH, R.: Die BCG-Schutzimpfung. Stuttgart: Thieme 1954.

— Tuberkulose-Jahrbuch 1953/54. Berlin-Göttingen-Heidelberg: Springer 1956.

GRIFFITH, A. H.: BCG-vaccination by multiple puncture. Lancet 1959 I, 1170.

— Die Typen der Tb.-B bei der menschlichen Tuberkulose in ENGEL-PIRQUET. Handbuch der Kindertuberk. Leipzig: Thieme 1930.

— Die Virulenz des Tuberkelbazillus. XI. Konferenz der internationalen Ver. Bekämpfung der Tuberk. Biologisches Thema. Berlin 1939.

GRUMBACH, A.: Der erbliche Einfluß auf Überlebensdauer, Organlokalisation und Manifestation im Tuberkuloseversuch. Schweiz. Z. Path. 12, 613 (1949).

— Der erbliche Einfluß auf Überlebensdauer, Organlokalisation und -manifestation im Tuberkuloseversuch an C3H-Mäusen. Schweiz. Z. Path. 15, 716 (1952).

GRUMBACH, A.: Tuberkuloseversuch an genetisch reinem Mäusematerial (C3H). Bull. Schweiz. Akad. d. med. Wiss. 9, 167 (1953).

GULD, J., K. MAGNUS, K. TOLDERLUND, K. BIERRING-SORENSEN, and PH. Q. EDWARDS: Suppurative lymphadenitis following intradermal BCG vaccination of the new-born. Brit. med. J. 1955 2, 1048.

HAAS, R.: Zur Beurteilung flüssiger BCG-Impfstoffe. Z. Hyg. 136, 124 (1952).

— Über die Sauerstoffaufnahme flüssiger und lyophilisierter BCG-Kulturen. Z. Hyg. 136, 275 (1953a).

— Neuere Entwicklungen der Tuberkulose-Impfstoffe. Behringwerk-Mitt. 27, 85 (1953b).

HALL, M.: BCG. Med. Press. 242, 187 (1959).

HAMBURGER, F.: Über die Tuberkuloseimmunität. Beitr. Klin. Tuberk. 12, 259 (1909).

— Allgemeine Pathologie und Diagnostik der Kindertuberkulose. Wien: Deuticke 1910.

—, u. T. TOYOFUKU: Über das zeitliche Auftreten der Tuberkulinempfindlichkeit und der primären Lokalerscheinungen bei experimenteller Tuberkulose. Beitr. Klin. Tuberk. 17, 237 (1910).

HAMMEL, H.: Altersverteilung und wechselseitige Beziehungen der kindlichen Tuberkuloseformen. Z. Kinderheilk. 59, 403 (1937).

HARALDSSON: Osteitis tuberculosa fistulosa following vaccination with B. C. G. strain. Acta orthop. scand. 29, 121 (1959).

HAUDUROY, P.: Sensibilité du hamster au bacilli tuberculeux BCG. Bull. Schweiz. Acad. med. Wissensch. 7, 371 (1951).

—, and W. ROSSET: Six ans d'expérimentation sur l'infection du hamster par le BCG. Rev. Immunol. 19, 308 (1955).

HEAF, F.: Multiple puncture tuberculin test. Tubercle 34, 335 (1953).

— The techniques of tuberculin testing. Acta tuberc. scand. Suppl. 47, 153 (1959).

HEESEN, W., u. M.-L. SCHWETJE: Das klinische Bild der Tuberkuloseerkrankung nach BCG-Impfung. Z. Tuberk. 113, 31 (1959).

HEILMEYER, L., u. A. M. WALTER: Resistenz und Virulenz von Tuberkelbakterien in klinischer Sicht. Dtsch. med. Wschr. 1957, 941.

HEIMBECK, J.: Sur la vaccination contre la tuberculose par injection sous-cutanée de BCG chez des adultes qui ne réagossent pas à la tuberculine. Ann. Inst. Pasteur 42, 170 (1928).

— Sem. hôp. Paris 25, 771 (1949) zit. n. SCHMIDT, H.: Die Morbidität und Mortalität der Tuberkulose vor Einführung der Schutzimpfung. Behring-Werk-Mitt. 27, 11 (1953).

HEISIG, F.: Der Wert der Calmette -Schutzimpfung. Dtsch. med. Wschr. 1959, 1620.

HEMPEL, H.-C.: Der Wert des Bakterientests („BCG-Test") für die Tuberkuloseschutzimpfung. Dtsch. Gesundh.-Wes. 16, 288 (1961).

HENKEL, W.: Tuberkuloseinfektion in einer Dorfschulklasse. Zugl. ein Beitrag zur Frage der BCG Impfung. Beitr. Klin. Tuberk. 107, 134 (1952).

HENSEL, G.: Zur Frage der Tuberkuloseschutzimpfung. Versuch mit abgetöteten Baz. in Lanolin. Mschr. Kinderheilk. 89, 127 (1941).

HENSEL, G.: Tierexperimentelle Untersuchungen mit abgetöteten, in Erdölderivaten eingebetteten Bazillen. Beitr. Klin. Tuberk. 101, 80 (1948).

HOLLSTRÖM, V. E., u. S. HARD: A fatality from BCG-vaccination. Acta dermat.-venerol. (Stockholm) 33, 159 (1953).

HOLM, J.: BCG-Vaccination against Tuberculosis. Copenhagen, 1948.

— Second annual report of the International Tuberculosis Campaign. Kopenhagen, 1950.

HOPPE, R.: Die heutige Tbk.-Situation in Deutschland. Beitr. Klin.-Tbk. 121, 8 (1959).

HORWITZ, O., and J. MEYER: The Safety Record of BCG Vaccination and Untoward Reaktions Observed after Vaccination. Fortschr. Tbk.-Forschg. 8, 245 (1957).

HOYT, A., F. I. MOORE, R. G. KNOWLES and C. R. SMITH: Sex differences of normal and immunized mice in resistance to experimental tuberculosis. Amer. Rev. Tuberc. 75, 618 (1957a).

—, R. G. KNOWLES, F. J. MOORE, and C. R. SMITH: The adjuvant of n-hexadecane in mouse vaccination tests with heat killed BCG. Amer. Rev. Tuberc. 75, 624 (1957b).

HUBACEK, J. u. I. MALEK: Growth of mycobacterium tuberculosis in blood and serum of immunized and infected animals. J. Hyg., Epidemiol., Microb. and Immunol. 4, 21 (1960).

HUET, A., and F. v. DEINSE: Freeze-dried BCG Vaccine. Fortschr. Tuberk. Forsch. 8, 31 (1957).

HYGE, T. V.: Epidemic of tuberculosis in a state-school, with an observation period about 3 years. Acta tuberc. scand. 21, 1 (1947).

— The efficacy of BCG vaccination. Acta Tuberc. scand. 23, 153 (1949).

— The efficacy of BCG-vaccination. Acta tuberc. scand. 32, 89 (1956).

IBIAPINA, A. u. E. CHEDID: Wahllose perorale BCG-Vaccination. Auftreten von Erkrankungen bei 3487 geimpften und 2452 nicht geimpften Studenten. Rev. brasil. tuberc. 26, 1499 (1958).

ICKERT, F.: Beobachtungen über die Tuberkuloseimmunität beim Menschen über Re- und Superinfektion. In BRÄUNING: Allg. Biologie und Pathologie der Tuberkulose. Leipzig: Thieme 1943.

— Immunität bei Tuberkulose. Z. Tuberk. 104, 185 (1954).

IMERSLUND, O., and T. JONSEN: Lupus vulgaris and multiple bone lesions caused by BCG. Acta tuberc. scand. 30, 116 (1954).

JACOBSSON, E.: Till uppkomsten av nekros vid BCG-vaccination. Svenska Läkartidn. 52, 2200 (1955).

JENSEN, K. A., G. BINDSLEY, and J. HOLM: Experimental studies on the development of tuberculous infection in the lungs after inhalation of virulent tubercle bacilli. Acta tuberc. scand. 9, 27 (1935).

JONSEN, T.: A case of lupus vulgaris (lupoid inoculation tuberculosis) treated with large dosis of Vitamin D_2. Ugeskr. Laeg. 110, 520 (1948).

JØRGENSEN and O. HORWITZ: Dermatological complications of BCG vaccination. Acta tbc. scand. 32, 179 (1956).

KALLMANN, FR. J., and D. REISNER: Twin studies on the significance of genetic factors in tuberculosis. Amer. Rev. Tuberc. 47, 549 (1943).

— — Twin studies on genetic variation in resistance to tuberculosis. III. statistical data on reinfection tuberculosis. J. Hered. 34, 293 (1943).

KAUFMANN, H. J.: Zur Behandlung des unkomplizierten tuberkulösen Primärkomplexes im Kindesalter. Vorläufige Ergebnisse einer amerikanischen Studie über die Meningitis tuberculosa-Prophylaxe. Dtsch. med. Wschr. 1958, 1124.

KEIZER, D. P. R.: Unerwünschte Nebenerscheinungen der Anwendung von BCG. Nederl. Tijdschr. Geneesk. 1952, 1589.

KEUTZER, A.: Betrachtungen über die effektive Zahl der Neuerkrankungen an Tuberkulose. Tuberk.-Arzt 13, 207 (1959).

KIKUTH, W., u. F. J. POTHMANN: Zur Kombination von INH-Prophylaxe und BCG-Schutzimpfung. Dtsch. med. Wschr. 1959 360.

KLEINSCHMIDT, H.: Die Tuberkuloseschutzimpfung nach Calmette. Dtsch. med. Wschr. 1948, 105

— Noch einmal Tuberkuloseschutzimpfung nach Calmette. Dtsch. med. Wschr. 1949, 1123

— Aktuelle Tuberkulinprobleme. Dtsch. med. Wschr. 1952, 933 u. 977.

— Die Tuberkulose-Schutzimpfung, ihre Grundlagen, Notwendigkeit, Komplikationen und Erfolge. Behringwerk-Mitt. 27, 50 (1953).

— Das Wesen der Tuberkulinempfindlichkeit. In J. HEIN, H. KLEINSCHMIDT, E. UEHLINGER: Handbuch der Tuberkulose. Bd. 1 Stuttgart: Thieme 1958a.

— Zur Bekämpfung der Kindertuberkulose. Dtsch. med. Wschr. 1958b, 1533.

— INH-Prophylaxe oder BCG-Impfung? Münch. med. Wschr. 1959, 1135.

— Erneute Stellungnahme zur Tuberkuloseschutzimpfung. Med. Mschr. 15, 327 (1961).

KLOSE, F., u. W. DONTENWILL: Ein Beitrag zur Frage der Wirksamkeit der BCG-Schutzimpfung bei Meerschweinchen. Ärztl. Wschr. 8, 585 (1953).

KOCH, R.: Die Ätiologie der Tuberkulose. Berl. klin. Wschr. 1882, 221.

— Weitere Mitteilungen über ein Heilmittel gegen Tuberkulose. Dtsch. med. Wschr. 1890, 1029.

— Fortsetzung der Mitteilungen über ein Heilmittel gegen die Tuberkulose. Dtsch. med. Wschr. 1891, S. 101.

— Über neue Tuberkulinpräparate. Dtsch. med. Wschr. 1897, 209

—, W. SCHÜTZ, F. NEUFELD u. H. MIESSNER: Über die Immunisierung von Rindern gegen Tuberkulose. Z. Hyg. 51, 300 (1905).

KÖLITZ, E.: Bisherige Erfahrungen vergleichender klinischer Prüfung von Alt-Tuberkulin und „Gereinigtem Tuberkulin (Hoechst)". Arch. Kinderheilk. 143, 163 (1951).

KÖNIG, H., u. H. SCHULZE: Die Durchführung und das Ergebnis von 600000 Tuberkuloseschutzimpfungen mit BCG im Lande Nordrhein-Westfalen. Behringwerk-Mitt. 27, 117 (1953).

KÖTSCHE, W., u. H. H. KUNZ: Versuche zur Virulenzsteigerung des BCG im Sinne einer aktiven Tuberkulose durch Passagen in virusdurchseuchten Meerschweinchen. Zbl. Bakt.-Abt. I Orig. **175**, 101 (1959).

KOSTITCH-JOKSITCH, S. A.: La lymphadénite mesentérique" bécégique". Semaine Hôp. **1955**, 2213.

KOTANI, S., T. TSUJIMOTO, K. TAKEUCHI, and T. SEKI: Revaluation of slide cell culture method improved for the quantitative studies on tuberculosis immunity. Med. J. Osaka Univ. **1**, 9 (1953).

KREUSER, F.: Tuberkulose-Jahrbuch 1960. Berlin-Göttingen-Heidelberg: Springer 1962.

KROLL, G. u. H. SPIESS: Über die BCG-Impfung mit Feucht- und Trockenimpfstoff der Behringwerke. Mchr. Kinderheilk. **105**, 65 (1957).

KÜHNE, P.: Die Schutzimpfungen in der Bundesrepublik in K. HARTUNG: Praktikum der Schutzimpfungen. Berlin: Hoffmann 1962.

KÜSTER, E. u. F. KRÖNING: Der Einfluß des Genotyps und der Einfluß äußerer Faktoren auf die Tuberkuloseresistenz beim Meerschweinchen. Arb. Staatsinst. exper. Ther. usw. Frankfurt/M. **35**, 38 (1938).

KUSKE, F. A.: Komplikationen der Tuberkuloseschutzimpfung. Bundesgesundheitsblatt, **4**, 68 (1961).

LANGE, B.: Die quantitativen, qualitativen und zeitlichen Bedingungen der Infektion mit Tuberkelbazillen und ihre Bedeutung für die Krankheitsentstehung. Dtsch. med. Wschr. **1934**, 197

— Tierexperimentelle Untersuchungen über die Bedeutung von Infektionsdosis, natürlicher Resistenz und erworbener Immunität für Entstehung und Verlauf der Tuberkulose. Z. Tuberk. **61**, 45, 97 u. 117 (1931).

— Perlsuchtbazillen als Erreger menschlicher Tuberkulose. Dtsch. med. Wschr. **1937**, 1465.

— Bakteriologie der Tuberkulose in BRÄUNING: Allg. Biologie und Pathologie der Tuberkulose. Leipzig: Thieme (1943a).

— Die experimentellen Grundlagen der Lehre von der Tuberkuloseimmunität und Versuche einer Tuberkuloseschutzimpfung. In: BRÄUNING: Allg. Biologie u. Pathologie der Tuberkulose. Leipzig: Thieme 1943b.

— u. K. LYDTIN: Experimentelle Untersuchungen zur Frage der Immunität gegen tuberkulöse Superinfektion. Z. Hyg. **110**, 209 (1929).

LANGE, L. u. H. PESCATORE: Die Säuglingstuberkulose in Lübeck. Arb. Reichsgesundh.amt. Berl. **69**, 205 (1935).

LEACH, R. H., and A. Q. WELLS: Observations on the growth and the enumeration of vole bacilli. Tubercle **37**, 347 (1956).

LEVINE, M. I., and M. F. SACKETT: Results of BCG-Immunization against tuberculosis: A study of essential factors. Amer. Rev. Tuberc. **53**, 517 (1946).

LÉVY, F. M., G. A. CONGE, J. F. PASQUIER, H. MAUSS, R. J. DUBOS, and R. W. SCHAEDLER: The effect of BCG Vaccination on the fate of virulent tubercle bacilli on mice. Amer. Rev. Resp. Dis. **84**, 28 (1961).

LIEBKNECHT, W. L.: Erfahrungen mit der planmäßigen gezielten Tuberkuloseschutzimpfung. Dtsch. med. Wschr. **1957**, 2001.

LINCOLN, E. M., L. GILBERT, and S. MORALES: Chronic pulmonary tuberculosis in individuals with known previous primary tuberculosis. Dis. Chest. **38**, 473 (1960).

LINDNER, F.: Über die Chemie des Tuberkulins. Behringwerk-Mitt. **27**, 165 (1953).

LOMHOLT, S.: Lupus vulgaris developed in the reaction to a Calmette vaccination. Acta tuberc. scand. **20**, 136 (1946).

LONGHIN, S. u. ST. ANTONESCU: Hautveränderungen als Folge von BCG-Impfung. Derm.-Vener. (Bucuresti) **6**, 295 (1961).

LURIE, M. B.: The fate of BCG and associated changes in the organs of rabbits. J. exp. Med. **60**, 163 (1934).

— Studies on the mechanism of immunity in tuberculosis. The role of extracellular factors and local immunity in the fixation and inhibition of growth of bacilli. J. exp. Med. **69**, 555 (1939).

— Heredity, constitution and tuberculosis. Amer. Rev. Tuberc. **44**, Suppl. 3 (1941).

— Studies on the mechanism of immunity in tuberculosis. The fate of tubercle bacilli ingested by mononuclear phagocytes derived from normal and immunized animals. J. exp. Med. **75**, 247 (1942).

— Native and acquired resistance to tuberculosis. Amer. J. Med. **9**, 591 (1950a).

— Immunology of tuberculosis. The cyclopedia of medicine, surgery specialties 1950b. Davis Company Publishers Philadelphia-Pa.

— On the role of hormones in experimental tuberculosis. Advances in tuberculosis research **6**, 18 (1955).

—, and S. ABRAMSON: Reproduction of human ulcerative pulmonary tuberculosis in rabbits by quantitative natural airborne contagion. Proc. Soc. exp. Biol. **69**, 531 (1948).

—, P. ZAPPASODI, E. CARDONA-LYNCH, and A. M. DANNENBERG jr.: The response to the intracutaneous inocculation of BCG as an index of native resistance to tuberculosis. J. Immunol. **68**, 369 (1952).

LUTTERBERG, W.: Die Ulzerationen nach Tuberkuloseschutzimpfung und ihre Vermeidung durch Multipunktur. Tbk. Arzt **11**, 762 (1957).

LYDTIN, K.: Diskussionsbemerkung zum Thema Tuberkuloseimmunität. Beitr. Klin. Tuberk. **121**, 152 (1959a).

— INH-Prohpylaxe oder BCG-Impfung Münch. med. Wschr. **1959** (b), 1136.

MAGNUSSON, M., A. JESPERSEN, and M. W. BENTZON: Revaccination with BCG vaccine. An experimental study in guinea pigs. Acta tuberc. scand. **39**, 34 (1960).

MAHA, G. E.: Comparative Study of tuberculin tine and Mantoux tests in 676 College students. J. Am. med. Ass. **182**, 304 (1962).

MANDE, R.: BCG Vaccination in France and in North-Africa. Organisation—Complications. Fortschr. Tuberk.-Forsch. **8**, 154 (1957).

MANTOUX, CH.: L'intradermo réaction à la tuberculine et son interprétation clinique. Presse méd. Paris **18**, 10 (1908).

MARTONI, L.: L'impiego del V. D. S. nei neonati immaturi durante il 1960. Minerva med. 52, 1470 (1961).

MEISSNER, G.: Primär resistente Tuberkelbakterien bei Kindern und Erwachsenen in den Jahren 1953—1959. Wiener Z. inn. Med. 41, 389 (1960).

MEISSNER, J.: Untersuchungen zum Problem der Tuberkuloseimmunität mit radioaktiv-markiertem BCG. Jahresbericht Borstel 5, Berlin-Göttingen-Heidelberg: Springer 1961.

MENDEL, F.: Die von Pirquetsche Hautreaktion und die intravenöse Tuberkulinbehandlung. Med. Klin. 1908, 402.

MERGIER, P., L. VLACHOPOULOS et E. PATERAKI: Lupus tuberculeux consécutif à la vaccination-BCG par voie intra-dermique. Arch. Inst. Pasteur hellén. 4, 134 (1958).

MEYER, J., and K. A. JENSEN: A fatal case of tuberculosis produced by BCG. Amer. Rev. Tuberc. 70, 402 (1954).

MEYN, A.: Über die Bekämpfung der Rindertuberkulose in der Bundesrepublik. Mtsh. Tierheilk. 4, 510 (1952).

— Die Fortschritte der Rindertuberkulosebekämpfung in der Bundesrepublik. Mtsh. Tierheilk. 13, 2 (1961).

MINISTERIUM FÜR DAS GESUNDHEITSWESEN DER DDR: Anweisung über die Testungen für Tuberkuloseschutzimpfungen vom 1. Dez. 1960. Z. Tuberk. 116, 310 (1961).

MITSCHRICH, H.: Zwillingstuberkulose III. Stuttgart: Fischer 1956.

MORO, E.: Über eine diagnostisch verwertbare Reaktion der Haut auf Einreibung mit Tuberkulinsalbe. Münch. med. Wschr. 55, 216 (1908).

MUNRO, W.: Die Virulenz der Tb. B. XI. Konferenz der internationalen Vereinigung zur Bekämpfung der Tbk. Berlin: Biologisches Thema 1939.

MYERS, J. A.: A Summary of the Views Opposing BCG. Fortschr. Tbk.-Forsch. 8, 272 (1957).

NÈGRE, L.: Les lipoides dans les bacilles tbc. et la tuberculose. Paris 1950.

— Résistance antituberculeuse sans allergie confirée, aux animaux de laboratoire par l'antigène méthylique. Ann. Inst. Pasteur 83, 429 (1950).

— u. J. BRETEY: Vaccination par le BCG par scarifications cutanées. Paris, Masson & Cie 1942.

NISSEN-MEYER, S.: Animal studies on effects of BCG, H 37 Ra and M. phlei in tuberculosis immunization Tubercle 37, 11 (1956).

— Epidemiologic studies of tuberculin sensitivity. III. Estimation of prevalences of mycobacterial infection from results of skin tests with myobacteria antigens. Amer. J. Hyg. 72, 169 (1960).

— u. C. E. PALMER: Response to BCG vaccination as an index of familial susceptibility to tuberculosis. Amer. Rev. Tuberc. 69, 383 (1954).

NUKADA, S. u. C. RYU: Über Schwankungen der Resistenz gegen tödliche hämatogene Tbk.-Infektion mit Heterobakterien. Z. Immun.-Forsch. 88, 496 (1936).

— — Über die Resistenz gegen eine tödliche hämatogene Tbk.-Infektion usw. Z. Immun.-Forsch. 98, 272 (1940).

NUKADA, S. u. B. RYU: Hetero-specific Alteration-Therapy. The Japan med. Publ. Co., Ltd. Tokio, Kyoto (1948).

NYKA, W.: Enhancement of resistance to tuberculosis in mice experimentally infected with brucella abortus. Amer. Rev. Tuberc. 73, 251 (1956).

OBAYASHI, Y.: Dried BCG-Vaccine. Wld. Hlth. Org. Monogr. Ser. (1955) 28, Genève.

OEDING, P., and I. HESSELBERG: Generalized BCG infection in man. II. Bacteriological investigations. Acta tuberc. scand. 29, 180 (1954).

OMODEI ZORINI, A., L. PRALORAN, and D. ORICCHIO: Chemoprophylaxis of human and bovine tuberculosis by isoniazid according to Italian investigators. Bull. int. Tuberc. 29, 189 (1959).

OTT, A.: Die Tuberkulose in ihren Beziehungen zu Alter und Geschlecht. In: J. HEIN, H. KLEINSCHMIDT u. E. UEHLINGER: Handbuch der Tuberkulose Bd. 1. Stuttgart 1958.

PALMER, C. E., S. JABLON and P. Q. EDWARDS: Tuberculosis morbidity of young men in relation to tuberculin sensitivity and body build. Amer. Rev. Tuberc. 76, 517 (1957).

—, E. F. KROHN, N. E. MANOS, and L. B. EDWARDS: Tuberculin sensitivity of young adults in the United States. Publ. Hlth. Rep. 71, 633 (1956).

—, L. W. SHAW, and G. W. COMSTOCK: Community trials of BCG-Vaccination. Amer. Rev. Tuberc. 77, 877 (1958).

PAUL, F. M.: Tuberculosis in BCG-vaccinated children in Singapore. Arch. Dis. Child. 36, 530 (1961).

PFISTERER, R., H. WESPI und H. HERZOG: Beobachtung einiger Fälle von Morbus Boeck nach BCG-Impfung. Helvet. med. acta. Ser. A. 21, 439 (1954).

PIERCE, C. H., R. J. DUBOS, and G. MIDDLEBROOK: Infection of mice with mammalian tubercle bacilli grown in tween-albumin liquid medium. J. exp. Med. 86, 159 (1947).

PIETRZYKOWSKA, and B. SZYMCZYK: A case of lupus which occurred in the place of BCG-vaccination. Gružlica 25, 897 (1957).

PIRQUET, CL. V.: Allergie, Münch. med. Wschr. 1906, 1437.

— Der diagnostische Wert der kutanen Tuberkulinreaktion bei Tuberkulose des Kindesalters auf Grund von 100 Sektionen. Wien. klin. Wschr. 1907, 1115.

POTHMANN, F. J.: Über die Virulenz Isoniazidresistenter Tuberkelbakterien. Dtsch. med. Wschr. 1957, 292.

PRIGGE, R. u. G. HEYMANN: Grundlagen und Möglichkeiten der Tuberkuloseschutzimpfung. München-Berlin-Wien: Urban und Schwarzenberg 1957.

PUNTIGAM, F.: Die BCG-Impfung. Österreich. Med. Mschr. 8, 196 (1954).

RAFFEL, S.: The relationship of acquired resistance, allergy, antibody and tissue reactivities to the components of the tubercle bacillus. Amer. Rev. Tuberc. 54, 564 (1946).

— Immunopathology of tuberculosis. Amer. Rev. Tuberc. 74, 60 (1956).

Rausi, G., e G. M. Celi: Esperienze di vaccino-pro-filassi con analactubercolina ed AIP nelle cavie. Riv. sicil. Tuberc. 14, 257 u. 265 (1960).

Renard, G., C. Haye et C. Henriot: Contribution à l'étude des accidents oculaires imputés au BCG. Rev. Tuberc. 22, 383 (1958).

Renovanz, H. D.: Tuberkulöse Lungenerkrankungen nach BCG-Impfung. Beitr. Klin. Tuberk. 119, 99 (1958).

— Tuberkuloseerkrankungen nach BCG-Impfung und die sich hieraus vom kinderphthisiologischen Standpunkt ergebenden Forderungen. Int. J. proph. Med. Sozialhyg. 4, 85 (1960).

Rich, A. R.: The pathogenesis of tuberculosis. 2nd edition. Springfield, Ill.: C. Thomas 1951.

Rodovsky, J.: Lupus vulgaris following BCG vaccination. Rozhl. Tuberk. 21, 407 (1961).

Römer, P. H.: Spezifische Überempfindlichkeit und Tuberkuloseimmunität. Beitr. Klin. Tuberk. 11, 79 (1908).

— Weitere Versuche über Immunität gegen Tuberkulose durch Tuberkulose usw. Beitr. Klin. Tuberk. 13, 1 (1909).

Rohmer, P. et C. Jung: Résultats favorables de la vaccinations par le BCG chez des enfants vivant en milieux contagieux. Strasbourg méd. N. S. 10, 441 (1959).

Rosemberg, J.: Die orale BCG-Impfung beim Menschen. In: R. Griesbach: Die BCG-Schutz-impfung. Stuttgart: Thieme 1954.

Rosenthal, S. R.: The Multiple puncture method of BCG vaccination. Amer. Rev. Tuberc. 39, 128 (1939).

— The preservation of BCG by freeze-drying. Acta tuberc. scand. 26, 106 (1952).

— Standardization and efficacy of BCG-Vaccination against tuberculosis. J. Amer. med. Ass. 137, 801 (1955).

— Modified methods of culturing and preparation of BCG vaccine. Fortschr. Tuberk.-Forsch. 8, 48 (1957).

— The disk-tine tuberculintest. J. Amer. med. Ass. 1961, 452.

—, E. Loewinsohn, M. L. Graham, D. Liveright, M. G. Thorne, and V. Johnson: BCG-Vaccination in tuberculous households. Amer. Rev. Resp. Dis. 84, 690 (1961a).

— — — —, and H. C. Batson: BCG-vaccination against tuberculosis in Chicago, A twenty-year study statistically analyzed. Pediatrics 28, 622 (1961b).

Rothmund, W.: Grundzüge einer erweiterten Lehre von Tuberkulosebeginn und -ablauf. Beitr. Klin. Tuberk. 110, 271 (1953).

Rothschild, D. H., J. S. Friedenwald, and C. Bernstein: The relation of allergy to immunity in tuberculosis. Bull. Johns Hopk. Hosp. 54, 232 (1934).

Ruziczka, O.: Unterscheidung der Allergie nach tuberkulöser Infektion und nach BCG-Impfung. Mschr. Kinderheilk. 100, 193 (1952).

Salvioli, G.: Killed anti-tuberculosis vaccine and hyaluronidase (diffusing vaccine). Arch. Dis. Child. 28, 36 (1953).

Salvioli, G.; La vaccinazione antitubercolare con particolare all'azione dei micobacteri uccisi. Giorn. Mal. infett. parassit. 6, 65 (1954).

— Klinisch experimentelle Beobachtungen und Erfahrungen mit meiner neuen diffundierenden Tuberkulose-Vakzine. (Vaccino Diffondente anti-tubercolare VDS). Arch. Kinderheilk. 150, 112 (1955).

—, A. Degli Esposti et A. M. Dina: Résistance à tuberculose chez las chiens vaccinés par BCG et par des germs morts. Presse méd. 1956, 1508.

— — Introduzione del V. D. S.-test nella diagnostica della tuberculosi nella Clinica Pediatrica di Bologna. Minerva med. (Torino) 1952, 204.

Sayé, L.: Contribution à l'étude de la réaction de réinfection et de la sensibilité à la tuberculine chez des enfants vacinés avec le BCG sec par voie digestive. Presse méd. 1953, 524.

Seibert, F. B.: The history of the development of purified Protein Derivative tuberculin. Amer. Rev. Tuberc. 44, 1 (1941).

Selter, H., H. Fetzer u. P. Weiland: Über Umfang und Leistungsfähigkeit der Tuberkuloseimmunität beim Meerschweinchen. Zbl. exper. Med. 93, 45 (1934).

— u. A. Nagel: Nachweis und Auswirkung der Tuberkulose-Immunität bei Meerschweinchen. Z. Tuberk. 81, 129 (1938).

— u. P. Weiland: Der Einfluß einer Tuberkulose-Desensibilisierung auf die Tuberkuloseimmunität. Z. Tuberk. 74, 161 (1935).

Siegl, J.: Allergie und Immunität bei der Tuberkulose. Beitr. Klin. Tuberk. 84, 311 (1934).

Signorini, L. F. u. C. Panero: Un tentativo di controllo clinico, radiologico e tubercolinico a 10—14 anni di distanza dalla vaccinazione con Anatubercolina Integrale Petragnani (AIP). Clin. pediatr. 36, 899 (1954).

Silveira, J.: Das Verschwinden der Tuberkulin-allergie. Beitr. Klin. Tuberk. 108, 282 (1953).

Smith, M. H. D.: Vaccination against tuberculosis. Pediatrics 24, 358 (1959).

Spiess, H.: Über die Wirkung der BCG-Impfung im Tierversuch. Beitr. Klin. Tuberk. 108, 209 (1953).

— Tierexperimentelle Untersuchungen. In: Griesbach: Die BCG-Schutzimpfung. Stuttgart 1954a.

— Experimentelle Grundlagen der BCG-Impfung. Erg. Tuberk.-Forsch. 12, 383 (1954b).

— Tierexperimentelle Untersuchungen mit 131 J-markiertem Tuberkulin. Klin. Wschr. 34, 1090 (1956).

— Die Tuberkuloseschutzimpfung. In: Spiess: Schutzimpfungen. Stuttgart (1958).

— Wann setzt nach der BCG-Vakzination der Impfschutz ein? Dtsch. med. Wschr. 1959a, S. 982.

— Grundlagen und Bedeutung der Tuberkulinhaut-proben. Beitr. Klin. Tuberk. 121, 126 (1959b).

— Tuberkulosebekämpfung durch Impf- und Chemo-prophylaxe im Säuglingsalter. Mschr. Kinderheilk. 108, 234 (1960).

— Neuere Ergebnisse der Tuberkuloseforschung. Mschr. Kinderheilk. 109, 167 (1961).

— u. H. Poppe: Weitere Untersuchungen mit radio-aktiv markierten Bakterien im Rahmen der

Tuberkuloseschutzimpfung. Klin. Wschr. **32**, 186 (1954).

Šula, L.: The use of an antituberculous vaccine from the Myobacterium tuberculosis, typus murinus-Wells, adapted for deep culture in a synthetic liquid medium. Acta tuberc. scand. **31**, 190 (1955).

— Die Erfahrungen bei der Tuberkuloseimpfung mit dem aus dem Stamm: Mycobacterium tuberculosis typus murinus-Wells bereiteten Impfstoff. Z. Tuberk. **107**, 206 (1956).

—, and J. Galliova: Fifteen years experience with vaccination against tuberculosis obtained in Czechoslovakia during the yeras 1945—1960. Rozhl. Tuberk. **22**, 19 (1962).

Suter, E.: Multiplication of tubercle bacilli within mononuclear phagocytes in tissue cultures derived from normal animals and animals vaccinates with BCG. J. exp. Med. **97**, 235 (1953).

Schäfer, E. L.: Tuberkulose und innere Sekretion. Erg. Tuberk.-Forsch. **12**, 209 (1954).

Schellenberg, H.: Die Kultur in der Tuberkuloseforschung unter besonderer Berücksichtigung immunbiologischer Fragen. Jahresber. Borstel 1956/57 Berlin-Göttingen-Heidelberg: Springer 1957.

Schmid, F.: Das die immunbioliogsche Sonderstellung der Tuberkulose bedingende Prinzip. Beitr. Klin. Tuberk. **112**, 131 (1954).

— Immunbiologie in J. Hein, H. Kleinschmidt, E. Uehlinger: Handbuch der Tuberkulose. Bd. 1 Stuttgart: Thieme 1958.

— u. M. Brosius: Vergleichende klinische Wertung zwischen Alttuberkulin und gereinigtem Tuberkulin (GT). Kinderärztl. Praxis **26**, 385 (1958).

Schmidt, H.: Die Morbidität und Mortalität der Tuberkulose vor Einführung der Schutzimpfung. Behringwerk-Mitt. **27**, 11 (1953).

Schmidt, W.: Vergleichende Untersuchungen über humanes, bovines und gereinigtes Tuberkulin (G. T. Hoechst). Dtsch. med. Wschr. **1949**, 969.

Schreus, H. Th., u. W. Dörner: Hauterscheinungen nach BCG-Impfung. Die Medizinische **1953**, 986 u. 1001.

Schürmann, P. u. H.Kleinschmidt: Pathologie und Klinik der Lübecker Säuglingstuberkuloseerkrankungen. Arb. aus dem Reichsges.-Amt. **69**, 1935.

Schwabacher, H., and G. S. Wilson: The vaccination of guinea pigs with living BCG, together with observations on tuberculous superinfection. J. Path. Bact. **46**, 535 (1938).

Schwartz, Ph.: Empfindlichkeit und Schwindsucht. Leipzig: A. Barth 1935.

Stoppelmann, M. R. H., and E. F. Drion: Complications of intracutaneous BCG vaccination in newborn infants. A survey $3^1/_2$ years after the vaccinations. Acta paediatr. **47**, 65 (1958).

Ströder, J. u. H. Zeisel: Nässendes Ekzem unter dem Erscheinungsbild des sog. skrophulösen Ekzems nach Calmette-Impfung. Arch. Kinderheilk. **143**, 92 (1951).

Ström, L. et G. Widström: Quelques expériences concernant l'immunité antituberculeuse, effectuées à l'aide de bacilles radioactifs. Acta paediat. (Uppsala) **40**, 213 (1951).

Taronna, S.: „La vaccinazione antitubercolare con germi uccisi" nella relazione die Santi a Azzolini. Sintesi e commento. Clin. pediatr. **37**, 780 (1955).

— Un nuovo test per la tuberculosi il V. D. S.-test. Minerva med. **1956**, 203.

Thrap-Meyer, H.: Generalized BCG infection in man, I. Clinical report Acta tuberc. scand. **20**, 173 (1954).

Törnell, E.: Post-examination of BCG-material. Acta tuberc. scand. **21**, 241 (1947).

Tuberculosis Program, U. S. Public Health Service: Experimental studies of accination, allergy and immunity in tuberculosis III. Effect of killed BCG-vaccine. Bull. Wld Hlth Org. **12**, 47 (1955).

— Experimental studies of vaccination, allergy and immunity in tuberculosis IV. Comparison of effects of BCG and H 37 Ra vaccines. Amer. J. Hyg. **62**, 168 (1955).

— Experimental studies of vaccination, allergy and immunity in tuberculosis. VI. Comperative effects of BCG, H 37 Ra, M. phlei and a wax-protein fraction of human tubercle bacilli. Amer. J. Hyg. **62**, 270 (1955).

Uehlinger, E. u. M. Künsch: Über Zwillingstuberkulose. Beitr. Klin. Tuberk. **98**, 275 (1939).

Ustvedt, H. J.: The technique of tuberculin testing. The Conference on European BCG Programmes, I.T.C., Kopenhagen 1950 a.

— The local reaction in BCG vaccination. The Conference on European BCG Programmes, I. T. C., S. 223, Kopenhagen 1950 b.

— Tuberculous diseasein BCG vaccinated individuals. The Conference on European BCG Programmes, I. T. C., S. 245, Kopenhagen 1950 c.

— u. A. Aanonsen: Diagnostic BCG-Test. Acta tuberc. scand. **23**, 1 (1949).

Vaccarezza, R. F., e I. Dutrey: El factor genetico en la patogenia de la tuberculosis: su estudio en 286 pares gemelos. An. Cat. pat. clin. tuberc. **6**, 181 (1944).

— — Examen radiologico-tuberculinico de 440 pares de gemelos en edad escolar. Prensa méd. argent. **32**, 1639 (1945).

Virtanen, S., and J. Lindgren: Osteomyelitis of the femur caused by BCG. Acta tuberc. scand. **41**, 260 (1962).

Viskum, P., and C. Munch-Jensen: Allergic, local and glandular response to BCG-vaccination in the Danish mass tuberculosis campaign of 1950—52. Acta tuberc. scand. **31**, 326 (1955).

Vogt, D.: Untersuchungen über den Einfluß der Exposition auf den Verlauf der kindlichen Tuberkulose. Beitr. Klin. Tuberk. **108**, 81 (1953).

— Zur Frage des Einflusses der Superinfektion auf den Verlauf der Tuberkulose des Kindesalters. Erg. ges. Tuberk.-Forsch. **12**, 423 (1954).

— Über die Bedeutung von natürlicher Resistenz und erworbener Immunität für die Tuberkulose des Kindes. Münch. med. Wschr. **1957**, **905**

Vojtek, V.: Zur Frage der Rezidive und ihrer Prophylaxe bei der kindlichen Lungentuberkulose. Tuberk.-Arzt **14**, 605 (1960 a).

VOJTEK, V.: The incidence of tuberculous meningitis as an indicator of the efficacy of BCG vaccination. Tubercle (London) **41**, 272 (1960 b).

VORWALD, A. J., M. DWORSKI, P. C. PRATT, and A. B. DELAHANT: BCG-vaccination in silicosis. Amer. Rev. Tuberc. **62**, 455 (1950), **69**, 766 (1954).

WAHLGREN, F., G. OLIN, and G. WIDSTRÖM: Om en ny tuberkelbakteriestam, isolerad i England från sork några immuniseringsförsök med densamma. Nord. Med. **22**, 943 (1944).

WÅLER, E., and P. OEDING: Generalized BCG infection in man, III. Autopsy findings. Acta tuberc. scand. **29**, 187 (1954).

WALLGREN, A.: Intradermal vaccination with BCG-virus. J. Amer. med. Ass. **91**, 1876 (1928).

— Zwanzig Jahre Calmette Vaccination in Schweden. Ann. Paediatr. **170**, 57 (1948 a).

— Calmette-Impfung. Publikation des Schwedischen Nationalvereins gegen die Tuberkulose, Stockholm 1948 b.

— Immunity in tuberculosis. Acta tuberc. **28**, 155 (1953).

— Die Rolle der BCG-Schutzimpfung bei der Tuberkuloseverhütung während der Kindheit. Dtsch. med. J. **1960**, 51.

— Einige Probleme der Calmetteschen Impfung. Dtsch. med. Wschr. **1961**, 105.

WASZ-HÖCKERT, O. u. M. DONNER: Persistence of tuberculin sensitivity in BCG vaccinated person isolated in institutions. Acta paediatr. (Stockholm) **43**, 163 (1954).

WEBB, G. B., and W. W. WILLIAMS: Immunnity in tuberculosis. J. Med. research **24**, 2 (1911a) u. J. Amer. med. Ass. **57**, 1431 (1911b).

WEBER, G.: Über erbliche Grundlagen der Tuberkulosedisposition. Mschr. Kinderheilk. **87**, 305 (1941).

— Über erbliche Grundlagen der Tuberkulosedisposition. Beitr. Klin. Tuberk. **97**, 352 (1942).

— Experimentelle Untersuchungen über den Genotypus als Gestalter des Krankheitsablaufes bei Tuberkulose. Z. Kinderheilk. **64**, 300 (1944).

— u. F. DUSCH: Über stumme Superinfektion bei Tuberkulose. Z. Tuberk. **78**, 336 (1937).

WEILL-HALLÉE, B. et R. TURPIN: Premiers essais de vaccination antituberculeuse de l'enfant par le bacille Calmette-Guérin (BCG). Bull. Soc. méd. Hôp. Paris, **49**, 1589 (1925).

WEINGÄRTNER, L.: Über Impfkomplikationen und Tuberkuloseerkrankungen bei BCG-vakzinierten Kindern. Med. Mschr. **11**, 33 (1957).

— S. ADLER u. H. CHLOND: Zur Verwertbarkeit des BCG-Testes. Tuberk.-Arzt **15**, 82 (1961).

— Vaccination against tuberculosis with non-living vaccines. Background and prospectus. Clin. pediatr. (Bologna) **41**, 3 (1959).

WEISS, D. W., and R. J. DUBOS: Antituberculous immunity induced in mice by vaccination with killed tubercle bacilli or with a soluble bacillary extract. J. exp. Med. **101**, 313 (1955).

—, u. R. J. DUBOS: Antituberculous immunity induced by methanol extracts of tubercle bacilli: Its enhancement by adjuvants. J. exp. Med. **103**, 73 (1956).

WEISS, D. W. u. R. J. DUBOS and R. W. SCHAEDLER: Enhancing effect of adjuvants on antituberculous immunity elicited in mice by methanol extracts of tubercle bacilli. Amer. Rev. Tuberc. **73**, 781 (1956).

—, and A. Q. WELLS: Vaccination against tuberculosis with nonliving vaccines. II. Vaccination of guinea pigs with phenol-killed tubercle bacilli. Amer. Rev. resp. Dis. **81**, 518 (1960a).

— — Vaccination against tuberculosis with nonliving vaccines. III. Vaccination of guinea pigs with fractions of phenol-killed tubercle bacilli. Amer. Rev. resp. Dis. **82**, 339 (1960b).

WELLS, A. Q.: Tuberculosis in wild voles. Lancet **1937/I**, 1221.

— The murine type of tubercle bacillus. Spec. Rep. Ser. Med. Res. Counc. London (1946).

— The vole bacillus vaccine. Fortschr. Tuberk.-Forsch. **8**, 61 (1957).

—, and W. S. BROOKE: The effect of vaccination of guinea pigs with the vole acid-fast bazillus on subsequent tuberculous infection. Brit. J. exp. Path. **21**, 104 (1940).

—, and J. A. H. WYLIE: Vaccination with the murine type of tubercle bacillus (vole bacillus). Lancet **1949 II**, 53.

— — The persistence of resistance following the disappearance of hypersensitivity in guinea-pigs after vaccination with vole bacillus and BCG. Brit. J. exp. Path. **33**, 405 (1952).

WELLS, W. F., and M. B. LURIE: Experimental airborne disease: quantitative natural respiratory contagion of tuberculosis. Amer. J. Hyg. Sec. B **34**, 21 (1941).

WILLIS, H. S.: The wanning of cutaneous hypersensitivness to tuberculin and the relation of tuberculoimmunity to tuberculoallergy. Amer. Rev. Tuberc. **17**, 240 (1928).

WISKOTT, A.: Über expositionelle und dispositionelle Verhältnisse bei verschiedenen Formen der Kindertuberkulose. Z. Kinderheilk. **42**, 286 (1926).

WISSLER, H.: Akute allergische Panmyelopathie nach BCG-Schutzimpfung (Bemerkungen zur Arbeit von F. WOLK vom Januarheft dieser Zeitschrift). Tuberk.-Arzt **6**, 605 (1952).

— Aktuelle Probleme der Kindertuberkulose. Stuttgart: Thieme 1958.

WOLK, F.: Akute allergische Panmyelopathie nach BCG-Impfung. Tuberk.-Arzt **6**, 33 (1952).

WRIGHT, S., u. P. A. LEWIS (1921): Factors in resisl tance of guinea pigs to tuberculosis, with especia regard to inbreeding and heredity. Amer. Naturalist **55**, 20 (1921).

WUNDERWALD, A.: Tuberkulose Immunität und praeventive Medizin. Beitr. Klin. Tuberk. **121**, 121 (1959).

YAMAMURA, Y., M. KATO, S. IKUTA, T. OKYAMA and S. WATANABE: A homogenate technique of whole body of mice. Osaka Med. J. **6**, 501 (1955).

YOUMANS, G. P., I. MILLMANN and A. S. YOUMANS: The immunizing activity against tuberculosis infection in mice of enzymatically active particles isolated from extracts of Mycobact. tuberculosis. J. Bact. **70**, 557 (1955).

ZITRIN, CH. M., and E. M. LINCOLN: Initial tuberculous infection due to drug-resistant organisms. J. Pediatrics 58, 219 (1961).

ZOELCH, PH.: Zur Klinik, Prognose und Therapie der Säuglingstuberkulose. Tuberk.-Arzt 7, 381 (1953).

ZOELCH, PH,: Generalisierungsprophylaxe bei früh-

kindlicher Tuberkulose. Dtsch. med. Wschr. 1956, 1083.

ZUGER, B., and M. STEINER: Allergy and immunity in tuberculosis. II. Relationship of tuberculin cutaneous reactivity to experimental infection in the guinea pig. J. Immunol. 46, 91 (1943).

Die Keuchhustenschutzimpfung

Von D. VOGT und H. ENGELHARDT

I. Epidemiologische Situation

Der Keuchhusten bedeutet eine ernste Gefahr vor allem für Säuglinge und Kleinkinder. In den späteren Altersstufen ist er zwar noch recht häufig, langwierig und unangenehm, aber im allgemeinen nicht mehr lebensbedrohlich. Einige Beispiele aus der *Mortalitäts- und Morbiditätsstatistik* mögen die Verhältnisse demonstrieren.

Die folgende, nach Angaben des STATISTISCHEN BUNDESAMTES (,Wirtschaft und Statistik' 1952, 1953, 1954, 1956, 1957, 1958, 1960, 1962) zusammengestellte Tabelle 1 gibt einen Überblick über die absolute und relative Zahl der Pertussistodesfälle der Kinder unter 5 Jahren in der Bundesrepublik von 1950—1960.

Tabelle 1. *Keuchhustentodesfälle der 0—5jährigen absolut und auf 100 000 Gleichaltrige in der Bundesrepublik Deutschland*

| Jahr | Alter | | | |
| | 0—1 | | 1—5 | |
	absolut	relativ (0/0000)	absolut	relativ (0/0000)
1950	637	88	189	7
1951	546	72	172	6
1952	399	52	141	5
1953	402	53	179	6
1954	286	37	99	3
1955	269	34,0	120	4,1
1956	226	28,0	86	3,0
1957	227	26,0	84	2,7
1958	150	16,9	73	2,3
1959	275	29,7	94	2,9
1960	160	16,9	62	1,8
Total bzw.	3577		1299	
arith. Mittel	325	41,2	118	3,98

Danach sind in diesem Zeitraum fast 5000 Säuglinge und Kleinkinder an Keuch-

husten gestorben; rund 75% dieser Todesfälle betrafen das 1. Lebensjahr, in welchem die mittlere Mortalität rund 10mal so hoch war wie in den folgenden 4 Lebensjahren. Ferner läßt sich aus der Tabelle ein ganz wesentlicher Rückgang der Keuchhustensterblichkeit ersehen; er beträgt bei den Säuglingen 80%, bei den Kleinkindern knapp 75%.

Wie die folgende Tab. 2 zeigt, hat die Morbidität in dem genannten Zeitraum deutlich weniger, nämlich nur um rund 55% abgenommen. Die den gleichen Quellen entnommenen Zahlen beziehen sich allerdings auf die Gesamtbevölkerung.

Tabelle 2. *Gemeldete Keuchhustenerkrankungen in der Bundesrepublik Deutschland von 1950 bis 1960 (alle Altersklassen), absolut und auf 100 000 Einwohner*

Jahr	Fallzahl	pro 100 000
1950	57 242	122,0
1951	49 658	104,7
1952	43 866	91,9
1953	60 540	125,7
1954	41 113	84,4
1955	41 014	83,4
1956	38 145	76,6
1957	38 204	75,4
1958	30 806	59,1
1959	40 146	76,1
1960	29 468	55,1
arith. Mittel	42 747	86,7

Die Aufgliederung der Morbiditätsziffern nach Altersklassen ergibt eine starke Häufung auch der Erkrankungsfälle in den ersten Lebensjahren, wie aus Tab. 3 hervorgeht. In ihr sind nach Angaben des BAYERISCHEN STATISTISCHEN LANDESAMTES (,Berichte über das Bayerische Gesundheitswesen' für die Jahre 1952 bis 1961) absolute Erkrankungs- und Todesfallzahlen für alle Altersklassen zusammen sowie der Anteil der Kinder unter

15 Jahren an diesen Ziffern in Prozent angegeben.

Tabelle 3. *Erkrankungs- und Todesfälle an Pertussis in Bayern von 1952 bis 1961 (Spalte 2: absolute Zahlen für alle Altersstufen zusammen; Spalte 3—6: prozentualer Anteil der jeweiligen Altersklassen. E = Erkrankungen; T = Todesfälle)*

Jahr		Gesamtzahl = 100%	Von der Gesamtzahl entfallen auf die Altersstufen (in Jahren)			
			0—1 %	1—5 %	5—10 %	10—15 %
1952	E	8646	13	64	22	
	T	126	79	18	1	
1953	E	16420	12	51	21	2
	T	135	70	27	2	0
1954	E	10909	13	51	25	4
	T	109	73	24	0	1
1955	E	9253	13	52	23	3
	T	90	78	16	2	0
1956	E	8735	13	46	38	3
	T	74	80	19	1	0
1957	E	12486	15	49	28	3
	T	102	71	22	5	0
1958	E	7092	14	49	24	4
	T	40	52	37	5	3
1959	E	9854	13	49	25	3
	T	71	78	21	1	0
1960	E	7758	11	47	22	3
	T	45	76	24	0	0
1961	E	10205	13	44	24	
	T	63	56	44	0	
Total	E	101358	—	—	—	—
	T	755				
arith. Mittel	E	10136	13,0	50,2	25,8	3,1
	T	76	71,3	25,2	2,0	0,5

Im Mittel entfallen nach Tab. 3 fast $^2/_3$ aller Erkrankungen und über 96% aller Todesfälle an Keuchhusten auf die Kinder unter 5 Jahren; während sich aber die Erkrankungen mit jeweils rund 13% ziemlich gleichmäßig auf die ersten 5 Lebensjahre verteilen, betreffen die Sterbefälle zu über 70% das Säuglingsalter. Auch nach diesen Daten ist also die Sterblichkeit im 1. Lebensjahr bei etwa gleicher Morbidität über 10mal größer als in den darauffolgenden vier Jahren.

Aus den absoluten Erkrankungs- und Sterbeziffern, auf deren Wiedergabe hier verzichtet werden kann, läßt sich auch die Letalität in den einzelnen Altersstufen annähernd

berechnen. Im Zehnjahresdurchschnitt betrug sie in Bayern von 1952—1961 bei den Säuglingen 4,7% (8,9—2,1%), bei den 1—5jährigen 0,4% (0,3—0,6%) und bei den älteren Kindern weniger als 0,01%. In der genannten Zeitspanne zeigt sich zwar eine abfallende Tendenz der Ziffern, die Schwankungen sind aber beträchtlich, und der niedrigste Wert fällt auf das Jahr 1958.

Etwas eingeschränkt wird der Wert aller derartiger Zahlen durch die bekannten Fehlerquellen der Morbiditäts- und Mortalitätsstatistik, die gerade beim Keuchhusten besonders zahlreich sind. Ein erheblicher Teil der Erkrankungen — nach ZOURBAS und CHEVÉ (1961) rund $^1/_4$ — verläuft atypisch oder abortiv und wird deshalb gar nicht erkannt; aber auch die eindeutigen und ärztlich diagnostizierten Fälle erscheinen nicht alle in der Statistik, weil sie nicht gemeldet werden, und zwar entgehen sie mit zunehmendem Alter immer mehr der Erfassung, weil die jüngeren Kinder in höherem Prozentsatz stationärer Behandlung bedürfen als die älteren.

Außerdem ist der Fehler bei den Erkrankungen größer als bei den Todesfällen, obwohl auch von ihnen mit Sicherheit viele unter der Diagnose Pneumonie statt Pertussis gezählt werden. Alle diese Fehler verfälschen die Statistik in der gleichen Richtung, d. h. die Übersterblichkeit der Säuglinge im Vergleich zu den älteren Kindern muß tatsächlich noch höher sein als aus den amtlichen Zahlen ersichtlich ist. Dagegen dürfte die wirkliche Letalität infolge der zu niedrigen Erkrankungsziffern in allen Altersstufen unter der berechneten liegen.

Trotz allem stimmen aber die Angaben aus verschiedenen Ländern bezüglich der besonderen Gefährdung der Säuglinge erstaunlich gut überein. Auch wenn die Morbiditätsziffern sehr verschieden hoch sind, finden sich in allen verfügbaren Statistiken stets rund 60 bis 80% aller Keuchhusten-Todesfälle im ersten Lebensjahr (COCKBURN 1960b, GORDON u. HOOD 1951, HANSEN 1954, 1958, MARTIN DU PAN 1958, PITTMAN 1958a, ZOURBAS u. CHEVÉ 1961 u. v. a.). Darüber hinaus ergeben Aufgliederungen nach Lebensmonaten innerhalb des ersten Lebensjahres eine sehr hohe Sterblichkeit schon bei den jüngsten Säuglingen. So entfielen z. B. nach COCKBURN (1960b) von 647 in den Jahren 1953 bis 1957 in England gemeldeten Keuchhustentodesfällen 24% auf das erste, 23% auf das zweite Trimenon, 23% auf das zweite Halbjahr, 14% auf das zweite Lebensjahr, 6% auf das dritte und 10% auf die späteren Jahre. Diesen Daten entsprechen die klinischen Erfahrungen, nach denen die Prognose für pertussiskranke Säuglinge um so schlechter ist, je jünger die Kinder sind (EBEL 1960, HANSEN 1954, GORDON u. HOOD 1951, MARIE et al. 1958, RUSSO u. ROMANI 1961 u. a.).

II. Der Keuchhustenimpfstoff

1. Geschichtlicher Überblick

BORDET und GENGOU (1906) sahen im Jahre 1900 nur den Erreger des Keuchhustens. Eine Anzüchtung auf künstlichen Nährböden gelang ihnen erst 1906. Der von ihnen angegebene Kartoffel-Glycerin-Blutagar-Nährboden, der „BORDET-Nährboden", findet auch heute noch sowohl in der Diagnostik des Keuchhustens als auch in der Vaccineherstellung Verwendung.

Schon bald wurde erkannt (BORDET u. SLEESWYK 1910), daß frisch von Patienten angezüchtete Pertussisbakterien sich serologisch einheitlich verhalten, d. h. alle derartigen, auf BORDET-Medium angezüchteten Stämme werden durch ein homologes Immunserum bis zum Endtiter agglutiniert. Ebenso verhalten sich „ältere" Stämme, die auf BORDET-Medium gehalten wurden. Durch die Adaptation an Nähragar (KLIMENKO 1908) werden die Stämme in diesem Serum inagglutinabel.

Ein Serum, das durch Immunisierung von Versuchstieren, z. B. Kaninchen, mit solchen an Nähragar adaptierten Stämmen gewonnen wurde, agglutiniert wiederum nicht frisch angezüchtete oder auf BORDET-Medium gehaltene Pertussis-Stämme. Parallel mit den serologischen Änderungen vermindert sich auch die Virulenz für Versuchstiere, so daß BORDET die Keuchhustenbakterien in virulente und avirulente Stämme einteilte.

Diese für die Vaccineherstellung grundlegende Erkenntnis wurde lange Zeit nicht entsprechend berücksichtigt. So ist es rückwirkend betrachtet nicht verwunderlich, daß aus jener Zeit nur wenige Autoren über erfolgreiche prophylaktische Impfungen in Feldversuchen berichteten. Hierüber soll später genauer referiert werden.

Erst rund 20 Jahre später wurde die Kenntnis der antigenen Varianten der Keuch-

hustenbakterien Allgemeingut durch die Arbeiten von LESLIE und GARDNER (1931). Die Autoren unterschieden serologisch und morphologisch vier Phasen. Die Phase I entspricht den von Kranken frisch isolierten Stämmen, die Phase IV ist den alten Laboratoriumsstämmen eigen. Phase II und III sind als Übergangsformen zwischen den Phasen I und IV zu betrachten. Die früher durch KRUMWIEDE et al. (1923) beschriebenen serologischen Varianten A und B entsprechen nach SCHMIDT (1940) den Phasen III und IV.

Fast alle Autoren erkennen in der Folgezeit die Befunde von LESLIE und GARDNER (1931) an, wenngleich ihre Mehrzahl sie als S–R Formenwechsel interpretiert (SHIBLEY u. HOELSCHER 1934, LAWSON 1939, TOOMEY u. TAKACS 1939, FLOSDORF et al. 1941).

TOOMEY et al. (1935) sehen die von BORDET und SLEESWYK (1910) gegebene Einteilung in virulente und avirulente Keuchhustenbakterien als für praktische Belange ausreichend an.

Da die zwingende Notwendigkeit, die Keime in der S-Form zu halten, erkannt war, fehlte es nicht an entsprechenden Vorschlägen. TOOMEY und TAKACS (1938) z. B. geben an, daß BORDET-Medien mit Menschen- oder Hammelblut die S-Form besser erhalten sollen als Nährböden mit Pferdeblut. McLEOD (1944) beendete diese Diskussionen. Er zeigte, daß durch Gefriertrocknung die Bakterien mühelos und für nahezu unbegrenzte Zeit in der entsprechenden S-Form zu halten sind.

Zu den wenigen Autoren, die bereits vor der Publikation von LESLIE und GARDNER (1931) der Beobachtung von BORDET und SLEESWYK (1910) über den Antigenwechsel der Pertussisbakterien für die Vaccineherstellung Bedeutung beilegten, zählt MADSEN (1925, 1933). Er isolierte frische Stämme von Patienten, indem er nach den Angaben von CHIEVITZ und MEYER (1916) Pertussiskranke auf BORDET-Platten husten ließ. Die so angezüchteten Stämme nahm er für die Vaccineherstellung und erprobte seine Impfstoffe in Feldversuchen auf den Faröer-Inseln.

Obwohl 1924 eine Keuchhustenepidemie bereits vor Beginn der Impfung ausgebrochen war, konnte die Letalität durch die Impfung auf 0,24% gesenkt werden gegenüber der nichtgeimpften Kontrollgruppe, in der eine Letalität von 2,9% registriert wurde. Wahrscheinlich bedingt durch die ungünstigen Verhältnisse (zu später Impftermin) ließ sich eine prophylaktische Wirkung nicht nachweisen.

1929 dagegen waren die Impfungen kurz vor Beginn einer Epidemie abgeschlossen. Hier zeigt sich nun erstmalig ein wenn auch geringer Einfluß der Schutzimpfung auf die Morbidität. Nur 75% der Geimpften erkrankten an manifestem Keuchhusten, gegenüber der nichtgeimpften Kontrollgruppe mit 98% Erkrankungen.

Bedenkt man die niedrige Antigengabe, die $20-22 \times 10^9$ Keime pro Impfung betrug, so kann dieser Feldversuch wesentlich höher bewertet werden.

SAUER (1933, 1934, 1935), der für die Vaccineherstellung ebenfalls nur frische Stämme verwendete, erhöhte die Keimzahl pro Impfling auf $70-80 \times 10^9$. Auch er berichtet von guten Ergebnissen. Erstmalig ist die Vaccine von ihm rein prophylaktisch gegeben worden, d. h. nur sicher nicht infizierte Kinder wurden geimpft; nicht immunisierte Geschwister dienten als Kontrolle.

Eine Reihe weiterer Feldversuche — jetzt bereits mit detaillierten Fragestellungen, wie Impfdosis und -Rhythmus, Wirkung einer Präcipitatvaccine und eines Mischimpfstoffes aus Pertussisbakterien und Diphtherietoxoid — wurde von KENDRICK u. ELDERING (1939, 1940, 1942, 1943) durchgeführt. Die Erkrankungsrate der Vaccinierten in einem dieser Feldversuche lag bei 2,3%, gegenüber der Kontrollgruppe mit 15,1%. Die Erkrankungen der Geimpften verliefen dabei auffällig leicht. Entsprechende Ergebnisse wurden auch in den Versuchen mit präcipitierten Mono- und Kombinations-Impfstoffen erzielt.

Weitere Mitteilungen von SINGER-BROOK (1940), PERKINS et al. (1942), BELL (1941, 1948) sowie COCKBURN et al. (1951) waren ebenfalls ermutigend. Es soll hier aber nicht verschwiegen werden, daß vereinzelt auch über erfolglose Impfungen berichtet wurde (DOULL et al. 1939).

Dieser geschichtliche Überblick soll abgeschlossen werden mit dem Hinweis auf Arbeiten über die Auswertung und Standardisierung von Pertussisimpfstoffen im Tierversuch, die in der Zeit von 1943—1946 in den USA durchgeführt wurden (KENDRICK et al. 1947). Sie werden in dem Abschnitt über die Wertbemessung

von Pertussisimpfstoffen noch ausführlicher besprochen.

2. Mikrobiologie

Nach PITTMAN in Bergey's Manual of determinative Bacteriology (1957) werden der Keim und seine Verwandten wie folgt klassifiziert:

Abteilung I: Schizophyceae
Klasse II: Schizomycetes
Ordnung IV: Eubacteriales
Familie V: Brucellaceae
Gattung II: Bordetella

| Bord. parapertussis | Bord. bronchiseptica |

Bord. pertussis

Bord. pertussis wurde, wie bereits ausgeführt, von BORDET und GENGOU (1906) als Erreger des Keuchhustens beschrieben.

Bord. parapertussis ist von ELDERING und KENDRICK (1937) bei der bakteriologischen Untersuchung keuchhustenverdächtiger Kinder isoliert worden.

FERRY (1911) gelang es, den dritten heute zur Gattung Bordetella zählenden Keim aus dem Respirationstrakt eines an Staupe erkrankten Hundes anzuzüchten. Zunächst unter dem Namen Bacillus bronchicanis angegeben, wurde er später (FERRY 1912) in Bac. bronchisepticus umbenannt, nachdem dieser Keim auch bei anderen Tierarten gefunden worden war.

MORENO-LOPEZ (1952) faßte diese drei Mikroorganismen zur Gattung Bordetella zusammen.

Die Gründe für die Neuordnung haben wir einmal in der serologischen Verwandtschaft zu suchen (ANDERSEN 1952), zum anderen aber auch in der seit langem bekannten Ähnlichkeit der Erscheinungen nach experimentellen Infektionen; so sind die Veränderungen in der Haut von Meerschweinchen durch Bord. bronchiseptica denen vergleichbar, die in der Haut von Kaninchen durch Bord. pertussis hervorgerufen werden (MALLORY et al. 1912, SMITH 1913).

Morphologisches Verhalten. Im mikroskopischen Präparat sind diese drei Organismen einander so ähnlich, daß eine Unterscheidung auf Grund des morphologischen Bildes nicht möglich ist. Es handelt sich um Stäbchen der

Größe $0,2-0,3 \times 1,0\,\mu$, sie liegen einzeln, in Paaren oder, wenn auch seltener, in kurzen Ketten. Sie färben sich gramnegativ an und zeigen bei Verwendung von Toluidinblau bipolare Granula. SHIBLY und HOELSCHER (1938) wiesen als erste Kapseln mit Hilfe der Färbemethode von WRIGHT nach.

Bord. pertussis und Bord. parapertussis sind unbeweglich, wogegen Bord. bronchoseptica auf Grund seiner peritrichen Begeißelung zu den beweglichen Bakterien zu rechnen ist.

Dieser Grundagar muß entsprechend den Vorschriften gekocht, geklärt und sterilisiert werden.

In 250 ml dieses Grundagars wird nach Verflüssigung und Abkühlung auf etwa 50°C, 50,0 ml steriles, defibriniertes Hammelblut gegeben, gut durchgemischt und in Petrischalen ausgegossen; End-pH 7,3—7,6. In der oben stehenden Formel fehlt im Gegensatz zu dem für die Impfstoffherstellung empfohlenen BORDET-Medium (s. S. 373) Pepton, weil in den diagnostischen Nährböden die normale Rachenflora unterdrückt werden soll. Neuerdings kann man dies auch durch die Zugabe von Sulfonamiden oder Antibiotica, besonders Penicillin, erreichen, wobei allerdings auf die Empfindlichkeit der Pertussisbakterien gegenüber dem jeweiligen Hemm-

Tabelle 4. *Kulturelle Eigenschaften von Bordetella pertussis, parapertussis und bronchiseptica (nach* PITTMAN *1957)*

Kriterium	Bord. pertussis	Bord. parapertussis	Bord. bronchiseptica
Bordet-Platten	rund, scharf begrenzt, undurchsichtig, hämolytische Zone, 3—4 Tage	wie pertussis, dunkle Verfärbung des Nährbodens, 1—2 Tage	wie pertussis, rasches Wachstum
Agar-Platten	kein Wachstum	gutes Wachstum mit brauner Verfärbung	gutes Wachstum ohne Verfärbung
Flüssige Nährmedien	nur Spezialnährmedien	Sedimentbildung, braune Verfärbung	trüb, dünn graue Haut
Lackmus-Milch	alkalisch in 12—14 Tagen nach Adaptation	alkalisch nach 2—4 Tagen	alkalisch in 1—2 Tagen
Indolbildung	$\varnothing$	$\varnothing$	$\varnothing$
KH-Verwertung	$\varnothing$	$\varnothing$	$\varnothing$
Citrat als C-Quelle	$\varnothing$	$+$	$+$
Nitrat-Nitrit	$\varnothing$	$\varnothing$	$\pm$ (variabel)
Harnstoff	$\varnothing$	$+$ (gewöhnlich)	$+$
Catalase	$+$	$+$	$+$
Aerob	$+$	$+$	$+$
optimale Temperatur	$+35-37\,°C$	$+37\,°C$	$+37\,°C$

Kulturelles Verhalten. Pertussisbakterien wachsen nicht auf den üblichen Nährböden wie Nähragar oder -bouillon. Es ist möglich, sie an solche Medien zu adaptieren. Wie bereits ausgeführt, verlieren sie hierbei wesentliche Eigenschaften.

Zu diagnostischen Zwecken wird auch heute noch, wenn auch teilweise mit geringen Modifikationen, das Nährmedium benutzt, das BORDET und GENGOU (1906) angegeben haben; hier die Modifikation von ELDERING und KENDRICK (1936):

Kartoffelscheiben	125,0
Glycerin	10,0 ml
NaCl	5,6
Agar	30,0
Aqua dest.	1000,0 ml.

stoff Rücksicht genommen werden muß (UNGAR et al. 1954).

Patienten sollen solche Platten behusten. Nach 3—4 Tagen Bebrütung bei $+35-37\,°C$ zeigen sich für Bord. pertussis typische Kolonien: Kreisrund, scharf begrenzt, durchsichtig, im auffallenden Licht glänzend (Quecksilbertröpfchen). Die einzelnen Kolonien sind von einer hämolytischen, unscharf begrenzten Zone umgeben.

Weitere Eigenschaften von Bord. pertussis, insbesondere aber die für die kulturelle Differentialdiagnose gegenüber Bord. parapertussis und Bord. bronchiseptica wichtigen sind in der obigen Tab. 4 zusammengestellt.

Der Vollständigkeit halber sei erwähnt, daß L-Formen von Bord. pertussis beschrieben worden sind. Sie entstehen vor allem durch Altern einer Kultur, durch Unterbrechung der Wachstumsphase, durch Unterkühlung und schließlich auch durch Glycinzusatz zum Nährboden (WITTLER 1951).

3. Biologisch wirksame Bestandteile der Keuchhustenbakterien

Die Pertussisbakterien enthalten verschiedene als Antigene wirkende Substanzen, darüber hinaus noch weitere, die im Tierexperiment zu Sensibilisierungen führen können.

Von den *antigen* wirksamen Bestandteilen sollen hier besprochen werden:

das schützende Antigen
das Agglutinogen,
das Hämagglutinin,
das Toxin-Endotoxin.

Von denjenigen Substanzen, die im Tier Überempfindlichkeitsreaktionen hervorrufen, sollen die folgenden erwähnt werden:

der Histamin-Sensibilisierungsfaktor,
der Serotonin-Sensibilisierungsfaktor,
sonstige biologische Eigenschaften.

Es ist hier nicht der Ort, Einzelheiten, besonders der chemischen Darstellungsverfahren zu schildern; diesbezüglich sei auf die zusammenfassende Arbeit von SCHWEINSBERG (1961) verwiesen.

Zur Darstellung der einzelnen Antigene wurden die Bakterien mechanisch (Kugelmühle) oder physikalisch (Ultra-Schall, Friertau-Verfahren) aufgeschlossen. Andere Autoren gingen von Waschwasser, von Nährböden submers gezüchteter Keime oder von Ganzbakterien aus.

Zunächst soll der für die Immunisierung wichtigste Bestandteil besprochen werden:

Das schützende Antigen. Die ersten Anfänge, das schützende Antigen darzustellen, gehen auf CRUICKSHAND und FREEMAN (1937) sowie ELDERING (1942) zurück; sie isolierten ein kohlenhydrathaltiges Antigen, welches Mäuse immunisierte und vor einer nachfolgenden Infektion schützte (zit. nach TOPLEY u. WILSON 1955). Die eigentlichen Arbeiten aber begannen einige Jahre später. Von diesen sind besonders erwähnenswert die von PILLEMER et al. (1954), da das von ihnen hergestellte Antigen, das S.P.A. (stroma protective antigen) bereits seine

schützende Wirkung am Menschen bewiesen hat, wie später noch dargelegt werden wird.

Die Pertussisbakterien, die zur Darstellung des SPA verwandt wurden, entstammen Submerskulturen

Pertussissubmerskultur
↓
5× waschen mit aqua dest. bei 0 °C
↓
Bakterien-Suspension
500 × 10⁹ Keime/ml
↓
Ultra-Beschallung
40 Min. bei + 1 °C
↓
19 Teile des U.-S. Extraktes
+ 1 Teil Puffer pH 7,0
24 Std. bei 1°C
↓
zentrifugieren → Sediment verwerfen
↓
Überstand pH 6,85 + Erythrocyten Stromata
2 Std. bei 37 °C
↓
zentrifugieren → Überstand verwerfen
↓
Sediment in Glykokoll-Phosphatpuffer pH 7,4
suspendieren

Das S.P.A. ist nach Angaben dieser Autoren thermostabil. Es übersteht Erwärmung auf +56°C für 60 Minuten ohne Abschwächung seiner Wirksamkeit.

In früheren Arbeiten hatten PILLEMER et al. (1947) sowie ROBBINS und PILLEMER (1950) das schützende Antigen aus einem Ultraschallextrakt durch fraktionierte Fällung mit Methanol gewonnen. Seine Herstellung wurde dann wesentlich erleichtert durch die Feststellung von PILLEMER (1950), daß es von den Stromata menschlicher Erythrocyten ohne Wirkungsverlust adsorbiert wird.

Nach den Untersuchungen von MAITLAND und GERAULT (1958) handelt es sich vermutlich um einen Protein-Lipoid-Kohlenhydrat-Komplex. Über die chemische Zusammensetzung des S.P.A. herrscht noch Unklarheit, da es offenbar keine Möglichkeit gibt, das Antigen von den Stromata ohne Wirkungsverlust wieder zu eluieren (SCHWEINSBERG 1961).

Im intracerebralen Mäuseschutztest und im Feldversuch am Menschen zeigt das S.P.A. eine sehr gute Schutzwirkung (s. S. 381). Außerdem führt es bei den immunisierten Tieren zur Bildung von Agglutininen (EVANS u. PERKINS 1955, ANDERSEN 1958) sowie zur Sensibilisierung gegen Histamin (DOLBY 1958).

Das Agglutinogen. Es liegen mehrere Publikationen von FLOSDORF et al. (1939, 1940 a u. b) vor, die von einem Ultra-Schall-Aufschluß der Bakterien, z. T. auch von mechanisch in der Kugelmühle aufgeschlossenen Keimen ausgingen.

Durch Fällung in verschiedenen sauren pH-Bereichen konnten Nährbodenbestandteile abgetrennt werden und schließlich ergaben weitere Fällungen mit Ammonsulfat und Pikrinsäure das Agglutinogen. Eine einfachere Methode mit guter Ausbeute gaben SMOLENS und MUDD (1943) an. Sie extrahierten die Bakterien bei pH 1,8 in der Wärme bei $+56\,°C$ und arbeiteten diese Extrakte ebenfalls mit Ammonsulfat und Pikrinsäurefällungen weiter auf. Diese letztere Präparation verhält sich elektrophoretisch einheitlich. Chemisch handelt es sich sehr wahrscheinlich um ein Nukleoproteid (HINK u. JOHNSON 1947).

Das Agglutinogen als starkes Antigen ruft die Bildung von Antikörpern hervor. Die intracutane Injektion wird bei nichtimmunisierten Tieren reaktionslos vertragen. Sind die Tiere dagegen immunisiert, treten starke Lokalreaktionen in Form von Indurationen und Erythembildung ein (FLOSDORF u. KIMBALL 1940 b, SMOLENS u. MUDD 1943).

Nichts lag nach diesen tierexperimentellen Ergebnissen näher, als am Menschen mit dem Agglutinogen als *Hauttestantigen* immunisierte von nichtimmunisierten Kindern zu trennen. Weiter wurde versucht, den Erfolg der Impfung durch Konversion des Hauttestes festzustellen (FELTON u. FLOSDORF 1943, FELTON et al. 1946, FLOSDORF et al. 1942, 1943, SMOLENS u. MUDD 1943). FLOSDORF et al. (1943) geben zur Beurteilung des Hauttestes folgendes Schema:

positiv: Induration, mindestens 20 mm $\varnothing$ mit oder ohne Erythem;

schwach positiv: Induration, mindestens 10—20 mm $\varnothing$ mit oder ohne Erythem;

negativ: Induration kleiner als 10 mm $\varnothing$.

Die Autoren zeigten, daß für einen positiven Hauttest ein Agglutinationstiter von wenigstens 1:20 vorhanden sein muß. Da aber auch bei Kindern ohne nachweisbare Agglutinine der Hauttest positiv sein kann, zogen sie den Schluß, daß auch sessile Antikörper erfaßt werden können.

Diese günstigen Ergebnisse sind durch andere Untersuchungen nicht bestätigt worden (KOHN et al. 1950, MILLER et al. 1948).

Nach dem eben Gesagten drängt sich die Frage auf, inwieweit ein Agglutinintiter oder ein positiver Agglutinogenhauttest für einen effektiven Schutz von Bedeutung sein kann. Es liegen Beobachtungen vor, die auf eine gute Korrelation zwischen Schutzwert von Seren und deren Agglutinintiter hinweisen (EVANS 1944, VERWEY u. THIELE 1949).

In dieselbe Richtung weisen die Agglutinogenhautteste von FLOSDORF und KIMBALL 1940 b, die positive Resultate in 79% bei Kindern mit anamnestischen Pertussiserkrankungen registrierten. Auch das S.P.A. von PILLEMER regt im Tier die Bildung von agglutierenden Antikörpern an (EVANS u. PERKINS 1955, ANDERSEN 1958).

Gegen eine Einheit der beiden Antigene, die nach dem bisher Gesagten vermutet werden könnte, sprechen Beobachtungen von ROBBINS und PILLEMER (1950) sowie von YAMOMOTO et al. (1952 a), wonach das nach SMOLENS und MUDD (1943) hergestellte Agglutinogen keine schützende Wirkung im Tierversuch erbrachte. Weiter soll hier an den Bericht von HERTON und STANDFAST (1953) erinnert werden, die mit einer Agglutinogenpräparation aus einem Antiserum die Agglutinine nahezu quantitativ entfernen konnten ohne Minderung der schützenden Antikörper.

Auf Grund der beiden letzten Beobachtungen muß der Schluß gezogen werden, daß das schützende Antigen und das Agglutinogen zwei getrennte Einheiten darstellen (SCHWEINSBERG 1961).

Das Hämagglutinin. Das Hämagglutinin der Pertussisbakterien wurde durch KEOGH et al. (1947, 1948) erkannt.

Sie berichteten, daß das Hämagglutinin besonders reichlich von frisch isolierten Stämmen gebildet wird und daß es bei Submerskulturen in die Nährlösung übertritt. Von THIELE (1950) wurde letzterer Befund bestätigt und darüber hinaus angegeben, daß das Antigen besonders reichlich in sich vermehrenden Bakterienkulturen gebildet wird und daß sein Nachweis im allgemeinen nur in den ersten 24 Stunden des Wachstums möglich ist. Auf Bordet-Nährboden dagegen fanden UNGAR (1949) und MASRY (1952) zwischen dem Hämagglutiningehalt und dem Alter einer Kultur keine Beziehung.

Um die Reindarstellung bemühten sich vor allem MASRY (1952) sowie WARBURTON und

FISCHER (1951). Der erstere zeigte vor allem, daß die Trennung von Agglutinogen und Hämagglutinin durch Extraktion mit Natriumacetat möglich ist. Nach seinen Angaben sind die hämagglutinierenden Eigenschaften äußerst labil. KEOGH et al. (1947, 1948) konnten mit ihren Präparaten Mäuse vor einer tödlichen nasalen Infektion schützen und schlossen daraus auf die Identität des Hämagglutinins mit dem schützenden Antigen. Diese Annahme läßt sich nach THIELE (1950), PILLEMER (1950) und MASRY (1952) nicht halten, da diese Autoren keinerlei Schutzwirkung im Tierversuch durch ihre Präparate sahen. Wahrscheinlich enthielten die Präparate von KEOGH et al. (1947, 1948) neben dem Hämagglutinin größere Mengen des schützenden Antigens.

Das Endotoxin. Üblicherweise spricht man von dem Toxin der Pertussisbakterien. Definitionsgemäß handelt es sich um ein Endotoxin (HANSEN 1958, SCHWEINSBERG 1961), eine Bezeichnung, die beibehalten werden sollte. Tierversuche sprechen dafür, daß das Endotoxin als Schrittmacher bei der Infektion eine entscheidende Rolle spielt (EHRICH et al. 1942, ANDERSON u. NORTH 1943, PROOM 1947, EVANS 1944). Eine besondere Affinität besitzt es zum Lungengewebe. Nach intratrachealer Gabe bildet sich ein schweres Lungenödem, verbunden mit Zellansammlungen in den Alveolen und um die Blutgefäße; schließlich kommt es zu Nekrosen und damit zu einem Bild, das dem der Pertussis-Pneumonie beim Menschen ähnelt. Antitoxingaben verhindern beim Kaninchen diese schweren Lungenveränderungen (SPRUNT u. MARTIN 1943).

An Versuchen, das Endotoxin der Pertussisbakterien darzustellen, fehlt es nicht (EVANS 1940, PENNELL u. THIELE 1951, YAMAMOTO et al. 1952a, b, ROBBINS u. PILLEMER 1950).

Die einzelnen Autoren versuchten, nach Aufschluß der Bakterien im wesentlichen durch isoelektrische Fällungen verbunden mit Äthanol- oder Methanolfällungen des Endotoxin frei von Nährboden- und anderen Bakterienbestandteilen darzustellen. Die Ergebnisse der einzelnen Autoren stimmen nicht überein, z. T. finden sich widersprechende Befunde; die Herstellung reiner Endotoxin-Präparate scheint demnach noch nicht gelungen zu sein (SCHWEINSBERG 1961).

Chemische Analysen von YAMAMOTO et al. (1952b) lassen ein Nukleoproteid vermuten, das durch Desoxyribonuklease zerstört wird. Dieser Befund wurde von BANERJEA und MUNOZ (1960) nicht bestätigt.

Das Endotoxin selbst wird von EVANS und MAITLAND (1937) als thermolabil angesehen; nach ihren Angaben wird es durch Erwärmung auf $+55°C$ rasch zerstört. Im Gegensatz dazu beschrieben aber FLOSDORF und KIMBALL (1940a) ein thermostabiles Toxin. Durch Formalineinwirkung tritt eine Umwandlung in das entsprechende Toxoid ein (EVANS 1940, 1942, EVANS u. MAITLAND 1937). Bemerkenswert ist die Feststellung von KATSEMPES et al. (1942), FLOSDORF et al. (1941) sowie EHRICH et al. (1942), daß beim Kaninchen Antitoxine nur nach Injektion von toxischen Extrakten zu erhalten sind, nicht dagegen nach Injektion von Ganzbakterien. Untersuchungen an menschlichen Rekonvalescenseren hinsichtlich ihres Antitoxingehaltes hatten im allgemeinen ein negatives Ergebnis (EVANS 1939, WOOD 1940).

Eine manifeste Keuchhustenerkrankung hinterläßt also in der Regel keine antitoxische Immunität; eine prophylaktische Bedeutung des Endotoxins ist deshalb sehr unwahrscheinlich (EVANS u. MAITLAND 1937, FLOSDORF u. McGUINESS 1942, VERWEY u. THIELE 1949).

Der Histamin-Sensibilisierungsfaktor (H.S.F.). Parenterale Gaben von lebenden, toten oder geeigneten Fraktionen von Pertussisbakterien führen in Abhängigkeit von dem verwendeten Mäusestamm zu einer zeitlich begrenzten Sensibilisierung der Tiere gegen Histamin (PITTMAN 1951, MAITLAND u. GERAULT 1958). Der Grad der Sensibilisierung nimmt mit ansteigender Keimzahl zu (MUNOZ u. SCHUCHARDT 1953). Obwohl PITTMAN (1951) fand, daß Vaccinen mit gutem Schutzwert auch gut gegen Histamin sensibilisieren, nimmt sie auf Grund der Feststellung, daß der H.S.F. bei $+37°C$ rascher inaktiviert wird als das schützende Antigen, die Verschiedenheit der beiden Faktoren an. DOLBY (1958), der Fraktionen von Pertussisbakterien experimentell prüfte, kommt zu demselben Ergebnis.

Die Reaktionen beim Menschen, hinsichtlich einer möglichen Histamin-Sensibilisierung im Verlaufe einer Erkrankung oder durch die Schutzimpfung sind noch unklar. SANYAL (1960) will bei Kindern während einer Erkrankung einen Anstieg der Histaminsensibilität festgestellt haben. Ähnliche Beobachtungen machte MATHOV (1962) bei Kindern mit allergischen Erkrankungen, die einer Pertussis-Tetanus-Diphtherie-Impfung unterzogen worden waren und 30 Tage danach ausgedehntere Hautreaktionen auf Histamin zeigten als vor der Impfung.

Der Serotonin-Sensibilisierungsfaktor. Die Sensibilisierung von Mäusen durch Pertussisbakterien gegenüber Serotonin ist ebenfalls zeitlich begrenzt und kann unabhängig von der Histaminsensibilität auftreten (KIND 1957, MUNOZ 1957).

Sonstige biologische Eigenschaften. Der Vollständigkeit halber soll erwähnt werden, daß durch Pertussisbakterien experimentell eine Steigerung der Sensibilität gegenüber dem Endotoxin gramnegativer Keime (KIND 1953, 1956) sowie eine Verstärkung der passiven und aktiven Anaphylaxie (KIND 1953, 1956, MALKIEL u. HARGIS 1952a, b, MUNOZ et al. 1958, PITTMAN u. GERMUTH 1954) hervorgerufen werden kann.

4. Vaccine-Herstellung

Nach den bisherigen Ausführungen lassen sich bereits einige wichtige Regeln für die Vaccineherstellung ableiten:

a) Die Keime zur Beimpfung der Nährböden für die Vaccineherstellung müssen sich unbedingt in der S-Form befinden. Diese Forderung läßt sich relativ leicht verwirklichen durch Lyophilisierung von Keimen, die in der entsprechenden Form vorliegen. Die Aufbewahrung dieser lyophilisierten Keime sollte bei +4 bis +6°C erfolgen. Kontrollmöglichkeiten sowohl vor der Gefriertrocknung als auch später bei der Vaccineherstellung ergeben sich durch morphologische Beobachtungen im mikroskopischen Färbepräparat, durch das Wachstum auf BORDET-Platten (Kolonieform, Hämolyse) bei Ausbleiben des Wachstums auf Nähragar, durch die Agglutination im spezifischen Serum und unter Umständen durch den Hauttest am Kaninchen.

b) Während der Vaccineherstellung ist laufend zu kontrollieren, ob ein Umschlag in die R-Form eingetreten ist. Solche Keime sind sofort zu verwerfen.

Der BORDET-Nährboden dient auch heute noch der Vaccineherstellung in der Form, daß teilweise die für die Vaccine bestimmten Keime auf ihm gezüchtet werden. Zumindest aber wird er zur Anzüchtung der lyophilisierten Keime und — wie oben angeführt — zu Kontrollzwecken im Verlaufe der Herstellung benötigt.

Die Bestandteile des BORDET-Nährbodens für die Vaccineherstellung in der Modifikation nach ELDERING und KENDRICK (1936) sind bis auf einen Peptonzusatz — zur besseren Ausbeute — dieselben, wie die früher bei der Besprechung des diagnostischen Nährbodens angeführten:

Kartoffelscheiben	125,0
Glycerin	10,0
NaCl	5,4
Proteose-Pepton	10,0
Agar	22,5
Aqua dest.	1000,0
Schafblut	200,0

Der Blutgehalt dieses Nährbodens hat verschiedene Nachteile. Einmal ist es bei der Herstellung erforderlich, Blut steril zum sterilen Grundagar zuzugeben. Zum anderen ist durch die Keime, die auf solchen Nährböden gezüchtet werden, eine Sensibilisierung des Impflings besonders bei Gebrauch von Pferdeblut möglich. Bei Verwendung von menschlichem Blut ist unter Umständen die Gefahr der Übertragung des Heptatitisvirus gegeben (WHO 1953).

Man hat sich deshalb bemüht, blutfreie Nährmedien zu finden, die eine Züchtung und Erhaltung der S-Phase der Pertussisbakterien ermöglichen.

Ein flüssiges, halbsynthetisches und blutfreies Nährmedium, in welchem Pertussisbakterien wachsen, wurde erstmals von HORNIBROOK (1940) angegeben und dann von COHEN und WHEELER (1946) modifiziert.

Dieses CW-Medium (CWM) wurde von der WHO (1953) unter folgender Formel zur Vaccineherstellung empfohlen:

Caseinhydrolysat	10,0	
NaCl	2,5	
KH$_2$PO$_4$	0,5	
MgCl$_2$ · 6H$_2$O	0,4	
lösliche Stärke	1,5	
CaCl$_2$, 1% Lösung	1,0	
FeSO$_4$ · 7H$_2$O 0,5% Lösung	2,5	
CuSO$_4$ · 5H$_2$O 0,05% Lösung	1,5	
Cysteinhydrochlorid	3,0	(1% Lsg.)
Hefedialysat	50,0	
Aqua dest.	ad 1000,0	

Zwei weitere Nährmedien, die zur Vaccineherstellung vorteilhaft sind, seien kurz erwähnt:

CWM mit Agar und Kohle als fester Nährboden nach POWELL et al. (1951).

und

Rinderherzextrakt, ebenfalls mit Agar und Kohle nach MISHULAW et al. (1953).

Es kann hier nicht auf den Stoffwechsel der Pertussisbakterien eingegangen werden. Interessenten seien auf die zusammenfassende Darstellung von ROWALT (1957) hingewiesen. Zum Verständnis der hier angegebenen Nährmedien sei lediglich erwähnt, daß die Kohle sowie die Stärke im CWM wachstumhemmende Faktoren adsorbieren. Diese können einmal im Nährboden enthalten sein, zum anderen als

Stoffwechselprodukte während des Wachstums entstehen. Soweit bekannt, handelt es sich im wesentlichen um ungesättigte Fettsäuren (s. ROWALT 1957).

Zur Herstellung einer Vaccine wird eine lyophilisierte Kultur auf BORDET-Nährboden angezüchtet. Nach 1—2 Subpassagen, ebenfalls auf BORDET-Medium, werden nach Abschwemmung der Keime die entsprechenden Produktionsnährböden beimpft und 2—3 Tage bei +35 bis +37°C bebrütet. Nun erfolgt die Ernte der Keime. Durch Zentrifugieren oder andere geeignete Maßnahmen werden sie von den Nährbodenbestandteilen getrennt.

Zur Inaktivierung und Stabilisierung der Vaccinen wird Merthiolat empfohlen (WHO 1953, HANSEN 1958, JǪ́ 1960).

Die Bestimmung der Keimzahl pro Volumeneinheit der zur Vaccineherstellung vorgesehenen Pertussisbakteriensuspension wird durch Trübungsmessung vorgenommen. Das NATIONAL INSTITUTE of HEALTH (NIH) in Bethesda gibt einen Pyrex glass standard ab, der 10 Trübungseinheiten = 10×10^9 Keimen/ml entspricht (WHO 1953, NIH 1956).

5. Kombinationsimpfstoffe

Pertussisimpfstoffe sind als Fluid- oder Adsorbat-Vaccinen, als Einzelimpfstoffe oder in Kombination mit anderen Antigenen in Gebrauch. Letztere Form der Anwendung ergab sich aus der Notwendigkeit, die Zahl der Injektionen beim Kleinkind auf ein vertretbares Maß zu reduzieren. Während das übliche Impfprogramm bei Einzelimpfungen für Diphtherie — Pertussis — Tetanus — Polio insgesamt 11 Injektionen benötigt, reduziert sich diese Zahl beim Vierfachimpfstoff (DPTP) auf 3 und eine Wiederholungsimpfung. Über das Für und Wider dieser Kombinationen hat man schon viel diskutiert. Neben der Möglichkeit einer gegenseitigen Förderung, einer Potenzierung gibt es ohne Zweifel auch eine nachteilige Einwirkung, eine „Konkurrenz der Antigene". Auf diese Frage wird in einem gesonderten Abschnitt eingegangen. (S. 639) Ferner enthalten die späteren Kapitel über die Diphtherie-, Tetanus-, Polio- und Typhusimpfung noch Hinweise auf die gebräuchlichen Kombinationen. Soweit in den folgenden Ausführungen von Kombinationsimpfstoffen die Rede ist, beschränken wir uns auf den Anteil der Pertussiskomponente.

6. Wertbemessung von Pertussis-Vaccinen

Wie bereits erwähnt, veröffentlichten KENDRICK et al. (1947) einen Test zur Prüfung der Wirksamkeit von Pertussisvaccinen im Tierversuch. Zur damaligen Zeit war noch nichts über eine Korrelation des experimentell ermittelten Schutzes und der prophylaktischen Wirkung beim Menschen bekannt.

Nachdem vor kurzem FREUDENSTEIN (1962) im deutschsprachigen Schrifttum als erster ausführlich über diesen „intracerebralen Mäuseschutztest" berichtet hat, wird es genügen, wenn die Grundlagen kurz skizziert werden.

Wie bereits aus der Bezeichnung hervorgeht, handelt es sich um einen *aktiven Mäuseschutztest*. Demnach werden Tierkollektive mit verschiedenen Verdünnungsstufen der zu prüfenden Vaccine immunisiert. Die Infektion erfolgt intracerebral. Durch den Vergleich der Überlebensrate der Tiere, die mit der unbekannten Vaccine geimpft wurden, mit der Überlebensrate von Tieren, die eine Standardvaccine bekannter Wirksamkeit enthielten, können die Mäuseschutzeinheiten der unbekannten Vaccine errechnet werden. Da die Ergebnisse trotz aller bei der Durchführung des Testes aufgewandten Sorgfalt starken Schwankungen unterliegen können, fordert PITTMAN (1956) eine dreimalige Auswertung jeder Vaccine.

Nicht alle Mäusestämme sind zur Durchführung dieser Wirksamkeitsprüfung geeignet. Um einheitliche Ergebnisse zu erhalten, ist die Verwendung von Inzuchtstämmen unerläßlich. An den Gesundheitszustand und damit an die Tierhaltung werden hohe Anforderungen gestellt.

Der Wirksamkeitstest wurde bereits 1948 durch das NATIONAL INSTITUTE of HEALTH in die Prüfungsvorschriften der USA aufgenommen. Die diesbezüglichen Minimum Requirements (NIH 1956) in der heute gültigen Form besagen, daß eine Vaccine 12 Mäuseschutzeinheiten in der für die Grundimmunisierung des Menschen nötigen Dosis (3 Injektionen) enthalten muß. Diese 12 Schutzeinheiten müssen bei Verwendung einer Fluidvaccine von höchstens 96 mal 10^9 Keimen pro ml oder 96 Trübungseinheiten/ml erbracht werden. Bei Adsorbatvaccinen wurde die zulässige höchste Keimzahl auf 48×10^9 Bakterien/m oder 48 Trübungseinheiten/ml festgesetzt.

Die Angabe einer Keimzahl oder von Trübungseinheiten zur Charakterisierung des Schutzwertes einer Pertussis-Vaccine ist nach den Bestimmungen des NIH nicht zulässig, da die Schutzeinheiten verschiedener Vaccinen mit gleicher Keimzahl sehr unterschiedlich sein können (PITTMAN 1954).

Der Nachweis einer guten Übereinstimmung der im intracerebralen Mäuseschutztest ermittelten Wirksamkeit eines Keuchhustenimpfstoffes mit seiner Schutzwirkung beim Menschen wurde endgültig durch die ausgedehnten Feldversuche des MEDICAL RESEARCH COUNCIL (1951, 1956a, 1959) erbracht. Weniger eng war in diesen Versuchen, über die später (S. 380) noch eingehender berichtet wird, die Korrelation zwischen der Schutzwirkung der verschiedenen Impfstoffe beim Menschen einerseits und ihrem nach der Methode von EVANS und PERKINS (1953, 1954, 1955) bestimmten Agglutininbildungsvermögen bei Mäusen oder der Höhe der Agglutinintiter bei den geimpften Kindern andererseits. So zeigte z. B. das S.P.A. eine gute Schutzwirkung im intracerebralen Mäusetest und bei den Impflingen, führte aber sowohl bei den Tieren als auch bei den Kindern nur zu geringer Agglutininbildung.

Demnach ist der intracerebrale Mäuseschutztest zur Zeit als die zuverlässigste Methode zur experimentellen Wirksamkeitsprüfung eines Keuchhustenimpfstoffes anzusehen.

III. Durchführung der Impfung

1. Impftechnik

Die *Injektion* der Pertussis-Impfstoffe soll intramuskulär oder zumindest tief subcutan erfolgen. Dabei darf der Impfstoff weder durch versehentliches Anstechen eines Gefäßes unmittelbar in die Blutbahn noch durch Benetzen des Stichkanals in die oberflächlichen Hautschichten gelangen, da es sonst zu schweren Allgemeinreaktionen bzw. zu stärkeren lokalen Entzündungen kommen kann. Das gilt besonders für Adsorbatimpfstoffe.

Die Impfstoff-Ampullen oder -Fläschchen sind unmittelbar vor jeder Entnahme kräftig zu schütteln, um eine gleichmäßige Verteilung der suspendierten Keime zu gewährleisten. Die Spritze wird nach dem Aufziehen des Impfstoffes und der Entfernung der Luft bis auf einen kleinen Rest (0,05—0,1 ml) mit einer dünnen, trockenen Kanüle versehen. Nach Desinfektion der Haut mit 70%igem Alkohol wird schräg eingestochen, kurz aspiriert, injiziert und dann die

Nadel unter leichtem Druck mit dem Alkoholtupfer rasch herausgezogen; anschließend massiert man die Impfstelle noch etwas mit dem Tupfer, um den Impfstoff im Gewebe zu verteilen und einen Rückfluß aus dem Stichkanal zu vermeiden.

Als Ort für die Impfung eignen sich vor allem der M. deltoides und der M. quadriceps, da sich Oberarm und Oberschenkel des Impflings während der Injektion besonders leicht mit einer Hand fixieren lassen. Die Glutealregion ist weniger zu empfehlen, weil die Kinder dann auf der Impfstelle liegen und in dieser Gegend Spontanabscesse häufig vorkommen. Die einzelnen Injektionen werden abwechselnd links und rechts vorgenommen.

Für die *Grundimmunisierung* sind *drei Injektionen* im Abstand von etwa 4 Wochen erforderlich. Eine Verkürzung des Intervalls vermindert die Schutzwirkung (HANSEN 1954 u. a.) und kommt deshalb nur bei bekannter Exposition nach Gabe von Pertussis-Hyperimmunglobulin (s. S. 386) in Frage (ZOURBAS 1958a); der Abstand zwischen den Injektionen soll aber auch dann mindestens 2 Wochen betragen. Eine Verlängerung des Zwischenraumes bis zu 8 Wochen wirkt sich dagegen nicht ungünstig auf die Höhe des Impfschutzes aus.

Eine *Auffrischungsimpfung* mit einer einmaligen Injektion sollte 12—18 Monate nach der Grundimmunisierung bei allen Kindern erfolgen, die erstmals im frühen Säuglingsalter geimpft wurden (CRUICKSHANK 1960, FERGUSON 1960, JOÓ 1960, MANDE 1960, PONTECORVO 1960, RAMON 1960, DOS SANTOS BESSA 1960, SARVAN 1960, SPIESS 1960, STEIGMANN 1960, ZOURBAS 1958a u. 1960b).

Die *Höhe der Einzeldosis* richtet sich nach den Angaben des Impfstoffherstellers; im allgemeinen beträgt sie 0,5 bis 0,1 ml. Nach den ‚Minimum Requirements' des NATIONAL INSTITUTE of HEALTH der USA müssen mindestens 12 im intracerebralen Mäusetest ermittelte Schutzeinheiten in der für die Grundimmunisierung verwendeten Impfstoffmenge enthalten sein; der Wert von 36 Schutzeinheiten sollte wegen der dann zunehmenden Komplikationen nicht überschritten werden (PITTMAN 1958a). Leider sind die bei uns am meisten verwendeten Impfstoffe noch immer nicht so deklariert, daß sich der Impfarzt ein zuverlässiges Bild von ihrem Schutzwert machen kann. Die von einigen Firmen noch angegebene

Keimzahl besagt nicht viel, da der Schutzwert eines Impfstoffes auch bei hohem Keimgehalt gering sein kann (s. S. 375, 380 ff).

2. Verlauf und Komplikationen

Ein *erheblicher Teil* aller Pertussisimpfungen verläuft *ohne jede klinisch erkennbare Reaktion*. Seine Größe hängt vor allem ab von der Art des Impfstoffes, der Injektionstechnik sowie dem Alter der Impflinge und schwankt in dem weiten Bereich von etwa $^1/_{10}$ bis zu $^2/_3$ (Cockburn 1958, Debré u. Zourbas 1951, Faerber 1953, Medical Research Council 1951, 1956a, 1959, Sohier 1958, Tasman 1959, Vogt 1956, Volk 1948, 1949, Zourbas 1958a u. b). Nach den weitgehend übereinstimmenden Erfahrungen der genannten und vieler anderer Autoren nimmt die Häufigkeit und Schwere von Nebenreaktionen zu mit dem Keimgehalt und dem Volumen des injizierten Impfstoffes, dem Zusatz von Adsorbentien oder anderen Antigenen, bei subcutaner statt intramuskulärer Injektion und mit steigendem Alter der geimpften Kinder.

Die Vermehrung der Reaktionen mit dem *Keimgehalt*, der Impfstoffmenge und dem Zusatz weiterer Antigene ist ohne weiteres verständlich; bemerkenswert ist aber, daß das lösliche Antigen aus B. pertussis von Pillemer et al. (1954) nicht weniger sondern mehr Reaktionen verursacht als ganze Bakterien enthaltende Impfstoffe mit gleicher Schutzwirkung (Medical Research Council 1959). Demnach hängt die Verträglichkeit der Impfstoffe nicht nur von der Masse des mit ihnen zugeführten Fremdeiweißes, sondern auch wesentlich von ihrem Gehalt an toxischen Substanzen ab. Da diese nicht essentiell für die Schutzwirkung sind (s. S. 372), erscheinen weitere Versuche zur Isolierung des schützenden Antigens wichtig und aussichtsreich (Billaudelle et al. 1962, Malmgren 1962).

Adsorbatimpfstoffe sind vor allem bei Säuglingen und jungen Kindern wirksamer als Fluid-Impfstoffe mit gleichem Antigengehalt (s. S. 382). Art und Menge der zugesetzten Trägersubstanz haben sich als bedeutsam für ihre Verträglichkeit erwiesen. Von den bisher erprobten Adsorbentien werden Aluminiumhydroxyd $(Al(OH)_3)$ und Aluminiumphosphat $(AlPO_4)$ wesentlich besser vertragen als der vor allem in England und USA viel verwendete Alaun $(K_2SO_4 \cdot Al_2(SO_4)_3 \cdot 24 H_2O)$; auch ihre

Konzentration sollte aber 1 mg/ml möglichst nicht überschreiten (Chevé 1958, Debré u. Zourbas 1951, Pittman 1958b, Pontecorvo 1958, Zourbas 1958a u. b, 1960c).

Auf die große Bedeutung einer einwandfreien *Injektionstechnik* wurde bereits im vorigen Abschnitt hingewiesen; die geringsten entzündlichen Erscheinungen sind bei intramuskulärer Injektion zu erwarten.

Die *Altersabhängigkeit* der Frequenz und Schwere von Nebenreaktionen ist keine Besonderheit der Pertussisimpfung. Sie läßt sich auch bei anderen Schutzimpfungen nachweisen und ist wohl in erster Linie eine Folge der mit dem Alter zunehmenden unspezifischen Abwehrleistungen des Mesenchyms. Dazu kommt die stetig größer werdende Wahrscheinlichkeit, mit dem jeweiligen Antigen Kontakt gehabt zu haben und dadurch spezifisch sensibilisiert zu sein.

Lokalreaktionen zeigen sich am häufigsten in der Form kleiner, derber Infiltrate an der Injektionsstelle mit oder ohne Rötung der darüber liegenden Haut. Die letztere verschwindet meist innerhalb von 1—2 Tagen, während die Infiltration oft mehrere Wochen als kleiner Knoten tastbar bleibt. Schmerzen in diesem Bereich sind meist nur kurze Zeit vorhanden; sie können gelegentlich Anlaß zur Schonung des betreffenden Armes oder Beines geben.

Klinisch deutliche Lokalreaktionen, isoliert oder mit Allgemeinerscheinungen verbunden, fanden sich z. B. bei genau kontrollierten Kindern in einem der britischen Feldversuche in 31% nach der ersten, in 42% nach der zweiten und in 52% nach der dritten Injektion einer nicht adsorbierten mit Merthiolat konservierten Vaccine. Der Durchmesser dieser Reaktionen betrug jeweils in rund 40% weniger als 2,5 cm und nur in 15—20% über 5 cm (Cockburn 1958). Faerber (1953) beobachtete örtliche Rötungen und Schwellungen von etwa 2 cm Durchmesser bei 39% von 259 Impflingen, die einen Diphtherie-Pertussis-Tetanus-Adsorbatimpfstoff erhalten hatten und deren Impfverlauf besonders verfolgt worden war. Wir selbst sahen derartige Reaktionen bei der vergleichenden Prüfung von drei verschiedenen Di-Pe-Te-Impfstoffen nach 26—47% von über 1200 daraufhin kontrollierten Einzelinjektionen (Vogt 1956). Prozentsatz und Ausdehnung der Infiltrate waren bei Säuglingen deutlich geringer als bei älteren Kindern, während wir diesbezügliche Unterschiede zwischen den drei Einzelinjektionen nicht feststellten.

Etwas unangenehmer als die stets völlig harmlosen Rötungen und Infiltrate sind die sehr seltenen *Einschmelzungen*, die bei allen Adsorbatimpfstoffen auftreten können und auch als ‚Aluminiumcysten‘ bezeichnet werden. In dem ersten Britischen Feldversuch (MEDICAL RESEARCH COUNCIL 1951) wurden sie bei 1690 mit einem Alaun-Präcipität-Impfstoff geimpften Kindern 6mal, nach der Anwendung von Fluidimpfstoffen nicht beobachtet. ZOURBAS (1958 b) schätzt ihre Häufigkeit auf 1—2%. In den oben erwähnten Serien von FAERBER und von VOGT traten sie nicht auf. Später haben wir sie ganz vereinzelt gesehen; bei den heute in Deutschland verwendeten Impfstoffen kommen sie bei richtiger Injektionstechnik höchstens einmal auf 1000 bis 2000 Impfungen vor.

Die Cysten sollen nicht incidiert werden; eine Punktion beschleunigt jedoch die Abheilung und kann bei bakteriologischem Nachweis der Sterilität des Cysteninhaltes auch vor dem Vorwurf, unsauber gearbeitet zu haben, schützen.

Die häufigste *Allgemeinreaktion* ist *Fieber*, das meist schon am Tag der Impfung auftritt, nur selten 38,5 °C übersteigt und in der Regel nicht länger anhält als 24—28 Stunden. Temperaturen über 39° kommen nach den Berichten der oben genannten Autoren bei höchstens 1% der Impflinge vor. Ferner finden sich als Ausdruck des gestörten Allgemeinbefindens gelegentlich gereizte Stimmung, Appetitlosigkeit, Schläfrigkeit oder Erbrechen. Auch diese Störungen sind aber meist schon nach zwei Tagen völlig abgeklungen und geben nur selten Anlaß zur Beunruhigung der Angehörigen. Ganz vereinzelt wird schließlich über kurz dauernde, ebenfalls nur in den ersten Tagen auftretende pertussisähnliche Hustenanfälle sowie als allergisch gedeutete Hautausschläge berichtet (DEBRÉ u. ZOURBAS 1951, HANSEN 1958, ZOURBAS 1958a u. b).

Wesentlich ernster als die bisher geschilderten, stets harmlosen Nebenerscheinungen sind die allerdings außerordentlich seltenen *Komplikationen des Zentralnervensystems.* Hierzu sind *Fieberkrämpfe, Encephalopathien* und durch die Impfung *provozierte Poliomyelitis* zu rechnen.

Über *Encephalopathien* nach Pertussisimpfung hat MADSEN (1933) erstmals berichtet; es handelte sich um einen jungen Säugling, der innerhalb von 30 Minuten nach der zweiten Impfstoffinjektion anfing zu krampfen und kurz darauf verstarb. Bis 1947 wurden dann 6 weitere encephalitisähnliche Krankheitsbilder im Anschluß an die Impfung im amerikanischen Schrifttum mitgeteilt; eines endete tödlich, eines hatte wiederholte Anfälle mit geistiger Schädigung zur Folge, die restlichen vier heilten völlig ab (COCKBURN 1958). Eine ausführliche Darstellung derartiger Zwischenfälle gaben dann BYERS und MOLL (1948).

Sie ermittelten 15 Kinder, die innerhalb von 10 Jahren wegen kurz nach einer Pertussisimpfung aufgetretener Krämpfe in die Bostoner Kinderklinik aufgenommen worden waren. Von ihnen waren 2 gestorben, 9 hatten schwere cerebrale Dauerschäden davongetragen, 3 standen z. Zt. des Berichtes noch in Beobachtung und nur 1 war restlos genesen. Die ersten Erscheinungen waren meist sofort oder sehr bald nach der Impfung aufgetreten; in den Familienanamnesen der Patienten fanden sich gehäuft Anomalien des Zentralnervensystems.

Im Anschluß an diese Mitteilungen mehrten sich entsprechende Beobachtungen, so daß KÖNG (1953) im Zusammenhang mit zwei eigenen bereits über 82 Fälle aus dem Weltschrifttum berichten konnte. Später haben dann noch COCKBURN (1958, 1960a), BERG (1958) sowie STRÖM (1960) die bekannt gewordenen Komplikationen dieser Art zusammengestellt. Letzterer zählte insgesamt 153 Fälle; davon stammten 93 aus den USA, 36 aus Schweden, 16 aus Großbritannien, 2 aus Dänemark, 2 aus der Schweiz, 2 aus Kanada, 1 aus Frankreich und 1 aus Argentinien; rund $2/3$ waren nach Diphtherie-Pertussis-Tetanus-, die restlichen zu etwa gleichen Teilen nach Diphtherie-Pertussis- oder nach einfacher Pertussisimpfung aufgetreten.

Als ursächliches Agens wird aber von allen Verfassern die Pertussiskomponente angesehen. Bei rund 75% der betroffenen Kinder wurden die ersten neuralen Symptome wie Erbrechen, Schläfrigkeit, Bewußtseinstrübungen, Krampf- oder Schreianfälle, Hirnnerven- oder Extremitätenlähmungen innerhalb von 24 Stunden nach der Impfung beobachtet; bei einem Beginn der Erscheinungen erst jenseits von 72 Stunden wird der ursächliche Zusammenhang mit der Impfung sehr unwahrscheinlich (COCKBURN 1958, 1960a). Ungefähr die Hälfte der Patienten ist vollständig genesen; bei rund $1/_3$ blieben mehr oder weniger schwere Dauerschäden in Form von Verhaltensstörungen, Epilepsie, Oligophrenie, Lähmungen, Amaurose oder Kombinationen dieser Symptome zurück; knapp $1/_6$ ging unter dem klinischen Bild der Encephalopathie zugrunde.

Histologisch stehen nach den wenigen vorliegenden Obduktionsbefunden zunächst Gefäßschäden im Vordergrund. Später kommt es zu diffuser Hirnatrophie mit Gliazellvermehrung.

Über die Ursache dieser verhängnisvollen Komplikationen ist viel diskutiert worden, ohne daß ein befriedigendes Ergebnis erzielt worden wäre. Unter anderem wurden Allergie gegen die injizierten Antigene, familiäre oder individuelle Disposition zu Erkrankungen des Zentralnervensystems, intravenöse Impfstoffinjektion, die Anwesenheit freier Toxine im Impfstoff und die Provokation einer latent vorhandenen Virusencephalitis als auslösende Faktoren angenommen. Die große Ähnlichkeit der Impf-Encephalopathie mit den cerebralen Komplikationen bei Keuchhustenerkrankungen sowie ihr bevorzugtes, wenn nicht ausschließliches Vorkommen nach Impfstoffen, die Pertussisantigene enthalten, sprechen sehr für die große ätiologische Bedeutung der spezifischen Toxine von B. pertussis. Dagegen sind die bei hohen Temperaturen jeder Genese vorkommenden einfachen Fieberkrämpfe als unspezifisch aufzufassen.

Im Einzelfall ist die Entscheidung, ob eine Encephalopathie oder Fieberkrämpfe vorliegen, oft unmöglich, zumal auch die letzteren gelegentlich zu bleibenden Schäden am Gehirn führen können. Schließlich bereitet häufig genug auch schon die Abgrenzung der Komplikationen, die durch die Impfung bedingt sind, von zufällig mit ihr zusammentreffenden oder schon vor ihr vorhandenen Erkrankungen des Zentralnervensystems erhebliche Schwierigkeiten.

Auch die tatsächliche *Häufigkeit* der neuralen Komplikationen läßt sich aus diesen Gründen nur schwer exakt beurteilen. STRÖM (1960, 1962) schätzte auf Grund seiner in Schweden vorgenommenen Erhebungen die Frequenz ernsterer Zwischenfälle auf 1:6000, die der Todesfälle und cerebralen Dauerschäden auf 1:17000 Impfungen. Seine Aufsehen erregenden Mitteilungen über die schwedischen

Fälle wurden aber von einer Kommission des Königlichen Gesundheitsamtes genau überprüft. Dadurch konnte bei vielen von ihnen ein ursächlicher Zusammenhang von Impfung und Schaden mit großer Sicherheit ausgeschlossen und das Risiko für Tod oder Dauerschaden auf 1:50000 bis 1:60000 berechnet werden (BRORSON u. VAHLQUIST 1962, MALMGREN et al. 1960, VAHLQUIST 1962).

Auch in den übrigen Berichten ist der Kausalzusammenhang nicht für jeden Einzelfall eindeutig erwiesen; andererseits sind aber sicher auch nicht alle überhaupt aufgetretenen neuralen Komplikationen publiziert worden.

So erwähnte z. B. KÖTTGEN (1962) zwei schwere, in den letzten 10 Jahren beobachtete Encephalopathien nach Dreifachimpfung, während HANSEN (1958) und andere das Fehlen dieser Impffolgen in Deutschland noch besonders betont hatten. Wir selbst sahen in der oben erwähnten kontrollierten Serie zweimal Fieberkrämpfe ohne bleibende Folgen. Eines der Kinder hatte schon vorher Krämpfe gehabt, die von der Mutter verschwiegen worden waren. Einmal sahen wir früher schon eine progrediente Verschlechterung eines bereits bestehenden Cerebralschadens unter encephalitischen Symptomen nach einer Impfung im Inkubationsstadium einer Keuchhustenerkrankung. Derartig vieldeutige Krankheitsbilder sind vermutlich gar nicht so selten, vor allem dann, wenn die Kontraindikationen gegen die Impfung (s. S. 388) nicht genügend beachtet werden.

In den britischen Feldversuchen wurden bei rund 46000 dreimal geimpften Kindern, die einen Monat lang genau überwacht worden waren, 57 mit Krämpfen innerhalb von 4 Wochen nach der Impfung registriert; nur 14 von ihnen hatten den ersten Anfall innerhalb von 72 Stunden; keines der 57 Kinder zeigte Symptome einer Encephalopathie, und obwohl 18 von ihnen mehr als einen Anfall hatten, erwiesen sich bei einem Besuch ein Jahr nach der letzten Injektion alle als gesund (MEDICAL RESEARCH COUNCIL 1956, 1959; COCKBURN 1960).

Nach ZOURBAS (1958b) wurden in Frankreich demgegenüber bei mehr als 50000 seit 1947 vorgenommenen Impfungen nur dreimal Fieberkrämpfe beobachtet, die ebenfalls folgenlos blieben. In den USA wurden zwischen 1953 und 1957 keine Encephalopathien mehr gemeldet, nachdem man die Keimzahl bzw. den Schutzwert der Impfstoffe reduziert hatte, während in den 4 Jahren vor dieser Maßnahme 7 Fälle den Behörden zur Kenntnis gekommen waren (PITTMAN 1958b).

Die regionalen und zeitlichen Unterschiede in der Häufigkeit neurologischer Komplikationen scheinen demnach tatsächlich sehr groß zu sein und zwar vor allem infolge des unterschiedlichen Antigen- und Toxingehaltes der verwendeten Impfstoffe. Alles in allem kann jedoch bei Berücksichtigung der vielen hundert Millionen Pertussisimpfungen, die in den letzten 25 Jahren in aller Welt vorgenommen wurden, das Risiko schwerer Schäden als außerordentlich gering angesehen werden (COCKBURN 1960).

Ähnlich liegen die Verhältnisse bei der durch die Pertussisimpfung *provozierten Poliomyelitis*, die ebenfalls in unterschiedlicher Häufigkeit beobachtet wurde, im ganzen aber doch sehr selten ist.

Die umfangreichsten und zuverlässigsten Erhebungen darüber verdanken wir wiederum dem MEDICAL RESEARCH COUNCIL (1956b). Nach den ersten diesbezüglichen Meldungen wurden in den Jahren 1951—1955 alle gemeldeten, paralytischen Poliomyelitiserkrankungen in England und Wales auf Schutzimpfungen in den vorangegangenen 12 Monaten untersucht. Darüber hinaus konnte in mehreren großen städtischen Bezirken von 1951 bis 1953 ermittelt werden, wieviele Kinder der einzelnen Altersstufen mit den verschiedenen Impfstoffen geimpft worden waren. Das Risiko einer Provokations-Poliomyelitis ließ sich berechnen aus dem Zahlenverhältnis der Patienten, die innerhalb der letzten 4 Wochen vor der Erkrankung geimpft worden waren, zu denjenigen, die ihre letzte Injektion früher erhalten hatten sowie aus den Gesamtzahlen der Impfungen und der Polioerkrankungen. Außerdem wurde untersucht, bei wie vielen der Erkrankten das zuletzt geimpfte Glied ausschließlich von der Lähmung betroffen war.

Die Ergebnisse dieser Untersuchungen, über die auch COOCKBURN (1958) sowie KNOWELDEN (1960) ausführlich berichtet haben, beweisen eindeutig sowohl den provokatorischen wie den lokalisatorischen Effekt von Injektionsimpfungen, die weniger als 4 Wochen zurückliegen. Das Risiko an einer provozierten Poliomyelitis zu erkranken, errechnete sich auf ungefähr 1:37000 für alle Impfstoffe zusammen. Zwischen den verschiedenen Impfstoffen ergaben sich bedeutende Unterschiede; die geringste Gefährdung (1:1000000) bestand bei nicht adsorbiertem Formoltoxoid und Toxoid-Antitoxin-Flocken, die weitaus höchste (1:15000 bzw. 1:19000) bei Mehrfachimpfstoffen mit und ohne Alaunzusatz. Der provokatorische Effekt von Pertussisimpfstoff war mit 1:170000 deutlich geringer als der von

gereinigtem, an Aluminiumphosphat adsorbiertem Toxoid (1:21000) oder von alaungefälltem Toxoid (1:48000).

Demnach scheinen für die Poliomyelitisprovokation — ähnlich wie für die Stärke der Lokalreaktion — das Gesamtvolumen des injizierten Materials sowie die Art und Menge des zugesetzten Adsorbens bedeutungsvoller zu sein als das spezifische Antigen. In diesem Sinne sprechen auch die ausgedehnten Erfahrungen französischer Autoren, die eine durch die Keuchhustenimpfung provozierte Poliomyelitis nie beobachtet haben (ZOURBAS u. CHEVÉ 1961). Allgemein anerkannt ist jedoch die Regel, alle Impfstoffinjektionen in Poliomyelitis-Epidemiezeiten zu unterlassen, um jedes vermeidbare Risiko auszuschalten (s. S. 388).

3. Ergebnisse

Die altbekannte Tatsache der besonderen Gefährdung gerade der jüngsten Kinder durch den Keuchhusten ist entscheidend für das Urteil über den Wert der Schutzimpfung gegen diese Krankheit und wurde deshalb bereits im ersten Abschnitt nachdrücklich betont. Sie besagt, daß das Ziel jeder Impfung, das ist die Eindämmung der jeweiligen Seuche durch Senkung der Morbidität und Mortalität der hauptsächlich von ihr Befallenen, nur dann erreicht werden kann, wenn die Keuchhustenschutzimpfung auch schon beim jungen Säugling anwendbar und wirksam ist. Dieser Frage wird demnach im folgenden besondere Beachtung zu schenken sein.

Die Wirksamkeit von Keuchhustenimpfstoffen beim Menschen kann mit Hilfe verschiedener Verfahren beurteilt werden, und zwar einmal durch vergleichende klinisch-epidemiologische Untersuchungen von Geimpften und Ungeimpften, zum anderen durch den Nachweis der Bildung von Antikörpern gegen gewisse Antigene von B. pertussis nach der Impfung. Dem erstgenannten Wege kommt die weitaus größere Bedeutung zu, weil letztlich nur das Ausbleiben oder wenigstens die Abschwächung der Erkrankung trotz stattgehabter Infektion für den Geimpften einen Gewinn darstellt.

Vergleichende klinisch-epidemiologische Erhebungen über die Keuchhusten-Morbidität bei Geimpften und Ungeimpften wurden in den letzten Jahrzehnten vielfach durchgeführt. Aus der großen Fülle der diesbezüglichen Berichte sollen hier nur einige wenige aus der neueren Zeit etwas ausführlicher dargestellt werden, weil sie wegen des zahlenmäßigen Umfanges der beteiligten Versuchspersonen und der Ausschaltung möglicher Fehlerquellen besondere Überzeugungskraft besitzen. Die wesentlichen der länger zurückliegenden Arbeiten sind bereits in der historischen Übersicht erwähnt.

Die größte Beweiskraft von allen derartigen Untersuchungen besitzen die großangelegten *Feldversuche des* MEDICAL RESEARCH COUNCIL (1951, 1956a, 1959). Sie wurden, nachdem erste, in Oxford, Oxfordshire, Berkshire und Buckinghamshire bei Kindern von Mütterberatungsstellen, Tageshorten und Krippen vorgenommene Impfaktionen ein unbefriedigendes Ergebnis gezeitigt hatten, 1946 begonnen und bis 1957 fortgeführt. Im ganzen wurden über 49 000 Kinder geimpft und 2 bis 3 Jahre nachbeobachtet; 26 verschiedene Impfstoffe kamen zum Einsatz.

In der ersten Versuchsreihe, die zwischen 1946 und 1950 in Edmonton, Leeds, Manchester, Tottenham, Wembley und West Ham durchgeführt wurde, erhielten insgesamt 3801 Kinder im Alter von 6 bis 18 Monaten (Durchschnittsalter = 12,2 Monate) dreimal im Abstand von vier Wochen eine Keuchhustenimpfung, während 3757 gleichaltrige, im gleichen Milieu lebende Kinder die gleiche Zahl von Injektionen einer ‚Antikatarrh-Vaccine' aus Staph. aureus, Strept. pneumoniae, Corynebact. hofmanni und Neisseria catarrhalis bekamen und als Kontrolle dienten. Weder die Eltern noch die Nachuntersucher wußten, welcher Impfling Keuchhustenimpfstoff und welcher die Placebo-Injektionen erhalten hatte. 3358 Geimpfte und 3352 Kontrollkinder konnten bis zum Ende der Beobachtungszeit (im Mittel 27 Monate) verfolgt werden. In diesem Zeitraum erkrankten von den ersteren 149, von den letzteren 687 an Keuchhusten, das entspricht einer Erkrankungsrate von 1,45 bzw. 6,72 pro 1000 Personen-Beobachtungsmonaten und einem Morbiditätsverhältnis der beiden Gruppen von 1:4,6. Dieser Wert schwankte für die fünf geprüften Impfstoffe zwischen 1:2,5 und 1:10,8. 203 geimpfte Kinder und 173 Kontrollkinder waren während der Beobachtungszeit einer Keuchhusten-Infektion in der Wohnung ausgesetzt; von den ersteren erkrankten 37 (= 18,2%) von den letzteren 151 (= 87,3%). Die Morbidität der

zu Hause exponierten geimpften Kinder wurde also gegenüber der Vergleichsgruppe auf rund $^1/_5$ oder um fast 80% vermindert. Alle diese Differenzen zwischen den beiden Gruppen liegen weit außerhalb des statistischen Zufallsbereiches; dagegen war die Frequenz anderer Infektionskrankheiten wie Masern, Windpokken oder Mumps bei beiden gleich. Der Schutzeffekt der Keuchhustenschutzimpfung war damit einwandfrei bewiesen. Allerdings hatten sich beträchtliche Unterschiede in der Wirksamkeit zwischen den verwendeten Impfstoffen ergeben.

Da mittlerweile die Qualitätsprüfung der Impfstoffe im Tierversuch große Fortschritte gemacht hatte (s. S. 374) war das Ziel der weiteren Versuche der *Vergleich der Laboratoriumsergebnisse mit der beim Menschen erzielten Schutzwirkung.* Alternierende Versuche mit Placebos waren nicht mehr vertretbar, nachdem der Nutzen der Impfung bewiesen war. Deshalb wurden nunmehr jeweils zwei oder mehr Impfstoffe miteinander verglichen. Im übrigen konnte die bewährte Versuchsanordnung beibehalten werden.

Zunächst wurden zwischen 1948 und 1951 in sieben Bezirken 9784 Kinder in einem mittleren Alter von 13 bis 15 Monaten mit 9 verschiedenen Impfstoffen geimpft und im Mittel 20—27 Monate nachbeobachtet. Das Ergebnis bezüglich der Schutzwirkung war in allen Versuchsreihen unbefriedigend. Von 547 zu Hause exponierten Kindern erkrankten nämlich 379 = 69%. Im ungünstigsten Falle betrug die Erkrankungsfrequenz sogar 87%, wie bei den ungeimpften Kindern des ersten Versuches. Die benutzten Impfstoffe waren jeweils aus nur *einem* Bakterienstamm hergestellt, die Stämme alle längere Zeit *im Laboratorium fortgezüchtet*, mit Formalin abgetötet und mit Phenol oder Thiomersalat konserviert worden. Sechs Impfstoffe waren mit Alaun präcipitiert, die anderen erhielten kein Adsorbens.

In den nächsten 11, wiederum in 7 Bezirken ausgeführten Versuchsreihen kamen zwischen 1951 und 1954 5 verschiedene Impfstoffe zur Anwendung. Sie waren alle nicht adsorbiert, aber aus jeweils 4, 6 oder 7 *frisch isolierten*, dann gefriergetrockneten und mit Thiomersalat abgetöteten Stämmen hergestellt. 31 557 Kinder im Alter von 6 bis 36 Monaten wurden dreimal mit diesen Impfstoffen geimpft, 19 005 von ihnen in die Verlaufsstudie aufgenommen. In der fast dreijährigen Nachbeobachtungsperiode wurden insgesamt 231 Pertussis-Erkrankungen festgestellt. 112 von ihnen entfielen auf 801 zu Hause exponierte Kinder. Das entspricht einer mittleren Erkrankungshäufigkeit von 14% mit Schwankungen zwischen 4 und 29% bei häuslicher Infektion. Das Ergebnis der Impfung war nun also wieder ebenso gut wie im ersten Großversuch.

Noch während der Laufzeit der eben erwähnten Versuche erschien die Mitteilung von PILLEMER et al. (1954) über ein nach einem neuen Verfahren hergestelltes Antigen aus B. pertussis.

In die letzte Versuchsreihe von 1953 bis 1957 wurde deshalb auch dieser neue Impfstoff aufgenommen und mit anderen, nach den üblichen Verfahren hergestellten verglichen. Außerdem wurden drei Impfstoffe aus demselben Bakterienstamm, der aber einmal auf einem festen und zweimal auf einem flüssigen Medium gezüchtet worden war, sowie ein einfacher und ein mit Diphtherie-Formoltoxoid kombinierter Impfstoff der gleichen Herkunft geprüft. Insgesamt wurden sieben verschiedene Präparate in vier Bezirken gegeneinander getestet. Sie waren ebenso wie die im vorhergehenden Versuch verwendeten Impfstoffe einer Wirksamkeitsprüfung im intracerebralen Mäuseversuch unterzogen worden.

Insgesamt waren 13 029 dreimal geimpfte Kinder an letzteren Versuchen beteiligt; ihr mittleres Alter bei der Impfung betrug in den verschiedenen Reihen zwischen 9 und 20 Monate; die jüngsten waren vier Monate, die ältesten vier Jahre alt. In einer durchschnittlichen Nachbeobachtungszeit von 20,5 Monaten wurden 96 Keuchhustenerkrankungen festgestellt; das entspricht einer Frequenz von 0,36 pro 1000 Personen-Beobachtungsmonate.

Von 242 zu Hause der Infektion ausgesetzten Kindern erkrankten 40, das sind 17%. Dieser Wert entspricht sehr gut den Ergebnissen der 1946 bis 1950 und der 1951 bis 1954 durchgeführten Versuche.

Die Erkrankungsrate bei häuslicher Infektion war mit 8% am niedrigsten nach der Impfung mit PILLEMERS Antigen (V17), das allerdings, wie bereits erwähnt, auch die heftigsten Lokalreaktionen hervorrief.

Von den beiden auf flüssigem Medium gezüchteten Impfstoffen schnitt der eine (V15) mit einer Befallsrate von 9% besser, der andere (V14) mit einer solchen von 48% schlechter ab als der auf einem festen Medium gezüchtete (V12) mit 24%. Demnach kommt dem verwendeten Kulturmedium keine entscheidende Bedeutung für die Wirksamkeit des Impfstoffes zu. Die Wertigkeit des einfachen Pertussisimpfstoffes (V20) entsprach mit einer Befallsrate von 11% derjenigen des mit Diphtherietoxoid kombinierten (V19), bei dem sie 10% betrug.

Der *Vergleich der im klinischen Versuch gewonnenen Ergebnisse mit den Resultaten der Laboratoriumsversuche* ergab im großen und ganzen eine recht gute Übereinstimmung. Das gilt sowohl für den intracerebralen Mäusetest als auch für die Fähigkeit der Impfstoffe bei der Maus oder beim Kind agglutinierende Antikörper hervorzurufen, wie aus der nachfolgenden, dem abschließenden Bericht des MEDICAL RESEARCH COUNCIL (1959) entnommenen Tab. 5 hervorgeht.

Die Angaben über die *Agglutinintiter bei Kindern* stützen sich auf jeweils 30—70 Bestimmungen 1 bis 2 Monate nach der letzten Impfung. Die gefundenen Werte passen bei den aus ganzen Bakterien hergestellten Impfstoffen im allgemeinen gut zu ihrer im Feldversuch ermittelten Schutzkraft. Eine Sonderstellung nimmt vor allem PILLEMERS Antigen (V17) ein, das sich im Feldversuch besonders gut bewährte, aber sowohl bei Mäusen als auch bei Kindern nur geringe Agglutininbildung be-

Tabelle 5. *Vergleich zwischen den Ergebnissen der britischen Feldversuche und den Laboratoriumsuntersuchungen*

| Impf-stoff | Feldversuche | | Laboratoriumsversuche | | | |
| | Hausexponierte | | Mittlere Agglutinintiter bei | | Schutzkraft im cerebralen Mäusetest gemessen an Impfstoff G 61 | |
	Fälle/ Exponierte	Befalls-rate in %	Mäusen	Kindern	log des Vielfachen von G 61	Vielfaches von G 61
V 11	2/52	4	1259	291	1,023	10,55
D 231	3/41	7	1125	—	0,594	3,93
V 17′	3/38	8	63	112	0,983	9,62
V 15′	2/23	9	1800	389	1,090	12,30
V 12	9/104	9	1990	279	0,928	8,47
V 19′	4/40	10	—	362	1,157	14,35
V 20′	5/44	11	—	256	1,183	15,24
V 9	17/132	13	2820	—	0,958	9,08
V 8	59/428	14	708	211	0,851	7,10
V 16′	7/45	16	5000	84	0,899	7,93
087860	8/36	22	—	—	0,300	2,00
V 12′	6/25	24	1990	141	0,857	7,19
V 10	25/85	29	644	200	0,582	3,82
G 61	7/23	30	—	—	0,000	1,00
G 174	14/47	30	—	—	—0,944	0,11
V 14′	13/27	48	2716	135	0,898	7,91
V 3b	35/65	54	—	6	—0,045	0,90
V 7	9/16	56	16	5	0,012	1,03
V 6	12/21	57	49	5	—0,095	0,80
V 3	66/109	61	13	4	—0,335	0,46
V 5	11/18	61	14	4	—0,475	0,34
V 5a	31/51	61	—	12	—0,159	0,69
V 4	53/72	74	17	7	0,030	1,07
V 1	73/93	78	15	4	—0,829	0,15
V 2	89/102	87	10	4	—1,504	0,03

Die im letzten Versuch verwendeten Impfstoffnummern sind mit ′ versehen; — nicht untersucht.

wirkte. Andererseits finden sich auch verhältnismäßig hohe Agglutinintiter bei Impfstoffen, die im Feldversuch weniger gut abschnitten (V12, V10, V14). Trotz dieser Ausnahmen können Agglutinintiterbestimmungen nach der Impfung jedoch als gut brauchbares und relativ bequemes Kriterium für den Wert eines Impfstoffes angesehen werden.

Die Korrelationen zwischen den Ergebnissen des intracerebralen *Mäusetestes* und denen der Feldversuche sind im ganzen noch enger als die eben genannten, obwohl es auch hier einige Abweichungen von der Regel gibt. So wäre z. B. auf Grund des Mäusetestes für den Impfstoff V 14 eine niedrigere und für G 174 eine höhere Befallsrate als die tatsächlich gefundene zu erwarten gewesen. Unter Berücksichtigung der Fehlerquellen, die auch bei größtmöglicher Sorgfalt sowohl mit der klinischen Prüfung beim Menschen als auch mit dem Mäusetest zwangsläufig verbunden sind, muß dieser nach den Ergebnissen der Untersuchungen des MEDICAL RESEARCH COUNCIL als das zuverlässigste bisher bekannte Verfahren zur experimentellen Wertbemessung von Pertussis-Impfstoffen angesehen werden. Es sollte deshalb in Zukunft kein Impfstoff beim Menschen mehr verwendet werden, der nicht nach diesem Verfahren geprüft und dementsprechend gekennzeichnet ist.

Weitere, sehr *umfangreiche Untersuchungen* über die Wirksamkeit der Keuchhustenschutzimpfung beim Menschen verdanken wir *französischen* Autoren, die wiederholt über ihre Erfahrungen ausführlich berichtet haben (DEBRÉ u. ZOURBAS 1951, ZOURBAS 1958a, 1960a, ZOURBAS u. CHEVÉ 1961).

Die nachfolgende Tab. 6 aus dem Bericht von ZOURBAS (1958) gibt eine Übersicht über die von 1952 bis 1956 erzielten Erfolge bei Kindern aus 146 Krippen des Département de la Seine, in denen jährlich gegen 10 000 Kinder untergebracht sind.

Tabelle 6. *Pertussis-Morbidität bei Kindern aus Krippen des Département de la Seine von 1952—1956* (ZOURBAS 1958)

Jahr	Ungeimpft			Geimpft		
	Gesamt-zahl	Pertussis-erkrankte	Morbidität %	Gesamt-zahl	Pertussis-erkrankte	Morbidität %
1952	1780	232	14,38	504	35	7
1953	1114	93	8,34	1156	22	1,9
1954	6378	174	2,7	2396	22	0,9
1955	6511	170	2,6	2896	20	0,7
1956	6413	173	2,6	3285	26	0,7
Total	22 196	842	3,8	10 237	125	1,2

Insgesamt konnte demnach die Keuchhusten-Morbidität der geimpften Krippen-

kinder auf rund $^1/_3$ reduziert werden. Das erscheint im Vergleich zu den besten Ergebnissen der britischen Versuche nicht besonders günstig. Durch eine weitere Verbesserung der Impfstoffe, und zwar durch die Adsorbtion der Keime an Aluminiumhydroxyd $(Al(OH)_3)$, konnte aber der Impferfolg weiter gesteigert werden, wie die folgende Tabelle zeigt.

Tabelle 7. *Vergleich zwischen Fluid- und Adsorbat-Impfstoff bei Krippenkindern, die zwischen 1954 und 1958 geimpft wurden (nach* ZOURBAS *1960a)*

Nichtadsorbierter Impfstoff			Adsorbierter Impfstoff		
Gesamt-zahl	Er-krankt	Morbidit. %	Gesamt-zahl	Er-krankt	Morbidit. %
8871	112	1,26	8817	6	0,07

Die Morbidität der mit Adsorbat-Impfstoff geimpften Kinder war demnach 18mal geringer als die Morbidität der mit nichtadsorbiertem Impfstoff geimpften. Eine genaue Analyse der Epidemien in den Krippen ergab 1336 Kinder, die sicheren Kontakt mit Pertussiskranken gehabt hatten; von den Ungeimpften erkrankten 71%, von den mit nichtadsorbiertem Impfstoff Geimpften 36%, von den mit Adsorbat-Impfstoff Geimpften jedoch nur 2%. Die Überlegenheit des Adsorbat-Impfstoffes war also im klinischen Versuch ganz eindeutig.

Sie konnte in ausgedehnten serologischen Studien bestätigt werden (ZOURBAS 1958a, 1960a).

So fand sich z. B. einen Monat nach der 3. Impfung mit einem adsorbierten DPT-Impfstoff im 6. bis 12. Lebensmonat ein mittlerer Agglutinintiter von 1:2176, nach der Impfung von über 1 Jahr alten Kindern mit einem gleichartigen aber nichtadsorbierten Impfstoff ein solcher von 1:921, obwohl die Einzeldosis bei dem erstgenannten nur 1 ml, bei dem anderen jedoch 2 ml betragen hatte. Auch die Vorverlegung der Impfung in den 3. bis 5. Lebensmonat verschlechterte die Ergebnisse nicht, sofern der Adsorbat-Impfstoff verwendet wurde.

Neben dem geometrischen Mittel der Antikörpertiter erwiesen sich auch die Prozentsätze der über 1:80, 1:320 und 1:1280 liegenden Titer als gut brauchbares Kriterium für die Wirksamkeit eines Impfstoffes. Mit dem bereits erwähnten adsorbierten DPT-Impfstoff wurden schon 4 Wochen nach der 2. Injektion bei 81% der Impflinge Titer von mindestens 1:320, bei 47% von 1:1280 und darüber gefunden; 4 Wochen nach der 3. Injektion hatten alle untersuchten Kinder einen Mindesttiter von 1:320 und 80% einen solchen von 1:1280. Von 312 Kindern, die einer sicheren Infektion ausgesetzt und deren Agglutinintiter bekannt waren, erkrankten 6 trotz eines Mindesttiters von 1:180, jedoch keines mit einem Titer von 1:320 oder darüber.

Alles in allem entsprechen somit die französischen Erfahrungen durchaus den vorher zitierten englischen. Die bestehenden Abweichungen lassen sich leicht durch Unterschiede zwischen den verwendeten Impfstoffen und den Untersuchungsmethoden erklären.

Mit der am Beginn dieses Abschnittes als besonders wichtig bezeichneten Frage nach der *Wirksamkeit der Keuchhustenschutzimpfung bei sehr jungen Säuglingen* haben sich ebenfalls bis in die jüngste Zeit viele Arbeiten beschäftigt, die in der Mehrzahl ein positives Ergebnis hatten.

Bis vor nicht allzu langer Zeit herrschte ziemlich allgemein die Ansicht, der Säugling sei in den ersten Lebensmonaten unfähig zu einer aktiven Antikörperbildung. Heute steht jedoch auf Grund vielfacher Untersuchungen fest, daß dies zumindest nicht ohne Einschränkung zutrifft. Die Fähigkeit zur Antikörperbildung ist zwar eine werdende Funktion, die sich mit zunehmendem Alter rasch verbessert, sie wird aber nicht nur von diesem, sondern auch von der Menge der diaplacentar übertragenen Antikörper und der Stärke des zugeführten Antigens entscheidend beeinflußt. Hohe Spiegel passiv übertragener Antikörper hemmen die aktive Produktion der körpereigenen deutlich. Mit genügend starken Antigenen lassen sich aber schon in den ersten Lebenswochen befriedigende Antikörperanstiege erzielen (Lit. bei Lévy 1960, Vahlquist 1960).

Im Gegensatz zu anderen Infektionskrankheiten — z. B. Poliomyelitis oder Masern — spielen beim Keuchhusten diaplacentar übertragene Antikörper keine wesentliche Rolle; das lehrt schon die klinische Erfahrung, nach der es beim Keuchhusten keinen Nestschutz gibt, geht aber auch aus zahlreichen Antikörperbestimmungen bei Neugeborenen oder jungen Säuglingen hervor (DI Sant'Agnese 1950, Lippsett et al. 1953, Butler 1960, Lévy 1960, Vahlquist 1960). Agglutinierende Antikörper gegen B. pertussis sind nach diesen Untersuchungen beim Neugeborenen nur in kleinen Mengen vorhanden oder fehlen ganz. Sie können nach einer Impfung mit Keuchhustenimpfstoffen jedoch schon in den ersten Lebenswochen gebildet werden (Keller et al. 1942, DI Sant'Agnese 1950, Sako et al. 1945, Halpern u. Halpern 1948, Miller et al. 1949,

Peterson u. Christie 1951, Lippsett et al. 1953, Hansen 1954, Goerke et al. 1958, Lévy 1958, Martin du Pan 1958, Ungar 1958, Vahlquist 1958, Brown u. Kendrick 1960, Butler 1960).

Die Höhe der von den verschiedenen Autoren gefundenen Antikörperspiegel schwankt allerdings beträchtlich und liegt meist deutlich unter derjenigen, die von älteren Säuglingen nach einer entsprechenden Impfstoffdosis erreicht wird (Tab. 8, S. 384). Bei den erheblichen Qualitäts- und Quantitätsunterschieden zwischen den verwendeten Impfstoffen sind die Differenzen zwischen den erhobenen Befunden ohne weiteres verständlich. Da mit schlechten Impfstoffen auch beim älteren Impfling nur eine ungenügende Antikörperbildung erzielt wird, besagen Berichte über niedrige oder fehlende Titer nach der Impfung jüngster Säuglinge weniger als die positiven Befunde.

Die vorliegenden Ergebnisse, von denen in der umseitigen Tabelle nur eine Auswahl wiedergegeben ist, zeigen übereinstimmend eine deutlich nachweisbare Antikörperproduktion, auch wenn die erste Injektion bereits in der ersten Lebenswoche gegeben wurde; Qualitätsunterschiede der Impfstoffe wirken sich bei so jungen Kindern allerdings stärker aus als bei älteren, und die Überlegenheit der Adsorbat-Impfstoffe wird besonders deutlich.

Die Frage, ob die bei den jüngsten Säuglingen unter günstigen Umständen erreichbaren Antikörper-Titer ein zuverlässiger Indikator für einen ausreichenden Schutz sind, wird nicht einheitlich beantwortet. Sicher ist, daß auch bei relativ hohen Antikörper-Titern gelegentlich Erkrankungen an Keuchhusten vorkommen (Hansen 1954, 1958, Ungar 1958, Zourbas 1958a, Spiller u. Holt 1959, Butler 1960). Andererseits ergab sich in einer sehr sorgfältig kontrollierten vergleichenden Untersuchung von Bell (1948) über die Pertussis-Morbidität bei Geimpften und Ungeimpften keine höhere Erkrankungsfrequenz bei Kindern, die die erste Injektion zwischen dem 2. und 4., gegenüber solchen, die sie erst zwischen dem 5. und 23. Lebensmonat erhalten hatten; gegenüber den Ungeimpften war die Morbidität in der vierjährigen Nachbeobachtungsperiode auf weniger als die Hälfte reduziert.

In Übereinstimmung mit diesen Angaben berichten auch Ungar (1959) sowie Butler (1960) über gute klinische Ergebnisse bei den im Alter von 1,6 und 12 Wochen geimpften Säuglingen. Der erstgenannte konnte 576 von ihnen 12 Monate nachbeobachten und fand nur 7 Erkrankungen in dieser Zeit (1,2%) und zwar 6 bei einem Agglutinationstiter unter 1:64, 1 bei einem Titer von über 1:64. Butler verfolgte 943 Impflinge und eine ungeimpfte Kontrollgruppe zwei Jahre lang und stellte pro 1000 Personen-Beobachtungsmonate bei den ersteren eine Morbidität von 1,5, bei den letzteren von 5,1 fest; die Erkrankungsfrequenz wurde durch die Frühimpfung also auf weniger als 1/3 vermindert.

Über die *Dauer des Impfschutzes* ist wenig sicheres bekannt; in den Feldversuchen des Medical Research Council (1951, 1956, 1959) verteilten sich die Erkrankungen bei den Geimpften ziemlich gleichmäßig über die ganze Beobachtungsdauer; für einen Zeitraum von 2 bis 3 Jahren kann man deshalb mit einem wirksamen Schutz rechnen.

Die Ergebnisse der klinisch-epidemiologischen und experimentellen Untersuchungen über

Tabelle 8. *Ergebnisse der Pertussis-Impfung in den ersten Lebenswochen nach den Angaben verschiedener Autoren*

Autor	Zahl der Kinder	Impfung im Alter von	Impfstoff	Abstand d. Antikörperbest. v. d. letzten Inj.	Ergebnisse der Antikörperbestimmung (Titer bei % der untersuchten Kinder oder geometrisches Mittel)
Di Sant' Agnese (1950)	125	1, 5, 9 Wo	A (DPT)	1 Mt	keine AK bei 30% $\geqq$ 1:400 bei 54,4% $\geqq$ 1:1600 bei 26,6%
Lipsett et al. (1953)	22 22	4, 8, 12 Wo 4, 8, 12 Wo	F A	3 Mt 3 Mt	< 1:80 bei 59% $\geqq$ 1:80 bei 100% $\geqq$ 1:1280 bei 82%
Goerke et al. (1958)	40 38	1, 5, 9 Wo 1, 5, 9 Wo	A Al(OH)$_3$ A AlPO$_4$	1 Mt 1 Mt	$\geqq$ 1:160 bei 7,5% $\geqq$ 1:160 bei 71%
Martin Du Pan (1958)	? ?	1, 5, 9 Wo 4, 8, 12 Wo	A (DPT) ,,	1 Mt 1 Mt	1:320 im Mittel 1:500 im Mittel
Ungar (1958)	381 121 93 89 125	1, 6, 12 Wo 1, 6, 12 Wo 1, 6, 12 Wo 1, 6, 12 Wo 3, 4, 5 Mt	F (P) A (P) F (DP) A (DP) F (P)	3 Mt 3 Mt 3 Mt 3 Mt 3 Mt	$\geqq$ 1:16 bei 69% $\geqq$ 1:16 bei 80% $\geqq$ 1:16 bei 58% $\geqq$ 1:16 bei 81% $\geqq$ 1:16 bei 86%
Butler (1960)	381 121	1, 6, 12 Wo 1, 6, 12 Wo	F A	3 Wo 3 Wo	1:28 im Mittel 1:131 im Mittel

Wo = Wochen, Mt = Monate, F = Fluidimpfstoff, A = Adsorbatimpfstoff, D = Diphtherie-, P = Pertussis-, T = Tetanus-Impfstoff, $\geqq$ = gleich oder höher als

Alle oben genannten Autoren betonen, sofern sie sich zu dieser Frage geäußert haben, die Notwendigkeit einer einmaligen Auffrischungsimpfung etwa 12—18 Monate nach der Grundimmunisierung, um den Impfschutz auch über das frühe Kleinkindalter aufrecht zu erhalten. Bestimmungen der Agglutinine ergaben stets einen guten und lang anhaltenden Titeranstieg nach dieser Maßnahme (Di Sant'-Agnese 1950, Butler 1960 u. a.).

die Wirksamkeit der Keuchhustenschutzimpfung beim Menschen lassen sich auf Grund der obigen Darlegungen wie folgt zusammenfassen: Die Wirksamkeit der Keuchhustenschutzimpfung beim Menschen ist eindeutig erwiesen.

Mindestens vom Ende der vierten, wahrscheinlich schon vom Ende der ersten Lebenswoche ab ist eine wirksame Immunisierung mittels dreimaliger Impfstoffgabe im Abstand von vier Wochen möglich; der Impfschutz erreicht etwa 1 bis 2 Monate nach der letzten Injektion seinen Höhepunkt und bleibt dann mindestens 2 bis 3 Jahre hoch genug, um 60 bis 80% der bei Ungeimpften zu erwartenden Keuchhustenerkrankungen zu verhüten und bei den restlichen deren Verlauf wesentlich zu mildern. Durch eine einmalige Auffrischungsimpfung kann er um mindestens den gleichen Zeitraum verlängert werden.

therie, Poliomyelitis und Scharlach sowie die mittlere jährliche Sterblichkeit an diesen Krankheiten pro 100 000 Gleichaltrige in Bayern zusammengestellt. Fett gedruckt sind in jeder Altersstufe die Ziffern derjenigen Krankheit, welche jeweils die meisten Todesfälle verursachte.

Wie man sieht, starben im ersten Lebensjahr über doppelt so viele Kinder an Keuch-

Tabelle 9. *Sterblichkeit an Keuchhusten, Masern, Diphterie, Kinderlähmung und Scharlach in Bayern von 1950 bis 1961. Absolute Zahl der Todesfälle in dieser Zeit und Sterblichkeit pro 100 000 Gleichaltrige im Jahresmittel. (Quellen für die der Berechnung zugrunde liegenden Zahlen wie in Tab. 3)*

Alter in Jahren von—unter	Keuchhusten		Masern		Diphtherie		Kinderlähmung		Scharlach	
	Todesfälle	$^o/_{oooo}$ im Jahr	Todesfälle	$^o/_{oooo}$ im Jahr	Todesfälle	$^o/_{oooo}$ im Jahr	Todesfälle	$^o/_{oooo}$ im Jahr	Todesfälle	$^o/_{oooo}$ im Jahr
0—1	**949**	**54,3**	315	17,7	66	3,8	35	1,9	13	0,8
1—5	292	4,4	**430**	**6,4**	389	6,1	150	2,2	65	1,0
5—10	25	0,3	104	1,3	**139**	**1,8**	100	1,3	35	0,4
10—15	3	0,04	18	0,2	16	0,2	**78**	**0,9**	24	0,3
0—15	**1269**	**5,1**	867	3,5	610	2,4	363	1,4	137	0,5

Die Wirksamkeit der Impfstoffe ist sehr stark abhängig von der Art ihrer Herstellung, kann aber im Mäuseschutzversuch und mittels Agglutinin-Titer-Bestimmungen bei Geimpften hinreichend genau bestimmt werden.

4. Indikationen und Kontraindikationen

Die allgemeine Indikation für die Schutzimpfung gegen den Keuchhusten ergibt sich ebenso wie die für jede andere aus der jeweiligen Epidemielage. Die Durchimpfung bestimmter Bevölkerungsgruppen ist nur gerechtfertigt, wenn eine erhebliche Zahl von schweren Erkrankungen oder Todesfällen auf einfachere Weise nicht zu verhindern ist und das Risiko der Impfung in einem vernünftigen Verhältnis zu der Gefährdung durch die Krankheit steht.

Die gegenwärtigen Verhältnisse der Keuchhustenmorbidität und -mortalität wurden bereits einleitend an Hand einiger Beispiele aus der Krankheits- und Todesursachenstatistik dargestellt. Nachzutragen ist hier noch ein Vergleich der Gefährdung durch den Keuchhusten mit der Bedrohung durch andere im Kindesalter besonders häufige Infektionskrankheiten.

In der nachfolgenden Tab. 9 sind für die Jahre 1950 bis 1960 die Gesamtzahlen der Sterbefälle an Keuchhusten, Masern, Diph-

husten wie an den vier anderen Krankheiten zusammen. Vom zweiten Lebensjahr an verliert er dann zunehmend an Bedeutung, und an die erste Stelle unter den aufgeführten Todesursachen treten bei den 1—5jährigen die Masern, bei den 5—10jährigen die Diphtherie und bei den 10—15jährigen die Kinderlähmung. Im ganzen forderte jedoch der Keuchhusten unter den Kindern bis zu 15 Jahren mehr Todesopfer als jede einzelne dieser Krankheiten oder als Diphtherie, Kinderlähmung und Scharlach zusammen genommen, aber auch mehr als die hier nicht genannte Tuberkulose, der in dem angegebenen Zeitraum 879 Kinder erlagen.

Diese Relationen haben nicht nur für Bayern, das hier als Beispiel gewählt wurde, Gültigkeit, sondern finden sich mit geringen Abweichungen auch in vielen anderen Ländern, wie aus entsprechenden Übersichten für England (COCKBURN 1960) Frankreich (ZOURBAS u. CHEVÉ 1961), USA (GORDON u. HOOD 1951, PITTMAN 1958) und anderen hervorgeht.

Damit erweist sich der Keuchhusten — abgesehen von den akuten Durchfallerkrankungen und der Grippe, die auch bei Säuglingen und Kleinkindern noch mehr Todesfälle verursachen — als die zur Zeit mit der höchsten

Mortalität im Kindesalter belastete übertragbare Infektionskrankheit.

Auch die *moderne Therapie* ist offenbar nicht in der Lage, die Keuchhustentodesfälle mit hinreichender Sicherheit zu verhüten; dafür sind schon die angeführten, immer noch zu hohen Sterbeziffern ein Beleg. Es ergibt sich dies aber auch aus den Antworten zahlreicher deutscher Kinderkliniken auf eine Umfrage von OPITZ (1962) über die Ergebnisse der stationären Keuchhustenbehandlung und aus vielen anderen klinischen Erfahrungsberichten (EBEL 1960, KAUFMAN u. BRUYN 1960, MARIE et al. 1958, RUSSO u. ROMANI 1961, ZAMORA et al. 1962, ZISCHINSKY 1959). Danach lag die Letalität stationär behandelter, keuchhustenkranker Kinder in den meisten Anstalten zwischen 0,6% und 2%; unter ungünstigen Bedingungen erreichte sie aber auch in den letzten Jahren noch über 8% (RUSSO u. ROMANI 1961) oder über 11% (ZAMORA et al. 1962). Für die zum Teil erheblichen Differenzen scheinen die jeweilige Epidemielage und die Zusammensetzung des Krankengutes maßgeblicher zu sein als Unterschiede im therapeutischen Vorgehen.

Die Ergebnisse sind im allgemeinen um so ungünstiger, je mehr junge Säuglinge und je mehr Kinder, deren Allgemeinzustand durch Ernährungsstörungen oder andere Vorschäden beeinträchtigt ist, in die Klinik aufgenommen werden müssen. Von den zum Tode führenden Komplikationen spielen die Pneumonie und die Encephalopathie nach wie vor die Hauptrolle; die erstere ist auch heute noch bei rund $1/3$ der Verstorbenen die alleinige Todesursache.

Auf die verschiedenen Vorschläge zur Behandlung des Keuchhustens näher einzugehen, ist hier nicht der Ort. Die Vielzahl der bis in die jüngste Zeit empfohlenen Medikamente beweist, daß ein wirklich kausal wirkendes Mittel noch nicht gefunden ist. Nach der weitgehend übereinstimmenden Meinung der oben genannten und vieler anderer Autoren ist die Verbesserung der Behandlungsergebnisse in den beiden letzten Jahrzehnten in erster Linie der Antibioticatherapie zu verdanken. Empfohlen werden vor allem Chloramphenicol, Streptomycin, Tetracycline, Spiramycin sowie Kombinationen besonders der beiden erstgenannten Medikamente. WEINMANN et al. (1958) berichten über Erfolge mit Pertix ®, einem Kombinationspräparat bestehend aus

Isoniacid, Vitamin K und einem synthetischen Vagolyticum. Andere Autoren (z. B. BUDETTA 1959) fanden keine Überlegenheit des Isoniacid gegenüber den meistgebrauchten Antibiotica, und EICHLSEDER (1962) konnte sich im doppelten Blindversuch nicht einmal von der Wirksamkeit des viel gerühmten Chloramphenicol überzeugen, wenn es im Stadium convulsivum gegeben wurde.

Die *therapeutische Anwendung von Keuchhustenimpfstoffen* im Stadium catarrhale oder sogar noch zu Beginn des Stadium convulsivum wurde früher vielfach, vor allem von frei praktizierenden Ärzten empfohlen, obwohl viele Kliniker sie schon lange als unwirksam abgelehnt hatten (Lit. HANSEN 1954, 1958). In eingehenden Untersuchungen zu dieser Frage konnte dann HANSEN (1954, 1955) nicht nur die Unwirksamkeit der therapeutischen Impfung bestätigen, sondern fand darüber hinaus sogar eine eindeutige Häufung von zum Teil schweren Komplikationen unter 296 Kindern, die vor der Klinikaufnahme aber nach Beginn des Keuchhustens Pertussisimpfstoffe erhalten hatten. Diese Beobachtungen wurden bestätigt von HILLE (1958), der bei 261 Kindern, die im Stadium catarrhale geimpft worden waren, Encephalopathien fast doppelt so oft (16,4%) sah, wie in einer Vergleichsgruppe von 182 ungeimpften Patienten (8,8%).

Vor der Anwendung von Keuchhustenimpfstoffen zu therapeutischen Zwecken muß deshalb dringend gewarnt werden.

Einer besonderen Erwähnung bedarf in diesem Zusammenhang die *passive Immunisierung* mittels menschlichen Pertussis-Hyperimmun-Serums, die sowohl für die Prophylaxe als auch für die Therapie in Frage kommt. Sie geht zurück auf eine Idee von JUNDELL (1928) und wurde später vor allem von amerikanischen Autoren (FLOSDORF et al. 1941 u. a.) weiter ausgebaut.

Das Serum wird von Spendern gewonnen, die durch wiederholte Injektionen von Keuchhustenimpfstoffen hoch immunisiert sind.

Nach DEBRÉ et al. (1951) werden zunächst vier Injektionen im Abstand von 1 Woche und dann monatlich eine Injektion verabreicht; die Blutentnahmen erfolgen monatlich jeweils zwischen den Impfungen; auf diese Weise erhält man Seren, deren Agglutinin-Titer mindestens 1:1280 bis 1:2560 betragen soll. Nach Mischung mehrerer solcher Seren kann dann nach Abtrennung der übrigen Fraktionen die Gamma-Globulinfraktion isoliert und dadurch die Antikörperkonzentration noch erheblich weiter gesteigert werden, so daß man mit verhältnismäßig geringen Volumina (0,2 ml pro kg Körpergewicht) auskommt. In Deutschland wird ein entsprechendes Präparat vom ASID-Institut (PHG-ASID®) hergestellt.

Das Hyperimmunglobulin eignet sich besonders zur Verhütung einer Keuchhustenerkrankung, wenn die Ansteckung bereits erfolgt ist und deshalb nicht mehr genügend Zeit für eine aktive Immunisierung zur Verfügung steht.

Wird es vor Beginn des Stadium catarrhale gegeben, so sollen nach DEBRÉ et al. (1951), ZOURBAS (1958a), ZOURBAS u. CHEVÉ (1961) und anderen 75% bis 100% der Kinder, die nachweislich Kontakt mit Keuchhustenkranken hatten, vollständig geschützt sein und die übrigen nur leicht erkranken.

Die letztgenannten Autoren empfehlen die *Kombination der Hyperimmunglobulin-Prophylaxe mit der aktiven Immunisierung*, und zwar geben sie sofort nach Bekanntwerden der Ansteckungsmöglichkeit das Hyperimmunglobulin und dann 2 bis 3 Tage später die erste Injektion eines Adsorbat-Impfstoffes, der noch zwei weitere im Abstand von je zwei Wochen folgen. Dadurch soll sich die aktive Immunität im gleichen Maße entwickeln, wie der passive Schutz nachläßt, so daß das Kind ständig über eine genügend hohe spezifische Abwehrleistung verfügt, um nicht zu erkranken. Besonders bewährt hat sich das Verfahren nach Angabe der Autoren zur Verhütung von Epidemien, wenn Keuchhusten in Krippen oder Säuglingsheime mit ungeimpften Kindern eingeschleppt wird.

Es soll aber nicht verschwiegen werden, daß auch völlig negative Urteile über die Wirksamkeit der Hyperimmunglobulin-Prophylaxe vorliegen. So fanden MORRIS und MCDONALD (1957) in einer gut kontrollierten Studie an Geschwistern, in der die Hälfte der Kinder Hyperimmunserum erhielt und die andere zum Vergleich diente, weder eine Verminderung der Erkrankungsfrequenz noch einen leichteren Krankheitsverlauf bei der behandelten Gruppe.

Bezüglich der therapeutischen Anwendung des Hyperimmunglobulins gehen die Meinungen weit auseinander (Lit. bei EBEL 1960, EICHLSEDER 1962). DEBRÉ et al. (1951), DEBUSMANN (1961, 1962), MARIE et al. (1958) u. a. halten ihren Nutzen auch im Stadium convulsivum für eindeutig erwiesen; KAUFMAN und BRUYN (1960) meinen, bei Säuglingen und schwer kranken Kindern einen günstigen Einfluß auf den Krankheitsverlauf gesehen zu haben, betonen aber das Fehlen eines statistischen Beweises für diesen Eindruck, während BASTIN (1959), ZISCHINSKY (1959), EBEL (1960) und EICHLSEDER (1962) die Behandlung mit Hyperimmunserum zumindest vom Beginn des Stadium convulsivum an als unwirksam und kostspielig ablehnen; dabei können sich die beiden Letztgenannten auf eine eingehende Analyse eines verhältnismäßig großen Krankengutes stützen. Auf einer solchen beruht aber auch das positive Urteil von MARIE et al. (1958), so daß man wohl auch Unterschiede in der Qualität der verwendeten Seren, in der Dosierung, im Zeitpunkt der Anwendung und in der Auswahl des Krankengutes als Ursache für die widersprüchlichen Ergebnisse in Erwägung ziehen muß. Zur allgemeinen Anwendung im Stadium convulsivum kann das Hyperimmun-Globulin nach den bisher vorliegenden Berichten jedenfalls nicht empfohlen werden; bei sicherer Inkubation und im Stadium catarrhale sollte man es aber Säuglingen und wegen eines Vorschadens besonders gefährdeten Kindern nicht vorenthalten, solange ein besseres Mittel nicht bekannt ist.

Die hohen Morbiditäts- und Mortalitätsziffern sowie die letztlich unbefriedigenden Therapieerfolge gerade in den schweren Fällen lassen die Keuchhustenschutzimpfung als eine der dringlichsten Impfungen im Kindesalter erscheinen. Wegen der erhöhten Gefährdung der jungen Säuglinge sollte sie *so früh wie irgend möglich, das heißt spätestens gegen Ende des zweiten Lebensmonats* vorgenommen werden. Das gilt ganz *besonders* für *Säuglinge, die in einer Krippe, in einem Heim oder auch in einer Familie mit mehreren Geschwistern* aufwachsen, weil sie einer erhöhten Infektionsgefahr ausgesetzt sind. Das Risiko der Keuchhustenschutzimpfung ist so gering, daß es gegenüber der Gefährdung durch die Krankheit nicht ins Gewicht fällt.

Auch die frühestmögliche Impfung schützt aber nicht unmittelbar vor der Erkrankung in den ersten Lebenswochen, weil zur Entwicklung eines ausreichenden Impfschutzes etwa 12 Wochen, von der ersten Injektion an gerechnet, benötigt werden. Es besteht deshalb die Aufgabe, die ganz jungen Säuglinge mit allen Mitteln vor der Ansteckung zu bewahren. Dazu gehört die möglichste Verhinderung des Kontaktes mit Klein- und Schulkindern, die erfahrungsgemäß die häufigste Ansteckungsquelle darstellen. Sofern es sich um Geschwister handelt, ist der Kontakt zwar unvermeidlich, die Wahrscheinlichkeit, daß diese einen Keuchhusten mit nach Hause bringen, wird aber erheblich herabgesetzt, wenn sie selbst durch eine hohe Immunität vor der Erkrankung geschützt sind. Ein ausreichender Impfschutz ist deshalb besonders wichtig für Kinder, die ein Geschwisterchen zu erwarten haben; er wird erreicht durch ihre Impfung oder gegebenenfalls ihre Wiederimpfung einige Monate vor dem errechneten Geburtstermin. Auf diese Weise können die Neugeborenen wenigstens indirekt mit einiger Sicherheit vor der Erkrankung so lange geschützt werden, bis sie das für ihre Impfung notwendige Alter erreicht haben. Im übrigen sind aber Keuchhusten-Erst- oder Wiederimpfungen jenseits des dritten Lebensjahres nicht mehr erforderlich, da die Krankheit dann keine ernste Gefahr mehr bedeutet.

Damit ergibt sich folgender *Zeitplan für die Keuchhustenschutzimpfung:* Grundimmunisierung im zweiten Lebensmonat beginnend, insgesamt drei Injektionen im Abstand von vier bis sechs Wochen; Auffrischungsimpfung 12 bis 18 Monate nach der dritten Injektion durch eine einmalige Impfstoffdosis.

Die *Kontraindikationen* gegen die Keuchhustenschutzimpfung sind *grundsätzlich* die gleichen wie die gegen alle anderen Impfungen, das heißt, *kranke Kinder dürfen nicht geimpft werden.*

Unter diese Regel fallen insbesondere alle *fieberhaften Infektionskrankheiten,* einschließlich der Infekte der oberen Rachenwege. Ein Abstand von vier Wochen nach dem Abklingen aller Krankheitserscheinungen sollte eingehalten werden. Im Inkubationsstadium einer Infektionskrankheit darf ebenfalls nicht geimpft werden.

Mit der Pockenimpfung gibt es, wenn die Keuchhustenschutzimpfung nach dem obigen Plan durchgeführt wird, keine Kollisionen; gegebenenfalls ist nach der Pockenerstimpfung ein Abstand von 6 Wochen einzuhalten.

Bezüglich der Bedeutung von *Krampfleiden oder anderen Cerebralschäden* gehen die Meinungen auseinander. Die Mehrzahl der Autoren ist wegen der möglichen, wenn auch sehr seltenen Encephalopathie nach der Keuchhustenimpfung (s. S. 377) gegen die Impfung von Kindern mit solchen Leiden. MELIN (1953) hat demgegenüber die erhöhte Gefährdung der cerebralgeschädigten Kinder durch eine Keuchhustenerkrankung betont und im Hinblick darauf ihre Impfung empfohlen. Wir können uns dieser Auffassung nicht anschließen, schon um den Arzt vor Vorwürfen und Schadenersatzforderungen zu bewahren, wenn es nach der Impfung — post oder propter — zu einer Verschlechterung des Leidens oder gar zum Tode des Kindes kommt. Erfahrungsgemäß werden solche Vorwürfe bei uns zulande sehr leichtfertig auch dann erhoben, wenn der Kausalzusammenhang zwischen Impfung und Schaden vom wissenschaftlichen Standpunkt aus gesehen äußerst unwahrscheinlich erscheint. Der Beweis für sein Nichtbestehen ist aber in der Regel schwer zu erbringen. Wir halten es für richtiger, diese Kinder sorgfältig zu überwachen und im Falle einer möglichen Keuchhusteninfektion mit Hyperimmun-Globulin und Antibioticagaben zu behandeln, als ihnen das Risiko zuzumuten, durch eine prophylaktische Maßnahme geschädigt zu werden. Wenn ein Kind nach einer Impfstoffinjektion einen Fieberkrampf gehabt hat, sollten die weiteren Injektionen ebenfalls unterbleiben.

Allergische Reaktionsbereitschaft, die sich lediglich aus der eigenen oder der Familienanamnese ergibt, sehen wir nicht als Kontraindikation an, wohl aber das Vorhandensein manifester allergischer Krankheitserscheinungen oder deren Auftreten nach einer Impfstoffinjektion.

Kinder mit akuten oder chronischen *Nierenleiden, nicht kompensierten Herzfehlern, nicht einwandfrei eingestelltem Diabetes mellitus* und Systemerkrankungen der *blutbildenden Organe* dürfen ebenfalls nicht geimpft werden.

Schließlich haben die Impfungen zu unterbleiben in der Zeit von *Epidemien akuter Infektionskrankheiten,* insbesondere während Häufungen oder Epidemien von *Poliomyelitis.*

Literatur

ANDERSEN, E. K.: Serological Studies on H. pertussis, H. para-pertussis and H. bronchisepticus. Preliminary reports. Acta path. microbiol. scand. **30**, 54 (1952).

ANDERSEN, E.: Biological Standardisation of Pertussis Vaccine. Copenhagen 1958.

ANDERSON, G., and E. A. NORTH: The Relation of Pertussis Endotoxin to Pertussis Immunity in the Mouse. Aust. J. exp. Biol. med. Sci. **21**, 1 (1943).

BANERJEA, A., and J. MUNOZ: The Use of Cellulose Column Chromatography for the Purification of the Heat Labile Toxin of Bordetella Pertussis. Fed. Proc. **19**, (1,1), 244 (1960).

BASTIN, R.: Über die Behandlung des Keuchhustens. Münch. med. Wschr., **101**, 37 (1959).

BELL, J. A.: Pertussis Prophylaxis with two Doses of Alum-Precipitated Vaccine. Publ. Hlth Rep. **56**, 1535 (1941).

— Diphtheria Immunization. Use of Alum-Precipitated Mixture of Pertussis-Vaccine and Diphtheria Toxoid. J. Amer. med. Ass. **137**, 1009 (1948).

— Pertussis immunization. Use of two doses of an alum-precipitated mixture of diphtheria toxoid and pertussis vaccine. J. Amer. med. Ass. **137**, 1276 (1948).

BERG, J. M.: Neurological complications of pertussis. Brit. med. J. **1958/2**, 24.

BILLAUDELLE, H., H. LUNDBACK, T. MELLBIN and B. VAHLQUIST: Triple vaccine without aluminiumcarrier. Nord. Med. **68**, 1339 (1962).

BORDET, J., et O. GENGOU: Le microbe de la coqueluche. Ann. Inst. Pasteur **20**, 731 (1906).

—, et SLEESWYK: Sérodiagnostic et variabilité des microbes suivant le milieu de culture. Ann. Inst. Pasteur **24**, 476 (1910).

BRORSON, L. O., and B. VAHLQUIST: Cerebral reactions following triple vaccination. Nord. Med. **68**, 1340 (1962).

BROWN, G. C., et P. L. KENDRICK: Réponse sérologique des nourrissons vaccinés simultanément contre la diphthérie, la conqueluche, le tétanos et la poliomyélite, en fonction de la présence d'anticorps spécifiques d'origine maternelle. Rev. Immunol. (Paris) **24**, 131 (1960).

BUDETTA, M.: Il problema terapeutico della pertosse. Osservazioni comparative sui risultati ottenuti con diversi antibiotici e chemioterapici: streptomicina, cloramfenicolo, idrazide, spiramicina. Minerva pediat. **11**, 1396 (1959).

BUTLER, N.: Immunisation des nouveau-nés pendant les trois premiers mois. Rev. Immunol. (Paris) **24**, 56 (1960).

BYERS, R. K., and F. C. MOLL: Encephalopathies following prophylactic pertussis vaccine. Pediatrics **1**, 437 (1948).

CHEVÉ, J.: Discussion à Cockburn 1958. Rev. Immunol. (Paris) **22**, 427 (1958).

CHIEVITZ, I., et A. H. MEYER: Recherches sur la coqueluche. (1). Ann. Inst. Pasteur **30**, 503 (1916).

COCKBURN, W. CH.: Les incidents et les accidents de la vaccination anticoquelucheuse. Rev. Immunol. (Paris) **22**, 419 (1958).

COCKBURN, W. CH.: Hazards of pertussis vaccination. Proceedings of a Symposium on immunization in childhood. S. 18. Livingstone, Edinburgh and London 1960a.

— Pertussis vaccination. Proceedings of a Symposium on immunization in childhood. S. 59. Livingstone, Edinburgh and London 1960b.

COHEN, S. M., and M. W. WHEELER: Pertussis Vaccine Prepared with Phase-I Cultures Grown in Fluid Medium. Amer. J. publ. Hlth **36**, 371 (1946).

CRUICKSHANK, J. C., and G. G. FREEMAN: Immunising Fractions isolated from Haemophilus pertussis. Lancet **1937 II**, 567 .

CRUICKSHANK, R.: Durée de l'immunité conférée par la vaccination. Rev. Immunol. (Paris) **24**, 219 (1960).

DEBRÉ, R., F. HERZOG et J.-CL. GUÉRIN: Le sérum d'hommes hyperimmunisés dans le traitement de la coqueluche. Arch. franç. Pédiat. **8**, 501 (1951).

—, et J. ZOURBAS: La vaccination anticoquelucheuse prophylactique. Arch. franç. Pédiat. **8**, 490 (1951).

DEBUSMANN, M.: Die Behandlung des Keuchhustens mit Hyperimmunserum. Kinderärztl. Praxis **29**, 343 (1961).

— Die Behandlung des Keuchhustens mit Hyperimmunserum. II. Teil: Über die Verwendbarkeit von Hyperimmunglobulin vom Pferd. Kinderärztl. Praxis **30**, 220 (1962).

DOLBY, J. M.: The Separation of the Histamine-Sensitizing Factor from the Protective Antigens of Bordetella pertussis. Immunol. **1**, 328 (1958).

DOULL, J. A., G. S. SHIBLEY et al.: Active Immunization against Pertussis. Amer. J. Dis. Child. **58**, 691 (1939).

EBEL, D.: Zur Therapie des Keuchhustens im 1. Lebensjahr mit spezifischem Hyperimmunserum Arch. Kinderheilk. **161**, 7 (1960).

EHRICH, W. E., A. BONDI et al.: The Tolerance of Rabbits for the Agglutinogen and the Toxins of Hemophilus pertussis. Amer. J. med. Sci. **204**, (4), 530 (1942).

EICHLSEDER, W.: Erfahrungen bei der Keuchhustenbehandlung mit Chloramphenikol und Pertussis-Hyperimmun-Globulin. Med. Klin. 1749 (1962).

ELDERING, G.: A Study of the Antigenic Properties of Hemophilus Pertussis and Related Organisms. II. Protection Tests in Mice. Amer. J. Hyg. **36**, 294 (1942).

—, and P. KENDRICK: A Group of Cultures Resembling both Bacillus pertussis bronchisepticus but Identical with Neither. J. Bact. **33** (1), 71 (1937).

— — Some Practical Considerations in B. Pertussis Vaccine Preparation. Amer. J. publ. Hlth **26**, 506 (1936).

EVANS, D. G.: The Production of Pertussis Antitoxin in Rabbits and the Neutralisation of Pertussis, Parapertussis and Bronchiseptica Toxins. J. Path. Bact. **51**, 49 (1940).

— The Protective Properties of Pertussis Antisera in Experimental Infection. J. Path. Bact. **56**, 49 (1944).

EVANS, D. G.: Antigenic Properties of H. pertussis in Relation to Active Immunisation. Lancet 1942 I, 529.

—, and H. B. MAITLAND: The Preparation of the Toxin of H. Pertussis: Its Properties and Relation to Immunity. J. Path. Bact. 45, 715 (1937).

— — The Failure of Whooping Cough Sera to Neutralise Pertussis Toxin. J. Path. Bact. 48, 465 (1939).

—, and F. T. PERKINS: An Agglutinin-Production Test in the Study of Pertussis Vaccines. J. Path. Bact. 66, 479 (1953).

— — An Improved Method for Testing the Ability of Pertussis Vaccines to Produce Agglutinin. J. Path. Bact. 68, 251 (1954).

— — Tests for Agglutinin Production by Pertussis Protective Antigen, SPA. J. Path. Bact. 69, 329 (1955).

FAERBER, K.-P.: Allgemeine und örtliche Reaktion bei Mehrfachimpfungen mit Diphtherie-Pertussis-Tetanus und Diphtherie-Tetanus-Adsorbat-Impfstoff der Behringwerke. Mschr. Kinderheilk. 101, 477 (1953).

FELTON, H. M., and E. W. FLOSDORF: Clinical Results with the Use of Agglutinogen from Phase I Hemophilus Pertussis as a Skin Test for Susceptibility to Whooping Cough. J. Pediat. 22, 259 (1943).

— — The Detection of Susceptibility to Whooping Cough. I. Institutional Experiences with the Pertussis Agglutinogen as Skin Test Reagent. J. Pediat. 29, 677 (1946).

—, J. SMOLENS et al.: The Detection of Susceptibility to Whooping Cough. II. Clinical Standardization of the Diagnostic Skin Test Reagent and Its Use in Institutional and in Private Practice. J. Pediat. 29, 687 (1946).

FERGUSON, J. K. W.: Programme d'immunisation des nourrissons et des enfants au Canada. Rev. Immunol. 24, 304 (1960).

FERRY, N. S.: Etiology of Canine Distemper. J. infect. Dis. 8, 399 (1911).

— Further Studies on the Bacillus Bronchicanis, the cause of canine distemper. Amer. vet. Res. 41, 77 (1912).

FLOSDORF, E. W., and A. BONDI et al.: Studies with H. Pertussis. VI. Antigenicity of the Toxins and the Relation to other Cellular Components from the Several Phases. J. Immunol. 42, 133 (1941).

— — Studies with Hemophilus Pertussis. X. Comparative Antigenic Analysis of Bacillus Parapertussis and Hemophilus Pertussis, Phase I, With Consideration. J. Pediat. 21, 625 (1942).

—, and T. F. DOZOIS et al.: Studies with H. Pertussis. V. Agglutinogenic Relationships of the Phases. J. Bact. 41, 457 (1941).

—, and H. M. FELTON et al.: Intradermal Test for Susceptibility to and Immunization Against Whooping Cough Using Agglutinogen from Phase I H. Pertussis. Amer. J. med. Sci. 206, 421 (1943).

—, and A. C. KIMBALL: Comparison of Various Physical Means of Liberation of the Agglutinogen from H. Pertussis in Phase I. J. Immunol. 39, 287 (1940).

FLOSDORF, E. W., and A. C. KIMBALL: Separation of the Phase I Agglutinogen of H. Pertussis from Toxic Components. J. Immunol. 39, 475 (1940).

— — et al. Studies on H. Pertussis. I. Liberation by Sonic Vibration of a Soluble Component That Absorbs Phase I Agglutinins. Proc. Soc. exp. Biol. (N. Y.) 41, 122 (1939).

—, A. C. McGUINESS, A. C. KIMBALL and J. G. ARMSTRONG: Preparation and essay of hyperimmune human serum. J. Pediat. 19, 638 (1941).

— — Studies with H. pertussis. VIII. The Antigenic Structure of H. pertussis and its clinical Significance. Amer. J. Dis. Child. 64, 43 (1942).

FREUDENSTEIN, H.: Die Wirksamkeitsprüfung von Pertussis-Impfstoffen an der weißen Maus. Behringwerk-Mitt. 42, 143 (1962).

GOERKE, L. S., P. ROBERTS, and J. M. CHAPMAN: Neonatal response to DTP-vaccines. Publ. Hlth Rep. 73, 511 (1958).

GORDON, J. E., and R. J. HOOD: Whooping cough and its epidemiological anomalies. Amer. J. med. Sci. 222, 333 (1951).

HALPERN, S. R., and D. HALPERN: Early whooping cough immunization. J. Pediat. 33, 43 (1948).

HANSEN, F.: Aktive Immunisierung im Kindesalter. Dtsch. med. Wschr. 1954, 432 u. 468.

— Aktive Immunisierung gegen Keuchhusten. Proph. Med. 1955, 18.

— Die Keuchhustenschutzimpfung in H. SPIESS: Schutzimpfungen. Stuttgart: G. Thieme 1958.

HILLE, H.: Der Einfluß einer „therapeutischen" Vakzination auf die Entstehung von Keuchhustenkomplikationen. Münch. med. Wschr. 1958, 873.

HINK, J. H., and F. F. JOHNSON: Preparation of an Antigen Mixture from H. Pertussis by Selective Denaturation. J. Immunol. 57, 323 (1947).

HORNIBROOK, J. W.: Cultivation of Phase I H. pertussis in a semisynthetic liquid Medium. Publ. Hlth Rep. 54 (41) 1847 (1939).

HORTON, J. M., and A. STANDFAST: The separation of the protective and agglutinating Antibodies of Haemophilus pertussis (Phase I) rabbit antisera. Int. Congr. Microbiol. Proc. Sixth 2, 335 (1953).

JOÓ, J.: Le calendrier des vaccinations en Hongrie. Rev. Immunol. 24, 325 (1960).

—, and Z. PUSZTAI et al.: Histamine-sensitizing activity of various pertussis-vaccines. Z. Immun.-Forsch. 121, 143 (1961).

JUNDELL, L.: Hat normales Serum von Erwachsenen einen Wert als Mittel gegen Keuchhusten. Acta paediat. (Stockh.) 7, 319 (1928).

KATSAMPES, C. P., BROOKS, A. M. et al.: Toxicity of Washings from Hemophilus pertussis. Proc. Soc. exp. Biol. (N. Y.) 49, 615 (1942).

KAUFMAN, ST., and H. B. BRUYN: Pertussis a clinical study. Amer. J. Dis. Child. 99, 417 (1960).

KELLER, A. E., J. C. PETERSON, and P. M. DENSON: Opsonocytophagic reaction to whooping cough vaccination. Amer. J. publ. Hlth 32, 240 (1942).

KENDRICK, P. L.: A Field Study of Alum-Precipitated Combined Pertussis Vaccine and Diphtheria Toxoid for Active Immunization. Amer. J. Hyg. 38, 193 (1943).

KENDRICK, P. L.: Secondary Familial Attack Rates from Pertussis in Vaccinated and Unvaccinated Children. Amer. J. Hyg. 32, 89 (1940).

— Use of Alum-Treated Pertussis Vaccine, and of Alum-Precipitated Combined Pertussis Vaccine and Diphtheria Toxoid, for Active Immunization. Amer. J. publ. Hlth 32, 615 (1942).

—, and G. ELDERING et al.: Mouse Protection Tests in the Study of Pertussis Vaccine. A Comparative Series Using the Intercerebral Route for Challenge. Amer. J. publ. Hlth 37 (7), 803 (1947).

— — A Study in Active Immunization against Pertussis. Amer. J. Hyg. 29, 133 (1939).

KEOGH, E. V., and E. A. NORTH: The Haemagglutinin of Haemophilus Pertussis. I. Haemagglutinin as a Protective Antigen in Experimental Murine Pertussis. Austral. J. exp. Biol. med. Sci. 26, 315 (1948).

— — Haemagglutinins of the Haemophilus Group. Nature 160, 63 (1947).

KIND, L. S.: The Altered Reactivity of Mice after Immunization with Hemophilus Pertussis Vaccine. J. Immunol. 70, 411 (1953).

— Effects of Heat on the Sensitizing and Shocking Properties of Hemophilus Pertussis. J. Immunol. 77, 115 (1956).

— Sensitivity of Pertussis-Inoculated Mice to Serotonin. Proc. Soc. exp. Biol. (N. Y.) 95, 200 (1957).

KLIMENKO, W. N.: Die Ätiologie des Keuchhustens. Experimenteller Keuchhusten. Zbl. f. Bakt. I. Orig. 48, 64 (1909).

KNOWELDEN, J.: Provocation poliomyelitis. Proceedings of a Symposium on immunization in childhood. S. 11. Livingstone, Edinburgh and London 1960.

KÖNG, E.: Zur Pertussisimpfung und ihren Gegenindikationen. Helv. paediat. Acta, Ser. D. 8, 90 (1953).

KÖTTGEN, U.: Keuchhusten-Probleme. Med. Kl. 1962, 1633.

KOHN, J. L., and L. W. WANNAMAKER et al.: The Use of Pertussis Agglutinogen Skin Test During Active Infection with Whooping Cough. J. Pediat. 36, 614 (1950).

KRUMWIEDE, C., and L. MISHULOW et al.: The Existence of more than one Immunologic Type of B. Pertussis. J. infect. Dis. 32, 22 (1923).

LAWSON, G.: Immunity Studies in Pertussis. Amer. J. Hyg. 29, 119 (1939).

McLEOD, N.: Inst. Med. Lab. Techn. p. 92 (1944).

LESLIE, P. H., and A. D. GARDNER: The Phases of Haemophilus pertussis. J. Hyg. 31, 423 (1931).

LÉVY, F. M.: Titrage des agglutinines chez les sujets vaccinés. Rev. Immunol. (Paris) 20, 285 (1958).

— Évolution de l'immunité chez le nouveau-né et le nourrisson. Rev. Immunol. (Paris) 24, 31 (1960).

LIPPSETT, S. M., H. BLOCH, J. MILLER, F. STEIN, and H. L. LIPPSETT: Immunization of newborn infants with pertussis vaccine. J. Pediat. 42, 301 (1953).

MADSEN, T.: Whooping Cough. Its Bacteriology, Diagnosis, Prevention and Treatment. Boston med. surg. J. 192, 50 (1925).

— Vaccination against whooping cough J. Amer. med. Ass. 101, 187 (1933).

MAITLAND, H. B., and A. GUÉRAULT: Some Surface Components of Haemo-Philus Pertussis: Immunising Antigen, Histamine—Sensitising Factor and Agglutinogen. J. Path. Bact. 76, (1) 257 (1958).

MALKIEL, S., and B. J. HARGIS: Anaphylactic Shock in the Pertussis-Vaccinated Mouse. J. Allergy 23, 352 (1952).

MALLORY, F. B., and A. A. HORNOR: Pertussis: The Histological Lesion in the Respiratory Tract. J. medical Res. 27, 115 (1912).

MALMGREN, B.: Pertussis vaccination. Acta paediat. 51, 232 (1962).

—, B. VAHLQUIST, and R. ZETTERSTRÖM: Complications of Immunization. Brit. med. J. 1960 II, 1800.

MANDE, R.: Données fondamentales pour l'établissement d'un calendrier des vaccinations chez l'enfant. Rev. Immunol. (Paris) 24, 255 (1960).

MARIE, J., G. SÉE et M. GAIFFE: Le traitement actuel de la coqueluche du nourrisson et du petit enfant. Rev. Immunol. (Paris) 22, 433 (1958).

MARTIN DU PAN, R.: The vaccination of the newborn, infant against pertussis. J. Pediat. 53, 180 (1958).

MASRY, F. L. G.: Production, Extraction and Purification of the Haemagglutinin of H. pertussis. J. gen. Microbiol. 7, 201 (1952).

Medical Research Council: The prevention of whooping cough by vaccination. Brit. med. J. 1951 I, 1463.

— Vaccination against whooping cough. Relation between protection in children and results of laboratory tests. Brit. med. J. 1956a II, 454.

— Poliomyelitis and prophylactic inoculation against diphtheria, whooping-cough and smallpox. Report of the Medical Research Council Committee on Inoculation Procedures and Neurological Lesions. Lancet. 1956b II 1223.

— Vaccination against whooping-cough. The final report to the Whooping Cough Immunization Committee of the Medical Research Council and the Medical Officers of Health for Battersea and Wandsworth, Bradford, Liverpool and Newcastle. Brit. med. J. 1959 I, 994.

MELIN, K.-A.: Pertussis immunization in children with convulsive disorders. J. Pediat. 43, 652 (1953).

MILLER, J. J., H. K. FABER, M. L. RYAN, R. J. SILVERBERG, and E. LEW: Immunization against pertussis during the first 4 months of life. Pediat. 4, 468 (1949).

—, and S. HAVARD: The Pertussis Agglutinogen Skin Test. Amer. J. Dis. Child. 75, 872 (1948).

MISHULOW, L., and L. S. SHARPE et al.: Beef-Heart Charcoal Agar for the Preparation of Pertussis-Vaccines. Amer. J. publ. Hlth 43 (11) 1466 (1953).

MORENO-LÓPEZ, M.: El genero Bordetella. Microbiol. esp. 5, 177 (1952).

MORRIS, D., and J. C. McDONALD: Failure of hyperimmune gamma globulin to prevent whooping cough. Arch. Dis. Child. 32, 236 (1957).

MUNOZ, J.: Effect of H. pertussis on Sensitivity of Mice to Serotonin. Proc. Soc. exp. Biol. (N. Y.) 95, 328 (1957).

MUNOZ, J. and F. SCHUCHARDT: Studies on the Sensitivity of Mice to Histamine Following Injection on Hemophilus Pertussis. I. Effect of Strain and Age of Mice. J. Allergy **24**, 330 (1953).

— — et al.: Anaphylaxis in Hemophilus Pertussis-Treated Mice. I. Passive Anaphylaxis with Heterologous Rabbit Antibody. J. Immunol. **80**, 77 (1958).

National Institute of Health Minimum Requirements: Pertussis Vaccine 1st Revision. Besthesda, May 1, 1953.

OPITZ, H.: Umfrage über die Sterblichkeit keuchhustenkranker Kinder. Kinderärztl. Prax. **30**. 249 (1962).

PENNELL, R. B., and E. H. THIELE: Studies on the Fractionation of Hemophilus Pertussis Extracts. J. Immunol. **66**, 627 (1951).

PERKINS, J. E., and E. L. STEBBINS et al.: Field Study of the Prophylactic Value of Pertussis Vaccine. Amer. J. publ. Hlth **32**, 63 (1942).

PETERSON, J. C., and A. CHRISTIE: Immunization in the young infant, response to combined vaccines I—IV. Amer. J. Dis. Child. **81**, 4 (1951).

PILLEMER, L.: Adsorption of protective antigen of Hemophilus pertussis on Human red Cell Stromata. Proc. Soc. exp. Biol. (N. Y.) **75**, 704 (1950).

—, L. BLUM and J. H. LEPOW: Protective antigen of Haemophilus pertussis. Lancet **1954**, I, 1257.

—, u. J. I. BÜRRELL et al.: Abtrennung und immunologische Bestimmung der löslichen Keuchhustenantigene. Science **106**, 36 (1947).

PITTMAN, M.: Influence of Sex of Mice on Histamine Sensitivity and Protection against Hemophilus Pertussis. J. infect. Dis. **89**, 296 (1951).

— Comparison of the Histamine-Sensitizing Property with the Protective Activity of Pertussis Vaccines for Mice. J. infect. Dis. **89**, 300 (1951).

— Variability of the potency of pertussis vaccine in relation to the number of bacteria. J. Pediat. **45**, 57 (1954).

— Keuchhusten und seine Bekämpfung durch Keuchhustenvaccine. J. Wash. Acad. Sci. **46**, 234 (1956).

— Variations du pouvoir protecteur des differents vaccins anticoquelucheux. Leur rapport avec la protection de l'être humain. Rev. Immunol. (Paris) **22**, 308 (1958a).

— Discussion à Cockburn 1958. Rev. Immunol. (Paris) **22**, 432 (1958b).

—, and F.G. GERMUTH jr.: Some Quantitative Aspects of Passive Anaphylaxis in Pertussis-Vaccinated Mice. Proc. Soc. exp. Biol. (N. Y.) **87**, 425 (1954).

PONTECORVO, M.: Vaccins à corps bactériens simples adsorbés dans l'immunisation contre la coqueluche. Rev. Immunol. (Paris) **22**, 323 (1958).

— Vaccination du nourrisson contre la poliomyélite, la coqueluche, la diphthérie et le tétanos. Bases épidémiologiques et données expérimentales. Rev. Immunol. (Paris) **24**, 153 (1960).

POWELL, H. M., and C. G. CULBERTSON et al.: Charcoal Agar Culture Medium for Preparing H.pertussis Vaccine. Publ. Hlth Rep. **66** (11), 346 (1951).

The Prevention of Whooping-Cough by Vaccination. (A Medical Research Council Investigation). Brit. med. J. **1951**, I, 1463ff.

PROOM, H.: The Immunological Aspects of Experimental Haemophilus Pertussis Infection. J. Path. Bact. **59**, 165 (1947).

RAMON, G.: A propos du programme d'immunisation dans l'enfance. Rev. Immunol. (Paris) **24**, 345 (1960).

ROBBINS, K. C., and L. PILLEMER: The Separation of a Protective Antigen From A Toxin-Producing Strain of Hemophilus Pertussis. J. Immunol. **65**, 393 (1950).

— — Separation of pertussal toxin. Proc. Soc. exp. Biol. (N. Y.) **74**, 75 (1950).

ROWATT, E.: The Growth of Bordetella pertussis. A Review. J. gen. Microbiol. **17**, 297 (1957).

RUSSO, A., e L. ROMANI: Rilievi clinico-epidemiologici sulla pertosse. La profilassi immunitaria dell'infanzia nei suoi riflessi medico sociali. Aggiorn. pediat. **12**, 351 (1961).

SAKO, W., W. L. TRENTING, S. R. B. WITT and S. S. J. NICHAMIN: Early immunisation against pertussis with alum precipitated vaccine. J. Amer. med. Ass. **127**, 379 (1945).

SANT'AGNESE, P. A. DI: Simultaneous immunization of newborn infants against diphtheria, tetanus and pertussis. Amer. J. publ. Hlth **40**, 674 (1950).

SANTOS BESSA, J. DOS: Calendrier des vaccinations au Portugal. Rev. Immunol. (Paris) **24**, 321 (1960).

SANYAL, R. K.: Histamine Sensitivity in Children after Pertussis Infection. Nature **185**, 537 (1960).

SARVAN, M.: Le problème des vaccinations en Yougoslavie. Rev. Immunol. (Paris) **24**, 271 (1960).

SAUER, L. W.: Immunization with Bacillus Pertussis Vaccine. J. Amer. med. Ass. **101**, 1449 (1933).

— The Known and Unknown of Bacillus Pertussis Vaccine. Amer. J. publ. Hlth **25**, 1226 (1935).

— The Preparation of Bacillus Pertussis Vaccine for Immunization. J. Amer. med. Ass. **102**, 1471 (1934).

SCHMIDT, H.: Grundlagen der spez. Therapie. B. Schulz Verlag 1940.

SCHWEINSBERG, H.: Zur Antigenstruktur von Bordetella pertussis. Behringwerk-Mitt. **40**, 102 (1961.)

SHIBLEY, G. S., and H. HOELSCHER: Studies on Whooping Cough. I. Type-Specific (S) and Dissociation (R) Forms of Hemophilus Pertussis. J. exp. Med. **60**, 403 (1934).

SINGER-BROOKS, CH.: Pertussis-Prophylaxis. A Controlled Study. J. Amer. med. Ass. **114**, 734 (1940).

SMITH, T.: Some Bacteriological and Environmental Factors in the Pneumonias of Lower Animals with Special Reference to the Guinea-Pig. J. med. Res. **29**, 291 (1913).

SMOLENS, J., and S. MUDD: Agglutinogen of Hemophilus Pertussis, Phase I, for Skin-Testing. J. Immunol. **47**, 155 (1943).

SOHIER, R.: La pratique de la vaccination anticoquelucheuse simple et assiociée. Rev. Immunol. (Paris) **20**, 337 (1958).

SPIESS, H.: Calendrier des vaccinations. Rev. Immunol. (Paris) **24**, 319 (1960).

SPILLER, V., and L. B. HOLT: Whooping cough immunization. Clinical follow-up of first Barking field trial, 1955. Brit. med. J. **1959** II, 174.

SPRUNT, D. H., and D. S. MARTIN: In vivo neutralization of pertussis toxin with pertussis antitoxin. Amer. J. Path. 19, 255 (1943).

STEIGMANN, A.: Calendrier des vaccinations. Rev. Immunol. (Paris) 24, 310 (1960).

STRÖM, J.: Is universal vaccination against pertussis always justified? Brit. med. J. 1960 II, 1184.

— Cerebral and other reactions associated with triple inoculation. Acta paediat. 51, 235 (1962).

SYVERTON, J. T., A. A. WERDER et al.: Cortisone and Roentgen Radiation in Combination as Synergistic Agents for Production of Lethal Infections. Proc. Soc. exp. Biol. (N.Y.) 80, 123 (1952).

TASMAN, A.: Relationship of type of vaccine and method of inoculation to vaccination reactions after immunization against whooping cough, diphtheria and tetanus. Ned. T. Geneesk. 103, 1049 (1959).

THIELE, E. H.: Studies on the Hemagglutinin of Hemophilus Pertussis. J. Immunol. 65, 627 (1950).

TOOMEY, J. A., and W. S. TAKACS: The Effect of Various Blood Mediums on the Growth Characteristics of H. Pertussis. J. infect. Dis. 62, 297 (1938).

— — The Morphology of H. Pertussis Grown under Varying Conditions and on Different Mediums. J. infect. Dis. 60, 41 (1937).

—, and K. RANTA et al.: The Phases or Types of H. Pertussis. J. infect. Dis. 57, 49 (1935).

TOPLEY and WILSON: Principles of Bact. and Immunity. London: E. Arnold 1955.

UNGAR, J.: Agglutination of Red Blood Corpuscles by H. Pertussis. J. Path. Bact. 61, 140 (1949).

— Réponse sérologique à la vaccination anticoquelucheuse chez les enfants. Rev. Immunol. (Paris) 22, 293 (1958).

—, and P. W. MUGGLETON et al.: The Type Specificity of Haemophilus Pertussis. J. Hyg. 52, 475 (1954).

VAHLQUIST, B.: Transfert de l'immunité de la mère à l'enfant par la voie transplacentaire et par l'allaitement. Rev. Immunol. (Paris) 24, 7 (1960).

— Diskussion zu Ström (1962). Acta paediat. 51, 236 (1962).

VERWEY, W. F., and THIELE, E. H.: Studies on the Antigenicity of Toxic Extracts of Hemophilus Pertussis. J. Immunol. 61, 27 (1949).

VOGT, D.: Über Diphtherie-, Scharlach-, Tetanus-, Pertussis und BCG-Impfung. Mschr. Kinderheilk. 104, 289 (1956).

VOLK, V. K.: Observations on the safety of multiple antigen preparations. Amer. J. Hyg. 47, 53 (1948).

— Safety and effectiveness of multiple antigen preparations in a group of free-living children. Am. J. publ. Hlth 39, 1299 (1949).

WARBURTON, M. F., and S. FISHER: The Haemagglutinin of H. pertussis. III. Extraction of the Antigen from the Bacteria and its Stabilization by Adsorption. Aust. J. exp. Biol. med. Sci. 29, 265 (1951).

WEINMANN, H., H. BAUMGARTNER u. U. DESSIN: Über die theoretischen Grundlagen und den Effekt der Keuchhustenbehandlung mit Pertix. Münch. med. Wschr. 1958, 1491.

WHO: Diphtheria and Pertussis Vaccination. Report of a Conference of Heads of Laboratories Producing Diphteria and Pertussis Vaccines. Wld Hlth Org. techn. Rep. Ser. No. 61. Genf: World Health Organisation May 1953.

WITTLER, R. G.: The L-Form of Haemophilus pertussis. J. gen. Microbiol. 5, 1024 (1951).

WOOD, M. L.: A Filtrable Toxic Substance in Broth-Cultures of B. pertussis. J. Immunol. 39 (1), 25 (1940).

ZISCHINSKY, H.: Die Behandlung des Keuchhustens. Neue öst. Z. Kinderheilk. 4, 158 (1959).

ZOURBAS, J.: Etude immunologique et épidémiologique de nourrissons immunisés à l'aide de différents vaccins anticoquelucheux simples ou associés (D. T. C.). Rev. Immunol. (Paris) 22, 352 (1958a).

— Discussion à Cockburn 1958. Rev. Immunol. (Paris) 22, 428 (1958b).

— Étude immunologique et épidémiologique de nourrissons immunisés, à partir de l'âge de 3 mois, contre la diphthérie, le tétanos et la coqueluche, dans les crèches du département de la Seine. Rev. Immunol. (Paris) 24, 100 (1960a).

— Propositions pour un calendrier des vaccinations en fonction des conditions épidémiologiques et l'organisation sanitaire de la France. Rev. Immunol. 24, 278 (1960b).

— Discussion à Cruickshank (1960) Rev. Immunol. 24, 252 (1960c).

—, et J. CHEVÉ: Epidémiologie et prophylaxie de la coqueluche. Rev. Hyg. Méd. soc. 114 (1961).

Die Diphtherieschutzimpfung

Von J. D. van Ramshorst und W. Ehrengut

I. Zur Geschichte der Diphtherieschutzimpfung

Die Diphtherie ist eine durch den „Löfflerschen Bazillus" hervorgerufene Infektionskrankheit, bei der sich weißliche, festsitzende, bazillenhaltige Beläge bilden, von denen am häufigsten die Schleimhäute des Rachens, des Larynx und der Nase, gelegentlich auch Hautwunden befallen werden. Das von den Diphtheriebazillen ausgeschiedene Toxin verursacht nicht selten Schäden am Herzmuskel, an den Nebennieren, am peripheren Nervensystem und an den Vasomotoren.

Einen Meilenstein in der Geschichte der Diphtherie stellt die Züchtung des *Corynebacterium diphtheriae* durch Loeffler im Jahre 1884 dar. Er sprach damals schon die Vermutung aus, daß ein von den Bakterien produziertes Toxin die eigentliche Ursache des Krankheitsbildes sei. Wenige Jahre später fanden Roux und Yersin das Diphtherie-(= Di.)-Toxin.

Wird ein Di.-Kulturfiltrat Versuchstieren injiziert, so bildet sich „une substance toxique préparée à la surface d'une muqueuse pour ainsi dire en dehors du corps". Im Jahre 1890 war es das große Verdienst von v. Behring und Kitasato, Pferde und andere Versuchstiere durch Injektion kleiner Mengen des Toxins zu immunisieren und in dieser Weise Di.-Antitoxin herzustellen. Das Antitoxin neutralisiert in ganz spezifischer Weise das Toxin.

In der weiteren Entwicklung befaßte sich Ehrlich mit der Möglichkeit, das Toxin zu entgiften, ferner mit Bestimmungsmethoden für Di.-Toxin und Antitoxin. Er definierte eine Toxin-Einheit (Dosis letalis minima oder D. l. m., d. h. die kleinste Toxinmenge, die in einem 4 ml Volumen subcutan bei einem Meerschweinchen von 250 gr. injiziert das Tier am 4. Tag tötet) und eine Antitoxin-Einheit (damals diejenige Antitoxinmenge, die 100 d. l. m. des Toxins neutralisiert). So wurde schon die erste Grundlage für ein Standard-Antitoxin, wie es heute international angenommen ist, geschaffen. Für Impfzwecke ist das Toxin wenig geeignet. Es ist sehr giftig und man könnte nur durch Injektion minimaler Mengen langsam eine Immunität erzielen, was aber große Gefahren mit sich bringt.

Im Jahre 1913 immunisierte v. Behring Kinder mit einem Toxin-Antitoxin-Gemisch (T-A), in dem Toxin und Antitoxin so kombiniert wurden, daß nur ein geringer Toxinüberschuß vorhanden war. T-A-Gemische sind einige Jahrzehnte lang benutzt worden, aber die Ergebnisse waren nicht befriedigend. Auch tödliche Zwischenfälle sind aufgetreten (Grassberger).

Ein sehr wichtiger Fortschritt war die Entdeckung, daß das Toxin unter Bewahrung seiner antigenen Wirksamkeit entgiftet werden kann. Ehrlich wußte bereits 1900, daß beim Erwärmen des Toxins eine langsame Entgiftung eintritt. Es entsteht dadurch eine neue Substanz, die noch Antitoxin zu bilden vermag, aber nicht mehr giftig ist (Ehrlichs Toxoid). Diese Entgiftung geht aber sehr langsam vor sich und ist praktisch niemals vollständig. Ehrlich war auch bekannt, daß eine schnellere Entgiftung durch Zugabe z. B. von Formalin möglich ist. Erst 1924 hat diese Methode aber praktische Anwendung gefunden. Ramon gelang es, durch Einwirkung von Formalin ein völlig entgiftetes Produkt („Anatoxin") zu erzeugen, das die Grundlage für alle heutigen Di.-Schutzimpfstoffe darstellt. Jetzt wird international von „Toxoid" gesprochen.

II. Die Impfstoffgewinnung

1. Die Herstellung des Toxins

In den letzten Jahrzehnten sind verschiedene Methoden entwickelt worden, Diphtherie-Toxin in größerem Umfang herzustellen. Das Prinzip: Züchtung des Corynebacterium in flüssigen Nährböden, später Filtration der Kultur. Im Filtrat befindet sich dann das „Rohtoxin". Die Zusammensetzung des Nährbodens kann sehr verschieden sein und auch in der Kulturmethode gibt es grundsätzliche Unterschiede (statische Flaschenkulturen mit Oberflächenwachstum neben Tankverfahren mit Tiefenwachstum).

Bei der Beurteilung des Wertes bestimmter Toxinherstellungsverfahren ist nicht nur die

Toxin-Qualität, also die Zahl der Lf/ml[1], wichtig, sondern auch die Reinheit des Toxins, d. h. das Verhältnis zwischen Toxin und anderen Proteinen. Eine gewisse Fraktionierung der Proteine ist später zwar möglich, aber die Güte des Impfstoffes hängt wesentlich von der „Qualität" des Rohtoxins ab. Dieser „Reinheitsgrad" ist zahlenmäßig auszudrücken als Lf/mg PN (Protein-Nitrogen). Je höher dieser Wert, desto geringer der Gehalt an unspezifischen Begleitproteinen und um so reiner das Toxin.

Ganz reines Toxin enthält wahrscheinlich etwa 3200 Lf/mg PN (POPE et al., RELYVELD, nichtveröffentlichte Beobachtungen von RAMSHORST). Erwähnt sei schon hier, daß die Zahl der Nebenreaktionen nach Impfung mit Toxoiden wesentlich davon abhängt, ob viele Begleitstoffe im Impfstoff enthalten sind.

Für die Herstellung des Toxins braucht man zuerst einen geeigneten Stamm von C. diphtheriae. Ein Stamm, der in vivo sehr virulent und toxinogen ist, ist meist ungeeignet für Produktionszwecke in vitro.

Im Jahre 1896 wurde von PARK und WILLIAMS der sogenannte PW8-Stamm isoliert, der praktisch avirulent ist, aber in Nährböden sehr viel Toxin bildet. Im Laufe dieses Jahrhunderts sind aus dem PW8-Stamm verschiedene „sub-strains" selektiert worden, die besonders bestimmten Nährböden und Kulturmethoden angepaßt wurden. Es ist vorteilhaft, einen geeigneten Stamm zu lyophilisieren, denn in flüssigen oder auf festen Nährböden sind seine toxinbildenden Eigenschaften nicht sehr konstant.

Für Produktionszwecke werden die Bakterien immer in flüssigen Nährböden gezüchtet, von denen es verschiedene Typen gibt:

1. Medien durch enzymatische Verdauung von Fleisch, z. B. Schweinemagen durch Pepsin (MARTIN, LOISEAU u. PHILIPPE), Pferdefleisch durch Trypsin (POPE u. LLEWELLYN-SMITH), Pferde- oder Rindfleisch durch Papain (LINGGOOD et al.). Chemisch sind diese Nährböden leider wenig definierbar.

2. Nährböden, deren wichtigste Komponenten Säurehydrolysate von Eiweißstoffen wie Gelatine und besonders Casein sind (PAPPENHEIMER, PAPPEN-

HEIMER u. JOHNSON, NORLIN, HOLT, LEVINE, WYMAN u. EDSALL, VAN RAMSHORST). Chromatographisch läßt sich der Aminosäuren-Gehalt z. B. ziemlich genau bestimmen.

3. Synthetische Nährböden, die aus reinen Substanzen in bekannten Konzentrationen zusammengesetzt sind (PAPPENHEIMER, MÜLLER u. COHEN; YONEDA; DOLBY u. HOLDSWORTH). Diese sind für Forschungszwecke sehr geeignet, weniger aber für industrielle Herstellung. Die Kostspieligkeit dieser Nährböden und die Schwierigkeiten bei der Erzielung hoher Toxinwerte stehen einer allgemeinen Anwendung im Wege.

Eine sparsame Methode ist die Züchtung der Di.-Bakterien in Flaschen mit flachem Boden. Da die Bakterien hauptsächlich an der Oberfläche wachsen, befindet sich in diesen Flaschen nur eine dünne Flüssigkeitsschicht. Man benötigt also eine große Anzahl solcher Flaschen, um Toxin in großem Umfang herzustellen. Diese Methode ist grundsätzlich für alle Nährbodentypen anwendbar, Quantität und Reinheitsgrad des Rohtoxins hängen vor allem vom benutzten Stamm und Nährboden ab. Die Ausbeute kann sehr gut sein. Wenn man Caseinhydrolysatmedien benutzt (LEVINE et al.) können in etwa 4—6 Tagen Toxine mit 50—70 Lf/ml und 900—1300 Lf/mg PN (VAN RAMSHORST) hergestellt werden.

In den letzten Jahren ist, insbesondere von LINGGOOD, ein Verfahren mit bewegt durchlüfteten Kulturen ausgearbeitet worden, wobei anfangs Schüttelflaschen (LINGGOOD, EDWARDS, WOODWARD et al., RAYNAUD et al.), später große Aluminiumbehälter benutzt wurden (LINGGOOD). Es gelang LINGGOOD auf diese Weise, in etwa 48 Stunden Toxine mit 200—300 Lf/ml herzustellen, die einen hohen Reinheitsgrad aufwiesen. In Utrecht konnten wir mit dieser Methode unter bestimmten Bedingungen Toxine mit bis über 400 Lf/ml produzieren.

In den letzten 30 Jahren sind große Fortschritte erzielt worden: während z. B. vor dem Jahre 1930 Rohtoxine mit etwa 3 Lf/ml produziert wurden, werden mit den neueren Kulturmedien in Flaschen ohne weiteres Toxine mit 50—100 Lf/ml hergestellt, mit den durchlüfteten Kulturen sogar 250—400 Lf/ml. Bei fast allen Kultursystemen ist es möglich, höhere Lf-Werte zu erreichen, was aber auf Kosten der Reinheit geht. Man muß also immer einen gewissen Kompromiß schließen: das Maximum der Reinheit wird schneller erreicht als das der Ausbeute. Wenn die maxi-

---

[1] Dieser Begriff geht auf RAMON (1923) zurück. Wenn bestimmte konstante Mengen des Toxins oder Toxoids in Reagenzgläsern mit steigenden Mengen antitoxischen Serums (oder umgekehrt) gemischt werden, so tritt nach einer bestimmten Zeit (vorzugsweise bei 40—50 °C) eine *Flockulation* ein und zwar zuerst dort, wo eine *Äquivalenz* besteht. Diejenige Menge des Toxins oder Toxoids, die in der Flockulation äquivalent mit *einer* Antitoxin-Einheit ist, wird als *Lf* bezeichnet.

male Reinheit erreicht ist, sollte man die Kultur möglichst schnell beenden, denn der Reinheitsgrad fällt später wieder ziemlich stark ab. Man hat sich dann also mit einer suboptimalen Ausbeute (Lf/ml) zu begnügen (VAN RAMSHORST).

Wir sind der Ansicht, daß die Reinheit des Rohstoffes viel wichtiger ist als die Toxin-Ausbeute. Mit den älteren Nährböden — den durch Verdauung von Schweinemagen entstandenen — war es kaum möglich, Toxoide mit mehr als 300 Lf/mg PN herzustellen, außerdem enthielten die Rohtoxine neben wenig spezifischem Toxin sehr große Mengen von Begleitproteinen. Mit dem Medium nach POPE in Flaschenkulturen sind durch einfache Reinigung Toxoide mit etwa 800—1400 Lf/PN herzustellen (VAN RAMSHORST). Mittels Caseinhydrolysatmedium (LEVINE et al.) und mit den durchlüfteten Tankgroßkulturen sind sogar Rohtoxine zu erreichen, die mit einfachen Reinigungsmethoden Toxoide mit 2000—2500 Lf/mg PN liefern. Dies ist für die Gewinnung von gereinigten Impfstoffen für Jugendliche und Erwachsene bedeutsam, da die Impfreaktionen entsprechend dem Reinheitsgrad abnehmen.

Die durch enzymatische Fleischverdauung gewonnenen Medien haben den großen Nachteil, daß in den Impfstoffen dann kleinste Mengen unverdauten Pferdeproteins enthalten sind, wodurch eine Pferdeeiweiß-Sensibilisierung (oder Sensibilisierung gegen Eiweiß anderer Tierarten, wenn Fleisch dieser Tiere benutzt wurde) eintreten kann. Dieses Risiko ist aber wahrscheinlich nur gering. In den Medien findet man oft sehr kleine Mengen durch Trichloressigsäure präcipitierter Substanzen, die aber kurz nach der Beimpfung verschwinden.

Es ist uns nicht gelungen, in sehr konzentrierten und gereinigten Toxoiden (etwa 5000 Lf/ml) mittels empfindlicher Präcipitationsreaktionen Pferdeprotein nachzuweisen. Auch wäre es theoretisch denkbar, daß das für die Fleischverdauung benutzte Papain in die Impfstoffe gelangte. Jedoch erweisen sich hochkonzentrierte Toxoide als völlig unschädlich im Tierversuch.

2. Die Entgiftung des Toxins

Wie schon erwähnt, ist schon sehr lange bekannt, daß Di.-Toxin durch Einwirkung von Formalin entgiftet werden kann und dabei seine antigene Wirksamkeit mehr oder minder bewahrt. Es handelt sich dabei um eine chemische Reaktion zwischen Formaldehyd (in den meisten Fällen wird 0,4 bis 0,6 der 40%igen Substanz benutzt) und Aminogruppen; die notwendige Menge des Formalins ist abhängig von der Aminostickstoffkonzentration des Rohtoxins. Die Entgiftung kann bei manchen Toxinen durch einmaliges Hinzufügen von Formalin bei einem bestimmten pH-Wert (etwa 7,5) geschehen. Erfolgt die Entgiftung nicht in der richtigen Weise, kann das zu erheblichen Lf-Verlusten führen. Es ist oft von Vorteil, das Formalin zuerst eine Woche bei Zimmertemperatur auf das Toxin einwirken zu lassen und während dieser Zeit oder am Ende derselben den pH-Wert auf etwa 7,1 bis 7,2 zu halten. Die weitere Entgiftung tritt dann im Brutschrank bei etwa 35°C während 4—6 Wochen ein.

Bei Toxinen aus einer „submerged culture" (Tankgroßverfahren) ist es unseren Erfahrungen nach besser, das Formalin während der ersten Woche bei Zimmertemperatur stufenweise (z. B. 0,1% täglich) unter regelmäßiger pH-Kontrolle (7,1—7,3) und unter intensivem Schütteln hinzuzugeben. Sonst können Produkte entstehen, die wahrscheinlich großmolekular sind und mit Trichloressigsäure ein milchiges Präcipitat ergeben. Vermutlich entstehen diese Produkte durch Polymerisation kleiner molekularer Verbindungen mit Formalin. Die spätere Reinigung des Toxoids wird dadurch ungünstig beeinflußt oder zumindest erschwert.

Durch weitgehende Reinigung des Toxins ist auch eine Entgiftung erleichtert, da hierfür weniger Formalin benötigt wird.

Es hat sich als vorteilhafter erwiesen, das Toxin nicht sofort nach dem Ernten zu entgiften. Wenn man es einige Wochen aufbewahrt, kommt es oft zu erheblicher Steigerung der Reinheit. Wahrscheinlich werden manche nichttoxische Proteine durch Einwirkung bestimmter im Rohtoxin befindlicher Enzyme abgebaut. Der Reinheitsgrad (Lf/mg PN) steigt dadurch oft um 20—30%.

3. Die Reinigung des Toxoids

Zweck aller Toxoidreinigungsverfahren ist die Verringerung der Nebenreaktionen nach der Impfung. Man sollte sich aber darüber im Klaren sein, daß es einen Impfstoff, der zu gar keinen Nebenreaktionen führt, nicht gibt. Das Di.-Toxoid stellt ein spezifisches Proteinantigen dar. Ungereinigte Rohtoxoide enthalten neben dem Toxoid beträchtliche Mengen anderer Proteine, insbesondere Bakteriumproteine. Das Bakteriumprotein ist die Ursache für die Mehrzahl der Überempfindlichkeitsreaktionen, die bei früher in irgendwelcher Weise gegen das Di.-Antigen sensibilisierten Personen vorkommen können (PAPPENHEIMER et al., RÉTHY, HÉNOCQ et al.).

PAPPENHEIMER et al. fanden, daß unter Schick-Negativen fast niemals eine Überempfindlichkeit gegen gereinigtes Toxoid besteht, wohl manchmal aber gegen Bakteriumprotein. Schick-positive Personen reagieren aber manchmal auch allergisch auf gereinigtes Toxoid.

In diesen Fällen war fast immer Antitoxin im Blut nachzuweisen und die Ansprache auf geringe Menge von Toxoid war sehr gut. Es bestand also schon eine Grundimmunität und die Injektion wirkte hier wie eine Wiederholungsimpfung. Pseudopositive Schick-Reaktionen hängen oft mit dem Bakteriumproteingehalt des Impfstoffs zusammen.

Verschiedene Toxoidreinigungsverfahren sind früher zusammengefaßt worden (z. B. NORLIN, VAN RAMSHORST). Wir erwähnen:

a) *Ultrafiltration*. (ZAJDEL, WADSWORTH et al.; SCHEIBEL et al.; VAN RAMSHORST).

b) *Dialyse*.

c) *Aktivkohle*. (SCHMIDT u. HANSEN; BOIVIN; POPE u. LINGGOOD; BARR et al.; RELYVELD).

d) *Alkali- und Ammoniumsalze*. (BRANDWIJK u. TASMAN; PAPPENHEIMER u. JOHNSON; THEORELL u. NORLIN; LEVINE, WYMAN u. EDSALL; REYLVELD u. BEN EFRAIM; VAN RAMSHORST; MURATA et al.). Bei niedriger Ammoniumsulfatkonzentration präcipitieren hauptsächlich nichtspezifische und weniger wirksame Proteine.

Auch andere Salze sind mit gutem Erfolg benutzt worden wie Kaliumphosphate (RELYVELD), $(NH_4)_2SO_4$ kombiniert mit $NaHCO_3$ (POPE u. STEVENS), Na_2SO_4 usw. Diese Methoden gestatten eine Reinigung sowohl von Toxoiden als auch von Toxinen.

Es ist bis jetzt nicht gelungen, Di.-Toxoid in kristallinischer Form herzustellen; es ist überhaupt fraglich, ob das Toxoid chemisch ein so einheitliches Produkt ist, daß es sich kristallisieren läßt. Wohl lassen sich Produkte nachweisen, die sich immunelektrophoretisch und in anderen Merkmalen als homogene Substanzen benehmen. Das Toxin ist dagegen in Kristallform hergestellt worden (POPE und STEVENS, mit einer kombinierten $(NH_4)SO_4$-$NaHCO_3$-Aktivkohle-Methode (3050 Lf/mg

PN), von RELYVELD, durch KH_2PO_4–K_2HPO_4-Fällung (3140 Lf/mg PN) und VAN RAMSHORST durch wiederholte $(NH_4)_2SO_4$-Fällung (3130 Lf/mg PN, nicht veröffentlicht).

e) *Salze und Hydroxyde 2- und 3-wertiger Metalle*. (ROUX u. YERSIN; HOLT).

Die größte Bedeutung kommt *Aluminiumverbindungen*, insbesondere Alaun (Kalium-Aluminiumsulfat) zu. Zugabe von Alaunlösungen zu Rohtoxoiden bewirkt eine Eiweißfällung. Das Präcipitat enthält Aluminium (GLENNY u. BARR; POPE; LLEWELLYN-SMITH). Diese Methode verdankt die große Beliebtheit, die sie viele Jahre hatte, nicht in erster Linie ihrer reinigenden Wirkung (VAN RAMSHORST), sondern hauptsächlich den stark immunisierenden Eigenschaften der aluminiumhaltigen Präcipitate. Die wirkliche Reinigung, berechnet auf Eiweißstickstoff, ist auch hier nur gering.

f) *Säuren*. (GLENNY u. WALPOLE; RELYVELD; RELYVELD et al.; BOIVIN u. IZARD; SURJAN u. RICHTER; RÉTHY, UJHELYI u. ORMAY).

g) *Alkohole und Aceton*. (BÄCHER, KRAUS u. LÖWENSTEIN, PILLEMER).

h) *Kombinierte Reinigungsverfahren*. In der Praxis der Toxoidreinigung werden sehr oft Kombinationen der oben erwähnten Methoden benutzt. Nach unseren eigenen Erfahrungen ist der Erfolg in allen Fällen primär abhängig von der Reinheit des Rohtoxoids. Man kann mit verschiedenen Methoden oder Kombinationen von Methoden produktionsmäßig gereinigte Toxoide mit etwa 1800—2500 Lf/mg PN herstellen, vorausgesetzt, daß man Rohtoxoide von etwa 1000 Lf/mg PN oder mehr zur Verfügung hat.

4. Die verschiedenen Impfstoffe

Obgleich heute wohl überall gereinigtes Di.-Toxoid das eigentliche Antigen der Impfstoffe darstellt, gibt es doch eine ziemlich große Anzahl von Impfstofftypen (GREENBERG). Grundsätzlich handelt es sich dabei um drei Haupttypen:

a) Das *Toxoid* als solches (Formol-Toxoid oder „flüssiges Toxoid") in roher oder gereinigter Form.

b) Eine durch Einwirkung verdünnten Natriumhydroxyds hergestellte Lösung des *Toxoid-Antitoxin-Flockungsprodukts* („dissolved floccule solution") mit oder ohne Adjuvans (MASON).

c) Das *Toxoid mit einem Adjuvans*, insbesondere Aluminiumverbindungen. Andere Stoffe sind vereinzelt auch als Adjuvantien benutzt worden, wie Tapioca (RAMON), Lanolin (STRAUS), Produkte aus der Pope-Nährlösung (PRIGGE), Protamin (ROSS), Calciumphosphat (LEVADITI et al.) und Nebenprodukte aus dem Toxoidreinigungsverfahren (,,natural adjuvant factor toxoid", LAHIRI).

Heute werden praktisch fast nur ,,flüssige" Toxoide und Toxoide mit Aluminium (als Adjuvans) benutzt. Bei den *aluminiumhaltigen Impfstoffen* gibt es grundsätzlich wieder zwei Möglichkeiten:

α) Das sogenannte ,,alumprecipitated toxoid", das längere Zeit besonders in England benutzt wurde. Es ist der älteste Di.-Impfstoff mit Aluminium-Adjuvans. Dieses ,,A.P.T." gründet sich auf Untersuchungen von GLENNY et al. und GLENNY. Di.-Toxoid wird präcipitiert mit Alaun oder Aluminiumsulfat. Es entstehen dabei nicht völlig definierte Verbindungen wie Al-Eiweißkomplexe, Al-Hydroxyd, Al-Phosphat, zweifellos in Abhängigkeit vom pH-Wert und von den Salzen im Rohtoxoid. GLENNY et al. fanden, daß dieses Produkt eindeutig besser immunisiert als das Rohtoxoid und auch viel stabiler ist. Das waren zwei wichtige Vorteile; ein Nachteil indessen ist zweifellos, daß die Zusammensetzung des Präcipitats nicht sehr konstant ist.

Verschiedene Produktionsansätze zeigten wahrscheinlich deshalb deutliche Unterschiede in ihrer Wirksamkeit. GREENBERG nannte die Herstellung des ,,A.P.T." mit Recht ein ,,essentially empirical procedure". Seine Untersuchungen zeigten aber auch, daß mit flüssigen Toxoiden eine etwa 10 bis 20mal größere Lf-Zahl nötig war, um im Tierversuch (internationale Standardisierung) den gleichen Schutz (Schutz-Einheiten) wie mit A.P.T. zu erreichen.

β) Toxoide mit *zuvor* hergestellten $AlPO_4$- oder $Al(OH)_3$-Suspensionen. Das Toxoid wird hier also an die Teilchen dieser kolloidalen unlöslichen Stoffe adsorbiert. $Al(OH)_3$ und $AlPO_4$ sind hinsichtlich ihrer Adsorptionsfähigkeit wahrscheinlich gleichwertig. Das $Al(OH)_3$ (SCHMIDT) soll in der sogenannten Cγ-Modifikation nach Willstätter benutzt werden. Dies ist sehr bedeutsam für die Adjuvanswirkung und eine sachgemäße Herstellung des Adjuvans kann hier die Antigenität des Impf-

stoffes beeinflussen (HAAS u. THOMSSEN 1961, S. 32). Es ist also zweifelsohne möglich, einen guten Impfstoff mit $Al(OH)_3$ zu bekommen (SCHEIBEL et al.), der Produzent sollte aber immer sicher sein, daß das $Al(OH)_3$ völlig gleichartig und sachkundig hergestellt worden ist.

Diese Verhältnisse waren der Anlaß, ein gleichwertiges Adjuvans auszuarbeiten, das leichter in konstanter Beschaffenheit gewonnen werden kann. Im großen und ganzen sind die Unterschiede zwischen $Al(OH)_3$ und $AlPO_4$ gering.

5. Die Haltbarkeit

Obwohl das Di.-Toxoid nicht sehr labil ist und gereinigte konzentrierte Toxoide im Kühlschrank ohne meßbaren Rückgang des Lf-Wertes oder der Antigenität jahrelang aufbewahrt werden können, sind die für Impfungen benutzten verdünnten Toxoide nur beschränkte Zeit haltbar. BOUSFIELD fand zwar, daß die Wirksamkeit eines $AlPO_4$-Impfstoffs (P.T.A.P.) beim Aufbewahren sehr konstant bleibt, ja, anfangs vielleicht noch etwas zunimmt. Di.-Impfstoffe sind bei 37°C etwas weniger stabil als Tetanusadsorbatimpfstoffe. Wir konnten beim holländischen $AlPO_4$-Adsorbatimpfstoff (pH 6,5) nach 12 Monaten bei 37°C keine Herabsetzung der Wirksamkeit beobachten. Ein Diphtherie-Adsorbatimpfstoff, den VAN RAMSHORST seit etwa 5 Jahren als Vergleichsimpfstoff (bei 4°C aufbewahrt) in seinem Standardisierungsverfahren benutzt, zeigt jetzt noch immer die gleiche Antigenität im Vergleich zu dem internationalen Standardpräparat.

6. Impfstoffkontrollen

Nach der Herstellung der Impfstoffe sind Kontrollen bezüglich der *Sterilität*, der *Unschädlichkeit* und *Wirksamkeit* erforderlich.

Zur Prüfung der *Unschädlichkeit* wird Meerschweinchen eine ziemlich große Menge Toxoid entweder subcutan oder intraperitoneal injiziert. Die Tiere werden 4—8 Wochen lang regelmäßig auf Intoxikationserscheinungen kontrolliert. Diese lange Beobachtungszeit ist nötig, weil gelegentlich, wenn auch sehr selten, nach 3—5 Wochen noch Spätparalysen auftreten können. Die gesetzlichen Bestimmungen sind in den einzelnen Ländern verschieden. In Deutschland wird noch auf einen etwaigen Phenol- oder Trikresolgehalt geprüft.

Die Prüfung der *antigenen Wirksamkeit* kann auf verschiedenartige Weise durchgeführt

werden. Auch hierfür haben die meisten Länder
gesetzliche Bestimmungen erlassen. Eine alte
Methode besteht darin, daß man Versuchstiere
— meist Meerschweinchen — mit dem zu
prüfenden Impfstoff immunisiert und später
den Antitoxingehalt im Blut bestimmt. Diese
Methode ist zwar einfach, aber völlig unzuverlässig.

Die Fähigkeit der Meerschweinchen zur
Antitoxinbildung ist individuell sehr ver-
schieden und abhängig von Jahreszeit und
Tierrasse. PORSCHINSKI fand Unterschiede in
der Immunisierbarkeit zwischen den einzelnen
Versuchstieren in der Größenordnung 1 : 32 000.

Eine zweite Methode besteht in der Immunisierung von Meerschweinchen, die nach einiger
Zeit eine ziemlich große Toxindosis erhalten.

Alle Versuchstiere oder ein bestimmter Pro-
zentsatz müssen die Intoxikation überleben
(KREIS). Diese Methode ist aus den gleichen
Gründen wie die vorige unzuverlässig.

Es wurde auch die Schick-Reaktion
(s. S. 402) für Auswertungszwecke herangezogen. Die Erfolge mit dieser Methode sind
auch nur sehr bedingt zuverlässig, vor allem
wenn kein Standardpräparat zum Vergleich
benutzt wird.

PRIGGE hat eine gute Grundlage für die
Antigenitätsmessung geschaffen, was durch das
„Expert Committee on Biological Standardization" der WHO anerkannt wurde. Es gibt
jetzt internationale Standards für adsorbierte
und nicht-adsorbierte Di.-Impfstoffe (WHO
Techn. Rep. Ser. Nr. 108).

Im Prinzip werden Gruppen von Meerschweinchen
mit verschiedenen Verdünnungen des Impfstoffes
(logarithmische Reihe) immunisiert.

Nach einiger Zeit werden alle Tiere mit einem
Di.-Testgift, dessen Prüfungsdosis bekannt ist,
vergiftet. In jeder Tiergruppe (die Zahl der Tiere soll
nicht zu klein sein) wird die Überlebensrate berechnet.
Diese Zahlen werden mathematisch transformiert in
eine „Wirkungsgerade" (PRIGGE, KREIS, POR-
SCHINSKI). Es läßt sich mathematisch oder graphisch
eine Antigendosis berechnen, die genau 50% der
Tiere gegen die Intoxikationsdosis des Toxins schützt.
Dieser Wert wird ED50 genannt. Im gleichen Versuch
wird auch die Wirkungsgerade des Impfstoffes in
der gleichen Weise bestimmt, ebenso der ED50-Wert.
Das Verhältnis dieser ED50-Werte ermöglicht es,
die Wirkung (in sogenannten Schutz-Einheiten) im
Vergleich zum Standard-Präparat zu berechnen.
Eine mathematische Analyse gestattet es auch,
„Mutungsgrenzen" zu berechnen.

Ein Vergleich zweier Impfstoffe oder eines
Impfstoffes mit dem Standard ist nur berechtigt, wenn die Wirkungsgeraden („logdose-
response-Linien") parallel verlaufen. Das ist
der Grund dafür, daß es zwei verschiedene
Standardpräparate für nicht-adsorbierte und
adsorbierte Toxoide gibt. Der Vergleich eines
adsorbierten Präparats mit dem nichtadsorbierten Standard ist z. B. nicht berechtigt,
da die Wirkungsgeraden nicht parallel gehen.
Im praktisch benutzten Bereich der Adsorbens-
konzentrationen gehen die Linien für verschiedene Adsorbatimpfstoffe ziemlich parallel, so
daß sie im allgemeinen mit dem adsorbierten
Standard verglichen werden können.

Obwohl also jetzt ein Vergleich der Impfstoffe untereinander — jedenfalls in den
Gruppen „adsorbiert" und „nicht-adsorbiert"
— möglich ist, bleiben immer noch Fragen
offen, z. B. inwieweit sich die Ergebnisse des
Tierversuchs mit denen der Wirksamkeit in
der Praxis decken. Es ist aber wahrscheinlich,
daß im allgemeinen eine Parallele zwischen den
Tierversuchen und der Wirksamkeit beim
Menschen besteht. Leider sind niemals genau
kontrollierte „field trials" mit Di.-Schutz-
impfstoffen veröffentlicht worden.

III. Die Diphtherieimmunität

Die Immunität nach einer Diphtherie ist
eine *antitoxische*, nicht eine antimikrobielle.
Sie kann wieder schwinden, so daß es zu zwei-,
ja dreimaliger Diphtherie bei einem Individuum kommen kann (PASCHLAU). Die Anhaltspunkte dafür, daß bei der Di. neben der antitoxischen Immunität noch eine bakterielle vorliegt (LAUTROP), sind nicht gewichtig. So beobachtete auch RANTASALO, daß nichttoxinogene
Di.-Bakterien keine klinische Krankheit erzeugen. O'MEARA und NIGGEMEYER fanden,
daß bei der Di. neben dem klassischen Toxin
(„Toxin A") noch ein weiterer Faktor im
Spiel ist („Toxin B"), der von NIGGEMEYER
weiter untersucht wurde, wobei er ein Hämolysin, einen nekrotisierenden Faktor und
Hyaluronidase in bestimmten Stämmen feststellen konnte. Inwieweit diese Faktoren bei
der Bekämpfung der Di. zu berücksichtigen
sind, bedarf noch der Klärung.

Die *Anfälligkeit gegenüber dem Di.-Erreger*
ist allem Anschein nach von äußeren Umständen abhängig: schwere Krankheiten, Unterernährung, Belastungen der verschiedensten
Art, aber auch eine Schwäche der antikörper-
produzierenden Zellen (Hypo- bzw. Agamma-

globulinämie) können den Ausbruch der Krankheit begünstigen.

Das Antitoxinbildungsvermögen ist auch nicht bei jedem Individuum gleich entwickelt, auch ist die Schnelligkeit der Ansprache auf den Toxinreiz individuell verschieden, was sich klinisch in der Unterschiedlichkeit der Krankheitsverläufe spiegelt. Damit soll die Rolle des Mikroorganismus in der Auseinandersetzung nicht unterschätzt werden, der infolge besonderer Fähigkeiten mehr oder weniger schnell sein Gift in sein „Nährmedium" absondert. Im Messen der Kräfte von Makro- und Mikroorganismus wird sich letztlich der Ausgang der Krankheit entscheiden.

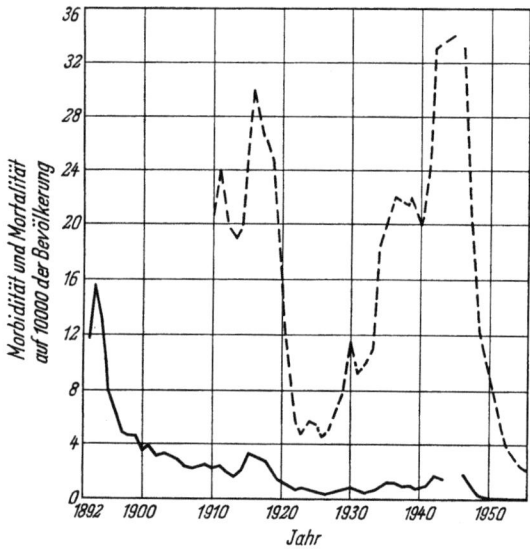

Abb. 90. Morbidität und Mortalität der Diphtherie in Deutschland. Deutsches Reich und Bundesgebiet 1892—1955 nach ANDERS u. MEIER
— — — Morbidität   ——— Mortalität

Die Di. hat im 19. und 20. Jahrhundert die Bevölkerung in großen Wellen erfaßt (s. Abb. 90). Wir befinden uns z. Z. in einem Wellental dieser Infektionskrankheit, und es erhebt sich die Frage, *ob die Krankheit ganz verschwunden oder doch noch subklinisch antigen* („stille Feiung") *wirksam ist.* Verschiedene Hinweise von Klinikern (GIRAUD, ORSINE u. WILSON) mit positivem Bazillennachweis bei 15% der kontrollierten Säuglinge oder Schick-Testungen bei ungeimpften Kindern (KÖTTGEN u. FORTONG, s. Abb. 91) geben Grund für die Annahme, daß „immer noch eine erhebliche, wenn auch latent bleibende Durchseuchung der gesamten Bevölkerung stattfindet". Daß

die Verhältnisse nicht überall so sind, liegt auf der Hand.

TASMAN und VERBEEK haben Schick-Testungen (s. S. 402) in einem kleinen Ort in den Niederlanden vorgenommen, in dem viele Jahre keine Di. diagnostiziert und auch wenig geimpft wurde. Dabei zeigte sich, daß etwa 90% aller 4—12jährigen Schick-positiv, also Di.-empfänglich waren. Dies sollte uns eine Mahnung sein, künstlich die Di.-Immunität aufzubauen oder zu komplettieren.

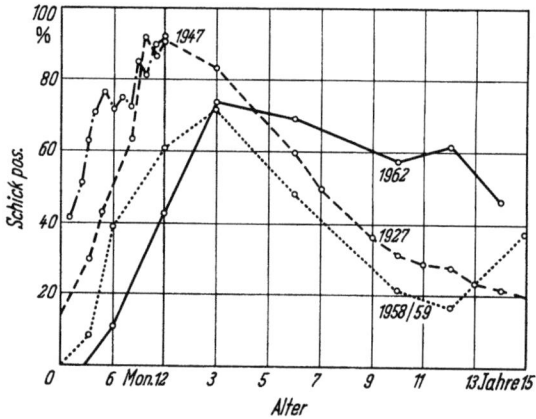

Abb. 91. Schick-Testungen bei ungeimpften Kindern (nach HÜTHER)
——— 1927 (SCHICK), — — — 1947 KÖTTGEN u. FUNKE,
········ 1958/59 (KÖTTGEN u. FORTONG), —— 1962
(HÜTHER)

1. Die Entwicklung der Immunität nach der Schutzimpfung

Das Di.-Toxin ist durch Formaldehyd- und Wärmebehandlung seiner giftigen Wirkung beraubt worden, die antigene Wirksamkeit blieb dem „Diphtherie-Toxoid" aber noch erhalten. Wir können somit die *Bildung von Antitoxinen anregen,* die nach der ersten Injektion allerdings nur ganz geringfügig entstehen. Wird dann nach etwa 4 Wochen eine zweite Toxoidinjektion durchgeführt, so beobachtet man einen deutlichen Anstieg des Antitoxinspiegels im Blut. Dieser Wert erreicht bald ein Maximum und fällt dann langsam wieder ab, bleibt aber in den meisten Fällen während einiger Jahre meßbar. Für die *Grundimmunisierung* sind im allgemeinen *mindestens 2 Injektionen* zu fordern. Wir halten aber eine dritte Injektion, die möglichst nach einem weiteren Jahr verabreicht werden soll, für äußerst wünschenswert.

In einer stark mit Di. durchseuchten Bevölkerung bekommt der junge Säugling Di.-
Antitoxine der Mutter via placenta mit auf
den Weg.

Die Abb. 92, die das Ergebnis von Schick-
Testungen bei japanischen Säuglingen in den
ersten 11 Lebensmonaten zeigt, vermittelt
einen Eindruck des Spiegels an Di.-Antitoxinen
(s. Schick-Test). Die Zahl der Schick-Negativen
sinkt gegen das Ende des 1. Lebensjahres bedrohlich ab. Für die Immunisierung kann sich
ein hoher Titer an Di.-Antitoxinen beim

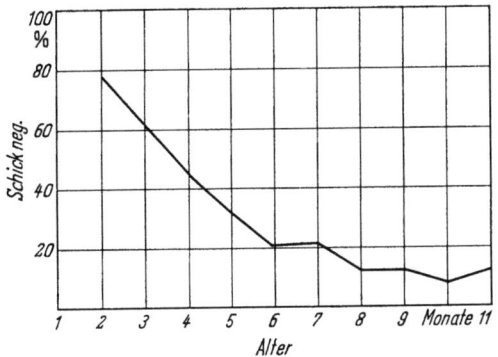

Abb. 92. Schick-Testungen bei japanischen Säuglingen (KUROKOWA)

jungen Säugling störend bemerkbar machen.
Dieses Phänomen kennen wir auch bei der
Pocken- und Polio-Lebendimpfung. LEVY
konnte zeigen, daß die Impfung im ersten
Lebensmonat einen langsameren Anstieg des
Antitoxinspiegels (mit niederem Schwellenwert) zur Folge hat als eine Impfung in späteren
Monaten. *Die Impfung im zweiten Lebensmonat
wird die früheste Stufe sein*, in der man mit
einer Di.-Immunisierung beginnen kann. Der
Zeitpunkt der Diphtherie-Erstimmunisierung
wird davon abhängen, ob man eine Kombination mit Keuchhusten-, Tetanus- evtl. Polio-
Impfung durchführen will, die nur zum frühesten Zeitpunkt überhaupt sinnvoll ist
(s. Impfkalender).

Kommt es bei einem Schutzgeimpften
später zu einer diphtherischen Infektion, so
kommt die Antitoxinbildung beschleunigt in
Gang, ein Phänomen, das wir auch bei einer
Wiederholungsimpfung (sog. Booster-Effekt)
beobachten können. Die *Di.-Schutzimpfung* ist
deshalb *bei Umgebungserkrankungen früher
Geimpfter* zur Anregung der Abwehrstoffe geeignet. Wir würden aber eine *Erstimmuni-*

sierung bei gleichzeitigem Di.-Kontakt nicht
empfehlen.

BURKHARDT hat bei der Sektion von nahezu
600 Di.-Fällen mit letalem Ausgang bei 3,8%
der männlichen und 0,5% der weiblichen
Patienten kurzvorausgehende Schutzimpfungen registrieren können und ventiliert die
Frage einer „Sensibilisierung" durch die
Impfung. Auch GRENDE glaubt an die Möglichkeit einer Sensibilisierung gegenüber dem
Di.-Toxin durch eine unvollständige Immunisierung.

Das *Intervall zwischen der ersten und
zweiten Injektion soll im allgemeinen 4 Wochen
betragen.* Aus verschiedenen Gründen kommen
manche Impflinge verspätet, oft erst nach
einem halben bis einem Jahr zur Zweitimpfung.
Viele Ärzte betrachten die erste Injektion dann
als „verfallen" und beginnen die Grundimmunisierung von vorne. BIGLER und WERNER
haben nachweisen können, daß sich hinsichtlich des Antitoxinspiegels (es wurde ein Di.-
Tetanus-Mischimpfstoff verwendet) zwischen
einem Intervall von 1—3 Monaten und dem
von 6 Monaten keine Unterschiede im End-
effekt ergeben. FRAZER ist der Ansicht, daß
die Antikörperbildung bei längerem Intervall
sogar besser angeregt wird als bei kurzem.
Wir haben uns niemals an ein Schema gehalten
und sind der Ansicht, daß *auch eine verspätet
durchgeführte Zweitimpfung noch wirksam ist.*

2. Die Dauer der Immunität

Man kann das Problem von verschiedenen
Seiten angehen: stützt man sich dabei auf
*Bestimmungen des Blutantitoxinspiegels Ge-
impfter*, so ist im allgemeinen eine Immunitätsdauer von 4—5 Jahren nach der Grundimmunisierung zu erwarten. BOJLÉN und SCHEIBEL
hatten bei 305 derartigen Untersuchungen im
Blut von Kindern im Mittel ausreichende Titer
sogar noch nach 8—9 Jahren feststellen können.
Nur bei einem Kind war der Spiegel stark abgefallen. Findet nun eine stärkere natürliche
Durchseuchung statt, so kann man die Auffrischimpfung im Kleinkindesalter einsparen
(PASCHLAU) und erst im Schulalter nach-
immunisieren, da der Kontakt mit den Di.-
Bakterien als „Booster" wirkt. RUSSO und
ROMANI fanden jedoch bei Untersuchungen des
nicht ausreichenden Abfalls der Di.-Morbidität
und -Mortalität in Italien, daß bei einem Teil
der an Di. Erkrankten die letzte Impfung mehr

als 2 Jahre zurücklag; es ergibt sich hieraus die Notwendigkeit einer Auffrischimpfung in 2jährigem Intervall.

WILDFÜHR hat die Frage des Einflusses der Wertigkeit der Impfstoffe auf die Dauer des zu erwartenden Schutzes zur Diskussion gestellt: nach seinen Untersuchungen (viermalige Antitoxinbestimmung) ergaben sich nach *Verabreichung höherwertiger Impfstoffe* (mehr als 150 S. E.) nach längerer Zeit höhere Antitoxinspiegel als nach niedererwertigen. Die Verwendung niederwertigerer Impfstoffe könnte demnach die Ursache einer früher wieder einsetzenden Di.-Empfänglichkeit sein.

Einen gewissen Eindruck über die Güte der Impfimmunität vermittelt auch der Krankheitsverlauf. Aus dem Krankengut von PAGE (s. Tab. 6) kann entnommen werden, daß eine nicht abgeschlossene Grundimmunisierung oder eine Grundimmunisierung, der keine Auffrischimpfung nach 3 Jahren folgte, den Krankheitsverlauf nicht andersartig beeinflussen. Aus diesen Krankheitsverläufen ergibt sich, daß *mindestens alle 3 Jahre die Impfimmunität rhythmisch aufgefrischt werden muß.* Häufigere Wiederholungs-Impfungen sind aber nicht zu empfehlen (STAROVEROVA).

3. Der Nachweis der Di.-Immunität

Einblick in die Immunitätsverhältnisse des einzelnen geben uns zwei Methoden, nämlich die *Bestimmung des Blutantitoxinspiegels* und der *Schick-Test.*

a) Bestimmung des Blutantitoxinspiegels.
In zahlreichen Untersuchungen wurde nachgewiesen, daß nach aktiver Di.-Schutzimpfung ein Anstieg des Antitoxinspiegels im Blut eintritt. Nach Ross haben z. B. nach der 2. Impfdosis (Protamintoxoid) 9 bis 18 Monate später 90% der Kinder einen Antitoxintiter von 0,1 IE und mehr im Serum. Eine Immunität gegen Diphtherie wird bei einem Gehalt des Serums von 0,03 IE/ml angenommen (HOTTINGER, AGNESE).

b) Schick-Test SCHICK konnte zeigen, daß auf die intracutane Gabe von 0,1 bis 0,2 ml einer verdünnten Di.-Toxinlösung bei Di.-Empfänglichen eine Rötung eintritt, die beim Di.-Geschützten ausbleibt Als Kontrolle dient eine erhitzte Toxinlösung auf der kontralateralen Seite (Beugeseite des Unterarms). Die Reaktion wird als positiv („Schick-positiv") erachtet, wenn 4 Tage später ein Knötchen von 1 × 1 cm Durchmesser entsteht und die Kontrollstelle eine wesentlich geringere Reaktion aufweist. Nach Überstehen einer Diphtherie kommt es zu einem Anstieg der Antitoxine im Blut, die Schick-Probe fällt negativ aus, d. h. es findet örtlich eine Neutralisierung des eingebrachten Di.-Toxins durch die endogen gebildeten Antitoxine statt. Die Reaktion ist leider nicht ganz spezifisch.

Nach der *Pockenschutzimpfung* z. B. kann es als Ausdruck parallergischer Vorgänge zu vorübergehend *unspezifisch positiver Schick-Reaktion* (HAMBURGER) ebenso wie nach *Pyrifer-Fiebertherapie* oder bei *gegen Seide Allergischen* kommen. Auch Parareaktionen (Reaktion auf Di.-Bakterien-Proteine oder Proteine der Bouillonkultur) kommen jenseits des 5. Lebensjahres, bedingt durch erhöhten Kontakt mit Di.-Bakterien, vor.

Charakteristisch für die Pseudoreaktion ist der schnellere Eintritt und Rückgang der Erscheinungen. Im Gegensatz zur echten Schick-Reaktion hinterläßt sie keine Pigmentierung. Bei *Neugeborenen* kann trotz fehlenden Antitoxinnachweises im Blut in einem geringen Prozentsatz *eine negative Schick-Probe* beobachtet werden. Wiederholte Schick-Testungen können den Blutantitoxinspiegel in geringem Umfange erhöhen.

Die *Unzuverlässigkeit der Methode* spiegelt sich auch in der Tatsache, daß Schick-Negative eine Diphtherie erwerben können und daß in einem geringen Prozentsatz *Schick-Positivität in der Di.-Rekonvalescenz* vorkommt. Als weiteres „handicap" ist die Tatsache zu werten, daß es eine wohldefinierte *Schick-Schwelle* beim Menschen nicht gibt (H. SCHMIDT). Nach JENSEN ist bei positivem Ausfall der Schick-Reaktion der Antotixingehalt <0,03 AE/ml, in 96% <0,01 AE/ml. Anderen Untersuchern zufolge liegt die Schick-Schwelle noch niedriger. Die *Schickprobe ist nur bedingt als Ausdruck der Immunitätslage zu verwerten* und ist bei Massenanwendung mit einem Fehler von ±20% behaftet (HOTTINGER).

IV. Kontraindikationen der Diphtherieschutzimpfung

Es entspricht einer allgemein anerkannten ärztlichen Regel, bei *allen akuten Erkrankungen* eine Impfung nicht durchzuführen; der Zeitpunkt der Impfung soll von dem Ausmaß der Krankheit und einer ausreichenden Rekonvalescenzzeit abhängig gemacht werden. Nach einem leichten *fieberhaften Infekt* z. B. kann man meist nach 2 Wochen, nach einer *Eiteraffektion* sollte man frühestens 4 Wochen nach Ausheilung die Impfung durchführen. Alle Eiteraffektionen wie Furunkel, Pyodermien,

Abscesse, Osteomyelitis stellen eine Kontraindikation der Impfung dar, da es auf hämatogenem Wege theoretisch zu einer Sekundärinfektion der Impfstelle kommen kann.

Bei Kindern mit *Krampfleiden* ist von Fall zu Fall zu entscheiden, da — wenn auch sehr selten — auch die Möglichkeit der Auslösung eines Krampfanfalls gegeben ist. Kinder mit *Meningitis* ohne Folgezustände in der Anamnese können aber geimpft werden. Abgesehen von Poliorekonvalescenten sollte man nach Möglichkeit alle Impflinge mit *Folgezuständen nach Erkrankungen des ZNS* von der Impfung zurückstellen. Auch hier wird der Impfarzt die Entscheidung im Einzelfall zu treffen haben.

Da *Tuberkulöse* gelegentlich stark auf die Gabe von Di.-Toxoid reagieren, vermeide man eine Schutzimpfung nach überstandener *Tbc.-Meningitis*, ebenso bei florider Tuberkulose (Pleuritis exsudativa, Lungeninfiltrierungen, Erythema nodosum, Tuberkulide).

Treten bei einem Impfling mit in Rückbildung befindlicher Tbc, nach der aktiven Immunisierung *parallergische Phänomene*, z. B. Tuberkulide, auf, so unterlasse man in jedem Fall eine 2. Injektion. *Exantheme, die bei Schutzgeimpften auftreten, sind verdächtig auf das Bestehen einer Überempfindlichkeit*, so daß Zurückhaltung angezeigt ist (s. S. 407).

Bei Impflingen mit akutem *Asthma* verschiebe man die Impfung nach Möglichkeit in ein anfallsfreies Intervall und begnüge sich mit wiederholten, kleineren Dosen eines möglichst gereinigten Impfstoffes. *Ekzematiker* können nach KLEINSCHMIDT geimpft werden. In einer akuten Phase des Ekzems würden wir nach Möglichkeit mit der Impfung warten, im subakuten Stadium bestehen keinerlei Bedenken. Die Impfung ist in Anbetracht der möglichen Gefahren, die diesen Impflingen bei Gabe von Di.-Serum drohen, besonders angezeigt.

Warum man *Diabeteskranke* nicht gegen Di. schutzimpfen sollte, wie LEMIERRE rät, erscheint uns unklar. Ein anderes Problem ist die Impfung von Patienten mit *Nephritis* oder *Nephrose*, die (s. S. 408) zu vermeiden ist. BESTIEU empfiehlt auch bei länger zurückliegender Nephritis eine abwartende Haltung einzunehmen. Die Impfbarkeit von Patienten *mit angeborenem Herzfehler* macht HANSEN davon abhängig, ob der Kreislauf kompensiert

ist. Die Herzspezialistin TAUSSIG empfiehlt die Di.-Schutzimpfung bei allen angeborenen Herzfehlern. Patienten mit *rheumatischen Vitien* sollten unserer Meinung nach nicht geimpft werden.

Soll man *Patienten, die eine Diphtherie überstanden haben*, später noch einer Schutzimpfung unterziehen? Der Hinweis, daß diese Personen eine aktive Immunisierung besonders nötig haben, da Wiederholungen von Di.-Erkrankungen bekannt sind, ist zwar stichhaltig, doch betrifft dies nur einen sehr kleinen Personenkreis. MAI hält eine Immunisierung dieser Personen für sinnlos. In der Beantwortung einer Leseranfrage im Brit. med. J. 1949 wurde die Impfung von Di.-Rekonvalescenten bejaht, da ein Teil noch Schick-positiv ist. Es wurde geraten, bei über 8jährigen Schick-Testungen vorzunehmen und bei positivem Ausfall sofort mit 2 Dosen (monatl. Intervall) von Toxoid zu immunisieren. Falls eine Testung nicht durchgeführt werden kann, sollte man mit kleineren Dosen (0,2 ml) beginnen. Bei Fehlen einer örtlichen Reaktion kann dann mit der üblichen Impfdosis nachimmunisiert werden. Wir glauben aber, daß Di.-Rekonvalescenten wohl kaum zur Durchführung einer aktiven Immunisierung vorgestellt werden, da man sie für geschützt hält. Daß auch sehr *zahlreiche frühere Di.-Impfungen (über 6)* eine Kontraindikation der Di.-Impfung darstellen, ergibt sich aus den umfangreichen Untersuchungen von STAROVEROVA. 7—11mal Revaccinierte wiesen eine doppelt so hohe Morbidität auf als die weniger Geimpften. Man könnte sich vorstellen, daß bei derart hyperimmunisierten Individuen eine Infektion leichter angeht (siehe Verhältnisse bei d. Pockenimpfung, KAISER).

Erfahrungen über unangenehme Nebenreaktionen (GÄRTNER u. VOR DEM ESCHE) sollten uns Zurückhaltung von der Impfung erwachsener *Di.-Bazillenträger* auferlegen. BRADFORD empfiehlt demgegenüber bei Schick-positiven *Di.-Ausscheidern vor der Entfernung der Tonsillen oder adenoider Vegetationen* eine aktive Immunisierung.

Solange während der *warmen Jahreszeit* noch mit Polio-Epidemien zu rechnen ist, soll *man sämtliche Injektionsimpfungen unterlassen*. Die Komplikationen, die bei polioinkubierten Impflingen auftreten können, werden auf S. 408 ff erörtert.

26*

V. Indikationen der Diphterieschutzimpfung

Die Schutzbedürftigkeit gegen Diphtherie leitet sich vorwiegend von der jeweiligen Altersgruppen-Morbidität und -Letalität ab (s. Abb. 93 n. SCHÄFER und DIETZ, die die Verhältnisse im süddeutschen Raum im Jahre 1945—50 berücksichtigt). Die *hohe Letalität des Säuglings- und Kleinkindesalters* wird aus der Abb. deutlich, ebenso die niedrigere des Schulalters (6—15 J.). Das *Vorschulalter bedarf demnach besonders des Schutzes gegen Diphtherie.*

Nachdem ein Großteil der Säuglinge, wenigstens in den ersten Lebensmonaten, durch die passiv übertragenen mütterlichen

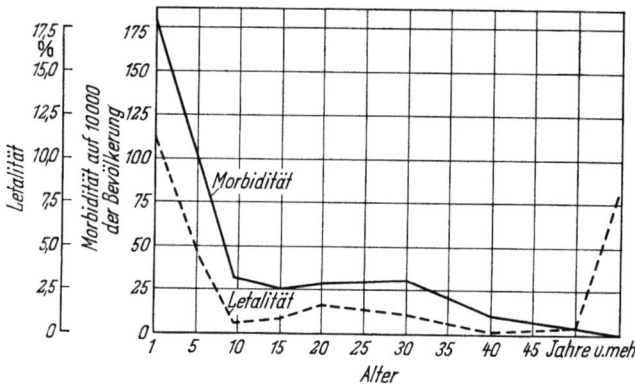

Abb. 93. Altersgruppenmorbidität u. Letalität der Diphtherie 1945—50 (nach SCHÄFER u. DIETZ)

     - - - Letalität   —— Morbidität

Di.-Antitoxine geschützt ist, bedarf auch die Frage der *Immunisierung der Mütter* hier einer Besprechung. BACKHAUSZ und LÉNART haben nachweisen können, daß die Antitoxintiter nach Immunisierung der Mütter vor Beginn der Schwangerschaft 3—6mal und nach Impfung im 4.—5. Schwangerschaftsmonat 5—15-mal höher waren als bei Neugeborenen von nichtimmunisierten Müttern. Diese Befunde scheinen bei der heutigen epidemiologischen Lage nicht aktuell; die Situation kann sich aber in einem Jahrzehnt grundlegend ändern.

Verfügt der *Säugling* über ein sehr gutes *Polster an mütterlichen Di.-Antitoxinen, so kann sich dies bei einer aktiven Immunisierung — wenn der Titer 0,04 AE übersteigt — störend bemerkbar machen* (BARR et al., MASON u. ROBINSON). Dies kann im Einzelfall bis zum Ende des 2. Lebensjahres der Fall sein. In der Praxis dürfte es aber genügen, die Impfung im 4. Lebensmonat zu beginnen, zu einer Zeit,

in der die Blutantitoxinspiegel im allgemeinen auf niedrigere Werte abgefallen sind. Wie erwähnt empfehlen wir die Grundimmunisierung unter den heutigen Bedingungen ab 6. Lebensmonat (2 Injektionen im Abstand von 1 Monat), um dann 1 Jahr später, nach weiteren 3 Jahren (Kindergartenalter) und im 8. Lebensjahr Auffrischimpfungen, am besten mit Di.-Tet.-Impfstoff folgen zu lassen.

Wegen der zu erwartenden *stärkeren örtlichen Reaktionen* halten wir im allgemeinen eine *Di.-Immunisierung nach dem 12. Lebensjahr bei der gegenwärtigen Situation für nicht angebracht.* Für besonders Di.-gefährdete Erwachsene (z. B. Personal von Infektionsabteilungen) (s. unten) kann der Spiegel an Antitoxinen mit Fluidimpfstoff oder durch Schick-Testung angehoben werden.

VI. Zur Prophylaxe von Überempfindlichkeitsreaktionen gegen den Impfstoff

1. Moloney-Reaktion

Überempfindlichkeitsreaktionen nach Di.-Schutzimpfung, bedingt durch eine Allergie gegenüber dem Di.-Bazilleneiweiß, *nehmen im Schulalter und erst recht bei Erwachsenen zu.* Angesichts der Verschiebung der Erkrankungshäufigkeit an Di. ins Erwachsenenalter (OLIVO et al., u. a.). und der sich daraus ergebenden Notwendigkeit, zumindest besonders exponierte Erwachsene aktiv zu immunisieren, ist dem Problem der Vermeidung von Überempfindlichkeitsreaktionen erhöhte Beachtung zu schenken. Es soll hier aber eingeflochten werden, daß *bei starker örtlicher Reaktion mit einem guten Antitoxingehalt des Serums gerechnet werden darf* (JAMES et al.). Um auch Erwachsene gegen Di. möglichst ohne unangenehme Begleiterscheinungen aktiv schützen zu können, ist eine Vorprüfung nach Moloney empfehlenswert.

Die Moloney-Reaktion besteht in intracutaner Gabe von 0,1 ccm eines 1:100 verdünnten Rohformoltoxoids. Man muß sich aber darüber im Klaren sein, daß nicht jeder Moloney-Positive (entzündliches Infiltrat an der Spritzstelle innerhalb 24—48 Std.) bei der anschließenden aktiven Di.-Immunisierung eine starke Reaktion haben muß (BOYNTON et al.), es ist aber trotzdem wünschenswert,

z. B. bei der Schutzimpfung von Pflegepersonen einer Infektionsabteilung, diese Testung vorzunehmen. Oft genügt schon eine Wiederholung dieser Probe alle 3 Wochen, um schließlich einen negativen Ausfall der Schick-Reaktion zu erreichen.

2. Die Immunisierung mit hochgereinigten Di.-Impfstoffen

Die Zahl der Nebenreaktionen steigt mit dem Alter der Geimpften an (VOLK, TASMAN). Auf die Wichtigkeit einer weitgehenden Reinigung des Toxoids wurde schon auf S. 396ff hingewiesen. Soweit derart gereinigte Impfstoffe — sei es flüssig oder adsorbiert — verfügbar sind, sollte man sie bei besonders gefährdeten Erwachsenen anwenden. Die nichtadsorbierten hochgereinigten Toxoide machen beim Erwachsenen wahrscheinlich etwas weniger Nebenreaktionen als die adsorbierten.

3. Schick-Testungen zur Anhebung der Immunität

Auch durch *wiederholte Testung nach Schick* gelingt es, die *Impfung Erwachsener zu umgehen*.

EDSALL konnte bei Soldaten auf diese Weise in 25—40% eine positive Schick-Reaktion zum Umschlag bringen. Interessant ist seine Beobachtung, daß auch bei positivem Ausfall der Probe ein Antitoxinanstieg um 20—30% eintrat.

VII. Kombinationsimpfstoffe
(s. auch S. 692ff)

Die Zahl der Impfungen, mit denen man insbesondere die Kinder für verschiedene Krankheiten zu immunisieren versucht, ist immer größer geworden. Aus diesem Grunde ist es vorteilhaft, Kombinationsimpfstoffe zu benutzen. Dreifachimpfstoffe gegen Diphtherie-Pertussis-Tetanus (DPT) sind schon lange in vielen Ländern in Verwendung. Heute fängt auch die Vierfachkombination (in Verbindung mit Polio (DPTP) an, eine bedeutende Rolle zu spielen. Für ältere Kinder und Erwachsene kommen diese Kombinationen ohne die Keuchhustenvaccine in Betracht.

Die Beeinflussung von Diphtherie- und Tetanus-Antigen untereinander ist wahrscheinlich gering. SCHEIBEL (1944) zeigte, daß in Tierversuchen eine geringe gegenseitige Einwirkung besteht. UNGAR (1956) fand, daß ein Hinzufügen von Diphtherie- und Tetanustoxoid zu Keuchhustenvaccinen keinesfalls die Wirksamkeit der Keuchhustenvaccine nachteilig beeinflußt, wie aus Mäuse-

schutzversuchen hervorging. Sehr interessant sind die Beobachtungen verschiedener Autoren (GREENBERG u. FLEMING 1947, BOUSFIELD u. HOLT 1957, BARNES u. HOLT 1955), daß die Pertussisvaccine einen starken Adjuvans-Effekt auf Diphtherie- und Tetanustoxoid hat. Auch unsere eigenen Erfahrungen (VAN RAMSHORST) sind unzweideutig. Bei gleicher Toxoidkonzentration haben im Tierversuch die holländischen Impfstoffe ($AlPO_4$-Adsorbatimpfstoffe mit 3 mg $AlPO_4$/ml) mit Pertussisvaccine eine etwa *viermal* höhere Zahl an Diphtherie- und Tetanus-Schutzeinheiten als die gleichen Produkte ohne Pertussis.

Ein ausführliches Studium der kombinierten Impfungen wurde von SCHIER (1960) veröffentlicht. Er hat nachdrücklich darauf hingewiesen, daß Untersuchungen an Versuchstieren niemals mit Sicherheit vorhersagen können, wie die Impfstoffe beim Menschen wirken und daß insbesondere die relativen Mengen der Komponenten in den Kombinationsimpfstoffen wichtig sein können. Wahrscheinlich sind viele der Widersprüche in den Beobachtungen verschiedener Autoren dadurch zu erklären.

VIII. Die aktive Immunisierung
1. Die Durchführung der Impfung

Eine *Routinebefragung* vor der Impfung betrifft den augenblicklichen Gesundheitszustand. Der Impfarzt erkundigt sich insbesondere nach Eiterinfektionen, Krampfleiden und Infektionskrankheiten in der Umgebung. Auch die Reaktion des Impflings auf frühere Impfungen ist von Interesse.

Als Injektionsort ist besonders der untere Ansatz des *M. deltoideus* geeignet, wobei es sich empfiehlt, bei der *Nachimpfung* die *kontralaterale* Seite als Impfstelle zu benutzen (*Aluminiumcysten*). Während man hier subcutan, eventuell auch i. m. injizieren kann, ist bei Säuglingen auch eine Impfung in den äußeren Quadranten des *M. glutaeus* oder die *Außenseite des Oberschenkels* möglich.

Bei *Entfernung* der meist mit dem Impfstoff in die Spritze *aspirierten Luftblasen* achte man darauf, daß die *Injektionsnadel möglichst nicht mit Impfstoff benetzt wird*. Dies kann nämlich die Ursache von späteren Knoten unter der Haut („Impfgranulome") sein. Um eine bessere Verteilung des Impfstoffs im Gewebe zu gewährleisten, sollte die Injektionsnadel wenigstens für Sekunden dort belassen werden. Besonders wichtig ist post injectionem *beim Herausziehen der Kanüle den*

Stichkanal kräftig zu komprimieren, um ein Ausfließen von Impfstoff zu verhindern. Man verschiebt dabei mit dem bereitgehaltenen Tupfer die über der Kanüle liegende Haut unter deutlichem Druck mit dem Daumen nach unten, so daß der Stichkanal mechanisch abgedrückt wird. Ein Hansaplast-Schutzverband ist nur bei Blutung aus der Injektionsstelle angebracht.

Die Empfehlungen über die erforderlichen *Impfstoffmengen* variieren. Nach GUTHOF sollten Kleinkinder 75 SE, Schulkinder 50 SE erhalten. Die jetzt in Deutschland im Handel befindlichen Di.-Tetanustoxoide enthalten je ml 100 I. E. der betreffenden Toxoide. Je eine Dosis von *0,5 ml im Abstand von 4—6 Wochen* wird hier bei Kleinkindern und Jugendlichen empfohlen. Die *Auffrischimpfung* soll ein Jahr später mit *einmaliger Gabe von 0,5 ml* durchgeführt werden, ebenso die später erwünschten weiteren Impfungen (s. S. 705).

Bei *Erwachsenen* kann auch bei *niedrigerer Dosierung* nach SCHEIBEL et al. eine *stärkere Impfreaktion* nicht verhütet werden. Hier ist die Frage, ob man nicht durch *orale Verabreichung von Impfstoff* die bestehende Grundimmunität auffrischen sollte (s. BOUSFIELD, GREENBERG et al.). Allerdings ist dabei der Anstieg des Antitoxinspiegels im Blut nicht so sicher. Das Fehlen von Allgemeinreaktionen und intestinalen Beschwerden sind Vorzüge dieser Methode.

2. Die normale Impfreaktion

Nach der Di.-Schutzimpfung sind im allgemeinen bei *Säuglingen* die *geringsten Allgemeinreaktionen* zu erwarten; bei einzelnen Säuglingen wird eine sorgfältig beobachtende Mutter in den ersten Tagen nach der Impfung etwas Unruhe und Inappetenz, eventuell subfebrile Temperaturen feststellen können. Bei älteren Kindern, vor allem im Schulalter, treten in einem kleinen Prozentsatz Krankheitsgefühl, Fieber oder örtliche Drüsenschwellungen auf. Äußerst selten findet man polymorphe Exantheme. In diesen Fällen sind weitere Auffrischimpfungen zu widerraten. Immerhin muß in *Einzelfällen mit stärkeren Temperatursteigerungen in den ersten Tagen nach der Impfung* gerechnet werden. Beträchtliche *Rötungen des Impffeldes* mit leichten, druckschmerzhaften Schwellungen

treten bei rund 6% der Schulkinder, meist bei der Wiederholungsimpfung, auf.

Die Entzündungserscheinungen klingen nach wenigen Tagen ab (obwohl vereinzelt auch verzögerter Reaktionseintritt um den 8. Tag beschrieben ist). Man kann bei besonders starker Reaktion oft noch nach 16 Tagen die geschwollene Impfstelle durch einen Vergleich der Oberarmkonturen nachweisen.

Die *örtlichen Impfreaktionen* sind vorwiegend durch eine *Überempfindlichkeit gegenüber dem Di.-Bakterieneiweiß* bedingt, das bei der Impfstoffherstellung durch Übertritt in die Nährbouillon nicht restlos auszuschalten ist (s. S. 397). Die Tatsache, daß bei Impflingen mit hohem Antitoxinspiegel örtliche Reaktionen häufiger sind als bei solchen mit niedrigerem Spiegel (JAMES et al.), macht es wahrscheinlich, daß der wiederholte Kontakt mit Di.-Bakterien — sei es auf natürlichem oder künstlichem Wege — als Ursache dieser Erscheinungen anzusehen ist. Bei anderen Impfstoffen kennt man auch eine Allergie gegen Formaldehyd, das in den Impfstoffen enthalten ist (FABRY); derartige Allergien sind uns aber beim Aluminiumhydroxyd-Formoltoxoid-Impfstoff nicht bekanntgeworden. CHASSAGNE führt stärkere Lokalreaktionen im wesentlichen auf das an den Impfstoff gebundene *Adjuvans* (Alaun, Aluminiumhydroxyd) zurück; er sah wiederholt eine ausgesprochene Sensibilisierung gegen Alaun. Zu dieser Frage können wir nichts beisteuern, da Vergleichsimpfungen mit einem adjuvansfreien Impfstoff im Bundesgebiet nicht möglich sind. Bei Tetanusimpfstoffen haben wir aber derartige Beobachtungen einer Überempfindlichkeit machen können; Fluidimpfstoffe wurden nämlich besser vertragen. Daß auch eine *Überempfindlichkeit gegen Seide*, die in Form von Seidenfiltern bei der Impfstoffproduktion einer Firma verwendet wurde (ROSENBLUM), sich in anaphylaktischen Erscheinungen manifestieren kann, sei nur am Rande erwähnt.

Sterile Abscesse nach Di.-Impfungen werden sowohl auf eine gewisse Hypersensitivität gegenüber der Vaccine als auch auf allzu oberflächliche Injektion des Impfstoffes zurückgeführt. Bei tief subcutaner oder noch besser intramuskulärer Gabe haben wir in den letzten Jahren solche Abscesse nicht mehr beobachten können.

IX. Impfkomplikationen

1. Komplikationen von seiten der Impfstelle

Bei *eitrigen Abscessen* an der Impfstelle suche man die Schuld in erster Linie im unsterilen Impfvorgang oder in vorhandenen Eiterherden im Körper. Eine bakterielle Verunreinigung des Impfstoffes ist bei wiederholtem Durchstechen des Gummistopfens des Impfstofffläschchens denkbar, wird aber selten vorkommen. Kommt es erst nach Wochen zu einer Abscedierung an der Impfstelle, so fahnde man nach einem *latenten Eiterherd* im Organismus.

Daß, wie im Einzelfall von SCHNEEGANS und MICHEL, auch einmal ein *kalter tuberkulöser Absceß* (im Gefolge einer Di.-Tet.-Impfung) an der Impfstelle auftreten kann, wird wohl die Ausnahme sein. Vermutlich hat es sich in diesem Falle um die Ansiedlung von Tuberkelbazillen im Bereich der Injektionsstelle bei einem Tuberkulösen gehandelt. Eine erhebliche Schwellung der regionären Lymphdrüsen ist bei Eiterkomplikationen zu erwarten, eine ausgeprägte *Adenitis axillaris* kann aber auch bei stärkerer örtlicher Impfreaktion vorkommen. Sie klingt spätestens im Verlauf einiger Wochen ab.

Als *Folge eines Impfabscesses* kann man gelegentlich eine *fistelartige, narbige Einziehung der Haut* in der Gegend der Absceßdurchbruchsstelle wahrnehmen.

2. Andere Komplikationen

Erfahrungsgemäß sind *Tuberkulöse* durch eine Diphtherie besonders gefährdet. Bei der Impfung Tuberkulosekranker muß aber zumindest bei aktiven exsudativen Prozessen mit einer *Exacerbation des Leidens* gerechnet werden (EICKE).

MARTENS schätzt die Häufigkeit dieser Verschlimmerung auf 1,2%. Als Ursache der Empfindlichkeit Tuberkulöser gegenüber der aktiven Di.-Schutzimpfung wurde eine *parallergische Reaktionsweise* angeführt. Auch kommt nach KRAH und WITEBSKY noch eine starke Antigenverwandtschaft zwischen Tuberkulose- und Di.-Bakterien hinsichtlich ihrer Lipoide in Frage. Ob es sich sicher um eine parallergische Reaktion handelt, kann nicht entschieden werden. MORO und KELLER haben im unspezifisch-positiven Ausfall der Tuberkulinprobe nach der Pockenschutzimpfung das Phänomen der Parallergie demonstrieren können. EHRENGUT konnte bei 7 Kleinkindern, die einen solchen unspezifisch-positiven Ausfall nach der Pockenschutzimpfung aufwiesen, dieses Phänomen bei Durchführung einer ersten Di.-Tetanus-Schutzimpfung (55 Tage nach der Pockenschutzimpfung, Testung nach Petruschky), nicht mehr beobachten. Wir müssen deshalb festhalten, daß bei Kindern mit einer Bereitschaft zu parallergischer Reaktionsweise diese nach der Di.-Impfung nicht zutage treten muß. Auch allergische Individuen scheinen im allgemeinen die Di.-Impfung gut zu vertragen: FRIEDMAN et al. haben nämlich Di.-Tetanus-Toxoid 77 *Allergikern* subcutan verabreicht, ohne daß bei der Summe von insgesamt 231 Injektionen irgendwelche anaphylaktischen oder allergischen Phänomene beobachtet wurden.

Das gleiche Ergebnis zeigte sich bei intracutaner Verabreichung (32 Pat. mit zusammen 95 Injektionen des Impfstoffes). Auch eine gleichzeitige Desensibilisierung während der Impfung z. B. mit Pollenextrakt, wurde reaktionslos vertragen. Die Autoren heben deshalb die Vorteile einer aktiven Immunisierung gegen Di. und Tetanus bei allergischen Individuen besonders hervor.

Gelegentlich kann die Di.-Schutzimpfung zu einer Reaktivierung einer *Adenoiditis* oder zur Auslösung *rheumatischer Anfälle* (CHOREMIS u. NICOLAIDES; CLAUBERG) führen. Der Ausbruch einer sero-fibrinösen *Pleuritis* (BERTOYE) nach Di.-Toxoidgabe darf wohl als Ausdruck einer hyperergischen Reaktionsweise angesehen werden. Wodurch ein *asthmaartiger Anfall* 15 Minuten nach Gabe einer 2. Injektion eines Di.-Scharlach-Tetanus-Impfstoffes ausgelöst worden ist, läßt sich nachträglich mangels entsprechender Testung nicht mehr feststellen.

Hauterscheinungen (Urticaria, Strophulus, morbilliforme, scarlatini- und rubeoliforme Exantheme) können gelegentlich kurz nach der Di.-Schutzimpfung auftreten, können aber auch erst gegen den 10. Tag p. inj. entstehen, wobei auch Allgemeinerscheinungen wie bei einer Serumkrankheit vorkommen (AUBERTIN u. BOUDOU, MARTIN et al., TAVERNIER). MARTIN et al. beschrieben ein *generalisiertes Ödem* bei einem Impfling.

DUFOURT meint, daß im Gefolge der Di.-Schutzimpfung die *Niere* am meisten affiziert sei.

MARTIN et al. haben schon sehr früh auf *Häm-aturien* (ein Erwachsener, zwei Kinder) hingewiesen, die einen oder zwei Tage bestanden und nach der ersten bzw. zweiten Injektion auftraten. Ähnliche Erscheinungen hat HALLÉ bei einer 4jährigen 4 Stunden nach der 2. Di.-Impfung feststellen können (Dauer 3 Tage). Schwerwiegender war eine Häm-aturie bei einem 26jährigen DUFOURTS: 2 Stunden nach der 1. Di.-Toxoidgabe setzte unter Kopf- und heftigen Kreuzschmerzen eine Hämaturie ein, die binnen 36 Stunden zu einer fast völligen Anurie führte; diese löste sich anschließend, es verblieb aber noch eine gelegentliche Albuminurie. Bei einem weiteren Patienten von 19 Jahren war nach der 3. Injektion ein *nephrotisches Syndrom* wenige Stunden später aufgetreten. LANGE et al. erwähnen, daß bei wiederholter Di.-Tet.-Pert.-Impfung bei *Patienten mit Nephrose ein erneutes Auftreten von Ödemen* beobachtet worden war, was auch RANCE und CHUTE bei 2 in der Remission befindlichen Nephrosekranken nach Gabe von Di.-Toxoid beobachteten. Die Autoren raten deshalb, solche Immunisierung um einige Jahre zurückzustellen, bis die Nephrose ausgeheilt ist, eine Anschauung, die auch von DEBRÉ und ROYER geteilt wird.

Auch an Fällen wie dem von DEBRÉ (4jähriges Kind mit Nephritis, *rheumatoider Purpura*, Erythemen) kann man nicht ohne weiteres vorübergehen. SCHLEISSNER weist 1935 auf 2 Fälle von Purpura anaphylactica nach Di.-Toxoidimpfung (unter Einschluß des Falles DEBRÉ) hin, ADAMS sah bei einem über 11jährigen Kind eine anaphylaktische Purpura 4 Tage nach einer Di.-Scharlach-Schutzimpfung. Allerdings war die Impfung etwa 2 Monate nach einer Scharlachinfektion durchgeführt worden, so daß wohl die Scharlachkomponente nicht vertragen wurde.

Anders war es bei 2 *thrombopenischen Purpurafällen* von BERNHEIM et al.: ein bisher gesundes 9jähriges Mädchen bekommt etwa 10 Stunden nach der 1. Di.-Tet.-Schutzimpfung Ecchymosen, die vor allem am Stamm, vornehmlich aber um die Injektionsstelle herum sichtbar sind; dabei fehlen die Plättchen fast völlig. Es werden ,,allergische Thromboagglutinine" im Serum des Mädchens nachgewiesen. Auch durch eine Therapie mit Hydrocortison läßt sich die Thrombocytenzahl nicht stabilisieren. Es wird deshalb eine Splenektomie vorgenommen, welche die Heilung zustandebringt. Histologisch wird in der Milz eine ,,diskrete Endarteriolitis" festgestellt. Bei der 2. Beobachtung von BERNHEIM waren 3 vorhergehende Dreifachimpfungen (Di.-Tet.-Pert.) gut vertragen worden. Ein Jahr später wurde bei dem 5jährigen die Auffrischimpfung verabreicht. Anderntags kam es zu einer Darmblutung, später traten Hautblutungen auf (Thrombocyten 40000). Auch hier trug erst die Splenektomie nach 5 Monaten erfolgloser Therapie zur Heilung bei.

Die Autoren übten im ersten Falle bei der Beurteilung des Kausalzusammenhangs Zurückhaltung, da es sich ja um einen Mischimpfstoff gehandelt hat und man auch nach anderen Impfungen (BCG-, Pocken-, Keuchhusten-, Grippe- und Salkimpfung) thrombo-

cytopenische Purpuraformen kennt. Doch haben ICHARD sowie PAISSEAU und DUCAS je eine hämorrhagische Purpura nach alleiniger Di.-Toxoidgabe beobachtet. Über eine Encephalopathie im Gefolge einer ersten Di.-Tetanus-Impfung bei einem Rekonvalescenten einer Schoenlein-Henochschen Purpura werden wir auf S. 411 berichten.

Daß eine Überempfindlichkeit gegenüber dem Di.-Bakterieneiweiß mit als Ursache solcher Überempfindlichkeitsreaktionen angesehen werden muß, ist naheliegend. Die in der Milz des Falles BERNHEIM et al. nachweisliche Endarteriolitis scheint uns hierfür einen gewissen Hinweis darzustellen. Bezüglich der Frage der allergischen Genese der Purpura thrombocytopenica ist eine Mitteilung von MANDE et al. von Interesse. Ein 9jähriges Mädchen zeigte 2 Tage nach der ersten Di.-Tetanus-Schutzimpfung eine thrombocytopenische Purpura. Aus der Anamnese war eine spastische Bronchitis erwähnenswert. Die Autoren verabreichten nun ohne Zwischenfall eine weitere Impfung gegen Diphtherie-Tetanus-Pertussis sowie gegen Poliomyelitis. Damit scheint uns aber nicht bewiesen zu sein, daß nicht doch ein *allergischer Mechanismus* bei der Entstehung der Purpura beteiligt war. Nach ZINGER (l. c. MARTIN et al.) soll nämlich bei Hypersensitiven die Di.-Impfung desensibilisierend wirken.

Auf die allem Anschein nach durch die Di.-Impfung selbst ausgelösten *neuralen Komplikationen* soll hier noch nicht eingegangen werden. Das Problem, das bisher im Schrifttum noch nicht eingehend erörtert wurde, wird auf S. 409ff besprochen. Nur *indirekt mit der Impfung zusammenhängende neurale Zwischenfälle* werden im Folgenden angeführt.

In Deutschland ist von praktischen Ärzten (1941/42, s. WOHLFEIL, BÜRGER) auf ungeklärte *Myelitiden nach Di.-Schutzimpfung* hingewiesen worden. Durch genaue Analyse solcher Fälle konnte der provozierende Effekt von Injektionsimpfungen auf den Ausbruch einer Poliomyelitis später geklärt werden (MARTIN, McCLOSKEY, GEFFEN, WILSON et al.). Da der *Prozentsatz der schweren Lähmungen bei Geimpften höher war als bei Ungeimpften*, wurde ein zusätzlicher Effekt der Injektionsimpfungen angenommen (McCLOSKY). Zudem war die *beimpfte Extremität bevorzugt von der Lähmung befallen*, was als *pathognomonisch für die Impfpoliomyelitis* angesehen werden muß.

Durch eingehende Untersuchungen des englischen Medical Research Council Committee konnte der Einfluß von Schutzimpfungen weitgehend geklärt werden. Bei 105 Poliofällen der Jahre 1951 bis 1953 lagen die ersten Krankheitserscheinungen in 46% 8—14 Tage und in 31% 15—22 Tage nach der Impfung. Wie die Tab. 1 zeigt, ist das *Lähmungsrisiko einen Monat nach der Impfung abgeklungen.*

Die Impfstoffe sind hinsichtlich der lähmungsprovozierenden Wirkung nicht gleichartig: eine *größere Gefährdung scheint sich nach Anwendung der an Aluminiumhydroxyd adsorbierten Di.-Pertussis-Impfstoffe zu ergeben.*

Die erste Frage, die auftauchte, war die, ob der Polioerreger etwa durch die Impfspritze (Hughes-Effekt) übertragen werden kann. Beim Nadelwechsel entsteht im Kanülenkopf ein Sog, der konische Spritzenmund wirkt im Kanülenkopf wie der Kolben einer Pumpe. Auf diese Weise ist die Übertragung von Krankheitserregern (z. B. Hepatitisvirus) möglich. GROSS hat angenommen, daß infolge des Hughesschen Absetzfehlers virushaltige Blut- und Gewebsaftspuren vom infizierten Impfling trotz Nadelwechsels auf andere übertragen werden. Daß dies nicht der entscheidende Faktor ist, können wir auf Grund eigener Erfahrung bei Fällen von Impfpoliomyelitis feststellen, bei denen jeweils eine vorschriftsmäßig sterilisierte Impfspritze und Nadel für jeden einzelnen Impfling verwendet wurde.

Tabelle 1. *Der Lähmungstyp bei den paralytischen Polioerkrankungen nach heterogener Impfung in England und Wales 1951—53 nach dem Bericht des Med. Res. Council Committee* (nach RAETTIG)

Intervall zwischen DP-Impfung und Polioerkrankung		Lähmungen betrafen		Summe
		allein das geimpfte Glied	das geimpfte Glied und andere Bezirke	andere Gliedmaßen	
1—28 Tage	abs.	105	45	66	216
	%	48,6	20,9	30,5	100,0
29—84 Tage	abs.	11	17	79	107
	%	10,3	15,9	73,8	100,0

Es besteht nun kein Zweifel, daß die *Impfpoliomyelitis nur bei solchen Impflingen zum Ausbruch kommt, die vorher schon mit Poliovirus infiziert sind,* wobei die meisten Erkrankungen wahrscheinlich ohne die Injektion nicht zum Ausbruch gekommen wären (RAETTIG).

Tierversuche trugen zur weiteren Klärung der *Pathogenese der Impfpoliomyelitis* bei. VERLINDE et al. konnten an Affen, denen Di.-Toxoid in eine Extremität geimpft worden war, am 3. Tag nach Beginn der Virämie das Poliovirus im dazugehörigen Nerven nachweisen, während die Nerven der unbeimpften Extremitäten virusfrei waren, ebenso die der Kontrolltiere.

VERLINDE u. Mitarb. folgerten daraus, daß das Virus an der alterierten Extremität auf dem Blutweg

in die Nerven eindringt. BODIAN (s. EHRENGUT u. RÜSTOW) kam auf Grund ausgedehnter Tierversuche zu der Anschauung, daß die Injektion von Impfstoff zu einer reflektorischen Gefäßdurchlässigkeit des entsprechenden Rückenmarkabschnittes führt, wodurch das im Blut kreisende Poliovirus sich leichter im hyperämischen Gebiet ansiedeln könne. Eine lokale Permeabilitätsstörung in dem zur Impfstelle gehörigen Rückenmarksegment muß deshalb als Ursache der Impfpoliomyelitis angesehen werden.

Wir haben in München in den Jahren 1950 bis einschließlich 1954 bei ca. 68000 Schutzimpfungen (Di.- bzw. Dreifachimpfstoff) insgesamt 15 Impfpoliomyelitiden (davon eine aparalytische) sammeln können. 8 traten nach Di.-Schutzimpfung, eine nach Di.-Tet.-Impfung, 5 nach Di.-Tet.-Pert.- und 1 nach Pert.-Schutzimpfung auf. Die Inkubationszeit betrug zweimal 8, einmal 11, viermal 12, zweimal 13, zweimal 14, einmal 18 und einmal 21 Tage. Bezogen auf die Zahl der in diesem Zeitraum gemeldeten 362 Poliofälle sind somit 4,1% durch die Schutzimpfungen provoziert worden. Abgesehen von dem aparalytischen Fall war jeweils die geimpfte Extremität von Lähmungen befallen (lokalisatorischer Effekt).

Ein wichtiges Problem wurde noch nicht angeschnitten: Führt die *Di.-Schutzimpfung* zu einer *Resistenzminderung,* wodurch dem Ausbruch intercurrenter Erkrankungen Tür und Tor geöffnet wird? Es ist eine allgemeine Anschauung, daß die Di.-Schutzimpfung besonders gut vertragen wird und daß die Abwehrlage gegen andere Infekte nicht wesentlich verschlechtert wird. Umgekehrt können Infekte nach der Impfung den Impferfolg, gemessen am Schick-Test, in Frage stellen.

TER POGOSYAN et al. studierten mittels Schick-Test 272 geimpfte Kleinkinder. Dabei ergab sich, daß bei Schick-Testung 7—8 Monate nach der Impfung 135 Schick-positiv waren, was auf vermehrt überstandene Infektionskrankheiten zurückgeführt wurde.

3. Zur Frage neuraler Komplikationen nach Diphtherieschutzimpfung oder nach Impfung mit Diphtherietoxoid-Komponenten

Über *neurale* Schäden nach der Diphtherieschutzimpfung finden sich — wenn man von der sog. Impfpoliomyelitis absieht (s. S. 408) — in der Literatur nur spärliche Hinweise (s. Tab. 2). Dies hat dazu geführt, daß manche Ärzte eine solche Möglichkeit gar nicht in Betracht ziehen und Erkrankungen des ZNS nach der Diphtherieschutzimpfung als zufallsbedingt ansehen.

Neurale Komplikationen nach der Pockenschutz- oder Lyssaimpfung kamen ausreichend zur Kenntnis.

Sofern bei der Diphtherieschutzimpfung zentralnervöse Schäden aufgetreten sind, handelte es sich fast immer um Mehrfachimpfstoffe; die Komplikationen wurden dabei in der Regel den anderen Impfstoffkomponenten, meist der Pertussisvaccine, zur Last gelegt. Das überaus seltene Vorkommnis von Erkrankungen des ZNS nach Tetanustoxoidgabe mag damit zusammenhängen, daß eine stille Feiung des Menschen durch den Tetanusbazillus nicht wie bei der Diphtherie und anderen Erkrankungen vorkommt. Somit kann von vornherein die Möglichkeit primärer Überempfindlichkeitsreaktionen gegen Produkte des Cl. tetani außer Betracht gelassen werden.

Eine zusammenfassende Aufzählung der uns bisher bekannt gewordenen neuralen Impfschäden nach Diphtherie - Schutzimpfung enthält Tab. 2. Ferner sind nachfolgend einige Erfahrungen aus unserer *Gutachtertätigkeit* ausgewertet[1].

Fall 1: 22 Monate altes, normal entwickeltes Mädchen, das am 9. 7. und 16. 7. je eine Diphtherie - Scharlachschutzimpfung erhielt. Zwei Tage nach der 2. Diphtherie-Scharlachschutzimpfung trat eine *Encephalomyelitis* auf. Als *Folgezustand* verblieb eine *symptomatische Epilepsie.*

Es ist durchaus möglich, daß hier eine latente Encephalomyelitis durch die Impfung aktiviert wurde.

Fall 2: Zwei Tage nach der zweiten Injektion eines Diphtherie - Scharlach - Impfstoffes trat bei einem bisher gesunden $2^2/_{12}$jährigen Mädchen ein encephalitisches Krankheitsbild (Krämpfe, Bewußtlosigkeit, Zellerhöhung im Liquor) auf. Als Folge dieser Erkrankung bildete sich eine spastische Halbseitenlähmung aus, deren Reste noch bestehen. Ein hirnatrophischer Prozeß, Demenz und epileptische Halbseitenanfälle vom Jackson-Typ mit Wesensveränderung, sowie Absencen werden als Folgen dieser Erkrankung angesehen.

Tabelle 2. *Neurale Zwischenfälle nach Diphtherietoxoidimpfung* (nach EHRENGUT 1964)

Autor	Patient (Alter J.)	Beginn (Tg. p. inj.)	Diphtherie-Toxoidgabe	Krankheitsbild
MARTIN et al. (1928)	2. Pat. (?) 1. Pat. (?)	(?) (?)	1. 2.	Beinlähmungen Beinlähmungen
GIUFFRÈ (1931)	$5/_{12}$	12. Tag	1.	Beinlähmungen, Facialisparese
SCHIOPPA (1934)	6	1. Tag	2.	Gaumensegellähmung
WILKINSON (1937)	1	ca. 7. Tag	1.	Tetraplegie
WOHLFEIL (1941)	$4^1/_2$	8. Tag	1. (?)	Lähmungen
BÜRGER (1942)	25	14. Tag	2.	Myelitis, Polio?
MICHELETTI (1942)	7	8. Tag	2.	Meningoradiculitis
DE RUDDER (1944)	$3^7/_{12}$	3. Tag	2.	Lähmungen der N. III, Beinparesen
VAN BOUWDIJK BASTIAANSE u. GUNST (1944)	$3^1/_4$ 7	18. Tag „einige Tage"	2. 1. (?)	Paresen (Schick-negativ) Akkomodationsparese
DE LANGE (1945)	$11/_{12}$	2. Tag	1.	bulbäre Polioform?
STILLERMANN (1948)	18	2. Tag	3.	„aseptische Meningitis" (Schick-positiv)
LAPIN (1949)	$9/_{12}$	10 Std.	2.	„periphere Neuritis"
SIEGERT (1949) I II III	12 $6^1/_2$ 4	7. Tag 8. Tag 6. Tag	1. 1. 1.	retrobuläre Neuritis Papillitis re. Opticusneuritis bds.
LIESSENS (1949) ROSS (1949)	$8^1/_2$ 34	1. Tag ca. 3 Wochen	2. 2.	Strabismus, schlaffe Opticusneuritis bds.
MUMME (1950)	14	11. Tag	2.	Halbseitenlähmung Facialisparese li.
HABERMANN (1952)	$2^1/_2$	12. Tag	2.	Plexuslähmung re. Ependymitis granularis Aquaeduktstenose
MILLER u. STANTON (1954)	22	11. Tag	1.	Querschnittslähmung
MITTELMEIER (1958)	$1^1/_4$	3. Tag	2.	Sinusthrombose, anaphylaktisch-toxische Gefäßwandschädigung

Auch über das klinische und anatomische Bild der Encephalopathie nach Pertussisschutzimpfung finden sich gute Beschreibungen, ferner auch über Impfschädigungen nach Typhus- oder Salkimpfungen.

[1] Auszugsweise aus EHRENGUT (1964) übernommen

Die Möglichkeit, daß die Impfung während eines latenten Krankheitsprozesses erfolgte und somit diesen zur Exacerbation brachte — das Kind hatte vor der Impfung ganz geringen Husten — ist auch hier zu erwägen.

Fall 3: 6 Tage nach der ersten Diphtherie-Scharlach-Schutzimpfung stellte sich bei einem familiär mit Tuberkulose, Rheuma und Nervenleiden vorbelasteten 7 Jahre alten Kind eine Ophthalmoplegia interna ein. In Unkenntnis der Zusammenhänge wurde eine Wiederholungsimpfung durchgeführt. Bereits nach 3 Tagen wurde eine temporäre Abducenslähmung erkenntlich.

Für eine Encephalitis, bedingt durch das Diphtherie-Toxoid, läßt sich die besonders augenscheinliche Verschlechterung der Augensymptome im Anschluß an die Impfung mit verkürzter Inkubationszeit nach der zweiten Impfung (zuerst 6, dann 3 Tage) anführen.

Ähnliche Zwischenfälle nach der Scharlachschutzimpfung wurden bisher nicht bekannt; einschränkend sei darauf hingewiesen, daß auch die Scharlachimpfstoff-Komponente ein starkes Allergen darstellt, wie ja die Streptokokkenprodukte überhaupt.

Fall 4: Bei einem bisher gelegentlich an unklaren rheumatischen Beschwerden leidenden 10jährigen Mädchen kam es, möglicherweise durch Arzneimittel ausgelöst, zu einer Schoenlein-Henochschen Erkrankung. Nach einer sehr kurzen Rekonvaleszenz wurde die erste Diphtherie-Tetanus-Impfung durchgeführt. Bereits einen Tag später starke Kopfschmerzen, anschließend Erbrechen. Ophthalmologisch wird eine Prominenz der Papille festgestellt.

Das Krankheitsbild wird als „Encephalopathie", ausgelöst durch die Diphtherie-Tetanus-Schutzimpfung, angesehen. Differentialdiagnostisch kommen noch durch die Impfung provozierte neurologische Störungen im Gefolge der Schoenlein-Henochschen Krankheit in Frage.

Fall 5: Bei einem 7jährigen, aus einer Allergikerfamilie stammenden Jungen kommt es 10 Tage nach der ersten Diphtherie-Tetanus-Impfung zu Fieber mit Gaumensegellähmung links. Wiederholte Abstriche auf Diphtheriebakterien verlaufen negativ, ebenso serologische Untersuchungen auf in Frage kommende Infektionskrankheiten. Kein Anhalt für Poliomyelitis. Das Krankheitsbild wird als Ausdruck einer abortiven Encephalitis im Gefolge einer Di.-Tet.-Impfung angesehen.

Fall 6: Am Tage der 3. Gabe von Diphtherie-Toxoid (Auffrischimpfung) erkrankte ein fast 7jähriges, bisher gesundes Mädchen mit mehrtägigem Fieber. Nach 14tägigem Krankenlager wurde ein eindeutiger Knick in der Entwicklung des Kindes festgestellt. Bei einer Nachuntersuchung bestand ein postencephalitisches Zustandsbild.

Fall 7: 5 Tage nach der ersten Gabe eines Diphtherie-Scharlach-Impfstoffes erkrankte ein leicht mikrocephaler, fast 4jähriger Junge unter dem Bild einer Encephalopathie. Ausgang in Heilung.

Fall 8: Ein vordem gesunder und in seinem Verhalten unauffälliger, 12 Jahre alter Junge erkrankte 2 Tage nach der Wiederholungsimpfung gegen Diphtherie-Tetanus mit Bewußtseinsverlust, Somnolenz und zeitweiser motorischer Unruhe. Vorübergehend kam es zum Reflexverlust. Am rechten Arm blieben Paresen und als Restfolge eine Kontraktur im Ellenbogengelenk und Muskelatrophien im Bereich des Unterarmes bestehen.

Letztere Schäden können sowohl auf eine Neuritis als auch auf eine mögliche Druckschädigung der peripheren Nerven infolge ungünstiger Lagerung während der Zeit des Bewußtseinsverlustes zurückgehen. Die Erkrankung wurde als eine *Encephalomyelitis* nach Diphtherie-Tetanus-Schutzimpfung aufgefaßt.

Wenn diese wenigen von uns gesammelten Beobachtungen viele Fragen offen lassen und wenn auch nur mit Wahrscheinlichkeit die zu diskutierende Diphtherie-Schutzimpfung als Ursache (oder zumindest als alleiniges ätiologisches Agens) von neuralen Impfschäden angesehen werden kann, so ist — bei allen kritischen Vorbehalten — die Diphtherieschutzimpfung doch in den engeren Kreis möglicher Schadensursachen zu ziehen. Es ist daher Ziel dieser Betrachtungen, die Aufmerksamkeit auch auf die Diphtherieschutzimpfung als mögliche Impfschadensursache zu lenken.

Es sei darauf hingewiesen, daß die geschilderten *neuralen Störungen* gerade *unter ähnlichen Bildern* auftraten, *wie sie für die Diphtherie pathognomonisch sind* (Gaumensegel-Akkommodationslähmung, EHRENGUT, 1964). Die Beobachtung, daß neurologische Komplikationen mancher Schutzimpfungen, wie z. B. flüchtige periphere Paresen nach SALK-Impfungen, die Symptome des Grundleidens nachzuahmen vermögen (MILLER u. STANTON) mag eine Analogie in einem derartigen Neurotropismus auch nach Diphtherietoxoidgabe finden. Die Fälle von BOUWDIJK BASTIAANSE und GUNST, von DE RUDDER und die Beobachtung von SCHIOPPA gehen vielleicht auf diese gleichen Zusammenhänge zurück. Fragt man nach den *Ursachen* der hier beschriebenen neuralen Zwischenfälle, so drängt sich der Gedanke auf, daß vielleicht in manchen Impfstoffen noch *Reste von Diphtheriegift* enthalten waren, die die Schäden verursachten (vgl. GRASSBERGER 1926), was aber unwahrscheinlich ist.

Heftige örtliche Reaktionen werden bei Toxinanwesenheit im Impfstoff nie vermißt, während der *neurale Gifteffekt immer stark verzögert zum Ausbruch* kommt. Im Falle BINGELS z. B. hatte ein 30jähriger Arzt, der ein Jahr zuvor eine Rachendiphtherie überstanden hatte, schon wenige Stunden nach der Injektion von Diphtherietoxin eine starke Lokalreaktion. Die auf eine Neuritis des Armes verdächtigen Früh-

symptome stellten sich aber erst 21 Tage p. v.
ein.

Für die *durch Diphtherietoxin ausgelösten Nerven-schäden* ist charakteristisch, daß sie *nie vor Ende der ersten Krankheitswoche*, meist erst zu Beginn der zweiten Woche, einsetzen (s. WINDORFER). Schon BORDET war bekannt, daß selbst bei höchsten Diph-theriegiftmengen unmittelbare Krankheitserscheinun-gen im Tierversuch fehlten.

Daß bei abnormen Impfreaktionen im Ge-folge der Diphtherie-Toxoidimpfung ein *frü-herer Kontakt mit dem Diphtherieerreger* von ausschlaggebender Bedeutung ist, konnte von RAMON, LOISSEAU und LAFFAILLE bei Diph-

Zwischenfälle nach Diphtherie-Toxoidimpfungen mag darauf zurückgehen, daß die Schutz-impfung vorwiegend bei Säuglingen und Klein-kindern durchgeführt wird. Neurologische Zwischenfälle treten im allgemeinen häufiger bei Erwachsenen auf.

Im allgemeinen liegt der Beginn der Zwi-schenfälle, die bisher im Gefolge der ersten Toxoidgabe veröffentlicht wurden (Tab. 2) nicht vor dem 5. Tag post injectionem. Die *Inkubationszeit* hält sich demnach an die Zeit-spanne, wie sie bei der Serumkrankheit (6—26 Tage) bekannt ist.

Tabelle 3. *Krampfanfälle nach Gabe von Diphtherie-Toxoid bzw. nach Gabe von Mehrfachimpfstoffen, die die Diphtherie-Komponente enthalten* [nach EHRENGUT (1964)]

Fall Nr.	Alter (J.)	Beginn (Tg. p. inj.)	Fieber	Diphtherie-Toxoidgabe	Anamnese und Krankheitsbild
1	$9^1/_2$	2. Tag	+	4. Di.-Impfung	Frühgeburt, im 3. und 5. Lebensjahr Krämpfe, Entwicklungs-rückstand. EEG: Diffuse Allgemeinveränderungen
2	$8^2/_{12}$	7. Tag	+	2. Di.-Impfung	*Fam.:* Vater Nephritis, Krämpfe, Onkel väterlicherseits ebenfalls Krämpfe Im 5. Lebensjahr anaphylaktischer Schock nach Di.-Pferdeserum bei Croup, im 4. einmal Serum bekommen. Premeasles-Encepha-litis (je ein Krampfanfall 3 bzw. 2 Tage vor Ausbruch des Masern-exanthems im 4. Lebensjahr.)
3	$2^5/_{12}$	10. Tag	?	2. Di.-Scharlach-Impfung	*Fam.:* Mutter litt, ein Bruder leidet an Krämpfen. Bis zum 1. Le-bensjahr Krämpfe Sektion: Ulegyrie des Großhirns, Otitis media
4	2	„wenige Stunden"	?	1. Di.-Scharlach - Impfung	Krampfanfall. Dauer $^1/_2$ Stunde. 2. Impfung nach einem Monat gut vertragen
5	$^{11}/_{12}$	11 Std.	+	1. Di.-Tetanus-Impfung	*Fam.:* Mutter neigt zu „Ohnmachten". Steißgeburt, krampfähnliche Zustände in der 1. Lebenswoche. Jetzt: Krampfdauer 15 Minuten
6	3	10. Tag	?	1. Di.-Tetanus-Impfung	Bewußtlosigkeit mit Verkrampfung der Hände. Liquor 30/3 Zellen. EEG: re. partikal Herdbefund. PEG: Mäßige Erweiterung der Ventrikel „symptomatische Epilepsie"

therie-Rekonvalescenten gezeigt werden: bei ihnen kam es zu starken örtlichen und all-gemeinen Reaktionen nach Toxoidimpfungen. Nach RAMON ist für diese Reaktion ausschließ-lich das im Toxoidimpfstoff noch in Spuren enthaltene, *spezifische Protein des Diphtherie-erregers*, verantwortlich zu machen.

Wenn auch spezifisches Diphtheriebak-terien-Eiweiß im Diphtherie-Toxoid nur noch in geringer Menge vorhanden ist, so ist es doch möglich, daß bei bestimmter allergischer Ver-anlagung hier auch *Schäden am ZNS*, ähnlich denen nach Gabe von artfremdem Serum auf-treten können. Die *Seltenheit neurologischer*

Daß der *Angriffspunkt* der Noxe vermutlich am *Gefäßsystem* liegt, kann an autopisch verifi-zierten, neuralen Zwischenfällen dargelegt wer-den. Im Falle MITTELMEIERS, war es zu einer generalisierten anaphylaktisch-toxischen Ge-fäßwandschädigung mit Sinusthrombose ge-kommen (s. Tab. 2). Kurz nacheinander (3. 5., 27. 5. 1955) waren zwei Diphtherie-Injektions-impfungen durchgeführt worden (s. dgl. DIES-FELD; FABER; WERNE u. GARROW).

Der Überempfindlichkeitsreaktion vom „Soforttyp" kann die vom „verzögerten Typ" gegenübergestellt werden, bei der (ähnlich der Tuberkulinreaktion) erst nach einigen Tagen

die Reaktion eintritt. LAWRENCE und PAPPEN-
HEIMER (1956) gelang es, die Überempfindlichkeit gegen Diphtherie-Toxoid (mit weißen
Blutkörperchen überempfindlicher Spender)
auf 8 Schick-positive, vorher nicht empfindliche Personen zu übertragen. Bisher wurden
bei Überempfindlichkeitsreaktionen vom verzögerten Typ keine eindeutigen Beziehungen
des Reaktionsausfalles zu Serumantikörpern
nachgewiesen, obwohl häufig ein solcher Serumantikörper vorliegt. Die meisten der allergisch auf das Toxoid durch die Leukocyten-
übertragung Reagierenden entwickelten keine
Antikörper, so daß ein *geweblicher Faktor bei
der Entstehung der Hypersensitivität ausschlaggebend* sein muß.

Erbliche Einflüsse beim Zustandekommen
neuraler Komplikationen durch die Diphtherieschutzimpfung scheinen, soweit die spärlichen
Zwillingsstudien Aufschluß geben können,
nicht vorzuliegen (s. WERNE u. GARROW, AN-
DERSON u. MORRIS, MILLER u. STANTON, Brit.
med. J. 1949/50).

Ergiebiger scheint ein Studium der *familiären Belastung* unserer Probanden mit neurologischen Krankheiten: In Tab. 3 sind von
6 Fällen allein 3 durch Krampfanfälle (z. Teil
auch in der Familie) vorbelastet. Auch *allergische Krankheiten in der Familie* (Fall 5) oder
mehrere schwere *Tuberkulosen* (Fall 3, 4) sind
zumindest auffallend.

Schwierig, wenn nicht unmöglich, wird die
Forschung nach der Ursache einer postvacci-
nalen neuralen Störung bei Anwendung von
Mehrfachimpfstoffen (s. auch S. 410). In der
Regel ist die Pertussis-, seltener die Diphtherie-
komponente verantwortlich, während bei den
Tetanus-Toxoiden kaum Schäden gesehen
werden.

Über *Krämpfe* nach der Diphtherieschutzimpfung hat HAYMAN berichtet. Die von ihm
mitgeteilten Zahlen sind zu klein, um hierüber
etwas auszusagen. Nach allgemeiner Erfahrung
sind Krämpfe nach Diphtherie-Toxoidgabe eine
große Seltenheit.

Treten Krampfanfälle nach der Diphtherie-
Schutzimpfung auf, so ist in erster Linie an sog.
„Fieberkrämpfe" zu denken, die im Gefolge der Impfreaktion oder eines interkurrenten Infektes sich einstellen können. *Krampfanfälle ohne Fieber* können
durch eine Encephalitis oder eine andere Störung des
ZNS bedingt sein. Oft gibt auch eine familiäre Belastung mit Krämpfen (Tab. 3, Fall 2 und 3) gewisse
Hinweise. Bestanden vor der Impfung schon Krämpfe

(Tab. 3, Fall 1, 2, 3, 5), so kann eine *Epilepsie* vorlegen haben oder zumindest eine *cerebrale Vorschädigung*
(im Fall 3 z. B. eine Gehirnmißbildung). Die Impfung
kann dann nur als auslösende Ursache des Krampfanfalles betrachtet werden.

Wie im Abschnitt über die Encephalitis nach der
Pockenschutzimpfung dargelegt, ist die Unterscheidung zwischen Fieberkrämpfen und Impfencephalitis
nicht immer möglich; oft bringt erst der weitere
Verlauf eine Klärung. Im Falle 2 (mit „Premeasles-
encephalitis" ist anzunehmen, daß auch nach der
Diphtherie-Schutzimpfung bei dem hierfür disponierten Impfling eine *Encephalopathie* (s. Fall LIES-
SENS) bestand. Danach sind cerebral vorgeschädigte
oder belastete Impflinge auch von der Diphtherie-
Schutzimpfung auszuschließen.

Besonders interessant sind Ausbrüche von
Chorea minor nach Diphtherie-Schutzimpfung.
HERTEL beschrieb eine Chorea etwa eine Woche
nach der zweiten Diphtherie-Scharlach-Imp-
fung. DRĂGĂNESCU und BOTEZ erwähnen ebenfalls zwei Fälle, die am 2. und 14. Tag nach
dieser Impfstoffkombination auftraten. Bei der
Chorea minor werden als anatomisches Substrat perivasculäre Infiltrate und degenerative
Veränderungen vorwiegend im Striatum angenommen. Sofern die Diphtheriekomponente
hierfür als auslösende Ursache in Betracht
kommt, müßte der Angriffspunkt am Gefäßsystem erwartet werden. Nach Diphtherie
wurden Veränderungen an den Hirnarterien
(Arteriitis) beschrieben (MASSIÈRE), ferner
hämorrhagische Herde in der Capsula interna.
Wahrscheinlicher jedoch ist hier eine kausale Beteiligung der Scharlachkomponente (s. S. 410).

Zusammenfassend ist darauf hinzuweisen,
daß die angeführten Kasuistiken wie auch die
eigenen Beobachtungen neuraler Erkrankungen
nach Impfungen mit Diphtherie-Toxoid oder
Diphtherie-Toxoidkombinationen die Frage
des Kausalzusammenhanges nicht immer
schlüssig beweisen.

Trotz dieses kritischen Vorbehaltes muß
bei der Diphtherie-Schutzimpfung mehr als
zuvor an die Möglichkeit der Entstehung von
neuralen Impfschäden gedacht werden. Die
Impfindikation ist bei allen cerebral Vorgeschädigten besonders vorsichtig zu stellen.

X. Ergebnisse der Diphtherie-Schutzimpfung

Die Diphtherie war in früheren Jahren fast
überall, insbesondere bei Kindern, eine *Krankheit mit hoher Mortalität.* Im Jahre 1901 z. B.
war die Mortalität in Deutschland etwa 40
pro 100 000 Einwohner, in Schweden etwas

über 50, in anderen Ländern etwas weniger, aber doch überall hoch. (Chron. WHO 1956, S. 81; TASMAN u. LANSBERG). *Es besteht heute die Gefahr eine Krankheit, die fast verschwunden ist, zu unterschätzen.* Man sollte sich jedoch darüber klar sein, daß Gefahren immer wieder auftreten können, unvorhersehbar und besonders dann, wenn z. B. durch Krieg oder andere ungünstige Bedingungen eine Disposition entsteht.

Nur ein Beispiel: In den Niederlanden waren in den Jahren 1951—1953 noch fast 10% aller Todesfälle 4jähriger Kinder der Diphtherie zuzuschreiben, und im Jahre 1944, also während des Krieges, gab es in den Niederlanden fast 70000 Diphtheriefälle. Auch heute ist in vielen Ländern die Diphtherie noch bestimmt nicht besiegt.

Im wesentlichen aber ist die Diphtherie heute in den entwickelten Ländern stark zurückgedrängt. In der Bundesrepublik wurden in den letzten Jahren gemeldet:

1957: 6442 Fälle   1960: 1940 Fälle
1958: 5172 Fälle   1961: 1192 Fälle
1959: 3403 Fälle   1962: 813 Fälle.

Eine solche rückläufige Tendenz ist auch in Ländern beobachtet worden, wo nur wenig geimpft wurde. Daraus ließe sich der Schluß ziehen, daß der Rückgang der Diphtherie epidemiologisch zu erklären ist, wobei die Schutzimpfung keine oder nur eine geringe Rolle spielt (vgl. z. B. RENDU). Die Gegner der Diphtherieschutzimpfung benutzten etwas einseitig den Umstand, daß es keine objektiven Erhebungen an einwandfreien Vergleichsgruppen geimpfter und nichtgeimpfter Personen gibt. In den meisten Fällen sind die Beobachtungen der Praxis entnommen und die Gruppen könnten einer Selbst-Selektion unterlegen sein.

McKINNON und ROSS (1935) fanden in Toronto in einer großen Impfkampagne, in der flüssiges Toxoid benutzt wurde, daß nach einer Injektion die Zahl der Diphtheriefälle auf 70% herabgesetzt wurde, nach 2 Injektionen auf 40% und nach der völligen Reihe von 3 Injektionen sogar auf 10% des nichtgeimpften Vergleichkollektivs. Das kann kaum zufällig sein oder über epidemiologische Umstände erklärt werden.

Besonders eindrucksvoll sind die Ergebnisse, die PASCHLAU in Deutschland gesammelt hat. Er verglich *die Diphtherie-Morbidität unter*

geimpften und nicht-geimpften Kindern und fand als mittleres Verhältnis etwa 1:10.
Er gibt die nachfolgenden Werte:

1942 1:38;   1943 1:11;   1944 1:8,3;
1945 1:10;   1946 1:8,7.

Das Mortalitätsverhältnis der Diphtheriekranken ist in diesen Gruppen etwa 1:4.

CRUICKSHANK sagte: „If diphtheria does occur in an immunized person, it is usually a local nontoxic infection, the ratio of death in immunized and non-immunized persons of the same age-group being 1:5 in pre-school children and greater than 1:10 in schoolchildren".

EDSALL (1961) zog den Schluß: „.... immunization with diphtheria toxoid will generally provide about a fivefold to tenfold degree of protection, but this protection wanes unless it is sustained by periodic booster injections of toxoid at intervals of approximately 3 to 5 years".

In fast allen Ländern, wo Massenimpfungen eingeführt wurden, zeigte sich ein ungewöhnlich schneller Rückgang der Zahl von Diphtherieerkrankungen.

In Dänemark wurde seit etwa 1940 sehr intensiv geimpft. In den Nachkriegsjahren waren dort etwa 92—99% aller Schulkinder am Ende des ersten Schuljahres geimpft (BOJLÉN 1952). Die Diphtherie ist dort ganz verschwunden. In den Niederlanden wurde in diesen Jahren viel weniger geimpft. Man vergleiche die Zahlen der Diphtheriefälle in beiden Ländern pro 100 000 Einwohner (RUYS):

	1941	1944	1946	1948	1951	1952
Niederlanden	60,6	656,5	286,6	44,0	26,9	27,0
Dänemark	23,9	83,7	24,0	3,75	0,7	0,3

In England wurden im Jahre 1948 etwa 3600 Di.-Fälle gemeldet. Diese Zahl ging im Jahre 1955 auf 160 zurück. In den Jahren 1956—1958 war die Diphtherie in England fast ganz verschwunden, auch in den Großstädten. SEMPLES et al. gaben z. B. die nachfolgenden Daten für Liverpool:

1941—1945		8371	(403†)
1946—1950		1345	(55†)
1951—1955		49	(4†)
	1956—1958	0	
1956—1960	1959—1960	7	(1†)

Der Prozentsatz an Geimpften stieg in Liverpool bis 1956 auf etwa 46%. Die Diphtherie verschwand und damit die Begeisterung für Diphtherieschutzimpfung. 1960 traten infolgedessen erneut Diphtherieerkrankungen auf!

In den Niederlanden ist seit 1953 sehr gründlich geimpft worden. Jetzt ist die Diphtherie dort nahezu verschwunden (1949:3364 Diphtherieerkrankungen, 1964 nur noch 1!).

In Canada war die Situation nach GREEN-BERG ähnlich. Der Autor erblickt in dem sehr plötzlichen Abfall der Erkrankungshäufigkeit, der niemals zuvor beobachtet wurde, einen deutlichen Beweis für die Wirksamkeit der Schutzimpfung.

Alle diese Tatsachen sprechen zugunsten der Diphtherieimpfung. *Man sollte dabei aber nicht vergessen, daß die Wirksamkeit der Impfungen nicht überschätzt werden darf und daß gar kein Anlaß besteht, sich einem unberechtigten Gefühl der Sicherheit hinzugeben.*

Bei flüchtiger Betrachtung unserer heutigen Seuchenmeldungen könnte man den Eindruck gewinnen, daß die Di. bereits ausgestorben ist. Befaßt man sich aber mit dem Verlauf der Seuchenkurve über einen längeren Zeitraum (Abb. 94), so ist das *wellenförmige Auf und Nieder* nicht zu übersehen.

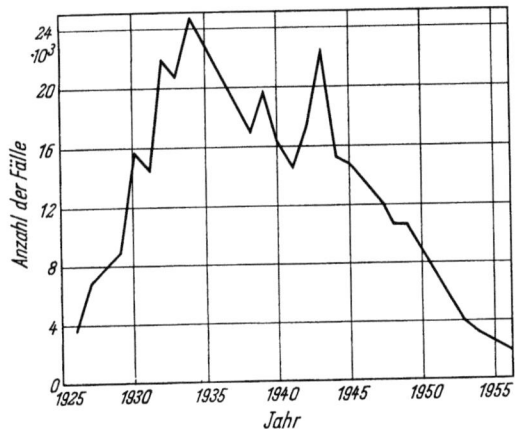

Abb. 94. Seuchenkurve der Diphtherie in Österreich (nach TEICHMANN)

Wir befinden uns jetzt in einem solchen Wellental. Dieser Seuchenrückgang hat manchen dazu verleitet, ihn nur als Erfolg der jeweiligen Impfaktivität anzusehen.

Da *auch in Ländern ohne intensive Impfkampagnen* (z. B. Österreich, wo die Seuche bereits *vor* Einsetzen der Impfaktion im Jahre 1953 abflaute, s. Abb. 94) ein sehr deutlicher Rückgang der Di. zu verzeichnen war, hat die *Eigengesetzlichkeit der Seuche bestimmt als Ursache des gegenwärtigen Tiefstandes* eine wichtige Rolle gespielt. Kritiker wie RENDU haben an zahlreichen einleuchtenden Beispielen die Unhaltbarkeit mancher Erfolgsstatistiken aufgezeigt. *Ein genau geplantes „field trial" großen Ausmaßes mit alternierenden Reihen unter Verwendung von Placebos konnte aus verständlichen Gründen nie durchgeführt werden.*

Auch der *Vergleich von Geimpften und Ungeimpften bezüglich der Erkrankungshäufigkeit ist mit einer Fehlerquelle behaftet.* In Ländern mit gesetzlicher Impfpflicht gegen Di. wie z. B. in Italien werden Kinder, die eine Kontraindikation (Skrophulose, Tuberkulose, erhebliche exsudative Diathese) aufweisen, nicht geimpft.

Sie sind aber besonders anfällig gegen Di. und tragen somit im Erkrankungsfall zur Ungenauigkeit des Aussagewerts einer Statistik bei. Auch werden nichtgeimpfte Kinder von Indolenten und Asozialen, die eventuell schlechtere Ernährungsbedingungen aufweisen, eher für Di. anfällig sein.

Auf der anderen Seite kann sich ein unterschiedlicher Zeitpunkt der Impfung auch zu ungunsten der Di.-Schutzimpfung auswirken. WILDFÜHR hat nämlich zeigen können, daß *das Antitoxinbildungsvermögen in den einzelnen Jahreszeiten* absolut nicht gleichartig entwickelt ist. Die besten Ergebnisse werden bei Impfungen im Frühjahr erzielt, während in den Herbst- und Wintermonaten schlechtere Resultate zustande kommen, da sich hier eine Dispositionsänderung des Organismus gegen die Di. einstellt. Es ist dann verständlich, wenn bei massiver Di.-Exposition die ausreichende Bildung von Antitoxinen — trotz Impfung — nicht zustande kommt und auch bei Geimpften eine Di. ausbrechen kann.

Die besonderen Verhältnisse der Di.-Immunität (auf das gelegentliche Vorkommen von diphtherischen Zweit- und Drittinfektionen wurde schon verwiesen) bringen es mit sich, daß von einer antitoxischen Schutzbarriere nicht zu viel erwartet werden darf. So können auch bei Schutzgeimpften Di.-Komplikationen vorkommen (Myokarditis, toxische Albuminurie, Lähmungen: BOKKENHEUSER, BOURKE, FESER, WILDFÜHR, MALCHIN, RÖSGEN, WINOKUR), wenngleich dies sehr selten der Fall ist.

Im allgemeinen manifestiert sich die *Di. beim Geimpften atypisch,* etwa in Form einer Angina (WILDFÜHR). Da das *Antitoxinbildungsvermögen nicht bei jedem Impfling gleich gut ausgeprägt* ist (man rechnet bis zu 25% schlechte Antitoxinbildner), ist es verständlich, daß eine völlige Ausrottung der Di. allein durch die Immunisierung wahrscheinlich nicht gelingt. Die Annahme, daß bei Immunisierung von $^2/_3$ aller Kinder die Di. aus der Bevölkerung verschwinden müsse (WATSON), berücksichtigt diese Tatsache nicht. So muß man auch verstehen, daß *trotz hoher Durchimpfungsquoten* in verschiedenen Gegenden, z. B. *Südafrika oder Georgia/USA, die Di.-Morbidität nicht zurückgegangen ist.* Es ist also, wie man auf Grund der Seuchenstatistiken aus Afrika und Asien annehmen möchte, nicht etwa immer der schlechte Durchimpfungsgrad der Bevölkerung, welcher der Unterdrückung der Di. im Wege steht. In Südafrika zeigte BOKKENHEUSER 1955, daß die Di.-Morbidität innerhalb der vorhergehenden 15 Jahre praktisch unverändert war. Dabei war die Impfbeteiligung mit weniger als 50% der unter 2jährigen und mit 73,9% der älteren Gruppen durchaus nicht als schlecht zu bezeichnen. Trotzdem war kein Einfluß auf die Morbidität festzustellen. Eine Analyse des *Zeitpunkts der Grundimmuni-*

Überwindung der Krankheit als Maßstab für den Effekt einer Schutzimpfung betrachtet werden.

Eine Studie aus Amerika (PAGE) soll dies erläutern. Der Impfstatus von an Di. Erkrankten wurde in Gruppen eingeteilt. Als ausreichender Immunitätszustand wurde eine vollzogene Grundimmunisierung (innerhalb 3 Jahren) oder, falls längere Zeit verstrichen war, eine Auffrischimpfung innerhalb Dreijahresfrist nach Beendigung der Grundimmunisierung angesehen.

War die Grundimmunisierung oder die Wiederholungsimpfung nicht innerhalb der letzten drei Jahre durchgeführt worden, so betrachtete man diese

Tabelle 4. *Die Beziehung zwischen dem Zeitpunkt der Grundimmunisierung und der Diphtheriemorbidität* (nach BOKKENHEUSSER)

	Johannesburg I			Johannesburg II			Boksburg		
	Alter (J.)			Alter (J.)			Alter (J.)		
	5—9	10—14	15—19	5—9	10—14	15—19	5—9	10—14	15—19
Immunisierungsgrad(%)	82,4	79,5	71,5	56,3	56,6	55,3	71,7	73,9	66,8
Immunisierung unter 2 Jahre (%)	74,2	43,8	22,6	31,1	13,8	4	41,5	19,4	6,7
Diphtheriefälle in %	0	1,0	2,0	2,1	3,1	2,1	2,4	1,9	2,4

I = wirtschaftlich besser gestellte Gruppe
II = wirtschaftlich schlechter gestellte Gruppe

sierung deckte nun die vermutlichen Ursachen der Krankheitsanfälligkeit auf: die Frühgeimpften (unter 2 J.) schnitten eindeutig besser ab als die später Immunisierten (s. Tab. 4).

Besonders bei den wirtschaftlich besser Gestellten (Gruppe I) aus Johannesburg, welche die Impfmöglichkeiten besser nutzten, spiegelten sich diese Unterschiede gegenüber den sozial schlechter Gestellten (Gruppe II). Obwohl bei den 5—9jährigen von Boksburg der Durchimpfungsgrad annähernd gleichartig war wie bei den gleichaltrigen Johannesburgern (71,7% gegenüber 82,4%), war die Morbidität bei den letzteren (deren Grundimmunisierung in höherem Umfang innerhalb der ersten beiden Lebensjahre vollzogen worden war) beträchtlich geringer (s. Tab. 4).

Je höher die normale Altersgruppenletalität ist (sie ist im Vorschulalter am höchsten), *umso mehr wirkt sich der Effekt der Schutzimpfung aus* (SCHÄFER u. DIETZ). Es ergibt sich daraus die *Notwendigkeit, vor allem Kleinkinder verstärkt zu immunisieren, da die Impferfolge bei den älteren Kindern trotz hohen Durchimpfungsgrads nicht mehr augenscheinlich werden.*

Da auch Geimpfte manchmal abortiv an Di. erkranken können, kann die *Fähigkeit zur*

Impfung als „verschleppt". Für „ungenügend" geimpft wurde derjenige angesehen, bei dem die Grundimmunisierung überhaupt nicht abgeschlossen worden war. Wie die Tabelle 6 hinsichtlich der Schwere der Diphtherie bei 596 früher Geimpften zeigt, ist ein *Impferfolg nur bei den Vollimmunisierten* erkennbar. Schon zwischen der ungenügend bzw. verschleppt immunisierten Gruppe und den Ungeimpften verwischen sich die Unterschiede. Diese Enquête zeigt die *Bedeutung einer konsequent abgeschlossenen Grundimmunisierung bzw. einer späteren Auffrischimpfung.*

Ein besonderes Problem bedarf noch der Besprechung: WOHLFEIL hat früher an einer umfangreichen Aufstellung die günstigen Einflüsse einer nur einmaligen Di.-Schutzimpfung (s. Tab. 5) aufzeigen können. Wie die neueren Untersuchungen von PAGE gezeigt haben, läßt sich jetzt der *Einfluß einer einzigen Injektion auf den Krankheitsverlauf* nicht mehr nachweisen (Tab. 6). Wie ist dies zu erklären? EISELEN und ROBINSON haben eine interessante Studie im nördlichen Transvaal durchgeführt, wo aus technischen Gründen eine *vollständige Grundimmunisierung* nicht möglich war.

Etwa 50% der Bantu-Kinder zwischen 1 und 2 Jahren hatten vorher eine geringe Immunität, bedingt durch inapparente oder milde Di.-Infektionen. Bei einigen von ihnen wirkte die 1. Gabe eines guten Di.-Impfstoffes als Sekundärstimulus. Auch bei denjenigen der Getesteten (insgesamt 262 Kinder im Alter zwischen 6 und 24 Monaten), die keine oder nur eine Spur von Blutantitoxinen vor Gabe der ersten Injektion aufwiesen, entwickelte sich bei Kontrolle nach einem Jahr in 95,3% eine Schick-Negativität. Bei ungeimpften Kontrollen, die nicht immun waren, war in 29% Schick-Negativität eingetreten. Damit war bewiesen, daß hier stumme Infektionen abgelaufen

Da die Di. heute nicht mehr in größerer Breite zu einer stillen Feiung führt, muß der fehlende Stimulus durch einen entsprechenden künstlichen ersetzt werden. Dies ist einer der wesentlichsten Gründe, warum bei der jetzigen epidemiologischen Lage eine möglichst exakt durchgeführte Di.-Immunisierung notwendig ist. Es kann nämlich sonst der Fall eintreten, daß

Tabelle 5. *Der Einfluß einer einmaligen Diphtherieschutzimpfung mit hochwertigem Impfstoff auf Morbidität, Mortalität und Letalität (Zusammenfassung der* WOHLFEILschen *Statistik durch* HOTTINGER*)*

Morbidität	Geimpfte	davon erkrankt	Nicht-geimpfte	davon erkrankt	Verhältnis
	145881 (86,4%)	1180 (0,81%)	22911 (13,6%)	890 (3,88%)	1:4,79

Mortalität	Geimpfte	davon gestorben	Nicht-geimpfte	davon gestorben	
	145881 (86,4%)	27 (0,0185%)	22911 (13,6%)	46 (0,20%)	1:10,85

Letalität	erkrankte Geimpfte	davon gestorben	erkrankte Nicht-geimpfte	davon gestorben	
	1180	27 (2,29%)	890	46 (5,17%)	1:2,26

Tabelle 6. *Diphtherie im Jahre 1958 in den USA Durchimpfungsstatus und Schweregrad der Krankheit* (nach PAGE)

Impfstatus	Schweregrad der Diphtherie					
	Milder Verlauf		Gemäßigter Verlauf		Schwerer Verlauf	
	Zahl	%	Zahl	%	Zahl	%
Voll-immunisierung	68	78,2	14	16,1	5	5,7
verschleppt immunisiert	36	55,4	12	18,5	17	26,2
ungenügend immunisiert	52	63,4	14	17,1	16	19,5
nicht immunisiert	174	48,1	83	22,9	105	29,0

waren und daß diese die Immunität auf die erstaunliche Höhe gebracht hatten.

Die Verringerung der Morbidität der Di. läßt sich demnach bei unvollständiger Grundimmunisierung als Impfeffekt nur augenscheinlich machen, wenn genügend Di.-Erkrankungen zum gleichen Zeitpunkt vorkommen.

wir eines Tages bei Änderung der Seuchenlage vor üblen Überraschungen nicht bewahrt bleiben.

Eine einmalige Impfung kann *unter bestimmten Bedingungen* ausreichend sein, — sie ist es aber im allgemeinen nicht. Auf die bei der *Wertung von statistischen Unterlagen hinsichtlich der Auswirkung der Impfung* notwendige Vorsicht wurde bereits hingewiesen.

Zur Beurteilung des Erfolges einer Schutzimpfung eignen sich *Vergleiche zwischen einer gut durchgeimpften und ungeimpften Bevölkerung unmittelbar benachbarter Gebiete.* KNOTHE und LAFORET haben bei Studien solcher Art in den Landkreisen Schleswig-Holsteins (für die Impfjahre 1946—1956) *keinen* unmittelbaren Zusammenhang zwischen dem Umfang der Di.-Morbidität und dem jeweils vorhandenen Durchimpfungsgrad nachweisen können. Gebieten mit geringem oder überhaupt fehlendem Impfschutz und kleinen Erkrankungszahlen standen Kreise mit zahlreichen Di.-Fällen trotz guter Immunisierung gegenüber, aber auch umgekehrte Konstellationen waren vorhanden. Es entstehen somit auch hier Schwierigkeiten bei der objektiven Beurteilung solcher Erhebungen. Wenn auch die soziale Struktur der Bevölkerung in den benachbarten Kreisen ziemlich gleichartig sein mag, so sind doch vielleicht noch Faktoren am Werk, die wir nicht überschauen können.

Faßt man das Ergebnis unserer Kenntnisse über die heutige Diphtherie-Lage und die Schutzimpfung zusammen, so ergibt sich folgendes:

1. Es haben zwei Faktoren zweifellos bei der Entstehung des heutigen „Diphtherie-Wellentals" eine Rolle gespielt: *die Schutzimpfung* und *die Eigengesetzlichkeit der Seuche.* Nicht alle Autoren sind sich darüber einig, welcher dieser Faktoren ausschlaggebend war.

2. *Die Morbidität Geimpfter ist niedriger als die der Ungeimpften* (nach PASCHLAU: Relation geimpft:Ungeimpft = 1:17,3).

Die Di. kann zwar beim Geimpften nicht mit Sicherheit verhütet werden, der Krankheitsverlauf ist aber im allgemeinen milder, wenngleich — wenn auch sehr selten — toxische Formen vorkommen können. Die Letalitätsabnahme der Geimpften ist eine feststehende Tatsache (CLAUBERG u. TARNOWSKY).

3. Zur wirksamen Bekämpfung der Diphtherie ist es *notwendig, die besonders gefährdeten Altersgruppen zu immunisieren.* Eine Impfung innerhalb der ersten zwei Lebensjahre (mit Auffrischimpfungen im Dreijahresrhythmus) erweist sich als wirksamer als eine spätere, prozentual stärkere Erfassung der Schulkinder.

4. Da die Impfung nur eine antitoxische Immunität mit individuell unterschiedlicher Persistenz vermittelt, sind *Auffrischimpfungen* mindestens bis ins 8. bis 10. Lebensjahr hinein im oben angezeigten Intervall nötig. Vom 12. Lebensjahr ab halten wir bei der heutigen Seuchenlage eine Routineimpfung nicht mehr

für indiziert, wenngleich besondere Gruppen (Schick-positive bzw. besonders gefährdete Erwachsene) darüberhinaus einen Schutz benötigen können.

5. Besondere Bedeutung kommt für den Impfschutz der *Wertigkeit* der verwendeten Impfstoffe zu, wobei Adsorbat-Impfstoffen, wenigstens für die Grundimmunisierung, der Vorzug zu geben ist.

6. In allen Fällen sollen möglichst *gereinigte Toxoide* (adsorbiert oder nicht adsorbiert) benutzt werden, um Nebenreaktionen zu vermeiden.

7. *Auch ein hoher Durchimpfungsgrad kann die Seuche nicht völlig zum Verschwinden bringen* (VYBORNA), da auch durch beste Impfstoffe schlechte Antitoxinbildner nicht ausreichend geschützt werden können. Zweit- und Dritterkrankungen an Di. sind hierfür beredte Beispiele.

Wenngleich wir davon überzeugt sind, daß am heutigen niedrigen Seuchenstand nicht nur die Di.-Schutzimpfung allein beteiligt ist, sondern daß die unbekannten Gesetze der Seuche hier auch eine Rolle spielen, so glauben wir doch, daß die Di.-Schutzimpfung segensreiche Beiträge hierzu geleistet hat. Das Ausmaß dieser Beihilfe wird sich erst später genauer abschätzen lassen. *Der wellenförmige Ablauf der Diphtherie über Jahrzehnte verpflichtet uns auch bei unserem heutigen niedrigen Seuchenstand mit allem Nachdruck, jede nur mögliche Vorsorge für die heranwachsende Generation zu treffen.*

Passive Immunisierung gegen Diphtherie s. S. 714.

Literatur

ADAMS, H.: Anaphylaktoide Purpura nach Impfung. Kinderärztl. Prax. 18, 324 (1950).

AGNESE, G.: Sull' efficacia della vaccinazione antidifterica practicata nel secondo semestre di vita. Ref. Zbl. Kinderheilk. 58, 141 (1957).

ANDERSEN, B.: To Tilfaelde af Polyradiculoneuritis hos Børn opstaaet i Tilslutning til difterivaccination. Nord. Med. 36, 2429 (1947).

ANDERSON, I. M., and D. MORRIS: Encephalopathy after combined diphtheria-pertussis inoculation. Report of a case: Lancet 1950 I, 537.

D'ANTONA, D., et S. PIAZZI: Effets de la variation quantitative et qualitative des stimuli antigéniques primaires et secondaires, mécanisme d'action des adjuvants de l'immunité. Rev. Immunol. (Paris) 20, 317 (1956).

AUBERTIN, E., et P. BOUDOU: Les réactions allergiques provoquées par l'anatoxine diphtérique. À propos d'un cas de diphtérie chez un adulte

traité par erreur par 150 c. c. d'anatoxine en injection sous-cutanée: Paris méd., Semaine du Clinicien 85, 393 (1932).

BÄCHER, S., R. KRAUS u. E. LÖWENSTEIN: Zur Frage der aktiven Schutzimpfung gegen Diphtherie mittels Toxoide II. Z. Immun.-Forsch. 45, 86 (1926).

BACHMANN, W.: Über einen Fall von perakuter Meningokokkensepsis (Waterhouse-Friderichsen) aufgetreten im Anschluß an eine Diphtherieschutzimpfung. Öff. Gesundh.-Dienst 14, 68 (1952/53).

BACHMANN, K. D., u. G. STRUCK: Zur Differentialdiagnose peripherer Facialisparesen im Kindesalter. Ein Beitrag zur Frage neurologischer Impfkomplikationen. Z. Kinderheilk. 80, 577 (1958).

BACKHAUSS, R., et G. LÉNART: Elimination des anticorps apportés par exsanquino transfusion. Rev.

Immunol. **24**, 23 (1960) ref. Zbl. Kinderheilk. **76**, 225 (1961).

BANNWARTH, A., Neuritis und Polyneuritis nach Typhus-Paratyphus-Schutzimpfung. Ein weiterer Beitrag zum Thema „Allergie und Nervensystem". Arch. Psychiat. **180**, 531 (1948).

BARNER, F. R.: Über nekrotisierende Arteriitis nach Impfungen und ihre Deutung im Rahmen der Allergielehre. Schweiz. Z. Path. **19**, 411 (1956).

BARR, M., and A. C. CUNLIFFE: Purified formoltoxoid in the pre-immunisation of young adults against diphtheria. Mth. Bull. Minist. Hlth Lab. Serv. **13**, 98 (1954).

—, A. T. GLENNY and K. J. RANDALL: Diphtheria immunisation in young babies. A study of some factors involved. Lancet **1950 I**, 6.

—, C. G. POPE, A. T. GENNY and F. V. LINGGOOD: Preparation of alum-precipitated toxoid for use as an immunising agent. Lancet **1942**, 301.

BEHRING, E. v.: Über ein neues Diphtherieschutzmittel. Dtsch. med. Wschr. **39**, 873 (1913).

—, u. A. KITASATO: Ueber das Zustandekommen der Diphtherie-Immunität und der Tetanus-Immunität bei Thieren. Dtsch. med. Wschr. **16**, 1113, 1145 (1890).

BERNHEIM, M., C. MOURIQUAND, D. GERMAIN, R. GILLY et A. NICOLAS: Deux cas de purpura thrombopénique prolongé ayant succédé à une vaccination antidiphtérique-antitétanique. Splénectomie-Quérison. Pédiatrie **15**, 433 (1960).

BERTOYE, zit. b. AUBERTIN u. BOUDOU.

BESSEMANS, A.: A propos de deux accidents mortels survenus par méprise en Belgique au cours de vaccinations antidiphtériques préventives: Rev. belge Sci. méd. **I**, 597 (1929).

BESTIEU, R., J. DUSAN et A. TADDEI: Influence de la vaccination sur la morbidité et la mortalité diphtériques à Marseille. ref. Kongr.-Zbl. ges. inn. Med. **137**, 13 (1952).

BIGLER, J., and N. WERNER: Active immunization against tetanus and diphtheria in infants and children. J. Amer. med. Ass. **116**, 2355 (1941).

BINGEL, A.: Über die Einwirkung einer intracutanen Injektion von Diphtherietoxin auf die Haut und den Antitoxingehalt des Serums beim Menschen. Münch. med. Wschr. **56**, 1326 (1909).

BOIVIN, A.: Sur la nature chimique de la toxine et de l'anatoxine diphtériques. C. R. Soc. Biol. (Paris) **126**, 218 (1937).

—, et Y. IZARD: Méthode pour la purification, à l'acide trichloracétique, des toxines et anatoxines diphtériques, tétaniques et staphylococciques. C. R. Soc. Biol. (Paris) **124**, 25 (1937).

BOJLÉN, K.: La vaccination antidiphtérique à Copenhague de 1941 à 1950. Rev. Immunol. (Paris) **16**, 274 (1952).

—, and I. SCHEIBEL: The duration of immunity following diphtheria vaccination. Dan. med. Bull. **2**, 70 (1955).

BOKKENHEUSER, V.: Diphtheria immunization in Johannesburg and Boksburg from 1935 to 1955. S. Afr. Med. J. **29**, 1249 (1955).

— An analysis of 519 cases od diphtheria in Johannesburg 1951—1952. S. Afr. Med. J. **29**, 461 (1955).

BOKKENHÄUSER, V.; and C. S. HEYMANN: Diphtheria in South Africa. S. Afr. Med. J. **28**, 685 (1954).

BORDET, J. zit b. BESSEMANS.

BOURKE, J.: Diphtheria reviewed. J. Irish. med Ass. **40**, 20 (1957), ref. Zbl. Kinderheilk. **60**, 228 (1957).

BOUSFIELD, G.: Restoration of diphtheria immunity without infections. Brit. med. J. **1945 I**, 833.

— Clinical trials of diphtheria toxoid aluminiumphosphate-precipitated. Lancet **1947** 286.

—, and H. L. DUKE: Holt's diphtheria toxoid (P.T.A.P.). An investigation as to reproducibility of antigenic properties in successive batches. Med. Offr. **80**, 145 (1948).

BOUWDIJK BASTIAANSE, F. S. VAN en J. C. GUNST: Diphtheritische pareses na het toedienen van anatoxine. Med. T. Geneesk. **88**, Noodnummer II, 14 (1944).

BOWEN, H. E., L. WYMAN and J. A. McCOMB: Cellular vaccines and toxoid in the immunization of animals against diphtheria. Amer. J. Hyg. **59**, 306 (1954).

BOYNTON, R. E., and P. RUPPRECHT: Immunization of college students against diphtheria. J. Amer. med. Ass. **164**, 1874 (1957).

BRADFORD, W. L.: In MITCHELL-NELSON: Textbook of Pediatrics, 5. Aufl. S. 492. W. B. Saunders Comp. 1950.

BRANDWIJK, A. C., en A. TASMAN: Reiniging en concentratie van diphtherie toxine, IV Reiniging van diphtherie toxine door uitzouting met ammonium sulfaat. Ned. T. Hyg. **7**, 283 (1933).

— — Reiniging en concentratie van diphtherie toxine en anatoxine V. Ned. T. Hyg. **8**, 94 (1934).

BRINDLE, M. J., and D. G. TWYMAN: Allergic reactions to tetanus toxoid. Brit. med. J. **1962 I**, 1116.

Brit. Med. J. **1949 II**, 767: Immunization after an attack of diphtheria.

BÜRGER, M.: Leseranfrage: Münch. med. Wschr. **89**, 290 (1942).

BURKHARDT, L.: Probleme der Diphtherie, vom Standpunkt des Pathologen gesehen. Ärztl. Wschr. **1/2**, 690 (1947).

CHASSAGNE, P. zit. b. GRAHLOW, U. Dtsch. Gesundh.-Wes. **10**, 48 (1955).

CHEN, B. L., C. T. CHOU, C. T. HUANG, Y. T. WANG, H. H. KO and W. C. HUANG: Studies on diphtheria-pertussis-tetanus combined immunization in children. I Heterologous interference of pertussis agglutinin and tetanus antitoxin response by pre-existing latent diphtheria immunity. J. Immunol. **77**, 144 (1956).

CHOREMIS, C. and PH. NICOLAIDES: Does prophylactic vaccination favour the development of poliomyelitis? Acta paediat. **42**, 1 (1953).

COLEMAN, M.: Silk antigen as a contaminant in biological agents. J. Allergy **28**, 494 (1957).

COMOLLI, E.: A case of meningo-radiculitis developing after anti-diphtheric and anti-variola vaccination. ref. Excerpta med. (Amst.) Sect. VII, **4**, 325 (1950).

COOKE, R. A., S. HAMPTON, W. B. SHERMAN and A. STULL: Allergy induced by immunization with tetanus toxoid. J. Amer. med. Ass. **114**, 1854 (1940).

DIESFELD, H. J.: Beitrag zum Problem der Vaccinationsschäden am Gefäßsystem. Frankfurt. Z. Path. **69**, 420 (1958).

DRĂGĂNESCU, S., u. M. BOTEZ: Den Ausbruch der Chorea acuta fördernde Faktoren. ref. Zbl. Kinderheilk. **61**, 302 (1957).

EDSALL, G.: Efficacy of immunization procedures used in public health practice. Wld Hlth Org. Publ. Hlth Papers 8, 51 (1961).

—, H. J. BANTON and R. E. WHEELER: The antigenicity of single, graded doses of purified diphtheria toxoid in man. Amer. J. Hyg. **53**, 283 (1951).

EDWARDS, D. C.: Production of high-titre diphtheria toxin in baffled shake flasks. Nature (Lond.) **182**, 190 (1958).

EHRENGUT, W., u. H. RÜSTOW: Zusammenhänge zwischen Pockenschutzimpfung und Poliomyelitis. Öff. Gesundh.-Dienst **19**, 64 (1957).

— Über neurale Komplikationen nach Diphtherieschutzimpfung oder Impfungen mit Diphtherietoxoid-Mischimpfstoffen. Mschr. Kinderheilk. **112**, 331 (1964).

— Impffibel, Stuttgart, Schattauer Verlag 1964.

EHRLICH, P.: Klin. Jahrb. 6, 299 (1897).

— Ueber die Constitution des Diphtheriegiftes. Dtsch. med. Wschr. **24**, 597 (1898).

— Ueber die Giftcomponenten des Diphtherie-Toxins. Berl. klin. Wschr. **40**, 793, 825, 848 (1903).

— Münch. med. Wschr. **50**, 1428, 2295 (1903).

EICKE, R.: Über die Diphtherie-Scharlachschutzimpfung bei der Tuberkulose des Kindesalters. Ref. Kongr.-Zbl. ges. inn. Med. **123**, 299 (1949).

EISELEN, H. H., M. ROBINSON and J. H. MASON: Immunization of the rural Bantu against diphtheria in the Northern Transvaal. I. Immunity produced after one, and after two injections of alum-precipitated toxoid. S. Afr. Med. J. **33**, 881 (1959).

ESCHE, P. VOR DEM: Eine Warnung zur Behandlung von Diphtheriebazillenträger bzw. Dauerausscheider mit Diphtherie-Bazillenimpfstoffen. Z. Hyg. **128**, 683 (1948).

FABER, M.: Coronarsklerose bei Geimpften. ref. Kongr.-Zbl. ges. inn. Med. **121**, 407 (1949).

FABRIS, A.: Ricerche anatomopatologiche e biologiche su deceduti in sequito a vaccinazione antedifterica. Pathologica **26**, 406 (1934).

FABRY, H. jr.: Berufsdermatosen 3, 226 (1955) zit. b. G. K. STEIGLEDER: Chronische Urticaria nach aktiver Schutzimpfung gegen Tetanus. Berufsdermatosen **10**, 137 (1962).

FAERBER, K.-P., u. K. SEELEMANN: Beobachtungen über die Verträglichkeit eines neuen kombinierten Diphtherie-Tetanus-Poliomyelitisimpfstoffes. Öff. Gesundh.-Dienst **21**, 309 (1959).

FANNING, J.: Outbreak of diphtheria in a highly immunized community. Brit. med. J. **1947 I**, 371.

FEHSER, M.: Diphtherieschutzimpfung und Diphtherieerkrankung. Mschr. Kinderheilk. **96**, 27 (1948/49).

FELDMAN, G. V.: Pertussis antibody response after triple antigen. Arch. Dis. Child. **32**, 111 (1957).

FLECK, L., and A. KUNICKA: The significance of antibacterial immunity in diphtheria. Tex. Rep. Biol. Med. **15**, 850 (1957).

FLESCH, I., G. SZOLNOKI and J. WIRTH: Continual fever of allergic origin after preventive inoculation with diphtheria toxoid. ref. Excerpta med. (Amst.) Sect. **IV**, 6680.

FRIEDMAN, T. B., J. A. BIGLER and M. A. WERNER: The immunologic response of allergic children to toxoid. J. Allergy **13**, 114 (1941).

GÄRTNER, H., u. P. VOR DEM ESCHE: Zur Frage der Behandlung von Diphtheriebazillen-Dauerausscheider. Ärztl. Wschr. **4**, 581 (1949).

GIRAUD, P., A. ORSINI et WILSON: La diphtérie du nourrisson existe-t-elle encore? Pédiatrie **11**, 699 (1956).

GIUFFRÈ, M.: Sindrome nervosa insorgente a breve distanza dalla vaccinazione antedifterica. Atti del 16. Congresso Pediatrico Italiano, Firenze 23 septembre 1931. 2 a Parte, pag. 769.

GLENNY, A. T.: Insoluble precipitates in diphtheria and tetanus immunization. Brit. med. J. **1930 II**, 244.

—, and M. BARR: Alum-toxoid precipitates as antigens. J. Path. Bact. **34**, 118 (1931), The precipitation of diphtheria toxoid by potash alum. J. Path. Bact. **34**, 131 (1931).

—, C. G. POPE, H. WADDINGTON and U. WALLACE: Immunological notes. J. Path. Bact. **29**, 31 (1926).

—, and G. S. WALPOLE: Detection and concentration of antigens by ultrafiltration, pressure dialysis, etc. with special reference to diphtheria and tetanus toxins. Bioch. J. 9, 298 (1915).

GRASSBERGER, R.: Zur Frage der Möglichkeit von Impfschädigungen durch prophylaktische Anwendung von Toxin-Antitoxin-Gemischen. Arch. Hyg. (Berl.) **97**, 97 (1926).

GREENBERG, L.: Experience with oral immunization against diphtheria and tetanus in human subjects. ref. Excerpta med. (Amst.) Sect. IV, 4, 506 (1951).

— The relative immunizing efficiency of diphtheria toxoid preparations. Bull. Wld Hlth Org. **12**, 751 (1955).

— The use and results of diphtheria immunization. Bull. Wld Hlth Org. **13**, 367 (1955).

—, and R. BENOIT: Control of potency and the dosage of diphtheria and tetanus toxoids. J. Amer. med. Ass. **160**, 108 (1956).

—, F. R. CHOWN, R. E. WILLITS, A. N. BEATTIE, J. L. GAYTON and G. C. KEMMING: Canadian Field trials on the oral use of diphtheria-toxoid. Canad. J. publ. Hlth. **45**, 103 (1954).

GRENDE, V. G.: The course of diphtheria in patients with an uncompleted course of antidiphtheric vaccine (russisch), ref. Zbl. Kinderheilk. **66**, 65 (1958).

GUTENBRUNNER, W.: Die Wirksamkeit der Diphtherieschutzimpfung. Zbl. Bakt. I. Abt. Ref. **163**, 245 (1957).

GUTHOF, O.: Ist die Diphtherie-Schutzimpfung verbesserungsfähig? Z. Immun.-Forsch. **106**, 427 (1949), ref. Kongr.-Zbl. ges. inn. Med. **124**, 284 (1950).

HAAS, R., u. R. THOMSSEN: Über den Entwicklungsstand der in der Immunbiologie gebräuchlichen Adjuvantien. Ergebn. Microbiol. **34**, 27 (1961).

HABERMANN, H.: Zentralnervöse Schäden nach Di.-Schutzimpfung mit ALFT. Nervenarzt **23**, 390 (1952).

HANSEN, F.: Leseranfrage. Dtsch. med. Wschr. **80**, 423 (1955).

HANSEN, J., u. H. LENNARTZ: Die Virusdiagnostik zur ätiologischen Klärung der Facialisparese. Dtsch. Z. Nervenheilk. **182**, 185 (1961).

HASSMANN: Ref. Arch. Kinderheilk. **129**, 124 (1943).

HAYMAN, C. R.: Reactions following the use of diphtheria toxoid. Amer. J. Dis. Child. **56**, 723 (1938).

HERTEL, A.: Chorea minor im Anschluß an Schutzimpfungen. Nervenarzt **23**, 308 (1952).

HEUBERGER, H.: Die Auswirkungen der Diphtherieschutzimpfung in Nürnberg. Öff. Gesundh.-Dienst **14**, 351 (1952/53).

HLOUCAL, L.: Postvaccinal encephalitis. ref. Excerpta med. (Amst.) Sect. VIII, **5**, 69 (1952).

HOLT, L. B.: The preparation of purified and concentrated diphtheriatoxoid from a semi-synthetic medium. Brit. J. exp. Path. **29**, 335 (1948).

HOLT, L. B.: Purified precipitated diphtheria toxoid of constant composition (P.T.A.P.) Lancet **1947 I**, 252, 282.

— Developments in diphtheria prophylaxis. Ed. Heinemann 1949.

—, and G. BOUSFIELD: P.T.A.P.: The present position. Brit. med. J. **1949 I**, 695.

HOTTINGER, A.: Die Diphtherie in Handb. inn. Med. Bd. I 1. Teil, 4. Aufl. Berlin—Göttingen—Heidelberg: Springer 1952.

HÜTHER, W.: Zur Frage der augenblicklichen Immunitätslage bei Kindern gegenüber der Diphtherie. Münch. med. Wschr. **105**, 830 (1963).

ICHARD zit. b. BERNHEIM et al.

IPSEN, J.: Immunization of adults against diphtheria and tetanus. New Engl. J. med. **251**, 459 (1954).

JAMES, G., W. A. LONGSHORE jr. and J. L. HENDRY: Diphtheria immunization studies of students in an urban high school. Amer. J. Hyg. **53**, 178 (1951).

KLEINSCHMIDT, H.: Grundlagen, Ausführung und Erfolge der aktiven Diphtherieschutzimpfung. Behringwerk-Mitt. H. 21, Berlin: Schultz 1942.

KNOTHE, H., u. W. LAFORET: Diphtherie und Schutzimpfung in Schleswig-Holstein. Ärztl. Wschr. **13**, 145(1958), ref. Bundesgesundheitsblatt **1**, 94(1958).

KÖTTGEN, U., u. G. FORTONG: Zur Immunitätslage gegenüber der Diphtherie im Kindesalter. Medizinische **1959**, 1227.

KOSSE, K.-H.: Über die Altersverteilung der Diphtheriefälle in den Jahren 1946—1955 in West-Berlin. Zbl. Bakt. I. Orig. **169**, 519 (1957).

KRAH u. WITEBSKY: zit. b. VOR DEM ESCHE.

KREIS, H. A. VON: Die Prüfungsmethoden für Diphtherie-Impfstoffe. Z. Immun.-Forsch. **113**, 96 (1956).

KUROKAWA, M.: La vaccination antidiphtérique . et l'état actuel de l'épidémie diphtérique au Japon. Rev. Immunol. **23**, 168 (1959).

LAHIRI, D. C.: Natural non specific synergists and antagonists in crude diphtheria toxoid: Indian J. med. Res. **39**, 229 (1951).

LANGE, C. DE: Das Zentralnervensystem bei Diphtherie. Ann. paediat. **165**, 241 (1945).

LANGE, K., G. TRESER, L. SLOBODY u. E. WASSERMAN: Dtsch. med. Wschr. **84**, 1442 (1959). Die langdauernde stoßweise Behandlung der Nephrose mit Steroiden. Methoden und Ergebnisse bei Kindern und Erwachsenen.

LAPIN, H. J., and J. TUASON: Immunization adenitis. J. Amer. med. Ass. **158**, 472 (1955).

LAUTROP, H.: On the existence of an antibacterial factor in diphtheria immunity. Acta path. microbiol. Scand. **36**, 274 (1955).

LAWRENCE, H. S., and A. M. PAPPENHEIMER: Immunization of adults with diphtheria toxoid. Amer. J. Hyg. **47**, 226 (1948).

— — Transfer of delayed hypersensitivity to diphtheria toxin in man. J. exp. Med. **104**, 321 (1956).

LEMIERRE: Rapport au nom de la commission de la vaccination antidiphtérique et antitétanique. Press. méd. 1944, 104, ref. Zbl. Bakt. I. Abt. Ref. **146**, 65 (1949).

LEVADITI, J. C., M. RAYNAUD, A. R. PRÉVOT et A. TURPIN: Le phosphate de calcium substance adjuvante de l'immunité. Ann. Inst. Pasteur **97**, 400 (1959).

LEVINE, L., J. L. STONE and L. WYMAN: Factors influencing the efficiency on the aluminium adjuvant in diphtheria and tetanus toxoids. J. Immunol. **75**, 301 (1955).

—, L. WYMAN and G. EDSALL: Chemical and immunological properties of diphtheria toxoid purified by Ammonium Sulfate fractionation. J. Immunol. **63**, 219 (1949).

LEVY, F.M.: Évolution de l'immunité chez le nouveau-né et le nourrisson. Rev. Immunol. (Paris) **24**, 31 (1960).

LIESSENS, P.: Sur les complications nerveuses périphériques des vaccinations. Acta neurol. belg. **49**, 741 (1949).

LINGGOOD, F. V., and E. L. FENTON: The production of diphtheria toxin by submerged culture in shaking flasks. Brit. J. exp. Path. **28**, 354 (1947).

—, and A. J. WOIWOD: The application of paper partition chromatography to the production of diphtheria toxin. Brit. J. exp. Path. **29**, 283 (1948).

—, A. C. MATTHEWS, S. PINFIELD, C. G. POPE and T. R. SHARLAND: Submerged culture production of diphtheria toxin. Nature **174**, 557 (1954).

— — — — Production of diphtheria toxin in submerged culture. Nature **176**, 1128 (1955).

LOEFFLER, F.: Untersuchungen über die Bedeutung der Mikroorganismen für die Entstehung der Diphtherie bei Menschen, bei der Taube und beim Kalbe. Mitt. Gesundh.-Amt (Berl.) **2**, 421 (1884).

LOISEAU, G., et M. PHILIPPE: Production de la toxine diphtérique dans ses rapports avec le volume du milieu de culture. C. R. Soc. Biol. (Paris) **117**, 1056 (1934).

LYCETT, C. D. L., and J. T. A. GEORGE: An outbreak of diphtheria. Influence of immunization. Brit. med. J. **1953** I, 964.

MAI, H.: Über Impfungen im Säuglingsalter. Kongr. Bericht Nordwestdeutsch. Ges. f. Kinderheilk. 4./6. 5. 1956 in Kiel.

MALCHIN, H.: Einflüsse der aktiven Diphtherie-schutzimpfung auf das epidemiologische und klinische Bild der Diphtherie im Kreis Oberbarmin 1942—1944. Ärztl. Wschr. **3**, 152 (1948).

MANDE, R., C. THÉROND et N. DONAT: Le problème des vaccinations chez les enfants allergiques. Sem. Hôp. Paris **38**, 399.

MARTENS, E.: Aktive Diphtherieschutzimpfung bei tuberkulösen Kindern. Helvet. Paediatr. Acta **5**, 95 (1950), ref. Kongr.-Zbl. ges. inn. Med. **127**, 292.

MARTIN, L., G. LOISEAU et A. LAFFAILLE: L'immuni-sation antidiphtérique par l'anatoxine chez l'homme. Application à la prophylaxe de la diphtérie. Ann. Inst. Pasteur **42**, 1010 (1928).

— Toxine diphtérique. Ann. Inst. Pasteur **12**, 26 (1898).

MASON, J. H.: Alkali-dissolved diphtheria-toxoid-antitoxin floccules absorbed on aluminium carriers, preparation and immunity experiments in animals. J. Hyg. (Lond.) **48**, 418 (1950).

— Alkali-dissolved diphtheria-toxoid-antitoxin-floc-cules absorbed on aluminium carriers. Lancet **1951** I, 504.

—, M. ROBINSON and H. H. EISELEN: Immunization of the rural Bantu against diphtheria in the Northern Transvaal. II. Active immunization of babies possessing maternally-transmitted anti-toxin. S. Afr. med. J. **33**, 920 (1959).

MASSIÈRE, R.: Les encéphalopathies de la diphtérie. Presse méd. **41**, 732 (1933).

McREYNOLDS, W. U., W. H. HAVENER and M. A. PETROHELOS: Amer. J. Dis. Child. **86**, 601 (1953).

MICHELETTI, M.: Un caso di sindrome Guillain-Barré insorto dopo iniezione di anatossina difterica. Policlin. infant. **10**, 112 (1942).

MILLER, H. G., and J. B. STANTON: Neurological sequelae of prophylactic inoculation. Quart. J. Med. **23**, 1 (1954).

MITTELMEIER, H.: Generalisierte anaphylaktisch-toxische Gefäßwandschädigung mit Sinusthrom-bose nach aktiver Diphtherie-Schutzimpfung. Mschr. Kinderheilk. **107**, 288 (1959).

MOORE, H.: Diphtheria in the United States in 1956. Publ. Hlth Rep. **73**, 439 (1958).

MORO, E., u. W. KELLER, zit. nach W.-D. FEHRINGER: Zur Frage parallergischer Vorgänge nach der Pockenschutzimpfung. Inaug. — Diss. München 1959.

MÜLLER, H.: Über experimentelle diphtherische Poly-neuritis. Z. Kinderheilk. **74**, 454 (1954).

MUMME, C.: Zur Klinik und Pathologie der Nerven-schädigungen nach Typhus-, Paratyphus- und Cholera-Schutzimpfungen. Dtsch. Z. Nervenheilk. **164**, 236 (1950).

MURATA, R., M. KUROKAWA, T. NAKANO, M. YOKOTA and K. KUBOTA: On the antigenicity of diph-theria toxoid. Part III. The immunizing potency of diphtheria toxoid fractions isolated at lower ammoniumsulfate concentration. Jap. J. med. Sci. Biol. **5**, 239 (1952).

MURPHY, W. J., V. H. MALEY and L. DICK: Continued high incidence of diphtheria in a well-immunized community. Publ. Hlth Rep. **71**, 481 (1956).

NIGGERMEYER, H.: Der Nachweis bisher unbekannter Gifte des Corynebacterium diphtheriae, ihre Be-deutung für das klinische Bild der Erkrankung sowie die antitoxische Therapie und Impfprophy-laxe. Ann. paediatr. **185**, 1 (1955).

NORLIN, G.: Purification of diphtheria toxin and diphtheria toxoid. Acta path. microbiol. scand. **24**, 505 (1947).

O'MEARA, R. A. Q.: C. diphtheriae and the compo-sition of its toxin in relation to the severity of of diphtheria. J. Path. Bact. **51**, 317 (1940).

OTTO, R., u. H. HETSCH: Änderungen und Nach-träge zu: Die Prüfung und Wertbestimmung der Sera und Impfstoffe. Arb. Staatsinst. exp. Ther. Frankfurt, H. 43 (1943).

PAGE, M.: The present problem of diphtheria control in the United States. Amer. J. publ. Hlth **52**, 68 (1962).

PAISSEAU et DUCAS zit. b. BERNHEIM et al.

PAPPENHEIMER, A. M.: Isolation and characterization of a toxic protein from C. diphteriae filtrates. J. biol. Chem. **120**, 543 (1937).

—, and S. J. JOHNSON: Studies in diphtheria toxin production. III. A simple gelatin hydrolysate medium and some properties of a toxin produced thereon. Brit. J. exp. Path. **18**, 239 (1937).

—, and H. S. LAWRENCE: Immunization of adults with diphtheria toxoid. Amer. J. Hyg. **47**, 241 (1948).

—, G. EDSALL, H. S. LAWRENCE and H. J. BANTON: A study of reactions following administration of crude and purified diphtheria toxoid in an adult population. Amer. J. Hyg. **52**, 323 (1950).

—, J. H. MUELLER and S. COHEN: Production of potent diphtherial toxin on medium of chemically defined composition. Proc. Soc. exp. Biol. (N. Y.) **36**, 795 (1937).

PARK, W. H., and A. N. WILLIAMS: The production of diphtheria toxin. J. exp. Med. **1**, 164 (1896).

PASCHLAU, G.: Ergebnisse aktiver Diphtherieschutz-impfung im Hinblick auf die Dauer der Immunität. Z. Hyg. **129**, 42 (1949).

— Zur umstrittenen Wirksamkeit des Diphtherie-Heilserums. Dtsch. med. Wschr. **74**, 1569 (1949).

— Wie weit können tuberkulöse Kinder aktiv gegen Diphtherie schutzgeimpft werden? Dtsch. med. Wschr. **74**, 245 (1949).

— Sollen Kinder, die Diphtherie durchgemacht haben, von späterer aktiver Diphtherie-Schutz-impfung befreit werden? Dtsch. med. Wschr. **74**, 313 (1949).

PILLEMER, L.: The immunochemistry of toxins and toxoids. I. The solubility and precipitation of teta-nal toxin and toxoid in methanol-water mixtures under controlled conditions of pH, ionic strength and temperature. J. Immunol. **53**, 237 (1946).

—, and D. TOLL: The purification of diphtherial toxoid. Science **105**, 102 (1947).

PILLEMER, L., D. TOLL and S. J. BADGER: The immunochemistry of toxins and toxoids. III. The isolation and characterization of diphtheria toxoid. J. biol. Chem. 170, 571 (1947).

—, R. G. WITTLER, F. L. CLAPP and J. N. ADAM: Immunochemistry of toxins and toxoids. IV. The preparations of purified diphtheria toxoid for clinical use. J. Immunol. 58, 223 (1948).

— — and D. B. GROSSBERG: The isolation and crystallization of tetanal toxin. Science 103, 615 (1946).

— — — The immunochemistry of toxins and toxoids. II. The preparation and immunologic evaluation of purified tetanal toxoid. J. Immunol. 54, 213 (1946).

POPE, C. G.: A method for determining aluminium in certain aluminium protein compounds. Biochem. J. 25, 1949 (1931).

—, and F. V. LINGGOOD: Purification of diphtheria toxoid. Brit. J. exp. Path. 20, 297 (1939).

—, and M. L. SMITH: The routine preparation of diphtheria toxin of high value. J. Path. Bact. 35, 573 (1932).

—, and M. F. STEVENS: The purification of diphtheria toxin and the isolation of crystalline-toxin-protein. Brit. J. exp. Path. 39, 139 (1957).

— — Isolation of a crystalline protein from highly purified diphtheria toxin (preliminary communication). Lancet 1953 II, 1190.

— —, E. A. CASPARY and E. L. FENTON: Some new observations on diphtheria toxin and antitoxin. Brit. J. exp. Path. 32, 246 (1951).

PORSCHINSKI, K.: Die Messung der antigenen Wirksamkeit von Diphtherie und Tetanus. Mitt. öst. Sanit.-Verwalt. 7, 59 (1958).

PRIGGE, R.: Theorie und Methodik der Antigenmessung. Z. Hyg. Infekt.-Kr. 119, 186 (1937).

— Diphtherieschutzimpfung mit hochaktiven Impfstoffen. Ergebn. Hyg. Bakt. 22, 1 (1939).

— Die staatliche Prüfung der Diphtherieimpfstoffe und ihre experimentellen Grundlagen. Arb. Staatsinst. exp. Ther. Frankfurt 32, 1 (1935).

— Neue Problemstellung der Immunbiologie. Klin. Wschr. 18, 337—342 (1939).

— Aktive Immunisierung gegen bakterielle Infektion. Naturwiss. 29, 599 (1941).

— Wirksamkeit und Schutzkraft der Diphtherieimpfstoffe. Behringwerk. Mitt. 21, 75 (1942).

— Die Beziehung zwischen dem Antigengehalt der Diphtherieimpfstoffe und ihrer Wirksamkeit. Klin. Wschr. 27, 685 (1949).

— Die Beziehung zwischen dem Antigengehalt und der Wirksamkeit von Diphtherie und Tetanus-Impfstoffen. Arb. Impfstoffen Arb. Paul-Ehrlich-Inst. 51, 29, 108 (1954).

— Die Beziehung zwischen dem Antigengehalt der Diphtherieimpfstoffe und ihrer Wirksamkeit. Klin. Wschr. 27, 685 (1949).

PÜSCHEL, E.: Die Diphtherieschutzimpfung und ihre klinischen Ergebnisse bei Kindern einer Großstadt. Dtsch. Gesundh.-Wes. 3, 171 (1948).

Public Health Papers: No. 8. The role of immunization in communicable disease control, WHO Geneva (1961).

RAETTIG, H.: Provokation einer Infektion durch Schutzimpfung. VII. Mitt. Die polioprovozierende Gefahr der Diphtherietoxoid enthaltendenImpfstoffe. Zbl. Bakt. I. Ref. 182, 306 (1962).

RAMON, G.: La diphtérie. Sa disparition dans le monde par la vaccination au moyen de l'anatoxine diphtérique. Sem. Hôp. Paris 32, 67 (1956).

— Sur la toxine et sur l'anatoxine diphtériques, Pouvoir floculant et propriétés immunisantes. Ann. Inst. Pasteur 38, 1 (1924).

— Sur la production de l'antitoxine diphtérique. C. R. Soc. Biol. (Paris) 93, 506 (1925).

—, R. DEBRÉ et P. UHRY: La paralysie diphtérique expérimentale. Ann. Inst. Pasteur 52, 1 (1934).

RAMSHORST, J. D. VAN: De bereiding van diphtherie-entstoffen. Thesis Utrecht (1951).

— Onderzoek naar de houdbaarheid van aan aluminiumfosfaat geadsorbeerde entstoffen. Versl. Volksgezondh. okt.—dec. (1955).

RANCE, C. P., and A. L. CHUTE: Treatment of the nephrotic syndrome in children. Canad. med. Ass. J. 73, 959 (1955).

RANTASALO, J.: Atoxic diphtheria bacilli and their significance in clinical diphtheria. Ann. Med. exp. Fenn. 33, 169 (1955).

RATNER, B.: Allergy, Anaphylaxis and Immunotherapy. Basic Principles and Practice, Williams & Wilkins Comp. 1943.

RAYNAUD, M., J. ALOING et R. MANGALO: Croissance et toxinogénèse diphtérique en culture agitée, sur milieu synthétique. Ann. Inst. Pasteur 96, 276 (1959).

RELYVELD, E. H.: Etudes sur la toxine diphtérique. Thèse Paris (1958).

—, et S. BEN EFRAIM: La toxine diphtérique. Ann. Inst. Pasteur 97, 697 (1959).

—, A. TURPIN, A. LAFFAILLE, C. PARIS et M. RAYNAUD: Purification de la toxine diphtérique contrôle qualitatif des fractions par la méthode de précipitation spécifique en gel. Ann. Inst. Pasteur 87, 301 (1954).

RENDU, R.: De l'effondrement de la diphtérie sans vaccination en Allemagne Occidentale et au Japon. Lyon méd. 34, 113 (1953).

— Résultats comparés de la vaccination et de la non vaccination dans la lutte contre la diphtérie. J. Méd. Lyon 35, 147 (1954).

— À propos de la disparition de la diphtérie en Allemagne Occidentale et au Japon sans campagne de vaccinations collectives. Lyon méd. 45, 297 (1953).

— Résultats comparés de la vaccination et de la non vaccination dans la lutte contre la diphtérie. Lyon méd. 35, 147 (1954).

RÉTHY, L.: Derzeitiger Stand der aktiven Immunisierung gegen Diphtherie. Ann. Immunol. Hung. 1, 35 (1958).

ROSENBLUM, A. H.: Anaphylactic reaction to D.P.T.-vaccine caused by a silk antigen. Ann. Allergy 15, 621 (1957).

ROSENTHAL, R.: The story of diphtheria. Minn. Med. 43, 627 (1960).

ROSS, J. V. M.: Bilateral optic neuritis with partial internal ophthalmoplegia following administration of diphtheria toxoid, alum precipitated, refined. Eye, Ear, Nose & Thr. Monthly 28, 119 (1949).

Ross, V.: Preparation and immunizing properties of protamine diphtheria toxoid. Amer. J. Dis. Child. 68, 172 (1944), 77, 450 (1949).

— Preparation immun. properties of protamine diphtheria toxoid. Amer. J. Dis. Child. 68, 172 (1944).

— A method for purifying diphtheria toxoid and combining it with protamine. J. Immunol. 63, 183 (1949).

Roux, E., et A. Yersin: Contribution a l'étude de la diphtérique. Ann. Inst. Pasteur 2, 629 (1888).

Rudder, B. de: Über einige seltene neuro-allergische Enzephalosen nach parenteraler Eiweißzufuhr. Z. Kinderheilk. 64, 265 (1944).

Russo, A., et L. Romani: Difterite e vaccino-profilassi antidifterica. Observazioni epidemiologiche, clinico-statistiche, profiliattiche. Ref. Zbl. Kinderheilk. 83, 165 (1962).

Ruys, A. C.: Een vermaning uit buitenlandse cijfers. Ned. T. Geneesk. 98, 1104 (1954).

Schäfer, W., u. G. Dietz: Zur Epidemiologie der Diphtherie in der Nachkriegszeit. Med. Mschr. 3, 137 (1952).

Scheibel, I.: The role of bacterial antigens in diphtheria prophylactics. Brit. J. exp. Path. 31, 442 (1950).

—, S. Tulinius, G. Rasch, K. Bojlén and Chr. B. Petersen: Immunization of adults against diphtheria with particular reference to dosage and reactions. Acta path. microbiol. scand. 25, 319 (1948).

Schioppa, L.: Paresi transitoria del velopendolo sussequente a immunizzazione antidifterica con la anatossina? Prat. pediat. 12, 531 (1934).

Schleissner, F.: Der gegenwärtige Stand der Diphtherieschutzimpfung. Med. Klin. 31, 1528 (1935).

Schmidt, H.: Schutzimpfung gegen Diphtherie mit Berücksichtigung kombinierter Impfstoffe. Heft 23, Behringwerk-Mitt. Elwert/Marburg 1950.

Schmidt, S.: Sur l'effet immunisant de l'anatoxine diphtérique additionnée d'hydrate aluminique. C. R. Soc. Biol. 106, 765 (1931).

—, et A. Hansen: Sur la purification de la toxine et de l'anatoxine diphtériques par adsorption combinée avec de l'hydrate d'aluminium et du charbon animal. C. R. Soc. Biol. 103, 1305 (1930).

Schneegans, E., et M. Michel: Abcès froid tuberculeux après injection de vaccin diphtérie-tétanos. Strasbourg méd. 7, 338 (1956). Ref. Zbl .Kinderheilk. 59, 361 (1957).

Sellers, A. H., G. D. Caldbick, D. T. Fraser, M. H. Brown and P. J. Moloney: The use of a combined antigen-TABTD. Canad. J. publ. Hlth 41, 141 (1950).

Semple, A. B., W. H. Parry and D. E. Phillips: Diphtheria in Liverpool. Lancet 1961 I, 937.

Siegert, P.: Sehnervenerkrankungen nach Diphtherieschutzimpfung. Dtsch. med. Wschr. 74, 769 (1949).

Smith, M. L.: The precipitation of diphtheria toxoid by metallic salts and the antigenic value of the precipitates soformed. J. Path. Bact. 35, 663 (1932).

Spiller, V., F. L. Groarke, J. M. Barnes and L. B. Holt: Diphtheria prophylaxis. Long-term efficiency of separate and combined antigens administered early in life. Brit. med. J. 1959 I, 96.

Staroverova, A. S.: Epidemiologische Beobachtungen zur Wirksamkeit der Revaccination gegen Diphtherie in Abhängigkeit von den Methoden ihrer Anwendung (russisch). Ref. Zbl. Kinderheilk. 61, 290 (1957).

Stillerman, H. B.: Aseptic meningitis following immunization with diphtheria toxoid. Amer. J. Dis. Child. 76, 331 (1948).

Straus, H. W.: Active immunization against diphtheria a rapid method with a single injection. J. Amer. med. Ass. 101, 192 (1933).

Surján, M., and P. Richter: Purification of diphtheria and tetanus toxoids by trichloracetic acid; purification of diphtheria toxoid. Acta microbiol. Acad. Sci. hung. 1, 339 (1954).

Sutherland, J. M.: Encephalopathy following diphtheria-pertussis inoculation. Arch. Dis. Child. 28, 149 (1953).

Tasman, A.: Het verband tussen de aard van de gebruikte entstof, de wijze van inspuiten en de ent-reacties na immunisatie tegen kinkhoest, difterie en tetanus. Ned. T. Geneesk 103, 1049 (1959).

—, J. E. Minkenhof, A. C. Brandwijk and L. Smith: On the pathogenesis of diphtheria. IV. On the occurrence of diphtheria toxin in the saliva of diphtheria patients. Antonie v. Leeuwenhoek 21, 193 (1955).

—, and L. Smith: On the pathogenesis of diphtheria. III. On the formation of diphtheria toxin in fresh human saliva. Antonie v. Leeuwenhoek, 20, 417 (1954).

Taussig, H.: Congenital malformations of the heart. The Commonwealth Fund, New York, 1947, S. 539.

Tavernier, zit. b. Aubertin u. Boudou.

Teichmann, J.: 30 Jahre Diphtherie in Österreich unter Berücksichtigung der prophylaktischen Diphtherieschutzimpfung. Intern. J. prophylakt. Med. 2, 100 (1958).

Ter Pogosyan, R. A., and L. A. Kamalyan: Der Einfluß der Infektionskrankheiten auf die Immunität gegen Diphtherie (russisch). Ref. Zbl. Kinderheilk. 70, 132 (1959).

Theorell, H., u. G. Norlin: Hochgereinigtes Diphtherieantigen. Z. Immun.-Forsch. 91, 62 (1937).

Top, F.: Present recommendations concerning treatment and prophylaxis of diphtheria. Amer. J. publ. Hlth 37, 549 (1947).

Tuuri, A., H. L. Johnston and D. Harting: Adapting immunization programms to special groups. Publ. Hlth Rep. 72, 283 (1957).

Ujhelyi, K., and L. Ormay: A simple and practical method for the purification of diphtheria toxoid. Acta microbiol. Acad. Sci. hung. 8, 21 (1961).

Vahrman, J.: Neurological complications after combined diphtheria and pertussis immunization. Brit. med. J. 1950 II, 608.

VERLINDE et al.: Zit. b. RAETTIG.

VOLK, V. K.: Observation on the safety of multiple antigen preparations. Amer. J. Hyg. 47, 53 (1948).

VÝBORNÁ, M.: Present state of the problem of diphtheria. Čsl. Pediat. 14, 773 (1959) (tschechisch).

WADSWORTH, A., M. W. WHEELER and L. MENDER: The attenuation and toxin production of diphtheria bacilli. VI. Ultrafiltration of toxin produced in peptone-dialysate mediums. J. infect. Dis. 62, 129 (1938).

WATSON, E. H.: Immunization of children. J. Ark. med. Soc. 48, 236 (1952), ref. Excerpta med. (Amst.) Sect. IV, 6, 1143 (1953).

WEISSFEILER, J., u. G. GÁSPÁR: Diphtherie-Antitoxinbildung bei weißen Mäusen und Meerschweinchen nach Immunisierung mit verschiedenen Adjuvantien. Z. Immun.-Forsch. 121, 217 (1961).

WERNE, J., and I. GARROW: Fatal anaphylactic shock. Occurence in identical twins following second injection of diphtheria toxoid and pertussis antigen. J. Amer. med. Ass. 131, 730 (1946).

WIEDEMANN, H.-R.: Physiologie und Pathologie des Nervensystems. Mschr. Kinderheilk. 105, 108 (1957), pers. Mitteilung.

WIESENER, H.: Passiv erworbene Antikörper und ihr Einfluß auf die aktive Immunisierung. ref. Zbl. Kinderheilk. 68, 288 (1959).

WILDFÜHR, G.: Über uncharakteristische Verlaufsformen der Diphtherie (Diphtherie sine diphtherische Angina) bei aktiv schutzgeimpften Kindern. Dtsch. Gesundh.-Wes. 2, 2 (1947).

WILKINSON, S. J.: J. Pediat. 10, 180 (1937) zit. b. MILLER u. STANTON.

— Zur Frage der Zeitdauer des durch aktive Schutzimpfung mit Diphtherieformoltoxoid-Adsorbatimpfstoff verschiedener Wertigkeit erzielten Schutzes. Arch. Hyg. 133, 195 (1950).

WILKINSON, S. J.: Über die verzögerte Antikörperbildung bei gegen Diphtherietoxin sensibilisierten Menschen zur Zeit des Wintergipfels der Diphtherie. Z. ges. inn. Med. 4, 573 (1949).

WINDORFER, A.: Über Veränderungen im Erscheinungsbild der neurologischen Diphtherie-Komplikationen. Med. Klinik 42, 584 (1947).

WINKELMANN, R. K.: Diagnosis and treatment of allergic angiitis (anaphylactoid purpura). Postgrad. Med. 27, 437 (1960).

WINOKUR, B.: Severe diphtheria in an inoculated patient. Lancet 1956 II, 660.

Wld Hlth Org.: Diphtheria and pertussis vaccination report of a conference of heads of laboratories producing diphtheria and pertussis vaccines. Techn. Rep. Ser. 61 (1953).

WOHLFEIL, T.: Die Diphtherieseuchenwelle in Deutschland und ihre Bekämpfung mittels der aktiven Schutzimpfung. Veröff. Volksgesundh.-Dienst 7, 52 (1939).

— Leseranfrage. Münch. med. Wschr. 88, 108 (1941).

WOODWARD, C. R., A. W. THALMANN and J. PERROTTA: Further observations on the production of diphtheria in shake cultures by C. diphtheriae. Canad. J. publ. Hlth 42, 62 (1951).

YONEDA, M.: Jap. J. Bact. 5: 401.

— Jap. J. Bact. 6, 261.

ZAJDEL, R.: Purification et concentration de l'anatoxine diphtérique par la méthode d'ultrafiltration; méthodes de vaccinations par l'anatoxine purifiée. C. R. Soc. Biol. 116, 239 (1946).

ZHDANOW, V. M.: Immunization in communicable disease control. Wld Hlth Org. Publ. Hlth Paper 8, 8 (1961).

ZOELLER, C.: L'anatoxine-réaction ou protéino-réaction révélatrice de l'allergie diphtérique. Bull. Soc. méd. Hôp. (Paris) 48, 1032 (1924).

Die Tetanusschutzimpfung

Von R. H. REGAMEY

I. Einleitung

Ein Blick auf die Sterblichkeitstabellen gibt Aufschluß darüber, wie schwerwiegend auch heute noch die Rolle des Tetanus ist. Die klassischen Infektionskrankheiten haben während der letzten 20 Jahre an Häufigkeit stark abgenommen, während die Zahl der Todesfälle durch Starrkrampf in Ländern, in denen die Tetanusimpfung ungenügend verbreitet ist, hartnäckig stehen zu bleiben scheint. Abb. 95 veranschaulicht die Rolle des Starrkrampfes in der deutschen Bundesrepublik: die Krankheit verursacht mehr Todesfälle als Scharlach, Abdominaltyphus, Diphtherie und selbst mehr als Kinderlähmung; ihre Bös-

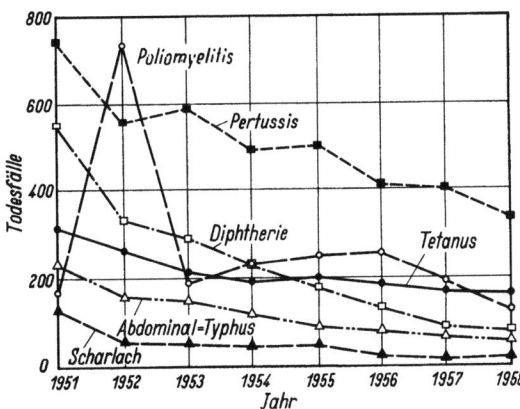

Abb. 95. Infektionskrankheiten als Todesursache in der DBR 1951—1958 (ANDERS 1961)

artigkeit wird nur durch die des Keuchhustens übertroffen!

Es handelt sich beim Starrkrampf um eine Intoxikation durch Toxine des Tetanusbazillus. Der Erreger lebt im Boden, ist Anaerobier, Sporenbildner und kommt in den Organismus durch verschmutzte Wunden. Bei günstigen Bedingungen sezerniert er dort Toxin, das auf die peripheren Nerven und motorischen Zentren des ZNS wirkt. Je nach dem Ausbreitungsmodus ist das klinische Bild durch eine lokale oder allgemeine Muskelstarre charakterisiert.

Diese in ihrer Symptomatologie so erschreckende Krankheit kann leicht verhindert werden. Die aktive Tetanus-Immunisierung

In Ländern, in denen sich die aktive Impfung ausbreitet, wie z. B. in Frankreich, Italien und in der Schweiz, sinkt der Sterblichkeitsindex regelmäßig, während in Deutschland (Abb. 96) die Zahl der Todesfälle durch Starrkrampf bei 0,4 pro 100000 Einwohner stehen zu bleiben scheint. Die in Tab. 1 und Abb. 96 eingetragenen Zahlen sind sicherlich nur Schätzungen, denn vielfach werden die Fälle den zuständigen Behörden nicht bekannt gegeben.

Starrkrampf tritt häufiger in warmen Ländern auf, insbesondere dort, wo die Gesundheitspflege vernachlässigt wird. In gemäßigtem Klima kommt die Krankheit vorwiegend in Gebieten mit kalkhaltigem Boden vor; dies deckt sich mit der experimentellen Feststellung, daß Kalziumverbindungen in einer Wunde die Entwicklung und Giftbildung von Pl. tetani begünstigen (H. Schmidt 1952a). Abgesehen von Kriegsverwundeten sind die meisten Te-Fälle bei Menschen anzutreffen, die täglich mit der Erde in Berührung kommen: Landarbeiter, Maurer, Pferdeknechte, Kinder, Landstraßenbenützer, Sporttreibende.

Wo nicht gegen Starrkrampf geimpft wird, verteilt sich die Krankheit über alle Altersstufen. In Berlin waren 40% der von Anders (1952) untersuchten Te-Fälle Kranke unter 20 Jahren. Kürzlich veröffentlichten Deparis et coll. (1960) folgende Abbildung (Abb. 97).

Diese Aufteilung nach Altersstufen, wie sie in Abb. 97 dargestellt wird, wäre völlig unerklärlich für eine Bevölkerung, die die Impfung mit Te-Toxoid nicht kennt. Die geringe Morbidität zwischen 0 und 40 Jahren ist der Te-Immunisierung zu verdanken.

Männer werden häufiger als Frauen befallen; dies geht auf die Tatsache zurück, daß Männer eher Unfällen ausgesetzt sind als Frauen.

Tabelle 1. *Tetanusmortalität in einigen Ländern*

Pro 100000 Einwohner	Land	Für die Jahre	Autoren
0,44	DBR: insgesamt ohne Berlin	1951—1958	Anders (1961)
0,2	Bremen	1949—1950	Huebner u.
1,6	Bayern	1949—1950	Freudenberg (1954)
1,3	Oesterreich	1950—1954	Kunz (1957)
1,2	Italien	1951—1958	Sansotta (1960)
1,6	Süd-Afrika	1946—1948	S. Afr. med. J. 30, 1101 (1956)
0,3	USA: insgesamt	1947—1955	Axnick u.
1,5	Florida	1947—1955	Alexander (1957)
0,5	Schweiz	1951—1960	Eidg. Gesundheitsamt (1961)

bietet dem Geimpften einen vollständigen, langdauernden Schutz, der leicht aufrechtzuerhalten ist. Immunitätsversager sind Ausnahmefälle.

1. Epidemiologie

a) Morbidität und Mortalität. Obwohl der Te-Bazillus nicht ubiquitär ist, stellt Starrkrampf eine weltverbreitete Krankheit dar. Da die Infektion in den meisten Ländern nicht meldepflichtig ist, kann nur die Mortalität einen gewissen Aufschluß über die Häufigkeit ihres Auftretens geben.

Wie aus Tab. 1 hervorgeht, wechselt die Mortalität nicht nur von einem Land zum anderen, sondern auch innerhalb eines Landes von Gegend zu Gegend erheblich. In den USA ist der Prozentsatz der Te-Fälle in den Südstaaten höher als anderswo. In Deutschland kommt die Krankheit z. B. in Bremen selten, in Bayern aber häufig vor; die Mortalität nahm im Jahre 1944, im Augenblick des Zusammenbruchs der sanitären Kontrolle, bedeutend zu (Lorenz 1957).

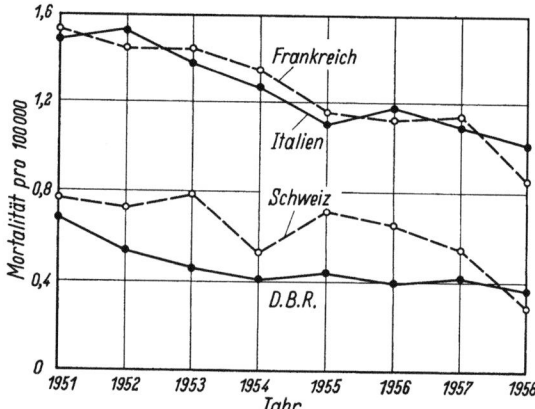

Abb. 96. Tetanusmortalität 1951—1958 in der deutschen Bundesrepublik (DBR), in Frankreich, Italien und in der Schweiz (Anders 1961, Sansotta 1960, Thalheimer 1961, Schweizerisches statistisches Amt 1961)

b) Letalität. Bei der Bearbeitung von 350 000 Te-Fällen in West-Europa, Asien, Afrika und Amerika zählten MATVEV und SERGEEVA (1959) 115 000 Todesfälle, d. h. eine Letalität von 33%. Dieser Prozentsatz ist Schwankungen unterworfen, die durch zahlreiche Faktoren bedingt sind. Nach JOHNSTONE (1958) et al. führt der postoperative Tetanus in fast 100% der Fälle zum Tode. Der neonatale Starrkrampf, der zwischen der 2. und 3. Lebenswoche auftritt, rafft etwa 90% der erkrankten Säuglinge dahin (CHARLAS et coll. 1958, TOMPKINS 1958 et al.). Für Kinder unter 10 Jahren, wenigstens in gewissen Ländern, scheint

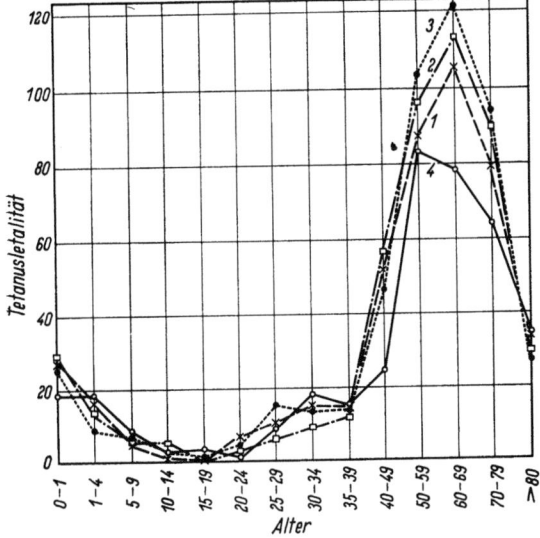

Abb. 97. Einfluß des Alters auf die Tetanusletalität in Frankreich (DEPARIS et coll. 1960)

1 – – – × 1955;
2 ——— □ 1956;
3 · · · · · • 1957;
4 ——— ○ 1958

die Prognose noch schlechter zu sein (JOHNSTONE 1958). Die meisten Autoren geben Letalitätswerte zwischen 35 und 60% an. THALHEIMER (1961) betont, daß in Frankreich Starrkrampf die einzige meldepflichtige Krankheit ist, bei der die Zahl der Todesfälle die der gemeldeten Krankheitsfälle übersteigt! Man muß hervorheben, daß es dem Kliniker trotz aller Bemühungen und Entdeckungen der modernen Therapie nicht gelungen ist, die Verluste an Tetanus wesentlich zu verringern. Günstige Statistiken bleiben Ausnahmen: CHRISTENSEN und THURBER (1957) aus der Mayo-Klinik erwähnen eine Letalität von nur 27%, PINHEIRO (1957) von 23,7%, VERONESI (1956) von 17,2%, VERVOORN (1958) in Ghana von 3%, EARLE und MELLON (1958) von 5–10%. Die letzteren Autoren bemerken, daß Tetanus in Haïti eine besonders leichte Form aufweist.

2. Die nicht spezifische Prophylaxe des Starrkrampfes

a) Wundversorgung. Die außerordentlich wichtige Wundreinigung bezweckt die Ent-fernung von Fremdkörpern, die zum Transport von Pl. tetani dienen können, sowie die chirurgische Entfernung jedes gangränösen Gewebes, welches die Vermehrung eines eventuell anwesenden Pl. tetani fördern könnte.

b) Desinfektion. Bekanntlich sind Te-sporen baktericiden Mitteln gegenüber weitgehend resistent; die vegetativen Formen hingegen sind sehr empfindlich und werden von den verschiedensten Antiseptika leicht vernichtet, aber das Antiseptikum wirkt nur auf den Bazillus selbst; es beeinflußt das Toxin nicht.

Um zu wirken, muß das Antiseptikum mit dem Erreger in Berührung kommen, d. h. es muß bei lokaler Anwendung zum tetanigenen Nekroseherd gelangen, entweder indirekt auf dem Blutwege oder direkt. In der Regel zerstört das Antiseptikum lediglich die vegetativen Formen; es beeinflußt nicht die Sporen, die keimfähig bleiben und die Toxigenese in dem Augenblick auslösen können, da die Konzentration der Hemmungsstoffe nachläßt. Als Desinfektionsmittel der Wahl empfehlen FRANCKE und LUDEWIG (1962) neuerdings das Wasserstoff-Peroxyd in 10–30%iger Lösung, welches wirksamer ist als Jod, weil es tief in die Muskulatur einzudringen vermag. SCHEIBEL und LENNERT-PETERSEN (1958) haben gezeigt, daß die Antibiotika nicht die Sporen im Ruhezustand, sondern den Bazillus erst nach Beginn des Wachstums angreifen. Die Wirkung der Sulfonamide auf Pl. tetani ist sicher *in vitro*, aber weniger deutlich *in vivo* (MAYER 1938, LEGROUX 1940).

Es wurde lange angenommen, daß weder die Antibiotika noch die Sulfonamide imstande seien, den Verletzten genügend zu schützen. SCHEIBEL und ASSANDRI (1959b) berichten von drei Todesfällen als Folge von Tetanus: die Verletzten erhielten kein Serum, sondern lediglich Antibiotika (zwei erhielten Penicillin, einer Streptomycin). Eine ähnliche Beobachtung machten WINNER und HURLEY (1962). Gewisse Mißerfolge der Penicillinprophylaxe sind durch das Vorhandensein von Begleitbakterien in der Wunde zu erklären, die zur Bildung von Penicillinase führen können. Im übrigen ist die Antibiotika-Empfindlichkeit von Pl. tetani von Stamm zu Stamm sehr unterschiedlich (SCHEIBEL u. ASSANDRI 1959a). ELLIS (1964) mischt in der gleichen Spritze das Antitoxin und das Antibiotikum.

In der letzten Zeit schlagen eine Anzahl von Klinikern vor, auf das Tetanusserum, dessen Wirkung als dubiös betrachtet wird, definitiv zu verzichten und die Prophylaxe auf eine saubere Wundversorgung, eine intensive Antibiotikabehandlung und die aktive Immunisierung zu beschränken (Cox 1963, HADGRAFT et coll. 1964). Das Penicillin wird als Antibiotikum der Wahl bezeichnet und muß eine Konzentration von mindestens 0,1 Einheit pro ml Blutserum erreichen (SMITH 1964). Vielleicht werden die Antibiotika ähnliche Nachteile wie das tierische Antitoxin zeigen: Mißerfolge und Zwischenfälle (nach FURSTE 1963: 1,68% allergischer Reaktionen nach Einspritzung von 1 200 000 Einheiten Benzathinpenicillin).

Die Antibiotikabehandlung muß lange genug durchgeführt werden, mindestens solange lebensfähige Tetanusbazillen vorhanden sind, was nicht leicht zu erkennen ist (REGAMEY 1964).

c) Medikamentöse Desensibilisierung des Körpers. STERN und HUKOVIĆ (1956) haben beobachtet, daß ein von ihnen gewonnenes Polypeptid („P-Substanz") imstande war, dem krampfauslösenden Effekt des Te-Toxins und des Strychnins vorzubeugen.

3. Serumprophylaxe

Das Ziel der Serumprophylaxe besteht darin, dem bedrohten Organismus unmittelbar Antitoxin zur Verfügung zu stellen.

Das Antitoxin wirkt ausschließlich auf das Toxin und hat keinen Einfluß auf den Erreger selbst. Es ist ein Globulin, das gewöhnlich vom Tier (Pferd, Rind, Schaf) gewonnen wird. Der menschliche Organismus empfindet es als Fremdsubstanz und versucht, sich so rasch wie möglich von ihm zu befreien.

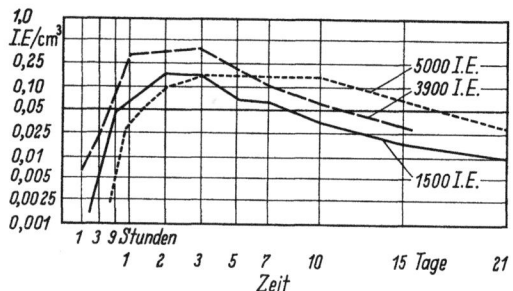

Abb. 98. Antitoxintiter im menschlichen Serum nach subcutaner Einspritzung von Te-Serum. 0,05 I. E./cc = vermutliche Schutzschwelle (REGAMEY 1952b)

a) Resorption und Ausscheidung des Te-Antitoxins. Subkutan oder intramuskulär eingespritzt wird das Serum ungefähr gleich schnell resorbiert (CHRISTENSEN 1952). Es ist unbedingt nötig, das Serum früh zu verabreichen, damit gleich zu Anfang die geringste Spur von Toxin neutralisiert wird. Experimentell wurde bewiesen, daß Meerschweinchen schon 16 Stunden nach Einverleibung von Te-sporenhaltigen Seidenfäden durch keine Menge von Antitoxin mehr zu retten waren (REGAMEY 1959a).

Die klassische prophylaktische Dosis, die 1500 I. E. beträgt, wurde empirisch festgesetzt. Sie erweist sich häufig als zu niedrig. Der minimale Antitoxingehalt im Patientenserum scheint einem ebenfalls empirisch gewonnenen

Wert von 0,05 I.E./ml zu entsprechen (s. unten). Aus Abb. 98 geht hervor:
— die Schutzschwelle ist nach der 6. bis 12. Stunde erreicht;
— die Dauer des Schutzes steht ungefähr im Verhältnis zur Menge des eingespritzten Antitoxins: für einen Patienten, der nie zuvor Serum erhalten hat, bieten 1500 I. E. etwa 10 Tage lang Schutz; 5000 I. E. sichern Schutz für ca. 20 Tage.

In Übereinstimmung mit vielen Autoren (KIND 1957, SCHLEGEL 1956, ECKMANN 1960) wird man eine Erhöhung der gebräuchlichen prophylaktischen Dosis von 1500 auf 3000 oder sogar 5000 I. E. fordern.

Die von SCHLEGEL (1956) veröffentlichten Resorptionskurven sprechen dafür, den Gebrauch von nativen Tetanusseren aufzugeben und ausschließlich gereinigte, im besonderen durch Proteolyse gewonnene Seren anzuwenden, die sich im Körper schneller verteilen und länger wirksam bleiben.

Ist es ratsam, das Serum lokal in die gesunden oder sogar in die verletzten Gewebe einzuspritzen? H. SCHMIDT (1952a, S. 88) empfiehlt dieses Vorgehen nicht; er betont, daß das Antitoxin den Umweg über den Blutkreislauf zu machen hat, bevor es in die unmittelbare Nähe des tetanigenen Herdes gelangt. Dagegen erwähnt TEICHMANN (1957) die günstige Wirkung der Injektion *in situ*. CHIARI (1958) hat experimentell bewiesen, daß große Mengen von Antitoxin z. B. nach offenem Knochenbruch in das Knochenmark eingespritzt werden dürfen. Die Diskussion bleibt offen.

b) Wiederholung der Serumverabreichung. Die erneute Einspritzung eines Serums, das aus einer anderen Tierart stammt, weist nicht mehr die gleiche Wirksamkeit auf wie die erste Einspritzung (SCHMIDT 1934, RAMON u. FALCHETTI 1935, FALCHETTI 1937). Abb. 99 veranschaulicht, daß die Schutzdauer bei jeder weiteren Injektion abnimmt (REGAMEY 1944a). Diese experimentellen Beobachtungen treffen ebenfalls für den Menschen zu (Abb. 100).

Nicht nur die Dauer, sondern auch der Antitoxingehalt im Serum wird durch die Reinjektion beeinflußt (s. die von SCHLEGEL übernommene Abb. 100).

Bei Anwendung von proteolysiertem Serum sind diese Veränderungen weniger ausgeprägt (SCHLEGEL 1956). REGAMEY (1944a, 1953, 1954) hat experimentell gezeigt, daß die Beschleunigung der Antitoxinausscheidung nicht nur nach Reinjektion eines Serums der gleichen Tierart auftritt, sondern selbst dann, wenn die

Gattung des Spenders bei jeder neuen Einspritzung wechselt (Abb. 101).

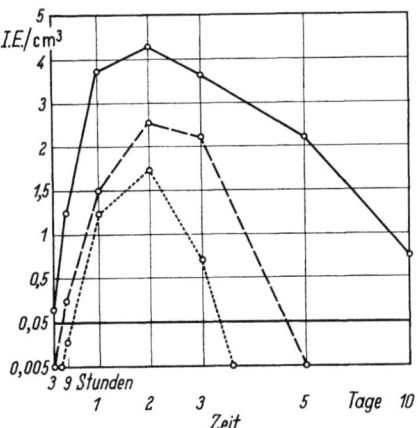

Abb. 99. Antitoxintiter nach 3maliger Injektion von
antitetanischem Pferdeserum ($^1/_2$ I. E. je Gramm
Kaninchen) im Abstand von je 15 Tagen

—— 1. Einspritzung, – – – 2. Einspritzung,
· · · · · 3. Einspritzung

(nach REGAMEY, Schweiz. Z. Path. 7, 502 (1944a)

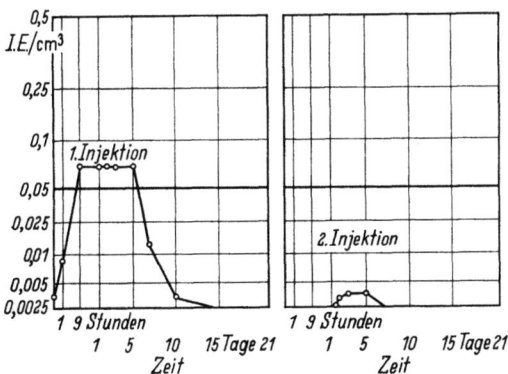

Abb. 100. Antitoxintiter je Kubikzentimeter Serum
nach 2maliger subcutaner Injektion von je 1500 I. E.
Vollserum. Intervall zwischen den beiden Injektionen:
21 Tage (SCHLEGEL 1956)

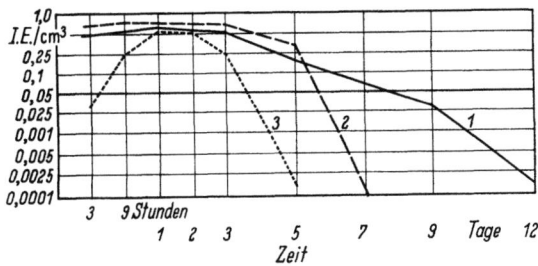

Abb. 101. Die Anwendung von Seren aus verschiedenen
Tierarten verhindert nicht den Verlust an Wirksamkeit bei der Reinjektion von Te-Serum. Te-Serum von:
1. Meerschweinchen, 2. Mensch, 3. Pferd (Mittelwerte
für 3 Kaninchen), Injektionen von 0,1 I. E. pro
Gramm Kaninchen. Intervall zwischen den Injektionen: 3 Wochen (REGAMEY 1944a)

Diese Beobachtungen sollten berücksichtigt werden, wenn man einen Patienten längere Zeit unter
Antitoxinschutz stellen will. Die Serumeinspritzung
darf nur innerhalb der ersten Woche wiederholt
werden, will man das Eintreten einer anaphylaktischen
Reaktion vermeiden; weitere Antitoxingaben sind
nicht am Platze (DECKER u. PETTAVEL 1961). Immerhin empfehlen manche Autoren 3 bis 4 Seruminjektionen mit einem Intervall von 3 bis 4 Tagen (GREEN-
BERG 1963). Muß unbedingt Antitoxin bei Patienten
gespritzt werden, die früher schon Serum erhalten
haben, dann muß die Dosis bedeutend erhöht werden
und mindestens 5000—10000 I. E. vorzugsweise
proteolysiertes Serum enthalten.

Über die Eigentümlichkeiten des Tetanusanti-
toxins (Gammaglobulins) vom Menschen, s. S. 430.

c) Versagen der Serumprophylaxe. Ohne auf
die von vielen Autoren anerkannten Erfolge der Serumprophylaxe zurückzukommen
(GRUMBACH 1958), noch auf die hohe Zahl der
Te-Fälle einzugehen, die trotz frühzeitiger
Serumeinspritzung aufgetreten sind (1927 sam-
melte MOSBACHER 2031 Serumversager; 1962
stellte BIANCHI 5057 solcher Fälle fest: siehe
ferner LO SARDO et coll. 1964, PATEL et coll.
1963a), möchten wir dennoch eine Beobachtung von GODFREY et coll. (1960) unterstreichen. Ein Patient, der schon früher mit
Pferdeserum (Di-, Te-, Meningokokkenserum
usw.) behandelt wurde, zerstört viel schneller
das Pferdeantitoxin, das ihm im Falle einer
späteren Serumprophylaxe oder einer Serumtherapie eingespritzt wird. REGAMEY (1964) hat
bereits mehrere ähnliche Fälle veröffentlicht.

Andere bisher bekannte Ursachen eines *Versagens
der Serumprophylaxe* werden hier nur angedeutet:
Gebrauch eines nichtspezifischen Serums oder eines
Serums von schlechter Qualität, welches das Toxin
zu langsam neutralisiert (s. über die Verschiedenartigkeit der Te-Antikörper: RAYNAUD et coll. 1959);
verspätete Serumeinspritzung, wenn sich bereits
Toxin in den Nervenzellen verankert hat; Fortsetzung
der Toxinbildung nach dem Verschwinden des Antitoxins. Das Antitoxin neutralisiert nur das an die Zellen noch nicht fixierte Toxin (WEBSTER u. LAURENCE
1963). SCHEIBEL und LENNERT-PETERSEN (1958)
schützten mit Tetanussporen infizierte Mäuse gleichzeitig mit Antitoxin; 24 Tage später, d. h. nachdem
der passive Schutz bereits abgeklungen war, konnten
die Autoren noch überlebende toxigene Erreger nachweisen; damit ist eine experimentelle Erklärung für
den postserischen Spättetanus gegeben; ähnliche
Feststellungen machte REGAMEY (1964) an Meerschweinchen. Hinzu kommt, daß der Erkrankung
keine Immunität folgt (s. S. 11 u. 435) und daß nach
H. SCHMIDT (1952a) passiv zugeführte Antikörper
die eigene Antikörperbildung hemmen.

d) Komplikationen der Serumprophylaxe.
Sicherlich hat die Reinigung der Seren das

Vorkommen von Serumreaktionen vermindert (s. LYALL u. MURDICK 1938). Aber sowohl die frühen Komplikationen (anaphalyktischer Schock) als auch die späten (Serumkrankheit) beschäftigen den Kliniker weiterhin. In letzter Zeit wurden u. a. folgende Schädigungen beschrieben: Gehirnerweichung (POSER 1957), akute Neuritis (THOMAS et coll. 1957), tödliche Schocks (KLINGENBERG u. MARESCH 1958), thrombopenische Purpura (WEINREICH u. HEINRICH 1959) usw.

Folgende Punkte sind zu betonen:

α) Ein Schock kann im Anschluß an eine vermutliche Ersteinspritzung eintreten (falsche Angaben des Patienten; s. auch ZANNIOL 1937). Dabei sollte man nicht vergessen, daß frühere Injektionen von Pferdeserum eine Überempfindlichkeit nicht nur für Pferde- sondern auch für Rinderserum induzieren kann (s. S. 429); REISMANN et coll. (1961) haben hierfür kürzlich ein gutes Beispiel beim Menschen beobachtet.

β) Die Krankengeschichte muß gründlich geprüft werden. Es darf keine Seruminjektion gemacht werden: bei erwiesenen Allergikern, bei Patienten aus Familien, in denen ausgesprochene Allergiefälle (Asthma, Ekzema usw.) vorkommen, besonders wenn diese Patienten einen positiven oder verdächtigen Hauttest aufweisen. Bei solchen Patienten ist ein Desensibilisierungsversuch zu vermeiden und die Gefahr eines Tetanus in Kauf zu nehmen (H. SCHMIDT 1952a, S. 91). Ein tödlicher Schock kann schon nach einem intrakutanen Test mit einer Serummenge von 0,01 ml oder weniger vorkommen (BUFF 1960).

γ) Die Hautteste sind nicht immer zuverlässig. Aus der Statistik von LYALL und MURDICK (1938) geht hervor, daß 74% der Personen mit negativem Hauttest trotzdem eine allgemeine oder lokale Reaktion zeigten, während bei 65% der positiven Patienten keinerlei Komplikationen auftraten. (S. auch DAMMANN 1961, DRUCKER 1961, WEBB-JONES u. SANDOR 1964).

δ) Die *larga manu* angewendeten Antihistaminica (GALLE 1957) dürfen nicht als Allheilmittel angesehen werden. REGAMEY (1947a) und andere Autoren haben bewiesen, daß die anaphylaktischen Reaktionen nicht nur durch Histamin, sondern auch durch zahlreiche andere Faktoren bedingt sind, die nicht von einem Antihistaminicum beeinflußt werden können.

e) Das Tetanusgammaglobulin vom Menschen (Te GG hum). Es wurde schon vor zwanzig Jahren (s. REGAMEY 1964) versucht, die meisten Unannehmlichkeiten der Serumbehandlung durch Anwendung von menschlichem Antitoxin zu vermeiden. Das Serum von aktiv immunisierten Personen, die eine oder mehrere Auffrischungseinspritzungen erhalten haben, enthält öfters beträchtliche Mengen von freiem Antitoxin: 5—20—100 und

mehr I. E. pro ml. Immerhin scheint uns die Anwendung eines solchen Serums gefährlich, da sie mit dem Risiko einer Serumhepatitis verbunden ist; das aus ihm extrahierte Gammaglobulin kann dagegen als virusfrei betrachtet werden.

In der jüngsten Zeit wurde das Te GG hum eingehend geprüft (SURI u. RUBBO 1961, SMOLENS et coll. 1961, RUBBO u. SURI 1962, KRAUT 1962, RUBINSTEIN 1962, McCOMB u. DWYER 1963, ELLIS 1963, McCOMB 1964, REGAMEY 1964, SKUDDER u. McCARROLL 1964). Folgende Vorteile werden hervorgehoben:

— Das Te GG hum löst keine Reaktionen allergischer Natur aus;

— das homologe Antitoxin wird sehr langsam ausgeschieden; noch nach 4—5 Wochen zirkulieren im Körper 50% der einverleibten Antikörper. Unter diesen Umständen kann die Dosis wesentlich herabgesetzt werden: 500 I. E. für Erwachsene, 250 I.E. für Kinder.

Diese Übersicht über die gebräuchlichen Mittel der Starrkrampfvorbeugung hatte zum Ziel, auf die Lücken des chirurgischen Eingriffs, auf die begrenzten Möglichkeiten der Antiseptika (Sulfonamide und Antibiotika), sowie auf die Problematik der Serumprophylaxe hinzuweisen. Daraus geht hervor, daß andere Kampfmittel gegen den Starrkrampf zu suchen sind, Mittel, die wir in der aktiven Immunisierung durch das Tetanustoxoid finden werden.

II. Das Tetanustoxin

1. Der Tetanusbazillus

Der Starrkrampferreger, 1884 von NICOLAIER entdeckt, ist ein feines, verhältnismäßig langes Stäbchen, grampositiv in den jungen, gramlabil oder gramnegativ in den älteren Kulturen.

Es handelt sich um einen Anaerobier, dessen aerobe Varianten atoxigen sind (D'ANTONA 1951a). Geißeln geben ihm seine Beweglichkeit. Dieses Plectridium bildet Sporen, die sich gegen äußere Einwirkungen außerordentlich widerstandsfähig erweisen. Die Sporen entstehen an einem Ende des Bazillus und verleihen ihm ein charakteristisches Aussehen („Stecknadel", „Trommelschlegel"). Sein Wachstum und vor allem die Fähigkeit, Tetanusspasmin herzustellen, hängen vom Milieu ab. Der Keim verlangt anaerobe Bedingungen, ein niedriges Redoxpotential, geeignete Eisen-, Kupfer- und Kobaltkonzentrationen.

Pl. tetani lebt normalerweise im Boden; seine Verteilung auf der Erdoberfläche ist jedoch unregelmäßig. Obschon ausgesprochener Saprophyt, vermehrt es sich auch als Epiphyt oder Kommensal beim Menschen, sowie bei vielen höheren Tierarten. Man findet es oft im ersten Magen der Wiederkäuer, die mit der Zeit eine Te-Immunität erlangen. Die anderen Säugetiere können ebenfalls Pl. tetani im Darm, auf den Schleimhäuten und der Haut beherbergen, aber sie erwerben, wie auch der Mensch, keine Immunität.

Die Isolierung und Identifizierung von Pl. tetani verlangt Zeit. Mehrere Tage sind zur Isolierung des Keimes nötig. Dennoch bleibt der Nachweis von Pl. tetani fraglich, denn die Ausschneidungsprobe kann frei von Te-Erregern sein, während die Gewebe der unmittelbaren Umgebung infiziert sind. Der Arzt muß darum bei einer tetanusverdächtigen Wunde seine Maßnahmen treffen, ohne auf die Hilfe des Laboratoriums zu warten.

Pl. tetani besitzt wie alle Bakterien zahlreiche Antigene: Geißelantigene aus den Bewegungsorganellen, somatische Antigene, die der protoplasmatischen Zusammensetzung des Bakterienkörpers entsprechen. Außerdem ist es reich mit Enzymen ausgerüstet; und doch ist das gesamte physiopathologische Bild des Starrkrampfes einem einzigen Protein, und zwar einem Neurotoxin, zuzuschreiben, das vom Erreger ausgeschieden wird: das Tetanospasmin (= Tetanustoxin). Ein weiteres proteinartiges Toxin, das Tetanolysin, das fähig ist, die Erythrocyten gewisser Tiere aufzulösen, tritt gleichzeitig mit dem Tetanospasmin auf, aber beeinflußt praktisch die Pathogenese der Krankheit nicht. Infolgedessen sind Tetanospasmin und Te-Toxin als gleichbedeutend zu betrachten.

2. Wesen des Te-Toxins

Das Te-Toxin entsteht in den äußeren Schichten des Bazillus (MILLER et coll. 1959); es geht in die Umgebung über, jedoch ohne daß seine Konzentration mit der Intensität des Bakterienwachstums in Beziehung steht. Das Milieu muß die für die Toxigenese notwendigen Elemente enthalten: peptidische Verbindungen, Aminosäuren, Vitamine und Spurenelemente. Die Lebensbedürfnisse von Pl. tetani sind so komplex, daß noch heute bei der Toxinproduktion auf synthetische Nährböden verzichtet werden muß, selbst wenn diese vermutlich den Vorteil böten, dem Impfstoff jede Fremdsubstanz fernzuhalten. Manche Stämme von Pl. tetani sind toxigen, andere nicht. Sogar die L-Formen können Gift bilden (SCHEIBEL u. ASSANDRI 1959a).

Seit seiner Entdeckung durch FABER, im Jahre 1890, war das Te-Toxin Gegenstand zahlreicher Reinigungsversuche nach den verschiedensten Verfahren: Adsorption, Aussalzung, Ultrafiltration, Chromatographie, Ausfällung durch Säuren, Kadmium usw. Mit Hilfe von Methanol bei niedriger Temperatur gelang es PILLEMER und seinen Mitarbeitern (1946—1950) ein Toxin zu kristallisieren, das folgende Eigenschaften aufwies: PM 67286, Sedimentierungskonstante 4,5 S. E. (Svedberg-Einheiten), isoelektrischer Punkt 5,1. Dieses Produkt enthielt 13 Aminosäuren, titrierte 3600 Lf (Flockungseinheiten) und $6,6 \times 10^7$ DMM für Mäuse (s. S. 432) pro mg N. Die Kf_{50} (Flockungsgeschwindigkeit) betrug 10 Minuten. LARGIER (1956a, b) erhielt ein kristallisiertes Präparat mit leicht abweichenden Eigenschaften; das Präparat war vermutlich nicht rein. Kürzlich extrahierten RAYNAUD et coll. (1960) aus den Bakterien selbst ein angeblich reines Toxin, das 3300 Lf und 6—10 mal 10^7 DMM pro mg N titrierte; die Sedimentierungskonstante betrug 7 S. E.; die Autoren konnten das Präparat depolymerisieren und erhielten nach einer weiteren Depolymerisierung ein Toxin mit einer Konstanten von 2,3 S. E. Die Beobachtungen von LARGIER, RAYNAUD et coll. erwecken Zweifel an der Einheitlichkeit der bis jetzt kristallisierten Präparate von Te-Toxin. Gibt es überhaupt ein einheitliches, spezifisches Te-Toxin?

Die Frage nach der Einheitlichkeit des Te-Giftes ist von entscheidender Bedeutung für die Praxis, denn zur Herstellung von Te-Impfstoffen und -Seren werden nur wenige Stämme herangezogen, und diese Stämme müssen uns gestatten, Präparate zu erzeugen, die das Gift eines jeden Te-Bazillus vollständig neutralisieren. Tierversuche lassen vermuten, daß der Letalfaktor mehrfach sein könnte (SMITH 1942/43, FRIEDEMANN u. HOLLANDER 1943a, b). Neuerdings vertreten TURPIN und RAYNAUD (1959) die Meinung, daß das Te-Toxin in mehreren Aggregatzuständen vorkommt, daß es verschiedene Orte („emplacements" „sites antigéniques") antigenen Charakters besitzt, von denen aber nur ein einziger imstande ist, die Bildung neutralisierender Antikörper anzuregen.

Obwohl das eventuelle Vorkommen mehrerer toxischer Antigene wissenschaftlich nicht ausgeschlossen ist, stimmen alle Autoren darin überein, daß die handelsüblichen Te-Seren in der Lage sind — unabhängig von ihrem Ursprung und dem zu ihrer Herstellung verwendeten Bakterienstamm —, jegliches Te-Gift zu neutralisieren.

Ist das Te-Toxin, so wie wir es handhaben, wirklich das spezifische Agens des Starrkrampfes? SEKI et coll. (1957/58) vermuten, daß Pl. tetani in seinem Protoplasma ein Prototoxin bildet, das sich beim

Zerfall des Erregers in Toxin verwandelt. Für COURMONT und DOYON (1893), sowie später für PILLEMER und WARTMAN (1947) entsteht die eigentliche Noxe erst im Augenblick, wenn ein vom Bazillus abgesonderter Vorläufer des Giftes in die Gewebe des Wirtes eingedrungen ist.

3. Auswertung des Te-Toxins

Das Te-Toxin, Ausgangsmaterial des Toxoides zur aktiven Immunisierung, ist nichts anderes als ein steriles Filtrat aus Kulturen von Pl. tetani. Das Präparat ist bei weitem nicht rein; außer den nicht spezifischen Ballaststoffen (Bouillon, Stoffwechselprodukte) enthält es einen gewissen Toxoidanteil. Das aus dem Toxin spontan entstandene Toxoid spielt eine große Rolle in der Auswertung des Toxins.

Die Titrationen werden *in vitro* oder *in vivo* durchgeführt. Man bezeichnet sie als *direkt*, wenn das Toxin ohne Hilfsmittel durch ein bekanntes Te-Antitoxin ausgewertet oder wenn es nur mit einem Lösungsmittel beim Tier gespritzt wird. Man bezeichnet sie als *indirekt*, wenn das Toxin mit einem Toxoid oder mit Antitoxin gemischt ist, bevor es im Reagensglas weiter untersucht oder dem Tier einverleibt wird. Die Ergebnisse der zahlreichen Titrationsverfahren decken sich nicht; und selbst bei Anwendung der gleichen Methode in verschiedenen Laboratorien sind sie unterschiedlich.

Die *tödliche Mindestdosis, dosis mortalis minima (DMM)* oder *letale Mindestdosis, dosis letalis minima (DLM)* ist die Toxindosis, die das Tier nach 96 Stunden tötet. Die DMM für Mäuse zu 16 g ist nicht die gleiche wie die für Meerschweinchen zu 350 g. Der Begriff DMM (oder DLM) ist etwas ungenau, denn die Empfindlichkeit schwankt nicht nur von einer Tierart zur anderen, sondern auch innerhalb derselben Species.

Bei Anwendung von Tieren, deren Gewicht nicht der Norm (16 g, 350 g) entspricht, wird die Quantität des eingespritzten Toxins dem Körpergewicht angepaßt.

Die *DMM (50)* ist ein genauerer Begriff als die einfache DMM, denn sie berücksichtigt die Empfindlichkeitsunterschiede (Varianten) innerhalb eines Tierkollektivs. Sie wird durch die Toxinmenge bestimmt, welche 50% der Tiere tötet. Folglich ist die DMM (50) die Giftdosis, die 50% der Tiere am Ende des 4. Tages tötet.

Die *DMM (100)*, weniger gebräuchlich, entspricht der Giftmenge, die nötig ist, um 100% der Versuchstiere zu töten. Sie ist ein mehrfaches der DMM (50).

Die internationale Einheit von Te-Antitoxin (I. E.) ist die Grundlage jeder Auswertung, sei es *in vivo*, sei es *in vitro*. Sie wurde 1950 von der Weltgesundheitsorganisation vorgeschlagen und wird definiert als die Aktivität, die 0,0003094 des internationalen Standardpräparates entspricht, und die das Te-Toxin in spezifischer Weise zu neutralisieren vermag (Pharmacopoea Internationalis, 1. Ausgabe 1951, Band I, S. 355). Daraus entstehen folgende Gleichungen:

$$1 \text{ I. E. } (1950) = 2 \text{ I. E.}$$
(internationale Einheiten, 1928) oder 2 A. E.
(Antitoxineinheiten, 1928)
$$= 1 \text{ I. U.}$$
(immunizing unit, amerikanische Einheit oder Rosenau-Einheit)
$$= 1/82{,}5 \text{ B. E.}$$
(ehemalige Behring-Einheit).

1 I. E. (1950) schützt grosso modo 1000 Meerschweinchen zu 350 g vor dem Tode am vierten Tag.

Die Flockungseinheit (Lf) ist die Toxinmenge, die von 1 I. E. Standardserum zur Flockung gebracht wird. Da das Toxin immer von einer gewissen Menge spontanen Toxoids begleitet ist, entspricht der Flockungswert der Summe der Antigene aus Toxin und Toxoid, was RAMON als „pouvoir antigène intrinsèque de la toxine" (intrinsisches Antigenvermögen des Toxins) bezeichnet.

Die Flockungsgeschwindigkeit (Kf) ist in der Regel umso höher, je reiner das Toxin ist, und je mehr Flockungseinheiten es enthält; nach SCHMIDT (1927) könnte sie für die Geschwindigkeit der Neutralisierung *in vivo* von Bedeutung sein. Wenn das Toxin nicht flockt, weil es entweder zu träge oder zu wenig konzentriert ist, bleibt die Auswertung trotzdem möglich durch Zuzug eines „helping" (AMBERG 1946), in andern Worten, durch Beimischung eines gut flockenden Toxins oder Toxoids von bekanntem Wert.

Die L+-Dosis oder „limes mortis" ist in der Serumauswertung gebräuchlich. Sie bezeichnet die Toxinmenge, die mit 1 I. E. Antitoxin gemischt, ein Tier in 96 Stunden tötet. Bei Meerschweinchen entspricht sie theoretisch einer Toxinmenge, die fähig ist, 1001 Tiere von 350 g am Ende des 4. Tages zu töten. In Auswertungen, bei denen schwache Antitoxintiter in Frage kommen, werden niedrigere Stufen als die des L+ gewählt: L+/10, L+/100 oder sogar L+/1000; im letzteren Falle erhält das Tier folgendes Gemisch von Serum: 0,001 I. E. und Toxin: $0{,}001 \text{ Lf} + 1 \text{ DMM}_4$.

Die Dosis L_0 bezeichnet die größte Toxinmenge die, mit 1 I. E. Standardantitoxin gemischt, beim Tier keinerlei Te-Symptome auslöst. Dieser Wert wird relativ selten gebraucht.

Die Beziehungen zwischen DMM, Lf und L+ sind nicht konstant. Die französische Schule (RAMON) ist geneigt, in der Flockung eine zuverlässige Methode zu sehen, während die Mehrzahl der Autoren eher den Einwänden von PRIGGE (1939) zustimmt: die Flockung gibt Aufschluß über die „Masse" des Toxins, nicht aber über die darin enthaltene „Energie". Diese Feststellung ist bei der Auswertung des Toxoides von ausschlaggebender Bedeutung.

Da der Flockungswert die Bindungsfähigkeit des spontan entstandenen Toxoids und des Toxins angibt, ist das Verhältnis DMM/Lf, d. h. die Zahl der in einer Flockungseinheit enthaltenen DMM, von Toxin zu Toxin erheblichen Schwankungen unterworfen (REGAMEY 1947b, REGAMEY et coll. 1947; EISLER 1955).

Außerdem ist die Flockung nicht immer spezifisch: ein Te-Serum enthält oft unspezifische Antikörper, die mit dem Te-Antitoxin nichts zu tun haben, aber mit toxinfremden Antigenen flocken; dies trifft z. B. für die Geißelantigene (PRÉVOT u. POCHON 1938), für die somatischen Proteine (EISLER 1952) usw., zu. Das Verhältnis Lf/L⁺ aber beruht auf Werten, die das Bindungsvermögen des Toxins an das Antitoxin ausdrücken, und gestattet dadurch signifikante Schlüsse auf die Antigenität des Te-Toxins (SURJÁN u. GORZÓ 1955).

4. Pathogenese

Die bahnbrechenden Experimente von VAILLARD und VINCENT (1891), von MARIE und MORAX (1902) sind der Ausgangspunkt zahlreicher, heute noch nicht abgeschlossener Untersuchungen.

Eine erste Frage stellt sich: Wie findet das Toxin den Weg, um in die empfindlichen Teile des zentralen Nervensystems einzudringen? Zahlreiche, z. T. gegensätzliche Experimental-feststellungen wurden in den Monographien von D'ANTONA (1951a), PELLOJA (1951), SCHMIDT (1952a, b), PREVOT (1955), WRIGHT (1955), GRUMBACH (1958), FEDINEC und MATZKE (1958), BIANCHI (1962), ZIRONI (1963), HANSEN (1963) et al. eingehend diskutiert. Man kann mit einiger Sicherheit annehmen, daß das Toxin durch die neuromotorischen Endplatten resorbiert wird. Es nimmt seinen Weg durch das Innere des Nervs, genauer gesagt durch die interfibrillären Räume, um in die Vorderhornzellen des Rückenmarks zu gelangen. Das Perilemma des periphären Nervenstranges spielt wahrscheinlich die Rolle einer selektiv durchlässigen Membran, durch die das Toxin vom Epineurium in das Endoneurium gelangt (FEDINEC u. MATZKE 1959). Das Fortschreiten des Toxins wird durch die Muskelkontraktionen wesentlich begünstigt (BARNES u. TRUETA 1941); die Ausbreitungsgeschwindigkeit des Toxins in den Nervengeweben wird von BROMEIS (1939) auf 1 cm, von ROOFE (1947) auf 0,33 cm pro Stunde geschätzt. Es ist aber ebenso wahrscheinlich, daß die Resorption auf dem Wege der Blut- oder Lymphbahnen stattfinden kann, so wie auch anzunehmen ist, daß die Ausbreitung *per continuitatem* vorgeht.

Je nach dem Ausbreitungsmodus des Toxins unterscheidet man drei Typen von Starrkrampf (FEDINEC u. MATZKE 1958):

a) *Lokaler Tetanus.* Zunächst entsteht eine unilaterale Reaktion innerhalb einer Muskelgruppe.

Die Ausbreitung erfolgt segmentweise in alle Richtungen.

b) *Hämatogener Tetanus.* In diesem Falle sind die Nerven der Kiefer- und Gesichtsmuskulatur sowie die Gehirnnerven zuerst angegriffen. Dieser Typ wird durch die intravasculäre Injektion des Giftes ausgelöst.

c) *Generalisierter Tetanus.* Im klinischen Bild sind alle Muskeln beteiligt. Diese Form charakterisiert gewöhnlich den Endtypus des ascendierenden Starrkrampfes. Er stellt die ernste Form des lokalen Tetanus dar und folgt ausnahmsweise einem Starrkrampf haematogenen Ursprungs.

Eine zweite Frage betrifft den Angriffspunkt des Toxins. Schon lange hat man angenommen, daß das Gift eine Zunahme des Acetylcholins und eine Abnahme der Cholinesterase verursache (GUHA et coll. 1958, MILLO et coll. 1961). Neuerdings beobachteten ASAKURA et coll. (1957/58a, b, c) bei Mäusen eine Aktivierung der ATPase in den Muskeln und im Gehirn, jedoch nur, wenn die Mitochondrien vorher zerstört werden. Aus den Arbeiten von VAN HEYNINGEN (1958—1963) u. a. geht hervor, daß das Toxin auf eine Verbindung wirkt, die in den hemmenden Synapsen der grauen Substanz vorhanden ist. Die spezifische Verankerung findet an gewisse Rezeptoren statt, die sich chemisch als Gangliosid (Mucolipid der grauen Substanz, Strandin) erwiesen haben. Die Zusammensetzung eines Gangliosides entspricht folgendem Schema: Fettsäure, Sphingosin, Hexose, Hexose-Neuraminsäure (N-Acetyl), (N-Acetyl=) Hexosamin. Diese Verankerung ist rein spezifisch. Bindung an Gangliosid und Inaktivierung durch diese Substanz gehen nicht parallel. Die Affinität des Rezeptors ist für das Toxin ausgeprägter als für das Toxoid.

Nach der Meinung gewisser Autoren (KATSITADZE 1957a, b, c et al.) greift das Te-Toxin nicht nur die motorischen, sondern auch weitere Zentren des Nervensystems an; die Toxinempfindlichkeit ist unterschiedlich je nach dem Angriffspunkt des Toxins, wobei die Gehirnnerven eine ganz besondere Empfänglichkeit besitzen sollen. Im übrigen sei die Wirkung des Toxins nicht auf das Gebiet des motorischen Neurons beschränkt, sondern es kann sich auch auf die Synapsenkomplexe anderer Segmente des multineuronischen Reflexbogens ausdehnen (KRYZHANOVSKY 1957).

Eine dritte Frage berührt das Wesen der histopathologischen Veränderungen, die den Starrkrampferscheinungen zugrunde liegen könnten. Darüber sind wir noch schlecht unterrichtet.

Mehrere Autoren, kürzlich DLUHOS und CHA-LOUPKA (1957), MALEK et coll. (1957), KATSITADZE (loc. cit.) haben verschiedenste Läsionen beobachtet, wie Degeneration der ganglionären, insbesondere der Purkinje-Zellen im Kleinhirn, ödematöse Schwellung und Demyelinisierung der Nervenfasern, Abschneidung von Neuronen in den Nervenstämmen, Ödem der Arterienwände im Gehirn, Lungenödem und Fernblutungen. Ferner wurden sogar spezifische Läsionen in den Lymphknoten beschrieben: Abnahme der Lymphocyten, Wucherung der retikulären Zellen, örtliche Nekrosen, Überschuß an Plasmazellen in der Umgebung reticuloendothelialer Zellen. Nach MALEK et coll. (loc. cit.) und PILLEMER und WARTMAN 1947 handelt es sich hierbei um sekundäre, aber nicht spezifische Veränderungen, die vielleicht auf Unreinheiten bzw. auf Ballaststoffe des Toxins oder des Toxoids zurückzuführen sind.

5. Die Tetanusinfektion

Für das Entstehen einer Te-Vergiftung müssen außer der unvermeidlichen Anwesenheit von Pl. tetani eine gewisse Anzahl von Bedingungen erfüllt werden, und zwar in der Eintrittspforte ein günstiges Milieu für die Vermehrung des Keimes sowie für die Toxinbildung, ferner eine Möglichkeit für das Toxin, die Nervenbahn und schließlich das Zentralnervensystem zu erreichen.

a) Die Eintrittspforte. Mit Erde bzw. Mist verunreinigte Wunden sind die häufigsten Eintrittsstellen; sie werden in 40—50% aller nachgewiesenen Tetanusfälle gefunden (AN-DERS 1952 et al.). Pl. tetani kann aber durch die verschiedensten Verletzungen eindringen, auch durch die harmlosesten und unerwartesten: Abschürfung durch Schuhnägel (J.A.M.A. 1956), Flohbisse (FLOCH 1949, JOHNSTONE 1958), Zahnextraktion (ZYLKA 1957), Lungenabsceß (HALL 1937, HAUDUROY 1942, ZDARIL et coll. 1958), Krampfadergeschwüre (LAFONTAINE u. KOOPMANSCH 1954, RIIS 1958) usw. Starrkrampf nach medikamentösen Einspritzungen ist nicht selten, besonders beim Gebrauch gewisser Medikamente: Chinin (PLOYÉ 1948, 1949), Acetylcholin (CASILE u. RIVIEREZ 1951), Heroin (LEVINSON et coll. 1955) usw.; nach Pockenimpfung (s. S. 227).

Der postoperative Starrkrampf mit seiner schlechten Prognose hat zahlreiche Ursachen: Wiedereröffnung eines eingekapselten Herdes (SEIDL u. VOGLER 1949, KAISER 1954, SIGUIER et coll. 1958), Anwendung von ungenügend sterilisiertem Catgut (WATTS 1938, SAVOLAINEN 1950, 1951, 1952, CUBONI 1957), Talkpulver (SEIDL u. VOGLER 1949) oder Kaolin (HILL u. LEDERER 1948), schlecht sterilisierte Operationskleider und -tücher (HAYES 1940). Nach Brit. med. J.

(1959, S. 1150—1154) wurde bei 660 Untersuchungen von in der Therapie angewandtem Material 23mal Pl. tetani nachgewiesen, darunter 20mal in Watte. Manchmal wird die Wunde durch die in der Luft der Operationsräume vorhandenen Te-Sporen infiziert (MERZ 1955, LOWBURY u. LILLY 1958). Zu dieser sehr unvollständigen Aufzählung sind noch zwei Arten von Verletzungen zuzufügen, deren besondere Anfälligkeit für Te-Infektionen zu unterstreichen ist: die Verbrennungen und die Erfrierungen. Der Nabelstarrkrampf schließlich ist eine wahre Plage in Ländern, in denen ein Mangel an Hygiene herrscht.

b) Günstiges Milieu für die Vermehrung des Erregers, sowie für die Toxigenese. Seit VAILLARD und ROUGET (1892) weiß man, daß die gewaschenen Te-Sporen unfähig sind, im gesunden Gewebe einen Starrkrampf auszulösen (s. auch HIRSCH u. PAINE 1961, die nicht zu den gleichen Schlüssen kamen wie MILLER et coll. 1959). Um sich zu vermehren und Toxin *in situ* zu bilden, muß Pl. tetani vor Phagocytose sowie vor Sauerstoff geschützt werden. In den traumatischen Geweben ist die Zirkulation behindert und es entsteht eine Abnahme des Redoxpotentials; in den nekrotischen Geweben und vor allem in Blutergüssen sind die Bedingungen für das Wachstum des Erregers erfüllt. Die aeroben oder aero-anaeroben Bakterien der eventuellen Begleitflora sind fähig, den noch örtlich vorhandenen Sauerstoff zu verbrauchen und beeinflussen daher die Entwicklung von Pl. tetani günstig. Das Auftreten anaerober Keime, z. B. *Cl. sporogenes* oder *Pl. putrificum*, hemmt dagegen die Giftbildung (GUIDA u. RODRIGUEZ 1946).

Normalerweise entwickelt sich Pl. tetani an Ort und Stelle, d. h. in den Geweben selbst, in die es eingedrungen ist. Es sezerniert dort ein Toxin, das sich über den Infektionsherd hinaus verbreitet. Der Erreger wurde jedoch auch manchmal in entfernteren Organen angetroffen (MAYER 1937, PIRINGER 1938); wahrscheinlich wurde er in solchen Fällen von Makrophagen transportiert, die den Filter der Lymphknoten passierten und durch den ductus thoracicus den großen Kreislauf erreichten. Dieses verlorene Pl. tetani hat keinerlei Bedeutung in der Krankheitsentwicklung, solange es in seiner neuen Umgebung keine günstigen Bedingungen für seine Entwicklung und Giftbildung findet. Ähnlich steht es mit Pl. tetani, das bei einem gesunden Träger zufällig die Darmwand durchdringt. Im Laufe einer Bakteriämie besteht die Möglichkeit einer Fixierung sowie einer anschließenden Vermehrung und gleichzeitigen Toxigenese in momentan hypoxämischen Geweben; in ähnlicher Weise entstehen auch die anaeroben Infektionen nach Einspritzung von gefäßverengenden Medikamenten (REGAMEY 1939).

Günstige Vermehrungsbedingungen, die der Keim *in situ* findet, tragen mehr zur Verschlimmerung des Starrkrampfes bei als das toxinogene Vermögen des Erregers (LAVERGNE et coll. 1949 a, b, 1950).

6. Die Inkubationszeit

Unter diesem Begriff versteht man die Zeitspanne zwischen der Ansteckung und dem Auftreten der ersten klinischen Anzeichen. Die Dauer der Inkubation ist einmal durch die Stelle der Verletzung bedingt; aber wichtiger noch ist die in die Gewebe eindringende Toxinmenge (Tab. 2) sowie die Art ihrer Verbreitung; die intravenöse Bahn ist z. B. gefährlicher als die intramuskuläre (PELLOJA 1950).

Tabelle 2. *Beziehung zwischen der Menge kristallisierten Tetanustoxins und dem Verlauf des Starrkrampfes bei Mäusen (nach* PILLEMER *u.* WARTMAN *1947).*

Anzahl DMM₄	Quantität N in der Toxindosis (in gamma)	Beginn der Te-Erscheinungen nach	Tod nach
1	0,000013	30 Stunden	90—96 Stunden
10	0,00013	15 Stunden	30—48 Stunden
10000	0,13	4 Stunden	10—15 Stunden
100000	1,3	1 Stunde	2 Stunden
500000	6,4	35 Minuten	1 Stunde

Die Inkubationszeit beträgt beim Menschen durchschnittlich 7—12 Tage. Es werden auch kürzere Perioden von 2—3 Tagen sowie längere von mehreren Monaten beobachtet. Letztere Fälle lassen sich durch die Aktivierung eines abgekapselten Tetanusherdes erklären. Bekanntlich ist die Prognose um so ernster, je kürzer die Inkubationszeit ist.

Nicht die gesamte vom Infektionsherd ausgehende Toxinmenge erreicht das ZNS. Ein Teil verliert sich im Organismus, ein Teil gelangt auch an die Bildungsstätten der Antikörper; denn bei immunisierten Personen erzeugt die Infektion eine sprunghafte Zunahme der Antikörper im Serum (s. S. 454).

PELLOJA (1951) hat berechnet, daß die Toxinmenge, die das Meerschweinchen nach 4 Tagen tötet, 31—38 Molekülen pro Neuron entsprechen muß; dabei wird das im Laufe der Wanderung verlorene Toxin nicht berücksichtigt. Eine Beteiligung sämtlicher Neuronen ist anscheinend nicht notwendig. Das Te-Toxin zeichnet sich also durch eine außergewöhnlich starke pharmakologische Wirkung aus. Die Angaben von PELLOJA beweisen die entscheidende Bedeutung der quantitativen Faktoren bei der Vergiftung. Ist die Bildung des Toxins reichlich und seine Resorption beschleunigt, so ist die Inkubationszeit kurz; rasch ist eine DMM in der Nervensubstanz

fixiert. Ist das Toxin erst einmal in der Nervenzelle verankert, so ist kein Antitoxin mehr fähig, es zu neutralisieren und den typischen Verlauf der Krankheit zu ändern. Einerseits besitzen Toxin und Neuronrezeptoren eine gegenseitige Affinität, die bedeutend höher ist als die Avidität des Antikörpers für das Toxin; anderseits aber kann das vom Serum beförderte Antitoxin wegen der Größe seines Moleküls, und weil es ein fremdes Globulin ist, die Membran der Nervenzelle höchstwahrscheinlich nicht durchdringen. Eine lange Inkubationsperiode wäre daher durch die Zeit bedingt, die eine verhältnismäßig kleine Zahl an Toxinmolekülen braucht, um sich im Organismus zu verbreiten und — vielleicht von ihrem Neurotropismus geleitet — in das ZNS zu gelangen (s. Serumprophylaxe und Serumtherapie). Das Gift wird im ZNS nicht zerstört, sondern konzentriert sich dort während einer Zeit, die von längerer Dauer sein kann, ohne daß das Toxin dabei an Wirksamkeit verliert.

Wir erinnern noch an die Möglichkeit des verspäteten, aber blitzartig ablaufenden Starrkrampfes: in einem traumatischen Herd kann es vorkommen, daß die Erreger anfangs keine günstigen Bedingungen finden; verbessern sich später die Wachstumsmöglichkeiten, so kommt es zur Auslösung der Toxigenese.

7. Die Krankheit hinterläßt keine nachweisbare Immunität

Während auf zahlreiche Infektionskrankheiten eine mehr oder weniger sichere bzw. dauerhafte Immunität folgt, zeigt der Starrkrampf die auf den ersten Blick paradoxe Besonderheit, keinen Schutz zu verleihen.

Viele Autoren konnten nach Starrkrampf Rückfälle beobachten, die einige Wochen, Monate oder Jahre nach dem ersten Anfall eintraten. PATEL et coll. (1961) behandelten z. B. 2007 Te-Kranke in Bombay und meldeten 17 Rückfälle. Ein Assistent Behrings erkrankte dreimal am Starrkrampf und überlebte. Wir selbst beobachteten zwei Fälle von Tetanusrezidiven mit Intervallen von mehreren Jahren bei einem Arbeiter aus einer Fabrik für organische Düngemittel (Knochenmehl). TASMAN (1959a) führt einen von HÜRTNER (1925) beschriebenen Fall an: Ein ehemaliger Soldat hatte innerhalb von 6 Jahren 5 Tetanusrückfälle und erlag der letzten Erkrankung. Menschliche Träger von Pl. tetani besitzen in ihrem Serum kein Antitoxin, wenigstens nicht in nachweisbarer Menge. Eine *stille Feiung* kommt also beim Menschen nicht vor.

Könnten die geheilten Tetanuskranken bzw. die chronischen Träger nicht doch einen Schutz besitzen, den wir mit serologischen Methoden nicht erfassen können? Tatsächlich sind wir kaum imstande, Antitoxinmengen, die kleiner sind als 0,0005 I. E./cc, auszuwerten. Sollte auch nur eine „infraserische" Immunität bestehen, so müßte man sie doch indirekt durch eine Weckdosis mit Toxoid aktivieren können. Im Experiment aber reagieren von Starrkrampf geheilte sowie neue Tiere in gleicher Weise auf die Injektion von Te-Toxoid. TASMAN beobachtete ähnliches beim Menschen (Abb. 102).

In Abb. 102 werden die Mittelwerte an Antitoxin bei von Tetanus geheilten Menschen mit denen von Kontrollpersonen verglichen. Die beiden Kurven sind nahezu identisch. Bei den ehemaligen Kranken hat die erste Toxoideinspritzung nicht als Auffrischungsinjektion gewirkt. Eine durch Krankheit erworbene potentielle Immunität lag also nicht vor (s. auch COOKE u. JONES 1943). Ein Tetanuskranker überlebt, weil sein Organismus keine tödliche Toxindosis fixiert hat.

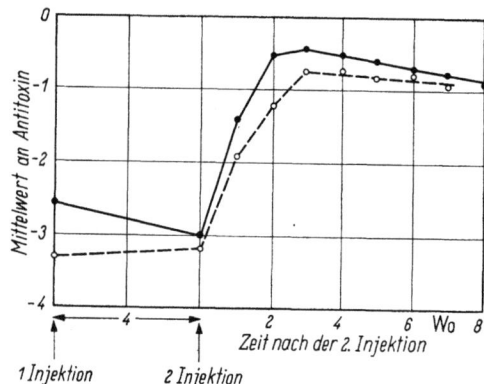

Abb. 102. Beim Tetanuskranken entsteht keine Immunität (TASMAN 1959)
●——● Kranke; ○————○ Kontrollen

III. Das Tetanustoxoid

1. Geschichtliches[1]

Den Begriff vom Toxoid verdanken wir EHRLICH. Das „Klinische Jahrbuch" 1897/1898, Bd. 6, S. 299—326 enthält die Veröffentlichung, mit der sich der Verfasser den Nobelpreis errang. Seite 313 dieses Werkes entnehmen wir folgende Zeilen:

„... Aus gewissen theoretischen Gründen, insbesondere um Substitution der Amidogruppen des Giftkomplexes zu erzielen, hatte ich Tetanusbouillon mit Schwefelkohlenstoff behandelt. Es hatte sich dabei herausgestellt, daß schließlich bei dieser Behandlung relativ rasch eine so gut wie vollkommene Entgiftung der Bouillon eintrat, derart, daß man Mäusen 0,5 bis 1,0 ccm des modifizierten Giftes ohne großen Schaden zuführen konnte. Die so behandelten Mäuse gewinnen relativ rasch, schon nach 8 Tagen, eine Grundimmunität gegen Tetanusgift.

... Unsere damaligen Experimente zeigten, daß das modifizierte Tetanusgift sowohl im Reagensglas als auch im Tierkörper befähigt ist, Antikörper zu binden. Ich hatte damals aus diesen Versuchen die

---

[1] Unsere frühere Darstellung (REGAMEY 1959b, S. 290) über die geschichtliche Entstehung des Tetanustoxoids konnte dank der freundlichen und sachkundigen Anmerkungen von Herrn Prof. R. PRIGGE vervollständigt werden (Briefe vom 17. u. 19. 12. 1959).

Anschauung gewonnen, daß sich das Toxin in eine ungiftige, aber noch mit dem spezifischen Bindungsvermögen begabte Modifikation umgewandelt habe. Seit dieser Zeit habe ich diesen Gesichtspunkt stets im Auge behalten und durch die Untersuchung der spontanen Abschwächung der Diphtheriegifte vielfach Gelegenheit gehabt, mich von der Existenz derartiger Giftmodifikationen, für die ich den Namen *Toxoide* vorschlage, zu überzeugen. Besonders beweisend hierfür ist der Umstand, daß vielfach Diphtheriegifte eine erhebliche Abschwächung der Toxicität erleiden und dabei doch ihren Neutralisationswert vollkommen beibehalten können...".

Unter Toxoid verstand also EHRLICH ein *modifiziertes Toxin*, welches die Eigenschaft behält, *sich mit dem entsprechenden Antikörper zu binden* und das fähig ist, in vivo *Antikörper hervorzurufen.*

Verschiedene Einflüsse wie Altern, Einwirkung von H_2S oder Formol usw. verwandeln das Toxin in Toxoid.

1909 beschrieb LÖWENSTEIN die Entgiftung des Tetanustoxins durch die kombinierte Einwirkung des Formaldehyds und der Strahlung einer Nernstlampe. 1919 gab SILBERSTEIN eine Detoxikationsmethode bekannt, die heute noch gebraucht wird, und die auf der gleichzeitigen Anwendung von Formalin (1,5 bis 2⁰/₀₀) und Wärme (mehrere Wochen im Thermostat) beruht. LÖWENSTEIN versuchte als erster, mit diesem durch Formol und Wärme veränderten Toxin (Formoltoxoid) Menschen gegen Starrkrampf zu immunisieren, aber ohne sichtbaren Erfolg. RAMON kommt das Verdienst zu, die praktische Anwendung der Entdeckung ausgearbeitet zu haben. Mit unerschöpflicher Energie hat er sich für die Verbreitung der aktiven Impfung gegen Tetanus eingesetzt.

Das durch Formol entgiftete Tetanustoxin wird in der deutschen Sprache öfters als Tetanusformoltoxoid bezeichnet. Im Englischen und nun auch immer mehr im Deutschen spricht man einfach von Tetanus*toxoid*. In der französischen Sprache gilt fast allein das Wort „Anatoxin[1]". Im Gebrauch sind also Formoltoxoid, Toxoid und Anatoxin synonym.

2. Herstellung des Tetanustoxins

Einzelheiten über zahlreiche Verfahren zur Herstellung des Tetanusgiftes sind z. B. bei REGAMEY (1959b) zu finden. Nachstehend werden ausschließlich Punkte erwähnt, die in

---

[1] Nach PRIGGE (loc. cit.) stammt der Ausdruck „Anatoxin" von Behring. (Siehe „Neue Folge der gesammelten Abhandlungen Emil von Behrings", erschienen bei A. Markus und E. Webers, Bonn, 1915, S. 197).

RAMON hat *Behrings* Priorität außer acht gelassen und diesem Wort überflüssigerweise eine ganz andere Bedeutung gegeben.

Zusammenhang mit der Verträglichkeit des fertigen Formoltoxoids stehen.

Die Mehrzahl der alten, z. T. im Ausland noch üblichen Nährböden bestehen aus Fleischwasser und Pepton (LEGROUX u. RAMON 1933). Sie liefern ein hochwirksames Toxin, das nach Umwandlung in Toxoid gut immunisiert. Aber sie besitzen einen hohen Gehalt an Fremdstoffen, die zur Immunisierung überflüssig sind und unerwünschte allergisierende Eigenschaften besitzen können: lösliche Proteine aus tierischer Muskulatur, Peptonreste, A-Substanz der menschlichen Erythrocyten (s. S. 453).

In grundlegenden Arbeiten versuchten MUELLER und MILLER (1940—1954) diese organischen Nährböden durch synthetische, bzw. semi-synthetische Media zu ersetzen, Biotin, Folsäure, Pyridoxamin, Nikotinsäure, Kalziumpantothenat, Urazil und Tryptophan erwiesen als unentbehrliche Wachstumsfaktoren (KAUFMANN u. HUMPHRIES 1958). Neuere Nährböden mit Kasein (SIRKS 1954, KASHINTSEVA et coll. 1957a, b), Sojamehl (GUIDA u. TROISE 1957) oder peptonfreie Fleischhyhrolysate (CONDREA et coll. 1957) als Grundsubstanz liefern gute Toxine, aber sie sind noch nicht rein genug, um jede allergisierende Wirkung auszuschalten. Die neuesten Methoden zur Toxinproduktion, wie Züchtung des Tetanusbazillus in Zellophansäcken (POLSON u. STERNE 1946, SCHAAFSMA 1957, PETTENELLA u. SELLA 1958, SURJÁN 1959) oder in sog. Fermentatoren, bzw. Tanks (THOMSON 1957), gestatten, billige und hochwertige Toxine mit 200—300 Lf/ml zu gewinnen (SCHAAFSMA et coll. 1962).

Die bisherigen Bemühungen haben jedoch ihr Ziel noch nicht erreicht, denn die modernsten Toxoide rufen noch hie und da unerwünschte Nebenerscheinungen hervor. Der Mikrobiologe erlebt auch manche Mißerfolge: Toxine, die für das Tier eine hohe Giftwirkung entfalten, können nach ihrer Umwandlung in Toxoide nur schwach immunisierende Eigenschaften aufweisen, denn es besteht kein direkter Zusammenhang zwischen Gift- und Antigenvermögen (REGAMEY u. WANTZ 1947, MÖHLMANN u. DEHMEL 1959).

3. Reinigung des Tetanustoxins

Das rohe Toxin wird zuerst gereinigt und dann formolisiert. Ultrafiltration, die unter einem schwachen negativen Druck stattfindet, ermöglicht es, aus dem rohen Toxin den größten Teil der unnützen Stoffe abzuscheiden: Salze, Aminosäuren, Peptide usw. Sie führt zu einer wesentlichen Konzentrierung des Ausgangsproduktes (z. B. von 100 l auf 2 l) und erleichtert somit die künftigen Behandlungsphasen des Antigens.

4. Die Formol-Toxoidierung

Zur Umwandlung des Giftes in Toxoid (Toxoidierung) fügt man dem Toxin Handelsformalin bei, das 38—40% G/V Formaldehyd (CHOH) und Polymeren sowie Spuren von Methanol enthält.

Die zur vollständigen Entgiftung erforderliche Formolmenge ist vom Gehalt des Toxins an stickstoffhaltigen Verbindungen, nämlich an freien Aminoresten peptidischen Ursprungs abhängig. Sie schwankt zwischen 1 und 7⁰/₀₀. In der Regel erzeugt man eine Detoxikation mit weniger als 3⁰/₀₀ Formalin pro Liter rohen Toxins (in Deutschland sind bis zu 12,5⁰/₀₀ Formol zulässig: OTTO u. HETSCH 1943), wobei das pH und die Temperatur eine wichtige Rolle spielen.

Der eigentliche Mechanismus der Toxoidierung bleibt unerklärt. Das Formaldehyd reagiert bekanntlich mit gewissen funktionellen Gruppen der Aminosäuren und Peptide, um Methylbrücken zu bilden (EATON 1938, FRENCH u. EDSALL 1945); dies führt zu einer Polymerisierung. Die schon lange bekannte „spontane" Umwandlung von Gift in Toxoid (z. B. in älteren Toxinen) läßt atoxische Dimeren erkennen (PILLEMER et coll. 1948a, 1950, LARGIER 1956a, b, TURPIN u. RAYNAUD 1959). Warum führt die Polymerisierung zum Verlust an Giftigkeit, ohne das Antigenvermögen gleichzeitig herabzusetzen? Die Toxoidierung verursacht einen weitgehenden Umbau des rohen Toxins: das Tyrosin verschwindet, und die quantitativen Verhältnisse zwischen den anderen Aminosäuren weisen Änderungen auf (SORU et coll. 1958).

Die Toxoidierung führt zu einem endgültigen Verlust des toxischen Vermögens. Es gelang noch nie, einem Tetanusimpfstoff die ursprüngliche spezifische Giftigkeit wiederzugeben. RAYNAUD et coll. (1953) fanden immerhin in hochkonzentrierten Toxoiden eine schwache Giftwirkung, die vielleicht dem Zurückbleiben von unentgifteten Minimalspuren von Toxin im Toxoid („toxicité résiduelle") zuzuschreiben ist; es kommt ihr aber keine praktische Bedeutung zu.

Tetanustoxin ist labil; Wärme, Licht, Sauerstoff und chemische Substanzen zerstören es leicht. Dagegen besitzt das fertige Toxoid eine *hohe Stabilität*. In flüssiger Form, in Behältern aus neutralem Glas und kühl aufbewahrt verändert sich der Impfstoff nicht und weist auch nach 10 Jahren das gleiche immunisierende Vermögen auf. In gewissen Ländern wird dem Impfstoff ein „Konservierungsmittel" zugesetzt: Chinosol, Phenol, Tricresol, Quecksilberphenylborat oder -acetat, Merthiolat usw. Als Vorsichtsmaßnahme, um eine Verwechslung mit dem Toxin zu vermeiden, kann man dem Toxoid einen Farbstoff, z. B. Methylenblau, beimischen.

Das flüssige, rohe Toxoid wird noch in vielen Ländern gebraucht; es ist ein gutes Antigen und verursacht verhältnismäßig selten Begleiterscheinungen. Oft bemüht man sich jedoch, den Impfstoff zu verbessern: einerseits durch Reinigung, andererseits durch Zugabe von Substanzen, die das Immunisierungsvermögen aktivieren.

5. Reinigung des Toxoids

Die Reinigung bezweckt eine weitgehende Beseitigung der im Toxoid vorhandenen unspezifischen Stoffe, die der Entwicklung der Immunität wahrscheinlich nichts nützen, die aber für manche Nebenreaktionen allergischer, vielleicht auch toxischer Natur verantwortlich sind. Viele Verfahren werden hier herangezogen, und jedes Laboratorium hat sein eigenes Rezept entwickelt (s. REGAMEY 1959 b).

Durch die Reinigungsprozesse wird gleichzeitig eine Konzentration des Toxoids erreicht, denn das Volumen der Flüssigkeit, in der die Ausfällungs- bzw. Abzentrifugierungsmassen gelöst werden, kann bedeutend kleiner sein als das Ausgangsvolumen des Rohtoxoids. Der Reinigungsgrad ist manchmal sehr hoch; 99% und sogar mehr Stickstoff werden ausgeschieden.

6. Die Adjuvantien (Aktivatoren) der Immunität

Viele organische und anorganische Stoffe sind bei Zusatz zu einem Antigen imstande, den Verlauf und die Intensität der Immunisierung zu verändern. 1925 und 1926 beschrieb RAMON den Potentialisierungseffekt solcher Stoffe, die er als „substances adjuvantes de l'immunité" bezeichnete. In der Praxis wählt man Aluminiumverbindungen: Alaun, Aluminiumhydroxyd, Aluminiumphosphat. Das Aluminiumoxyd (HENNEBERG u. DRESCHER 1956) und Kalziumphosphat (LEVADITI et coll. 1959) sind anscheinend noch nicht zur Herstellung von Tetanusimpfstoffen gebraucht worden.

Die Zugabe einer Aluminiumverbindung zum flüssigen Toxoid verursacht die rasche Bildung eines gelartigen Niederschlags, der das Antigen mitreißt. Die Adsorption ist reversibel: mit einer Lösung von Natriumphosphat oder einem anderen geeigneten Salz kann man das Toxoid wieder frei machen. Die Adsorption stellt also auch eine Reinigungsvariante dar.

Die im Handel verkauften aluminierten Impfstoffe werden als Präcipitate bzw. Adsorbate angegeben. Diese Bezeichnungen lassen sich chemisch-physikalisch nicht genau bestimmen; sie entsprechen viel mehr einem *Usus*:

Präcipitate entstehen nach Anwendung von Alaun (GLENNY et coll. 1926a): A.P.T. oder Alum Precipitated Toxoid der englischen Autoren),

Adsorbate enthalten ein Gel von Al(OH)$_3$ (HANSEN u. S. SCHMIDT 1935) oder AlPO$_4$ (HOLT 1950a).

Der Gehalt an Adsorbens oder Aktivator ist für die Potentialisierung der Antigenwirkung von Bedeutung (Abb. 103); er darf aber gewisse Grenzen nicht überschreiten. In den USA ist nur weniger als 15 mg Alaun pro Einspritzung erlaubt (Minimum Requirements N.I.H. 1952); in der Schweiz darf 1 cc Impfstoff nicht mehr als 1,2 mg Aluminium enthalten (Ph. H. Ed. V, Suppl. I, S. 195).

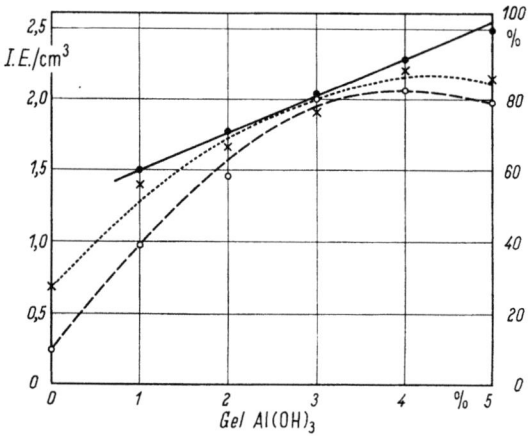

Abb. 103. Adsorption des Te-Toxoids durch Al(OH)$_3$. Verhältnis zwischen Adsorption und Immunisierungsvermögen (Meerschweinchen) (REGAMEY 1947c)
×····× Überlebende (100000 DMM$_4$); •——• Adsorption; ○---○ I. E./cc

Wie ist die Wirkung der Aktivatoren, die das Immunisierungsvermögen eines Toxoids um das 20-, 50-, 100-, 500fache steigern, zu erklären?

Nach RAMON (1925 usw.) und seiner Schule lösen die Aktivatoren, namentlich das Tapioka, lokale Entzündungsprozesse aus, die einen Zufluß von Leukocyten, eine Vermehrung der mesenchymatösen Zellen und schließlich eine Erhöhung der Antikörperproduktion verursachen. Dieser Hypothese hielten GLENNY et coll. (1926a) ihre Theorie des Depot-Impfstoffes entgegen: das am Adjuvans adsorbierte Antigen wird im Körper nur langsam eluiert; seine protrahierte Wirkung führt zu einem ununterbrochenen Reiz der antikörperbildenden Zellen und erzeugt sogar eine Art von Sekundärstimulus. Die Annahmen von RAMON und GLENNY wurden von PRIGGE (1939) angezweifelt: die Aktivierung erweist sich als bedeutend, auch wenn der Impfstoff stark verdünnt wird, d.h. wenn die Entzündungserscheinungen fehlen und wenn der Depot-Effekt sicher fehlt. Die Aktivierung ist eher auf eine Veränderung der chemisch-physikalischen Eigenschaften des zur kolloidalen Micelle gebundenen Toxoids zurückzuführen. HOLT (1950a, b,

1955, 1964) schließt aus seinen zahlreichen Versuchen an Mensch und Tier, daß das Adjuvans den Kontakt zwischen Antigen und antikörperbildender Zelle begünstigt (dieser Kontakt wird durch die Granulocyten hergestellt).

Zahlreiche Experimente zur Klärung des Aktivierungsphänomens wurden durchgeführt und gaben Anlaß zu ebenfalls zahlreichen Theorien, die in den Veröffentlichungen von D'ANTONA und PIAZZI (1956), REGAMEY (1959 b), HAAS und THOMSSEN (1961 a) dargelegt werden.

In der Praxis der Impfungen kommen die Vorteile der adsorbierten Antigene zur Geltung. Da diese Impfstoffe besser immunisieren als die flüssigen Toxoide, sollte es möglich sein, die Anzahl der zur Grundimmunisierung notwendigen Einspritzungen, die Menge des Impfstoffes sowie die Häufigkeit und die Intensität der Nebenreaktionen herabzusetzen.

7. Die Kontrolle der Tetanusimpfstoffe

Die Art und besonders die Schärfe der Kontrolle für die immunobiologischen Präparate ist nicht nur von Land zu Land, sondern auch von einem Hersteller zum andern verschieden.[1] Diese Feststellung trifft ebenfalls für die Te-Impfstoffe zu. Die gegenwärtigen Kontrollmethoden sind in mancher Hinsicht noch unbefriedigend (FISEK 1955 b, IKIĆ 1955, SCHEIBEL 1957 b, LE BOURDELLÈS u. DESBORDES 1957 a, b, PERRY 1958, REGAMEY 1958). GREENBERG (1955) z. B. untersuchte 47 Te-Impfstoffe, die aus 10 Ländern und 16 Laboratorien stammten; er fand, daß gewisse Präparate 120mal so gut immunisierten wie andere!

Die wichtigsten Kontrollprüfungen der Te-Impfstoffe betreffen ihre *Sterilität*, *Identität*, *Reinheit*, die Anwesenheit von Pyrogenen, ihre *Unschädlichkeit* sowie ihre *Wirksamkeit*.

Die *Unschädlichkeitsprüfung* hat nur einen relativen Wert, denn die Toleranz des Tieres kann wesentlich verschieden sein von der des Menschen. Sie gibt keine Auskunft über die subjektive Verträglichkeit des Impfstoffes.

Zur Kontrolle der *Wirksamkeit* gab 1951 die Weltgesundheitsorganisation (WGO) ein flüssiges Standard-Te-Toxoid heraus.

---

[1] In Deutschland, namentlich in der DBR, gelten strenge Prüfungsvorschriften (Erlaß des Reichsministeriums des Innern vom 28. 6. 1939; Veröffentlichung: Min. Bl. f. d. Inn. Verwaltung 1939, Nr. 37). Für weitere Einzelheiten s. OTTO und HETSCH 1943.

Die internationale Einheit entspricht 0,03 mg des mit Alkohol gereinigten Toxoids. Das Präparat wird in Ampullen zu 420 Lf (Flockungseinheiten) mit etwas Glykokol geliefert. Da 25 mg des Standardpräparates 420 Lf entsprechend 833 I. E. (internationale Einheiten) enthalten, ergibt sich:

$$1 \text{ I. E. (internationale Einheit)} = \frac{420}{833} \text{ Lf} = 0,5 \text{ Lf.}$$

Die I. E. hat ungefähr den gleichen Wert wie die S. E. (Schutzeinheit), welche in Deutschland von PRIGGE (1939) eingeführt wurde: die I. E. entspricht 0,03 mg, die Frankfurter S. E. 0,033 mg des internationalen Standardtoxoids (s. OMS 1957).

Die Abschätzung des Immunisierungsvermögens eines Toxoids verlangt Erfahrung. Der Tierversuch ist zuverlässiger als die Prüfung in *vitro*, aber man darf nicht vergessen, daß Mensch und Tier verschieden reagieren.

a) Serologische Methoden. Präzipitation, Komplementablenkung, Geldiffusion sind nur von theoretischem Interesse. Dagegen werden die Flockungs- und die Hämagglutinationsmethoden oft gebraucht. *Die Flockungsreaktion nach* RAMON (RAMON u. RICHOU 1950) gestattet, den Wert des Toxoids in Lf (Flockungseinheit) auszudrücken. Ihre Vor- und Nachteile sind die gleichen wie für die Auswertung des Tetanustoxins (s. o.).

Vor allem laufen Flockungstiter und Immunisierungsvermögen nicht parallel. GREENBERG (1955) fand für Toxoide verschiedener Herkunft abweichende Werte; so besitzen z. B. Toxoide mit 5 und 60 Lf/cc die gleiche immunisierende Kraft (HENDRY 1956, REGAMEY u. BERTSCHMANN, s. REGAMEY 1959 b).

Die Herabsetzung des Flockungswertes sowie der Flockungsgeschwindigkeit läßt einen Verlust an Wirksamkeit vermuten. Toxoide, die langsam oder gar nicht flocken, können mit einem „Helping" (gut flockulierendes Toxoid oder Toxin mit bekanntem Wert) zur Flockung gebracht werden; eine einfache Berechnung gestattet dann, den Wert des störrischen Toxoids festzustellen.

Eine Hämagglutinationshemmungsreaktion ist neuerdings eingeführt worden. Sie gibt anscheinend ähnliche Werte wie der Tierversuch. Sie soll empfindlich und billig sein und rasch reproduzierbare Ergebnisse liefern (FULTHORPE 1958 a, b, SCHUBERT u. CORNELL 1958, TASMAN et coll. 1960).

b) Kombinierte Methoden in vitro und in vivo. Das Prinzip dieser Methoden ist wie folgt: einer bekannten Menge von Antitoxin fügt man ein bestimmtes Quantum des zu prüfenden Toxoids bei. Nach der erforderlichen Reaktionszeit wird Toxin zugegeben. Der eventuelle Überschuß an nicht gebundenem Toxin wird nun *in vivo* festgestellt. Diese sog. *Bindungsreaktion* wurde in Frankreich durch RENAUX

(1924), in Deutschland durch KRAUS und LÖWENSTEIN (1925) beschrieben; sie wurde eigentlich von der ursprünglichen Toxoid-Nachweismethode von EHRLICH abgeleitet. Die Ergebnisse der Reaktion werden in B. E. (Bindungseinheiten) ausgedrückt. Laut Definition ist 1 B. E. die Antigenmenge, die fähig ist, 1 Einheit Antitoxin zu binden.

Die Bindungsreaktion gestattet, die Masse des Antigens zu schätzen; in dieser Hinsicht wäre sie mit der Flockungsreaktion zu vergleichen, aber sie ist viel spezifischer. Nach FISEK (1955a) ermöglicht die Bindungsreaktion, zuverlässige Schlüsse auf die immunisierenden Eigenschaften eines Te-Impfstoffes zu ziehen.

c) Tierversuch. Die Prüfungstechnik ist in fast jedem Lande verschieden (s. FISEK 1955b und REGAMEY 1959b).

In England erwähnt die Pharmacopoe zwei Testmöglichkeiten an Meerschweinchen: entweder mit 1 oder mit 2 Stimuli. Maßgebend ist der Antitoxingehalt im Blut der immunisierten Tiere (s. auch MEISEL et coll. 1959a, b).

In den USA werden ebenfalls Meerschweinchen benützt, aber die Prüfungsanordnung ist unterschiedlich für flüssiges und adsorbiertes Toxoid.

In Deutschland wählten PRIGGE und seine Schule die Methode, die sich bei der Prüfung von Diphtherieimpfstoffen bewährte (ISTRATI 1938, ISTRATI et coll. 1939, 1940, 1957; PRIGGE 1939, 1940, 1953, 1954, CAVALLI-SFORZA 1956). Nach OTTO und HETSCH (1943) verlangt jede Auswertung ein Minimum von 150 Meerschweinchen.

Das Immunisierungsvermögen wird in S. E. (Schutzeinheiten) ausgedrückt, wobei — wie oben erwähnt —

$$1 \text{ S. E.} = \frac{0{,}033}{0{,}03} = 1{,}1 \text{ internationale Einheiten ist.}$$

Da bei den nicht-deutschen Impfstoffen der Antigenwert meistens in Lf (Flockungseinheiten) ausgedrückt wird, ist es angebracht, die Beziehung zwischen S. E. und Lf zu ermitteln. PRIGGE (1954) hat

$$\text{S. E.} = c \sqrt{Lf \cdot A}$$

als Formel vorgeschlagen, wobei die Abkürzungen bedeuten:

S. E. = Gehalt an Schutzeinheiten
Lf   = Gehalt an Flockungseinheiten
A   = Gehalt an Adjuvans (Pepton, Al(OH)$_3$ usw.)
c   = „Aktivitätskonstante", die sich auf eine bestimmte Qualität von A bezieht.

Die Priggesche Formel hebt die bedeutende Rolle der Adjuvantien klar hervor (ISTRATI

et coll. 1957). Sie läßt vermuten, daß die unkorrigierten Ablesungsergebnisse der Flockungsreaktion, bei denen die Rolle der Ballaststoffe bzw. der möglichen Aktivatoren nicht berücksichtigt ist, zu ungenauen Schlüssen führen müssen.

Die bis jetzt angewandten Tierversuchsverfahren kosten viel Zeit. REGAMEY (1957a, b) hat vorgeschlagen, schon vorimmunisierte Meerschweinchen anzuwenden: kleine Mengen von Toxoid wirken als Auffrischungsinjektion und verursachen schon nach wenigen Tagen einen meßbaren Titeranstieg.

Zusammenfassend stellen wir fest, daß die Auswertung des Antigenvermögens eines Te-Toxoids noch nicht ganz zuverlässig ist; immerhin erweist sich die Frankfurter Methode als eine der besten. Gegenwärtig sind die Minimalforderungen von Land zu Land recht verschieden: USA 5 I. E. (internationale Einheiten) pro cc, Frankreich 20—100 I. E. pro cc, Kanada 34 I. E. pro cc, Dänemark 100—200 I. E. pro cc (FISEK 1957). In der DBR wird gesetzlich 1 I. E. pro cc verlangt (OTTO u. HETSCH 1943); jene Minimalforderung wird für das adsorbierte Toxoid auf 30 I. E. pro cc erhöht, aber in der Praxis (PRIGGE 1961) enthalten die für den Handel zugelassenen Impfstoffe 200 und mehr I. E. pro cc. Der Wert der Tetanusfraktion in den Mischimpfstoffen ist selbstverständlich geringer.

Da die Zugabe eines Aktivators zum Toxoid die Auswertung an Mäusen erlaubt (BARR et coll. 1957a, b, FISEK 1957, MEISEL et coll. 1959b, COHEN et coll. 1959), ist eine bevorstehende Verbesserung der heutigen Methoden zu erwarten.

8. Die kombinierten Tetanusimpfstoffe
(S. auch S. 456)

RAMON und ZOELLER (1926a) verdanken wir die Einführung der Mischimpfstoffe, also die Möglichkeit, gegen mehrere Krankheiten gleichzeitig zu immunisieren. Das Verfahren hat sich weit verbreitet.

Zur Herstellung der verschiedenen Mischimpfstoffe wird entweder flüssiges (rohes bzw. gereinigtes) oder adsorbiertes Te-Toxoid verwendet. Dem Toxoid werden die verschiedensten Impfstoffe beigefügt: Aufschwemmungen von abgetöteten Bakterien und Viren, Endotoxoide und andere Toxoide (s. hierzu Kap. HENNESSEN: Allgemeines über kombinierte Impfstoffe S, 692ff.). Die quantitative Zusammensetzung der kombinierten Impfstoffe ist öfters willkürlich. Da die Einzelfraktionen jede für sich am Tier geprüft werden, kann ihre Mischung beim Menschen unerwartete Wirkungen entfalten (s. „3 ème Rencontre Internationale de Standardisation Biologique", Opatijà 2. bis 6. September 1957).

Bei der Herstellung von befriedigenden Mischimpfstoffen kann man auf grundsätzliche Schwierigkeiten stoßen, besonders wenn man sie mit einer Diphtheriefraktion kombinieren will. Der Erwachsene verträgt die Di[1]-Impfstoffe weniger gut als das Kind; öfters werden darum zwei verschiedene Mischimpfstoffe zubereitet, in denen für Kinder bis zu 8—12 Jahren (je nach Ländern) die normale, für ältere Personen eine bedeutend schwächere Di-Quote vorgesehen wird. Eine solche Staffelung ist jedoch nur selten angezeigt, denn eine unerwartete Überempfindlichkeit für eine andere Antigenfraktion tritt nur selten auf.

Die zur Zeit in Deutschland, namentlich in der DBR, gebräuchlichsten Te-Impfstoffe sind die folgenden:

Tetanol	(Tetanus-Adsorbat-Impfstoff)
DT-Impfstoff	(Diphtherie-Tetanus-Adsorbat-Impfstoff)
DPT-Impfstoff	(Diphtherie-Pertussis-Tetanus-Adsorbat-Impfstoff)
TABT-Impfstoff	(Typhus-Paratyphus-Tetanus-Adsorbat-Impfstoff).

Di Te-Impfstoffe. Die gleichzeitige Immunisierung gegen Diphtherie und Starrkrampf ist in manchen

---

[1] Es werden hiernach folgende Abkürzungen angewendet:

Te	Tetanus	*TAB*	Abdominaltyphus + Paratyphus A und B
Bru	Brucellosis		
Chol	Cholera asiatica		
Di	Diphtheria	*Hi*	Clostridium histolyticum
Dys	Ruhr		
Per	Pertussis	*Oe*	Clostridium oedematiens
Pest	Pest		
Pol	Poliomyelitis	*PE*	Welchia perfringens
Scar	Scharlach		
Staph	Staphylococcia	*VS*	Clostridium septicum
Tul	Tularaemia		
T	Abdominaltyphus	*Bot*	Clostridium botulinum

Diese Abkürzungen sind klar und geben keinen Anlaß zu Verwechslungen, im Gegensatz zu Abkürzungen, die nur aus einem Buchstaben bestehen (z. B. DT = Diphtheria-Tetanus oder Diphtheria-Abdominaltyphus).

Ländern obligatorisch. BOUSFIELD und HOLT (1957) haben festgestellt, daß der Mischimpfstoff 2,5 Teile Diphtherie-Toxoid pro 1 Teil Tetanusantigen enthalten soll; sie schlagen für Kinder und pro dosi 30 Lf Di- und 12 Lf Te-Toxoid vor. Zur Grundimmunisierung sind 3 Einspritzungen des flüssigen oder 2 Einspritzungen des adsorbierten Impfstoffes erforderlich. Bei Immunisierung von Kindern in den 5 ersten Lebensmonaten sollte nur ein Adsorbatimpfstoff gebraucht werden (BUTLER u. BARR 1960).

Te TAB-Impfstoffe. Der *Te-TAB* ist der erste Mischimpfstoff, den RAMON und ZOELLER (1926a, b, 1929) untersuchten. Wegen des schwachen Antigenvermögens der TAB-Quote sind 3 Einspritzungen notwendig, um die Grundimmunisierung zu erzeugen, gleich ob die Te-Toxoidfraktion flüssig oder adsorbiert ist. PONTECORVO und SOPRANO (1957) haben einen lyophilisierten Impfstoff entwickelt, der die Aufrechterhaltung der Aktivität des Vi-Antigens von Salmonella typhi gewährleistet und angeblich eine genügende Immunität mit 2 Einspritzungen verleiht; es wurde nämlich vermutet, daß das flüssige Te-Toxoid eine zerstörende Wirkung auf das Vi-Antigen (RAINSFORD 1942) habe. Der Schutz gegen Starrkrampf ist schon 14 Tage nach der 2. Einspritzung hinreichend (D'ANTONA et coll. 1938). Zahlreiche Autoren haben festgestellt, daß der Te-TAB-Mischimpfstoff eine bessere Tetanusimmunität verschafft als das Te-Toxoid allein: die TAB-Quote wirkt als Adjuvans (REGAMEY 1944b, GREENBERG 1955, RÉTHY et coll. 1957, IKIĆ 1957a, b, 1958). Variante: Te TAB Staph (LEPIK 1963).

Di Te TAB-Impfstoffe. Dieser Typ von Impfstoff wird am meisten in Frankreich angewendet, wo noch vor kurzem Diphtherie bei jungen Erwachsenen (besonders bei Militärpflichtigen) öfters vorkam. Varianten: Di Te TAB Chol-Impfstoff (RAMSHORST 1954), Di Te TAB Pol-Impfstoff (BERNARD et coll. 1962).

Di Te Per-Impfstoffe. Die Di Te Per-Impfstoffe haben sich überall durchgesetzt. Da sie für das kleine Kind bestimmt sind und von der Weltgesundheitsorganisation empfohlen wurden, hat man sie eingehend studiert. Die Grundimmunisierung verlangt 3 Einspritzungen (Abstand ca. 1 Monat). Der Impfstoff wird vom dritten Lebensmonat an, manchmal sogar früher, gegeben. Die intramuskuläre Injektion löst weniger lokale und allgemeine Nebenreaktionen aus als die subcutane (VOLK 1948). Überstarke Reaktionen sind meistens der H. pertussis-Fraktion zuzuschreiben und werden weitgehend vermieden, wenn der Gehalt an Keuchhustenbakterien z. B. von 20 Milliarden auf 10 Milliarden pro cc herabgesetzt wird. Hierbei tritt keine wesentliche Abschwächung der Pertussisimmunität ein (ZAKHAROVA u. DADASHYAN 1960). Der Bordet-Gengou-Bazillus verhält sich wie ein Adjuvans des Te-Toxoids, — eine Beobachtung, die aber für das Di-Toxoid nicht in gleichem Maße zutreffen dürfte (HOLT et coll. 1959). Schon 1950 fanden FLEMING und GREENBERG eine 20mal so hohe Immunität bei Anwendung des Mischimpfstoffes wie nach Einspritzung des Te-Toxoids allein. Seit einigen

Jahren wurde bisweilen dem Di Te Per-Impfstoff eine Fraktion von Poliomyelitisimpfstoff beigefügt.

Di Te Per Pol-Impfstoffe. Zahlreiche Arbeiten (BARRETT et coll. 1958, WILSON et coll. 1959, SCHUCHARDT et coll. 1960, PONTECORVO 1960, Editorial Lancet II, 1385—1386 (1960), BRANDWIJK et coll. 1961, DAN et coll. 1962, BEALE u. UNGAR 1962, BENSON et coll. 1963) liegen heute schon über diese neuen Mischimpfstoffe vor, die eigentlich aus 6 Antigenen bestehen, denn die Poliofraktion enthält drei Quoten, die den drei Typen I, II und III des Poliomyelitisvirus entsprechen. BORDT et coll. (1960) fanden, daß die Immunität gegen Tetanus und Pertussis von der Anwesenheit der andern Antigene nicht beeinflußt wurde, wohingegen die Antikörper gegen Diphtherie und Poliomyelitis deutlich zunahmen. Die Wirksamkeit des vierfachen Impfstoffes beim Säugling ist noch umstritten. Nach verschiedenen Autoren (MORRONE et coll. 1959, KELLER 1959) hemmen die Antikörper mütterlichen Ursprungs die Entwicklung der aktiven Polioimmunität nicht. Dagegen nehmen andere Autoren an, daß der passive Schutz die Entstehung der aktiven Immunität hemmt (BROWN u. KENDRICK 1960, PONTECORVO 1960) Variante: Di Te Per Pol + Pockenlymphe (WINTER et coll. 1963).

Te Per-Impfstoffe. Von seltener Anwendung (MILLER u. DOWRIE 1944, UNGAR 1956).

Te TAB Dys-Impfstoffe. Diese Mischung wird fast ausschließlich in den Gebieten gebraucht, wo bazilläre Ruhr, und zwar Shigella dysenteriae bzw. Shigella flexneri endemisch oder epidemisch vorkommt (VOROBIEV u. BRON 1957, RAUSS et coll. 1958a, b, c, RÉTHY et coll. 1959a).

Während des zweiten Weltkrieges wurde versucht, den Menschen gegen die Gasgangräne zu immunisieren (KESTERMANN u. VOGT 1940a, PENFOLD et coll. 1941); die damals vorgenommenen Experimente führten nicht zu befriedigenden Ergebnissen. In der letzten Zeit erwachte das ehemalige Interesse wieder, besonders bei den russischen Autoren, die verschiedene, eine Tetanusquote enthaltende Mischimpfstoffe prüften:

Te PE-Impfstoffe	(PEVNITSKII 1959),
Te Oe-Impfstoffe	(AKATOV 1960),
Te PE Oe VS-Impfstoffe	(UGLEVA et coll. 1960).

Es entstanden auch ziemlich komplizierte Mischungen, z. B. die Te PE Oe Bot Tul Pest-Impfstoffe (SALTIKOV u. ZEMSKOV 1960); Te PE OE Bot T(0 + Vl) B(O) (VIGODČIKOV et coll. 1963) usw.

Weitere Impfstoffe wurden mit Te-Toxoid versehen: Te Bru- (TZYAN 1958), Te Staph- (DAVYDOV 1960), Di Te Staph-Impfstoffe (RAMON et coll. 1940).

Zur *Auffrischungsinjektion* wurden dem Te-Toxoid ebenfalls andere Antigene beigefügt: Te Pol- (MÉRIEUX 1957), Te Dys-Impfstoffe (RAUSS et coll. 1958b, RÉTHY et coll. 1959a) usw.

Bei Anwendung von Mischimpfstoffen sind gewisse Eigentümlichkeiten zu beachten:

Es ist nicht immer leicht, den *optimalen Zeitabstand* zwischen den Injektionen der Grundimmunisierung zu wählen (s. z. B. LAPIN 1949, RAUSS et coll. 1958a et al.). Gewisse Antigene, wie die TAB-Impfstoffe, immunisieren besser, wenn das Intervall kurz ist; das Te-Toxoid hingegen verlangt eher lange Abstände. Im Falle eines Te TAB-Impfstoffes kann also die gewählte Lösung nur ein Kompromiß sein.

Die *Art der Einspritzung*, entweder intramuskulär oder subcutan, beeinflußt entscheidend die immunisierende Wirkung sowie das Auftreten von Schmerzen und allergischen Reaktionen. Viele Ärzte empfehlen die intramuskuläre Verabreichung (VOLK 1948, TASMAN 1959b). Die zur Grundimmunisierung erforderliche Anzahl an Injektionen ist auf diejenige Antigenfraktion abzustimmen, die die höchste Zahl an Einspritzungen verlangt. Die Di- oder Te-Adsorbatimpfstoffe verlangen nur zwei, die Per- oder TAB-Impfstoffe dagegen drei Einspritzungen. Für die Di Te Per- oder Di Te TAB-Mischimpfstoffe sind also drei Injektionen angezeigt.

Die *Kontraindikationen* sind für die Mischimpfstoffe strenger als für das Te-Toxoid. Sie richten sich in erster Linie nach den Kontraindikationen für die dem Te-Toxoid zugesetzten Fraktionen.

Man hat sich gefragt, ob eine *Konkurrenz* (BREZINA 1907) zwischen den verschiedenen Antigenen eines Mischimpfstoffes besteht. Die Annahme von RAMON und ZOELLER wurde oft heftig bestritten, und die deutschen Schulen blieben lange Zeit zurückhaltend. Heute wird allgemein anerkannt, daß einerseits die flüssigen Toxoide durch die zugefügten Bakterienkörper potenziert werden und daß der aktivierende Effekt sogar sehr hoch sein kann. Auf den Mechanismus dieser Aktivierung sei hier nicht näher eingegangen. Andererseits hemmt das Te-Toxoid den Effekt der übrigen Antigene nicht (GÜNTHER 1955, UNGAR 1956 et al.). Es muß immerhin unterstrichen werden, daß unter gewissen Verhältnissen *Interferenzen* eintreten können: die Mischung von verschiedenen Fraktionen kann das immunisierende Vermögen des einen oder andern Antigens herabsetzen (GLENNY u. WADDINGTON 1926b). Gerade mit Te-Toxoid enthaltenden Mischimpfstoffen haben BARR und LLEWELLYN-JONES (1953a, b), BARR u. Mitarb. (1957a, b) Interferenzerscheinungen beobachtet (s. REGAMEY (1959b) sowie b. HENNESSEN, S. 41 u. S. 694ff.).

IV. Aktive Grundimmunisierung gegen Tetanus

Die Hoffnung, mit einer einzigen Toxoidinjektion eine ausreichende aktive Immunität zu erzielen, hat sich bis jetzt noch mit keiner der verschiedenen Antigenarten und -dosierungen verwirklichen lassen.

Die Grundimmunisierung besteht aus mindestens zwei Injektionen. Die erste spielt die

Rolle des *Primärstimulus*; durch ihn werden die Zellen des Körpers für immer geprägt und sind nun vorbereitet, auf einen neuen Kontakt mit dem Antigen prompt zu reagieren. Die 2. Einspritzung, die nach einer gewissen Mindestfrist erfolgen soll, wird als *Sekundärstimulus* bezeichnet. Um die durch die ersten beiden Injektionen hervorgerufene Wirkung zu verstärken, kann die Grundimmunisierung durch eine dritte oder sogar vierte Injektion ergänzt werden.

Die Auffrischung (Reaktivierung) der Immunität wird durch eine erneute Injektion des Impfstoffes, die „*Auffrischungsdosis*", Weckdosis bzw. „booster dose" oder „injection de rappel" (I. R.), erreicht, die die Wirkung eines *Sekundärstimulus* besitzt.

1. Indikationen und Kontraindikationen der aktiven Immunisierung

Indikationen. Die bemerkenswert gute Verträglichkeit des Tetanusimpfstoffes, das außerordentlich häufige Auftreten von Tetanus nach geringfügigen Verletzungen, der unberechenbare Verlauf der Krankheit, die hohe Letalität und besonders die starke Schutzwirkung des Toxoids sind lauter gute Gründe, die dafür sprechen, in allen Ländern die allgemeine Schutzimpfung gegen Starrkrampf einzuführen. Da dies nicht sofort praktisch durchführbar ist, empfiehlt es sich, Te-Toxoid systematisch *allen Impfungen im Kindesalter* beizufügen, *alle Verletzten*, gleich welcher Art — in Krankenhaus und Privatpraxis — mit Te-Toxoid zu behandeln; *Soldaten* und alle, deren Tätigkeit sie der Gefahr einer Verletzung aussetzt, zu immunisieren: Polizisten, Zollbeamte, Eisenbahnangestellte usw. J. Mérieux (1957) schlägt sogar vor, jedesmal Toxoid zu geben, wenn ein Antibiotikum gespritzt wird (Toxoid und Antibiotikum mischen); auf diese Weise würde im Laufe der Jahre der Prozentsatz der immunen oder weniger anfälligen Personen innerhalb der Bevölkerung rasch ansteigen.

Jede Person, die *einmal* heterologes Serum zu prophylaktischen oder therapeutischen Zwecken erhalten hat, sollte gegen Starrkrampf aktiv immunisiert werden, denn eine neue Seruminjektion könnte sich weniger wirksam erweisen und Unverträglichkeitsreaktionen auslösen.

Ferner sollte man sich bemühen, alle diejenigen zu impfen, die am meisten gefährdet oder am schwierigsten zu schützen sind:

Alle, die mit Tieren, insbes. Pferden, zu tun haben, mit Erde oder Dung in Berührung kommen oder durch Splitter und Späne gefährdet sind: Bauern, Jäger, Sporttreibende, Erdarbeiter, Schreiner, Abdecker, Landstraßenbenützer usw;

Allergiker, besonders Asthmatiker, bei denen die Serumprophylaxe ein unlösbares Problem darstellt;

Schwangere, besonders in Ländern, in denen Tetanus neonatorum häufig auftritt. Das Antitoxin der Mutter geht ins foetale Blut über und verleiht dem Neugeborenen einen mehrere Wochen anhaltenden Schutz. Nach Katić (1960) bilden sich darüber hinaus die Antikörper während der Schwangerschaft leichter als sonst. Man hat den Einwand erhoben, daß das Vorhandensein der mütterlichen Antikörper im Blut des Säuglings die Entwicklung einer aktiven Immunität beeinträchtige; es ist jedoch erwiesen, daß man Säuglinge über 3 Monate ebenso gut impfen kann wie größere Kinder (Peterson u. Christie 1951);

Personen mit Krampfadergeschwüren. Rapin et coll. (1961) haben innerhalb von 4 Jahren bei solchen Patienten 16 Tetanusfälle beobachtet, von denen 5 tödlich verliefen.

Es liegt auf der Hand, daß diese Aufzählung unvollständig ist. Zu erwägen bleibt nun, ob man nicht besonders Patienten, die bereits früher wegen einer tetanusverdächtigen Wunde behandelt worden sind, vor einer erneuten Operation impfen sollte, da die Gefahr besteht, durch den Eingriff schlummernde Tetanusherde zu reaktivieren.

Kontraindikationen. Selbstverständlich impft man nicht Patienten in akutem, febrilem Zustand. Auch Patienten mit Leber- oder Nierenstörungen (Huber u. Besson 1956, Deparis 1956) sowie Säuglinge und Kleinkinder mit Erkrankungen der Atemwege (MacGuiness 1952) soll man zurückstellen.

Sonst gibt es keine Kontraindikationen. Man kann praktisch jeden impfen, ohne Ausnahme — vorausgesetzt, daß die Dosierung dem Fall individuell angepaßt wird. Selbst Allergiker und Tuberkulöse vertragen den Impfstoff in refracta dosi (Edsall 1957, Schlafer 1957, Thérond 1962, Mande et coll. 1962 et al.).

Statt 3 Injektionen zu je 1,0 cc zu spritzen, fängt man bei Personen, bei denen eine Überempfindlichkeit zu vermuten ist, mit subcutanen Injektionen von 0,05 oder auch nur 0,01 cc an (sogar 0,001 ml: J.A.M.A. 1959a, b, Russel 1960), die man allmählich in Abständen von 8—15 Tagen erhöht, bis insgesamt 6—10 Injektionen gegeben worden sind. Diese abgestufte Impfung wird im allgemeinen ohne Störung vertragen. Wenn allergische Reaktionen auftreten, darf *nicht* mit einer schwächeren Dosierung fortgefahren werden, sondern *die Impfung muß endgültig abgebrochen werden.* Selbstverständlich wählt man zur Impfung von Allergikern gereinigte Toxoide.

Man greift häufig auf den *Zoeller-Moloney-Test* zurück, besonders in den USA. Beim Allergiker ruft eine intracutane Injektion mit verdünntem Toxoid entweder eine *frühe* Reaktion hervor, die innerhalb von 15 Minuten in Form eines urtikariellen Erythems auftritt, oder eine *späte* Reaktion, die nach einem Tag ihren Höhepunkt erreicht und von einem Papelerythem bzw. lokaler Schwellung begleitet ist (GOLD 1941). Wir glauben nicht, daß man diesem Test eine allzugroße Bedeutung beimessen soll. Wir haben oft beobachtet, daß Patienten, die selbst bei stark verdünnter Toxoidlösung (1:20 oder noch schwächer) eine positive (Früh- oder Spät-)Reaktion aufwiesen, anschließend 1 oder 2 cc des unverdünnten Toxoids ohne irgendwelche pathologischen Erscheinungen vertrugen.

Wenn auch die Injektion mit Te-Toxoid nur selten Nebenerscheinungen hervorruft, so darf doch nicht vergessen werden, Tourniquet, Adrenalinlösung 1:1000 und eventuell auch Kalzium und Cortison in Reichweite bereitzuhalten.[1] Der Patient soll, wenn irgend möglich, eine halbe Stunde lang unter ärztlicher Beobachtung bleiben. Diese wenigen Vorsichtsmaßnahmen sind um so unerläßlicher, wenn Mischimpfstoffe injiziert werden.

2. Technik der Grundimmunisierung

a) **Wahl des Impfstoffes.** Dem Arzt stehen Te-Toxoide in folgenden Handelsformen zur Verfügung:

---

[1] Als die Impfung mit Tetanustoxoid in den Vereinigten Staaten eingeführt wurde, unternahmen COOKE et coll. (1940) umfassende Untersuchungen über die allergischen Erscheinungen, die dieses Antigen verursachte. Um Komplikationen zu vermeiden, empfahlen sie folgendes:

1. Eine Orientierungsprobe durch Einritzen an der Innenseite des Unterarms, die jeweils vor der 2. Injektion und allen weiteren erfolgen soll (mit unverdünntem Toxoid).

2. Wenn keine Reaktion eintritt, den Impfstoff einspritzen.

3. Tritt eine Reaktion ein, ist Vorsicht geboten; mit 0,2 cc des 1:10 verdünnten Toxoids anfangen; die Reihe der ansteigenden Dosen nur weiterführen, wenn in den 20 Minuten, die der Injektion folgen, keine Reaktion vorkommt.

4. Den Patienten nach jeder Injektion eine halbe Stunde lang unter Beobachtung halten.

5. Bei Komplikationen: sofort Staubinde anlegen (deshalb die Injektion in den Arm), Adrenalin 1:1000 (0,5—1 cc).

Flüssiges Toxoid, roh oder gereinigt, adsorbiertes oder präcipitiertes Toxoid, oder Toxoid mit einem oder mehreren anderen Antigenen gemischt.

Oft ist die Wahl eine Sache der Beschaffungsmöglichkeiten, der Lehrmeinung, Tradition oder Mode. So hielten die Franzosen unter der Leitung von RAMON lange an der Verwendung des rohen Toxoids fest und gingen erst in den letzten Jahren zu adsorbierten, in der Regel kombinierten Impfstoffen über. Die Briten hingegen wandten schon sehr früh Impfstoffe an, die mit Alaun gefällt oder an Aluminiumphosphat adsorbiert waren, und zeigen heute wieder die Tendenz, zur Verwendung von flüssigem Toxoid zurückzukommen.

Bei Tieren immunisieren die adsorbierten Impfstoffe zweifellos besser als die flüssigen Toxoide; dieser Vorteil scheint jedoch beim Menschen weniger ausgeprägt zu sein (LEVINE, IPSEN u. MCCOMB 1961). Flüssige Vaccinen, besonders die rohen, sind billiger; man zieht jedoch die gereinigten Toxoide vor, die ebenso wirksam, aber vom überflüssigen Ballast an Protein und Peptiden befreit sind.

Die im Handel befindlichen Impfstoffe sind leider nicht immer mit einer genauen Angabe des Antigenwertes versehen. Da die Wirkung des Te-Toxoids je nach Land und Hersteller unterschiedlich sein kann, sollte das Immunisierungsvermögen des Impfstoffes stets in Schutzeinheiten (S. E.) ausgedrückt werden.

Es ist erstaunlich, daß fast niemand daran gedacht hat, flüssiges und adsorbiertes Toxoid in der Anwendung zu kombinieren. D'ANTONA und PIAZZI (1956) haben umfassende Versuche durchgeführt — hauptsächlich jedoch über Diphtherie —, die bewiesen, daß die beste Immunität sich entwickelt, wenn die erste Injektion mit adsorbiertem Impfstoff und die zweite mit flüssigem Toxoid erfolgt (s. auch VOROBIEV u. BRON 1958). Der Zusatz eines Adjuvans zum Antigen, das den Primärstimulus hervorrufen soll, ist von kapitaler Bedeutung für die weitere Entwicklung der Immunität.

b) **Zahl der Injektionen.** Für die Praxis gilt die Auffassung, daß *eine* Injektion keine ausreichende Immunität hervorruft, gleich welche Form oder Menge des Toxoids angewendet wurde. Die Grundimmunisierung erfordert mindestens *zwei* Injektionen. Wenn man statt des adsorbierten Impfstoffes flüssiges Toxoid verwendet, ist es besser, *drei* Injektionen zu verabreichen. Abb. 104 zeigt, daß die Immunität des Geimpften mehrere Jahre nach der Grundimpfung noch ausreichend ist, wenn mindestens zwei Injektionen gegeben wurden. Bei Personen, die *zwei* bzw. *drei* Injektionen zur Grundimmunisierung erhalten haben, ruft die Auffrischungsdosis eine gleichwertige Reaktion hervor, wohingegen die nur einmal Geimpften ungenügend immunisiert sind.

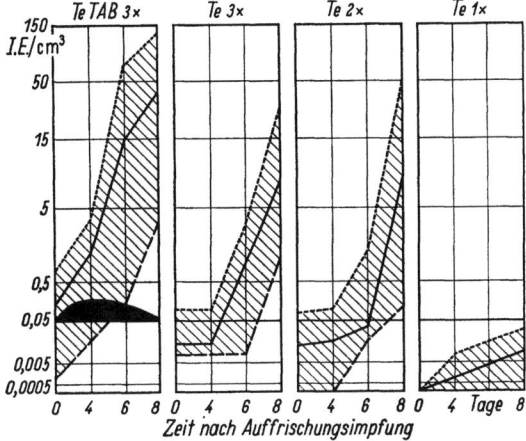

Abb. 104. Titeranstieg nach Injektion von 2 cc flüssigen Toxoids (REGAMEY 1955)

Nach der *1. Einspritzung* erscheinen beim Menschen schon ungefähr am 11. Tag Spuren von freiem Antitoxin im Serum, die nach einem Monat titrierbar werden, um gegen Ende des 2. Monats einen Höhepunkt zu erreichen (EVANS 1941, KASHINTSEVA et coll. 1957 b, IKIĆ 1961); diese früh entstehenden Spuren sind entscheidend bei der Sero-Toxoid-Prophylaxe. Es besteht also kein Zweifel darüber, daß eine einzige Injektion schon eine gewisse Immunität hervorruft, besonders nach Anwendung von aluminiumhaltigen Toxoiden, aber in der Praxis darf man sich nicht mit halben Maßnahmen zufriedengeben; darum können wir uns nicht der Meinung von ERICCSON (1948) anschließen, der eine einzige Injektion mit adsorbiertem Toxoid für ausreichend hält, unter der Voraussetzung, daß bei tetanusverdächtigen Verletzungen eine I. R. gegeben wird.

Ungefähr zwei Wochen nach der *2. Antigeninjektion* besitzt der Körper schon eine zuverlässige Immunität (HEGYESSY et coll. 1956). Die von den verschiedenen Autoren festgestellten Antikörperspiegel im Serum sind unterschiedlich: sie schwanken zwischen 0,0004 bis 0,75 I. E./cc (REGAMEY 1945), 0,1—5 I. E./cc (MACBRYDE 1937).

Die *3. Impfung* löst eine starke Zunahme des Antitoxins aus, das häufig 5—20 I. E. und manchmal sogar mehrere Hundert I.E./cc Serum erreicht. Überdies bleiben die Antikörper längere Zeit auf einem hohen Niveau (WIENER et coll. 1959).

c) Dosierung des Impfstoffes. Die von RAMON ursprünglich festgelegte Dosierung beträgt 3 Injektionen: 1 cc, gefolgt von 2mal 2 cc rohen flüssigen Toxoids. Man verabreicht heute eher 3mal 1 cc flüssiges oder 2mal 0,5—1 cc aluminiumhaltiges Toxoid. Auch kleinere Dosen wurden versuchsweise und mit Erfolg angewandt. GRAHAM, BLUM und GREEN (1958), VOLK et coll. (1962, 1963) verringerten die Dosierung bis zu einem Äquivalent von 2 Lf (s. S. 439) gereinigtem und adsorbiertem Toxoid. LÉVINE et coll. (1961) führten ihre Versuche mit 5 und 1 Lf eines gereinigten Präparates mit 1500 Lf/mg N durch; dieses flüssige Toxoid entsprach ungefähr 0,05—0,2 cc des Ramonschen Toxoids. McCOMB u. LÉVINE (1961) begnügten sich sogar mit 0,2 Lf *pro dosi*! Die Impfstoffe sind oft überdosiert; häufig würde die Hälfte genügen (JÄNNES et coll. 1960). Die Immunität ist auf alle Fälle stärker und dauerhafter, wenn für den Primärstimulus eine kleinere Menge Vaccine angewendet wurde als für die 2. Injektion (D'ANTONA u. PIAZZI 1956).

Die Flüssigkeitsmenge muß sich leicht einspritzen lassen: es ist einfacher, 1 cc oder 0,5 cc einzuspritzen als 0,01 oder 0,05 cc abzumessen. Statt von Volumen zu sprechen, sollte sich der Arzt in *Einheiten* ausdrücken: z. B. für die 1. Injektion x Schutzeinheiten, für die 2. x oder y Einheiten usw. (wie bei der Serumanwendung, die in antitoxischen Einheiten berechnet wird). Es ist Zeit, daß die Hersteller die Schutzwirkung ihrer Präparate genau angeben und somit die Entwicklung der biometrischen Methoden fördern.

Obwohl es etwas gewagt ist, möchten wir annähernde Äquivalenzen für die Bezeichnung der verschiedenen, gegenwärtig gebrauchten Te-Impfstoffe vorschlagen; der Antigenwert einer Toxoidinjektion entspricht etwa

20—40 Schutzeinheiten (S. E.)
10—20 Lf (Flockungseinheiten)
5—10 B. E. (Bindungseinheiten).

d) Anwendung des Toxoids. Die Toxoide werden gewöhnlich *subcutan* oder *intramuskulär* injiziert. Manche Ärzte ziehen es vor, unter die Haut zu impfen, da dort die Versorgung mit retikuloendothelialen Zellen reichlich ist, und der Impfstoff den besten Zugang zu den

Lymphknoten hat, in denen vermutlich das Antitoxin gebildet wird (FONTALIN 1960). Wenn aluminiumhaltige Vaccinen verwendet werden, wählt man eher den intramuskulären Weg, weil dadurch die Bildung von palpierbaren Reaktionsknötchen vermieden, und vielleicht die Nebenerscheinungen auf ein Minimum beschränkt werden können (MARVEL u. PARISH 1940, PLETSITYII et coll. 1956).

Auf dem *intracutanen* Wege wird das ausgesprochen immunogene Vermögen der Haut ausgenützt, aber diese Technik ist etwas schwieriger durchzuführen; man reserviert sie daher für Allergiker, wenn man eine verlangsamte Resorption des Impfstoffes wünscht (FRIEDMANN 1961, DOEGE 1961). Wir haben diese Methode zur Grundimmunisierung mit Erfolg angewandt; HAMPTON und HARD (1959) bemühen sich, für ihre Vorteile neues Interesse zu wecken. Neuerdings haben CH. MÉRIEUX et coll. (1963) eine Art „Multipunktur" empfohlen. Dabei wird Impfstoff mit einem Ring aus Kunststoff appliziert, der mit neun feinen Stacheln und einem Kämmerchen für das Toxoid versehen ist; die Impfung erfolgt schmerzlos und erzeugt eine gute Immunität.

Im Gegensatz zu den Erfahrungen mit Diphtherietoxoid führt der *percutane* Weg bei Tetanus nicht zur Immunität; selbst ein „patch", der das Eindringen erleichtern sollte, hilft nicht (D'ANTONA 1950, 1951 b). Der *perorale* Weg ist nicht besser (REGAMEY 1936; RAMON u. ZOELLER 1926 b).

Nach RAMON und ZOELLER (1927 b, c) hat der *nasale* Weg eine ausreichende Immunität zur Folge, aber nur bei Personen, die schon einen Primärstimulus empfangen haben (GOLD 1940 und SAID BILÂL 1948). WISHART und JAKCSON (1950) versuchten den *konjunktivalen* Weg. Ferner wurden *Aerosole* erprobt. Das flüssige Toxoid führte nicht zu befriedigenden Ergebnissen (SILBERSCHMIDT 1934; FURBETTA et coll. 1941); in Pulverform hingegen wäre nach ALEKSANDROV und GEFEN (1960) das Toxoid hochwirksam und vollkommen unschädlich.

Im Tierversuch ist die *intracerebrale* Impfung nutzlos (MARIE 1907). Die Gehirnsubstanz wird nicht immun und entwickelt keine Antikörper.

e) Zeitabstände zwischen den Injektionen. Der Zeitraum zwischen den Injektionen der Grundimmunisierung übt einen beträchtlichen Einfluß auf die Qualität der Te-Immunität aus (RAMON u. DESCOMBEY 1925 a, b, BOYD 1938, ORMAY 1960 et al.). Obwohl das Optimum bei verschiedenen Impfstoffarten unterschiedlich ist, sind lange Zeitabstände günstiger als kurze (KESTERMANN et coll. 1940 b). Es muß jedoch ein Zeit*minimum* zwischen den Injek-

tionen eingehalten werden. Der Arzt hat hier eine große Handlungsfreiheit, deren er sich oft gar nicht bewußt ist. In der Tat haben PESHKIN (1943), REGAMEY (1945), VOLK et coll. (1963) stets hohe Titer (1—9 I. E./cc) bei Personen gefunden, die mit flüssigem Te-Toxoid in Abständen von 3—26 Monaten (zwischen der 1. und 2. Injektion) oder 1—3 Monaten (zwischen der 2. und 3. Injektion) geimpft worden waren. RAUSS et coll. (1958a) sind ebenfalls der Ansicht, daß von einem gewissen Zeitminimum an *die Immunität um so stärker ist, je größer die Zeitspanne zwischen den Injektionen* (s. auch STÜMPEL 1960).

Mit dem flüssigen Te-Toxoid ist es am besten, Intervalle von 3—6 Wochen einzuhalten, wobei 3 Wochen als ein noch annehmbares Minimum betrachtet werden können (RAMON u. ZOELLER 1933).

Bei den aluminiumhaltigen Toxoiden wartet man erfahrungsgemäß 1—2 Monate zwischen den beiden Injektionen (WILSON 1941, SACHS 1952). Wenn möglich, gibt man eine 3. Impfung nach 6—12 Monaten (EDSALL 1956, 1959).

Mischimpfstoffe mit TAB- oder Dys-Fraktionen sollten in kürzeren Abständen gegeben werden. Man wählt daher als Mittelweg Intervalle von 2 Wochen. Die Te-Immunität leidet nicht darunter, denn die Wirkung des Toxoids wird durch die Gegenwart von abgetöteten Bakterien, die im Impfstoff enthalten sind, verstärkt.

Kürzlich haben HAAS et coll. (1961 b) eine Methode zur Schnellimmunisierung ausgearbeitet. Sie spritzten in Abständen von je 2 Tagen zuerst 1 cc, dann 4 mal 0,5 cc Tetanol. Die Kontrollgruppe erhielt 1 cc und 10 Tage später 0,3 cc. Am 19. Tag erreichten 76,5% der Schnellimmunisierten und nur 37,5% der Kontrollen die Schutzschwelle (0,005 I. E./cc). Am 34. Tag war der Antitoxinspiegel bei den Schnellimmunisierten 6mal so hoch wie bei den Kontrollen. Diese Methode hat aber den Nachteil, eine größere Zahl von Einspritzungen zu erfordern. RAMON wendete sie übrigens schon bei der Sero-Toxoid-Therapie an (s. S. 463).

f) Die Bedeutung des Alters. Erwachsene und Kinder aller Altersgruppen werden nach derselben Technik, mit dem gleichen Impfstoff und gleicher Dosierung geimpft. Genauere Angaben über die Immunisierbarkeit Erwachsener in verschiedenen Altersstufen sind uns nicht bekannt (REGAMEY 1941a, b), obschon TASMANN u. HUYGEN (1962) neuerdings beobachteten, daß Menschen bis zu 20 Jahren sich leichter immunisieren ließen als ältere.

Probleme, die bei der Immunisierung von Säuglingen auftreten, wurden schon früher hervorgehoben (s. S. 443). In einem vom „Centre International de l'Enfance" organisierten Seminar (Symp. CIE 1959) wurde dieses Thema eingehend behandelt. Aus den Diskussionen, zu denen VAHLQUIST, LÉVY, KENDRICK und andere wesentliche Beiträge lieferten, ging hervor:

das mütterliche Antitoxin im Serum Neugeborener hat eine Halbwertzeit von etwa 21—28 Tagen;

sein Spiegel erreicht nur in Ausnahmefällen eine Höhe, die die Entwicklung einer aktiven Immunität beeinträchtigen könnte;

die Antikörperbildung bei Neugeborenen kann durch die Verwendung von schlechten Impfstoffen, die sich der Grenze ihrer Haltbarkeit nähern, gehemmt werden.

Große Sorgen bereitet immer der Tetanus neonatorum, bei dem die Infektion meistens durch die Nabelwunde ihren Eingang findet. Wurde die Mutter aktiv immunisiert, dann ist das Kind für 20—40 Tage geschützt, d. h. gerade während der gefährlichen Zeit. Dann, nach dem 1. Lebensmonat, ist der Säugling fähig, auf die aktive Immunisierung gegen Tetanus günstig zu reagieren und Gammaglobulin selbst zu synthetisieren. Bei Kindern, die vor dem 3. oder dem 6. Monat geimpft wurden, ruft eine Auffrischungsdosis im 13. Monat einen ähnlichen Antitoxinsprung hervor; dies beweist, daß die potentielle Immunität in beiden Gruppen gleichwertig ist.

3. Wirksamkeit der aktiven Immunisierung gegen Tetanus

Kaum eine andere Impfung liefert solch schlagende Beweise ihrer Wirksamkeit.

a) Experimentelle Beweise. Sämtliche Autoren, die die Immunisierungsfähigkeit des Te-Toxoids beim Tier untersuchten, haben ausnahmslos einen ausgezeichneten erworbenen Schutz bei den verschiedensten Tierarten festgestellt. Jedoch ist zu betonen, daß die Laboratoriumsergebnisse nicht ohne weiteres auf den Menschen übertragen werden dürfen.

Die Injektionsdosis muß dem Gewicht des Tieres angepaßt werden. Die Immunitätsprobe vermittels Te-Toxin kontrolliert ferner nur den antitoxischen Schutz und gibt keinen Aufschluß über die antibakterielle Resistenz bzw. Immunität. Schließlich sind

die Empfindlichkeit für das Te-Toxin und die natürlichen Abwehrkräfte bei den einzelnen Tierarten verschieden. Es wäre gewagt, darauf zu bauen, daß sie identisch seien.

Seit Jahren haben wir uns bei unseren Tierversuchen stets nach dem Verhältnis Toxin/Gewicht oder Toxoid/Gewicht gerichtet. Dies führte uns zu dem Schluß, daß die bei Meerschweinchen beobachteten serologischen Ergebnisse im großen und ganzen auch für den Menschen gültig sind.

b) Epidemologische Beweise. Statistiken, sowohl über das Militär als auch über die

Tabelle 3. *Tetanusmortalität bei Kriegsverwundeten*

	aktiv geimpft	Morbidität pro 1000 Verwundete	
Britische Legion in Spanien	nein	12,5	(BOYD 1960)
Krimkrieg	nein	2,0	(BOYD 1960)
Bürgerkrieg USA	nein	2,0	(BOYD 1960)
Deutsch-französischer Krieg 1870/1971	nein	3,5	(GUSSMANN 1917)
1. Weltkrieg 1914—1918			
Deutschland:			
erste Kriegsmonate 1914	nein	6,6	(GUSSMANN 1917)
insgesamt 1914—1918	nein	3,8	(HALL 1948)
Großbritannien	nein	1,47	(SACHS 1952)
USA	nein	0,134	(SACHS 1952)
2. Weltkrieg 1939—1945			
Großbritannien	ja	0,11	(SACHS 1952)
USA Army	ja	0,0062	(SACHS 1952)
USA Navy	ja	0,0044	(HALL 1948)
Japan	nein oder teilweise	1,0	(PARISH 1952)

Zivilbevölkerung, geben entscheidenden Aufschluß. Vergleicht man die Tetanusmorbidität in den verschiedenen Kriegen, so zeigt sich ein scharfer Schnitt (Tab. 3): mit der Einführung der Te-Toxoidimpfung tritt ein jäher Abfall der Erkrankungen ein.

Tabellen 3 und 4 führen zu folgenden Schlüssen:

α) Obschon die Te-Morbidität von einem Kriege zum andern sowie innerhalb eines Krieges auf den verschiedenen Kampfplätzen erheblich schwanken kann, muß zugegeben werden, daß die Einführung der Serumprophylaxe nach den ersten Kriegsmonaten 1914 das Auftreten der Tetanusfälle kaum verringert hat.

β) Dagegen verursachte 1939 die Einführung der aktiven Immunisierung durch das Toxoid einen drastischen Sturz der Morbidität bei den amerikanischen Truppen: nur 1 Te-Fall auf 200 000 Verwundete.

γ) Der Unterschied zwischen der Morbidität bei Briten und Amerikanern hat zwei Ursachen: die

Briten hatten erstens keine genügende Grundimmunität, zweitens erhielten ihre Verletzten keine I. R. mit Toxoid, sondern Te-Serum (!) ..., wenn irgend möglich (PERRY 1940).

δ) Die unvollständig geimpften Japaner erlangten keinen ausreichenden Schutz gegen Tetanus.

ε) In den Jahren zwischen 1914—1918 (Tab. 4) war bei denen, die kein Serum erhalten hatten, die Letalität höher; dies war nicht der Fall während des 2. Weltkrieges. Eine befriedigende Erklärung hierfür wird schwer zu finden sein. Im übrigen müssen solche Statistiken mit Zurückhaltung gewertet werden: die Verwundeten, die Serum erhielten, waren eben jene, die in ärztliche Hände kamen und damit auch meistens chirurgisch behandelt wurden.

Tabelle 4. *Tetanusletalität bei den alliierten Verwundeten 1939—1945*
(Nach Angaben von SACHS *1952)*

	nicht aktiv geimpft		aktiv geimpft		
	Behandlung nach der Verletzung				
	Tetanus-Serum	Un-behandelt	Tetanus-Serum	Toxoid (I. R.)	Un-behandelt
Weltkrieg 1914—1918					
Frankreich	66,3	83,3	—	—	—
Großbritannien	22,6	53,3	—	—	—
Weltkrieg 1939—1945					
Großbritnanien	43,5	48,7	18,2	—	81,8
USA	50	25	—	50	50

Während des Krieges 1939—1945 wurden in der deutschen Wehrmacht nur die Fallschirmtruppen und die Luftwaffe geimpft. Die übrigen Streitkräfte verzeichneten zahlreiche Te-Fälle, vor allem in der Normandie, während die auf gleichem Boden kämpfenden Alliierten immun blieben. Der Angriff auf die Philippinen löste eine außerordentlich hohe Zahl an Tetanusfällen bei der ungeimpften Zivilbevölkerung aus; indessen wurden die amerikanischen Soldaten nicht davon berührt.

Ein weiteres Beispiel des Erfolges der Te-Immunisierung geht aus Abb. 97, S. 427 hervor: in den Bevölkerungsschichten, die eine aktive Te-Impfung erhielten, nimmt die Mortalität der Krankheit erheblich ab. Nach den Angaben von DEPARIS et coll. (1960) beträgt sie für 100000 Einwohner

1,1 für die Altersklassen von 0—25 Jahren ⎫
2,4 für die Altersklassen von 26—50 Jahren ⎬ zum größten Teil geimpft
9,5 für die Altersklasse ⎭
von 51 Jahren und darüber nicht geimpft.

Die wenigen Mißerfolge der aktiven Impfung in den Armeen werden auf S. 450 besprochen.

Auf dem Zivilsektor zeigen die Mortalitätskurven von Abb. 87 S. 426 eine Abnahme der Tetanusfälle in Frankreich, Italien, der Schweiz,

nicht aber in Deutschland, wo sich die Morbidität seit 1953 ungefähr auf gleicher Höhe hält. Wo die Impfung weit fortgeschritten ist, läßt sich der Morbiditätsrückgang durch die Verbreitung der Immunisierung erklären. In Ungarn sank die Morbidität nach der Pflichtimmunisierung aller Kinder von 9,2 auf 1,7 pro 100000 (PETRILLA 1960); der Starrkrampf ist unter der jüngeren Bevölkerung zehnmal seltener geworden (KUBINYI et coll. 1962) und wird allmählich eine Krankheit der älteren Personen (s. auch LISSAC et coll. 1964 sowie S. 427). Auch die Schweiz bietet ein bemerkenswertes Beispiel für den Erfolg der Prophylaxe mit Te-Toxoid.

c) **Serologische Beweise.** Die Intensität des spezifischen Schutzes hängt von vier Faktoren ab:

α) *Menge des freien Antitoxins.* Das im Blut bzw. in den übrigen Körperflüssigkeiten zirkulierende Antitoxin, sei es passiven oder aktiven Ursprungs, ist unmittelbar wirkungsfähig und bedingt, wie NICOL (Symp. CIE 1960, S. 326) es ausdrückt, die „immunité actuelle" (unmittelbare Immunität), oder wie wir es bezeichnen möchten, die *Serumimmunität.* Es ist allein für den Schutz nach der Serumeinspritzung verantwortlich und kommt auch beim aktiv Immunisierten vor. Es ist leicht meßbar und wird in I. E. (internationale Einheiten) pro cc Serum ausgedrückt.

β) Die *Gewebeimmunität* besteht in einem Zustand spezifischer Unempfindlichkeit der Zellen. Ihr Wert kann nicht bestimmt werden. Es ist möglich, daß sie beim Tetanus nebensächlich ist, denn die Nervensubstanz erwirbt bekanntlich keine Immunität (s. S. 446).

γ) Die *potentielle Immunität* (MAGRASSI 1934) bezeichnet das Reaktivitätsvermögen des immunisierten Organismus, der bei der geringsten Zufuhr spezifischen Antigens eine rasche und reichliche Ausschüttung an Antikörpern auslöst. Auf diesem Faktor ist die aktive Immunisierung, insbesondere die Wirkung der Auffrischungsinjektion, aufgebaut.

δ) Die *latente Immunität* ist hier in einem anderen Sinne definiert als bei NICOL (loc. cit.).

Wir betrachten sie als Eigenschaft des aktiv immunisierten Organismus, noch Monate und Jahre nach der letzten Impfung ständig Antikörper zu produzieren. Durch die Immunofluorescenzmikroskopie konnte kürzlich festgestellt werden, daß die Antigene Monate, wahrscheinlich sogar Jahre hindurch im Innern der retikuloendothelialen Zellen bestehen bleiben und dort ihren immunisatorischen Reiz fortsetzen.

Um den Wert der Te-Immunität zu schätzen, beziehen sich die meisten Autoren auf eine sog. *Schutzschwelle*. Unter Schutzschwelle versteht man die Menge an Antitoxin (d. h. die Anzahl der I. E. pro cc Serum), die fähig ist, die Entstehung eines Starrkrampfes zu verhindern. Dieser Begriff ist zur Auswertung der passiven Immunität durchaus gerechtfertigt: in diesem Falle bedeutet das im Serum zirkulierende Antitoxin das einzige spezifische Abwehrmittel. Bei der aktiven Immunisierung dagegen hat die Antitoxinschwelle nicht die gleiche Bedeutung: aktiv immunisierte Organismen können, selbst wenn sie nicht über freies Antitoxin verfügen, dem Starrkrampf widerstehen, was der Versuch von AEGERTER (1954) zeigt.

Wo befindet sich die Schutzwelle? Selbst mit einem Antitoxingehalt von *weniger als 0,0025* I. E./cc widersteht ein großer Prozentsatz der Tiere der massiven Verabreichung von sporenhaltigen Seidenfäden. Ist der Titer 0,1 I. E./cc Serum oder höher, so sind beinahe alle Meerschweinchen völlig immun. Aber wie ist der Fall dieses Meerschweinchens zu erklären, welches in seinem Serum 3 I. E./cc besaß? Nach Infektion mit sporenhaltigen Fäden erkrankte es an Starrkrampf und nach weiterer Verabreichung von 10 000 DMM_4 ging es zugrunde. Die Einspritzung so hoher Toxinmengen gestattet es nicht unbedingt, aus Immunitätsversagern Schlüsse zu ziehen, aber sie beweist, daß aktiv immunisierte Meerschweinchen mit relativ wenig Antitoxin im Serum (0,1 I. E./cc) einer massiven Vergiftung widerstehen.

TURNER, STAFFORD und GOLDMAN (1954), später LOONEY et coll. (1956) haben das Problem der Schutzschwelle eingehend untersucht; sie stellten fest, daß die gegenwärtige Verwirrung daraus entstanden ist, daß die wahre Natur der passiven und aktiven Antikörper verkannt (s. REGAMEY 1959 b) wurde.

Bei *passiver* Immunisierung findet man nach Einspritzung von 1500 I. E. Te-Antitoxin im Serum des Patienten einen Gehalt von 0,1 bis 0,2 I. E./cc. Dieser Spiegel ist aber weder unbedingt *ausreichend*, noch unbedingt *notwendig*.

Jeder Versuch, beim *aktiv* immunisierten Organismus eine Schwelle festzusetzen, ist willkürlich (vgl. Werte von PETERSON u. CHRISTIE 1951, WOLTERS u. DEHMEL 1942, S. 454; DESCOMBEY 1925, GREENBERG 1957).

Dies zeigt, daß wir über die Bedeutung des Antikörperspiegels bei der aktiven Immunität noch ungenügend im Bilde sind. Darum ist eine gewisse Zurückhaltung bei der Deutung von Serumauswertungen angezeigt, die über die Entstehung, die Intensität und die Dauer des aktiven Schutzes unterrichten sollen.

d) Praktische Folgerungen. Fragen von Ärzten über die Grundimmunisierung gegen Tetanus können in Anlehnung an das Schema von BERNARD und SERVANT (1957) wie folgt beantwortet werden:

α) *Wann tritt ein ausreichender Schutz ein?*

Eine einzige Injektion löst den Immunisierungsprozeß aus und läßt, je nach der Art des angewandten Impfstoffes, im Serum des Geimpften Antikörper erscheinen, die zwischen dem 1. und 3. Monat ihren Höchststand erreichen. Zwar verleiht diese Einspritzung manchen Patienten einen schon wirksamen Schutz, aber in der Praxis gilt die Ansicht von RAMON und ZOELLER (1927a): eine einzige Impfung ist nicht ausreichend.

Zwei Injektionen erzeugen eine Immunität, die schon 14 Tage nach der zweiten Impfung als ausreichend betrachtet werden kann. Logischerweise sollte man sich mit diesen beiden Einspritzungen begnügen. Aber um den Schutz zu verstärken, seine Dauer zu verlängern und die Immunisierungsträgheit gewisser Personen zu überwinden, erscheint in der Praxis angezeigt, eine dritte Impfung durchzuführen. Gebraucht man flüssiges Toxoid, so gehört die dritte Injektion zum Zyklus der Grundimmunisierung; gebraucht man einen Adsorbatimpfstoff, so wird die 3. Injektion 6—12 Monate nach der 2. verabreicht.

Drei Injektionen bilden den besten Weg zur Erzeugung der Grundimmunität. Der serologische Effekt der 3. Einspritzung, die von den englischen Autoren oft „reinforcing dose" genannt wird, läßt sich schon am 4. Tag feststellen (Analogum mit der Weckdosis oder Auffrischungsdosis).

β) *Wie lange hält die Grundimmunität an?* Zunächst muß einmal der Begriff der Grundimmunität klargestellt werden! Versteht man darunter den Schutz, der durch das zirkulierende Antitoxin verliehen wird (*Serumimmunität*)? Dies wäre im Falle der aktiven Immunisierung sicherlich falsch. Versteht man darunter die *Gesamtimmunität*, die durch die vier oben beschriebenen Faktoren (Serum- und Gewebeimmunität, sowie potentielle und latente Immunität) bedingt ist? In diesem Falle sind wir nicht in der Lage, beim Menschen genaue Angaben zu erhalten, sondern können nur im Laufe der Zeit durch das Vorkommen von Immunitätsversagern aufgeklärt werden. Im Augenblick müssen wir uns auf Schätzungen beschränken. Einige Meinungen aus der Bibliographie seien hier angeführt. Die Grundimmunisierung durch 3 oder 4 Injektionen sichert eine Immunität von mindestens

3—4 Jahren: MILLER et coll. (1949), WISHART und JACKSON (1951),

8 Jahren: RAMON (1939),

10 Jahren und mehr: BIGLER (1951), REGAMEY und SCHLEGEL (1951a), EDSALL (1955), PETERSON et coll. (1955), SCHEIBEL et coll. (1962).

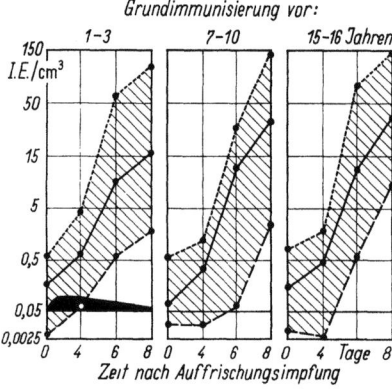

Abb. 105. Titeranstieg nach Injektion von 2 cc Toxoid (SCHLEGEL 1956)

SCHLEGEL (1956), BOIRON und DARRASSE (1959), McCARROLL et coll. (1962) schätzten die Immunitätsdauer auf mehr als 15 Jahre, ECKMANN (1958) und später RUEGSEGGER (1960) auf mindestens 20 Jahre (s. auch KAISER et coll. 1961).

Das sicherste Verfahren, das wir zur Bestimmung der Widerstandsfähigkeit gegen Tetanus haben, ist die Messung der *potentiellen Immunität*, d. h. der Reaktivität des geimpften Organismus auf die Auffrischungsdosis (STAFFORD et coll. 1954, JOÓ und RÉTHY 1957, ALBRYCHT et coll. 1960). Wir ergänzen Abb. 105 durch Abb. 106, die die Beobachtungen über 18—20 Jahre vorher mit Te TAB-Impfstoff oder Te-Toxoid allein (flüssiges,

rohes Toxoid) geimpfte Soldaten, d. h. gleichartige Versuchsgruppen, wiedergeben.

Abb. 106 ist in mehrfacher Hinsicht interessant:

1. Nach 18—20 Jahren können noch erhebliche Mengen von Antitoxin im Serum des Geimpften zirkulieren.

2. Im Falle einer TeTAB-Grundimmunisierung ist die Reaktivität nicht abgestumpft.

3. Die nur mit Te-Toxoid Geimpften reagieren ausnahmslos auf die Auffrischungsdosis, wenn auch ihre Serumimmunität anfangs merklich schwächer ist als die der Te TAB-Geimpften.

4. Gelegentlich tritt die Reaktivität weniger frühzeitig ein, besonders wenn die Grundimmunisierung mehr als 14 Jahre zurückliegt (KAISER et coll. 1961); der Antitoxinanstieg ist dann nicht so ausgeprägt. Manche Patienten schließlich zeigen eine sehr träge Reaktivität.

Der Te-TAB-Impfstoff scheint also dem Geimpften einen Schutz von 20 Jahren zu sichern. Für den nur mit Te-Toxoid Behan-

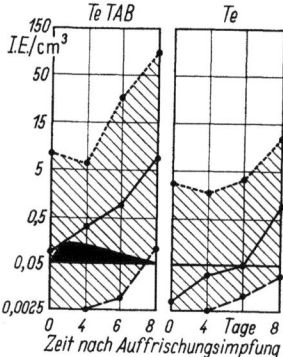

Abb. 106. Titeranstieg nach Injektion von 1 cc flüssigen Te-Toxoids (REGAMEY, noch nicht veröffentlicht). Grundimmunisierung mit 3 Injektionen von TeTAB oder Te-Toxoid vor 18—20 Jahren

delten ist diese Dauer weniger sicher. Die Zukunft wird über diese Frage entscheiden.

4. Versagen der aktiven Immunisierung

Immunitätsversager sind bei allen Impfungen verhältnismäßig häufig, außer bei der Te-Schutzimpfung. Diese Tatsache könnte einer dem Te-Toxoid eigenen Besonderheit zugeschrieben werden. Obwohl die statistischen Angaben aus dem letzten Weltkriege je nach ihren Quellen unterschiedlich sind, kann man die in Tab. 5 zusammengefaßten Feststellungen doch als gültig ansehen.

Der große Unterschied, den man aus Tab. 5 zwischen der amerikanischen (U. S. A.) und britischen (G. B.) Armee ersieht, läßt sich durch die unterschiedliche Behandlung der Verwundeten erklären (s. S. 447).

Bei der britischen Armee bewirkte die Einführung einer 3. Toxoidinjektion zur Vervollständigung der Grundimmunisierung ein Absinken der Letalität von 0,43 auf 0,01⁰/₀₀ (SACHS 1952).

Bei den Amerikanern fielen 6 der 12 Tetanusfälle auf Soldaten, die der Impfung entgangen waren. Von den 6 vorschriftsmäßig Geimpften hatten 4 die Auffrischungsinjektion erhalten und hätten also eine vollkommene Immunität besitzen sollen. Es handelt sich demnach hier um 4 absolute Mißerfolge, von denen 2 zum Tode führten und die, verglichen mit der riesigen Zahl der Verwundeten (2 700 000), wirklich als immunologische Raritäten betrachtet werden müssen; ihr Vorkommen bei vorschriftsmäßig Geimpften und behandelten Verwundeten entspricht einer Morbidität von nur 0,0015 ⁰/₀₀.

Tabelle 5. *Anzahl der Tetanusfälle in den aktiv immunisierten Armeen (1939—1945)*

Armee	Gesamtzahl der Verwundeten	Anzahl der Tetanusfälle		Autoren
		Total	Davon starben	
U. S. Army	2 700 000	12	5	LONG u. SARTWELL (1947) sowie RAMON (1951)
U. S. Navy	90 000	8	?	
Großbritannien	528 000	103	48	BARR u. SACHZ (1955)
Kanada		3	1	HANSEN (1958)
Australien		13	1	METCALFE (1955)
Brasilien		0	0	RODRIGUEZ u. NETO (1947)

EDSALL (1959) und REGAMEY (1959a, b) haben die Ursachen des Immunitätsversagens näher untersucht und fanden, daß sie in der Mehrzahl bei Verwundeten auftraten, die *keine Auffrischungsdosis(Weckdosis)* erhalten hatten. Die von BOYER et coll. (1953) veröffentlichten Fälle sind in dieser Hinsicht aufschlußreich: die meisten Te-Erkrankungen bei Geimpften erfolgen, wenn keine Auffrischungsimpfung verabreicht wurde (s. auch KOURILSKY 1959, GROHMANN u. JUNGMANN 1960).

Kürzlich beobachtete WANNER (1960) einen Immunitätsversager bei einem Mann von 55 Jahren, der 15 Jahre vorher mit 3 Injektionen (0,5—1 und 1 cc) flüssigen rohen Toxoids geimpft worden war. Gleich nach der Verletzung erhielt der Patient 0,5 cc adsorbiertes Toxoid als Auffrischungsdosis. 12 Tage später trat ein Starrkrampf auf, der geheilt wurde. Dieser Fall ist für uns von außerordentlicher Bedeutung; bis zur Erbringung eines Gegenbeweises kann man nach Grundimmunisierung durch flüssiges Te-Toxoid 15 Jahre als Alarmstufe der Immunitätsdauer ansehen.

BOETTGER (1962) erwähnt den Fall eines 44jährigen Mannes, der nach einer Verletzung einer Simultanimpfung unterzogen wurde; zwei Wochen nach der 2. Tetanol-Einspritzung (9 Wochen nach der 1.) erkrankte der Patient an einem schweren Tetanus. FRAHM (1961) beobachtete einen lokalisierten Starr-

krampf, der trotz Grundimmunisierung und Auffrischungsimpfung auftrat. Ferner berichten RAPIN u. AMSTUTZ (1963) von 34 Tetanusfällen bei Patienten, die vor mehr als 10 Jahren aktiv immunisiert wurden; lag die Immunisierung 10—15 Jahren zurück, dann zeigte die Krankheit einen leichten Verlauf; erfolgte die die Immunisierung vor mehr als 15 Jahren, war das Krankheitsbild so schwer wie bei Nichtgeimpften; kein Patient hatte eine I. R. erhalten (s. auch BOYER et coll. 1953).

Zahlreiche Faktoren sind angeführt worden, um einen Mangel an aktiver Immunität zu erklären.

Es gibt „schlechte Reaktoren", die das Antitoxin in unzureichender Menge bilden, ohne daß man dafür einen Grund findet. In dieser Beziehung sei hier noch einmal darauf hingewiesen, daß der Antitoxingehalt kein zuverlässiges Bild der reellen Immunität gibt, denn Personen, die in ihrem Serum wenig oder angeblich kein freies Antitoxin besitzen, können doch über einen ausreichenden Schutz verfügen.

Ein Mangel an immunologischer Reifung wurde angeführt (ISLIKER 1957, EGDAHL 1958); er betrifft eher den Säugling, bei dem — vom Tetanus der Nabelwunde abgesehen — die Krankheit selten ist. REGAMEY (1959a) hat die Möglichkeit von Hypo- oder Agammaglobulinämien (Antikörpermangelsyndrom von BARANDUN et coll. 1958) angedeutet. Die mit Te-Toxoid geimpften Hypo- oder Agammaglobulinämiker sind meistens nicht imstande, Antikörper zu synthetisieren. Bei unseren an Lebercirrhose oder Nephrose erkrankten Patienten blieb die Antitoxinherstellung trotz Hyperproduktion an Globulinen abnormal schwach. Unsere diesbezüglichen Beobachtungen widersprechen denen von HAVENS et coll. (1957). Nach der Ansicht von CHERRICK et coll. (1959) ist die Te-Antitoxinentstehung bei Gesunden und bei Lebercirrhotikern gleichgeartet.

Ein schlechter Gesundheitszustand ist sicher von großer Bedeutung für die Immunisierbarkeit. Die ersten uns bekannten systematischen Untersuchungen auf diesem Gebiet stammen von TASMAN et coll. (1962): Tbc-Kranke sowie mit PAS behandelte Tiere reagieren schwächer und langsamer auf Te-Toxoid.

29*

Behandlung mit Strahlen kann die Aktivität des retikuloendothelialen Systems herabsetzen (Hendry 1952, Silvermann u. Chin 1955, 1956, Hale u. Stoner 1956, Goncharenko 1957). Stoffe mit antimitotischer Aktivität wie Colchicin, Thyroxin usw. verlangsamen die Entwicklung der Te-Antikörper; ähnliche Defekte werden bei gewissen Krankheiten wie Mongolismus (Siegel 1948) beobachtet. Über die Wirkung des ACTH und des Cortisons können wir trotz reichlicher Bibliographie noch keine endgültige Meinung äußern. Der Schockzustand beim Schwerverletzten beschränkt die Anwendung der Auffrischungsinjektion nicht, noch rechtfertigt er die Verabreichung einer prophylaktischen Serumdosis, sofern der Patient früher richtig geimpft wurde (Edsall 1954; s. eine etwas abweichende Ansicht in J.A.M.A. 1959 c).

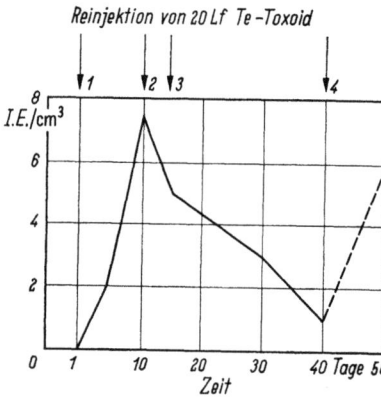

Abb. 107. Zu früh verabreichte Toxoidreinjektionen (Nr. 2 und 3); Wirkungslosigkeit des Antigenreizes (nach Halapine, aus Zdrodowski 1957)

Eine *negative Phase*, d. h. eine Periode von herabgesetzter Widerstandsfähigkeit, die der Impfstoffeinspritzung zuzuschreiben wäre, gibt es bei der Te-Impfung nicht, weder bei der Grundimmunisierung, noch bei der I. R.

Das Auftreten einer immunologischen Hemmung oder Blockierung wurde von Sédallian und Clavel (1944/45), später von Zdrodowski (1957), Shumakova u. Gurvich (1958), Gras (1960) sowie von anderen russischen Autoren beschrieben. Bei immunen Organismen oder im Laufe einer Hyperimmunisierung führt die Injektion von Te-Toxoid nicht unbedingt zur Ausschüttung von Antitoxin ins Serum; man kann im Gegenteil einen Abfall des Antikörpertiters beobachten (Abb. 107).

Es scheint, als müsse der Körper zunächst einen Antigenreiz erschöpfen, bevor er auf eine neue Zufuhr positiv reagieren kann. Der Mechanismus dieser Erscheinung ist noch ungeklärt. Wird das zu früh reinjizierte Antigen durch die im Aufbau begriffenen Antikörper in den Zellen blockiert oder neutralisiert (Cinader u. Dubert 1956)? Die immunologische Hemmung würde erklären, warum zu rasch aufeinander folgende Injektionen eine schlechte Immunität liefern, sei es bei Anwendung eines gleichen Antigens (homologe Hemmung), sei es beim Gebrauch von Impfstoffen verschiedener Art (heterologe Hemmung) (s. auch Dutton u. Pearce 1962, Dresser 1962).

Wir konnten diesbezüglich eine unerwartete Beobachtung machen. Bei der Gewinnung von Te-Gammaglobulinen menschlichen Ursprungs zur Behandlung der Hyperallergiker haben wir Studenten, die im Militärdienst gegen Tetanus geimpft worden waren, Auffrischungseinspritzungen verabreicht. Auf die erste Injektion folgte der klassische Antitoxinsprung. Weitere Injektionen, die in Abständen von je einer Woche folgten, verursachten anfangs eine erneute Zunahme der Serumtiter. Als wir gerade das Serum entnehmen wollten, stellten wir einen erheblichen, jähen Abfall des Antitoxingehaltes fest: Titer sanken z. B. von 200 auf 30 I. E. pro cc. Wir hatten beim Menschen verwirklicht, was Holt (1950 a, S. 80) bei Behandlung von Meerschweinchen mit Diphtherietoxoid beobachtet hatte.

Ein besonderer Effekt (Barrscher Effekt) wurde von Barr (1956, 1957 a, b), Barr und Glenny (1952), Barr und Llewellyn-Jones (1953 a) (s. auch Abramoff 1960) beschrieben und könnte gewisse Immunitätsmängel erklären, wenn die 1. Injektion mit einem *Misch*impfstoff durchgeführt wurde. Wird z. B. einem Organismus, der über eine gewisse Di-Immunität verfügt, ein Di-Te-Impfstoff einverleibt, so spielt dieser Impfstoff bezüglich der Diphtherie die Rolle einer Weckdosis, und die Bildung von Te-Antikörpern wird vernachlässigt. Wir denken auch an den geschwächten Immunisierungseffekt der Te-Fraktion eines Mischimpfstoffes, in dem die verschiedenen Antigenquoten immunologisch schlecht aufeinander abgestimmt waren.

Sicherlich sind noch andere Gründe für die Mißerfolge der aktiven Immunisierung verantwortlich. Wie ist es z. B. zu erklären, daß ein aktiv geimpftes Tier mit 3 I. E./cc im Serum an Starrkrampf erkrankt? (s. S. 449.) Und wie erklären sich ähnliche Beobachtungen von Jones und Jamieson (1936)? Weitere Autoren haben ebenso paradoxe Feststellungen gemacht. Trotz der Möglichkeit, daß eine Te-Vergiftung in gewissen Fällen nach einem noch unbekannten Mechanismus ablaufen kann, und abgesehen von einer nicht bewiesenen Pluralität des Te-Toxins, glauben wir, folgende Hypothesen aufstellen zu dürfen: 1. Das Antitoxin ist qualitativ ungenügend; es neutralisiert das Toxin nicht schnell genug. 2. Das Toxin erfährt im Te-Herd eine Umwandlung, z. B. eine Adsorption an katabolische Gewebeprodukte; es ändert damit seinen Antigencharakter und wird nicht mehr von den Antikörpern des geimpften Organismus „erkannt". 3. In den nekrotischen Geweben, in die das Antitoxin mangels lebender Kapillaren nicht gelangt, kann das Toxin diffundieren und die benachbarten Nervenfasern erreichen, ohne Antikörpern zu begegnen.

5. Impfkomplikationen

Sie sind von infektiöser, toxischer, allergischer oder unspezifischer Art.

a) Zwischenfälle infektiöser Natur. Technische Fehler bei Herstellung des Impfstoffes können verschulden, daß Te-Sporen im Toxoid erhalten bleiben. Aus diesem Grunde waren vor einigen Jahren in einem Land Mitteleuropas zahlreiche Todesfälle zu beklagen.

b) Zwischenfälle toxischer Natur. Wie betont wurde, ist die Umwandlung von Toxin in Toxoid irreversibel. Die von RAYNAUD et coll. (1953) beschriebene „residuelle Toxizität" (s. S. 437) ist für die Praxis bedeutungslos. Regelmäßige Kontrollen im Laufe der Te-Toxoidherstellung gestatten es, hin und wieder ungenügend entgiftete Toxoide zu entdecken; solche Toxoide fanden wir z. B. nach Anwendung von Papainnährböden, die reich an Stickstoffverbindungen sind und für die die gebräuchliche Formalindosis zu schwach ist. Toxische Erscheinungen sind uns aus der Literatur bisher nicht bekannt.

c) Zwischenfälle allergischer Natur. Schon früh fielen die Te-Impfstoffe durch ihre Eigenschaft auf, nur selten allergische Reaktionen hervorzurufen. Zwei Faktoren spielen hier mit: erstens erweist sich das Te-Toxoid, besonders wenn es aus halbsynthetischen Nährböden gewonnen und nachträglich gereinigt ist, stets als schwaches Allergen; zweitens ist Cl. tetani weder ein Epiphyt noch ein Kommensal, der beim Menschen einen dauerhaften Reiz ausübt und dadurch eine Überempfindlichkeit hervorruft, wie z. B. bei der Diphtherie. Einzelheiten über solche allergische Komplikationen sind u. a. bei REGAMEY (1959b) zu finden. Die Begleiterscheinungen sind nicht nur *selten*, sondern im allgemeinen auch *harmlos*, vorwiegend von urtikarieller Natur. Sie waren früher häufiger, als man rohe Toxoide einspritzte, die reichlich Proteosen und Peptone enthielten. Bei ausgesprochenen Allergikern, z. B. beim Asthmatiker, können solche Erscheinungen schon nach wenigen Minuten, aber auch erst nach mehreren Tagen, auftreten (RUSSEL 1960, SOREL u. ZERBIB 1961, BRINDLE

u. TWYMAN 1962, MULCHANDANI 1962). Schwere Nebenerscheinungen sind selten.

Ein akutes scharlachartiges Exanthem mit Krämpfen wurde von PARISH und OAKLEY (1940) beschrieben. Die von NEERING (1961) bei einem 11jährigen Mädchen beobachtete Encephalitis steht wahrscheinlich in keinem Zusammenhang mit der Impfung, denn sie trat 2 Monate nach der letzten Injektion auf. Wie EDSALL (1959) hervorhebt, sollte eine Toxoidinjektion nicht beliebig oft wiederholt werden: RÉTHY und LOSONCZY (1959b) berichten über einen Patienten, der jedes Jahr mit Te TAB-Impfstoff behandelt wurde und damit eine lokale und allgemeine Überempfindlichkeit gegenüber Te-Toxoid erwarb (s. auch KAISER 1962). Hie und da wurde über Neuritiden (J.A.M.A. 1959b, c) sowie über weitere Spätreaktionen (EISEN, COHEN u. ROSE 1963) berichtet. DIESFELD (1961) beschrieb kürzlich einen Impfinfarkt bei einem 44jährigen Mann von bester Gesundheit, der anläßlich mehrerer Unfälle wiederholt Te-Toxoid-Injektionen erhielt; der Patient erlitt mehrere hypoxämische Anfälle, von denen der letzte mit dem Tod endete. HOLLÄNDER und WORTMANN (1952) erwähnen einen schweren Urticariafall mit Rezidiven. REGAMEY (1959b) beschreibt zwei Todesfälle:

Erster Fall: Ein Arzt von 44 Jahren stirbt 30 Minuten nach gleichzeitiger Einspritzung von Penicillin und Te-Toxoid als Weckdosis; der Patient hatte eine erwiesene Allergie auf Penicillin; vermutlich ist hier das Antibiotikum und nicht das Te-Toxoid für den tödlichen Ausgang verantwortlich. Der zweite Todesfall ist sicher auf das Te-Toxoid zurückzuführen, das aus dem Original-Nährboden von LEGROUX und RAMON (1933) gewonnen wurde; es handelt sich um einen 20jährigen Rekruten mit einer allergiefreien Anamnese; 1. Injektion ohne Zwischenfall; 2. Injektion zwei Monate später, gefolgt von Unwohlsein nach etwa 8 Stunden, Kollaps, Atemnot, Krämpfe, 7,5% Eosinophilie; die allergische Symptomatologie war leider durch eine Erkrankung der Luftwege verdeckt, so daß die allergische Natur des Kollapses entging; eine 3. Injektion, $6^1/_2$ Monate später, bewirkte den Tod in 2 Stunden; die Sektion ließ auf einen Status nach akutem anaphylaktischem Schock mit extremer Bronchienverengung schließen.

Es werden hier nicht die zahlreichen Komplikationen aufgeführt, die nach Anwendung von Mischimpfstoffen beobachtet wurden, für die die Te-Fraktion sicherlich nur eine verschwindend kleine Verantwortung trägt (BELLER 1943).

d) Zwischenfälle unspezifischer Natur. Lokale entzündliche Prozesse, hin und wieder mit allgemeinen Reaktionen verbunden, sind auf den Ballast an albuminoiden Stoffen zurückzuführen, die das Te-Toxoid begleiten, selbst wenn der Impfstoff gereinigt ist. Die Adsorbate erzeugen manchmal kleine Granulome, die erst im Laufe mehrerer Monate resorbiert werden (BECK 1954, ANDREESEN 1960). Lokale und dauerhafte Reaktionen treten besonders dann auf, wenn der Impfstoff eine übermäßige Quantität an Adjuvans enthält. Spuren von Formol, die im rohen Toxoid zurückbleiben, rufen heftiges Brennen hervor. Um den Schmerz zu vermeiden, setzen manche Ärzte dem Impfstoff ein Lokalanaestheticum zu (HESSELVIK u. ERICSSON 1954, SCHOBER 1956, DIN 1961).

1932 lenkte OTTENSOOSER die Aufmerksamkeit auf die oft erheblichen Mengen an A-Substanz, die gewisse Nährböden enthalten können, besonders wenn sie aus Schweinemägen gewonnen werden. Viele Te-Impfstoffe stammen aus solchen Bouillons und haben daher einen hohen Gehalt an diesem Isoagglutinogen der menschlichen Erythrocyten. Spritzt man Menschen, die A-Isoagglutinin besitzen, ein an A-Substanz reiches Te-Toxoid ein, so übt man damit eine Art von Immunitätsauffrischung aus; das Serum solcher Patienten besitzt dann einen hohen Gehalt an Anti-A-Antikörpern, die bei Bluttransfusionen zu überraschenden Komplikationen führen können.

Wir werden hier nicht auf die „Provokation" von poliomyelitischen Erkrankungen eingehen, die englische Autoren vor wenigen Jahren auf Mischimpfstoffe, besonders auf adsorbierte vom Typ DiTePer, zurückgeführt haben. Das Auftreten der Kinderlähmung scheint nicht in Verbindung mit der Te-Fraktion zu stehen.

Die „Société de Pathologie comparée" (1957) betont die absolute Unschädlichkeit des Te-Toxoids. Eine solche Ansicht ist sicherlich zu optimistisch, denn man muß immer damit rechnen, daß beim Menschen ein artfremdes Protein eine Überempfindlichkeit induzieren kann. Blickt man auf die zahlreichen Te-Toxoid-Injektionen zurück, die bisher durchgeführt wurden, so muß man jedoch anerkennen, daß die Te-Toxoidprophylaxe zu den ungefährlichsten Immunisierungsverfahren gehört.

V. Die Auffrischungsinjektion oder „Injection de Rappel" (I. R.)

Die durch Te-Toxoid erworbene Grundimmunität verringert sich mit der Zeit. Im vorigen Kapitel wurde gezeigt, daß wir nicht genau wissen, wie lange der Organismus gegen eine natürliche Infektion geschützt bleibt. Die Impfung (Vaccineeinspritzung), die der Immunität einen neuen Auftrieb gibt, heißt Auffrischungsinjektion, Weckdosis bzw. „Injection de Rappel" (I. R.). Sie entspricht ihrem Wesen nach einem Sekundärstimulus und beruht auf der potentiellen Immunität (MAGRASSI 1934).

Die Reaktivierung ist spezifisch, das heißt, daß sie nur dann auftritt, wenn die I. R. mit einem Te-Antigen vorgenommen wird, wobei flüssiges oder adsorbiertes Toxoid, bzw. Mischimpfstoffe mit Te-Fraktionen benützt werden können. Es liegen auch Einzelfälle von nichtspezifischer Reaktivierung vor (RUGGERINI 1930, BARR u. GLENNY 1952). Versuche zur reflexbedingten Reaktivierung haben sich als erfolglos erwiesen (ZDRODOWSKI 1957).

1. Indikationen für die Auffrischung

a) Spontane Auffrischung. Die Grundimmunität gegen zahlreiche Krankheiten wird meistens durch intercurrente Infektionen aufrechterhalten: der immune Organismus widersteht, ohne Krankheitserscheinungen aufzuweisen, und dadurch wird der Schutz ständig erneuert.

Beim Tetanus liegen die Verhältnisse in dieser Hinsicht anders. Die Kontakte des Menschen mit Te-Toxin sind derart selten, daß sie als Erhaltungsfaktor für die Grundimmunität nicht in Frage kommen. Es steht dennoch außer Zweifel, daß nach Te-Infektionen eine Steigerung der Immunität auftreten kann, was experimentell bewiesen worden ist (ZUGER et coll. 1940, AEGERTER 1954, KATIĆ 1956). Die wenigen negativen Ergebnisse von JONES und JAMIESON (1936), von JAULMES und JUDE (1939) sind nicht in Betracht zu ziehen, da sich die Autoren nur mit dem Nachweis von höheren Antitoxintitern begnügt haben.

Was den Menschen anbelangt, steht uns das bemerkenswerte Experiment von WOLTERS und DEHMEL (1942) zur Verfügung. Beide waren gegen Tetanus aktiv geimpft und haben sich mit 2 bzw. 3 DMM Te-Toxin gespritzt. Der Antitoxinsprung setzt zwischen dem vierten und sechsten Tag ein. Das von den deutschen Forschern vorgenommene Experiment zeigt, außer der Mutprobe dieser zwei Kollegen,

α) die anregende Wirkung von äußerst geringen Antigendosen auf den Menschen und

β) das Fehlen einer Beziehung zwischen der Geschwindigkeit, mit der der Antitoxinsprung auftritt, und der Intensität des Stimulus.

Es ist also anzunehmen, daß bei einer geimpften Person das aus einem Tetanus-Herd stammende Toxin die Immunität reaktiviert.

Diese Art von Reaktivierung ist jedoch in der Praxis nur von untergeordneter Bedeutung. Das im Organismus entstandene Toxin kann sich in dreifacher Weise verbreiten: entweder erreicht es das Nervensystem, wo es einen Tetanus auslöst, oder es gelangt zu den antikörpererzeugenden Organen und reaktiviert die Immunität, oder es verliert sich im Organismus. Es besteht dabei die Gefahr einer Zeitlücke: das Toxin könnte das Nervensystem erreichen, bevor die Antikörper reaktiviert worden sind. Aus diesem Grund ist es erforderlich, daß der Geimpfte über ein gewisses Minimum an Antitoxin in seinem Serum verfügt, wobei 0,001 I. E./cc wohl ausreichen dürfte. Eine solche Zeitlücke ist gefährlich; man beugt ihr bis zu einem gewissen Grade mit der I. R. vor (s. unten Lit. d.).

b) I. R. zur Verstärkung der Grundimmunität. Zuweilen findet die Grundimmunisierung unter schwierigen Verhältnissen statt: z. B. in einem Alter, wo das antikörperbildende System noch nicht vollständig entwickelt ist, oder wenn eine hemmende Wirkung der mütterlichen Antikörper zu befürchten ist, oder wenn im Säuglingsalter lediglich zwei Grundinjektionen erfolgten, usw.

Eine erneute Toxoideinspritzung festigt den Schutz. Im allgemeinen ruft sie hohe Antitoxintiter hervor, wobei das Zwanzig-, Fünfzigfache und noch mehr des vorherigen Gehaltes an Antikörpern erreicht wird (JONES u. MOSS 1937a, b).

Einige Autoren, beispielsweise SCHEIBEL (1955, 1957a), sind der Ansicht, daß jede Grundimmunisierung von einer erneuten Einspritzung innerhalb eines Jahres verstärkt werden muß. REGAMEY (1955) billigt dieses Verfahren, doch nur für Kinder.

c) I. R. zur Aufrechterhaltung der Grundimmunität. In den Jahren, die der Grundimmunisierung oder einer I. R. folgen, nimmt der Antitoxingehalt im Serum des Geimpften langsam ab. Dieser Verlust an humoralem Schutz kann äußerst gering sein, so daß das Serum 1, 5, 10 oder mehr I. E./cc behält; er kann aber auch bedeutend sein und dazu führen, daß jede auffindbare Menge an Antitoxin aus dem Serum verschwindet. Im übrigen haben wir schon erwähnt, daß keine absolute Beziehung zwischen Serumimmunität und reeller Immunität existiert; infolgedessen ist die Festsetzung des geeigneten Augenblicks

zur Wiederauffrischung der Immunität empirisch. Folgende Zeitabstände werden vorgeschlagen:

3—4 Jahre: YEAZELL und DEAMER (1943), PESHKIN (1944, 1945), LOONEY et coll. (1956),

4 Jahre: American armed forces,

5 Jahre: BARR und SACHS (1955), TURNER et coll. (1954), ECKMANN (1960), WALL (1960), RUSSEL (1960),

5—10 Jahre: PETERSON et coll. (1955), CHRISTENSEN und THURBER (1957),

10 Jahre: BIGLER (1951), REGAMEY (1955), J. A. M. A. (1959d), SCHÄR (1961).

Die Schweizerische Armee führt zur Zeit einen umfassenden Versuch durch: sie verzichtet vorläufig auf eine Auffrischungsinjektion. Vor 20 und mehr Jahren geimpfte Männer haben ihre potentielle Immunität unverändert behalten und reagieren immer noch unverzüglich auf die posttraumatische I. R. (s. Abb. 106 sowie „Mißerfolge", S. 451).

Für diejenigen, die einer ständigen, besonderen Infektionsgefahr ausgesetzt sind, werden häufige I. R. vorgeschlagen, und zwar alle 1 bis 2 Jahre, mit geringen Toxoid-Dosen, z. B. 0,1 cc.

d) Posttraumatische I. R. (Weckinjektion, Auffrischungsinjektion): Wenn die letzte Reaktivierung nicht länger als drei Jahre her ist, verzichten PETERSON, CHRISTIE und WILLIAMS (1955) durchaus folgerichtig auf eine I. R. Die meisten übrigen Autoren sind weniger kühn und nehmen automatisch bei jeder Verwundung eine I. R. vor. PARISH, LAURENT und MOYNIHAN (1959) vertreten die Ansicht, daß eine I. R. bei Verwundungen, die mehr als 4 Stunden alt sind, bei stark infizierten sowie bei tiefen und zerquetschten Wunden unerläßlich ist.

Es seien noch besonders erwähnt: Verbrennungen und Erfrierungen, ante partum und Eingriffe in alte vernarbte Herde. Hier sind weder bindende Vorschriften, noch ist ein Schema am Platze. Jeder Fall ruft eine neue Situation hervor, und für den Arzt gilt es, die Verantwortung zu übernehmen, zuweilen auf die I. R. zu verzichten, wenn die vorangegangene Einspritzung einige Monate oder ein Jahr zurückliegt (EDSALL 1959), oder wenn nach dem Zustand der Wunde das Auftreten einer Te-Infektion eindeutig ausgeschlossen ist.

Im Falle eines schweren Schocks, bei großem Blutverlust oder Strahlenschäden könnte man erwägen, ob außer der I. R. nicht auch 5000—10 000 I. E. Antitoxin zu verabreichen wären. EDSALL (1954) und ECKMANN (1958) sind der Meinung, daß der *lege artis* geimpfte Verwundete keineswegs Serum braucht.

Die *Kontraindikationen* sind dieselben wie für die Grundimmunisierung.

Mißerfolge kommen auch vor (s. S. 451). Eine besondere Art der Schein-Mißerfolge entsteht durch ungenaue Anamnesen, wenn die Auffrischungsinjektion (I. R.) bei Verletzten erfolgt, die irrtümlicherweise behaupten, geimpft zu sein; Der Arzt spritzt das Toxoid ein und läßt das Serum beiseite. Über derartige Irrtümer wurde mehrfach berichtet (SCHÜRMANN 1951, 1954, LÄDERACH 1959). Die Anamnese und die Indikation der posttraumatischen I. R. müssen daher sorgfältig geprüft werden (BAUMANN 1957).

2. Das Antigen und seine Verabreichung

a) Wahl des Impfstoffes. Grundsätzlich kann jede Art des Impfstoffes für die I. R. verwendet werden: rohes, gereinigtes oder adsorbiertes Toxoid, mit einem andern Antigen gemischt oder nicht.

Für die Grundimmunisierung und für die I. R. können durchaus verschiedene Arten von Impfstoff verwendet werden.

Noch heute sind die Meinungen geteilt. Gewisse Autoren (MILLER u. HUMBER 1943, TASMAN 1955) ziehen den flüssigen Impfstoff vor, der — wenigstens theoretisch — rascher resorbiert wird und somit einen schnelleren und stärkeren Antigenreiz auslösen soll (SCHLEGEL 1951, TASMAN 1955, PETERSON et coll. 1955). Es steht fest (D'ANTONA u. PIAZZI 1956), daß bei Diphtherie, jedenfalls im Tierexperiment, zur Erzeugung sekundärer Stimuli flüssiges Toxoid vorzuziehen ist. VOROBIEV und BRON (1958) hingegen, und mit ihnen zahlreiche andere Kollegen, sind Anhänger der Adsorbatimpfstoffe. Zu diesem Punkt wäre noch zu erwähnen:

α) Bei der I. R. spritzt man im allgemeinen 0,5 bis 1 cc Impfstoff, d. h. hohe Antigendosen. Die zur Auslösung erforderliche Mindestmenge an Toxoid ist somit reichlich vorhanden, auch wenn man einen Adsorbatimpfstoff verwendet.

β) Aus praktischen Gründen ist es erwünscht, im Krankenhaus oder in der Privatpraxis nur eine einzige Art von Impfstoff, d. h. entweder flüssiges oder adsorbiertes Toxoid zu benützen.

Die Anwendung von Mischimpfstoffen wie Di Te, Di Te Per-Impfstoffe usw. ermöglicht eine gleichzeitige Auffrischung der Immunität gegen mehrere Infektionskrankheiten.

b) Toxoid-Menge. Zu Beginn schlugen RAMON und seine Schule 2 cc des flüssigen Rohtoxoids vor. Heute wissen wir, daß kleinere Dosen schon ausreichen: 0,1 cc (J.A.M.A. 1957), ja sogar das Äquivalent von 1 Lf und weniger, d. h. erheblich weniger als 0,1 cc (WISHART u. JACKSON 1951, SPAETH 1958). Es besteht jedoch kein Zweifel, daß die Intensität der Reaktivierung von der Menge des eingespritzten Toxoids abhängt. Dies geht aus einigen Zahlen hervor, die einer Studie von REGAMEY (1941b) entnommen sind und sich auf 109 mit Te TAB-Impfstoff behandelte Erwachsene beziehen:

I. R. mit . . . flüssigen Toxoide	Antitoxintiter im Serum (I. E./cc) 10 Tage		Titeranstieg
	Vor	*Nach*	
	der I. R.		
1 cc	0,17	1,35	668%
2 cc	0,18	2,79	1500%

Im allgemeinen spritzt man 0,5 bis 1,0 cc des flüssigen und 0,5 cc oder weniger eines adsorbierten Toxoids ein. Nicht die Menge, sondern das Immunisierungsvermögen des Impfstoffes ist wichtig (FISEK 1957).

c) Anwendung des Toxoids. Hier gilt die schon zur Grundimmunisierung gemachte Bemerkung (s. S. 445). In der täglichen Praxis wird das Toxoid *subcutan* oder *intramuskulär* eingespritzt.

Die *intracutane* Einspritzung (0,1 cc) wird mit Erfolg von RUEGSEGGER (1960), BERNARD et coll. (1960) angewandt, selbst bei Personen, die schon vor 20 Jahren geimpft worden waren; sie ist vor allem empfehlenswert bei Allergikern (FRIEDMANN 1961). Wir haben aber häufig heftige urtikarielle Reaktionen beobachtet nach der intracutanen Injektion von 0,1 cc, was uns veranlaßt, den Wert des ZOELLER-MOLONEYschen Tests anzuzweifeln. Über ähnliche Beobachtungen anderer Autoren siehe DOEGE (1961): es besteht kein Beweis dafür, daß die *intracutane* Injektion von Adsorbatimpfstoff wirksamer ist als die *subcutane*. Zur intradermalen Anwendung nimmt man am besten ein gereinigtes Toxoid.

Die Auffrischung durch Scarifikation bietet angeblich viele Vorteile, vor allem, wenn es sich darum handelt, die Immunität zu unterhalten oder zu verstärken. Dieses Verfahren ist jedoch, soweit wir unterrichtet sind, noch nicht systematisch geprüft worden.

Mit der nasalen und konjunktivalen Verabreichung erhielten GOLD (1939), WISHART und JACKSON (1950) unregelmäßige Ergebnisse.

d) Zeitabstände zwischen den I. R. (s. S. 455).

3. Die Besonderheiten der I. R.

Die I. R. ist der Schlüssel der Te-Immunisierung. Sie bedingt die Reaktivierung, von deren Schnelligkeit und Reichweite häufig das Schicksal eines infizierten Verletzten abhängt. Um ihre Wirkung zu begreifen, müssen wir die Natur der von ihr ausgelösten Reaktionen näher betrachten.

a) Rolle des Antitoxingehaltes vor der I. R.

Der Antitoxingehalt im Serum des Geimpften spiegelt die Serumimmunität wider und soll nach IPSEN (1954) von der „Immunisierbarkeit" des Patienten abhängig sein. Er wird bedingt sowohl durch individuelle Faktoren, als auch durch die Zeitabstände zwischen der letzten Toxoideinspritzung und der Antikörperauswertung. Der Antitoxintiter *vor* der Weckinjektion (I. R.) sagt nichts aus über die Geschwindigkeit oder die Intensität des zu erwartenden Sprungs.

REGAMEY (1944b), PETERSON et coll. (1955) sowie andere Autoren haben gezeigt, daß die potentielle Immunität nicht an das Vorhandensein von freiem Antitoxin gebunden ist. LOONEY et coll. (1956) untersuchten die Reaktivität von etwa 100 Patienten; daraus entnehmen wir, daß in der Regel Patienten mit anfangs niedrigen Titern einen verhältnismäßig größeren antitoxischen Sprung aufweisen als Personen, die vor der Auffrischungsimpfung viel Antitoxin besaßen; dabei fällt eine Angleichung der Titer am 21. Tage auf.

b) Geschwindigkeit der Immunitätsreaktion.

Bei einer Verwundung ist es wesentlich, daß die Auffrischungsimpfung rasch die Bildung von neuem Antitoxin hervorrufen kann. Die antikörpererzeugenden Organe reagieren unmittelbar auf den Antigenreiz, was aus IPSENS (1961) Versuchen am Kaninchen klar hervorgeht. Um neugebildete Antikörper herzustellen und sie in das Blut auszuschütten, brauchen die Zellen eine gewisse Zeit.

Bei Affen haben PLETSITYII et coll. (1956) gefunden, daß der Antitoxintiter schon nach 5 Stunden zunimmt; diese Beobachtung steht noch vereinzelt da. Es wird allgemein angenommen, daß sich der Titeranstieg erst nach 3, 4, 5 bzw. 6 Tagen kundgibt. REGAMEY (1941b), J. MÉRIEUX (1957) und BOYD (1960) stellten fest, daß bei $^2/_3$ ihrer Patienten der Sprung am Ende des 4. Tages beginnt und daß am 6. Tage *alle* reagiert haben. Der Anfang des Antitoxinsprungs erscheint deutlich auf Abb. 104, S. 445 und 105, S. 450.

Gewisse Meinungsverschiedenheiten bei den Autoren sind auf Unterschiede in der Technik der Antitoxinauswertung zurückzuführen, denn die niedrigen Titer sind besonders schwer abzuschätzen. Die Geschwindigkeit der Neubildung von Antitoxin ist abhängig von individuellen Faktoren, von der Art der Grundimmunisierung, der Zeitspanne seit der letzten Einspritzung und von der Qualität und Quantität des für die I. R. verwendeten Impfstoffes (MILLER u. HUMBER 1943).

Man könnte sich fragen, ob bei Te-Fällen mit kurzfristiger Inkubationszeit die von der Auffrischungsimpfung (I. R.) ausgelöste Reaktivierung nicht zu spät eintritt, da der Titeranstieg erst am dritten Tage einsetzt; immerhin sind nachfolgende Betrachtungen zu berücksichtigen:

α) Es ist anzunehmen, daß zahlreiche Geimpfte mit kaum oder sogar überhaupt nicht meßbaren Antitoxinmengen im Serum durch Te-Bazillen infiziert wurden und trotzdem nicht an Starrkrampf erkrankten, obwohl sie keine I. R. empfangen hatten. Dies ist auf die Auswirkung der potentiellen Immunität zurückzuführen.

β) Während des Krieges 1939—1945 traten die Te-Fälle bei Geimpften nach einer Inkubationszeit von 7 Tagen oder mehr auf (SACHS 1952).

γ) ROSTOCK (1950, S. 51) stellte fest, daß 30% der nichtgeimpften Te-Patienten eine Inkubationszeit von weniger als 7 Tagen aufwiesen. Bei den Geimpften war dieser Prozentsatz viel niedriger. Es ist also anzunehmen, daß die Serumimmunität und die potentielle Immunität sich günstig ausgewirkt haben.

δ) Mit den heutigen Auswertungsmethoden kann das Antitoxin nur nachgewiesen werden, wenn es im Serum in gelöster Form und in genügender Menge vorhanden ist, um von unseren Testen erfaßt zu werden. Höchstwahrscheinlich beginnt die eigentliche Reaktivierung infolge der I. R. früher, als wir sie erkennen können. Zahlreiche Autoren meinen, daß in der Abwehr gegen die Tetanusvergiftung einzig die vom freien Antitoxin bedingte Serumimmunität eine Rolle spiele. Wir fragen uns jedoch, ob ein Alles-oder-Nichts-Gesetz im Falle der Immunität nicht allzu vereinfachend ist. Bei Geimpften müssen sich Antikörper in allen möglichen Entwicklungsstadien befinden, und die Auffrischimmunisierung (I. R.) löst nicht nur eine Ausschüttung von freiem Antitoxin, sondern auch die Bildung von sessilen Antikörpern aus, die zwar nicht meßbar, aber doch wirksam sind. Die von der Immunofluorescenz-Technik zu erwartenden Ergebnisse werden wahrscheinlich unsere Vermutung bestätigen.

Immer noch schwierig zu beantworten ist die Frage: Wen müssen oder können wir als immun betrachten? Es kann vorkommen, daß ein Patient kein nachweisbares Antitoxin (d. h. keine Serumimmunität) besitzt, aber sein Reaktivierungsvermögen auf die I. R.

(d. h. eine potentielle Immunität) beibehalten hat. Ist ein solcher Patient noch immun? Ist er gegen *jede* Art Te-Vergiftung gesichert, selbst wenn die Inkubationszeit verkürzt ist (BOIRON u. DARRASSE 1959)? Hierüber fehlt uns noch die Gewißheit.

c) Intensität der Antwort auf die I. R. Der Höhepunkt der Antitoxinneubildung liegt zwischen dem 8. und 12. Tag für das flüssige Toxoid und im 2. Monat für die Adsorbatimpfstoffe. Der Anstieg, einmal ausgelöst, ist steil, was aus Abb. 104 S. 445 und Abb. 105 S. 450 klar hervorgeht. Nach REGAMEY (1941b) bedingt die Auffrischimmunisierung (I. R.) mit 2 cc flüssigen Rohtoxoids nach 4 Tagen eine Zunahme des Anfangstiters um 55%, die nach 6 Tagen auf 154%, nach 8 Tagen auf 2570% und nach 10 Tagen auf 2600% ansteigt.

Es sind auch drastischere Sprünge beobachtet worden. Wir haben Seren mit Titern von 235 I. E./cc gefunden.

Der Titeranstieg ist erheblicher, wenn die Grundimmunisierung mit einem Mischimpfstoff erfolgte (s. Abb. 104, S. 445 sowie IKIĆ 1957b), bzw. wenn die Grundimmunität durch eine oder mehrere I. R. verstärkt wurde (SCHLEGEL 1951).

Während der Jahre, die der Grundimmunisierung folgen, verschwindet das Antitoxin allmählich; es sinkt bisweilen auf ein Niveau herab, das von manchen Autoren als ungenügend betrachtet wird. Nach der I. R. ist jeder Zweifel beseitigt, weil alle innerhalb des erwarteten Termins auf den erneuten Antigenreiz reagieren.

Hierbei sollte hervorgehoben werden, daß die Auffrischimpfung (I. R.) folgendes bewirkt:

1. höhere Titer als die Grundimmunisierung,

2. länger andauernde Titer (PESHKIN 1945),

3. einen größeren Sprung, wenn die Grundimmunisierung länger zurückliegt und wenn mehrere I. R. vorangegangen sind (SPATH u. KÖLE 1952),

4. im allgemeinen einen stärkeren Titeranstieg bei Patienten, die im Augenblick der I. R. niedrige Titer aufweisen.

Über den BARRschen Effekt s, S. 452.

d) Anhalten der Immunität nach der Auffrischungsimpfung (I. R.). Unsere diesbezüglichen Kenntnisse sind lückenhaft, denn es fehlen tierexperimentelle Daten. Deswegen müssen wir unser Urteil sowohl an Hand der Immunitätsversager, als auch durch die Ergeb-

nisse der Serumkontrollen bei Geimpften bilden.

Erfahrungen mit Soldaten, die zwischen 1939 und 1945 geimpft wurden, scheinen darauf hinzudeuten, daß der Schutz nach einer Auffrischungsinjektion (I. R.) nicht nur höher, sondern auch von längerer Dauer ist als derjenige der Grundimmunisierung allein. Die Kontrollen, die WISHART und JACKSON (1951), LOONEY et coll. (1953, 1956) bei Patienten durchgeführt haben, rechtfertigen — wenigstens vorderhand — die Auffassung, daß eine I. R., wenn sie innerhalb von 5 Jahren nach der Grundimmunisierung vorgenommen wird, einen mindestens 10 Jahre anhaltenden Schutz verleiht.

4. Die mit Antitoxin kombinierte I. R.

Bei einem gefährdeten Verletzten, dessen Grundimmunisierung unvollständig war oder noch in Ausbildung begriffen ist, bzw. lange zurückliegt, ist ein sofortiger Notschutz durch Serum unerläßlich.

Experimentelle Grundlagen für diesen Sonderfall liegen noch nicht in großer Zahl vor (ČERTKOVA u. ŠHAIN 1957, ECKMANN 1958, 1960), obwohl im Grunde eine Ähnlichkeit mit der Sero-Toxoid-Therapie besteht. Nach EDSALL (1959) ist die gleichzeitige Anwendung von Toxoid und Serum (1500 I. E. oder mehr) bei Geimpften gerechtfertigt:

— wenn die Verletzung die Entwicklung eines Frühtetanus befürchten läßt oder

— wenn der Unfall mehr als 24 Stunden zurückliegt.

Diesen Indikationen fügt ECKMANN (1958) noch den Fall des geimpften Verletzten hinzu, der Strahlungen ausgesetzt war. Wir möchten hier auch noch Patienten mit schweren Blutverlusten erwähnen. Laut J. A. M. A. (1959d) sollte Antitoxin mit dem Toxoid nur gegeben werden, wenn die Grundimmunisierung schon 5 bis 10 Jahre zurückliegt und der Patient schwer verletzt ist.

Im übrigen ist der Arzt verpflichtet, jedes Mal das Für und Wider einer Te-Injektion zu erwägen, vor allem, ob er das Risiko postserischer Reaktionen eingehen darf. Der korrekt geimpfte Verletzte, den man als immun betrachten darf, bekommt daher kein Serum (BÜRKLE DE LA CAMP 1957, HAAS 1957 angeführt von ECKMANN 1958, GOTTLIEB 1964).

VI. Die aktiv-passive Immunisierung
(Sero-Toxoid-Prophylaxe bzw.
Simultanimpfung)

Hier begegnen wir wiederum einem der Hauptprobleme der spezifischen Prophylaxe des Tetanus.

Viele Ärzte scheuen sich noch davor, gleichzeitig, wenn auch an verschiedenen Stellen, Toxoid und Antitoxin (das ja auch ein Antitoxoid ist) einzuspritzen, weil ihnen dieses Verfahren paradox zu sein scheint. Vor allem in Deutschland vollzog sich in den Jahren 1956/57 ein drastischer Meinungsumschwung in der „Deutschen Gesellschaft für Chirurgie", der wohl ein Zeichen dafür war, daß man sich, auf Grund ungenügender Kenntnis der Sachlage, seiner Überzeugung nicht sicher war; diese Unsicherheit ist verständlich, denn die Sero-Toxoid-Prophylaxe wurde ohne hinreichende experimentelle Prüfung in die Praxis eingeführt. Wir wollen nun die heute vorliegenden theoretischen, experimentellen und klinischen Unterlagen betrachten.

1. Theoretische Grundlagen

Die Idee, aktive und passive Tetanus-Immunisierung zu kombinieren, stammt von RAMON und LAFFAILLE (1925). ZOELLER und RAMON berichteten über ihre ersten Versuche an Menschen im Jahre 1926.

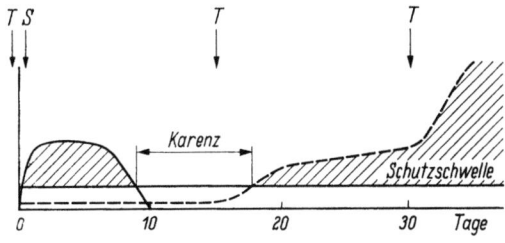

Abb. 108. Sero-Toxoidprophylaxe. Theoretische Karenzzeit zwischen den Perioden passiver und aktiver Immunität (REGAMEY 1955)

T = Te-Toxoideinspritzung; S = Serumeinspritzung

Diese Autoren wollten dem Verletzten den doppelten Vorteil von Serum und Toxoid zukommen lassen, d. h. die Deckung des vom Serum verliehenen Schutzes ausnützen, um eine aktive Immunität zu induzieren. Ihrer Arbeitshypothese haften aber zwei Paradoxe an:

a) Erhält der Verletzte Te-Antitoxin, so erwartet man, daß jegliche Toxinspur neutralisiert wird. Die Wirkung des Antitoxins wird sich jedoch sowohl auf das Toxin, als auch auf das Toxoid ausüben: somit kann der eingespritzte Impfstoff keine immunisierende Wirkung entfalten. Die Tatsache, daß die beiden Stoffe, nämlich Serum und Toxoid, an verschiedenen Stellen eingespritzt werden, ändert nichts daran; denn der ungeheure Überschuß an Antitoxin muß unweigerlich auf das Toxoid stoßen und es neutralisieren.

b) Das Antitoxin tierischen Ursprungs verschwindet ziemlich rasch aus dem Körper: Nach Ablauf von 8—12 Tagen (s. S. 428) wird die passive Schutzschwelle nicht mehr erreicht; aktiv entstandenes Antitoxin ist noch nicht vorhanden. Es entsteht also eine „Lücke" in der Immunität, eine sog. *Karenzperiode*, während der · der Verletzte der Te-Vergiftung ausgesetzt ist (s. Abb. 108).

Wird die Wirkung des Antitoxins vom Toxoid beeinträchtigt? Gewiß nicht: denn die vom Arzt eingespritzten 1 oder 2 cc Toxoid erfordern kaum mehr als 20 bis 50 I. E. Antitoxin, um neutralisiert zu werden. Von den 1500 mit dem Serum verabreichten I. E. wird also nur eine kleine Menge (MADSEN, JENSEN u. IPSEN 1937) vom Toxoid gebunden, der aber keine praktische Bedeutung zukommt.

Die entscheidende Frage ist, ob das Te-Toxoid durch den Überschuß an Antikörpern zunichte gemacht wird. Wie ist die Wirksamkeit eines Antigens zu erklären, nachdem es vom entsprechenden Antitoxin gebunden worden ist?

α) Das Te-Antitoxin verteilt sich im ganzen Körper vor seinem Zusammentreffen mit dem Toxoid, das seinerseits auch im Begriffe ist, sich zu verteilen. An der Stelle der Toxoidinjektion ist verhältnismäßig wenig Antitoxin vorhanden, jedenfalls nicht in ausreichender Menge, um den Impfstoff insgesamt zu neutralisieren. Ein Teil des Antigens entrinnt dem Antitoxin und gelangt zu den antikörperbildenden Zentren.

β) Die Neutralisierung des Toxoids durch das Antitoxin geht mit einer gewissen Trägheit vor sich. „In vitro" erfordert die gesamte Bindung mehrere Minuten, zuweilen eine Stunde oder länger. Diese Neutralisierung zögert sich um so länger hinaus, je stärker die beiden Reagentien — Antigen und Antikörper — verdünnt sind. Während dieses Versteckspiels findet ein Teil des Toxoids den Weg zu den antikörpererzeugenden Zentren.

γ) Was geschieht nun mit dem aus Antitoxin und Toxoid gebildeten Komplex? Wahrscheinlich wird die neue Mizelle (Antitoxin + Toxoid) vom retikuloendothelialen System aufgefangen, wo sie als Fremdsubstanz abgebaut wird. Während dieses Vorganges können aktive Toxoidteilchen eluiert werden und auf die antikörperbildenden Zentren einwirken. Es ist durchaus möglich, daß die Mizelle selbst einen spezifischen immunisatorischen Reiz ausübt: das Beispiel der „Floccules" (Suspension von Flokkulaten aus Toxoid und Antitoxin) scheint davon zu zeugen, daß dieser Vorgang tatsächlich stattfindet. Indessen kann nicht verneint werden, daß die „Floccules" einen wenig wirksamen Impfstoff darstellen (BOYD 1938, 1960).

δ) Kombinationen der drei vorangestellten Hypothesen können gegebenenfalls gültig sein.

2. Experimentelle Daten

Für die Sero-Toxoid-Prophylaxe liegen weniger zahlreiche Tierversuche vor als für die Immunisierung mit Te-Toxoid allein.

Unsere Kenntnisse sind demzufolge noch lückenhaft.

Schon die erste Veröffentlichung von RAMON und LAFFAILLE (1925) enthält den Rahmen unserer heutigen Auffassung. Die Ergebnisse des Grundversuchs, der an Meerschweinchen erfolgte, sind eindeutig:

a) Die passive Immunität dauert weniger als 16 Tage;

b) das Toxoid allein verleiht schon innerhalb von zwei Wochen eine zuverlässige Immunität;

c) in der Spritze vermischt, erzeugen Toxoid und Serum keinen Schutz; die I. R. bleibt ebenfalls wirkungslos;

d) werden Antitoxin und Toxoid getrennt eingespritzt, so tritt der Primärstimulus auf und die I. R. wirkt.

RAMON und LAFFAILLE haben erkannt, daß die Anwesenheit des Antitoxins die Wirkung des Toxoids behindert; daß ferner beim Menschen verhältnismäßig kleine Mengen an Toxoid verabreicht werden und daß der Widerstand gegen die auf natürlichem Wege entstandene Krankheit keine so hohe Immunität erfordert.

Die heute zur Verfügung stehenden Versuchsergebnisse berechtigen zu der Annahme, daß das antitoxische Serum, das gleichzeitig mit dem Toxoid eingespritzt wird, sein schützendes Vermögen behält (RITOSSA 1934, MADSEN et coll. 1937, WOLTERS u. DEHMEL 1937, 1938) und daß sich die Mischung von Toxoid und Antitoxin in der gleichen Spritze nicht bewährt, was von MARRI (1933a, b), RITOSSA (1934), D'ANTONA (1935) betont wurde. Diese Autoren haben aber die Möglichkeit der Entwicklung einer potentiellen Immunität, Folge eines ersten Stimulus, außer acht gelassen. In ihren Versuchen bewiesen REGAMEY, SIMON und WANTZ (1955), daß ein Primärstimulus eintritt, wenn dem Versuchstier eine frisch zubereitete Mischung aus Te-Serum und Toxoid eingespritzt wird. Es würde sich lohnen, diese Frage zu klären, denn die praktischen Vorteile von Toxoid und Serum in einer Injektion liegen auf der Hand (analog mit den „Floccules" s. S. 459).

Die gleichzeitige Verabreichung von Serum und Toxoid an zwei verschiedenen Stellen erzeugt eine niedrigere Serumimmunität als die Toxoideinspritzung allein, aber sie stellt nichtsdestoweniger einen Primärstimulus dar. *Die erworbene potentielle Immunität tritt nach der 2. Toxoidinjektion zutage.* Wird der erste Stimulus durch eine Mischung von Serum und Toxoid hervorgerufen, so entwickelt sich jedoch der Schutz langsamer (MARRI 1933b, RAMON 1937, RAMON et coll. 1938a, b, c, AEGERTER 1954). PONTANO (1935a, b, c) ist einer der wenigen Experimentatoren,

die behaupten, daß die Injektionen von Serum und Toxoid in einem Abstand von mindestens 7 Tagen erfolgen müssen, um wirksam zu sein. GHEORGHIU et coll. (1958) berichten dagegen, daß die hemmende Wirkung des Serums im umgekehrten Verhältnis zu der Zeit zwischen den beiden Einspritzungen steht! OTTEN und HENNEMANN (1939, 1940) stellen fest, daß die Versuchstiere zwischen der dritten (Verschwinden der passiven Immunität) und der sechsten Woche (Anfang der aktiven Immunität) nicht geschützt sind; sie fanden hier eine „Lücke" vor, die mit 3 Toxoidinjektionen in Abständen von je 10 Tagen beseitigt werden konnte. Laut WOLTERS und DEHMEL (1937) wird aber das adsorbierte Toxoid in seiner Auswirkung vom Antitoxin nicht behindert.

Wenn auch die gleichzeitige, einmalige Gabe von Serum und Toxoid keinen genügenden Schutz erzeugt (EISLER u. TEICHMANN 1960), so entsteht doch nach 1 oder 2 zusätzlichen Toxoidinjektionen eine gute Immunität. Diese Immunität kann an Stärke und Dauer derjenigen gleichkommen, die von 2 oder 3 Einspritzungen mit Toxoid allein hervorgerufen wird, eine Tatsache, die von MARRI (1933b), RITOSSA (1934), WOLTERS u. DEHMEL (1951), REGAMEY et coll. (1955), TEICHMANN (1957, 1958), PHILIPSON (1959) bestätigt wurde.

Die wiederholte Einspritzung von Serum und Toxoid hingegen führt zu einem durchaus schlechten Schutz (AMBROSIONI u. MURGIA 1946, AEGERTER 1954).

Diese experimentellen Ergebnisse wurden bei Tieren beobachtet, deren Immunitätsmechanismus anders sein kann als beim Menschen; meistens wurden übergroße Dosen von Serum und Toxoid gegeben. Dennoch sind diese Versuche wertvolle Wegweiser.

3. Klinische Beobachtungen

Die Ergebnisse von Untersuchungen am Menschen sind nicht leicht zu deuten, weil man dem Menschen keine eigentliche Prüfungsdosis von Toxin verabreichen kann. Die aus den Serumauswertungen abgeleiteten Folgerungen sind mit Subjektivität behaftet. Die klinischen Statistiken sind ziemlich unsicher, da der Erfolg einer posttraumatischen Sero-Toxoid-Behandlung einfach dem Fehlen eines Tetanusherdes zugeschrieben werden könnte (SCHERRER 1956).

Die grundlegenden Experimente der französischen Autoren bezogen sich auf eine nur geringe Anzahl Patienten. ZOELLER und RAMON (1926), RAMON und ZOELLER (1927a) selbst müssen zugeben, daß bei gewissen Patienten die aktive Immunität durch Serumeinspritzung herabgesetzt wird. Sie stellen objektiv fest, daß „die passive Immunität zehn Tage nach der Verabreichung von 10 cc Serum verschwunden sein kann; in diesem Augenblick aber besteht die aktive Immunität noch nicht; es vergehen einige Tage, bevor die 2. Einspritzung sie ins Leben ruft. Es besteht also zwischen dem Auftreten passiver und aktiver Immunität eine Zeitlücke, die individuell verschieden groß ist." Die Problematik der Sero-Toxoid-Impfung war also von Anfang an schon klar formuliert.

In bezug auf die Kontrolle der Serumimmunität bei Verletzten, die gleichzeitig mit Serum und Toxoid behandelt wurden, stimmen die meisten Autoren mehr oder weniger überein.

Serum + Toxoidinjektionen, gleich nach der Verletzung vorgenommen, und zwei weitere Toxoideinspritzungen später erzeugen eine ebenso hohe Immunität wie 3 Injektionen von Toxoid allein (SACQUEPÉE 1933, SACQUEPÉE u. JUDE 1937, BAUMANN 1957).

Einige Autoren vertreten die Ansicht, daß schon *eine* Toxoideinspritzung nach der ersten kombinierten Verabreichung genügt (CLAVEL u. CLAVEL 1933, SCHOBER 1956, MÖRL 1956, ECKMANN 1957, 1958). ERICCSONS Patienten (1948), die 2—3 Jahre zuvor eine einmalige Serum + Toxoid-Simultanimpfung empfangen hatten, reagierten auf einen Sekundärstimulus mit Titern, die manchmal 2,0 I. E./cc überstiegen. Nach GOLD und BACHERS (1943) müssen der Simultanimpfung auf jeden Fall eine, wenn möglich zwei Toxoideinspritzungen folgen.

Die vollständigsten uns bekannten Angaben über die Simultanimpfung am Menschen finden wir bei ECKMANN (1960), dem wir die Abb. 109—111 sowie die Tab. 6—8 entlehnen.

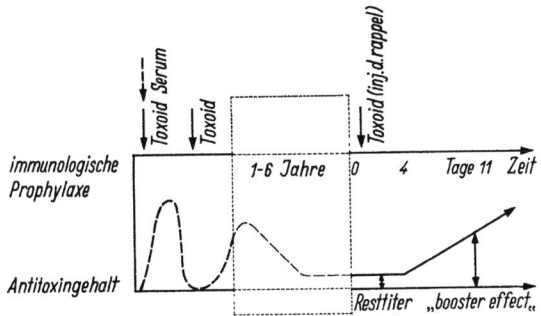

Abb. 109. Simultanprophylaxe. „Booster effect" 1—6 Jahre nach Grundimmunisierung mit Te-Serum + Te-Toxoid, dann Te-Toxoid (ECKMANN 1960, S. 69)

In Abb. 109 und Tab. 6 handelt es sich um Verletzte einer chirurgischen Klinik, die mit Te-Serum

1500 I. E.) und Te-Toxoid (1 oder 2 cc flüssiger, bzw. 0,5 cc oder 1 cc adsorbierter Impfstoff) behandelt wurden. Das Alter der Patienten lag zwischen 5 und 82 Jahren. Erklärung der in den Abbildungen verwendeten Zeichen:

- - - - - mutmaßliche Kurve des Antitoxins im Serum des Kranken

—————— Antitoxintiter bei den Serumprüfungen

× Blutentnahme am Tage der Einspritzung, sowie 4 und 11 Tage später.

Tabelle 6. *Antitoxingehalt im Serum 1—6 Jahre nach simultaner Sero-Toxoid-Prophylaxe vor und nach IR (Auffrischimmunisierung) (200 Versuchspersonen)* (ECKMANN 1960, S. 69)

Antitoxingehalt im Blut in IE/cm³	% der Versuchspersonen		
	vor IR	4. Tag nach IR	11. Tag nach IR
0,02— 0,05	19%	5%	—
>0,05— 0,1	54%	11%	—
>0,1 — 0,2	11%	30%	—
>0,2 — 0,5	13%	33%	1%
>0,5 — 1,0	3%	16%	3%
>1,0 — 5,0	—	4%	37%
>5,0 —10,0	—	1%	52%
>10,0	—	—	7%

Bei Geimpften, die zu gleicher Zeit Serum und Toxoid und drei Wochen darauf eine zweite Toxoideinspritzung empfangen haben, ist die einige Jahre später durchgeführte I. R. schon am 4. Tage wirksam; ihr Effekt tritt besonders am 11. Tage hervor. Ähnliche Merkmale haben wir bei der Grundimmunisierung mit Toxoid allein angetroffen.

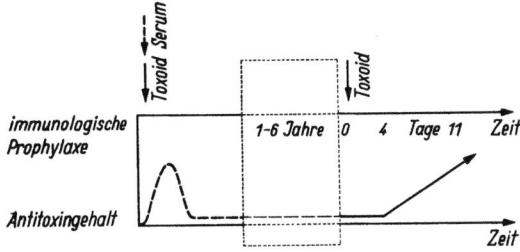

Abb. 110. Simultanprophylaxe. „Booster effect" 1—6 Jahre nach Grundimmunisierung mit Te-Serum + Te-Toxoid (ECKMANN 1960, S. 71)

Die Patienten sind hier unvollständig immunisiert, da sie nur *eine* Einspritzung von Toxoid mit Serum empfangen haben. Am Anfang des Versuches sind die Titer niedrig; sie bleiben unter 0,02 I. E./cc. Aber 4 Tage nach der I. R. ist schon ein Titeranstieg bei mehr als der Hälfte der Verletzten zu verzeichnen; am 11. Tage haben alle Kranken reagiert, manche sogar heftig: bei 4% dieser

Tabelle 7. *Antitoxingehalt im Serum 1—6 Jahre nach unvollständiger Sero-Toxoid-Prophylaxe vor und nach I. R. (50 Versuchspersonen)* (ECKMANN 1960, S. 72)

Antitoxingehalt im Blut in IE/cm³	% der Versuchspersonen		
	vor IR	4. Tag nach I.R.	11. Tag nach I.R.
< 0,02	100%	42%	—
0,02—0,1	—	58%	4%
0,1—1	—	—	16%
1—10	—	—	76%
10	—	—	4%

Patienten findet man schon 10 I. E./cc. Die Geimpften, die der klassischen Auffassung nach nicht immun wären, verfügen also über eine bemerkenswerte potentielle Immunität: bei sämtlichen Patienten tritt der Titeranstieg nach der I. R. ein, und zwar nicht nur sehr deutlich, sondern auch sehr früh.

Tabelle 8. *Antitoxingehalt im Serum in verschiedenen Phasen und bei verschiedenen Varianten der Sero-Toxoid-Prophylaxe (140 Versuchspersonen)* (ECKMANN 1960, S. 76)

Antitoxingehalt im Blut in IE/cm³	% der Versuchspersonen							
	10 Tage nach Serum + Toxoid				14 Tage nach 2. Toxoidinjektion			
	D I	D II	D III	D IV	D I	D II	D III	D IV
	%	%	%	%	%	%	%	%
0,02—0,05	3	3	5	0	28	36	50	—
> 0,05—0,1	50	42	31	50	22	24	28	25
> 0,1 —0,5	47	55	64	50	40	40	22	40
> 0,5	—	—	—	—	10	—	—	35

Bei diesem Experiment (Tab. 8) untersuchte ECKMANN 140 Patienten, die bei der ersten Behandlung Serum und Toxoid erhielten. Die zweite Impfstoffverabreichung fand nach 21 (Gruppe D III), 28 (Gruppe D II) bzw. 35 (Gruppen I u. IV) Tagen statt. Die Blutproben wurden entnommen:

a) 10 Tage nach der Behandlung mit Serum und Toxoid,

b) im Augenblick der wiederholten Einspritzung von Toxoid,

c) 7 und 14 Tage nach dieser Injektion.

Die Gruppe D IV, die die kleinste Menge Serum erhielt, reagierte am besten, was die Beobachtungen VON COOKE und JONES (1943), J.A.M.A. (1954) bestätigen. Der Titeranstieg ist um so steiler, je später die 2. Injektion vorgenommen wird. Die Karenzperiode des Antitoxins ist deutlich nachweisbar; sie kann nicht überbrückt werden, selbst wenn die 2. Toxoideinspritzung sehr schnell auf die 1. folgt. Unabhängig vom Abstand zwischen der 1. und 2. Toxoideinspritzung wird der Titeranstieg vom 4. Tage an wahrnehmbar.

In Abb. 111 wird die auf S. 458 erwähnte Variante ausgearbeitet, nämlich die *Wieder-*

einspritzung des Impfstoffes, dieses Mal jedoch gleichzeitig mit Serum. Anscheinend behindert die gleichzeitige Injektion die Wirkung der potentiellen Immunität nicht. Die Einzelheiten der Eckmannschen Protokolle zeigen jedoch, daß der Titeranstieg deutlich schwächer ist als im Falle der Toxoidverabreichung ohne Serum.

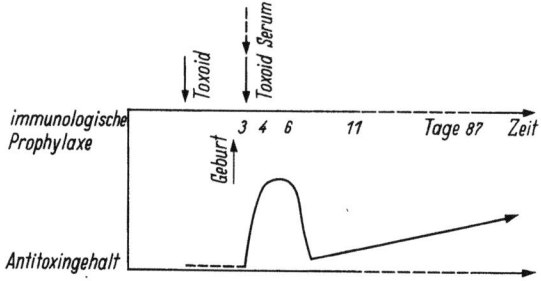

Abb. 111. „Booster effect" nach Simultanimpfung. 1. Injektion: Te-Toxoid. Nach ca. 4 Wochen: Te-Serum (3000 I. E.) + Te-Toxoid (ECKMANN, 1960, S. 77)

Welche *Art des Impfstoffes* sollen wir für die Simultanimpfung wählen? Aus theoretischen und praktischen Gründen empfehlen die meisten Autoren die Adsorbatimpfstoffe (HUBER 1957, SMITH et. coll. 1963), obwohl auch flüssige Toxoide gebraucht werden können. Die *Intervalle* zwischen den Einspritzungen von Toxoid wählt man wie für die Grundimmunisierung ohne Serum: 4—6—8 Wochen (TASMAN u. HUYGEN 1962, SMITH et coll. 1963).

Aus den am Menschen durchgeführten Untersuchungen geht klar hervor, daß die Simultanimpfung mit Serum und Toxoid die Entfaltung der aktiven Immunität nicht wesentlich hemmt. Die gleichzeitige Gabe kann entweder während der Grundimmunisierung oder im Augenblick der I. R. erfolgen. Diese Experimente erbringen aber nicht den Beweis, *daß keine Karenzperiode entsteht.*

Gibt es jedoch eine tatsächliche Karenz? Ist sie vielleicht ein Produkt abstrakter Überlegungen, oder messen wir ihr eine größere Bedeutung zu, als ihr eigentlich zukommt? Bis heute ist eine große Zahl von Simultanimpfungen an Verletzten vorgenommen worden; nur wenige Mißerfolge könnten auf eine Karenz zurückgeführt werden, z. B.:

der von SCHERRER (1956) erwähnte Fall, mit 2 Einspritzungen adsorbierten Toxoids, nachdem ein tetanogenes Fragment in der Wunde geblieben war;

ein anderer, nicht veröffentlichter Fall von REGAMEY: ein 3jähriges Kind erhielt 1 cc flüssigen

Toxoids gleichzeitig mit 275 I. E. Te-Serum vor der Wiedereröffnung einer alten Poliomyelitisläsion. Nach 4 Wochen entwickelte sich ein Tetanus. Exitus trotz Antitoxin- und Serumtherapie. Dieser Fall zeugt nicht unbedingt gegen die Methode, ist aber typisch für die Unzulänglichkeit der Serumprophylaxe (275 I. E.!).

Wie wir schon oben bemerkt haben, hat der Mechanismus der Immunitätsverzögerung durch das Antitoxin noch keine Erklärung gefunden. Nach D'ANTONA (1935) wird möglicherweise die Hemmung nicht vom Antitoxin selbst, sondern von den unspezifischen Globulinen verursacht, die neben den Antikörpern vorkommen; in diesem Falle wären nur hoch gereinigte und hochwertige Seren zu verwenden.

Dem Problem der Simultanimpfung wurde von manchen Autoren eine übermäßige Bedeutung geschenkt. Es stellt wohl eine Besonderheit der aktiven Immunisierung gegen Starrkrampf dar, gehört aber schließlich doch in den Rahmen der bekannten Antigen-Antikörperreaktionen.

VII. Die Sero-Toxoid-Therapie des Starrkrampfes

Auf S. 427 wurde erwähnt, wie enttäuschend die *Therapie* des ausgebrochenen Tetanus immer noch ist. Und doch sind in den letzten Jahren vielversprechende therapeutische Entdeckungen gemacht worden. Hierunter zählen z. T. neue Methoden: Tracheotomie, künstliche Atmung mit kontrolliertem Druck, Überwachung der Bilanzen, Hibernation; z. T. auch neue Medikamente: Mephenesin, Meprobamat, Chloro- und Azetylpromazin, Phenothiazin usw.; des weiteren die erneute Anwendung des Kurare, dessen Gebrauch 100 Jahre zurückliegt (POLI 1960). Die Antibiotika vernichten den Te-Bazillus und werden zur Vermeidung sekundärer Infektionen herangezogen. Die scheinbar vielversprechenden Ergebnisse von BICKEL und DIECKHOFF (1955) mit Periston bedürfen noch weiterer Nachprüfung und Erprobung. Die Corticosteroide üben keine spezifische Wirkung aus, aber hemmen anscheinend die selbstschädigenden Reaktionen des Körpers auf das Toxin und beugen gegen allergische Erscheinungen nach Verabreichung des Serums vor oder lindern sie (SENECA et coll. 1957, ZDRODOWSKI u. GOURWITCH 1961). Die erwarteten Verbesserungen haben sich nicht in dem Maße eingestellt, wie erhofft wurde. Wir verweisen den Leser auf die Arbeiten der Therapeuten, z. B. die kürzlich erschienenen Veröffentlichungen von SCHLEGEL (1956), PODVARKO (1957), GIESE (1959), LANDES et coll. (1959), ECKMANN (1960, 1963), PERLSTEIN et coll. (1960), AUROUSSEAU et coll. (1960), MOLLARET et coll. (1960a, b), WOLFF et HÜGIN (1963), *Lancet* 1 (1964). Die überraschend guten Ergebnisse durch Anwendung einer Kammer mit Überdruck (WALLYN 1962) verlangen eine weitere Bestätigung.

Mit der Serumtherapie werden auch bei großen Dosen nur Teilerfolge erzielt. In bezug auf die Letalität scheint die Quantität des eingespritzten Antitoxin keine wesentliche Rolle zu spielen: 50 000 I. E. wirken so gut wie 200 000 I. E. (VAKIL et coll. 1963); 5000 I. E. haben den gleichen Erfolg wie 60 000 I. E. (PATEL et coll. 1963 b). Tiere können nur in Ausnahmefällen gerettet werden, wenn der Starrkrampf ausgebrochen ist, selbst bei der Einspritzung von riesigen Dosen von Serum (PRUDOVSKY et coll. 1958, REGAMEY 1964). Bestenfalls verlängert das Serum das Leben der Versuchstiere. Vielleicht wählen wir nicht den richtigen Weg zur Verabreichung des Antitoxins? NIKOL'SKAIA (1960) bestätigte experimentell, was gewisse Kliniker aus empirischen Erwägungen schon in die Praxis eingeführt hatten: spritzt man Kaninchen mit radioaktivem, [131]J markiertem Te-Serum, so findet man das Antitoxin nur dann im Gehirn wieder, wenn die Injektion in die Karotis und nicht in eine Vene erfolgte.

Im Jahre 1937 schlug RAMON vor, das Te-Toxoid zur Behandlung heranzuziehen, um die Menge und die Anzahl der Te-Serumgaben herabzusetzen und um den Kranken außerdem vor Rückfällen oder spätern Rezidiven zu sichern.

Die von RAMON (1939, 1940, 1957) ausgearbeitete Methode lautet folgendermaßen: Beim Tetanuskranken werden gleichzeitig, aber an zwei verschiedenen Körperstellen, einerseits 75 000 I. E. Antitoxin auf einmal und anderseits 2 cc flüssigen Toxoids verabreicht; die Toxoideinspritzungen werden alle 5—6 Tage wiederholt: 2 cc, darauf 4 cc und 6 cc.

Die neue Therapie erregte in vielen Ländern lebhaftes Interesse. Circa 20 Veröffentlichungen, die zwischen 1939 und 1950 erschienen, berichten begeistert über die Erfahrungen, zuweilen 100% erfolgreich. Die meisten dieser Arbeiten, die sich zum Teil auf beschränkte Zahlen von Fällen stützen, sind in ihren Schlußfolgerungen subjektiv gefärbt. Die neueren Veröffentlichungen hingegen stellen zuverlässigere Dokumente dar.

Tierversuche. GIBERTI et coll. (1951) berichten, daß das Toxoid unbestreitbar eine therapeutische Wirkung besitzt, wenn es vor, nach oder sogar gleichzeitig mit dem Serum eingespritzt wird; sie sind der Ansicht, daß ein „Stress" entsteht, dem das Verschwinden der pathologischen Erscheinungen zugeschrieben werden kann. WOLTERS und DEHMEL (1951) stellen fest, daß mit Te-Sporen infizierte Meerschweinchen durch adsorbiertes Toxoid gerettet werden können. REGAMEY und AEGERTER (1951 b), später AEGERTER (1954) spritzten Meerschweinchen Serum und Toxoid im gleichen Verhältnis wie bei Menschen ein, aber dem Gewicht des Tieres angepaßt; sie stehen dem Erfolg der Sero-Toxoid-Therapie skeptisch gegenüber. Das Toxoid setzt eher die passive Immunität bei vergifteten und mit Serum behandelten Tieren herab. Diese Versuche sagen aber nichts darüber aus, ob der Tetanuskranke später nicht die Vorteile eines Primärstimulus haben wird.

Ein zusätzliches Argument wird in den experimentellen Arbeiten von LEMÉTAYER et coll. (1949a, b, c, d, e) angeführt. Das Toxoid ist nicht imstande, *in vitro* den Komplex „Toxin + Hirnsubstanz" aufzulösen, wohl aber aus dem Komplex „Toxin + Antitoxin" Toxin freizusetzen: werden Meerschweinchen mit einer neutralen Toxin-Antitoxin-Mischung behandelt, so kommt kein Tetanus zum Ausbruch; spritzt man dann Toxoid, selbst nach 36 Stunden, tritt der Tod ein. Diese Erscheinung wurde schon von ZOELLER selbst im Jahre 1927 erahnt und 1931 von KJAER beschrieben. Im übrigen hat das Toxoid überhaupt kein therapeutisches Vermögen gegenüber dem lokalen Tetanus.

Das rasche Eintreten der günstigen Wirkung der therapeutischen Toxoideinspritzung kann nicht durch vorzeitige immunologische Vorgänge erklärt werden (KRECH 1949; Besprechung bei H. SCHMIDT 1952a, S. 106). Es wurde behauptet, daß das Toxoid die Rezeptoren der Nervensubstanz sperre und so eine erneute Verankerung des Toxins verhindere. Diese Theorie einer Konkurrenz zwischen Toxoid und Toxin wurde von LEMÉTAYER und seiner Schule, D'ANTONA und VALENSIN (1934), WOLTERS und FISCHEROEDER (1954), sowie von FULTHORPE (1956) bis zu einem gewissen Grade bestätigt. Mit PONS (1939) sind wir der Meinung, daß die Konkurrenzerscheinungen eher durch eine Massenwirkung als durch Aviditätsprozesse bedingt sind. In therapeutischen Dosen bleibt höchstwahrscheinlich das eingespritzte Toxoid zum größten Teil in verschiedenen Organen, hauptsächlich im retikuloendothelialen System gesperrt: es erreicht demzufolge im Nervensystem keine genügende Konzentration, um Aviditätsreaktionen auszulösen. VOROBIEVS (1958) Beobachtungen unterstützen diese Auffassung: die therapeutische Wirkung des Toxoids kann sich nur bei Anwendung von hohen Dosen entfalten; wenn der Mensch in gleicher Weise reagieren sollte wie die Maus, müßte er, um nach Vergiftung mit 1 DMM (100) nicht zu sterben, ungefähr 4000 Lf, d. h. 100 bis 200 cc Toxoid intravenös erhalten!

Tabelle 9. *Sero-Toxoid-Therapie des Starrkrampfes. Vergleich der Ergebnisse ohne und mit Toxoidbehandlung*

Autoren	Anzahl der Fälle	Prozentsatz der Heilungen	
		Serum *ohne* Toxoid	Serum *mit* Toxoid
LAVERGNE (1943)	294	40	50
WINKELBAUER (1948)	54	66	78
SIMÉON u. Mitarb. (1950)	296	55—60	65—75
KÖLE (1951)	80	65	78
TZAMALOUKAS (1950)	19	?	84

Klinische Resultate. In Tab. 9 werden einige Daten aus der Literatur verglichen. Zahlenmäßig zeugen sie für den Erfolg der Sero-Toxoid-Therapie, aber hierbei darf nicht unbeachtet bleiben,

daß die Kontrollpatienten in einer früheren Periode behandelt wurden, als die übrigen modernen Therapiemittel noch weniger entwickelt waren,

daß die eigentlichen Therapieerfolge verhältnismäßig bescheiden sind und Zweifel am wirklichen Anteil des Toxoids erregen.

Der Brauch der therapeutischen Simultanimpfung hat sich in manchen Kliniken unter französischem Einfluß eingebürgert (MOLLARET et coll. 1960a, b), in den meisten Ländern aber nicht durchgesetzt.

Seit einigen Jahren wird versucht, das tierische Serum durch *menschliches Serum* (NEUMANN 1962) oder *menschliches Tetanusgammaglobulin* zu ersetzen. Schwedische Autoren (GULLBRING 1958, LINDSTRÖM et coll. 1963a, b) finden diese Therapie vielversprechend. BIANCHI (1962) zieht keine Schlüsse aus seinen Versuchen. ELLIS (1963) und WEHRLE (1963) sind eher skeptisch gegenüber den Vorteilen des Te GG hum in der Therapie (s. S. 430).

Zusammenfassend muß anerkannt werden, daß die experimentellen Grundlagen der Sero-Toxoid-Behandlung vom ausgebrochenen Tetanus noch unvollständig sind. Die Ergebnisse der Tierversuche erregen Zweifel an der Zweckmäßigkeit einer Toxoideinspritzung während der ersten Tage der Krankheit. Die angeblich ermutigenden klinischen Resultate können ebenfalls nicht ohne Bedenken ausgewertet werden. Darum ist es vielleicht besser, im Augenblick nicht zu große Hoffnungen auf einen therapeutischen Erfolg des Toxoids zu setzen.

VIII. Richtlinien zur Te-Schutzimpfung

Es ist durchaus nicht leicht, unantastbare Richtlinien vorzuschlagen, denn die Indikationen für die Immunisierung, vor allem für die Serumprophylaxe, sind äußerst unterschiedlich; sie sind von den epidemiologischen Verhältnissen eines Landes abhängig, und darin wechseln sie noch je nach Gegend, Schule und Persönlichkeit des Arztes. Unsere in mancher Hinsicht noch mangelhaften Kenntnisse werden sich wohl in den kommenden Jahrzehnten vervollständigen; die heute aufgestellten Richtlinien werden dann angepaßt werden müssen. Die Ansichten der Tetanusspezialisten wie RAMON, H. SCHMIDT, D'ANTONA, ECKMANN, SCHLEGEL, EDSALL stimmen jedoch weitgehend überein und gestatten daher stichhaltige Schlußfolgerungen. Behalten wir im Auge,

daß wir im Te-Toxoid einen der wirksamsten und ungefährlichsten Impfstoffe besitzen,

daß die heute angewandten Dosierungen äußerst hoch sind und meistens die Entstehung einer Immunität auch bei den sog. schlechten Reaktoren erzwingen,

daß die vorgeschlagenen Schemata zahlreiche Erleichterungen zulassen, vor allem in der *Verlängerung* der Zeitabstände zwischen den Einspritzungen,

daß für die hiernach nicht vorgesehenen Fälle der Arzt selbst die geeignetste Lösung wählen soll.

1. Normale Grundimmunisierung

Zwei Te-Toxoid-Injektionen in einem Zeitabstand von mindestens 3 Wochen (Optimum ungefähr 6 Wochen).

Eine 3. Injektion nach Verlauf von einigen Monaten ist empfehlenswert (Dosierung 0,5 cc bis 2,0 cc flüssigen Toxoids oder 0,25 cc bis 1,0 cc adsorbierten Toxoids s. c. oder i. m. Gebrauchsanweisung des Herstellers beachten!)

Die Immunisierung kann in den allerersten Lebensmonaten stattfinden, wobei ein Mischimpfstoff angebracht ist, z. B. Di Te Per- oder Di Te Per Pol-Impfstoff. Die Impfung mit Te-Toxoid allein wird vorzugsweise ab Ende des ersten Lebensjahres vorgenommen.

2. Atypische Grundimmunisierung

a) Einer Simultan-(Serum + Toxoid) Impfung müssen für die Grundimmunisierung 2 weitere Toxoideinspritzungen folgen.

b) Bei wiederholten Simultaneinspritzungen rechnet zur Grundimmunisierung nur die letzte Toxoidverabreichung.

c) Das mit einem anderen Impfstoff gemischte Te-Toxoid hat mindestens die gleiche immunisierende Wirkung, als wenn es allein eingespritzt wird.

d) Für die Grundimmunisierung zählt eine Toxoidinjektion, die vor 3 Jahren oder mehr erfolgte, nicht.

e) Zur Erzielung einer allgemeinen und nach und nach fortschreitenden Immunisierung der Bevölkrung ist vorgeschlagen worden, den verschiedensten Injektionsflüssigkeiten, besonders den Antibiotika, Te-Toxoid beizufügen (J. MÉRIEUX 1957).

f) SCHOFIELD et coll. (1961) schlagen folgendes Schema zur aktiven Immunisierung von *Schwangeren* vor:

1. Injektion so früh wie möglich,
2. Injektion nach 6 Wochen,
3. Injektion im Laufe der letzten 3 Monate der Schwangerschaft. (I. R. alle 6 Jahre bzw. während jeder weiteren Schwangerschaft).

3. Auffrischungsimmunisierung (I. R.) zur Unterhaltung der Immunität

Weckdosen sind angezeigt, um den Immunitätszustand aufrechtzuerhalten. Die meisten Autoren empfehlen beim Kinde eine erste I. R. ungefähr ein Jahr nach der Grundimmunisierung, ferner alle 3—5 Jahre beim Kinde, alle 10—12 Jahre beim Erwachsenen (Dosierung wie bei der Grundimmunisierung).

Wenn die I. R. regelmäßig und in kürzeren Abständen erfolgen, genügt eine niedrige Dosis, z. B. 0,1 cc!

Man muß die Gelegenheit anderer Impfungen benutzen, um eine Weckdosis von Te-Toxoid beizufügen.

4. Posttraumatische Immunisierung

a) **Lege artis geimpfte Verletzte.** Sie werden als *geschützt* betrachtet, wenn die Verletzung nicht vor dem 5. Tage nach der letzten Toxoidinjektion der Grundimmunisierung erfolgte und nicht länger als ca. 1 Jahr zurückliegt. In diesem Falle ist eine I. R. nicht unbedingt erforderlich, in allen anderen Fällen ist sie jedoch unerläßlich. Die Ansichten der Autoren über die Fristen des vollständigen Schutzes weichen allerdings etwas voneinander ab.

b) **Unvollständig geimpfte Verletzte.** War die Grundimmunisierung *mangelhaft*, erhält der Patient eine Toxoidinjektion und gleichzeitig Te-Serum (oder Te GG hum: s. S. 430).
Dosierung: 1500—5000 I. E., falls der Patient niemals Serum empfangen hatte, 5000 bis 10 000 I. E., falls eine Serumverabreichung oder Simultanimpfung vorausgegangen war.

c) **Nichtgeimpfte Verletzte.** Sie erhalten 1500—5000 I. E. Te-Serum bzw. 5000—10 000 I. E., falls eine Serumverabreichung bereits früher erfolgte (oder Te GG hum: s. S. 430) ferner wird gleichzeitig die Grundimmunisierung mit der ersten Toxoideinspritzung begonnen.

Bei *unvollständiger* oder *unbekannter* Anamnese soll der Patient betrachtet werden, als ob er nicht geimpft wäre und in der Vergangenheit bereits Serum erhalten hätte.

Den ungeimpften Verletzten müssen jene gleichgestellt werden, die an *Strahlenschäden*, *Dysproteinämie* oder schweren *Blutverlust* leiden. Sie sind als nicht immun anzusehen, selbst wenn sie früher eine lege artis durchgeführte Grundimmunisierung erhalten haben.

Serum und Impfstoff werden mit 2 verschiedenen Spritzen an 2 weit auseinanderliegenden Stellen verabreicht. Dosierung des Impfstoffes erfolgt nach den oben angegebenen Richtlinien. Über Anwendung und Dosierung des Serums wird der Arzt von Fall zu Fall entscheiden müssen. So kann auf das Serum in Gebieten, wo kein Tetanus vorkommt, verzichtet werden. Auch kann es bei Verletzten mit ausgedehnten Verbrennungen oder Erfrierungen wegen der Möglichkeit *allergischer Komplikationen* kontraindiziert sein.

5. Sero-Toxoid-Therapie des Starrkrampfes

Das von RAMON empfohlene Schema hat sich während der letzten zwanzig Jahre nur wenig geändert. Die neueste Methode, die von MOLLARET et coll. (1960 b) angewandt wurde, ist die folgende:

Gereinigtes Te-Serum (s. c. oder i. m.) am 1. Tage auf einmal einspritzen:

    100 000 I. E. bei Erwachsenen
    50 000 I. E. bei Kindern.

Von höheren Dosen wird abgeraten: sie vergrößern die Gefahren allergischer Reaktionen, ohne irgendeinen Vorteil aufzuweisen.

Te-Toxoid (flüssig):

    1—2 cc simultan mit dem Serum, dann
    1—2 cc alle 4—5 Tage bis zu einem Total von 8—10 cc.

ECKMANN (1960) schlägt vor, alle 2—3 Tage 1 cc Toxoid (flüssig oder adsorbiert) einzuspritzen. Die letzte Toxoiddosis zählt als 1. Verabreichung für die spätere Grundimmunisierung. Der geheilte Kranke erhält seine 2. Einspritzung nach 4 Wochen und die 3. nach 12 Wochen.

Wiederholt haben wir unseren Kollegen eine andere Variante der Toxoidverabreichung vorgeschlagen in Anlehnung an

a) die Hypothese einer ungünstigen Wirkung des Toxoids im Augenblick, da das passive Antitoxin in Aktion tritt,

b) die Beobachtungen an Pferden im Verlauf der Immunisierung und

c) die Arbeiten von D'ANTONA und PIAZZI (1956):

    am 1. Tag: 100 000 (50 000) I. E. Te-Serum,
    am 3. Tag: 1 cc adsorbiertes Te-Toxoid,
    sodann jeden Tag bis zur Besserung
    0,2 cc flüssiges Toxoid, wovon
    0,1 cc subcutan und
    0,1 cc intramuskulär.

Fortsetzung der Grundimmunisierung nach ECKMANNS Empfehlungen (s. oben).

Tetanusgammaglobulin vom Menschen kann auch verwendet werden (s. S. 430).

IX. Abschließende Betrachtungen

Zahlreiche Autoren haben sich erfolgreich um die Te-Prophylaxe bemüht; doch bleiben manche Aspekte ungeklärt, die weiterer Bearbeitung bedürfen. Wir möchten hier nun einige Fragen aufwerfen, die uns noch heute beschäftigen und die für die Praxis von Bedeutung sind.

Juristische Erwägungen

In vielen Ländern hatten Gerichtshöfe Fälle zu behandeln, in denen der Arzt angeklagt wurde, entweder weil er — absichtlich oder auch nicht — die prophylaktische Serumverabreichung unterlassen hatte, oder weil sein Patient unter den Folgen einer schweren anaphylaktischen Reaktion nach Seruminjek-

tion gelitten hatte (s. hierzu HELLNER 1957, J.A.M.A. 1957, KLINGENBERG u. MARESCH 1958, FOURNIER 1959, ECKMANN 1960, 1962). Offensichtlich würden durch die aktive Impfung viele Meinungsverschiedenheiten beseitigt, vorausgesetzt man entscheidet sich für eine bestimmte Doktrin. Der Arzt kann jedoch nicht allen Fortschritten auf allen Gebieten seiner Tätigkeit auf dem Fuße folgen. In bezug auf die Te-Prophylaxe wäre es angezeigt, daß die für die Volksgesundheit verantwortlichen Behörden einen ständigen Spezialistenausschuß schaffen, dessen Aufgabe es wäre, annehmbare und für einige Jahre gültige Richtlinien festzusetzen. So könnte dieser Ausschuß die Verantwortung des behandelnden Arztes weitgehend erleichtern.

Verallgemeinerung der Impfung gegen Starrkrampf

Es ist nicht bewiesen, daß die Pflichtimpfung die beste Methode darstellt (HUBER u. BESSON 1950, HÜBNER 1958). Selbst in den Ländern, in denen Impfzwang besteht, wie in Ungarn (PETRILLA 1960) oder in Frankreich (BONNEFOI et coll. 1958), entziehen sich immer 5—10% der Bevölkerung — oder sogar mehr — der Impfung. Werbungskampagnen und ein fester Überzeugungswille der Ärzte haben sich als bessere Mittel herausgestellt. Der Arzt müßte überdies — wie wir schon erwähnten — jede geeignete Impf-Injektion ausnützen, um ihr mit Wissen des Kranken eine kleine, aber schon wirksame Menge Te-Toxoid beizufügen (CH. u. J. MÉRIEUX 1959).

Besonders in den Ländern, in denen das Impfprogramm stark belastet und ziemlich kompliziert ist, sollte jede Impfung eine — wenn auch noch so kleine — Fraktion Te-Toxoid enthalten.

Einstellung der Krankenkassen und Unfallversicherungen

Einige Kassen sind verständnisvoll und erkennen die Impfung mit Te-Toxoid als *Vorbeugungsmaßnahme sensu strictu* bei jeder Verletzung, die der Arzt für verdächtig hält, an. In Wirklichkeit aber dürften sich sämtliche Kassen nicht auf die prophylaktische Serumeinspritzung bei Nichtgeimpften und die Auffrischungsdosis bei Geimpften beschränken, sondern sie müßten auch einen zuverlässigen Schutz auf lange Sicht verlangen (WALL 1960).

Die allgemeine Immunisierung wäre schließlich eine Ersparnis für die Versicherungen. In der Schweiz betragen die Behandlungskosten eines Tetanusfalles bis zu 12 000 Franken (STIRNEMANN 1961). Für Deutschland berechnet HÜBNER (1957), daß der Te-Todesfall eines 35jährigen Arbeiters, der eine 25jährige Frau und zwei Kinder hinterläßt, die Versicherung 106 800. — DM kostet. Mit dieser Summe könnte die Grundimmunisierung (mit 3 Einspritzungen) von 24 500 Menschen durchgeführt werden.

Wie kann man wissen, ob ein Patient gegen Starrkrampf geimpft wurde?

Jeder Geimpfte sollte im Besitz eines Impfausweises sein, der es dem Arzt ermöglicht, den Immunitätszustand zu kontrollieren und aufrechtzuerhalten, sowie bei Unfällen korrekt zu handeln. Das Fehlen genauer Angaben kann schwere Folgen haben (s. u. a. SCHÜRMANN 1951, 1954).

Der Verletzte trägt den Ausweis nicht immer in der Tasche; er kann sich im Koma oder in einem Verwirrungszustand befinden; in Unkenntnis der Terminologie kann er in gutem Glauben dem Arzt irreführende Angaben machen. Es wurden verschiedene Vorschläge gemacht, den Ausweis zu ersetzen, z. B. durch eine Erkennungsmarke, die der Patient an einer Kette um den Hals oder im Portemonnaie, bzw. am Schlüsselbund trägt (PARISH 1959). Noch keiner dieser Vorschläge ist völlig befriedigend.

Literatur

ABRAMOFF, P.: Competition of antigens. I. The effect of a secondary response to one antigen on the primary response to a heterologous antigen administered at the same time. J. Immunol. **85**, 648—655 (1960).

AEGERTER, F.: L'immunisation simultanée, active et passive, contre le tétanos. Etude sur le cobaye. Diss. Bern 1954.

AKATOV, A. K.: Regularities in complex immunization with sorbed "oedematiens" and tetanus toxoids. J. Microbiol. Epidem. Immunobiol. 1960, Nr 8, 81—87.

ALBRYCHT, H., and Z. KUDELSKI: Antitetanic immunity five years after immunization. Pol. Tyg. lek. **15**, 1300—1304 (1960).

ALEKSANDROV, N. I., and N. E. GEFEN: Immunization with aerosols prepared from dried live vaccines and toxoids. — I. Theoretical and experimental prerequisites for the development of a method of aerosol vaccination. J. Microbiol. Epidem. Immunobiol. 1960, Nr 6, 7—11.

AMBERG, B.: Die Flockungsreaktion nach Ramon und ihre Anwendung zum Auswerten von Diphtherie- und Tetanus-Serumfraktionen. Diss. Bern 1946.

ANDERS, W.: Epidemiologie des Tetanus in Berlin. Ärztl. Wschr. **7**, 1112—1115 (1952).

ANDERS, W.: Persönl. Mitteilung 12. 6. 1961.

D'ANTONA, D.: Il problema della immunizzazione antitossica con siero ed anatossina. G. Batt. Immun. **14**, 305—332 (1935).

— Une méthode pour provoquer la résorption des antigènes ou des toxines à travers la peau: Intoxication générale aiguë et mort des animaux par application percutanée de toxine diphtérique ou tétanique. Rev. Immunol. (Paris) **14**, 101—122 (1950).

D'ANTONATA, D.: Le Tétanos. Synthèse théorique et pratique det nos principales connaissances. Rev. Immunol. (Paris) **15**, 93—157 (1951 a).

— Vaccination percutanée. 4ème réunion d'Unisérum, Siena 31 mai — 2 juin 1951 b.

—, et S. PIAZZI: Effets de la variation quantitative des stimuli antigéniques primaires et secondaires. Mécanisme d'action des adjuvants de l'immunité. Rev. Immunol. (Paris) **20**, 317—344 (1956).

—, e D. CENTINI: Ricerche sulla vaccinazione associata antitetanica-antitifico-paratifica. Dati che depongono per la superiorità dell'immunità antitetanica attiva sulla immunità passiva. Minerva med. (Torino) **1938**, 221. Ref. in Bull. Inst. Pasteur **37**, 980 (1939).

—, et M. VALENSIN: Préparation de la toxine tétanique par la méthode de R. Legroux et G. RAMON. C. R. Soc. Biol. (Paris) **115**, 1209—1211 (1934).

ASAKURA, S., T. SEKI, S. OKI and T. KAMBAYASHI: I. Mode of action of tetanal toxin. „In vitro" action of tetanal toxin upon adenosine-triphosphatase activity. Med. J. Osaka Univ. **8**, 279—288 (1957/58 a).

— — — II. Mode of action of tetanal toxin. „In vitro" and „in vivo" action of tetanal toxin upon ATPase. Med. J. Osaka Univ. **8**, 289—298 (1957/58 b).

— — T. KAMBAYASHI, H. MASUI and S. SUZUKAWA: Mode of action of tetanal toxin. ATPase-activation by tetanal intoxication and specificity of the ATPase. Med. J. Osaka Univ. **8**, 653—661 (1957/58 c).

AUROUSSEAU, R., M. DEPARIS, J. HAMBURGER et P. MOLLARET: Le traitement actuel du tétanos. Presse méd. **1960**, 1299—1300.

AXNICK, N. W., and E. R. ALEXANDER: Tetanus in the United States: A review of the problem. Amer. J. publ. Hlth **47**, 1493—1501 (1957).

BARANDUN, S., H. J. HUSER u. A. HÄSSIG: Klinische Erscheinungsformen des Antikörpermangelsyndroms. Schweiz. med. Wschr. 1958, 78—82.

BARNES, J. M., and J. TRUETA: Adsorption of bacteria, toxins and snake venoms from the tissues. Lancet 1941 1, 623—626.

BARR, M.: The preparation, composition and control of combined vaccines. Combined vaccines containing tetanus toxoid. Troisième rencontre internationale de standardisation biologique. Opatijà 2—6 septembre 1957a.

— A. J. FULTHORPE and M. LLEWELLYN-JONES: The immunity responses of mice to injections of diphtheria and tetanus prophylactics. Brit. J. exp. Path. 38, 312—318 (1957b).

—, and A. T. GLENNY: The effect of certain nonspecific factors on the production of antitoxin. Brit. J. exp. Path. 33, 543—561 (1952).

—, and M. LLEWELLYN-JONES: Some factors influencing the response of animals to immunization with combined prophylactics. Brit. J. exp. Path. 34, 12—22 (1953a).

— — Interference with antitoxic responses in immunization with combined prophylactics. Brit. J. exp. Path. 34, 233—240 (1953b).

—, and A. SACHS: Report on the investigation into the prevention of tetanus in the British Army. The War Office 11262, London 1955.

BARRETT, C. D., E. A. TIMM, J. G. MOLNER, B. I. WILNER, C. P. ANDERSON, H. E. CARNES and I. W. MacLEAN: Multiple antigen for immunization against poliomyelitis, diphtheria, pertussis, and tetanus. I. Response of infants and young children to primary immunization: preliminary report. J. Amer. med. Ass. 167, 1103—1107 (1958).

BAUMANN: Diskussionvotum. Hefte zur Unfallmedizin Nr. 56, 32—33, 1957.

BEALE, A. J. and J. UNGAR: Potency and stability of combined pertussis, diphtheria, tetanus, and poliomyelitis (quadruple) vaccine. Lancet 1962 2, 805—808.

BECK, W.: Aluminium hydroxide granuloma after immunization against tetanus. Medizinische 1954, 363—365. Ref. in J. Amer. med. Ass. 155, 795 (1954),

BELLER, A.: Untersuchung von 51 Krankheitsfällen, die in den Jahren 1940/41 als T. P. T.-Impfschäden bei der E. M. V. angemeldet worden sind, auf ihren ursprünglichen Zusammenhang mit der T. P. T.-Impfung. Diss. Bern 1943.

BENSON, P. F., N. R. BUTLER, J. M. COSTELLO, J. URGUHART, M. BARR, A. P. GOFFE, G. J. KNIGHT, and T. M. POLLOCK: Vaccination in infancy with oral poliomyelitis vaccine and diphtheria, tetanus, pertussis vaccine. Brit. med. J. 1, 641—643 (1963).

BERNARD, J. G., L. COLOBERT, A. DARBON, R. DIOUX, G. DOUKHAN, L. GIRIER, B. MONTAGNON et P. SERVANT: Etude immunologique de la vaccination associée antidiphtérique, antitétanique, antityphoparatyphoïdique et antipoliomyélitique. Bull. Org. mond. Santé 26, 699—725 (1962).

—, et P. SERVANT: Prophylaxie du tétanos. Bases immunologiques, déductions pratiques. Rev. Cps Santé milit. 13, 159—180 (1957).

BERNARD, J. G., P. SERVANT et S. VERDAGUER: Rappel antiétatnique par voie intradermique. Calendrier de vaccinations. Masson et Cie. Paris 1960. S. 245—249.

BIANCHI, R.: Zur Serumprophylaxe des Tetanus. Helv. med. Acta 29, 38—73, 101—142 (1962).

BICKEL, E., u. J. DIECKHOFF: Klinische und experimentelle Untersuchungen zur Behandlung des Tetanus mit Periston-N. Z. ges. inn. Med. 10, 116 bis 120 (1955).

BIGLER, J. A.: Tetanus immunization. A ten year study. Amer. J. Dis. Child. 81, 226—232 (1951).

BOETTGER, G.: Schwerer Tetanus nach Simultan-Prophylaxe. Chirurg 33, 559—561 (1962).

BOIRON, H., et H. DARRASSE: Sur les délais nécessaires à la remontée des anticorps antitétaniques après un rappel d'anatoxine. C. R. Soc. Biol. (Paris) 153, 2045—2047 (1959).

BONNEFOI, A., A. LAFAILLE et R. PANTHIER: Indications sur l'ordre chronologique des vaccinations obligatoires ou recommandées. Rev. Prat. (Paris) 8, 53—56 (1958).

BORDT, D. E., J. W. WHALEN, P. A. BOYER, A. R. PURSELL and F. P. STAFFIERI: Poliomyelitis component in quadruple antigen. J. Amer. med. Ass. 174, 1166—1169 (1960).

BOURDELLÈS, B. Le, et J. DESBORDES: Etude comparative des dispositions réglementaires relatives aux techniques de contrôle des préparations immuno-biologiques dans quelques pays d'Europe. Troisième rencontre internationale de standardisation biologique. Opatijà 2—6 septembre 1957a.

— — L'organisation du contrôle des préparations immuno-microbiologiques dans quelques pays d'Europe. Rev. Hyg. Méd. soc. 5, 3—25 (1957b).

BOUSFIELD, G., and L. B. HOLT: Combined prophylactics. Variations in response, in children, to diphtheria toxoid produced by addition of tetanus toxoid and H. pertussis vaccine. Brit. med. J. 2, 1213—1215 (1957).

BOYD, J. S. K.: Active immunization against tetanus. J. roy. Army med. Cps 70, 289—307 (1938).

BOYER, J., L. CORRE-HURST, H. SAPIN-JALOUSTRE et M. TISSIER: Le tétanos en milieu urbain. Conditions d'apparition. Déductions prophylactiques. Presse méd. 1953, 701—703.

BRANDWIJK, A. C., H. COHEN, A. HEKKER, B. HOFMAN, J. D. van RAMSHORST, A. TASMAN, C. B. van DRIEL, B. SCHAAPMAN-TILMA and J. A. DE VRIES: Een gecombineerd difterie-kinkoest-tetanus-poliomyelitis-vaccin (DKTP) ter immunisatie van de zuigeling. Ned. T. Geneesk. 27, 1331—1337 (1961).

BREZINA, E.: Ueber Konkurrenz der Antikörper. Münch. med. Wschr. 1907, 1373—1377.

BRINDLE, M. J., and D. G. TWYMAN: Allergic reactions to tetanus toxoid. A report of four cases. Brit. med. J. 1962, 1116—1117.

BROMEIS: Zitiert nach SCHMIDT, H. 1952a, S. 60 u. 76.

BROWN, G. C., and P. L. KENDRICK: Serologic response of infants to a multiple vaccine for simultaneous immunization against diphtheria, pertussis, tetanus, and poliomyelitis, in relation to the presence of specific maternal antibody. Amer. J. publ. Hlth 50, 1529—1538 (1960).

BUFF, B. H.: Fatal anaphylactic shock following intradermal skin test with dilute horse serum tetanus antitoxin. J. Amer. med. Ass. **174**, 1200—1201 (1960).

BUTLER, N. R., and M. BARR: Combined immunization against diphtheria and tetanus with three types of prophylactic. Med.Offr **103**, 41—42 (1960).

CASILE, M., et E. RIVIEREZ: Tétanos consécutifs à des injections médicamenteuses diverses, autres que la quinine. Bull. Soc. Path. exot. Paris **44**, 143—147 (1951).

CAVALLI-SFORZA, L. L.: Biometry of immune response. Arb. Staatsinst. exp. Ther. Frankfurt **52**, 22—38 (1956).

CHARLAS, R., Y. HAJJAOUI et H. XARDEL: A propos de 25 cas de Tétanos ombilical observés dans le service de pédiatrie de l'Hôpital Mohammed V durant l'année 1957—1958. Maroc méd. **37**, 1022—1026 (1958).

CHERRICK, G. R., L. POTHIER, J.-J. DUFOUR and S. SHERLOCK: Immunologic response to tetanus toxoid inoculation in patients with hepatic cirrhosis. New Engl. J. Med. **261**, 340—342 (1959).

ČHERTKOVA, F. A., and E. S. ŠHAIN: Revaccination against tetanus. J. Microbiol. Epidem. Immunobiol. **1957**, Nr 2, 50—54.

CHIARI, H. H.: Experimentelle Untersuchungen über die Möglichkeit der Applikation von Tetanusantitoxin in den Markraum bei stark verschmutzten offenen Knochenbrüchen. Wien. med. Wschr **1958**, 995—997.

CHRISTENSEN, N. A., and D. L. THURBER: Clinical experience with tetanus: 91 cases. Proc. Mayo Clin. **32**, 146—158 (1957).

CINADER, B., and J. M. DUBERT: Specific inhibition of response to purified protein antigens. Proc. roy. Soc. B. **146**, 18—33 (1956).

CLAVEL, C., et Mme C. CLAVEL: Combinaison de la vaccino-thérapie à la sérothérapie dans le traitement préventif du tétanos. Presse méd. **1933**, 1683—1684.

COHEN, H., J. D. VAN RAMSHORST and A. TASMAN: Consistency in potency assay of tetanus toxoid in mice Bull. Wld Hlth Org. **20**, 1133—1150 (1959).

CONDREA, P., D. CAHAN, M. LAZAUR et N. LASCO: Contribution à l'étude de la préparation et du contrôle de l'anatoxine tétanique. Arch. roum. Path. exp. **16**, 211—218 (1957).

COOKE, R. A., S. HAMPTON, W. B. SHERMAN and A. STULL: Allergy induced by immunization tetanus toxoid. J. Amer. med. Ass. **114**, 1854—1858 (1940).

—, and F. G. JONES: The duration of passive tetanus immunity and its effect on active immunization with tetanus toxoid. J. Amer. med. Ass. **121**, 1201—1209 (1943).

COURMONT, J., et M. DOYON: La substance toxique qui engendre le tétanos résulte de l'action sur l'organisme récepteur d'un ferment soluble fabriqué par le bacille de Nicolaier. C. R. Soc. Biol. (Paris) **45**, 294—298 (1893).

COX, C. A., J. KNOWELDEN, and W. J. W. SHARRARD: Tetanus prophylaxis. Brit. med. J. 2, 1360—1366 (1963).

CUBONI, E.: Il bacillo del tetano nella corda di budello o catgut grezzo. Boll. Ist. sieroter. milan. **36**, 1—14 (1957).

DAMMANN, F.: Über die Notwendigkeit des Intrakutantestes vor Anwendung vom Tetanusantitoxin. Med. Welt **37**, 1883—1885 (1961).

DAVYDOV, I. K.: Efficacy of active combined immunization against staphylococcal infections and tetanus. J. Microbiol. Epidem. Immunobiol. **1960**, Nr 4, 27—31.

DECKER, P., et C. A. PETTAVEL: Sérum et vaccin pour la prévention et le traitement du tétanos. Rev. méd. Suisse rom. **81**, 313—326 (1961).

DEPARIS, M.: Comment prescrire vaccins et sérums. Expansion scientifique française, Paris **1956**.

— C. MANIGAND et J. BATAILLARD: Epidémiologie du tétanos. Rev. Prat. (Paris) **10**, 463—465 (1960).

DESCOMBEY, P.: Vaccination du cheval par l'anatoxine tétanique. Ann. Inst. Pasteur (Paris) **39**, 485—504 (1925).

DIESFELD, H. J.: Infarctus vaccinal. Ref. in Instant. méd. (Paris) **12**, 56 (1961).

DIN, F. KH.: The effect of novocaine on the vaccine reaction and antibody production in tetravaccine immunization. J. Microbiol. Epidem. Immunobiol. **1961**, 106. Ref. inBull. Inst. Pasteur **59**, 3244 (1961).

DLUHOŠ, M., and V. CHALOUPKA: A comparison of the changes after experimental administration of tetanus toxin, ATS and spasmatic poisons. Scr. med. Fac. Med. Brun. **30**, 212—220 (1957).

DOEGE, T. C.: Tetanus immunization. J. Amer. med. Ass. **177**, 279 (1961).

DRUCKER, G. A.: Tetanus prophylaxis. J. Amer. med. Ass. **175**, 255 (1961).

EARLE, A. M., and W. L. MELLON: Tetanus neonatorum. A report thirty two cases. Amer. J. trop. Med. Hyg. 7, 315—316 (1958).

EATON, M. D.: Recent chemical investigations of bacterial toxins. Bact. Rev. 2, 3—45 (1938).

ECKMANN, L.: Zur Tetanusprophylaxe. Dtsch. med. Wschr. **1957**, 435—438.

— Die Prophylaxe des Tetanus unter besonderer Berücksichtigung der gleichzeitigen Anwendung von Antitoxin und Toxoid. Diss. habil. Basel 1958.

— Tetanus. Prophylaxe und Therapie. Basel: Benno Schwabe 1960.

— Tetanus prophylaxis and therapy. Monograph, (Grune and Stratton Inc., New York/London 1963).

EDSALL, G.: Tetanus immunization. J. Amer. med. Ass. **156**, 1350 (1954).

— Immunization. Ann. Rev. Microbiol. 9, 347—368 (1955).

— Tetanus immunization. J. Amer. med. Ass. **160**, 1186 (1956).

— Specific prophylaxis of tetanus. J. Amer. med. Ass. **171**, 417—427 (1959).

EGDAHL, R. H.: Immunological maturation and defects in immunological capacity. Int. Arch. Allergy **12**, 305—321 (1958).

EISEN, A. H., J. J. COHEN, and B. ROSE: Reaction to tetanus toxoid. Report of a case with immunologic studies. New Engl. J. Med. **269**, 1408—1411 (1963).

EISLER, M.: Direkte und indirekte Giftwerte sowie Bakterieneiweiß in Bouillonkulturen von Tetanusbacillen. Z. Hyg. Infekt.-Kr. 135, 577—587 (1952).
— Ueber die Wirkung von Benzol-derivaten auf die Zusammensetzung von Tetanusbacillen. Z. Hyg. Infekt.-Kr. 141, 348—350 (1955).
—, u. J. TEICHMANN: Versuche über Simultanimpfung gegen Diphtherie und Tetanus. Z. Immun.-Forsch. 120, 249—252 (1960).
ELLIS, M.: Human antitetanus serum in the treatment of tetanus. Brit. med. J.1, 1123—1126 (1963).
— Tetanus prophylaxis. Brit. med. J. 1, 1438—1439 (1964).
ERICCSON, H.: Studies on tetanus prophylaxis. J. clin. Path. 1, 306—310 (1948).
EVANS, D. G.: Active immunization against tetanus Lancet 1941 2, 628—630.
FALCHETTI, E.: Sur le sort de l'antitoxine lors des réinjections de sérum antitétanique par voie sous-cutanée. C. R. Soc. Biol. (Paris) 124, 96—98 (1937).
FEDINEC, A. A., and H. A. MATZKE: The role of tissue spaces and nerve fibers in the spread of tetanus toxin in the rat. The University of Kansas Science Bulletin 38, 1439—1498 (1958).
— — The relationship of toxin and antitoxin injection site to tetanus development in the rat. J. exp. Med. 110, 1023—1040 (1959).
FISEK, N. H.: The application of the neutralization inhibition phenomenon to the quantitative determination of toxoids. Première rencontre européenne de standardisation biologique. Lyon 22—25 juin 1955 a.
— Tetanus toxoid. Première rencontre européenne de standardisation biologique. Lyon 21—25 juin 1955 b.
— The immune response of men to fluid tetanus toxoids. Troisième rencontre internationale de standardisation biologique. Opatijà 2—6 septembre 1957.
FLEMING, D. S., and L. GREENBERG: The use of combined antigens in the immunization of infants. Canad. med. Ass. J. 62, 146—148 (1950).
FLOCH, H.: Tétanos post-quinique et vaccination antitétanique. Bull. Acad. nat. Méd. (Paris) 133, 419—422 (1949).
FONTALIN, L. N.: The relation between the site of action of antigen in the animal body and the site of antibody formation (during immunization with tetanus toxoid). — IV. The content of antitoxin in various organs and the influence of their removal upon the immunizing effect. J. Microbiol. Epidem. Immunbiol. 1960, Nr 4, 66—71.
FOURNIER, E.: Problèmes médico-légaux posés par la vaccination, la revaccination, la sérothérapie et l'anatoxithérapie préventives antitétaniques. Path. Biol. 7, 1935—1938 (1959).
FRAHM, G.: Tetanus trotz aktiver Immunisierung. Zbl. Chir. 86, 2486—2489 (1961).
FRANCKE, K. und R. LUDEWIG: Zur lokalen Anwendung von Wasserstoff-Peroxyd bei Tetanus-infizierten Mäusen. Zbl. Chir. 87/44, 1893—1897 (1962).

FRENCH, D., and J. T. EDSALL: The reactions of formaldehyde with aminoacids and proteins. Advanc. Protein Chem. 2, 277—335 (1945).
FRIEDEMANN, U., and A. HOLLANDER: Studies on tetanal toxin. I. Qualitative differences among various toxins revealed by bioassays in different species and by different routes of injection. J. Immunol. 47, 23—28 (1943a).
— — Studies on tetanal toxin. II. The antitoxin requirements of tetanal toxin in the direct and indirect intraventricular tests. J. Immunol. 47, 29—33 (1943b).
FRIEDMANN, H. T.: Allergy to tetanus toxoid. J. Amer. med. Ass. 176, 83—84 (1961).
FULTHORPE, A. J.: Adsorption of tetanus toxin by brain tissue. J. Hyg. (Lond.) 54, 315—327 (1956).
— Tetanus antitoxin titration by haemagglutination at a low level of test. J. Hyg. (Lond.) 56, 183—189 (1958a).
— Estimation of tetanus toxoid by different methods, including haemagglutination inhibition. Immunology 1, 365—372 (1958b).
FURBETTA, F., M. ADORNI-BRACESI e G. PIAZZA: Ricerche sperimentali di vaccinoprofilassi antitetanica per inalazione della anatossina. Boll. Ist. sieroter. milan. 20, 187—198 (1941).
FURSTE, W.: Tetanus toxoid immunization in the nonmilitary population. J. Amer. med. Ass. 185, 1041—1042 (1963).
GALLE, P.: Zur Verhinderung von Anaphylaxie und Serumkrankheit in der Tetanusprophylaxe. Wien. med. Wschr. 1957, 808.
GHEORGHIU, I., D. CORMUS, M. ALBOIU et O. EUSTAFIEVICI: L'immunité active des cobayes vaccinés avec l'anatoxine tétanique après leur sérumisation avec sérum specifique. Lucr. Stiint. Inst. Ser. Vac. Pasteur (Bucarest) 3, 333—336 (1958).
GIBERTI, A., e R. PONZONI: Moderna concezione sul meccanismo terapeutico della siero - vaccinazione antitetanica. Boll. Ist. sieroter. milan. 30, 660—666 (1951).
GIESE, G.-W.: Die Behandlung des Tetanus mit Muskelrelaxantien und künstlicher Hypothermie. Münch. med. Wschr. 1959, 48—49.
GLENNY, A. T., C. G. POPE, H. WADDINGTON and U. WALLACE: Immunological notes. XXIII. The antigenic value of toxoid precipitated by potassium alum. J. Path. Bact. 29, 38—39 (1926a).
—, and H. WADDINGTON: Combined Schick test and diphtheria prophylactic; combined diphtheria-scarlet-fever prophylactic. J. Path. Bact. 29, 118—122 (1926b).
GODFREY, M. P., V. PARSONS and J. R. RAWSTRON: Rapid destruction of antitetanus serum in a patient previously sensitised to horse serum. Lancet 1960 2, 1229—1230.
GOLD, H.: Active immunization against tetanus. Ann. intern. Med. 13, 768—782 (1939).
— Active immunization against tetanus by the combined subcutaneous and intranasal routes. Amer. J. Surg. 48, 359—375 (1940).
— Sensitization induced by tetanus toxoid, alum precipitated. J. Lab. clin. Med. 27, 26—36 (1941).

GOLD, H., and H. BACHERS: Combined active-passive immunization against tetanus. J. Immunol. 47, 335—344 (1943).

GONCHARENKO, I. M.: The influence of ionizing radiation on antitetanus antitoxic immunity. J. Microbiol. Epidem. Immunobiol. 1957, Nr 7, 95—99.

GOTTLIEB, S.: After tetanus series only boosters needed. Publ. Hlth Rep. 79, 237—238 (1964).

GRAHAM, B. S., H. L. BLUM and T. W. GREEN: Immunization against tetanus and diphtheria with special combined toxoid. J. Amer. med. Ass. 166, 1586—1589 (1958).

GRAS, J.: Le phénomène de l'inhibition d'anticorps circulants par hyperimmunisation. Rev. immunol. (Paris) 24, 354—366 (1960).

GREENBERG, L.: The relative immunizing efficiency of tetanus toxoid preparations. Bull. Org. mond. Santé 12, 761—768 (1955).

— An immunological study of Canadian Indian. Canad. med. Ass. J. 77, 211—216 (1957).

— The prophylactic use of tetanus antitoxin. Med. Serv. J. Can. 19, 468—472 (1963).

GROHMANN, W., u. K. JUNGMANN: Erkrankung an Wundstarrkrampf trotz aktiver Schutzimpfung. Eine kasuistische Mitteilung. Zbl. Chir. 85, 224 bis 230 (1960).

GRUMBACH, A.: Der Tetanus. In A. GRUMBACH u. W. KIKUTH. Die Infektionskrankheiten des Menschen und ihre Erreger, Bd. II, S. 998—1034. G. Thieme, Stuttgart 1958.

GUHA, S. R., H. S. CHAKRAVARTI and J. J. GHOSH: Studies on brain metabolism: action of tetanus toxin on the acetylcholine system of rat brain. Ann. Biochem. 18, 113—116 (1958).

GUIDA, V., and C. RODRIGUEZ: On the influence of „Cl. sporogenes" upon tetanus toxin production. Arch. Inst. biol. (S. Paulo) 17, 73 (1946). Ref. in Bull. Inst. Pasteur 48, 363 (1950).

—, e C. TROISE: Estudo comparativo entre a peptona de soja e a peptona Witte na obtencâo de toxinas altamente toxigenas de „Cl. tetani". Valor antigênico das antoxinas preparadas com as toxinas obtidas. Arch. Inst. biol. (S. Paulo) 24, 247—256 (1957).

GULLBRING, B.: Behandling av tetanus med humant serum. Nord. Med. 49, 71 (1958).

GÜNTHER, O.: Antagonism and synergy of antigens, Bull. Wld Hlth Org. 13, 479—489 (1955).

HAAS, R., u. R. THOMSSEN: Ueber den Entwicklungsstand der in der Immunbiologie gebräuchlichen Adjuvantien. Ergebn. Mikrobiol. 34, 27—119 (1961a).

— R. THOMSSEN u. H. ROTH: Aktive Schnellimmunisierung gegen Tetanus. Dtsch. med. Wschr. 1961b, 2141—2144, 2202.

HADGRAFT, J. W., G. QVIST, A. M. RAMSAY, and P. K. THOMAS: Tetanus prophylaxis. Brit. med. J. 1, 768 (1964).

HALE, W. M., and R. D. STONER: The effect of cobalt-60 gamma radiation on tetanus antitoxin formation in mice. J. Immunol. 77, 410—417 (1956).

HALL, W. E. B.: Tetanus with total hemolysis with report of case. Penn. med. J. 41, 16—22 (1937).

HAMPTON, O. P., and J. HARD: Active immunization against tetanus with intradermal toxoid. Surg. Gynec. Obstet. 109, 223—224 (1959).

HANSEN, A., et S. SCHMIDT: Préparation de l'hydroxyde d'aluminium destiné à l'adsorption des toxines (anatoxines) et d'ultravirus. C. R. Soc Biol. (Paris) 120, 1150—1152 (1935).

HANSEN, F.: Tetanus; in v. OPITZ und SCHMID Hd. d. Kinderheilkunde, vol. 5, pp. 387—402 (Berlin-Göttingen-Heidelberg: Springer 1963).

HAUDUROY, P.: Présence de „Clostidium tetani" dans les expectorations. C. R. Soc. Biol. (Paris) 136, 294—295 (1942).

HAVENS, W. P., R. M. MYERSON and J. KLATCHKO: Production of tetanus antitoxin by patients with hepatic cirrhosis. New Engl. J. Med. 257, 637—643 (1957).

HAYES, S. N.: Imperfect sterilization of dressings as a probable cause of post-operative tetanus. Brit. med. J. 2, 825—827 (1940).

HEGYESSY, G., S. BOZSÒKY and E. SCHULEK jr.: A study of the immunity against tetanus toxin following the use of a combined typhoid-tetanus vaccine. Brit. J. exp. Path. 37, 300—305 (1956).

HELLNER, H.: Vergessene Tetanusserumverabreichung — fahrlässige Tötung? Med. Klin. 1957, 294—299.

HENDRY, J. L.: Effect of X-irradiation on the anamnestic response in guinea pigs to tetanus toxoid. A. R. Div. Lab. Res. N. Y. S. Dep. Health, Albany 1952, S. 48—49.

— Standardization of toxoids. A. R. Div. Lab. Res. N. Y. S. Dep. Health, Albany 1956, S. 62—63.

HENNEBERG, G., u. J. DRESCHER: Untersuchungen über Depotimpfstoffe. Zbl. Bakt. I. Abt. Orig. 167, 310—326 (1956).

HESSELVIK, L., and H. ERICSSON: Active basal immunity and its application to epidemiology. IV. Initial pain in diphtheria-tetanus-pertussis vaccination. Acta paediat. (Uppsala) 43, 22—26 (1954).

HEYNINGEN, W. E. van: Identity of the tetanus toxin receptor in nervous tissue. Nature (Lond.) 182, 1809 (1958).

— The fixation of tetanus toxin by nervous tissue. J. gen. Microbiol. 20, 291—300 (1959a).

— Chemical assay of the tetanus toxin receptor in nervous tissue. J. gen. Microbiol. 20, 301—309 (1959b).

— Tentative identification of the tetanus toxin receptor in nervous tissue. J. gen. Microbiol. 20, 310—320 (1959c).

— Le récepteur de la toxine tétanique dans le tissu nerveux Ann. Inst. Pasteur 97, 733—751 (1959d).

— The relations between the fixation and inactivation of tetanus toxin by ganglioside. Brit. J. exp. Path. 42, 397—398 (1961).

— The fixation of tetanus toxin, strychnine, serotonin and other substances by ganglioside. J. gen. Microbiol. 31, 375—387 (1963).

HILL, C. A. ST., and H. LEDERER: Two cases of tetanus neonatorum. Brit. med. J. 1, 980—981 (1948).

HIRSCH, H. A., and T. F. PAINE: Experimental uterine tetanus in mice. J. Path. Bact. 82, 195—198 (1961)

HOLLÄNDER, L., and F. WORTMANN: Serumkrankheit nach Tetanus-Anatoxin-Injektion mit gleichzeitiger Bildung von blutgruppenspezifischen Immun-Antikörpern. Praxis **1952**, 1047—1048.

HOLT, L. B.: Developments in diphtheria prophylaxis. William Heinemann, Medical Books, London 1950a.

— Quantitative studies in diphtheria prophylaxis: The second response. Brit. J. exp. Path. **31**, 233—241 (1950b).

HUBER, J., et A. BESSON: Vaccination antidiphtérique-antitétanique et obligation légale. Bull. Acad. nat. Méd. **140**, 561—562 (1956).

HUBER, F.: Ueber die Tetanussimultanimpfung bei frischen Wundverletzungen. Med. Klin. **1957**, 1919—1925.

HÜBNER, A.: Fortschritte der aktiven Tetanus-Schutzimpfung. Chirurg **28**, 3—4 (1957).

— Probleme der Tetanusprophylaxe. Dtsch. med. Wschr. **83**, 555 (1958).

IKIĆ, D.: Standardization of tetanus prophylactics. Première rencontre européenne de standardisation biologique. Lyon 22—25 juin 1955.

— Standardization of combined antigens. Troisième rencontre internationale de standardisation biologique. Opatijà 2—6 septembre 1957a.

— Amount of A. U. in humans one year after vaccination with two anti-tetanus preparations of different potency. Troisième rencontre internationale de standardisation biologique. Opatijà 2—6 septembre 1957b.

— Post-inoculation reactions caused by tetanus P.T.A.P. prophylactic with and without addition of typhoid and paratyphoid germs. Acta med. iugosl. **12**, 103—108 (1958).

— Die Dynamik der Bildung von antitoxischen Einheiten nach erster Dosis des Anti-Tetanus-Impfstoffes. Z. ges. Hyg. **7**, 230—236 (1961).

IPSEN, J. JR.: Inherent immunizability to tetanus toxoid, based on studies in pure inbred mice. J. Immunol. **72**, 243—247 (1954).

IPSEN, J.: Changes in immunity and antitoxin level immediately after secondary stimulus with tetanus toxoid in rabbits. J. Immunol. **86**, 50—55 (1961).

ISLIKER, H. C.: The chemical nature of antibodies. Advanc. Protein Chem. **12**, 387—463 (1957).

ISTRATI, G.: Experimentelle Untersuchungen über aktive Tetanus-Immunität. I. Mitt. Eine Methode zur Messung kleiner Antitoxinmengen. Zbl. Bakt., I. Abt. Orig. **143**, 106—119 (1938).

— L. KICKSCH u. R. PRIGGE: Experimentelle Untersuchungen über aktive Tetanus-Immunität. II. Mitt. Die Beziehung zwischen dem antigenen Reiz und der Antitoxinbildung. Zbl. Bakt. I. Abt. Orig. **145**, 19—24 (1939).

— — — Experimentelle Untersuchungen über aktive Tetanus-Immunität. III. Mitt. Die Messung der Wirksamkeit von Tetanus-Impfstoffen. Zbl. Bakt., I. Abt. Orig. **145**, 233—240 (1940).

— V. STEFANESCO, M. ISTRATI, N. MUNTIU et T. ARDELEANU: Recherches expérimentales sur l'immunité active antitétanique, 1ère communication. Titrage de l'activité immunogène de l'anatoxine

tétanique. Arch. roum. Path. exp. Microbiol. **16**, 349—363 (1957).

J. A. M. A.: Tetanus immunization. J. Amer. med. Ass. **156**, 1350 (1954).

— Tetanus from shoe nails. J. Amer. med. Ass. **161** 1179 (1956).

— Is neglect of antitetanic serum defensible? J. Amer. med. Ass. **165**, 627 (1957).

— Tetanus treatment and prophylaxis. J. Amer. med. Ass. **171**, 2156 (1959a).

— Toxoid allergic reaction. J. Amer. med. Ass. **170**, 2037—2038 (1959b).

— Toxic neuritis produced by tetanus toxoid. J. Amer. med. Ass. **170**, 2037 (1959c).

— Emergency use of tetanus immunization. J. Amer. med. Ass. **170**, 2036 (1959d).

JÄNNES, L., T. KOSUNEN and P. LEISTI: Two combined pertussis-diphtheria-tetanus prophylactics. A comparative study with different contents of diphtheria toxoid and adjuvant. Ann. Med. exp. Fenn. **38**, 252—255 (1960).

JAULMES, CH., et A. JUDE: Immunité antitétanique et inoculation tétanigène chez le cobaye. Rev. Immunol. (Paris) **5**, 451—461 (1939).

JOHNSTONE, D. D.: Tetanus in Nigeria. Review of 100 cases treated in Ibadan. Brit. med. J. **1**, 12—16 (1958).

JONES, F. G., and W. A. JAMIESON: Studies on tetanus toxoid. III. Antitoxic response in guinea pigs immunized with tetanus alum-precipitated toxoid followed by tetanus spores. J. Bact. **32**, 33—40 (1936).

—, and J. M. MOSS: Studies on tetanus toxoid. II. The response of human subjects to an injection of tetanus toxoid or tetanus alum precipitated toxoid one year after immunization. J. Immunol. **33**, 183—190 (1937a).

— — The antitoxic titers of human subjects following immunization with combined diphtheria and tetanus toxoid, alum precipitated. J. Immunol. **33**, 173—182 (1937b).

JOÓ, I., and L. RÉTHY: Preparation, standardization and control of combined diphtheria-tetanus-pertussis vaccines in Hungary. Troisième rencontre internationale standardisation biologique. Opatijà 2—6 septembre **1957**, 241—249.

KAISER, M.: Der postoperative Tetanus. Wien. klin. Wschr. **1954**, 727—730.

KAISER, G. C.: Tetanus immunization. J. Amer. med. Ass. **180**, 438 (1962).

— R. D. KING, R. E. LEMPKE and M. H. RUSTER: Delayed recall of active tetanus immunization. J. Amer. med. Ass. **178**, 914—916 (1961).

KASHINTSEVA, N. S., E. A. GILGUT and I. V. BULANOVA: A study of tetanus toxins and toxoids prepared in casein media. J. Microbiol. Epidem. Immunobiol. **1957a**, Nr 4, 10—14.

— — — Concentrated purified tetanus toxoid and its immunologic properties. J. Microbiol. Epidem. Immunobiol. **1957b**, Nr 10, 89—94.

KATIĆ, R. V.: Untersuchungen der Immunität gegen Tetanus auf Grund eines biologischen Versuches am Meerschweinchen. Schweiz. Arch. Tierheilk. **98**, 290—293 (1956).

KATIĆ, R. V.: Valeur de l'immunité antitétanique, apres injection de rappel, chez les vaccinées en cours de gravidité. Rev. Immunol. (Paris) 24, 521—452 (1960).

KATSITADZE, V. A.: The results of injecting tetanus toxin into the vagus nerve. J. Microbiol. Epidem. Immunobiol. 1957a, Nr 6, 79—83.

— The course of experimental tetanus after the injection of tetanus toxin into organs innervated by the cranial nerves. J. Microbiol. Epidem. Immunobiol. 1957b, Nr 7, 84—90.

— The characteristic features of the course of tetanus induced experimentally by inserting tetanus toxin into various parts of the brain. J. Microbiol. Epidem. Immunobiol. 1957c, Nr 8, 111—115.

KAUFMANN, L., and J. C. HUMPHRIES: Studies of the nutritional requirements of Clostridium tetani. A chemical defined medium. Appl. Microbiol. 6, 311—315 (1958).

KELLER, W.: Mehrfachimpfung mit Polio-DPT-Impfstoff. Med. Klin. 1959, 2211—2214.

KESTERMANN, E., u. K. E. VOGT: Zur Frage der aktiven Schutzimpfung gegen Gasödem und Tetanus. Klin. Wschr. 1940a, 1009—1010.

— — Nachuntersuchungen bei aktiv gegen Tetanus immunisierten Menschen. Klin. Wschr. 1940b, 1129—1130.

KIND, L. S.: Prophylactic value of tetanus antitoxin in mice previously injected with horse serum. Brit. med. J. 1, 498—499 (1957).

KJAER, T.: Dissociation du complexe toxine-antitoxine tétanique au moyen de l'anatoxine tétanique. C. R. Soc. Biol. (Paris) 107, 333—336 (1931).

KLINGENBERG, H. G., u. W. MARESCH: Gefahren der passiven Tetanusserumprophylaxe. Wien. klin. Wschr. 1958, 606—609.

KOURILSKY, R.: Colloque sur la prophylaxie du tétanos. Introduction. Path. Biol. 7, 1925—1927 (1959).

KRAUT, J. J.: Passive immunization with human serum tetanus antitoxin. Ann. Allergy 20, 198—200 (1962).

KRECH, U.: Behandlung der experimentellen Tetanusinfektion mit Toxoid. Z. Immun.-Forsch. 106, 241—248 (1949).

KRYZHANOVSKY, G. N.: Central nervous changes in experimental tetanus and the mode of action of the tetanus toxin. I. Irradiation of the excitation on stimulating the tetanized limb. Bull. exp. Biol. Med. 44, Nr 12, 43—51 (1957).

KUBINYI, L., O. RUDNAI, and G. BARSY: An epidemiological analysis of tetanus vaccination in Hungary. Acta microbiol. Acad. Sci. hung. 9, 133—143 (1962).

LAFONTAINE, A., et W. KOOPMANSCH: Sur la fréquence persistante du tétanos en Belgique. Brux.-méd. 34, 411—414 (1954).

Lancet 1, 1964: Ministry of Health staff for the Standing Medical Advisory Committee: Treatment of patients with tetanus. Lancet 1964 1, 1032—1033.

LANDES, G., P. KUMMER u. A. OTT: Zur aktuellen Therapie des Tetanus. Münch. med. Wschr. 101, 49—51 (1959).

LAPIN, J. H.: Combined immunizations. Advanc. Pediat. 4, 145—230 (1949).

LARGIER, J. F.: Purification of tetanus toxin. Biochim. biophys. Acta 21, 433—438 (1956a).

— Investigation of the tetanus toxin from two different strains of Clostridium tetani. J. Immunol. 76, 393—398 (1956b).

LAVERGNE, V. DE, J.-R. HELLUY et G. FAIVRE: Remarques sur le pouvoir toxinogénétique de 21 souches de Clostridium tetani. Toxinogenèse et pronostic du tétanos. C. R. Soc. Biol. (Paris) 143, 418—419 (1949a).

— — — Contribution à l'étude morphologique et biologique de Clostridium tetani (Cl. t.). Rev. Immunol. (Paris) 13, 315—324 (1949b).

— — Recherches sur le tétanos. Rec. Inst. nat. Hyg. (Paris) 4, 397—402 (1950).

LEGROUX, R.: Chimioprévention de l'infection bactérienne des plaies de guerre. Mém. Acad. Chir. 66, 415—420 (1940).

—, et G. RAMON: Sur la production de la toxine tétanique. C. R. Soc. Biol. (Paris) 113, 861—864 (1933).

LEMÉTAYER, E., L. NICOL, O. GIRARD, R. CORVAZIER et M. CHEYROUX: Recherches sur le pouvoir dissociant ,,in vitro'' de l'anatoxine spécifique vis-à-vis du complexe nerf-toxine tétanique. C. R. Soc. Biol. (Paris) 143, 676—677 (1949a).

— — — — Influence des injections d'anatoxine tétanique chez des cobayes ayant reçu de la toxine puis de sérum antitétanique. C. R. Soc. Biol. (Paris) 143, 1507—1508 (1949b).

— — — —, et A. GURSEL: Essais de dissociation ,,in vivo'' du complexe toxine-antitoxine tétaniques par l'injection d'anatoxine spécifique. C. R. Soc. Biol. (Paris) 143, 1505—1507 (1949c).

— — — —, et C. SIBELLE: Essai de dissociation ,,in vivo'' du complexe toxine tétanique + nerf par l'injection d'anatoxine spécifique. C. R. Soc. Biol. (Paris) 143, 673—674 (1949d).

— — — — M. CHEYROUX et A. GURSEL: Nouvelles recherches sur l'action préventive de l'anatoxine spécifique dans l'intoxication tétanique du cobaye. C. R. Soc. Biol. (Paris) 143, 1446—1447 (1949e).

LEPIK, B. K.: Experimental study of associated immunization against staphylococcus infection, tetanus, typhoid and paratyphoid B. I. J. Microbiol. Epidem. Immunobiol. 1963, 11, 118—122.

LEVADITI, J.-C., M. RAYNAUD, A.-R. PRÉVOT et A. TURPIN: Le phosphate de calcium, substance adjuvante de l'immunité. Etude de la réaction tissulaire locale provoquée chez le lapin. Ann. Inst. Pasteur 97, 400—403 (1959).

LÉVINE, L., J. IPSEN and J. A. McCOMB: Adult immunization. Preparation and evaluation of combined fluid tetanus and diphtheria toxoids for adult use. Amer. J. Hyg. 73, 20—35 (1961).

LEVINSON, A., R. L. MARSKE and M. K. SHEIN: Tetanus in heroin addicts. J. Amer. med. Ass. 157, 658—660 (1955).

LISSAC, J., M. RAPIN et P. AUGUSTIN: Le tétanos après 70 ans. Etude de 74 cas personnels. Presse méd. 72, 817—819 (1964).

LOONEY, J. M., G. EDSALL and W. H. CHASEN: Effect of a booster dose of tetanus toxoid after 5 or more years. Fed. Proc. **12**, 452 (1953).

— —, J. IPSEN jr., and W. H. CHASEN: Persistence of antitoxin levels after tetanus-toxoid inoculation in adults, and effect of a booster dose after various intervals. New Engl. J. Med. **254**, 6—12 (1956).

LORENZ, K.: Der Tetanus neonatorum und seine Behandlung. Dtsch. med. Wschr. **1957**, 1681—1685

LO SARDO, S., S. CATANIA e G. TURBESSI: Il tetano post-sierico. Contributo clinico-statistico. Aggiorn. Mal. Infez. **10**, 23—30 (1964).

LOWBURY, E. J. L., and H. A. LILLY: Contamination of operating-theatre air with „Cl. tetani". Brit. med. J. **2**, 1134—1136 (1958).

LUNDSTRÖM, R., O. RAMGREN, C. THORÉN, and K. ULLBERG-OLSSON: Immunglobulin mot stelkramp, ett tetanusantitoxin av humant ursprung. Svenska Läk.-Tidn. **60**, 1483—1493 (1963a).

— — — Immune globulin against tetanus. Proceedings of the thirteenth northern paediatric congress, Copenhagen 1961. Acta paediat. (Uppsala) suppl. 140, 100—102 (1963b).

LYALL, H. W., and P. P. MURDICK: Tetanus antitoxin. Serum reactions following prophylactic injection. N. Y. St. J. Med. **38**, No 11 (1938).

MACBRYDE, A.: Tetanus immunization with alum precipitated toxoid. Sth. med. J. (Bgham, Ala) **30**, 565—567 (1937).

MACGUINESS, A.-C.: Review of current trends in active and passive immunization. J. Amer. med. Ass. **148**, 261—265 (1952).

MADSEN, T., C. JENSEN and J. IPSEN: Problems in active and passive immunity. Bull. Johns Hopk. Hosp. **61**, 221—245 (1937).

MAGRASSI, F.: Contributo sperimentale allo studio dell'immunità locale antitossica. I. Immunità antidifterica. Boll. Ist. sieroter. milan. **13**, 600—627, 953—992 (1934).

MÁLEK, P., J. KOLC u. F. ŽAK: Zur Pathogenese und der experimentellen Therapie des Tetanus: Ueber die Möglichkeit der „spezifischen Blockade" des lymphatischen Systems. Zbl. Bakt., 1. Abt. Orig. **169**, 233—249 (1957).

MANDE, R., CL. THÉROND et N. DONAT: Le problème des vaccinations chez les enfants allergiques. Ann. Péd. **38**, 83—89 (1962).

MARIE, A.: Sensibilité des cellules cérébrales à la toxine tétanique. C. R. Soc. Biol. (Paris), **62**, 1164—1166 (1907).

—, et V. MORAX: Recherches sur l'absorption de la toxine tétanique. Ann. Inst. Pasteur **16**, 818—832 (1902).

MARRI, P.: Ricerche sull'immunità antitetanica. Nota prima. Durata e valore dell'immunità antitossica in soggetti iniettati con siero antitetanico, con anatossina tetanica e con siero ed anatossina simultaneamente. Pathologica **25**, 649—656 (1933a).

— Ricerche sull'immunità antitetanica. Nota seconda. Sul grado di reattività specifica all'anatossina tetanica di soggetti precedentemente inoculati con anatossina e siero antitetanico. Pathologica **25**, 729—735 (1933b).

MARVELL, D. M., and H. J. PARISH: Tetanus prophylaxis and circulating antitoxin in men and women. Brit. med. J. **2**, 891—895 (1940).

MATVEEV, K. I., and T. I. SERGEEVA: Peacetime epidemiology of tetanus in the U.S.S.R. and foreign countries. J. Microbiol. Epidem. Immunobiol. **1959**, Nr 2, 134—142.

MAYER, J. B.: Ueber den Nachweis und die Verbreitungsweise der Tetanusbazillen im menschlichen und tierischen Organismus. Ein Beitrag zur Pathogenese der Tetanusinfektion. Zbl. Bakt., I. Abt. Orig. **139**, 137—151 (1937).

MAYER, R. L.: Essais de chimiothérapie du tétanos. Note préliminaire sur l'action préventive des dérivés sulfamidés sur le développement du tétanos expérimental de la souris. Bull. Acad. Méd. (Paris) **120**, 277—285 (1938).

MCCARROLL, J. R., I. ABRAHAMS, and P. A. SKUDDER: Antibody response to tetanus toxoid 15 years after initial immunization. Amer. J. publ. Hlth **52**, 1669—1675 (1962).

MCCOMB, J. A.: The prophylactic dose of homologous tetanus antitoxin. New Engl. J. Med. **270**, 175 bis 178 (1964).

—, and R. C. DWYER: Passive-active immunization with tetanus immune globulin (human). New Engl. J. Med. **268**, 857—862 (1963).

—, and L. LEVINE: Adult immunization. II. Dosage reduction as a solution to increasing reactions to tetanus toxoid. New Engl. J. Med. **265**, 1152 bis 1153 (1961).

MEISEL, H., and Z. SPORZYŃSKA: Standardization of tetanus toxoid. III. Estimation of relative potency of adsorbed and combined tetanus toxoids. Med. dośw. Mikrobiol. **11**, 305—311 (1959a).

— — A. RYZEWSKA: Standaryzacja Anatoksyny Tezcowej. Czesc II. Metoda dwoch Dawek. (Die Standardisierung von Tetanus-Anatoxin. II. Teil. Die Methode der zwei Injektionen). Zbl. Bakt., I. Abt. Ref. **173**, 202 (1959b).

MÉRIEUX, CH., et J. MÉRIEUX: Comment faciliter la pratique de la vaccination contre le tétanos et l'identification des sujets correctement vaccinés? Path. Biol. **7**, 1947—1949 (1959).

— R. TRIAU, R. GERMAIN, J. SCHNEPP, A. MÉRIEUX et C. LYONNET: Prévention du tétanos par microvaccinations. Communication présentée à la conférence internationale sur le tétanos, Bombay 1963.

MÉRIEUX, J.: Sur la possibilité de pratiquer en une seule intervention la première injection de vaccin contre la poliomyélite et la vaccination de rappel contre le tétanos. Troisième rencontre internationale de standardisation biologique. Opatijà 2—6 septembre 1957.

MERZ, W. R.: Quatre cas de tétanos après opération césarienne. Méd. et Hyg. (Genève) **1955**, 307.

METCALFE 1955. Ref. in G. Ramon (1957).

MILLER jr., J. J., and J. O. DOWRIE: Immunization with combined diphtheria and tetanus toxoids (aluminium hydroxide adsorbed) containing Hemophilus pertussis vaccine. J. Pediat. **24**, 281—289 (1944).

MILLER, J. J., and J. B. HUMBER: Observations on tetanus immunization: the dosage of alum-precipitated toxoid and the use of fluid toxoid after trauma. J. Pediat. 23, 516—521 (1943).

MILLER jr., J. J., M. L. RYAN and R. R. BEARD: The speed of the secondary immune response to tetanus toxoid with a review of war reports and observations on simultaneous injection of toxoid and antitoxin. Pediatrics 3, 64—74 (1949).

MILLER, P. A., M. D. EATON and C. T. GRAY: Formation of tetanus toxin within the bacterial cell. J. Bact. 77, 733—740 (1959).

MILLO, A., e F. SCATOZZA: Sul comportamento delle colinesterasi nel plasma e nei tessuti nervoso e muscolare di cavie tetanizzate. Giorn. Microbiol. 9, 24—32 (1961).

MÖHLMANN, H., u. H. DEHMEL: Die Entwicklung von Toxin und Antigen in Tetanus-Bouillon-kultur. Arch. exp. Vet.-Med. 13, 61—64 (1959).

MOLLARET, P., R. BASTIN et J. CHASSIGNEUX: Etat actuel du traitement du tétanos. Rev. Prat. (Paris) 10, 533—539 (1960a).

— —, M. GOULON, M. RAPIN, J. LISSAC, J. J. POCI-DALO et J. CHASSIGNEUX: Le traitement du tétanos au centre de réanimation neuro-respiratoire de l'hôpital Claude-Bernard. Presse méd. 1960b, 217—220.

MÖRL, F.: Weitere Untersuchungen und Erkenntnisse zur Prophylaxe des Wundstarrkrampfes. Dtsch. Z. Chir. 284, 125—130 (1956).

MORRONE, G., B. NUNZIATA e L. PICCIOTTO: Risposta immunitaria del lattante vaccinato con quadruplo vaccino DPT-polio. Riv. Ist. sieroter. ital. 34, 321—329 (1959).

MOSBACHER, B.: Zur Serum- und operativen Prophylaxe des Tetanus. Arch. klin. Chir. 146, 41—63 (1927).

MUELLER, J. M., and P. A. MILLER: s. Bibliographie bei REGAMEY, R. H. 1959.

MULCHANDANI, H. J.: Allergic reactions to tetanus toxoids. Brit. med. J. 2, 674 (1962).

NEERING, J. C.: Encephalitis following toxoid. J. Amer. med. Ass. 175, 170 (1961).

NEUMANN, H.: Zur Tetanus-Behandlung. Beitrag über die wirksame Unterstützung der Tetanus-Therapie mit Bluttransfusionen aktiv geimpfter Spender. Chirurg 33, 98—101 (1962).

NIKOL'SKAIA, M. A.: Comparative evaluation of the efficacy of intravenous and intracarotid injection of tetanus antiserum. J. Microbiol. Epidem. Immunobiol. 1960, Nr 6, 97—102.

ORMAY, L.: Influence of the combination of antigens and the interval between their inoculations on antibody response. Ann. Immunol. Hung. 3, 96—108 (1960).

OTTEN, L., and I. PH. HENNEMANN: Combined (simultaneous) immunization against tetanus. Meded. Dienst Volksgezondh. Ned.-Ind. 28, 391—420 (1939).

— — De gecombineerde (simultane) immunisatie tegen tetanus. Geneesk. T. Ned.-Ind. 80, 194—240 (1940). Ref. in Bull. Inst. Pasteur 39, 448 (1941).

OTTENSOOSER, F.: Ueber die Gruppensubstanz A des Peptons und des Diphtherietoxins. Klin. Wschr. 1932. 1716.

OTTO, R.. u. H. HETSCH: Aenderungen und Nachträge zu der Veröffentlichung R. Otto und H. Hetsch. Die Prüfung und Wertbestimmung der Sera und Impfstoffe (im Heft 31 der Arbeiten). Arb. Staatsinst. exp. Ther. Frankfurt 43, 19—24 (1943).

PARISH, H. J.: Personal medical record disks. Brit. med. J. 1, 640—642 (1959).

—, and C. L. OAKLEY: Anaphylaxis after injection of tetanus toxoid. Report of a case. Brit. med. J. 1, 294—295 (1940).

PATEL, J. C., B. C. MEHTA, M. K. DHIRAWANI and V. R. MEHTA: Relapse and recurrence of tetanus. J. Ass. Phycns India 9, 1—5 (1961).

— —, and B. H. NANAVATI: Failure of tetanus antiserum to prevent tetanus. A review of 48 cases. J. Indian med. Ass. 40, 443—447 (1963a).

— — B. H. NANAVATI, A. K. HAZRA, S. S. RAO, and C. S. SWAMINATHAN: Role of serum therapy in tetanus. Lancet, 1963b 1, 740—743.

PELLOJA, M.: Toxine tétanique et période d'incubation du tétanos expérimental. Rev. Immunol. (Paris) 14, 123—129 (1950).

— Le tétanos expérimental par la toxine tétanique. Masson & Cie, Paris 1951.

PENFOLD, W. J., J. C. TOLHURST and D. WILSON: Active immunisation against gas gangrene and tetanus. J. Path. Bact. 52, 187—201 (1941).

PERLSTEIN, M. A., M. D. STEIN and H. ELAM: Routine treatment of tetanus. J. Amer. med. Ass. 173, 1536—1541 (1960).

PERRY, H. M.: Prevention of tetanus. Brit. med. J. 2, 364—365 (1940).

PERRY, W. L. M.: Introductory report on the importance of control during production as compared with control of finished products. Quatrième congrès de standardisation biologique, Bruxelles 24—30 juillet 1958.

PESHKIN, M.: Immunity to tetanus induced by a third dose of toxoid two years after basic immunization based on a study of thirty-one allergic children. Amer. J. Dis. Child. 65, 873—881 (1943).

— Immunity to tetanus induced by a third dose of toxoid three years after basic immunization based on a study of thirty-eight allergic children. Amer. J. Dis. Child. 67, 22—29 (1944).

— Immunity to tetanus induced by a third dose of toxoid four years after basic immunization. Amer. J. Dis. Child. 69, 83—88 (1945).

PETERSON, J. C., and A. CHRISTIE: Immunization in the young infant: Response to combined vaccines. Amer. J. Dis. Child. 81, 483—529 (1951).

— —, and W. C. WILLIAMS: Tetanus immunization. XI. Study of the duration of primary immunity and the response to late stimulating doses of tetanus toxoid. Amer. J. Dis. Child. 89, 295—303 (1955).

PETRILLA, A.: Results of active immunization of civilian population against tetanus. Acta microbiol. Acad. Sci. hung. 7, 65—70 (1960).

PETTENELLA, G., e A. SELLA: Produzione industriale di tossina tetanica ad alto titolo. Boll. Ist. sieroter. milan. 37, 401—413 (1958).

PEVNITSKII, L. A.: The influence of the mode of administration of adsorbed toxoids on the rate of development of immunity to tetanus and gas gangrene. Bull. exp. Biol. Med. 47, Nr 5, 80—85 (1959).

PHILIPSON, L.: Studies on the interaction between tetanus toxoid and antitoxin in simultaneously immunized guinea-pigs. Acta path. microbiol. scand. 45, 203—212 (1959).

PILLEMER, L.: The immunochemistry of toxins and toxoids. I. The solubility and precipitation of tetanal toxin and toxoid in methanol-water mixtures under controlled conditions of pH, ionic strength and temperature. J. Immunol. 53, 237—250 (1946).

— The preparation and properties of purified toxins and toxoids Bull. N. Y. Acad. Med. 24, 329—330 (1948).

— sowie PILLEMER, L. et al.: s. weitere Bibliographie bei REGAMEY, R. H. 1959.

—, and B. WARTMAN: The clinical behavior, incubation period, and pathology of tetanus induced in white swiss mice by injection of crystalline tetanal toxin. J. Immunol. 55, 277—281 (1947).

—, and D. H. MOORE: The spontaneous conversion of crystalline tetanal toxin to a flocculating atoxic dimer. J. biol. Chem. 173, 427—428 (1948a).

—, and J. BENTOFF: The immunochemistry of toxins and toxoids. VIII. Further studies on the solubility of tetanal toxoid in methanol-water mixtures of controlled pH, ionic strength and temperature. J. Immunol. 65, 599—603 (1950).

— R. G. WITTLER, J. I. BURRELL and D. B. GROSSBERG: The immunochemistry of toxins and toxoids. VI. The cristallization and characterization of etanal ttoxin. J. exp. Med. 88, 205—221 (1948b).

PINHEIRO, D.: Tetanus. General considerations on 1047 cases admitted to the Hospital Das Clínicas de São Paulo. J. Pediat. 51, 171—180 (1957).

PIRINGER, W.: Ueber den Nachweis von Tetanusbazillen im Herzblut und in der Milz. Zbl. Bakt., I. Abt. Orig. 141, 375—379 (1938).

PLETSITYI, D. F., A. S. LABINSKAIA et A. S. AKSENOVA: Rapidité de l'accumulation d'anticorps après la revaccination. J. Microbiol. Epidem. Immunobiol. 1956, Nr 1, 32—36.

PLOYÉ, M.: Le tétanos et les injections de quinine. Rev. Palud. Méd. trop. 1948, 267—271.

— Vaccination antitétanique en pays tropical. Bull. Acad. nat. Méd. (Paris) 133, 584—586 (1949).

PODVARKO, A. G.: The treatment of tetanus. J. Microbiol. Epidem. Immunobiol. 1957, Nr 2, 118—123.

POLI, E.: Il primo tentativo di terapia curarica del tetano. Minerva med. 51, 1411—1413 (1960).

POLSON, A., and M. STERNE: Production of potent botulinum toxins and formoltoxoids. Nature (Lond.) 158, 238—239 (1946).

PONS, R.: Affinités comparées de l'antitoxine diphtérique pour la toxine et l'anatoxine diphtériques. Rev. Immunol. (Paris) 5, 557—562 (1939).

PONTANO, T.: Si può associare l'immunità passiva serica con l'immunità attiva anatossica? Minerva med. (Torino) 26 (I), 801—803 (1935a).

— Sulle associazioni dei sieri antitossici con le rispettive anatossine. Minerva med. (Torino) 26 (II), 399—400 (1935b).

— L'associazione siero-anatossina tetanica. Ann. Igiene 45, 678—694 (1935c).

PONTECORVO, M.: Vaccinazione associata contro la difterite, la pertosse, il tetano e la poliomielite. Riv. Ist. sieroter. ital. 35, 661—678 (1960).

—, e D. SOPRANO: La vaccinazione combinata contro il tifo, i paratifi ed il tetano. Riv. Ist. sieroter. ital. 32, 66—78 (1957).

POSER, C. M.: Focal encephalopathy after administration of tetanus antitoxin. J. Amer. med. Ass. 164, 871—873 (1957).

PRÉVOT, A. R.: Biologie des maladies dues aux anaérobies. Collection de l'Inst. Pasteur, Ed. médicales Flammarion, Paris 1955.

—, et J. POCHON: Cause et signification de la floculation dite paradoxale dans le titrage de la toxine tétanique par la méthode de Ramon. C. R. Soc. Biol. (Paris) 128, 152—153 (1938).

PRIGGE, R.: Diphtherie — Schutzimpfung mit hochaktiven Impfstoffen. Ergebn. Hyg. Bakt. 22, 1—68 (1939).

— Experimentelle Untersuchungen über aktive Tetanus-Immunität. IV. Mitt. Die Aktivierung der Tetanus-Impfstoffe durch Aluminiumverbindungen. Zbl. Bakt., I. Abt. Orig. 145, 241—248 (1940).

— Standardization of diphtheria and tetanus toxoids. Bull. Org. mond. Santé 9, 843—849 (1953).

— Die Beziehung zwischen dem Antigengehalt und der Wirksamkeit von Diphtherie- und Tetanus-Impfstoffen. Untersuchungen über eine biologische Konstante. Arb. Staatsinst. exp. Ther. Frankfurt 51, 108—123 (1954).

— Persönl. Mitteilung. 11. 8. 1961.

PRUDOVSKY, S., and T. B. TURNER: Studies on the prophylaxis and treatment of tetanus. I. Studies pertaining to active and passive immunization. Bull. Johns Hopk. Hosp. 102, 55—70 (1958).

RAINSFORD, S. G.: The preservation of Vi antigen in T.A.B.C. vaccine with a note on combined active immunization with T.A.B.C. vaccine in tetanus formol-toxoid. J. Hyg. (Lond.) 42, 297—322 (1942).

RAMON, G.: Sur la production des antitoxines. C. R. Acad. Sci. (Paris) 181, 157—159 (1925).

— L'utilisation des anatoxines dans le traitement des toxi-infections en évolution. La séro-anatoxithérapie. C. R. Acad. Sci. (Paris) 205, 469—471 (1937).

— L'immunité conférée par l'anatoxine tétanique chez l'homme et chez le cheval. Précisions d'ordre immunologique et épidémiologique. Conséquences. Rev. Immunol. (Paris) 5, 477—490 (1939).

— Les nouvelles méthodes spécifiques de lutte contre le Tétanos, Vaccination, Séro-Vaccination préventives, Séro-Anatoxithérapie du Tétanos déclaré. Le mouvement sanitaire 18, 3—30 (1940).

— La vaccination contre le tétanos au moyen de l'anatoxine tétanique et les vaccinations associées avant et pendant la deuxième guerre mondiale; résultats. Presse méd. **1951**, 1257—1260.

RAMON, G.: Quarante années de recherches et de travaux. Imprimerie régionale, Toulouse 1957.

— sowie RAMON, G. et al.: s. weitere Bibliographie bei REGAMEY, R. H. 1959.

— A. BOIVIN, R. RICHOU, M. DJOURICHITCH et R. MACCOLINI: La séro-anatoxithérapie des toxi-infections en évolution. Ses bases expérimentales. Rev. Immunol. (Paris) **4**, 24—39 (1938c).

—, et P. DESCOMBEY: Sur l'immunisation antitétanique et sur la production de l'antitoxine tétanique. C. R. Soc. Biol. (Paris) **93**, 898—899 (1925).

—, et E. FALCHETTI: Recherches expérimentales sur l'immunisation antitétanique passive. Elimination rapide de l'antitoxine lors des réinjections de sérum antitétanique. C. R. Soc. Biol. (Paris) **119**, 6—10 (1935).

— R. KOURILSKY, R. RICHOU et S. KOURILSKY: Essais de séro-vaccination antitétanique. Etude immunologique. Application éventuelle à la séro-anatoxithérapie spécifique du tétanos. Bull. Soc. Méd. Hôp. Paris **54**, 1287—1296 (1938a).

— — — — A propos du procès-verbal: sur la séro-vaccination anatoxique et sur la séro-anatoxi-thérapie tétanique. Bases. Résultats immuno-logiques. Bull. Soc. Méd. Hôp. Paris **54**, 1442 bis 1445 (1938b).

—, et A. LAFFAILLE: Sur l'immunisation antitétanique. C. R. Soc. Biol. (Paris) **93**, 582—584 (1925).

—, et R. RICHOU: Sur le titrage des toxines, des anatoxines et des antitoxines diphtérique, tétanique et staphylococcique. Rev. Immunol. (Paris) **14**, 161—194 (1950).

— A. SAENZ et R. RICHOU: Le développement et les fluctuations du taux des antitoxines diphtérique, tétanique et staphylococcique chez les animaux immunisés soit avec chacune des anatoxines spécifiques, soit avec le mélange des trois ana-toxines. Déductions d'ordre théorique. C. R. Soc. Biol. (Paris) **133**, 184—188 (1940).

—, et CH. ZOELLER: Les „vaccins associés" par union d'une anatoxine et d'un vaccin microbien (TAB) ou par mélange d'anatoxines. C. R. Soc. Biol. (Paris) **94**, 106—109 (1926a).

— — Essai d'immunisation antitoxique, active et passive, par voie buccale chez l'homme. C. R. Soc. Biol. (Paris) **95**, 1409—1411 (1926b).

— — L'anatoxine tétanique et l'immunisation active de l'homme vis-à-vis du tétanos. Ann. Inst. Pasteur **41**, 803—833 (1927a).

— — Nouveaux résultats concernant les rhino-vaccinations antitoxiques. C. R. Soc. Biol. (Paris) **97**, 701—703 (1927b).

— — De l'immunisation antitoxique par voie nasale chez l'homme et du mécanisme de l'immunisation occulte. C. R. Soc. Biol. (Paris) **96**, 757—759 (1927c).

— — Nouveaux résultats concernant la vaccination de l'homme contre le tétanos. C. R. Soc. Biol. (Paris) **100**, 92—93 (1929).

— — Sur la valeur et la durée de l'immunité conférée par l'anatoxine tétanique dans la vaccination de l'homme contre le tétanos. C. R. Soc. Biol. (Paris) **112**, 347—350 (1933).

RAMSHORST, J. D. VAN: De invloed van typhus, paratyphus, en cholera-vaccin op de immuni-serende werkzaamheid van gelijktijdig toegepast diphtherie en tetanus-P. T. Ber. Rijksinst. Volks-gezondheid Utrecht **1954**, 141—143.

— et P. AMSTUTZ: Epidémiologie et prophylaxie du tétanos. Rev. Hyg. Méd. soc. **11**, 33—45 (1963).

RAPIN, M., M. GOULON, J. CHASSIGNEUX et Mme. J. SOULIER: Tétanos et ulcère de jambe. Sem. Hôp. Paris **24**, 1471—1472 (1961).

RAUSS, K., I. KÉTYI, L. RÉTHY et I. JOÓ: Le rôle de l'intervalle entre les vaccinations par des vaccins polyvalents antidysentériques et par des vaccins combinés antityphoïdiques-antidysentériques-anti-tétaniques. 4ème congrès international de stan-dardisation biologique. Bruxelles 24—30 juillet 1958a.

— — et J. MAROCZI: Recherches sur l'effet im-munisant des antigènes tétaniques et dysentériques combinés à des antigènes „à l'action de rappel". Recherches sur le terrain. 4ème congrès inter-national de standardisation biologique. Bruxelles 24—30 juillet 1958b.

— — — et I. JOÓ: Ueber die Herstellung, Impf-reaktionen und Immunisierungsfähigkeit des kombinierten Typhus-Dysenterie-Tetanus-Impf-stoffes. Z. Immun.-Forsch. **116**, 287—307 (1958c).

RAYNAUD, M., A. TURPIN et E. LEMÉTAYER: Etude des anatoxines tétaniques concentrées. Ann. Inst. Pasteur **85**, 376—379 (1953).

— E. H. RELYVELD, R. CORVAZIER et O. GIRARD: Préparation d'antitoxine antitétanique par im-munisation des chevaux avec des anatoxines tétaniques de haute pureté. Ann. Inst. Pasteur **96**, 649—658 (1959).

— — et B. BIZZINI: Existence de la toxine tétanique sous plusieurs états d'agrégation. Ann. Inst. Pasteur **99**, 167—172 (1960).

REGAMEY, R. H.: Etude in vivo et in vitro sur le sort de la toxine tétanique dans le tube digestif. Ann. Inst. Pasteur **56**, 87—100 (1936).

— Les gangrènes gazeuses après injections médica-menteuses. Schweiz. med. Wschr. **1939**, 874—876.

— Résultats sérologiques chez les soldats suisses vaccinés contre le Typhus-Paratyphus-Tétanos (T. P. T.). Schweiz. Z. allg. Path. **3**, 304—317 (1941a).

— Studien über die Wirksamkeit der antitetanischen „injection de rappel" bei T. P. T.-Geimpften. Schweiz. Z. allg. Path. **4**, 177—192 (1941b).

— Etude expérimentale sur la résorption et l'élimin-ation du sérum antitétanique chez le lapin. Schweiz. Z. allg. Path. **7**, 500—504 (1944a).

— L'immunité antitétanique conférée par le vaccin T. P. T. Schweiz. med. Wschr. **1944b**, 230—234.

— Etude sur l'immunité antitétanique conférée par le toxoïde formolé (anatoxine) tétanique. Schweiz. med. Wschr. **1945**, 641—644.

— Expériences de désensibilisation avec un anti-histaminique de synthèse, le 2-phénylbenzyl-aminométhyl-imidazoline (Antistine Ciba). Schweiz. Z. allg. Path. **10**, 430—432 (1947a).

REGAMEY, R. H.: Etude sur la relation entre le titrage direct et le titrage par floculation de la toxine tétanique. Schweiz. Z. allg. Path. **10**, 492—496 (1947 b).

— Bases expérimentales d'un vaccin antitétanique de type nouveau en Suisse. 11ème congrès internat. de Médecine et de Pharmacie militaire. Bâle, juin 1947. In J. trim. off. suisses Serv. Santé **24**, 62—69 (1947 c).

— Effets, chez le lapin, d'injections répétées de sérum antitétanique issu d'animaux appartenant à des espèces différentes. Schweiz. Z. allg. Path. **16**, 873—882 (1953).

— Anaphylaxie; résorption et élimination des sérums thérapeutiques. Problèmes actuels de pédiatrie **1**, 393—399 (1954).

— Tétanos. Incidences immunologiques. Praxis. **44**, 268—272, 288—294 (1955).

— Détermination rapide de la fraction tétanique dans les vaccins associés. Troisième rencontre internationale de standardisation biologique. Opatijà 2—6 septembre 1957 a.

— Méthode accélérée pour déterminer l'antigénicité des vaccins tétaniques. Schweiz. Z. allg. Path. **20**, 628—633 (1957 b).

— Introduction aux contrôles en cours de production des substances immunobiologiques. Quatrième congrès international de standardisation biologique. Bruxelles 24—30 juillet 1958.

— Les accidents et les échecs de la vaccination contre le tétanos. Path. Biol. **7**, 1979—1986 (1959 a).

— La vaccination active contre le tétanos. Ergebn. Mikrobiol. **32**, 270—381 (1959 b).

— Gammaglobuline antitétanique humaine et séroprophylaxie du tétanos. C. R. 9ème Rencontre int. Stand. microbiol., Lisbonne 1964. Progr. Immunobiol. Stand., vol. 2 (sous presse).

—, et W. AEGERTER: La séroanatoxithérapie expérimentale du tétanos. Schweiz. Z. allg. Path. **14**, 554—559 (1951 b).

—, et J. J. SCHLEGEL: L'immunité antitétanique dans les 10 ans qui suivent l'immunisation de base. Schweiz. Z. Path. **14**, 550—554 (1951 a).

— K. SIMON et M. WANTZ: Prophylaxie du tétanos: injection associée de sérum et d'anatoxine. Schweiz. Z. allg. Path. **18**, 1157—1163 (1955).

—, et M. WANZ: Sur l'inexactitude des titrages par floculation de la toxine tétanique. Schweiz. Z. allg. Path. **10**, 488—491 (1947).

REISMAN, R. E., N. R. ROSE and C. E. ARBESMAN: Immunologic studies of serum sickness from bovine antitetanus toxin. J. Amer. med. Ass. **176**, 1004—1008 (1961).

RENAUX, E.: Sur la floculation de la toxine diphtérique par le sérum antidiphtérique. C. R. Soc. Biol. (Paris) **90**, 964—966 (1924).

RÉTHY, L., I. Joó and I. KÉTYI: Préparation and potency test of differently composed combined typhoid-tetanus vaccines (Laboratory experiments and field trials). Troisième rencontre internationale de standardisation biologique, Opatijà 2—6 septembre 1957, p. 263—278.

—, u. G. LOSONCZY: Ueber eine schwere lokale und allgemeine Ueberempfindlichkeitsreaktion nach wiederholter Immunisierung mit kombiniertem Impfstoff. Ann. Immunol. Hung. **2**, 65—75 (1959 b).

RÉTHY, L., K. RAUSS, I. KÉTYI et J. MARÓCZI: Recherches sur l'effet immunisant des antigènes tétaniques et dysentériques combinés à des antigènes „à l'action de rappel" (Recherches sur le terrain). Ann. Immunol. Hung. **2**, 43—54 (1959 a).

RIIS, P.: Tetanus og ulcus cruris. Nord. Med. **60**, 1048—1049 (1958).

RITOSSA, P.: Sulla immunizzazione combinata attiva e passive nelle infezione tetanica e difterica. Pediatria (Napoli) **42**, 1411—1420 (1934).

ROOFE, P. G.: Role of the axis cylinder in transport of tetanus toxin. Science **105**, 180—181 (1947).

ROSTOCK, P.: Tetanus. Berlin: Walter de Gruyter & Co. 1950.

RUBBO, S. D. and J. C. SURÍ: Passive immunization against tetanus with human immune globulin. Brit. med. J. **2**, 79—81 (1962).

RUBINSTEIN, H. M.: Studies on human tetanus antitoxin. Amer. J. Hyg. **76**, 276—292 (1962).

RUEGSEGGER, J. M.: Further observations on the permanence of tetanus antitoxin. Arch. intern. Med. **106**, 410—416 (1960).

RUGGERINI, G.: Sulla elevazione dell'antitossina tetanica in immediata vicinanza di iniezioni aspecifiche. G. Batt. Immun. **5**, 1745—1758 (1930).

RUSSELL ALEXANDER, E.: Allergy to tetanus toxoid. J. Amer. med. Ass. **174**, 1220 (1960).

SACHS, A.: Modern views on the prevention of tetanus in the wounded. Proc. roy. Soc. Med. **45**, 641—652 (1952).

SACQUÉPÉE, E.: Immunisation contre le tétanos par l'emploi simultané de sérum et d'anatoxine antitétanique. Paris méd. **1933**, No 22 du 3 juin.

—, et A. JUDE: Sur la valeur et la durée de l'immunité antitétanique après injection de rappel, chez l'homme immunisé contre le tétanos par l'emploi simultané du sérum et de l'anatoxine tétanique. C. R. Soc. Biol. (Paris) **125**, 711—712 (1937).

SAID BILÂL: Quelques notes sur l'emploi des anatoxines en Turquie. Rev. Immunol. (Paris) **12**, 261—265 (1948).

SANSOTTA, S.: Considerazioni sulla profilassi antitetanica attuale. Aggiorn. Mal. Infez. **6**, 217—230 (1960).

SAVOLAINEN, T.: Catgut tetanus. Ann. Med. exp. Fenn. **28**, 55—71 (1950).

— On sterility of catgut and catgut tetanus. Acta path. microbiol. scand. **91**, 177—180 (1951).

— Catgut tetanus. Arb. Sero-Bakt. Inst. Univ. Helsinki 1950. Ref. in Bull. Inst. Pasteur **50**, 1164 (1952).

SCHAAFSMA, A. W.: Production of tetanus toxin and antitoxin. A. R. S. Afr. Inst. med. Res. **1957**, 39.

— E. M. KING, and E. LATHAM: Tetanus. A. R. S Afr. Inst. med. Res. **1962**, 154—156.

SCHÄR, M.: Vaccination antitétanique. Méd. et Hyg. (Genève) **1961**, 500.

SCHEIBEL, I.: The uses and results of active tetanus immunization. Bull. Org. mond. Santé **13**, 381—394 (1955).

SCHEIBEL, I.: Die aktive Tetanusschutzimpfung. Zbl. Bakt., I. Abt. Ref. **163**, 251—258 (1957a).

— Control of the Danish combined diphtheria-tetanus vaccine with special reference to the assaying of its antigenic potency in international units. Troisième rencontre internationale de standardisation biologique, Opatijà 2—6 September 1957b, 153 —163.

—, and J. ASSANDRI: Isolation of toxigenic L-Phase variants from „Cl. tetani". Acta path. microbiol. scand. **46**, 333—338 (1959a).

— — In vitro investigation into the sensitivity of. different strains of "Cl. tetani" to antibiotics. Acta path. microbiol. scand. **47**, 435—444 (1959b).

— M. W. BENTZON, S. TULINIUS, and K. BOJLEN: Duration of immunity to diphtheria and tetanus after active immunization. Acta path. microbiol. scand. **55**, 483—495 (1962).

SCHERRER, F.: Zur Tetanusprophylaxe. Dtsch. Z. Chir. **284**, 133—136 (1956).

SCHLAFER, J.: Le problème des vaccinations chez les allergiques. Méd. et Hyg. (Genève) **1957**, 495.

SCHLEGEL, J. J.: Klinische Ergebnisse der Tetanus-immunisierung. Helv. chir. Acta **18**, 378—388 (1951).

— Tetanustherapie und Prophylaxe. Dtsch. Z. Chir. **284**, 80—102 (1956).

SCHMIDT, H.: Die Resorption und Ausscheidung antitoxischer Sera inbezug auf die Serumtherapie, die Dauer der passiven Immunität und die Serumkrankheit. Behringwerk-Mitt. **6** (1934).

— Pathogenese, Therapie und Prophylaxe des Tetanus. N. G. Elwert Universitäts- und Verlagsbuchhandlung, Marburg a. d. Lahn 1952a.

— Die aktive Immunisierung gegen Tetanus. Behringwerk-Mitt. **25**, 9—60 (1952b).

SCHMIDT, S.: Vitesse de floculation et vitesse de neutralisation du sérum antitétanique vis-à-vis de la toxine tétanique. C. R. Acad. Sci. (Paris) **184**, 1138—1140 (1927).

SCHOBER, K. L.: Klinische und serologische Untersuchungen zur simultanen Tetanusprophylaxe. Dtsch. Z. Chir. **284**, 131—133 (1956).

SCHOFIELD, F. D., V. M. TUCKER and G. R. WESTBROOK: Neonatal tetanus in New Guinea: effect of active immunization in pregnancy. Brit. med. J. **2**, 785—789 (1961).

SCHUBERT, J. H., and R. G. CORNELL: Determination of diphtheria and tetanus antitoxin by the haemagglutination test in comparison with tests in vivo. J. Lab. clin. Med. **52**, 737—743 (1958).

SCHUCHARDT, L. F., J. MUNOZ and W. F. VERWEY: Studies on a combined diphtheria-pertussis-tetanus-poliomyelitis vaccine. Amer. J. publ. Hlth **50**, 321—328 (1960).

SCHÜRMANN, J.: Immer wieder Tetanus. Ein tragischer Irrtum. Praxis **1951**, 349.

— Zur aktiven Immunisierung gegen Tetanus (Gefahr falscher Orientierung des Arztes durch den Patienten). Praxis **1954**, 159—160.

SÉDALLIAN, P., et CH. CLAVEL: Sur l'évolution des taux antitoxiques des animaux immunisés continuellement. Rev. Immunol. (Paris) **9**, 89—92 (1944/45).

SEIDL, G., u. E. VOGLER: Zur Aetiologie des postoperativen Tetanus. Wien. med. Wschr. **1949**, 86—88.

SEKI, T., M. TAKAKI, G. OKAMURA and A. SAKAGUCHI: Tetanal toxin obtained by mechanical disintegration of the bacterial cell. Med. J. Osaka Univ. **8**, 639—651 (1957/58).

SENECA, H., O. KUPYN and A. JOHNSON: Effect of metisteroids on "Clostridium tetani", "Clostridium welchii", and "Micrococcus pyogenes" var. "aureus" toxins. Antibiot. and Chemother. **7**, 155—159 (1957).

SHUMAKOVA, G. V., and G. A. GURVICH: The plasmocytic reaction and immunological laws. II. Immunological inhibition during immunization of rabbits with tetanus toxoid. Bull. exp. Biol. Med. **46**, Nr 11, 66—72 (1958).

SIEGEL, M.: Susceptibility of mongoloids to infections. II. Antibody response to tetanus toxoid and typhoid vaccine. Amer. J. Hyg. **48**, 63—72 (1948).

SIGUIER, F., C. BETOURNÉ et M. F. KAHN: Tétanos mortel, déclenché à l'occasion d'une césarienne sept mois après une tentative infructueuse d'avortement. Bull. Soc. méd. Hôp. Paris **74**, 179—181 (1958).

SILBERSCHMIDT, W.: Essais d'immunisation par inhalation. I. Diphtérie et tétanos. Ann. Inst. Pasteur **52**, 690—708 (1934).

SILVERMAN, M. S., and P. H. CHIN: The effect of whole body X-irradiation of mice on immunity to tetanus toxoid. I. The effectiveness of pre- and postirradiation injections of tetanus toxoid with respect to the development of immunity. J. Immunol. **75**, 321—325 (1955).

— — The effect of whole body X-irradiation of mice on immunity to tetanus toxoid. II. The delayed immune response to injections of tetanus toxoid. J. Immunol. **77**, 266—270 (1956).

SIRKS, J. L.: De productie van tetanus-toxine volgens de methode van Mueller. Ber. Rijksinst. Volksgezondheid Utrecht **1954**, 128—131.

SKUDDER, P. A. and J. R. McCARROLL: Current status of tetanus control. Importance of human tetanus-immune globulin. J. Amer. med. Ass. **188**, 625—627 (1964).

SMITH, J. W. G.: Tetanus prophylaxis. Brit. med. J. **1**, 373 (1964).

— D. G. EVANS, D. A. JONES, M. W. L. GEAR, A. C. CUNLIFFE, and M. BARR: Simultaneous active and passive immunization against tetanus. Brit. med. J. **1**, 237—238 (1963).

SMOLENS, J., A. B. VOGT, M. N. CRAWFORD and J. STOKES, Jr.: The persistence in the human circulation of horse and human tetanus antitoxins. J. Pediat. **59**, 899—902 (1961).

SOREL, R., et P. ZERBIB: Les vaccinations chez les enfants asthmatiques. Méd. et Hyg. (Genève) **1961**, 35—36.

SORU, E., M. ISTRATI, E. POENARU et M. STERNBERG: Etude chimique comparative de la toxine et de l'anatoxine tétanique. Arch. roum. Path. exp. **17**, 283—288 (1958).

SPAETH: Neb. St. med. J. 41, 224 (1958). Ref. in MERIEUX, C. et coll. (1963).

SPATH, F., u. W. KÖLE: Zur Prophylaxe der Lyssa und des Tetanus. Wien. med. Wschr. 1952, 709 bis 711.

STAFFORD, E. S., T. B. TURNER and L. GOLDMAN: On the permanence of antitetanus immunization. Ann. Surg. 140, 563—568 (1954).

STERN, P. u. S. HUKOVIĆ: Substanz P und Tetanustoxin. Naturwiss. 43, 538 (1956).

STIRNEMANN, H.: Zur Tetanusprophylaxe. Schweiz. Aerzteztg. 1961, 763—764.

STÜMPEL, K.: Ist bei der aktiven Immunisierung gegen Tetanus ein sicherer Impfschutz zu erwarten, wenn die Zweit-Impfung später als 12 Wochen nach der Erst-Impfung erfolgt? Zbl. Arbeitsmed. 10, 53—54 (1960).

SURI, J. C., and S. D. RUBBO: Immunization against tetanus. J. Hyg. (Lond.) 59, 29—48 (1961).

SURJÁN, M.: Large scale production of tetanus toxin. III. The production of highly potent and pure tetanus toxin. Schweiz. Z. allg. Path. 22, 224—228 (1959).

—, u. B. GORZÓ: Vergleichende Wertbemessung des Tetanustoxins und Anatoxins. Z. Immun.-Forsch. 112, 325—432 (1955).

TASMAN, A.: Welke tetanus-entstof moet men gebruiken als „injection de rappel" bij patienten, die vooraf tegen tetanus zijn geïmmuniseerd. Ber. Rijksinst. Volksgezondheid, Utrecht 1955, S. 131 bis 141.

— L'immunité antitétanique. Ann. Inst. Pasteur 97, 835—847 (1959a).

— Het verband tussen de aard van de gebruikte entstof, de wijze van inspuiten en de entreacties na immunisatie tegen kinkhoest, difterie en tetanus. Ned. T. Geneesk. 103, 1049—1057 (1959b).

—, and F. J. A. HUYGEN: Immunization against tetanus of patients given injections of antitetanus serum. Bull. Wld Hlth Org. 26, 397—407 (1962).

— J. D. van RAMSHORST and L. SMITH: Determination of diphtheria and tetanus antitoxin with the aid of haemagglutination. Antonie v. Leeuwenhoek 26, 413—429 (1960).

TEICHMANN, J.: Ueber die Neutralisationsversuche des Tetanus-Toxins durch sein homologes Antitoxin bei weißen Mäusen. Wien. tierärztl. Mschr. 44, 534—545 (1957).

— Experimentelle Untersuchungen über die Möglichkeit der Tetanus-Simultanprophylaxe. Wien. med. Wschr. 1958, 826—831.

THALHEIMER, M.: La prévention du tétanos chirurgical. Bull. Acad. nat. Méd. (Paris) 145, 43—48 (1961).

THÉROND, CL.: Faut-il vacciner les enfants allergiques? Rev. Méd. Allerg. (Paris) 3, 297—304 (1962).

THOMAS, J. E., N. P. GOLDSTEIN and H. L. WILLIAMS: Bilateral allergic neuronitis of the acoustic nerve after administration of tetanus antitoxin. Proc. Mayo Clin. 32, 131—135 (1957).

TOMPKINS, A. B.: Neonatal tetanus in Nigeria. Brit. med. J. 1, 1382—1385 (1958).

THOMSON, R. O.: A semi-continuous method for the large-scale production of tetanus toxin. Nature (Lond.) 180, 1126—1127 (1957).

TURNER, T. B., E. S. STAFFORD and L. GOLDMAN: Studies on the duration of protection afforded by active immunization against tetanus. Bull. Johns Hopk. Hosp. 94, 204—217 (1954).

TURPIN, A., et M. RAYNAUD: La toxine tétanique. Ann. Inst. Pasteur 97, 718—732 (1959).

UGLEVA, A. I., I. M. KHAUSTOVA and V. O. ROZHDESTVENSKAYA: Immunization against wound infections with tetravalent toxoid. J. Microbiol. Epidem. Immunobiol. 1960, Nr 8, 75—79.

UNGAR, J.: Effect of added toxoids on the antigenicity of „H. pertussis" vaccines. Brit. med. J. 1, 841—842 (1956).

VAILLARD, L., et J. ROUGET: Contribution à l'étude du tétanos. Etiologie. Ann. Inst. Pasteur 6, 385—435 (1892).

—, et H. VINCENT: Contribution à l'étude du tétanos. Ann. Inst. Pasteur 5, 1—39 (1891).

VAKIL, B. J., T. H. TULPULE, P. ARMITAGE and D. R. LAURENCE: A comparison of the value of 200000 I. U. tetanus antitoxin with 50000 I. U. in the treatment of tetanus. Clin. Pharmacol. Ther. 4, 182—187 (1963).

VERONESI, R.: Clinical observations on 712 cases of tetanus subject to four different methods of treatment: 18,2% mortality rate under a new method of treatment. Amer. J. med. Sci. 232, 629—647 (1956).

VERVOORN, J. D.: Active tetanus immunization in Ashanti-Ghana. Trop. geogr. Med. 10, 277—280 (1958).

VOLK, V. K.: Observations on the safety of multiple antigen preparations. Amer. J. Hyg. 48, 53—63 (1948).

— R. Y. GOTTSHALL, H. D. ANDERSON, H. R. TOP, W. E. BUNNEY and R. E. SERFLING: Antigenic response to booster dose of diphtheria and tetanus toxoids. Publ. Hlth Rep. 77, 185—194 (1962).

— — — — —, and F. ANGELA: Response to two small doses of tetanus toxoid singly or combined as DT or DTP. Publ. Hlth Rep. 78, 264—266 (1963).

VOROBIEV, A. A.: Therapeutic action of various preparations of tetanus toxoid in relation to the method of injection. J. Microbiol. Epidem. Immunobiol. 1958, Nr 3, 97—102.

—, and O. B. BRON: Combined immunization with purified adsorbed tetanus toxoid and tetravaccine. J. Microbiol. Epidem. Immunobiol. 1957, Nr 7, 77—84.

— — Comparison of the effectiveness of adsorbed and crude tetanus toxoids in revaccinations in man. J. Microbiol. Epidem. Immunobiol. 1958, Nr 10, 117—121.

VYGODCIKOV, G. V., V. D. GEKKER et coll.: Principles of production of associated vaccines against anaerobic and intestinal infections. J. Microbiol. Epidem. Immunobiol. 1963, No 3, 9—14.

WALL, C. A.: Prévention du tétanos. Spectrum international 5, 85 (1960).

WALLYN, R. J.: Tank treatment for tetanus "sensationalized" by press. J. Amer. med. Ass. **181**, No 11, 35—37 (1962).

WATTS, P. S.: Note on the isolation of "Cl. tetani" from the intestines of normal sheep in Cambridgeshire. Brit. J. exp. Path. **19**, 422—424 (1938).

WEBB-JONES, A. and F. F. SANDOR: Tetanus prophylaxis. Brit. med. J. **1**, 1187—1188 (1964).

WEBSTER, R. A. and D. R. LAURENCE: The effect of antitoxin on fixed and free toxin in experimental tetanus. J. Path. Bact. **86**, 413—420 (1963).

WEHRLE (1963): Ref. in REGAMEY, R. H. (1964).

WEINREICH, J., u. KL. HEINRICH: Ueber einen Fall von akuter thrombozytopenischer Purpura im Zusammenhang mit einer therapeutischen Tetanusserumgabe. Münch. med. Wschr. **1959**, 550—552.

WIENER, S., R. W. PATTERSON and E. F. MACKENZIE: Persistence of tetanus antitoxin in children two years after a third dose of tetanus toxoid. Med. J. Aust. **1**, 188—189 (1959).

WILSON, G. S.: Brit. med. Assoc.-Clinical and scientific proceedings. Recent developments in immunization. Brit. med. J. **1**, 593—594 (1941).

WILSON, R. J., G. W. O. MOSS, F. C. POTTER and D. R. E. MACLEOD: Diphtheria and tetanus toxoids combined with pertussis and poliomyelitis vaccines. Clinical trial of a quadruple antigen. Canad. med. Ass. J. **81**, 450—453 (1959).

WINNER, H. I., and R. HURLEY: Prevention of tetanus. Brit. med. J. **1**, 641—642 (1962).

WINTER, P. A. D., J. H. MASON, E. KUHR et coll.: Combined immunization against poliomelitis, diphtheria, whooping cough, tetanus and smallpox. S. Afr. med. J. **37**, 513—515 (1963).

WISHART, F. O., and L. K. JACKSON: Recall dose of tetanus toxoid by the intranasal or intraocular route. Canad. J. publ. Hlth **41**, 43 (1950).

— — Tetanus antitoxin titres following a recall dose of tetanus toxoid. Canad. J. publ. Hlth **42**, 384 bis 389 (1951).

WOLFF, G. und W. HÜGIN: Probleme und Behandlung des schweren Tetanus. Ther. Umsch. **20**, 60—64 (1963).

WOLTERS, K. L., u. H. DEHMEL: Über die aktive Immunisierung gegen Tetanus. 17. Tagung der Dtsch. Ver. für Mikrobiol. Zbl. Bakt., I. Abt. Orig. **140**, 249*—259* (1937).

— — Über den Verlauf der aktiven und aktivpassiven Immunität bei Tetanus. Z. Infekt.-Kr. Haustiere **53**, 140—147 (1938).

WOLTERS, K. L., u. H. DEHMEL: Abschließende Untersuchungen über die Tetanusprophylaxe durch aktive Immunisierung. Z. Hyg. Infekt.-Kr. **124**, 326—332 (1942).

— — Experimentelle Untersuchungen zur aktivpassiven Immunisierung und zur Serum-Toxoid-Therapie bei Tetanus. Z. Hyg. Infekt.-Kr. **132**, 582—594 (1951).

—, u. E. FISCHEROEDER: Über die Bindung von Tetanustoxin an Hirnsubstanz ohne und nach Vorbehandlung mit Tetanustoxoid. Z. Hyg. Infekt.-Kr. **139**, 541—544 (1954).

WRIGHT, G. P.: Botulinus and tetanus toxins. In: Mechanisms of microbial pathogenicity. Cambridge: Cambridge University Press 1955.

YEAZELL, L., and W. DEAMER: Response to a stimulating injection of tetanus toxoid. Report of a study of children previously immunized with combined diphtheria and tetanus toxoid. Amer. J. Dis. Child. **66**, 132—140 (1943).

ZAKHAROVA, M. S., and M. A. DADASHYAN: Reactogenicity of associated vaccines. Vestn. Akad. med. Nauk **15**, 35—39 (1960).

ZANNIOL, A.: Anaphylaktischer Schock nach erster Seruminjektion. Rif. med. **53**, 803 (1937).

ZDAŘIL, J., V. ZAVAZÁL and V. SOSNA: Tetanusintoxikation nach einer Lungenabszesspunktion. Z. Tuberk. **112**, 70—72 (1958).

ZDRODOWSKI, P.: Essai d'analyse physiologique de quelques processus infectieux et immunologiques. Rev. Immunol. (Paris) **21**, 341—355 (1957).

—, et H. GOURWITCH: Sur les mécanismes physiologiques de la production des anticorps. Rev. Immunol. **25**, 23—31 (1961).

ZIRONI, A.: La patogenesi del tetano. Boll. Ist. sieroter. milan. **42**, 453—470 (1963).

ZOELLER, CHR.: Recherches sur l'action préventive et curative de l'anatoxine tétanique. C. R. Soc. Biol. (Paris) **2**, 1332—1333 (1927).

—, et G. RAMON: L'immunité antitétanique par l'anatoxine chez l'homme. Presse méd. **1926**, 485—486.

ZUGER, B., C. K. GREENWALD and H. GERBER: The antitoxin response of partially immunized guinea pigs to infection with tetanus spores. J. Immunol. **38**, 431—447 (1940).

ZYLKA, N.: Tétanos après extraction dentaire. Neue Zahnheilk. **3**, 96—99 (1957).

Die Poliomyelitisschutzimpfung

Von G. Weber

Die Entwicklung wirksamer und zuverlässiger Impfverfahren ist von einer Reihe von Voraussetzungen abhängig, die in Hinsicht auf die Poliomyelitis erst in jüngster Vergangenheit erfüllt werden konnten.

Wenn auch bereits vor über 50 Jahren nachgewiesen wurde, daß die Poliomyelitis eine Infektionskrankheit ist (LANDSTEINER 1908), bei der es sich bei dem Erreger um ein filtrierbares Virus handelt (FLEXNER u. LEWIS 1909), und daß nach der Infektion im Blutserum neutralisierende Antikörper erscheinen (RÖMER 1910, FLEXNER u. LEWIS 1910), so war doch noch ein langer Weg zurückzulegen ehe es gelang, Verfahren der passiven und aktiven Immunisierung des Menschen zu entwickeln, die den unerläßlichen Forderungen nach Unschädlichkeit und ausreichender Wirksamkeit genügten. Entscheidende Etappen auf diesem Wege waren die Feststellung, daß es verschiedene serologisch unterscheidbare Typen des Poliomyelitisvirus gibt (BURNET u. MACNAMARA 1931), und daß es möglich ist, den Erreger im Gewebekulturverfahren zur Vermehrung zu bringen (SABIN u. OLITSKY 1936). Das Gewebekulturverfahren wurde aber erst dann zu einer praktisch im großen Stil verwendbaren Routine-Methode, als es ENDERS, WELLER und ROBBINS 1949 gelungen war, das Virus auf Gewebekulturen aus verschiedenen menschlichen und tierischen Organen — und nicht nur in Nervenzellen — zu züchten. Die größte Verbreitung fand die Verwendung von Affennierenzellen. Seither war es möglich festzustellen, daß es nur 3 serologisch unterscheidbare Typen des Poliomyelitisvirus gibt (Committee on Typing 1951). Der „Neutralisationstest" konnte jetzt in vitro ausgeführt und Komplementbindungsreaktionen entwickelt werden. Das Virus kann in praktisch unbegrenzter Menge in „Reinkultur" reproduziert werden. Die Typen und einzelne Stämme werden mit Hilfe des Plaque-Verfahrens nach DULBECCO und VOGT (1954) isoliert. Die Entwicklung dieser Laboratoriumsverfahren hat nicht nur die Grundlage und Voraussetzung für die Erzeugung von Impfstoffen gegen die Kinderlähmung geschaffen, sondern darüber hinaus unsere dia-gnostischen Methoden und die Kenntnisse über die Epidemiologie der Poliomyelitis, die Pathogenese der Krankheit und die Entwicklung der Immunität wesentlich bereichert.

A. Aktive Schutzimpfung

Grundsätzlich stehen zwei Wege der Immunisierung zur Verfügung: Die Impfung mit inaktiviertem oder mit vermehrungsfähigem, aber abgeschwächtem Virus, oder besser gesagt mit einem Virus von geringer Neuropathogenität. Nach den bisherigen Erfahrungen bei anderen Viruskrankheiten hat nur der 2. Weg Aussicht auf einen wirklich befriedigenden Erfolg (Pocken, Tollwut, Gelbfieber). Darüber waren sich in der langen Geschichte der Entwicklung von Polioimpfstoffen, die schon bald nach der grundlegenden Entdeckung von Landsteiner beginnt, alle Forscher im klaren. Die große Schwierigkeit, die sich der Entwicklung eines „virus fixe" im Sinne von Pasteur in diesem Falle entgegenstellte, lag darin, daß das Poliovirus zunächst nur für den Menschen und für Affen virulent zu sein schien und seine Adaptation an „unnatürliche" Wirte, die geeignet gewesen wären, die Eigenschaften des Virus zu verändern, über lange Zeit trotz vielfacher Versuche nicht gelang. Es ist daher verständlich, daß sich das Interesse zunächst vorwiegend auf eine Inaktivierung des natürlich vorkommenden „Wildvirus" durch physikalische und chemische Eingriffe konzentrierte, nachdem der Versuch, Affen durch subcutane Injektion von lebendem Wildvirus zu impfen zwar eine Immunität erzeugte, aber in zahlreichen Fällen immer wieder zur paralytischen Erkrankung der geimpften Tiere geführt hatte. Physikalische Einwirkungen durch Trocknung, Erhitzung und Bestrahlung (Ultraviolett-Licht und ionisierende Strahlen) führten nicht zu befriedigenden Ergebnissen. Es zeigte sich schon frühzeitig, daß es außerordentlich schwierig ist, bei vollständiger Inaktivierung eine ausreichende Antigenität zu erhalten. Der Übergang von der Unschädlichkeit zur Unwirksamkeit erfolgt oft sehr rasch, die Grenze ist schmal und konnte nicht sicher kontrolliert werden. Auch bei der chemischen Inaktivierung ergaben sich erhebliche Schwierigkeiten

ähnlicher Art. Man kam daher zu der Überzeugung, daß ein völlig inaktivierter Impfstoff
nicht wirksam sein könne (RIVERS 1936) und
eine Schutzwirkung nur von einem aus abgeschwächten, nicht aber aus inaktivierten Viren
bestehendem Impfstoff erwartet werden könne.
Von solchen Vorstellungen ausgehend, unternahm KOLMER nach ausgedehnten experimentellen Vorarbeiten im Jahre 1935 Impfversuche am Menschen mit einer Vaccine, die
Viren enthielt, die durch Einwirkung von
Ricinoleat abgeschwächt waren, bei Affen
aber doch gelegentlich Lähmungen erzeugten.
Bei einem Impfversuch an 10752 Personen
erkrankten 9 Geimpfte an einer Poliomyelitis,
die in 7 Fällen an dem geimpften Arm begonnen hatte. Auch der Versuch von BRODIE
(1935) mit einer durch Formalin inaktivierten
Vaccine wurde als Fehlschlag betrachtet, weil
3 von 9000 Impflingen an Poliomyelitis erkrankten. Es sollte fast zwei Jahrzehnte
dauern, bis aktive Schutzimpfungen wieder
versucht wurden. Inzwischen hatte die Forschung grundlegende Fortschritte erreicht.

I. Impfung mit inaktivierten Impfstoffen

SALK griff das bei der Herstellung inaktivierter Impfstoffe bei anderen Infektionen
weit verbreitete und vielfach bewährte Verfahren der chemischen Einwirkung von Formaldehyd auf das Antigen nunmehr auch zum
Zwecke der Gewinnung eines vollständig inaktivierten Impfstoffes mit ausreichender Wirkung gegen Poliomyelitis wieder auf. Es gelang,
den Ablauf des Inaktivierungsvorganges weitgehend übersehbar zu gestalten. Sicher inaktivierte Vaccine erzeugte beim Versuchstier
und beim Menschen nach subcutaner oder intramuskulärer Injektion ein gesetzmäßiges Auftreten spezifischer Antikörper im Blutserum.
Wiederholungsimpfungen führen zu einer erheblichen Steigerung der Antikörperkonzentration (Boostereffekt). Nachdem sich eine aus
den drei bekannten Poliomyelitisvirustypen
hergestellte Mischvaccine auch bei Versuchspersonen als gut verträglich erwiesen hatte
(SALK et al. 1953), wurde im Jahre 1954 in den
Vereinigten Staaten von Amerika ein Großversuch durchgeführt, um festzustellen, welche
Schutzwirkung die neue Impfmethode unter
natürlichen Bedingungen beim Menschen hat.
Über das Ergebnis dieses Versuches wurde im
Frühjahr 1955 berichtet (FRANCIS-Bericht). Auf

Grund des unter strengen Kautelen im doppelten Blindversuch mit Scheinimpfung der Kontrollen durchgeführten Teiles der Versuche
(„Placebogebiete") wurde angenommen, daß
die Vaccine 72% der zu erwartenden Lähmungen verhütet hatte. Ein Einfluß auf das
Auftreten „aparalytischer" Poliomyeltiden
konnte nicht festgestellt werden. Die Kinder
hatten je 3 intramuskuläre Injektionen zu
1 ccm im Abstand von einer Woche zwischen
der 1. und 2. und von 5 Wochen zwischen der
2. und 3. Einspritzung erhalten. Es wurde
alternierend Impfstoff oder eine Scheinimpfung
(Placebo) verabreicht. Impfpoliomyelitiden
wurden während des Versuches nicht festgestellt. Auffallend war die Beobachtung, daß
die Placebokontrollen eine erheblich höhere
Lähmungsrate aufwiesen (57:100000), als die
ungeimpften Kontrollen (36:100000). Die Deutung dieser Erscheinung ist sehr schwierig und
gab daher zu mancherlei Vermutungen Anlaß,
z. B. wurde die Provokation von Lähmungen
durch die Placeboinjektion bei latent Infizierten
oder eine Infektion durch Impflinge, die infolge
ungenügender Inaktivierung der verwendeten
Impfstoffe zu Virusausscheidern geworden
waren, vermutet. Die im Francis-Bericht bereits enthaltene Erklärung wurde zunächst
nicht allgemein akzeptiert und kann auch im
strengen Sinne nicht als „bewiesen" gelten,
paßt aber doch so gut in den Rahmen der über
die Epidemiologie der Poliomyelitis bekannten
Tatsachen, daß ihr jetzt nur noch selten (RAT
NER et al. 1960) Skepsis entgegengebracht
wird. Nach dieser Erklärung ist ein Vergleich
zwischen den Geimpften und den Placebokontrollen einerseits und den ungeimpften
Kontrollen andererseits nicht zulässig, weil
die beiden Gruppen durchwegs verschiedenen
sozialen Schichten mit stark unterschiedlicher
Durchseuchung und Immunität angehören,
und deshalb nicht vergleichbar sind. Aus demselben Grunde sind auch die Ergebnisse in den
sogenannten „Kontrollgebieten" (Francis-Bericht), in denen die Poliomyelitismorbidität
bei Geimpften und Ungeimpften verglichen
wurde, wertlos (BROWNLEE 1955). Aber eben
dieses Vergleichsverfahren, das mit so großen
Fehlerquellen belastet ist, ist seit dem Jahre
1955 die einzige Grundlage für die Beurteilung
der Wirksamkeit der Salk-Vaccine hinsichtlich
der Verhütung poliomyelitischer Lähmungen
beim Menschen. Lediglich der außerordent-

liche Umfang der in der ganzen Welt durch-geführten Impfungen und die weitgehende Übereinstimmung der Berichte von einander völlig unabhängiger Untersucher gibt eine weitgehende Sicherheit, daß das Impfverfahren nach Salk die durch den großen Feldversuch von 1954 geweckten Erwartungen voll ge-rechtfertigt hat. Auf dem 5. Internationalen Poliomyelitiskongreß in Kopenhagen (1960) berichteten Forscher aus vielen Ländern über-einstimmend über einen Impferfolg (Läh-mungsverhütung) von 80—90% und darüber nach 3 Impfungen (Tab. 1.).

Tabelle 1. *Schutzwirkung der* Salk-*Vaccine*
(*Internationale Poliomyelitiskonferenz Kopenhagen 1960*)

Referent	Staat	Beob-achtungs-jahr	Errechnete Schutzwirkung in % bei		
			2	3	4
				Impfungen	
Langmuir	USA	1959		80—90	90 und mehr
Nagler	Kanada	1958/59		85—90	
Olin	Schweden	?	82—83	96—97	
Skrovanek	ČSSR	?	66—74		
Mellbye	Norwegen	1958		80	
Goldblum	Israel	1958	58		
Soloviev	UdSSR	?		90	

Bis dieses Ergebnis erreicht werden konnte, mußten allerdings noch mancherlei Schwierig-keiten überwunden werden.

Nachdem auf Grund des Francis-Berichtes das Impfverfahren nach Salk im Frühjahr 1955 in den Vereinigten Staaten von Amerika für die Durchführung von Massenimpfungen freigegeben worden war, kam es, ähnlich wie bei den früheren Versuchen mit inaktivierten Impfstoffen von Kolmer und Brodie wiederum zu einer größeren Zahl von Impfinfektionen durch unzureichend inaktivierte Impfstoffe. Es erkrankten 79 Impflinge an einer nach-weislich durch das Impfvirus hervorgerufenen Poliomyelitis, außerdem 125 Kontaktpersonen. 11 Todesopfer waren zu beklagen (Langmuir 1956).

Die Massenimpfungen wurden sofort unter-brochen und eine amtliche Untersuchung ein-geleitet, über deren Ergebnis der damalige Surgeon General Leonhard A. Scheele einen Bericht erstattete (sogen. Scheele-Bericht vom 10. 6. 1955).

Als wesentliche Fehlerquelle wurde erkannt, daß bei der Prüfung auf das Vorhandensein kleiner, nicht inaktivierter Virusmengen mit-tels Verimpfung auf die Gewebekultur nicht genügend geachtet worden war. Die Prüf-sicherheit ist von der Stichprobengröße ab-hängig (siehe auch bei Prigge et al. 1956 sowie bei Haas u. Keller 1957).

Ferner wird im Scheele-Bericht der Mög-lichkeit Bedeutung beigemessen, daß bei der Inaktivierung Virusteilchen in Eiweißnieder-schläge eingeschlossen werden können und dadurch einer vollständigen Inaktivierung entgehen.

Bei der Neufassung der Prüfungsvorschrif-ten und der Anweisungen für die Herstellungs-verfahren wurde diesen Faktoren besondere Aufmerksamkeit zuge-wandt. Seitdem sind Impfpolio-myelitiden nicht mehr nachweis-bar gewesen. Alle Länder, die inaktivierte Poliomyelitis-Impf-stoffe herstellen, haben aus den Erfahrungen des amerikanischen Impf-Unglücks (sogen. „Cutter"-Unglück) die erforderlichen Kon-sequenzen gezogen, so daß seit-her nur noch völlig unschädliche Impfstoffe im Handel sind.

Schwieriger ist die Feststel-lung der Wirksamkeit der Impfstoffe. Es gibt keine Standardvaccine, an der die Wirksam-keit der einzelnen Chargen gemessen werden könnte, wie es etwa beim Diphtherietoxoid seit der Einführung der Standardisierung nach Schutzeinheiten durch Prigge geschieht. Die Folge dieses Mangels ist eine weitgehende Schwankung der Wirksamkeit von Charge zu Charge. Die Wirksamkeitsprüfung erfolgt durch den Nachweis spezifischer Antikörper im Blut-serum geimpfter Tiere. In der Bundesrepublik Deutschland werden hierfür Meerschweinchen, in den USA Affen verwendet. Während bei dieser für die Freigabe der Impfstoffe vorge-schriebenen Prüfung nur der Nachweis eines Minimums an Wirksamkeit (Antikörpernach-weis in einer Serumverdünnung 1:4) verlangt wird, kann man eine genauere und auch quan-titativ abgestufte Bestimmung der Antigenität von Impfstoffen durch eine Prüfung an einem ausreichend großen Kollektiv „tripelnegativer" Kinder mit Einschluß der Titerbestimmung erzielen. Kinder, die noch mit keinem der 3 Typen des Poliovirus in Berührung gekom-men sind und infolgedessen nach Verlust der fötalen passiven Immunität keine Antikörper haben („tripelnegativ"), reagieren auf die Impfung in quantitativ verschiedener Weise, abhängig von der Quantität und Qualität der im Impfstoff vorhandenen Antigene. Der Prozentsatz der positiv reagierenden Kinder mit einem Antikörpernachweis bei einer Serumverdünnung von mindestens 1:4 ergibt die „Konversionsrate", die Austitrierung des Serums bei höheren Verdünnungen, Anhaltspunkte über die Menge der gebildeten Antikörper.

In den USA, wo die größten Erfahrungen mit der Anwendung inaktivierter Impfstoffe und auch die genaueste Kontrolle über die Auswirkung der Impfung vorliegen, konnte festgestellt werden, daß die Wirksamkeit der Vaccine, gemessen an der Konversionsrate, erheblich geschwankt hat. Während die Konversionsrate nach zwei Injektionen in den Jahren 1956 und 1957 nur 50% betrug, stieg sie in den letzten Jahren auf 75—80% an (MURRAY 1960).

Es war auf Grund der Vorversuche von vornherein klar, daß die einmalige Impfung mit den zur Verfügung stehenden Impfstoffen keinen ausreichenden Impfschutz erzeugen konnte. Es wurden daher bereits während des großen Feldversuches von 1954 drei Injektionen verabreicht. Spätere Erfahrungen ergaben, daß die Wirkung der 3. Impfung (Booster) wesentlich verbessert werden kann, wenn das Intervall zwischen der 2. und 3. Impfung mindestens 7 Monate beträgt (SALK et al. 1954). Seitdem besteht die Routinetechnik der Impfung mit inaktivierter Vaccine in der dreimaligen intramuskulären oder subcutanen Injektion je einer Dosis (0,5—1,0 ccm). In den USA gilt seit 1959 eine viermalige Impfung als Mindestdosis. Die intracutane Injektion von 0,1 ccm, die sich in Dänemark sehr gut bewährt hat, hat keine weitere Verbreitung gefunden. Dies ist darauf zurückzuführen, daß nach SALK (1956, 1960) die Höhe des erzielbaren Impfschutzes von der Menge des verabreichten Antigens abhängig ist, wobei nicht außer acht gelassen wird, daß auch der Qualität des Antigens und dem Faktor der Sensibilisierung eine Bedeutung zukommt. Daß aber die Quantität letzten Endes entscheidet, ergibt sich eindeutig aus den Untersuchungen von SALK (1960) über den Antikörpergehalt im Serum nach einer Grundimmunisierung mit demselben Impfstoff in steigender Verdünnung

und Revaccination (Boostereffekt) mit einem anderen Impfstoff in einheitlicher Dosierung.

Es kommt also weniger auf die Zahl der Impfungen, als auf die insgesamt verabreichte Antigenmenge an. Ebenso ist die Dauer des Impfschutzes, gemessen an der Titerhöhe der Antikörper, von der bei der Grundimmunisierung verabfolgten Antigendosis abhängig. Bei ausreichender Immunisierung bleiben die Antikörper 6—7 Jahre nahezu in gleicher Höhe bestehen (SALK 1960). Eine unzureichende Grundimmunisierung kann durch wiederholte Nachimpfungen nicht voll ausgeglichen werden, weil der Boostereffekt von der Antigenmenge abhängig ist, die bei der Erstimpfung verabreicht wurde. BARNETT und BARON (1960), sowie DANE et al. (1960) haben gezeigt, daß durch eine Erhöhung der Vaccinedosis die Konversionsrate bei einer einmaligen Impfung erheblich gesteigert werden kann. Durch die Injektion von 10 ml Handelsvaccine, anstatt der üblichen Menge von 1 ml, lassen sich ausreichende Antikörpertiter erzielen, so daß dieses Verfahren für die Impfung im Beginn einer Epidemie in Betracht kommt. Eine Verbesserung der Wirkung der Impfstoffe wurde ferner durch die Herstellung reiner, konzentrierter Antigene angestrebt (CHARNEY et al. 1961). Der Antigengehalt wird nach Gewicht in γ angegeben, so daß sich die Aussicht ergibt, daß mit dieser Methode „Standardvaccinen" entwickelt werden, an denen die Wirksamkeit der Handelsvaccine quantitativ gemessen werden kann. Die Firma Merck, Sharp und Dohme (USA) hat unter der Bezeichnung „Purivax" ein aus gereinigtem und konzentriertem Antigen bestehendes Präparat in den Handel gebracht, über dessen praktische Brauchbarkeit aber noch keine ausreichenden Erfahrungen vorliegen (WEIHL et al. 1961).

Ein sehr eindrucksvoller Hinweis auf die Bedeutung einer quantitativ ausreichenden Antigenzufuhr für die Verhütung poliomyelitischer Lähmungen ergab sich bei der Auswertung der Erfahrungen des Jahres 1959 in den Vereinigten Staaten. Mit etwa 6000 Erkrankungen an paralytischer Poliomyelitis, davon 5267 Fällen, bei denen Restlähmungen bestehen blieben (LANGMUIR 1960), erlebte das Land erstmals seit Einführung der Schutzimpfung wieder eine größere Häufung der Erkrankungen. Unter den Patienten mit Dauerlähmungen befanden sich 2269 Kinder im

Alter von 0—4 Jahren. Die nicht Geimpften stellten, wie zu erwarten, den höchsten, die viermal Geimpften den geringsten Anteil. Zwischen der Zahl der Impfungen und der Erkrankungswahrscheinlichkeit ergab sich eine lineare Beziehung (Abb. 112), was nach SALK (1960) eindeutig für die Bedeutung der eingebrachten Antigenmenge für die Erzielung eines ausreichenden Impfschutzes spricht.

SALK (1960) zieht aus diesen Erkenntnissen über die Bedeutung der Antigenquantität für die Immunisierung die Schlußfolgerung, daß es gelingen müsse, sehr viel wirksamere Impfstoffe herzustellen, als sie bisher zur Verfügung

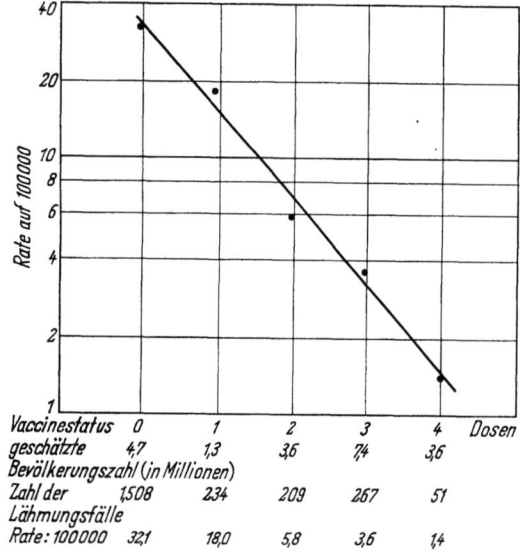

Vaccinestatus	0	1	2	3	4	Dosen
geschätzte Bevölkerungszahl (in Millionen)	4,7	1,3	3,6	7,4	3,6	
Zahl der Lähmungsfälle	1508	234	209	267	51	
Rate : 100000	32,1	18,0	5,8	3,6	1,4	

Abb. 112. Es besteht eine lineare Beziehung zwischen der Zahl der Impfungen und der Herabsetzung der Lähmungsrate (nach SALK, Lancet 1960)

standen und damit die Zahl der erforderlichen Impfungen wesentlich herabsetzen, vielleicht sogar mit einer einzigen Impfung eine ausreichende Immunität zu erzeugen. RAMON (1960) hat dieser Auffassung auf Grund seiner umfangreichen Erfahrungen mit inaktivierten Impfstoffen (Diphtherie-Toxoid) widersprochen. Nach seiner Auffassung können inaktivierte Impfstoffe immer nur bei mehrmaliger Anwendung ausreichend wirksam sein. Immerhin scheinen noch nicht alle Möglichkeiten zur Verbesserung inaktivierter Polioimpfstoffe ausgeschöpft zu sein. Die bei anderen Impfstoffen seit langer Zeit bewährte Methode, die Wirkung durch Adjuvantien zu steigern, wird auch bei Poliovaccinen mit Erfolg angewendet. (HAAS

u. THOMSSEN 1961). Am gebräuchlichsten sind Aluminiumverbindungen (Aluminiumhydroxyd oder Aluminiumoxyd).

1. Dauer des Impfschutzes

Die Dauer des Impfschutzes ist wesentlich abhängig von der verabreichten Antigenmenge, diese ist aber in der Regel nicht bekannt wegen des sehr unterschiedlichen Antigengehalts der verschiedenen Impfstoffe, auch der verschiedenen Chargen desselben Präparates und läßt sich nur durch den Nachweis von Antikörpern im Serum bestimmen. Dabei bleibt im Falle des Nachweises von Antikörpern nach Jahren immer offen, in welchem Ausmaß diese auf die vorangegangene Schutzimpfung zurückgeführt werden können oder durch stille Feiung erworben oder ergänzt wurden. SALK (1960) konnte mit einer wirksamen Vaccine bei dreimaliger Impfung einen über 6 Jahre konstanten Antikörpertiter erzielen und NIEDERMAN et al. (1960) fanden 1—3 Jahre nach dreimaliger Impfung noch befriedigend hohe, konstante Serumtiter. Andererseits berichteten KLEINMAN et al. (1960), daß Kinder in Minnesota, die 3—4mal nach Salk geimpft waren, zu über 50% keine Antikörper (weniger als 1:4) gegen die Typen 1 und 3 hatten. In der UdSSR waren nach der Impfung mit inaktivierten Vaccinen Antikörper bei 70% und mehr der geimpften Kinder bereits nach 6—9 Monaten nicht mehr nachweisbar (SMORODINTSEV 1959).

2. Praktische Durchführung der Impfung

Es herrscht allgemeine Übereinstimmung darüber, daß bei der unterschiedlichen Wirkung der im Handel befindlichen Impfstoffe eine mindestens dreimalige Impfung zur Erzielung einer ausreichenden Immunität erforderlich ist. In den Vereinigten Staaten von Amerika werden vier Impfungen für notwendig gehalten. LANGMUIR (1960) betont, daß Erkrankungen bei nur dreimal geimpften Personen nicht als Impfversager gewertet werden dürften, weil vier Impfungen nach den bisherigen Erfahrungen als die erforderliche Mindestdosis zu betrachten sind, die einen Lähmungsschutz von 80—90% gewährleistet. Diese Vollimmunisierung erfordert allerdings Zeit. Der aus zwei Injektionen im Abstand von 4—6 Wochen bestehenden Grundimmunisierung folgt eine Auffrischungsimpfung nicht vor 7—12 Mo-

naten. Wenn nun noch eine 4. Impfung vorgenommen werden soll, benötigt man für die
Durchführung des ganzen Programms mindestens ein Jahr. Die 4. Impfung kann der 3. in
kürzerem Abstand (etwa 1—2 Monate) folgen.
Die American Academy of Pediatrics empfiehlt
1961: Grundimmunisierung mit 3 Injektionen
im Abstand von je 1 Monat, Wiederholungsimpfung (Booster) 4—8 Monate später. Solange keine wirksameren Impfstoffe zur Verfügung stehen als gegenwärtig, dürften darüber
hinaus weitere Wiederholungsimpfungen im
Abstand von 2—3 Jahren zur Aufrechterhaltung der Immunität ratsam sein.

3. Indikation

Mit einer Schutzimpfung kann man verschieden weit gesteckte Ziele erreichen. Im
Idealfalle die Verhinderung der Ansteckung
und Erkrankung und damit auch die Weiterverbreitung der Erreger, also die Verhütung
der Entstehung einer Epidemie. Bei der Mehrzahl aller Schutzimpfungen, und das gilt insbesondere für Impfstoffe mit inaktivierten
Antigenen, ist nur eine Beeinflussung der
Morbidität und Letalität zu erwarten, nicht
aber eine Verhinderung der Infektion, der
Vermehrung der Erreger im Körper des Infizierten und der Weiterverbreitung der Krankheitserreger. Das gilt auch für die Poliomyelitis-
schutzimpfung mit inaktivierten Viren und
wurde durch die bisherigen umfangreichen
Erfahrungen durchaus bestätigt.

Bereits im Francis-Bericht (1955) wurde
mitgeteilt, daß die Impfung mit einer trivalenten inaktivierten Vaccine imstande ist,
etwa 72% der zu erwartenden Lähmungen zu
verhüten und daß bei den Geimpften kein
Todesfall aufgetreten war. Bei den Placebo-
kontrollen waren allerdings auch nur 3 Todesfälle unter 79 Gelähmten zu verzeichnen. Eine
Beeinflussung der Erkrankung an „aparalytischer" Poliomyelitis durch die Impfung war
hingegen nicht erkennbar. Dies ist darauf
zurückzuführen, daß viele dieser Erkrankungen
nicht durch das Poliomyelitisvirus, sondern
durch andere neuropathogene Enteroviren verursacht werden, was zwar bereits im Francis-
Bericht festgestellt wurde, in seiner ganzen
Bedeutung doch erst später erkannt worden
ist (MELNICK et al. 1961).

Ein noch nicht vollständig geklärtes Problem ist der Einfluß der Salk-Impfung auf die

Verbreitung von Poliomyelitisviren. HOWE
(1955) konnte in Versuchen mit Schimpansen
zeigen, daß bei Tieren, die mit inaktivierten
Impfstoffen immunisiert worden waren, die
Virusausscheidung im Stuhl nach einer virulenten oralen Infektion deutlich quantitativ
gehemmt und verkürzt war. Dabei bestand
eine Beziehung zwischen der Höhe der Antikörpertiter im Serum nach der Impfung und
dem Grade der Hemmung der Darminfektion.
Zu gleichen Ergebnissen kamen BODIAN und
NATHANSON (1960) nach passiver Immunisierung von Schimpansen. HOWE (1962) fand,
daß sich auch beim Menschen die Menge des
ausgeschiedenen Virus umgekehrt proportional
zum Antikörpertiter verhält. Hingegen betont
SABIN (1956, 1959), daß die Darmimmunität
von der Höhe des Antikörpertiters im Blut
völlig unabhängig ist und sich nur nach einer
Haftung des Poliomyelitisvirus im Darm entwickelt. Weiterhin weist SABIN (1959) auf
Unterschiede beim Menschen und beim Schimpansen hin. Die Virusausscheidung erfolgt beim
Schimpansen vorwiegend über den Rachen,
beim Menschen über den Darm. In beiden
Fällen wird die Ausscheidung über den Rachen
durch eine Immunisierung mit inaktivierten
Impfstoffen gehemmt, nicht aber die Ausscheidung über den Darm. Da nun aber die
Ausscheidung über den Rachen beim Menschen
so geringfügig ist, daß ihr für die Virusverbreitung keine wesentliche Bedeutung zukommt, sieht Sabin hierin den Grund für den
geringen Einfluß der Salk-Impfung auf die
Verbreitung von Wildviren.

Hingegen glaubt SALK (1960), daß man
mit ausreichend wirksamen Vaccinen eine
praktisch bedeutungsvolle Darmimmunität erzeugen kann, die die Verbreitung virulenter
Wildviren einschränkt. DICK et al. (1961)
konnten feststellen, daß mit „Purivax" hoch-
immunisierte Kinder nach oraler Impfung
mit Lebendvaccine Typ 1 (Sabin) kaum noch
Virus über den Rachen und mit dem Stuhl
viel seltener ausscheiden, als die Kontrollen.
Die Erwartungen von Salk scheinen somit begründet zu sein.

Allerdings sind die bisher gebräuchlichen
Handelsvaccinen nicht wirksam genug, um
einen derartigen Effekt zu erzielen. Das haben
die Erfahrungen in den Vereinigten Staaten
sehr deutlich gezeigt. In dem nicht geimpften
Anteil der Bevölkerung kam es trotz der

Durchführung von Massenimpfungen immer wieder zu lokalen epidemischen Ausbrüchen der Krankheit, besonders in den Großstädten, so 1956 in Chikago, 1958 in Detroit und 1959 in Kansas City. Damit ist bewiesen, daß sich trotz der starken Durchimpfung der Bevölkerung virulente Polioviren ungehindert verbreiten konnten (LANGMUIR 1960). Daß dabei der ausreichend geimpfte Teil der Bevölkerung ausgespart wurde, unterstreicht die gute prophylaktische Wirkung der Impfung hinsichtlich der Verhütung von Lähmungen.

In Dänemark, wo 99% der Kinder und 85—93% der Personen im Alter von 14—40 Jahren vollständig durchgeimpft wurden, sind nur noch vereinzelte Fälle von Poliomyelitis vorgekommen. Ob dieser Erfolg allerdings ausschließlich der Impfung zuzuschreiben ist, kann noch nicht sicher beurteilt werden. Der großzügigen Impfaktion gingen nämlich einige schwere Poliomyelitisepidemien voraus, die zu einer fast vollständigen Immunisierung der Bevölkerung geführt haben dürften. Es wäre deshalb denkbar, daß der „Erfolg" der Poliomyelitisimpfungen hier zum Teil auch auf den Nachwirkungen der „stillen Feiung" beruht. Auch in den Ländern mit guten hygienischen Verhältnissen, in denen in zunehmendem Maße auch ältere Kinder und Erwachsene an Poliomyelitis erkranken, stellen doch die Kleinkinder immer noch das Hauptkontigent der Erkrankungen. In der Bundesrepublik Deutschland liegt der Gipfel der Erkrankungen bei den Zwei- und Dreijährigen. Die Alterskurve der gegen alle drei Poliomyelitis-Typen seronegativen Personen verläuft der Morbiditätskurve etwa parallel (MUNK 1957). Kinder des 1. Lebensjahres erkranken selten an Poliomyelitis. Das Neugeborene verfügt in der Regel über einen zunächst ausreichenden Vorrat an von der Mutter diaplacentar übertragenen Antikörpern. Außerdem kommen Säuglinge, so lange sie nicht gehen können, weniger in Kontakt mit Kleinkindern, die die Hauptüberträger von Poliomyelitisviren sind.

In erster Linie müssen also die Kleinkinder durch die Impfung geschützt werden. Der vollständige Impfschutz (3—4 Injektionen) sollte in der ersten Hälfte des 2. Lebensjahres erreicht werden, was auch noch möglich ist, wenn man im Alter von 6 Monaten mit den Impfungen beginnt. Impfungen im 1. Lebenshalbjahr sind nicht zu empfehlen, weil die noch vorhandenen mütterlichen Antikörper den Prozeß der aktiven Immunisierung behindern. *Alle Kinder und Erwachsenen bis zum Alter von 40 Jahren* sollten möglichst vollständig geimpft werden. Gegen die Impfung älterer Menschen bestehen keine Bedenken.

Besonders gefährdet im Falle der Ansteckung mit virulenten Poliomyelitisviren sind *schwangere Frauen.* Die Poliorate ist bei Schwangeren etwa 2—3mal so hoch, als bei nicht schwangeren Frauen (PREM u. MCKELVEY 1959). Infolgedessen bildet die Gravidität eine besondere Indikation zur Vornahme der Schutzimpfung, die so früh wie möglich eingeleitet und möglichst noch vor der Entbindung abgeschlossen werden soll, gegebenenfalls unter Verkürzung des Intervalls zwischen der 3. und 4. Impfung. Bei zuvor bereits immunisierten Frauen sollte unbedingt nach Eintritt der Gravidität eine Wiederholungsimpfung verabreicht werden. Die Impfungen können in jedem Stadium der Schwangerschaft begonnen bzw. weitergeführt werden. Neben dem Schutz der Mutter erreicht man mit der Impfung in graviditate auch eine passive Immunisierung des Kindes durch Übertritt der Antikörper auf den Foetus, so daß auch die Säuglinge zuvor antikörperfreier Mütter in den Genuß eines „Nestschutzes" während der ersten Lebensmonate gelangen. Die Impfung des Kindes kann dann bis zum 6. Lebensmonat verschoben werden (SALK 1960).

4. Kombinationsimpfstoffe

Die zahlreichen Impfverfahren, die im Laufe der Jahre gegen verschiedene Infektionskrankheiten entwickelt worden· sind und sich bestens bewährt haben, kommen nur dann zu ihrer vollen Auswirkung, wenn sie frühzeitig, in der Hauptsache während des 1. Lebensjahres, angewendet werden. Um allzu häufige Impftermine und Injektionen zu vermeiden, ist man daher bereits seit längerer Zeit dazu übergegangen, Kombinationsimpfstoffe zu verwenden, die es gestatten, mit ein und derselben Injektion zugleich gegen mehrere Infektionskrankheiten zu immunisieren (s. auch S. 693). Besonders die Vereinigung von Diphtherie-, Tetanus- und Pertussisantigen hat sich bewährt und ist weit verbreitet. Es war naheliegend, das inaktivierte Polioantigen in derartige Impfstoffkombinationen einzubeziehen. Es ergaben sich jedoch einige Schwierigkeiten.

Die Kombinationsimpfstoffe sollen, wenigstens sofern sie die Pertussiskomponente enthalten, möglichst frühzeitig gegeben werden und die Impfung unbedingt im 1. Halbjahr abgeschlossen sein wegen der schlechten Prognose des Keuchhustens bei jungen Säuglingen. Es besteht aber wenig Aussicht, die Kinder in diesem Lebensalter gegen Poliomyelitis ausreichend aktiv zu immunisieren, so lange keine wirksameren Impfstoffe zur Verfügung stehen. Deshalb empfehlen GAISFORD et al. (1961) die beiden Impfverfahren zeitlich zu trennen und den Nachteil der häufigeren Injektionen in Kauf zu nehmen. Wenn die Kinder aber erst um die Halbjahreswende oder später erstmals zur Impfung gebracht werden, bestehen keine Bedenken gegen die Anwendung der Kombinationsimpfstoffe, vorausgesetzt, daß früher nicht bereits mit einer oder mehreren der Teilkomponenten geimpft wurde. In solchem Falle müßte man vielleicht mit einer Störung der Immunisierung durch einen „Crowding-out-Effekt" rechnen, wenn dieses Phänomen in praxi auch keine große Rolle spielt (Lit. bei VOGT u. SCHAUDIG 1960).

In der Bundesrepublik Deutschland werden die Kinder in der Regel nicht vor dem 2. bis 3. Trimenon zur Impfung gebracht, also zu einer Zeit, in der mütterliche Antikörper praktisch keine Rolle mehr spielen. Gegen die Verwendung von Kombinationsimpfstoffen, die die Poliokomponente enthalten, bestehen dann keine Bedenken.

5. Nebenwirkungen und Impfschäden

Es gibt wohl keine Schutzimpfung irgendwelcher Art, die nicht gelegentlich zu Störungen der Gesundheit, selbst zu Dauerschäden und zum Tode führen könnte. Die Impfung mit inaktivierten Poliomyelitisviren führt allerdings jetzt, nachdem nach Vervollkommnung der Herstellungsverfahren und der Prüfungsmethoden die Entstehung von Impfpoliomyelitiden mit einer an Sicherheit grenzenden Wahrscheinlichkeit ausgeschlossen ist, nur außerordentlich selten zu Störungen, so daß diese Impfung nunmehr zu den bestverträglichen gehört, die es überhaupt gibt. Es ist daher geboten, jeden vermeintlichen Zusammenhang einer Erkrankung mit der Impfung sehr kritisch auf die Objektivierbarkeit einer ursächlichen Beziehung zu prüfen. Der zeitliche Zusammenhang zwischen Impfung und

Erkrankung ist hierbei zwar eine unerläßliche „conditio sine qua non", aber in keinem Falle alleine ausreichend, die Annahme eines Impfschadens zu begründen.

Neben geringfügigen Sensationen an der Impfstelle, leichten Temperaturerhöhungen und allgemeinem Krankheitsgefühl — wobei auch die Psychogenese nicht außer Betracht gelassen werden darf — gehören allergische Exantheme und Urticaria zu den häufigsten Nebenerscheinungen. In den USA spielt hierbei die Penicillinallergie eine gewisse Rolle. Menschen, deren Überempfindlichkeit gegen Penicillin bereits bekannt ist, leiden nach der Salk-Impfung oft an derartigen Hauterscheinungen, da die Impfstoffe in der Regel Penicillin enthalten. Der ursächliche Zusammenhang konnte dadurch eindeutig bewiesen werden, daß die Hautsymptome nach Injektion von Penicillinase, die auch prophylaktisch angewandt werden kann, prompt verschwinden (ZIMMERMANN 1958). Es ist anzunehmen, daß auch andere Allergene, die im Impfstoff enthalten sind, für derartige Nebenerscheinungen verantwortlich zu machen sind. Man denkt in erster Linie an Eiweiß aus den Gewebekulturen. Etwas Sicheres ist aber hierüber nicht bekannt.

Wiederholt wurde das Auftreten schlaffer Lähmungen beschrieben, die im Anschluß an die Impfung auftreten, sich zumeist rasch und vollständig — zuweilen aber auch erst nach längerer Zeit — zurückbilden (BAUMANN u. FELDER 1957, GRASER u. FORTONG 1959), aber auch zu Atemlähmung und damit zum Tode führen können (UEHLINGER 1957, LIEBE u. WÖCKEL 1959, ZISCHINSKY et al. 1961, KLEINSCHMIDT 1959 und TRUCKENBRODT 1962). In allen derartigen Fällen ist eine genaue Untersuchung auf Krankheitserreger, in erster Linie auf aktives Poliomyelitisvirus dringend erforderlich. Welchen Schwierigkeiten man dabei begegnet und wie häufig andere Krankheitsursachen, unabhängig von der Impfung, dabei festgestellt werden, haben SIEGERT und ENDERS-RUCKLE (1961) auf Grund eigener Beobachtungen geschildert. Die Pathogenese der passageren Paresen ist unbekannt. Ob man sie durchwegs als „allergisch" bedingt bezeichnen kann, ist zumindest problematisch, selbst wenn eine allergische Reaktion in einzelnen obduzierten Fällen durch die histologische Untersuchung sichergestellt wurde. Mit der postvaccinalen Encephalomyelitis bestehen klinisch kaum Ähnlichkeiten. Auffallend ist, daß auch bei den passageren Paresen mit der Poliomyelitis symptomatisch weitgehende Ähnlichkeit besteht, was auf eine Schädigung des peripheren Neurons hinweist. Es kann als allgemeine Regel gelten, daß die neuralen Komplikationen nach Impfungen bis zu einem gewissen Grade den neurologischen Erscheinungen ähneln, die bei der betreffenden Infektionskrankheit vorkommen (MILLER u. STANTON 1954).

Über die Häufigkeit derartiger Vorkommnisse variieren die Angaben verschiedener Autoren weitgehend. GRASER und FORTONG (1959) rechnen damit, daß auf 5000 bis 10000 Impfungen mit einer mehr oder weniger schweren Erkrankung des Zentralnervensystems gerechnet werden muß, was wohl kaum mit den Erfahrungen bei vielen Millionen Impfungen in der ganzen Welt in Einklang stehen dürfte. Nach CHRISTENSEN (1959) wurde nach Ausgabe von 184 Millionen Dosen Impfstoff durch die Firma Eli-Lilly & Co. insgesamt über 284 Komplikationen, darunter nur 37 neurologische Erkrankungen, berichtet. Impfpoliomyelitiden sind seit 1956 nicht mehr beobachtet worden.

Nebenerscheinungen und Komplikationen sind äußerst selten und ganz überwiegend flüchtig und harmlos, so daß sie das Verfahren der Immunisierung mit inaktivierten Impfstoffen praktisch nicht belasten.

6. Kontraindikationen

Neben dem Grundsatz, der für alle Impfungen Gültigkeit hat, daß nur gesunde Personen geimpft werden dürfen, gelten schwere Allergosen (Asthma bronchiale, Heufieber, Urticaria usw.) als besondere Kontraindikationen. Dabei sind aber nicht dieselben strengen Maßstäbe anzulegen, wie sie etwa bei der Pockenschutzimpfung geboten sind.

Bezüglich des zeitlichen Abstandes von anderen Impfungen gelten ebenfalls die allgemeinen Grundsätze. Kombinationsimpfstoffe können verwendet werden.

Es wurde wiederholt die Frage diskutiert, ob die Impfung während einer Epidemie oder auch überhaupt während der Sommer- und Herbstmonate, also während der Jahreszeit, in der das Poliomyelitisvirus stärker verbreitet zu sein pflegt, als in den übrigen Monaten des Jahres, kontraindiziert sei.

Seit Veröffentlichung eingehender Untersuchungen in England (WILSON et al. 1956) ist es allgemein bekannt und anerkannt, daß Impfungen verschiedener Art (Diphtherie, Pertussis) bei bestehender latenter Poliomyelitisinfektion eine Lähmung auslösen können, wobei in der Regel diejenige Extremität betroffen ist, an der die Injektion ausgeführt wurde (provokatorischer und lokalisatorischer Effekt). BODIAN (1955) konnte bei Versuchen mit Schimpansen überzeugend nachweisen, daß derselbe Effekt auch im Experiment erzielt werden kann, wenn Lösungen der verschiedensten Art (Gelatine, Corticosteroide, Salzlösung, Penicillin, DTP-Impfstoff) intramuskulär injiziert werden. Versuche mit Poliovaccine wurden in diesem Zusammenhang nicht ausgeführt. Es ist somit bisher experimentell nicht geklärt, ob auch eine Einspritzung von Polioimpfstoff bei bestehender Virämie imstande ist, eine Lähmung auszulösen. Die bisherige Erfahrung bei Impfungen in den Sommermonaten und während einer Poliomyelitisepidemie hat keinen Beweis für die Annahme einer provokatorischen Wirkung der spezifischen Impfung erbracht (WINDORFER 1960).

Besonders eingehend wurde die Kinderlähmungsepidemie in Chikago im Jahre 1956, während der die Impfungen fortgesetzt worden waren, im Hinblick auf das Vorkommen von Provokationen analysiert. NATHANSON et al. (1959) kommen zu der Schlußfolgerung, daß sich kein Anhaltspunkt für das Vorkommen von Provokationen ergeben hat. RAETTIG (1958) hat versucht, aus einer Analyse des Kurvenverlaufs der Epidemie in Chikago Beweise für die provokatorische Wirkung der Impfung abzuleiten. Im Hinblick auf die große Variabilität des Ablaufs von Kinderlähmungsepidemien, die eine Verlaufsprognose sehr erschwert, wirkt aber diese Argumentation nicht überzeugend. Die Empfehlung des Bundesgesundheitsamtes (1959), während einer Epidemie von Erstimpfungen abzusehen, erscheint als nicht ausreichend begründet. Da bereits eine einmalige Impfung die Erkrankungswahrscheinlichkeit um ca. 50% herabsetzt (SALK 1960), wäre vielmehr die Fortsetzung der Impfungen während einer Epidemie zu empfehlen und gegebenenfalls die Erhöhung der Dosis nach den Vorschlägen von BARNETT und BARON (1960) zu erwägen, um einen rascheren Antikörperanstieg zu erreichen.

Bei genügender Dosierung verleiht die Impfung mit guten inaktivierten Impfstoffen einen hohen Lähmungsschutz, der dem mit Lebendvaccinen erzielbaren Effekt kaum nachstehen dürfte. Hingegen waren die epidemiologischen Auswirkungen durchwegs unbefriedigend, weil es mit wenigen Ausnahmen, wie etwa in Dänemark und USA, in der Regel nicht gelingt, einen ausreichenden Teil der Bevölkerung zu impfen. Da wiederholte Injektionen erforderlich sind und die vollständige Immunisierungsprozedur sich über einen langen Zeitraum erstreckt, ist immer nur ein Teil der Bevölkerung für die Impfung zu gewinnen.

II. Die orale Impfung mit abgeschwächten Stämmen des Poliomyelitisvirus

Unter natürlichen Bedingungen erfolgt die Immunisierung des Menschen gegen das Poliomyelitisvirus über eine Infektion des Verdauungstraktes (Rachen und Darm), die in der Regel inapparent abläuft, durch die „stille Feiung" (PFAUNDLER 1928). Verhältnismäßig sehr selten führt die Infektion zu manifesten klinischen Erscheinungen, entweder nur zu einem febrilen Stadium mit uncharakterischen Erscheinungen einer Infektion oder zu einer Meningitis serosa (aparalytische Verlaufsform) oder aber zu eindeutiger Beteiligung des Zentralnervensystems, zumeist mit schlaffen Lähmungen (paralytische oder encephalitische Verlaufsform). In jedem Falle hinterläßt die Infektion eine typenspezifische humorale und in der Regel auch eine lokale Immunität (Darmimmunität) von langer Dauer. Das Ziel der oralen Impfung mit abgeschwächten Viren ist eine Nachahmung der „stillen Feiung" unter Ausschluß einer Gefährdung des Zentralnervensystems.

Unter natürlichen Bedingungen entsteht nach oraler Infektion sehr bald und regelmäßig ein Stadium der Virämie (HORSTMANN et al. 1953, 1954), das durch die zunehmende Konzentration der Antikörper im Serum beendet wird. Die Viren gelangen wahrscheinlich aus dem lymphatischen Gewebe der Tonsillen und des Darmes ins Blut (BODIAN 1955), wenn sie auch in den regionalen Lymphknoten nicht immer nachgewiesen werden können (GARD 1958). Aus dem Blut können die Viren in das Zentralnervensystem eindringen. Der Grad der Invasionsfähigkeit ist von spezifischen und unspezifischen Faktoren abhängig. Voraussetzungen für das Eindringen der Viren in das ZNS sind ein Stadium der Virämie und eine ausreichende Neuropathogenität der Erreger. Unspezifische Einflüsse, wie Überanstrengungen, Schock, intramuskuläre Injektionen (Impfungen) können bei bestehender Virämie das Eindringen der Erreger in das ZNS begünstigen (BODIAN 1955). Die von Flexner begründete Lehre, daß die Viren von der Peripherie her innerhalb der Achsenzylinder in das ZNS einwandern („Neuroprobasie") hat nach neueren Erkenntnissen gegenüber der lympho-hämatogenen Ausbreitung an Bedeutung eingebüßt, dürfte aber gelegentlich doch eine Rolle spielen, z. B. bei den Erkrankungen an bulbärer Poliomyelitis nach Tonsillektomie. Bei den Bemühungen um die Entwicklung eines aus vermehrungsfähigen Erregern bestehenden Impfstoffes gegen Poliomyelitis ging man allgemein von der Vorstellung einer Virulenzabschwächung durch Tierpassage aus, nach dem Vorbild der Impfung gegen Lyssa und Gelbfieber. Die Schwierigkeit bestand über lange Jahre hauptsächlich darin, daß es nicht gelang, das Poliovirus auf Tiere zu übertragen, mit Ausnahme der Affen, deren hohe Empfänglichkeit eine Virusabschwächung nicht erwarten ließ.

Erst als ARMSTRONG (1939a) Poliomyelitisvirus auf Baumwollratten und von diesen weiter auf weiße Mäuse (1939b) übertragen konnte, gewann die Forschung auf diesem Gebiet neuen Auftrieb. Zunächst gelang die Übertragung des Poliomyelitisvirus auf Nagetiere nur mit dem Typ 2. LI und HABEL (1951) konnten Mäuse intraspinal mit dem Typ 3 infizieren und danach gelang die Übertragung auf Mäuse auf diesem Wege mit allen 3 Typen. ROCA-GARCIA et al. (1952a) adaptierten Polioviren an Hamster und ROCA-GARCIA et al. (1952b) gelang die Infektion von Hühnerembryonen. Mehrere dieser an Nagetiere und Hühnerembryonen adaptierten Stämme zeigten eine erhebliche Verminderung ihrer Neuropathogenität nach intracerebraler oder intraspinaler Injektion bei Affen (KOPROWSKI et al. 1952), ohne daß hierbei eine Gesetzmäßigkeit festgestellt werden konnte. Aber nicht nur durch Tierpassage, sondern auch durch die Züchtung in Gewebekulturen, die aus nicht neuralen Zellen bestehen, kann eine Virulenzabschwächung der Polioviren erreicht werden

(ENDERS et al. 1952). Die bloße Fortzüchtung in Affennierenzellkulturen führt hingegen nicht zu ausreichenden Virulenzänderungen, die nur erzielt werden können, wenn große Inocula in rascher Folge überimpft werden (SABIN 1955a). Auch die Kombination von Gewebekulturpassagen und Tierpassagen wurde angewandt, um die Neurovirulenz herabzusetzen. So konnten LI und SCHAEFFER (1953, 1954, LI et al. 1955) den hochvirulenten, seit dem „Cutter-Unglück" von 1955 berüchtigten Typ-1-Stamm Mahoney durch alternierende Passagen in Affennierengewebekulturen und in der Affenhaut (intradermale Injektionen) soweit „entschärfen", daß dieser als „LS-c-Stamm" bekannte Abkömmling des Mahoney-Stammes von Sabin bei der Einführung der „Lebendvaccine" übernommen und als erster auf Grund der 1961 erlassenen Prüfungsbestimmungen in den USA lizenziert wurde. LI et al. (1955) betonen, daß die Veränderung der Eigenschaften der Virus-Stämme nicht während der Mäusepassage, sondern in der Gewebekultur erfolgte. Das Auftreten der Mäusepathogenität ist aber für die Erkennung und Auswahl der Varianten von großem Wert, obgleich noch nicht ausreichend geklärt ist, ob zwischen der Mäusepathogenität und der Pathogenität für Primaten gesetzmäßige Beziehungen bestehen (GARD 1958).

In ausgedehnten experimentellen Untersuchungen hat SABIN (1955a) das Problem der Variabilität der Poliomyelitisviren beleuchtet. Ausgehend von der Suche nach Varianten, die für den Menschen und für Affen nicht neuropathogen sind, sich aber im nicht-neuralen Gewebe gut vermehren und gute antigene Wirksamkeit zeigen, wurden verschiedene Laboratoriumsmethoden durchgeprüft. Da die einzelnen Viruskollektive, auch wenn sie Abkömmlinge desselben Stammes sind, keineswegs in bezug auf alle Eigenschaften homogen sind, insbesondere hinsichtlich der Neuropathogenität, kommt es in erster Linie darauf an, die Varianten voneinander zu trennen, um möglichst einheitliche Kollektive zu gewinnen. Dies kann nach Sabin durch die Methode der „terminalen Verdünnung" weitgehend erreicht werden. Wenn man eine Virussuspension bis zur Grenze der Infektionsfähigkeit verdünnt und dann auf eine größere Zahl von Gewebekulturröhrchen überimpft, hat man Aussicht, Varianten voneinander zu

trennen, die auf ihre Eigenschaften weiter untersucht werden können. Mit Hilfe der Plaque-Technik von DULBECCO und VOGT (1954) erhält man Viruskolonien, die von einem einzigen Viruspartikel abstammen und somit weitgehend homogen sind. Diese Technik kann also die Methode der terminalen Verdünnung sehr wirkungsvoll ergänzen.

Die Differenzierung der pathogenen und antigenen Eigenschaften verschiedener Poliomyelitisvirusstämme und innerhalb der Stämme vorkommender Varianten erfolgt durch quantitativ genau abgestufte Infektionsversuche. Variiert werden die Versuche nach Infektionsdosis, Verwendung für die Poliomyelitis verschieden empfänglicher Säugetierarten (Affen, Nagetiere) unter Benützung verschiedener Infektionswege (intracerebral, spinal, oral-enteral, parenteral), sowie mittels Infektion von Gewebekulturen aus verschiedenen tierischen und menschlichen Geweben. Die Bestimmung der Neuropathogenität erfolgt durch die genau dosierte direkte Infektion, durch intracerebrale und intraspinale Injektion bei Primaten. Generell ist das Gehirn weniger empfänglich als das Rückenmark (Lumbalregion). Weiterhin ist das ZNS der Rhesusaffen gegenüber der Infektion empfindlicher als das der Cynomolgen, die größte Resistenz zeigt das Gehirn von Schimpansen. Durch Variation der Infektionsdosis, des Infektionsweges und der Affenspezies kann man die Neuropathogenität eines bestimmten Virusstammes ziemlich zuverlässig beurteilen.

Sabin isolierte aus dem Stuhl gesunder Kinder außerhalb der Poliomyelitissaison 70 Stämme des Poliomyelitisvirus. 50 von diesen erwiesen sich als abgeschwächt neuropathogen. Es gelang diese Stämme auf Baumwollratten, Hautgewebe und Gewebekulturen zu übertragen und weiterzuzüchten. Dabei entstanden durch Selektion Viruspopulationen mit sehr schwacher Neuropathogenität für Affen. Aus diesen unhomogenen Virusgemischen wurden dann mit Hilfe der Plaque-Technik von Dulbecco und Vogt reine Linien gezüchtet und aus diesen diejenigen ausgewählt, die die geringste Neuropathogenität zeigten. *Eine „absolute" Apathogenität für das Nervensystem gibt es beim Poliomyelitisvirus nicht.* Stämme, die nach intracerebraler Injektion bei Affen weder Lähmungen noch spezifische histologische Veränderungen erzeugen, können bei entsprechender Erhöhung der Dosis und intraspinaler Injektion noch Lähmungen hervorrufen. *Auch individuelle Resistenzunterschiede der Affen und Menschen können eine wichtige Rolle spielen.* Man spricht deshalb auch mit Recht bei der Verwendung nicht inaktivierter Polioviren zur Schutzimpfung nicht von „apathogenen", sondern von „abgeschwächten" Stämmen. Man muß also mit der Möglichkeit rechnen, daß abgeschwächte Viren auch ohne Virulenzsteigerung in Ausnahmefällen zum Vollbild einer Poliomyelitis führen können (LENNARTZ u. VALENCIANO 1961).

Über die Deutung des Vorganges, der zur Abschwächung von Poliomyelitisviren führt, herrscht bisher noch keine Übereinstimmung. Sabin hält es für sicher, daß die verschiedenen Varianten des Poliomyelitisvirus durch Mutation entstehen, ihre verschiedenen Eigenschaften also durch verschiedene Gene bedingt sind und daß die Zusammensetzung einer Viruspopulation von dem *selektiven* Einfluß des Wirtes, bzw. des Gewebes, das für die Virusvermehrung benützt wird, abhängt. Die Varianten kommen also durch die Passagen in bestimmten Zellen lediglich zum Vorschein, werden aber nicht durch den Einfluß der Wirtszelle erzeugt. Für Sabin ist die Stabilität der Eigenschaften der durch Selektion gewonnenen Varianten lediglich von der Homogenität der Viruspopulation abhängig. Die verschiedenen Eigenschaften der Varianten treten weitgehend unabhängig voneinander auf. So konnte festgestellt werden, daß die Neuropathogenität nach oraler oder parenteraler Applikation ganz unabhängig von der paralytogenen Wirkung nach intracerebraler oder intraspinaler Injektion ist. Der für Cynomolgen peroral noch paralytogene Stamm YSK konnte durch Mäusepassage so verändert werden, daß er peroral nicht mehr paralytogen wirkte, aber sich nach intracerebraler Injektion unverändert neuropathogen zeigte. Daß diese Änderung genetisch bedingt sei, glaubt Sabin dadurch bewiesen zu haben, daß der Stamm nach Fortzüchtung im Affengehirn seine früheren Eigenschaften nicht zurückgewann.

1. Die Anwendung abgeschwächter Poliomyelitisviren beim Menschen

Die Grundvoraussetzung für die perorale Impfung von Menschen mit abgeschwächten, nicht inaktivierten Poliomyelitisviren ist, daß die Entstehung einer Impfpoliomyelitis mit einer an Sicherheit grenzenden Wahrscheinlichkeit ausgeschlossen werden kann. Alle Bemühungen konzentrierten sich deshalb auf die Selektion aparalytogener Virusstämme. Die Prüfung des Abschwächungsgrades kann aber zunächst nur an Affen, nicht an Menschen erfolgen. Es erhebt sich also die Frage, ob die an Affen erhaltenen Resultate ohne Einschränkung auf den Menschen übertragbar sind. Dies ist weitgehend möglich, weil das menschliche Zentralnervensystem eine höhere Resistenz gegenüber der Poliomyelitisinfektion aufweist, als das der übrigen Primaten. Besonders die Einbeziehung von Schimpansen in die Versuche verleiht diesen eine große Zuverlässigkeit wegen der weitgehenden Ähnlichkeit von deren Resistenz mit der des Menschen. Nach SABIN (1956) wurden Viren, die sich bei intracerebraler Injektion bei Affen als avirulent erwiesen, nie im Zentralnervensystem oder im Stuhl von Menschen gefunden, die an einer paralytischen Poliomyelitis erkrankt waren. Hingegen erzeugen Virusstämme, die aus dem Stuhl von paralytisch erkrankten Menschen isoliert wurden, bei Affen zuweilen doch nur eine inapparente Infektion und Stämme, die von gesunden Kindern in epidemiefreien Zeiten gewonnen wurden, können sich bei Affen als hoch pathogen erweisen. Es ist offenbar noch nicht ausreichend bekannt, bis zu welchem Grade es möglich ist, die Ergebnisse der Virulenzprüfung an Affen auf den Menschen zu übertragen (GARD 1960).

Der 27. Februar 1950 ist in der Geschichte der Schutzimpfung gegen Poliomyelitis ein bemerkenswertes Datum. An diesem Tage wurde erstmals ein Mensch und zwar ein 6jähriger Junge, der keine Antikörper gegen den Typ 2 des Poliovirus hatte, mit dem an Nagetiere adaptierten, abgeschwächten Stamm TN, Typ 2, peroral geimpft. Da der Junge keinerlei Krankheitszeichen erkennen ließ und nach 15 Tagen spezifische Antikörper in seinem Blut festgestellt wurden, wurden die Versuche mit weiteren, insgesamt 20 Kindern mit demselben Ergebnis fortgesetzt. Es wurde dabei auch festgestellt, daß die Versuchspersonen das Impfvirus mit dem Stuhl ausschieden (KOPROWSKI et al. 1952, KOPROWSKI 1960). Weitere günstige Berichte folgten. Es dauerte aber doch noch eine Reihe von Jahren, bis ausreichend abgeschwächte und antigen gut wirksame Stämme aller 3 Typen für die orale Impfung zur Verfügung standen und die weit verbreiteten Bedenken, die abgeschwächten Stämme könnten durch die Passage über den Darm des Menschen die eingebüßte Neuropathogenität zurückerlangen und bei Kontaktpersonen eine paralytische Poliomyelitis erzeugen, so weit beseitigt waren, daß man sich an Impfversuche größeren Stils heranwagte.

Sabin hatte bereits 1956 festgestellt, daß die mit seinen abgeschwächten Stämmen geimpften Personen zuweilen Viren von erhöhter Virulenz ausschieden, daß es sich hierbei aber nur um Virulenzschwankungen und nicht um eine progressive Zunahme der Virulenz handle, und daß dabei hohe Virulenzgrade nicht erreicht wurden. Diese Angaben wurden im wesentlichen von anderen Autoren bestätigt.

DANE et al. (1957) hatten festgestellt, daß das TN Virus, Typ 2 (Koprowski) nach der ersten Passage durch den menschlichen Darm wieder neuropathogen für Affen geworden war. Dieselben Autoren fanden auch bei Impfstämmen von Sabin (Typ 1 und 2), die bei Massenimpfungen benutzt wurden, im Jahre 1960 eine Virulenzsteigerung im Affentest der mit dem Stuhl von Impflingen ausgeschiedenen Viren. Bei den 1960 in Nordirland mit diesen Stämmen durchgeführten Impfaktionen sind keine Zwischenfälle aufgetreten (DANE et al. 1961 a und b).

Auch MELNICK et al. (1959) sowie MELNICK und BENYESH-MELNICK (1960) haben über die Variabilität der Impfviren von Sabin (Typ 1, 2 und 3) nach der Menschenpassage berichtet. Ein erheblicher Teil der geimpften Kinder schied Viren von erhöhter Neuropathogenität, gemessen im intraspinalen und intracerebralen Affentest, aus. Die Verfasser betonen aber, daß die Bedeutung dieser Untersuchungen im Laboratorium für die Anwendung der Impfstämme beim Menschen noch nicht geklärt ist. Zu dieser Zeit waren nämlich bereits viele Millionen Menschen in vielen Ländern der Welt ohne nachweisbare Zwischenfälle geimpft worden.

Es ist oft sehr schwierig zu entscheiden, ob es sich bei den von Impflingen ausgeschiedenen neuropathogenen Viren um Abkömmlinge des Impfvirus oder um zufällig aufgenommene Wildviren handelt. Wenn eine monovalente Vaccine verwendet wurde, kann die Typenbestimmung die Entscheidung her-

beiführen, ob das gefundene Virus einem anderen Typ angehört als das Impfvirus. Man hat nun versucht, andere Merkmale aufzufinden, durch die die abgeschwächten Viren identifiziert werden könnten. Solche Eigenschaften werden als „Marker" bezeichnet. VOGT et al. (1957) beschrieben Poliomyelitisstämme mit abgeschwächter Virulenz, die sich unter Agar nur bei höherem Bicarbonatzusatz vermehren, im Vergleich zu virulenten Wildstämmen. Diese Eigenschaft wird als „d-Marker" bezeichnet. Abgeschwächte Stämme sind in der Regel d-, virulente Stämme d+.

Auf Affennierenkulturen, die aus besonders stabilen Zellen bestehen (sogen. MS-Zellen), zeigen virulente Stämme ein nach KANDA und MELNICK (1959) besseres Wachstum (MS +) als abgeschwächte Stämme (MS −). LWOFF (1959) fand, daß virulente Stämme sich noch bei Temperaturen von 40°C vermehren lassen, im Gegensatz zu abgeschwächten Stämmen. Man spricht von „heißen" und „kalten" Stämmen und bezeichnet die ersteren mit T +, die letzteren mit T −. Der T-Marker wird zuweilen auch mit den Buchstaben „rt" bezeichnet. Von McBRIDE (1959) wurde der „antigenic-Marker' beschrieben. Verschiedene Stämme desselben Typs werden durch homologe und heterologe Antisera in verschiedenem Maße neutralisiert. Auf diese Weise gelingt die Identifizierung der Impfviren und ihre Unterscheidung von Wildviren desselben Typs. Da die Antigenität eines Stammes eine relativ stabile Eigenschaft ist, kommt diesem Marker eine besondere Bedeutung zu. Die Technik dieser Methode wurde durch WECKER (1960) verbessert und vereinfacht.

Die bisherigen Erfahrungen mit den Markern haben nicht recht befriedigt, weil die Ergebnisse nicht immer mit dem Virulenztest im Affenversuch übereinstimmen. Dies gilt insbesondere auch bei Änderung der Eigenschaften eines Impfvirus nach Passage durch den menschlichen Darm, so daß für die Feststellung des Grades der Neuropathogenität der Affenversuch auch weiterhin unentbehrlich bleibt. Es gibt noch keine klare in vitro-Methode, um Poliostämme bezüglich ihrer Neurovirulenz für den Affen zu differenzieren. Die bisherigen Untersuchungen haben gezeigt, daß Poliovaccinen, die aus abgeschwächten Viren bestehen, nicht als stabil betrachtet werden können. Ob der Instabilität in dem bisher festgestellten Ausmaß eine Bedeutung für die Anwendung beim Menschen zukommt, ist noch ungeklärt (MELNICK u. BENYESH-MELNICK 1960). Nach den sehr günstigen Erfahrungen bei Massenimpfungen in vielen Ländern ist dies recht unwahrscheinlich. Die amtlichen Prüfungsbestimmungen bieten eine ausreichende Gewähr dafür, daß Vaccinen, die virulente Viren enthalten, nicht zur Anwendung kommen können. Kontaktinfektionen

Der Nachweis der Virämie mißlingt häufig, weil der genaue Zeitpunkt der Infektion oft unbekannt bleibt. Es ist aber nach den bisherigen Erfahrungen anzunehmen, daß ein virämisches Stadium zu den regelmäßigen Erscheinungen einer Infektion mit Poliomyelitisviren gehört.

Da bei der künstlichen Infektion mit abgeschwächten Viren, im Gegensatz zur natürlichen Infektion, der Impftermin immer fest-

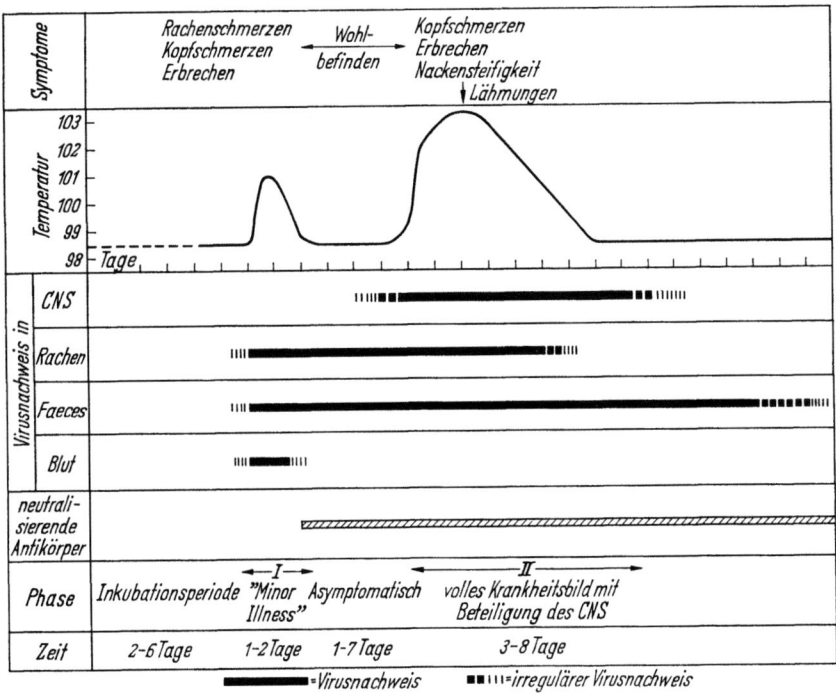

Abb. 113. Schematische Darstellung des Virusnachweises bei Poliomyelitis nach HORSTMANN et al. (1954)

mit Viren, die von Impflingen ausgeschieden werden, können durch organisatorische Maßnahmen weitgehend eingeschränkt werden.

2. Virämie

Im Verlaufe der poliomyelitischen Infektion entwickelt sich bei Personen ohne humorale, typenspezifische Antikörper regelmäßig eine Virämie, die etwa 6 Tage nach der Infektion nachweisbar wird und nur 1—2 Tage andauert. Die Virämie ist sowohl bei paralytischer Poliomyelitis in der ersten präparalytischen Fieberperiode, als auch bei aparalytischem Verlauf („minor illness") und bei inapparenter Infektion nachweisbar. (HORSTMANN u. McCOLLUM 1953, HORSTMANN et al. 1954, BODIAN u. PAFFENBERGER 1954) (Abb. 113).

steht, wäre zu erwarten, daß ein virämisches Stadium relativ sicher feststellbar sein müßte. Die abgeschwächten Viren können aber in der Regel im Blut nicht nachgewiesen werden. KOPROWSKI et al. (1953) konnten bei 61 Kindern, die mit dem Stamm TN (Typ 2) geimpft worden waren, keine Virämie feststellen. SABIN (1956) fand ebenfalls keine Virämie bei 50 Schimpansen und 72 Menschen, die mit verschiedenen abgeschwächten Stämmen aller 3 Typen peroral infiziert worden waren, und bei Versuchen mit den von Sabin für Impfungen verwendeten Stämmen konnte nur bei Typ 2, P 712, bei 2 von 11 Personen eine Virämie geringen Grades nachgewiesen werden, während bei den Typen 1, Lsc und 3, Leon eine Virämie nicht feststellbar war (SABIN 1957). Die Angaben Sabins wurden von anderen

Autoren bestätigt, die dieselben Stämme verwendet hatten.

SKOVRÁNEK (1961) konnte bei 46 Säuglingen, von denen 42 serologisch tripelnegativ waren, 4—5 Tage nach der Infektion kein Virus aus dem Blut gewinnen.

SMORODINTSEV (1960) bestätigt, daß bei den mit den von Sabin isolierten Stämmen geimpften Kindern eine Virämie nicht vorkommt, auch nicht bei durch Darmpassage in ihrer Neuropathogenität veränderten Stämmen. Bei Verwendung der Vaccine von Lederle-Cox konnten BAUER et al. (1960) bei 7 von 24 geimpften Personen den Typ 1 und bei 1 von 44 Personen den Typ 3 aus dem Blut isolieren, während der Nachweis des Typ 2-Virus in keinem Falle gelang. Diese Stämme werden seit 1961 nicht mehr als Vaccine verwendet. Sicher ist nach diesen Erfahrungen, daß bei den abgeschwächten Impfstämmen nicht nur die Neuropathogenität, sondern auch die Invasionsfähigkeit, gemessen an Häufigkeit und Grad der Virämie, sehr stark abgeschwächt ist. Ob auch ganz geringe Grade der Virämie immer zuverlässig nachweisbar sind, ist eine noch offene Frage, ebenso auch, ob sehr geringe Grade von Virämie bedenklich sind. Der Nachweis einer Virämie ist von der Menge des untersuchten Blutes und vom Antikörpergehalt abhängig (BAUER et al. 1960).

3. Vermehrung der abgeschwächten Poliomyelitisviren im Darm des Menschen

Der menschliche Verdauungstrakt ist empfänglicher für das Poliovirus als derjenige der Affen. Das Virus vermehrt sich bei ausreichender Dosierung im Rachen ebensogut, wie im Darm, wo es bei geringer Dosis ausschließlich nachweisbar wird. Bei Schimpansen kann im Rachen eine massenhafte Virusvermehrung stattfinden, ohne Virusnachweis im Stuhl. Es wurden nie Virusstämme gefunden, die sich irgendwo im menschlichen Körper vermehren können, aber nicht im Darm. Stämme, die als Impfviren verwendet werden sollen, müssen nicht nur abgeschwächt sein hinsichtlich ihrer Neuropathogenität und Invasionsfähigkeit (Virämie), sondern auch fähig sein, sich im Darm gut zu vermehren. Dies ist die Voraussetzung für eine antigene, immunisierende Wirksamkeit. Außerdem müssen diese Viren in Gewebekulturen gut vermehrbar sein, eine Voraussetzung für eine ausreichende quantitative Virusausbeute für die Herstellung von Impfstoffen. Ebenso wie die Wildviren werden auch die abgeschwächten Impfviren mit dem Stuhl kürzere oder längere Zeit und in verschiedener Menge ausgeschieden. Die Dauer der Ausscheidung schwankt zwischen etwa 10 Tagen und mehreren Wochen und kann maximal, in seltenen Fällen bis zu 140 Tagen (Sabin), sogar bis zu 171 Tagen (Koprowski) andauern. Die größten Virusmengen werden nur während der ersten 7—10 Tage ausgeschieden (SABIN 1956). Nach SMORODINTSEV (1959) werden größere Virusmengen etwa 30—50 Tage ausgeschieden. Nach 60 Tagen ist die Ausscheidung in der Regel beendet.

a) Kontaktinfektionen. Bei der natürlichen Infektion wird das Poliomyelitisvirus sehr weitgehend auf Kontaktpersonen übertragen. In einem Haushalt („Toilettengemeinschaft"), in welchem eine Erkrankung an manifester Poliomyelitis auftritt, werden in der Regel fast sämtliche Mitglieder in kurzer Zeit infiziert (BHATT et al. 1955). Dabei ist die Wahrscheinlichkeit der Infektion, einer Erkrankung der Infizierten und die Menge und Dauer der Virusausscheidung abhängig vom Immunitätszustande der Kontaktpersonen, also umgekehrt proportional zum Lebensalter (Fox et al. 1955). Bei Längsschnittuntersuchungen von 150 Neugeborenen konnte festgestellt werden, daß bereits nach 2 Jahren 65 von 150 Indexkindern seropositiv waren. Nur in 2 Fällen ließ sich ein Zusammenhang mit einer manifesten Erkrankung an Poliomyelitis nachweisen. Gleichzeitig erwiesen sich fast 100% der Familienangehörigen dieser Kinder als seropositiv. Die Durchseuchung mit „stiller Feiung" erfolgt also weitgehend im Kleinkindesalter, wobei die als Virusausscheider nicht erkennbaren Kleinkinder die Infektion weiter verbreiten. Spielplätze, Sandkästen, Kindergärten, Badeplätze usw. sind mit ihrer Anhäufung empfänglicher Kleinkinder als die vornehmlichen Brutstätten für das Poliomyelitisvirus zu betrachten. Die Familie ist dann weiterhin die „Grundeinheit" der Poliomyelitisinfektion (BODIAN u. PAFFENBERGER 1954). Theoretisch konnte erwartet werden, daß sich die vermehrungsfähigen Impfviren in ähnlicher Weise in der Bevölkerung verbreiten würden wie die Wildviren. Dies hat zu mancherlei Hoffnungen und Befürchtungen Anlaß gegeben. Man konnte hoffen, daß sich die nicht neuropathogenen, aber im Darm des Menschen gut vermehrungsfähigen Impfviren rasch ausbreiten, die Wildviren verdrängen und der Bevölkerung weit über den engeren Kreis der Geimpften hinaus durch „stille Feiung" einen wirksamen Schutz verleihen würden. Andererseits wurde befürchtet, die Impfviren könnten, zurückgelangt in ihr eigentliches natürliches Milieu, nämlich in den Darm des Menschen, hier unter optimalen Lebensbedingungen auch ihre Neuropathogenität, insbesondere nach vielen Passagen infolge von Infektionen von Mensch zu Mensch, zurückgewinnen und dann nicht nur einzelne Erkrankungen bei Kontaktpersonen hervorrufen, sondern auch zum Ausgangspunkt von Poliomyelitisepidemien werden.

Sobald ein Virusausscheider in einer Wohngemeinschaft vorhanden ist, werden in kurzer Zeit alle Kontaktpersonen, soweit sie noch nicht immun sind, infiziert. Umfang und Geschwindigkeit der Ausbreitung der Infektion sind in der Hauptsache von folgenden Faktoren abhängig:

1. Die Infektionswahrscheinlichkeit ist umgekehrt proportional zum Lebensalter der Infektionsquelle und der Kontaktpersonen,

2. vom sozio-ökonomischen Status der Familie,

3. von der allgemeinen Hygiene und den sanitären Einrichtungen,

4. von der Wohndichte,

5. vom Immunitätszustande der Familie.

Die vorausgegangene Schutzimpfung nach Salk verhindert die Infektion in der Regel nicht. Die Ausbreitung der Impfviren auf Kontaktpersonen erfolgt grundsätzlich in derselben Weise, wie bei der Infektion mit Wildstämmen.

Im ganzen scheint aber der Umfang der Kontaktinfektionen mit abgeschwächten Stämmen (Impfviren) geringer zu sein, als bei der natürlichen Infektion mit Wildviren. Nach PAUL (1961) werden nur 21—55% der Familienangehörigen infiziert. Dies mag zum Teil seinen Grund in einer geringeren Infektiosität der abgeschwächten Stämme haben. Es besteht aber auch ein wesentlicher Unterschied zwischen der natürlichen und der durch Impflinge verursachten Infektion dadurch, daß im

ersteren Falle das Vorhandensein einer Infektionsquelle immer unbekannt bleibt, solange nicht eine manifeste Erkrankung in der Familie auftritt. Zu diesem Zeitpunkt pflegen bereits alle empfänglichen Mitglieder der Familie infiziert zu sein. Im Gegensatz hierzu ist der Impfling als Virusausscheider bekannt, so daß Maßnahmen gegen die Infektionsübertragung getroffen werden können. Durch Sauberkeit und gute allgemeine Hygiene läßt sich offenbar die Übertragung des Virus weitgehend vermeiden. Für diese Annahme sprechen die Feststellungen von GARD (1960), daß die Weiterverbreitung des Impfvirus (CHAT, Typ 1 von Koprowski) fast ausschließlich durch Kinder im Alter unter 2 Jahren erfolgte, also durch Kinder ohne Sauberkeitsgewöhnung, mit deren Ausscheidungen die Hände der Mutter (oder Pflegepersonal) notwendig in engeren Kontakt kommen. Besonders bemerkenswert ist auch, daß die Impfviren sich zwar auch außerhalb der Familie zunächst stark verbreiten können, besonders wieder unter den Kleinkindern der ärmeren Bevölkerung, daß es aber dann innerhalb weniger Monate zu einer spontanen Unterbrechung der Kontaktketten kommt (SABIN et al. 1961). Fox et al. (1960) stellten fest, daß es selbst nach massiver Infektion mit dem sehr infiösen Typ-3-Impfstamm von Sabin unter Bedingungen, die für die Virusverbreitung ganz besonders günstig waren, doch nur zu einer begrenzten Virusausbreitung während der ersten 2—3 Wochen nach der Impfung kam.

Die wichtigsten Schlußfolgerungen, die aus diesen Beobachtungen gezogen werden können, sind:

1. Das Problem der Rückkehr der Impfviren zu einer bemerkenswerten Virulenz hat mehr „akademischen" Charakter. Infolge der kurzen Infektketten hat das Virus keine Gelegenheit, seine Virulenz in zahlreichen Menschenpassagen zu steigern.

2. Es kann nicht damit gerechnet werden, daß nicht geimpfte Personen sich spontan durch die Ausbreitung von Impfviren in der Bevölkerung in ausreichendem Maße immunisieren.

b) Interferenzphänomene. Unter „Interferenz" in bezug auf Darmviren verstehen wir die Erscheinung, daß Viren verschiedener

Typen und Stämme sich gegenseitig in ihrer Vermehrung und Ausbreitung behindern können. Als im Jahre 1958 während einer Typ-1-Poliomyelitisepidemie in Singapore mit einer Typ-2-Vaccine nach Sabin peroral geimpft wurde (etwa 200 000 Kinder im Alter von 3 Monaten bis zu 10 Jahren), traten bei den Geimpften keine durch Typ-2-Virus verursachten Erkrankungen auf. Die Vaccine erwies sich also als unschädlich. Darüber hinaus erkrankten unter den 200 000 Geimpften nur 6 Kinder an einer Typ-1-Poliomyelitis während der Epidemie, unter 300 000 gleichaltrigen ungeimpften Kindern hingegen 179 (HALE et al. 1959). Es stellte sich heraus, daß es sich hierbei nicht um ein Immunitätsphänomen, sondern um Interferenz handelte. In allen Fällen, in denen das Typ-2-Impfvirus im Darm zur Vermehrung gekommen war, war der Darmtrakt mindestens 19 Tage lang, wahrscheinlich länger, für eine Typ-1-Infektion unempfänglich, weil alle Haftstellen in der Darmschleimhaut durch das Impfvirus blockiert waren und es deshalb nicht zur Vermehrung von Typ-1-Virus kommen konnte. In einigen Fällen hat aber auch der vorhandene Typ-1-Epidemiestamm die Haftung des Typ-2-Impfvirus verhindert (HALE et al. 1961).

Bei bivalenter oder trivalenter Vaccinegabe kann es zur Unterdrückung eines oder zweier Typen durch einen Typ der Vaccinestämme kommen, so daß jetzt fast nur noch die Verwendung einer monovalenten Vaccine empfohlen wird. Außer durch Interferenz kann die Immunisierung bei Verwendung polyvalenter Vaccinen wahrscheinlich auch durch eine Blockierung der Antikörperbildung behindert werden (HAAS et al. 1961). Ob dieses Phänomen praktisch eine Rolle spielt, ist unbekannt. Auch das Vorhandensein einer anderen Enterovirusinfektion (Echo, Coxsackie etc.) kann das Angehen der Impfviren verhindern, wie auch eine massive Durchseuchung der Bevölkerung mit Impfviren die Ausbreitung anderer Darmviren unterdrückt (HALE et al. 1961, SABIN 1961). Über derartige Interferenzerscheinungen konnten bei den großen Feldversuchen zahlreiche Beobachtungen gesammelt werden (MELNICK et al. 1959, RAMOS ALVAREZ et al. 1960). Häufigkeit und Ausmaß der Interferenz sind von denselben Faktoren abhängig, wie die Verbreitung von Enteroviren, insbesondere vom sozio-ökonomischen Status

der Bevölkerung, dem Vorhandensein zahlreicher Kleinkinder, den hygienischen Verhältnissen, sowie von Klima und Jahreszeit. Bei warmem Wetter nimmt die Verbreitung der Enteroviren stark zu. Um Störungen durch Interferenz zu vermeiden, ist es deshalb empfehlenswert, die orale Impfung in den Wintermonaten durchzuführen. In warmen Ländern ohne Winter können durch eine hoch dosierte trivalente Vaccine die zahlreich verbreiteten anderen Darmviren für einige Zeit ausgeschaltet und ein Impferfolg erreicht werden (SABIN 1961). Die Interferenz der 3 Typen des Impfvirus vermeidet man durch Verabreichung monovalenter Vaccinen im Abstand von 4—6 Wochen. Falls dieses Vorgehen aus irgendwelchen Gründen undurchführbar ist, kann man versuchen, durch unterschiedliche Dosierung der einzelnen Typen innerhalb der trivalenten Vaccine allen Typen eine annähernd gleiche Wachstumschance zu geben unter besonderer Berücksichtigung des praktisch wichtigsten Typ 1. Wenn mit polyvalenten Vaccinen geimpft wird, sollte die Impfung bei bivalentem Impfstoff einmal, bei trivalentem Impfstoff zweimal wiederholt werden in einem Zeitabstand von jeweils 4—6 Wochen.

4. Immunität

Die Immunisierung durch per os aufgenommene abgeschwächte Poliomyelitisviren erfolgt in derselben Weise, wie bei der natürlichen Infektion mit Wildviren, mit dem einzigen Unterschied, daß diese schwach neurotropen Viren keine Lähmungen erzeugen. Es handelt sich also um eine Nachahmung der „stillen Feiung". Als Ausdruck der durch die Impfung erfolgten aktiven, typenspezifischen Immunisierung können folgende Auswirkungen festgestellt werden:

1. Das Erscheinen typenspezifischer humoraler Antikörper, gemessen

     a) an der Titerhöhe,

     b) an der Konversionsrate.

2. Eine Immunität gegenüber einer homologen enteralen Reinfektion mit Unterdrückung oder starker Hemmung der Virusvermehrung im Darm und der Virusausscheidung.

3. Die Herabsetzung der Lähmungsrate unter den Geimpften während einer Epidemie im Vergleich zu den Nichtgeimpften.

4. Das Ausbleiben des typischen „Sommergipfels" der Poliomyelitis nach einer quantitativ ausreichenden Durchimpfung der Bevölkerung.

Die wichtigste Bestimmung für den Nachweis der immunisierenden Wirkung der Impfung ist der Nachweis humoraler Antikörper bei vor der Impfung seronegativen Personen. Dabei ist die Berechnung der Konversionsrate praktisch von größerer Bedeutung als die Bestimmung der Titerhöhe, unter der Voraussetzung, daß im Neutralisationstest ein Mindesttiter von 1:4 nachgewiesen wird. Der Prozentsatz der erfolgten Konversionen wurde von den einzelnen Autoren, die noch in der Entwicklung befindliche Impfstämme verwendeten und Feldversuche unter sehr verschiedenen Bedingungen durchführten, sehr unterschiedlich angegeben. Aus den Berichten der letzten Jahre geht aber hervor, daß die Konversionsrate durchschnittlich etwa 90% beträgt und damit erheblich die mit inaktivierten Handelsimpfstoffen erreichbaren Werte übersteigt. Sabin konnte zeigen, daß bei Verwendung der von ihm entwickelten Impfstämme eine 100%ige Konversion gegen alle 3 Typen erreicht werden kann, unter der Voraussetzung, daß zur Zeit der Durchführung der Impfung andere Darmviren in der Bevölkerung nicht in nennenswertem Ausmaße verbreitet sind (SABIN et al. 1961). Die Höhe der Serumtiter ist bei der Impfung mit lebenden Viren deshalb nicht von wesentlicher Bedeutung, weil sich gleichzeitig mit der Konversion eine von der Höhe der Serumtiter unabhängige Darmimmunität entwickelt (SABIN 1959). Dadurch werden Poliomyelitisviren verhindert, sich im Darm zu vermehren und über den Darm in den Körper zu gelangen. Diese Darmimmunität hat den weiteren Vorteil, daß die Virusausscheidung und damit die Verbreitung virulenter Polioviren in der Bevölkerung unterbunden wird. Deshalb ist auch eine Herabsetzung der Lähmungsrate unter den Geimpften im Vergleich zu Nichtgeimpften so schwer zu beurteilen. Die Nichtgeimpften leben gewissermaßen unter dem Schutz der Geimpften, weil die Virusverbreitung rasch zurückgeht (SKOVRÁNEK u. ZÁČEK 1961).

Die Entwicklung der Immunität erfolgt sehr rasch. Bereits wenige Tage nach der Impfung, mit Einsetzen der Virusvermehrung im Darm, ist etwa eindringenden homologen Wildviren der Weg durch Interferenz versperrt. Bis zum Abklingen der Virusausscheidung ist dann die Darmimmunität bereits voll entwickelt. Die humoralen Antikörper werden 9—13 Tage nach der Impfung nachweisbar (SABIN 1956). Das Ausbleiben des Sommergipfels der Poliomyelitis wurde bisher überall beobachtet, wo eine orale Impfung der empfänglichen Personen in ausreichendem Ausmaß durchgeführt wurde. Es genügt, wenn 70—80% der Altersgruppen von 1—20 Jahren immunisiert werden, um dieses Ziel zu erreichen. Die Versuche von Maròczi weisen darauf hin, daß nach Impfung mit oraler Poliovaccine der Gesamtorganismus reagiert, wenn wir auch über Einzelheiten dieser Auseinandersetzung noch nicht hinreichend Bescheid wissen. Der Autor gab vor der Pockenimpfung orale Poliovirusvaccine und bestimmte nach der Pockenimpfung den Antihämagglutinintiter des Serums. Er konnte bei der mit Polio vorbehandelten Gruppe einen vierfach höheren Hemmtiter gegenüber den Werten einer unbehandelten Gruppe feststellen.

5. Impfstoffe

Nachdem im Versuchsstadium sowohl in kleineren Versuchsserien, als auch in großen Feldversuchen in vielen Ländern fast aller Kontinente amerikanische Impfstoffe verschiedener Provenienz und Hersteller erprobt worden waren, wurden ab 1959 in der Sowjetunion Massenimpfungen größten Stils mit einem Impfstoff durchgeführt, der aus den von Sabin zur Verfügung gestellten Stämmen in Moskau hergestellt worden war und später auch an andere Länder abgegeben wurde. In den Vereinigten Staaten von Amerika traten im Frühjahr 1961 staatliche Prüfungsbestimmungen für orale Impfstoffe gegen Poliomyelitis in Kraft. Auf Grund dieser Bestimmungen wurden die von Sabin entwickelten Impfstämme 1961/62 lizenziert und für den Verkauf freigegeben.

Es handelt sich um folgende Stämme (SABIN 1959):

Typ 1: LSc, 2 ab,

Typ 2: P 712, Ch. 2 ab,

Typ 3: Leon 12 a, b.

Die entsprechenden deutschen vorläufigen Prüfungsbestimmungen wurden im Februar

32*

1962 bekanntgegeben. Sie lehnen sich weitgehend an die amerikanischen Vorschriften an. In der Bundesrepublik Deutschland dürfen nur Impfstoffe verwendet werden, die den amerikanischen oder deutschen Prüfungsvorschriften genügen. Die Impfstoffe werden sowohl als monovalente, als auch als bi- oder trivalente Vaccinen geliefert. Bei Temperaturen unter 20°C bleibt die Vaccine ein Jahr wirksam. Die Lieferung der Impfstoffe kann in flüssiger oder fester Form erfolgen. Die aufgetaute Vaccine kann 7 Tage im Kühlschrank (+2 bis +10°C) verwahrt werden. Sie darf auf keinen Fall wieder eingefroren werden. Bei Zimmertemperatur bleibt sie höchstens 24 Stunden wirksam. Die Verabreichung der Impfstoffe in fester Form (als „Bonbons" oder „Dragee-Candy" bezeichnet) wird in Rußland für Impfungen jenseits des Säuglingsalters bevorzugt. Die Dosierung und Verabreichung ist bei Verwendung von Trockenimpfstoffen einfacher, die Haltbarkeit im Kühlschrank (+2 bis +8°C) beträgt 30 Tage, bei Zimmertemperatur (bis +22°C) bis zu 3 Tagen (CHUMAKOV 1960).

6. Die praktische Anwendung der oralen Impfung

Das Ziel der Impfung mit abgeschwächten Viren ist nicht nur die Erreichung eines guten individuellen Schutzes der Geimpften, sondern darüber hinaus die Einschränkung der Verbreitung der Wildviren und dadurch die Verminderung der Ansteckungsgefahr und der Entstehungsgefahr von Epidemien. Um dieses Ziel zu erreichen ist es notwendig, möglichst alle empfänglichen Personen zu impfen. Wenn man alle Menschen im Alter vom 6. Lebensmonat bis etwa zum 20. Lebensjahr immunisiert, kann nach den bisherigen Erfahrungen mit einiger Sicherheit ein Auftreten einer Poliomyelitis-Epidemie (Sommergipfel) verhindert werden. Um Kontaktinfektionen einzuschränken, ist es zweckmäßig, die Impfung grundsätzlich als Familienimpfung durchzuführen, d. h. wenn in einer Familie bzw. in einem Haushalt ein Impfling vorhanden ist, grundsätzlich alle Personen ohne Rücksicht auf das Alter gleichzeitig zu impfen. Zur Vermeidung von Interferenzwirkungen sollte die Impfung in den Wintermonaten erfolgen. Aus demselben Grunde ist die Anwendung monovalenter Vaccinen vorzuziehen. Dabei ist

stets mit einer Typ-1-Vaccine zu beginnen, weil dieser Typ etwa 85% aller Poliomyeliiserkrankungen erzeugt. In einem Abstand von 4—6 Wochen kann dann die Impfung gegen Typ 3 und zuletzt gegen Typ 2, als den am wenigsten bedeutungsvollen Erreger erfolgen. Wenn organisatorische Gründe dies erwünscht erscheinen lassen, kann man die Impfung gegen Typ 2 und 3 auch mit einer bivalenten Vaccine vornehmen. Unter besonderen Verhältnissen, besonders bei einer starken Verbreitung von Darmviren in der Bevölkerung, wie sie in tropischen Ländern die Regel zu sein pflegt, kann eine zweimalige Anwendung einer trivalenten Vaccine vorgezogen werden (SABIN et al. 1960). Die durchschnittliche Dosis beträgt für Kinder und Erwachsene 300000 Gewebekultureinheiten (TCID 50) je Typ.

Ob die Impfung von *Neugeborenen* empfohlen werden kann, ist auf Grund der bis jetzt vorliegenden Erfahrungen noch nicht zu entscheiden. Bekanntlich können die von der Mutter diaplacentar übertragenen Antikörper die aktive Immunisierung von Neugeborenen mehr oder weniger stark behindern. LEVINE et al. (1961) konnten nur einen geringen Einfluß der mütterlichen Antikörper auf das Haften des Virus und die serologische Impfreaktion feststellen. KRUGMAN et al. (1961) hingegen fanden, daß zwar 80—90% der Neugeborenen 4—5 Tage nach der Impfung Virus mit dem Stuhl ausschieden, unabhängig von der Höhe des Antikörpertiters im mütterlichen Blut, daß aber die nach 3 Monaten ermittelte Konversionsrate nur einen Wert von 42% erreichte, die sich umgekehrt proportional zur Höhe des mütterlichen Antikörpertiters verhielt. Es muß allerdings berücksichtigt werden, daß niedere Titer aktiv gebildeter Antikörper durch restliche mütterliche Antikörper maskiert sein können. Zu abweichenden Ergebnissen kamen LEPOW et al. (1962).

Die Infektion mit Virus Typ 1 (Sabin) erfolgte teils per os, teils durch eine Sonde, was keine unterschiedlichen Ergebnisse zur Folge hatte. Die Virusausscheidung mit dem Stuhl erwies sich als abhängig vom Antikörpertiter der Mutter, von der Impfdosis und von der Ernährung des Säuglings. Selbst bei einer optimalen Dosierung (105,5 TCID 50) schieden nur 57% der Kinder Virus mit dem Stuhl aus. Weder durch eine Erhöhung der Dosis auf 107,5 TCID 50, noch durch eine Wiederholung der Impfung innerhalb der ersten Lebenswoche ließ sich das Ergebnis verbessern.

Das Stillen an der Brust behindert die
Haftung der Impfviren im Darm erheblich.
Die Häufigkeit der Virushaftung bei natürlicher und künstlicher Ernährung verhält sich
etwa wie 1:2. Im Alter von 6 Wochen können
Säuglinge in der Regel mit Erfolg geimpft
werden (BATSON et al. 1962). Auf Grund dieser
Erfahrungen sollten Säuglinge erst nach der
6. Lebenswoche und nach dem Abstillen geimpft werden. Falls die Impfung aus irgendeinem Grunde früher erfolgt ist, muß sie möglichst noch vor Ablauf des ersten Lebensjahres
wiederholt werden.

7. Die praktischen Erfahrungen bei Massenimpfungen

Der Übergang vom großen Feldversuch zur
Massenimpfung ist fließend. So könnte man
fragen, ob die Impfung, die im Mai 1960 in
West-Berlin mit der trivalenten Poliovaccine
der Lederle-Werke durchgeführt wurde, ein
Feldversuch oder eine Massenimpfung gewesen
ist. Die Impfung erfolgte auf freiwilliger Basis.
Es beteiligten sich rund 280000 Personen
(HENNEBERG 1962). Massenimpfungen mit
einem in USA staatlich geprüften und lizenzierten Impfstoff, und zwar mit einer Monovaccine Typ 1 von Sabin erfolgten in der Bundesrepublik erstmals zwischen Februar und
Mai 1962, ebenfalls auf freiwilliger Basis.
Ergebnisse wurden noch nicht veröffentlicht.
Die Impfbeteiligung betrug, soweit bis jetzt
bekannt (Bayern, Bremen, Niedersachsen), über
40% der Gesamtbevölkerung bei starker Bevorzugung der Kinder und Jugendlichen, bis
zu 79% bei einzelnen Jahrgängen, in West-
Berlin (1960) bis zu 82%.

Über die umfangreichsten Erfahrungen
mit der Anwendung der Lebendvaccine verfügt bisher die Sowjetunion, wo in den Jahren
1959 und 1960 Massenimpfungen durchgeführt
wurden. Von 1959 bis zum 31. Dezember 1960
hatten etwa 91 Millionen Menschen eine in
Moskau hergestellte Sabin-Vaccine aller 3 Typen erhalten, vorwiegend im Alter von 2 Monaten bis zu 20 Jahren (CHUMAKOV 1960 u.
1961). Dazu kommen noch etwa 13 Millionen
Kinder in anderen kommunistischen Ländern.
Auch in der deutschen Ostzone (DDR) wurden
Massenimpfungen mit sehr gutem Erfolg
durchgeführt (SEIFFERT 1961, BELIAN 1962).
Die Verträglichkeit der Vaccine war sehr gut,
„Impfreaktionen" spielten praktisch keine

Rolle. Der Immunisierungseffekt war sowohl
bezüglich der erzielten Konversionsraten als
auch hinsichtlich des raschen Rückganges der
Polioerkrankungen in den Impfgebieten ausgezeichnet (Abb. 114).

Die Verbreitung des Impfvirus in der Bevölkerung führte nicht zu erkennbaren Schäden, wird vielmehr von den russischen Autoren

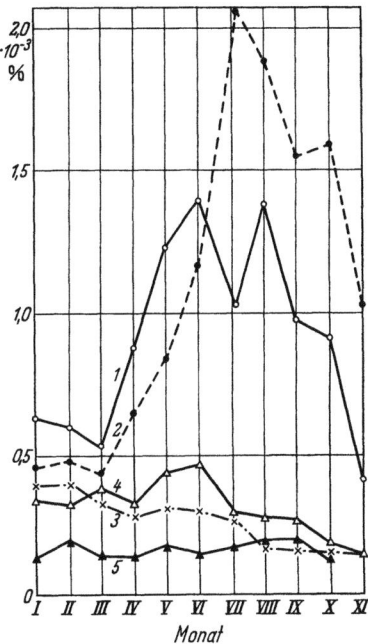

Abb. 114. Häufigkeit der Kinderlähmung in verschiedenen Gebieten der Sowjetunion im Verlaufe des
Jahres 1960

Beachte die hohe Morbidität an Kinderlähmung in
den Gebieten, in denen mit inaktiviertem Virus geimpft wurde (1, 2) und die niedrige Morbidität in den
Gebieten, in denen mit Lebendvaccinen geimpft wurde
(nach CHUMAKOV, ber. von SEIFFERT, Münch. med.
Wschr. 103, 1632 [1961])

1 RSFSR, abgetöteter Impfstoff, ab Mai auch lebender (geringe Zahl)
2 RSFSR, nur abgetöteter Impfstoff
3 Ukraine, lebender Impfstoff
4 RSFSR, Massenimpfung mit lebendem Impfstoff
5 13 Republiken, schon 1959 lebender Impfstoff

für vorteilhaft gehalten, weil dadurch eine
zusätzliche Immunisierung der Bevölkerung
über den Kreis der Geimpften hinaus erwartet
wird. Die wichtigsten Ergebnisse der bisherigen
Erfahrungen mit Massenimpfungen sind übereinstimmend in allen beteiligten Ländern:

1. Die Impfung kann bei guter Organisation, wozu vor allem eine rechtzeitige und

gründliche Aufklärung der Ärzte und der Bevölkerung gehört, auf freiwilliger Basis durchgeführt werden.

2. Die Immunisierung großer Bevölkerungsgruppen gelingt in erheblich größerem Umfang und in viel kürzerer Zeit als bei der Salk-Impfung. Die Kosten sind wesentlich geringer.

3. Der offensichtlichste Effekt wird in dem Ausbleiben des Sommergipfels der Poliomyelitis in den Impfgebieten erkennbar.

4. Die Verträglichkeit ist im Vergleich zu anderen Impfungen sehr gut. Das Vorkommen ernster Impfschäden konnte bisher nicht erwiesen werden.

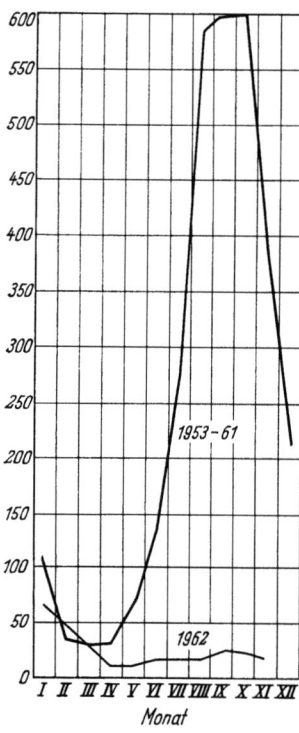

Abb. 115. Die Poliomyelitis in der Bundesrepublik Deutschland von 1953 bis 1962. Im Frühjahr 1962 wurden Massenimpfungen mit der oralen Vaccine, Typ 1 (Sabin) durchgeführt. Der „Sommergipfel" der Poliomyelitis tritt 1962 erstmals nicht in Erscheinung, nach JOPPICH (1963)

Im Hinblick auf die noch relativ kurze Beobachtungszeit (etwa 2—3 Jahre) und die große Variabilität der Poliomyelitisepidemien muß dieses Ergebnis als ein vorläufiges bezeichnet werden, wenn auch die Gleichartigkeit der Erfahrungen in verschiedenen Ländern mit großen Einwohnerzahlen bereits jetzt ein

hohes Maß an Sicherheit bietet, so daß man mit einem guten Erfolg auf lange Sicht rechnen kann. Über die Dauer des Impfschutzes ist noch nichts bekannt.

Im Jahre 1962 ist die Poliomyelitismorbidität in Westdeutschland ganz ungewöhnlich niedrig gewesen. Es wurden im ganzen Jahr nur 288 Erkrankungen gemeldet, im gleichen Zeitraum 1961 hingegen 4594. Die Erkrankungszahlen waren also auf $^1/_{16}$ des Vorjahres zurückgegangen (ANDERS 1963). Trotz der bekannten Schwankungen der Poliomyelitismorbidität kann keinerlei Zweifel bestehen, daß es sich hierbei um die Auswirkung der im Frühjahr 1962 in allen Bundesländern und in West-Berlin durchgeführten Massenimpfungen mit oraler Vaccine Typ 1 handelt. Damit ist also der durchschlagende epidemiologische Erfolg der Impfung mit Lebendvaccine auch in unserem Erfahrungsbereich vollauf bestätigt worden, über den schon zuvor aus verschiedenen Ländern des Ostens berichtet worden war (WEISSFEILER 1961) (Abb. 115).

8. Impfkomplikationen

Trotz der außerordentlich umfangreichen Erfahrung mit oralen Vaccinen, die über 100 Millionen Impfungen bereits weit hinausgeht, sind die Mitteilungen über Komplikationen auffallend spärlich. SABIN (1961) und die russischen Autoren (CHUMAKOV 1961) betonen die absolute Ungefährlichkeit der Methode. Chumakov erwähnt lediglich, daß „sogenannte Impfreaktionen" leichterer Art nicht häufiger als 3:100000 beobachtet wurden, während Sabin das Vorkommen von Reaktionen oder Krankheitserscheinungen, die ursächlich mit dem Impfvirus in Zusammenhang gebracht werden können, bestreitet. Diese Angaben schließen die von Impflingen infizierten Kontaktpersonen ein. Wenn im zeitlichen Zusammenhang mit einer Massenimpfung Erkrankungen an paralytischer Poliomyelitis auftreten, hat es sich bisher immer als außerordentlich schwierig, häufig sogar als unmöglich erwiesen, den ursächlichen Zusammenhang mit der Impfung zu beweisen oder auszuschließen.

SCHÄR (1962) berichtet, daß im zeitlichen Zusammenhang mit oralen Impfungen in der Schweiz 1961 insgesamt 9 paralytische Erkrankungen beobachtet wurden, wobei in 5 Fällen ein ursächlicher Zusammenhang mit der Impfung nicht mit Sicherheit ausgeschlossen, aber auch nicht bewiesen werden konnte. Auch WIESMANN und WEGMANN (1962) weisen an Hand von 5 Beobachtungen auf die Schwierigkeit einer kausalen Beweisführung hin. In der Schweiz waren Impfstoffe verschiedener Herkunft (Cox, Koprowski, Sabin) verwendet worden. Dieselbe Schwierigkeit ergab sich auch bei der Deutung der Erkrankungen an Poliomyelitis, die im Anschluß an die Durchführung einer oralen Massenimpfung im Mai 1960 mit einer trivalenten Vaccine (Lederle-Cox) in West-Berlin beobachtet wurden. Während KOCHS (1961) glaubt, einen ursächlichen Zusammenhang mit der Impfung ausschließen zu können, nimmt HAAS (1961) einen solchen in einigen Fällen als erwiesen an. HENNEBERG (1962) hält aus epidemiologischen Gründen einen Zusammenhang mit der Impfaktion für sicher, wenn auch trotz vieler Versuche in verschiedenen Instituten eine eindeutige Erklärung der kausalen Beziehungen nicht gefunden werden konnte. Die „Provokation" einer Wildvirus-Poliomyelitis durch Impfviren hält RAETTIG (1962) für möglich.

Auch bei den in Bayern im Februar 1962 durchgeführten Massenimpfungen mit einer Monovaccine Typ 1 nach Sabin wurden bei insgesamt 4,2 Millionen Impfungen (44,1% der Gesamtbevölkerung) den Gesundheitsbehörden zahlreiche Erkrankungen gemeldet, die mit der Impfung in einen ursächlichen Zusammenhang gebracht worden waren. Von den Fällen, die auf Grund des klinischen Bildes und der virologischen Befunde an eine poliomyelitische Erkrankung erinnerten und die in einem Zeitraum vom 4. bis zum 30. Tage nach der Impfung erkrankt waren, konnten insgesamt 6 ermittelt werden. Meist handelte es sich um Paresen von kurzer Dauer, wie sie auch nach der Salk-Impfung gelegentlich beobachtet werden. Ferner wurden 3 Erkrankungsfälle bei Kontaktpersonen gemeldet, die ebenfalls einen leichteren Verlauf nahmen. Auf die Häufigkeit der Fehldiagnosen und die Schwierigkeiten der Differentialdiagnose (Impfvirus oder Wildvirus, Coxsackievirus usw.) wird ausdrücklich hingewiesen (HEIN 1962). Eine genaue klinische sowie virologisch-serologische Untersuchung ist in jedem Verdachtsfalle unerläßlich (HILBER 1962).

Alle genannten Autoren stimmen in der Meinung überein, daß Impfschäden, soweit solche überhaupt vorkommen, außerordentlich selten sind, was besonders bei der Verwendung der Impfviren von Sabin gilt. Praktisch besteht also keine Belastung des Verfahrens durch Impfschäden.

Wie bei allen Impfverfahren besteht auch hier die Tendenz, alle wirklichen oder nur eingebildeten Beschwerden sowie Erkrankungen, die zeitlich nach der Impfung auftreten, ursächlich auf die Impfung zurückzuführen. Es ist fast niemals möglich, die Frage des „post hoc"

Tabelle 2. *Sabin-Impfaktion Kanton Baselland 1961. Placeboversuch zur Feststellung der Häufigkeit sog. „Komplikationen". Die Geimpften hatten mit den Ungeimpften keinen Kontakt. Eine ursächliche Beziehung der Erkrankungen zur Impfung ist nicht feststellbar, nach* SCHÄR, *Bayer. Ärztebl. 1962*

	Gruppe A	Gruppe B	Gruppe C
1. Impfung	Typ I 7 Fieber 2 Enteritis 1 Parese	Placebo 4 Fieber 1 Enteritis 2 Meningitis	Typ I 4 Fieber 2 Enteritis
2. Impfung	Placebo 2 Fieber 3 Enteritis	Typ I 2 Fieber 1 Enteritis	Typ III 2 Fieber
3. Impfung	Typ II + III	Typ II + III	Typ II
Anzahl Impflinge	16 030	13 522	13 505
Wohnbevölkerung	53 840	47 783	46 636
Impfbeteiligung	29,7%	28,3%	28,9%
Konversion homotypisch Negativer	91,0%	91,3%	92,1%

oder „propter hoc" auf Grund einzelner Beobachtungen zu klären. Da psychische Einflüsse hierbei immer eine wesentliche Rolle spielen, kann nur durch das Placeboverfahren im doppelten Blindversuch einige Klarheit geschaffen werden.

ANDERSON (1962) konnte in einem derartigen Versuch, der in Minnesota (USA) im Rahmen einer Impfaktion mit Cox-Vaccine durchgeführt wurde, feststellen, daß in zwei verschiedenen Impfbezirken

a) 14,7% der Geimpften und 15,3% der Placebofälle,

b) 17,8% der Geimpften und 16,2% der Placebofälle

über Beschwerden nach der Impfung klagten. Das Ergebnis zeigt deutlich, daß jegliche Beziehung der Beschwerden zur Impfung abzulehnen ist.

Dieselbe Feststellung konnte auch SCHÄR (1962) mit Hilfe eines Placeboversuches in der Schweiz treffen (Tab. 2).

Die Frage, ob die Impfung mit oraler Poliomyelitisvaccine auch andere neurale Komplikationen zur Folge haben kann (außer Poliomyelitis und poliomyelitisähnlichen vorübergehenden schlaffen Paresen) ist noch wenig diskutiert worden. Offenbar fehlt es hier an ausreichenden einschlägigen Beobachtungen. Theoretisch sind Vorkommnisse, etwa im Sinne einer postvaccinalen Encephalomyelitis kaum zu erwarten. Man muß HEIN (1962) durchaus beipflichten, wenn er die Meinung vertritt, daß ein enteral und nicht parenteral verabreichter Impfstoff kaum zu neuroallergischen Reaktionen Veranlassung geben dürfte und daß das Auftreten vorübergehender schlaffer Lähmungen eher mit der Annahme einer primär-toxischen Schädigung des peripheren Neurons vereinbar ist. Es ist doch auch kaum zu erwarten, daß die abgeschwächten Poliomyelitisviren grundsätzlich andere Wirkungen im Nervensystem entfalten sollen, als die vollvirulenten Wildviren. SCHALTENBRANDT et al. (1962) haben über 8 Patienten berichtet, die in einem Zeitraum von 4 Tagen bis zu 6 Wochen nach der Impfung unter sehr verschiedenen neurologischen Zustandsbildern erkrankten, sowie über drei neuromyelitische Erkrankungen bei Kontaktpersonen. In keinem Fall handelte es sich um eine Poliomyelitis. Die Möglichkeiten eines Zusammenhanges dieser Erkrankungen mit der Impfung werden diskutiert. Ein Zusammenhang erscheint aus theoretischen Überlegungen und auf Grund der bisherigen Erfahrungen unwahrscheinlich. Es sollten aber alle derartigen Beobachtungen sorgfältig registriert und gesammelt werden.

Anmerkung während der Drucklegung: Im September 1963 wurde ein Bericht der Deutschen Vereinigung zur Bekämpfung der Kinderlähmung veröffentlicht, in dem die Gesundheitsschäden nach peroraler Poliomyelitisimpfung in der Bundesrepublik Deutschland eingehend erörtert werden. Die Veröffentlichung kommt zu dem Urteil, daß bei 23 Fällen ein unmittelbarer Zusammenhang mit der Impfung „denkbar" sei [BODECHTEL et al., Dtsch. med. Wschr. 88, 1821 (1963)].

9. Kontraindikationen

Wenn es keine Impfschäden gibt, gibt es auch keine Kontraindikationen. Zu dieser Entscheidung scheint man sich jetzt weitgehend auf Grund der sehr günstigen Erfahrungen bei Massenimpfungen in vielen Ländern durchgerungen zu haben. Die „Deutsche Vereinigung zur Bekämpfung der Kinderlähmung" in Düsseldorf nennt in ihren Vorschlägen für die weitere Durchführung der Schluckimpfung vom Juni 1962 als Gegenanzeigen nur noch:

1. Akute fieberhafte Erkrankung,

2. akuter Durchfall

und beruft sich dabei auf „die neuen Empfehlungen des Surgeon Generals Advisory Committee on Poliomyelitis Control" in USA. Diese Empfehlung entspricht dem Vorschlag von SABIN (1961), Kinder mit akuten Infekten und intestinalen Störungen von der Impfung auszuschließen, um einerseits eine Störung des Impferfolges durch Interferenzwirkungen, andererseits die Kompromittierung der Impfung durch interkurrente spontane Poliomyeliditen zu vermeiden. Nach dieser Version gibt es eine Kontraindikation zum Zwecke der Verhütung von Impfschäden überhaupt nicht. Ob sich die zuständigen Gesundheitsbehörden in der Bundesrepublik Deutschland dieser Empfehlung anschließen werden, bleibt abzuwarten. Zu einzelnen Kontraindikationen, die im Schrifttum häufig genannt wurden, kann generell gesagt werden, daß Beweise für ihre Berechtigung nicht vorliegen und daß dieselben zumeist theoretischen Überlegungen und Analogieschlüssen aus Erfahrungen bei anderen Impfungen entstammen.

a) Schwangerschaft. Es bestehen keine Befürchtungen, daß schwangere Frauen, die eines besonderen Schutzes gegen Poliomyelitis bedürfen, durch abgeschwächte Viren geschädigt werden könnten. Hingegen wäre eine Schädigung des Embryo auch durch abgeschwächte Viren denkbar, weil hierbei die größere oder geringere Neuropathogenität keine wesentliche Rolle spielen dürfte. Anderseits macht

die geringe Invasionsfähigkeit der Impfviren und die damit zusammenhängende
verminderte Virämie die Infektion des Embryo
unwahrscheinlich. Bei Poliomyelitis in graviditate steigt die Abortrate auf das Doppelte,
und es wurden auch Fälle von angeborener
paralytischer Poliomyelitis, hingegen keine
Mißbildungen beobachtet (SIEGEL u. GREEN-
BERG 1956).

PREM et al. (1960) berichten, daß sich nach
der Vaccination von 310 schwangeren Frauen
mit trivalenter Cox-Lederle-Vaccine, von denen
sich allerdings nur 26 innerhalb der ersten
13 Wochen der Schwangerschaft befanden,
die Immunität ebenso entwickelte, wie bei
nichtschwangeren Personen. Die Zahl der
Aborte überstieg nicht die Zufallserwartung.
Mißbildungen, die der Impfung hätten zur Last
gelegt werden können, wurden nicht beobachtet. Die Verfasser weisen selbst auf die sehr
kleine Zahl der Beobachtungen hin. Dementsprechend wurde auch in der Zusammenfassung der Ergebnisse bei der Konferenz festgestellt (l. c., S. 601), daß die bisherige Erfahrung keine Anhaltspunkte für das Vorkommen
einer Schädigung schwangerer Frauen durch
die Impfung ergeben hat, daß aber die Frage
der Schädigung des Embryo, insbesondere
während der ersten drei Schwangerschaftsmonate weiter untersucht werden muß, bevor
man ein Urteil über die Unschädlichkeit der
Vaccine in dieser Hinsicht abgeben kann. Da
aber bei den Massenimpfungen in aller Welt
bisher weder eine auffällige Häufung von
Aborten noch von Mißbildungen bei Kindern
beobachtet wurde, glaubt man diese Bedenken
vernachlässigen zu können. Die Schwangerschaft gilt in keinem Stadium als Kontraindikation.

**b) Operative Eingriffe in der Mundhöhle,
insbesondere die Tonsillektomie,** die bekanntlich
bei der Infektion mit virulenten Polioviren
schwere, vorwiegend bulbäre Formen der Erkrankung hervorrufen können (WILSON et al.
1955), geben nach den bisherigen Erfahrungen
bei der oralen Impfung keinen Anlaß zu Komplikationen (SABIN et al. 1961, SKOVRÁNEK u.
ZAČEK 1961). PAUL (1961) empfiehlt, tonsillek-
tomierte Personen vorsichtshalber frühestens
14 Tage nach dem Eingriff zu impfen.

c) Andere Infektionskrankheiten. Im Laszlo
Central Hospital für Infektionskrankheiten in

Budapest wurden 1771 stationär behandelte
Kinder, die keine akuten Erscheinungen mehr
zeigten, mit monovalenten Vaccinen (Sabin)
geimpft. Keines der Kinder zeigte nach der
Impfung Temperaturerhöhungen oder Krankheitszeichen (WEISSFEILER 1961). Die Masern
haben die Fähigkeit, andere latente Infekte
zu aktivieren. Man hat daher auch daran gedacht, daß eine Infektion mit vermehrungsfähigen abgeschwächten Polioviren durch eine
Masernerkrankung „aktiviert" werden könnte
infolge einer Herabsetzung der Resistenz des
Geimpften. REVENOK (1961) verabreichte Kindern zu verschiedenen Zeiten der Maserninkubation orale Vaccine (Sabin). Es veränderte
sich weder die Inkubationszeit und der Krankheitsablauf der Masern, noch traten Komplikationen auf, die auf die Impfung hätten
zurückgeführt werden können. Es wird von
Revenok aus diesem Versuch der Schluß
gezogen, daß Maserninkubanten unbedenklich
geimpft werden können.

d) Steroidtherapie. Schäden, die durch die
Impfung von Patienten während einer Steroidbehandlung entstanden wären, sind bisher
nicht bekannt geworden. WEISSFEILER (1961)
berichtet, daß 30 Kinder, die während der
Durchführung einer Steroidbehandlung geimpft wurden, keinerlei Krankheitszeichen
darboten, die auf die Impfung hätten zurückgeführt werden können.

e) Bluttransfusionen. Blut von Spendern,
die oral gegen Poliomyelitis geimpft wurden,
kann in den ersten 2 Wochen nach der Impfung
vermehrbares Virus enthalten, das auch in
Blutkonserven über längere Zeit haltbar ist
(HENNEBERG 1962). Während dieser Zeit ent-
nommenes Blut darf nicht transfundiert
werden, weil Spenderblut frei von Mikroorganismen sein muß. Über Gesundheitsschäden, die durch Spenderblut, das abgeschwächte Polioviren enthält, entstanden sind,
wurde bisher nicht berichtet.

f) Andere Impfungen. Bei den ausgedehnten Massenimpfungen in vielen Ländern wurde
auf einen Zeitabstand zu anderen Impfungen
in der Regel kein Wert gelegt. Die Erfahrung
hat gelehrt, daß dadurch keine Nachteile
entstehen. PAUL (1961) betont ausdrücklich,
daß die Diphtherie-Keuchhusten-Tetanusimp-
fung und die Pockenimpfung keine Kontraindikation bilden. Die Vorschrift, zu anderen

Impfungen einen Zeitabstand einzuhalten, erschwert nur die Durchführung der Impfprogramme, ohne irgendeinen Vorteil zu bringen. In Ländern, in denen Vorschriften oder Empfehlungen seitens der Gesundheitsbehörden bestehen, wie es auch in der Bundesrepublik Deutschland der Fall ist, zwischen verschiedenen Impfungen bestimmte Zeitabstände einzuhalten, müssen diese selbstverständlich beachtet werden. Auf Grund der gründlichen Untersuchungen des britischen Medical Research Council Committee (WILSON et al. 1956, L. B. HOLT 1959) kann es als ausreichend gesichert gelten, daß nach Injektion von Keuchhustenvaccine und Diphtherietoxoid oder von Mischimpfstoffen, die diese Komponenten enthalten, bei Personen, die inapparent mit *virulenten* Polioviren infiziert sind, eine Paralyse an der Extremität, an der die Injektion erfolgte, auftreten kann. Die paralytogene Wirkung der Impfstoffe wird durch Adjuvantien (Aluminiumverbindungen) verstärkt. Das Ergebnis von Tierexperimenten stimmt mit diesen Erfahrungen völlig überein (BODIAN 1954, 1955). Bodian betont, daß die Virämie eine unabdingbare Voraussetzung für das Auftreten eines provokatorischen Effektes der Impfung ist. Die Pockenschutzimpfung provoziert poliomyelitische Lähmungen nicht. Das Auftreten einer Poliomyelitis nach Pockenimpfung ist so selten, daß ein nur zufälliges Zusammentreffen in solchen Fällen am wahrscheinlichsten ist. Lokalisatorische Effekte, d. h. Lähmungen bevorzugt an der geimpften Extremität, werden bei der Pockenimpfung nicht beobachtet (EHRENGUT u. RÜSTOW 1957).

B. Die passive Immunisierung

Versuche zur passiven Immunisierung experimentell infizierter Tiere wurden bereits in der Frühzeit der Poliomyelitisforschung unternommen, nachdem das Vorkommen humoraler Antikörper festgestellt worden war (FLEXNER u. LEWIS 1910). Tierseren und menschliche Rekonvalescentenseren wurden lange Jahre hindurch sowohl prophylaktisch als auch therapeutisch ohne überzeugenden Erfolg angewandt. Erst nach Entwicklung exakter quantitativer Methoden bei Versuchen mit Schimpansen, die vor der oralen Infektion passiv immunisiert worden waren, konnte einwandfrei festgestellt werden, daß ausreichend

wirksame Seren bzw. Gammaglobulin in genügender Dosis bei Applikation *vor* einer peroralen Infektion im Tierversuch mit Sicherheit vor einer Erkrankung schützen (BODIAN 1952, 1953).

Nachdem man schon relativ früh die Wirkungslosigkeit der Therapie mit Rekonvalescentenserum erkannt hatte (H. MÜLLER 1938), blieb die Frage der prophylaktischen Wirkung von Immunseren und Gammaglobulin beim Menschen zunächst noch ungeklärt. Erst nachdem im Jahre 1952 ein Placeboversuch mit Kindern zu statistisch verwertbaren Ergebnissen geführt hatte, mit einem Schutzeffekt von 60—70% in der Zeit von 2—5 Wochen nach der Injektion von durchschnittlich 0,14 ml Gammaglobulin pro amerikanisches Pfund Körpergewicht (HAMMON et al. 1953, 1594), wurde im Sommer 1953 vom öffentlichen Gesundheitsdienst der Vereinigten Staaten ein Versuch mit Massenimpfungen mit Gammaglobulin unternommen. Das Ergebnis war nicht befriedigend (Summary Report 1954). Die Anwendung von Gammaglobulin bei Massenimpfungen ist inzwischen durch die Entwicklung wirksamer Methoden der aktiven Immunisierung völlig überholt.

Die *Indikation* zur passiven Immunisierung ist sehr begrenzt. Sie ist, ähnlich wie bei anderen Infektionskrankheiten, immer dann gegeben, wenn eine nicht immune Person, die entweder gerade infiziert wurde oder in nächster Zukunft einer Infektion mit Wahrscheinlichkeit ausgesetzt sein wird, rasch einen wirksamen Schutz erhalten soll, der durch eine aktive Immunisierung zeitlich nicht mehr erreicht werden kann. Dies ist z. B. der Fall, wenn in einem Krankenhaus ein unerkannter Poliomyelitiskranker in einem allgemeinen Krankensaal untergebracht wurde. Man kann dann die gefährdeten Mitpatienten durch eine passive Immunisierung schützen. Dieselben Verhältnisse sind gegeben, wenn etwa ein Kind aus den Ferien heimkommt und in der Familie eine Poliomyelitiserkrankung vorgekommen ist, weil man mit dem Vorhandensein gesunder Virusausscheider in der Familie rechnen muß. Auch bei unaufschieblichen Reisen in ein Endemiegebiet ist eine Indikation gegeben. Der passiv erworbene Schutz wird sofort wirksam, ist aber nur von kurzer Dauer. Die Dauer der Wirksamkeit von Gammaglobulin beträgt im Kleinkindesalter nur etwa

21 Tage (VIVELL 1958). Weitere Indikationen sind Laborinfektionen mit bekanntem Infektionstermin und die Prophylaxe vor Ausführung einer Tonsillektomie, wenn der Erfolg in diesem Falle auch ebenso fraglich ist, wie nach aktiver Immunisierung, weil man mit einem Eindringen der Viren auf neuralem Wege unter Umgehung der Blutbahn nach Verletzung der Schleimhaut rechnen muß.

Dosierung des Gammaglobulins zur Prophylaxe der Poliomyelitis: 0,4 ml/kg Körpergewicht.

Literatur

ANDERS, W.: 1. Lagebericht des Bundesgesundheitsamts. „Über die Kinderlähmung". 1963.

ANDERS, W.: Die Poliomyelitis-Situation in der Bundesrepublik und in Europa. Ärztl. Mitt. S. 1691. (1962).

ANDERSON: zit. n. Wiesmann u. Wegmann (1962).

ARMSTRONG, C.: The experimental transmission of poliomyelitis to the Eastern cotton rat, Sigmodon hispidus hispidus. Publ. Hlth Rep. 54, 1719 (1939a).

— Successful transfer of the Lansing strain of poliomyelitis virus from the cotton rat to the white mouse. Publ. Health Rep. 54, 2302 (1939b).

BARNETT, E., and S. BARON: Antibody Response to Increased Amounts of Poliomyelitis vaccine. Amer. J. Hyg. 71, 59 (1960).

BATSON, R., A. CHRISTIE and W. CHEATHAM: The infant's serologic response to live poliomyelitis virus vaccine. J. Amer. med. Ass. 180, (1962).

BAUER, H., R. BARR, H. KLEINMAN, A. KIMBALL, M. COONEY, J. BEARMAN and W. MATHEY: Minnesota studies with oral poliomyelitis vaccines. Second Internat. Conference on Live Poliovirus Vaccines. Pan American Sanitary Bureau. WHO. Scientific Publication No. 50, 357. Washington D. C., 1960.

BAUMANN, TH., u. FELDER: Begleiterscheinungen und Komplikationen bei der Vaccination gegen Poliomyelitis. Schweiz. med. Wschr. 87, 964 (1957).

BELIAN, W.: Virologische und serologische Auswertung der Schutzimpfung in der DDR im Jahre 1960 mit der Lebend-Polio-Vakzine nach SABIN-TSCHUMAKOW. Zbl. Bakt., I. Abt. Orig. 184, 150 (1962).

BHATT, P., M. BROOKS and J. FOX: Extent of infection with poliomyelitis virus in household associated of clinical cases as determinded serologically and by virus isolation using tissue culture methods. Amer. J. Hyg. 61, 287 (1955).

BODIAN, D.: Experimental studies of passive immunization against poliomyelitis. II. The prophylactic effect of human gammaglobulin on paralytic poliomyelitis in cynomolgus monkeys after virus feeding. Amer. J. Hyg. 56, 78 (1952).

— III. Passive-active immunization and pathogenesis after virus feeding in chimpanzees. Amer. J. Hyg. 58, 81 (1953).

BODIAN, D.: Viremia in experimental poliomyelitis. II. Viremia and the mechanism of the "provocing" effect of injections or trauma. Amer. J. Hyg. 60, 358 (1954).

BODIAN, D.: Viremia, invasiveness and the influence of injections. Ann. N. Y. Acad. Sci. 61, 877 (1955).

—, and H. HOWE: Non paralytic poliomyelitis in the Chimpanzee. J. exp. Med. 81, 255 (1945).

—, and R. S. PAFFENBERGER: Poliomyelitis infections in households. Frequency of viremia and specific antibody response. Amer. J. Hyg. 60, 83 (1954).

—, and N. NATHANSON: Inhibitory effects of passive antibody on virulent poliovirus excretion and on immune response in Chimpanzees. Bull. Johns Hopk. Hosp. 107, 143 (1960).

BRODIE, M., u. W. H. PARK: (Zit. n. Vivell) J. Amer. med. Ass. 105, 1089 (1935).

BROWNLEE, K. A.: Statistics of the 1954 Poliovaccine Trials. J. Amer. Statist. Assoc. 50, 1005 (1955).

Bundesgesundheitsamt: Zweites Gutachten über den Stand der Schutzimpfung gegen die spinale Kinderlähmung. Abh. aus d. Bundesgesundheitsamt 3. Berlin-Göttingen-Heidelberg: Springer 1959.

BURNET, F. M., and J. MACNAMARA: Immunological differences between strains of poliomyelitis virus. Brit. J. exp. Path. 12, 57 (1931).

CHARNEY, J., A. A. TYTELL, R. A. MACHLOWITZ and M. R. HILLEMAN: Development of an Purified Poliomyelitis Virus Vaccine. J. Amer. med. Ass. 177, 591 (1961).

CHRISTENSEN, CH. N.: Reactions to poliomyelitis vaccine. J. Amer. med. Ass. 171, 869 (1959).

CHUMAKOV, M. P.: On Mass oral Immunization of Population in the Soviet Union against Poliomyelitis with Live Vaccine from A. B. SABIN's Attenuated Strains. Report No. 2 Academy of Medical Sciences of the USSR, Institute for Poliomyelitis Research. Moscow 1960.

— Some results of the work on mass immunization of the population in the Soviet Union with live poliovirus Vaccine from Albert B. SABIN's strains. The control of poliomyelitis by live poliomyelitis vaccine. Edited by J. Weissfeiler. Budapest 1961.

Commitee on Typing of the National Foundation for Infantile Paralysis: Immunologic classification of poliomyelitis viruses: Discussion of results and general summary. Amer. J. Hyg. 54, 191 (1951).

DANE, D., G. DICK, J. COMOLLY, O. FISHER and F. MCKEOWN: Vaccination against poliomyelitis with live virus vaccines. Brit. med. J. 1957 I, 59.

— —, M. BRIGGS, R. NELSON, J. MCALISTER, J. CONOLLY, M. HAIRE, F. MCKEOWN and D. FIELD: Vaccination against poliomyelitis with the live virus vaccines. VI Changes in Sabin type II oral vaccine virus after human passage. Brit. med. J. **1961 a II**, 259.

DANE, D., G. DICK, M. BRIGGS, R. NELSON, J. MCALLISTER, J. CONOLLY, M. HAIRE, F. MCKEOWN and C. FIELD: Vaccination against poliomyelitis with live virus vaccines. VIII. Changes in Sabin type I oral vaccine virus after multiplication in the intestinal tract. Brit. med. J. **1961 b/II**, 269.

DANE, D. S., C. W. A. DICK, J. J. MCALISTER and R. T. NELSON: Epidemic control of poliomyelitis with inactive virus vaccines. Studies in cynomolgus monkeys. Lancet **1960 I**, 845.

DICK, G., D. DANE, J. MCALISTER, M. BRIGGS, R. NELSON and C. FIELD: Vaccinations against poliomyelitis with live virus vaccines. VII. Effect of previous Salk vaccination on virus-excretion. Brit. med. J. **1961 II**, 266.

DULBECCO, R., and M. VOGT: Plaque formation and isolation of pure lines with poliomyelitis viruses. J. exp. Med. **99**, 167 (1954).

EHRENGUT, W., u. H. RÜSTOW: Zusammenhänge zwischen Pockenschutzimpfung und Poliomyelitis. Öff. Gesundh.-Dienst **19**, 64 (1957).

ENDERS, J., T. WELLER and F. ROBBINS: Cultivation of the Lansing strain of poliomyelitis virus in cultures of various human embryonic tissues. Science **109**, 85 (1949).

— — — Alteration in pathogenicity for monkeys of Brunhilde strain of poliomyelitis following cultivation in human tissues. Fed. Proc. **11**, 467 (1952).

FLEXNER, S., and P. A. LEWIS: The nature of the virus of epidemic poliomyelitis. J. Amer. med. Ass. **53**, 2095 (1909).

— — Experimental poliomyelitis in monkeys. Seventh note: Active immunization and passive serum protection. J. Amer. med. Ass. **54**, 1780 (1910).

FOX, J., H. GELFAND, P. BHATT, D. LE BLANC and D. CONWELL: Immunizing infections with poliomyelitis viruses and seroimmune patterns in Southern Louisiana. Ann. N. Y. Acad. Sci. **61**, 968 (1955).

—, D. LE BLANC, H. M. GELFAND, D. J. CLEMMER and L. POTASH: Spread of a vaccine strain of poliomyelitis in Southern Louisiana communities. Second Internat. Conference on Live Poliovirus Vaccines. Pan American Sanitary Bureau. WHO. Scientific Publication No. 50, 144. Washington D. C., (1960).

Francis-Bericht: Evaluation of 1954 Field Trial of Poliomyelitis vaccine. Summary Report. Vaccine Evaluation Center University of Michigan. Ann Arbor, Michigan April 12, 1955.

FRANCIS jr., T.: Evaluation of the 1954 poliomyelitis vaccine field Trial. Further studies of results determining the effectiveness of poliomyelitis vaccine (Salk), in proventing paralytic poliomyelitis. J. Amer. med. Ass. **158**, 1266 (1955).

—, R. F. KORNS, R. B. VOIGHT, M. BOISEN, F. M. HEPHILL, J. A. NAPIER and E. TOLCHINSKY: An evaluation of the 1954 poliomyelitis vaccine Trials. Summary report. Amer. J. publ. Hlth, Part 2, **45**, 1 (1955).

GAISFORD, W., G. FELDMAN and F. PERKINS: The response of infants to poliomyelitis immunization after neonatal immunization with tripleantigen. J. Pediat. **58**, 493 (1961).

GARD, S.: The virus of Poliomyelitis. In: D. Hallauer u. K. F. Meyer: Handbuch der Virusforschung, 4. Band, S. 581. Wien: Springer 1958.

— Field and laboratory experiences with the CHAT strain type I poliovirus. Second Internat. Conference on Live Poliovirus Vaccines. Pan American Internat. Bureau. Washington D. C.: Scientific Publication **50**, 187 (1960).

GELFAND, H. M., A. H. HOLGUIN and R. A. FELDMAN: Community-wide type 3 oral poliovirus vaccine-tion in Atlanta, Ga. (1961). J. Amer. med. Ass. **181**, 281 (1962).

GRASER, F., u. G. FORTONG: Nervöse Komplikationen bei der Poliomyelitisschutzimpfung. Mschr. Kinderheilk. **107**, 227 (1959).

HAAS, R., u. W. KELLER: Zur Problematik der Unschädlichkeitsprüfung von Poliomyelitisimpfstoffen und gegenwärtigen Stand ihrer praktischen Anwendung. Dtsch. med. Wschr. **82**, 1042 (1957).

HAAS, R., u. R. THOMSSEN: Über den Entwicklungsstand der in der Immunbiologie gebräuchlichen Adjuvantien. Ergebn. Mikrobiol. **34**, 27 (1961).

—, V. DOSTAL, J. LINDEMANN, G. MAAS u. R. THOMSSEN: Virologische Untersuchungen nach oraler Poliomyelitis-Schutzimpfung (Sabin). I. Untersuchungen über Virusausscheidung, Antikörperbildung und die Häufigkeit von Kontaktinfektionen. Dtsch. med. Wschr. **86**, 2413 (1961).

HALE, J. H., M. DORAISINGHAM, L. H. LEE, K. KORAGARATNAM, K. W. LEONG and E. S. MONTEIRO: Large-scale use of Sabin Type 2 attenuated poliovirus vaccine in Singapore during a Type 1 poliomyelitis epidemic. First Internat. Conference on Live Poliovirus Vaccines. Pan American Sanitary Bureau. WHO. Scientific Publication No. 44, 286. Washington D. C., 1959.

HALE, J., L. LEE and P. GARDNER: Interference patterns encountered when using attenuated poliovirus vaccines. Brit. med. J. **1961 II**, 728.

HAMMON, W., L. L. CORIELL, P. F. WEHRLE and J. STOKES: Evaluation of red cross gamma globulin as a prophylactic agent for poliomyelitis. 4. Final report of results based on clinical diagnosis. J. Amer. med. Ass. **151**, 1272 (1953).

— —, E. H. LUDWIG, R. M. MCALLISTER, A. E. GREENE, G. E. SATHER and P. F. WEHRLE: Evaluation of red cross gamma globulin as a prophylactic agent for poliomyelitis. 5. Reanalysis of results based on laboratory confirmed cases. J. Amer. med. Ass. **156**, 21 (1954).

HEIN, E.: Erfahrungen über die Polioschluckimpfung in Bayern und weitere Ausblicke. Bayer. Ärztebl. **17**, 538 (1962).

HENNEBERG, G.: Poliomyelitis-Schutzimpfung mit Lebendimpfstoff (Cox) in Berlin im Mai 1960. Bundesgesundheitsblatt **1962**, 153.

HILBER, H.: Differentialdiagnostische Erwägungen bei Begleiterscheinungen der Polioschluckimpfung. Bayer. Ärztebl. **17**, 448 (1962).

HOLT, L. B.: A re-assessment of the risk of provoking paralytic poliomyelitis by making prophylactic inoculations against diphtheria and pertussis. J. Hyg. **57**, 150 (1959).

HORSTMANN, D., and R. McCOLLUM: Poliomyelitis virus in human blood during the "minor illness" and the asymptomatic infection. Proc. Soc. exp. Biol. (N. Y.) **82**, 434 (1953).

— — and A. MASEOLA: Viremia in human poliomyelitis. J. exp. Med. **99**, 355 (1954).

HOWE, H.: Poliomyelitis Infection in Immunized Chimpanzees. Ann. N. Y. Acad. Sci. **61**, 1014 (1955).

— The quantitation of poliomyelitis virus in the human alimentary tract with reference to coexistency levels of homologous serum neutralizing antibody. Amer. J. Hyg. **75**, 1 (1962).

JOPPICH, G.: Die orale Poliomyelitisimpfung in der Bundesrepublik. Ärztl. Mitt. (Köln) **3**, 139 (1963).

KANDA, Y., and J. MELNICK: In vitro differentiation of virulent and attenuated polioviruses by their growth characteristics on MS cells. J. exp. Med. **109**, 9 (1959).

KLEINMAN, H., R. N. BARR, H. BAUER, A. C. KIMBALL, M. K. COONEY, J. E. BEARMAN and W. E. MATHEY: A Comparison of Monovalent and Trivalent Vaccines. Second International Conference on Live Poliomyelitis Vaccines. Pan American Sanitary Bureau. WHO. Scientific Publication No. 50, 341. Washington D. C., 1960.

KLEINSCHMIDT, H.: Die Beurteilung von Impfschäden — Meldungen nach Impfung gegen Kinderlähmung. Paediat. int. (Roma) **9**, 635 (1959).

KOCHS, H.: Zur oralen Schutzimpfung gegen Poliomyelitis in West-Berlin 1960. Bundesgesundheitsblatt **1961**, 149.

KOLMER, J. A., G. F. KLUGH u. J. RULE: Zit. n. Vivell. J. Amer. med. Ass. **104**, 456 (1935)

KOPROWSKI, H., G. HERVIS and TH. NORTON: Immune responses in human volonteers upon administration of a rodent adapted strain of poliomyelitis virus. Amer. J. Hyg. **55**, 108 (1952).

— Historical aspects of the development of live virus vaccines in poliomyelitis. Amer. J. Dis. Child. **100**, 428 (1960).

— — — and D. NELSON: Further studies on oral administration of living poliomyelitis virus to human subjects. Proc. Soc. exp. Biol. (N. Y.) **82**, 277 (1953).

KRUGMAN, S., J. WARREN, M. S. EIGER, P. H. HERMAN, R. M. MICHAELS and A. B. SABIN: Immunization with live attenuated poliovirus vaccine. Amer. J. Dis. Child. **101**, 23 (1961).

LANDSTEINER, K.: Erster Bericht über die Übertragbarkeit der Poliomyelitis in der Sitzung der Gesellschaft der Ärzte in Wien am 18. Dezember 1908. Wien. klin. Wschr. **21**, 1830 (1908).

LANGMUIR, A. D., N. NATHANSON and W. J. HALL: Surveillance of poliomyelitis in the United States in 1955. Amer. J. publ. Hlth **46**, 75 (1956).

— „Inaktivierte Virusvakzine; Schutzwirkung". 5. Internat. Poliomyelitiskonferenz, Kopenhagen 1960. Excerpta Medica. Internat. Congress Series No. 27. Alete-Reihe 2, Berichterstattung von Schweier und Vivell, S. 29 (1960). Herausgeber: „Alete" Pharmaz. Produkte G. m. b. H. München.

LANGMUIR, A. D.: Epidemiologic Considerations. J. Amer. med. Ass. **175**, 840 (1961).

LENNARTZ, H., u. L. VALENCIANO: Virologische Untersuchungen zur oralen Schutzimpfung gegen Poliomyelitis in Westberlin 1960. Dtsch. med. Wschr. **86**, 1497 (1961).

LEPOW, M. L., R. J. WARREN, V. G. INGRAM, S. C. DANGHERTY and F. C. ROBBINS: SABIN type I (L Sc 2 a b) oral poliomyelitis vaccine. Effect of dose upon response of newborn infants. Amer. J. Dis. Child. **104**, 67 (1962).

LEVINE, S., N. GOLDBLUM and C. FRIEDMAN: Virologic findings and antibody response of newborn fed multiple type oral poliomyelitis vaccine. Amer. J. Hyg. **74**, 59 (1961).

LI, C., and K. HABEL: Adaptation of Leon strain of poliomyelitis to mice. Proc. Soc. exp. Biol. (N. Y.) **78**, 233 (1951).

—, and M. SCHAEFFER: Adaptation of type I poliomyelitis virus to mice. Proc. Soc. exper. Biol. (N. Y.) **82**, 477 (1953).

— — Isolation of non-neurotropic variants of type I poliomyelitis virus. Proc. Soc. exper. Biol. (N.Y.) **87**, 148 (1954).

— — and D. NELSON: Experimentally produced variants of poliomyelitis virus combining in vivo and in vitro techniques. Ann. N. Y. Acad. Sci. **61**, 902 (1955).

LIEBE, S., u. W. WÖCKEL: Landrysche Paralyse nach Poliomyelitisschutzimpfung. Dtsch. med. Wschr. **84**, 909 (1959).

LWOFF, A.: Factors influencing the evolution on viral diseases at the cellular level and in the organism. Bact. Rev. **23**, 100 (1959).

MARÒCZI, I.: Vaccinia-Antihämagglutinintiter des Serums der nach einer mit lebender, geschwächter Poliovirusvakzine ausgeführten Impfung mit Pockenlymphe geimpften Säuglinge. Orv. Hetil. **3**, 104 (1963).

McBRIDE, W. D.: Antigenic analysis of polioviruses by kinetic studies of serum neutralization. Virology **7**, 45 (1959).

MELNICK, J. L., M. BENYESH-MELNICK and J. C. BRENNAN: Studies on live poliovirus vaccine. Its neurotropic activity in monkeys and its increased neurovirulence after multiplication in vaccinated Children. J. Amer. med. Ass. **171**, 1165 (1959).

— — Problems associated with the live poliovirus vaccine and its progeny after multiplication in man. Second Internat. Conference on Live Polio Virus Vaccines. Pan American Sanitary Bureau. WHO. Scientific Publication No. 50, 12. Washington D. C., 1960.

— —, R. PENNA and M. YOW: Effectiveness of SALK-Vaccine. J. Amer. med. Ass. **175**, 1159 (1961).

MILLER, H. G., and J. B. STANTON: Neurological sequelae of prophylactic inoculation. Quart. J. Med., New Series XXIII, 89 (1954).

MÜLLER, H.: Die Kinderlähmung in Altbayern. Münch. med. Wschr. **1938**, 353.

Munk, K.: Über die Immunität gegen Poliomyelitis. Untersuchungen mit dem Neutralisationstest. Münch. med. Wschr. **99**, 1781 (1957).

Murray, R.: Inaktivierte Vakzine-Schutzimpfung. Standardisierung der Aktivität. 5. Internat. Poliomyelitiskonferenz, Kopenhagen 1960. Excerpta Medica. Internat. Congress Series No. 27. Alete-Reihe 2, Berichterstattung von Schweier und Vivell, S. 38 (1960) Herausg.: Alete Pharm. Produkte GmbH. München.

Nathanson, N., L. D. Thrupp, W. M. J. Hall, A. D. Langmuir, R. G. Cornell, H. E. Forester, R. E. Churon, J. B. Hall, M. Hildebrand, H. J. Shanghnessy and R. Morrissey: Epidemic poliomyelitis during 1956 in Chicago and Cook Country, Illinois. Amer. J. Hyg. **70**, 107 (1959).

Niederman, J. C., D. M. Horstmann and E. M. Opton: A survey of poliomyelitis antibody levels in New Haven, Connecticut, 1957—1958. Amer. J. Hyg. **72**, 218 (1960).

Paul, J. R.: Status of vaccination against poliomyelitis with particular reference to oral vaccination. New Engl. J. Med. **264**, 651 (1961).

Pfaundler, M.: Über stille Feiung (erläutert am Beispiel der Heine-Medinschen Krankheit). Münch. med. Wschr. **75**, 45 (1928).

Prem, K., and J. McKelvey: Immunologic response of pregnant women to oral trivalent poliomyelitis vaccine. First International Conference on Live Poliovirus Vaccines. Pan American Sanitary Bureau. WHO. Scientific Publication No. 44, 260. Washington D. C., 1959.

—, J. W. Fergus, J. E. Mathers and L. McKelvey: Vaccination of pregnant women and young infants with trivalent oral attenuated live poliomyelitis vaccine. Second internat. conference on live poliovirus vaccines. Pan American Sanitary Bureau. WHO. Scientific Publication No. 50, 207. Washington D. C., 1960.

Prigge, R., O. Günther, O. Bonin, G. Eissner unter Mitwirkung von J. Hallervorden u. J. W. Spaar: Probleme der staatlichen Prüfung von Poliomyelitis-Impfstoffen. Dtsch. med. Wschr. **81**, 325, 377 (1956).

Raettig, H.: Die Provokation einer Infektionskrankheit durch Schutzimpfung. Bundesgesundheitsbl. **9**, 129 (1958).

— Die epidemiologischen Auswirkungen der Poliomyelitis-Impfung in West-Berlin. Zbl. Bakt., I. Abt. Orig. **184**, 142 (1962).

Ramon, G.: Vaccination contre la poliomyélite et vaccination antidiphthérique. Resultats respectifs. Etude comparative. Conclusion. Rev. Immunol. (Paris) **27**, 469 (1960).

Ramos Alvarez, M., M. Bustamente and R. Alvarez Alba: Use of Sabin's live poliovirus vaccine in Mexico. Results of a large-scale trial. Second Internat. Conference on Live Poliovirus Vaccines. Pan American Sanitary Bureau. WHO. Scientific Publication No. 50, 386. Washington D. C., 1960.

Ratner, H., H. R. Cox, B. G. Greenberg, H. Kleinman and P. Meier: (Panel-Discussion) The Present Status of Polio Vaccines. Illinois med. J. **2**, 118 (1960).

Revenok, N. D.: Observations over children inoculated with live poliovirus vaccine during the incubation period of measles. Zit. n. Zbl. Kinderheilk. 83, 272 Pediatriya (Moskau) 40, 54 (1961).

Rivers, T. M.: Zit. n. Vivell (1958). J. publ. Hlth **26**, 136 (1936).

Roca-Garcia, M., A. Moyer and H. Cox: Poliomyelitis. I. Propagation of the MEF 1 strain of poliomyelitis virus in the sockling hamster. Proc. Soc. exp. Med. (N. Y.) **81**, 513 (1952a).

— — — Poliomyelitis. II. Propagation of MEF 1 strain of poliomyelitis virus in developing chick embryo by Yolk sac inoculation. Proc. Soc. exp. Med. (N. Y.) **81**, 519 (1952b).

Römer, P. H.: Weitere Mitteilungen über experimentelle Affenpoliomyelitis. Münch. med. Wschr. **57**, 229 (1910).

Sabin, A.: Characteristics and genetic potentialities of experimentally produced and naturally occuring variants of poliomyelitis virus. Ann. N. Y. Acad. Sci. **61**, 924 (1955a).

— Immunization of chimpanzees and human beings with avirulent strains of poliomyelitis virus. Ann. N. Y. Acad. Sci. **61**, 1050 (1955b).

— Present status of attenuated live-virus poliomyelitis vaccine. J. Amer. med. Ass. **162**, 1589 (1956).

— Present position of immunization against poliomyelitis with live virus vaccine. Brit. med. J. **1959**, 5123.

— Live, orally given poliovirus vaccine effects of rapid mass immunization on population under conditions of massive enteric infektion with other viruses. J. Amer. med. Ass. **173**, 1521 (1960).

— Eradication of poliomyelitis. Ann. intern. Med. **55**, 353 (1961).

—, and Olitzky 1936: Zit. n. Holt and McIntosh Pediatrics, 12th Edition, S. 1257 New York 1953.

—, M. Ramos Alvarez, J. Alvarez Amezquita, W. Pelon, R. Michaelis, S. Spigland, M. Koch, J. Barnes and J. Rhim: Effects of rapid mass immunization of a population with live oral poliovirus vaccine under conditions of massive enteric infection with other viruses. Second internat. conference on live poliovirus vaccines. Pan American Sanitary Bureau. WHO. Scientific Publication No. 50, 377. Washington D. C., 1960.

—, R. Michaels, J. Spigland, W. Pelon, S. Rhim and R. Wehr: Community-wide use of oral poliovirus vaccine. Amer. J. Dis. Child. **101**, 546 (1961).

Salk, J. E. unter Mitarbeit von B. L. Bennett, L. J. Lewis, E. N. Ward and J. S. Jounger: Studies in human subjects on active immunization against poliomyelitis. J. Amer. med. Ass. **151**, 1081 (1953).

—, P. L. Bazeley, B. L. Bennett, U. Krech, E. Ward and J. S. Youngner: Studies in Human Subjects on Active Immunization against Poliomyelitis. Am. J. publ. Hlth **44**, 994 (1954).

— A concept of the mechanism of immunity for preventing paralysis in poliomyelitis. Ann. N. Y. Acad. Sci. **61**, 1023, (1955).

— Poliomyelitis vaccine in fall of 1955. Am. J. publ. Hlth **46**, 1 (1956).

SALK, J. E. Persistence of immunity after administration of formalin-treated poliovirus vaccine. Lancet **1960 II**, 175.

SCHÄR, M.: Stand der Schutzimpfungen mit Lebendvakzinen gegen die Poliomyelitis in der Schweiz. Bundesgesundheitsblatt 4, 220 (1960).

— Über die Erfahrungen mit der Schluckimpfung gegen die Poliomyelitis in der Schweiz. Bayer. Ärztebl. 17, 14 (1962).

SCHALTENBRANDT, G., H. SPULER u. H. C. HOPF: Neurologische Komplikationen nach Schutzimpfungen mit lebendem Poliomyelitisvirus nach Sabin. Münch. med. Wschr. **104**, 1917 (1962).

Scheele-Bericht: 21. S. Deptm. of Health, Educ. and Welfare. Publ. Health Service, Washington D. C., 10. 6. 1955.

SEIFFERT, G.: Ergebnisse der oralen Impfung gegen Poliomyelitis in der DDR 1960 und Schlußfolgerungen daraus. Münch. med. Wschr. **103**, 1268 (1961).

SIEGEL, M., and M. GREENBERG: Poliomyelitis in pregnancy: Effect on fetus and newborn infant. J. Pediat. 49, 280 (1956).

SIEGERT, R., u. G. ENDERS-RUCKLE: Zur Beurteilung zentralnervöser Impfschäden nach Poliomyelitis-Schutzimpfung mit inaktivierter Vakzine (Salk). Dtsch. med. Wschr. **86**, 193 (1961).

SKOVRÁNEK, K., and V. ZÁČEK: Oral poliovirus vaccine (SABIN) in Czeckoslovakia. J. Amer. med. Ass. **176**, 524 (1961).

SMORODINTSEV, A., E. F. DAVIDENKOVA, A. J. DROBYSHEVSKAYA, T. E. KLYUCHAREVA, V. J. ILYENKO, O. M. CHALKINA, K. G. VASILIEV, E. V. GLYNSKAYA, V. J. VOTIAKOV and E. V. FELDMAN: Material for the Study of the Harmless ness of the Live Poliomyelitis Vaccine prepared from Sabin Strains. First Internat. Conference on Live Poliomyelitis Vaccines. Pan American Sanitary Bureau. WHO. Scientific Publication No. 44, 324. Washington D. C., 1959.

SMORODINTSEV, A. A.: Second internat. conference on live poliovirus vaccines. Discussion. Second internat. conference on live poliovirus vaccines. Pan American Sanitary Bureau. WHO. Scientific Publication No. 50, 49. Washington D. C., 1960.

Summary Report of the National Advisory Commitee für evaluation of Gammaglobulin. J. Amer. med. Ass. 154, 1086 (1954).

TRUCKENBRODT, H.: Über Gesundheitsstörungen nach Poliomyelitisschutzimpfung. Z. Kinderheilk. 86, 619 (1962).

UEHLINGER, E.: Landrysche Paralyse nach Poliomyelitis-Schutzimpfung. Schweiz. med. Wschr. 87, 813 (1957).

VIVELL, O.: Die Poliomyelitisschutzimpfung. Schutzimpfungen. Herausgeg. von H. Spiess. Stuttgart: G. Thieme 1958.

VOGT, M., R. DULBECCO and H. A. WENNER: Mutants of poliomyelitis viruses with reduced officiency of plating in grid medium and reduced neuropathogenicity. Virology 4, 141 (1957).

VOGT, D., u. E. SCHAUDIG: Erfahrungen mit einem Kombinationsimpfstoff gegen Poliomyelitis, Diphtherie und Tetanus. Münch. med. Wschr. **102**, 1084 (1960).

WECKER, E.: A simple test for serodifferentiation of poliovirus strains within the same type. Virology **10**, 376 (1960).

WEIHL, C., D. CORNFELD, H. D. RILEY, N. HUANG and H. CRAMBLETT: Purified Poliomyelitis Vaccine-Clinical Appraisal. J. Amer. med. Ass. 176, 409 (1961).

WEISSFEILER, J.: The control of poliomyelitis by live poliovirus vaccine. Akademiai Kiadó, Budapest 1961.

WIESMANN, E., u. T. WEGMANN: Komplikationen nach peroraler Poliomyelitisschutzimpfung. Schweiz. med. Wschr. 92, 367 (1962).

WILSON, G. S., et al.: Poliomyelitis and tonsillectomie. Lancet **1955 II**, 5.

— Poliomyelitis and prophylactic inoculation against Diphtherie, Whooping-Cough, and Smallipox Report of the Medical Research Council Committee on inoculation procedures and neurological lesions. Lancet. **1956 II**, 1223.

WINDORFER, A.: Zur Frage der Poliomyelitis-Schutzimpfung während der Sommer-Herbst-Monate und während Epidemien. Dtsch. med. Wschr, 85. 1196 (1960).

ZIMMERMAN, M. C.: Penicillinase — proved allergy to penicillin in poliomyelitis vaccine. J. Amer. med. Ass. 167, 1807 (1958).

ZISCHINSKY, H., O. PENDL, CH. KUNZ u. K. JELLINGER: Tödliche Encephalitis nach Poliomyelitis-Schutzimpfung. Klin. Wschr. 39, 638 (1961).

Die Masernschutzimpfung

Von O. BONIN

I. Klinik und Epidemiologie

Während man früher allgemein annahm, die Masern würden durch Einatmen infizierter Luft übertragen, scheint nach den Untersuchungen von PAPP (zit. nach VIVELL) die conjunctivale Infektion eine größere Rolle zu spielen.

Die Inkubationszeit beträgt regelmäßig 10—12 Tage. Das Prodromalstadium (2—4 Tage) ist durch Fieber, Krankheitsgefühl und Erscheinungen an den Conjunctiven und Schleimhäuten des Nasen-Rachen-raumes gekennzeichnet. Schon während des Prodromalstadiums oder des anschließenden Intervalls treten an der Wangenschleimhaut die KOPLIKschen Flecken auf, die als sicheres diagnostisches Zeichen gelten. Das Masernexanthem beginnt um den 14. Tag nach der Infektion meist in Gesicht und Nacken und breitet sich schnell über den ganzen Körper aus. Die unkomplizierte Masernerkrankung klingt dann unter Abblassung und Abschuppung des Exanthems wieder ab.

Detaillierte Darstellungen der Masernpathogenese mit ausführlichen Literaturangaben finden sich bei GRIST, VIVELL und ROBBINS.

Masernpatienten sind bereits in den letzten Tagen der Inkubation vor Auftreten der ersten klinischen Erscheinungen infektiös. Die Infektiosität erlischt etwa mit dem Abblassen des Exanthems.

Die Masern gehören nach DE RUDDER (1934) zu den Zivilisationsseuchen mit hoher Kontagiosität. Ihr Kontagiositätsindex wird für alle Altersgruppen, Rassen und Klimazonen mit mehr als 95% angegeben. Die Jahresmorbidität in umschriebenen Gebieten schwankt rhythmisch (Verdichtungswellen, DE RUDDER 1934). In unseren Großstädten treten etwa zweijährige Masernwellen auf, in ländlichen Gebieten sind die Intervalle größer. In abgeschlossenen Gebieten, in denen lange keine Masern mehr aufgetreten sind, kommt es bei Einschleppung des Virus zu explosionsartigen Epidemien, wobei praktisch die ganze noch nicht gemaserte Bevölkerung erkrankt (Inselepidemien von Fär-Öer (DE RUDDER 1934), Grönland (CHRISTENSEN u. Mitarb.) und Tahiti (ROSEN 1962).

Die *durchschnittliche Jahresmorbidität* der Masern ist in fast allen Ländern seit Anfang des 20. Jahrhunderts recht konstant geblieben. Für die USA wird sie mit 200—500 Fällen auf 100000 Einwohner geschätzt (LANGMUIR). Exakte Morbiditätszahlen für die Bundesrepublik stehen nicht zur Verfügung, da die Masernerkrankung nicht meldepflichtig ist.

Die *Masernmortalität* geht infolge besserer Diagnostik und Therapie der bakteriellen Komplikationen in den industrialisierten Ländern stetig zurück. In den Entwicklungsländern bleibt sie dagegen seit Anfang unseres Jahrhunderts nahezu unverändert hoch.

In Tab. 1 sind einige Mortalitätszahlen aus verschiedenen Ländern und verschiedenen Jahren nach Angaben von DE ARANJO MORAES, LANGMUIR, MEYER, RISTORI, DE RUDDER (1934) und TANEJA zusammengestellt. Während die durchschnittliche Jahresmortalität in den Industrieländern zwischen 0,1 und 0,4 pro 100000 Einwohner beträgt, liegt sie in den Entwicklungsländern zwischen 5,5 und 21,6/100000. Die Masern-Mortalität in der Bundesrepublik gleicht weitgehend der in anderen Industrieländern. Sie kann aus den Angaben von MEYER über die Todesursachen bei Kindern und Jugendlichen für die Jahre von 1952 bis 1959 mit etwa 0,3/100000 errechnet werden.

Die Häufigkeit von bakteriellen Masernkomplikationen dürfte etwa parallel zum Abfall der Mortalität zurückgehen. Auch hierüber liegen infolge des Fehlens einer Melde-

pflicht keine exakten Unterlagen vor. Angaben wie die von KATZ, ENDERS u. HOLLOWAY, daß die Häufigkeit von bakteriellen Masernkomplikationen in den USA zwischen 5 und 15% betrage, sind Schätzungen, deren Übertragbarkeit auf eine sehr große Bevölkerung schwer zu beurteilen ist.

Tabelle 1. *Masern-Mortalität (Todesfälle/100000 Einwohner) in verschiedenen Ländern zu verschiedenen Zeiten des 20. Jahrhunderts [aus* BONIN: *Dtsch. med. Wschr.* 88, *992 (1936)]*

Land	Jahr					
	1901	1906 bis 1910	1921	1923 bis 1929	1941	1958
Belgien	30,2		10,4		1,7	0,2
Brasilien	22,9		23,0		12,0	5,5
Chile						21,6
Deutschland		18,3		7,1	(1952—58): 0,3	
England	27,7		5,9		2,9	0,1
Frankreich			4,2		1,4	0,4
Indien					(1959): 19,8	
Italien	17,8		11,9		4,5	0,4
Norwegen	4,6		2,8		1,2	0,3
Schweden	7,3		3,6		1,1	0,2
Schweiz	24,8		4,0		0,4	0,1
USA			8,9		0,6	0,2

Bei dem zweifellos vorhandenen Rückgang der bakteriellen Masernkomplikationen gewinnen die zentralnervösen Komplikationen — allgemein bezeichnet als Masernencephalitis — zunehmend an Bedeutung.

Noch 1947 wurde in einer Zusammenstellung von HOYNE u. SLOTKOWSKI (zit. nach GERMER) angegeben, daß die Häufigkeit von Masernencephalitis zwischen 1:15000 und 1:642 schwanke. WIEDEMANN beziffert sie 1962 schon mit 1:1000 bis 1:500. Die neueste amerikanische Schätzung, die der Surgeon General (TERRY) 1962 bekanntgegeben hat, spricht sogar von 1:400.

Die zentralnervösen Komplikationen der Masern hinterlassen bei den Patienten relativ häufig länger dauernde Intelligenzdefekte und psychische Störungen. Ihre Letalität ist auffallend hoch. MEYER und BYERS haben bei Nachuntersuchungen nach Masernencephalitiden bei mehr als der Hälfte ihrer Patienten solche Ausfälle gefunden. APPENZELLER (zit. nach LANGE u. Mitarb.) fand 20% Defektheilungen, GREENBERG u. Mitarb. (zit. nach LANGE u. Mitarb.) fanden 9% Spätschäden. STOKES (zit. nach GOTTLIEB) schätzt, daß heute in den USA jedes viertausendste Kind, das an Masern (nicht an Masernencephalitis) erkrankt, in einer Institution für geistig Schwache endet. Auch beim normalen Masernverlauf ohne klinische Zeichen von Encephalitis scheint das Zentralnervensystem recht häufig befallen zu sein (GIBBS; GIBBS, CARPENTER u. SPIESS).

Auch in den industrialisierten Ländern bedeuten also die Masern noch heute für den Einzelnen eine Gefahr, die der Gefährdung durch eine paralytische Poliomyelitis größenordnungsmäßig vergleichbar ist (BONIN 1963 a, b).

Die Mortalität von Masern und Poliomyelitis ist heute in Deutschland — zumindest bei Kindern und Jugendlichen — nahezu gleichhoch. Das Risiko für den noch nicht gegen Masern Immunen, eine Masernencephalitis zu erleiden, ist nach dem heutigen Stand des Wissens mit 0,1 bis 0,25% anzunehmen. Die Wahrscheinlichkeit, an einer paralytischen Poliomyelitis zu erkranken, wird dagegen mit 0,2% (DE RUDDER 1934) bis 1,0% (PAUL) angegeben.

II. Die Eigenschaften des Erregers

Die Infektiosität der Masern wurde 1905 durch HECTOEN erwiesen, der schlüssig zeigen konnte, daß die Krankheit durch bakterienfreies Patientenblut, das im akuten Stadium entnommen ist, übertragen wird. Ähnliche frühere Experimente sind nach seiner Auffassung nicht beweisend. 1911 zeigten ANDERSON und GOLDBERGER die Übertragbarkeit der Masern auf den Affen. GOLDBERGER und ANDERSON (1911 a, b) fanden, daß der Masernerreger Berkefeldfilter passiert und relativ temperaturempfindlich ist. 1939 gelang RACKE, SCHAFFER und STOKES (zit. nach ENDERS 1962) die Züchtung des Virus in Hühnerembryonen über mehrere Passagen.

Die modernen Gewebekulturtechniken wurden 1954 von ENDERS und PEEBLES für die Isolierung des Masernvirus genützt. Diese Autoren züchteten das Agens aus Patientenblut und Rachenspülwasser in primären menschlichen Nierenkulturen an. In diesen Kulturen verursacht das Virus einen typischen cytopathischen Effekt mit Riesenzellbildung, der die Titration des Virus und die Bestimmung von Antikörperkonzentrationen im Neutralisationsversuch erlaubt. Inzwischen ist die Vermehrung des Virus in zahlreichen Kulturarten gelungen.

Neben der primären menschlichen Nierenkultur vermehrt sich Masernvirus in Affennierenkulturen (ENDERS u. PEBBLES), in menschlichen Amnionkulturen (RUCKLE 1957a), in Hühnerembryonen-Gewebekulturen (KATZ, MILANOVIC u. ENDERS) und in Kulturen von verschiedenen Zellstämmen. Auch in Suspensionen von Menschen- und Affen-Leukocyten wurde eine Virusvermehrung beobachtet (BERG u. ROSENTHAL). Für die Gewinnung von großen Antigenmengen ist die Züchtung in embryonalen Nierenkulturen von Rindern, Schweinen und Schafen

(DOSSER) oder in Hundenierenkulturen (MUSSER u. SLATER) möglich.

Masernvirus agglutiniert vom Affen stammende Erythrocyten (PERIES u. CHANY; ROSEN) wodurch eine weitere Möglichkeit für die Messung von Virus- und Antikörperkonzentrationen gegeben ist. Nach ROSANOFF und KOHN adsorbieren die mit Masernvirus infizierten Gewebekulturzellen die gleichen Blutkörperchen. Das Antigen aus infizierten Gewebekulturzellen bindet nach BECH (1958) in Anwesenheit von Masernantikörpern Komplement. Hieraus wurde von verschiedenen Autoren eine Komplementbindungsreaktion zum Antikörpernachweis entwickelt (ENDERS u. PEEBLES; RUCKLE u. ROGERS; BECH 1959).

Die physikalischen und chemischen Eigenschaften des Virus sind in der deutschsprachigen Literatur von VIVELL zusammengestellt. Sein Durchmesser wird nach Filtrationsversuchen mit 140 mµ bestimmt; der strahlenempfindliche Durchmesser beträgt etwa 60 mµ. Nach Behandlung mit Tween und Äther spaltet es ein nichtinfektiöses aber immunisierendes Hämagglutinin ab (WATERSON, ROTT und RUCKLE-ENDERS und NORRBY).

Alle bisher isolierten Masernvirusstämme haben sich als serologisch einheitlich erwiesen. ADAMS (zit. nach VIVELL) fand, daß neutralisierende Masernantikörper auch Hundestaupevirus neutralisieren. Nach CARLSTRÖM besteht auch eine gewisse Verwandtschaft zum Virus der Rinderpest. Zwischen diesen drei Viren werden serologische Kreuzreaktionen gefunden. Die Ergebnisse fallen bei Auswertung der Neutralisationsversuche in Gewebekulturen und Mäusen verschieden aus.

III. Aktive Immunisierung
1. Geschichtliches

Die Bedeutung der Masern für die Volksgesundheit war früher weit größer als heute. Daher versuchte man schon sehr früh, aktiv gegen diese Krankheit zu immunisieren.

Der älteste Bericht über solche Immunisierungsversuche stammt von dem praktischen Arzt HOME aus Edinburgh, der bereits 1759 über seine Morbillisationen publizierte. Im 19. Jahrhundert führten v. MAIR in Österreich und KATONAT in Ungarn Immunisierungsversuche durch, wobei auch Nasenschleim von Erkrankten verwendet wurde (zit. nach DE RUDDER, 1934).

Nachdem 1911 die Übertragung der Masern im Tierexperiment geglückt war, versuchten DEBRÉ,

JOANNON und PAPP (zit. nach DE RUDDER 1934) erneut die Immunisierung mit Patientenblut.

Bei allen diesen älteren Versuchen wurde mit direkt vom Patienten entnommenem Virus gearbeitet. Dabei besteht natürlich die Gefahr der gleichzeitigen Übertragung von anderen Krankheitserregern. Hierin dürfte auch einer der Gründe zu suchen sein, daß diese Methoden keine größere Verbreitung fanden. Andere Arbeitsgruppen versuchten, das Masernvirus durch Tierpassagen zu attenuieren.

ARAKAWA impfte ca. 100 Kinder mit einem Masernvirus, das mehrfach im Mäusegehirn passiert war. Ein tuberkulosekrankes Kind erkrankte dabei an typischen Masern. TANIGUCHI (zit. nach SPIESS) verimpfte ohne Erfolg in Kaninchen passiertes Masernvirus.

Seit es durch die Arbeiten der Gruppe um ENDERS möglich geworden ist, Masernvirus in Gewebekulturen zu züchten und Virus- und Antikörperkonzentrationen in Gewebekulturen zu messen, haben die Arbeiten zur aktiven Immunisierung gegen Masern einen großen Aufschwung genommen. Mit diesen Methoden ist es bei entsprechendem Aufwand möglich, die bei direkten Übertragungen unvermeidbare Infektion des Impflings mit anderen vom Spender stammenden Erregern zu verhindern.

In Analogie zur Entwicklung bei der Poliomyelitis-Schutzimpfung bildeten sich bald zwei Arbeitsrichtungen heraus. Einerseits versucht man — ähnlich dem SALK-Impfstoff gegen Poliomyelitis — inaktivierte Masern-Impfstoffe herzustellen und zu verbessern. Andererseits arbeiten mehrere Gruppen an der Entwicklung und Verbesserung von Lebendimpfstoffen aus abgeschwächten Virusstämmen. Als dritter Weg wurde die Immunisierung des Menschen gegen Masern mit dem antigenverwandten Virus der Hundestaupe versucht. Die beiden erstgenannten Verfahren sind in den letzten Jahren so weit entwickelt worden, daß heute die Großproduktion dieser Impfstoffe in der pharmazeutischen Industrie angelaufen ist. Die ersten Lizenzen für inaktivierten Masernimpfstoff und Masern-Lebendimpfstoff wurden im Frühjahr 1963 an U.-S.-amerikanische Firmen erteilt.

2. Die Immunisierung mit inaktivierten Impfstoffen

a) Herstellung der Impfstoffe. Als Saatvirus für die Herstellung von inaktivierten Masernimpfstoffen wird allgemein der *Edmon-*

ston-Stamm von ENDERS u. PEEBLES verwendet. Dieses Virus wird in primären Gewebekulturen aus Affennieren, Hühnerembryonen oder Hundenieren mit eiweißfreiem Nährmedium vermehrt.

Bei Affennierenkulturen hat man durch die Produktionserfahrung mit Poliomyelitis-Impfstoffen gelernt, die Verunreinigung dieser Kulturart mit Fremdviren auf ein erträgliches Maß zu reduzieren (BEALE, MATTINGLY). Hauptsächlich muß die Infektion der Tiere mit herpesvirus simiae (B-Virus, SABIN), das beim Menschen schwere Lähmungserkrankungen verursacht, und mit SV 40 (vacuolating agent, SWEET u. HILLEMAN), das beim neugeborenen Hamster Fibrosarkome auslöst, verhindert werden. Strenge Quarantänevorschriften werden durch die einschlägigen Bestimmungen gegeben.

Die Hauptgefahr bei der Verwendung von Hühnerembryonenkulturen besteht in der möglichen Verunreinigung mit dem Leukosefaktor (MURRAY). Auch salmonella pullorum, Geflügeltuberkulose, Geflügelpockenvirus und Rous-Sarkom-Virus kommen als Verunreinigung in Frage. Nach den Bestimmungen müssen die Eier aus Zuchten stammen, die frei von diesen Agentien sind, oder die Abwesenheit der Agentien muß durch besondere Prüfungen ausgeschlossen werden.

Bei Hundenierenkulturen besteht die Möglichkeit einer Verunreinigung mit Staupevirus, der ebenfalls durch entsprechende Quarantänemaßnahmen begegnet werden muß.

Die Inaktivierung des so gezüchteten Virus (Ausgangstiter 10^4 bis 10^6 dim/ml) wird in der lizenzierten Produktion entsprechend dem Verfahren beim Poliomyelitis-Impfstoff (Formaldehyd 1 : 4000, 37°C) vorgenommen (WARREN u. GALLIAN).

Teilweise wird auch bei niedrigerer Temperatur mit höheren Konzentrationen des Inaktivierungsmittels gearbeitet. Filtrationen zur Entfernung von Virusaggregaten und Fremdviren sind bei der Herstellung von Masernimpfstoffen nicht möglich (MUSSER u. UNDERWOOD). Die Virussuspensionen werden daher vor der Inaktivierung durch Zentrifugation (de Laval Clarifier) geklärt.

Die so hergestellten Impfstoffe müssen noch gereinigt und konzentriert werden. Sie enthalten infolge der niedrigen Virustiter im Ausgangsmaterial zu wenig Antigen, um eine ausreichende Antikörperbildung induzieren zu können.

Zur Reinigung und Konzentration haben sich die Verfahren der Zentrifugation, Adsorption an $Al(OH)_3$ oder Ionenaustauscher, Gefriertrocknung, Aussalzung und der chemischen Fällung etwa gleichgut bewährt (WARREN u. GALLIAN). Aus arbeitstechnischen Gründen wird die chemische Fällung vorgezogen. Auch die so gereinigten Präparate werden noch an Aluminiumhydroxyd adsorbiert.

Ob das geschilderte Verfahren der Impfstoffherstellung optimal ist, kann noch nicht gesagt werden. Möglicherweise ergeben sich noch Modifikationen, wie sie auch in der Produktion der Poliomyelitis-Impfstoffe eingeführt wurden. Erfolgversprechend erscheint es, in der Impfstoffproduktion solche Virusstämme zu verwenden, die in den üblichen Gewebekulturen höhere Virusausbeuten ergeben, wie z. B. den von Enders-Ruckle (zit. nach Waterson, Rott u. Ruckle-Enders) isolierten Stamm 1677.

Eine weitere Möglichkeit für die Impfstoffherstellung ergibt sich aus der Entdeckung von Waterson, Rott u. Ruckle-Enders, daß die bei der Tween-Äther-Behandlung von Masernvirus gewonnenen Produkte beim Tier hämagglutinationshemmende, neutralisierende und komplementbindende Antikörper hervorrufen. Auch Menschen können mit derartigen *Spaltimpfstoffen* immunisiert werden. In Schweden werden diese Spaltimpfstoffe noch soweit gereinigt, daß sie fast nur noch Hämagglutinin enthalten. Auch damit können hämagglutinationshemmende und neutralisierende Antikörper erzeugt werden (Gard 1964). Ob diese Spaltimpfstoffe bezüglich ihrer Schutzwirkung beim Menschen den inaktivierten Impfstoffen aus Vollvirus gleichwertig sind, muß noch abgewartet werden.

Frankel, Wilton, Potkonski u. Boger haben bereits Versuche mit Äthylenoxyd als Inaktivierungsmittel durchgeführt. Die Konversionsraten, die bei kleinen Menschenversuchen mit einem so hergestellten Impfstoff erzielt wurden, scheinen denen nach Impfung mit formaldehydinaktivierten Impfstoffen etwa zu entsprechen.

b) Prüfung der Impfstoffe. Auch das Prüfungsverfahren der inaktivierten Masernimpfstoffe ist dem der Poliomyelitis-Impfstoffe recht ähnlich. Die U.-S.-amerikanischen Vorschriften, die wohl wieder Modell für verschiedene nationale Vorschriften werden dürften, sehen eine Reihe von Unschädlichkeitsprüfungen und eine Wirksamkeitsprüfung vor (U. S. Deptm. of Health, Educ. and Welfare 1963a).

Bereits vor der Inaktivierung werden die Virussuspensionen auf *Freisein von verschiedenen Bakterien und Fremdviren* geprüft. Die hierfür anzuwendenden Verfahren variieren nach der für die Viruszüchtung verwendeten Gewebeart.

Bei Impfstoffen, die auf Affennierenkulturen hergestellt werden, sind neben aeroben und anaeroben Bakterien vor allem Tuberkelbakterien, herpesvirus simiae, Virus der LCM und SV 40 auszuschließen. Hierzu werden bakterielle Sterilitätsprüfungen, Gewebekulturprüfungen auf Cercopithecusaffenniere und Tierversuche an Kaninchen, Meerschweinchen und Mäusen durchgeführt.

Impfstoffe, die auf Hühnerembryonenkulturen hergestellt wurden, haben andere Verunreinigungsmöglichkeiten, vor allem durch Mycoplasmen (PPLO) und den Leukosefaktor. Hier werden neben einer allgemeinen Prüfung auf Bakteriennährböden (auch für Tuberkelbakterien) und im Mäuseversuch spezielle Versuche zum Ausschluß dieser Agentien gefordert.

Der Erfolg der Inaktivierung wird durch eine Kontrolle des Titerabfalles zu Beginn und eine Gewebekulturprüfung auf vermehrungsfähiges Masernvirus am Ende des Prozesses kontrolliert. Da diese Prüfung gleichzeitig auch Verunreinigungen ausschließen soll, ist die Hälfte des Stichprobenvolumens auf Kulturen von Cercopithecus-Nieren anzusetzen. Impfstoffe, die in Hühnerembryonenkulturen hergestellt wurden, sind zusätzlich im bebrüteten Hühnerei zu prüfen.

Die Abwesenheit von neurotropen Viren ist für beide Impfstoffarten durch einen Affenversuch mit intracerebraler und intraspinaler Injektionstechnik zu zeigen.

Für die *Wirksamkeitsprüfung* der inaktivierten Masernimpfstoffe kann ein Verfahren angewendet werden, das auf dem „Allgemeinen Standardprinzip" (Prigge) beruht. Masernimpfstoffe lassen sich leicht durch Gefriertrocknung konservieren, so daß ein stabiles Maßpräparat (Standardimpfstoff) hergestellt werden kann. Die aktuelle Schutzwirkung jeder einzelnen Produktionscharge wird zu der im Parallelversuch an einheitlichem Tiermaterial gefundenen Schutzwirkung (response) des Bezugspräparates in Beziehung gesetzt. Unter bestimmten Voraussetzungen läßt sich aus dem Verhältnis der aktuellen Schutzwirkungen im Einzelversuch ein Verhältnis der von der Variabilität des Tiermaterials unabhängigen Wirksamkeiten (potencies) der beiden verglichenen Präparate ermitteln.

Nach dem Vorschlag von Warren, Crawford u. Gallian werden für diesen Versuch Gruppen eines homogenen Kollektivs von Meerschweinchen mit abgestuften Dosen des zu prüfenden Impfstoffes und des Standardimpfstoffes immunisiert. Die Sera dieser Tiere werden im Neutralisationsversuch auf ihren

33*

Antikörpergehalt ausgewertet. Mit den so ermittelten Daten lassen sich Dosis-Wirkungskurven aufstellen, die im doppelt logarithmischen Netz als Geraden verlaufen. Das Wertverhältnis der verglichenen Impfstoffe wird dann durch den horizontalen Abstand der beiden Dosis-Wirkungs-Geraden gegeben.

Für die Prüfungspraxis kann man nach Vorliegen genügender Erfahrungen diesen Versuch dadurch verkleinern, daß man eine „Dreipunktmethode" (PRIGGE 1942) anwendet; d. h. nur zwei geeignet gewählte Dosen des Standardimpfstoffes und nur eine Dosis des Prüfimpfstoffes gibt.

Nach den Ergebnissen von WARREN, CRAWFORD und GALLIAN besteht eine gute Übereinstimmung zwischen den Ergebnissen dieses Meerschweinchenversuches und der Schutzwirkung der entsprechenden Impfstoffe am Menschen.

Tabelle 2. *Antikörperbildung bei Kindern nach Immunisierung mit inaktivierten Masernimpfstoffen verschiedener Wirkung im Meerschweinchenversuch. (Nach* WARREN, CRAWFORD u. GALLIAN: *Amer. J. Dis. Child.* **103**, *452—457 (1962)*

Charge	Wirkung am Meerschweinchen (Mittl. AK.-Titer)	Seronegat. vor der Impfung	Seroposit. nach der Impfung	Konversionsrate in Prozent
1	110	41	32	78
2	130	26	20	76
3	130	55	49	89
4	180	9	8	88
5	350	50	50	100

Diese Autoren haben die Konversionsraten (Titeranstiege auf 8 oder mehr von einem Ausgangstiter von weniger als 4) beim Menschen nach Impfung mit verschiedenen Impfstoffen bestimmt, die im Meerschweinchen hohe bzw. niedrige Antikörpertiter induzierten. Ihre Ergebnisse sind in Tab. 2 wiedergegeben. Der nichtkonzentrierte Impfstoff Nr. 1, der im Meerschweinchen nur einen Antikörpertiter von 110 erzeugte, ergab nur bei 78% der Impflinge eine Antikörperkonversion. Die Konversionsraten mit den konzentrierten Impfstoffen Nr. 3—5, die beim Meerschweinchen besser wirkten, sind denen nach Salk-Impfung vergleichbar.

Die U.-S.-amerikanischen Vorschriften fordern bisher nur, daß die geprüften Impfstoffe gleichgut oder besser als der von den National Institutes of Health ausgegebene Bezugsimpfstoff sein müssen. Eine Definition von Schutzeinheiten für inaktivierte Masernimpfstoffe ist bisher nicht erfolgt.

c) Ergebnisse beim Menschen. Neben dem bereits im vorigen Abschnitt geschilderten Versuch (s. Tab. 2) wurden mit inaktivierten Masernimpfstoffen in den USA eine Reihe von kleineren Feldversuchen am Menschen durchgeführt. In diesen Versuchen wurde teils die Antikörper-Konversionsrate bestimmt, teils wurde auch die Häufigkeit von natürlichen Maserninfektionen bei Geimpften und Nichtgeimpften oder die Häufigkeit des Angehens einer Nachimpfung mit Masern-Lebendimpfstoff registriert.

KARELITZ und PECK impften insgesamt 401 Kinder, davon 225 mit drei Injektionen. Bei 107 Kindern, die drei Impfungen erhalten hatten, führten sie Antikörperbestimmungen vor und nach der Impfung durch. Während unter diesen 107 Kindern vor der Impfung 77 ohne nachweisbare Antikörper waren, hatten alle Kinder nach der Impfung Antikörpertiter von mehr als 8; die meisten zwischen 32 und 256. Selbst nach nur einer Injektion bildeten 23 von 29 Kindern Antikörper mit Titern zwischen 4 und 32. Die bereits vor der Impfung seropositiven Kinder reagierten mit Titersteigerungen auf das Vier- bis Zweiunddreißigfache. 11 Kinder mit voller Grundimmunisierung wurden mit Masern-Lebendimpfstoff nachgeimpft. Von diesen zeigte nur eines einen zweifelhaften leichten Temperaturanstieg.

KARZON u. Mitarb. berichten über Impfversuche an Schulkindern von Buffalo, bei denen 330 Kinder geimpft wurden. Als Kontrollgruppe erhielten 319 Kinder eine Placeboinjektion. In der Gruppe der geimpften Kinder traten während der ersten drei Monate nach der Impfung 20 Masernerkrankungen auf, davon 8 mit normalem Verlauf, 8 mit mildem Verlauf und 4 mit so leichtem Verlauf, daß die klinische Diagnose zweifelhaft war. In der Placebogruppe kam es im gleichen Zeitraum zu 55 Masernerkrankungen, von denen 7 klinisch zweifelhaft waren, einer mild und der Rest normal schwer verliefen.

Ein weiterer kleinerer Feldversuch an etwa 60 Kindern wird von FELDMAN mitgeteilt. Auch er kommt zu dem Schluß, daß schon eine einzelne Injektion von gutem inaktiviertem Masernimpfstoff den klinischen Verlauf bei nachfolgender natürlicher Infektion mildert.

Gegenüber diesen Ergebnissen mit an Aluminiumhydroxyd adsorbierten Impfstoffen sind die von HILLEMAN u. Mitarb. mit nichtadsorbierten Impfstoffen wesentlich schlechter. Sie bestätigen die Beobachtung der anderen Autoren, daß die Schutzwirkung der nichtkonzentrierten und nichtadsorbierten Impfstoffe gegen Masern beim Menschen nicht ausreichend ist.

Vor der Lizenzierung der ersten inaktivierten Masernimpfstoffe waren nach den U.-S.-amerikanischen Anforderungen weitere Versuche an mindestens 1000 Kindern durchzuführen. Dabei mußte die Konversionsrate nach voller Grundimmunisierung mindestens 90% betragen. Wenn die Ergebnisse dieser Versuche auch noch nicht publiziert sind, so darf man auf Grund der erfolgten Lizenzierung doch annehmen, daß diese Forderung erfüllt wurde.

Nach den bisherigen Erfahrungen fallen die Antikörpertiter nach Impfung mit inaktivierten Masernimpfstoffen sehr schnell wieder ab. Nach einem Jahr — teilweise sogar schon nach drei bis sechs Monaten — sind meist keine Antikörper mehr serologisch nachweisbar. Eine begrenzte Anzahl von Impflingen hat jedoch bei Wiederholungsimpfungen mit einem sehr schnellen und starken Antikörperanstieg reagiert. Es besteht somit Grund zu der Annahme, daß solche Impflinge auch gegen eine natürliche Maserninfektion weitgehend geschützt sind. Zumindest kann man bei solchen Impflingen einen abgeschwächten Verlauf der Masernerkrankung erwarten, da sie auf die natürliche Infektion im Sinne einer immunologischen Zweitreaktion (booster reaction) reagieren (WARREN u. GALLIAN). Außerdem wird bei der weiten und ständigen Verbreitung des Masernvirus in der Bevölkerung die natürliche Infektion der Geimpften eine weit größere Rolle für die Erhaltung einer mit inaktivierten Masernimpfstoffen induzierten Immunität spielen als beispielsweise bei der Poliomyelitis.

In den angeführten Feldversuchen wurden auch schon inaktivierte Masernimpfstoffe in Kombination mit inaktivierten Poliomyelitis-Impfstoffen als Mischimpfstoffe verabreicht. Dabei soll keine negative gegenseitige Beeinflussung dieser beiden Antigene festgestellt worden sein. Es ist also damit zu rechnen, daß in absehbarer Zeit auch Mischimpfstoffe mit Masern, Poliomyelitis-, Diphtherie- und Tetanuskomponenten angeboten werden. Vor der Selbstherstellung von Impfstoffmischungen durch gemeinsames Aufziehen verschiedener Impfstoffe in eine Spritze ist allerdings dringend zu warnen, da die Antigenität solcher Mischungen entscheidend von einem optimalen Verhältnis der einzelnen Komponenten und des Adjuvans abhängt.

d) Nebenwirkungen. Unerwünschte Nebenerscheinungen sind bisher nach Anwendung inaktivierter Masernimpfstoffe nicht beobachtet worden. Die Belästigung für den Impfling ist nicht größer als bei Impfung mit Diphtherie-, Tetanus- oder inaktivierten Poliomyelitis-(misch)-Impfstoffen, die etwa gleiche Konzentrationen an Aluminiumhydroxyd enthalten. Eine Allergisierung gegen Penicillin oder die Auslösung einer allergischen Reaktion bei penicillinüberempfindlichen Kindern ist nicht zu befürchten, da die Masernimpfstoffe kein Penicillin mehr enthalten.

3. Die Immunisierung mit Lebendimpfstoffen

In den letzten Jahren wurden verschiedene Lebendimpfstoffe gegen Masern entwickelt und am Menschen erprobt. Bisher hat allerdings nur die Entwicklung des Lebendimpfstoffes nach ENDERS aus dem attenuierten *Edmonston-Stamm* das Stadium des klinischen Versuchs und des Feldversuchs durchlaufen. Weitere Masern-Lebendimpfstoffe sind z. Z. in Erprobung.

a) Die Entwicklung des attenuierten Edmonston-Stammes. Der Edmonston-Stamm des Masernvirus wurde im Februar 1954 von einem Fall typischer Masern am ersten Tag des Exanthems isoliert (ENDERS u. PEEBLES). Eine detaillierte Beschreibung der Attenuierung dieses Stammes wird von ENDERS u. Mitarb. (1960) gegeben. Die Passagegeschichte dieses Virusstammes ist in Abb. 116 unter Weglassung von Details zusammengestellt.

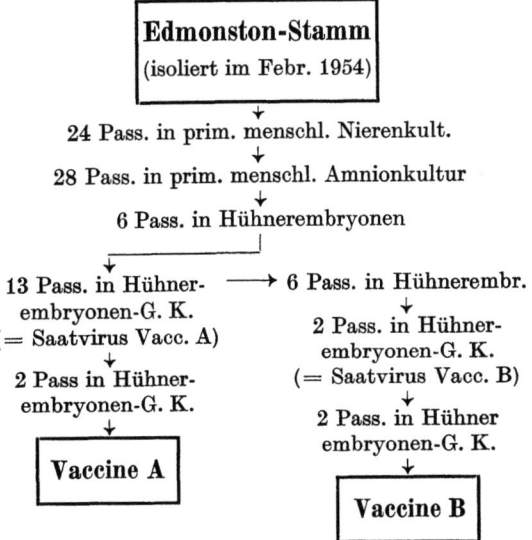

Abb. 116. Passagegeschichte des attenuierten Edmonston-Stammes (aus: BONIN, O.: Dtsch. med. Wschr. 88, 992 (1963)

Nach der Isolierung des Virusstammes in primären menschlichen Nierenkulturen wurde sofort eine Anzüchtung im bebrüteten Hühnerei versucht, welche mißlang. Das Virus wurde daher 24mal in primären menschlichen Nierenkulturen und 28mal in primären menschlichen Amnionkulturen passiert. Nach diesen Passagen gelang die Adaptation an den Hühnerembryo (MILANOVIĆ, ENDERS u. MITUS). Vom bebrüteten Hühnerei wurde das Virus auf Gewebekulturen von trypsinierten Hühnerembryonenzellen umgezüchtet (KATZ, MILANOVIĆ u. ENDERS). Während der ersten vier Passagen in diesen Kulturen war kein mikroskopisch erkennbarer cytopathischer Effekt zu beobachten. In späteren Passagen trat dann ein Effekt auf, der sich von dem ursprünglichen CPE des Masernvirus deutlich unterschied. Das modifizierte Virus ließ sich leicht in einem eiweißfreien Kulturmedium züchten, während in den frühen Passagestufen ein Zusatz von Rinderamnionflüssigkeit zum Nährmedium notwendig war.

Nach intracerebraler und intracisternaler Applikation verursachte dieses Virus beim Cynomolgusaffen keine Virämie mehr (mit einer Ausnahme), während eine solche bei Injektion des Ausgangsvirus regelmäßig auftrat. Auch das Nasensekret der injizierten Affen war nicht mehr infektiös. Die Injektion verursachte keinen Ausschlag und keine klinischen Krankheitszeichen; bei den meisten Tieren trat jedoch eine leichte Leukopenie auf.

Die mit diesem attenuierten Virus injizierten Tiere erwiesen sich als immun gegen die Reinfektion mit frisch isoliertem, virulentem Masernvirus. Nach Reinfektion mit Wildvirus zeigten sie keine Virämie, schieden das Wildvirus aber im Nasen-Rachensekret aus. Auf die Reinfektion mit Masern-Wildvirus reagierten die Tiere mit einem schnellen und hohen Antikörperanstieg im Sinne einer immunologischen Zweitreaktion.

Um die Auswirkung der Hühnerembryopassagen auf die Virulenz des Virus zu studieren, haben ENDERS, KATZ, MILANOVIĆ u. HOLLOWAY (1960) den Edmonston-Stamm verschieden lang im bebrüteten Hühnerei gezüchtet. Sie haben zwei verschiedene Impfstoffe (Vaccine A und Vaccine B) hergestellt, die sich nur durch die Zahl der Eipassagen unterscheiden (siehe Abb. 116). Beide Impfstoffe verhielten sich bei der Prüfung am Affen und der Anwendung am Menschen gleich. Hieraus wird der Schluß gezogen, daß 6 Hühnerembryopassagen ausreichen, die weniger virulenten Partikel zu selektieren, und daß diese Impfstoffe das Optimum dessen darstellen, was sich mit solchen Selektionsverfahren erreichen läßt.

Die meisten in den bisher durchgeführten Feldversuchen am Menschen verwendeten Masern-Lebendimpfstoffe leiten sich von der ENDERS-Vaccine B ab. Sie sind — je nach Hersteller verschieden — einige (bis zu 10) Kulturpassagen von diesem Ausgangsmaterial entfernt.

α) *Herstellung der Impfstoffe.* Beim Masern-Lebendimpfstoff aus dem Edmonston-Stamm kommt als Gewebekultursystem für die Viruszüchtung nur die Hühnerembryonenkultur in Frage. Da das Attenuierungsverfahren dieses Stammes mit mehreren Passagen auf dieser Kulturart abschließt, kann man bei den kommerziell hergestellten Impfstoffen nur gleiche Eigenschaften erwarten, wenn man keine Umzüchtung auf eine andere Kulturart mehr vornimmt.

Für die Vermeidung von Verunreinigungen der Impfstoffe durch Bakterien oder Fremdviren gelten auch bei den Lebendimpfstoffen die Sicherheitsvorkehrungen, die schon bei der Besprechung der inaktivierten Impfstoffe erwähnt wurden.

Das bei der Viruszüchtung verwendete Kulturmedium darf kein Eiweiß enthalten. Wurde während der Anzucht der Produktionskulturen ein serumhaltiges Nährmedium verwendet, so müssen die Kulturen vor der Beimpfung mit dem Saatvirus ausreichend gewaschen werden.

Masernvirus ist relativ temperaturempfindlich. Hohe Virusausbeuten pro Produktionskultur lassen sich daher nur dann erreichen, wenn der Zeitpunkt der Virusernte optimal gewählt wird.

Die Viruserten werden durch Zentrifugation geklärt und nach Bestehen der Prüfungen zu einer Impfstoffcharge gemischt.

Wegen der Temperaturempfindlichkeit des Masernvirus ist es notwendig, die so produzierten Lebendimpfstoffe vor der Abgabe zu stabilisieren.

Nach den Untersuchungen von GOLDNER u. Mitarb. kann der Lebendimpfstoff durch Lagerung bei −70°C über 15 Monate ausreichend stabilisiert werden. Hierbei ist aber durch geeigneten Verschluß der Gefäße dafür Sorge zu tragen, daß sich das pH- der Virussuspension während der Lagerungszeit nicht ändert.

ENDERS u. Mitarb. (1960) schlagen vor, dem Impfstoff als Stabilisator etwa 5% Humanalbumin zuzusetzen. Hierdurch kann die Stabilität des Virus verbessert werden.

Die geringste Abschwächung der Impfstoffe scheint dann einzutreten, wenn sie durch Lyophilisierung getrocknet und dann noch bei niedrigen Temperaturen gelagert werden. GOLDNER u. Mitarb. bewahrten mehrere getrocknete Impfstoffe bei Kühlschranktemperatur über 11 Monate ohne nachweisbare Titerverluste auf. Bei Zimmertemperatur oder bei 37°C waren aber auch die getrockneten Impfstoffe nicht ausreichend stabil. Die rekonstituierten Impfstoffe sind im Kühlschrank nur für einen Tag haltbar.

β) *Prüfung der Impfstoffe.* Der *Ausschluß von Fremdviren* in einem Untersuchungsmaterial, das vermehrungsfähiges Masernvirus enthält, bereitet erhebliche methodische Schwierigkeiten und verursacht einen großen Arbeitsaufwand. Daher wird durch die gültigen U.-S.-amerikanischen Vorschriften für Masern-Lebendimpfstoffe (U. S. Deptm. of Health, Educ. and Welfare, 1963, b) gefordert, daß dieser Ausschluß bereits an den nicht infizierten Produktionskulturen zu führen ist.

Zu diesem Zweck muß eine Anzahl von Zellkontrollen, die für die Produktion von 500 ccm Virussuspension ausreicht, mindestens 14 Tage über die Beimpfung der Produktionskulturen hinaus mikroskopisch auf virusverdächtige Zelldegenerationen beobachtet werden. Am Tage der Ernte der Virussuspension — auch wenn diese später als 14 Tage nach der Beimpfung erfolgt — muß die Kulturflüssigkeit dieser Kontrollen in Kulturen von menschlichen Geweben, Affengeweben und Geflügelgeweben passiert werden. Die Original-Zellkontrollen sind außerdem auf das Vorliegen von hämadsorbierenden Viren und auf den Leukosefaktor zu prüfen.

Die aus den Produktionskulturen geernteten Virussuspensionen werden ebenfalls auf Freisein von Bakterien und Fremdviren geprüft. Dafür sind Sterilitätsprüfungen im gleichen Umfang wie bei den inaktivierten Masernimpfstoffen anzusetzen. Außerdem werden Tierversuche an erwachsenen Mäusen und Saugmäusen und Gewebekulturprüfungen auf Affennierengewebe, Hühnerembryonengewebe und menschlichen Geweben verlangt. Eine weitere Unschädlichkeitsprüfung ist im bebrüteten Hühnerei durchzuführen.

Mycoplasmen (PPLO) sind mit speziellen bakteriologischen Methoden auszuschließen. Außerdem ist der Leukosefaktor mit speziellen Methoden an einem Stichprobenvolumen, das mindestens 500 menschlichen Einzeldosen entspricht, auszuschließen.

Die Reihe der geforderten Unschädlichkeitsprüfungen wird durch einen Affenversuch, analog dem Affenversuch bei den inaktivierten Masernimpfstoffen, abgeschlossen. Durch diesen Versuch sollen neurotrope Viren in den Impfstoffen ausgeschlossen werden.

Eine *Wirksamkeitsprüfung* im strengen Sinn des Wortes ist bei den Masern-Lebendimpfstoffen nicht möglich. Als Ersatz für eine solche wird der Virusgehalt der Impfstoffe im Vergleich zu einem Bezugsvirus der National Institutes of Health in der Gewebekultur titriert. Als Mindestanforderung für die Viruskonzentration der Impfstoffe sehen die U.-S.-amerikanischen Vorschriften vor, daß die menschliche Einzeldosis 1000 mittlere Gewebekulturinfektionsdosen Virus enthalten muß. Da diese Dosis die für die Infektion des Menschen erforderliche Mindestmenge weit übersteigt, dürfte diese Bestimmung auch bei mäßiger Abschwächung der Impfstoffe ausreichende Gewähr für ein genügend großes Virusinoculum in der immunisierenden Einzeldosis geben.

Für die *erstmalige Lizenzierung* von Masern-Lebendimpfstoffen enthalten die U.-S.-ameri-

kanischen Vorschriften zusätzliche Anforderungen. Jede der ersten fünf produzierten Impfstoffchargen muß im Menschenversuch geprüft werden, wobei eine Gesamtzahl von mindestens 10000 masernempfänglichen (!) Versuchspersonen verlangt wird. Bei diesen Menschenversuchen wird die Häufigkeit und Schwere von Impfreaktionen und die Schutzwirkung der Impfung — gemessen an der Antikörperumschlagsrate — beurteilt.

γ) *Ergebnisse beim Menschen und Nebenreaktionen.* Mit dem Masern-Lebendimpfstoff aus dem attenuierten Edmonston-Stamm sind in den USA bis zum Frühjahr 1963 etwa 25000 Personen (inzwischen insgesamt ca. 5 Mill.) geimpft worden. Diese Impfungen wurden in kleineren klinischen Versuchen und in Feldversuchen, die bis zu einige tausend Personen umfaßten, durchgeführt.

Tabelle 3. *Schutzdauer, Konversionsrate und klinische Reaktionen nach Masern-Lebendimpfung in verschiedenen Anwendungsformen*

	Lebend-impfstoff allein	Lebend-impfstoff mit Gammaglob.	Inakt. Impfstoff u. Lebend-impfstoff
Konversions-rate:	mehr als 95%	mehr als 95%	ca. 95%
Klin. Schutz erwiesen:	länger als 3 Jahre u. 8 Monate*	länger als 3 Jahre*	ca. 70% länger als 6 Monate*
Häufigkeit von Fieberreaktion: (39,5 °C)	30—40%	ca. 15%	weniger als 10%
Häufigkeit von Exanthem:	30—60%	selten	sehr selten

* Mindestschutzdauer soweit bisher bekannt. Längere Beobachtungen stehen noch aus.

Das Ergebnis dieser Versuche wird in einem Bericht des „Advisory committee on measles control" Surgeon General vom 21. 3. 63 zusammengefaßt. Die Schutzwirkung, Dauer des Impfschutzes und die klinischen Reaktionen nach Masern-Lebendimpfung bei verschiedenen Anwendungsarten des Impfstoffes sind nach diesem Bericht in Tab. 3 wiedergegeben.

Verabreicht man den Impfstoff aus dem abgeschwächten Edmonston-Stamm subcutan, so erzeugt die Impfung bei mehr als 95% der Impflinge Serumantikörper in etwa der gleichen

Titerhöhe, wie sie nach natürlicher Masernerkrankung beobachtet werden. Der Antikörpertiterverlauf nach Masern-Lebendimpfung ist bisher über maximal 4 Jahre verfolgt. Dabei ist ein ähnlich langsamer Titerabfall festgestellt worden wie nach natürlicher Infektion. Soweit bisher gesagt werden kann, dauert der Impfschutz gegen die Infektion mit Masern-Wildvirus mindestens drei Jahre und acht Monate an.

Die Impfung mit dem attenuierten Edmonston-Stamm verursacht beim Impfling eine milde oder inapparente nicht ansteckende Maserninfektion. 30—40% der Impflinge bekommen etwa um den sechsten Tag nach der Impfung Fieber über 39,5°C (= 103°F), das zwei bis fünf Tage andauert. Die Störung des Allgemeinbefindens ist nur gering. 30—60% der Impflinge bekommen ein abgeschwächtes Masernexanthem, das im Gegensatz zum Exanthem bei natürlichen Masern erst mit dem Fieberabfall einsetzt. Bei einigen Impflingen treten leichter Husten, Schnupfen oder Kopliksche Flecken auf.

Diese Impfreaktionen lassen sich durch die gleichzeitige Verabreichung von standardisierten *Gammaglobulin* deutlich reduzieren. Bei dieser Impfmethode unter Gammaglobulinschutz zeigen etwa 15% der Impflinge Fieber über 39,5°C. Die Fieberdauer ist kürzer als bei alleiniger Verabreichung des Impfstoffes. Auch Exanthem wird weniger häufig beobachtet. Die Antikörper-Konversionsrate ist bei dieser Impfung unter Gammaglobulinschutz nicht geringer als bei alleiniger Impfung; die durchschnittlichen Antikörpertiter sind jedoch etwas niedriger. Nach dieser durch Gammaglobulin modifizierten Impfung bleiben die Antikörper nach den bisherigen Beobachtungen über mindestens drei Jahre erhalten. Schutz gegen die natürliche Infektion mit Masern-Wildvirus ist bisher für mindestens zwei Jahre erwiesen.

Wird der Masern-Lebendimpfstoff einen bis drei Monate nach einer *Grundimmunisierung* durch eine oder zwei Dosen *inaktivierten Masernimpfstoff* gegeben, so sind die klinischen Reaktionen seltener als bei Impfung unter Gammaglobulinschutz. Bei diesem Anwendungsschema zeigen weniger als 10% der Impflinge Fieber über 39,5°C. Exanthem, Husten oder Schnupfen werden nur noch selten beobachtet. Auch nach dieser kombinierten Impfung beträgt die Konversionsrate

etwa 95%. Untersuchungen über den Antikörperverlauf liegen noch nicht vor. Mehr als 70% der Impflinge waren nach kombinierter Impfung länger als 6 Monate gegen die natürliche Infektion geschützt; längere Beobachtungen über die Schutzdauer stehen noch aus.

Bisher sind noch keine Komplikationen — insbesondere in Form von Encephalitis — bei gesunden Kindern nach Masern-Lebendimpfung bekannt geworden. In einigen Fällen wurden Krampfanfälle berichtet, die aber offensichtlich auf das Fieber zurückzuführen waren und keine Dauerfolgen hinterließen.

Neben den Impfungen in den USA, auf deren Erfahrungen diese Schilderung der Impfwirkung und der Impfreaktionen beruht, sind in einigen anderen Ländern ebenfalls Impfversuche mit Lebendimpfstoffen durchgeführt worden.

HALONEN u. Mitarb. berichten über kleine klinische Versuche in Finnland. In Israel wurden mehrere hundert Kinder mit und ohne Gammaglobulin geimpft (LEVIN u. Mitarb.). Kleinere Versuche sind auch in verschiedenen Ländern Südamerikas durchgeführt worden (KANTOR). In letzterem Bericht wird auch eine vollständige Zusammenstellung der frühen Impfversuche gegeben.

Die hier zusammenfassend geschilderten Feldversuche mit Masern-Lebendimpfstoffen schließen Kinder mit verschiedenen Erkrankungen ein, bei denen die Verträglichkeit der Impfung geprüft wurde.

Die Lebendimpfung mit dem Edmonston-Stamm wurde von Kindern mit Herzkrankheiten (CURNEN u. Mitarb.), Mucoviscidose (SCHWACHMAN u. Mitarb.) und unterernährten Kindern (KATZ u. Mitarb.) gut vertragen. Über Lebendimpfungen bei tuberkulosekranken Kindern liegen noch keine großen Erfahrungen vor (KEMPE). Unter 12 geimpften Kindern mit akuter Leukämie ist nach MITUS eines wahrscheinlich an einer als Folge der Impfung aufgetretenen Riesenzellenpneumonie verstorben.

Im Gegensatz zur natürlichen Masernerkrankung scheint die Masern-Lebendimpfung keine wesentlichen EEG-Veränderungen zu verursachen. Weder bei empfänglichen Kindern (GIBBS u. Mitarb.) noch bei Affen (BOSKO u. Mitarb.) sind nach Verabreichung des Edmonston-Stammes bisher Veränderungen beobachtet worden, die denen bei natürlicher Maserninfektion vergleichbar wären.

Die Stärke der Impfreaktion scheint bei der Masern-Lebendimpfung unabhängig von der verabreichten Virusdosis zu sein. Mehrere Arbeitsgruppen haben Versuche mit abgestuften Virusdosen durchgeführt, nach deren Ergebnissen die Masern-Lebendimpfung eine ,,Alles oder Nichts-Reaktion" auszulösen scheint. Verabreicht man eine gewisse Mindestmenge Virus, wird der Impfling geschützt und macht eine Impfreaktion durch, die sich in ihrer Schwere nicht von Reaktionen nach mehr als tausendfacher Erhöhung der Virusdosis unterscheidet (McCRUMB u. Mitarb., MARKHAM).

Auch durch Veränderung der Gammaglobulindosis läßt sich die Stärke der Impfreaktion nur wenig beeinflussen. STOKES u. Mitarb. haben verschiedene Gammaglobulindosen auf ihre Wirkung bei Impfung mit gleicher Virusdosis verglichen.

In diesen Studien erhielten die Impflinge gleichzeitig mit der Lebendimpfung Gammaglobulin in Dosen von 20, 40 und 80 Antikörpereinheiten pro (amerikanisches) Pfund Körpergewicht. Die Häufigkeiten von Fieberreaktionen, Bindehautentzündungen, Husten, Schnupfen, Kopfschmerzen und allgemeinen Krankheitserscheinungen unterschieden sich in diesen Gruppen nicht sicher. Lediglich Exanthem war in der Gruppe mit hoher Gammaglobulindosis deutlich seltener als in der Gruppe mit mittlerer oder kleiner Gammaglobulindosis.

Nach den Ergebnissen von BLACK und SHERIDAN läßt sich mit dem Lebendimpfstoff aus dem Edmonston-Stamm ein sicherer Impfschutz nur bei subcutaner Injektion des Virus erreichen. Bei oraler Verabreichung geht die Impfung überhaupt nicht an. Gibt man das Virus intranasal oder conjunctival, sind die Infektionsergebnisse unregelmäßig. Auch durch eine andere Applikationsart läßt sich also die Verträglichkeit der Lebendimpfung nach ENDERS nicht verbessern, wenn man damit nicht eine wesentliche Verschlechterung des Impfschutzes in Kauf nehmen will.

δ) *Weiterentwicklung des Edmonston-Stammes.* Wegen der beschriebenen stärkeren Reaktionen, die der Originalimpfstoff nach ENDERS beim Impfling auslöst, wurde an verschiedenen Stellen versucht, dieses Virus durch geeignete Passagen weiter zu attenuieren.

DOLGIN u. Mitarb. haben das Edmonston-Virus in Lungengewebekulturen von Hühnerembryonen, in Affennierenkulturen verschiedener Spezies und in der Amnionhöhle des bebrüteten Hühnereies weitergezüchtet, ohne eine bessere Verträglichkeit zu erreichen. Auch nach Umzüchtung des Virus auf die Hundenierenkultur gelingt nach den Ergebnissen von HORNICK u. Mitarb. keine entscheidende Verminderung der Reaktionsraten. Ein solches Virus infiziert den Impfling relativ sicher auch nach intranasaler Infektion. Es wird im Gegensatz zum Original-Edmonston-Stamm auch im Nasensekret des Impflings gefunden, breitet sich aber trotzdem nicht auf

Kontaktpersonen aus. Die Häufigkeit von Fieberreaktionen und allgemeinen Krankheitszeichen nach der Impfung wird durch diese Umzüchtung nicht nennenswert vermindert.

OKUNO u. Mitarb. (1960 b) haben das Edmonston-Virus an die Chorioallantoismembran des bebrüteten Hühnereies adaptiert. Das Virus aus der ersten Chorioallantoispassage unterschied sich nicht deutlich vom Original-Edmonston-Stamm. Bei den weiteren Passagen dieser sogenannten *„Bicken-vaccine"* wurden in kleinen Menschenversuchen wesentlich geringere Schutzraten festgestellt.

Am besten scheinen bisher die Ergebnisse von SCHWARZ (1962) zu sein. Er hat das Edmonston-Virus insgesamt 77mal unter erniedrigter Bebrütungstemperatur (32°C) in Hühnerembryonen-Gewebekulturen passiert.

Hohes Fieber (über 39,5°C) wurde bei 70 mit diesem Virus geimpften Kindern überhaupt nicht gemessen. Auch mittelschweres Fieber war relativ selten. Ein leichtes Exanthem trat nur bei einem von 70 Kindern auf. Die Antikörper-Konversionsrate war demgegenüber mit 97,1% genau so hoch wie nach Verimpfung des Original-Edmonston-Virus.

Dieser verbesserte Impfstoff wurde inzwischen in größeren Feldversuchen geprüft (KRUGMAN u. Mitarb.). Erscheint ohne Gammaglobulin weniger Reaktionen zu verursachen als der Originalimpfstoff von ENDERS unter Gammaglobulinschutz oder nach Vorimpfung mit inaktivem Impfstoff. Ob er eine optimale Lösung des Problems Masern-Lebendimpfstoff darstellt, ist noch nicht abzusehen. Die Ergebnisse von SCHWARZ zeigen auf jeden Fall, daß die Masern-Lebendimpfung mit dem Edmonston-Stamm noch verbessert werden kann, ohne daß die Schutzwirkung darunter leidet.

b) Andere Masern-Lebendimpfstoffe. Neben dem Edmonston-Stamm wurden in anderen Ländern noch mehrere Impfstoffstämme für die Immunisierung gegen Masern entwickelt und am Menschen klinisch erprobt.

Außer mit der schon erwähnten „Bicken vaccine" arbeitet man in Japan mit dem sogenannten Toyoshima-Stamm (TOYOSHIMA u. Mitarb. 1959 und OKUNO 1962).

Dieser Virusstamm wurde in Japan vom Menschen isoliert und ist weder serologisch noch mit anderen Methoden vom Edmonston-Stamm zu unterscheiden. Nach Adaptation an die Amnionhöhle des bebrüteten Hühnereies verhielt er sich im Affenversuch und bei der Anwendung am Menschen sehr ähnlich wie der Edmonston-Stamm. Bis zu 39 Passagen in der Amnionhöhle oder 27 Amnion-Passagen und darauffolgende 6 Passagen in der Chorioallantoishöhle brachten keine weitere Abschwächung. Durch zwei Endverdünnungspassagen konnte von diesem Virus ein Unterstamm abgetrennt werden, der bei intranasaler Infektion oder bei Infektion durch Inhalation sicher infizierte. Die Inkubationszeit war dabei länger als nach Verabreichung des Edmonston-Virus oder des früheren Toyoshima-Stammes. Die Symptome der Impfreaktion waren aber nicht wesentlich milder (OKUNO 1962).

Der Leningrad-4-Stamm von SMORODINTSEV u. Mitarb. (1960) wurde während seiner Attenuierung über menschliche Nierenkulturen (28mal), menschliche Amnionkulturen (35mal) und Hühnerembryonen-Fibroblastenkulturen (9—15mal) passiert. Er infiziert den Menschen sicher nach intracutaner oder subcutaner Infektion, aber nicht bei Verabreichung durch Nasenspray oder bei epicutaner Gabe. Die klinischen Reaktionen waren bei subcutaner Verabreichung am mildesten und etwa den Reaktionen nach Impfung mit dem Edmonston-Virus vergleichbar.

Ausgehend von diesem Virus wurde eine weitere Abschwächung in Hühnerembryonen-Fibroblasten- und Meerschweinchennieren-Kulturen versucht (SMORODINTSEV u. Mitarb. 1962). Auch nach Verimpfung dieser Viren bekamen 25—30% der geimpften Kinder Fieber über 38,6 °C. Verabreichte man gleichzeitig eine kleine Dosis Gammaglobulin (etwa $^1/_5$ der in den USA gegebenen Dosis), traten nur noch 5% Fieberreaktionen auf. Die Impfung nach diesem Schema schützte aber nur 75—80% der Kinder. Die nach dieser Impfung seronegativ bleibenden Kinder konnten zum größten Teil durch eine Wiederholungsimpfung ohne Gammaglobulin geschützt werden.

ZHDANOV, DOSSER und FADEEVA arbeiteten mit dem USSR-58-Stamm, der ebenfalls in Hühnerembryonen-Fibroblastenkulturen abgeschwächt wurde. Dieser Virusstamm verursachte bei den Impflingen nur geringe Fiebersteigerungen, etwa 20% zeigten Fieber über 37,5 °C. Antikörper traten nach der Impfung aber nur bei 60—80% der Impflinge auf. Unter den dreimal mit diesem Impfstoff geimpften Kindern erwiesen sich nur 70—75% gegen die natürlichen Maserninfektionen geschützt.

Alle diese anderen Lebendimpfstoffe gegen Masern stellen gegenüber dem Edmonston-Stamm keine entscheidende Verbesserung dar. Andererseits zeigen die Ergebnisse der Impfversuche mit anderen Virusstämmen, daß in vielen Fällen eine Abnahme der Reaktionsrate bei der Impfung mit einem Rückgang der Schutzwirkung gekoppelt zu sein scheint. Bisher ist der bereits erwähnte Stamm von SCHWARZ, der aus dem Edmonston-Stamm weiterentwickelt wurde, der einzige, der bei niedrigen Reaktionsraten genügend sicheren Schutz verleiht.

c) Versuche zur aktiven Immunisierung gegen Masern mit Hundestaupevirus.
Die bereits kurz beschriebene Verwandtschaft dieser beiden Viren legt den Gedanken eines Immunisierungsversuches gegen Masern mit vermehrungsfähigen Hundestaupevirus nahe.

SCHWARZ u. Mitarb. (1960) berichten über die Ergebnisse von Staupevirus-Injektionen bei Cynomolgusaffen. Sowohl nach intramuskulärer als auch nach intracerebraler Injektion traten bei diesen Tieren keine Krankheitszeichen auf. Fast alle Tiere bildeten nach der Injektion neutralisierende Antikörper gegen Staupevirus, aber keine neutralisierenden Masern-Antikörper. Bei zwei von insgesamt acht intramuskulär mit Staupevirus injizierten Affen wurden komplementbindende Masern-Antikörper gefunden, die beobachteten Titer waren aber sehr niedrig (1:4 und 1:16). Die vorbehandelten Tiere zeigten nach einer Nachinfektion mit Masernvirus einen langsamen Anstieg der Masern-Antikörper, wie er bei nicht immunologisch erfahrenen Tieren beobachtet wird. Bei einigen Tieren nahmen auch die Staupe-Antikörper nach der Masern-Nachinfektion etwas zu.

ADAMS u. Mitarb. fanden, daß die Masern-Befallsrate von mit Hundestaupevirus vorimmunisierten Personen nur etwa ein Drittel derjenigen von Kontrollgruppen betrug.

HOEKENGA u. Mitarb. immunisierten während einer Masernepidemie in Panama 388 masernempfängliche Personen mit Hundertaupevirus. Klinische Reaktionen auf diese Impfung wurden nicht beobachtet. Während der drei auf die Immunisierung folgenden Monate traten bei den so Geimpften 14 Masernerkrankungen auf, während in einer nicht geimpften Kontrollgruppe von 414 Personen 25 Masernfälle gezählt wurden.

Die Immunisierung mit Hundestaupevirus scheint nach diesen Ergebnissen nur einen geringgradigen Schutz gegen die Maserninfektion zu verleihen. Gegenüber der Masern-Lebendimpfung hätte die Immunisierung mit Staupevirus den Vorteil, daß klinische Reaktionen nach der Impfung nicht auftreten. Es wäre daher zu prüfen, ob die Schutzwirkung anderer Staupevirus-Stämme gegen Masern besser ist als die der untersuchten. Solche Ergebnisse liegen noch nicht vor.

4. Indikation und Anwendung der aktiven Immunisierung

Entsprechend der eingangs geschilderten unterschiedlichen epidemiologischen Bedeutung der Masern in verschiedenen Ländern muß die Indikation für *Massenimpfungen* für jedes Land gesondert gestellt werden (LANGE, SIMON u. STRÖDER 1963, BONIN 1963a, b). In Entwicklungsländern, in denen die Masern noch eine hohe Mortalität und Komplikationsrate haben, ist die Notwendigkeit einer umfassenden Immunisierung der gesamten Bevölkerung weit größer als in den industrialisierten Ländern. In den Entwicklungsländern wird man auch ein höheres Impfrisiko in Kauf nehmen können als da, wo die Masernschäden eine geringere Bedeutung haben.

Aber auch in den Industrieländern sind die zentralnervösen Komplikationen der Masern nach den jüngeren Schätzungen recht häufig. Sie sind offensichtlich nicht sehr viel seltener als die paralytischen Erkrankungen an Poliomyelitis. Man kann geteilter Meinung darüber sein, ob die derzeitige Bedeutung der Masern schon als Indikation für öffentlich geförderte Massenimpfungen gelten soll. Für die USA werden solche jedenfalls bis jetzt durch das „Advisory committee on measles control" nicht befürwortet. Es erscheint sehr bedeutsam, die Entwicklung der Masern-Mortalität und der Komplikationshäufigkeit weiter zu verfolgen. Sollten exakte epidemiologische Studien eine echte Zunahme der zentralnervösen Masernkomplikationen ergeben, wäre die Indikation für öffentlich geförderte Masernimpfungen erneut zu überprüfen.

Einen Grund gegen die Einführung von Massenimpfungen gegen Masern leitet HENNEBERG aus folgender Überlegung ab: Durch solche Impfungen könne man die Verbreitung der Masern-Wildviren in der Bevölkerung vorübergehend zurückdrängen, wodurch es bei späteren Viruseinbrüchen — ähnlich wie in Inselbevölkerungen — zu großen Epidemien komme. Dieser Überlegung ist entgegenzuhalten, daß sich Massenimpfungen gegen Masern sicher nicht so stark epidemiologisch auswirken werden wie die Massenimpfungen mit oralem Poliomyelitis-Impfstoff, da sich das Masern-Impfvirus in der Bevölkerung nicht ausbreitet. Außerdem wird das Entstehen der Masern-Verdichtungswellen (s. Abschnitt 1) ebenfalls durch vorübergehende Zurückdrängung des Virus in der Bevölkerung erklärt. Sogar eine Massenimpfung mit Masern-Lebendimpfstoff kann nur einen höchstens gleichgroßen oder geringeren epidemiologischen Effekt haben als eine Masernwelle, wie sie bei uns alle zwei bis vier Jahre vorkommt.

Auch wenn Massenimpfungen vorerst nicht durchgeführt werden, können Masern-Impfstoffe sinnvoll für eine gezielte *Individualprophylaxe* oder eine *Gruppenprophylaxe* eingesetzt werden. Da sich die Infektion mit Masern-Impfvirus nicht auf Kontaktpersonen ausbreitet, kommt für diese Anwendung nicht nur der inaktivierte Impfstoff, sondern auch der Lebendimpfstoff oder die Kombination der Impfung mit inaktivierten und Lebendimpfstoffen in Frage.

Die Individual- oder Gruppenprophylaxe ist besonders bei solchen Personen oder Personengruppen wichtig, die durch eine natürliche Maserninfektion erhöht gefährdet sind. Als solche werden vom U.-S.-amerikanischen advisory committee on measles control Kinder mit Tuberkulose, Asthma oder anderen Lungenkrankheiten, Herzkrankheiten, Mucovisci-

dose und alle in Heimen untergebrachten Kinder bezeichnet.

Die erhöhte Gefährdung von tuberkulosekranken Kindern durch eine Maserninfektion ist allgemein bekannt. Während einer Maserninfektion besteht auch eine Anergie gegenüber Tuberkulin. Die Erfahrungen mit Masern-Lebendimpfungen bei tuberkulosekranken Kindern sind bisher noch gering. Daher wird — wenigstens vorerst — in solchen Fällen der inaktivierte Masernimpfstoff vorzuziehen sein.

Herzkranke Kinder sind bei einer Maserninfektion nicht allein durch die infektiös-toxische Kreislaufschädigung bei schweren Krankheitsverläufen gefährdet. Nach Ross und GOLDFIELD, BOYER und WEINSTEIN treten bei ca. 25% der Patienten mit komplikationslosen Masern flüchtige Veränderungen im EKG auf, die auf eine Mitbeteiligung oder Mitschädigung des Herzmuskels schließen lassen. Wenn auch klinisch erkennbare Myocardschäden nach Maserninfektion selten sind, so können doch solche subklinischen Herzmuskelbeteiligungen bei Kindern mit vorgeschädigten Herzen durch eine rechtzeitige Masernimpfung vermieden werden. Für die Masernprophylaxe bei herzkranken Kindern können inaktivierte und Lebendimpfstoffe angewendet werden. Bei einer größeren Anzahl von Impfungen herzkranker Kinder sind bisher keine Schädigungen durch die Impfungen festgestellt worden (CURNEN u. Mitarb.).

Die Mucoviscidose (cystische Pankreasfibrose) ist eine erbliche Allgemeinerkrankung der Drüsen, bei der in etwa 95% der Fälle schwere Lungenveränderungen bestehen. Die erkrankten Kinder erreichen oft kein hohes Alter und sterben meist an diesen Lungenveränderungen. Für solche Kinder bedeutet die Maserninfektion eine ernste Gefahr, die die ohnehin schon kurze Lebenserwartung verringert. Als Todesursache wurde in solchen Fällen eine ausgedehnte Riesenzellenpneumonie ermittelt (SCHWACHMAN, KATZ u. KULCZYCKI). Der Masern-Lebendimpfstoff kommt nach dem heutigen Stand des Wissens bei dieser Erkrankung neben dem Totimpfstoff für die Immunisierung in Betracht.

Neben diesen vom U. S. Public Health Service angegebenen Indikationen für die Masernimpfung scheint es auch erwägenswert, Kinder mit Erkrankungen des Ohres vor der neuen Belastung durch eine eventuelle Masernotitis durch aktive Immunisierung mit Tot- oder Lebendimpfstoff zu schützen.

Ganz allgemein wäre die Indikation zur Masernimpfung zu erwägen bei Aufnahme in Kinderheime und Kinderkliniken wegen anderer chronischer Erkrankungen oder vorgeplanten Operationen. Auch hierfür kommen, wenn die Immunisierung rechtzeitig vor der Klinikaufnahme erfolgt, beide Impfstoffarten in Betracht.

Der inaktivierte Masernimpfstoff und der Lebendimpfstoff haben bezüglich ihrer Anwendung und des Eintritts des Impfschutzes gewisse Eigenheiten, die bei der Indikationsstellung zur Impfung berücksichtigt werden müssen.

Die volle Grundimmunisierung mit inaktiviertem Impfstoff umfaßt drei subkutane Injektionen mit der vom betreffenden Hersteller als Einzeldosis angegebenen Impfstoffmenge, die in Abständen von jeweils vier Wochen verabreicht werden sollen. Bei dieser Anwendungsart kann ein begrenzter Impfschutz, der zur Mitigierung einer Maserninfektion ausreicht, schon etwa ab der vierten Woche erwartet werden. Voller Impfschutz besteht aber erst ab der zweiten Woche nach der letzten Injektion. Möglicherweise wird es erforderlich werden, die mit der Grundimmunisierung erreichte nicht lange anhaltene Immunität durch eine Wiederholungsimpfung nach Ablauf eines Jahres (oder eventuell mehrere Wiederholungsimpfungen) aufzufrischen.

Der Lebendimpfstoff verlangt demgegenüber nur eine Injektion. Wird unter Gammaglobulinschutz geimpft, so ist das Gammaglobulin gleichzeitig mit der Impfung — aber mit getrennter Spritze und an einer anderen Körperstelle — zu injizieren. Als Normdosis gelten bei subcutaner Injektion mindestens 1000 Gewebekulturinfektionseinheiten Virus und von den handelsüblichen Gammaglobulinpräparaten 0,02 ccm pro Kilogramm (0,01 ccm pro amerikanisches Pfund) Körpergewicht. Nach der Immunisierung tritt ein schneller Impfschutz ein. Mit einer Interferenzwirkung des Impfvirus gegenüber einer nachfolgenden Infektion mit Wildvirus kann nach begrenzten Erfahrungen schon wenige Tage nach der Impfung gerechnet werden. Sicherer Impfschutz besteht vom Auftreten der Impfreaktion — also vom 7. bis 9. Tag nach der Impfung an.

Für die kombinierte Impfung mit inaktivierten und Lebendimpfstoffen kann noch kein endgültiges Schema gegeben werden. Als vorläufiger Anhalt möge gelten, zuerst eine oder zwei Injektionen mit inaktiviertem Impfstoff zu verabreichen. Innerhalb von zwölf Wochen nach dieser Vorimpfung soll dann der Lebendimpfstoff (ohne Gammaglobulin) gegeben werden. Erfahrungen über die Kombination von inaktivierten Impfstoffen und Lebendimpfstoffen mit Gammaglobulin liegen noch nicht vor. Auch bei dieser kombinierten Impfung kann für die Zeit von der vierten Woche nach der ersten Impfung an mit einem begrenzten Impfschutz gerechnet werden. Voller Schutz besteht erst ab der zweiten Woche nach der Lebendimpfung.

Die Entscheidung, ob in einem bestimmten Fall der inaktivierte Impfstoff, der Lebendimpfstoff oder die Kombination von beiden Verfahren vorzuziehen ist, muß von den speziellen Gegebenheiten abhängig gemacht werden. Kommt es auf einen schnellen Impfschutz an, wird der Lebendimpfstoff — wenn möglich mit gleichzeitiger Gammaglobulingabe — vorzuziehen sein. Handelt es sich um eine vorsorgende Maßnahme bei gefährdeten Kindern, sollte man bis auf weiteres mit dem inaktivierten Impfstoff beginnen und gegebenenfalls zur Erzielung eines dauerhaften Schutzes später mit Lebendimpfstoff nachimpfen. Für

tuberkulosekranke Kinder ist bisher allein der inaktivierte Impfstoff anzuraten, da mit Lebendimpfstoffen bei dieser Erkrankung noch wenig Erfahrungen gesammelt sind.

Für den Schutz von Kindern nach möglicherweise stattgehabter Maserninfektion kommt keines der beiden Verfahren der aktiven Immunisierung in Betracht. Bei Impfung mit inaktivierten Impfstoffen würde der Impfschutz sicher zu spät kommen. Auch bei Lebendimpfstoffen kann man nicht mit einer Interferenzwirkung rechnen, wenn der Impfling bereits mit Masern-Wildvirus infiziert ist.

Soll dagegen ein Impfling, der bereits eine Grundimmunisierung durch Impfung mit inaktivierten Impfstoffen besitzt, nach möglicher Exposition geschützt werden, so erscheint der Versuch einer Immunitätsauffrischung mit inaktiviertem Impfstoff lohnenswert. Nach den bisherigen Erfahrungen reagieren derartige Impflinge auf die Auffrischungsimpfung mit einem sehr schnellen Antikörperanstieg, so daß man auch dann, wenn bei der Infektion keine nachweisbaren Mengen von Antikörpern mehr vorhanden waren, noch mindestens eine Mitigierung der Krankheit durch die Auffrischungsimpfung erwarten kann.

Für den Schutz von Personen ohne Grundimmunität nach möglicher Exposition oder zu Beginn des Prodromalstadiums erscheint nach wie vor nur die passive Immunisierung durch Gammaglobulin mit dem Ziel einer Mitigierung der Krankheit genügend sicher.

Die Masernimpfung sollte möglichst bald nach dem neunten Lebensmonat durchgeführt werden. Während der ersten neun Lebensmonate ist die Gefährdung durch Masern ohnehin gering, da die natürliche Infektion infolge der zu dieser Zeit noch vorhandenen mütterlichen Antikörper nur selten angeht. Auch die Impfinfektion nach Verabreichung von Masern-Lebendimpfstoff haftet während dieser Zeit häufig nicht. Die Lebendimpfung während der ersten neun Lebensmonate ist daher sinnlos. Möglicherweise kann man Kinder schon etwas früher durch Anwendung von inaktivierten Impfstoffen gegen Masern schützen.

5. Kontraindikationen

Kontraindikationen gegen die *Masernimpfung mit inaktivierten Impfstoffen* sind nicht bekannt. Lediglich in den seltenen Fällen von ausgeprägter Allergie gegen Hühnereiweiß, bei denen nach Eigenuß schwere Reaktionen auftreten, soll von der Anwendung der auf Hühnerembryonen-Gewebekulturen produzierten Impfstoffe abgesehen werden. In diesen Fällen kann aber ein auf Affennierenkulturen produzierter Impfstoff ohne Bedenken gegeben werden. Die bei den Poliomyelitis-Impfstoffen lebhaft diskutierte Gefahr der Allergisierung gegen Penicillin oder der Auslösung von allergischen Reaktionen bei penicillinempfindlichen Kindern spielt bei den Masernimpfstoffen kleine Rolle, da diese nach den geltenden Vorschriften kein Penicillin enthalten dürfen.

Bei der Indikationsstellung für die *Lebendimpfung gegen Masern* ist dagegen vorerst noch größere Vorsicht geboten. Schwere Komplikationen sind nach Lebendimpfung zwar bisher nur bei leukämiekranken Kindern beobachtet worden (MITUS u. Mitarb.). Aus theoretischen Gründen soll jedoch der Masern-Lebendimpfstoff nach den Empfehlungen des advisory committee on measles control in den folgenden Fällen nicht angewendet werden:

Ähnlich wie bei der Leukämie besteht auch bei anderen Erkrankungen des leukopoetischen Systems, Lymphomen und anderen generalisierten malignen Erkrankungen eine verminderte Resistenz gegenüber der Infektion mit dem attenuierten Virus. Diese Erkrankungen gelten daher als Kontraindikation für die Lebendimpfung.

Auch nach Behandlung mit resistenzmindernden Medikamenten soll der Masern-Lebendimpfstoff nicht angewendet werden. Vor allem ist hierbei an die Steroidtherapie gedacht, aber auch Bestrahlungen, alkylierende Agentien (z. B. Myleran) und andere stoffwechselhemmende Medikamente sind als Kontraindikation anzusehen.

Wie bei den Poliomyelitis-Lebendimpfstoffen ist die Anwendung der Masern-Lebendimpfstoffe während einer fieberhaften Erkrankung kontraindiziert.

Auch während der Schwangerschaft soll der Masern-Lebendimpfstoff nach den U.-S.-amerikanischen Empfehlungen nicht angewendet werden. Schädigungen des Fötus sind zwar bisher weder nach natürlicher Maserninfektion noch nach Masern-Lebendimpfung bekannt geworden. Masernerkankungen bei Schwangeren sind aber so extrem selten, daß die Möglichkeit von seltenen Fruchtschädi-

gungen nicht genügend sicher ausgeschlossen erscheint.

Alle diese Kontraindikationen haben für die inaktivierten Masernimpfstoffe keine Gültigkeit. Die Kontraindikationen für die Masern-Lebendimpfung können im Gegenteil als spezielle Indikationen für die Impfung mit inaktivierten Impfstoffen angesehen werden, da ja gerade Kinder mit den genannten Erkrankungen einen Schutz gegen die natürliche Maserninfektion besonders dringend bedürfen.

Nach vorausgehender Gammaglobulinbehandlung mit einer Dosis von mehr als 0,02 ccm pro Kilogramm Körpergewicht soll die Masern-Lebendimpfung ebenfalls nicht durchgeführt werden, da die Impfung dann häufig nicht angeht. Lebendimpfungen sind frühestens 6 Wochen nach einer solchen Gammaglobulinbehandlung — nach Anwendung sehr großer Dosen eventuell noch später — wieder sinnvoll.

Auch die Empfindlichkeit gegen Hühnereiweiß gilt wegen der erwähnten Allergie als Kontraindikation für die Lebendimpfung, da die Lebendimpfstoffe auf Hühnerembryonen-Gewebekulturen hergestellt werden müssen. In diesen Fällen kann aber mit inaktivierten auf Affennierenkulturen produzierten Impfstoffen geimpft werden.

Über die Abstände zwischen Masernimpfung und anderen Schutzimpfungen sagen die amerikanischen Empfehlungen nichts aus. Hier müssen die gleichen Richtlinien gelten, die von der Deutschen Vereinigung zur Bekämpfung der Kinderlähmung für die Poliomyelitis-Schutzimpfung aufgestellt wurden.

IV. Passive Immunisierung

Für den Schutz gegen Masern nach erfolgter Exposition bleibt auch nach der Entwicklung dieser beiden Methoden zur aktiven Immunisierung nur die passive Immunisierung durch Übertragung von Masern-Antikörper übrig, die entweder mit Rekonvalescentenserum oder Gammaglobulin durchgeführt werden kann.

Rekonvalescentenserum wurde nach einzelnen kleinen Versuchen älterer Autoren, die aber keine Beachtung fanden und nicht weiter verfolgt wurden (DE RUDDER 1927) 1921 durch DEGKWITZ in die Masernprophylaxe eingeführt.

DEGKWITZ verwendete in seinen Arbeiten Patientenblut, das etwas mehr als eine Woche nach der Entfieberung entnommen war, da zu dieser Zeit der höchste Antikörpergehalt zu erwarten ist. Das Blutserum wurde steril aufgearbeitet; zum Ausgleich der individuellen Schwankungen der Antikörperkonzentrationen bei verschiedenen Patienten wurden die Sera von mindestens drei Rekonvalescenten gemischt. Nach der Mischung und einer bakteriologischen Sterilitätsprüfung wurde das Serum durch Zusatz von 0,3% Phenol konserviert. DE RUDDER hat später (1927) als Modifikation den Zusatz von 1% Yatren vorgeschlagen.

Durch die Mischung mehrerer Sera enthielten diese Präparate recht gleichmäßige Antikörperkonzentrationen, so daß DEGKWITZ exakte Dosierungsrichtlinien ausarbeiten konnte. Er definierte die Menge von 2,5—3,0 ccm dieses Serums als eine Schutzeinheit und baute seine Dosierungsangaben auf dieser Serummenge auf.

Bis zum 4. Tag nach der Infektion soll nach den Angaben von DEGKWITZ eine Schutzeinheit Serum gegeben werden. Am 5. und 6. Tag ist die doppelte Menge (2 Schutzeinheiten — 5—6 ccm Serum) erforderlich, um den Ausbruch der Erkrankung zu verhindern. Vom 7. Tag an post infectionem ist auch mit größeren Serummengen nur noch eine Mitigierung der Masern möglich.

Auch mit Serum bereits früher gemaserter Erwachsener oder Kinder ist nach DEGKWITZ ein gewisser Masernschutz möglich. Da die Antikörperkonzentrationen in diesen Seren aber weit geringer sind als in den Rekonvalescentenseren, werden entsprechend größere Dosen benötigt. Mit etwa 30 ccm Erwachsenenserum ist bis zum 4. Tag nach der Infektion noch eine Mitigierung der Krankheit zu erreichen, bei späterer Injektion wird auch mit größeren Dosen kein sicherer Erfolg mehr erzielt.

Der Hauptnachteil dieser passiven Immunisierung ist die Möglichkeit der gleichzeitigen Übertragung von anderen Krankheitserregern. DEGKWITZ hat für seine Prophylaxe die Forderungen aufgestellt, daß die Rekonvalescentensera von sonst gesunden Kindern stammen müssen, bakteriologisch steril sind, bei mikroskopischer Untersuchung keine Tuberkelbakterien enthalten und eine negative Wassermann-Reaktion geben. Die Gefahr der Übertragung von Hepatitisvirus kann durch solche Maßnahmen aber nicht ausgeschlossen werden (WALLGREEN, zit. nach SPIESS).

Wesentlich einfacher zu handhaben als die Prophylaxe mit Rekonvalescentenserum ist die *Gammaglobulinprophylaxe*, die seit dem Ende des 2. Weltkrieges weitere Anwendung findet. Gammaglobuline werden aus menschlichem Venen- oder Retroplacentarblut hergestellt. Eine Herstellungscharge enthält Blutglobuline von zahlreichen Spendern, so daß man eine recht gleichmäßige Konzentration von Masernantikörpern annehmen darf. Soweit bekannt ist, werden die in Europa käuflichen

Gammaglobuline bisher noch nicht auf Masernantikörper geprüft. In den USA sind entsprechende Bestrebungen im Gang, da Gammaglobulin bekannten Antikörpergehaltes dort zusammen mit dem Masern-Lebendimpfstoff eingesetzt werden soll.

Für die Masernprophylaxe werden Gammaglobulindosen von mindestens 0,2 ccm pro kg Körpergewicht empfohlen. Dosen von 0,4 ccm/kg sind durchaus gebräuchlich, wobei die Gesamtmenge bei einem Kind möglichst 10 ccm nicht übersteigen soll. Auch bei der Gammaglobulinprophylaxe ist eine möglichst frühzeitige Anwendung anzustreben, da sich der Ausbruch der Erkrankung bei später Anwendung nicht mehr verhüten läßt.

Der durch Gammaglobulininjektion erreichbare Masernschutz hält für etwa zwei bis drei Wochen an. Nach dieser Zeit besteht noch ein gewisser Schutz, der gegen das Angehen einer Infektion mit attenuiertem Masernvirus, nicht aber gegenüber der Infektion mit Masern-Wildvirus ausreicht. Wenn ein über drei Wochen andauernder Schutz durch passive Immunisierung angestrebt wird, muß die Gammaglobulininjektion nach dieser Zeit wiederholt werden.

Kommt es während der Verweilzeit des Gammaglobulin im Organismus zum Ausbruch einer mitigierten Masernerkrankung, die klinisch oft nur sehr schwer zu diagnostizieren ist, darf man mit einem soliden Masernschutz ähnlich dem nach natürlicher Infektion oder Lebendimpfung rechnen.

V. Zusammenfassung

Die Masern sind eine hochinfektiöse Erkrankung, die in Industrieländern und Entwicklungsländern völlig unterschiedliche epidemiologische Bedeutung besitzt. Während die komplikationslosen Masern allgemein keine ernste Gefahr für den Erkrankten bedeuten, treten relativ häufig nach der Erkrankung Komplikationen auf, die mit höherer Mortalität oder der Möglichkeit von Dauerschäden belastet sind. Unter diesen gewinnt die Masernencephalitis zunehmend an Bedeutung.

Das Masernvirus ist seit etwa 10 Jahren in der Gewebekultur züchtbar. Alle Masernvirusstämme sind serologisch einheitlich; sie zeigen eine gewisse Verwandtschaft zu den Viren der Hundestaupe und der Rinderpest. Durch Umzüchtung auf verschiedene Gewebe-Kulturarten und im bebrüteten Hühnerei lassen sich die Infektionseigenschaften des Virus relativ leicht modifizieren.

Für die aktive Immunisierung wurden in den letzten Jahren inaktivierte Impfstoffe und Lebendimpfstoffe entwickelt, die seit Anfang 1963 dem Verkehr übergeben werden konnten.

Der inaktivierte Masernimpfstoff wird nach einem Verfahren, das dem Produktionsverfahren der Poliomyelitis-Impfstoffe sehr ähnlich ist, hergestellt. Inaktivierte Masernimpfstoffe müssen konzentriert und adsorbiert werden, um genügende antigene Wirksamkeit zu besitzen. Als Grundimmunisierung werden drei Dosen des inaktivierten Masernimpfstoffes in Abständen von jeweils vier Wochen verabreicht. Wiederholungsimpfungen erstmalig nach einem Jahr sind angezeigt.

Inaktivierte Masernimpfstoffe erzeugen nur einen relativ kurzdauernden Antikörperanstieg beim Impfling. Während einer begrenzten Zeit schützen sie gegen die Infektion mit Masern-Wildvirus oder mit attenuierten Masernvirusstämmen. Die Schutzdauer und die Möglichkeit, mit inaktivierten Masernimpfstoffen immunisierte Kinder durch regelmäßige Nachimpfungen auf die Dauer zu schützen, sind noch nicht genügend untersucht.

Der Masern-Lebendimpfstoff nach ENDERS aus dem attenuierten Edmonston-Stamm verleiht einen wesentlich solideren Schutz. Er erzeugt allerdings auch teilweise erhebliche Impfreaktionen, die dem klinischen Bild einer mitigierten Masernerkrankung vergleichbar sind. Durch gleichzeitige Anwendung von kleinen Dosen Gammaglobulin oder durch Vorimpfung mit inaktiviertem Masernimpfstoff läßt sich die Häufigkeit und Schwere der Impfreaktionen bei Lebendimpfung erheblich reduzieren.

An der Verbesserung der Masern-Lebendimpfstoffe wird gearbeitet; diese neuen Impfstoffe sind allerdings bis jetzt noch nicht für die allgemeine Anwendung lizenziert.

Eine Indikation für Massenimpfungen gegen Masern ist vorerst nicht gegeben. Einzelimpfungen sind besonders bei erhöht gefährdeten Personengruppen anzuraten. Hierzu gehören Kinder mit Tuberkulose, Asthma oder anderen Lungenkrankheiten, Herzkrankheiten und einigen selteneren Erkrankungen.

Kontraindikationen für die Anwendung inaktivierter Masernimpfstoffe bestehen nicht. Für den Masern-Lebendimpfstoff gelten vorerst die Leukämie, andere Erkrankungen des leukopoetischen Systems, die fieberhaften Infekterkrankungen und einige andere seltene Erkrankungen als Kontraindikationen. Auch nach Behandlung mit resistenzmindernden Medikamenten, nach Verabreichung von Gammaglobulin und in der Schwangerschaft soll der Lebendimpfstoff vorerst nicht angewendet werden.

Ein Schutz gegen Masern nach erfolgter Exposition ist mit keinem der beiden Verfahren zur aktiven Immunisierung möglich. Hierfür steht nur die Gammaglobulinprophylaxe, der vor der Anwendung individuell hergestellten Rekonvalescentenserums der Vorzug zu geben ist, zur Verfügung.

Literatur

ADAMS, J. M., D. T. IMAGAWA, S. W. WRIGHT and G. TARJAN: Measles immunization with live avian distemper virus. Virology 7, 351 (1959).

Advisory committee on measles control: Statement on the status of measles vaccines. U.S. Department of Health, Education and Welfare, Public Health Service, Communicable Disease Center, Atlanta, Georgia, 21. März 1963.

ANDERSON, J. F., and J. GOLDBERGER: The period of infectivity of the blood in measles. J. Amer. med. Ass. 57, 113 (1911).

— — An experimental demonstration of the presence of the virus of measles in the mixed buccal and nasal secretions. J. Amer. med. Ass. 57, 476 (1911).

ARAKAWA, S.: Weitere Untersuchungen über das Virus der Masern. Z. Hyg. Infekt.-Kr. 139, 227 (1954).

ARANJO-MORAES, N. L. DE: Medical importance of measles in Brazil. Amer. J. Dis. Child. 103, 233 (1962).

BEALE, A. J.: Procurement of measles susceptible cercopithecus monkeys. Amer. J. Dis. Child. 103, 510 (1962).

BECH, V.: Studies on measles virus in monkey kidney tissue cultures. II. Development of cytopathic changes and identification of the cultivated agents by complement fixation tests. Acta path. microbiol. scand. 42, 86 (1958).

— Studies on the development of complement fixing antibodies in measles patients. J. Immunol. 83, 267 (1959).

BERG, R. B., and M. S. ROSENTHAL: Propagation of measles virus in suspensions of human and monkey leucocytes. Proc. Soc. exp. Biol. (N. Y.) 106, 581 (1961).

BLACK, F. L., and S. R. SHERIDAN: Studies with an attenuated virus vaccine. IV. Administration of vaccine by several routes. New. Engl. J. Med. **263**, 165 (1960).

BONIN, O.: Der gegenwärtige Stand der Immunisierung gegen Masern. Arzneimittel-Forsch. **13**, 78 (1963).

— Über die Immunisierung gegen Masern. Dtsch. med. Wschr. **88**, 992 (1963).

BOSKO, M. J., J. L. MALIN, R. FAGAN, L. W. CHU and C. P. HEGARTY: Electroencephalography in monkeys infected with measles. Amer. J. Dis. Child. **103**, 400 (1962).

CARLSTRÖM, G.: Relation of measles to other viruses. Amer. J. Dis. Child. **103**, 287 (1962).

CHRISTENSEN, P. E., H. SCHMIDT, H. O. BANG, V. ANDERSON, B. JORDAL and O. JENSEN: Measles in virgin soil, Greenland 1951. Dan. med. Bull. **1**, 2 (1954).

CURNEN, E. C., J. A. SILVERMAN, S. BLUMENTHAL and H. M. MEYER: Attenuated measles vaccine in children with cardiac disease. Amer. J. Dis. Child. **103**, 410 (1962).

DEGKWITZ, R.: Die Masernprophylaxe und ihre Technik. Berlin: Springer 1923.

Deutsche Vereinigung zur Bekämpfung der Kinderlähmung: Richtlinien für den Impfarzt zur Durchführung der Schutzimpfung gegen Kinderlähmung. Düsseldorf (Auf'm Hennekamp 70) 1963.

DOLGIN, J., S. LEVINE, F. S. MARKHAM, V. CABASSO, M. WEICHSEL, I. M. RUEGSEGGER and H. R. COX: Immunizing properties of live attenuated measles virus. J. Pediatr. **57**, 36 (1960).

DOSSER, E. M.: Die Vermehrung des Masernvirus in Gewebekulturen verschiedener Tiere. Vop. Virus. **7** (1962); Ref.: Pharm. Ind. **24**, 592 (1962).

ENDERS, J. F.: Measles virus. Historical review, isolation and behaviour in various systems. Amer. J. Dis. Child. **103**, 282 (1962).

ENDERS, J. F., and TH. PEEBLES: Propagation in tissue cultures of cytopathogenic agents from patients with measles. Proc. Soc. exp. Biol. (N. Y.) **86**, 277 (1954).

—, S. L. KATZ, M. V. MILANOVIĆ and A. HOLLOWAY: Studies on an attenuated measles virus vaccine. I. Development and preparation of the vaccine; technics for assay of effects of vaccination. New Engl. J. Med. **263**, 153 (1960).

FELDMAN, H. A.: Protective value of inactivated measles vaccine. Amer. J. Dis. Child. **103**, 423 (1962).

FRANKEL, J. W., E. A. WILTON, L. POTKONSKI and W. P. BOGER: Measles vaccination. I. Serologic response to vaccination with inactivated vaccine. Proc. Soc. exp. Biol. (N. Y.) **110**, 154 (1962).

GARD, S.: Vortrag a. d. Symposium über Standardisierung von Masernimpfstoffen und Röteln-Serologie, Lyon, Juni 1964.

GERMER, M.: Viruserkrankungen des Menschen. Stuttgart: G. Thieme 1954.

GIBBS, F. A., E. L. GIBBS, P. R. CARPENTER and H. W. SPIESS: Electroencephalographic abnormality in "uncomplicated" childhood diseases. J. Amer. med. Ass. **171**, 1050 (1959).

GIBBS, F. A., and J. M. ROSENTHAL: Electroencephalography in natural and attenuated measles. Amer. J. Dis. Child. **103**, 395 (1962).

GOLDBERGER, J., and J. F. ANDERSON: The nature of the virus of measles. J. Amer. med. Ass. **57**, 971 (1911).

GOLDFIELD, M., N. H. BOYER and I. WEINSTEIN: Electrocardiographic changes during the course of measles. J. Pediat. **40**, 30 (1955).

GOLDNER, H., E. B. BUYNAK and M. R. HILLEMAN: Infectivity stability of live measles virus vaccine. Amer. J. Dis. Child. **103**, 440 (1962).

GOTTLIEB, E., & Assoc.: Measles vaccine. hectograph. New York, 1962.

GRIST, N. R.: The pathogenesis of measles. Review of the literature and discussion of the problem. Glasg. med. J. **31**, 431 (1950).

HALONEN, P., P. FORSSELL, R. HALONEN, O. PETTAY, R. SVENSTRÖM, S. OHMANN and N. OKER-BLOM: Vaccination with attenuated measles vaccine. Amer. J. Dis. Child. **103**, 347 (1962).

HECTOEN, L.: Experimental measles. J. infect. Dis. **2**, 238 (1905).

HENNEBERG, G.: Schutzimpfungen. Bundesgesundheitsblatt **5**, 55 (1962).

HILLEMAN, M. R., J. STOKES, E. B. BUYNAK, C. M. REILLY and B. HAMPIL: Immunogenic response to killed measles virus vaccine. Amer. J. Dis. Child. **103**, 444 (1962).

HOEKENGA, M. T., A. J. F. SCHWARZ, H. CARRIZO-PALMA and PH. A. BOYER: Experimental vaccination against measles. II. Tests of live measles vaccine and live distemper vaccine in human volunteers during a measles epidemic in Panama. J. Amer. med. Ass. **173**, 868 (1960).

HOME, F.: Medical facts and experiments. London: A. Miller 1759.

HORNICK, R. B., A. E. SCHLUEDERBERG and F. McCRUMB: Vaccination with live attenuated measles vaccine. Amer. J. Dis. Child. **103**, 344 (1962).

KANTOR, A.: Field investigations with live measles vaccine. Medical Research, Cyanamid international, Sept. 1961.

KARELITZ, S., and F. B. PECK: Experience with measles immunization. Amer. J. Dis. Child. **103**, 427 (1962).

KARZON, D. T., W. WINKELSTEIN, P. JENSS, G. B. GRESHAM and W. E. NOSKER: Field trial of inactivated measles vaccine. Amer. J. Dis. Child. **103**, 425 (1962).

KATZ, S. L., M. V. MILANOVIĆ and J. F. ENDERS: Propagation of measles virus in cultures of chick embryo cells. Proc. Soc. exp. Biol. (N. Y.) **97**, 23 (1958).

—, J. F. ENDERS and A. HOLLOWAY: Use of edmonston attenuated measles strain. A summary of three years experience. Amer. J. Dis. Child. **103**, 346 (1962).

—, D. C. MORLEY, D. C. R. ILESHA and S. KRUGMAN: Attenuated measles vaccine in nigerian children. Amer. J. Dis. Child. **103**, 402 (1962).

KEMPE, G. H.: Measles vaccine in children with asthma and tuberculosis. Amer. J. Dis. Child. **103**, 409 (1962).

KOHN, A.: Hemadsorption by measles syncytia. Nature 193, 1088 (1962).

KRUGMAN, S., J. P. GILES, A. M. JACOBS u. H. FRIEDMAN: Studies with a further attenuated live Measles vaccine. J. Pediatrics, 31, 919 (1963).

LANGE, F. C., CH. M. SIMON u. J. STRÖDER: Über Masern und Masernschutzimpfung. Münch. med. Wschr. 105, 229 (1963).

LANGMUIR, A. D.: Medical importance of measles. Amer. J. Dis. Child. 103, 224 (1962).

LEVIN, ST., B. CH. REHOVOTH, S. MOSES, L. SHIMANSKY and S. KRUGMAN: Attenuated measles virus vaccine studies in Israel. Amer. J. Dis. Child. 103, 363 (1962).

MARKHAM, F. S.: Viral content and stability of live measles vaccines. Amer. J. Dis. Child. 103, 437 (1962).

MATTINGLY, ST. F.: Isolation of measles test monkeys. Amer. J. Dis. Child. 103, 505 (1962).

McCRUMB, F. R., S. KRESS and M. J. SNYDER: Quantitative aspects of attenuated measles virus infection. Amer. J. Dis. Child. 103, 443 (1962).

MEYER, E.: Die Ursachen der Sterbefälle von Kleinkindern, Schulkindern und Jugendlichen im Bundesgebiet 1952—1959. Bundesgesundheitsblatt 5, 281 (1962).

—, and R. K. BYERS: Measles encephalitis. A follow up study of sixteen patients. Amer. J. Dis. Child. 84, 543 (1952).

MILANOVIĆ, M. V., J. F. ENDERS and A. MITUS: Cultivation of measles virus in cultures of chick embryo cells. Proc. Soc. exp. Biol. (N. Y.) 95, 120 (1958).

MITUS, A., A. HOLLOWAY, A. E. EVANS and J. F. ENDERS: Attenuated measles vaccine in children with acute leukaemia. Amer. J. Dis. Child. 103, 413 (1962).

MURRAY, R.: Biologics control of new viral vaccines. Amer. J. Dis. Child. 103, 434 (1962).

MUSSER, S. J., and G. E. UNDERWOOD: Studies in measles virus II. Physical properties and inactivation studies of measles virus. J. Immunol. 84, 194 (1960).

—, and E. A. SLATER: Measles virus growth in canine renal cell cultures. Amer. J. Dis. Child. 103, 476 (1962).

NORRBY, E.: Hemagglutination by measles virus. IV. A simple procedure for production of high potency antigen for hemagglutination-inhibition (HI) tests Proc. Soc. exp. Biol. a. Med.: 111, 814 (1962).

OKUNO, Y.: Vaccination with egg passage measles virus by inhalation. Amer. J. Dis. Child. 103, 381 (1962).

—, T. SUGAI, T. FUIJITA, T. YAMAMURA, K. TOYOSHIMA, M. TAKAHASHI, K. NAKAMURA and K. KUNITA: Studies on the prophylaxis of measles with attenuated living virus. II. Cultivation of measles virus isolated by tissue culture in developing chick embryo. Bickens Journal 3, 107 (1960).

OKUNO, Y., M. TAKAHASHI, K. TOYOSHIMA, T. XAMAMURA, T. SUGAI, K. NAKAMURA and N. KUMITA: Studies on the prophylaxis of measles with attenuated living virus. III. Inoculation tests in man

and monkey with chick embryo passage measles virus. Biken's J. 3, 115 (1960).

PAUL, J. R.: Epidemiology of poliomyelitis. In: Debré, R., D. Duncan et al.: Poliomyelitis, World Health Org. Monograph Series, No 26, Genf, 1955.

PERIÉS, J. R., et C. CHANY: Activité hémagglutinante et haemolytique du virus morbilleux. C. R. Acad. Sci. (Paris) 251, 820 (1960).

PRIGGE, R.: Die Staatliche Prüfung der Diphtherieimpfstoffe und ihre experimentellen Grundlagen. Arb. a. d. Staatsinstitut f. exp. Therapie 32, 1 (1939).

— Wirksamkeit und Schutzkraft der Diphtherieimpfstoffe. Behringwerke-Mitt. 21, 75 (1942).

RISTORI, C., H. BOCCARDO, J. M. BORGONO and R. ARMIJO: Medical importance of measles in Chile. Amer. J. Dis. Child. 103, 236 (1962).

ROBBINS, F. C.: Measles: Clinical features, pathogenesis, pathology and complications. Amer. J. Dis. Child. 103, 266 (1962).

ROSANOFF, J. E.: Hemagglutination and hemadsorption of measles virus. Proc. Soc. exp. Biol. (N. Y.) 106, 563 (1961).

ROSEN, L.: Hemagglutination and hemagglutination-inhibition with measles virus. Virology 13, 139 (1961).

— Measles on Tahitit. Amer. J. Dis. Child. 103, 254 (1962).

ROSS, L. J.: Electrocardiographic findings in measles. Amer. J. Dis. Child. 83, 282 (1952).

RUCKLE, G.: Studies with measles virus. I. Propagation in different tissue culture systems. J. Immunol. 78, 330 (1957).

—, and K. D. ROGERS: Studies with measles virus. II. Isolation of virus and immunologic studies in persons who have had the natural disease. J. Immunol. 78, 341 (1957).

RUDDER, B. DE: Spezifische Prophylaxe und Therapie bei Masern und Scharlach. München: O. Gmelin Verlag (1927).

— Die akuten Zivilisationsseuchen. Leipzig: G. Thieme (1934).

SCHWACHMAN, H., S. L. KATZ and L. I. KULCZYCKI: Attenuated measles vaccine in cystic fibrosis. Amer. J. Dis. Child. 103, 405 (1962).

SCHWARZ, A. J. F., PH. A. BOYER, W. LOWELL, B. S. ZIRBEL and CH. J. YORK: Experimental vaccination against measles. I. Tests of live measles vaccine and distemper vaccine in monkeys and two human volunteers under laboratory conditions. J. Amer. med. Ass. 173, 861 (1960).

— Preliminary tests of a highly attenuated measles vaccine. Amer. J. Dis. Child. 103, 386 (1962).

SMORODINTSEV, A. A., L. M. BOICHUK, F. S. SHIKINA, T. B. BATANOVA, L. V. BYSTRIAKOVA and T. V. PERADZE: Clinical and immunological response to live tissue culture vaccine against measles. Acta Virologica (Engl.) 4, 201 (1960).

— — —, T. V. PERADZE, A. T. KUZMISCHEVA, L. V. BYSTRIAKOVA and T. B. BATANOVA: Further experience with live measles vaccine in USSR. Amer. J. Dis. Child. 103, 384 (1962).

SPIESS, H.: Immunisierung gegen Masern, Röteln, Windpocken, Mumps und Hepatitis. In: SPIESS, H.: Schutzimpfungen, Stuttgart: G. Thieme (1958).

STOKES, J., R. WEIBEL, R. HALENDA, C. M. REILLY and M. R. HILLEMAN: Enders live measles virus vaccine with human immune globulin. I. Clinical reactions. Amer. J. Dis. Child. 103, 366 (1962).

SWEET, B. H., and M. R. HILLEMAN: The vacuolating virus SV 40. Proc. Soc. exp. Biol. (N. Y.) 105, 420 (1960).

TANEJA, P. N., O. P. GHAI and O. N. BHAKOO: Importance of measles to India. Amer. J. Dis. Child. 103, 226 (1962).

TERRY, L. L.: Opening remarks, International conference on measles immunization, Washington, D. C., November 1961. Amer. J. Dis. Child. 103, 217 (1962).

TOYOSHIMA, K., M. TAKAHASHI, S. HATA, N. KUNITA and Y. OKUNO: Virological studies on measles virus. I. Isolation of mesales virus using Fl-cells and immunological properties of the isolated agents. Biken's J. 2, 305 (1959).

U. S. Department of Health, Education and Welfare, Public Health Service: Additional standards: measles virus vaccine, inactivated. Federal Register Vol 28, 2682 vom 19. 3. 1963 (Title 42, Chapter 1, Subchapter F, Part 73).

— Additional Standards: measles virus vaccine, live, attenuated. Federal Register Vol 28, 2679 vom 19. 3. 1963 (Title 42, Chapter 1, Subchapter F, Part 73).

VIVELL, O.: Neues von den Masern. Behringwerke-Mitt. 38, 57 (1960).

Vorschriften für die staatliche Prüfung der Impfstoffe zur aktiven Schutzimpfung gegen Diphtherie vom 13. 12. 1935. Neufassung vom 16. 10. 1937. Reichs- und Ministerialblatt f. d. innere Verwaltung 1937, 1658.

WARREN, J., and N. J. GALLIAN: Concentrated inactivated measles vaccine. Amer. J. Dis. Child. 103, 418 (1962).

—, J. G. CRAWFORD and M. J. GALLIAN: Potency measurement of inactivated measles vaccines. Amer. J. Dis. Child. 103, 452 (1962).

WATERSON, A. P., R. ROTT u. G. RUCKLE-ENDERS: The components of measles virus and their relation to Rinderpest and Distemper. Zschr. Naturforschg. 18 b, 377 (1963).

WIEDEMANN, H. R., in: E. FEER: Lehrbuch der Kinderheilkunde. 20. Aufl. Stuttgart: G. Fischer (1962).

ZHDANOV, V. M., E. M. DOSSER and L. L. FADEEVA: Production and control of measles vaccines in the USSR. Amer. J. Dis. Child. 103, 502 (1962).

Die Scharlachschutzimpfung

Von R. H. REGAMEY und H. STICKL

I. Grundlagen, und Problematik der Scharlachschutzimpfung

Seit Einführung der Antibiotika in die Therapie des Scharlachs hat die Schutzimpfung gegen Scharlach, die ohnedies nicht sehr verbreitet war, noch mehr an Häufigkeit und an Bedeutung verloren. In Deutschland wird z. B. augenblicklich kein Scharlachimpfstoff hergestellt und auch nicht gegen Scharlach geimpft.

Trotzdem darf die Scharlachschutzimpfung auch heute noch ein gewisses Interesse beanspruchen: neben rein medizin-historischen Gründen, waren es nicht zuletzt Fragen der Schutzimpfung, die die Erforschung der Ätiologie und Pathogenese des Scharlach beeinflußten. Außerdem vermochte die Penicillinbehandlung des Scharlach zwar den akuten Krankheitsverlauf abzumildern und zu verkürzen und die Häufigkeit der Komplikationen zu senken; doch wurde zugleich durch die früheinsetzende Antibiotikabehandlung der antigene Reiz und die auf ihn folgende Immunisierung derart abgeschwächt, daß eine Zunahme von sog. „Heimkehrerinfektionen" und Zweiterkrankungen an Scharlach zu verzeichnen war. Für solche Rekonvalescenten nach Frühbehandlung des Scharlach mit Antibiotika liegt eine zusätzliche oder nachfolgende Schutzimpfung gegen Scharlach nahe. Ähnliches gilt für die Schutzimpfung von Kollektiven oder Angehörigen von Berufen, die einer ständigen Scharlachexposition in besonderem Maße ausgesetzt sind (Heilberufe).

Ein weiterer, heute noch völlig unbekannter Faktor des Scharlachs ist sein „Genius epidemicus": es ist nämlich keineswegs sicher, daß der Scharlach durch alle Zukunft hin in einer solch gutartigen Verlaufsform auftritt wie derzeit, und daß ferner die Penicillinempfindlichkeit der Scharlacherreger für alle Zeiten erhalten bleibt.

Wenn auch mehrere Überlegungen darauf hindeuten, daß die Scharlachschutzimpfung vielleicht wieder eine größere Bedeutung als augenblicklich erlangen könnte, so stellen sie vorläufig doch nur eine weitere der dem Scharlach so zahlreich anhängenden Hypothesen dar. Das vorliegende Handbuch wäre aber nicht vollständig, würde auf die Probleme der Scharlachschutzimpfung nicht eingegangen.

1. Epidemiologie

Der Scharlach, der eine deutlich gekennzeichnete und abgegrenzte klinische Einheit darstellt, hat sich seit dem 18. Jahrhundert in einigen seiner Eigenheiten tiefgreifend gewandelt; damals erreichte der Kontagiositätsindex 95% und im Jahre 1934 betrug er nur noch 40% [HÖRMANN u. SCHMEISER (1951)].

Die Morbidität zeigt einen ununterbrochenen, selbst die letzten Jahre hindurch noch fortschreitenden Rückgang. Und nicht nur die Anzahl der Erkrankungsfälle, sondern auch die Schwere der Erkrankung hat sich bereits eine gute Zeitspanne *vor* Einführung der Antibiotika merklich verringert [HEGLER (1937)].

WOODS (1928) und SCHWARZ (1951) stellten fest, daß der Scharlach — ursprünglich eine Erkrankung der Kindheit und eigentlich des Kleinkindesalters — jetzt eine Verschiebung in Richtung der älteren Kinder und des jungen Erwachsenen zeigt: der Rückgang der Morbidität ließe sich demnach nicht einfach durch eine Erhöhung der Resistenz dank einer kollektiven Immunität [IOFFE u. Mitarb. (1958)] und stillen Feiung erklären; er setzt eher eine Verringerung der Kontagiosität des Scharlacherregers voraus.

Scharlach tritt im Winter häufiger auf als zu den übrigen Jahreszeiten [HINDMAN u. HARMON (1934)]; aber Klima und Umgebung sind nicht die einzigen Einflüsse, die Vorkommen und Verlauf der Krankheit lenken. Auch die Rasse spielt eine Rolle: Angelsachsen werden leicht, Menschen der schwarzen Rasse dagegen nur selten befallen, und Angehörige der gelben Rasse wiederum sind weniger empfänglich als Weiße [FISCHER (1930), KRÖGER (1951)]. ZÖLLER (1924) bemerkt, daß z. B. die häufigen Dick-negativen Reaktionen bei den Annamiten nicht auf das Vorhandensein von Antikörpern im Serum zurückzuführen sind, sondern ähnlich wie bei den Neugeborenen, auf ein fehlendes Reaktionsvermögen bzw. eine fehlende Empfindlichkeit der Haut für das Dick-Toxin (Neugeborene und Säuglinge selbst nach sicherer Infektion, selten ein Scharlachexanthem aus; sie können aber an einer sehr oft tödlich verlaufenden, akuten toxisch-septischen Infektion erkranken).

Auch eine geschlechtsspezifische Erkrankungsbereitschaft scheint zu bestehen: Angehörige des weiblichen Geschlechtes erkranken erfahrungsgemäß weitaus mehr als die des männlichen [SCHWARZ (1951), SCHÄFER (1952)]. Ferner scheinen noch individuelle, die augenblickliche Widerstandskraft beeinflussende Faktoren die Scharlachempfänglichkeit verändern zu können. So stellten z. B. ZLATOGOROFF und KOSTEREFF (1931) fest, daß bei 60 Männern nach einem 40 km langen Marsch die Zahl der Dick-positiven Reaktionen von 12 auf 42 gestiegen war. Von Einfluß auf die Empfänglichkeit gegenüber Streptokokkeninfektionen sollen außerdem bestimmte Stadien des Menstruationscyclus [HORSTERS u. Mitarb. (1940), STABENOW (1943)] und meteorologische Einflüsse [PETERSEN u. MAYNE (1939)] sein.

Auf weitere Einzelheiten epidemiologischer Besonderheiten des Scharlachs gingen in den letzten Jahren SCHÄFER (1952, 1953), TRÜB und POSCH (1957), PERETTI (1960) und ANDERS und MEIER (1961) ein.

2. Die Ätiologie des Scharlachs

Jede spezifische Prophylaxe hat zur Voraussetzung, daß der die Krankheit verur-

sachende Erreger bekannt ist. Obgleich der Scharlach im Verlaufe der Londoner Epidemie von 1861 bis 1875 von SYDENHAM als klinisches Ganzes klar herausgestellt wurde, konnte die Frage nach dem Erreger bis heute noch nicht mit Sicherheit beantwortet werden [s. b. GRUMBACH (1958)]. Eine ganze Reihe von Hypothesen, die mit dem Aufschwung der bakteriologischen Technik zu Beginn des Jahrhunderts entwickelt wurden, mußten bei näherer Nachprüfung wieder verlassen werden. Auch die Entdeckung des Ehepaares G. F. und G. H. DICK (1923) setzt der langen Liste der vorgeschlagenen Erreger keinen Schlußpunkt, wenn auch von diesem Zeitpunkt an dem haemolysierenden Streptococcus eine immer größere Bedeutung zugemessen wird.

In der Tat zeigen die zahlreichen vom Ehepaar DICK zwischen 1923 und 1925 veröffentlichten Arbeiten über mehrere erfolgreiche Übertragungen an Freiwilligen, daß die von HENLE (1835 bis 1878) und von R. KOCH aufgestellten Forderungen erfüllt waren:

a) hämolysierende Streptokokken sind praktisch bei allen Scharlachpatienten anzutreffen;

b) mit einer Reinkultur von Scharlachstreptokokken läßt sich eine typische Erkrankung an Scharlach auf einen Empfänglichen übertragen;

c) der „Streptococcus scarlatinae" scheidet auf dem Nährboden, auf dem er gezüchtet wird, ein Toxin mit folgenden Eigenschaften aus:

In niedriger Dosis verursacht es, einem empfänglichen Menschen intradermal gespritzt, ein lokal umgrenztes Erythem, beim Immunen hingegen nicht (DICKsche Probe, s. u.); in starker Dosis löst es eine an Scharlach erinnernde Symptomatik mit Fieber, Übelkeit, Enanthem und Exanthem aus; wiederholte Injektionen des Toxins bewirken Immunität gegen seine Wirkung sowie gegen die Erkrankung an Scharlach;

d) menschliche Rekonvalescentenseren und Immunseren von Tieren enthalten ein Antitoxin, das in vitro das Scharlachtoxin zu neutralisieren vermag. Diese Seren verleihen einen Schutz gegen den Kontakt mit dem Scharlachtoxin und bringen bei subcutaner Injektion einen blühenden Scharlachausschlag in der Injektionszone zum Verschwinden (Auslöschphänomen nach SCHULTZ-CHARLTON, s. S. 535).

Die Hypothese des Ehepaars DICK, daß hämolysierende Streptokokken den Scharlach verursachen, fand großen Widerhall und wird auch heute noch als gültig betrachtet, obgleich sie sich als zu eng erwies (s. S. 533) und einige Lücken enthält; diese letzteren erklären das Bestehen anderer Hypothesen und gewisser Meinungsverschiedenheiten über die Ätiologie des Scharlach.

Da die übrigen Hypothesen, zumal für die Frage einer praktisch durchführbaren, spezifischen Prophylaxe noch keine erkennbare Bedeutung haben und selbst zu viele Fragen ungeklärt lassen, seien sie hier lediglich aufgezählt: die Hypothese über die Virusätiologie des Scharlachs, über das Zusammenwirken von Streptokokken und Viren im Sinne eines kombinierten Kontagiums und ferner die Hypothese einer Toxininduktion der Scharlachstreptokokken durch Viren (u. a. auch Bakteriophagen).

Mit der Beobachtung, daß auch *Staphylokokken als Scharlacherreger* wirksam werden können, wird ein bis heute noch offenes und für die Erfolgsbeurteilung der Scharlachschutzimpfung vielleicht auch künftig wichtiges Problem angeschnitten.

STEVENS (1927), HUSS (1933), v. BORMANN (1938), DOHMEN (1938a), BADER (1939) und SIMPSON (1953) haben Erkrankungen an echtem Scharlach beschrieben, die durch das Fehlen von Streptokokken und durch eine wahrscheinliche Staphylokokkenätiologie gekennzeichnet waren. Die aus diesen Erkrankungen isolierten Staphylokokken besaßen erythrogene Eigenschaften, und das Exanthem konnte nicht durch Scharlachantiserum ausgelöscht werden. Kürzlich berichten NEGRO u. Mitarb. (1956) über drei Scharlacherkrankungen mit Staphylokokken; insgesamt konnten die Autoren nur bei 57% aller Scharlacherkrankungen β-hämolysierende Streptokokken nachweisen.

Dieser Befund läßt vermuten, daß ein frühzeitig angewandtes Antibiotikum für die mangelnde Nachweisbarkeit von Streptokokken im bakteriologischen Untersuchungsgut verantwortlich ist, so daß die penicillinresistenten Staphylokokken allein erfaßt werden.

Wenn auch diese Beobachtungen weiterer Nachprüfungen bedürfen, so zeigen sie doch, daß auch andere Keime, als die üblichen β-hämolysierenden Streptokokken, ein erythrogenes Toxin herstellen können. In diesem Falle ist zu erwarten, daß *weder Serum noch Scharlachvaccine eine spezifische Wirkung ausüben könnten* [s. dgl. DUNNET u. Mitarb. (1960), FELDMAN (1962)].

3. Die Rolle der Allergie

Allergische Erscheinungen nehmen zweifellos in der Pathophysiologie des Scharlach einen bedeutenden Raum ein. Die Streptokokken verfügen über starke Allergene, die für viele sekundäre Zwischenfälle verantwortlich gemacht werden können. Und tatsächlich hat der Scharlach, besonders in seinen Nachkrankheiten und Folgeerscheinungen, zahlreiche Gemeinsamkeiten mit den übrigen Streptokokkenkrankheiten.

Andererseits aber können allergiebedingte Störungen keineswegs als hauptsächliches pathogenes Movens, oder als alleinige Ursache des Scharlach angesehen werden, wie dies von einigen Autoren behauptet wurde [MEYER-ESTORF (1921), MEYER (1923) und dgl. damals auch FANCONI (1925)]. Anaphylaxie

und Allergie vermögen zwar einige Fragen aufzuklären; sie sind aber zumindest nicht mit dem epidemiologischen Charakter des Scharlachs vereinbar [SACQUÉPÉE u. LIÉGEOIS (1929)].

4. Zur Klinik des Scharlachs

Eine eingehende Schilderung der Klinik des Scharlachs mit allen Variationsmöglichkeiten und Komplikationen der Erkrankung kann hier nicht erfolgen; die wichtigsten Züge der Krankheit seien hier nur skizzenhaft beschrieben:

Nach direktem Kontakt mit Scharlachkranken, Rekonvalescenten oder (wohl am häufigsten!) mit nur abortiv Erkrankten (Angina) beginnt die Erkrankung nach einer Inkubationszeit von 2—7 Tagen plötzlich mit hohem Fieber, oft mit Erbrechen und Kopfschmerzen, pulsus celer, mit einem typischen Enanthem und mit Angina. Ein bis zwei Tage später breitet sich das typische feinfollikuläre Scharlachexanthem von Hals, Brust und Ellenbeugen ausgehend über den ganzen Körper aus; die Mund-Nasenpartie wird dabei ausgespart. Eine subikterische Verfärbung der Haut fehlt fast nie; oft treten stellulae palmares und Faulecken (Perlèche) am Mund auf. Nach 3—4 Tagen, oft schon früher, blaßt das Exanthem ab, die Temperaturen normalisieren sich, und die Abschuppung beginnt. Zwischen den heute sehr oft vorkommenden leichten Verlaufsformen ohne jegliche Beeinträchtigung des Allgemeinbefindens mit diskreten Exanthemen und den schweren toxischen Erkrankungen gibt es alle Zwischenstufen.

Die nach Ende der zweiten Krankheitswoche auftretenden *Komplikationen* — am gefürchtetsten ist die hämorrhagische Nephritis — haben mit dem erythrogenen Toxin selbst nichts mehr zu tun. Pyogene und allergische Vorgänge, das Wechselspiel zwischen den Streptokokken und ihren pathogenen Faktoren einerseits und die Gegenäußerungen des Organismus andererseits, sind für die vielfältigen Komplikations- und Verlaufsformen verantwortlich [s. HOBSON (1936)]. Das erythrogene Toxin ist zwar der formgebende Faktor zu Beginn der Erkrankung; doch das Auftreten von Komplikationen fordert die meisten Opfer unter den Scharlachkranken. In die *Wirkung spezifischer Antiseren* und der Scharlachschutzimpfung wurden vielfach große, doch fast durchweg enttäuschte Erwartungen gesetzt. Komplikationen nach Scharlach werden derzeit am sichersten durch eine frühzeitig einsetzende Penicillinbehandlung vermieden.

Das Auftreten von *Scharlachrecidiven- oder Wiedererkrankungen* wurde bei Kranken mit Penicillinbehandlung 12mal häufiger beobachtet [ANTTONEN (1958)], als bei solchen, die noch einer konservativ-exspektativen Behandlungsregie unterzogen wurden.

Wie anfangs schon angedeutet, wurde die Zunahme von Scharlachrückfällen (sog. Frührecidive und Spätrecidive) auf eine Abkürzung des Antigenreizes durch die frühzeitige Antibiotikabehandlung zurückgeführt. Immerhin scheinen Frührecidive schon *vor* der Einführung der Antibiotika häufiger geworden zu sein [HEGLER (1937)]; sie traten besonders oft bei Kindern unter 6 Jahren auf [ALLISON u. BROWN (1937), FREUDENBERG (1941)]. Obschon durch die Antibiotikabehandlung die Immunitätsreaktionen gebremst werden, sind diese doch bei fast allen Kranken von der dritten Woche nach Krankheitsbeginn an vorhanden [BALDOVIN u. Mitarb. (1957a, b, BUSILĂ u. Mitarb. (1959)]. Dieses Auftreten von Scharlachrecidiven ist recht häufig und kommt nach ZAHRADNICKÝ (1953) in über 17% aller Erkrankungen vor. Es ist aber eher der Vielfalt der scarlatinogenen Streptokokken und ihrer Toxine zuzurechnen als einer frühzeitigen Antibiotikabehandlung.

Dieser Umstand läßt von vornherein einige Zweifel über die Wirksamkeit und Zweckmäßigkeit einer aktiven Schutzimpfung gegen Scharlach aufkommen [vgl. BERGMAN (1944), u. a.] und bedeutet zumindest eine weitere, prinzipielle Einschränkung der spezifischen Therapie und Prophylaxe des Scharlachs.

5. Der „Streptococcus scarlatinae"

Nach der Hypothese von G. F. und G. H. DICK ist der Scharlacherreger ein β-hämolysierender Streptococcus (Gruppe A Lancefield). Er läßt sich leicht aus den Rachenabstrichen Scharlachkranker, bei denen die übrige Begleitflora verdrängt ist, nachweisen. JETTMAR (1927) und DOHMEN (1938b) fanden ihn z. B. in 100% ihrer Untersuchungen bei Scharlachkranken. Auf der anderen Seite konnte ihn LESBRÉ nur einmal bei 40 Scharlachpatienten nachweisen.

Das Vorhandensein von hämolysierenden Streptokokken im Halse oder in der Nase *allein* berechtigt bei der Vielfalt und den besonderen Eigenarten der Scharlacherreger noch nicht dazu, „Scharlach" anzunehmen, wie umgekehrt das Fehlen der Keime bei einem offenkundig Scharlachkranken nicht den Zweifel an der klinischen Diagnose „Scharlach" rechtfertigt [hierzu s. b. GORDON (1912), JAMES (1926), GIERHAKE (1954), HANDLOSER (1954), WALLERSSTRÖM (1962) u. a.].

Abgesehen von einigen, wenigen Ausnahmen bewirkt der hämolysierende Streptococcus eine klare β-Hämolyse. Schon sehr früh aber wurde die Instabilität der Hämolyse bemerkt; CHRAMOVA (1955) u. a. stellten fest, daß die Streptokokken im Verlaufe der Scharlacherkrankung eine Evolution durchmachen, die die Antigenstruktur, das hämolysierende und fibrinolysierende Vermögen, die Hyaluronidaseaktivität usw. betreffen. Diese Veränderungen der Scharlachstreptokokken sind der Niederschlag immunbiologischer Veränderungen des befallenen Organismus; sie erreichen ihren Höhepunkt in der Rekonvalescenz vom Scharlach.

Der Versuch, die Scharlachstreptokokken auf serologischem Wege zu identifizieren, fesselte seit Beginn dieses Jahrhunderts zahlreiche Forscher. Es zeigte sich bald, daß der sog. „Streptococcus scarlatinae" keine bakteriologische Einheit ist, sondern vielmehr eine große Typenverschiedenheit aufweist [s. Monographien von DE WAAL (1940), EHINGER (1945), GASTINEL (1957), GRUMBACH (1958)].

Die Beobachtung, daß Immunitätsreaktionen beim Kranken mit Auftreten von Serumagglutininen, Präcipitinen, komplementablenkenden Antikörpern und Antistreptolysinen zustandekommen, fand kaum eine praktische Nutzanwendung. Vergleicht man nämlich die gegen Streptokokkenantigene gerichteten Immunitätsfaktoren des Scharlachs untereinander, so ergibt sich, daß keine festen Beziehungen und fast keine Parallelen zwischen ihnen bestehen [BIELING (1926), DEBRÉ u. Mitarb. (1927b), LANGER (1928) u. a.].

Die Vaccinationsprophylaxe findet somit keine serologische und experimentell fundierte Kontrolle, und ihr Erfolg muß an dem gerade für den Scharlach so ungewissen Bereich der Empirie geschätzt werden.

a) Das Scharlachstreptokokkentoxin. Die meisten Scharlachstreptokokken gedeihen sehr gut in einer Bouillon ohne Zusatz von Blut; aber ihre Toxinausscheidung (Exotoxin) ist besser, wenn Spuren von Blut zugegeben sind. Das Rohtoxin (Filtrat) ist flüssig einige Monate und nach Lyophilisation mehrere Jahre lang haltbar. Zu dieser ursprünglichen Methode des Ehepaars DICK (1925) wurden viele Abwandlungen geschaffen, von denen aber nur den *proteinfreien Nährböden* besondere Bedeutung zukommt: KOERBER und BUNNEY (1941) züchteten die Streptokokken in einem proteinfreien Medium, das Salze, Kaseinhydrolysat und Hefeextrakt enthält; durch Zusatz von p-Aminobenzoesäure [WILDFÜHR (1947)] läßt sich die Toxinproduktion verdoppeln. BELAJANE erzielte 1956 durch Dialyse ein stark konzentriertes und gereinigtes Toxin. Eine weitere Reinigung des Toxins konnte durch Alkoholausfällungen, Acetonfällung, Säurefällung und durch Aussalzen erreicht werden. Mit diesen proteinfreien und bis zu 90% von Ballaststoffen befreiten und *gereinigten Toxinen* läßt sich die Spezifität des DICK-Testes verschärfen, und unerwünschte Nebenreaktionen und Allergisierungen werden vermieden.

Nach Untersuchungen von HOOKER u. Mitarb. (1928), ferner LOPATIZKI (1930), TOYODA u. Mitarb. (1930a, b, 1931) ist das Scharlachtoxin durch zwei Substanzen bestimmt, eine thermolabile aktive Substanz A (das eigentliche erythrogene Scharlachtoxin) und eine thermostabile aktive Substanz B, die die Charakteristik eines Endotoxins aufweist. STOCK und VERNEY erhielten 1952 nach Reinigung und Konzentrierung mit verschiedenen Methoden ein Toxin, das in der Elektrophorese fünf Banden zeigte; diejenige, die am langsamsten wanderte, war der erythrogene Faktor. Trotz zahlreicher weiterer physikalisch-chemischer Untersuchungen blieb indes die Beschaffenheit des erythrogenen Toxins unbekannt, und auch hier widersprechen sich Auffassungen und Ergebnisse verschiedener Untersucher.

Zur *Toxingewinnung* wird fast überall in der Welt ein von DOCHEZ isolierter, besonders toxigener Stamm („Dochez-Stamm, NY 5"), der dem Typ 10 der Scharlachstreptokokken angehört, verwendet. Auch andere Stämme haben ihre Spuren im Schrifttum hinterlassen.

Aus zahlreichen Untersuchungen ging inzwischen hervor, daß das erythrogene Scharlachtoxin nicht einheitlich ist. In ähnlicher Weise, wie sich bei der Besprechung der Ätiologie des Scharlachs kein einheitlicher Erreger und keine Spezifität bestimmter Streptokokken für den Scharlach herausstellen ließ, können sowohl hämolysierende, wie nicht hämolysierende Streptokokken, die nicht von Scharlachstreptokokken abstammen und nicht von Scharlachkranken isoliert wurden, ein erythrogenes Toxin bilden, das sich genau so wie das eigentliche DICK-Toxin verhält [EGLES (1926), GIUFFRÉ (1926), LASH (1926), KIUSELLA u. Mitarb. (1927), SMITH (1927), GRUNKE u. BARTH (1929) u. a.]. Auch können manche Staphylokokken (s. S. 532) ebenfalls ein erythrogenes Toxin bilden, das nicht durch Scharlachantiserum neutralisiert wird, das aber trotzdem einen klassischen Scharlachausschlag mit nachfolgender Hautschuppung auslösen kann. Andererseits gewann BADER (1939) aus 6 Tage alten Kulturen von Staphylokokken, B. Proteus, Pseudomonas aeruginosa und Meningokokken ein erythrogenes Filtrat, das sich durch Antischarlachserum neutralisieren ließ. So ist also nach dem gegenwärtigen Stand der Scharlachforschung anzunehmen, daß es ein oder eine ganze Reihe von Scharlachtoxinen gibt, die von Streptokokken stammen, — daß aber auch andere Bakterien erythrogene Toxine entwickeln können, deren Identität allerdings mit dem DICK-Toxin oder mit verschiedenen DICK-Toxinen noch nicht erwiesen ist.

Ist der erythrogene Faktor des Scharlachtoxins für das akute Krankheitsbild des Scharlach formbestimmend, so bleibt andererseits offen, welcher der pathogenen Faktoren der Scharlachstreptokokken verantwortlich für die Entwicklung zum Rheumatismus, zur Pericarditis oder zur hämorrhagischen Nierenentzündung ist.

Die geringe Beeinflußbarkeit des Vorkommens von Scharlachkomplikationen durch die spezifische Therapie mag u. a. auf die Vielzahl unterschiedlicher pathogener Faktoren zurückgehen, die durch das spezifische Scharlachserum nicht erfaßt werden.

Für die Prophylaxe und Therapie ergibt sich damit die Schlußfolgerung, daß polyvalente Scharlachseren und -Toxine als Antigene notwendig wären, will man eine ausreichende und die wechselnden Antigenfaktoren erfassende Immunität erreichen.

b) Wertbestimmung und Nachweis des Scharlachtoxins. Für die Durchführung der DICKschen Probe sowie für die Herstellung standardisierter Impfstoffe ist eine Bestimmung der spezifischen Wirksamkeit des Scharlachtoxins unumgänglich. Dabei wird im allgemeinen versucht, den Wert des erythrogenen Faktors zu ermitteln.

Trotz vielfacher Versuche. eine Wertbestimmung des Toxins auf serologischem Wege und in Tierversuchen durchzuführen, ergab sich, daß die Austestung des Toxins noch am besten an scharlachempfänglichen Menschen möglich ist. Die kleinste Menge des Toxins, die eine Rötung der Haut hervorzurufen vermag, wird als Hautdosis (HD) oder Hauteinheit (HE) bezeichnet.

Neben den bereits erwähnten Pseudoreaktionen (s. S. 535) und den oft schwer abzuschätzenden Testergebnissen, kommen mit den anfangs beschriebenen individuell-dispositionellen Faktoren, rassischen, milieu- und klimabedingten Einflüssen weitere, die Bewertung des Testes erschwerende Unsicherheitsfaktoren hinzu. So ist es bis heute nicht möglich gewesen, einheitliche und vergleichbare Teste als Bewertungsgrundlage für das DICK-Toxin zu erhalten. Selbst aus den Mittelwerten sehr großer Serien ergibt sich noch eine Fehlerbreite von $\pm 100\%$! Bei der Armut an Möglichkeiten, der mangelnden Präzision eine Wertbestimmung des Scharlachtoxins durchzuführen und bei dem Fehlen eines international gültigen Musters und einer standardisierten Methode, muß die Titration des Toxins, und damit auch die eines Scharlachserums, zu äußerst verschiedenen Ergebnissen führen. Daher sind alle statistischen Daten über die Wirksamkeit von Seren und Impfstoffen, sowie alle epidemiologischen Erhebungen mit größter Vorsicht aufzunehmen.

Der DICK-Test: G. F. und G. H. DICK zeigten 1924, daß Personen, die für Scharlach unempfänglich sind, auf die intracutane Injektion von 0,1 ml Scharlachtoxin keine Hautreaktion aufweisen: sie sind „DICK-negativ"; empfängliche Personen reagieren dagegen mit einer nach 12 bis 24 Stunden abzulesenden Rötung von mindestens 10 mm Durchmesser und werden deshalb „DICK-positiv" genannt. Nach einigen Tagen blaßt die Rötung ab und hinterläßt oft eine noch nach Wochen sichtbare leichte Pigmentierung der Haut.

Kommt die Dick-Reaktion nicht zustande, so beruht dies auf dem Vorhandensein von spezifischem Antitoxin im Serum [DICK; PAUNZ u. CSOMA (1928), DEBRÉ u. Mitarb. (1927) u. a.]. Die meisten Autoren, u. a. NESBIT (1925), STEVENS u. DOCHEZ (1926), MOLTKE u. POULSEN (1930), KOEHLER (1935), sind jedoch der Ansicht, daß keine Parallelität zwischen dem Ergebnis des Dick-Testes und der wirklichen Immunität besteht.

Bei einem Erythem verdächtigen Ursprungs ist der Dick-Test für die Diagnosestellung ein nur sehr unzuverlässiges Hilfsmittel. Von Nutzen kann er zuweilen sein, wenn ein Kranker einen Scharlach *sine exanthemate* hat, und die anfangs positive Reaktion gegen Ende der zweiten Krankheitswoche negativ wird [DEBRÉ u. LAMY (1927), HELMREICH (1930)], oder wenn der Scharlach mit einer atypischen Symptomatik einhergeht, wenn epidemiologische Untersuchungen und Wirksamkeitskontrollen von Scharlachschutzimpfungen durchgeführt werden sollen.

Zahlreiche *Fehlermöglichkeiten* schränken den *Wert* des Dick-Testes ein: falsche positive und negative Reaktionen, atypische Reaktionen und die große Variationsbreite der cutanen Ansprechbarkeit.

Das Auslöschphänomen nach SCHULTZ-CHARLTON: SCHULTZ und CHARLTON beschrieben im Jahre 1918, daß die Injektion von Scharlachantiserum in die Haut eines Scharlachkranken mit blühendem Ausschlag innerhalb weniger Stunden an der Injektionsstelle eine vollständige und scharf umgrenzte Abblassung hervorruft.

Nach der Hypothese des Ehepaares DICK bewirkt das antitoxische Serum eine Neutralisation des erythrogenen Toxins *in situ*, wodurch das Erythem in der mit Antikörpern imprägnierten Stelle ausgelöscht wird. Die Reaktion scheint spezifisch zu sein [ZLATOGOROFF u. DERKATSCH (1926), v. BORMANN u. Mitarb. (1932a, b u. a.)], wenn sich auch hier wieder zahlreiche Fehlermöglichkeiten ergeben, die die Zuverlässigkeit des Testes erheblich mindern. Für das Auslöschphänomen eignen sich Rekonvalescentenseren (s. S. 537), sog. „normale" Seren, d. h. Seren, die von Gesunden mit oder *ohne* Scharlachanamnese stammen, die aber Antitoxin enthalten und Immunseren von Tieren. Im allgemeinen erfolgt heute die intracutane Injektion von 0,1—0,2 ml Scharlachantiserum. Bedauerlicherweise fehlt auch bei den Scharlachantiseren, analog dem „Dick-Toxin", bis heute eine einheitliche und allgemein gültige Wertbestimmung (s. o.).

Zwei „Pseudo-Schultz-Charlton-Teste", der Adrenalintest und das Auslöschphänomen mit Calcium, unterscheiden sich in Aspekt und zeitlichem Ablauf deutlich vom echten Auslöschphänomen; sie können, ebensowenig wie einige andere Anomalien des Testes, seine Spezifität widerlegen [s. dgl. WINKEL (1927), BARDACH u. GROSSMANN (1928a, b), TEZNER (1932), KUGELMEIER (1939) u. a.].

Trotz einiger Nachteile stellt der Schultz-Charlton-Test eine Bereicherung der Diagnostik dar: mit seiner Hilfe ist es möglich, Scharlachrecidive als solche zu identifizieren; wird die Probe mit einem bekannten Serum durchgeführt, kann die Art eines atypischen Exanthems festgestellt werden; umgekehrt läßt sich auf einem sicheren Scharlachexanthem zeigen, ob ein Serum von einem Scharlachpatienten bzw. Immunen kommt oder nicht [STEINKOPF (1921), KNÖPFELMACHER (1930), SCHULTZ (1942)].

Agglutinationsreaktionen. Wird ein nicht scarlatinogener Streptococcus in einem Filtrat von Mandelexsudat oder im Urin eines Scharlachkranken bebrütet, so erlangt er die Eigenschaft, von Scharlachantiseren agglutiniert zu werden. Filtrate von DICKschen Streptokokken können hingegen diese Agglutinierbarkeit nicht übertragen. Die Fähigkeit des Harnes oder der Exsudate Scharlachkranker diese Agglutinierbarkeit zu induzieren, besteht nur während der anfänglichen, akuten Phase des Scharlachs; sie verschwindet mit einsetzender Scharlachimmunität. Streptokokken mit induzierter Agglutinierbarkeit behalten diese Eigenschaft über mehr als 30 Generationen bei. Auch hier wurde mit durchweg verschiedenen Schlußfolgerungen versucht, dieses interessante Phänomen zu deuten. Der Versuch, diese Erscheinung für die Frühdiagnose abortiver Scharlacherkrankungen zu nutzen (z. B. bei Epidemien in Kollektiven), erlangte aber keine praktisch-diagnostische Bedeutung.

II. Die aktive Schutzimpfung gegen Scharlach

1. Der Impfstoff

GABRITSCHEWSKY stellte im Jahre 1906 erstmals einen Scharlachimpfstoff her, indem er eine Suspension von Scharlachstreptokokken durch Erhitzen abtötete und mit einem Zusatz von 0,5% Phenol konservierte. Diese Vaccine enthielt ca. 1000 Millionen Keime/ml; sie hielt sich bei Kühlschranktemperatur ca. 3 Monate lang. Kinder im Alter von 2—10 Jahren erhielten 2 bzw. 3 Injektionen von 0,5 bis 1 ml.

Neben lokalen Reizerscheinungen traten als Folge der Impfung häufig Fieber, Erbrechen und ein scarlatiniformes Exanthem auf. Nach 3 Injektionen dieser Vaccine waren ca. 70—85% der Geimpften Dick-negativ. Der erworbene Schutz hält durchschnittlich mindestens 1 Jahr lang an. Die Vaccine von GABRITSCHEWSKY erfuhr in der Folgezeit noch zahlreiche Abwandlungen mit dem Ziel, die Nebenerscheinungen zu mildern und die Zahl der Impfkomplikationen zu verringern [ZLATOGOROFF (1925), BRÜGGER (1931), HEESEN u. RÜCKERT (1935)].

CARONIA (1925a, b) schlug einen Impfstoff vor, der aus Keimen bestand, die von Scharlachkranken isoliert waren, bei denen es sich jedoch *nicht* um Streptokokken handelte. Mit diesem Impfstoff gelang es, die damals noch schweren Verlaufsformen des Scharlach abzumildern, die Rekonvalescenz abzukürzen und einen andauernden Schutz zu erzielen. Allerdings konnten sich nicht alle Autoren in der Folgezeit vom Wert dieser Vaccine überzeugen.

a) Toxin als Impfstoff. Die Arbeiten von G. F. und G. H. DICK ermöglichten die Entwicklung eines Impfstoffes, der, frei von Keimen und Ballaststoffen, im wesentlichen nur das Scharlachtoxin enthält.

In mehreren subcutanen Injektionen, die in wöchentlichen oder zweiwöchentlichen Intervallen erfolgten, wurden insgesamt zwischen 385 HD Toxin [ZINGHER (1924)] bis annähernd 160 000 HD (RAPPAPORT 1936: insgesamt 10 Injektionen!) gespritzt. Der außerordentlichen Breite in der praktischen Durchführung der Impfung (Dosierung, Zeitfolge und Zahl der Injektionen) standen naturgemäß eine breite Skala an Impfreaktionen und Komplikationen und eine sehr unterschiedliche Beurteilung des Impferfolges gegenüber. Bei sehr häufigen Injektionen trafen die weiteren Impfungen zudem auf einen bereits sensibilisierten Organismus und es kam dementsprechend zu allergischen Nebenerscheinungen u. a. polymorphen Exanthemen. Häufige andere Nebenerscheinungen waren Kopfschmerzen, Schwindelgefühl, Erbrechen, Durchfälle, petechiale Hautblutungen, Fieber und das durch das erythrogene Toxin bedingte scarlatiniforme Exanthem.

Die *Dauer der Immunität* nach Injektion von Toxin schwankt zwischen Monaten [BELONOVSLY u. MILLER (1928)] und drei Jahren [ANDERSON u. Mitarb. (1935)]. HENRY (1935) fand, daß nach einem Jahr die Dick-Teste in höherem Grade negativ ausfielen, als unmittelbar im Anschluß an die Impfung. Eine Erklärung für diese Beobachtung konnte nicht gefunden werden.

b) Formolisiertes Toxin. Toxine können, wie von BÄCHER, KRAUS und LÖWENSTEIN eingeführt, mit Formol feste Bindungen eingehen. Diese Formoltoxoide besitzen immer noch immunisierende Eigenschaften, aber die toxischen Wirkungen wurden abgeschwächt. Es zeigte sich jedoch, daß das Dick-Toxin nicht zur Bildung von Formoltoxoiden geeignet ist; denn das Formaldehyd verwandelt das Dick-Toxin nicht in eine atoxische und doch antigenwirksame Form, sondern zerstört es. G. F. und G. H. DICK (1934) betonten daher, daß die immunisierende Wirkung des Scharlach-Formoltoxoids lediglich auf einen noch nicht formolisierten Rest ursprünglichen Toxins zurückgehe — einen Befund, den u. a. auch FARAGÓ (1938, 1941) bestätigte. — Die Wirksamkeitsprüfung der Toxoide gestaltet sich noch weit schwieriger und unsicherer als bei den ursprünglichen Toxinen ohnehin der Fall ist. Die Verwendung und Beurteilung von Scharlachtoxoiden erfolgte daher mit großer Zurückhaltung.

c) Präcipitierte und adsorbierte Impfstoffe. Auch beim Scharlach wurde versucht, das gereinigte Toxin an Aluminiumhydroxyd zu adsorbieren und mit Alaun zu fällen. Die Wirkung der auf diese Weise gewonnenen Impfstoffe scheint gut zu sein, während zugleich die unerwünschten Nebenerscheinungen gering sind. Insgesamt werden 3 Injektionen dieser Impfstoffe empfohlen.

d) Gemischte Impfstoffe. Impfstoffe, die nach GABRITSCHEWSKY aus einer Streptokokkensuspension bestehen und durch Zugabe einer Toxinfraktion verstärkt werden, fanden keine Verbreitung [näheres hierzu s. b. MOREINIS (1928), KORSCHUN u. Mitarb. (1927 a, b), ISABOLINSKY u. Mitarb. (1930)].

Auch der „Natrium-Ricinoleat-Impfstoff", der sog. LARSONsche Impfstoff, erlangte keine weitere Bedeutung [s. COLBY (1926), KOZLOWSKI (1928)].

e) Weitere Impfstoffe. WANG (1931) verwandte als Antigen (Name: „Koktigen") DICKsches Toxin, das 30 Minuten lang bis zum Siedepunkt erhitzt wurde. Die toxische Wirkung ging dabei verloren, während noch ein gewisser Grad an immunisierenden Eigenschaften erhalten blieb.

WORONINA (1929) präcipitierte Kulturen von Streptokokken, die von bedrohten Personen stammten; diese erhielten die Eigenvaccine in insgesamt 10 Injektionen verabreicht.

Weitere Verfahren, wie z. B. die Injektion von Blut Scharlachkranker, sind höchst gefährlich und zudem in ihrem antiscarlatinösen Effekt zweifelhaft. Die Reihe der zahllosen, vielfach nicht überprüften und von vornherein mit einem Zweifel behafteten Impfmethoden sei hier nicht vervollständigt: keine von ihnen erlangte mehr als örtliche, an den Inaugurator gebundene Bedeutung.

2. Ergebnisse der aktiven Schutzimpfung

Wie aus den vorangegangenen Darlegungen unschwer zu ersehen, ist eine Beurteilung des Impferfolges recht schwierig; gewisse Kriterien mag ein Vergleich von Erkrankungen an Scharlach bei ungeimpften und bei geimpften Kollektiven, ferner die Konversionsrate Dick-positiver Personen zur Dick-Negativität ergeben.

Schon G. F. und G. H. DICK wiesen 1925 darauf hin, daß bestimmte Personen auch nach intensiv durchgeführter Impfung trotzdem noch DICK-positiv bleiben. BURTON und BALMAIN (1928), führten dies auf die ungleiche Bildung von Antikörpern bei verschiedenen Personen zurück [cf. REGAMEY (1959)]. CHRISTIANSSON (1955) konnte bei Verletzten mit Verbrennungswunden keine überzeugende Wirkung der Schutzimpfung für die Verhütung des Wundscharlachs feststellen und erst bei einer neueren Epidemie in Ungarn stellte ERDÖS 1958 fest, daß dem Toxin jegliche immunisierende Wirkung abgehe.

Wenn auch vielfach die Erfolge der Scharlachschutzimpfung nicht überzeugen können, sind andererseits auch Erfolge zu verzeichnen; es erkrankten bei Epidemien und größeren Endemien die *Geimpften*

5mal [PLACE (1938)]

14mal [KRUMBIEGEL (1938)]

18mal [LITT (1935), ANDERSON u. Mitarb. (1935)]

40mal [MITEL'MEN (1958)]

50mal [BREITBACH (1949)]

weniger an Scharlach als die Ungeimpften.

3. Die Kombination mit anderen Impfstoffen

Weite Verbreitung fanden zeitweise kombinierte Impfstoffe, die neben der Scharlachkomponente zumeist Diphtherie-, Tetanus-, Typhus- und Pertussis-Antigene enthielten. Speziell die Scharlachkomponente betreffend, waren die immunisatorischen Ergebnisse nicht ungünstig [FARAGÓ (1936), VOLK u. Mitarb. (1953a, b), WICKSTRÖM u. Mitarb. (1959), PAVLOV u. Mitarb. (1959, 1963) u. a.]. Bei einem Diphtherie-Scharlach-Impfstoff, dessen Verträglichkeit im allgemeinen gut war, fand BREITBACH (1949), daß die Krankheitsanfälligkeit von geimpften Klein- und Schulkindern gegen Scharlach 50mal geringer war als die der ungeimpften. CELAREK u. Mitarb. beobachteten 1938 einige Male anaphylaktische Reaktionen bei Diphtherie-Scharlach-Impfstoffen; sie schlugen daher kurze Injektionsintervalle von nur 5—6 Tagen vor. Diese Beobachtungen blieben jedoch vereinzelt (vgl. RAMSHORST u. EHRENGUT: Zur Frage neuraler Impfschäden nach Diphtherie-Schutzimpfungen mit Scharlachkomponente, S. 410).

4. Simultananwendung von Serum und Impfstoff

Das Verfahren, Antiserum und Antigen *zugleich* zu verabreichen, wird in erster Linie bei der Tetanusprophylaxe angewendet. SCHOTTMÜLLER (1930) vor allem empfahl diese Methode auch für den Scharlach. Zur Anwendung kamen Rekonvalescentenseren und Antistreptokokkenserum tierischer Herkunft mit Zusatz von GABRITSCHEWSKY-Impfstoff. GÖSSLER (1943) gebrauchte Homoseren und Scarlatox („ASID"), einen Adsorbatimpfstoff, und er konnte feststellen, daß bei 96% der Geimpften noch nach 2 Jahren eine Schutzwirkung nachweisbar war.

5. Art der Impfstoffapplikation

Von allen Arten der Applikation des Impfstoffes haben sich die intracutane und die intramuskuläre Impfung am meisten bewährt. Durch die orale und die percutane Applikationsweise des Impfstoffes sollten die unerwünschten Begleiterscheinungen der Impfung vermieden werden; doch der erstrebte Impferfolg kam nicht zustande.

6. Ist heute noch eine Indikation zur aktiven Scharlach-Schutzimpfung gegeben?

Wie bereits anfangs erwähnt, sind die Indikationen zur Scharlachimpfung durch die Einführung wirksamer Antibiotika und Sulfon-amide sowie augenblicklich durch den milden „Genius epidemicus" sehr eingeschränkt worden. Hinzu kommt, daß durch die Schutzimpfung die Häufigkeit der gefürchteten Scharlachkomplikationen nicht erniedrigt wird.

So ist — abgesehen von den anfangs angedeuteten (s. S. 530), noch rein hypothetischen Aspekten — die Impfindikation heute nur *ausnahmsweise* und für fortlaufend besonders exponierte Personen, wie z. B. Ärzten, Schwestern u. a., gegeben. Eine ständige antibiotische Prophylaxe erscheint bei diesem Personenkreis aus mehreren Gründen unzweckmäßig. HENRY berichtet 1935, wie der endemische Scharlach bei seinen Schwestern dank der Impfung verschwand. Mehrere Kliniker [BRÜGGER (1931), STRÖSZNER (1934), HEESEN u. RÜCKERT (1935), WIELAND (1941) u. a.] halten die Scharlachschutzimpfung in geschlossenen Anstalten, z. B. Tuberkulose-Sanatorien u. a., für besonders zweckmäßig. Kürzlich berichtete WIESENER (1954), daß der Impfstoff während der Berliner Epidemie 1949—1952 gute Resultate gezeigt habe.

III. Das Scharlachantiserum, seine prinzipielle und praktische Bedeutung

Die therapeutische Anwendung von Antischarlachseren ging infolge der zuverlässigeren und einfacheren Sulfumido- bzw. Antibiotherapie fast gänzlich zurück. Auf die diagnostische Verwendbarkeit menschlicher, antikörperhaltiger Seren für das Auslöschphänomen nach SCHULTZ CHARLTON wurde bereits hingewiesen.

Durch multivalente Impfungen von Pferden gelang es [MEYER (1927), ferner KOENIGSBERGER u. MUSSLINER (1928)], ein Serum zu gewinnen, das antitoxische und antibakterielle Eigenschaften zugleich aufwies.

Im wesentlichen aber war das Interesse der Klinik auf die antitoxische Wirkung der Seren gerichtet. Die Grundlagen zur Gewinnung dieser Seren schufen das Ehepaar DICK (1924, 1925). Das antitoxische Serum von DOCHEZ und SHERMAN (1924) ist z. B. 100mal wirksamer als das Serum Genesender [FRIEDEMANN u. DEICHER (1926)]. Seine gute Wirkung konnte mehrfach bestätigt werden [BLAKE u. Mitarb. (1924), v. BORMANN u. a. (1927)].

Ebenso wie Diphtherieseren können auch Scharlachseren konzentriert und gereinigt werden. Menschliche Scharlachantiseren lösen nicht, wie die vom Tier stammenden, anaphylaktische Reaktionen aus. FRIEDEMANN u. Mitarb. (1929) fanden, daß in der 6. Woche der Scharlachrekonvalescenz am meisten Antikörper nachzuweisen waren, bei Nephritikern schon in der dritten Woche. Da die menschlichen Seren zumeist typenspezifisch sind, ist eine optimale Wirkung nur von Mischseren zu erwarten.

Die Seren von Genesenden (Rekonvalescentenseren) wurden ausgiebig in Therapie und Prophylaxe verwendet. Manche Autoren [CIUCA u. Mitarb. (1928)] messen ihnen einen höheren Wert zu als den tierischen

Seren, andere einen entschieden geringeren [RHOADS u. GASUL (1934)].

Sowohl Seren als auch Blut von Eltern und Retroplacentarblut (Homoserum) wurden erprobt. Abgesehen von der Gefahr von zahlreichen Komplikationen, haben zudem die Versuche mit Eltern- und Retroplacentarblut keine gültigen Resultate ergeben [STRANGMANN (1942)]. Auch die Wirkung selbst hoher Dosen von *Gammaglobulinen* [LANDON u. GREENFIELD (1948), MAOUERMAN u. Mitarb. (1955); s. a. BARANDUN u. Mitarb. (1957)] erbrachte keine überzeugende Erfolge.

Die Wertbemessung der Antiseren und Antitoxine ist, da kein Standardtoxin und Antigen vorhanden, mit den gleichen Ungenauigkeiten behaftet, wie die Wertbemessung des Scharlachtoxins (s. S. 534). Im Prinzip erfolgt die Bewertung durch das Auslöschphänomen nach SCHULTZ-CHARLTON und durch die Testung eines Gemisches von Antiserum und Antitoxin durch intracutane Injektion bei Dick-positiven Personen.

IV. Schlußbetrachtung

Wenn auch die aktive und passive Scharlachschutzimpfung im Augenblick mehr historische, als praktische Bedeutung besitzt, so zeigt doch ein Blick in dieses Gebiet, wieviel Arbeit schon zur Erforschung des Scharlachs und seiner spezifischen Therapie und Prophylaxe aufgewendet wurde, und wieviel Fragen noch offen geblieben sind.

Literatur

ALLISON, V. D., and W. A. BROWN: Reinfection as a cause of complications and relapses in scarlet fever wards. J. Hyg. (Lond.) 37, 153—171 (1937).

ANDERS, W., u. E. MEIER: Epidemiologische Jahresübersicht 1958 für das Bundesgebiet und West-Berlin. Zbl. Bakt., I. Abt. Orig. 181, 285—344 (1961).

ANDERSON, G. W., and W. J. REINHARDT: Scarlet fever immunization of nurses. J. infect. Dis. 57, 136—142 (1935).

ANTTONEN, V. M.: Does penicillin treatment of patients with scarlet fever affect the immunity? Ann. Paediat. Fenn. 4, 30—41 (1958).

BADER, R. E.: Nachweis von Dick-Toxin-ähnlichem Gift in Filtraten verschiedener Bakterienkulturen. Z. Immun.-Forsch. 95, 426—430 (1939).

BALDOVIN, C., V. T. BUŞILĂ, I. VASILESCO, M. SZABO, C. SON et L. BERCOVICI: L'immunité dans la scarlatine traitée par pénicilline. I. La capacité d'extinction des sérums (phénomène indirect de Schultz-Charlton). Arch. roum. Path. exp. 16, 105—112 (1957 a).

—, O. DIMITRIU, V. T. BUŞILĂ, M. FRANCHE, H. E. O. PAŞOLESCO, F. MIHALCO, I. VASILESCO, C. SON, M. SZABO, G. CUCIUREANO et S. BRUCKNER: L'immunité dans la scarlatine traitée à la pénicilline. II. L'antistreptolysine "O". Arch. roum. Path. exp. 16, 279—291 (1957 b).

BARANDUN, S., R. KIPFER, G. RIVA u. A. NICOLET: Über die therapeutische Verwendung von Gammaglobulinen bei bakteriellen Infektionen. Schweiz. med. Wschr. 1957, 155—159.

BARDACH, M., et J. GROSSMANN: Phénomènes d'inhibition de l'exanthème scarlatineux dus à l'injection de sérum de convalescent. C. R. Soc. Biol. (Paris) 99, 1646—1647 (1928a).

— — Phénomènes d'inhibition de l'exanthème scarlatineux dus à l'injection d'antigènes streptococciques. C. R. Soc. Biol. (Paris) 99, 1647—1648 (1928 b).

BELAJANE, L. B.: Essai d'obtention de la toxine scarlatineuse en sacs de cellophane. Bull. Inst. Pasteur 54, 2109—2110 (1956).

BELONOVSKY, G. D., et A. A. MILLER: De l'immunisation locale contre la scarlatine. Ann. Inst. Pasteur 42, 206—210 (1928).

BERGMAN, R.: Isolation and individual nursing of scarlet fever as compared with nursing in general wards. Acta med. scand. 119, 18—26 (1944).

BIELING, R.: Bemerkungen über Dick-Toxin und Scharlachstreptokokken. Münch. med. Wschr. 1926, 1479—1480.

BLAKE, F. G., J. D. TRASK and J. F. LYNCH: Observations on the treatment of scarlet fever with scarlatinal antistreptococcic serum. J. Amer. med. Ass. 82, 712—714 (1924).

BORMANN, F. VON: Erfahrungen mit dem Scharlachschutzserum der Marburger Behringwerke. Dtsch. med. Wschr. 1927, 1342—1343.

— Dick-Toxin-ähnliches Gift in Filtraten von Bouillonkulturen verschiedener Bakterien. Klin. Wschr. 1938, 120—124.

—, u. A. WOLFF-EISNER: Über das Auslöschphänomen beim Scharlach. Arch. klin. exp. Derm. 164, 761—832 (1932a).

— — Das Auslöschphänomen beim Scharlach als Immunitätsphänomen (Studie über den Mechanismus des Zustandekommens des Auslöschphänomens). Z. Kinderheilk. 52, 165—200 (1932b).

BREITBACH, A.: Die Wirksamkeit der Scharlachschutzimpfung. Dtsch. med. Wschr. 1949, 1025—1026.

BRÜGGER: Zur Scharlachprophylaxe. Münch. med. Wschr. 1931, 1082—1084.

BURTON, A. H. G., and A. H. BALMAIN: Relapses in scarlet fever. Lancet 1928 I, 1060—1063.

BUŞILĂ, V. T., I. VASILESCO, M. DRAGOMIRESCO, L. PINTEA et R. ALEXANDRESCO: La capacité d'extinction des sérums des malades de scarlatine traités par l'érythromycine. Arch. roum. Path. exp. 18, 385—389 (1959).

CARONIA, G.: Tentativi di vaccinoterapia dell'infezione scarlattinosa. Pediatria (Napoli) **33**, 337—348 (1925a).

— Profilassi immunitaria della scarlattina e del morbillo. Policlino, Sez. prat. **32**, 1357—1359 (1925b).

CELAREK, J., i. J. JAKÓBKIEWICZOWA: Szczepienia ochronne nową szczepionką błoniczo-płoniczą. Med. dośw. Spoteczna **23**, 131—132 (1938).

CHRAMOVA, N. I.: Die Veränderlichkeit von Scharlach-Streptokokken im Organismus des Kranken. Zbl. Bakt., I. Abt. Ref. **156**, 108 (1955).

CHRISTIANSSON, G.: Scarlatina vid brännskador hos barn och dess förebyggande med penicillin. Nord. med. Ark. **53**, 899—902 (1955).

CIUCA, M., V. CRACIUNESCU et I. BAHOV: Contribution au traitement de la scarlatine par le sérum de convalescent. C. R. Soc. Biol. (Paris) **98**, 395—397 (1928).

COLBY, W.: The control of scarlet fever in institutions. J. Amer. med. Ass. **87**, 919 (1926).

DEBRÉ, R., et M. LAMY: La réaction de Dick au cours de la scarlatine. Presse méd. **1927**, 391.

— — et H. BONNET: Réaction de Dick et dosage de l'antitoxine contenue dans le sérum. C. R. Soc. Biol. (Paris) **97**, 214—215 (1927a).

— — — Réaction de Dick et dosage de l'antitoxine contenue dans le sérum. Presse méd. **1927b**, 840.

DICK, G. F., and G. H. DICK: Experimental scarlet fever. J. Amer. med. Ass. **81**, 1166—1167 (1923).

— — A skin test for susceptibility to scarlet fever. J. Amer. med. Ass. **82**, 265—266 (1924).

— — A scarlet fever antitoxin. J. Amer. med. Ass. **82**, 1246—1247 (1924).

— — The prevention of scarlet fever. J. Amer. med. Ass. **83**, 84—86 (1924).

— — A method of recognizing scarlet fever streptococci by means of specific toxin production. J. Amer. med. Ass. **84**, 802—803 (1925).

— — Results with the skin test for susceptibility to scarlet fever. Preventive immunization with scarlet fever toxin. J. Amer. med. Ass. **84**, 1477 to 1481 (1925).

— — Therapeutic results with concentrated scarlet fever antitoxin (avec note de Park). J. Amer. med. Ass. **85**, 1693—1695 (1925).

— — Is there a scarlet fever toxoid? J. Amer. med. Ass. **103**, 1362—1366 (1934).

DOCHEZ, A. R., and L. SHERMAN: The significance of streptococcus hemolyticus in scarlet fever and the preparation of a specific antiscarlatinal serum by immunization of the horse to streptococcus hemolyticus-scarlatinae. J. Amer. med. Ass. **82**, 543—544 (1924).

DOHMEN, A.: Scarlatiniforme Exantheme bei Infektionen mit dem Staphylococcus aureus haemolyticus. Klin. Wschr. **1938a**, 1689—1691.

— Über den Nachweis hämolysierender Streptokokken beim Scharlach. Klin. Wschr. **1938b**, 117—119.

DUNNET, W. N., and E. M. SCHALLIBAUM: Scarlet-fever-like illness due to staphylococcal infection. Lancet **1960** II, 1227—1229.

EAGLES, G. H.: Further studies on streptococci from scarlatina, erysipelas and puerperal fever. Brit. J. exp. Path. **7**, 286—293 (1926).

EHINGER, A.: On the haemolytic streptococci in scarlet fever. Acta med. scand. suppl. **156**, 1—156 (1945).

ERDÖS, L.: Immunbiologische und epidemiologische Beobachtungen bei der Scharlachepidemie 1950 bis 1953 in Ungarn. Ann. immunol. hung. **1**, 70—90 (1958).

FANCONI, G.: Zur Diagnose des Scharlachs. Schweiz. med. Wschr. **1925**, 529—535.

FARAGÒ, F.: Absorptionsversuche zwecks Vereinfachung der antiskarlatinösen Schutzimpfungen. Z. Immun.-Forsch. **89**, 122—132 (1936).

— Die Bewertung des Scharlach-Anatoxins vom Standpunkt der Immunitätslehre. Dtsch. med. Wschr. **1938**, 152—154.

— Schutzimpfung gegen Scharlach mit einem neuen Impfstoff. Dtsch. med. Wschr. **1941**, 837—842.

FELDMAN, C. A.: Staphylococcal scarlet fever. New Engl. J. Med. **267**, 877—878 (1962).

FISCHER, O.: Zur Frage der Scharlachimmunität fremder Rassen. Münch. med. Wschr. **1930**, 1749.

FREUDENBERG, E.: Zur Frage der Immunität nach Scharlach. Schweiz. med. Wschr. **1941**, 1371 bis 1373.

GABRITSCHEWSKY, G.: Über Streptokokkenvaccine und deren Verwendung bei der Druse der Pferde und dem Scharlach des Menschen. Zbl. Bakt., I. Abt. Orig. **41**, 719—722, 844—852 (1906).

GASTINEL, R.: Précis de Bactériologie Médicale; 2ème éd. pp. 326—355. Paris: Masson et Cie 1957.

GIERHAKE, F. W.: Über eine Methode zum selektiven Nachweis hämolytischer Streptokokken beim Scharlach, sowie über Beobachtungen bei gleichzeitiger anaerober Züchtung. Klin. Wschr. **1954**, 292—294.

GIUFFRÉ, M.: La reazione di Dick eseguita con stipiti vari di streptococco non provenienti da scarlatinosi (Str. erysipelatos, viridans, pyogenes). Pediatria (Napoli) **34**, 393 (1926).

GORDON, M. H.: Report on an investigation of the fermentative characters of streptococci present on the fauces during scarlet fever. Rapport annuel de 1910—1911 présenté au local government Board; cit. Bull. Inst. Pasteur **10**, 959 (1912).

GÖSSLER: Scharlachschutzimpfung. Dtsch. med. Wschr. **1943**, 820—821.

GRUMBACH, A.: Die Streptokokkeninfektionen. In: GRUMBACH und KIKUTH's: Die Infektionskrankheiten des Menschen und ihre Erreger, Bd 1, pp. 445—515. Stuttgart: G. Thieme 1958.

GRUNKE, W., u. E. BARTH: Über die scharlachtoxischen Eigenschaften der hämolytischen Anginastreptokokken. Z. Hyg. Infekt.-Kr. **110**, 738—745 (1929).

HANDLOSER, M.: Zur Frage der Identifizierung der haemolytischen Streptococcen beim Scharlach. Arch. Hyg. (Berl.) **138**, 322—331 (1954).

HEESEN, W., u. B. RÜCKERT: Scharlachprophylaxe. Münch. med. Wschr. **1935**, 1838—1839.

HEGLER, C.: Zur Epidemiologie des Scharlachs. Festschrift Bernhardt Nocht 1937, pp. 176—179.

HELMREICH, E.: Wie stellt man die Diagnose auf Scharlach, wenn man das Exanthem nicht gesehen hat? Wien. klin. Wschr. 1930, 1007—1009.

HENRY, J. N.: A study of active immunization against scarlet fever in charitable institutions and public schools of Philadelphia. J. Amer. med. Ass. 105, 488—493 (1935).

HINDMAN, S. M., and G. E. HARMON: Seasonal distribution of measles, scarlet fever and diphtheria for a period of high and of low incidence. Amer. J. Hyg. 20, 555—564 (1934).

HOBSON, F. G.: What is scarlet fever for the clinician? Lancet 1936 I, 417—422.

HOOKER, S. B., and E. M. FOLLENSBY: Some properties of two active substances contained in certain scarlatinal streptococcus filtrates. Preliminary report. J. Immunol. 15, 601 (1928).

HÖRMANN, J., u. A. SCHMEISER: Zur Frage der Kontagiosität beim Scharlach. Z. ges. inn. Med. 6, 626—627 (1951).

HORSTERS, H., I. GEBHARDT u. W. NORDHAUSEN: Zusammenhänge zwischen Empfindlichkeit gegen Scharlachinfektion und Menstruationszyklus. Münch. med. Wschr. 1940, 402—403.

HUSS, R.: Studien über die Schultz-Charltonsche Auslöschreaktion bei Scharlach. Acta paediat. (Uppsala) 14, suppl. III, 1—148 (1933).

IOFFE, V. I., I. M. ANSHELES, V. A. KRUSHCHOVA, A.T. KUZ'MICHEVA and N. A. NIKITINA: The evolution of droplet infections in children. II. Changes in the epidemiological feactures of scarlet fever, and a comparison with the evolution of diphtheria. J. Microbiol. Epidem. Immunobiol. 29, No 6, 14—20 (1958).

ISABOLINSKY, M. P., u. B. P. KARPATSCHEWSKAJA: Zur Frage der Scharlachprophylaxe. Z. Immun.-Forsch. 67, 447—455 (1930).

JAMES, G. R.: The relationship of streptococci to scarlet fever. J. Hyg. (Lond.) 25, 415—433 (1926).

JETTMAR, H. M. VON: Studien über die Vitalität der Scharlachstreptokokken. Z. Hyg. Infekt.-Kr. 107, 265—287 (1927).

KIUSELLA, R. A., O. GARCIA and J. WADE: Filtrates from scarlet fever and surgical hemolytic streptococcus infections. Proc. Soc. exp. Biol. (N. Y.) 24, 889—890 (1927).

KNOEPFELMACHER, W.: Welche diagnostischen Hilfsmittel haben wir bei der Scharlachdiagnose. Wien. klin. Wschr. 1930, 1415—1416.

KOEHLER, J. P.: Recent experiences in scarlet fever control. Amer. J. publ. Hlth 25, 1359—1366 (1935).

KOENIGSBERGER, E., u. S. MUSSLINER: Die Beeinflussung der örtlich-entzündlichen Veränderungen beim Scharlach durch Scharlachsera, insbesondere durch das kombinierte Scharlachserum Höchst (Scarla-Streptoserin). Dtsch. med. Wschr. 1928, 2096—2097.

KOERBER, W. L., and W. E. BUNNEY: Preparation of protein-free scarlatinal toxin. J. Immunol. 40, 459—463 (1941).

KORSCHUN, S., u. A. SPIRINA: Über Schutzimpfungen gegen Scharlach. Seuchenbekämpf. exp. Ther. Infekt.-Kr. 4, 40—47 (1927a).

KORSCHUN, S., u. A. SPIRINA: Vaccination des enfants contre la scarlatine. Hyg. Epidem. 6, No 11, 23 bis 24 (1927b).

KOZLOWSKI, A.: The effect of ricinoleated vaccine of the hemolytic streptococcus (scarlet fever) on animals. J. Immunol. 15, 115—121 (1928).

KRÖGER, E.: Ergebnisse der neueren Forschung auf dem Gebiete der Epidemiologie und Ätiologie des Scharlachs. Ärztl. Wschr. 6, 197—199 (1951).

KRUMBIEGEL, E. R.: Scarlet fever control. Amer. J. publ. Hlth 28, 1096—1102 (1938).

KUGELMEIER, L. M.: Über ein merkwürdiges, kokardenartiges Auslöschphänomen bei Scharlach. Münch. med. Wschr. 1939, 1575—1576.

LANDON, J. F., and N. GREENFIELD: Occurence of complications in scarlet fever treated with penicillin, antitoxin and gamma globulin. Amer. J. Dis. Child. 76, 380—383 (1948).

LANGER, H.: Serologische Scharlachdiagnose (Komplementbindungsreaktion bei Scharlach). Dtsch. med. Wschr. 1928, 1239—1240.

LASH, A. F.: Puerperal fever. III. A comparison of the incidence of the skin reactions of the toxins from hemolytic streptococci from puerperal and scarlet fever. J. Amer. med. Ass. 86, 1427—1428 (1926).

LESBRE, P.: Streptocoque et scarlatine. Presse méd. 1942, 292—294.

LITT, J.: Preventive immunisation of scarlet fever. Lancet 1935 I, 932—933.

LOPATIZKI, R.: Zur Kenntnis des Dickschen Scharlachtoxins. Jb. Kinderheilk. 126, 241—247 (1930).

MAOUERMAN, O. E., B. I. IRTLATCH et B. I. GUIRTCHIK: Séro-prophylaxie de la scarlatine. V. Séro-prophylaxie des contacts des scarlatineux en appartements. Bull. Inst. Pasteur 53, 1830 (1955).

MEYER, S.: Der Scharlach als anaphylaktisches Phänomen. Dtsch. med. Wschr. 1923, 509—511.

— Kritisches zu der Dickschen Scharlachlehre auf Grund klinischer Beobachtungen und experimenteller Ergebnisse. Zbl. Bakt., I. Abt. Ref. 87, 118 (1927).

MEYER-ESTORF, H.: Zur Theorie des Scharlachauslöschphänomens. (Zugleich ein Beitrag zur Ätiologie des Scharlachs). Berl. klin. Wschr. 1921, 1069—1071.

MITEL'MAN, S. L.: Efficacy of active immunization against scarlet fever by depot preparations. J. Microbiol. Epidem. Immunobiol. 29, No 9, 3—8 (1958).

MOLTKE, O., et K. A. POULSEN: Recherches sur la réaction de Dick pratiquée avec diverses toxines. C. R. Soc. Biol. (Paris) 103, 93—95 (1930).

MOREINIS, J. Y.: Aktive Immunisierung gegen Scharlach. Profilaktischeskaja Medizina. 1928 No. 8/9; cit. Zbl. Bakt., I. Abt. Ref. 90, 515 (1928).

NEGRO, R. C., I. GENTILE-RAMOS e J. GALIANA: Escarlatina por staphylococcus aureus. An. Fac. Med. Montevideo 41, 263—274 (1956).

NESBIT, O. B.: Dick test and immunization against scarlet fever. J. Amer. med. Ass. 84, 805—807 (1925).

PARK, W. H., and R. GOLDSCHMIDT-SPIEGEL: Complexicity of the scarlet fever toxin and antitoxin.

A preliminary report. Zbl. Bakt., I. Abt. Ref. **82**, 78—79 (1926).

PAUNZ, J., u. E. CSOMA: Über den Zusammenhang zwischen der Dickschen Hautprobe und dem Streptokokkenantitoxingehalt des Blutserums. Jb. Kinderheilk. **119**, 324—334 (1928).

PAVLOV, P. V., V. V. AKIMOVA, N. I. ANANASHCHENKO and I. S. ATSEROVA: Experimental studies of the antigenic and immunogenic properties of combined vaccine against scarlet fever, diphtheria and pertussis. J. Microbiol. Epidem. Immunobiol. **30**, No 5, 42—48 (1959).

— — — —: An experimental study of the associated vaccine for active immunization against scarlet fever, diphtheria, pertussis and tetanus. J. Microbiol. Epidem. Immunobiol. **34**, No 9, 3—10 (1963).

PERETTI, E.: Beobachtungen über Seuchenbewegung und über den Wert von Schutzimpfungen, insbesondere gegen Diphtherie und Scharlach. Gesundheitsfürsorge **10**, 26—31 (1960).

PETERSEN, W. F., and A. MAYNE: Scarlet fever and the meteorological environment. Zbl. Bakt., I. Abt. Ref. **133**, 304 (1939).

PLACE, E. H.: Result of active immunization of nurses against scarlet fever. Amer. J. publ. Hlth **28**, 137—142 (1938).

RAPPAPORT, B.: Active immunization to scarlet fever with less reaction. J. Amer. med. Ass. **106**, 1076—1078 (1936).

REGAMEY, R. H.: Les accidents et les échecs de la vaccination contre le tétanos. Path. et Biol. **7**, 1979—1986 (1959).

RHOADS, P. S., and B. M. GASUL: Convalescent scarlet fever serum and commercial antitoxin. A comparison of their protective values. J. Amer. med. Ass. **102**, 2005—2008 (1934).

SACQUÉPÉE et LIÉGEOIS: Sur le rôle du streptocoque dans la scarlatine. Presse méd. **1929**, 1422—1423.

SCHÄFER, W.: Geschlechtsdisposition bei Scharlach. Zbl. Bakt., I. Abt. Orig. **159**, 56—63 (1952).

— Zur Epidemiologie von Diphtherie und Scharlach in der Nachkriegszeit in Bayern. Z. Hyg. Infekt.-Kr. **136**, 34—54 (1953).

SCHOTTMÜLLER: Über den Wert der Scharlachschutzimpfung. Dtsch. med. Wschr. **1930**, 1159 bis 1160.

SCHULTZ, W.: Ist das Scharlachauslöschphänomen für den Arzt brauchbar? Münch. med. Wschr. **1942**, 1069—1070.

—, u. W. CHARLTON: Serologische Beobachtungen an Scharlachexanthem. Z. Kinderheilk. **17**, 328—333 (1918).

SCHWARZ, C. M.: Alter und Geschlecht der Scharlach-Erkrankungen 1930—1950 in Halle. Inaug. Diss. Halle/S. 1951; cit. Zbl. Bakt., I. Abt. Ref. **161**, 233 (1956/1957).

SIMPSON, J.: Staphylococcal scarlet fever. Med. Offr. **89**, 85—87 (1953).

SMITH, J.: The exotoxins of the haemolytic streptococci. J. Path. Bact. **30**, 651—666 (1927).

STABENOW, F. R.: Krankheitsbeginn und Menstruationseintritt. Untersuchungen an Scharlach- und Diphtherieerkrankten. Med. Klin. **1943**, 736—738.

STEINKOPF, CH.: Das Auslöschphänomen bei Scharlach. Z. Kinderheilk. **31**, 132—140 (1921).

STEVENS, F. A.: The occurrence of staphylococcus aureus infection with a scarlatiniform rash. J. Amer. med. Ass. **88**, 1957—1958 (1927).

STEVENS, F. A., and A. R. DOCHEZ: Occurrence of throat infections with streptococcus scarlatinae without a rash. J. Amer. med. Ass. **86**, 1110—1112 (1926).

STOCK, A. H., and E. VERNEY: Properties of scarlet fever toxin of the NY 5 strains. J. Immunol. **69**, 373—378 (1952).

STRANGMANN, E.: Zur Frage der Auslöschfähigkeit des Homoserans beim Scharlach. Dtsch. med. Wschr. **1942**, 135—137.

STRÖSZNER, E.: Über Scharlachschutzimpfungen mit Streptokokkenvakzine. Wien. med. Wschr. **1934**, 343—345.

TEZNER, O.: Unter welchen Bedingungen kann ein Auslöschphänomen bei Scharlach als spezifisch angesehen werden? Wien. med. Wschr. **1932**, 1457 bis 1460.

TOYODA, T., et M. TSURUMI: Etudes sur la fièvre scarlatine. Bull. Off. int. Hyg. publ. **22**, 929—931 (1930a).

—, and Y. FUTAGI: The development of scarlet fever rash and of the positive skin reaction. Experimental and clinical studies on the anaphylaxis theory of scarlet fever. Amer. J. Dis. Child. **40**, 1024—1031 (1930b).

—, J. MORIWAKI and Y. FUTAGI: Experimental researches on etiology of scarlet fever. 158 p. Dairen 1929; cit. Zbl. Bakt., I. Abt. Ref. **101**, 220—221 (1931).

TRÜB, C. L. P., u. J. POSCH: Epidemiologie und Verlaufsform des Scharlachs in der Nachkriegszeit. Med. Mschr. **11**, 1—6 (1957).

VOLK, V. K., F. H. TOP and W. E. BUNNEY: Reinoculation with multiple antigen preparations of freeliving children previously inoculated with multiple antigen preparations. Amer. J. publ. Hlth **43**, 821—832 (1953a).

— — — Observations on the effectiveness of various scarlet fever antigens used in combination with other antigens in multiple antigen preparations. Amer. J. publ. Hlth **43**, 833—839 (1953b).

WAAL, H. L. DE: The serological types of haemolytic streptococci in relation to the epidemiology of scarlet fever and its complications. J. Hyg. (Lond.) **40**, 172—203 (1940).

WALLERSTRÖM, A.: A simple biochemical "tripple test" for preliminary identification of group A streptococci. Acta path. microbiol. scand. **56**, 459—464 (1962).

WANG, CH.: Vergleich des Koktigens mit dem Ricinolat-Antigen in der Antigenavidität und Toxizität bei Streptococcus haemolyticus scarlatinae. Z. Immun.-Forsch. **69**, 395—401 (1931).

WICKSTRÖM, J., S. HEIKKILÄ and T. PELTONEN: Present-day scarlet fever problems. Courrier **9**, 205—212 (1959).

WIELAND, E.: Erfolgreiche Bekämpfung einer larvierten Scharlach-Hausepidemie durch aktive Immunisierung nach Gabritschewsky. Ein Beitrag zur Epidemiologie und Prophylaxe des Scharlachs in Anstalten. Schweiz. med. Wschr. **1941**, 1340 bis 1345.

WIESENER, H.: Scharlachprobleme. Untersuchungen während einer Berliner Epidemie. Dtsch. med. Wschr. **1954**, 1320—1323.

WILDFÜHR, G.: Über die Toxinbildung des Dochez-Scharlach-Streptokokken-Stammes N. Y. 5 unter der Einwirkung von H'-Vitamin (p-Aminobenzoesäure). Zbl. Bakt., I. Abt. Orig. **152**, 99—102 (1947).

WINKEL, M.: Zur Kenntnis des Aussparphänomens bei Scharlach. Dtsch. med. Wschr. **1927**, 963—964.

WOODS, H. M.: Statistical study of scarlet fever and diphtheria. With special references to (1) changes in the age distribution of mortality; (2) effect of isolation on the prevalence and mortality from scarlet fever. J. Hyg. (Lond.) **28**, 147—162 (1928).

WORONINA, M.: Versuch einer aktiven Schutzimpfung gegen Scharlach durch Streptokokkenautovaccine. Wratschebnoje Delo 1929, Nr. 18; cit. Zbl. Bakt., I. Abt. Ref. **98**, 270 (1930).

ZAHRADNICKÝ, I.: Beitrag zur Frage der wiederholten Scharlacherkrankungen und die aktive Immunisation gegen Scharlach. Čs. Hyg. Epidem. Mikrobiol. Immunol. **2**, 270—276 (1953); cit. Zbl. Bakt., I. Abt. Ref. **153**, 188 (1954).

ZINGHER, A.: Further studies with the Dick test and active immunisation with scarlet fever streptococcus toxin. Proc. Soc. exp. Biol. (N. Y.) **21**, 508—512 (1924).

ZLATOGOROFF, S. J.: Über Scharlachvakzine, ihre Zubereitung und Kontrolle. Zbl. Bakt., I. Abt. Orig. **96**, 402—410 (1925).

—, u. W. S. DERKATSCH: Über das Wesen des Auslöschphänomens. Klin. Wschr. **1926**, 445—449.

ZLATOGOROFF, S. J., et S. A. KOSTEREFF: Oscillations des réactions de Schick et de Dick sous l'influence de marches forcées. C. R. Soc. Biol. **106**, 96—98 (1931).

ZOELLER, C.: Immunité de race vis-à-vis de la scarlatine. La réaction de Dick chez les sujets de race jaune. C. R. Soc. Biol. **91**, 1315—1317 (1924).

Schutzimpfungen gegen bakterielle Darminfektionen

Von O. GÜNTHER

Die Typhusschutzimpfung

1. Einleitung

Der Typhus war als Krankheitsbild mit Fieber, Benommenheit und Delirien bereits im Altertum bekannt, wurde aber erst in der Mitte des vorigen Jahrhunderts zunächst pathologisch-anatomisch gegenüber klinisch ähnlichen Krankheitsbildern wie Flecktyphus, Rückfallfieber u. a. abgegrenzt. Die Entdeckung des Typhuserregers durch EBERTH (1880), KOCH (1880) und GAFFKY (1884) schuf dann die klinisch-ätiologische Einheit „Typhus". 1901 grenzte SCHOTTMÜLLER den Paratyphus als klinisch mit dem Typhus übereinstimmendes Krankheitsbild ab, das ätiologisch jedoch durch zwei andere verwandte Krankheitserreger hervorgerufen wird, die BRION und KAISER erstmalig als die Typen A und B bezeichneten. Die erste Züchtung des Paratyphus A war GWYN 1898 gelungen, die des Paratyphus B ACHARD und BENSAUDE bereits 1896. Unter dem Begriff der Typhusschutzimpfung versteht man im allgemeinen die gemeinsame spezifische Prophylaxe gegen diese drei Krankheitserreger, die heute nach der internationalen Nomenklatur als Salmonella typhi, Salmonella paratyphi A und Salmonella paratyphi B bezeichnet werden.

Die Salmonellagruppe, benannt nach SALMON, einem der ersten Entdecker eines Krankheitserregers dieser Gruppe (1885), gehört systematisch zu den Enterobacteriaceae und umfaßt außer den drei genannten Typen mehrere hundert Typen, welche als Erreger von Tierseuchen und latenten Infektionen im Tierreich weit verbreitet sind. Ihre Bekämpfung zum Schutz der Tiere und zur Freihaltung tierischer Lebensmittel des Menschen von diesen Keimen — durch amtliche Fleischbeschau u. a. Maßnahmen — ist eine wichtige Aufgabe der Veterinärmedizin.

Dagegen ist der natürliche Wirt der drei Typen S. typhi sowie S. paratyphi A und B der Mensch. Nur die S. paratyphi B wird häufiger auch beim Tier gefunden. Dementsprechend sind die Ausscheidungen des Menschen nahezu die einzige Infektionsquelle der drei Typen. Die Maßnahmen der Lebensmittelkontrolle, der Trink- und Abwasserhygiene entscheiden wesentlich über den Grad der Typhus-Paratyphusgefährdung einer Bevölkerung. Wenn auch immer wieder manche typhöse Erkrankung den Patienten zum Dauerausscheider und manche stumme Infektion den Infizierten zum Keimträger auf Zeit oder Dauer macht, können doch die genannten hygienischen Maßnahmen die Typhusmorbidität so niedrig halten, daß eine Typhusschutzimpfung nicht generell erforderlich ist. Denn glücklicherweise führt nicht jede Infektion zur Erkrankung. Nach STEINIGER liegt die Infektionsdosis für das sichere Angehen einer Typhusinfektion mit Krankheitssymptomen bei etwa 5 Millionen Keimen! Allerdings zeigen gelegentliche Epidemien z. B. infolge unachtsamer Infizierung von Lebensmitteln, in denen die Typhusbakterien sich stark vermehren können, die lauernde Gefahr.

Die Erfahrung, daß ein Überstehen der Krankheit weitgehend — wenn auch nicht absolut — gegen eine Wiedererkrankung an Typhus feit, ist die klinische Grundlage der aktiven Schutzimpfung. Über die Herstellung und Anwendung von Typhusimpfstoffen hat die Grundlagenforschung eine Fülle von Einzelerkenntnissen zusammengetragen. Trotzdem wird die Typhusschutzimpfung auch heute noch vielfach mehr empirisch gehandhabt, weil eine allgemein anerkannte theoretisch und experimentell wohlbegründete Basis noch nicht geschaffen worden ist. Neue Entwicklungen deuten sich an. Angesichts dieser Übergangssituation erscheint es angebracht, den Versuch einer Bestandsaufnahme unserer heutigen Erkenntnisse zu unternehmen.

2. Eigenschaften der Krankheitserreger

Die Keime der Salmonellagruppe sind gramnegative, auf gewöhnlichen Nährböden leicht züchtbare Stäbchen, welche durch gemeinsame biochemische Eigenschaften im Sinne einer gewissen Fermentschwäche charakterisiert sind, wie z. B. fehlende Vergärung von Laktose, Saccharose und Salicin, fehlende Gelatineverflüssigung und fehlende Indolbildung. Für die Zuordnung zur Salmonellagruppe ist ferner der komplizierte Antigenaufbau der Keime wichtig. Das diagnostische Antigenschema nach KAUFFMANN-WHITE hat das Problem einer übersichtlichen Gliederung dieser Antigene in hervorragender Weise gelöst (Tab. 1).

Antikörper gegen alle in der Tab. 1 aufgeführten Antigene entstehen, wenn man mit einem aus den drei Typen gemischten Impfstoff wiederholt immunisiert. Das Kauffmann-White-Schema erhebt aber keinen Anspruch auf Vollständigkeit, sondern führt nur die

diagnostisch wichtigen Antigene auf. Daher sind noch weitere nicht mit Symbolen des Kauffmann-White-Schemas bezeichnete Antigene in diesen Keimen enthalten und können Antikörperbildung provozieren. Dieser Umstand ist zu berücksichtigen, wenn wir später die Beziehungen zwischen Antikörperbildung und Immunität beim Typhus diskutieren.

Tabelle 1. *Antigene der Typhus-Paratyphus-Bakterien nach dem KAUFFMANN-WHITE-Schema*

| | O-Antigene | H-Antigene | |
		1. Phase	2. Phase
S. typhi	Vi, 1, 9, 12	d	—
S. paratyphi A	1, 2, 12	a	—
S. paratyphi B	4, 5, 12	b	1,2

Im Kauffmann-White-Schema stehen die O-Antigene an 1. Stelle. Sie werden mit dem Buchstaben O und arabischen Ziffern bezeichnet, wie z. B. O-9, O-2 usw. Sie sind kochbeständig (2 Stunden 100 Grad C) und auch gegen chemische Einflüsse wie z. B. Phenol, absoluten Alkohol und Säuren widerstandsfähig. Sie entwickeln sich gut auf trockeneren Agarnährböden (2—3% Agar), schlechter auf feuchteren Nährböden von etwa 1% Agargehalt. Im Tierversuch am Kaninchen sind die O-Antigene von schwacher immunisierender Wirkung (GÜNTHER u. HEYMANN).

Im Bakterienleib sind diese Antigene Bestandteil der Zellwand. In älteren Laboratoriumskulturen geht das O-Antigen häufig verloren. An seine Stelle tritt das o-Antigen. Es wird auch Rauh-Antigen oder R-Antigen genannt nach dem meist rauhen glanzlosen Aussehen der Bakterienkolonien solcher serologischen Degenerationsformen. Im englischen Schrifttum wird die normale Kolonie als smooth (glatt) bezeichnet, die Rauhform als rough. Daher wird der betreffende Antigenformenwechsel auch als S/R-Formenwechsel bezeichnet (KAUFFMANN). Die Rauhform ist apathogen und für die Impfstoffherstellung ungeeignet.

Auch bei der O-Form (S-Form) ist der nach dem Kauffmann-White-Schema zu erwartende O-Antigenbestand eines Typs nicht immer vollständig vorhanden. Es gibt bei einzelnen O-Antigenen, wie z. B. beim O-1 einen Formenwechsel in der Art, daß das betreffende Antigen auch mehr oder weniger fehlen kann. Im Laufe der Passagen und Überimpfungen kann das Antigen zu- und abnehmen.

Einen diagnostisch und immunisatorisch höchst bedeutsamen Formenwechsel beobachtet man beim Vi-Antigen (FELIX u. PITT). Das Vi-Antigen ist die Ursache der Inagglutinabilität mancher frisch aus den Patienten gezüchteten Typhusbakterien. Diese Stämme verhalten sich biochemisch einwandfrei wie Typhusbakterien, werden aber von den O-9-Agglutininen nicht wie andere Typhusbakterien agglutiniert. Züchtet man solche Stämme im Laboratorium weiter, so werden die Stämme nach einer Reihe von Passagen auch für die O-9-Agglutinine empfindlich unter gleichzeitiger Abnahme der Vi-Agglutinabilität. Den gleichen Formenwechsel kann man unmittelbar erreichen, wenn man die inagglutinablen Stämme 2 Stunden kocht. Man nimmt daher an, daß das Vi-Antigen wie eine Kapsel die Oberfläche des Bakterienleibes umhüllt und die darunterliegenden O-Antigene gegen das Haften der O-Agglutinine abschirmt.

Das Vi-Antigen wird durch 2stündiges Kochen vollkommen wirkungslos gemacht. In getrocknetem Zustand — im Vakuum in absolutem Alkohol oder Aceton aufgeschwemmt getrocknet — ist das Vi-Antigen gegen 100° Hitze für die Dauer von 2 Stunden unempfindlich. Das Vi-Antigen ist gegen Säure empfindlich, nicht aber gegen 0,5%iges Formalin und gegen absoluten Alkohol. Vi-Antigen enthaltende Typhusbakterien sind weniger empfindlich für Phagocytose und pathogener im Mäuseversuch (FELIX u. BHATNAGAR).

Von besonderer Art ist der Formenwechsel der H-Antigene oder Geißelantigene, die im Kauffmann-White-Schema in 2 Phasen gegliedert sind. Die Typhus- und Paratyphus-A-Bakterien besitzen nur eine Phase, welche durch die Antigene d bzw. a besetzt ist. Die Paratyphus-B-Bakterien verfügen über 2 Phasen, von denen die erste mit dem Antigen b, die zweite mit den 1, 2- und anderen nicht in der Tabelle aufgeführten schwächeren Antigenen besetzt ist. Der Anteil der beiden Phasen an einer Kultur kann von 0 bis 100% variieren, d. h. ein solcher Stamm kann rein in Phase 1 oder rein in Phase 2 oder auch gemischtphasisch vorliegen. Bei Weiterimpfung solcher Kulturen kann sich der Anteil der beiden Phasen verschieben, besonders dann, wenn man jedesmal nur von einer Einzelkolonie weiterimpft. Auf diese Weise kann ein vollständiger Phasenwechsel eintreten.

Mit Hilfe des Schwärmverfahrens nach SVEN GARD kann man den Phasenwechsel steuern. Die Geißeln und ihre Antigene entwickeln sich auf feuchten Agarnährböden (1% Agar) besonders gut. MEYER hat die Abhängigkeit der Geißellänge von der Feuchtigkeit des Milieus am Bakterium proteus bildmäßig überzeugend demonstriert. Setzt man 1%igem Agarnährboden (Schwärmagar) spezifische Agglutinine gegen das Antigen b der Paratyphusbakterien zu und beimpft die Platte mit Paratyphus-B-Bakterien, so werden die Stäbchen, welche das Antigen b als Geißeln tragen, auf der Agarplatte durch die im Agar und im Kondenswasserfilm auf der Agaroberfläche enthaltenen, die Geißeln miteinander verklebenden Agglutinine an der Fortbewegung gehindert, während die Keime mit den Antigenen 1,2 (2. Phase) ungehindert über die feuchte Agarplatte ausschwärmen und am Rande des Schwärmrasens „in Reinkultur" abgeimpft werden können.

Benutzt man zur Immunisierung von Kaninchen Salmonellakeime mit gut entwickelten Geißeln, so erhält man Agglutinine gegen die Geißelantigene, welche bei gleicher Immunisierungstechnik um etwa eine Zehnerpotenz höher liegen als die gegen O-Antigene erzielbaren Agglutinintiter. Diese höhere Antigenität dürfte z. T. darauf beruhen, daß bei gut entwickeltem Geißelapparat die Geißelantigene quantitativ einen höheren Anteil des Gesamtbakteriums ausmachen als die O-Antigene der Zellwand. Die durch Verklumpung der Geißeln entstehenden H-Agglutinate sind flockig und durch Aufschütteln leichter zerteilbar als die körnigen O-Agglutinate.

Die H-Antigene werden durch zweistündiges Kochen zerstört und sind auch gegen Phenol und andere Chemikalien empfindlich. Phenolzusatz zu Schwärmnährböden verursacht Schwärmhemmung. Die den Selektivnährböden zum Nachweis von Typhus-Paratyphusbakterien zugesetzten Bakteriengifte sind vielfach die Ursache, daß sich die H-Antigene auf diesen Spezialnährböden nur kümmerlich entwickeln und daß zur genaueren Differenzierung eines auf solchen Nährböden gewachsenen Salmonellatyps nach seinen H-Antigenen zunächst eine Passage auf einem giftfreien feuchten Agarnährboden erforderlich ist (GÜNTHER 1950).

Die vorstehende Übersicht über die Antigene der Typhus-Paratyphusbakterien gibt eine Andeutung, wie sehr das Antigenmosaik dieser Keime in Abhängigkeit von den Umweltbedingungen variabel ist und wie es mit einfachen Techniken modifiziert werden kann. Für die Herstellung und Prüfung von Testsera, 1) polyvalenter Sera zur möglichst lückenlosen diagnostischen Erfassung der Salmonellabakterien einerseits und 2) durch Absorption auf den agglutinatorischen Nachweis einzelner Antigene eingeengter Faktorensera andererseits sind diese Tatsachen von grundlegender Bedeutung (GÜNTHER u. HEYMANN, GÜNTHER u. LIPP, LIPP und JANDL 1960) und haben auch auf die Entwicklung von „Vorschriften für die staatliche Prüfung von Salmonellatestsera" großen Einfluß gehabt (GÜNTHER u. HEYMANN, unveröff.). Wieweit die antigenetische Modifizierung dieser Keime ihre Qualität als Impfstoffmaterial beeinflußt, ist jedoch bis heute noch weitgehend unklar. Sicher sind aber die speziellen antigenen Strukturen der Typhus-Paratyphusbakterien bzw. ihrer Extrakte von eminenter Bedeutung auch für die Impfstoffproduktion.

Dagegen wissen wir nicht, ob die Phagentypen der Typhus-Paratyphusbakterien eine Bedeutung für die Impfstoffwirkung haben. Allein über 30 verschiedene Typhus-Vi-Phagen reagieren in spezifisch-selektiver Weise auf ihnen zugeordnete „Vi-Phagen-Typen". Bei den Paratyphus-B-Bakterien unterscheiden wir 10 Phagentypen, bei den Paratyphus-A-Bakterien 4 Phagentypen. Die Bedeutung dieser Phagen beruht auf der Möglichkeit, mit ihrer Hilfe differentialdiagnostisch-epidemiologische Erhebungen anzustellen, die z. B. erlauben, zwischen verschiedenen möglichen Infektionsquellen die wirkliche Quelle herauszufinden. FELIX hat 1955 in einer Übersicht über die Verteilung der Typhus-Paratyphus-Phagentypen in der Welt ausschließlich die epidemiologische Bedeutung betont, desgleichen BRANDIS 1957 in einer monographischen Darstellung. FELIX fand zwar 1951 keine Unterschiede serologischer oder immunbiologischer Art zwischen verschiedenen Typhus-Vi-Phagentypen, doch wäre es trotzdem denkbar, daß die Qualität einer Typhusimmunität nach Überstehen einer Krankheit oder nach einer Schutzimpfung optimal nur gegen die beteiligten Phagentypen ist, weniger gut gegen andere Phagentypen. In diesem Sinne könnte eine Beobachtung von MARMION, NAGLER und STEWART gedeutet werden. Diese Autoren sahen bei einer britischen Luftwaffeneinheit zwei Typhusepidemien im Abstande von etwa 3 Monaten. Von 54 Typhuskranken der 1. Epidemiewelle erkrankten 11 in der 2. Welle erneut an Typhus. Die beiden Epidemien waren durch verschiedene Phagentypen verursacht worden. Für die Impfstoffproduktion würde zweifellos eine Auswahl der Typhusstämme nach Phagentypen bei der hohen Anzahl der zu berücksichtigenden Typen erhebliche Schwierigkeiten machen, wenn auch einzelne Typen, wie z. B. der Typ E 1, in manchen Ländern dominieren.

Große Fortschritte sind in den letzten Jahren bei der chemischen Analyse der Salmonella-O-Antigene erzielt worden. Auf diesem Gebiet ist besonders der Arbeitskreis von WESTPHAL in Zusammenarbeit mit KAUFFMANN zu höchst eindrucksvollen Ergebnissen gekommen. Bekannt war bereits, daß die O-Antigene mit den Endotoxinen identisch sind. Die weitere Analyse deckte eine komplizierte Zusammensetzung der Antigene auf. Das gesamte Antigen besteht aus der Folge

Polysaccharid—Lipoid-A—Protein—Lipoid B. Das Polysaccharid ist mit dem Lipoid A relativ fest verbunden und kann bei der Anwendung des Phenol-Wasserverfahrens nach WESTPHAL, LÜDERITZ und BISTER als Lipopolysaccharidkomplex aus der Wasserphase isoliert werden, während das Protein und das Lipoid B in der Phenolphase bleiben. Das Lipoid A ist für die endotoxischen Manifestationen der gramnegativen Bakterien verantwortlich (WESTPHAL u. a. 1958), während das typspezifische Polysaccharid die immunologisch determinanten Gruppen trägt (WESTPHAL 1960).

Bei der chemischen Analyse der Polysaccharide verschiedener Salmonella-O-Antigene entdeckten WESTPHAL u. Mitarb. eine neue Klasse von Desoxyzuckern, die 3,6-Didesoxyhexosen, welche immunologisch determinante Gruppen der O-Antigene darstellen, wie z. B. Paratose, Abequose und Tyvelose. Ihre Struktur wurde durch Synthese gesichert. Die einzelnen Salmonellatypen sind jeweils zur Synthese nur einer 3,6-Didesoxyhexose als spezifisch determinanter Gruppe befähigt und verlieren diese Fähigkeit beim Übergang von der O-Form in die o-Form zugleich mit der O-Antigenität. Diese Desoxyzucker sind durch ihre endständig glykosidische Bindung sterisch profiliert. Ihre immunbiologische Qualität ist durch ihre Fähigkeit, die Präcipitation des entsprechenden O-Antigens spezifisch zu hemmen, erwiesen. Als determinante Gruppen von Salmonella-O-Antigenen der Typen S. typhi, S. paratyphi A und S paratyphi B sind folgende Zucker ermittelt worden: D-Glukose für das Antigen O-1, Paratose für O—2, Abequose für O—4, Tyvelose für O—9 und L-Rhamnose für O—12. Die verschiedenen Antigenfaktoren des O-Antigenkomplexes eines Serotyps — z. B. O—1, O—9, O—12 — sind am gleichen Polysaccharidmolekül verankert (LÜDERITZ, O'NEILL u. WESTPHAL). Diese Ergebnisse eröffnen grundsätzlich die Möglichkeit, Impfstoffe gegen gramnegative Darmbakterien synthetisch herzustellen, wie LÜDERITZ, WESTPHAL, STAUB und LE MINOR am Beispiel eines künstlichen Antigens mit dem Desoxyzucker Colitose als determinanter Gruppe gezeigt haben.

Auch das Vi-Antigen der Typhus-, Coli- und Ballerupbakterien ist im wesentlichen ein Polysaccharid. Es besteht zu etwa 75% aus D-Galaktosaminuronsäure (2-Amino-2-desoxy-D-Galakturonsäure) (HEYNS u. Mitarb.). Entfernung der Acetylgruppen aus dem Antigen setzt dessen spezifisches Bindungsvermögen in vitro stark herab und zerstört die Antigenität für den Mäuseversuch, nicht jedoch für die Immunisierung des Menschen. Reacetylierung stellt das verlorene Bindungsvermögen und die verlorene Antigenität größtenteils wieder her (LANDY, JOHNSON u. WEBSTER). Die H-Antigene haben Eiweißcharakter, wie ihre Empfindlichkeit gegen physikalisch-chemische Einflüsse und gegen Proteasen zeigt. Nach BRUGE besteht die Bakteriengeißel aus α-Spiralen-Polypeptidketten, die einen hexagonalen Strang aus 3 × 19 oder 7 × 7 α-Spiralen bilden.

Die Fülle der vorstehend skizzierten Einzelergebnisse hat bisher nur wenig Einfluß auf die
Entwicklung des Typhusimpfstoffes genommen. Zum großen Teil sind unsere heutigen
Kenntnisse der Salmonellagruppe erst wenige
Jahre alt oder sogar jüngsten Datums. Daher
hat die Impfstoffherstellung erst seit FELIX
Anfänge einer theoretisch und experimentell
begründeten Entwicklung gezeigt, die gleichwohl noch keineswegs zu einer Lösung der
Grundprobleme geführt hat.

3. Impfstoffherstellung

a) Entwicklung der Technik. Die Typhusimpfstoffe sind meistens Suspensionen abgetöteter Bakterien. PFEIFFER und KOLLE züchteten hochvirulente Typhusstämme 24 Stunden
auf Schrägagarröhrchen, schwemmten die
Einzelkultur in 10 ccm Kochsalzlösung auf und
erhielten damit eine Suspension, die in 1 ccm
etwa eine „Normalöse" (etwa 2 mg) Bakterienmasse enthielt. Diese Aufschwemmung wurde
mehrere Stunden bei 56 Grad gehalten und
nach Sterilitätsprüfung mit Carbol konserviert.

In der Zeit um den ersten Weltkrieg wählte
man hochvirulente, möglichst frisch aus dem
Patienten gezüchtete Typhusbakterienstämme
und mischte abgetötete Suspensionen aus
mehreren solchen Stämmen zum Impfstoff.
Impfstoffe aus epidemieeigenen Stämmen wurden nur von wenigen Autoren für wirksamer
gehalten. Insgesamt war jedoch die Wahl der
Stämme für die Impfstoffproduktion damals
nur empirisch fundiert. Denn über den Antigengehalt der Typhusbakterien lagen noch keine
systematischen Untersuchungen vor.

1934 entdeckten FELIX und PITT das Vi-
Antigen, das mit großer Regelmäßigkeit bei
frisch aus dem Patienten gezüchteten Stämmen
gefunden wurde. Seitdem gilt das Vi-Antigen
als ein hervorragend wichtiger Bestandteil der
Typhusimpfstoffe (FELIX 1951) und spielt eine
entscheidende Rolle bei der Auswahl der
Impfstoff-Stämme. Der Stamm Ty 2 von
FELIX zeichnet sich durch die besondere Stabilität seines Vi-Antigengehaltes und seiner
Toxizität für die weiße Maus aus. Er dient
daher schon seit mehr als 2 Jahrzehnten bevorzugt als Produktions- wie auch als Prüfungs-
stamm für Typhusimpfstoffe, und zwar vielfach
als alleiniger Stamm. Dabei wird besonderer
Wert darauf gelegt, daß das Vi-Antigen im
Impfstoff möglichst unversehrt erhalten bleibt.

Nach FELIX ist für diesen Zweck das Alkoholverfahren — Abtötung der Keime in 75%igem
Äthylalkohol und Konservierung in 25%igem
Äthylalkohol — die Methode der Wahl, weil
das Abtöten der Keime mittels Hitze oder
Formalin und die nachfolgende Konservierung
mit Phenol das Vi-Antigen schädigt. Nach
FELIX und ANDERSON behält ein solcher
„Alkohol"-Typhusimpfstoff seine immunisierenden Eigenschaften über 10 Jahre unverändert, wenn er bei 1—2°C gehalten wird.
Jedoch auch dieses wissenschaftlich wohlbegründete Produktionsverfahren hat nicht
alle Erwartungen erfüllt.

In dem Bestreben, die *Toxizität der Impfstoffe* herabzusetzen, wurden Versuche unternommen, das immunisierende Prinzip der
Bakteriensuspension mit chemisch-physikalischen Methoden möglichst rein darzustellen.
GRASSET und GORY (1927) extrahierten durch
viermaliges Gefrieren und Wiederauftauen und
behandelten das Produkt dann mit 0,5%
Formalin bei 37 Grad einen Monat lang. Das
Produkt war immunisatorisch wirksam, aber
auch toxisch. Daher versuchte man die Roh-
extrakte weiter zu reinigen. H. R. MORGAN
extrahierte mit Alkohol abgetötete Typhusbakterien mit Aqua dest. und reinigte den
Extrakt durch wiederholte Alkoholpräcipi-
tationen und eine Extraktion mit Chloroform-
Buthylalkohol. MORZYCKI und ZABLOCKI berichteten über einen atoxischen Typhusimpfstoff, der in enger Anlehnung an die Technik
von GRASSET entwickelt war. Andere Autoren
setzten verschiedene Verfahren ein, um die
Eiweißkomponente abzuspalten, z. B. mit
Trichloressigsäure (BOIVIN, MESROBEANU u.
MESROBEANU 1933), mit tryptischer Verdauung (RAISTRICK u. TOPLEY 1934), mit Diäthylenglykol (MORGAN 1937/38), schließlich mit
dem Phenol-Wasserverfahren (WESTPHAL, LÜ-
DERITZ u. BISTER 1952). Diese Bemühungen
führten einerseits auf dem chemisch-analyti-
schen Wege zu den oben skizzierten Kenntnissen der Chemie der Antigene, andererseits
auf dem Wege der praktischen Anwendung zu
Extraktimpfstoffen.

Auch durch Änderung der Resorptions-
fähigkeit hat man die toxische Wirkung des
Impfstoffes zu dämpfen versucht. So empfahlen
LE MOIGNIC und PINOY bereits 1916 die Mischung des Impfstoffes mit Lanolin und Va-
selinöl als frühe Vorläufer von FREUND, der

1942 das so außerordentlich fruchtbare Adjuvansprinzip „Paraffinöl + Emulgator + Tuberkelbakterien" entwickelte. RÖHRER und DEHMEL sowie LOVREKOVICH und RAUSS benutzten Aluminiumhydroxyd als Adsorbens. Diesem Wirkstoff kommt eine Steigerung der immunisatorischen Wirkung der Antigene zu, die PRIGGE als Erfolg einer Molekülvergrößerung, einer „Spreitung" des Antigens gedeutet hat. Nach RAUSS, KÉTHYI und RÉTHY ist das Optimum dieser Steigerungs- und Entgiftungswirkung auf einen engen Dosisbereich eingeschränkt, da mit Zusätzen zwischen 3,5 und 5,0 mg pro 1 ccm Typhusantigenextrakt nach BOIVIN eine zehnfache Wirksamkeitssteigerung erreicht wird und zugleich eine Herabsetzung der Toxizität auf ein Sechstel. Über diese Aluminiumhydroxyddosis hinaus steigt zwar noch die Entgiftungsquote, aber die Wirksamkeit fällt steil ab.

b) Neuere Bakterienzüchtungsverfahren.

Überblickt man die hier ganz kurz skizzierte Entwicklung der Herstellungstechnik der Typhusimpfstoffe, so fällt auf, daß die Fortschritte in der Kenntnis der Biologie und Chemie der Salmonellabakterien sich nur wenig auf die Produktionsverfahren ausgewirkt haben. Aber auch auf diesem Gebiet bahnen sich neue Entwicklungen an, wie z. B. bei der Anzucht des Bakterienmaterials.

Eine Reihe von Beobachtungen haben wahrscheinlich gemacht, daß Schutzimpfungen mit bakteriellen Antigenen den anti-„A"-Titer von Blutspendern der Gruppen 0 und B steigern können. Nach BROWN können auf diese Weise so hohe anti-A-Titer im Serum der Spender entstehen, daß Empfänger der Blutgruppe A auf solche Blutspenden mit schweren Unverträglichkeiteisreaktionen antworten. Die Steigerung der anti-A-Titer ist nach diesen Beobachtungen auf Immunisierungen der Spender mit A-Substanzen aus Schweinemagenpräparaten wie Pepsin oder Pepton zurückzuführen, die bei der Anzucht des Bakterienmaterials für die Impfstoffe verwendet werden und bei der Aufarbeitung der Bakterienernte nicht zerstört werden. PLUMMER und BROWN stellten einen TAB-Impfstoff her, für den die Bakterien auf einem Nährmedium aus Rinderherzextrakt, tryptisch verdautem Kasein und 3% Bactoagar gezüchtet werden. Dieser Impfstoff war praktisch frei von A-Substanzen (PLUMMER u. BROWN) und hatte keinen signifikanten Steigerungseffekt auf den anti-A-Titer von etwa 250 Impflingen der Blutgruppe 0 (BROWN). Diese Befunde unterstreichen die Bedeutung synthetischer Nährböden für die Bakterienanzucht in der Impfstoffproduktion.

Die moderne Massenzüchtung von Bakterien bedient sich weitgehend der Erfahrungen aus der Antibiotikaproduktion, wo die Notwendigkeit, mit möglichst geringem Aufwand an Raum und Personal in möglichst großen Mengen von Nährlösungen die biologische Produktion der Antibiotika mit Hilfe der leistungsfähigsten Pilzstämme durchzuführen, zur Entwicklung von Fermentern, großen Züchtungsgefäßen aus säurefestem Stahl für das „submerse" Züchtungsverfahren führte. In diesen Gefäßen muß durch Rührsysteme für dauernde Bewegung und gleichmäßige Durchmischung der Nährflüssigkeit und durch ständige Luftdurchblasung — etwa 1 Liter Luft pro 1 Liter Nährflüssigkeit pro Minute — für ausreichende Aerobiose gesorgt werden. Diese beschleunigt in synthetischen Nährböden die Wachstumsgeschwindigkeit der Bakterien beträchtlich und erhöht die Bakterienernte auf das 25fache (KOVALEVA). In den ständig bewegten Flüssigkeiten macht starke Schaumbildung, die sich bis zum Leerschäumen der Kulturgefäße und Auftürmen riesiger Schaumberge neben den leeren Gefäßen steigern kann, den zeitweiligen Zusatz von Antischaummitteln erforderlich.

Nach Untersuchungen von JOÒ u. Mitarb. über den Nährstoffbedarf der gramnegativen Darmbakterien in der submersen, belüfteten Kultur ist ein Ammoniumsalz und Tryptophan für den Stickstoffbedarf, Glycerin oder Glukose für den Energiebedarf, Glukose außerdem besonders für den Aufbau des Vi-Antigens und als Gegenmittel gegen zu starke Alkalisierung der Nährlösung durch den Bakterienstoffwechsel erforderlich. Glukosezusatz zur Nährlösung beschleunigt das Bakterienwachstum und steigert die Ausbeute an Bakterienmasse (KOVALEVA).

Der Züchtungsvorgang wird nach JOÒ u. Mitarb. durch eine mit frischem Bakterienmaterial beimpfte Vorkultur von 3 Litern Nährlösung eingeleitet, die 6—8 Stunden bei 37 Grad durch Schütteln auf einem Schüttelapparat belüftet wird. Diese Vorkultur wird in den 120 Liter frisch sterilisierte Nährlösung enthaltenden Kulturtank eingegossen, in dem der bei 37 Grad durch Rühren ständig bewegte und durch Luftdurchblasung belüftete Kulturansatz in den nächsten 18 Stunden ständig zu überwachen ist, um rechtzeitig die erforderlichen Zusätze zu machen wie Entschäumungsmittel, Glukose usw. Denn die submerse, belüftete Kultur ist charakterisiert durch stark beschleunigte Stoffwechsel- und Wachstumsvorgänge, die rasch zur Änderung des Nährbodenmilieus hinsichtlich Nährstoffgehalt, pH, Schäumungsbereitschaft usw. führen. Die Ausbeute des Kulturansatzes hängt aber wesentlich davon ab, daß während des gesamten Züchtungsvorganges optimale Bedingungen herrschen.

Nach etwa 18 Stunden Bebrütungsdauer hat die Nährlösung ihre optimale Anreicherung mit Vi- und O-Antigenen erreicht. Diese sind teils in lebenden, teils in toten Bakterien enthalten, teils aber auch schon in der Nährlösung in gelöster Form (Joó u. Mitarb., Joó 1959).

c) Wahl der Produktionsstämme nach Antigengehalt und anderen Faktoren. Hinsichtlich der Auswahl der Produktionsstämme gilt heute nicht mehr die Lehre von FELIX von der entscheidenden Bedeutung des Vi-Antigens, nachdem der Feldversuch in Ossijek (Jugoslawien) in den Jahren 1954/55 entgegen den damaligen Erwartungen nicht die Überlegenheit des nach der Methode von FELIX mit hohem Vi-Antigengehalt ausgestatteten „Alkohol"-Impfstoffes, sondern eine bessere Schutzwirkung des mit Hitze abgetöteten und mit Phenol konservierten „Phenol"-Impfstoffes gezeigt hatte. Für beide Impfstoffe hatte der Stamm Typ 2 von FELIX gedient, der durch seinen hohen und gleichmäßigen Gehalt an Vi- und O-Antigenen ein für die Impfstoffproduktion wertvoller Stamm ist.

Auch andere Beobachtungen zeigen, daß die antigene Potenz der Typhusbakterien nicht mit ihrer Virulenz identisch ist. BATSON u. Mitarb. züchteten 1949 aus dem hochvirulenten Typhusstamm 42 A 58 eine avirulente Variante 42 A 58 V, welche die gleiche antigene Wirkung besaß wie der virulente Originalstamm. TOLNAI u. Mitarb. haben diese Befunde auf breiterer Basis bestätigt. Damit ist das Vi-Antigen seiner zentralen Bedeutung für den Typhusimpfstoff beraubt, gilt aber immer noch als ein wesentlicher Bestandteil eines guten Typhusimpfstoffes.

GAINES u. Mitarb. sahen bei Versuchen an Schimpansen keine Schutzwirkung des O-Antigens allein, eine bessere des Vi-Antigens allein, die beste jedoch von Impfstoffen mit beiden Antigenen. HEYMANN und JANDL haben die fundamentale Bedeutung der Vi- und O-Antigene für die Schutzwirkung der Typhusimpfstoffe im Gegensatz zu der geringen oder sogar zweifelhaften Bedeutung des H-Antigens in eingehenden Untersuchungen dargestellt. Nach ihrer Auffassung ist der Schutzwert eines Typhusimpfstoffes vorläufig nach den beiden Antigenen Vi und O-9 zu bemessen. Über die Gesamtqualität des Impfstoffes entscheidet dabei der niedrigste Schutzwert gegen eines der beiden Antigene. EDSALL u. a. haben dagegen betont, daß im jugoslawischen Feld-

versuch der H-Antigengehalt der Impfstoffe am besten mit den Impferfolgen am Menschen korrelierte. BATSON u. Mitarb. konnten jedoch in ihrer avirulenten Variante 42V 58V mit voller Schutzwirkung kein H-Antigen nachweisen.

Daher bleibt die Frage offen, ob nicht noch andere Faktoren die Qualität der Bakterienernte für den Impfstoff beeinflussen. MAGHERU u. Mitarb. haben in 2 und 5 Stunden alten Typhuskulturen Wirkstoffe gefunden, welche die Toxizität von Typhusbakterien im Mäuseversuch beträchtlich steigerten. Diese Wirkstoffe sind in 20 Stunden alten Kulturen nicht mehr in gleichem Maße vorhanden, also offenbar nicht sehr stabil. Nach KOVALEVA ist die Virulenz jüngerer Agarkulturen höher als die älterer. Dagegen ist die Virulenz der submers in belüfteten, synthetischen Medien gezüchteten Typhusbakterien in allen Züchtungsphasen gleich. Auch VINCENT hat über labile Typhusbakterientoxine berichtet. HEYMANN und JANDL sahen ebenfalls Virulenzunterschiede der Typhusbakterien in Abhängigkeit von der Züchtungszeit auf Agarmedien, wobei schon Unterschiede von Stunden sich in der Virulenz auswirkten. Wir sind noch weit davon entfernt, diese Faktoren experimentell zu beherrschen und für die Impfstoffherstellung nutzbar machen zu können. Immerhin sind diese bisher nur ungenügend bekannten Faktoren Grund genug, die Anzucht und Aufarbeitung des Bakterienmaterials unter möglichst gleichmäßigen Bedingungen durchzuführen, um wechselnde Einflüsse dieser Faktoren auszuschalten. Daß auch die Prüfung des Impfstoffes durch wechselnde Virulenz der Teststämme beeinflußt werden kann, und daher die Anzucht der Testkeime unter sorgfältigst einzuhaltenden gleichmäßigen Bedingungen durchzuführen ist, haben HEYMANN und JANDL betont.

d) Keimzählung. Gleichmäige Dosierung des Impfstoffes setzt gleiche Antigenmengen in verschiedenen Impfstoffchargen voraus. Zur Messung der Antigenmenge dient meistens die Keimzählung, die nach alter Erfahrung möglichst frühzeitig, d. h. an der frisch geernteten Bakterienmasse durchzuführen ist. Indirekte Methoden sind die Wägung des Trockengewichtes (ALIVISATOS), die Bestimmung des Stickstoffgehaltes und die Trübungsmessung. Diese Methoden müssen durch vergleichende Messungen mit direkten Keimzählungen auf Bakterienzahlen eingestellt werden. Während das Trockengewicht und der Stickstoffgehalt in absoluten Zahlen angegeben werden können, braucht man zur Trübungsmessung ein möglichst unveränderliches Vergleichspräparat, wie z. B. Suspensionen von Kanadabalsam in Benzol-Alkohol, Bariumsulfatpräcipitat, Silicagel u. a.

Eine Suspension von feinsten Stückchen von Pyrexglas, deren Trübungsgrad einer Suspension von 10 Milliarden Pertussiskeimen pro Kubikzentimeter entspricht, wurde von der Welt-Gesundheits-Organisation (WHO) als internationaler Opazitätsstandard eingeführt und hat den willkürlich festgesetzten Wert von 10 OU (opacity units) pro Kubikzentimeter (MAALOE 1955). Durch wiederholte Vergleiche mit direkten Keimzählungsmethoden wurde festgestellt, daß diese 10 OU 10 Milliarden Pertussiskeimen oder 980 Millionen Typhuskeimen oder 900 Millionen Paratyphus-A-Keimen oder 880-Millionen Paratyphus-B-Keimen entsprechen (Joò 1960). Damit sind internationale Vergleichsmöglichkeiten geschaffen. Auf dem 6. internationalen Kongreß für biologische Standardisierung in Wiesbaden 1960 wurde dieser Fragenkomplex eingehend behandelt (Joó, OLITZKI, IKIC u. a.) und in einer Resolution die allgemeine Verwendung des internationalen Opacitätsstandards in der Impfstoffherstellung — und zwar am Tag der Bakterienernte vor jeder anderen Behandlung der Bakterien — empfohlen.

Dieser Zeitfaktor ist wichtig, denn auch bei der Verwendung des internationalen Standardpräparates sind noch Fehlerquellen zu berücksichtigen. Die somatischen Antigene O—9 und Vi sind vorwiegend Bestandteile der Bakterienwand (CAREY u. BARON) (RIBI, MILNER u. PERRINE) und gehen besonders aus toten Bakterien leicht in Lösung. Tatsächlich enthalten auch nach weniger als 24 Stunden Bebrütungsdauer bei 37 °C geerntete Typhusbakterienkulturen schon einen Anteil toter Bakterien und in der Kulturflüssigkeit gelöste Vi- und O-Antigene. Diese gehen beim Abzentrifugieren und Waschen der Bakterienmasse verloren, worauf besonders WOLTERS u. Mitarb. sowie Joó und BUONOMINI hingewiesen haben. Die gelösten Antigene sind optisch nicht wirksam, d. h. durch Trübungsmessung nicht zu erfassen. Abgetötete Bakterien unterliegen einer allmählichen Autolyse in wäßriger Lösung. Dadurch können sich die Trübungswerte unter Erhaltung des Antigenbestandes ändern. Änderungen können auch durch die Abtötung der Bakterien eintreten. So sah BONNEFOI nach Erhitzung lebender Typhusbakterien auf 56 Grad für 30 bis 60 Minuten im Durchschnitt einen Opacitätsverlust der Suspensionen um 21% und weitere Opacitätsverluste bei anschließender Lagerung der Suspensionen. Über spezielle Fehlerquellen und -grenzen der Methode hat SPAUN (1962) kürzlich berichtet.

e) Weiterbehandlung der Bakterienernte.
Die Weiterbehandlung der Bakterien nach der Ernte und Keimzählung geht verschiedene Wege. Die bereits im ersten Weltkrieg weithin geübte Methode der Hitzeabtötung und Konservierung mit Phenol wird auch heute noch mit Erfolg z. B. in Indien angewendet. Sehr konservativ wird nach BONNEFOI (1959) auch im Pasteurinstitut in Paris die Impfstoffherstellung gehandhabt. Abtötung bei 56° ohne Antiseptika. Der Impfstoff besteht aus einer Anzahl von Typhusstämmen, die reich an Vi- und O-Antigenen sind und die am häufigsten vorkommenden Phagentypen repräsentieren.

Nach BONNEFOI (1961) ist das schonendste Abtötungsverfahren eine Erhitzung auf 57 Grad für eine Stunde, wenn man dem Suspensionsmedium 0,5% $CaCl_2$ zusetzt. An 2. Stelle gemeinsam nennt er das Alkoholverfahren von FELIX (1941) und das Acetonverfahren von LANDY (1953). PONTECORVO konnte Typhusbakterienmaterial von Agarkulturen durch 0,4% Formalin bei 20 Grad für 2 Tage so schonend abtöten, daß das gewonnene Präparat einen ebenso wirksamen Vi-Antigengehalt besaß, wie mit Aceton abgetötete Bakterien.

RÖHRER und DEHMEL töteten 10 Tage alte Typhusbouillonkulturen mit 0,2% Formalin ab und adsorbierten die Gesamtkultur an 10% $Al(OH)_3$. WOLTERS modifizierte das Verfahren in der Weise, daß er 40 Stunden bei 37 Grad gezüchtete Bouillonkulturen bei 54 Grad 75 Minuten abtötete, dann mit 0,2% Formalin versetzte und an $Al(OH)_3$ adsorbierte. Nach WOLTERS genügt zur Adsorption des gelösten Antigens 8% $Al(OH)_3$; zur zusätzlichen Adsorption der Bakterien werden insgesamt 12% $Al(OH)_3$ benötigt. HAAS adsorbierte TAB-Bakterien an 20% $Al(OH)_3$ und erzielte im Vergleich zum nicht adsorbierten Material signifikante Wirksamkeitssteigerungen. TOLNAI und BARSY töteten das Zentrifugat von 26 Stunden in flüssigem Medium gezüchteten Bakterien mit Aceton und adsorbierten an $Al(OH)_3$ mit 4—5 mg $Al(OH)_3$ pro Kubikzentimeter Bakteriensuspension (2 Milliarden Keime).

Nach Joó (1959) wird in Ungarn neben der Herstellung von Extraktimpfstoffen auch TAB- und TAB-Cholera-Impfstoff hergestellt aus Bakterien, die in submersen Kulturen unter Belüftung gezüchtet und nach der Methode von LANDY (1953) mit Aceton abgetötet und getrocknet werden. Das Antigen ist in der Trockenform unbegrenzt haltbar. Zur Herstellung der Impfstoffe werden die Bakterien im gewünschten Mischungsverhältnis in Konzentrationen von 1 Milliarde Keimen pro Kubikzentimeter in Pufferlösungen mit Merthiolat aufgeschwemmt. Zur Herstellung von Extraktimpfstoffen wurden zunächst nach der Methode von GRASSET (1934) Extrakte gewonnen und mit Alaun präcipitiert. Trotz gleichmäßiger Technik war der Antigengehalt der Extrakte sehr schwankend (LOVREKOVICH u. RAUSS). Etwa ab 1940 wurde die Methode von GRASSET zugunsten der Methode von BOIVIN (1933) aufgegeben. Nach Joò wird neuerdings nicht mehr nur das zentrifugierte Bakterienmaterial, sondern die gesamte Kulturflüssigkeit aus den Züchtungstanks mit Trichloressigsäure extrahiert, da bei diesem Züchtungsverfahren viel Antigen in der Flüssigkeit gelöst ist und beim Abzentrifugieren der Bakterien ungenutzt verlorengehe. Der Extrakt wird nicht mehr mit Alaun präcipitiert, sondern an Al(OH)$_3$ adsorbiert in einem experimentell als optimal für Wirksamkeitssteigerung und Entgiftung ermittelten Mischungsverhältnis von etwa 3,5% Al(OH)$_3$. Diese Methode wird vor allem zur Herstellung von Typhus-Dysenterie-Tetanus-Mischimpfstoffen verwendet.

Ein ähnlicher Kombinationsimpfstoff ist in Rußland entwickelt worden (KOVALEVA u. a.). Besonders bemerkenswert ist an dem russischen Verfahren, daß für die Gewinnung des Vi- und des O-Antigens verschiedene Extraktionsmethoden angewendet werden. Zur Gewinnung eines hochwertigen O-Antigenextraktes werden 12 Stunden im Züchtungstank submers unter Belüftung gezüchtete Typhusbakterien durch Zusatz von 0,5% Formalin abgetötet und die zentrifugierte Bakterienmasse nach dem Phenol-Wasserverfahren (WESTPHAL, LÜDERITZ u. BISTER) extrahiert. Zur Gewinnung des Vi-Antigens wird Bakterienmasse mit viel Vi-Antigen durch Aceton abgetötet, die getrocknete Bakterienmasse mit physiologischer Kochsalzlösung extrahiert und das Antigen durch konzentrierte Kochsalzlösung bei pH 2,0 gefällt. Das Bakterienextraktgemisch wird schließlich in dem gewünschten Mengenverhältnis an Al(OH)$_3$ adsorbiert.

Die in der vorstehenden Übersicht zusammengestellten aktuellen Impfstoffherstellungsverfahren ergeben insgesamt ein buntes Mosaik ältester und modernster Verfahren nebeneinander, obgleich die Liste noch keineswegs vollständig ist. Der Hauptvorteil der modernen Extraktimpfstoffe ist wohl ihre Reinigung von Ballaststoffen. Bereits die Züchtung in synthetischen Medien nach dem submersen Verfahren in großen Züchtungstanks liefert ein relativ ballastarmes Rohmaterial. Die Extraktion engt den Ballaststoffgehalt nochmals ein. Die Adsorption an Adjuvantien vermittelt weitere Verringerung der Giftwirkung durch Änderung der Resorptionsverhältnisse, indem das Antigen langsamer diffundiert und als großes Komplexmolekül leichter der Phagocytose verfällt. Damit öffnet sich zugleich der Weg für eine Erhöhung der Antigenmenge pro Impfstoffdosis und die Möglichkeit, verschiedene Antigene in einer Impfstoffdosis gleichzeitig unterzubringen, ohne die Gesamtdosis unverträglich zu machen. Die Vielfalt der aktuellen Verfahren zeigt aber auch deutlich genug, wie weit wir noch von einer Methode der Wahl entfernt sind.

4. Impfstoffprüfung

a) **Unschädlichkeitsprüfung.** Die Prüfung des Impfstoffes umfaßt den Nachweis der Unschädlichkeit und der Wirksamkeit. Zur Unschädlichkeitsprüfung werden Mengen von 0,5 ccm Impfstoff etwa 20 g schweren weißen Mäusen oder Mengen von 5,0 ccm Impfstoff etwa 350 g schweren Meerschweinchen subcutan injiziert und die Tiere etwa eine Woche auf Krankheitszeichen beobachtet. Ferner ist eine Sterilitätsprüfung erforderlich, bei der z. B. nach den US-amerikanischen Minimum Requirements von 1953 nur 1,0 ccm Impfstoff auf Kulturröhrchen zu verimpfen ist und diese eine Woche zu beobachten sind. Die quantitativen Anforderungen an die Unschädlichkeitsprüfung der Typhusimpfstoffe sind also auffallend gering im Verhältnis zu dem Riesenaufwand für die Unschädlichkeitsprüfung der Poliomyelitisimpfstoffe (PRIGGE u. Mitarb.). Wenn trotzdem die Unschädlichkeitsprüfung der Typhusimpfstoffe in der Praxis ausreicht, so ist das darin begründet, daß die den Menschen infizierende Minimaldosis der Erreger im Falle der Poliomyelitisimpfstoffe viel geringer ist als beim Typhus, 5 dim Poliovirus per os (GARD 1961) gegenüber 5 000 000 Typhusbakterien per os nach einer Schätzung von STEINIGER.

Neuere Ergebnisse haben aber doch den Ausbau der Sterilitätsprüfung zum Ausschluß von Bakterien nahegelegt. Denn bei der Sterilitätsprüfung etwa von 0,1 bis 1,0 ccm Impfstoff in einem Röhrchen mit 10 bis 15 ccm Nährlösung ist der Verdünnungsfaktor so klein, daß besonders die neueren Konservierungsmittel wie z. B. Merthiolat das Auskeimen eventuell noch vermehrungsfähiger Keime hemmen könnten. Daher ist für eine lege artis durchgeführte Sterilitätsprüfung zu fordern, daß der Verdünnungsfaktor für den Impfstoff durch die Nährlösung mindestens 500 beträgt und eine positive Kontrolle mitläuft, in der Impfstoff und Nährlösung im Verhältnis 1:500 enthalten sind und eine kleine Menge vermehrungsfähiger Keime eingeimpft ist (BONIN, EISSNER u. SCHNEIDER).

b) **Wirksamkeitsprüfung im Reagenzglas.** Die weitaus schwierigeren Probleme der Wirksamkeitsprüfung von Typhusimpfstoffen haben in den letzten Jahren zu einer sehr breiten internationalen Diskussion geführt. Entscheidend für den Wert des Impfstoffes ist der Impferfolg am Menschen. Aufgabe der Wirksamkeitsprüfung im Laboratorium ist es, die Impfstoffproduktion so zu lenken und zu kontrollieren, daß nur Impfstoffe zur Anwendung am Menschen kommen, welche mit gleichbleibender Sicherheit einen möglichst hohen Prozentsatz der Impflinge gegen die der natürlichen Infektion folgende Erkrankung schützen.

Dazu ist es erforderlich, den Gehalt des Impfstoffes an Antigen zu bestimmen. Die einfachste Form der Antigenmessung der Typhusimpfstoffe ist die Bestimmung der Keimzahl. Wenn der Impfstoff sich aus einer Reihe von frisch gezüchteten Typhusstämmen zusammensetzt, die nach der Abtötung keiner weiteren Aufarbeitung unterliegen, kann man mit Hilfe der Keimzählung zu durchaus gleichmäßig brauchbaren Typhusimpfstoffen gelangen, wie die Erfahrung aus alter und neuer Zeit lehrt, besonders wenn man die verwendeten Typhusstämme zuvor auf ihre Produktion an O- und Vi-Antigenen untersucht hat.

Um Schädigungen der Antigene durch chemisch-physikalische Aufarbeitungsmethoden zu erkennen oder gelöste Antigene nachzuweisen, bedarf es anderer Methoden. Bringt man gelöste Antigene mit spezifischen Antikörpern, etwa in Form der Faktorensera (GÜNTHER 1950) zusammen, so entstehen Präcipitate. Die Präcipitationsmethoden sind für qualitative Analysen hervorragend geeignet, für quantitative Messungen jedoch meist zu wenig empfindlich.

Eine empfindlichere Methode zur Messung gelöster Antigene ist die Hämaglutination nach MIDDLEBROOK u. DUBOS. Die Methode gestattet, den Gehalt der Impfstoffe an verschiedenen gelösten Antigenen exakt zu bestimmen und ist daher besonders geeignet für die Prüfung von Bakterienextrakten (SPAUN 1951, ferner REGAMEY u. HUBER, LE MINOR u. GRABAR, GRASSET 1956).

c) Wirksamkeitsprüfung am Tier und im Feldversuch. Für die definitive Bestimmung der Wirksamkeit der Impfstoffe reichen diese Reagenzglasmethoden nicht aus, weil nur die Wirkung im lebenden Organismus die wahre Qualität des Impfstoffes zeigen kann. Daher ist der Modellversuch am Tier unentbehrlich, der einerseits den Verhältnissen der Erkrankung des Menschen möglichst ähnlich sein soll, andererseits an Tieren durchgeführt werden muß, die unter Laboratoriumsbedingungen bequem und wirtschaftlich zu halten sind. Unter den bekannten Versuchstieren entspricht der ersten Forderung einer möglichst typhusähnlichen Krankheitsform im Tierversuch allein der Schimpanse. So werden die erforderlichen Tierversuche vorwiegend am Kaninchen und an der Maus durchgeführt.

Die Wirksamkeitsprüfung kann im einstufigen Tierversuch durchgeführt werden, in dem die Wirkung der immunisierenden Injektion des Impfstoffes am immunisierten Tier selbst geprüft wird. Voraussetzung hierfür ist, daß die betreffende Tierspezies für eine Infektion oder Vergiftung mit dem zu benutzenden Krankheitserreger oder dessen Giftprodukten empfindlich ist. Dazu benutzt man für Typhusimpfstoffe den aktiven Mäuseschutzversuch.

Im zweistufigen Tierversuch werden Tiere — hier Kaninchen — immunisiert und danach ihre Sera entnommen und in einem Reagenzglasversuch oder einem 2. Tierversuch ausgewertet. Man kann die Sera im Reagenzglas auf Agglutinine untersuchen oder ihre Schutzkraft im Mäuseversuch — passiver Mäuseschutzversuch — oder auch im Brutei prüfen.

Tabelle 2. *Typhusschutzimpfung; Feldversuch Jugoslawien 1954/55*

Impfstoff	Zahl der Geimpften		Zahl der Erkrankten*	
	1954	1955	1954	1955
„Alkohol"	12955	15939	17	3
„Phenol"	12412	15636	7	3
„Kontrolle"	12637	9729	22	11

* Nur durch positive Blutkultur bestätigte Fälle

Entscheidend wichtig für die Beurteilung dieser verschiedenen Prüfungsmethoden ist die Frage, wieweit deren Ergebnisse bei verschiedenen Impfstoffen mit den Impferfolgen der gleichen Impfstoffe am Menschen parallel gehen. Aus diesem Grunde hat die Weltgesundheitsorganisation (WHO) 1954/55 einen Feldversuch in Jugoslawien durchgeführt, bei dem ein mit Alkohol abgetöteter und konservierter Impfstoff (Alkoholimpfstoff), ein mit Hitze abgetöteter und mit Phenol konservierter Impfstoff (Phenolimpfstoff) und zur Kontrolle ein Flexner-Ruhrimpfstoff auf drei gleich große und möglichst gleichartige Gruppen von Menschen verimpft wurden. Jeder Impfling erhielt 1954 zweimal 1 Milliarde Keime im Abstand von 3 Wochen und 1955 eine Auffrischungsimpfung mit 1 Milliarde Keimen (s. Tab. 2).

Von den hierbei verwendeten Typhusimpfstoffen wurden gleichzeitig Proben an verschiedene in der Prüfung von Typhusimpfstoffen routinemäßig tätige Forschungsinstitute gegeben, um dort nach verschiedenen Prüfungsmethoden ausgewertet zu werden. Die gemeinsame Auswertung aller Laboratoriumsergebnisse zusammen mit den Ergebnissen des Feldversuches und anderen Untersuchungen ergibt folgendes Bild.

d) Aktiver Mäuseschutzversuch. Im aktiven Mäuseschutzversuch werden Gruppen von 20 Mäusen mit abgestuften Impfstoffmengen subcutan oder intraperitoneal immunisiert und 14 Tage später mit virulenten Typhusbakterien infiziert, z. B. intraperitoneal (GRINNEL 1930) mit 100 Millionen Keimen des Stammes Ty 2, oder mit 1000 Keimen Ty 2 in 5%iger Mucinlösung (RAKE) oder mit 10000 Keimen intracerebral (NORTON u. DINGLE, LANDY, GAINES u. SPRINZ), Die Keimsuspension wird gleichzeitig an Mäusegruppen aus dem gleichen Kollektiv auf ihren Letalitätswert titriert. Die Methode des aktiven Mäuseschutzversuches ist viel kritisiert worden. Die hohe Dosis von 100 Millionen Keimen wird mit der Begründung bemängelt, daß der Tod der Mäuse nicht auf eine Infektion, sondern auf eine Intoxikation zurückzuführen sei (ORSKOV u. KAUFFMANN). Doch liegt die tödliche Intoxikationsdosis um eine Zehnerpotenz höher, so daß zum Todeserfolg durch 100 Millionen Keime eine Vermehrung im Mäusekörper erforderlich ist (HEYMANN u. JANDL). Schwemmt man die Typhusbakterien in einer 5%igen Mucinlösung auf, so kann man bereits mit 1000 Keimen eine Todesrate von 100% erzielen. Im aktiven Mäuseschutzversuch ist die vergleichende Prüfung der beiden jugoslawischen Impfstoffe in den verschiedenen Laboratorien teils zugunsten des Alkoholimpfstoffes teils zugunsten des Phenolimpfstoffes ausgefallen, während der Feldversuch nur für den Phenolimpfstoff einen sicheren Erfolg ausweist. Bei diesen Versuchen ist allgemein aufgefallen, daß die Prüfungsergebnisse von Tag zu Tag stark variierten. IKIĆ (1956) hat die Methode daraufhin modifiziert und mit zweimaliger Immunisierung und strenger Reglementierung der Versuchsbedingungen gleichmäßigere Ergebnisse erzielt, die regelmäßig zugunsten des Phenolimpfstoffes ausfielen. Dagegen konnte HABRU bei der Prüfung nach verschiedenen Verfahren (Formalin-, Hitze-, Alkoholabtötung) in Indien hergestellter Impfstoffe mit dem aktiven

Mäuseschutzversuch in der Modifikation mit zweimaliger Immunisierung in 7 Tagen Abstand und Infektion mit Typhusbakterien in Mucinlösung keine eindeutigen Unterschiede im Schutzwert feststellen. Nach FELIX (1951) sowie PRIGGE u. GÜNTHER und LANDY (1957) weist man mit dem Stamm Ty 2 im wesentlichen die Wirkung des Vi-Antigenanteiles im Impfstoff nach. HEYMANN und JANDL benutzten daher für die Wirksamkeitsprüfung neben dem Stamm Ty 2 einen Vi-antigenfreien Stamm Ty 582 zum Nachweis des O-Antigenanteiles. STANDFAST hat kürzlich über den Vi-negativen Stamm Ty 5501 berichtet, der auch nach 5 Mäusepassagen konstant Vi-negativ blieb. Mit diesem Stamm immunisierte Mäuse waren gegen nachfolgende Infektionen mit sicher tödlichen Dosen hochvirulentes Vi-Antigen enthaltender Typhusstämme geschützt. Daraus geht klar hervor, daß der Stamm 5501 ebenso wie die Vi-antigenhaltigen Teststämme einen Letalfaktor für Mäuse enthält, der nicht mit dem Vi-Antigen identisch ist. Möglicherweise spielt dieser Faktor auch für die Wirkung der Typhusimpfstoffe am Menschen eine Rolle. Wurde der Stamm 5501 als Testkeim zur Prüfung der Schutzwirkung der beiden jugoslawischen Impfstoffe eingesetzt, so zeigte er regelmäßig eine bessere Schutzwirkung des Phenolimpfstoffes an, der auch im Feldversuch überlegen war.

Der aktive Schutzversuch an der Maus kann auch nach der Methode von LIPP durchgeführt werden. Die immunisierten Mäuse erhalten 10 Millionen hochvirulente Typhusbakterien intraperitoneal, 2—3 Stunden später entnimmt man durch Kappen der Schwanzspitze einen Tropfen Blut und untersucht diesen kulturell auf Typhusbakterien. Enthält der Blutstropfen keine Typhusbakterien, so gilt das Tier als „geschützt". Als ungeschützt gelten die Tiere mit Typhusbakteriämie. Im Prinzip ist diese Methode schon von MALTAUER (1934) am Kaninchen angegeben worden (LIPP).

e) Antikörper im Kaninchenversuch. Die Kaninchenimmunisierung als erster Schritt des zweistufigen Verfahrens wird meistens mit mehreren intravenösen Injektionen in Abständen von 7 Tagen und Blutentnahme 7 Tage nach der letzten Injektion vorgenommen. Man darf dafür keine Tiere wählen, die schon Vi-Antikörper besitzen, weil solche Tiere paradoxerweise keine hohen Vi-Antikörpertiter erreichen können. Der individuelle Antikörpertiter der Tiere variiert stark, so daß die übliche Anzahl von nur 5 Tieren pro Impfstoff reproduzierbare Prüfungsergebnisse nicht sicher garantiert. BONNEFOI hat die Bedeutung der Anzahl und der Abstände der Injektionen und des Abstandes der Blutentnahme von der letzten Injektion betont. Verkürzt man die Injektionsabstände von 6 auf 2 Tage, so bekommt man signifikant höhere Antikörpertiter (GÜNTHER 1954). Der Gehalt der Sera an Antikörpern gegen die Antigene Vi, O und d kann nach der Röhrchenagglutination, der Objektträgeragglutination oder der Hämagglutination geprüft werden.

f) Passiver Mäuseschutzversuch. Im passiven Mäuseschutzversuch, der 2. Stufe des zweistufigen Verfahrens, gibt man Gruppen von 15 bis 20 Mäusen abgestufte Mengen eines Gemisches aus gleichen Teilen der Sera der Kaninchen, die mit dem gleichen Impfstoff immunisiert sind. Danach werden die Tiere mit dem virulenten Teststamm infiziert und der Impfstoff nach dem Prozentsatz der hierbei überlebenden Tiere beurteilt. Die Virulenz des Teststammes wird gleichzeitig in einer fallenden Verdünnungsreihe geprüft. Für diese Versuchsanordnung gibt es eine Reihe von Modifikationen, die nicht ohne Einfluß auf das Prüfungsergebnis sind (MAALOE 1956). Die Injektion des Serums kann intramuskulär, subcutan oder intraperitoneal erfolgen. Der passive Schutzversuch ist nach FELIX (1951) empfindlicher als der aktive Schutzversuch, aber zugleich auch schlechter reproduzierbar. Daher war auch das Bild der passiven Schutzversuche in den verschiedenen Laboratorien bei der vergleichenden Prüfung des jugoslawischen Alkohol- und Phenolimpfstoffes keineswegs einheitlich.

g) Brutei-Methode. Der passive Mäuseschutzversuch kann schließlich auch durch eine Prüfung der Sera im Brutei ersetzt werden (WEIL u. GALL, GRABAR u. LE MINOR 1951). Nach GRABAR ist das 11 bis 15 Tage alte Brutei hochempfindlich gegen Typhusbakterien sowie auch Paratyphus-A- und B-Bakterien. Die dl_{50} der hochvirulenten Testkeime liegt im Durchschnitt bei 20 Keimen. Die zu prüfenden Immunsera werden in der Verdünnung 1:10 mit steigenden Dosen von Typhus- usw. -Bakterien (200 bis 20000 Keime pro Kubikzentimeter) gemischt und 2,0 ccm des Gemisches auf die Chorioallantoismembran von Bruteiern

gebracht. Gewährt das Serum keinen Schutz, so stirbt das Brutei binnen 3 Tagen ab. Der Embryo bildet keine Antikörper, so daß allein die Schutzwirkung des injizierten Serums die Vermehrung der Testkeime hemmen kann.

Die Methode ist nach GRABAR spezifisch und sehr empfindlich. Sie läßt Unterschiede zwischen Sera erkennen, die nach anderen Methoden nicht zu unterscheiden sind. So führen z. B. Modifikationen in der Herstellung von Impfstoffen oder im Injektionsweg bei der Immunisierung der Kaninchen zu Unterschieden der Sera, die nur bei der Prüfung im Brutei genügend deutlich werden. Nach GRABAR und LE MINOR (1955) erreichen Kaninchen nach Immunisierung mit Alkoholimpfstoff rasch einen hohen Titer, der jedoch bald wieder fällt. Bei Immunisierung mit hitzeabgetötetem Impfstoff wird der Höhepunkt des Antikörpertiters später erreicht und der Titer bleibt länger hoch. Die Prüfung im Brutei hat auch im Schutzwert des Serums menschlicher Individuen starke zeitliche Schwankungen aufgedeckt, die geeignet erscheinen, Impfstoffversager der Erklärung näherzubringen. So kann die Bruteimethode wahrscheinlich auch im Feldversuch wertvolle Aufschlüsse über die Reaktion des Menschen auf verschiedene Impfstoffe geben.

h) Hauptfaktoren der Typhus-Impfstoffprüfung. Die vorstehende Übersicht über die Herstellung und Prüfung der Typhusimpfstoffe zeigt, wie breit die Skala der Herstellungs- und Prüfungsmethoden heute noch ist. Neben dem Vi-Antigen ist sicher auch das O-Antigen ein wichtiger, vielleicht sogar der wichtigste Bestandteil eines wirksamen Typhusimpfstoffes. Die Ergebnisse des jugoslawischen Feldversuches, die Beobachtungen an dem Stamm Ty 5501 von STANDFAST, vergleichende Untersuchungen von RAUSS und KÉTYI und die Beobachtungen von BHATNAGAR über toxische Reaktionen mit hoher Letalität bei Typhuskranken mit hohem O-Agglutinintiter akzentuieren die Bedeutung des O-Antigens bzw. der O-Antigene. Letzten Endes wissen wir heute noch nicht sicher, ob dem O-9-Antigen allein die große Bedeutung zukommt; darum ist es wohl zweckmäßig, den Typhusimpfstoff vielseitig anzulegen, z. B. unter Verwendung mehrerer Stämme oder unter Verwendung mehrerer Aufbereitungsverfahren etwa nach dem Muster des russischen Mischimpfstoffes aus verschiedenen Extrakten.

Für die Prüfung des Impfstoffes ist die altbekannte Keimzählung schon aus Gründen der Dosierung unentbehrlich, für die Prüfung der Bakterienextrakte desgleichen die Hämagglutination als empfindlichste Antigennachweismethode. Die eigentliche Wirksamkeitsprüfung kann dagegen nicht auf den Tierversuch verzichten. Groß ist heute noch die Verlegenheit in der Wahl des geeigneten Tierversuches. Man wird daher vorläufig mehrere Methoden nebeneinander verwenden müssen, wobei die als besonders empfindlich gerühmte Methode der Serumprüfung im Brutei vielleicht stärker als bisher zu berücksichtigen wäre. Ein entscheidend wichtiger Faktor ist die Wahl des geeigneten Testkeimes und der geeigneten Standardpräparate für die vergleichende Messung. Nach HEYMANN und JANDL sollen Vi- und O-Antigengehalt der Typhusimpfstoffe mit entsprechenden Testkeimen getrennt geprüft werden, während ein einziges Impfstoff-Standardpräparat von geeigneter Zusammensetzung genügen sollte. Die Beobachtungen von STANDFAST über den hohen Schutzwert des Vi-antigenfreien Stammes Ty 5501 sind eine starke Stütze für die Propagierung der von HEYMANN und JANDL vorgeschlagenen Prüfungsmethode.

5. Indikation zur Schutzimpfung

Die Indikation zur Schutzimpfung ist abhängig von der Gefährdung der Bevölkerung, die sich näherungsweise in der relativen Erkrankungshäufigkeit ausdrückt. Tab. 3 gibt eine auszugsweise (aus Morbidity Statistics) Übersicht über die gemeldeten TyphusParatyphuserkrankungen von 1921 bis 1958, wobei aus den Jahren 1921 bis 1955 jeweils nur der höchste und niedrigste Jahresdurchschnitt aus Jahrfünften mitgeteilt ist. Die jeweils höchste Durchschnittsziffer wurde in vielen Ländern in dem Jahrfünft von 1941 bis 1945

beobachtet, ist also in diesen Fällen meist kriegsbedingt. Ganz allgemein ist die wahre Anzahl von Erkrankungen in den einzelnen Ländern

Tabelle 3. *Übersicht der in den Jahren 1921—1958 auf 100 000 Einwohner gemeldeten Typhus-Paratyphus-Fälle (nach Morbidity Statistics, Wld Hlth Org. stark gekürzt)*

Land	niedrigster-höchster Fünf-jahres-Durchschnitt 1921—1955	1956	1957	1958	Saisongipfel
Schweden	6,1—29,5	6,6	14,0	7,6	1., 8. u. 9. Monat
Dänemark	1,6—13,6	1,7	0,7	0,6	8.— 9. ,,
England u. Wales	1,9—8,5	1,3	1,0	0,8	6.— 9. ,,
Bundesrepublik Deutschland	14,8	10,0	8,8	—	7.— 9. ,,
Österreich	23,3—71,9	16,5	21,3	13,4	6.— 9. ,,
Tschechoslowakei	20,4	11,6	10,2	12,5	6.— 9. ,,
Jugoslawien	31,5—41,7	27,2	24,8	29,7	8.—10. ,,
Griechenland	37,9—70,4	31,1	39,1	32,2	7.—11. ,,
Schweiz	4,4—10,1	5,6	10,8	5,1	11.—12. ,,
Luxemburg	15,6—86,3	15,0	28,2	10,6	8.—11. ,,
Niederlande	4,6—22,0	2,8	3,7	3,2	7.—10. ,,
Frankreich	11,1—30,5	8,4	7,2	5,4	3.— 6. ,,
Spanien	47,0—104,0	42,0	34,0	42,0	8.—10. ,,
Portugal	38,9—103,0	31,6	23,7	33,9	8.—11. ,,
Italien	57,9—118,6	46,5	44,8	46,9	7.—10. ,,
Malta	36,7—255,7	41,7	38,9	18,6	7.—10. ,,
Kanada	3,2—33,3	2,8	1,7	—	9., 10. ,,
USA	2,7—35,7	5,0	4,7	4,3	(8.)* ,,
Mexico	23,5—46,1	20,2	18,7	25,2	6.—10. ,,
Costa Rica	19,3—36,1	24,1	19,2	21,2	(1.) ,,
Brit. Guayana	82,4—166,5	90,2	71,0	79,3	(2.) ,,
Kolumbien	—	99,4	88,0	93,9	(5.) ,,
Chile	48,1—68,7	64,8	75,4	64,3	1.— 3. ,,
Uruguay	24,9—68,7	15,2	13,8	10,6	—
Australien	1,1—36,5	1,7	2,8	7,6	7.—11. ,,
Korea	39,9—83,5	1,7	2,8	7,6	7.—11. ,,
Japan	4,2—99,0	2,9	2,7	3,3	6.— 8. ,,
Hongkong	22,7—49,6	32,3	28,2	29,7	7.— 9. ,,
Malaya	17,1	15,5	10,7	13,6	5.—10. ,,
Libanon	27,8—98,7	31,9	21,1	17,2	8.—11. ,,
Syrien	17,1—20,1	22,7	8,6	16,6	7.—10. ,,
Israel	68,6	32,7	26,5	24,5	7.— 9. ,,
Zypern	42,1—199,7	—	—	—	7.—10. ,,
Ägypten	12,6—47,7	62,7	59,2	67,2	6.— 9. ,,
Algier	8,0—27,0	6,6	9,6	17,0	8.—10. ,,
Angola	0,9— 7,2	7,8	8,2	10,7	2.— 5. ,,
Kongo	0,4— 6,5	8,2	7,1	11,4	9.—12. ,,
Madagaskar	0,9— 7,9	9,9	9,8	11,6	12.— 1. ,,
Mauritius	31,2—92,3	26,2	12,9	7,6	1.— 5. ,,
Südafrika	30,3— 58	25,9	22,1	25,0	1.— 5. ,,

* Zahlen in Klammern = Flache Jahreskurve ohne deutlichen Gipfel

bestimmt beträchtlich höher als die hier erfaßten gemeldeten Fälle, und zwar um so höher, je niedriger der wirtschaftliche, administrative und ärztlich-hygienische Entwicklungsstand eines Landes ist. So kann z. B. ein Anstieg der gemeldeten Fälle, einfach auf der besseren Erfassung der vorkommenden Fälle beruhen. Ergänzend sei noch erwähnt, daß unter den hier mitgeteilten Typhus-Paratyphusfällen in Afrika, Asien und Latein-Amerika meistens die Typhusfälle überwiegen, in Europa dagegen häufig die Paratyphusfälle (Morbidity Statistics). ANDERS und MEYER geben in ihren epidemiologischen Übersichten für 1957 und 1958 detaillierte Daten speziell für die Bundesrepublik Deutschland.

Wenn auch niedrige Meldezahlen nicht unbedingt für geringe Typhus-Paratyphus-Häufigkeit sprechen und wenn auch wegen der verschiedenen Voraussetzungen für die Meldung der Fälle absolute Vergleiche der Zahlen verschiedener Länder nur ausnahmsweise möglich sind, läßt sich aus der Tab. 3 doch ablesen, daß die Typhus-Paratyphus-Häufigkeit im Verhältnis zur Bevölkerungszahl sowohl auf dem amerikanischen Kontinent wie auch in Europa von Norden nach Süden zunimmt. So zeigen die Mittelmeerländer und die Länder Mittel- und Südamerikas meist überdurchschnittliche Typhushäufigkeit. In einzelnen afrikanischen und asiatischen Ländern dürften die auffallend wenigen gemeldeten Fälle jedoch nur einen geringen Bruchteil der wahren Befallszahlen darstellen.

Die Bundesrepublik Deutschland nimmt in dieser Aufstellung eine mittlere Position ein, ein Zeichen dafür, daß hier die seuchenpolizeilichen Maßnahmen noch nicht überall den vollen Effekt erreichen. Eine allgemeine Indikation für die Typhus-Schutzimpfung ist daraus jedoch nicht abzuleiten. Eine spezielle Indikation dürfte aber für bestimmte Personenkreise mit stärkerer Gefährdung bestehen, wie z. B. Pflegepersonal in den Infektionsabteilungen der Krankenhäuser, technische Assistentinnen am diagnostischen Typhus-Arbeitsplatz, Kanalarbeiter, fliegendes Personal der Zivilluftfahrt auf bestimmten Auslandsrouten, schließlich auch Reisende, welche die Mittelmeerländer, Mittel- und Südamerika oder stärker verseuchte Länder Asiens und Afrikas besuchen wollen, vor allem dann, wenn die Reise in die Typhussaison des betreffenden Landes fällt und bei längerer Reisedauer engere Kontakte mit der einheimischen Bevölkerung zu erwarten sind.

Diese Indikationen gelten für Friedenszeiten und für Epidemielagen im Rahmen der Tab. 3. Aber auch in Friedenszeiten nehmen überall die Angehörigen der Wehrmacht eine seuchenhygienische Sonderstellung ein. Im Notfall kommen sie zuerst in die Krisensituation und sei es z. B. der Einsatz in einer Flutkatastrophe, in der das Hochwasser bald eine einzige riesige Infektionsquelle darstellt. Die breitere Indikation zur Schutzimpfung einerseits, die Notwendigkeit der Beschränkung der Impftermine andererseits gibt auf diesem Sektor zusätzliche Anregungen für die Entwicklung und Anwendung von Mischimpfstoffen. Darauf beruht die Entwicklung des TAB-Tetanus-Impfstoffes für die Bundeswehr und wahrscheinlich auch die Entwicklung von TAB-Tetanus-Dysenterieimpfstoffen in Rußland und Ungarn.

6. Kontraindikationen

Bei der Durchführung der Typhus-Paratyphus-Schutzimpfung ist aber zu berücksichtigen, daß die im Impfstoff enthaltenen gramnegativen Darmbakterien stark pyrogen wirkende Endotoxine enthalten, die außerdem einerseits auf den Kreislauf in Form von Paralysen der Darmgefäße usw. und von EKG-Veränderungen, andererseits auf den Glykogenstoffwechsel der Leber einwirken (GÖING). Weiter ist zu berücksichtigen, daß die Endotoxine der gramnegativen Darmbakterien und der Pertussisbakterien einen starken unspezifischen Reiz auf den Antikörper bildenden Apparat des Organismus ausüben. Schon MATKO war 1915 die starke Wirkung der Typhusbakterien auf den lymphatischen Apparat aufgefallen. Durch das Endotoxin werden Veränderungen z. B. an den Lymphfollikeln der Milz im Sinne erhöhter Mitoseaktivität und starker Schwellung der Lymphfollikelzentren hervorgerufen, die sich morphologisch von Reaktionen auf andere Antigene nur dem allerdings erheblich verstärkten Grade nach unterscheiden (WARD, JOHNSON u. ABELL).

Der Steigerungseffekt durch das Endotoxin wirkt sich noch auf Antigene aus, die erst 2—3 Tage nach der Endotoxininjektion appliziert werden. Somit ist damit zu rechnen, daß ein solcher Steigerungseffekt auch auf eben anlaufende Antikörperreaktionen bei interkurrenten Infektionen wirken kann und unter Umständen schwere Antigen-Antikörperreaktionen auslösen könnte.

Die Gefahr von Nebenreaktionen und Zwischenfällen nach Typhusschutzimpfungen ist daher größer als bei anderen Schutzimpfungen (s. S. 558). Darum wird die Beobachtung folgender Kontraindikationen empfohlen: Akute Infektionskrankheiten einschließlich Rekonvalescenz nach Infektionskrankheiten, fieberhafte Tuberkulose, Epidemiezeiten, Krampfanamnese, traumatische und postinfektiöse Hirnschäden, Neigung zu allergischen Reaktionen, Albuminurie, Diabetes, dekompensierter Herzfehler und verstärkte Lokalreaktion bei wiederholter Impfung.

7. Die subcutane Schutzimpfung

Die Schutzimpfung wird meistens subcutan unterhalb des Schlüsselbeins oder am Oberarm in der Gegend des Deltoidansatzes vorgenommen. Andere Injektionsverfahren, etwa intracutan oder intravenös, haben sich nicht allgemein durchsetzen können. Denn die Tpyhusschutzimpfung ist in der Regel eine Massenimpfung. Hierfür sind aus organisatorischen Gründen nur Verfahren geeignet, die weder an die technische Ausstattung noch an die technische Geschicklichkeit mehr als durchschnittliche Anforderungen stellen. Daher ist die Dosierungsvorschrift des Herstellers im allgemeinen auf diese Gegebenheiten eingestellt, d. h. die höhere subcutane Dosierung; und so liegen meistens nur geringe Erfahrungen über die Wirkung von intracutanen Injektionen von etwa $^1/_{10}$ der subcutan üblichen Dosis vor. So empfehlen TUFT und VIRIDIS, SILER und DUNHAM, LONSFELLOW und LUIPOLD die intracutane Injektion, während MORGAN, FAVORITE und HORNEFF nach subcutaner Injektion bessere Ergebnisse sahen. Intravenöse Injektionen werden dagegen schon aus dem Grunde kaum empfohlen, weil sie stärkere Reaktionen befürchten lassen.

Die Dosierung richtet sich nach der Art des Impfstoffes. Die einfachen aus abgetöteten Bakterien ohne wirkungssteigernde Zusätze bestehenden TAB-Impfstoffe enthalten gewöhnlich 500—1000 Millionen Typhusbakterien und geringe Mengen von Paratyphus-A- und B-Bakterien pro Kubikzentimeter. So wurde der TAB-Impfstoff Hoechst auf 1000 Millionen Typhusbakterien und je 500 Millionen Paratyphus-A- und B-Bakterien eingestellt und in Abständen von 7 Tagen in Dosen von 0,5, 1,0 und 1,0 ccm subcutan injiziert, desgleichen die Tetravaccine, die zusätzlich noch 8 Milliarden Choleravibrionen enthält.

Der US-amerikanische TAB-Impfstoff enthält 1 Milliarde Typhusbakterien und je 250 Millionen Paratyphus-A- und B-Bakterien (BATSON, BROWN u. OBERSTEIN) und wird in Dosen von $3 \times 0,5$ ccm subcutan gespritzt. In Algier eingesetzte französische Soldaten erhielten in Abständen von 15 Tagen $3 \times 2,0$ ccm eines TAB-Diphtherie-Tetanusimpfstoffes und eine weitere Injektion von 1,0 ccm TAB-Impfstoff subcutan (BERNARD u. JAUNEAU). Dagegen wird der Alkoholimpfstoff nach FELIX in der Zusammensetzung aus einer Milliarde Typhuskeimen und je 500 Millionen Paratyphus-A-, B- und C-Bakterien nur zweimal injiziert, wobei die Dosis nach Alter und Geschlecht der Impflinge von 0,25 ccm der 1. Dosis und 0,5 ccm der 2. Dosis für männliche Erwachsene bis zu 0,05 ccm beider Dosen für Kinder unter 8 Jahren abgestuft wird (FELIX, RAINSFORD u. STOKES). In ähnlicher Weise wurden im jugoslawischen Feldversuch Impfstoffe mit 3 Milliarden Keimen pro Kubikzentimeter mit 3 Wochen Abstand in 2 Dosen von 0,25 und 0,5 ccm für Männer, 0,2 und 0,4 ccm für Frauen und 0,05 und 0,1 ccm für Kinder von 5—12 Jahren angewendet. Auch GRASSET (1934) impfte mit seinem Typhusendotoxinextraktimpfstoff bei Erwachsenen nur zweimal in Dosen von 0,5 und 1,0 ccm, bei Kindern kleinere Dosen. RAUSS, JOÓ und RÉTHY benutzten einen Typhusbakterienextrakt nach BOIVIN, der entsprechend seiner Mäusetoxizität eingestellt wurde, und zwar nach dem Verhältnis etwa 3,5 Milliarden Keime = 0,5 LD$_{50}$ für Mäuse = 1 Dosis humana = 1 ccm Impfstoff.

Nachdem TOLNAI und BARSY gezeigt hatten, daß diese Dosis von 1 ccm einen immunparalytischen Effekt hatte, da die halbe Dosis (= 0,5 ccm) einen besseren Impfschutz vermittelte, wurde die Impfdosis entsprechend reduziert. Zunächst im Gemisch mit Tetanustoxoid, dann auch mit Dysenteriebakterienextrakten wurde schließlich der ungarische TAB-Tetanus-Dysenterie-Adsorbatimpfstoff entwickelt, der in der Dosierung $2 \times 0,5$ ccm subcutan im Abstand von einem Monat und einer Auffrischungsimpfung mit $1 \times 0,5$ ccm 1 Jahr später gegeben wird (RAUSS, KÉTHYI, RÉTHY u. JOÓ 1958).

Bei den verschiedenen Versuchen zur Steigerung der Wirksamkeit der Typhusimpfstoffe sind wiederholt derartige Verbesserungen beschrieben worden, daß eine einzige Injektion der neuen Modifikation mindestens ebenso viel erreicht hatte wie 3 Injektionen des TAB-Impfstoffes alter Art (HAAS, LOVREKOVICH u. RAUSS, RÖHRER u. DEHMEL, WOLTERS, FISCHOEDER u. WEIDENMÜLLER). Allerdings machte man häufig die Erfahrung, daß auch die wirksameren Impfstoffe nicht immer mit einer einzigen Impfung das Optimum an Wirkung erreichten. Wie auch bei den modernen hochwirksamen Diphtherie- und Tetanusadsorbatimpfstoffen benötigt man zwei Injektionen im Abstand von einigen Wochen, denen nach Jahresfrist meist eine Auffrischungsimpfung folgt. Dieses Impfschema setzt sich mehr und mehr durch, weil man heute die Typhuskomponente meistens in Kombinationsimpfstoffen anwendet, deren übrige Komponenten schon lange routinemäßig mit 2 Dosen in größerem Abstand verimpft werden, da größere Impfintervalle zu signifikant höheren Antikörpertitern führen. So sahen auch RAUSS, KÉTHYI, RÉTHY und JOÓ (1959) bei einer Erhöhung des Impfabstandes für ihren TAB-Dysenterie-Tetanus-Impfstoff auf 4—6 Wochen signifikante Steigerungen der Impferfolge gegenüber Ergebnissen nach Impfung mit wesentlich kürzeren Intervallen.

Dieser Entwicklung folgt auch die Impfung der Bundeswehrangehörigen mit einem TAB-Tetanus-Adsorbatimpfstoff in Dosen von 2mal 0,5 ccm subcutan mit 6 Wochen Abstand, und nach 12 Monaten einer Auffrischungsimpfung mit 0,5 ccm Impfstoff. Dieser Impfstoff enthält nach Angabe des Herstellers 250 Millionen Typhusbakterien, 50 Millionen Paratyphus-A-Bakterien, 125 Millionen Paratyphus-B-Bakterien und 75 IE Tetanustoxoid. Desgleichen steht ein TAB-Adsorbatimpfstoff zur Verfügung, der mit 2mal 1,0 ccm im Abstand von 6 Wochen subcutan gegeben werden kann.

Die Dauer des Impfschutzes ist einerseits von individuellen Faktoren des Impflings, andererseits von der Qualität des Impfstoffes abhängig. Daher wird bei entsprechender Gefährdung eine Auffrischungsimpfung nach 6 bis 12 Monaten empfohlen. Unsere zunehmende Kenntnis über die Bedeutung der Autoimmunisierungskrankheiten muß uns jedoch warnen vor der allzu häufigen Applikation von Immunisierungsreizen, besonders vor solchen, welche eine gewisse Adjuvanswirkung auf andere Antigene ausüben. So geht in der US-amerikanischen Armee die Tendenz dahin, die Abstände zwischen den Auffrischungsimpfungen in der Heimat von 3 auf 4 Jahre, im Auslandsdienst von 1 auf 2 Jahre auszudehnen (FINGER).

8. Die orale Schutzimpfung

Es gibt jedoch noch andere Möglichkeiten der aktiven Typhusschutzimpfung. RAETTIG hat uns kürzlich in umfassender Weise mit den bisherigen Ergebnissen der „lokalen Immunisierung" (BESREDKA 1925) bekannt gemacht. Dieser Begriff der „lokalen Immunisierung" faßt alle Formen der Antigenapplikation zusammen, welche nicht mittels Spritze und Hautdurchtrennung (intramuskulär, intra-

venös, subcutan, intracutan usw.) vor sich gehen, wie z. B. die nasale Einträufelung, die tracheale Sprayeinatmung, die orale Fütterung, der rektale Einlauf oder die percutane Einreibung. Dabei dringt das Antigen durch die Haut oder die Schleimhäute z. T. auf den natürlichen Infektionswegen ein. Der Erfolg einer solchen „lokalen Immunisierung" kann einerseits daran abgelesen werden, daß eine auf dem natürlichen Invasionsweg kommende Infektion abgefangen wird, andererseits an der Bildung von Serumantikörpern. Es handelt sich demnach nicht um eine alleinige „lokale" Immunisierung der mit dem Antigen unmittelbar in Kontakt gebrachten Haut oder Schleimhaut. Es dürfte möglich sein, daß eine Überschwemmung mit Antigen die lokalen Zellreceptoren vorübergehend gegen virulente Keime im Sinne einer Interferenz oder speziell einer kompetitiven Hemmung blockiert. Aber für eine länger währende Schutzwirkung sind wohl auch bei der lokalen Immunisierung die ubiquitären Antikörper produzierenden Elemente des retikuloendothelialen Systems ausschlaggebend.

Da bekannt ist, daß die Steigerung der Antikörperbildung durch eine wiederholte Antigengabe dann am stärksten ist, wenn die 2. Injektion im Bereich der 1. Injektionsstelle erfolgt und damit die gleichen Lymphknotengebiete zuerst stimuliert (OAKLEY, WARRACK u. BATTY), erscheint folgende Deutung der Erfolge der „lokalen Immunisierung" als Arbeitshypothese plausibel: Erreicht das Antigen z. B. auf dem Darmwege zuerst den Organismus, so werden die Lymphfollikel der Darmwand zuerst und am stärksten von dem Antigen gereizt. Bei darauffolgender natürlicher Infektion auf dem Darmwege erreicht das Antigen dann zuerst die am stärksten sensibilisierten Lymphknoten in der Darmwand und regt zu erneuter Antikörperbildung an. Eine hemmende Einwirkung auf die im Darm sich ausbreitende Infektion durch neu gebildete Antikörper müßte von diesen Darmwandfollikeln schneller und intensiver bewirkt werden können, als wenn die erste Antigeninjektion parenteral etwa in den Oberarm erfolgt wäre und die stärkste Stimulierung durch das Antigen im Bereich der Achsel- und Halslymphknoten läge. Wenn also von 2 Impflingen mit dem gleichen Antikörpertiter im Serum einer parenteral in den Oberarm, einer enteral geimpft wäre, müßte der enteral Geimpfte auf eine natürliche Infektion mit einer schnelleren und intensiveren Steigerung seines Antikörperspiegels reagieren und vor allem über den besseren effektiven Schutz gegen die Infektion vom Darm her verfügen.

Nach dem von RAETTIG (1962) zusammengetragenen Material (siehe dessen Literaturverzeichnis!) ist eine Immunisierung von

Menschen und Versuchstieren oral, rektal, tracheal und perkutan möglich. Die Antikörperbildung ist dabei oft nur geringfügig, aber nach RAETTIG nicht ausschlaggebend. Auch im Sinne unserer Arbeitshypothese wäre es vorzuziehen, nach oraler Immunisierung nicht die Antikörperbildung, sondern die enterale Belastungsfähigkeit gewissermaßen in einem aktiven Schutzversuch unmittelbar zu prüfen. Dagegen dürfte der von ENGELHARD benutzte aktive Belastungsversuch nach der Bakteriämiemethode von LIPP für diese Fragestellung nicht ausreichen. Wohl unter dem Einfluß der sehr kritischen Stellungnahme von PENSO zur oralen Typhusschutzimpfung hat die Kommission für die Typhus- und Paratyphusschutzimpfung 1959 in Opatija die experimentellen Grundlagen der oralen Schutzimpfung für unzulänglich erklärt und neue Untersuchungen angeregt. Die letzte Entscheidung kann hier nur der Feldversuch bringen. RAETTIG hat allein 23 Feldversuche mit vergleichbaren Morbiditätsziffern in einer Tabelle zusammengestellt (a. a. O., S. 452/453), die sämtlich einen Erfolg der oralen Impfung zeigen und in einzelnen Fällen über die Wirkung einer vergleichsweise durchgeführten subcutanen Impfung hinausgehen.

Nicht alle Autoren machen verwertbare Angaben über die orale Dosierung des Impfstoffes. Doch berichtet TRON von einer Gesamtdosis von 200 Milliarden Keimen, die verteilt an zwei Tagen hintereinander gegeben werden. In der gleichen Größenordnung liegt die Mitteilung von RAETTIG (1950), daß an drei aufeinanderfolgenden Tagen je 50 Milliarden Keime in Tablettenform gegeben werden. Man braucht also etwa die hundertfache Menge der subcutanen Impfstoffdosis für die orale Impfung. Bei Massenimpfungen großen Stiles stellt sich hier die Frage der Produktionskapazität des Impfstoffherstellers.

9. Nebenerscheinungen nach der Impfung

Als ein besonderer Vorzug der oralen Impfung wird ihre gute Verträglichkeit gerühmt. Symptome wie Durchfall, Kopfschmerzen und allgemeine Müdigkeit kommen vor, aber nicht sehr häufig. Dagegen treten im Gefolge der üblichen subcutanen Typhusschutzimpfung so häufig Nebenerscheinungen auf, daß sogar empfohlen wird, diese Impfung auf die Nachmittags- und Abendstunden zu verlegen, damit

der Patient ohne Verlust an Arbeitszeit sich legen kann, wenn Nebenerscheinungen auftreten. Sie sind lokaler oder allgemeiner Art.

Lokal an der Injektionsstelle treten innerhalb der ersten 24 Stunden Beschwerden wie Spannungsgefühl, Rötung, Schwellung und Schmerzen auf und verschwinden meist in 1—2 Tagen wieder. Kleine Infiltrate ohne nennenswerte Beschwerden können besonders nach Verimpfung von Adsorbatimpfstoffen über Wochen und Monate bleiben. Gelegentlich ist die Lokalreaktion nach der 2. Impfung stärker.

Der Grad der *örtlichen* Reaktionen ist im übrigen von der Qualität, der Menge und der Resorptionsgeschwindigkeit des Impfstoffes abhängig. Adsorbatimpfstoffe machen im allgemeinen geringere lokale Reizerscheinungen (RAUSS, JOÓ u. RETHY). Auch die wesentlich kleineren Dosen der intracutanen Impfung werden meistens besser vertragen. Der Grad der örtlichen Reizerscheinungen und der Schutzwert des Impfstoffes laufen nicht immer parallel. So kann eine Herabsetzung der Impfdosis auf die Hälfte die Anzahl und Schwere der Impfreaktionen u. U. deutlich vermindern, während die Schutzwirkung praktisch auf gleicher Höhe bleibt. Auch pflegt der Zusatz von Aluminiumhydroxyd zum Impfstoff seine Schutzwirkung zu erhöhen, seine toxische Wirkung aber herabzusetzen. Als besonders gut verträglich werden nach dem Acetonverfahren hergestellte Impfstoffe bewertet (TOLNAI u. BARSY, BENZONI u. ROCCA). Der in der Deutschen Bundeswehr verwendete TAB-Tetanus-Adsorbatimpfstoff verursachte relativ starke lokale und allgemeine Reizerscheinungen (FINGER).

An *Allgemeinerscheinungen* treten auf: Müdigkeit, Unbehagen, Übelkeit, Kopfschmerzen, Frösteln, Fieber meist nicht über 38 Grad, Schlafstörungen, nicht selten auch Durchfälle. Schließlich sind auch vorübergehend herabgesetzte Leukocytenwerte beobachtet worden. Meistens sind die Allgemeinerscheinungen nach 24—48 Stunden wieder abgeklungen.

Die geschilderten lokalen und allgemeinen Nebenerscheinungen beruhen mehr oder weniger auf einer direkten Giftwirkung. Doch gibt es nach Typhusschutzimpfungen darüber hinaus auch ernstere Komplikationen, bei denen z. T. besondere Organlokalisationen wahrscheinlich machen, daß die Impfung hier gewissermaßen nur als unspezifische Initialzündung einen individuellen Reaktionsmechanismus provoziert hat.

Hinsichtlich der Literatur kann auf die sorgfältigen Zusammenstellungen von BAERTHLEIN (2) (a. a. O., S. 1334/35) und besonders von RAETTIG (1952, a. a. O., S. 143—47) verwiesen werden. Daher werden hier nur einige besonders wichtige oder von den genannten Autoren nicht erwähnte Mitteilungen zitiert. *Nebenerscheinungen an Herz und Kreislauf* sind sehr häufig beobachtet worden. Sie stehen auch im Vordergrund der ärztlichen Berichte, die auf Grund einer Umfrage von RAETTIG (1952) über Impfkomplikationen während der Mecklenburger Epidemie 1945—48 zusammengekommen sind. Auch Todesfälle auf der Grundlage organischer Veränderungen wie Myocarditis, Herzfehler und Koronarsklerose sind vorgekommen. KLINGE zählt in einer pathologisch-anatomischen Analyse von tödlichen Impfzwischenfällen im 2. Weltkrieg 2 Fälle von Herzfehlern, 4 Fälle von Coronarsklerose und 5 Fälle von Blutungen nach Gefäßwandschädigung auf, die der Typhusschutzimpfung zur Last zu legen sind. Seltener sind Impffolgen wie *Nephritis* (BERNARD, LAABAN u. LECHAT), *Arthritis, Venenthrombose, Agranulocytose* und *Myeloblastose* (STRAUSS). Bei manchen chronischen Fällen von Gonorrhoe, Syphilis und Polyarthritis ist die Provokation durch Typhusimpfstoff auch als Therapeutikum eingesetzt worden. Darüber sind jedoch nur wenige Mitteilungen erschienen, weil die bei zunehmender Erfahrung beobachteten Zwischenfälle wohl meistens bald vor weiteren Versuchen gewarnt haben. HANSEN hat in diesem Sinne warnend von Zwischenfällen bei therapeutischer Anwendung des Typhusimpfstoffes in akuten Typhusfällen berichtet.

Von den großen, durch chronischen Verlauf charakterisierten Volksseuchen haben die Malaria und die Syphilis nur vereinzelt Zwischenfälle nach Typhusschutzimpfung in Form von Malariarecidiven oder Syphilisexacerbationen verursacht. Eine Sonderstellung nimmt hier die *Tuberkulose* ein. Aktivierungen besonders von Lungentuberkulose sind so häufig beobachtet, daß die aktive Tuberkulose in jeder Form allgemein als Kontraindikation der Typhusschutzimpfung gilt. Vereinzelt wurden auch Aktivierungen von Zoster-Infektionen beschrieben. Auch für die Provokation von

paralytischer Poliomyelitis wird die Typhusschutzimpfung neben der Pertussisschutzimpfung in hohem Maß verantwortlich gemacht, so daß besonders diese Impfinjektionen in der Zeit von Poliomyelitisepidemien als kontraindiziert gelten.

Umstrittener ist die Frage einer *Provokation* von Typhusfällen durch die Typhusschutzimpfung. RAETTIG (1952) hat auf Grund sorgfältiger statistischer Auswertungen der Mecklenburger Nachkriegsepidemie festgestellt, daß dort innerhalb der ersten 48 Stunden nach der Typhusschutzimpfung eine Häufung von Typhusfällen auftrat. Nach RAETTIG handelt es sich dabei um Inkubationsfälle, deren Inkubationszeit durch die Impfung verkürzt worden ist, weil der Impfreiz die im bereits infizierten Organismus ablaufenden Reaktionen gesteigert und beschleunigt hat. Diese Fälle sind auch oft klinisch schwerer und stürmischer verlaufen. Schon nach Stunden bis zu 2 Tagen nach der Impfung traten schwere toxische Erkrankungen mit relativ hoher Letalität auf. Allerdings wurden diese Provokationsfälle nur bei den Erstgeimpften beobachtet, nicht jedoch nach Wiederholungsimpfungen.

Pathologisch-anatomisch fanden sich an den typischen Typhuslokalisationen *hämorrhagische Herdreaktionen* nach Art des Sanarelli-Shwartzman-Phänomens (RÖSSLE). Einen nach Typhusschutzimpfung in der Typhusinkubation rasch tödlich verlaufenden Fall hat HOKE aus dem Jahre 1917 mitgeteilt. Die von HANSEN nach therapeutischer Anwendung von Typhusimpfstoff bei Typhusfällen beobachteten Reaktionen waren klinisch durch profuse z. T. tödliche Blutungen charakterisiert, pathologisch-anatomisch gleichfalls durch hämorrhagische Nekrosen. RAETTIG (1952) hat bei diesen Provokationsfällen auch die Frage der „*negativen Phase*" zur Diskussion gestellt. Die „negative Phase", eine vorübergehende Schwächung des Impflings durch die Impfung, die sich in Symptomen wie Leukocytenabfall, Antikörpertiterabfall und dgl. äußern kann, ist zuerst vor 60 Jahren von WRIGHT im Tierversuch festgestellt worden. Sie ist seitdem sowohl als wissenschaftliches Faktum wie auch in ihrer praktischen Bedeutung für die Schutzimpfung des Menschen leidenschaftlich diskutiert worden. Auf Grund der Mecklenburger Beobachtungen hat RAETTIG (1961) diese Frage erneut bearbeitet und im Tierversuch neues Material zum Beweise der negativen Phase beigebracht. Gleichwohl stehen die meisten Beobachter auf dem Standpunkt, daß die negative Phase keine Rolle spielt, wie z. B. KREY als Ergebnis einer Umfrage berichtet hat. So hatte z. B. in der Typhusepidemie im Soldatenheim in Paris 1944 gerade die Gruppe von 1236 Soldaten, welche in der Inkubationszeit geimpft war, mit 7,6% die niedrigste Morbidität — gegenüber einer Morbidität von 32,7% bei 156 Ungeimpften — und fiel keineswegs durch gehäufte Zwischenfälle auf. Es hatte sich allerdings um Wiederholungsimpfungen gehandelt.

KLIEWE, TSCHUCKE, FROMME und HORNUNG haben in diesem Zusammenhang mit Recht auf die Dosisfrage hingewiesen und für Erstimpflinge in Epidemiezeiten eine Reduzierung der Impfdosis empfohlen. Auch RAETTIG (1952), SCHÄFER (1950) u. a. plädieren für Reduzierung der Impfdosis. Der in Mecklenburg seinerzeit benutzte Impfstoff enthielt 1 Milliarde Keime pro Kubikzentimeter, darunter kleinere Anteile von Paratyphus-A- und B-Bakterien. Dieser Impfstoff wurde in der bei der Wehrmacht üblichen Dosierung von 0,5—1,0—1,0 ccm mit je 7 Tagen Abstand ohne Unterschied von Alter und Geschlecht verimpft, und zwar in einer durch Hunger und Strapazen z. T. stark geschwächten Bevölkerung. Bereits 1915 wurde aber schon von SALGE ebenso wie von HILTMANN darauf aufmerksam gemacht, daß Impflinge in reduziertem Allgemeinzustand auf die Typhusschutzimpfung stärker zu reagieren pflegen. Bei den Mecklenburger Fällen waren z. T. auch frische Typhusimpfstoffe verwendet worden, besonders in Greifswald, wo auch die Provokationsfälle gehäuft auftraten. Die Herstellungsweise der Impfstoffe entsprach den im ersten Weltkrieg üblichen Methoden, und aus jener Zeit liegen Beobachtungen darüber vor, daß ungenügend abgelagerte Typhusimpfstoffe toxischer wirken als gut abgelagerte Portionen. So dürften die besonders ungünstigen Ergebnisse in Mecklenburg auf einer Häufung ungünstiger Umstände beruhen, deren man unter den damaligen Verhältnissen nicht Herr werden konnte. Die negative Phase nach der Schutzimpfung und die Gefahr einer Provokation ist in der Praxis anscheinend ohne generelle Bedeutung; aber in Epidemiezeiten dürfte es doch angezeigt sein, an die Möglichkeit der Gefährdung durch eine „negative Phase" zu denken und bei Erstimpflingen Zurückhaltung zu üben, zumindest in der Dosierung.

Bei dem durch Kontakte mit Kranken innerhalb der Familie oder der Arbeitsgruppe auf Typhusinkubation besonders verdächtigen Personenkreis und bei Impfkandidaten in *reduziertem Allgemeinzustand* ist die Gefahr der Erstimpfung besonders groß. In diesen Fällen kann man eventuell auf die Schutzimpfung verzichten und eine sich anbahnende Typhuserkrankung möglichst frühzeitig mit Antibiotika behandeln. Oder man gibt diesem Personenkreis prophylaktisch Antibiotika in therapeutischer Dosierung und leitet 1—2 Tage später mit einer kleinen Dosis die Schutzimpfung ein. SCHAEFER hat 1950 für Erstimpfungen in Epidemiezeiten eine einschleichende Impfung mit kleinsten Dosen etwa nach dem Schema 0,01—0,1—0,5 ccm in dreitägigem Abstand empfohlen.

Diese Vorsicht bei Erstimpfungen in einer Typhusepidemie muß auch auf andere Impfungen ausgedehnt werden. Denn RAETTIG (1952) berichtet von 2 sehr schweren Typhusfällen nach Diphtherieschutzimpfung in der Inkubationszeit und einem rapid tödlichen Verlauf nach Pockenschutzimpfung in der Typhusinkubationszeit. HAGE sah einen ungewöhnlich schweren Paratyphus-B-Verlauf bei seinem zweijährigen Sohn, der in der Inkubationszeit gegen Pocken geimpft war. STUTZ berichtet von zwei Todesfällen nach Typhusschutzimpfungen, die unmittelbar nach Pockenschutzimpfungen gegeben worden waren.

Ein großer Teil der Nebenerscheinungen wird als *allergische* Reaktion aufgefaßt, darunter auch die schon erwähnten Erscheinungen an Nieren, Gelenken, Knochenmark usw. Als allergischer Natur werden auch die nicht seltenen *Durchfälle* nach Typhusschutzimpfung gedeutet, ferner *Hautausschläge* in Form von Exanthemen, Urticaria u. a. Schließlich gelten auch die Komplikationen von seiten des *Nervensystems* wie Neuritis, Meningitis und Encephalitis als vorwiegend allergisch. Solche Befunde sind vor allem von PETTE und von BANNWARTH als allergische Manifestationen aufgefaßt worden. Der von RAETTIG zusammengestellten Kasuistik (1952, a. a. O., S. 145) ist noch ein Bericht von GAYLE und BOWEN hinzuzufügen, in dem eine eigene Beobachtung von Polyneuritis mit aufsteigenden Lähmungen und Exitus sowie weitere Beobachtungen über Typhusschutzimpfungsfälle mit neurologischen Komplikationen von KENNEDY, JUMENTIÉ, LÉERI und BOIVIN, GUILLAIN und BARRÉ, ROUSSY, GUBB, NOICA und PRÉTI mitgeteilt werden. Auch von KEYSERLINK sah verschiedene Erkrankungen des Nervensystems nach Typhusschutzimpfung. MILLER und SCHAPIRA beschreiben einen Fall von multipler Sklerose mit zahlreichen vorausgegangenen Impfungen mit einem TAB-Kombinationsimpfstoff, dessen letzte 3 Injektionen regelmäßig von Sehstörungen und anderen neurologischen Symptomen gefolgt waren.

KRAUSS hat einen Fall von akuter hämorrhagischer Leptomeningitis mit tödlichem Ausgang und unmittelbarem Zusammenhang mit einer Wiederholungsimpfung mit halber Typhusimpfstoffdosis eingehend histologisch untersucht. Er beschreibt die Veränderungen als Typhusbild der Gewebe ohne lebende Erreger und faßt den pathogenetischen Vorgang als eine allergisch-hyperergische Entzündung auf. GERLOFF hat 3 Fälle von Nervenschädigung und VOGT einen Fall von peripherer Gangrän auf vasomotorischer Grundlage nach Typhusschutzimpfung mitgeteilt. WEIMANN und WINTER beschrieben einen Fall von neuritischen Beschwerden im Schultergürtel, die etwa 18 Tage nach der 2. TAB-Tetanusschutzimpfung auftraten und nach weiteren 14 Tagen in eine Querschnittslähmung mit tödlichem Ausgang übergingen. Pathologisch-anatomisch fand sich eine ausgedehnte hämorrhagische Nekrose im Halsmark. RIEDER zitiert in einer Übersicht Encephalitisfälle nach Typhusschutzimpfung von ANDRÉ-BALISAUX, von GIFFIN, ROGERS und KERNOHAN, von PEACHER und ROBERTSON, von PETTE (1946/47) u. a.

Nicht immer sind jedoch die Salmonellabakterien die Ursache des Impfschadens. In einem Fall von RÉTHY und LOSONCZY hatte der Patient 1953—55 dreimal TAB-Tetanusimpfungen erhalten. Als er 1956 2,0 ccm eines TAB-Cholera-Dysenterie-Tetanusimpfstoffes subcutan erhielt, trat binnen Minuten eine schwere Urticaria mit schwersten Allgemeinsymptomen auf, von denen sich der Patient jedoch bald erholte. Die Analyse ergab im Serum des Patienten einen Tetanusantitoxintiter von 160 IE/ccm und eine ausgesprochene Überempfindlichkeit gegen intra-

cutane Tetanustoxoidgaben. In einem Fall mit Asthmaanamnese war eine schwere allergische Reaktion nach TAB-Impfung auf eine Verunreinigung des Impfstoffes mit Spuren von Seide zurückzuführen (FRIEDMAN u. a.).

10. Die Wirkung der Typhusschutzimpfung

a) Serologische Reaktionen. Nach der Typhusschutzimpfung lassen sich im Serum der Geimpften meistens Antikörper gegen die verschiedenen injizierten Antigene nachweisen. Üblich ist die Bestimmung der Agglutinine wie bei der diagnostischen Widalschen Reaktion. Dabei zeigt sich meist ebenso wie im Tierversuch ein relativ niedriger O-Antikörpertiter, der 100 selten überschreitet und ein z. T. beträchtlich höherer H-Antikörpertiter. Die Agglutinine werden etwa 8—10 Tage nach der Immunisierung nachweisbar, erreichen nach etwa 4 Wochen ein Titermaximum und fallen dann wieder. Nach Jahresfrist findet man meistens nur noch H-Antikörper. Agglutinintiter und Schutzwert laufen auch beim Menschen nicht in der Weise parallel, daß höhere Agglutinintiter unbedingt auf höheren Schutz schließen lassen. Daher kann der Schutz des Individuums gegen Typhus-Paratyphusinfektionen aus den Agglutinationsergebnissen nicht zuverlässig abgelesen werden, wenn man auch im allgemeinen bei den Trägern von spezifischen Antikörpern nach Infektion oder Schutzimpfung mit größerer Wahrscheinlichkeit einen Schutz gegen Typhus-Paratyphusinfektionen annehmen darf als bei Individuen ohne nachweisbare Antikörper.

Eine unerwünschte Nebenwirkung der Typhusschutzimpfung ist zweifellos die Beeinträchtigung des diagnostischen Wertes der Widalschen Reaktion. Positive Agglutinationsergebnisse können nicht blindlings als Beweis einer vorhandenen Typhus-Paratyphusinfektion gedeutet werden. Man muß die Impfanamnese berücksichtigen. Selbst Titeranstiege im Verlaufe einer verdächtigen Infektionskrankheit über einen O-Agglutinintiter von 200 oder einen Vi-Agglutinintiter von 40 hinaus können auf anamnestischen Reaktionen beruhen und bekommen erst im Zusammenhang mit dem Erregernachweis entscheidendes differentialdiagnostisches Gewicht.

b) Der Schutzwert. Der Erfolg der Schutzimpfung kann nur im Belastungsversuch am

Menschen, d. h. einigermaßen exakt nur im Feldversuch ermittelt werden. Für den Feldversuch braucht man eine Bevölkerungsgruppe, die es erlaubt, eine Kontrollgruppe und eine oder mehrere Testgruppen von ausreichender Größe und größtmöglicher Gleichheit untereinander aufzustellen. Die Gleichheit muß sich auf möglichst viele Faktoren wie Größe der Gruppen und innerhalb der Gruppen auf Impfanamnese, Altersklassen, Geschlechtsunterschiede, allgemeine hygienische Verhältnisse, sozialen Stand, Wohnlage, ausreichende Krankheitsexposition u. a. beziehen. Wichtig ist es auch, den Feldversuch als „doppelten Blindversuch" durchzuführen, bei dem weder der Impfling noch der Impfarzt weiß, ob im Einzelfall der zu prüfende Impfstoff oder ein Kontrollpräparat (Placebo) verimpft worden ist. Wichtig ist ferner die genaueste Differentialdiagnose aller Impfzwischenfälle und aller verdächtigen Krankheitsfälle mit den Mitteln der Klinik und des Laboratoriums. Der Feldversuch erfordert also in der Planung und Durchführung einen außergewöhnlich hohen Aufwand, liefert dann aber auch Ergebnisse, welche statistisch exakt ausgewertet werden können.

Die ersten Erfolge von Typhusschutzimpfungen größeren Umfanges konnte WRIGHT vor etwa 60 Jahren bei englischen Kolonialtruppen erzielen. Günstige Erfahrungen wurden auch bei der deutschen Schutztruppe in Deutsch-Südwestafrika gemacht. Vorwiegend gute Erfolge wurden dann im ersten Weltkrieg sowohl im deutschen als auch in den alliierten Heeren gemeldet. Das Hauptkriterium des Erfolges war die niedrige Befallsrate der geimpften Truppe gegenüber dem, was man in früheren Feldzügen wie z. B. 1870/71 beobachtet hatte. Auf dieser Basis war die überwiegende Mehrzahl der Beobachter vom Erfolg der Typhusschutzimpfung überzeugt, wenn auch kritische Stimmen laut wurden. Hinsichtlich der Einzelheiten sei auf die zusammenfassenden Darstellungen von BAERTHLEIN, H. SCHMIDT (1940) und RAETTIG (1952) verwiesen. Auch die Zeit zwischen den Weltkriegen und der 2. Weltkrieg brachten kein einheitliches Bild. Der Gesamteindruck war der eines Erfolges der Typhusschutzimpfung sowohl im deutschen wie auch in den fremden Heeren (FINGER), aber neben deutlichen Erfolgen in Einzelberichten standen andere Berichte mit hoher Typhusmorbidität und -letalität trotz Schutzimpfung. Auch in der Nachkriegszeit sind z. B. bei der englischen Kolonialtruppe einige alarmierende Typhusepidemien trotz Durchimpfung der Truppe aufgetreten (ANDERSON u. RICHARDS, MARMION, NAYLOR u. STEWART u. a.), die schließlich dazu führten, den Felixschen „Alkohol"-Impfstoff im Feldversuch zu prüfen. Die Ergebnisse sind oben ausführlich dargestellt. Besonders aufschlußreich war die von MARMION, NAYLOR und STEWART beschriebene Doppelepidemie mit drei Monaten Abstand. Die 2. Epidemie hatte eine weit höhere Morbidität von über 30% und war auf infiziertes Mittagessen zurückzuführen, also offenbar auf eine massive Infektionsdosis, die sogar bei einer Anzahl in der ersten Epidemie Erkrankter erneut zur Typhuserkrankung führte.

Auch diese Beobachtungen sind eine Stütze für eine kritische Stellungnahme zum Wert der Typhusschutzimpfung im Sinne RAETTIGS. An den Berichten aus dem ersten Weltkriege kritisiert RAETTIG vor allem das Fehlen direkter Morbiditätsvergleiche zwischen ausreichend großen Gruppen Geimpfter und Ungeimpfter unter gleichen Expositionsbedingungen. Dagegen hat RAETTIG sich der großen Mühe unterzogen, unter den schwierigsten Nachkriegsbedingungen die rund 46 000 Fälle der Mecklenburger Typhusepidemie 1945—48 zu sammeln und dieses Material später statistisch so exakt wie möglich auszuwerten. Als Ergebnis seiner statistischen Analyse nach Alter, Geschlecht usw. sieht RAETTIG (1952) keinen imponierenden Erfolg der Typhusschutzimpfung. Im Kindes- und Jugendalter wurde die Morbidität etwas herabgesetzt, dagegen bei Impflingen über 50 Jahre heraufgesetzt. Vorteile und Nachteile schienen insoweit ausgeglichen. Jedoch hat RAETTIG eine statistisch gesicherte Herabsetzung der Letalität errechnet und schätzt die Zahl der auf diese Weise am Leben erhaltenen Patienten immerhin auf 600. Demgegenüber stehen 11 Todesfälle, die RAETTIG auf deletäre Folgen der oben erwähnten Inkubationsimpfungen zurückführt. In Beziehung auf den Impftermin war der Impfschutz in der Zeit von 3—8 Tagen bis zu 6 Monaten am wirksamsten, aber auch noch 1—2 Jahre nach der letzten Impfung deutlich.

Die Ergebnisse der statistisch-epidemiologischen Analyse der großen Mecklenburger

Epidemie haben unter den Fachleuten große Beunruhigung ausgelöst. Die Überlegenheit der Methodik lag eindeutig bei den Ergebnissen von RAETTIG. Hier war ein Beobachtungsmaterial systematisch aufgegliedert, das in der Größenordnung ausreichte, um auch Teilanalysen etwa bestimmter Altersklassen mit statistischer Signifikanz durchführen zu können. Zweifellos waren die auch an größerem Beobachtungsmaterial über Impferfolge im ersten Weltkrieg getroffenen Feststellungen im Vergleich zu dem Zahlenmaterial von RAETTIG methodisch ungenügend fundiert. Gibt die überlegene Methodik der Befunderhebung und Auswertung den Feststellungen RAETTIGS Allgemeingültigkeit? Ist also die Typhusschutzimpfung in der bisher üblichen Form tatsächlich nahezu wertlos? Die Analyse RAETTIGS war auf diese Frage gezielt, wohl auch mit dem Anspruch auf Allgemeingültigkeit. In den Diskussionen auf den ersten deutschen Nachkriegskongressen konnte den Argumenten RAETTIGS kein adäquates Zahlenmaterial entgegengestellt werden. Auf der Gegenseite stand nur die vielfältige Einzelerfahrung von offenbar günstigen Impfergebnissen, die sich in niedriger Morbidität und Letalität ausdrückten, aber doch gelegentlich durchsetzt waren von auffälligen Mißerfolgen.

Aber drei Faktoren schränken sicher die Allgemeingültigkeit der Feststellungen von RAETTIG ein. Die Besatzungsmacht hatte die Typhuszwangsimpfung befohlen und im Verweigerungsfalle mit Repressalien wie Entziehung der Lebensmittelkarten gedroht. Die durch Hunger und Strapazen geschwächte Bevölkerung wurde unterschiedslos mit Typhusimpfstoffen geimpft, die vorwiegend auf Impferfahrungen an wehrdiensttauglichen erwachsenen Männer basierten. Starke Impfreaktionen traten häufiger auf, vereinzelt auch Todesfälle bei Inkubationsimpfung. Diese Zwischenfälle wirkten abschreckend. Mancher mag sich der Schutzimpfung entzogen haben und diesen Umstand bei der Impfanamnese der Krankengeschichte aus Furcht vor Repressalien geleugnet haben. SCHAEFER (1958) mißt diesem Faktor große Bedeutung bei und zweifelt damit die Zuverlässigkeit des Erhebungsmaterials der Mecklenburger Epidemie an. Doch scheint mir dieser Faktor gegenüber den beiden anderen beteiligten Faktoren von geringerer Bedeutung zu sein.

Wenn man die ersten Seiten des Buches von RAETTIG aufmerksam gelesen hat und Gelegenheit hatte, eine Ergänzung dazu von HERZBERG, einem sachverständigen Augenzeugen der damaligen Epidemie, zu hören, und eine weitere Ergänzung dazu aus eigenen Erinnerungen der Kriegs- und Nachkriegszeit an anderen Orten entnimmt, begreift man, daß dort in Mecklenburg in jenen Jahren eine ganze Bevölkerung in einer extremen Situation gelebt hat. Offenbar brachten die geschwächten Organismen jener Menschen oft keine normale Immunitätsreaktion auf Typhusimpfungen mehr zustande. MEYER hat mitgeteilt, daß Schwächung durch Unterernährung die Anzahl der mit einem bestimmten Agglutinintiter nach Typhusschutzimpfung reagierenden Impflinge auf weniger als ein Zehntel der normalen Anzahl reduzierte.

Das niedrige Niveau der allgemeinen Hygiene in der damaligen Mangelsituation führte andererseits zu einer ungeheuren Verbreitung der Infektion in massiven Dosen und damit zu einer extrem hohen Exposition, wie sie in diesem Ausmaß in diesem Jahrhundert in Mitteleuropa sonst kaum vorgekommen sein dürfte. Auch dieser Faktor dürfte dazu beigetragen haben, manchen mittelmäßigen Impfschutz zu durchbrechen. Die hohe Exposition dürfte andererseits bei den Widerstandsfähigeren sehr reichlich Gelegenheit zu stiller Feiung gegeben haben. Denn es ist eine alte epidemiologische Erfahrung, daß nicht jeder mit Typhusbakterien infizierte Mensch typhuskrank wird. Durch die stille Feiung wird aber auch ein Teil der Ungeimpften resistenter gegen die Infektion, womit der primäre Unterschied zwischen Geimpften und Ungeimpften verwischt wird (HERZBERG).

Wir halten also in der Mecklenburger Epidemie die geschwächte Reaktionsfähigkeit der Bevölkerung und die extreme Größe der Exposition für die Hauptfaktoren, welche die Allgemeingültigkeit der Feststellungen RAETTIGS einschränken, weniger eine fehlerhafte Erfassung des Impfstatus. Wir zweifeln die Richtigkeit der Beobachtungen RAETTIGS und seine Schlußfolgerungen daraus nicht an, soweit sie die von ihm beobachtete Epidemie betreffen. Aber die Allgemeingültigkeit der Schlußfolgerungen wird durch die oben genannten Faktoren stark eingeschränkt.

36*

Eine völlig offene Frage ist die Qualität der damals benutzten Impfstoffe. Diese Frage steht auch in allen anderen Fällen von unbefriedigendem Impferfolg zur Diskussion, wie etwa im Falle der Beobachtungen von BERNARD und JAUNEAU bei französischen Soldaten in Algier oder bei den Mißerfolgen des Alkoholimpfstoffes nach FELIX. Wichtig scheinen auch die Anzahl der Impfungen und ihre Intervalle zu sein. Wie bei anderen Impfungen erst die Wiederholungsimpfung im Abstand von mindestens einem halben Jahr den vollen Impfschutz verleiht, ist nach NESTORESCO auch bei der Typhusschutzimpfung erst dann eine Immunität von gleicher Qualität wie nach Überstehen der Krankheit erreicht, wenn der Impfling voll durchgeimpft ist und danach noch zwei Wiederholungsimpfungen in gehörigem Abstand empfangen hat.

SCHÄFER (1950) hat bei der Auswertung von Laboratoriumsinfektionen den Wert der Schutzimpfung betont, ebenso TRÜB u. Mitarb. Ein eindeutiger Erfolgsbericht kommt jetzt aus Hawaii. Dort wurde die gesamte Bevölkerung der Insel Oahu im Jahre 1943 gegen Typhus schutzgeimpft. Seitdem werden die Dreijährigen obligatorisch geimpft; 1953 wurde die Impfung der Einjährigen empfohlen. Die Reduktion gegenüber der Zeit vor der Impfung beträgt bei den Krankheitsfällen 95%, bei den Todesfällen 83% (LEVINE, ENRIGHT u. CHING).

11. Passive Schutzimpfung

Die passive Schutzimpfung hat ebensowenig wie die Therapie des Typhus mit Immunserum jemals größere Bedeutung erlangen können. Es ist auch nicht zu erwarten, daß dem Immunserum als Prophylaktikum künftig mehr Bedeutung zuwachsen wird. Die Einführung hochwirksamer Antibiotika wie des Chloramphenikol hat in der Therapie eine große Lücke geschlossen und die Anwendung spezifischer Therapeutika wie des Immunserums entbehrlich gemacht. Die passive Schutzimpfung gibt nur einen zeitlich begrenzten Schutz von wenigen Wochen. Daher muß bei fortbestehender Gefährdung erneut Serum gegeben werden. Die passive Schutzimpfung durch Übertragung von Antikörpern ist aber zugleich eine aktive Immunisierung gegen die Eiweißspezifität des Serumspenders. Man kann also nicht beliebig oft passiv schützen, ohne die

Gefahr anaphylaktischer Reaktionen zu steigern. Bei anderen Infektionskrankheiten wie Diphtherie, Tetanus und Poliomyelitis liegen große Erfahrungen sowohl mit der aktiven wie auch mit der passiven Schutzimpfung vor. Alle Erfahrungen stimmen darin überein, daß erst die Einführung der aktiven Schutzimpfung den großen Erfolg in der Eindämmung und Beherrschung der Seuchen brachte. Die Ära der passiven Schutzimpfung war in allen Fällen nur eine unbefriedigende Übergangsphase. Der allgemeine Übergang von der passiven zur aktiven Schutzimpfung ist daher wohl begründet und gilt als Tendenz auch für die Typhusschutzimpfung.

12. Der Wert der Typhusschutzimpfung

Die eigentümliche Diskrepanz der Erfolge und Mißerfolge in der Typhusschutzimpfung ist das Ergebnis vieler Faktoren. Der Krankheitserreger ist variabel nach seinem Antigengehalt und seinen Stoffwechselprodukten und in dieser Hinsicht sehr weitgehend von seinen Milieubedingungen abhängig. Verschiedenheiten in der Anzuchttechnik auf Agar, in Bouillon oder in synthetischen submersen Kulturen führen zu verschiedenartigen Bakterienernten. Die Aufarbeitung der Bakterienernten nach verschiedenen Methoden führt zu weiteren Modifikationen der daraus bereiteten Impfstoffe. Auch die Anwendung des Impfstoffes am Menschen geschieht nicht nach einheitlichen Regeln. Bei so vielen Unterschieden kann kaum ein einheitliches Ergebnis erwartet werden. Wenn wir in dieser Situation für die Beurteilung des Wertes der Typhusschutzimpfung feste Ausgangsstellungen suchen, so ist einerseits festzustellen, daß die Schutzimpfung durch mit Hitze abgetötete Typhus- oder TAB-Bakterien von verschiedenen Stämmen bis heute eine brauchbare Methode darstellt. Dagegen hat die weit verbreitete Methode des Alkoholimpfstoffes enttäuscht. Das Vi-Antigen allein ist nicht der entscheidende Faktor der Schutzimpfung. Der so überaus aufschlußreiche jugoslawische Feldversuch hat in dieser Hinsicht eine gewisse Klärung auch hinsichtlich der Prüfungsmethoden gebracht. Nachdem uns dieser Feldversuch nahezu aller Bewertungsstützen beraubt hat, muß der Weg der Feldversuche konsequent weiter beschritten werden, weil wir nur auf diese Weise feststellen können, welche Laboratoriumsmethoden den Ergebnissen der Feldversuche entsprechen.

Leider sind wir heute noch nicht in der Lage, mit Sicherheit die optimalen Produktions- und Prüfungsmethoden für einen Typhusimpfstoff angeben zu können. Wenn Raettig (1952) unter Auswertung zahlreicher Mitteilungen über Schutzimpfungsergebnisse eine zunehmende Schrumpfung der Erfolgsquote feststellt, so ist an diesem Ergebnis wahrscheinlich die große Verbreitung des Alkoholimpfstoffes beteiligt. Die Beobachtungen von Raettig in Mecklenburg über die geringe Wirkung des Impfstoffes besitzen keine Allgemeingültigkeit, weil sie an einer Bevölkerung in einer extremen Hygienesituation erhoben worden sind.

Wir halten daher die Typhusschutzimpfung auch in der derzeitigen Form für wertvoll in der Seuchenbekämpfung. Sie ist für den gefährdeten Personenkreis einschließlich der Wehrmachtsangehörigen dringend zu empfehlen. Vordringlich ist aber die Grundlagenforschung auf diesem Gebiet in bezug auf Herstellung, Prüfung und Anwendung. In diese Forschungen sollte auch die orale Anwendung des Impfstoffes einbezogen werden.

13. Zusammenfassung

1. Die Grundlagenforschung hat über die Biologie der Typhus-Paratyphusbakterien, die Chemie ihrer Antigene sowie die Herstellung, Prüfung und Anwendung von Typhusimpfstoffen eine Fülle neuer Erkenntnisse gewonnen. Doch ist es bis heute noch nicht gelungen, eine allgemein anerkannte Impfstoff-Form zu entwickeln.

2. Nach verschiedenen Methoden abgetötete Bakterien oder Bakterienextrakte werden heute meistens mit Adsorbentien als Adjuvantien

versetzt. Damit wird eine Reduzierung der erforderlichen Impfhäufigkeit erreicht.

3. Für die Typhus-Paratyphusschutzimpfung wird daher ein TAB-Adsorbatimpfstoff empfohlen, der in Dosen von 1mal 1,0 ccm, besser jedoch 2mal 1,0 ccm im Abstand von 6 Wochen subcutan anzuwenden ist. Bei älteren Personen jenseits des 50. Lebensjahres und bei Kindern gibt man halbe Dosen, bei Kleinkindern noch weniger.

4. In Friedenszeiten ist bei hohem Stand der allgemeinen Hygiene eine Typhusschutzimpfung nur im Kreise der stärker gefährdeten Personen (Personal von Infektionsabteilungen der Krankenhäuser, der Speziallaboratorien, der Kläranlagen sowie der Wehrmacht) und bei Auslandsreisen in Epidemiegebiete indiziert. In Epidemiezeiten ist die Wiederholungsimpfung anzuraten, die Erstimpfung jedoch höchstens in kleinen Dosen, wenn man nicht besser die Impfung unterläßt und mit Antibiotika die Prophylaxe einleitet.

5. Ein einwandfreier Schutz wird nicht jedem Impfling zuteil. Der Impfschutz kann vor allem durch massive Bakterieninfektionsdosen in Lebensmitteln durchbrochen werden. Im allgemeinen bietet die Impfung jedoch für etwa 1 Jahr Schutz. Dann kann eine Wiederholungsimpfung angeschlossen werden, welche den Impfschutz noch verbessert.

6. Lokale Impfreaktionen wie Schwellung, Rötung und Schmerzen kommen vor, seltener Allgemeinreaktionen mit geringem Fieber, Schwächegefühl, Müdigkeit, Durchfall, meist rasch vorübergehend.

7. Als Kontraindikationen sind akute Krankheiten, ferner chronische Erkrankungen an Tuberkulose, chronische Entzündungen der Nieren, der Gelenke usw. sowie Komplikationen von seiten des Nervensystems in der Anamnese zu beachten.

Literatur

Achard et Bensaude: Infection paratyphoidique. Bull. et mém. soc. méd. hôp., Paris 1915, 355, zit. nach Elkeles u. Standfuss.

Alivisatos, G. P.: Über einen mit Formol bereiteten Typhusimpfstoff. Zbl. Bakt., I. Abt. Orig. 95, 20 (1925).

Anders, W., u. E. Meyer: Epidemiologische Jahresübersicht 1957. Zbl. Bakt., I. Abt. Orig. 177, 106 (1960).

— — Epidemiologische Jahresübersicht 1958 für das

Bundesgebiet u. West-Berlin. Zbl. Bakt. I. Abt. Orig. 181, 285 (1961).

Anderson, E. S., and H. G. H. Richards: An outbreak of typhoid fever in the middle East. J. Hyg. (Lond.) 46, 164 (1948).

André-Balisaux, G.: Acta neurol. Belg. 54, 249 (1959). Zit. nach Rieder.

Bader, R. E.: Die Typhus-Paratyphus-Enteritisgruppe (Die Salmonellagruppe). Erg. Hyg. 26, 235—332 (1949).

BAERTHLEIN, K.: Abdominaltyphus. In: KOLLE-KRAUS-UHLENHUTH: Handbuch der pathogenen Mikroorganismen. Bd. III/2, 1175—1278.

— Immunität bei Typhus. In: KOLLE-KRAUS-UHLENHUTH: Handbuch der pathogenen Mikroorganismen. Bd. III/2, 1279—1376.

BANNWARTH, A.: Neuritis und Polyneuritis nach Typhus-Paratyphus-Schutzimpfung. Ein weiterer Beitrag zum Thema Allergie und Nervensystem. Arch. Psychiatr. 180, 531 (1948).

— Über Schädigungen des Nervensystems durch die Typhus-Paratyphus-Schutzimpfung. Ärztl. Wschr. 3, 581 u. 620 (1948).

BATSON, H. C.: The relative significance of graded immunizing and challenge doses in measuring the potency of vaccines. A study of mouse protection by typhoid vaccine. J. exp. Med. 90, 233 (1949).

—, M. BROWN and M. OBERSTEIN: Mouse-protective potency assay of typhoid vaccine. As performed at the Army Medical Service Graduate School. Publ. Hlth Rep. 66, 789 (1951).

—, M. LANDY and A. ABRAMS: Avirulent isolate of Salmonella typhosa 58. Publ. Hlth Rep. 64, 671 (1949).

BERNARD, J. G., et A. JANNEAU: Fièvre typhoid et vaccination. Rev. Immunol. 23, 276 (1959).

—, J. LAABAN et S. LECHAT: Néphropathies vaccinales. Presse méd. 67 (39), 1511 (1959).

BERTRAM, F.: Klinische Erfahrungen aus einer Typhusepidemie. Dtsch. med. Wschr. 72, 32 (1947).

BESREDKA, A.: Immunisation locale. Paris 1925.

BHATNAGAR, S. S.: Prognostic value of laboratory investigations in typhoid fever. Brit. med. J. 1944, 1, 417.

BIRCH-HIRSCHFELD, L.: Zur Analyse der hydrophilen Kolloide in den Kolonien von Paratyphus B. Z. Hyg. 117, 626 (1935).

BOIVIN, A., et L. MESROBEANU: Contribution à l'étude de la composition chimique des Bactéries. Substances azotées et phosphorées „acidosolubles". C. R. Soc. Biol. (Paris) 112, 76 (1933).

— — et MESROBEANU, J.: Technique pour la préparation des polysaccharides microbiens spécifiques. C. R. Soc. Biol. (Paris) 113, 490 (1933).

— — Les antigènes somatiques et flagellaires des bactéries. Ann. Inst. Pasteur 61, 426—478 (1938).

BONIN, O., G. EISSNER u. W. SCHNEIDER: Untersuchungen zur Empfindlichkeit der bakteriellen Sterilitätsprüfungen von Impfstoffen u. Sera. Arb. a. d. Paul-Ehrlich-Institut 1961, 56, 65.

BONNEFOI, A.: De l'utilisation des diverses méthodes de titrage pour l'appréciation de l'activité d'un vaccin antityphoidique. De l'opportunité d'une standardisation. Atti Congr. Internaz. Standard Immunomicrobiol. Roma 1956.

— Aperçus sur la préparation et le controle du vaccin antityphoparatyphoidique. Proc. Internat. Symp. Immunol. Opatija 79 (1959).

—, L. LE MINOR et S. LE MINOR: Courbes d'agglutinines obtenues chez les lapins immunisés au moyen de differents vaccins antityphoidiques. Ann. Inst. Pasteur 100, 406 (1961).

BRANDIS, H.: Die Anwendung von Phagen in der bakteriologischen Diagnostik mit besonderer Be-

rücksichtigung der Typisierung von Typhus- und Paratyphus-B-Bakterien sowie Staphylokokken. Ergebn. Hyg. Bakt. 30, 160—216 (1957).

BRAUN, H.: Typhus-Paratyphus-Schutzimpfung. Zbl. Bakt., I. Abt. Ref. 163, 227 (1957).

BRION, A., u. H. KAYSER: Über eine Erkrankung mit dem Befund eines typhusähnlichen Bakteriums im Blute (Paratyphus). Münch. med. Wschr. 49, 611 (1902).

BROWN, M. H.: The significance of „A" substance in typhoid vaccine. Proc. Internat. Symp. Immunol. Opatija 73 (1959).

BRUGE, R. E.: The structure of bacterial flagella: The packing of the polypeptide chains within a flagellum. Proc. roy. Soc. Ser. B. Biol. Sci. 154 (955), 288 (1961).

BUONOMINI, G., G. GABRIELLI and M. SALETTI: Methods of preparation and control of typhoid vaccines. Proc. Internat. Symposion Opatija 103 (1959).

— — — Preliminary observations on a typhoid vaccine prepared on a semisynthetic medium. Proc. Internat. Symposion Opatija 125 (1959).

CAREY, W. F., and L. S. BARON: Comparative immunologic studies of cell structures isolated from Salmonella typhosa. J. Immunol. 83, 517 (1959).

EDSALL, G., M. C. CARLSON, S. B. FORMAL and A. S. BENENSON: Laboratory tests of typhoid vaccines used in a controlled field study. Bull. Wld Hlth Org. 20, 1017 (1959).

ELKELES, G., u. R. STANDFUSS: Die Paratyphosen in: KOLLE-KRAUS-UHLENHUTH: Handb. d. path. Mikroorganismen Bd. III/2, 1585—1826.

ENGELHARD, H.: Experimentelle Beiträge zur oralen Typhusimmunisierung. Z. Immun.-Forsch. 121, 437 (1961).

FELIX, A.: A new type of typhoid and paratyphoid vaccine. Brit. med. J. 1941/1, 391.

— The preparation, testing, and standardization of typhoid vaccine. J. Hyg. (Lond.) 49, 268—287 (1951).

— World Survey of Typhoid and Paratyphoid-B Phage Types. Bull. Wld Hlth Org. 13, 109—170 (1955).

—, and E. S. ANDERSON: The immunizing potency of alcohol-killed and alcohol-preserved typhoid vaccine after storage for ten years. J. Hyg. 49, 288—298 (1951).

—, and S. S. BHATNAGAR: Further observations on the properties of the Vi-antigen of B. typhosus and its corresponding antibody. Brit. J. exp. Path. 16, 422 (1935).

—, and R. M. PITT: A new antigen of B. typhosus; its relation to virulence and to active and passive immunization. Lancet 1934/II, 186.

— — Virulence of B. typhosus and resistance to O-antibody. J. Path. Bact. 38, 409 (1934).

—, S. G. RAINFORD, and E. J. STOKES: Antibody response and systematic reactions after inoculation of a new type of T. A. B. C.-vaccine. Brit. med. J. 1941/1, 435.

FINGER, G.: Epidemiologische und immunbiologische Grundlagen für militärisch notwendige Schutzimpfungen. 102. Colloquium des Paul-Ehrlich-

Instituts usw., 15. 3. 1960. Arzneimittel-Forsch. 10, 697 (1960).

FREUND, J., and K. McDERMOTT: Sensitization to horse serum by means of adjuvants. Proc. Soc. exp. Biol. (N. Y.) 49, 548 (1942).

—, K. J. THOMSON, H. B. HOUGH, H. E. SOMMER and T. M. PISANI: Antibody formation and sensitization with the aid of adjuvants. J. Immunol. 60, 383 (1948).

FRIEDMAN, H. J., K. BOWMAN, R. FRIED, and M. WEITZ: Severe allergic reaction caused by silk as a contaminant in typhoid-paratyphoid vaccine. J. Allergy 28, 490 (1957).

FROMME, W.: Diskussionsbemerkung zur Inkubationsimpfung. Zbl. Bakt., I. Abt. Orig. 155, 246 (1950).

GAINES, S., M. LANDY, G. EDSALL, A. D. MANDEL, R.-J. TRAPANI, and A. S. BENENSON: Studies on infection and immunity in experimental typhoid fever. III. Effect of prophylactic immunization. J. exp. Med. 114, 327 (1961).

GARD, S.: Das Schwärmphänomen in der Salmonellagruppe und seine praktische Ausnützung. Z. Hyg. 120, 615 (1938).

— Wld Hlth Org.-Training Course on Poliomyelitis Control, Prag 1961.

GAYLE, F., and R. A. BOWEN: Acute ascending myelitis following the administration of typhoid vaccine: report of a case with necropsy findings. J. nerv. ment. Dis. 78, 221 (1933).

GERLOFF: Nervenschädigung nach Typhus-Schutzimpfung. Münch. med. Wschr. 87, 386 (1940).

GIFFIN, M. E., H. M. ROGERS, and J. W. KERNOHAN: Arch. Neurol. Psychiatr. (Chir.) 59, 233 (1948). Zit. nach Rieder.

GÖING, H.: Toxikologie bakterieller Endotoxine. Klin. Wschr. 40, 441 (1962).

GRABAR, J.: Epreuves de virulence et de séroprotection sur l'embryo de poulet. Atti Congr. Internaz. Standard. Immunomicrobiol. Roma 1956.

—, et S. LE MINOR: Test de séro-protection antityphoidique sur l'embryo de poulet. Ann. Inst. Pasteur 81, 528 (1951).

— — L'étude critique des diverses méthodes utilisées pour apprécier l'activité d'un vaccin antityphoidique. Ann. Inst. Pasteur 88, 601—617 (1955).

GRASSET, E.: Vaccination antityphoidique humaine au moyen de l'endo-anatoxine typhique. C. R. Soc. Biol. 115, 1599 (1934).

— L'appréciation de l'activité des vaccines antityphoidiques par les résultats comparés des méthodes de titrage in vitro et in vivo. Atti Congr. Internaz. Standard. Immunomicrobiol. Roma 1956.

—, et M. GORY: Sur l'immunisation antityphique du cobaye. C. R. Soc. Biol. 96, 180 (1927).

GRINNELL, F. B.: A study of the comparative value of rough and smooth strains of B. typhosus in the preparation of typhoid vaccines. J. Immunol. 19, 457 (1930).

— A study of the dissoziation of the Rawlins strain of bacterium typhosum with special reference to its use in the production of antityphoid vaccine. J. exp. Med. 56, 907 (1932).

GÜNTHER, O.: Die Faktorensera des Paul-Ehrlich-Institutes für die serologische Differenzierung der Typhus-Paratyphus-Enteritis- (Salmonella-) Bakterien. Arb. a. d. Paul-Ehrlich-Institut 48, 56—70 (1950).

— Die Wirkung des Immunisierungsrhythmus im Lichte der Fließbandtheorie. Z. Immun.-Forsch. 111, 440 (1954).

—, u. G. HEYMANN: Grundlagen einer staatlichen Prüfung der Salmonella-Testsera. Arb. a. d. Paul-Ehrlich-Institut usw. 52, 139—152 (1956).

—, u. R. LIPP: Probleme des polyvalenten Salmonellaserums. Monatshefte f. Tierheilkunde 8 (2), 9—20 (1956).

GUBB, A. S.: Case of nervous disturbance after antityphoid vaccination. Med. Press 100, 371 (1915). Zit. nach Gayle u. Bowen.

GUILLAIN, G., and J. R. BARRÉ: Acute ascending Landry's paralysis following antityphoid vaccination. Ann. de méd. 6, 218 (1919). Zit. nach Gayle u. Bowen.

GWYN: An infection with a paracolon bacillus in a case with all the clinical features of typhoid fever. Hopkins' Hosp. Bull. 9 (1898). Zit. nach Elkeles u. Standfuss.

HAAS, R.: Zur Wirksamkeit von Typhus-Paratyphus-Adsorbat-Impfstoffen. Z. Hyg. 136, 245 (1953).

HABRU, M. K.: Biological assay of typhoid vaccine. Indian J. med. Res. 46, 535 (1958).

HAGE, O.: Ungewöhnlich schwere Erkrankung an Paratyphus B im Kleinkindesalter. Dtsch. Med. Wschr. 51, 270 (1925).

HANSEN, K.: Über die Vakzinebehandlung des Typhus abdominalis, insbesondere die dabei auftretenden hämorrhagischen Reaktionen. Dtsch. med. Wschr. 72, 209 (1947).

HERZBERG, K.: Diskussionsbemerkung zur Typhusschutzimpfung im 119. Kolloquium des Paul-Ehrlich-Institutes zu Frankfurt am Main, Januar 1962.

HEYMANN, G., u. G. JANDL: Experimentelle Untersuchungen zur Wertbemessung von Typhusimpfstoffen. I. Die Schutzwirkung von humoralen Antikörpern verschiedener Spezifität bei der weißen Maus. Z. Immun.-Forsch. 119, 279 (1960).

— — Experimentelle Untersuchungen zur Wertbemessung von Typhusimpfstoffen. II. Die Wertbemessung nicht extrahierter und nicht adsorbierter Typhusimpfstoffe nach dem „Allgemeinen Standardprinzip". Z. Immun.-Forsch. 120, 367 bis 401 (1960).

HEYNS, K., G. KIESSLING, W. LINDENBERG, H. PAULSEN u. M. E. WEBSTER: D-Galaktosaminuronsäure (2-Amino-2-desoxy-D-Galakturonsäure) als Baustein des Vi-Antigens Chem. Ber. 92 (10), 2435 bis 2436 (1959).

HILTMANN: Über Typhus-Schutzimpfung. Münch. med. Wschr. 62, 125 (1915).

HOKE, E.: Ein Fall von Endotoxinvergiftung nach Typhusschutzimpfung. Med. Klin. 22, 577 (1926).

HORNUNG, H.: Diskussionsbemerkung zur Inkubaktionsimpfung. Zbl. Bakt., I. Abt. Orig. 155, 249 (1950).

HOUBA, V., M. MAZACEK, J. MALEK, J. MACH, and A. STEJSKEL: Some new aspects on the control methods of strains and vaccine of S. typhi and S. paratyphi in submerged culturation. Atti Congr. Internaz. Standard Immunomicrobiol. Roma 1956.

IKIĆ, D.: Problems of standardization and control of typhoid fever vaccines. Atti Congr. Internaz. Standard. Immunomicrobiol. Roma 1956.

— The active mouse protection test without mucin as a method for the potency test of typhoid vaccines. Atti Congr. Internaz. Standard. Immunomicrobiol. Roma 1956.

— The role of the number of germs in the control of vaccines prepared from killed germs (typhoid vaccine, pertussis vaccine). Proc. 6. Internat. Congr. Microbiol. Stand. Wiesbaden 1960, 295.

JANDL, G.: Die Herstellung eines polyvalenten Salmonella-Serums. Z. Hyg. 147, 38 (1960).

JUMENTIÉ, J.: Sympathetic disorders and polyneuritis occuring during the course of antityphoid vaccination. Rev. Neurol. 23, 582 (1916). Zit. nach Gayle u. Bowen.

JOÓ, J.: Production and control of typhoid vaccines. Proc. Internat. Symp. Immunol. Opatija 91 (1959).

— Significance of bacterial count in the preparation and potency test of vaccines. Proc. 6. Internat. Congr. Microbiol. Stand. Wiesbaden 245–265 (1960).

—, L. ZALAY, J. KISS, J. FÜVESSY u. S. PUSZTAI: Die Massenzüchtung pathogener Darmbakterien. I. Der Züchtungsvorgang. Zbl. Bakt., I. Abt. Orig. 176, 496 (1959).

KAUFFMANN, F.: Enterobacteriaceae. Kopenhagen 1951.

— Das Kauffmann-White-Schema. Ergebn. Hyg. Bakt. 30, 160—216 (1957).

— Die Bakteriologie der Salmonella-Species. Kopenhagen 1961.

KENNEDY, F.: Certain nervous complications following use of therapeutic and prophylactic Sera. Amer. J. med. Sci. 177, 555 (1929). Zit. nach Gayle u. Bowen.

KEYSERLINGK, H. VON: Erkrankungen des Nervensystems nach Typhus-Paratyphus-Schutzimpfungen. Med. Klin. 42, 189 (1947).

KLIEWE, H.: Diskussionsbemerkung zur Typhus-Schutzimpfung. Zbl. Bakt., I. Abt. Orig. 153, 172 (1949).

KLINGE, F.: Die Pathologie der Impfschäden. Virchows Arch. 313, 89 (1944).

KOVALEVA, N. J.: Principles relating to the cultivation of bacteria of the intestinal-typhoid group on synthetic medium in deep cultures with aeration. Proc. Internat. Symp. Immunol. Opatija 137 (1959).

—, A. P. KONIKOV, V. A. BLAGOVYESHCHENSKY, V. G. GEKER, N. V. HATUNCEVA and M. V. MIRONOVA: Experimental bases of the preparation of the chemical combined vaccine against intestinal infections and tetanus. Proc. Internat. Symp. Opatija 55 (1959).

KRAUSS, K.: Über gewebliche Reaktionen bei einem Todesfall nach Typhusschutzimpfung. Z. ges. inn. Med. 2, 160 (1947).

KREY, W.: Diskussionsbemerkung zur Inkubationsimpfung. Zbl. Bakt., I. Abt. Orig. 155, 247 (1950).

LANDY, M.: Enhancement of the immunogenicity of typhoid vaccine by retention of Vi-antigen. Amer. J. Hyg. 58, 148 (1953).

— Studies on Vi-Antigen. VII. Characteristics of the immune response in the mouse. Amer. J. Hyg. 65, 81 (1957).

—, S. GAINES, and H. SPRINZ: Studies on intracerebral typhoid infection in mice. I. Characteristics of the infection. Brit. J. exp. Path. 38, 15 (1937).

—, A. G. JOHNSON, and M. E. WEBSTER: Studies on Vi-Antigen. VIII. Role of acetyl in antigenic activity. Amer. J. Hyg. 73, 55 (1961).

LEVI, A., and A. A. BOIVIN: A case af acute ascending Landry's paralysis following antityphoid vaccination. Recovery. Rev. neurol. 26, 965 (1919). Zit. nach Gayle u. Bowen.

LEVINE, M., J. R. ENRIGHT and G. CHING: Salmonellosis in TAB vaccinated population island of Oahu, Hawaii. Publ. Hlth Rep. 77, 293 (1962).

LIPP, R.: Über den Nachweis der Wirkung von Typhusimpfstoffen und -Sera durch Blutkultur im Mäuseversuch. Z. Immun.-Forsch. 114, 235 (1957).

—, u. P. IHM: Ein quantitativer Bakteriämietest an der Maus zur Bewertung der Typhusimpfstoffe und -Sera. Z. Hyg. 145, 14 (1958).

LONGFELLOW, D., and G. F. LUIPOLD: Amer. J. publ. Hlth 30, 1311 (1940). Zit. nach Braun.

LOVREKOVICH, J., u. K. RAUSS: Schutzimpfung gegen Abdominaltyphus durch die einmalige Injektion eines neuen präcipitierten Impfstoffes. Z. Immun.-Forsch. 101, 194 (1942).

LÜDERITZ, O., G. O'NEILL u. O. WESTPHAL: Zur Immunchemie der O-Antigene von Enterobacteriaceae. V. Die Antigenfaktoren in isolierten Salmonella-O-Antigenen. Biochem. Z. 333, 136 bis 147 (1960).

—, O. WESTPHAL, A. M. STAUB, and L. LE MINOR: Preparation and immunological properties of an artificial antigen with Colitose (3-desoxy-L-fucose) as the determinant group. Nature 188 (No. 4750), 556—558 (1960).

MAALOE, O.: The international reference preparation for opacity. Bull. Wld Hlth Org. 12, 769—775 (1955).

— Typhoid vaccines. Wld Hlth Org./BS/340, 10. 9. 1956.

MAGHERU, G., A. MAGHERU, V. FAURE, N. OLINICI, RIMMICEANI et V. TIGOJU: Recherches concernant la préparation d'un vaccin contre la fièvre typhoide. Arch. roum. Path. exp. 16, 517—530 (1957). — Ref. Biol. Abstr. 35, 164 (1960).

MARMION, D. E., G. R. E. NAYLOR, and I. O. STEWART: Second attacks of typhoid fever. J. Hyg. 51, 260 (1953).

MATKO, J.: Krankheitsbilder nach Typhusschutzimpfung. Typhotoxikose. Wien. med. Wschr. 65, 1266 u. 1312 (1915).

MEYER, R.: Diskussionsbemerkung zur Typhusschutzimpfung. Zbl. Bakt. I. Abt. Orig. 153, 172 (1948/49).

— Über die Titerschwankungen bei fortlaufender Proteus 19- und OX 19-Agglutination mittels menschlicher Fleckfieberseren. Z. Immun.-Forsch. **106**, 298 (1949).

MIDDLEBROOK, G., and R. J. DUBOS: J. exp. Med. **88**, 521 (1948). Zit. nach Spaun.

MILLER, H., and K. SCHAPIRA: Aetiological aspects of multiple sclerosis. Brit. med. J. **1959**, 737 u. 811.

Minimum Requirements: Typhoid Vaccine. U. S. Department of Health, Education and Welfare, Public Health Service, National Institutes of Health, Bethesda, Maryland 8. 12. 1953.

MINOR, L. LE, S. LE MINOR et J. GRABAR: Réaction d'hemagglutination passive et d'hémolyse directe au moyen de globules rouges sensibilisés par des substances solubles O et Vi d'Enterobactériacées. Ann. Inst. Pasteur **83**, 62 (1952).

MOIGNIC, E. LE, et PINOY: Les vaccins en émulsion dans les corps gras ou lipo-vaccins. C. R. Soc. Biol. **79**, 201 (1916).

—, et A. SÉZARY: Nouvelle méthode de vaccination antityphoidique. Le lipovaccin TAB. Bull. Inst. Pasteur **16**, 263 (1918).

Morbidity Statistics: Typhoid and Paratyphoid Fevers. Epidemiological and vital statistics. Rep. Wld Hlth Org. **14**, 29—73 (1961).

MORGAN, H. R.: Immunologic properties of an antigenic material isolated from Eberthella typhosa. J. Immunol. **41**, 161 (1941).

— Active immunization with purified somatic antigens of Eberthella typhosa, Salmonella paratyphi, and Salmonella schottmuelleri. Amer. J. publ. Hlth **35**, 614—620 (1945).

MORGAN, W. T. J.: Studies in Immunochemistry. II. The isolation and properties of a specific antigenetic substance from B. dysenteriae (Shiga). Biochem. J. **31**, 2003 (1937).

— The isolation of antigenic substances from strains of bact. typhosum. Brit. J. exp. Path. **19**, 82 (1938).

MORZYCKI, J., et B. ZABLOCKI: Vaccin antityphique atoxique (anatoxine). C. R. Soc. Biol. **118**, 1103 (1935).

NESTORESCO, N. u. a.: La résistance spécific conférée pour la vaccination antityphoparatyphoidique comparé à l'état d'immunité des anciens malades de fièvre typhoide criteriumes d'appreciations de l'efficacité du vaccin TAB. Arch. roum. Path. exp. **20**, 321 (1961).

NOICA, D.: Three cases of complications following injections of triple typhoid vaccine. Bull. Soc. méd. Hôp. Paris **48**, 1026 (1932).

NORTON, J. F., and J. H. DRUGLE: Virulence tests for typhoid bacilli and antibody relationships in antityphoid sera. Amer. J. publ. Hlth **25**, 609 (1935).

OAKLEY, C. L., G. H. WARRACK, and J. BATTY: Antibody production in transplants. J. Path. Bact. **67**, 485 (1954).

OLITZKI, A. L.: The determination of the number of microorganisms in a bacterial suspension. Proc. 6. Internat. Congr. Microbiol. Stand. Wiesbaden 266—286 (1960).

ORSKOV, J., u. F. KAUFFMANN: Untersuchungen über die Typhusimmunität der Maus. Z. Hyg. **119**, 65 (1937).

PEACHER, W. G., and R. C. L. ROBERTSON: J. nerv. ment. Dis. **101**, 515 (1945). Zit. nach Rieder.

PETTE, H.: Die akut-entzündlichen Erkrankungen des Nervensystems. Leipzig 1942.

— Das Problem der Entmarkungsencephalomyelitiden in dynamischer Betrachtung. Klin. Wschr. **24/25**, 897 (1946/47).

PFEIFFER, R., u. W. KOLLE: Über die spezifische Immunitätsreaktion der Typhusbazillen. Z. Hyg. **21**, 203 (1896).

PLUMMER, H. C., and M. H. BROWN: An investigation of "A" substance in TAB vaccine diluted with saline and toxoid. Canad. J. Microbiol. **2**, 359 (1956).

PONTECORVO, M., e D. SOPRANO: Ricerche esperimentali sulla preparazione del vaccino antitifico TAB. Riv. Ist. sieroter. ital. **31**, 46 (1956).

PRÉTI, L.: Morbid conditions following typhoid vaccination. Atti Soc. lombarda Sci. med.-biol. **8**, 85 (1919).

PRIGGE, R.: Die Beziehung zwischen dem Antigengehalt und der Wirksamkeit von Diphtherie- und Tetanus-Impfstoffen. Untersuchungen über eine biologische Konstante. Arb. a. d. Paul-Ehrlich-Institut usw. **51**, 108 (1954).

—, and O. GÜNTHER: Animal experiments on the potency of typhoid reference vaccines used in Yugoslawia for mass human vaccination. Unpublished working document Wld Hlth Org./BS/378 vom 12. 8. 1957.

— — O. BONIN, G. EISSNER, J. HALLERVORDEN u. J. W. SPAAR: Probleme der staatlichen Prüfung von Poliomyelitisimpfstoffen. Dtsch. med. Wschr. **81**, 325 u. 377 (1956).

RAETTIG, H.: Wirkungen der Schutzimpfung während der Inkubationszeit des Typhus abdominalis. Zbl. Bakt. I. Abt. Orig. **155**, 239 (1950).

— Erfahrungen und vergleichende Betrachtungen über die Erfolge der parenteralen und peroralen Typhusschutzimpfung. Z. Immun.-Forsch. **108**, 165 (1950).

— Typhusimmunität und Schutzimpfung. Jena 1952.

— Die lokale Immunisierung mit inaktiviertem Antigen gegen bakterielle Darminfektionen (Typhus, Paratyphus, Cholera, Ruhr). Zbl. Bakt. I. Abt. Ref. **183**, 427—454 (1962).

—, u. B. WÖLK: Provokation einer Infektion durch Schutzimpfung. VI. Leukocytenwerte nach subcutaner Immunisierung der Maus. (Mitt. I—V siehe dort). Zbl. Bakt. I. Abt. Orig. **182**, 294 (1961).

RAISTRICK, H., and W. W. C. TOPLEY: Immunizing fractions isolated from bact. Aertrycke. Brit. J. exp. Path. **15**, 113 (1934).

RAKE, G.: Enhancement of pathogenicity of human typhoid organisms by mucin. Proc. Soc. exp. Biol. (N. Y.) **32**, 1523 (1935).

RAMON, G., et CH. ZOELLER: Les „vaccins associés" par union d'une anatoxine et d'un vaccin microbien (TAB) ou par mélanges d'anatoxines. C. R. Soc. Biol. (Paris) **94**, 106 (1926).

RAUSS, K.: Vergleichende Untersuchungen über den Immunwert des präcipitierten Typhusimpfstoffes und der Typhusvakzine. Z. Immun.-Forsch. **101**, 211 (1942).

RAUSS,K., and I. KÉTYI: Immunogenic significance of Vi- and O-antigens of S. typhi in mouse protecting test. Acta microbiol. Acad. Sci. Hung. 9, 197 (1962)

—, J. KÉTHYI, L. RÉTHY u. J. JOÒ: Über die Herstellung, Impfreaktionen und Immunisierungsfähigkeit des kombinierten Typhus-Dysenterie-Tetanus-Impfstoffs. Z. Immun.-Forsch. 116, 287 (1958).

— — — — The significance of the inoculation interval in vaccination with polyvalent dysentery and combined typhoid-dysentery-tetanus vaccines. Acta microbiol. Acad. Sci. hung. 6, 51 (1959).

REGAMEY, R. A., u. L. HUBER: Titration der Salmonella-Antigene O und Vi durch die Haemagglutination. Schweiz. Z. allg. Path. 17, 446 (1954).

RÉTHY, L., u. G. LOSONCZY: Über eine schwere lokale und allgemeine Überempfindlichkeit nach wiederholter Immunisierung mit kombiniertem Impfstoff. Annal. Immunol. Hung. 2, 65 (1959).

RIBI, E., K. S. MILNER, and T. D. PERRINE: Endotoxic and antigenic fractions from the cell wall of Salmonella enteritidis. Methods for separation and some biologic activities. J. Immunol. 82, 75 (1959).

RIEDER, R. TH.: Zur Frage der Enzephalitis nach Seruminjektionen und nach Schutzimpfungen gegen bakterielle Erkrankungen im Kindesalter. Münch. med. Wschr. 104, 1180 (1962).

RÖHRER, H., u. H. DEHMEL: Beitrag zur Entwicklung eines Typhus-Adsorbat-Impfstoffes. Zbl. Bakt. I. Abt. Orig. 155, 121 (1950).

RÖSSLE, R.: Über hämorrhagische Reaktionen beim Typhus nach Schutzimpfung. Dtsch. med. Wschr. 71, 48 (1946).

ROUSSY, G.: A case of right hemiplegia with aphasia following an antityphoid injection. Rev. neurol. 26, 505 (1919). Zit. nach Gayle u. Bowen.

SALGE: Diskussionsbemerkung zur Typhusschutzimpfung. Dtsch. med. Wschr. 41, 180 (1915).

SCHÄFER, W.: Aktive Immunisierung in der Inkubationszeit oder bei bereits manifester Krankheit. Münch. med. Wschr. 92, 1319 (1950).

— Über Laboratoriumsinfektionen insbesondere mit Typhusbazillen. Arch. Hyg. 132, 15 (1950).

— Die Typhus- u. Paratyphusschutzimpfung. In: SPIESS: Schutzimpfungen, Stuttgart 1958.

SCHOTTMÜLLER, H.: Über eine das Bild des Typhus bietende Erkrankung, hervorgerufen durch typhusähnliche Bacillen. Dtsch. med. Wschr. 26, 511 (1900).

— Weitere Mitteilungen über mehrere das Bild des Typhus bietende Krankheitsfälle, hervorgerufen durch typhusähnliche Bazillen (Paratyphus). Z. Hyg. 36, 368 (1901).

SILER, J. F., u. G. C. DUNHAM: Amer. J. publ. Hlth 29, 95 (1939). Zit. nach Braun.

SCHMIDT, H.: Grundlagen der spezifischen Therapie und Prophylaxe bakterieller Infektionskrankheiten. S. 583. Berlin 1940.

— Fortschritte der Serologie. S. 109—137. Darmstadt 1955.

SPAUN, J.: On the determination of Vi-antibodies by haemagglutination. Acta path. et microbiol. Scand. 29, 416 (1951).

— Typhoid vaccine. Acta Path. Microbiol. Scand. Suppl. 123, 11—79 (1957).

— Studies on reproduction of the international opacity reference preparation. Bull. Wld Hlth Org. 26, 213 (1962).

— Problems in standardization of turbidity determinations on bacterial suspensions. Bull. Wld Hlth Org. 26, 219 (1962).

STANDFAST, A. F. B.: A report on the laboratory assays carried out at the Lister Institute of Preventive Medicine on the typhoid vaccines used in the field study in Yugoslavia. Bull. Wld Hlth Org. 23, 37—45 (1960).

— Experiments with Vi-negative strains of Salmonella typhi. Bull. Wld Hlth Org. 23, 47—52 (1960).

STEINIGER, F.: Wie lange halten sich Salmonellen aus verregnetem Abwasser auf Pflanzen? Berl. Münch. tierärztl. Wschr. 74, 389 (1961).

STRAUSS, E.: Allergischer Knochenmarkschock mit myeloblastischer Reaktion nach Typhus-Paratyphus-Zweitvakzination. Dtsch. med. Wschr. 76, 931 (1951).

STUTZ, L.: Diskussionsbemerkung zur Typhusschutzimpfung. Zbl. Bakt. I. Abt. Orig. 153, 173 (1949).

TOLNAI, G., and G. BARSY: Studies on the effectiveness of and reactions to adsorbed bacillary typhoid vaccine. Acta Microbiol. Hung. 3, 373 (1956).

—, L. VÁCZI and G. BARSY: Studies on the immunological properties of Salmonella typhi strains. Acta microbiol. Acad. Sci. Hung. 3, 353 (1956).

TRÜB, L., F. EHLERS, W. FROMME u. W. SAUER: Ergebnisse statistischer Erhebungen und amtlicher Ermittlungen während der Aktivierung der Typhus- u. Paratyphusbekämpfung im Lande Nordrhein-Westfalen in der Nachkriegszeit. Arch. Hyg. 140, 388 (1956).

TRON, G.: Vaccination contre la fièvre typhoide par la voie buccale. C. R. Soc. Biol. 99, 369 (1928).

TSCHUCKE: Diskussionsbemerkung zur Typhusschutzimpfung. Zbl. Bakt. I. Abt. Orig. 153, 172 (1949).

TUFT, L.: Further studies of intracutaneous method of typhoid vaccination. Amer. J. med. Sci. 199, 84 (1940).

— J. Amer. med. Ass. 2, 183 (1950). Zit. nach Braun.

UGLOWA, T.: Ein Versuch der Einschätzung der mittels oligodynamischer Silberwirkung hergestellten Typhusvaccine. Arch. Hyg. 117, 144 (1936).

VINCENT, H.: Sur l'existence d'une toxine nouvelle autolabile et hyperlabile sécrétée par le bacille de la fièvre typhoide. C. R. Acad. Sci. 214, 400 (1942).

— Remarques à propos des réactions déterminées chez le cheval par les deux toxines (neurotoxine et enterotoxine) du bacille typhique. Bull. Med. 62, 144 (1948).

VIRIDIS, S.: Prophylactic typhoid-paratyphoid vaccination intradermally in children. Pediatria 57, 531 (1949). Ref. nach Amer. J. Dis. Child. 81, 317 (1951).

VOGT: Periphere Gangrän nach Typhus-Schutzimpfung. Dtsch. med. Wschr. 66, 700 (1940).

WEIL, A. J., and L. S. GALL: Chemotherapeutic and immunotherapeutic testing of Eberthella typhosa in the developing chick embryo. J. Immunol. 41, 445 (1941).

WEIMANN, G. u. H. WINTER: Querschnittslähmung nach Typhusschutzimpfung. Med. Welt 2048 (1961).

WESTPHAL, O.: Die Struktur der Antigene und das Wesen der immunologischen Spezifität. Naturwissenschaften 46 (2), 50—60 (1959).

— Récentes recherches sur la chimie et la biologie des endotoxines des bactéries a gram negatif. Ann. Inst. Pasteur 98, 789—813 (1960).

—, u. O. LÜDERITZ: Chemische Erforschung von Lipopolysacchariden gramnegativer Bakterien. Angew. Chem. 66, 407—417 (1954),

— — 3,6-Didesoxyhexosen-Chemie und Biologie. Angew. Chemie 72, 881—891 (1960).

WESTPHAL, O., O. LÜDERITZ, u. F. BISTER: Über die Extraktion von Bakterien mit Phenol/Wasser. Z. Naturforsch. 7b, 148 (1952).

—, A. NOWOTNY, O. LÜDERITZ, A. HARNI, E. EICHENBERGER u. G. SCHÖNHÖLZER: Die Bedeutung der Lipoid-Komponente (Lipoid A) für die biologischen Wirkungen bakterieller Endotoxine (Lipopolysaccharide). Pharm. Acta Helv. 33, 401—411 (1958).

WOLTERS, K. L., E. FISCHOEDER u. H. WEIDENMÜLLER: Typhus-Paratyphus-Adsorbat-Vaccine, ihre Herstellung und Prüfung auf antigene Eigenschaften. Z. Hyg. 130, 693 (1950).

WRIHGT, A. E., and D. SEMPLE: Remarks on vaccination against typhoid fever. Brit. med. J. 1, 256 (1897).

Yugoslav Typhoid Commission: Field and laboratory studies with typhoid vaccines. Bull. Wld Hlth Org. 16, 897 (1957).

Ruhrschutzimpfung

1. Einleitung

Die Ruhr ist ebenfalls seit dem Altertum bekannt. Als ein Indikator mangelhafter Hygiene hat sie die Feldzüge aller Zeiten bis in den 2. Weltkrieg hinein begleitet. Sie ist die Geißel hygienisch rückständiger Bevölkerungsgruppen und hat ihre endemischen Herde selbst in hygienisch sehr fortgeschrittenen Ländern, wo ihre Bekämpfung in Heimen, Irrenanstalten und Gefängnissen schwierig ist. Die Ruhr tritt gehäuft auf bei Kindern im Alter von 6—18 Monaten, im allgemeinen in der Form des Sommerdurchfalls (HARDY).

Das Bild der geschwürigen Dickdarmentzündung mit zahlreichen blutig-schleimigen Stühlen und quälendem Stuhldrang, mit relativ geringem Fieber, aber starker Entkräftung des Kranken ist typisch für die Ruhr. Sie kommt aber auch in chronischer Form mit relativ geringen Beschwerden oder auch als leichter vorübergehender Durchfall vor. Die Letalität wird von 0 bis zu — bei der im allgemeinen klinisch schweren Shiga-Kruse-Ruhr — 50% angegeben. Nicht selten sind völlig symptomlose Infektionen.

Infektionsquellen sind die Ausscheidungen des kranken Menschen. Aber auch symptomlose Keimträger verbreiten die Seuche. Wichtige Zwischenträger sind die Fliegen. Fliegenbekämpfung ist Ruhrbekämpfung. Isolierungen von Ruhrkeimen aus anderen Tieren in der Umgebung des Menschen (DIMOW) sind kaum mehr als Zufallsbefunde ohne epidemiologische Bedeutung.

Epidemiologisch ist die Ruhr nur mit Hilfe exakter Laboratoriumsarbeit zu erfassen. Sie muß durch bakterielle Differentialdiagnose von anderen Enteritisfällen infolge Infektionen mit Keimen der Salmonellagruppe oder anderer Darmbakteriengruppen abgegrenzt werden. In der Regel dürfte aber nur ein kleiner Bruchteil der tatsächlichen Erkrankungsfälle epidemiologisch zu erfassen sein — in Abhängigkeit vom Stande des Meldewesens, von der Häufigkeit der Einsendungen von Stuhlproben und von den Arbeitsbedingungen der Laboratorien (EMILI). Nach BADER erhöht die Verimpfung frischer Proben am Krankenbett auf vorgewärmte Kulturplatten die Ausbeute an positiven Ruhrbakterienbefunden besonders an Shiga-Kruse-Bakterien beträchtlich.

2. Eigenschaften der Krankheitserreger

Die Ruhrbakterien sind gramnegative Stäbchen ohne Geißeln, wachsen leicht auf gewöhnlichen Nährböden und werden nach biochemischen (Zuckervergärung) und serologischen Methoden differenziert (KAUFFMANN, BADER, SEELIGER, HEYMANN sowie HORMAECHE u. PELUFFO). Die serologische Differentialdiagnose wird heute fast ausschließlich als qualitative Antigenanalyse mit Hilfe von Faktorensera auf dem Objektträger durchgeführt (CLAUBERG, SEELIGER), z. B. nach der Tabelle von HEYMANN (1952a).

Nach den fermentativen Eigenschaften lassen sich die Ruhr-Bakterien in die 4 Gruppen A—D einteilen. Innerhalb der einzelnen Gruppen werden die Typen serologisch nach dem Endotoxin unterschieden. Die Gruppe A ist biochemisch durch besondere Fermentschwäche ausgezeichnet. Die Bakterien dieser Gruppe spalten kein Mannit. Die Gruppe umfaßt die Shigella-dysenteriae-Typen, zu denen die toxinbildenden Shiga-Kruse-Bakterien, die Schmitz-Bakterien und die Large-Sachs-Gruppe gehören. Letztere wurde zuerst in Indien entdeckt. Die Gruppe B ist biochemisch durch die Mannitvergärung charakterisiert und umfaßt die Shigella-flexneri-Typen. Diese enthalten neben dem typspezifischen Antigen noch weitere Antigene, welche jedoch nicht allen Typen dieser Gruppe gemeinsam sind, sogenannte Gruppenantigene (ISTRATI 1958 sowie GOREA, WEINBACH, MANOLIU u. ISTRATI). Die Gruppe C umfaßt biochemisch die Mannit und Xylose vergärenden Ruhrbakterien, die serologischen Typen der Shigellaboydii-Gruppe, die zuerst im Mittleren Osten entdeckt wurden (BOYD 1946). In der Gruppe D ist das biochemisch stärkste Ruhr-Bakterium, der Shigellasonnei-(E)-Ruhr-Typ, welcher auch Milchzucker vergärt und auf der Kulturplatte regelmäßig in gewölbten, runden, glatten und gezackten, flachen Kolonieformen auftritt, die auch serologisch unterscheidbar sind (ROELCKE). Die Sonne-Ruhrbakterien besitzen Antigengemeinschaften mit einzelnen Flexner-Ruhr-Stämmen (ISTRATI, GOREA u. MALDARESCO).

Alle Shigella-Typen, nicht nur die Flexner-Typen, zeigen sehr starke Neigung zur Dissoziation, zum Abbau der typenspezifischen Antigene (SEELIGER 1950). Dies kann in der Form eines einfachen Verlustes der typenspezifischen Antigene ohne sonstige Veränderungen erfolgen. Jedoch gibt es nach HEYMANN (1952 b) auch tiefergreifende Veränderungen mit totalem Verlust des Endotoxins und weiterer Veränderungen der Bakterienoberfläche, die zu Störungen des kolloidalen Gleichgewichts in Lösungen und rauhen Kolonieformen auf Kulturplatten führen und mit Änderungen der biochemischen Reaktionsweise einhergehen. Eine derartige völlig endotoxinfreie Dissoziationsform von SHIGA-KRUSE-Bakterien liefert nach PRIGGE und KICKSCH (1941) ein reines Toxin, das für die Herstellung von Impfstoffen zur aktiven Immunisierung und von hochwertigen antitoxischen Tiersera hervorragend geeignet ist. Im Gegensatz zu dieser o-Form (PRIGGE u. KICKSCH) liefert die O-Form Gemische aus Toxin und Endotoxin. Die o-Form ist in 0,2%iger Trypaflavinlösung agglutinierbar, die O-Form nicht (PRIGGE u. KICKSCH).

3. Impfstoffherstellung

Die Typhusimpfstoffe dienten weitgehend als Modell der Ruhrimpfstoffe. So wurden — nach dem Verfahren von PFEIFFER und KOLLE für die Typhusimpfstoffproduktion — Shiga-Kruse-Bakterien mit Hitze abgetötet und mit Phenol konserviert. Die subcutane Injektion dieser Impfstoffe machte jedoch starke Lokal- und Allgemeinreaktionen. Besser verträglich waren mit Äther oder Formalin abgetötete Shiga-Kruse-Bakterien. SHIGA schwächte die toxische Wirkung der abgetöteten Shiga-Kruse-Bakterien durch gleichzeitige Injektion von Shiga-Kruse-Antitoxin ab. BESREDKA empfahl die Verwendung von abgetöteten Shiga-Kruse-Bakterien, die zuvor durch Kontakt mit Antitoxin „sensibilisiert" waren.

Diese Methode dürfte im Prinzip dem Simultanverfahren von SHIGA entsprechen. Mittels Hitze, Alkohol, Aceton oder Formalin abgetötete Flexner-2a-Bakterien wurden von ISTRATI, GOREA und MALDARESCO vergleichend geprüft. Die höchste Toxizität und Antigenität zeigten die hitzegetöteten Bakterien, am schwächsten immunisierten die formalinbehandelten Bakterien. Auch HARDY, DECAPITO und HALBERT berichteten, daß Abtötung der Flexner-, Schmitz- und Sonne-Ruhrbakterien mit Formalin die Antigenität stärker schädigte als Hitzeabtötung; am schonendsten war jedoch die Abtötung mit UV-Licht.

Ebenso wie für Typhusimpfstoffe hat man auch für Ruhrimpfstoffe Endotoxinextrakte hergestellt. Versetzt man 2 Wochen alte Shiga-Kruse-Kulturfiltrate mit Trichloressigsäure, so fällt das Toxin als Eiweiß aus. Aus dem Überstand kann durch Alkohol das Endotoxin als Polysaccharid-Lipoid-Polypeptidverbindung gefällt werden (BOIVIN u. MESROBEANU). MORGAN (1937) gewann Endotoxinextrakte mit Diäthylenglykol. ISTRATI u. Mitarbeiter (1959) stellten aus Flexnerbakterien mittels 1. Trichloressgisäure, 2. heißer Salzsäure, 3. Äthylenglykol, 4. heißer Aqua dest., 5. Harnstoff 5 verschiedene Endotoxinpräparate her, von denen sich im Mäuseversuch nur der Äthylenglykolextrakt und der Salzsäureextrakt als brauchbare Antigene erwiesen. Nach PRIGGE erhält man die im Titer höchsten und reinsten Endotoxinpräparate durch ein schonenderes Verfahren: Agarkulturen werden mit physiologischer Kochsalzlösung abgeschwemmt, über Phosphorpentoxyd getrocknet und mit physiologischer Kochsalzlösung bei Zimmertemperatur extrahiert.

Die weitere Analyse der Extrakte ergab, daß das Shiga-Kruse-Toxin, ein Eiweißkörper, durch Lagern rasch in das ungiftige Toxoid umgewandelt wird. Eine noch höhere Empfindlichkeit besteht gegen Formalin, welches das Toxin völlig zerstört (PRIGGE 1939). Das Shiga-Kruse-Toxin wird durch Erhitzen auf 80° zerstört, das Endotoxin dagegen nicht. Das Toxin ist ein langsam wirkendes Gift, das Endotoxin wirkt schneller (LENTZ u. PRIGGE), doch ist das Toxin weit giftiger für den Menschen als das Endotoxin (PRIGGE u. KICKSCH 1942). Das Toxin ist ein starkes Antigen, das hohe Antikörpertiter im Kaninchen zustande bringt; die Endotoxine der Ruhrbakterien sind dagegen ebenso wie die Salmonella-Endotoxine relativ schwache Antigene (PRIGGE). Chemisch besteht das Shiga-Kruse-Endotoxin nach MORGAN aus 15% d-Galaktose, 7,5% l-Rhamnose, 25% N-Acetylaminozucker u. a.

In Analogie zum Diphtherie-Impfstoff wurde Shiga-Kruse-Toxin mittels Formalin entgiftet und als Impfstoff verwendet. Die Wirkung dieser Impfstoffe beruht jedoch weniger auf ihrem Toxoidgehalt als vielmehr auf noch nicht entgiftetem Toxin (PRIGGE 1940). Schließlich benutzte man auch Antitoxin zur Entgiftung von Toxinlösungen. Diese Gemische sind allerdings nur mit einer Giftspitze von Toxinüberschuß, also unterneutralisiert, als Impfstoff wirksam. Zwecks breiterer Wirkungsmöglichkeiten wurden die monospezifischen Shiga-Kruse-Impfstoffe bald auch mit Flexnerkomponenten gemischt. Nach diesen Prinzipien entwickelte BOEHNKE im 1. Weltkrieg den Ruhrimpfstoff „Dysbakta" aus einem unterneutralisierten Shiga-Kruse-Toxin-Antitoxingemisch mit Zusatz von abgetöteten Keimen verschiedener Flexnerruhrstämme. Dieser Impfstoff wurde allein in den Jahren 1917 und 1918 bei rund 100000 Personen angewendet und meist gut vertragen. Die Ansichten über den Impferfolg waren überwiegend günstig (LENTZ u. PRIGGE, a. a. O., S. 1488). Aber diese Zahlen geben doch insgesamt kein überzeugendes Votum für den Erfolg der damaligen Ruhrschutzimpfung.

PRIGGE hat das Prinzip der Entgiftung von Toxinen und Endotoxinen mit Antitoxinen weiter verfolgt und mit der Entwicklung der Endotoxin-Toxin-Antitoxin- (ETA-) Impfstoffe auf eine exakte quantitative Basis gestellt. Dadurch gelang es, die Gesamtmenge der Antigene im Impfstoff zu steigern, ein abgewogenes Verhältnis zwischen Toxin und Endotoxin herzustellen, vor allem aber die für die Wirkung des Toxins notwendige Giftspitze so zu dosieren, daß sie für die Schutzwirkung ausreichte, gleichwohl aber im Rahmen der Verträglichkeit für den Impfling blieb.

Die neuere Entwicklung der Dysenterie-Impfstoffe hat zur Massenzüchtung der Bakterien im Fermenter in submerser, belüfteter Kultur geführt. JOHNSSON züchtete E-Ruhr-Bakterien in 25-Liter-Fermentern mit einer synthetischen Nährlösung aus Kaseinhydrolysat mit Zusätzen von Nicotinamid, Panthothenkalzium, Glukose, Kalium- und Magnesiumsalzen. Ungarische Autoren benutzten zur Massenzüchtung von Bakterien der Typen Flexner 2a und 3 sowie Sonne-Ruhr Fermenter aus säurefestem Stahl mit 120 Litern Nutzvolumen. Einschließlich der Vorkultur auf Hefeagar (16—17 Stunden), der Zwischenkultur in 3 Litern geschüttelter Nährflüssigkeit (7—8 Stunden) und der anschließenden Züchtung im Fermenter mit Belüftung und Rührwerk währt

der gesamte Züchtungsvorgang knapp 2 Tage. Als Nährmedium dienen Lösungen von Kaseinhydrolysat oder tryptisch verdauter Hefe. Die Bakterienernte kann als Trockengewicht pro Volumeneinheit bewachsener Kulturflüssigkeit oder nach den üblichen Keimzählverfahren (siehe Typhusimpfstoff) quantitativ bestimmt werden. Hinsichtlich der Mindestanforderungen an Nährstoffen wie Aminosäuren und Glukose zeigen die Ruhrstämme Unterschiede zu den Keimen der Salmonellagruppe, aber auch untereinander (Joó u. Mitarb. 1959, KÓVALEVA).

Ebenso wie PRIGGE tadelt auch Joó den zu geringen Antigengehalt der bisherigen Dysenterieimpfstoffe und fordert Erhöhung der Antigendosis ohne Erhöhung der Toxizität. Zu diesem Zweck wurden die Antigene aus der Bakterienmasse mit dem Trichloressigsäureverfahren nach BOIVIN extrahiert. Zusatz von Aluminiumhydroxyd zu den Antigenen ergab eine achtfache Entgiftung bei gleichzeitig zehnfacher Steigerung der Wirksamkeit (RAUSS u. Mitarb.). Ein wesentlicher Entgiftungsfaktor des Aluminiumhydroxyds ist sicher die Resorptionsverzögerung (PRIGGE 1940a). Dieses Adsorbens liefert Dysenterie-Impfstoffe, die weit seltener lokale und allgemeine Reaktionen verursachen als z. B. Alaunpräcipitat-Dysenterieimpfstoffe, nach deren Anwendung ORMAY bei der weit überwiegenden Mehrzahl aller Impflinge lokale und allgemeine Reaktionen mittlerer und höherer Intensität sah. In Rußland werden die Flexner- und Sonne-Ruhr-Endotoxine nach dem Phenolwasserverfahren von WESTPHAL, LÜDERITZ und BISTER extrahiert und an Aluminiumhydroxyd adsorbiert (KORSHAKOVA und KOVALEVA u. Mitarb.).

Diese neue Entwicklung zu höherwertigen und doch besser verträglichen Dysenterieimpfstoffen findet ihren vorläufigen Abschluß in der Kombination dieser Impfstoffkomponenten mit den bereits gebräuchlichen Typhus-Tetanusimpfstoffen z. B. in Ungarn (RAUSS u. Mitarb.) und Rußland (KORSHAKOVA und KOVALEVA u. Mitarb.). Der Anstoß zu dieser Entwicklung dürfte in erster Linie vom Heeressanitätswesen dieser Länder ausgegangen sein.

4. Impfstoffprüfung

Die Prüfung soll die Wirksamkeit und Unschädlichkeit der Impfstoffe garantieren. Die Prüfung auf Unschädlichkeit stellt hier keine speziellen Probleme. Daher kann dieser Teil der Prüfung nach dem Schema der Typhusimpfstoffe durch Injektion abgemessener Impf-

stoffmengen in einige Mäuse und Meerschweinchen und Beobachtung dieser Tiere auf einige
Tage bis Wochen erledigt werden. Selbstverständlich darf eine lege artis durchgeführte
Sterilitätsprüfung nicht fehlen.

Einen größeren Aufwand erfordert die
Wirksamkeitsprüfung, welche teils in der
Form der Antigenmessung im Reagenzglas,
teils im Tierversuch an der Maus durchgeführt
werden kann. Die einfachste Form der Antigenmessung ist die bereits erwähnte Keimzählung
der frischen Bakterienernte. Für die Antigenmessung des Shiga-Kruse-Toxins und -toxoids
haben ISTRATI (1938) sowie ISTRATI und
OLARU eine Flockungsreaktion angegeben.
Für die Endotoxinmessung im Reagenzglas
ist dagegen die Hämagglutination nach MIDD-
LEBROOK und DUBOS sehr geeignet (RAUSS u.
KÉTYI).

Durch die kombinierte Anwendung der Flockungsreaktion von ISTRATI und die Bestimmung des direkten Giftwertes im Mäuseversuch, der dosis letalis
minima für weiße Mäuse von 15 g bei subcutaner
Injektion, konnte PRIGGE bei Präparaten, die durch
wäßrige Extraktion aus getrockneten Shiga-Kruse-
o-Bakterien gewonnen waren, den Gehalt an Toxin
und Toxoid und deren Verhältnis zur Wirksamkeit
quantitativ exakt bestimmen.

Die Wirksamkeitsprüfung der Dysenterie-Impfstoffe ist vorwiegend mit dem einstufigen aktiven
Mäuseschutzversuch durchgeführt worden; subcutane
Immunisierung der Maus und nach 1—2 Wochen
intraperitoneale Infektion, wobei zur Erhöhung der
Infektiosität der Ruhrbakterien für die Maus von
manchen Prüfern 5% Mucin der Bakteriensuspension
zugesetzt wurden, während JOÓ, PUSZTAI und CSIZMÁS
die Bakteriensuspension in 2%iger Dextranlösung
aufschwemmten und damit ebenfalls die für die
Infektion erforderliche Mindestdosis herabsetzen
konnten. Für die Prüfung von Flexner- und Sonne-
Ruhr-Endotoxinpräparaten immunisierten KOVALEVA
u. Mitarb. Mäuse mit 2 Dosen Impfstoff (0,025 mg
Sonne-Ruhr-Endotoxin bzw. 0,05 mg Flexnerruhr-
Endotoxin) im Abstand von 3 Wochen und infizierten
die Tiere 15 Tage später; oder die Tiere bekamen
einmal 0,2 mg Endotoxin und wurden 30 Tage später
infiziert. Dabei waren die Sonne-Ruhrantigene bedeutend wirksamer als die Flexnerruhrantigene.
RAUSS u. Mitarb. hielten sich eng an das Schema
des aktiven Mäuseschutzversuches bei der Typhus-
impfstoffprüfung. Sie immunisierten einmal subcutan,
wobei 4 Gruppen von Mäusen Einzeldosen von 0,5
bis 0,0005 ccm Impfstoff subcutan erhielten, und
infizierten eine Woche später intraperitoneal mit
250 bis 500 ld$_{50}$ (= 500000 Keimen einer 6 Stunden
alten Kultur in 0,5 ccm) in 5%iger Mucinlösung.

Nach SERÉNY (1959) bekommen Meerschweinchen
nach Infektion des Bindehautsackes mit Ruhrbakterien binnen 24 Stunden eine eitrige Keratoconjunctivitis mit Geschwüren, die binnen 3 Wochen bis

3 Monaten spontan abheilt unter Ausbildung einer
lokalen und humoralen Immunität. Auf dieser Grundlage hat SERÉNY jetzt eine Methode des aktiven
Schutzversuches am Meerschweinchen entwickelt.
Die Tiere bekommen 2 Impfstoffdosen im Abstand
von vier Wochen und werden eine Woche nach der
2. Immunisierung conjunctival infiziert.

Eine weitere sehr interessante Versuchsanordnung
am Meerschweinchen haben FORMAL u. Mitarb. entwickelt. Sie ließen Meerschweinchen 4 Tage hungern
und gaben ihnen dann 125 mg Kalziumkarbonat in
5 ccm Wasser, 3 Stunden später eine Infektionsdosis
von Flexner-2a-Bakterien oral und eine weitere
Stunde später 1 ccm Opiumtinktur intraperitoneal.
Die orale Infektion erreichte in einer Stunde das
obere Colon, in 6 Stunden das Darmende. Wenn die
Tiere überlebten, waren die Keime 96 Stunden nach
der Infektion bereits wieder aus dem Darm verschwunden. Die Dosis letalis für 50% der infizierten
Tiere lag zwischen 1 und 10 Millionen Keimen. Der
tödliche Ausgang trat schon nach 24—48 Stunden ein.
Pathologisch-anatomisch fanden sich Colongeschwüre
und regelmäßig eine Fettleber. Dieser Leberbefund
veranlaßte die Autoren, die Wirkung von Tetrachlorkohlenstoff auf das Angehen der Ruhrinfektion beim
Meerschweinchen zu untersuchen. Die Wirkung von
0,15 ccm Tetrachlorkohlenstoff 24—48 Stunden vor
einer Flexnerruhr-2a-Infektion mit 1—10 Millionen
Keimen entsprach völlig der Wirkung von viertägigem
Hungern auf die Infektion. Die Wirkungen beruhen
auf einer gesteigerten Empfindlichkeit gegen das
Endotoxin. Die ld$_{50}$ des Flexner-2a-Endotoxins beträgt für normale Meerschweinchen 1300 gamma, für
Meerschweinchen nach 4 Tage Hungern 53 gamma
und nach Injektion von 0,15 ccm Tetrachlorkohlenstoff 7,2 gamma. Dieses experimentelle Ruhrmodell
ist aus dem Grunde so interessant, weil es zum ersten
Male an einem leicht zu haltenden Versuchstier das
klinische Bild der Ruhr des Menschen reproduziert.
Doch bleibt noch zu prüfen, ob sich dieses Modell für
die Impfstoffprüfung eignet.

Zweistufige Meßverfahren haben im Rahmen
der Dysenterie-Impfstoffprüfung nur eine geringe
Rolle gespielt. Als Methoden dienten 1.) die Agglutination der Bakterien in den Sera aktiv immunisierter
Kaninchen, 2. die sehr empfindliche Hämagglutina-
tion, für die man z. B. Mäuse mit $1/20$ der Dosis für
den Menschen einmal intraperitoneal immunisierte
und nach 10 Tagen die Sera für den Hämagglutina-
tionshemmungsversuch gewann oder auch 3. der passive
Mäuseschutzversuch. Eine größere Rolle spielen diese
Verfahren bei der Auswertung von Serumtitern des
Menschen, z. B. aus Feldversuchen (PRIGGE 1940,
KLOSE, PRIGGE u. SCHRÖDER, BENNET u. Mitarb.;
KORSHAKOVA und KOVALEVA u. Mitarb.).

Die Messung des antitoxischen Dysenterieserums,
das in der Therapie der Shiga-Kruse-Ruhr ein spezifisches Heilmittel ist, wird in Deutschland seit 1931
nach dem Verfahren von PRIGGE und HARTOCH unter
Verwendung eines internationalen Standardanti-
toxins an der weißen Maus durchgeführt. Diese Meßmethode wurde später noch verfeinert, so daß noch
ein Grenzwert von 0,125 AE/ccm erfaßt werden kann
(PRIGGE). Auf dem gleichen Standardpräparat basierte

auch die während des 2. Weltkrieges in den USA zur Wertbemessung der damals in großen Mengen produzierten antitoxischen Shiga-Ruhrsera entwickelte Prüfungsmethode (BRANHAM).

5. Indikation und Kontraindikation

Die Indikation zur Schutzimpfung ist abhängig von der epidemiologischen Lage. Aus den sorgfältigen epidemiologischen Übersichten von ANDERS und MEIER ergibt sich, daß in der Bundesrepublik jährlich nur etwa 5 Fälle von übertragbarer Ruhr auf 100 000 Einwohner gemeldet werden. Die Mortalität ist mit durchschnittlich 24 Fällen im Jahr gering, könnte aber bei noch konsequenterer Anwendung von Sulfonamiden und Antibiotika niedriger sein. Bemerkenswert ist vor allem, daß die Ruhr keinen Jahresgipfel hat. Dies ist sicher als ein Erfolg allgemeiner hygienischer Abwehrmaßnahmen anzusehen.

Die Ruhr ist vorwiegend in Großstädten endemisch, vor allem in Berlin. Hier waren die Flüchtlingslager besonders bei enger Belegung Orte vermehrter Infektionsgefahr und haben auch zu einer ständigen Einschleppung neuer Fälle in die Bundesrepublik beigetragen. Unter den übrigen Ländern Europas sind England und Wales durch außergewöhnlich hohe und Italien durch außergewöhnlich niedrige Ruhrseuchenziffern auffällig. Die Bundesrepublik nimmt in dieser Hinsicht eine mittlere Position ein.

Zur Erfassung der Ruhr durch das ärztliche Meldewesen ist jedoch zu bemerken, daß sicher nicht jeder als Ruhr gemeldete Krankheitsfall tatsächlich durch Ruhrbakterien oder Ruhramöben verursacht ist. Dies gilt sicher weithin für die Bundesrepublik und in noch höherem Grade für Völker mit geringerer ärztlich-hygienischer Überwachung und Betreuung. In der Mehrzahl der Fälle dürfte auch die exakte Erregertypendiagnose fehlen, eine wichtige Grundlage für epidemiologische Forschungen und für die Planung von Impfaktionen. Insgesamt dürfte in der Bundesrepublik an Häufigkeit die Sonne-Ruhr die erste Stelle vor der Flexner-Ruhr einnehmen, wie es auch für die Tschechoslowakei berichtet worden ist (KLECKOVA). Für die Praxis ist die diagnostische Lücke nicht entscheidend, da einerseits die epidemiologische Lage keineswegs bedrohlich ist, andererseits in den Sulfonamiden und Antibiotika wirksame Heilmittel zur Verfügung stehen. Daher wird auch z. Z. in der Bundes-

republik Deutschland kein Ruhrimpfstoff hergestellt im Gegensatz etwa zu Ungarn oder Rußland, wo dem bereits bewährten Typhus-Tetanusimpfstoff Flexner- und Sonne-Ruhrkomponenten beigemischt werden. Diese neuen Mischimpfstoffe sind sicher in erster Linie für den Truppenbedarf entwickelt worden. Abgesehen von einzelnen Feldversuchen liegen größere Erfahrungen in der Anwendung am Menschen bisher nicht vor. Daher wird man sich in der Praxis zweckmäßigerweise an die für Typhusimpfstoffe geltenden Kontraindikationen halten.

6. Parenterale oder perorale Schutzimpfung

Die aktive Ruhrschutzimpfung wurde zunächst nach dem Muster der Typhus- und Choleraschutzimpfung subcutan gegeben. Die schwache Wirkung der subcutanen Impfungen führte zu mancherlei Modifikationen.

GOREA, ISTRATI und MALDARESKO studierten an der weißen Maus den Einfluß intravenöser, intraperitonealer und subcutaner Immunisierung auf den Schutzeffekt bei intraperitonealer und intravenöser Testinfektion. KLOSE, PRIGGE und SCHRÖER betonten bereits die Bedeutung des Zeitabstandes zwischen den beiden subcutanen Injektionen beim Menschen. Ein Abstand von 3 Wochen lieferte bessere Antikörpertiter als ein Abstand von nur einer Woche. Neuerdings untersuchten RAUSS u. Mitarb. (1959) die Wirkung des Zeitabstandes von 2 Impfstoffdosen beim Menschen. Monovalente Ruhr-Aluminiumadsorbatimpfstoffe zeigten ebenso wie die Typhus-Ruhr-Tetanus-Aluminiumadsorbatimpfstoffe signifikante Titersteigerungen bei einer Erweiterung des Zeitabstandes von 2 auf 4 Wochen. Nochmalige Erweiterung der Abstände von 4 auf 5 Wochen verbesserte die Ergebnisse abermals, jedoch nicht immer signifikant. RAUSS u. Mitarb. sehen daher 5 Wochen als den optimalen Zeitabstand an. Auch die Dauer der am Antikörperspiegel feststellbaren Immunität wird bei der Erweiterung der Zeitabstände auf 6 Wochen verlängert. Die bei diesen Versuchen erreichten Titer lagen höher als die auf dem Höhepunkt der Rekonvalescenz beim Menschen vorkommenden Titer.

Die bedeutendste Modifikation ist die orale Applikation, über die RAETTIG kürzlich eingehend referiert hat. COOPER und KELLER konnten weiße Mäuse mit lebenden oder abgetöteten Sonne-Ruhrbakterien per Schlundsonde immunisieren. POWELL und JAMIESON waren gleichfalls erfolgreich bei der oralen Immunisierung von weißen Mäusen mit Shiga-, Flexner- und Sonne-Ruhrbakterien-Endotoxinpräparaten. Feldversuche mit oraler Ruhrschutzimpfung führte GAUTHIER in Griechenland an 30000 Flüchtlingen mit gutem Erfolg durch. Die Lagerepidemien erloschen nach der Schutzimpfung. Bei Feldversuchen in der US-amerikanischen Marine konnten BENNET u. Mitarb. sowie BARNES u. Mitarb. durch 15tägige orale Impfung mit abgetöteten Flexnerbakterien Agglutininbildung erzielen. Auch KLOSE, PRIGGE und SCHRÖER sowie SCHRÖER empfehlen die intensive Prüfung der oralen Immunisierung als aussichtsreich und erwarten vor allem von kombinierten parenteral-oralen Impfungen einen guten Impfschutz.

Die Agglutinintiteranstiege waren nach oraler Impfung zwar schwächer als nach parenteraler Immunisierung. Daraus kann jedoch nicht zwingend geschlossen werden, daß der effektive Impfschutz nach oraler Impfung schwächer sei als nach parenteraler. Die Ruhr ist streng auf das Colon beschränkt. Einschwemmung von Ruhrbakterien in die Blutbahn erscheint als zufällige Ausnahme. Demnach ist die Angriffsfront des Erregers ausschließlich die Darmwand. Daher ist es für die Abwehr viel wichtiger, die Antikörper bildenden Lymphfollikel und Lymphknoten der Darmwand zu stimulieren als den übrigen Antikörper bildenden Apparat, der ja nur auf dem Umwege über die Serumantikörper im Kreislauf in die Geschehnisse im Darm eingreifen kann. Nach diesen theoretischen Überlegungen scheint es möglich, daß gerade bei der Ruhrschutzimpfung die orale Immunisierung der erfolgreichere Weg sein könnte. In diesem Zusammenhang ist der Nachweis von spezifischen Antikörpern im Stuhl erwähnenswert (GORDON, BENNET u. BARNES). Wenn andererseits THALE und OPPER sowie HIGGINS, FLOYD und KADER auch nach Flexnerruhrinfektionen keinen Schutz gegen nachfolgende Flexnerruhrinfektionen gesehen haben, muß man gegenüber den Aussichten der oralen Schutzimpfung mit abgetöteten Ruhrkeimen oder Ruhrendotoxinpräparaten zunächst skeptisch bleiben.

7. Nebenerscheinungen nach der Impfung

Bei der Entwicklung der Ruhrschutzimpfung war das Problem der Nebenerscheinungen von Anfang an sehr dringlich. Die Shiga-Kruse-Impfstoffe waren sehr toxisch und mußten durch Zusatz von Antitoxin entgiftet werden. Aber auch die Flexner- und Sonne-Ruhrimpfstoffe waren im Verhältnis zu ihrer Wirksamkeit zu toxisch. Erst die modernen an Aluminiumhydroxyd adsorbierten Endotoxinextraktimpfstoffe haben das Problem der Unschädlichkeit gelöst. Weniger als 10% von etwa 10 000 mit Endotoxinadsorbatimpfstoffen Geimpften zeigten Lokal- oder Allgemeinreaktionen, und auch diese waren meistens nur gering (RAUSS, KÉTYI u. JOÓ sowie KORSHAKOVA). Nach den bisherigen Beobachtungen ist der Ruhrimpfstoff bei oraler Verimpfung verträglicher (DOLMAN, ENLOWS und POWELL u. JAMIESON). Insgesamt ist jedoch die Schutzimpfung mit den neuen Impfstoffen bzw. die orale Schutzimpfung über relativ bescheidene Feldversuche noch nicht hinausgekommen. Daher ist es nicht verwunderlich, daß Zwischenfälle noch nicht bekanntgegeben worden sind.

8. Die Wirkung der Ruhrschutzimpfung

Die Impfstoffwirkung am Menschen ist überwiegend in zweistufigen Verfahren durch Untersuchung im Agglutinationsversuch oder im passiven Mäuseschutzversuch geprüft worden. Dabei sind von zahlreichen Beobachtern Agglutinintiteranstiege und steigende Werte im passiven Schutzversuch mitgeteilt worden. Es ist aber sehr fraglich, ob diese positiven Ergebnisse für einen echten stabilen Impfschutz gelten dürfen. So sah KORSHAKOVA 3—4fache Agglutinintiteranstiege nach aktiver Schutzimpfung. Aber im Feldversuch war zwischen 8920 Geimpften und 7843 Ungeimpften kein signifikanter Unterschied in der Erkrankungshäufigkeit und auch keine Abkürzung der Krankheit bei den Geimpften festzustellen. Auch HIGGINS u. Mitarb. sowie HARDY u. Mitarb. sahen in kleinen Feldversuchen keinen Vorteil zu Gunsten der Geimpften. Nach THALE und OPPER schützen bei Exposition gegen Flexnerruhr weder eine Impfung mit polyvalenten Dysenterieimpfstoffen noch vorausgegangene Infektionen. Über die Wirkung der oralen Schutzimpfung kann auf Grund der oben mitgeteilten Beobachtungen noch keine definitiv positive Aussage gemacht werden.

Die *passive Schutzimpfung* hat nur bei der Shiga-Kruse-Ruhr einige Bedeutung erlangt. Allerdings ist die Wirkung des Shiga-Kruse-Serums noch umstritten. Voraussetzung für eine ausreichende Wirkung ist offenbar, daß das Serum möglichst hochwertig ist und in ausreichender Menge möglichst frühzeitig gegeben wird; jedoch ist bisher von klinischer Seite noch kein Dosierungsschema in Antitoxineinheiten angegeben worden (O'BRIEN, AMIES, MANSON-BAHR, STRAHAN, GANTENBERG).

Der Vollständigkeit halber sei auch noch die *Ruhrphagentherapie und -prophylaxe* erwähnt. Hier überwiegen neben Erfolgsberichten, die über günstige Eindrücke kaum hinauskommen (GANTENBERG), fundiertere Beobachtungen über völlige Mißerfolge (BOYD u. PORTNOY). MAZÁČEK und KUMBERA schreiben die Mißerfolge der Anwendung polyvalenter Ruhrphagen zu und fordern die Verwendung monovalenter Phagenpräparate. Dies erfordert jedoch die Bereithaltung einer ganzen Batterie monovalenter Ruhrphagenpräparate, deren sinnvolle Verwendung exakte Typendiagnose voraussetzt. Unter solchen Voraussetzungen ist eine Prophylaxe wohl nur selten, eine Therapie nicht frühzeitig möglich.

9. Der Wert der Ruhrschutzimpfung

Die unendlichen Bemühungen in den Laboratorien haben zwar immer wieder die antigene Wirkung von Ruhrimpfstoffen verschiedener Herstellungsverfahren gezeigt. Aber der Feldversuch mit der Exposition genügend großer Populationen steht noch aus. So ist auch die prophylaktische Wirkung der modernen Ruhrimpfstoffe der Russen und Ungarn noch nicht zweifelsfrei erwiesen. Ob die orale Schutz-

impfung mit abgetöteten Ruhrbakterien oder Ruhrbakterienextrakten zu besseren Ergebnissen führen wird, bleibt abzuwarten.

10. Zusammenfassung

Die Ruhrschutzimpfung ist seit dem 1. Weltkrieg mit meistens zweifelhaftem Erfolg durchgeführt worden. Shiga-Kruse-Toxin ist als Impfstoff nur bei weitgehender Neutralisation durch spezifisches Antitoxin verträglich. An Aluminiumhydroxyd adsorbierte Endotoxinpräparate sind besser verträglich und anscheinend auch wirksamer als die technisch einfacheren Ruhrimpfstoffe aus abgetöteten Bakterien. Doch steht der exakte Beweis des Wertes dieser Impfstoffe im Feldversuch noch aus. Auch die vielseits empfohlene orale Ruhrschutzimpfung ermangelt noch des Beweises ihrer Wirksamkeit. Diese Zweifel am Wert der Ruhrschutzimpfung und eine günstige epidemiologische Lage sind die Gründe dafür, daß in der Bundesrepublik Deutschland z. Z. kein Ruhrschutzimpfstoff hergestellt wird.

Literatur

AMIES, C. R.: Diskussionsbemerkung. Trans. roy. Soc. trop. Med. Hyg. **33**, 577 (1940).

ANDERS, W., u. E. MEIER: Epidemiologische Jahresübersicht 1955 (bzw. 1956, 1957, 1958) für das Bundesgebiet und West-Berlin. Zbl. Bakt., I. Abt. Orig. **168**, 61 (1957); **172**, 211 (1958); **177**, 106 (1960); **181**, 285. (1961).

BADER, R. E.: Die Shigella-Infektionen in: A. GRUMBACH u. W. KIKUTH: Die Infektionskrankheiten des Menschen und ihre Erreger. S. 620—632. Stuttgart 1958.

BARNES, L. A., M. L. COOPER, E. A. JEROME, R. C. DURANT, and A. B. SMITH: Field trial of shigella flexneri III vaccine. VI. Mouse protective studies. J. Immunol. **66**, 515—525 (1951).

BENNET, J. L., R. S. GORDON, and L. A. BARNES: A field trial of shigella flexneri III vaccine, II. Serum agglutination, J. infect. Dis. **85**, 180—194 (1949).

BOIVIN, A., u. L. MESROBEANU: Zit. nach PRIGGE 1939.

BOYD, J. S. K.: The antigenic structure of the mannitol fermenting group of dysentery bacilli. J. Hyg. (Lond.) **38**, 477 (1938).

—, Laboratory findings in clinical dysentery in Middle East Force between August 1940 and June 1943. J. Path. Bact. **58**, 237 (1946).

—, and B. PORTNOY: Bacteriophage therapy in bacillary dysentery. Trans. roy. Soc. trop. Med. Hyg. **37**, 243 (1944).

BRAMHAM, S. E.: Potency testing of dysentery antitoxic serum (Shiga). Bull. Wld Hlth Org. **4**, 111 (1951).

BÜRGERS, TH. J.: Über Ruhrschutzimpfung. Dtsch. med. Wschr. **44**, 464 (1918).

CLAUBERG, K. W.: Versuch eines Antigenstrukturschemas für die Flexner-Y-Ruhrbazillen. Zbl. Bakt. I. Abt. Orig. **124**, 23 (1932).

COOPER, M. L., and H. M. KELLER: Immunization of mice with dysentery antigen administered by gavage and by voluntary drinking. Proc. Soc. exp. Biol. (N. Y.) **64**, 422 (1947).

DIMOW, J.: Isolierung von Shigella flexneri aus einem Hund und einer Kuh. Zbl. Bakt. I. Abt. Orig. **186**, 134 (1962).

— Dysenterieagglutinine in den Seren gesunder Tiere. Z. Immun.-Forsch. **124**, 90 (1962).

DOLMAN, C. E.: Oral Immunization. Amer. J. med. Sci. **215**, 327 (1948).

EMILI, H.: Diarrhoeal Diseases in Yoguslawia with particular reference to Croatia. Bull. Wld Hlth Org. **21**, 363 (1959).

ENLOWS, E. M. A.: Vaccination by mouth against bacillary dysentery. Publ. Hlth Rep. **40**, 639 (1925).

FLEXNER, S.: The etiology of tropical dysentery. Zbl. Bakt. I. Abt. Orig. **28**, 625 (1900).

FORMAL, S. B., G. J. DAMMIN, A. SCHNEIDER, and E. H. LA BREC: Experimental shigella infections: characteristics of a fatal infection produced in guinea-pigs. J. Bact. **75**, 604 (1958).

— — — — II. Characteristics of a fatal infection in guinea-pigs following the subcutaneous inoculation of carbon tetrachloride. J. Bact. **78**, 800 (1959).

FORMAL, S. B., H. E. NOYES and H. SCHNEIDER: III. Sensitivity of normal, starved and carbon tetrachloride treated guinea-pigs to endotoxin. Proc. Soc. exp. Biol **103**, 415 (1960).

GANTENBERG, R.: Ruhr aus dem Feldzug in Polen. Dtsch. med. Wschr. **65**, 1789 u. 1820 (1939).

GAUTHIER, A.: Essais de vaccinations et de vaccinothérapie par la voie buccale contre la dysenterie bacillaire. Bull. Acad. méd. **91**, 72 (1924).

GOREA, A., G. ISTRATI, and J. MALDARESCO: Antidysenterie vaccination. I. Relationship between routes of vaccination and challenge with live or killed shigella flexneri 2a and glucolipidic extracts. Arch. roum. Path. exp. **17**, 359 (1958). Ref. Biol. Abstr. **34**, No. 4970 (1959).

—, R. WEINBACH, N. MANOLIN u. G. ISTRATI: Die Antigenstruktur von Shigella-RO-Formen. 2. Teil: Untersuchungen an 6 Stämmen mittels der indirekten Hämagglutination und deren Hemmungsreaktion. Arch. roum. Path. exp. **17**, 563 (1958). Zit. n. Biol. Abstr. **34**, No. 4971 (1959).

GORDON, R. S., J. L. BENNET, and L. A. BARNES: Field trial of shigella flexneri III vaccine III. Coproantibody studies. J. infect. Dis. **86**, 197—201 (1950).

HARDY, A. V.: Diarrhoeal Diseases of infants and children. Bull. Wld Hlth Org. **21**, 309—319 (1959).

—, T. DECAPITO and S. P. HALBERT: Studies of the acute diarrhoeal diseases. XIX. Immunization in shigellosis. Publ. Hlth Rep. **63**, 685—688 (1948).

HEYMANN, G.: Über die Systematik und serologische Diagnostik der Bakterienruhr unter besonderer Berücksichtigung der Shigella-Seren des Paul-Ehrlich-Instituts. Ärztl. Wschr. **7**, 698 (1952a).

— Über die Veränderungen der Antigenstruktur im Verlauf der Dissoziation bei Shigella Flexneri Typ 3 (H). Z. Hyg. **134**, 524—534 (1952b).

HIGGINS, A. R., T. M. FLOYD and M. A. KADER: Studies in shigellosis III. A controlled evaluation of a monovalent shigella vaccine in a highly endemic environment. Amer. J. trop. Med. **4**, 281 (1955).

HORMAECHE, E., and A. C. PELUFFO: Laboratory diagnosis of shigella and salmonella infections. Bull. Wld Hlth Org. **21**, 247—277 (1959).

ISTRATI, G.: Wertbemessung der antitoxischen Dysenterie-(Shigella-Kruse)-Sera mit Hilfe der Flokkungsreaktion. Z. Immun.-Forsch. **94**, 264 (1938).

— Die Antigenstruktur von Shigella-RO-Formen. 1. Teil: Untersuchungen an 6 Stämmen mit der Serumagglutination sowie der direkten gekreuzten Absorption der Agglutinine. Arch. roum. Path. exp. **17**, 435 (1958). Zit. nach Biol. Abstr. **34**, No. 4979 (1959).

—, A. GOREA and J. MALDARESCO: Antidysentery vaccination II. Immunization experiments in mice against homologous and heterologous infection with strains of Shigella flexneri belonging to various types; non-specific immunization against infection with Shigella Sonnei type 1. Arch. roum. Path. exp. **17**, 369 (1958).

— — — Antidysenteric vaccination III. Experiments with heat-inactivated and with alcohol, acetone, or formol-treated corpuscular vaccines

of Shigella flexneri 2a. Arch. roum. Path. exp. **17**, 575 (1958).

ISTRATI, G., A. GOREA, C. BARBER, M. ISTRATI et E. SORU: La vaccination antidysentérique II. Experiences de vaccination des souris avec 5 antigénes extracts d'une souche de Sh. flexneri type 2a, non adsorbé ou adsorbé sur hydroxyde ou phosphate d'aluminium. Arch. roum. Path. exp. **18**, 205 (1959).

—, u. A. OLARU: Die Wertbestimmung der Antidysenteriesera (anti-Shiga-Kruse) mit Hilfe der Flockungsmethode. Z. Immun.-Forsch. **100**, 303 (1951).

JOHNSON, R. B.: Some factors influencing the laboratory mass cultivation of Shigella Sonnei. J. Bact. **66**, 92 (1953).

JOÓ, J., S. PUSZTAI u. L. CISZMÁS: Immunbiologische Untersuchungen mit Dextranpräparaten an Darmbakterien. II. Aktive und passive Schutzversuche. Z. Immun.-Forsch. **117**, 386 (1959).

—, L. ZALAY, J. KISS, J. FÜVESSY u. S. PUSZTAI: Die Massenzüchtung pathogener Darmbakterien. I. Mitt. Der Züchtungsvorgang. Zbl. Bakt. I. Abt. Orig. **176**, 496 (1959).

KAUFFMANN, F.: Enterobacteriaceae, Kopenhagen 1951.

KLEČKOVA, E.: Verschiedene Typen des Genus Shigella in ČSSR, ČS. EMI **9**, 459 (1960). Ref. Zbl. Bakt. I. Abt. Ref. **183**, 158 (1962).

KLOSE, F., R. PRIGGE u. W. SCHRÖER: Klinische Untersuchungen über aktive Ruhrschutzimpfung. Klin. Wschr. **18**, 689 (1943).

KORSHAKOVA, A. S., N. G. DEVOYNO and L. S. SEMINA: Effectiveness of anti-dysenteric immunization with polyvaccine JEM "J. F. GAMALEYA". Proc. Internat. Symp. Immunol. Opatija S. 15 (1959).

KOVALEVA, N. J.: Principles relating to the cultivation of bacteria of the intestinal-typhoid group on synthetic medium in deep cultures with aeration. Proc. Internat. Symp. Immunol. Opatija 137 (1959).

— u. Mitarb.: Experimental bases of the preparation of the chemical combined vaccine against intestinal infections and tetanus. Proc. Internat. Symp. Immunol. Opatija 55 (1959).

KRUSE, W.: Über die Ruhr als Volkskrankheit und ihren Erreger. Dtsch. med. Wschr. **26**, 637 (1900).

—, RITTERSHAUS, KEMP u. METZ: Dysenterie und Pseudodysenterie. Z. Hyg. **57**, 417—488 (1907).

LARGE, D. T. M., and O. K. SAUKARAN: J. Roy. Army med. Cps **63**, 231 (1934). Zit. nach McLENNAN).

LENTZ, O., u. R. PRIGGE: Dysenterie. in: W. KOLLE, R. KRAUS u. P. ULENHUTH: Handbuch d. path. Mikroorg. **3**, 1377—1584 (1930).

MANSON-BAHR, P.: Diskussionsbemerkung. Trans. roy. Soc. trop. Med. Hyg. **33**, 578 (1940).

MAZÁČEK, M., et V. KUMBERA: L'emploi de bacteriophages dysentériques monovalents déssechés a la thérapie et prophylaxie de la dysentérie bacillaire. Proc. Internat. Symp. Immunol. Opatija S. 39 (1959).

McLennan, J. D.: The non-mannitol-fermenting dysentery bacilli. J. Path. Bact. **57**, 307 (1945).

Morgan, W. Th. J.: The isolation and properties of a spezific antigenic substance from B. dysenteriae (Shiga). Biochem. J. **31**, 2003 (1937).

Morgan, W. Th.: Isolierung von d-Galaktose und l-Rhamnose aus dem Hydrolysat des spezifischen Polysaccharids von Bakt. dysenteriae (Shiga). Helv. chim. Acta **21**, 469 (1938).

O'Brien, R. A.: Bacillary dysentery-treatment and prophylaxis. Trans. roy. Soc. trop. Med. Hyg. **33**, 578 (1940).

Ormay, L.: Impfreaktionen von Dysenterie-Adsorbat-Impfstoffen. Ann. Immunol. Hungar. **1**, 113 (1958).

Powell, H. M., and W. A. Jamieson: Oral Immunity tests of dysentery antigen in white mice. J. Bact. **54**, 371 (1947).

Prigge, R.: Bakteriologie, Immunbiologie und Epidemiologie der Bazillenruhr. Zbl. Bakt. I. Abt. Orig. **144**, 4 (1939).

— Eine Methode zur Schätzung kleiner Mengen von Dysenterie- (Shiga-Kruse-) Antitoxin. Z. Immun.-Forsch. **97**, 459 (1940).

— Aktive Schutzimpfung gegen Bazillenruhr. Klin. Wschr. **15**, 337 (1940).

— Das Ruhrtoxoid. Z. Hyg. **124**, 211 (1942).

— Wertbemessung von Heilseren, Impfstoffen, Bakteriengiften und Salvarsan. Naturforschung und Medizin in Deutschland 1939—1946 Bd. 67. Hygiene II, S. 63—104.

—, u. O. Hartoch: Untersuchungen über die Wertbestimmung des Dysenterieserums mit Hilfe eines hochwertigen Shiga-Kruse-Toxins. Arb. a. d. Paul-Ehrlich-Institut **23**, 1 (1930).

—, u. L. Kicksch: Experimentelle Untersuchungen über die giftigen Antigene des Ruhrbacillus Shiga-Kruse. Z. Hyg. **123**, 417—437 (1941).

— — Experimentelle Untersuchungen über die giftigen Antigene des Ruhrbacillus Shiga-Kruse. II. Mitteilung. Die toxikologischen Unterschiede zwischen den Shiga-Kruse-Antigenen, ihre pathogenetische Bedeutung und ihre Dosierung bei der aktiven Schutzimpfung gegen Ruhr. Z. Immun.-Forsch. **101**, 369 (1942).

Raettig, H.: Die lokale Immunisierung mit inaktiviertem Antigen gegen bakterielle Darminfektionen (Typhus, Paratyphus, Cholera, Ruhr). Zbl. Bakt. I. Abt. Ref. **183**, 1—54 (1962).

Rauss, K., and J. Kétyi: Some data regarding the mechanism of indirect bacterial haemagglutination and haemagglutination-inhibition. Schweiz. Z. Path. **21**, 879 (1958).

Rauss, K., J. Kétyi u. L. Réthy: Untersuchungen über die Entgiftung und Adjuvierung von enteralen Impfstoffen. Z. Immun.-Forsch. **116**, 276 (1958).

— — u. J. Joó: Über die Herstellung, Impfreaktionen und Immunisierungsfähigkeit des kombinierten Typhus-Dysenterie-Tetanusimpfstoffes. Z. Immun.-Forsch. **116**, 288 (1958).

— — — — The significance of the inoculation interval in vaccination with polyvalent dysentery and combined typhoid-dysentery vaccines. Acta microbiol. Acad. Sci. Hung. **6**, 51 (1959).

Roehlke, K.: Die Kruse-Sonne-(E)-Ruhr. Stuttgart 1943.

Sachs, H.: J. roy. Army med. Cps **80**, 92 (1943). Zit. n. McLennan.

Schmitz, K. E. F.: Ein neuer Typus aus der Gruppe der Ruhrbazillen als Erreger einer größeren Epidemie. Z. Hyg. **84**, 449—515 (1917).

Schröer, W.: Zur Frage der aktiven Ruhrschutzimpfung. Klin. Wschr. **22**, 689 (1948).

Seeliger, H.: Über vergleichende Untersuchungen des Ruhrtyps F der deutschen Nomenklatur mit amerikanischen und britischen Shigellastämmen. Z. Hyg. **131**, 509 (1950).

— Die Herstellung und Verwendung diagnostischer Faktorensera zur Typendiagnostik in der Flexnergruppe. Arch. Hyg. **134**, 245—280 (1951).

— Die Laboratoriumsdiagnostik der Bakterienruhr und ihre Bedeutung für Epidemiologie und Klinik. Leipzig 1953.

Serény, B.: Acquired natural immunity following recovery from keratoconjunctivitis shigellosa. J. Hyg. Epidem. (Praha) **3**, 292 (1959).

— A new method for the measurement of protective potency of dysentery vaccines. Acta microbiol. Acad. Sci. Hung. **9**, 55 (1962).

Shiga, K.: Über den Erreger der Dysenterie in Japan. Zbl. Bakt. **23**, 599 (1898).

— Über den Dysenterie-Bacillus (Bacillus dysenteriae). Zbl. Bakt. **24**, 817, 870, 913 (1898).

Sonne, C.: Über die Bakteriologie der giftarmen Dysenteriebazillen. Zbl. Bakt. I. Abt. Orig. **75** 408—456 (1915).

Strahan, S. S.: Diskussionsbemerkung. Trans. roy. Soc. trop. Med. Hyg. **33**, 583 (1940).

Thale, Th., and L. Opper: Factors affecting the susceptibility to bacillary dysentery. Amer. J. Publ. Hlth **36**, 1150 (1946).

Westphal, O., O. Lüderitz, u. F. Bister: Über die Extraktion von Bakterien mit Phenol-Wasser Z. Naturforsch. **7b**, 148 (1952).

Die Choleraschutzimpfung

1. Klinik und Therapie der Cholera

Die Cholera ist eine Infektionskrankheit des Darmes, welche unter dem Bilde profuser Brechdurchfälle rasch zu schweren Salz- und Wasserverlusten führt und häufig unter Kreislaufversagen oder Urämie tödlich endet. Ihre Letalität beträgt 50% und darüber. Der Erreger, Vibrio comma, wurde 1883 von ROBERT KOCH entdeckt.

Im klinischen Verlauf der Cholera treten nach einer Inkubationszeit von 18 Stunden bis 6 Tagen (nach KAMAL bis zu 10 Tagen) Durchfälle und Erbrechen auf. In 2 bis 12 Stunden können dabei außerordentlich hohe Wasser- und Kochsalzverluste auftreten. Aus indischen Epidemien werden Wasserverluste von 500 ccm bis zu 5 Litern mit Kochsalzverlusten bis zu 35 g berichtet. In Ägypten wurden 1947 in Einzelfällen sogar 10 bis 15 Liter Wasserverlust beobachtet. Führendes Symptom ist die Ausscheidung großer Mengen reiswasserähnlicher Stühle. Der Durchfallsphase folgt das 24 Stunden währende Kollapsstadium mit darniederliegendem Kreislauf und Benommenheit, dem in der Reaktionsphase eine rasche Erholung folgen kann.

Verzögerung der Erholung oder Rückfälle in das Kollapsstadium sind prognostisch ungünstig und führen durch Kreislaufversagen oder Urämie zum Tode. Die Urämie wird durch die Acidose, den niedrigen Blutdruck und die Retention harnfähiger Substanzen gefördert. Fieber in der Reaktionsphase deutet auf Sekundärinfektion. Mischinfektionen mit Ruhr, Typhus oder Paratyphus kommen unter Beteiligung entsprechender klinischer Symptome vor und sind nicht unbedingt ungünstig. Unbehandelte Cholerafälle haben eine Letalität von ungefähr 50%; bei Kindern der ersten Lebensjahre und bei Personen über 50 Jahre kann die Letalität 70—90% erreichen (POLLITZER).

Nach JENKIN und ROWLEY beruht die Pathogenese des gelegentlich auch durch andere Krankheitserreger hervorgerufenen klinischen Cholerabildes darauf, daß zunächst eine von den Krankheitserregern produzierte Mucinase die schützende Mucindecke auf den Epithelien zerstört. Diese sind dann der Einwirkung der bei rascher Keimvermehrung in großen Mengen anfallenden Milchsäure schutzlos preisgegeben. Die Darmwand wird dadurch extrem durchlässig einerseits für Wasserausscheidung, anderseits für Endotoxinresorption. Nach FORMAL kann man beim Kaninchen in abgebundenen Segmenten des Ileums durch Infektion mit Choleravibrionen eine akute Entzündung mit abnormer Wasserdurchlässigkeit des anatomisch intakten Epithels hervorrufen, wobei keine Milchsäurebeteiligung festzustellen ist.

Diese Ergebnisse aus Tierversuchen stimmen gut überein mit den neuesten Ergebnissen einer amerikanischen Forschergruppe an Cholerakranken, über die PHILLIPS berichtet hat. Das Darmepithel der Cholerakranken ist intakt. Der sogenannte Cholerastuhl ist eine isotonische Lösung und enthält nur 0,1 g % Eiweiß, kann also kein Transsudat sein, weil Transsudate einen etwa zwanzigfach höheren Eiweißgehalt besitzen (PHILLIPS). Physiologischerweise findet täglich zwischen dem Plasma und dem Darminhalt ein Austausch von Elektrolytlösungen statt, der mengenmäßig in Litern das Körpergewicht des Individuums erreicht oder übertrifft. Die Choleravibrionen — die klassischen ebenso wie die El Tor-Vibrionen — produzieren eine thermolabile Substanz, welche die aktive Rückresorption des Natriumbicarbonats aus dem Darmlumen durch die Darmepithelzellen verhindert. Dadurch entstehen die Unmassen von wäßrigem Darminhalt, die in Analogie zu den Verhältnissen beim Diabetes insipidus infolge versagender Rückresorption ausgeschieden werden. Aus der oft geringen Befallsrate auch in nicht durchseuchten Populationen bei gleichwohl sehr hoher Letalität leitet PHILLIPS die Vermutung her, daß bei der Pathogenese der Cholera eine Autoimmunreaktion beteiligt sein könnte.

Eine rationelle Therapie kann die Letalität auf 7 bis 10% und darunter herabsetzen. Die Methode der Wahl ist die Zufuhr großer Mengen von Kochsalz- und Alkalilösungen, die teils oral und rectal, teils intravenös und subcutan, möglichst aber kombiniert gegeben werden. Frühzeitiger Therapiebeginn ist prognostisch entscheidend wichtig.

Behandlung mit Serum, Bakteriophagen, Antibiotika und Sulfonamiden hat sich nicht bewährt (POLLITZER). Nach Untersuchungen von DUTTA und PANSE hilft die Phagentherapie nur im Anfangsstadium der klinischen Cholera. Dagegen sah SAYAMOV auch bei fortgeschrittenen schweren Cholerafällen gute Erfolge, wenn die Patienten eine Phagendosis intravenös oder intramuskulär und daneben 3 Phagendosen oral in Abständen von je 24 Stunden erhalten hatten. Voraussetzung für den Erfolg war jedoch, daß der Phagenstamm in Wechselpassagen durch beiderseits abgebundene Meerschweinchendünndarmabschnitte und durch Galle an die Verhältnisse in vivo wieder adaptiert war.

2. Bakteriologisch-serologische Diagnose

Die Diagnose der Cholera soll sich auf den bakteriologischen Nachweis der Choleravibrionen stützen, da einerseits im Beginn und Verlauf einer Choleraepidemie häufig leichtere Durchfälle klinisch uncharakteristisch erscheinen und anderseits das klinische Krankheitsbild durch andere Krankheitserreger produziert werden kann. In einer Beobachtungsserie von MORGAN im Frühjahr 1959 in Bangkok wurden bei 155 von 231 Durchfallskranken Choleravibrionen nachgewiesen, bei einem Drittel in

Mischung meist mit Salmonellabakterien, seltener mit Shigellabakterien. Dabei kam kein einziger Todesfall vor. Die typischen Choleravibrionen sind gramnegative, leicht gekrümmte Stäbchen, endständig begeißelt und daher im Nativpräparat lebhaft beweglich, vermehren sich leicht in Peptonwasser oder auf Agar bei pH 0,8 bis 8,5, wachsen selektiv im alkalischen Galle-Tellur-Peptonwasser bzw. auf Galle-Tellur-Gelatine-Agar (MONSUR), geben eine positive Cholerarotreaktion (Nitroso-Indol-Reaktion), eine negative Voges-Proskauer-Reaktion (Acethyl-Methyl-Karbinal), vergären Saccharose und Mannit, nicht jedoch Arabinose, zeigen keine Hämolyse nach GREIG und agglutinieren in O-agglutinierenden Sera nach der Röhrchenmethode bis zum Endtiter.

Die Choleravibrionen bilden nur Endotoxin, kein Exotoxin. Die neueren Mitteilungen von DÉ sowie von DUTTA, PANSE und KULKANI über toxische Wirkungen vibrionenfreier Kulturfiltrate dürfen noch nicht als Beweis für das Vorhandensein echter Exotoxine gelten; denn es ist bekannt, daß das in der Zellwand verankerte Endotoxin in isotonischer Salzlösung mit Glucose sehr leicht in Lösung geht (GALLUT). Die Geißelantigene oder H-Antigene sind für die Differentialdiagnose ungeeignet, da sie nicht nur bei Choleravibrionen, sondern in gleicher Weise auch bei verschiedenen Wasservibrionen vorkommen. Die serologische Differentialdiagnose stützt sich daher ausschließlich auf die O-Antigene oder Endotoxine. Nach FINKELSTEIN und LABREC sowie FINKELSTEIN und GOMEZ ist eine rasche Identifizierung von Choleravibrionen mit Hilfe von fluorescierenden Antikörpern möglich.

Das Antigen A ist allen klassischen Cholerastämmen und El-Torstämmen gemeinsam. Das Antigen B findet sich im Choleratyp Ogawa, Antigen C im Typ Inaba, die Antigene B und C im Intermediärtyp Hikojima. Nach KAUFFMANN gibt es jedoch nur die beiden Typen Ogawa (+ Hikojima) und Inaba, welche gemeinsam durch ein Mischserum Ogawa-Inaba erfaßt und durch kreuzweise absorbierte Faktorensera differenziert werden können. Auch bei den El-Torstämmen unterscheidet man in gleicher Weise die Typen Ogawa und Inaba.

Auf Grund von Antigenanalysen verschiedener Choleravibrionentypen hat SHRIVASTAVA eine sehr interessante Hypothese entwickelt. Die Vibrionen bilden folgende Degradationsreihe: nicht agglutinierende Vibrionen, Typ Ogawa, Typ Inaba, Rauhtyp. Die nicht agglutinierenden Vibrionen werden in der epidemiefreien Zeit gefunden. Aus ihnen kann irgendwie der Typ Ogawa entstehen, der klinische Cholera hervorruft. Aus dem Typ Ogawa kann der Typ Inaba entstehen, ebenfalls Erreger der Cholera. Aus dem

Typ Inaba geht schließlich der apathogene Rauhtyp hervor, der vielfach bei Rekonvalescenten gefunden wird. Ob eine rückläufige Entwicklung vom Rauhtyp bis hinauf zum nichtagglutinierenden Typ möglich ist, kann noch nicht entschieden werden. Die in dieser Hypothese enthaltene Vermutung, daß in der epidemiefreien Zeit eine latent potente serologisch kaschierte Vibrionenform vegetiere, böte eine plausible Erklärung für die Herkunft der Choleravibrionen in der Epidemie. Das Ergebnis der weiteren chemisch-biologischen Analyse dieser Verhältnisse bleibt abzuwarten.

Die chemische Analyse von Choleravibrionenextrakten ergibt nach GALLUT ein typspezifisches Polysaccharid und ein vibrionenspezifisches hämagglutinierendes Protein, die Bestandteile der Bakterienwand sind. IVANOV u. Mitarb. erhielten durch Extraktion von Choleravibrionen der Typen Inaba und Ogawa nach BOIVIN Polysaccharide, in denen Galaktose, Rhamnose und Harnsäure nachgewiesen wurden. Nach SHRIVASTAVA enthalten die Polysaccharide der Choleravibrionen Glukose, Galaktose, Arabinose, Xylose, Glukosamin, Galaktosamin und Harnsäure mit unterschiedlicher quantitativer Zusammensetzung bei den Typen Ogawa, Inaba und der Rauhform.

Der Vibrio El Tor unterscheidet sich von den klassischen Choleravibrionen bei sonst völliger Übereinstimmung durch 1) Hämolyse nach GREIG, die jedoch nur mit normiertem Nährmedium und exakt eingehaltener Inkubationszeit zuverlässige Ergebnisse liefert (FEELEY u. PITTMAN), 2) Agglutination in einem hochwertigen Cholera-O-Serum, das in einer wäßrigen Lösung von 0,3% Natriumkarbonat 1:200 verdünnt ist, 3) Trübung von Trypsinbouillon, 4) Unempfindlichkeit gegen Polymyxin (HAN u. KHIE). Ferner haben WAHBA und TAKLA mitgeteilt, daß klassische, glatt wachsende Choleravibrionen in 0,25%iger Kupfersulfatlösung eine Flockungsreaktion zeigen, El-Tor-Vibrionen dagegen nicht. Neuerdings scheint die Phagentypisierung auch für die Differentialdiagnose zwischen klassischen und El-Tor-Vibrionen zunehmende Bedeutung zu gewinnen (GALLUT u. NICOLLE, MUKERJEE). Nach MUKERJEE sind die klassischen Choleravibrionen regelmäßig für den Choleraphagen Typ IV empfindlich, die El-Tor-Vibrionen dagegen nicht. Ferner sind die El-Tor-Vibrionen lysogen, die Choleravibrionen nicht (TAKEYA u. SHIMODORI).

Vibrio El Tor ist endemisch auf Süd-Celebes verbreitet, verursachte aber hier und anderwärts bis 1960 nur gelegentlich choleraähnliche Krankheitsbilder, die nach VAN LOGHEM als Enteritis choleriformis El Tor bezeichnet werden. Seit 1961 treten jedoch in Indonesien und anderen Ländern El Tor-Infektionen in epidemischer Ausbreitung auf, die weder klinisch noch pathologisch-anatomisch, noch in ihrer Reaktion auf therapeutische Maßnahmen von echter Cholera zu unterscheiden sind. Daher muß auch Vibrio El Tor als echter Choleraerreger anerkannt werden (WHO WKLY Epidem. Rec., FELSENFELD). Dementsprechend haben eingehende Untersuchungen von SAYAMOV gezeigt, daß die El Tor-Vibrionen sich in ihrer pathologischen Wirkung auf Laboratoriumstiere nicht von den klassischen Choleravibrionen unterscheiden lassen. Choleraähnliche Erscheinungen können gelegentlich auch Wasservibrionen verursachen.

Die Choleravibrionen finden sich im Darm und in den Ausscheidungen der Patienten und werden bei Rekonvalescenten bis in die 3. oder 4. Woche, bei gesunden Kontaktfällen bis zu etwa 10 Tagen nachgewiesen (POLLITZER, GILMOUR). Die von gesunden Keimträgern und von Rekonvalescenten ausgehende Gefahr der Seuchenverbreitung wurde bisher gering eingeschätzt, zumal die bei Rekonvalescenten gefundenen Choleravibrionen meistens apathogene Rauhformen sind (POLLITZER). Nach neuesten Untersuchungen (FELSENFELD) entwickeln jedoch nur 5—10% der Infizierten die typischen klinischen Cholerasymptome, die überwiegende Mehrzahl zeigt nur Enteritissymptome oder bleibt symptomfrei.

Rekonvalescenten sowie mit Choleravibrionen immunisierte Tiere oder Menschen besitzen einige Monate lang agglutinierende und lysierende Antikörper. Die Lysine wurden früher im PFEIFFERschen Versuch zur Differentialdiagnose der Choleravibrionen verwendet. Heute bedient man sich der weniger aufwendigen Agglutination, wobei für erste Fälle einer Epidemie oder Einzelfälle die Röhrchenagglutination bis zur Titergrenze eines hochwertigen O-Serums erforderlich ist, das durch Immunisierung von Kaninchen mit erhitzten und dadurch von H-Antigenen befreiten Choleravibrionen hergestellt sein muß.

Die Agglutinine können auch zur nachträglichen Klärung von Choleraverdachtsfällen ohne Choleravibrionennachweis herangezogen werden. Da jedoch bei bakteriologisch gesicherten Cholerafällen nur ein Drittel der Rekonvalescenten nachweisbare Agglutinine besitzt, die meist nicht über einen Titer von 400 hinausgehen, ist eine lückenlose Erfassung der Erkrankten mittels der Agglutination nicht möglich. Auch bei der Epidemie in Wolhynien 1943 (siehe unten!) waren die positiven Ergebnisse der serologischen Kontrolle der Rekonvalescenten und der geimpften Umgebungsfälle recht spärlich und erreichten nur ausnahmsweise einen Titer von 400.

3. Epidemiologie

Die Cholera ist seit alters her in Indien endemisch und findet sich auch heute noch in endemischer Form in einigen Flußdeltagebieten Vorderindiens, vor allem aber im Ganges-Brahmaputra-Delta, im Gebiet von Bengalen und Ostpakistan. Im Endemiegebiet Bengalen zeigt die Cholera zwei Jahresgipfel, und zwar im März und April und vor allem von Oktober bis Dezember (POLLITZER). Hier ist eine in feuchtheißem Klima dichtgedrängt lebende Bevölkerung infolge des hohen Grundwasserspiegels allein auf das mit Abwasser stark verunreinigte Oberflächenwasser oder Zisternenwasser als Trinkwasser angewiesen. Infolgedessen sind Jahre der Trockenheit und des Wassermangels, d. h. stärkerer Verschmutzung der als Trinkwasser dienenden offenen Gewässer häufig auch Jahre von Choleraepidemien wie z. B. 1958 auch in Thailand (VODOPIJA u. VACHAROTAI).

Eingehende Untersuchungen über die Rolle der Dorfteiche als Trinkwasserreservoire in Ost-Pakistan haben COCKBURN und CASSANOS vorgenommen. Sie fanden, daß in diesen Teichen gewisse Algen unter dem Einfluß des Sonnenlichtes den pH-Wert des Wassers im Laufe des Tages von 7,0 auf 10,0 und darüber ansteigen lassen. Damit werden Bedingungen geschaffen, die eine Selektion der alkaliresistenten Choleravibrionen gegenüber anderen Darmbakterien bewirken. Dies geschieht jedoch nur in Zeiten der Trockenheit und der Hitze, d. h. in den Epidemiezeiten. Mit Beginn des Monsums und der großen Regenfälle erlöschen die Epidemien.

In den Endemiegebieten wird die Cholera jedoch nach KAMAL durch einen ständigen Austausch der Vibrionen zwischen Kranken, Keimträgern sowie Wasserbehältern und anderen Reservoiren unterhalten. Dabei spielen subklinische Infektionen eine bisher nicht genügend erkannte Rolle. Auch vermitteln die überstandenen Infektionen nur eine kurzfristige Immunität, so daß die gleichen Personen immer wieder zu Infektionsquellen werden können (KAMAL).

Die Choleravibrionen sind zwar gegen Hitze und Austrocknung sehr empfindlich, können sich aber auf feuchten Lebensmitteln und im Wasser einige Tage halten. Lebensmittel und Trinkwasser bedürfen daher in Epidemiezeiten besonderer Überwachung. SIDHICHAI und GRAYSTON berichteten von der großen Choleraepidemie in Thailand 1958, daß dort die Befallsrate der Chinesen um 50% unter dem Durchschnitt der Erkrankungshäufigkeit lag, und führen dieses günstige Ergebnis darauf zurück, daß die Chinesen gekochte Speisen und Getränke (Tee!) bevorzugen. Nach FELSENFELD tritt die Cholera vor allem bei der armen, unterernährten Bevölkerung auf. Eiweiß- und Vitaminmangel scheinen besonders zu Cholera zu disponieren. Offenbar sind Parasitenträger stärker gefährdet, worauf zuerst KAMAL, ABDEL MESSIH nnd KOLTA hingewiesen haben. DUTTA und OZA haben experimentell gezeigt, daß ein intakter Verdauungsapparat eine wesentliche Voraussetzung erfolgreichen Widerstandes gegen eine Choleravibrioneninfektion ist. Choleraendotoxin wird nach diesen Versuchen von normalen Verdauungsencymen wie Pankreatin, Lipase und Phosphorylase unschädlich gemacht.

Pandemisch ist die Cholera zum ersten Male 1817 aufgetreten und hat bis zum Jahre 1923 von Indien ausgehend insgesamt sechs pandemische Seuchenzüge verursacht. Während des ersten Weltkrieges trat die Cholera an der Ostfront in Wolhynien, Galizien und Oberschlesien auf (KOLLE u. PRIGGE). Wenig bekannt ist, daß die Cholera auch im 2. Weltkrieg wieder bis nach Wolhynien vordrang.

JUSATZ hatte 1940 auf einen neuen westwärts gerichteten Seuchenzug der Cholera mit Ausbrüchen in Afghanistan 1938 und in Iran 1939 hingewiesen und betont, daß bei früheren Choleraepidemien das Hochland von Iran die Brücke zum europäischen Rußland gebildet hatte. RONNEFELDT verdanken wir Mitteilungen über den Seuchengang der Cholera im Don- und Donezgebiet und in der Ukraine mit einer Ausbreitung von Osten nach Westen in den Jahren 1942/43: Im Juli—August 1942 in Rostow am Don und westlich davon, im September—Oktober 1942 in Makejewka im Donezgebiet, im Februar 1943 in Saporoshje, Uman und Kriwoi-Rog. Im August—September 1943 trat die Cholera in Slawuta in Wolhynien auf. Dieser letzte westlichste Choleraausbruch wurde vom Verfasser bakteriologisch-serologisch bearbeitet. Die von RONNEFELDT genannten Orte hatten Erkrankungsziffern von nur je 12 bis 200 Fällen, obgleich die Krankheit in einer undurchseuchten und ungeimpften Bevölkerung auftrat. Allerdings wurden jedesmal sobald als möglich Isoliermaßnahmen und Schutzimpfungen der Umgebung in breitem Umfang durchgeführt. In keinem Fall griff die Seuche auf Angehörige der gegen die Cholera gut durchgeimpften deutschen Truppen über.

Die Epidemie in Slawuta brach in einem mit etwa 2000 Mann besetzten Kriegsgefangenenlager aus und umfaßte 78 Fälle mit 39 Todesfällen. Auch hier wurden die Kranken sofort isoliert und die gesamte Belegschaft des Lagers geimpft. Die aus Darminhalt Erkrankter gezüchteten Choleravibrionen zeigten typische Vibrionenform, waren äußerst lebhaft beweglich, zeigten positive Cholerarotreaktion, negative Voges-Proskauer-Reaktion und agglutinierten das diagnostische Choleraserum bis zur Titergrenze. Bei einer vergleichenden Titration erreichten zwei Laboratoriumsstämme Inaba und Pasteur die Titergrenze des agglutinierenden Serums nicht. STOWMAN hat auf Grund unvollständiger Informationen die Choleranatur des Seuchenausbruches in Wolhynien zu Unrecht in Zweifel gezogen.

Eine große Choleraepidemie suchte 1947 Ägypten gleichzeitig in der Kanalzone und im Süden des Landes heim. Von 32978 Erkrankten starben 20472. Seitdem ist die Cholera westlich von Indien nicht mehr aufgetreten mit Ausnahme von 887 Fällen in Afghanistan 1960. In Indien wird die Cholera jedoch

weiterhin Jahr für Jahr aus den Endemiegebieten in andere Regionen verschleppt. Der Besuch zahlreicher Heiligtümer und großer religiöser Feste durch jährlich insgesamt etwa 20 Millionen Pilger trägt zur Verbreitung der Seuche bei. Durch umfangreiche Schutzimpfungen hat man aber in den letzten Jahren die meisten Pilgerzüge frei von Cholera halten können.

Eine neue epidemiologische Situation ist durch die überraschende Ausbreitung des Vibrio El Tor in Süd-Ostasien entstanden. Während die El-Tor-Infektionen im alten Endemiegebiet Süd-Celebes sich im üblichen Rahmen hielten, griff die Seuche im Mai—Juni 1961 auf Mittel-Java über und breitete sich von dort im November auf Ost-Java und Ost-Sumatra aus. Bis zum 1. 2. 1962 wurden hier 4107 klinische Cholerafälle mit 897 Todesfällen registriert. Im Juni—Juli 1961 soll in der chinesischen Provinz Kwantung El-Tor-Cholera aufgetreten sein. Im Juli 1961 erlebte Sarawak auf Borneo binnen 2 Wochen 582 klinische Cholerafälle mit 79 Todesfällen, im August Macao 13 Fälle mit 6 Todesfällen und Hongkong 72 Fälle mit 15 Todesfällen. Von September 1961 bis 1. 3. 62 wurden auf den Philippinen über 15000 klinische Cholerafälle mit 2005 Todesfällen beobachtet (WHO Wkly. Epidem. Rec., FELSENFELD). Dieser epidemiologische Gestaltwandel der El-Tor-Vibrionen hat seine Parallele in der ersten pandemischen Ausbreitung der klassischen Choleravibrionen im Anfang des 19. Jahrhunderts.

4. Herstellung des Impfstoffes

Die Choleraschutzimpfung wurde zuerst von FERRAN in Spanien 1885 und von dem Russen HAFFKINE in Indien 1892 mit Lebendimpfstoff durchgeführt. Die erste Injektion wurde mit abgeschwächten bei 39°C gezüchteten Choleravibrionen, die zweite Injektion mit vollvirulenten Choleravibrionen vorgenommen. HAFFKINE hatte unbestreitbare Erfolge; doch konnte sich seine Methode nicht durchsetzen, nachdem KOLLE 1896 im Vergleichsversuch gezeigt hatte, daß ein abgetöteter Impfstoff mit einer einzigen Dosis eine höhere Wirkung erzielte als die HAFFKINEsche Methode.

Zur Herstellung des *abgetöteten Impfstoffes* werden analog dem Verfahren beim Typhusimpfstoff auf Agarkulturen bei 37°C gezüchtete Choleravibrionen mit Kochsalzlösung abgeschwemmt, bei 53 bis 58°C eine Stunde erhitzt und mit 0,5% Phenol konserviert. Als wesentlich für die Qualität des Impfstoffes gilt seine Zusammensetzung aus mehreren Stämmen, und zwar möglichst frischen Stämmen, am besten auch solchen aus der laufenden Epidemie. Frische Stämme werden bevorzugt, weil Vibrionenstämme bei häufiger Überimpfung im Laboratorium ihre O-Antigene verlieren und „rauh" werden. Dieser Antigenwechsel läßt sich nach SOKHEY und HABBU durch Konservierung der Stämme mittels Gefriertrocknung vermeiden.

SOKHEY und HABBU legen besonderen Wert darauf, daß der Choleraimpfstoff die beiden Typen Inaba und Ogawa enthält, weil monotypische Impfstoffe keine ausreichende Kreuzimmunität vermitteln. Sie benutzen für die Züchtung der Choleravibrionen einen flüssigen Kaseinhydrolysatnährboden, in dem die Choleravibrionen 3 Tage bei 37°C bebrütet und dann 3 Tage bei 37°C mit 0,08% Formalin abgetötet werden. Ein im Prinzip ähnliches Verfahren empfiehlt DELPY. In Analogie zu der Entwicklung bei den Typhus- und Dysenterie-Impfstoffen haben in Ungarn DARVAS u. Mitarb. ausgedehnte Versuche zur Schaffung eines Antigenextrakt-Präcipitatimpfstoffes unternommen. Auf Dextroseagar gezüchtete Choleravibrionen des Typs Inaba wurden 1) nach dem Trichloressigsäureverfahren von BOIVIN, 2) nach dem Gefrierverfahren von GRASSET, 3) durch Extraktion mit 1%iger Phenollösung bei 37°C über 20 bis 25 Tage und 4) nach der Methode 3) bei Zimmertemperatur behandelt. Die gewonnenen Extrakte wurden durch wiederholte Alkoholfällung gereinigt und schließlich mit Alaun präcipitiert. Dabei erwies sich der nach dem Verfahren 4) hergestellte Präcipitatimpfstoff als der wirksamste.

5. Prüfung des Impfstoffes

Für die Prüfung des Choleraimpfstoffes gibt es seit 1959 „Empfehlungen" der Welt-Hygiene-Organisation (WHO) für internationale Anforderungen an Choleraimpfstoffe. Sie enthalten nicht nur Angaben über die Prüfung des fertigen Impfstoffes, sondern auch Anforderungen hinsichtlich der Eigenschaften der zur Impfstoffproduktion verwendeten Cholerastämme und der aus ihnen hergestellten Vorprodukte. Benutzt werden sollen Stämme der Typen Inaba und Ogawa, die in Mäuse- oder Meerschweinchenversuchen eine möglichst hohe Pathogenität aufweisen. Dabei sollen höchstens

4 Milliarden Choleravibrionen ein Meerschweinchen von 200 bis 500 g binnen 72 Stunden töten. Die Suspension der frisch gezüchteten Choleravibrionen muß in physiologischer Kochsalzlösung bei pH 8,0 für mindestens 5 Stunden stabil sein und darf nicht durch Cholera-„Rauh"-Serum agglutiniert werden. Diese beiden Prüfungen werden an dem für die Impfstoffherstellung gezüchteten Vibrionenmaterial noch einmal durchgeführt. Ferner wird die Identität der Suspensionen mit spezifischen Vergleichssera gegen die Typen Inaba und Ogawa kontrolliert. Eine Unschädlichkeitsprüfung wird in einfacher Form an Meerschweinchen und Mäusen durchgeführt. Mindestens 2 Meerschweinchen von je 250 bis 300 g Gewicht erhalten jedes das Fünffache der für den Menschen bestimmten Dosis subcutan und mindestens zwei Mäuse von je 15—20 g Gewicht jedes die Hälfte der für den Menschen bestimmten Dosis subcutan. Die Tiere werden mindestens 7 Tage beobachtet.

Für die Dosierung des Impfstoffes ist es außerordentlich wichtig, seinen Keimgehalt möglichst genau festzustellen. Wie bereits im Typhuskapitel genauer ausgeführt wurde, wird hierfür die Trübungsmessung mit Hilfe des Opacitätsstandardpräparates der Welt-Hygiene-Organisation benutzt. Noch mehr als bei den Typhus-Paratyphusbakterien ist es wichtig, die Trübungsmessung nur an ganz frischen Keimsuspensionen vorzunehmen, da die abgetöteten Choleravibrionen einer baldigen Cytolyse unterliegen, welche zwar den Trübungsgrad, nicht aber die Antigenität des Impfstoffes herabsetzt. Nach JOÓ sinkt die Opacität des Choleraimpfstoffes binnen Jahresfrist auf 50% des Ausgangswertes. Andererseits soll der Impfstoff selbst bei 37° ein volles Jahr seine Schutzkraft behalten. Bei kühler Lagerung soll er sich 2 Jahre halten. Nach DARVAS kann der Antigengehalt von Choleravibrionenextrakten nach der Flockungsmethode recht genau bestimmt werden.

Für die Wirksamkeitsprüfung wird in den „Empfehlungen" der WHO der Tierversuch sowie eine Prüfung im Reagenzglas vorgeschlagen, bei der die Agglutinierbarkeit der Impfstoffsuspension in internationalen Vergleichssera geprüft wird. Für den aktiven Schutzversuch können 4 Wochen alte Mäuse oder Meerschweinchen von 200 bis 500 g Gewicht benutzt werden. Diese bekommen den

Impfstoff ein- oder mehrmals subcutan injiziert. Nach einer gewissen Zeit, z. B. nach 7 Tagen werden die Tiere mit hochvirulenten Choleravibrionen der Typen Inaba oder Ogawa infiziert und 72 Stunden beobachtet. Die Zahl der am Ende der Beobachtungszeit überlebenden Tiere ist das Maß für den Schutzwert des Impfstoffes. Sowohl bei der Prüfung auf Agglutinierbarkeit wie auch im aktiven Schutzversuch am Versuchstier sollen die Vergleichs-Impfstoffe Inaba und Ogawa der WHO, gefriergetrocknete und dadurch stabilisierte Präparate vergleichend mitgeprüft werden. Doch sind diese Präparate noch nicht nach Schutzeinheiten definiert. Für eine solche Definition sind Vergleichsprüfungen in internationaler Zusammenarbeit erforderlich. Immerhin können schon heute die Choleraimpfstoffe an den WHO-Impfstoffen insoweit geprüft werden, daß sie sowohl im Vergleich mit dem Inaba-Impfstoff als auch im Vergleich mit dem Ogawa-Impfstoff als gleich wirksam befunden sein müssen.

SOKHEY und HABBU prüfen die Wirksamkeit ihrer Cholera-Mischimpfstoffe aus den Typen Inaba und Ogawa im aktiven Mäuseschutzversuch folgendermaßen: 5 Gruppen von je 6 Mäusen erhalten abgestufte Mengen des Impfstoffes zweimal im Abstand von 7 Tagen. 7 Tage nach der letzten Injektion bekommen sämtliche Mäuse eine genormte Infektionsdosis hochvirulenter Choleravibrionen in Mucinlösung intraperitoneal. Nach 48 Stunden wird die Überlebensrate der Mäuse in den einzelnen Gruppen abgelesen und statistisch ausgewertet. Der Versuch wird gegen die Typen Inaba und Ogawa gesondert durchgeführt. Ein Standardimpfstoff als Vergleichspräparat läuft in diesen Versuchen nicht mit.

Über die Wirkung der verschiedenen Choleraimpfstoffe, sei es nach dem alten Verfahren der Verwendung von abgetöteten Keimsuspensionen von Agarkulturen oder aus Kaseinkulturen (SOKHEY u. HABBU) oder nach dem Phenolextraktionsverfahren von DARVAS liegen vergleichende Versuche am Menschen, die den Kriterien von Feldversuchen entsprächen, nicht vor. Es ist auch fraglich, ob jemals wissenschaftlich einwandfreie Feldversuche bei Cholera durchgeführt werden können. Denn zum strengen Feldversuch gehört die scheingeimpfte Kontrollgruppe. Wer möchte bei einer Seuche wie der Cholera die Verantwortung für die unvermeidbar hohen Menschenverluste nach einer Scheinimpfung tragen?

Von der 15. Weltgesundheitsversammlung wurde am 23. 5. 1962 ein Komiteebericht genehmigt, wonach seuchenhygienisch Vibrio El Tor als echter Choleraerreger anerkannt wird, und auch gegen El-Tor-Infektionen mit den klassischen Choleraimpfstoffen geimpft werden soll. Die Berücksichtigung von El-Tor-Vibrionen bei der Herstellung des Cholera-Impfstoffes soll jedoch erst dann in Frage kommen, wenn sich zeigt, daß es keine ausreichenden Kreuzreaktionen zwischen den klassischen Choleravibrionen und den El-Tor-Vibrionen gibt. (WHO, Wkly. Epidem. Rec.) Inzwischen konnte FELSENFELD mitteilen, daß die El-Tor-Infektion in gleicher Weise gegen El-Tor-Vibrionen und klassische Choleravibrionen immunisiert. PITTMAN und FEELEY prüften eine Reihe von Impfstoffen aus klassischen und El-Tor-Vibrionen und konnten im Mäuseschutzversuch keinen grundsätzlichen Unterschied in der Wirksamkeit gegen El-Tor-Vibrionen und klassische Choleravibrionen feststellen. Nach diesen Ergebnissen halten wir eine vergleichende Prüfung von Impfstoffen aus klassischen und El-Tor-Vibrionen im Feldversuch für möglich, ohne daß dabei für die Impflinge ein unzumutbares Risiko ins Spiel käme.

6. Impfindikation und Kontraindikation

Die Cholera ist heute im wesentlichen auf Indien und Pakistan beschränkt, greift jedoch gelegentlich immer einmal wieder auf die Nachbarländer über. Von diesen beansprucht neuerdings die Inselwelt Indonesiens und der Philippinen sowie Macao und Hongkong wegen der El-Tor-Epidemien besondere Aufmerksamkeit. In Europa kann man sich daher darauf beschränken, die Besucher jener Länder zu impfen. Zweckmäßigerweise wird man gleichzeitig gegen Typhus und Paratyphus impfen, da auch diese Seuchen dort weit verbreitet sind. Für diesen Zweck stehen auch Mischimpfstoffe gegen Cholera, Typhus, Paratyphus A und B zur Verfügung, wie sie CASTELLANI angegeben hat.

Als Kontraindikationen der Choleraimpfprophylaxe gelten: akute fieberhafte Erkrankungen, chronische Herz- und Nierenleiden und Durchfallserkrankungen während einer Choleraepidemie. Solche Patienten sind zu beobachten, um im Falle einer Choleraerkrankung rasch die Isolierung und Behandlung durchzuführen oder beim Abklingen der Durchfälle zu impfen. Manche Autoren möchten die Choleraprophylaxe bei Kindern unter einem Jahr unterlassen. Doch erscheint es uns sinnvoller, dieser im Falle einer Choleraerkrankung mit besonders hoher Letalität belasteten Altersgruppe die Impfung mit entsprechend vorsichtiger Dosierung angedeihen zu lassen.

7. Durchführung der Schutzimpfung

Für die Impfprophylaxe empfiehlt POLLITZER, Choleraimpfstoff mit 8 Milliarden Keimen pro Kubikzentimeter in Dosen von 0,5 und 1,0 ccm im Abstand von 7—10 Tagen zu verabreichen. Kann in Epidemiezeiten nur eine einzige Dosis gegeben werden, so gibt man 1,0 ccm. Von Choleraimpfstoffen geringeren Keimgehaltes soll man nach POLLITZER entsprechend größere Volumina geben. Dies dürfte jedoch nicht für den Kaseinhydrolysatimpfstoff von SOKHEY und HABBU gelten, der zwar nur 3 Milliarden Keime pro ccm enthält, aber im Mäuseschutzversuch 6—9mal wirksamer ist als der Agarimpfstoff und auch in der Praxis nach Ansicht der Autoren einen besseren Schutz verleiht. Der Choleraimpfstoff der Behringwerke enthält 8 Milliarden Keime pro ccm und soll in drei Dosen von 0,5—1,0—1,0 ccm im Abstande von 7—10 Tagen subcutan gegeben werden. Kindern unter 5 Jahren gibt man kleinere Dosen, Kindern unter 1 Jahr nicht mehr als ein Fünftel der Erwachsenendosis. Bei ständiger Gefährdung des Geimpften wird eine Wiederholung der Impfung mit 1,0 ccm im Abstande von 6 Monaten empfohlen. Dabei sollte jedoch berücksichtigt werden, daß häufige Schutzimpfungen bei empfindlichen Personen auch andere Antigen-Antikörpersysteme bis zu anaphylaktischen Reaktionen stimulieren können. Für die gleichzeitige Impfung gegen Typhus und Paratyphus steht ein Vierfachimpfstoff zur Verfügung, der in 3 Dosen von 0,5—1,0—1,0 ccm subcutan zu geben ist und 1 Milliarde Choleravibrionen, 500 Millionen Typhusbakterien sowie je 250 Millionen Paratyphus-A- und B-Bakterien pro ccm enthält. Zu häufige Wiederholungsimpfungen mit einem solchen Mischimpfstoff sind besonders zu widerraten. Auch in Epidemiezeiten wird man auf den Mischimpfstoff besser verzichten, weil seine Verträglichkeit bei höheren Dosen zweifelhaft ist und seine Cholerakomponente für eine einmalige Impfung nicht ausreicht.

Auch auf oralem Wege ist die Choleraschutzimpfung mit größeren Mengen abgetöteter Choleravibrionen möglich, wie Feldversuche in Indien gezeigt haben (POLLITZER, RAETTIG). Doch erreicht die einmalige subcutane Schutzimpfung mit 8 Milliarden Choleravibrionen die gleiche Schutzwirkung wie dreimalige orale Schutzimpfung mit wesentlich höheren Dosen, und ist daher für Massenimpfungen bei Epidemiegefahr vorzuziehen (POLLITZER)

8. Nebenerscheinungen

Der Choleraimpfstoff wird in der Regel ohne nennenswerte allgemeine oder lokale Reaktionen vertragen. An der Injektionsstelle können Rötung und Schwellung für höchstens 3 Tage auftreten. Gelegentlich wird Fieber bis 38°, ausnahmsweise bis 39°, mit Kopfschmerzen und Krankheitsgefühl beobachtet. Auch 1—2 Durchfallsstühle am Tag nach der Impfung kommen vor. Bei Frauen tritt gelegentlich Übelkeit und Erbrechen ein. Stärkere Reaktionen werden bei Verimpfung von Mischimpfstoffen mit Typhuskomponente beobachtet. Im übrigen sind die seltenen Fälle stärkerer Nebenerscheinungen z. T. auch auf Mängel der Impftechnik zurückzuführen, wie z. B. Fälle von schweren Gewebsentzündungen nach Schutzimpfung mit unsterilen Injektionsnadeln und -spritzen und ohne Hautdesinfektion (DEDEKIND). Die intramuskuläre Injektion scheint weniger gut vertragen zu werden, da BALTEANU und LUPU danach stärkere Lokalreaktionen, erhebliche Temperatursteigerungen, Polyurie und Durchfälle mit Koliken beobachtet haben. *Spätreaktionen* 12—14 Tage nach der subcutanen Impfung sah TEWARI bei etwa 10% von 4000 Impfungen. Diese Reaktionen bestanden aus Rötung und Schmerzhaftigkeit an der Injektionsstelle sowie Temperaturanstieg bis 38,9° und sind als Antigen-Antikörperreaktionen zu deuten. Nicht abgebaute Reste des Impfstoffes an der Injektionsstelle werden von Antikörpern, welche der Impfling neu gebildet hat, unter anaphylaktischen Erscheinungen abgebaut. WENDEROTH sah 3 Fälle von Überempfindlichkeitsreaktionen mit deutlicher Hautrötung und Eosinophilie, davon 1 Fall mit Hautblutung und schwerem Allgemeinzustand. PARHON und BAZGAN berichten von 3 von 25 Wiederimpflingen, welche 1 und 2 Jahre vorher gegen Cholera geimpft waren und bei der 3. Impfung, also der 2. Wiederholungsimpfung mit anaphylaktischen Zuständen, darunter einem schweren anaphylaktischen Schock reagierten. YABE sah wenige Stunden nach Choleraschutzimpfung mit Sero-Impfstoff 2 Todesfälle durch Herzlähmung.

Harmloser verliefen *Hauterscheinungen*, bei denen die Cholera-Schutzimpfung wohl nur als unspezifische Provokation gewirkt hat. FRIEBOES sah scarlatiniforme Spätantheme nach Typhus- und Choleraschutzimpfung, VON VERES Varizellen und Varioloisbilder nach Choleraschutzimpfung und SIMECEK ein pemphigoides Exanthem. Über ähnlich zu deutende Impfzwischenfälle berichtet WOODWARD. Er beobachtete bei 1100 Impflingen 20 Fälle nach der ersten und 18 Fälle nach der 2. Impfung mit Schmerzen im rechten Unterbauch, vereinzelt auch im linken Unterbauch und in der Nabelgegend, ferner Erbrechen, Kopfschmerzen, leichten Infektionen der Luftwege, Durchfall oder Verstopfung oder beidem alternierenden. Die Symptome erschienen 1—2 Tage nach der Schutzimpfung und verschwanden bei den unbehandelten Fällen innerhalb einer Woche. Bei 3 Appendektomien fanden sich 2 Fälle von leichter Periappendicitis und ein Fall mit deutlicher Gefäßinjektion und Ödem der Appendix. Alle Fälle hatten eine mesenterielle Lymphadenitis. Anscheinend hatte die Schutzimpfung hier eine sonst unterschwellig verlaufende Infektion exacerbiert.

9. Die Wirkung der Schutzimpfung

Auch beim Menschen kann der Erfolg der Schutzimpfung einerseits an der Entstehung von Antikörpern wie Agglutininen usw. abgelesen werden, die unter Umständen noch einige Monate nach der Schutzimpfung nachweisbar sind, andererseits aber vor allem am effektiven Geschütztsein unter Epidemiebedingungen Wie andere Schutzimpfungen verleiht auch die Choleraschutzimpfung keinen absoluten Schutz. Gleichwohl kann die Choleraschutzimpfung als hochwirksam gelten. Denn mit einer einzigen Injektion von 8 Milliarden Keimen hat man in Epidemiezeiten in Indien die Morbidität um mindestens 50—80% senken können. ADISESHAN, PANDIT und VENKATRAMAN sahen in einer Bevölkerungsgruppe von 2,1 Millionen einmal mit 8 Milliarden Choleravibrionen geimpften Indern und 700000 ungeimpften eine relative Cholerabefallsrate

von 1:10,3 (geimpft/ungeimpft), CHANDRA SEKAR in einer Gruppe von 281000 geimpften und 541000 ungeimpften Indern eine relative Befallsrate von 1:14,2. Diese Autoren schätzen die durchschnittliche Dauer des Impfschutzes auf 6—12 Monate. In einer anderen Gruppe von Indern, die unter extrem schlechten hygienischen Bedingungen lebten, war die relative Befallsrate jedoch 1:2,4 (geimpft/ungeimpft), also sehr viel schlechter. Wir sehen in dieser Beobachtung eine Parallele zum Versagen der Typhusschutzimpfung in den Nachkriegsjahren in Mecklenburg bei einer ebenfalls unter extrem schlechten hygienischen Bedingungen lebenden Bevölkerung. Nach SOKHEY und HABBU hat der neue Kaseinhydrolysatimpfstoff eine noch höhere Schutzwirkung als der auf Agarkulturen gezüchtete Impfstoff alter Art. Vergleichendes Zahlenmaterial aus Feldversuchen liegt allerdings noch nicht vor. SHOUSHA impfte 1947 in die ägyptische Epidemie hinein mit 0,5 und 1,0 ccm eines Impfstoffes, der 8 Milliarden Keime pro ccm enthielt, im Abstande von 7 Tagen und sah bei geimpften Cholerakranken eine Letalität von 26,5% gegenüber 42,9% bei ungeimpften. Ebenso wird nach der Übersicht von POLLITZER durch die Schutzimpfung nicht nur die Erkrankungsrate, sondern auch die Schwere des klinischen Verlaufs bei Erkrankten herabgesetzt.

Ein sehr ernstes seuchenhygienisches Problem ist die Verbreitung der Cholera in Indien durch das Zusammenströmen großer Menschenmassen bei bestimmten religiösen Festen. Versuche, die Ausbreitung der Cholera durch freiwillige Schutzimpfung der Pilger zu verhindern, hatten nur geringen Erfolg. Erst als man dazu überging, bei diesen Festen die Erlaubnis zum Besuch der Heiligtümer vom Nachweis der erhaltenen Schutzimpfung abhängig zu machen, gelang es, der Seuche Herr zu werden. Nach diesen Erfahrungen werden Choleraepidemien verhindert, wenn von einer gefährdeten Bevölkerungsgruppe mindestens 70, besser 80—90% innerhalb der letzten 6 Monate eine Choleraschutzimpfung erhalten haben. Eine Durchimpfungsrate von 80 bis 90% unterbricht auch eine laufende Epidemie.

10. Zusammenfassung

Die Cholera ist eine durch die Choleravibrionentypen Inaba und Ogawa verursachte

Infektionskrankheit des Darmes mit sehr hoher Letalität. Die Erreger werden vor allem durch Trinkwasser und Lebensmittel übertragen und können explosionsartige Epidemien auslösen. Endemisch ist die Cholera in Indien und Pakistan (vorwiegend im Brahmaputra-Ganges-Delta) und greift von dort auf die Nachbarländer Afghanistan, Thailand usw. über. Die Inselwelt Indonesiens und der Philippinen ist neuerdings das Ausbreitungsgebiet der Cholera El Tor. Beim Besuch dieser Länder ist vorherige Schutzimpfung mit einem hochwertigen Choleraimpfstoff in Dosen von 0,5—1,0—1,0 in 7 Tagen Abstand angezeigt. Diese Impfung schützt über 90% der Geimpften für etwa 6 Monate. Daher ist bei ständiger Gefährdung nach 6 Monaten Wiederholungsimpfung mit 1,0 ccm zu empfehlen.

Literatur

ADISESHAN, R.:, C. G. PANDIT, and K. V. VENKATRAMAN: Statistical evaluation of anti-cholera inoculation as a personal prophylactic against cholera and its efficacy in the prevention and control of cholera epidemics. Indian J. med. Res. 35, 131 (1947).

BALTEANU, I., et N. LUPU: Symptomatologie des vaccinations anticholériques. C. R. Soc. Biol. (Paris) 77, 174 (1914).

CASTELLANI, A., and R. W. MENDELSON: Note on the tetravaccin: typhoid + paratyphoid A + paratyphoid B + cholera. Brit. med. J. 1915 2, 711.

CHANDRA SEKAR, C.: Statistical assessment of the efficacy of anticholera inoculation from the data of 63 cheris in SOUTH Arcot district. Indian J. med. Res. 35, 153 (1947).

COCKBURN, T. A., and J. G. CASSANOS: Epidemiology of endemic cholera. Publ. Hlth Rep. (Wash.) 75, 791 (1960).

DARVAS, J., J. BORN u. K. UJHELYI: Ein neuer Impfstoff zur aktiven Immunisierung gegen asiatische Cholera und einige Fragen der Pathologie dieser Krankheit. Ann. Immunol. Hungar. 1, 165 (1958).

DE, S. N.: Enterotoxicity of bacteria-free culture filtrate of vibrio cholera. Nature 183 (No. 4674), 1533 (1959).

DEDEKIND, F.: Choleraimpfphlegmonen, Med. Klin. S. 158 (1915).

DELPY, L.: Possibilités d'amélioration des vaccins anticholériques et méthodes d'evaluation de leur efficacité. Bull. Wld Hlth Org. 28, 369 (1963).

DUTTA, N. K., and N. B. OZA: The effect of gastrointestinal enzymes on cholera toxin. Bull. Wld Hlth Org. 28, 307 (1963).

—, and M. V. PANSE: An experimental study on the usefulness of bacteriophage in the prophylaxis and treatment of cholera. Bull. Wld Hlth Org. 28, 357 (1963).

— — and D. R. KULKANI: Role of cholera toxin in experimental cholera. J. Bact. 78, 594 (1959).

FEELEY, J. C., and M. PITTMAN: Studies on the haemolytic activity of El Tor vibrios. Bull. Wld Hlth Org. 28, 347 (1963).

FELSENFELD, O.: Some observations on the cholera (El Tor) epidemic in 1961—62. Bull. Wld Hlth Org. 28, 289 (1963).

FINKELSTEIN, R. A., and C. Z. GOMEZ: Comparison of methods for the rapid recognition of cholera vibrios. Bull. Wld Hlth Org. 28, 327 (1963).

—, and E. H. LABREC: Rapid identification of cholera vibrios with fluorescent antibody. J. Bact. 78, 886 (1959)

FORMAL, S. B., D. KUNDEL, H. SCHNEIDER, N. KUNEV, and H. SPRINZ: Studies with vibrio cholerae in the ligated loop of the rabbit intestine. Brit. J. exp. Path. 42, 504 (1961).

FRIEBOES, W.: Über eigenartige, meist scarlatiniforme Spätexantheme nach Typhus- und Choleraschutzimpfung. Münch. med. Wschr. S. 228 (1916).

GALLUT, J.: Contribution a l'étude du complexe antigénique „O" des vibrions. II. Libération sélective spontanée de la paroi cellulaire du vibrio cholerae et vibrio El Tor avec parte de l'agglutinabilité O. Isolement de l'agglutinogéne spécifique Ann. Inst. Pasteur 102, 309 (1962).

— Les antigenes thermostables de Vibrio cholerae: Localisation et isolement de l'agglutinogéne O spécifique. Bull. Wld Hlth Org. 28, 385 (1963).

—, et P. NICOLLE: Lysogénie et lysotypie de Vibrio cholerae et Vibrio El Tor d'origines géographiques diverses. Bull. Wld Hlth Org. 28, 389 (1963).

GILMOUR, C. C. B.: Period of excretion of vibrio cholerae in convalescents. Bull. Wld Hlth Org. 7, 343 (1952).

GREIG, E. D.: Zit. nach POLLITZER (a. a. O. S. 149).

HAN, H. K., and T. S. KHIE: A new method for the differentiation of vibrio comma and vibrio El Tor. Amer. J. Hyg. 77, 184 (1963).

HETSCH, H.: Choleraimmunität und Choleraschutzimpfung. In: W. KOLLE, R. KRAUS u. P. UHLENHUTH: Handbuch der pathogenen Mikroorganismen IV/1, 125 (1928).

IVANOV, V. T., M. V. PELEVINA, and V. Y. GAVRILENKOVA: Chemical and biological properties of O-Antigen of cholera vibrios. Vop. med. Khim. 3, 269 (1957). Ref. Biol. Abstr., 35 (23), No. 67427 (1960).

JENKIN, C. R., and D. ROWLEY: Possible factors in the pathogenesis of cholera. Brit. J. exp. Path. 40, 474 (1959).

JOÓ, J.: Significance of bacterial count in the preparation and potency test of vaccines. Proc. 6. internat. Congr. Microbiol. Stand. Wiesbaden S. 245 (1960).

JUSATZ, H. J.: Die gegenwärtige Verbreitung der indischen Cholera in der Welt. Med. Welt 14, 994 (1940).

KAMAL, A. M.: Endemicity and epidemicity of cholera. Bull. Wld Hlth Org. 28, 277 (1963).

—, G. ABDEL MESSIH and Z. KOLTA: Zit. n. FELSENFELD.

KAUFFMANN, F.: On the serology of the vibrio cholerae. Acta path. microbiol. scand. 27, 283 (1950).

KOLLE, W.: Zur aktiven Immunisierung des Menschen gegen Cholera. Zbl. Bakt. I. Abt. Orig. 19, 97 (1896).

— Die aktive Immunisierung der Menschen gegen Cholera, nach HAFFKINES Verfahren in Indien ausgeführt. Zbl. Bakt. I. Abt. Orig. 19, 217 (1896).

—, u. R. PRIGGE: Cholera asiatica. In: W. KOLLE, R. KRAUS, P. UHLENHUTH: Handbuch der pathogenen Mikroorganismen IV/1, 1 (1928).

MONSUR, K. A.: Bacteriological diagnosis of cholera under field conditions. Bull. Wld Hlth Org. 28, 387 (1963).

MORGAN, F. M.: A study of patients with mild cholera in Bangkok, Thailand, spring 1959. Amer. J. Hyg. 72, 250 (1960).

MUKERJEE, S.: The bacteriophage-susceptibility test in differentiating vibrio cholera and vibrio El Tor. Bull. Wld Hlth Org. 28, 333 (1963).

— Bacteriophage typing of cholera. Bull. Wld Hlth Org. 28, 337 (1963).

NEHRKORN: Tiefe Eiterung nach Choleraschutzimpfung. Münch. med. Wschr. S. 473 (1917).

PARHON, C. J., et G. BAZGAN: Phénomènes anaphylactiques consécutifs aux revaccinations anticholériques. C. R. Soc. Biol. 79, 506 (1916).

PHILLIPS, R. A.: The patho-physiology of cholera. Bull. Wld Hlth Org. 28, 297 (1963).

PITTMAN, M., and J. C. FEELEY: Protective activity of cholera vaccines against El Tor cholera vibrios, Bull, Wld Hlth Org. 28, 379 (1963).

POLLITZER, R.: Cholera, Wld Hlth Org. Monograph Series Nr. 43, Genf 959.

Requirements for cholera vaccine Wld Hlth Org. techn. Rep. Ser. 179, 31 (1959).

SAYAMOV, R. M.: Laboratory studies on the El Tor vibrio, Bull. Wld Hlth Org. 28, 311 (1963).

— Treatment and prophylaxis of cholera with bacteriophage, Bull. Wld Hlth Org. 28, 361 (1963).

SHOUSHA, A.: L'épidemie de choléra en Egypte, (1947). Rapport préliminaire. Bull. Wld Hlth Org. 1, 391 (1948).

SHRIVASTAVA, D.L.: Antigens in vibrio cholerae. In: M. HEIDELBERGER, O. J. PLESCIA and R. A. DAY: Immunochemical approaches to problems in microbiology. New Brunswick, New Jersey 1961.

SIDDHICHAL, P., and J. T. GRAYSTON: Epidemiologic studies of the 1958 cholera epidemic in Bangkok, Thailand. Amer. J. Hyg. 72, 149 (1960).

SIMEČEK, J: Pemphigoides Exanthem als Folgeerscheinung der Choleraschutzimpfung. Wien. klin. Wchr. S. 622 (1916).

SOKHEY, S. S., and M. K. HABBU: Casein hydrolysate cholera vaccine. Bull. Wld Hlth Org. 3, 33 (1950).

— — Biological assay of cholera vaccine. Wld Hlth Org. 3, 43 (1950).

— — Antigenic structure of the cholera vibrio and protectiv power of the vaccine. Wld Hlth Org. 3, 55 (1950).

STOWMAN, K.: Zit. nach POLLITZER (a. a. O. S. 57 und 60).

TAKEYA, K., and S. SHIMODORI: "Prophage typing" of El Tor vibrios. J. Bact. 85, 957 (1963).

TEWARI, M.: A secondary reaction after anticholera inoculation. Lancet 1936 1, 572.

VODOPIJA, I., and S. VACHAROTAI: Some epidemiological observations during cholera outbreak in Thailand 1958. Internat. Sympos. Immunol. Opatija IV, 25 (1959).

VERES, VON: Typische Varizellen- und Varioloisfälle im Anschluß an die Choleraschutzimpfung. Derm. Wschr. 63, 809 (1916).

WAHBA, A. H., and V. TAKLA: A new chemical flocculation test for cholera vibrio identification. Bull. Wld Hlth Org. 26, 306 (1962).

WENDEROTH, H.: Überempfindlichkeitsreaktionen nach Choleraschutzimpfung. Dtsch. med. Wschr. 69, 445 (1943).

WOODWARD, L. K.: Condition simulating appendicitis following cholera vaccine inoculation. Nav. med. Bull. (Wash.) 46, 1377 (1946). Zit. nach POLLITZER (a. a. O. S. 952).

YABE, S.: Die Anwendung des Choleraserovaccins und die Erfolge desselben. Kitasato Arch. exp. Med. 2, 13 (1918).

Wkly epidem. Rec. 37, No. 21 (1962).

Die Influenzaschutzimpfung

Von W. D. Germer

Einleitung

Die *Influenza* ist in ihrer typischen Form eine spontan ausheilende, fieberhafte Erkrankung von 3—4tägiger Dauer. Die Krankheit tritt gewöhnlich epidemisch, gelegentlich auch pandemisch — in der Regel während der kalten Jahreszeit — auf. Sie ist durch allgemeine Krankheitszeichen (Krankheitsgefühl, Abgeschlagenheit, Schweiße, Anorexie) sowie durch katarrhalische Zeichen von seiten des oberen Respirationstraktes gekennzeichnet. Die Symptomatologie ist nicht pathognomonisch. Grippeartige Erkrankungen können außer durch echte Influenza-Viren auch durch eine Reihe anderer Viruselemente bzw. durch Rickettsien hervorgerufen werden (Expert Comm., 1959, Stuart-Harris 1953 u. 1962, Germer 1959, Johnson u. Mitarb. 1962, Hamre u. Mitarb. 1961, Deibel 1963).

Die für eine Influenza-Infektion empfindlichste Altersgruppe sind Kinder. Später kommt es auf Grund immer neuer Begegnungen mit den verschiedenen Influenza-Virus-Typen und -Stämmen zum Aufbau einer breiter zusammengesetzten Immunität, so daß die Krankheitsbereitschaft mit steigendem Alter geringer wird. Diese breitere Immunität auf Grund eines im Laufe der Jahre erworbenen komplexen Antikörpers kann auch dann vorhanden sein, wenn ein spezifischer Serum-Antikörper gegen das gerade vorherrschende Antigen eines Epidemie-Stammes sich mit den üblichen Methoden (Hämagglutinationshemmungstest, Komplementbindungsreaktion) nicht nachweisen läßt (Grayston u. Mitarb. 1960).

Der seuchenartige Charakter der Grippe und die damit verbundene sozialökonomische Einbuße sowie die unter Umständen hohe Letalität, die eine Influenza-Epidemie im Gefolge haben kann, haben dazu geführt, daß man sich sehr bald nach der Entdeckung des Krankheitserregers mit den Möglichkeiten einer Schutzimpfung beschäftigt hat.

Die vielen Schwierigkeiten, auf die die Grippe-Prophylaxe gestoßen ist, liegen begründet in den Eigenarten der Influenza-Erreger (Deutschmann 1953, Chin u. Mitarb. 1960, Herzberg 1959, Editorial 1961).

I. Die Erreger

Die moderne Influenzaforschung beginnt im Jahre 1933 (Übertragung des *Influenza-Virus A* auf Frettchen durch Smith, Andrewes u. Laidlaw 1933).

Man erkannte bald Stammesunterschiede des neu entdeckten Erregers sowie dessen Verwandtschaft mit dem seit 1931 bekannten Virus der Schweineinfluenza (Shope 1931, Jensen 1957). Francis wies 1934 neutralisierende Antikörper im Serum von Influenza-Rekonvalescenten nach. Anzüchtung und Identifizierung einzelner Influenza-Stämme wurden einfacher, nachdem Burnet (1936—43) die Kultivierbarkeit des Grippe-Virus im Brutei methodisch vervollkommnet hatte. Die serologische Differenzierung wurde durch die Auffindung der Hämagglutinationsfähigkeit der Influenza-Viren (Hirst 1941) verfeinert. Im Jahre 1940 entdeckten Francis und Magill unabhängig voneinander das *Influenza Virus B*.

Seit 1942 sind in USA auf Anregung der Influenza-Kommission der US-Wehrmacht eine Reihe von Laboratorien eingerichtet, die die Aufgabe haben, das Auftreten von Influenza-Viren möglichst frühzeitig zu erkennen, ihre Ausbreitungswege festzustellen und eine schnelle Erregeranzüchtung zu garantieren. Auf diese Weise wurden wichtige epidemiologische Erkenntnisse gewonnen. Dank der Einrichtung eines Welt-Influenza-Dienstes durch die WHO im Jahre 1947 ist es möglich geworden, die in den vergangenen Jahren aufgetretenen Influenza-Epidemien auch international zu verfolgen.

A-Epidemien sind aufgetreten in den Jahren 1949, 1951, 1953 und 1956, 1959, 1962/63; B-Epidemien in den Jahren 1946, 1950, 1954, 1961/62; eine Simultanepidemie 1958/59 (Robinson R. Q. 1964).

In viel größeren Zeiträumen kam es zu Grippe-Pandemien, so in den Jahren 1889, 1918 und 1957 (Lippelt).

Die Bedeutung des im Jahre 1949 von Taylor entdeckten *Influenzavirus C* ist noch nicht abgeklärt. Während angloamerikanische Autoren (Cruickshank 1954, Stuart-Harris 1959, Taylor 1951) die C-Virus-Infektion als meist harmlose, häufig inapparent verlaufende

Erkrankung bezeichnen, die bevorzugt bei Kleinkindern auftritt, halten russische Autoren (Smorodintsev u. Zhadanow 1957) das C-Virus-Antigen für epidemiologisch wichtig genug, um es den üblichen Influenza-Impfstoffen beizufügen.

Die echten Influenza-Viren, Influenza Virus A, B und C, gehören in die Gruppe der *Myxoviren* (Abb. 117). Diese gleichen einander hinsichtlich Größe, Vermehrungsfähigkeit in der Amnionhöhle des Bruteies, Agglutininbildung gegen Säugetier- und Vogelerythrocyten, Empfindlichkeit gegenüber Äther sowie der Gegenwart eines Receptor zerstörenden Enzyms.

munität verantwortlich sind. Die V-Antigene sind stammesspezifisch. Das S-Antigen ist typspezifisch.

Die verschiedenartige Zusammensetzung der Hämagglutinine (das Antigenmosaik) bedingt die Antigendifferenzen zwischen Untergruppen und Stämmen eines Typs und ist die Ursache für die Antigenvariabilität der Influenza-Viren.

Hier liegt eines der großen Probleme bei der Herstellung geeigneter Influenza-Impfstoffe; denn weder ein aus abgetötetem noch aus lebendem Virus hergestellter Impfstoff kann Antikörper hervorrufen, oder einen Schutz ge-

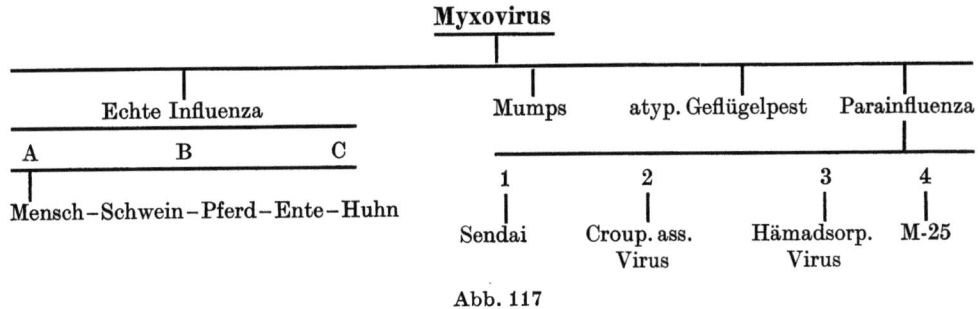

Abb. 117

Zu der Gruppe der Myxoviren gehören außerdem die Erreger von Mumps, atypischer Geflügelpest (Newcastle disease) sowie die Parainfluenza-Viren. (Expert Comm. 1959, Chanock u. Mitarb., Müller 1960.)

Die echten Influenza-Viren unterscheiden sich von dieser Untergruppe der Myxoviren durch ihre kleinere, gleichmäßigere Gestalt, ihre Fähigkeit filamentöse Formen zu bilden sowie durch das Fehlen einer Hämolysin-Produktion (Andrewes u. Worthington 1959).

Die Influenza-Viren besitzen zwei verschiedene Arten von *Antigenen:*

1. Das *lösliche Antigen* (S-Antigen), das mit Hilfe der Komplementbindungsreaktion nachgewiesen wird. *Ein* lösliches Antigen ist allen Untergruppen und Stämmen des Influenza Virus A gemeinsam und *ein anderes*, davon verschiedenes lösliches Antigen allen Stämmen des Influenza Virus B.

Antigen-Überkreuzungen kommen nicht vor. Die lösliche Fraktion entspricht dem Ribonukleinsäuregehalt des Virus. Sie hat keine Beziehung zur Krankheitsimmunität.

2. Die *Hämagglutinine* (V-Antigene) der Influenza-Viren, die für die entstehende Im-

währen gegen antigenmäßig nur entfernt verwandte Stämme.

Die Hämagglutinine werden entweder mit Hilfe der Hämagglutination oder durch die Komplementbindungsreaktion nachgewiesen (Standard serol. proc., 1950, Lief u. Henle 1959).

Der Wechsel in der Antigenzusammensetzung der Influenza-Viren menschlichen Ursprungs vollzieht sich in der Regel in allmählichen Übergängen. Hin und wieder aber kommen plötzliche, sehr bemerkbare Sprünge vor.

Der erste Sprung dieser Art im Antigenmosaik des A-Virus geschah in den Jahren 1946/47, als erstmalig das Influenza-Virus A 1 auftrat, und Impfstoffe, die diese neue Untergruppe nicht enthielten, auf einmal unwirksam waren. Der zweite plötzliche Wechsel ereignete sich im Februar 1957 mit dem Erscheinen des von seinen Vorgängern sehr verschiedenen Influenza-Virus A 2, dessen Auftreten eine Pandemie im Gefolge hatte.

Auch die Influenza-B-Viren zeigten einen Wechsel in ihrer Antigenzusammensetzung, wenn auch in einem geringeren Maße als die A-Viren. Die Influenza-C-Viren haben bisher keine bemerkenswerte Variation ihres Antigenaufbaues erkennen lassen.

Die Influenza-Erreger vom Typ A werden heute in folgende Untergruppen bzw. Familien unterteilt:

1. Das *Schweineinfluenza Virus*, das als Prototyp der Influenza-Pandemie von 1918/19 gilt (SHOPE 1958). A-porci war bis etwa 1928 in der menschlichen Population aktiv. Seither ist es nurmehr bei Schweinen in USA — neuerdings auch in Deutschland und der Tschechoslowakei — gefunden worden (KAPLAN u. PAYNE 1959).

2. Die *Untergruppe A.* Diese umfaßt die früher als WS und PR 8 bezeichneten Stämme sowie die A-Viren, die von 1933 oder früher bis zum Jahre 1946 vorherrschten.

3. Die *Untergruppe A 1.* Diese Untergruppe wird durch den Stamm FM 1 repräsentiert. Sie umfaßt die A-Stämme, die zwischen 1946 und 1957 das Seuchengeschehen bestimmten. Vertreter dieser Untergruppe werden auch heute noch isoliert.

4. Die *Untergruppe A 2.* Diese neue „asiatische" Untergruppe liegt beispielhaft vor in den Stämmen A2/Japan/305/57 und A2/Singapore/ 1/57. Der erste A2-Stamm wurde im Mai 1957 identifiziert (MEYER u. Mitarb. 1957).

Die *Influenza-Viren vom Typ B* lassen sich in 3 Untergruppen einteilen:

1. Die *Untergruppe Lee,* die die um 1940 bis 1942 isolierten B-Stämme repräsentiert,

2. die *Untergruppe Bon,* deren Stämme in der Zeit von 1943—1954 aktiv waren, und

3. die *Untergruppe des Typs B,* die seit 1954 vorherrscht.

Influenza-Impfstoffe, die mit B-Lee-Antigen (1940) hergestellt worden waren, erwiesen sich gegen die 1954 und 1955 auftretenden B-Stämme als wirkungslos.

Es gibt somit kleinere und große Verschiebungen im Antigenaufbau der Influenza-Viren A und B. Diese Antigenverschiebungen spiegeln sich im Antikörperspektrum der menschlichen Bevölkerung wider.

DAVENPORT, HENNESSY u. FRANCIS (1953) haben zeigen können, daß die in den Seren einer bestimmten Altersklasse von Menschen nachweisbaren Influenza-Virus-Antikörper im wesentlichen zurückgehen auf Antigene von Influenza-Virus-Stämmen, die epidemiologisch während der Kindheit dieser betreffenden Personen vorgeherrscht haben.

Man hat die „doctrin of the original antigenic sin" aufgestellt und damit zum Ausdruck bringen wollen, daß die Primärinfektion in der Kindheit durch einen bestimmten Grippe-Virusstamm die Immunitätsreaktionen auf jede weitere Reinfektion bzw. Vaccination beeinflußt, und daß der Hauptbestandteil des Influenza-Antikörpers im Serum auch im späteren Leben eines Menschen immer gegen das Antigen des erstinfizierenden Virusstammes gerichtet bleibt.

Stirbt eine Untergruppe des Influenza-Virus aus, so hat die Generation von Menschen, die nach diesem Datum geboren wird, keine oder nur sehr geringe Antikörpertiter gegen die Antigene dieser Familie.

So läßt sich eine chronologische Reihenfolge des Auftretens der Grippe-Virus-Untergruppen am Antikörperaufbau der aufeinanderfolgenden Altersklassen einer gegebenen Bevölkerung ablesen. Während die Generation, die heute 35 Jahre und älter ist, Antikörper gegen die 4 Virus-A-Untergruppen (Schweineinfluenza, A, A1, A2) aufweist, fehlt bei den 15 bis 20 Jahre jüngeren Menschen der Schweineinfluenza-Antikörper. Kinder haben hauptsächlich den A1-Antikörper, Kleinkinder entsprechend den A2-Antikörper in ihrem Serum (DAVENPORT u. HENNESSY 1957 u. 1958, CULVER u. Mitarb. 1958, MINUSE u. Mitarb. 1962).

Die in der Bevölkerung vorhandenen Influenza-Virus-Antikörper üben ihrerseits einen Einfluß auf Lebensdauer und Kontagiosität der einzelnen Virusstämme aus. Das heißt eine teilimmune Wirtspopulation ist verantwortlich für kleinere Verschiebungen im Antigenaufbau der Influenza-Viren.

ANDREWES (1957) hat von einer *gelenkten Mutation* gesprochen. Auf diese Weise ist das Grippe-Virus in seiner Entwicklung den immunologischen Reaktionen der menschlichen Bevölkerung jeweils um einen Schritt voraus (FENNER 1962).

Die *größeren Abweichungen im Antigenmosaik* der Influenza-Erreger, sind aber durch eine solche Selektion nicht zu erklären. Auch eine echte genetische Variation ist nicht wahrscheinlich, da dann die Antigenbeständigkeit einer Familie, die eine Pandemie verursacht hat, wie A2/1957 oder A-porci/1918 unverständlich wäre. Trotz der enormen Vermehrung und trotz der Millionen von Wirtsorganismen,

die passiert wurden, blieb der Antigenaufbau
dieser Untergruppen bisher konstant. Bei
A-porci läßt sich die Konstanz bis 1931 zurückverfolgen.

*Ursprung und späterer interepidemischer
Verbleib* der Influenza-Viren haben seit langem
zu mannigfacher Spekulation Anlaß gegeben.
Jede Theorie, die sich mit diesem Problem, das
für die Impfstoffzusammensetzung von großer
praktischer Bedeutung ist, beschäftigt, muß
die im Tierreich bei Pferd, Schwein, Ente und
Huhn vorkommenden Influenza-Viren (A-equi,
A-porci, A-anatis, A-galli) berücksichtigen.

Von verschiedenen Autoren, insbesondere
aber von MULDER u. MASUREL (1958) ist auf
die Möglichkeit hingewiesen worden, daß die
Untergruppe A2 aus einem *Tierreservoir*, das
vielleicht in Zentralchina zu suchen ist,
stammt.

Die A2-Stämme unterscheiden sich hinsichtlich
ihres Antigenaufbaues ganz wesentlich von allen
zuvor isolierten menschlichen A-Stämmen. Sie
zeichnen sich außerdem gegenüber den bisher bekanntgewordenen Menschen-Stämmen aus durch ihre Unempfindlichkeit gegenüber dem β-Hemmstoff, der in
normalen tierischen Seren vorkommt; sie teilen
schließlich mit A-equi, A-anatis und A-galli eine
hämagglutinierende Komponente (TùMOVÀ u. FISE-
ROV-SÀOVINOVÀ 1959).
Vertreter der Untergruppe A2 haben nachweislich bei Pferden und Schweinen unter natürlichen
Bedingungen inapparente Infektionen hervorgerufen
(KAPLAN u. PAYNE 1959). Daß die Untergruppe A2
jedoch auch für den Menschen keine gänzlich neue
Variante darstellt, ergibt sich daraus, daß in Seren
von heute 70—80jährigen Menschen A2-Antikörper
nachgewiesen werden konnten. Die Untergruppe A2
muß also auch früher — möglicherweise während der
Pandemie der Jahre 1889/90 und in den darauffolgenden Jahren — schon einmal aktiv gewesen sein.

Die Tatsache, daß das A2-Antigen vor
vielen Jahren schon einmal vorherrschend gewesen sein muß, geht auch aus folgendem
Impfexperiment hervor.
Tabelle 1 (DAVENPORT 1958) zeigt die Beziehung von Lebensalter des Impflings und
Höhe der Antikörperproduktion nach einmaliger subcutaner Gabe von 1 ml einer wäßrigen, monovalenten Influenza-A2-Vaccine mit
einem Antigengehalt von 250 CCA (chicken
cell agglutinating)-Einheiten/ml.
Wie ersichtlich, zeigen Kinder und jüngere
Erwachsene postvaccinal keinen Titer-Anstieg
des hämagglutinationshemmenden Antikörpers. Menschen mittleren Lebensalters weisen

als Gruppe einen Anstieg von <32 auf 32 auf.
11 der 25 Impflinge dieser Gruppe haben einen
Titeranstieg zu verzeichnen. Bei Greisen über
80 Jahre kommt es zu einem steilen Anstieg
von < 32 auf 281,6, wobei 11 der 14 Impflinge
einen Titergewinn haben.

Tabelle 1

Altersgruppe	Postvaccinaler Antikörpertiter geometrisches Mittel (Prävaccinaler Titer alle < 32)	Häufigkeit des Titeranstiegs (Zähler: Anzahl der Impflinge mit Anstieg Nenner: Anzahl der Impflinge)
Kinder	< 32	3/25
Rekruten	< 32	2/23
Menschen mittl. Alters	32	11/25
Greise über 80 Jahre	281,6	11/14

Der monovalente A2-Impfstoff wirkt auf die
präexistierenden A2-Antikörper im Serum der Greise
im Sinne einer kräftigen Auffrischungsreaktion
(booster-Effekt). Dagegen ist die Antikörperbildung
bei Kindern und jungen Menschen, die sich nie mit
dem A2-Virus auseinandergesetzt haben, auf das
erstmalig mit dem Impfstoff dem Körper zugeführte
und nur mäßig konzentrierte A2-Antigen nur geringfügig (DAVENPORT u. HENNESSY 1957).

Zusammenfassend erklärt sich der *allmähliche Wandel* im Antigenmosaik der menschlichen Influenza-Stämme, die in den letzten
Jahrzehnten Epidemien verursacht haben, aus
dem Auftreten von Antikörpern in einer durchseuchten Bevölkerung gegenüber den domi-
nanten Antigenbestandteilen des jeweils vorherrschenden Epidemiestammes.
Es überleben die Varianten des Virus, die
nicht oder nur ungenügend durch die vorhandenen Antikörper neutralisiert werden. Um
überleben zu können, muß das Virus von Zeit
zu Zeit aber eine größere Neuorientierung seines
Antigenaufbaues vornehmen. Die menschliche
Wirtspopulation antwortet darauf wiederum
mit einer entsprechenden Antikörperbildung.
Und so beginnt das Spiel von neuem.
Das Influenza-Virus verfügt noch über eine
weitere Möglichkeit, der Herdenimmunität
auszuweichen, und zwar durch den *P/Q-
Phasenwechsel.*
Epidemiestämme liegen in der Regel in der
P-Phase vor, d. h. sie sind antigen hoch wirksam und
werden durch das homologe Antiserum vollständig
neutralisiert. Später und interepidemisch geht das
Virus in die Q-Phase über, d. h. es ist antigen nur

schwach wirksam und reagiert im Antihämagglutinationsversuch auch mit dem homologen Serum nur schlecht. Man nimmt an, daß bei identischem Antigenaufbau beider Phasen das reagible Antigen in der Q-Phase des Virus im Gegensatz zur P-Phase nicht an der Partikeloberfläche verfügbar ist. Das in der Q-Phase vorliegende Virus kann auch in einer antikörperreichen Umgebung weiterleben.

Die *Pandemie-Stämme*, die für die großen Seuchenbezüge der Grippe verantwortlich sind, lassen sich vielleicht zurückführen auf einen oder mehrere, möglicherweise in Asien beheimatete A-Stämme tierischen Ursprungs. Diese Frage bedarf noch der weiteren Abklärung. Es braucht nicht unterstrichen zu werden, wie wichtig die Auffindung eines solchen hypothetischen Stammesvaters aller Grippe-Pandemiestämme für die praktische Impfstoffbereitung sein würde.

FRANCIS und seine Schule (1955) sind der Ansicht, daß die Anzahl der antigenwirksamen, hämagglutinierenden Bestandteile der Influenza-Viren begrenzt ist — beim A-Virus denkt man an ca. 18 verschiedene Antigenfraktionen wechselnder Dominanz — und daß der Typ A sich in 4 oder 5 Hauptfamilien aufteilt. Durch das Wiedererscheinen des A2-Antigens im Jahre 1957 nach einer Pause von 60—70 Jahren hat diese Hypothese eine Stütze erfahren.

ANDREWES (1957) ist demgegenüber der Meinung, daß eine kontinuierliche Neubildung antigenwirksamer Fraktionen stattfindet und daß die alten Stämme niemals wiederkehren.

II. Die Impfstoffe
1. Historisches

Versuche, eine wirksame Schutzimpfung gegen Influenza zu entwickeln, wurden bereits bald nach der Entdeckung des Krankheitserregers im Jahre 1933 unternommen. Die tastenden Versuche einer Grippeprophylaxe, wie sie in den Jahren 1935 bis 1941, teils mit lebendem, teils mit inaktiviertem Virus durchgeführt wurden, haben lediglich historisches Interesse (FAIRBROTHER 1938, TOMCSIK 1951). FRANCIS und MAGILL (1937) fanden nach intra- bzw. subcutanen Gaben von lebendem Influenza-Virus beim Menschen ein ähnliches Verhalten des neutralisierenden Antikörpers wie nach Überstehen der Krankheit. STOKES u. Mitarb. (1937), die Kinder mit lebender — Schweineinfluenza- und den PR 8-Stamm des A-Virus enthaltender — Vaccine geimpft

hatten, stellten im Vergleich zur Kontrollgruppe einen signifikanten Schutz gegen die natürliche Infektion fest, obwohl nur 31% der Impflinge einen Antikörperanstieg erkennen ließen.

Zu etwa derselben Zeit führten SMITH, ANDREWES und STUART-HARRIS (1938) bei englischen Soldaten erfolglos eine subcutane Impfung durch mit dem Filtrat einer Formalininaktivierten 10%-Aufschwemmung von Mäuselunge, die mit dem WS-Stamm des A-Typs infiziert worden war. Eine ähnlich hergestellte polyvalente Vaccine zeigte ebenfalls keine Wirksamkeit (STUART-HARRIS u. Mitarb. 1939). TAYLOR und DREGUSS (1940) führten nach gleichfalls negativen Erfahrungen das Scheitern der Prophylaxe auf Antigenverschiedenheiten zwischen Epidemie- und Impfstamm zurück. HORSFALL u. Mitarb. (1941) bezogen die Unwirksamkeit ihrer Vaccine auf die mangelnde Konzentration des Impfstoffes.

Um ein Konzentrat zu gewinnen, verwendeten HIRST u. Mitarb. (1942) zunächst die *hochtourige Zentrifugation*. Es erwies sich, daß Influenza-A-Virus 10fach, B-Virus 4fach konzentriert werden mußte, um beim Menschen Antikörper-Titer hervorzurufen, die den Titern in der Rekonvalescenz nach natürlicher Infektion entsprachen.

HIRST u. Mitarb. (1942) konnten später durch Einfrieren und Auftauen bei niedriger Temperatur aus Allantoisflüssigkeit ein reineres Konzentrat herstellen, das auch nach Inaktivierung Antikörper-Titer erzeugte, die denen vergleichbar waren, die man nach Verwendung von lebendem, zentrifugierten Material gefunden hatte.

2. Inaktivierte Impfstoffe (Antigen-Qualität)

Eine weitere Möglichkeit der Viruskonzentration, die sich den beiden beschriebenen Techniken als überlegen erwies, ergab sich aus der Eigenschaft der Hämagglutination der Grippe-Viren (HIRST 1941).

Die Agglutination wurde in der Kälte durchgeführt. Die überstehende Flüssigkeit und mit ihr die Hauptmenge des Fremdeiweißes wurden entfernt. Die agglutinierten Erythrocyten wurden in $1/10$ des ursprünglichen Volumens NaCl aufgenommen und die adsorbierten Viruspartikel in 1—2 Stunden bei langsam steigender Temperatur eluiert. Die endgültige Vaccine enthielt in 1 ml Flüssigkeit soviel

Viruspartikel des PR8-Stammes des A-Typs und des Lee-Stammes des B-Typs, wie in 5 ml Allantoisflüssigkeit enthalten waren. Das Virus wurde durch Formalin abgetötet und dem Impfstoff ein Bakteriostatikum zugefügt.

a) Großversuche 1942—1945. Mit dieser so konstituierten Vaccine wurden in USA im Jahre 1942/43 erstmalig Großversuche durchgeführt, die einen deutlichen Antikörperanstieg gegen beide Typen des Grippevirus bei den Impflingen erkennen ließen, wobei allerdings ein Abfall des Titers auf ein Drittel der Maximalhöhe bereits nach 4 Monaten zu verzeichnen war.

Die subcutan verabfolgte Vaccine vermittelte einen signifikanten Schutz bei menschlichen Freiwilligen, die $4^1/_2$ Monate bzw. 4 Wochen nach der Impfung durch Inhalation eines A- bzw. B-virushaltigen Sprays künstlich infiziert worden waren (SALK u. Mitarb. 1945).

Im Winter 1943/44 wurden unter Leitung der *Influenza-Kommission der US-Wehrmacht* an 9 verschiedenen Universitäten unter denselben Bedingungen und mit dem gleichen inaktivierten Impfstoff (gleiche Teile PR8- und Weiss-Stamm des A-Virus, Lee-Stamm des B-Virus, Adsorptions-Elutionsverfahren) 6263 Studenten subcutan geimpft, während 6211 Kontrollen Formalin-Kochsalzlösung injiziert erhielten. Von der bald nach der Impfung auftretenden Influenza-A-Epidemie wurden — bei klinischer Beurteilung — von den Impflingen 2,2%, von den Kontrollen dagegen 7,1% befallen.

Insgesamt wurde das Untersuchungskollektiv weniger befallen als die übrige Bevölkerung, da das Risiko einer Virus-Übertragung durch die Gegenwart der geschützten Impflinge offenbar auch für die Kontrollen verringert war. An 2 Plätzen begann die Epidemie etwa zur selben Zeit wie die Impfkampagne. Hier ließ sich zeigen, daß gleichzeitig mit dem Anstieg der zirkulierenden Antikörper ein Impfschutz erst 6—7 Tage nach der Vaccination einsetzt.

Zwei Jahre später, im Jahre 1945, konnte während einer Influenza-B-Epidemie ein noch wirksamerer Impfschutz durch B-Virus-Vaccine unter Beweis gestellt werden. Die folgende Tabelle (FRANCIS 1953) faßt die Impfergebnisse zusammen, die mit einem B-Virus-Impfstoff etwa gleicher Stärke und Zusammensetzung an vier geographisch weit auseinanderliegenden Orten in USA sowie in Schottland und England gewonnen wurden.

Wie ersichtlich, hat die Impfung an allen 6 Orten zu einer deutlichen Minderung der Fallzahl geführt. Es muß dazu einschränkend bemerkt werden, daß die Untersuchungsreihen z. T. sehr klein sind und nur bedingt miteinander verglichen werden können, da keine alternierenden Kontrollen verwendet wurden

Tabelle 2. *Ergebnisse der Schutzimpfungen gegen Influenza B in 6 Gemeinschaften*

Ort	Impflinge			Kontrollen		
	Anzahl	Fall-zahl	Anfalls-rate %	Anzahl	Fall-zahl	Anfalls-rate %
Michigan/Mich.	600	7	1,2	1100	109	9,9
Yale/Conn.	550	3	0,5	1050	132	12,5
Alabama/Ala.	30	2	6,7	95	18	18,9
Washington	360	7	1,9	4280	352	8,2
Glasgow/Schottland	115	2	1,7	105	9	8,6
Woolwich/England	609	31	5,1	622	68	10,9

und auch die Schwere der B-Virus-Epidemie an den einzelnen Orten Unterschiede aufwies.

Demnach schien das Problem einer wirksamen Schutzimpfung gegen Influenza-Virus A- und B-Infektionen verhältnismäßig einfach zu lösen. Schon die nächsten Jahre aber brachten Rückschläge und dämpften den Optimismus merklich.

b) Großversuche 1946—1957. Nach der Impfaktion, die Ende Oktober 1946 von FRANCIS u. Mitarb. wiederum an der Universität von Michigan in Erwartung einer Epidemie durchgeführt wurde, erkrankten im März 1947 von 10328 Impflingen 7,19%, von 7615 Kontrollpersonen 8,09% an A-Virus-Influenza. Von einer Schutzwirkung des Impfstoffes konnte keine Rede sein.

Ähnlich negativ verliefen die Impfstoffprüfungen, die von einer Reihe weiterer nordamerikanischer und englischer Autoren durchgeführt wurden (siehe FRANCIS 1953). Als Ursache für dieses Versagen eines Impfstoffes, der in den Jahren zuvor Gutes geleistet hatte, fand sich eine deutliche *Antigendifferenz* zwischen Impf- und Epidemiestämmen. Die Impfung erzeugte nur geringe Antikörper-Titer gegen die Epidemiestämme.

In den folgenden Jahren (1947—1957), die man als die Periode des Influenza-Virus A1 bezeichnen kann, wurde in einer Reihe von Groß-Impfversuchen in USA die Wirksamkeit einer richtig zusammengesetzten Influenza-A-Vaccine erneut unter Beweis gestellt.

38*

FRANCIS (1955) hat die Ergebnisse aus den Jahren 1950, 1951 und 1953 in der folgenden Tab. 3 zusammengefaßt.

Trotz der guten Wirksamkeit des Impfstoffes erkranken immer auch einige Impflinge an Influenza, und zwar in der Regel diejenigen, die postvaccinal einen Antikörperanstieg vermissen lassen. Die Korrelation zwischen Antikörperhöhe und Impfschutz ist eng. Nach Überstehen einer Influenza-Infektion finden

Tabelle 3. *USA-Influenza-Impfstoffversuche unter Verwendung einer polyvalenten A/A-1-Totvaccine (einmalige Impfung 1 ml subcutan)*

A-Epidemie des Jahres	Kollektiv	No.	Erkrankungsrate %	Schutzverhältnis	Diagnose
1950	Kontrollen	2 082	3,7	3,1	serologisch
	Impflinge	670	1,2		
1951	Kontrollen	5 228	2,01	4,0	,,
	Impflinge	2 596	0,5		
1953	Kontrollen	5 527	5,7	6,0	,,
	Impflinge	5 994	0,94		

sich im Rekonvalescentenserum durchschnittliche Antikörper-Titer von 1:32—1:128. Men-

Research Council 1953—1956 durchgeführt wurden, wesentlich bescheidener. Die unterschiedlichen Resultate diesseits und jenseits des Atlantiks erklären sich z. T. daraus, daß die zur Impfung ausgewählten Kollektive sehr verschieden waren und die epidemiologische Ausgangssituation differierte.

Die folgende Tabelle zeigt die Ergebnisse von 3 in den Jahren 1953 und 1956 unternommenen Impfaktionen in England (STUART-HARRIS 1957).

Die englischen Großversuche wurden durchgeführt zu einer Zeit, als die Durchseuchungsrate der Bevölkerung mit Influenza-A-Virus nur mäßig war (nicht höher als 5%), so daß grippeartige Erkrankungen, die nicht auf eine Influenza-Virus-Infektion zurückzuführen sind, mit in die — klinisch gestellte — Diagnose eingegangen sind und so das Resultat zu ungunsten der Impfstoffwirkung beeinflußt haben können. Andererseits kann die serologisch gestellte Diagnose der postvaccinalen Erkrankung der USA-Versuche deren Ergebnisse zugunsten des Impfstoffes beeinflußt haben (McDONALD u. ANDREWS 1955, MEIKLEJOHN 1958).

Bei stärkerer Durchseuchung des Kollektivs ist die Impfstoffwirkung — wie das dritte englische Beispiel demonstriert — in der Regel befriedigend. Während von 344 ungeimpften

Tabelle 4. *In Influenza-Impfstoff-Versuche in England mit polyvalenter A/A-1-Vaccine*

A-Epidemie des Jahres	Kollektiv	No.	Impfstoff	Erkrankungssatz %	Schutzverhältnis	Diagnose
1953	Arbeiter Schwestern Studenten	6 370 6 340	B A	4,9 3,0	1,63	klin.
1956	Arbeiter	2 499 2 487 2 509	B monoval. } A polyval. }	5,0 } 3,5 } 3,3	1,4 } 1,5	,,
1956	Schüler	344 100 100	ungeimpft A (1955) A (1954/55)	20,0 } 8,0 } 2,0	2,5 } 10	klin. und virulog.

schen mit Titern von 1:32 und höher sind gegenüber experimenteller Influenza-Virus-Infektion weitgehend immun (BELL u. Mitarb. 1957). Höhe und Häufigkeit einer ausreichenden postvaccinalen Antikörperbildung eines Kollektivs sind außer von der Qualität des Impf-Antigens noch von einer Reihe anderer Faktoren abhängig, auf die noch einzugehen sein wird.

Im Vergleich zu den günstigen Erfahrungen der Nordamerikaner sind die Ergebnisse der Impfversuche, die in England vom *Medical*

Schülern 20% an (durch Erregerisolierung) identifizierter Grippe erkranken, beträgt die Erkrankungsrate bei den zweimal (14 und 3 Monate vor Epidemiebeginn) geimpften Kindern nur 2%, bei den einmal (3 Monate zuvor) Geimpften 8%,

Die Erfahrungen, die man mit Influenza-A-Impfstoffen im Jahre 1947 nach dem Erscheinen der Untergruppe A1 gemacht hatte, wiederholten sich mit B-Impfstoffen, als 1954/55 eine größere Verschiebung in der Antigenzusammensetzung des Influenza-B-

Virus eintrat (DAVENPORT u. HENNESSY 1956). Dieses Ereignis machte erneut deutlich, daß eines der Hauptprobleme der Schutzimpfung gegen Influenza darin besteht, einen Impfstoff herzustellen, der nicht nur gegen bekannte, in der Vergangenheit aktive Stämme zu schützen vermag, sondern auch gegen jeden zukünftigen Influenza-Erreger.

So war der Stand der Dinge, als im Frühjahr 1957 die Untergruppe A2 von China aus ihren Siegeszug um die Erde begann (DUNN 1958).

CCA-Einheiten/ml) vorrätig. Im November 1957 waren 12,2 Mill. ml eines doppelt konzentrierten (400 CCA E./ml) Impfstoffes erhältlich (SMADEL 1958). Dieses imponierende Ergebnis war nur möglich, weil unter den gegebenen optimalen Bedingungen ein fester Kaufauftrag der US/Wehrmacht vorlag. In weniger begünstigten Ländern lief die Produktion der A2-Vaccine wesentlich langsamer an.

Die Commission on Influenza der US-Wehrmacht hat mono- und polyvalente A2-Vaccinen gleichen und verschiedenen Antigengehaltes

Tabelle 5. *Wirksamkeit von Influenza-A-2-haltigen Impfstoffen verschiedenen Antigengehaltes bei jungen Erwachsenen*

Ort	Impfstoff	Impflinge			Kontrollen			Wirksamkeit
			erkrankt			erkrankt		
		No.	No.	°/₀₀	No.	No.	°/₀₀	in %
Ford Ord Kalifornien	250 CCA/E.	916	20	21,8	1448	55	37,9	42
Lowry Colorado	200 CCA/E. monovalent	775	46	59,3	806	121	150,1	61
	400 CCA/E. monovalent	649	12 }		624	27 }		67
	A2 = 400 CCA/E. polyvalent	564	9 }	17,3		}	52,5	
Fort Dix New Jersey	200 CCA/E. monovalent	1869	62	33,2				57
	750 CCA/E. monovalent	1665	29	17,4	1665	126	76,1	77
Great Lakes Illinois	200 CCA/E. monovalent	1080	43	9,38				75
	polyvalent ohne A 2	1031	95	92,1	1444	234	162,0	43

c) Großversuche 1957. Die Situation war insofern günstig, als eine gewisse Zeit zur Verfügung stand, um einen homologen Impfstoff herzustellen. Zwar waren durch das Fehlen von Laboratorien des Welt-Influenza-Dienstes der WHO in China 2 wertvolle Monate bereits verstrichen.

Dennoch wurden in den ersten 7 Monaten, die der Anzüchtung eines A2-Stammes in Nordamerika (Juni 1957) folgten, von der pharmazeutischen Industrie der USA fast 50 Millionen ml Impfstoff auf den Markt gebracht. Mitte August 1957 hatten 2 Herstellerfirmen zusammen 500000 ml einer staatlich geprüften, monovalenten A2-Vaccine (200

in 4 Rekrutenausbildungslagern in der Zeit von Juli bis September 1957 austesten lassen. Tab. 5 bringt zusammenfassend die Ergebnisse dieser Untersuchungen (DAVENPORT 1958).

Die Impflinge waren durchweg Rekruten (Durchschnittsalter 20 Jahre). Geimpft wurde einmal 1 ml Impfstoff subcutan. Die Kontrollen erhielten formalinhaltige Kochsalzlösung, in einem Versuch auch Influenza-B-Impfstoff. Die postvaccinal auftretenden Erkrankungen wurden klinisch diagnostiziert.

Die Untersuchungsreihen sind nur mittelbar miteinander vergleichbar, da einerseits die Impforte geographisch weit auseinanderlagen und zu verschiedenen Zeiten und unterschiedlich schwer von der A2-Epidemie erfaßt wurden, andererseits verschiedene Untersucher am Werk waren und schließlich als Kriterium der nach der Impfung auftretenden Erkrankung nur die klinische Diagnose verwendet wurde.

Immerhin lassen sich folgende Resultate ablesen:

Die Wirksamkeit des Impfstoffes steigt mit dem Antigengehalt. Nur die Vaccine ist ausreichend wirksam, die den epidemieeigenen Stamm enthält. Ist die allgemeine Durchseuchungsrate an Influenza gering — wie in Fort Ord — so ist eine Beurteilung des Impfergebnisses unmöglich.

d) Andere Faktoren. Aus den Großimpfversuchen, die die Anglo-Amerikaner in den Jahren 1942—1957 mit Grippeimpfstoffen angestellt haben, ergibt sich somit ein recht uneinheitliches Bild. Der Impfschutz kann unter optimalen Bedingungen 75—95% betragen (FRANCIS 1955), er kann unter ungünstigen Verhältnissen auf 30—40% absinken (STUART-HARRIS 1957, CULVER u. Mitarb. 1957).

Diese Unterschiede in der Wirksamkeit hängen nicht nur von der Art der Antigenzusammensetzung ab.

α) Antigengehalt des Impfstoffes. McCAROLL u. KILBOURNE (1958) sowie DULL u. Mitarb. (1960) haben zeigen können, daß mit zunehmender Antigenmenge die Schutzwirkung einer Vaccine steigt.

Wie entscheidend der Antigengehalt (die Quantität) des Impfstoffes für den Impferfolg ist, geht aus Tab. 5 hervor (DAVENPORT 1958).

Wie ersichtlich, sind Höhe und Häufigkeit des Antikörperanstiegs nach Gabe von Impfstoffen, die 100—200 CCA/E/ml enthalten, mangelhaft und unzureichend. Bei Impfstoffen, die 400 und mehr CCA-E/ml enthalten, sind die Reaktionen gleichmäßiger und besser. 750—800 CCA/E/ml erhöhen nicht meßbar Häufigkeit und Ausmaß des Titeranstiegs.

BELL u. Mitarb. (1951) verlangen, um bei 90% der Impflinge einen durchschnittlichen Antikörpertiter von 1:32—1:128 erzielen zu können, bei einmaliger Vaccination einen Antigengehalt des Impfstoffes von 400—500 CCA/E/ml.

Bei US-Marinesoldaten hat man mit einem polyvalenten A-B-Impfstoff, der nur 200 CCA/E/ml A2-Stamm enthielt, eine zweite Attacke von asiatischer Influenza nicht verhindern können (BEAM u. Mitarb. 1959).

Tabelle 6. *Verhalten des Antikörper-Titers nach Verabfolgung von Impfstoffen verschiedenen Antigengehaltes (1 ml Vaccine subcutan. Die Seren wurden vor und 2 Wochen p. V. auf hämagglutinationshemmende Antikörper untersucht)*

Antigengehalt/ml In CCA-(chicken cell agglutinating) Einheiten	Geometrisches Mittel d. Antikörpertiter, postvaccinal (Prävaccinale Titer < 32)	Häufigkeit des Antigenkörperanstiegs (Nenner-No. der Impflinge Zähler-No. der Impflinge mit Anstieg)
100	25,6	11/21
	32	0/22
200	28,8	14/21
	23,0	4/23
	51,2	11/21
	29,4	16/25
400	83,2	18/20
	35,2	16/21
750—800	83,2	19/21
	72,2	25/25

β) Alter des Impflings. Es wurde bereits darauf hingewiesen, daß ein älterer Mensch mit längerer Erfahrung im Umgang mit Influenza-Viren für eine Vaccination ein günstigeres Objekt darstellt als ein jüngerer Mensch, der bestimmten Antigenkonstellationen u. U. noch jungfräulich gegenübertritt („doctrin of the original antigenic sin").

Bei Verwendung einer monovalenten A2-Vaccine (500 CCA/E/ml) fanden BAYNE u. Mitarb. (1958) 2 bzw. 4 Wochen nach subcutaner Gabe von 1 ml Impfstoff bei verschiedenen Altersgruppen folgende Prozentsätze positiver Titer (WOHLRAB 1963).

Tabelle 7. *Alter der Impflinge und Antikörperbildung*

Wochen nach der Impfung	Gruppe I Durchschnittsalter: 40 Jahre	Gruppe II Durchschnittsalter: 84 Jahre
2	33%	81%
4	61%	91%

Die Ergebnisse entsprechen denen, die in Tab. 1 dargestellt sind. Die alten Menschen reagieren auf Grund früherer Auseinandersetzungen mit der Untergruppe A2 im Sinne einer Auffrischungs-Reaktion.

Bei der jüngeren Generation fehlt ein solcher „booster-Effekt".

γ) *Applikationsart und Antikörperbildung.* Durch zweimalige Antigengabe in bestimmten Abständen kann die Antikörperproduktion erheblich gesteigert werden. Die folgende Tabelle zeigt das Verhalten des Antikörpertiters nach ein- bzw. zweimaliger Impfung (MEIKLEJOHN u. MORRIS 1958).

Tabelle 8. *Verhalten des Antikörpertiters nach ein- bzw. zweimaliger subcutaner Impfstoffgabe (Testung 2 Wochen p. V. Prävaccinale Titer <8)*

Impfstoff-Konzentration in CCA/Einh. ml.	No. Seren	% mit Titern von					% mit Titern von < 16
		< 8	8	16	32	64	
200	45	60	20	14	4	2	20
2 × 200 (in 6wöchigem Abstand)	40	0	15	12	30	43	85

Die zweimalige Impfung bringt eine deutliche Mehrausbeute an positiven Titern gegenüber der einmaligen Impfung (HOLLAND u. Mitarb. 1958, SCHÄFER 1951, GLAZIER u. Mitarb. 1955). Die Zweitimpfung führt aber nur dann zu einer signifikanten Erhöhung des Titers, wenn sie in einem Abstand von wenigstens 4 Wochen nach der Erstimpfung erfolgt (BAYNE u. Mitarb. 1958).

VAN GELDERN u. Mitarb. (1943) haben zeigen können, daß bei Verwendung von Impfantigenen, mit denen sich eine gegebene Bevölkerung bereits einmal auseinandergesetzt hat, die *intracutane* Impfstoffgabe nur $1/10$ der subcutanen erfordert, um vergleichbare Antikörpertiter zu erzielen. Auch REBER u. Mitarb. empfahlen 1952 die intracutane Gabe als der subcutanen überlegen. Im Gegensatz dazu stehen die Erfahrungen mit der für die Bevölkerung weitgehend neuen Untergruppe A2.

MCCARROLL und KILBOURNE (1959) sehen keine signifikanten Unterschiede zwischen intra- und subcutaner Impfung. BAYER u. Mitarb. (1958) finden die einmalige intracutane Injektion der einmaligen subcutanen Gabe unterlegen, haben jedoch vergleichbare Resultate, wenn die sub- bzw. intracutane Gabe als Zweitinjektion 4 Wochen nach der Erstimpfung verabfolgt wird.

In der Absicht, eine lokale, zelluläre Immunität zu erzeugen, ist der inaktivierte Impf-stoff verschiedentlich auch intranasal verabfolgt worden.

PRZESMYCKI u. Mitarb. (1959) berichten über günstige Erfahrungen, die sie unter Verwendung sowohl eines wäßrigen wie eines an Aluminiumhydroxyd adsorbierten Impfstoffes in Großversuchen in Polen in den Jahren 1953—1956 mit der intranasalen Applikation gewonnen haben. Die antigene und die protektive Wirksamkeit der Vaccinen gingen bei dieser Art der Impfung einander nicht parallel.

δ) *Postvaccinaler Schutzbeginn und Schutzdauer.* Der Impfschutz einer qualitativ und quantitativ entsprechenden Vaccine beginnt etwa 8—10 Tage nach erfolgter Impfung. Die folgende Tabelle zeigt diese Verhältnisse am Beispiel einer A2-Epidemie in England (CRUICKSHANK 1959).

Tabelle 9. *Impfschutzbeginn nach Impfung mit einer monovalenten A-2-Vaccine (400 CCA/E. ml.)*

Impfstoff	No.	Erkrankt Tage n. d. Impfung			Erkrankungssatz % Tage nach der Impfung		
		1—8	9—15	16 u. mehr	1—8	9—15	16 u. mehr
A 2	404	95	33	5	23,4	8,2	1,2
A polyvalent nicht A 2	437	101	107	14	23,1	24,2	3,2
B	429	93	106	16	21,7	24,7	3,7

Kinder, die mit dem epidemieeigenen Stamm (A2) geimpft wurden, entwickelten ab dem 8. Tag p. V. einen signifikanten Schutz gegenüber der natürlichen Infektion im Gegensatz zu den Impflingen, die einen polyvalenten, nicht A2-haltigen bzw. antigenfremden (B-) Impfstoff erhalten hatten.

Die durch Verabfolgung eines wäßrigen, inaktivierten Influenza-Impfstoffes vermittelte Immunität ist flüchtig. Nach Injektion des Impfstoffes kommt es nach etwa 8 Tagen zu einem Anstieg des hämagglutinationshemmenden Antikörpers. Dessen Titer erreicht nach einer einmaligen subcutanen Gabe nach 2—4 Wochen einen Gipfel, um dann im Verlaufe der folgenden 12 Monate langsam wieder abzufallen (Med. Res. Counc. 1958).

ε) *Zubereitungsart der Grippe-Impfstoffe.* Sehr bald, nachdem man gelernt hatte, die Influenza-Impfstoffe zu konzentrieren, begann man den Vaccinen Verstärkungsmittel oder Adjuvantien zuzusetzen, um ihre Immunitätswirkung zu verlängern.

In Deutschland wurde unter Führung von HERZBERG (1946/47) seit 1944 ein Adsorbat-Impfstoff aus virusinfizierter Mäuselunge hergestellt. Als Adsorptionsmittel diente gepuffertes Aluminiumhydroxyd, das auch SCHÄFER und TRAUB (1946) bei Influenza-Immunisierungsversuchen an Tieren bereits verwendet hatten. Der Herzbergsche Impfstoff enthielt die A-Stämme Weiss und PR8. Es wurden in 14tägigen Abständen 2mal 0,5 ml subcutan verabfolgt. Die Schutzwirkung setzte ca. 14 Tage nach der 2. Vaccination ein. Die Dauer des Schutzes wurde auf 6 Monate veranschlagt. (RAETTIG 1949).

Ein ähnlicher Grippe-Virus-Adsorbat-Impfstoff aus Allantoisflüssigkeit virusinfizierter Bruteier hergestellt und mit Aluminiumhydroxyd als Adsorbens versetzt, aber mit einer entsprechend der epidemiologischen Situation wechselnden Antigenzusammensetzung, ist auch heute auf dem deutschen Markt (HENNESSEN 1963, 1964).

Der Schutz beginnt etwa 8 Tage p. V. Die Schutzdauer dieser polyvalenten, antigenmäßig auf den jeweiligen Epidemiestamm eingestellten Vaccine (Antigengehalt 400 CCA/ E./ml.) wird auf 3—12 Monate geschätzt (Kleine Mitteilungen).

DRESCHER (1957) konnte nachweisen, daß γ-Aluminiumoxyd sich als Adsorbens besser eignet als Aluminiumhydroxyd. Der Aluminiumoxyd-Depotimpfstoff hat den Vorteil, daß die Oberfläche des Adsorbens sowie die adsorbierte Virusmenge und damit auch der Virusgehalt des wäßrigen Anteiles des Impfstoffes (Wasserphase) genau bestimmt werden können (DRESCHER u. RAETTIG 1957, HENNEBERG u. DRESCHER 1957, HENNEBERG 1958 u. 1960). Soweit bisher bekannt, ist die Antikörperbildung nach Verabfolgung dieses neuen Depotimpfstoffes eine gute und lang anhaltende (JACOBI 1959, POTEL 1960, RAETTIG 1959, HAAGEN 1961).

Die englischen und amerikanischen Depot-Impfstoffe enthalten häufig als Adsorbens Aluminiumphosphat.

SALK u. Mitarb. (1952) benutzten eine Influenza-Vaccine, der das Emulgierungsmittel Arlacel und ein Mineralöl (Bayol F) zugesetzt waren und fanden gegenüber dem in NaCl aufgeschwemmten Antigen eine größere und länger enthaltende Antikörperbildung (1 Jahr und mehr). Die von SALK (1953) zunächst

angenommene größere Breite der Vaccine auch gegen heterologe Stämme wurde nicht bestätigt (Med. Res. Counc. 1955).

Der mit Öl verstärkte Influenza-Impfstoff ist noch im Versuchsstadium. Er hat den Vorteil, daß nur $^1/_{10}$ der Dosis der NaCl-Vaccine benötigt wird, und daß die lokalen und allgemeinen Nebenreaktionen geringer sind als nach Gabe des wäßrigen Antigens. In einem geringen Prozentsatz (0,1–0,5%) kommt es nach der intramuskulären Injektion der ölhaltigen Vaccine zur Ausbildung kleiner Knötchen, die einschmelzen können (Med. Res. Counc. 1957). Ob die Mineralöl-Impfstoffe Depot-Vaccinen im engeren Sinne sind, oder ob das Öl-Adjuvans nur eine unspezifische Steigerung der Antikörperbildung hervorruft, ist noch strittig (MEIKLEJOHN 1962). McKINNEY u. DAVENPORT (1961) fanden bei mit P^{31} markierten Mineralöl-Impfstoffen einen raschen Antigenverlust.

Die Schnelligkeit, mit der ein frisch isolierter Influenza-Virus-Stamm in einem Impfstoff einverleibt werden kann, hängt davon ab, wie rasch sich ein solcher Stamm an die Allantoishöhle des Bruteies adaptieren läßt. Unter Umständen sind zu einer solchen Adaptation zahlreiche Passagen erforderlich. Ist die Adaptation einmal erfolgt, so können von einem Ei etwa 5—10 Impfstoffdosen mit einem mittleren Antigengehalt von 400 CCA/E/ml gewonnen werden.

ζ) *Nebenerscheinungen.* Bei etwa 2—4% der Impflinge kommt es zu lokalen Reaktionen an der Einstichstelle mit Rötung und schmerzhafter Schwellung, die in der Regel in 1—2 Tagen abklingen (TATENO u. Mitarb. 1962). Bei aluminiumhaltigen Impfstoffen kann es zur Ausbildung einer kleinen Aluminiumcyste kommen (HENNEBERG 1958).

In etwa 1—2% der Fälle treten Allgemeinsymptome (Fieber, Krankheitsgefühl) auf. Personen mit allergischen Vorkrankheiten und Menschen, die gegen Eiereiweiß überempfindlich sind, sollten von der Impfung zurückgestellt werden (HARBOE u. Mitarb. 1961, GRIFFIN 1959). In sehr seltenen Fällen sind anaphylaktische Reaktionen (vasculäre Purpura, Encephalopathie) u. U. mit tödlichem Ausgang beschrieben worden (SEAL 1955, WARREN 1956, STEFANINI u. Mitarb. 1958, HAAGEN 1962).

JENSEN u. Mitarb. (1960) sahen bei einem aus 6 Stämmen zusammengesetzten Impfstoff mit hohem Antigengehalt (1000 Einheiten CCA) nicht mehr Nebenerscheinungen als bei Verwendung der Standard-Vierstamm-Vaccine mit 500 CCA).

Nach den Untersuchungen von SUSSMAN and PRETSHOLD besteht kein Grund, werdende Mütter oder zukünftige Blutspender aus Furcht vor einer Isoimmunisierung gegen Blutfaktor A oder B von der Influenzaimpfung auszuschließen.

Zusammenfassend läßt sich sagen, daß die bisher mit den inaktivierten Influenza-Impfstoffen gemachten Erfahrungen noch keineswegs befriedigen können.

Die bislang üblichen, in großen Mengen kommerziell erhältlichen polyvalenten Totvaccinen vermitteln in den Jahren mit kleinerem Antigenwechsel einen signifikanten, aber keineswegs optimalen Schutz. Finden größere Verschiebungen im Antigenmosaik statt, so ist die Wirksamkeit der Impfstoffe sehr eingeschränkt.

Die Impfung wird zweckmäßig in den Monaten November/Dezember durchgeführt. Es empfiehlt sich, 2 Dosen im Abstand von 4 Wochen zu geben.

Die Impfung muß jährlich wiederholt werden (DAVENPORT 1962). Es versteht sich, daß ein solches Impfprogramm nicht populär sein kann und auch für größere Bevölkerungsteile praktisch nicht in Frage kommt. Für einen besonders gefährdeten Personenkreis dagegen (Ärzte, Pflegepersonal, chronisch Kranke, Gravide usw.) kann ein solches Programm von Bedeutung sein.

Die rasche Herstellung größerer Mengen dem Epidemie-Stamm entsprechender Vaccine von genügend hohem Antigengehalt, wie sie beim Herannahen einer großen Influenza-Epidemie notwendig ist, ist nur unter besonders günstigen Verhältnissen möglich. Man wird sich also damit begnügen müssen, auch unter solchen Bedingungen zunächst besonders exponierte oder gefährdete bzw. für die Erhaltung des öffentlichen Lebens besonders wichtige Personenkreise zu schützen.

3. Lebende Impfstoffe

In den letzten Jahren tritt als 2. Methode einer künstlichen Immunisierung gegen Influenza neben die sub- oder intracutane An-

wendung der Totvaccinen die intranasale Gabe von lebendem, abgeschwächten Virus.

Das Verfahren wurde zunächst in Australien durch BURNET (1943) sowie MAWSON und SWAN (1943) angewendet. Ein wirkungsvoller Schutz wurde nicht erzielt, da das im Brutei angezüchtete und passagierte Virus nicht infektiös war und auch nicht regelmäßig Antikörper hervorrief.

In der UdSSR wurde eine Virulenzabschwächung erzielt, bei der die immunogene Wirkung durch Kultivierung des Virus in menschlichen Geweben erhalten bleibt (SMORODINTSEV u. ZHDANOV 1957).

Der Impfstamm wird ausgewählt nach Antigenzusammensetzung und Infektionsvermögen. Er wird auf menschlichem Embryonalgewebe angezüchtet und nicht mehr als 5—7mal in Hühnerembryonen passagiert. Nicht genügend aktive Stämme werden durch Menschen- oder Gewebekulturpassagen aufgefrischt. Bevorzugt werden monovalente, epidemieeigene Vaccinen benutzt. Die Vaccine-Stämme müssen an Freiwilligen hinsichtlich Infektiosität und immunogener Fähigkeit sowie ihrer Eigenschaft, Krankheitssymptome hervorzurufen, ausgetestet werden. Der Impfstoff wird mittels spezieller Versprühapparate tief in die Atemwege eingebracht. Die intranasale Impfung soll möglichst 1—3 Monate vor Auftreten einer Epidemie vorgenommen werden. Die Methode hat den Vorteil, daß sie für Massenimpfungen besonders geeignet ist.

ISAACS u. Mitarb. (1956) haben in England bestätigt, daß sich die russische Lebendvaccine nach intranasaler Gabe in der Nasenschleimhaut vermehrt, haben aber eine Antikörperproduktion nicht nachweisen können.

MEIKLEJOHN (1960) fand den russischen A2-Impfstoff der Totvaccine weit unterlegen.

ZHDANOV (1959) hat mit Lebendvaccine bei 60—70% der Impflinge eine Virusvermehrung in der Nasenschleimhaut erzielt, die von einer etwa 6monatigen Immunität gefolgt war. Die restlichen 30—40% der Impflinge konnten durch eine Zweit-Vaccination immunisiert werden. Nur ein kleiner Prozentsatz blieb auch nach der 2. Impfung empfänglich.

Das Mechnikov-Institut in Moskau hatte bis Ende 1957 13 Millionen Dosen monovalenten A2-Lebendimpfstoffes hergestellt. Die russischen Erfahrungen mit diesem Impfstoff gehen aus folgender Tabelle hervor (ZHDANOV 1959).

Wie ersichtlich, ist die Wirksamkeit des Lebendimpfstoffes an einigen Orten recht befriedigend.

In Kharkov, wo während der Epidemie etwa ein Viertel der Bevölkerung geimpft wurde, kam es im Anschluß an die Impfaktion zu einer raschen Verminderung der Fallzahl auch bei dem ungeschütz-

Tabelle 10. *Wirksamkeit der russischen monovalenten A-2-Lebend-Vaccine*

Ort der Impfung	geimpft			ungeimpft			Wirksamkeits-koeffizient
	No.	No. Erkrankungen	Erkrankungsrate %	No.	No. Erkrankungen	Erkrankungsrate %	
Orekhovo-Zuyevo	3 076	381	14,4	3 155	1 385	43,9	3,5
Minsk	9 310	355	3,8	17 667	2 292	12,9	3
Krasnodar	4 200	563	13,4	2 536	1 060	41,8	3,2
Moskau (Eisenbahn)	6 115	665	10,8	8 115	2 566	31,6	2,9
Kharkov	41 800	4218	10,1	48 135	8 088	16,8	1,88
Leningrad	25 876	1316	5,08	46 205	3 176	6,8	1,35

ten Teil der Einwohner, da die Möglichkeiten zu einer Infektion schnell herabgesetzt wurden.

Die russischen Autoren führen als *Gegenanzeige* einer Impfung mit Lebend-Vaccinen an: akute und chronische Lungenerkrankungen, kardiovasculäre Schäden, die letzten Schwangerschaftsmonate. Ferner sollen Kinder bis zum 7. Lebensjahr, besonders aber Kleinkinder bis zu 3 Jahren von der Impfung zurückgestellt werden, da in diesem Alter die Reaktion auf das künstlich zugeführte lebende, wenn auch abgeschwächte Virus sehr heftig sein kann. Damit ist aber ein Personenkreis in die Gegenindikation der Impfung einbezogen, dessen Schutz zu Epidemiezeiten besonders vordringlich ist.

An einer „milden" Vaccine eigens für Kinder wird in Rußland derzeit gearbeitet.

Ähnlich wie beim inaktivierten Impfstoff bleibt auch bei der Lebendvaccine als wesentliche Forderung die Antigen Übereinstimmung zwischen Impf- und Epidemiestamm bestehen.

Eine Lösung dieses grundlegenden Problems jedes Immunisierungsvorhabens gegen Influenza ist erst dann zu erwarten, wenn es gelingt, einen Impfstoff zu schaffen, der die gesamte Abdeckung der (vorerst noch hypothetischen) 4—5 Hauptfamilien des Influenza-

Virus A und der wenigen möglichen Antigenkonstellationen des Influenza-Virus B übernimmt.

III. Passive Immunisierung

Die passive Immunisierung kann mit mono- oder polyvalentem Anti-Influenza-Serum, das durch Hyperimmunisierung von Pferden oder Schafen gewonnen wird, durchgeführt werden. Das Immunserum wird entweder intranasal — als Ärosol bzw. als Pulver — eingebracht oder intramuskulär injiziert.

Die passive Prophylaxe gegen Influenza ist 1940 von SMORODINTSEV u. Mitarb. angegeben worden. Sie hat sich während der A2-Pandemie 1957 in der UdSSR — besonders zum Schutz von Kontaktfällen — bewährt (ZHDANOV 1959). Die Methode erfordert dieselben Vorsichtsmaßnahmen wie jede Gabe von artfremdem Eiweiß.

IV. Zusammenfassung

Das folgende Schema veranschaulicht die Möglichkeiten des prophylaktischen Vorgehens gegen Influenza, wie sie vorstehend beschrieben worden sind.

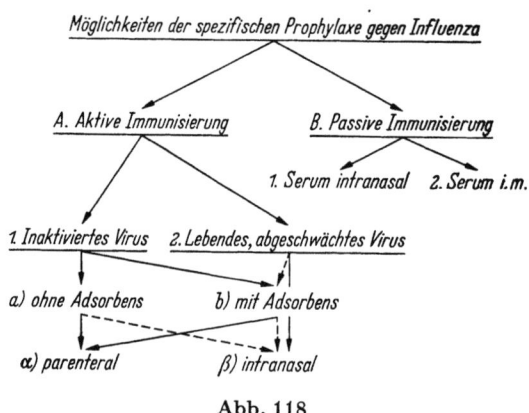

Abb. 118

Keine der Methoden hat bisher voll befriedigen können, keine hat internationale Anerkennung gefunden.

Es bedarf weiterer experimenteller Arbeit, um hier einen Wandel zu schaffen.

Literatur

ANDREWES, C. H.: Factors in Virus Evolution. Advances in Virus Res. Vol. IV. New York: Acad. Press 1957.

—, and G. WORTHINGTON: Some new or little known respiratory viruses. Bull. Wld. Hlth. Org. **20**, 435—443 (1959).

BAYNE, G. M., O. C. LIU and W. P. BOGER: Asian influenza vaccine: effect of age and schedule of vaccination upon antigenic responses. Amer. J. med. Sci. **236**, 290—299 (1958).

BEAM, W. E., J. T. GRAYSTON and R. H. WATTEN: Second Asian influenza epidemic occurring in vaccinated men aboard U. S. navy vessels. J. infect. Dis. **105**, 38—44 (1959).

BELL, J. A., T. G. WARD, A. Z. KAPIKIAN, A. SHELOKOV, T. E. RECHELSDORFER and R. J. HUEBNER: Artificially induced Asian influenza in vaccinated and unvaccinated volunteers. J. Amer. med. Ass. **165**, 1366—1373 (1957).

BURNET, F. M.: Influenza virus on the developing egg. Brit. J. exp. Path. **17**, 282—293 (1936), **18**, 37—43 (1937), **19**, 17—29 (1938), **21**, 147—152 (1940).

— Med. J. Austral. **1**, 385 (1943). Zit. n. STUART-HARRIS, C. H.: Influenza and its complications. Brit. med. Bull. **15**, 216—220 (1959).

CHANOCK, R. M., R. H. PARROTT, K. M. JOHNSON, A. Z. KAPIKIAN and J. A. BELL: Myxoviruses: Parainfluenza Amer. Rev. Respir. Dis. **88**, 152 bis 166 (1963).

CHIN, T. D. Y., J. F. FOLEY,, J. L. DOTO, C. R. GRAVELLE and J. WESTON: Morbidity and Mortality characteristics of asian strain influenza. Publ. Hlth. Rep. **75**, 149—158 (1960).

Commission on Influenza: Studies of 1943. Amer. J. Hyg. **12**, 1—105 (1945).

CRUICKSHANK, R.: Influenza Immunization. Practitioner **183**, 294—299 (1959).

CULVER, J. O., R. E. NITZ and E. H. LENNETTE: Vaccination against Asian influenza. Basis for recommendation and a peliminary report on efficacy. J. Amer. med. Ass. **165**, 2055—2058 (1957).

CULVER, J. O., E. H. LENNETTE, G. NAVARRE and G. A. DONAHUE: The recall phenomenon in the antibody response to influenza vaccines. J. Immunol. **81**, 452—459 (1958).

DAVENPORT, F. M.: Role of the Commission on Influenza Publ. Hlth. Rep. **73**, 133—139 (1958).

— Current knowledge of influenza vaccine. J. Amer. med. Ass. **182**, 11—13, (1962).

—, A. V. HENNESSY and T. FRANCIS jr.: Epidemiological and immunological significance of age distribution of antibody variants of influenza virus. J. exper. Med. **98**, 641—656 (1953).

— — Federation Proc. **15**, 585 (1956). Zit. n. JORDAN, W. S. and J. H. DINGLE: Infectious diseases (control of infection: biological and chemical means of prophylaxis). Ann. intern. Med. **8**, 19—46 (1957).

— — Predetermination by infection and by vaccination of antibody response to influenza virus vaccines. J. exper. Med. **106**, 835—850 (1957).

DAVENPORT, F. M. and A, V. HENNESSY: Clinical epidemiology of asian influenza. Ann. Intern. Med. **49**, 493—501 (1958).

DEIBEL, R.: Neuere Ergebnisse bei Viren des Respirationstraktes. Ergebn. d. Mikrobiol. **37**, 162 bis 215 (1963).

DEUTSCHMANN, Z.: Trend of influenza mortality during the period 1920—1951. Bull. Wld. Hlth. Org. **8**, 633—645 (1953).

DRESCHER, J.: Untersuchungen über Depot-Impfstoff. Zbl. Bakt. I. Abt. Orig. **168**, 181—193 (1957).

— Adsorptionsvorgänge bei Virusarten. Zbl. Bakt. I. Abt. Orig. **168**, 217—234 (1957).

— Über Hämagglutinin- und Antikörpergehaltsbestimmungen. Zbl. Bakt. I. Abt. Orig. **169**, 314—348 (1957). **169**, 461—470 (1957).

—, u. H. J. RAETTIG: Adsorptionsvorgänge bei Virusarten. Zbl. Bakt. I. Abt. Orig. **168**, 235—243 (1957).

DULL, H. B., K. E. JENSEN, J. H. RAKICH, A. COHEN, D. A. HENDERSON and C. A. PIRKLE: Monovalent asian influenza vaccine. J. Amer. med. Ass. **172**, 1223—1229 (1960).

DUNN, F. L.: Pandemic influenza in 1957. Review of international spread of new Asian strain. J. Amer. med. Ass. **166**, 1140—1148 (1958)

Editorial: Vaccination against influenza. New Engl. J. Med. **256**, 550 (1961).

Expert Committee on respiratory diseases: World Hlth. Org. Techn. Rep. Series Nr. 170 (1959).

FAIRBROTHER, R. W.: Active Immunization against epidemic influenza by means of elementary body suspensions heated at 57 °C. Lancet **1928/I**, 1269—1272.

FENNER, F.: The reactivation of animal viruses. Brit. med. J. **1962/II**, 135—142.

FRANCIS jr., T.: Transmission of influenza by an filterable virus. — Science **80**, 457—459 (1934).

— A new type of virus from epidemic influenza. Science **92**, 405—408 (1940).

— Plan for the evaluation of vaccination against influenza. Amer. J. Publ. Hlth. **41**, II, 62—68 (1951).

— Vaccination against influenza. Bull. Wld Hlth. Org. **8**, 725—741 (1953).

— Current status of the control of influenza. Ann. Int. Med. **43**, 534—538 (1955).

— Epidemic Influenza Amer. Rev. Respir. Dis. **88**, 148—151 (1963).

—, and T. P. MAGILL: The antibody response of human subjects vaccinated with the virus of human influenza. J. exper. Med. **65**, 251—259 (1937).

GELDERN, D. W. VAN, F. S. GREENSPAN and N. E. DUFRESNE: Influenza vaccination: comparison of intracutaneous and subcutaneous methods. U. S. nav. med. Bull. **47**, 197—201 (1947).

GERMER, W. D.: Grippe und grippeartige Erkrankungen. Berl. Med. **24**, 548—552 (1959).

GLAZIER, M. M., A. S. BENENSON and R. E. WHEELER: Active immunization with influenza virus A and B in infants and children. Pediatrics **17**, 482—488 (1956).

GRAYSTON, T. J., S. P. WANG and P. B. JOHNSTON: Asian influenza in Taiwan. J. infect. Dis. 106, 37—44 (1960).

GRIFFIN, H. F.: Reactions to Influenza Vaccine. Ann. Allergy 17, 179—187 (1959).

HAAGEN, E.: Viruskrankheiten des Menschen. Darmstadt: D. Steinkopf 1963.

HAMRE, D., and J. J. PROCKNOW: Virological studies on acute respiratory disease in young adults. Proc. Soc. exp. Biol. (N. Y.) 107, 770—773 (1961).

HARBOE, A., B. BORTHNE and K. BERG: Antibody against normal egg material resulting from influenza vaccination. Acta path. microbiol. scand. 53, 95—101 (1961).

HENNEBERG, G.: Schutzimpfung gegen Grippe. Ärztl. Mitteilungen 43, 236—238 (1958).

— Aktive Schutzimpfungen und ihre Grundlagen. Wissen und Praxis 16, 1—21 (1960).

—, u. J. DRESCHER: Untersuchungen über Depot-Impfstoff. Zbl. Bakt. I. Abt. Orig. 167, 310—326 (1957).

—, K. MARCUSE u. H. BRANDENBURG: Untersuchungen über Immunitätsfragen bei Grippe. III. Mitteilungen: Untersuchungen über Vakzination bei Grippe. Zbl. Bakt. I. Abt. Orig. 153, 273—280 (1949).

HENNESSEN, W.: Grippeschutzimpfung mit Grippe-Virus-Adsorbat-Impfstoff. Immunbiologische Informationen der Behringwerke 4, 120—123 (1963).

— Zur Frage der Grippe-Immunität und der Wirksamkeit von Influenza-Vaccinen. Behringwerk-Mitteilungen, 43, 253—258 (1964).

HERZBERG, K.: Virusgrippe-Adsorbatimpfstoff. Dtsch. Gesundh.-Wes. 1, 697—698 (1946).

— Virusgrippe und Bakteriengrippe. Dtsch. Gesundh.-Wes. 2, 212—214 (1947).

— Immunisierung mit Influenzavirus-Phenol-Adsorbatimpfstoff. Z. Immun.-Forsch. 106, 2—20 (1949).

— Die Epidemiologie und Virusdiagnose der Influenza 1957/58. Verh. dtsch. Ges. inn. Med. 65, 735—753 (1959).

HIMMELWEIT, F.: Serological responses and clinical reactions to influenza virus vaccines. Brit. med. J. 1960/II, 1690—1694.

HIRST, G. K.: The agglutination of red cell by allantoic fluid of chick embryo infected with influenza virus — Science 94, 22—23 (1941).

— Adsorption of influenza hämagglutinins and virus by blood cells. J. exp. Med. 76, 195—209 (1942).

—, E. R. RICKARD and L. WITHMAN: New method for concentrating influenza virus from allantoic fluid. Proc. Soc. exp. Biol. (N. Y.) 50, 129—133 (1942).

— — — F. L. HORSFALL, jr.: Antibody response of human beings following Vaccination with influenza viruses. J. exp. Med. 75, 495—5111 (1942).

HOLLAND, W. W., A. ISAACS, SUZANNE CLARKE and K. R. and R. B. HEATH: A serological trial of Asian-influenza vaccine after the autumn epidemic. Lancet 1958/I, 820—822.

HORSFALL jr., F. L., E. H. LENNETTE, E. R. RICKARD and G. K. HIRST: Studies on efficacy of complex vaccine against influenza A. Publ. Hlth Rep. (Wash.) 56, 1863—1875 (1941).

ISAACS, A.: Viruses of epidemic influenza. Brit. med. Bull. 9, 208—211 (1953).

—, and A. T. RODEN: Administration of live influenza virus to volunteers. Lancet 1956/II, 697—699.

—, G. NEGRONI and D. A. J. TYRRELL: Infection of volunteers with asian influenza virus. Lancet 1957/II, 886—887.

JACOBI, J.: Grippe. Verh. dtsch. Ges. inn. Med. 65, 765—776 (1959).

JENSEN, K. E.: The nature of serological realtionship among influenza viruses. Advanc. Virus Res. Acad. Press. N. Y. IV (1957).

—, A. F. WOODHOUR and A. A. BAILEY: Immunization with polyvalent influenza vaccines. J. Amer. med. Ass. 172, 1230—1238 (1960).

JOHNSON, K. M., H. H. BLOOM, M. A. MUFSON and R. M. CHANOCK: Natural reinfection of adults by respiratory syncytial virus. New Engl. J. Med. 267, 68—72 (1962).

KAPLAN, M. M., and A. M. M. PAYNE: Serological survey in animals for type A Influenza in relation to the 1957 pandemic. Bull. Wld Hlth Org. 20, 465—488 (1959).

Kleine Mitteilungen: Grippe-Virus-Adsorbatimpfstoff. Münch. med. Wschr. 99, 1931 (1957).

LIEF, FLORENCE, S. and W. HENLE: Methods and procedures for use of complement-fixation technique in type- and strain-specific diagnosis of influenza. Bull. Wld Hlth Org. 20, 411—420 (1959).

LIPPELT, H.: Geschichte und Epidemiologie der Influenza-Pandemien. Immunbiologische Informationen der Behringwerke 4, 107—111 (1963).

McCAROLL, J. R., and E. D. KILBOURNE: Immunization with Asian strain influenza vaccine. Equivalence of the subcutaneous and intradermal routes. New Engl. J. Med. 259, 618—821 (1958).

McDONALD, J. C., and B. E. ANDREWS: Diagnostic methods in an influenza vaccine trial. Brit. med. J. 1955/II, 1232—1235.

McKINNEY, R. W., and F. M. DAVENPORT: Studies on the mechanism of action of emulsified vaccines. J. Immunol. 86, 91—100 (1961).

MAGILL, T. P.: Virus from cases of influenza — like upper-respiratory infection. Proc. Soc. exp. Biol. (N. Y.) 45, 162—164 (1940).

MAWSON, J., and C. SWAN: Med. J. Austral. 1, 394 (1943). Zit. n. STUART-HARRIS, E. H.: Influenza and its complikations. Brit. med. Bull. 15, 216—220 (1959).

Medical Research Council: Clinical trials of influenza vaccine. Brit. med. J. 1955/II, 1229—1232, 1232—1235; 1953/II, 1173—1177; 1957/II, 1—7; 1958/I, 415—419.

MEIKLEJOHN, G.: Effectiveness of monovalent influenza A-prime vaccine during 1957 influenza A-prime epidemic. Amer. J. Hyg. 67, 237—249 (1958).

— Adjuvant Influenza Adenovirus Vaccine. J. Amer. med. Ass. 179, 594—597 (1963).

MEIKLEJOHN, G.: Observations on live influenza vaccine. J. Amer. med. Ass. **172**, 1354—1356 (1960).

—, C. H. KEMPTE, W. G. THALMANN and E. H. LENNETTE: Effectiveness of polyvalent influenza A-vaccine during an influenza A-prime epidemic. Amer. J. Hyg. **59**, 241—248 (1954).

—, and A. J. MORRIS: Influenza vaccination. Ann. intern. Med. **49**, 529—535 (1958).

MEYER jr., H. M., M. R. HILLEMAN, M. L. MIESSE, I. P. CRAWFORD and A. S. BANKHEAD: New antigenic variant in Far East influenza epidemic 1957. Proc. Soc. exp. Biol. (N. Y.) **95**, 609—616 (1957).

MÜLLER, F.: Die virusbedingten Erkältungskrankheiten. Dtsch. med. Wschr. **85**, 463—467 (1960).

MINUSE, E., P. W. WILLIS, F. M. DAVENPORT and TH. FRANCIS jr.: An attempt to demonstrate viremia in cases of Asian influenza. J. Lab. clin. Med. **59**, 1016—1019 (1962).

MULDER, J., and N. MASUREL: Pre-epidemic antibody against 1957 strain of Asiatic influenza. Lancet **1958/I**, 810—814.

POTEL, J.: Persönliche Mitteilung 1960.

PRZESMYCKI, F., L. SAWICKI and HALINA DOBROWOLSKA: Vaccination against influenza in Poland. Bull. Wld Hlth Org. **20**, 333—353 (1959).

RAETTIG, H. J.: Untersuchungen über Influenza-(Virusgrippe)-Immunität. Z. Immun.-Forsch. **106**, 233—244 (1949).

— Die spezifische Prophylaxe gegen Influenza durch Schutzimpfung. Ärztl. Praxis **17**, 589—590 (1959).

REBER, H., A. BERNSTEIN u. E. SHERIS: Zur Influenzaschutzimpfung. Applikationsart und Antikörperbildung. Helv. med. Acta A. **19**, 486—489 (1952).

ROBINSON, R. Q.: Natural hystory of influenca since the introduction of the A$_z$ strain. Progr. med. Virol., Vol. 6, 92—110. Basel/New York. Karger 1964.

SALK, J. E.: Use of adjuvants in studies on influenza immunization. J. Amer. med. Ass. **151**, 1169—1175 (1953).

—, M. L. BAILEY and A. M. LAURENT: Use of adjuvants in studies on influenza immunization increases antibody formation in human subjects inoculated with influenza virus vaccine in waterin-oil emulsion. Amer. J. Hyg. **55**, 439—456 (1952).

SCHÄFER, G.: Untersuchungen über die antigene Wirkung eines monovalenten Grippeimpfstoffes. Z. Hyg. **133**, 217—222 (1951).

SCHÄFER, W., u. E. TRAUB: Immunisierung von Mäusen gegen Influenza mit Adsorbatimpfstoffen von Viruskonzentraten. Dtsch. Gesundh.-Wes. **1**, 369—373 (1946).

SEAL, J. S.: Reactions to influenza vaccine. U. S. armed Forces med. J. **6**, 1559—1563 (1955).

SHOPE, R. E.: Swine influenza III. Filtrations experiments and etiology. J. exp. Med. **54**, 373—385 (1931).

— Influenza, History, Epidemiology and Speculation. Publ. Hlth Rep. (Wash.) **73**, 165—178 (1958).

SMADEL, J. E.: Influenza vaccine. Publ. Hlth Rep. **73**, 129—132 (1958).

SMITH, W., C. H. ANDREWES and P. O. LAIDLAW: A virus obtained from influenza patients. Lancet **1933/II**, 66—70.

SMITH, W., C. H. ANDREWES and C. H. STUART-HARRIS: Spec. Rep. Ser. med. Res. Counc., London, Nr. 128, 125 (1938), zit. n. FRANCIS jr., T.: Vaccination against influenza. Bull. Wld Hlth Org. **8**, 725—741 (1953).

SMORODINTEV, A. A., A. G. GULAMOV u. O. M. TSCHALKINA: Über die spez. Prophylaxis der epidemischen Grippe durch Inhalation antigrippösen Serums. Z. klin. Med. **138**, 756—765 (1940).

—, and V. M. ZHDANOV: Results and immediate tasks of the study of live influenza vaccine. Probl. Virol. **2**, 65—71 (1957).

Standard serological procedures in influenza studies. J. Immunol. **65**, 347—353 (1950).

STEFANINI, M., S. PIONELLI, R. MELLE, J. T. OSTROSKI and W. P. COLPOYS: Acute vascular purpura following immunisation with asiatic vaccine. New Engl. J. Med. **259**, 9—12 (1958).

STOKES, jr., J., A. D. CHENOWETH, A. D. WALTZ, R. G. GLADEN jr. and D. SHAW: Results of immunization by means of active virus of human influenza. J. clin. Invest. **16**, 757—761 (1937).

STUART-HARRIS, C. H.: Influenza. London: Arnold 1953.

— The present status of prophylactic immunization against influenza. Brit. med. J. **1957/II**, 777—779.

— Influenza and its complications. Brit. med. Bull. **15**, 216—220 (1959).

— Viruses of human diseases. Brit. med. J. **1962/I**, 1779—1788.

—, W. SMITH and C. H. ANDREWES: Influenza-epidemic of January-March 1939. Lancet **1940/I**, 205—211.

SUSSMAN, L. N. and H. PRETSHOLD: Influenza vaccine and isoimmunization. Amer. J. clin. Path. **40**, 601—604 (1963).

TATENO, T., S. SUZUKI, S. NAKANMURA and O. KITAMOTO: Vaccination of pulmonary tuberculosis patients against influenza. Jap. J. exp. Med. **32**, 575—589 (1962).

TAYLOR, R. M.: Studies on survival of influenza virus between epidemics and antigenic variants of the virus. Amer. Publ. Hlth **39**, 171—178 (1949) u. Archiv Ges. Virusforsch. **4**, 485—500 (1951).

—, and M. DREGUSS: An Experiment in Immunization against influenza with a Formaldehyde-Inactivated Virus. Amer. J. of Hyg. **31**, 31—35 (1940).

TOMCSIK, J.: Indikation der prophylaktischen Schutzimpfung bei Influenza-Epidemien. Schweiz. med. Wschr. **81**, 151—155 (1951).

TUMOVÀ, B., and FISEROVÀ-SOVINOVÀ: Properties of influenza viruses A/Asia 1957 and A-equi/Praha 56. Bull. Wld Hlth Org. **20**, 445—454 (1959).

WARREN, W. R.: Encephalopathy due to influenza vaccine. Arch. intern. Med. **97**, 803—804 (1956).

WOHLRAB, R.: Die Grippeschutzimpfung in Abhängigkeit von der Altersdisposition. Immunbiologische Information der Behringwerke **4**, 112—119 (1963).

ZHDANOV, V. M.: Results of further research on influenza in the UdSSR. With special reference to the 1957 pandemic. Bull. Wld Hlth **20**, 261—296 (1959).

Schutzimpfung gegen Infektionen mit Adenoviren

Von W. D. Germer

Einleitung

Bei den Adenoviren handelt es sich um eine Gruppe von Erregern, die einen Teil der akuten Krankheiten des Respirationstraktes bedingen. Ursächlich kommen außer den Adenoviren noch andere Viren in Betracht. Hierzu gehören die Viren der Influenza- und der Parainfluenzagruppe, einige ECHO-Viren, das respiratory syncytial-Virus, die REO-Virusgruppe, die Rhino-Viren, das Eatonagens und schließlich die Psittakosegruppe. Die klinische Bedeutung der Adenovirusgruppe ist von den gegebenen Umständen abhängig. So konnten bei der Zivilbevölkerung in 1 bis 10% der Atemwegserkrankungen Adenoviren als Ursache ermittelt werden; in abgeschlossenen Bevölkerungsgruppen dagegen wurden Epidemien beobachtet, bei denen bis zu 60% der Erkrankungen auf Adenoviren zurückgeführt werden konnten [Gwaltney u. Jordan (1963)].

Die Entdeckung der Adenoviren erfolgte 1953 durch Rowe et al. Unabhängig davon gelang Hilleman et al. (1954) die Anzüchtung eines cytopathogenen Agens bei Patienten einer militärischen Einheit, die eine akute Erkrankung des Respirationstraktes aufwiesen.

In der Folgezeit konnten bisher 28 serologische Typen identifiziert werden, die bezüglich ihrer klinischen und epidemiologischen Bedeutung erhebliche Unterschiede aufweisen. [Haagen (1963)]. Einige der Typen wurden von Affen isoliert [Rowe et al. (1958), Jawetz et al. (1955), Rosen et al. (1961)].

Entsprechend ihrer unterschiedlichen Herkunft und klinischen Symptomatik wurde anfänglich eine verschiedenartige Nomenklatur gewählt. 1956 wurde die heute allgemein übliche Bezeichnung der Adenoviren eingeführt [Enders et al. (1956)]. Dieser Begriff faßt folgende früheren Bezeichnungen zusammen: APC = adeno-pharyngeal-conjunctival fever, ARD = acute respiratory disease, RI = respiratory illness, AD = adenoid degeneration, PCF = pharyngoconjunctival fever, EC = epidemic conjunctivitis [Rowe et al. (1956), Huebner et al. (1954), Rowe et al. (1955), Hilleman et al. (1955)].

I. Der Erreger

Die Adenoviren sind *Viruspartikel* mit der Struktur eines Icosaheders mit einem Durchmesser von 80 mµ [Horne et al. (1959), Valentine (1958)].

Im Vergleich zu anderen Viren, die den Respirationstrakt infizieren, haben die Adenoviren eine auffällige Resistenz gegenüber verschiedenen inaktivierenden Einflüssen [Weil et al. (1948), Horsfall (1954), Horsfall (1955)].

Chemische Untersuchungen des Erregers haben ergeben, daß es sich um ein desoxyribonukleinsäure-haltiges Agens handelt [Bloch et al. (1957). J. Armstrong et al. (1959) und Valentine (1958)] konnten zeigen, daß der desoxyribonukleinsäure-haltige Kern von einer Proteinhülle umgeben ist.

Die Schädigung der *virusinfizierten Zelle* ist durch Veränderungen im Bereich des Zellkernes gekennzeichnet. Einhergehend mit der intranukleären Vermehrung der Viruspartikel [Kjellen et al. (1955), Harford et al. (1955), Morgan et al. (1956)] findet sich eine Schwellung der Zellkerne mit Ausbildung verschiedenartiger Einschlußkörper. Form und Zusammensetzung dieser Einschlußkörper ist abhängig von dem jeweiligen Adenovirustyp [Barski et al. (1958), Boyer et al. (1959), Ginsberg et al. (1956) Ginsberg (1957), Morgan et al. (1956), Harford et al. (1955), Kjellen et al. (1955), Pereira (1961)]. Unabhängig hiervon kann eine Schädigung des Cytoplasmas beobachtet werden, die zur Abrundung der Zellen führt und durch einen Proteinfaktor des Virus bedingt ist [Pereira (1958), Rowe et al. (1958)].

Die *Züchtung der Adenoviren* in Gewebekulturen erfolgt vorwiegend auf Zellen epithelialen Ursprungs. In Abhängigkeit vom jeweiligen Virustyp sind Wirtszellen verschiedener Spezies oder permanente Zellstämme menschlichen Ursprungs (HeLa, KB-Zellen oder Hep. 2-Zellen) geeignet [Hartley et al. (1956), Bonifas et al. (1959), Rowe et al. (1953), Rowe et al. (1955), Cooper (1961), Grayston et al. (1958)].

Die Adenoviren haben keine *Pathogenität* für kleine Laboratoriumstiere (Rowe et al. (1955), Hillemann et al. (1954). Infektiositätsversuche an Tieren haben jedoch gezeigt, daß es zu einer latenten Infektion kommt, die sich durch Antikörperanstieg [Ginsberg (1956), Rowe et al. (1957) oder Erregerisolierung aus Organen nachweisen läßt (Pereira et al. (1957)].

Neben dem *Erregernachweis* ist die Untersuchung auf neutralisierende und komplementbindende Antikörper von klinischer und epide-

miologischer Bedeutung. Die komplementbindenden Antikörper sind gruppenspezifisch.
Die neutralisierenden Antikörper sind dagegen
typenspezifisch [HUEBNER et al. (1954), ROWE
et al. (1955)].

Die Diagnose einer Erkrankung durch einen
Erreger der Adenovirusgruppe erfolgt durch
den Nachweis eines Titeranstieges der gruppen-
spezifischen, komplementbindenden Antikörper
im Serum des Patienten. Die gruppenspezifi-
sche Komplementbindungsreaktion wird einem
gemeinsamen S-Antigen zugeschrieben [HUEB-
NER et al. (1954), GINSBERG (1957)]. Zur schnellen Gruppendiagnose dient ein Mikropräcipitin-
Test in Agar-Gel [YIN-COGGRAVE (1962)]. Zur
Klassifizierung der Serotypen innerhalb der
Adenovirusgruppe werden Neutralisationsteste
mit Kaninchenantiseren verwendet. Kreuzreaktionen zwischen den einzelnen Serotypen
sind nur gelegentlich zu beobachten.

II. Pathogenität und Epidemiologie

Bei den Adenoviren ist das Vorkommen
latenter oder inapparenter Infektionsabläufe
häufig. Ein Beispiel hierfür ist die erste Isolierung der Adenoviren durch ROWE et al.
(1953) in Kulturen aus adenoidem Gewebe
gesund-erscheinender Menschen. Die Besonderheit dieses Infektionszustandes war dadurch
gegeben, daß der Erregernachweis nur durch
Züchtung der adenoiden Zellen in der Gewebekultur möglich war, nicht aber direkt aus
Gewebsstücken oder Rachenspülwasser der
Infizierten [EVANS (1958)].

Die Mehrzahl der Untersuchungen von
Tonsillen und adenoiden Geweben von Kindern
wiesen Adenoviren auf [ROWE et al. (1955)].
91% der so isolierten Viren entfielen auf die
Typen 1, 2 oder 5, jedoch wurden auch die
Typen 3, 4 und 6 gefunden.

Bei den latent Infizierten wurden typenspezifische, neutralisierende Antikörper nachgewiesen. Die Bedeutung dieser Antikörper für
den Verlauf der Infektion wurde durch in
vitro-Versuche von HUEBNER et al. (1954)
und ROWE et al. (1955) unterstrichen. Durch
Entzug der neutralisierenden Antikörper konnte
eine Manifestierung der latenten Infektion erzielt werden.

Die weite Verbreitung von latenten Adenovirusinfektionen auch bei Tieren (Schimpansen,
Rhesusaffen, Meerschweinchen, Baumwollratten, Hamster, Kaninchen) geht aus den bei
diesen Tierspecies gefundenen Antikörper-
titern und Virusisolierungen [ROWE et al.
(1957), GINSBERG (1956), PEREIRA et al. (1957)]
hervor.

Epidemiologisch bedeutet die latente Infektion das Vorhandensein eines dauernden
Erregerreservoires, aus welchem sich unter bestimmten Bedingungen En- oder Epidemien
entwickeln können. Andererseits haben die
latenten Infektionen, die infolge des antigenen
Dauerreizes mit einer Antikörperbildung einhergehen, eine Bedeutung für den natürlichen
Infektionsschutz bestimmter Bevölkerungsgruppen.

Es konnte gezeigt werden, daß die Fähigkeit, eine latente Infektion einzugehen, in gewissem Umfange vom Typ des jeweils infizierenden Adenovirus abhängig ist. Während
vor allem die Typen 1, 2 und 5 zu latenten
Infektionen Anlaß geben und somit für das
häufige Vorkommen von Antikörpern gegen
diese Typen verantwortlich sind, ist der latente
Infektionsablauf bei den Typen 3, 4 und 7
seltener anzutreffen. Für die letztgenannten
drei Typen lassen sich latente Infektionen vorwiegend im Anschluß an lokale Krankheits-
ausbrüche nachweisen [PEREIRA (1959), ROWE
et al. (1956), PEREIRA et al. (1957), JAWETZ
(1957)].

Die Untersuchung der *pathogenetischen Bedeutung der einzelnen Adenovirustypen* sowie
ihre Altersverteilung gestattet eine Grup-
pierung der Typen nach klinischen Gesichtspunkten.

Die Adenovirustypen 1, 2, 5 und 6 finden
sich hauptsächlich bei Säuglingen und Kleinkindern als Erreger sporadischer, katarrhali-
scher Infektionen [ANDREWS et al. (1957)].
Ältere Kinder und Erwachsene sind in der
Regel gegen diese Typen immun [DINGLE
(1956)]. LÖFFLER et al. (1956) fanden bei 38%
der gesunden männlichen Bevölkerung von
19—23 Jahren bereits Antikörper.

Die folgende Tabelle bringt eine Zusammenstellung von Bestimmungen der Serum-
Antikörper gegen die Adenovirustypen 1 bis 7
aus zwei Untersuchungsreihen bei nordamerikanischen Kindern verschiedener Altersklassen
[HUEBNER et al. (1955), CHOBOT et al. (1959)].

Nach diesen Untersuchungen erscheint eine
Infektion mit den Typen 3, 4, 5 und 7 vor dem
5. Lebensjahr selten zu sein. Später steigt die
Zahl der latent oder manifest Infizierten rasch

an. In den darauffolgenden Lebensjahren werden Adenovirusinfektionen nur sporadisch durchgemacht.

Tabelle 1. *Prozentsatz positiver, typspezifischer, neutralisierender Adenovirus-Antikörper (Titer >8) bei jeweils 63 Kindern verschiedenen Alters*

Alter (Jahre)	Typ 1	Typ 2	Typ 3	Typ 4	Typ 5	Typ 6	Typ 7
5	48	60	17	—	10	27	10
7—12	46	68	44	76	60	—	48

Im Zusammenhang hiermit betont Evans (1958) die geringe Bedeutung der Adenoviren bei Erkrankungen des Respirationstraktes auf Grund von Untersuchungen an 710 Studenten. In einer anderen Untersuchung konnte der gleiche Autor (Evans (1957)] bei 290 Studenten, die wegen akuter Erkrankung des Respirationstraktes der Krankenhausaufnahme bedurften, nur in 2% Adenoviren der Typen 1, 3 und 4 nachweisen.

Die Adenoviren haben einen anderen *Ausbreitungsmechanismus* als die Enteroviren. Offenbar ist ein besonders enger Kontakt notwendig. Schmierinfektion kommt als Übertragungsmodus durchaus in Betracht [Rosen et al. (1961), Expt. Comm. WHO (1959)].

In der Zivilbevölkerung lassen in normalen Zeiten sich nur etwa ein bis höchstens drei Prozent aller Erkrankungen des Respirationstraktes auf eine Adenovirusinfektion zurückführen [Grieble et al. (1958), Balducci et al. (1956)]. Nur ausnahmsweise finden sich höhere Prozentzahlen [Joncas et al. (1962)].

Im Gegensatz hierzu können in militärischen Ausbildungslagern bei Rekruten, in Waisenhäusern, Sommerlagern oder ähnlichen Personenansammlungen Epidemien auftreten, die meist durch die Typen 3, 4 und 7 bedingt sind und wegen ihres Ausmaßes von erheb-

Tabelle 2. *(Nach* Vivell 1960*). Epidemisch bzw. sporadisch auftretende Erkrankungen nach Adenovirusinfektion*

Erkrankungen	Advenovirustypen												
	1	2	3	4	5	6	7 7a	8	9	14	15	16	17
1. ARD bei Rekruten und älteren Personen		×	×	+			×			×			
2. Epidemische Ceratoconjunctivitis			?				?	×					
3. Follikuläre Conjunctivitis	+	+	×	+	+	+	×	+	+	+	+	+	+
4. Abakterielle Pharyngitis bei Kindern	+	+	×	+	+	+	×						
5. Pharyngoconjunctivalfieber	+	+	×	×	+	+	×			+	×		
6. Viruspneumonie ohne Kälteagglutinine			×				×						
7. Andere Symptome, wie Krupp, Lymphadenitis mesenterialis, Encephalitis, Meningitis und Exanthem		+	+	+	+		+						

× = epidemisch auftretend; + = sporadisch beobachtet

Ähnliche Ergebnisse erhielt Jordan (1957, 1958), der aus 531 Rachenabstrichen erkrankter Personen nur 10 Adenoviren isolieren konnte.

Die Adenovirustypen 3, 4, 7, 7a und 14 finden sich bei älteren Kindern und Erwachsenen meist im Zusammenhang mit sporadisch oder epidemisch auftretenden Erkrankungen der Atemwege [Ward (1959), Evans (1957), Tyrrell et al. (1956), J. Amer. med. Ass. edit. (1957)]. Besondere epidemiologische und klinische Bedeutung hat Typ 3 bei Ausbrüchen von pharyngo-konjunctivalem Fieber [Bell et al. (1955), Ward et al. (1955), Huebner et al. (1955), Rowe et al. (1957)].

licher praktischer Bedeutung sein können. Unter diesen Bedingungen sind während der Wintermonate bis zu 90%, während des ganzen Jahres bis zu 60% der Lazaretteinweisungen wegen akuter Erkrankungen der Atemwege auf eine Infektion durch Adenoviren zurückzuführen. Entsprechende Beobachtungen stammen aus USA [Hilleman (1957a), Hilleman et al. (1955a), Hilleman et al. (1955b), Hilleman et al. (1955c), Hilleman et al. (1956), Hilleman et al. (1957b), Hilleman et al. (1957c), Rowe et al. (1957a), Lennette et al. (1961), Loosli et al. (1958), Woolridge et al. (1956)], aus *England* [Mc Donald et al. (1958)], *Holland* [van der

VEEN et al. (1957)], der *Schweiz* [GSELL et al. (1959)] und aus *Frankreich* [SCHIER et al. (1957)]. Nach Abschluß der Grundausbildung und beim Stammpersonal ist die Erkrankungshäufigkeit an Adenovirusinfektionen viel geringer als bei den neueintretenden Rekruten. Abgesehen von dem engen Kontakt, der für das Auftreten einer Epidemie bei den Rekruten eine Rolle spielt, ist auch der Stressfaktor dieser Personengruppe in Erwägung zu ziehen.

Weiterhin ist die *Irritation der Schleimhäute* des Nasen-Rachenraumes und der Conjunctiven für das Angehen einer Adenovirusinfektion von Bedeutung. So konnte gezeigt werden, daß eine experimentelle Infektion beim Menschen nur durch Einreiben des infektiösen Materials auf die Conjunctiva möglich ist, nicht jedoch durch Eintropfen [WARD et al. (1955)]. In ähnlicher Weise infektionsbegünstigend wirkt die Irritation des Auges beim Schwimmen [KENNDALL et al. (1957), COCKBORN (1953), BELL et al. (1955)].

Nach der Zusammenstellung von WARD (1959) unterscheidet man 6 Krankheitsbilder: Die akute Erkrankung des Respirationstraktes der Rekruten (ARD); die folliküläre Conjunctivitis; die epidemische Cerato-Conjunctivitis; die abakterielle Pharyngitis der Kinder; das pharyngoconjunctivale Fieber; die Viruspneumonie ohne Kälteagglutinine (Tab. 2).

Die *Zuordnung von Krankheit und Erregertyp* zeigt, daß es nicht nur für die virologische Diagnostik, sondern auch für die Klinik erforderlich ist, die Zusammenhänge weiterzuverfolgen [ANDREWS et al. (1957), LÖFFLER et al. (1956), BELL et al. (1955), GSELL (1956), VIVELL et al. (1957), VIVELL et al. (1958), DEIBEL (1958 u. 1963), MUMME (1956), BELL et al. (1961)].

III. Schutzimpfung

1. Herstellung und Prüfung der Vaccine

Zur *Herstellung* der Vaccine wird ein Virus verwendet, welches in der Gewebekultur gezüchtet wird. Als Züchtungssubstrat dienen Einschichtgewebekulturen von Affennierenzellen. Da das aus Krankheitsfällen frisch isolierte Virus nicht die Eigenschaft hat, sich auf dieser Zellart in genügendem Maße zu vermehren, ist es erforderlich, zunächst einen Adaptationsgang einzuschalten.

Von HILLEMAN et al. (1957 d) wurde eine Adaptation von Typ 4 dadurch erzielt, daß drei Virus-

passagen auf Gewebekulturen von menschlichem Trachealgewebe vorgenommen wurden. Anschließend erfolgten 5 Passagen auf menschlichen Amnionzellen sowie 18 Passagen auf Affennierenzellen. Für den Typ 7 wurden 3 Passagen auf menschlichen Amnionzellen und 16 Passagen auf Affennierenzellen durchgeführt. In beiden Fällen rief das Virus einen guten cytopathischen Effekt in den Affennierenzellen hervor; die Virusausbeute war relativ gering, die Virustiter lagen in der Größenordnung von 10^{-2}.

Bei der Vielzahl der verwendeten Vaccinen haben sich unter den jeweiligen Bedingungen unterschiedliche Adaptationsgänge als zweckmäßig erwiesen. Meist wurden Impfstoffe der Typen 3, 4 und 7 hergestellt, in Einzelfällen auch solche der Typen 1 und 5 [GSELL et al. (1959)].

Die *Inaktivierung* des Virus erfolgt einerseits durch Hitzeeinwirkung, andererseits durch Formalin [RAFF et el. (1964)].

Die anfänglich durchgeführte Thermoinaktivierung wurde durch Erwärmung der Virusaufbereitungen für die Dauer von 30 Minuten auf 56°C erzielt [HUEBNER et al. (1955)]. Bei der heute üblichen Formalininaktivierung wird das Virus mit Formalin in einem Verhältnis von 1:4000 versetzt und das Gemisch 24 Stunden bei einer Temperatur von 36—37°C, anschließend für die Dauer von 3—5 Tagen bei 2—4°C gehalten. Das Verfahren der Formalininaktivierung wird unterschiedlich gehandhabt [HUEBNER et al. (1955), LENNETTE et al. (1960)]. Nach Beendigung des Inaktivierungsprozesses erfolgt eine Neutralisation des Formalins durch Zugabe von Natriumbisulfit.

Die *Prüfung des Impfstoffes* auf Freisein von vermehrungsfähigem Virus wird in Gewebekulturzellen durchgeführt. Die Wirksamkeitsprüfung der Vaccine wird an Meerschweinchen und Kaninchen durchgeführt.

Die Ausbildung neutralisierender und komplementbindender Antikörper gilt als Maß für die *immunisatorische Wirksamkeit* der Vaccine. Hierbei weisen verschiedene Impfstoffe erhebliche Unterschiede in der Wirksamkeit auf [BINN et al. (1960)].

Versuche, eine Erhöhung der Antikörpertiter und eine Standardisierung der Methodik zu erzielen, haben dazu geführt, daß einerseits mehrfach geimpft, andererseits dem Impfstoff Mineralöl (Arlacel A) beigegeben wurde.

Es zeigte sich, daß bei Meerschweinchen durch Adjuvanszusatz, nicht dagegen durch wiederholte Impfungen eine Erhöhung der Antikörpertiter erzielt werden konnte [TINT et al. (1961)].

Prüfungen an menschlichen Versuchspersonen haben ergeben, daß ein wäßriger Impf-

stoff beim Menschen zu höheren Antikörper-
titern führt als eine Öladjuvans-Vaccine bei
Meerschweinchen oder Kaninchen [Hilleman et
al. (1957 d)]. Versuche an Freiwilligen ergaben,
daß eine mehrmalige Impfung keinen Vorteil
gegenüber einer einmaligen Injektion aufweist.
Infolge der in der Kindheit oder Jugend bereits
durchgemachten Adenovirusinfektion wirkt
die Erstimpfung wie eine Boosterdosis [Hille-
man et al. (1957)]. Für diese Annahme spricht,
daß der postvaccinale Antikörpertiter dem
Titer nach einer natürlich erworbenen Infektion
entspricht und bereits innerhalb von 7 Tagen
zu beobachten ist [Huebner et al. (1955),
Culver et al. (1959), Hilleman et al. (1957 d),
Sherwood et al. (1961)].

Die *Impfungen* erfolgen subcutan oder
intramuskulär. Im allgemeinen wird eine Dosis
von 1 ml verabfolgt. Eine Dosis von 2 ml
bietet keine Vorteile [Huebner et al. (1955),
Bell et al. (1956)]. Vergleichende Untersuchungen von Hilleman et al. (1958) ergaben, daß
1 ml Vaccine subcutan oder 0,1 ml intracutan
die gleiche immunisatorische Wirkung haben,
wie eine Dosis von 1 ml intramuskulär verabfolgt. Häufig wird die Adenovirusimpfung mit
der Tetanusimpfung oder der Influenzaimpfung
kombiniert.

Nebenwirkungen der Impfung sind selten.
Wilson et al. (1960) beschreiben leichte Lokalreaktionen in 6,2% und milde Allgemeinreaktionen in 2,5% bei 402 geimpften Rekruten. Gundelfinger et al. (1958) berichten
nach intramuskulärer Injektion von 2 ml
Vaccine in den M. deltoideus über einen anfänglichen Schmerz, der schnell nachließ; durch
Änderung der Natriumbisulfit-Konzentration
konnte diese Nebenwirkung beseitigt werden.

2. Anwendung der Vaccine

Die Beurteilung der Wirksamkeit der Vaccine beruht einerseits auf der Messung der
Antikörper, andererseits auf der Prüfung unter
klinischen und epidemiologischen Gesichtspunkten.

Über die zeitliche Zuordnung der *Antikörperbildung* im Anschluß an eine Adenovirusimpfung liegen relativ einheitliche Untersuchungsergebnisse vor. So beobachteten Culver et al. (1959 a) bei einer trivalenten Vaccine
der Typen 3, 4 und 7 einen Anstieg sowohl der
neutralisierenden als auch der komplementbindenden Antikörper zwischen dem 4. und 5.

bzw. dem 9. und 10. Tag nach der Impfung.
In einer Untersuchung von Huebner et al.
(1955) wurde bereits *eine* Woche nach der
Impfung ein Effekt registriert. Ähnliche Ergebnisse hatten Hilleman et al. (1956).

Bei einer groß angelegten Untersuchung
kamen Sherwood et al. (1961) zu dem Ergebnis,
daß das Einsetzen der Impfwirkung bereits
nach *einer* Woche zu beobachten ist und daß
die Höhe der Antikörper dem epidemiologischen Effekt parallel läuft. Nach Untersuchungen von Hilleman et al. (1957 d) erreichten die Antikörper ihren höchsten Titer
14 Tage nach der Impfung. Lennette et al.
(1960) kamen zu dem Ergebnis, daß komplementbindende Antikörper nicht vor 14 Tagen
auftreten. Ein deutlicher Impferfolg war nach
Gundelfinger et al. (1958) 14 Tage nach der
Impfung zu beobachten.

Über den *Verlauf der Antikörpertiter* liegen
Untersuchungen von Gsell et al. (1959) vor,
wonach $3^{1}/_{2}$ Monate nach der Impfung keine
komplementbindenden Antikörper mehr nachweisbar sind. Hilleman et al. (1958a) fanden,
daß unter ihren Bedingungen der Antikörperspiegel nach 10 Monaten auf 50% abgesunken
war. Diese Autoren weisen darauf hin, daß eine
enge Korrelation zwischen Antikörpertiterhöhe
und dem Vorkommen von akuten Erkrankungen des Respirationstraktes besteht.

Stallones et al. (1957) fanden einen Anstieg des Titers der komplementbindenden
Antikörper von 1,4 auf 6,3 in der 3. Woche.
Auch bei der Kontrollgruppe erfolgte ein Anstieg der Antikörpertiter, jedoch ging diese
Entwicklung *langsam* und kontinuierlich vonstatten. Diese Ergebnisse stehen in Übereinstimmung mit denen von Culver et al. (1959 c),
die bei den mit einem Placebo geimpften Kontrollgruppen ebenfalls einen kontinuierlichen
Anstieg der Antikörpertiter bis zum 146. Tag
nach der Impfung beobachten konnten, der
etwa die gleiche Höhe erreichte, wie der der
geimpften Personen.

Die *Höhe* der durch die Impfung erreichten
Antikörpertiter hängt von der verwendeten
Vaccine und dem Virustyp ab und weist deshalb
Unterschiede auf. Im allgemeinen liegen die
Werte für die neutralisierenden Antikörper
etwas höher als für die komplementbindenden.
Meist steigt der Antikörpertiter um das 4fache
des Ausgangswertes [Culver et al. (1959),
Stallones et al. (1957), Hilleman et al.

Tabelle 3

Impfstoff	*Epidemie* Ort, Jahr, Virustyp	Kollektiv	Verhältnis Impfung/ Kontrollen	Wirksamkeit der Vaccine		Literatur
				akute Erkrankungen d. Respirationstraktes, allgemein	akute Erkrankungen d. Respirationstraktes, d. Adenoviren	
3, 4, 7 Parke, Davis & Co.	Great Lakes Naval Training Center Dez. 55/Apr. 56 Typ 4	14000	1:5	55% sämtl. Krankheiten 65% Lazarettfälle	ca. 40% (nur 8% der Population untersucht)	GUNDELFINGER et al. (1958)
4, 7	Fort Dix, N. J. 1956, Typ 4 u. 7	624	1:1	81%	98%	STALLONES et al. (1957) HILLEMAN et al. (1956) HILLEMAN et al. (1957a)
3, 4, 7 Parke, Davis & Co.	Great Lakes Naval Training Center Winter 1956/57 Typ 4	16000	1:4	50—70%		BELL et al. (1956)
3, 4, 7	Fort Odd, Californien Okt. 56/Jan. 57 Typ 4 > 7	4355	3:7	43%	70%	CULVER et al. (1959b)
3, 4, 7 E. Lilly & Co.	Naval Training Centner, San Diego, Californien 11.3.—3.7.1957 Typ 4 u. 7	2452	1:1	15%	72%	LOOSLI et al. (1958)
3, 4, 7	Fort Odd, Californien Jan./Febr. 57 Typ 4	2773	29:71	55%	82% bei wechselnder Population 93% bei fester Population	LENNETTE et al. (1960)
4, 7 Lederle	Fort Leonhard Wood Jan./Mai 57 Typ 4	8238	1:3,5	57%	90%	HILLEMAN et al. (1958c)
1, 3, 4, 5, 7 Parke, Davis & Co.	Schweiz Febr./März 58	ca. 1200	1:1	Keine Adenoviruskrankheiten während der Versuchsdauer		GSELL et al. (1959)
3, 4, 7 Parke, Davis & Co.	Fort Odd, Californien Nov. 58 Typ 4 ≧ 7	1797	1:2	58% sämtl. Krankheiten 73,6% Lazarettfälle	90% (nur Lazarettfälle)	STALLONES et al. (1960)
3, 4, 7 Parke, Davis & Co.	R. A. F. Bridgnorth, Great Britain. 1959 Influenza A + B > Typ 3	402		40%	70%	WILSON et al. (1960)
4, 7	Fort Leonhard Wood und Fort Dix 56/57, 60/61 Typ 4 > 3 > 7	5000	1:1	42% (nur Lazarettfälle)	52% (nur Lazarettfälle)	SHERWOOD et al. (1961)

39*

(1957d), HILLEMAN et al. (1956), HILLEMAN et al. (1958a)].

Die *immunisatorische Fähigkeit der einzelnen Virustypen* weist Unterschiede auf, die von der Präparation der Vaccine abhängig sind. Von praktischer Bedeutung sind hierbei Reaktionen mit anderen im Impfstoff enthaltenen Adenovirustypen.

Bei Verwendung einer trivalenten Vaccine gegen die Typen 3, 4 und 7 war die Wirksamkeit von Typ 4 geringer als die der Typen 3 und 7 [CULVER et al. (1959), CULVER et al. (1959c), LOOSLI et al. (1958]. Auch bei Verwendung eines bivalenten Impfstoffes der Typen 4 und 7 war Typ 4 geringer wirksam [SHERWOOD et al. (1961), HILLEMAN (1958d)]. Eine Kreuzimmunität gegen Typ 3 wurde bei Verwendung eines Impfstoffes der Typen 4 und 7 von SHERWOOD et al. (1961), beobachtet.

Kreuzimmunitäten gegen die Typen 3 und 7a, bei Verwendung eines Impfstoffes der Typen 4 und 7 beobachteten HILLEMAN et al. (1958a) und HILLEMAN (1958d). CULVER et al. (1959c) und LENNETTE et al. (1960) konnten zeigen, daß die Wirksamkeit der Typ-4-Komponente zunimmt, wenn die Methodik der Vaccineherstellung geändert wurde.

Nach erfolgreichen *Vorversuchen* mit einer monovalenten, inaktivierten Adenovirus-Typ-3-Vaccine, die bei den Impflingen ausreichende Antikörpertiter und einen Schutz gegen die experimentelle conjunctivale Infektion mit dem homologen Virustyp erzeugte [HUEBNER et al. (1955)], wurden bivalente (Typ 4 und 7), trivalente (Typ 3, 4 und 7) und höher-valente Impfstoffe hergestellt. Besonders wichtig erwies sich, entsprechend den oben angeführten epidemiologischen Daten, ein Impfschutz von Rekruten gegen die Typen 4 und 7.

Ein Beispiel für das Ergebnis eines *Feldversuches* an Rekruten gibt die von HILLEMAN (1958c) entnommene Darstellung (Abb. 119).

Ausgedehnte *Großversuche* mit sowohl bi- wie trivalenten Impfstoffen, die an US-Soldaten durchgeführt wurden, haben die hohe *Wirksamkeit dieser Impfstoffe* gegen Infektionen mit Adenovirustyp 4 und 7 eindeutig unter Beweis gestellt.

Eine Zusammenfassung dieser Versuche ist aus der Tab. 3 ersichtlich.

Die an zum Teil sehr großen Kollektiven durchgeführten Untersuchungen ergeben, daß in der Mehrzahl der Fälle das Ausmaß der

Adenovirusepidemien um 70 bis 98% durch die Impfung vermindert werden kann.

Beachtenswert ist, daß der Impferfolg weitgehend unabhängig war von der verwendeten Vaccine, insbesondere auch davon, ob ein bi- oder trivalenter Impfstoff verwendet wurde. Auch die Art der jeweiligen Epidemie war ohne Einfluß auf den Impferfolg. Auch wurde deutlich, daß die örtlichen und personellen Bedingungen den Impferfolg nicht beeinflußten.

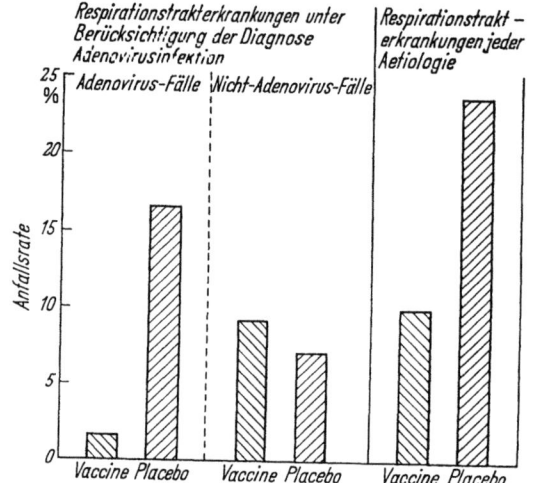

Abb. 119. Graphische Zusammenfassung eines Feldversuches mit einer bivalenten Adenovirus-Vaccine

3. Impfung mit abgeschwächten Viren

Über *Lebendimpfstoffe* gegen Adenovirusinfektionen liegen bisher nur wenige Erfahrungen vor.

Der Vorteil dieser attenuierten Impfstoffe besteht darin, daß die Impfung auf dem natürlichen Infektionsweg leichter durchzuführen ist als die parenterale Injektion. Auch ist die Impfstoffherstellung billiger, weil die Inaktivierungsprozesse fortfallen und geringere Virusdosen erforderlich sind. Die Nachteile bei der Verwendung von Lebendimpfstoffen beruhen darauf, daß bei der Impfstoffherstellung mit der Möglichkeit einer genetisch nicht einheitlichen Viruspopulation zu rechnen ist, so daß virulente Keime enthalten sein können. Darüber hinaus ist damit zu rechnen, daß im Impfling die Entstehung oder Selektion virulenter Virusvarianten gefördert werden kann. Wie die Erfahrungen bei der im weltweiten Rahmen durchgeführten Impfung mit Lebendimpfstoffen gegen Poliomyelitis gezeigt haben, sind diese Vorgänge jedoch von praktisch untergeordneter Bedeutung.

HITCHOOK et al. (1960) haben durch Viruspassagen auf Gewebekulturen von Schweinenierenzellen einen in seiner Virulenz abgeschwächten Stamm erhalten. Die Versuche wurden mit den Virustypen 4 und 7 durchgeführt und 1 ml des Impfstoffes intranasal appliziert. Im Anschluß an die Impfung konnte eine Virusausscheidung im Stuhl nachgewiesen werden. Allgemeines Krankheitsgefühl, Kopfschmerzen oder Symptome einer Erkältungskrankheit traten nach der Impfung nicht auf. Postvaccinal kam es zu einem Antikörperanstieg.

Versuche in der UdSSR durch SMORODINTSEV et al. (1959) haben zur Herstellung einer abgeschwächten Vaccine der Typen 4, 5 und 7 geführt. Die Autoren führten Viruspassagen auf Affennierenzellen durch. Nähere Angaben über den Grad der Virulenzabschwächung liegen nicht vor. Zwischen dem 4. und 6. Tag nach der Verabfolgung des Impfstoffes konnte Virus aus dem Stuhl isoliert werden. Bei 18% der Impflinge traten febrile Allgemeinerscheinungen auf, katarrhalische Manifestationen waren nicht zu beobachten. Die neutralisierenden und komplementbindenden Antikörper zeigten einen Anstieg um das Vierfache oder mehr, der noch nach 8 Monaten nachweisbar war.

IV. Zusammenfassung

Die angeführten Untersuchungsergebnisse geben einen Überblick über die epidemiologischen Verhältnisse bei den durch Adenoviren bedingten akuten Erkrankungen des Respirationstraktes und die sich hieraus ergebenden Indikationen für eine Schutzimpfung [EVANS (1958b), JORDAN (1958), HILLEMAN et al. (1962)].

Die im Kleinkindesalter vorherrschenden Infektionen mit den Adenovirustypen 1, 2, 5 und 6 treten sporadisch auf und verlaufen meist ohne deutliche Krankheitserscheinungen (VIVELL et al. 1962, SAUTHOFF 1963). Hieraus regibt sich, daß in diesem Alter eine Indikation für die Durchführung von Impfmaßnahmen nicht gegeben ist.

Für das spätere Kindesalter gelten die gleichen Verhältnisse. Hier stehen die latenten Infektionen in zunehmendem Maße im Vordergrund. Auch unter diesen Bedingungen ist eine Vaccination nicht indiziert. Eine Ausnahme stellen die in Sommerlagern oder ähnlichen Institutionen zusammengefaßten Kinder dar, da hier epidemische Ausbrüche vorkommen können. In diesen Fällen ist eine Impfung, speziell mit dem Typ 3, angezeigt.

Für die Altersgruppe der Jugendlichen beträgt der klinische Befall größenordnungsmäßig weniger als 1:5000. Die durch Adenoviren hervorgerufenen akuten Erkrankungen des Respirationstraktes betragen bei dieser Gruppe weniger als 2%. Eine Impfung ist nicht angezeigt, da wegen der geringen Bedeutung der Adenovirusinfektionen in dieser Gruppe durch eine Vaccination die Häufigkeit von Erkrankungen des Respirationstraktes nur um etwa 3 bis 6% reduziert würde.

Die Hauptindikation für eine Adenovirusimpfung ist bei Rekruten gegeben. Die mit großer Regelmäßigkeit innerhalb dieser Population auftretenden Epidemien mit den Typen 3, 4 und 7 sind von erheblicher praktischer Bedeutung. Einerseits ist unter diesen Verhältnissen der Krankheitsverlauf besonders schwer, andererseits ist die Ausbreitungsrate so groß, daß ganze militärische Einheiten aktionsunfähig werden können. SHERWOOD et al. (1961) errechneten, daß der amerikanischen Armee innerhalb der letzten Jahre nur auf Grund der Adenovirusschutzimpfung ca. 5 Millionen Dollar erspart worden sind.

Die Adenovirusschutzimpfung kann besondere Bedeutung gewinnen zu Zeiten, in denen eine große Anzahl von Militärpersonen innerhalb von kurzer Zeit zusammengezogen wird.

Bei Berücksichtigung der hohen Wirksamkeit der Adenovirusvaccine für epidemiologisch besonders gefährdete Bevölkerungsgruppen darf nicht außer acht gelassen werden, daß unter normalen Lebensbedingungen die Adenoviruserkrankungen selten vorkommen. In der Regel handelt es sich um leichte Erkrankungen, die spontan ausheilen und weder für den Kranken noch für den Arzt ein besonderes Problem darstellen. Darüber hinaus ist darauf hinzuweisen, daß Adenoviruskrankheiten nicht generell mit Erkältungskrankheiten gleichzusetzen sind [HILLEMAN (1958)].

Falls eine Impfung angezeigt ist, empfiehlt es sich, nach den bisher vorliegenden Erfahrungen eine formalin-inaktivierte, bivalente Vaccine der Typen 4 und 7 oder eine trivalente Vaccine der Typen 3, 4 und 7 zu verwenden.

Evtl. ist die Typenspezifität der Vaccine den epidemiologischen Gegebenheiten anzupassen. Die Injektion von 1 ml Vaccine erfolgt sub- cutan oder intramuskulär. Die Impfung kann zusammen mit einer Influenza- oder Tetanus- schutzimpfung vorgenommen werden.

Literatur

ACKERMANN, W. W.: Mechanisms of persistent and masked infections in tissue culture. Ann. N. Y. Acad. Sci. 67, 392—402 (1957).

ANDREWS, B. E., J. C. McDONALD, H. G. PEREIRA, B. KELLY, R. G. SOMMERVILLE, P. K. HOPPER, C. H. SMITH, B. R. JONES and R. J. C. HART: Discussion on Adenovirus infections. Proc. Roy. Soc. Med. 50, 753—755 (1957).

ARMSTRONG, J. A., and P. K. HOPPER: Fluoreszence and phase-contrast microscopy of human cell culture infected with adenovirus. Exp. Cell. Res. 16, 584—594 (1959).

BALDUCCI, D., E. ZAIMAN and D. A. J. TYRREL: Laboratory studies of APC and Influenza C viruses. Brit. J. exp. Path. 37, 205—218 (1956).

BARSKI, G., and F. CORNEFERT: Aspects distinctifs des lésions cellulaires causées in vitro par différents types d'adenovirus. Ann. Inst. Pasteur 94, 724 bis 731 (1958).

BELL, J. A., W. P. ROWE, J. I. ENGLER, R. H. PAR- ROTT and R. J. HUEBNER: Pharyngo-conjunctival fever. Epidemiological studies of a recently recognized disease entity. J. Amer. med. Ass. 157, 1083—1086 (1955).

—, M. J. HANTOVER, R. J. HUEBNER and C. G. LOOSLI: Efficacy of trivalent adenovirus (APC) vaccine in naval recruits. Progress report. J. Amer. med. Ass. 161, 1521—1525 (1956).

—, R. J. HUEBNER, L. ROSEN, W. P. ROWE, R. M. COLE, F. M. MASTROTA, TH. M. FLOYD, R. M. CHANOCK and R. A. SHVEDOFF: Illness and micro- biological experiences of nursery children at Junior village. Amer. J. Hyg. 74, 267—292 (1961).

BINN, L. N., and M. R. HILLEMAN: A guinea pig potency test for adenovirus vaccine. J. Immunol. 84, 20—26 (1960).

BLOCH, D. T., C. MORGAN, G. C. GODMAN, C. HOWE and H. M. ROSE: A correlated histochemical and electron microscopic study of the intranuclear crystalline aggregates of adenovirus (RI-APC virus) in Hela cells. J. biophys. biochem. Cytol. 3, 1—8 (1957).

BONIFAS, V., and R. W. SCHLESINGER: Nutritional requirements for plaque production by adenovirus. Fed. Proc. 18, 560 (1959).

BOYER, G. S., F. W. DENNY jr. and H. S. GINSBERG: Sequential cellular changes produced by types 5 and 7 adenoviruses in Hela cells and in human aminotic cells. J. exp. Med. 110, 827—844 (1959).

CHANOCK, R. M., B. ROIZMAN and R. MYERS: Reco- very from infants with respiratory illness of a virus related to chimpanzee coryza agent (CCA). Amer. J. Hyg. 66, 281—290 (1957).

CHOBOT, R., S. E. GOLDZIER, T. SCHWARTZ and D. OSBORNE: Antibody titer in allergic children given adenovirus vaccine. J. Allergy, St. Louis 30, 97—102 (1959).

COCKBURN, T. A.: An epidemic of conjunctivitis in Colorado. Amer. J. Ophthal. 36, 1534—1539 (1953).

COOCH, J. W., and H. M. ROSE: Unpublished data, zitiert bei SHERWOOD. J. Amer. med. Ass. 178, 1125 (1961).

COOPER, P. D.: Advances in virus research. New York- London: Academic Press 8, 319—374 (1961).

CULVER, J. O., E. H. LENNETTE, J. D. FLINTJER, T. E. STEVENS and V. L. FOX: Adenovirus vac- cine. A study of the complement-fixing and neu- tralizing antibody response. Amer. J. Hyg. 69, 112—119 (1959).

— — — Adenovirus vaccine. A field evaluation of protective capacity against respiratory disease. Amer. J. Hyg. 69, 120—126 (1959).

— —, V. L. FOX and J. D. FLINTJER: A long-term study of antibody response to an adenovirus vaccine and observations on the effect of concur- rent adenovirus diesease. Amer. J. Hyg. 69, 38—48 (1959).

DEIBEL, R.: Neues über Viren als Erreger von Infektionskrankheiten des Respirationstraktes. Dtsch. med. Wschr. 83, 1403—1404 (1958).

— Neuere Ergebnisse bei Viren des Respirations- traktes. Ergebn. Mikrobiol. Immunitätsfrschg. 37, 161—215 (1963).

DINGLE, J. H.: Studies of respiratory and other illness in Cleveland (Ohio) families. Proc. roy. Soc. Med. 49, 259—261 (1956).

McDONALD, J. C., J. S. WILSON, W. B. THORBURN, W. W. HOLLAND and B. E. ANDREWS: Acute respiratory disease in the R. A. F. 1955. 7. Brit. med. J. 1958/II, 721—724.

ENDERS, J. F., J. A. BELL, J. H. DINGLE, T. FRANCIS, M. R. HILLEMAN, R. J. HUEBNER and A. M.-M. PAYNE: „Adenoviruses": Group name proposed for new respiratory-tract viruses. Science 124, 119—120 (1956).

EVANS, A. S.: Acute respiratory disease in University of Wisconsin students. New Engl. J. Med. 256, 377—384 (1957).

— Latent adenovirus infections of the human respiratory tract. Amer. J. Hyg. 67, 256—266 (1958).

— Adenovirus infections in children and young adults. With comments on vaccination. New Eng- land J. Med. 259, 464—468 (1958).

Expert Committee WHO: Expert Committee on respiratory diseases. Adenovirus infections. Wld. Hlth. Org. techn. Rep. 170, 26—30 (1959).

GINSBERG, H. S.: Consideration of the role of serum inhibitors in latency and analysis of persistent adenovirus infection of mamalian cells. Sympos. on latency and masking in viral and rickettsial infections. Burgess Publ. Co. s. 157—168 (1957).

GINSBERG, H. S.: Biological and physical properties of the adenoviruses. Ann. N. Y. Acad. Sci. 67, 383—391 (1957).

—, and G. S. BOYER: Masked viral infections of Hela cell cultures. Fed. Proc. 15, 589 (1956).

— Biological and physical properties of the adenoviruses. Ann. N. Y. Acad. Sci. 67, 383—391 (1957).

— Characteristics of the new respiratory viruses (adenoviruses). J. Immunol. 77, 271—278 (1956).

— The significance of the viral carrier state in tissue culture system. Progr. Med. Virol. Vol. 1 36—58. Basel: S. Karger 1958.

GOLD, E., and H. S. GINSBERG: Inhibition of adenoviruses by normal animal sera. Fed. Proc. 16, 414 (1957).

GRAYSTON, J. T., M. A. McCARTHY, M. SMITH and C. G. LOOSLI: Adenoviruses. II. The sensitivity of different tissue culture strains of cells to adenoviruses. J. infect. Dis. 103, 86—92 (1958).

GRIEBLE, H. G., G. G. JACKSON and H. F. DOWLING: Etiology of common respiratory infection in civilian adult population. Amer. J. med. Sci. 235, 245—259 (1958).

GSELL, O.: Febris pharyngo-conjunctivalis epidemica. Schweiz. med. Wschr. 86, 1050—1052 (1956).

—, u. H. MÄDER: Schutzimpfungen gegen Adenovirusinfektionen. Schweiz. med. Wschr. 89, 315—320 (1959).

GUNDELFINGER, B. F., M. J. HANTOVER, J. A. BELL, C. G. LOOSLI and W. P. ROWE: Evaluation of a trivalent adenovirus vaccine for prevention of acute respiratory disease in naval recruits. Amer. J. Hyg. 68, 156—168 (1958).

GWALTNEY, J. M. jr. and W. S. JORDAN, jr.: The present statur of respiratory viruses Medical Clin. N. America 47, 1155—1170 (1963).

HAAGEN, E.: Viruskrankheiten des Menschen Bd. 1/5, 463—537. D. Steinkopf, Darmstadt 1963.

HARFORD, C. G., A. HAMLIN and E. PARKER: Electron microscopy of Hela cells infected with ARD virus. Trans. Assoc. Am. Phys. 68, 82—86 (1955).

HARTLEY, J. W., R. J. HUEBNER and W. P. ROWE: Serial propagation of adenoviruses (APC) in monkey kidney tissue cultures. Proc. Soc. exp. Biol. (N. Y.) 92, 667—673 (1956).

HILLEMAN, M. R., and J. H. WERNER: Recovery of a new agent from patients with acute respiratory illness. Proc. Soc. exp. Biol. (N. Y.) 85, 183—188 (1954).

— —, H. E. DASCOMB and R. L. BUTLER: Epidemiologic investigations with respiratory disease virus R I—67. Amer. J. publ. Hlth 45, 203—210 (1955).

— — — and M. T. STEWART: Epidemiology of RI(RI—67) group respiratory virus infections in recruit populations. Amer. J. Hyg. 62, 29—42 (1955).

— —, C. V. ADAIR and A. R. DREISBACH: Outbreak of acute respiratory illness caused by RI—67 and influenza A viruses, Fort Leonard Wood, 1952 to 1953. Amer. J. Hyg. 61, 163—173 (1955).

— — and M. T. STEWART: Grouping and occurrence of RI (prototype RI-67) viruses. Proc. Soc. exp. Biol. a. Med. 90, 555—562 (1955).

HILLEMANN, M. R., R. A. STALLONES, R. L. GAULD, M. S. WARFIELD and S. A. ANDERSON: Prevention of acute respiratory illness in recruits by Adenovirus (RI, APC, ARD) Vaccine. Proc. Soc. exp. Biol. (N. Y.) 92, 377—383 (1956).

— Epidemiology of adenovirus respiratory infections in military recruits populations. Ann. New York Acad. Sci. 67, 262—272 (1957).

—, R. L. GAULD, R. L. BUTLER, C. L. STALLONES, M. S. WARFIELD and S. A. ANDERSON: Appraisal of occurrence of adenovirus-caused respiratory illness in military populations. Amer. J. Hyg. 66, 29—41 (1957).

—, M. S. WARFIELD, S. A. ANDERSON and J. H. WERNER: Adenovirus (RI-APC-ARD) Vaccine for prevention of acute respiratory illness. I. Vaccine development. J. Amer. med. Ass. 163, 4—9 (1957).

—, F. J. FLATLEY, S. A. ANDERSON, M. L. LUECKING and D. J. LEVINSON: Antibody response in volunteers to adenovirus vaccine and correlation of antibody with immunity. J. Immunol. 80, 299—307 (1958).

— Adenovirus vaccine. Arch. intern. Med. 101, 47—53 (1958).

—, J. H. GREENBERG, M. S. WARFIELD and S. A. ANDERSON: Second field evaluation of bivalent types 4 and 7 Adenovirus vaccine. Arch. intern. Med. 102, 428—436 (1958).

— Efficacy of and indications for use of adenovirus vaccine. Amer. J. publ. Hlth. 48, 153—158 (1958).

—, V. V. HAMPARIAN, A. KETLER, C. M. REILLY, L. MELLELLAND, D. CORNFELD and J. STOKES jr.: Acute respiratory illnesses among children and adults. J. Amer. med. Ass. 180, 445—453 (1962).

HITCHCOCK, G., D. A. J. TYRRELL and M. L. BYNOE: Vaccination of man with attenuated live adenovirus. J. Hyg. 58, 277—282 (1960).

HORNE, R. W., J. BOENNER, A. P. WATERSON and P. WILDY: Icosahedral forms of an adenovirus. J. Molec. Biol. 1, 84 (1959).

HORSFALL jr., F. L.: Reproduction of influenza viruses. J. exp. Med. 102, 441—473 (1955).

— On the reproduction of influenza viruses. J. exp. Med. 100, 135—161 (1954).

HUEBNER, R. J., J. A. BELL, W. P. ROWE, T. G. WARD, R. G. SUSKIND, J. W. HARTLEY and R. S. PAFFENBARGER: Studies on adenoidal-pharyngeal-conjunctival vaccines in volunteers. J. Amer. med. Ass. 159, 986—989 (1955).

—, W. P. ROWE, T. G. WARD, R. H. PARROTT and J. A. BELL: Adenoidal-pharyngeal-conjunctival agent. A newly recognized group of common viruses fo the respiratory tract. New Engl. J. Med. 251, 1077 (1954).

J. Amer. Med. Assoc., Editorial.: The Adenoviruses. Editorial J.A.M.A. 163, 40—41 (1957).

JAWETZ, E., S. KIMURA, A. N. NICHOLAS, P. THYGESON and L. HANNA: New Type of APC virus from epidemic keratoconjunctivitis. Science 122, 1190—1191 (1955).

— Some clinical entities associated with sporadic infections with adenoviruses in adults. Ann. N. Y. Acad. Sci. 67, 279—286 (1957).

JONCAS, J., A. MOISAN and V. PAVILANIS: Incidence of adenovirus infection. A family study. Canad. med. Ass. J. 87, 52—58 (1962).

JORDAN jr., W. S.: The frequency of infection with adenoviruses in a family study population. Ann. N. Y. Acad. Sci. 67, 273—278 (1957).

— Occurence of adenovirus infections in civilian populations. Arch. intern. Med. 101, 54—59 (1958).

KENDALL, E. J. C., R. W. RIDDLE, H. A. TUCK, K. S. RODAN, B. E. ANDREWS and J. C. MCDONALD: Pharyngo-conjunctival fever. Brit. med. J. 1957/II, 131—136.

KJELLEN, L., G. LAGERMALIN, A. SVEDMYR and K. G. THORSSON: Crystalline-like patterns in the nuclei of cells infected with an animal virus. Nature. 175, 505—506 (1955).

LENNETTE, E. H., J. D. FLINTJER, J. O. CULVER, V. L. FOX and T. E. STEVENS: Adenovirus vaccine: evaluation of antibody response and protective efficacy and comparison with earlier preparation. Amer. J. Hyg. 71, 193—203 (1960).

—, R. A. STALLONES and A. H. HOLGUIN: Pattern of respiratory virus infections in army recruits. Amer. J. Hyg. 74, 225—233 (1961).

LÖFFLER, H., G. A. SPRENGLER, G. RIVA, P. STUCKI and R. MANGOLD: Über gehäuftes Vorkommen von Lungeninfiltraten in Rekrutenschulen. Schweiz. med. Wschr. 86, 967—975 (1956).

LOOSLI, C. G., C. VAN TIPTON, O. WARNER, M SMITH, P. B. JOHNSTON and D. HAMRE: Adenovirus vaccine evaluation study in naval recruits. Proc. Soc. exp. Biol. (N. Y.) 98, 583—589 (1958).

MORGAN, C., C. HOWE, H. M. ROSE and D. H. MOORE: Structure and development of ARD (APC) virus in Hela cells examined in the electron microscope. Fed. Proc. 15, 605 (1956).

MUMME, C.: Zur APC-Virusinfektion. Med. Klinik. 51, 453—456 (1956).

PEREIRA, H. G.: Advances in virus research. Academic Press. New-York-London 8, 267—268 (1961).

— A protein factor responsible for the early cytopathic effect of Adenoviruses. Virology 6, 601—611 (1958).

— Adenoviruses. Brit. Med. Bulletin 15, 225—230 (1959).

—, and B. KELLY: Latent infection of rabbits by adenovirus type 5. Nature 180, 615—616 (1957).

— — Discussion on adenovirus infections. Proc. R. Soc. Med. 50, 755—757 (1957).

PRICE, W. H.: Vaccine for the prevention in humans of cold like symptoms associated with the J. H. virus. Proc. nat. Acad. Sci. 43, 790 (1957).

RAPP, F. and J. L. MELNICK: Applications of tissue culture methods in the virus laboratory. In: Progr. med. Virol., Vol. 6, 268—317. Basel/New York: Karger 1964.

ROSEN, L., S. BARON and J. A. BELL: Four newly recognized adenoviruses. Proc. Soc. exp. Biol. (N. Y.) 107, 434—437 (1961).

ROWE, W. P., and R. J. HUEBNER: Present knowledge of the clinical significance of the adenoidal-pharyngeal-conjunctival group of viruses. Amer. J. trop. Med. Hyg. 5, 453—460 (1956).

ROWE, W. P., R. J. HUEBNER, J. W. HARTLEY, T. G. WARD and R. H. PARROTT: Studies on the adenoidal-pharyngeal-conjunctival (APC) group of viruses. Amer. J. Hyg. 61, 197—218 (1955).

ROWE, W. P., R. J. HUEBNER, L. K. GILMORE, R. H. PARROT and T. G. WARD: Isolation of a cytopathogenic agent from human adenoid undergoing spontaenous degeneration in tissue culture. Proc. Soc. exp. Biol. (N. Y.) 84, 570—573 (1953).

— — and J. A. BELL: Definition and outline of contemporary information on the adenovirus group. Ann. N. Y. Acad. Sci. 67, 255—261 (1957).

—, J. W. HARTLEY and R. J. HUEBNER: Serotype composition of the adenovirus group. Proc. Soc. exp. Biol. (N. Y.) 97, 465—470 (1958).

— —, B. ROIZMAN and H. B. LEVY: Characterization of a factor formed in the course of adenovirus infection of tissue cultures causing detachment of cells from glass. J. exp. Med. 108, 713—729 (1958).

SAUTHOFF, R.: Adenovirus-Infektionen. Handb. d. Kinderheilk. Bd. 5: Infektionskrankheiten, S. 132 bis 145. Berlin-Göttingen-Heidelberg: Springer 1963.

SHERWOOD, R. W., E. L. BUESCHER, R. E. NITZ and J. W. COOCH: Effects of adenovirus vaccine on acute respiratory disease in U. S. Army recruits. J. Amer. med. Ass. 178, 1125—1127 (1961).

SOHIER, R., P. BENSIMON, Y. CHARDONNET, F. CHALLUT et J. FREYDIER: Zit. bei. WILSON et al. Brit. med. J. 1960/I, 1081. Rev. Hyg. Med. soc. 5, 423 (1957).

SMORODINTSEV, A. A., and A. A. SELIVANOV: Results of immunization of volunteers with live attenuated types 4, 5 and 7 adenovirus vaccine. Acta virologica 4, issue 6, 6—10 (1959).

STALLONES, R. A., M. R. HILLEMAN, R. L. GAULD, M. S. WARFIELD and S. A. ANDERSON: Adenovirus (RI-APC-ARD) vaccine for prevention of acute respiratory illness. II. Field evaluation. J. Amer. med. Ass. 163, 9—15 (1957).

—, E. H. LENNETTE, R. E. NITZ and A. H. HOLGUIN: Evaluation of an adenovirus vaccine in a dispensary population. Amer. J. Hyg. 72, 100—110 (1960).

STILLE, W. T.: Protection and infection rates in influenza and adenovirus vaccine evaluations. Amer. J. Hyg. 71, 129—133 (1960).

TINT, H., and J. STONE: An adenovirus vaccine potency test. J. Immunol. 86, 253—256 (1961).

TYRRELL, D. A. J., D. BALDUCCI and T. E. ZAIMAN: Acute infections of the respiratory tract and the Adenoviruses. Lancet 271/II, 1326—1330 (1956).

VAN DER VEEN, J. and G. KOK: Isolation and typing of adenoviruses recovered from military recruits with acute respiratory disease in the Netherlands. Amer. J. Hyg. 65, 119—129 (1957).

VALENTINE, R.: Internationale Konferenz für Elektronenmikroskopie, Berlin 1958.

VIVELL, O.: Die Schutzimpfung gegen Grippe und Adenovirusinfektionen. Spiess, H., S. 262—276. Stuttgart: Thieme 1958.

VIVELL, O., R. ZINTZ, R. DEIBEL u. W. H. BUHN: Ergebnisse serologischer Untersuchungen bei akuten abakteriellen Erkrankungen der oberen Luftwege mit der Grippe- u. Adeno-Virus-Komplementbindungsreaktion. Dtsch. med. Wschr. **83**, 834—838 (1958).

—, R., ZINTZ, und R. DEIBEL: Die epidemische Keratokonjunktivitis — eine APC-Virus-Infektion —. Dtsch. med. Wschr. **82**, 100—102 (1957).

— Fortschritte der virolog. Erforschung von Respirationstrakterkrankungen. Behringwerk-Mitt. **38**, 76—108 (1960).

—, M. AXMANN u. G. LIPS: Die Epidemie von Respirationstrakterkrankungen im Winter 1961/62 Dtsch. med. Wschr. — **87**, 1996—2003 (1962).

WARD, T. G., R. J. HUEBNER, W. P. ROWE, R. W. RYAN and J. A. BELL: Production of pharyngoconjunctival fever in human volunteers inoculated with APC viruses. Science **122**, 1086 (1955).

WARD, T. G.: Viruses of the respiratory tract. Progr. med. Virol. **2**, 203—234. Basel/New-York: S. Karger 1959.

WEIL, M. L., D. BEARD, D. G. SHARP and J. W. BEARD: Purification, pH stability and culture of the mumps virus. J. Immunol. **60**, 561—582 (1948).

WILSON, J. S., P. J. GRANT, D. L. MILLER, C. E. D. TAYLOR and J. C. MCDONALD: Trial of adenovirus vaccine in Royal airforce recruits. Brit. med. J. **1960/I**, 1081—1083.

WOOLRIDGE, R. W., J. TH. GRAYSTON, J. E. WHITESIDE, C. G. LOOSLI, M. FRIEDMANN and W. E. PIERCE: Studies in acute respiratory illness in naval recruits, with emphasis in the adenoviruses. J. infect. Dis. **99**, 182—187 (1956).

YIN-COGGRAVE, M.: Identification of adenoviruses by microprecipitin agar-gel diffusion. Lancet **1962/I**, 1273—1275.

Die Tollwutschutzimpfung

Von H. GILDEMEISTER †

I. Allgemeines

Die *Tollwutschutzimpfung* des Menschen wird im Gegensatz zu den anderen Schutzimpfungen, die beim Einzelfall oder im allgemeinen der Seuchenprophylaxe dienen, bislang nur als nachträgliche Immunisierung bei Personen angewendet, die wahrscheinlich oder mit Sicherheit in gefährliche Berührung mit dem Krankheitserreger gekommen sind. Die lange, meist mehrwöchige Inkubationszeit der Tollwut begünstigt den Erfolg der Impfung, die besser als Wutschutz*behandlung* oder als „postinfektionelle Impfung" bezeichnet wird.

Die Tatsache, daß in den einzelnen Staaten, in denen Tollwutgefahr herrscht, nach verschiedenen Verfahren vorgegangen wird, deutet darauf hin, daß bisher noch keine völlig befriedigende, zu einheitlicher Anwendung geeignete Impfmethode gefunden wurde. In noch weiterer Ferne liegt die Verwirklichung einer echten prophylaktischen Schutzimpfung gegen Tollwut bei Personen, die beruflich exponiert sind. Die vorbeugende Impfung von Haustieren, insbesondere von Hunden, gegen Tollwut wird in Deutschland auf Grund wissenschaftlicher Bedenken abgelehnt. Da sie jedoch in zahlreichen anderen Staaten eingeführt ist, soll am Schluß auf die damit zusammenhängenden Probleme eingegangen werden.

Die *Tollwut* (Synonyme: Lyssa, Rabies, Hydrophobie) ist eine über alle Kontinente außer Australien verbreitete Zoonose. Sie tritt als akute Encephalomyelitis mit charakteristischen Erscheinungen bei Warmblütern, besonders unter den Caniden auf.

Früher hatte die Tollwut in Mitteleuropa mehr sporadischen Charakter und wurde fast ausschließlich von Hunden verbreitet. Durch die wirren Zustände der letzten Kriegs- und ersten Nachkriegsjahre verschärfte sich die Seuchenlage so, daß Deutschland jetzt noch das am meisten betroffene Gebiet Europas ist. Dabei änderte sich, wie auch in der übrigen zivilisierten Welt, das ökologische Verhalten der Tollwut, die nun hauptsächlich wildlebende Tiere, wie Dachse, Rehe und Füchse befällt [ZUNKER (1958)]. Besonders letztere gefährden unmittelbar oder durch Beißangriff auf Haus- und Nutztiere den Menschen. Da der Speichel eines mit Tollwut infizierten Hundes schon etwa zwei Wochen vor dem Sichtbarwerden der ersten Krankheitszeichen ansteckend sein kann, ist auch nach Bißverletzungen durch zunächst gesund erscheinende Tiere größte Vorsicht geboten.

Bei der Tollwut der Rinder und größerer Wildtiere spielen vor allem in Amerika nicht selten auch Fledermäuse die Rolle der Überträger. Außer bei blutleckenden wie auch bei insektenfressenden Fledermausarten ist bisher kein sicherer Anhalt dafür gegeben, daß der Lyssaerreger in einem Tierorganismus zu persistieren vermag, ohne zur manifesten Erkrankung oder zum Tode des Trägers und potentiellen Ausscheiders zu führen. Ob Insekten oder andere Ektoparasiten als Reservoir für die Verbreitung der Tollwut eine Rolle spielen, ist noch nicht geklärt.

1. Der Erreger

Der *Erreger der Tollwut* wurde schon 1881 von GALTIER, der die Infektiosität des Speichels tollwütiger Hunde erkannte und das Kaninchen als geeignetes Versuchstier einführte, wegen der Filtrierbarkeit und des Versagens der lichtmikroskopischen Darstellung mit dem Ausdruck „Virus" bezeichnet. Erst seit wenigen Jahren ist, von Nierenzellgewebekulturen ausgehend, auch der elektronenoptische Nachweis

möglich geworden [PINTERIC, FENJE u. AL-
MEIDA (1963)].

Die Viruspartikel sind, wie es nach den Ergebnissen früherer Ultrafiltrationsversuche zu vermuten
war, von mittlerer Größe (150—180 mμ) und haben
kubische Gestalt. Doppelhelixartige Innenstrukturen
werden als eiweißgebundene Nukleinsäurekompo-
nenten aufgefaßt [ALMEIDA, HOWATSON, PINTERIC
u. FENJE (1962)]. Die Resistenz des Virus ist nicht sehr
groß. Sonnenbestrahlung, UV-Licht, mäßig starke
Säuren und Laugen, Erhitzung auf mehr als 55 °C
inaktivieren es schnell. Wichtig ist, daß die inaktivierende Wirkung von Phenol (1—5%) erst nach
Stunden und bei Wärme zu erreichen ist. Die bisher
bekannten chemotherapeutischen und antibiotischen
Mittel sind ohne Einfluß.

2. Pathogenese

Der Lyssaerreger verhält sich wie ein streng
neurotropes Virus. Sein Nachweis ist beim
peripher infizierten Versuchstier höchstens
12 Stunden lang an der Eintrittspforte und in
den regionären Lymphdrüsen möglich. Erst
kurz vor dem Auftreten klinischer Symptome
pflegt das Virus in den das Wundgebiet betreffenden Segmenten des Rückenmarks und
noch später in dessen übrigen Partien zu erscheinen. Während der Erkrankung vermehrt
es sich im Zentralnervensystem, und zwar
hauptsächlich im Ammonshorn, ferner im
Kleinhirn und in der Medulla oblongata.

Der Hauptweg des Virus vom Ort des
Eindringens in den Körper zum Gehirn verläuft vermutlich, entsprechend der Wund-
lokalisation, entlang den sensiblen oder motorischen Neuronen. Je größer die dabei zu über-
windende Entfernung, je kleiner die eingebrachte Virusmenge und je geringfügiger die
Verletzung ist, um so länger dauert bekanntlich
die Inkubationszeit der Tollwut. Ob dieser
Wanderungsprozeß unter natürlichen Verhältnissen ohne Beteiligung der Blut- und Lymphwege vor sich geht, ist noch ungeklärt.

Im Experiment lassen sich einzelne Tiere intravenös infizieren und es gelingt sogar, von zwei Versuchstieren mit operativ gekoppeltem Blutkreislauf
den nichtinfizierten Partner an Tollwut erkranken
zu lassen [ZUNKER (1963)]. Nach der Auffassung von
NIKOLITSCH (1961) wird das Lyssavirus im phagocytierten Zustande innerhalb des peripheren und
zentralen Gliagewebes transportiert und zur Vermehrung gebracht. Der gleiche Autor nimmt an, daß
Zerfallsprodukte des Virus die Ganglienzellen schädigen und die neurologischen Krankheitssymptome
auslösen, die, wie sich im Tierversuch zeigen läßt,
erst dann auftreten, wenn der Virusgehalt des Gehirns
bereits wieder absinkt [JELESIĆ u. JOVANOVIĆ (1959)].

Praktische Bedeutung für die Übertragung
der Tollwut auf den Menschen hat nur der
infektiöse Speichel, wenn er in Haut- oder
Schleimhautläsionen eindringen kann. Auch
bei Kratzwunden können die Krallen des
Tieres mit Speichel benetzt gewesen sein. Eine
Übertragung der Seuche durch Milch oder
Harn tollwütiger Tiere ist noch nicht beob-
achtet worden. Wenn aber, wie es nicht selten
vorkommt, beim Schlachten, Sezieren oder
Ausweiden von Tieren, bei denen erst später
Tollwutverdacht ausgesprochen wird, Blut in
Hautwunden der dabei Beschäftigten gelangt
sein kann, ist vorsichtshalber dringend zur
Impfung zu raten. Wie zwei sonst unerklär-
liche, tragische Vorkommnisse in Texas neuerdings gezeigt haben, ist schließlich ganz besondere Vorsicht (Mundschutz!) geboten beim
Aufscheuchen von Fledermäusen in Höhlen.
Offenbar besteht bei diesen Tieren die Gefahr
der Tröpfcheninfektion durch Ausscheidung
des Lyssavirus im Harn [zit. bei NIKOLITSCH
(1961)].

3. Die pathologisch-anatomischen Erscheinungen

Die pathologisch-anatomischen Erscheinungen bei der Tollwut ähneln denen bei den
übrigen virusbedingten Encephalitiden. Makroskopisch zeigt sich ein entzündliches Ödem
des Hirngewebes und der Meningen. Histologisch finden sich, entsprechend der Verteilung
des Virus, perivaskuläre Hämorrhagien und
degenerative Veränderungen der Neuronen.
Die in Form von Anhäufungen auftretenden
Wucherungen der Gliazellen werden als Babes-
sche Körperchen bezeichnet. In der grauen
Substanz des Rückenmarks werden ebenfalls
diffuse entzündliche Veränderungen beobachtet. Besonders charakteristische Merkmale
zur Unterscheidung der Lyssa von anderen
Encephalitiden sind die nach ihrem Entdecker
NEGRI (1903), der sie anfangs für Protozoen
hielt, genannten Einschlußkörperchen. Es sind
runde bis ovale Gebilde von 5—15 μ Durchmesser, die sich leicht nach GIEMSA und nach
anderen Färbemethoden darstellen lassen.
Innerhalb einer zarten Membran enthalten
sie eine Innenstruktur mit Vakuolen oder
Zentralkörperchen. Auf der Höhe der Erkrankung und später finden sie sich vorwiegend in
der Gegend des Ammonshorns im Plasma von
Ganglienzellen. Ihr histologischer Nachweis
sichert bei Mensch und Tier die Diagnose der

Tollwut. Die neuen Methoden der Immunofluorescenz erleichtern ihre Auffindung, GOLDWASSER u. Mitarb. (1958) haben damit auch in Speicheldrüsenzellen von tollwütigen Füchsen den Negri-Körperchen entsprechende Einschlüsse festgestellt. Bei der histologischen Untersuchung der Gehirne von verdächtigen Katzen gibt es manchmal differentialdiagnostische Schwierigkeiten durch den Befund unspezifischer „negriartiger" Einschlußkörper.

4. Das Krankheitsbild beim Tier

Für den Arzt, der bei Bißverletzten nach deren anamnestischen Angaben die Indikation zur Wutschutzbehandlung zu stellen hat, werden einige Angaben über das Krankheitsbild der *Tollwut bei Tieren*, insbesondere beim Hunde, wissenswert sein.

Die Inkubationszeit der Tollwut bei Hunden, Katzen, Damwild und Füchsen liegt zwischen 10 Tagen und 10 Monaten. Daher sind häufig die Erhebungen über die Vorgeschichte von Tollwutausbrüchen ergebnislos. Bißverletzungen durch ein tollwütiges Tier, die länger zurückliegen als drei Wochen vor dessen Erkrankung, sind als ungefährlich anzusehen. Die als Frühsymptom bei der Tollwut des Hundes auftretende Wesensveränderung (Ängstlichkeit, Nervosität) fällt meist nur dem Besitzer auf. Dabei kann der Speichel des Tieres schon infektiös sein. Das auf diese, nur wenige Tage dauernden Prodromi, folgende Excitationsstadium ist durch starke Unruhe und Aggressivität sowie durch den Hang, unverdauliche Gegenstände sinnlos zu verschlingen, gekennzeichnet. Derartige Befunde führen oft erst bei der Sektion des Magens oder bei einer operativen Laparatomie zur richtigen Diagnose. Je nach der Menge des bei der Infektion des Tieres in die Wunde eingedrungenen Lyssavirus und entsprechend der Schnelligkeit seiner Vermehrung im Gehirn kommt es zur „rasenden Wut", oder die Krankheit geht gleich in ein schweres progredientes Lähmungsstadium („stille Wut") über. Bei Füchsen wird fast nur letztere Form der Tollwut beobachtet. Die kranken Tiere sind dann um so gefährlicher, weil sie mitleiderregend wirken und in ängstlicher Abwehr unbedachte Menschen beißen.

Vom Auftreten der ersten Krankheitserscheinungen bis zum Exitus dauert die Tollwut bei den meisten Säugetieren etwa 4 bis 6 Tage. Vögel, z. B. Gänse und Enten, können nach Bißverletzung selbst erkranken, übertragen aber offenbar die Tollwut nicht weiter.

Besonders gefährlich sind Bisse von tollwütigen Wölfen und Schakalen, was vermutlich nicht nur auf die meist schwereren Verletzungen, sondern auch auf eine Virulenzsteigerung des Tollwuterregers im Organismus dieser Raubtiere zurückzuführen ist.

5. Das Krankheitsbild beim Menschen

Das *Krankheitsbild der menschlichen Tollwut* wird seiner Seltenheit wegen und infolge der meist mehrwöchigen Inkubationszeit in Mitteleuropa anfänglich oft verkannt, sofern nicht anamnestische Hinweise auf eine Bißverletzung den Verdacht nahelegen. In der Bundesrepublik Deutschland ist zuletzt im Jahre 1953 ein Mann in Schleswig-Holstein an Tollwut gestorben. Aus Mitteldeutschland wurde 1959 der letzte Tollwuttodesfall gemeldet. Er betraf eine Frau aus Neustrelitz, die von ihrer eigenen Katze gebissen worden war. Beide Patienten waren nicht mit Impfstoff behandelt worden.

Nachdem die Niederlande fast 40 Jahre frei von der Seuche gewesen waren, starben im Herbst 1962 binnen weniger Wochen in Amsterdam drei Personen an nachgewiesener Tollwut. Ein vierter Todesfall, der sich zur gleichen Zeit in Holland ereignete, wurde katamnestisch als hochgradig tollwutverdächtig angesehen.

LADÉE u. Mitarb. (1962) haben die Krankheitsgeschichte eines dieser erwähnten Fälle aus Amsterdam veröffentlicht. Da sie ein Schulbeispiel für den klinischen Verlauf der Tollwut und die durch die fehlenden Verdachtsmomente verursachten diagnostischen Schwierigkeiten ist, folgt hier ein kurzer Auszug:

Vorgeschichte: Der leicht debile Patient, ein 16jähriger Junge, habe, wie die Eltern angeben, gern mit fremden Hunden gespielt, sei aber nie gebissen worden. Seit 3 Wochen leicht erregbar. Am 17. 10. nach Klagen über Frösteln, Schmerzen im re. Arm, re. Bein und in der re. Brustseite von der Arbeitsstelle nach Haus gebracht. Bettruhe. Temperatur nicht gemessen.

18. 10. Beklemmungsgefühl, Erstickungsangst, Verlangen nach fester Nahrung. Getränke werden abgelehnt. Pat. befürchtet selbst (auf Grund früherer Zeitungslektüre) an Tollwut zu leiden. Hausarzt erhebt keinen krankhaften Befund. Zunehmende motorische Unruhe, Konfabulationen. Transport ins Krankenhaus.

Aufnahmeuntersuchung ergibt internistisch und neurologisch nichts Krankhaftes. Pat. und Angehörige negieren nochmals jegliche Bißverletzung.

19. 10. Einweisung in die psychiatrische Abteilung zur Beobachtung. Klagen über Beklemmungsgefühl. Objektiv weder Zyanose noch Dyspnoe. Starke Transpiration. Benehmen impulsiv und launisch. Schnell wechselnde Stimmungslage von Apathie bis zu exaltierter Heiterkeit. Schreckreaktion bei Berührungen. Sensorium meist klar, nur zeitweise räumliche Desorientiertheit. Internistisch außer Hypertension (RR 200/120) kein krankhafter Befund. Äußerlich keine Wunden oder frische Narben. Neurologisch keine Besonderheiten. Reflexe normal und seitengleich. Feinschlägiger Tremor der Hände, re. stärker als li., Blutbild normal.

Therapie: 150 mg Prazine (neuroleptisch wirkendes Phenothiazin-Präparat) i. m.. Kein merklicher Effekt.

19. 10. abends Temperaturanstieg auf 39,6° bei Pulsfrequenz von 140 und RR 170/100. Unvermögen, Speichel hinunterzuschlucken. Erscheinen des klassischen Syndroms der Hydrophobie bei voll erhaltenem Bewußtsein. Pat. verweigert jede flüssige Nahrung. Nach Tropfinfusion von 1000 ml Ringerlösung spontaner Urinabgang. Injektionen von 100 mg Prazine sowie 5,0 g Paraldehyd i. m.. 20. 10. morgens Temperatursteigerung auf 41,1°. Tachykardie (200 pm) bei auf die Norm abgesunkenem Blutdruck (130/80). Zunehmende Speichelabsonderung. Bewußtseinstrübung erst bei Beginn des Agonalstadiums. Symmetrische Streckkrämpfe, Areflexie. Lumbalpunktion ergibt klaren Liquor mit 22/3 Zellen. Eiweißreaktionen negativ. Exitus letalis gegen 10 Uhr.

Sektionsbefund (1 Std. p. m.): Diffuse Hämorrhagien in beiden ödematösen Lungen, Blutungsherd unter der Leptomeninx der hinteren Schädelbasis; sonst o. B..

Bei der histologischen Untersuchung des Gehirns fanden sich im Ammonshorn Negri-Körperchen.

Da weder die allgemeine Seuchenlage noch die Anamnese des geschilderten Falles auf Tollwut schließen ließen, wurde die klinische Diagnose erst beim Auftreten des unverkennbaren Zeichens der Wasserscheu gestellt. Die anfangs vom Pat. geäußerte Angst, tollwutkrank zu sein, deutete man als hysterische „Lyssophobie" bei geistiger Unterentwicklung.

Differentialdiagnostisch ist manchmal an Tetanus zu denken, der sich aber durch das Vorhandensein von Trismus und Opisthotonus von der Tollwut unterscheiden läßt. Gegen eine Atropinvergiftung sprechen Schweißausbrüche und Salivation.

Gewöhnlich werden nach den etwa dreitägigen uncharakteristischen Prodromalerscheinungen als erste typische Tollwutsymptome Juckreiz und Parästhesien („Ameisenlaufen") im Bereich der vernarbten Wunde und proximal davon beobachtet. Später findet man neben der klassischen Wasserscheu auch die sog. Ärophobie, d. h. eine spontane Krampfreaktion nach Zufächeln von Luft. Das ist wichtig zu wissen, da gelegentlich geltungssüchtige Psychopathen es verstehen, durch Produzieren von Krämpfen und Speichelfluß und fingierte anamnestische Angaben Tollwut vorzutäuschen. Nach sehr schweren Bißverletzungen und besonders bei Kindern kommt es vor, daß die Tollwut so foudroyant verläuft, daß sie fast ohne Excitation sogleich in das paralytische Endstadium übergeht. In jedem Falle tritt aber der Tod spätestens 6 Tage nach den ersten klinischen Erscheinungen ein.

6. Diagnose und Therapie

Die *Therapie der Tollwut* kann, sobald die Diagnose feststeht, nur noch in palliativen Maßnahmen bestehen. Morphinderivate sind weniger empfehlenswert, da sie die motorische und psychische Unruhe des Kranken eher steigern. Injizierbare Sedativa und Tranquilizer, schließlich massive Dosen von Barbituraten wie Pernocton [KRAUSE (1960)] sind angezeigt, um dem Unglücklichen bis zuletzt Linderung zu verschaffen.

Frühzeitig muß für seuchenhygienische Vorkehrungen sowie für den Schutz der möglicherweise unbedachten menschlichen Umgebung des Kranken gesorgt werden.

Laboratoriumsuntersuchungen auf Tollwut können nur die Diagnose nachträglich bestätigen. Wenn irgend möglich, muß versucht werden, das fragliche Tier ausfindig zu machen und weiter zu beobachten. Nur dann läßt sich erkennen, ob eine Infektion stattgefunden haben kann. Liegt beispielsweise der Biß eines bekannten und noch gesunden Hundes länger als zwei Wochen zurück, so ist der Gebissene außer Gefahr und bedarf keiner Wutschutzbehandlung.

Eine zunächst paradox erscheinende Ausnahme ist aber zu beachten. Handelt es sich dabei (in Deutschland) um den gegen Tollwut geimpften Hund eines Ausländers oder um ein Tier, das vor einer Auslandsreise gegen Tollwut geimpft worden war, und lassen die Umstände der Vorgeschichte den Kontakt desselben mit kranken Wildtieren nicht ausschließen, so ist der Hund, obwohl selbst geschützt, monatelang als potentieller Lyssavirus-Ausscheider zu betrachten. Die Wutschutzbehandlung des Verletzten ist dann dringend anzuraten.

Je länger das verdächtige Tier am Leben bleibt, um so mehr Aussicht besteht auf Erfolg der *Laboratoriumsdiagnose der Tollwut*. Frühestens zur Zeit der ersten klinischen Symptome finden sich histologisch im Ammonshorn Negri-Körperchen, anfangs von geringer Größe und Anzahl, später zahlreicher und größer und auch in anderen Regionen des Zentralnervensystems. Bei der durch massive Viruseinwirkung sich schneller entwickelnden paralytischen („stillen") Form der Tollwut ist der Negri-Nachweis seltener zu erbringen als bei der langsamer verlaufenden „rasenden" Wut.

Es gibt Spezialfärbemethoden für Paraffinschnitte und, wenn Eile geboten ist, die Methode nach SELLERS für frische Quetschpräparate. Neuerdings ist die histologische Diagnostik der Tollwut durch die Anwendung fluorescierender Antikörper bereichert worden [GOLDWASSER u. Mitarb. (1959)]. Diese Verfahren erlauben auch die Untersuchung von Speichel. Zur Unterscheidung von unspezifisch fluorescierenden Objekten sind Kontrollen mit gleichartigem, sicher negativem Material erforderlich. Die sichersten Ergebnisse, wenn auch zuweilen erst nach fast drei Wochen, bringt der Tierversuch, der in allen nicht sofort histologisch geklärten Fällen angesetzt wird. Aufschwemmungen des verdächtigen Materials (Gehirn, Speichel) werden Albino-Mäusen intracerebral injiziert, deren Gehirne dann histologisch untersucht werden. Wenn keines der Tiere vorher unter typischen Lähmungserscheinungen verendet, wird der Versuch nach 5 Wochen als negativ abgeschlossen. Nur der positive Ausfall dieser Laboratoriumsbefunde beweist das Vorliegen der Tollwut. Negative Ergebnisse, selbst von Tierversuchen, sprechen nicht unbedingt gegen die Diagnose, sondern eher gegen den Zeitpunkt der Entnahme des Untersuchungsmaterials. Ähnlich wie bei der passiven Immunisierung gegen Diphtherie muß die Indikation zur Wutschutzimpfung sofort und ganz unabhängig vom Resultat der Laboratoriumsdiagnostik gestellt werden. Als Ausnahme mag der Fall gelten, daß die unverzüglich durchgeführte Sektion des verdächtigen Tieres eindeutig eine andere Todesursache als Tollwut ergibt.

II. Die Wutschutzbehandlung

1. Die geschichtliche Entwicklung

Die geschichtliche Entwicklung der Wutschutzbehandlung beginnt mit den Forschungen von PASTEUR und seinen Mitarbeitern CHAMBERLAND und ROUX in den Jahren 1880—1884, ausgehend von der Feststellung, daß sich das krankmachende Agens vom Rückenmark eines tollwütigen Hundes durch subdurale Verimpfung auf ein Kaninchen übertragen ließ. Bei derartig fortgesetzten Kaninchengehirnpassagen verkürzte sich die Inkubation der Tollwut, die zuerst (bei der „Straßenwut") 14 Tage gedauert hatte, auf 6—7 Tage und blieb dann an diese Zeitspanne „fixiert". Die kühne Idee, eine aktive Schutzimpfung gegen Tollwut zu entwickeln, kam PASTEUR, als sich gezeigt hatte, daß schon 30 solcher Passagen das „virus fixe" so abgeschwächt hatten, daß subcutan damit inoculierte Hunde nicht nur gesund blieben, sondern auch gegen eine anschließende

experimentelle Infektion mit frischer „Straßenwut" geschützt waren.

Diese klassische, der Langwierigkeit und des Aufwandes wegen heute nicht mehr gebräuchliche PASTEUR-Impfung, bestand aus 14 bis 21 in halb- oder ganztägigen Abständen aufeinanderfolgenden, subcutanen Einspritzungen. Die Suspensionen enthielten Verreibungen gleichlanger Stückchen vom Rückenmark infizierter Kaninchen. Um den Gehalt an Virus fixe in den einzelnen Portionen, die mit steigender Konzentration injiziert wurden, abzustufen, mußte das Mark 4—14 Tage über Ätzkali getrocknet werden. Dazu war eine umfangreiche Vorratshaltung und laufender Bedarf an Impfstoff notwendig.

Den gleichen Effekt der Applikation steigender Virusmengen erreichte HÖGYES (1889) einfacher, indem er frische, Virus fixe enthaltende Gehirnaufschwemmungen von 1:10000 bis 1:100 verdünnte (KRAUS, GERLACH u. SCHWEINBURG).

Eine Vielzahl von Modifikationen und neuen Impfverfahren wurde in der Folgezeit entwickelt, die zum Teil noch heute da und dort in der Welt mit befriedigendem Erfolg benutzt werden. Inaktivierte Impfstoffe sind neuerdings, zumindest in der Humanmedizin, mehr verbreitet als solche, die noch vermehrungsfähiges Virus fixe enthalten. Es ist theoretisch nicht sicher auszuschließen, daß ein fixiertes Lyssavirus wieder menschenpathogen werden und eine „Impfwut" hervorrufen kann.

Das Verfahren von FERMI (ab 1906), heute noch in Italien, in Frankreich und in der Sowjetunion fast ausschließlich angewandt, beruht auf der Überlegung, daß, infolge der relativen Phenolresistenz des Lyssavirus, dieses in einer Gehirnsuspension (5%) von Passagekaninchen durch den Zusatz von 1% Phenol nicht völlig inaktiviert wird. Die noch vorhandene minimale „Spitze" von vermehrungsfähigem Virus, die in einer neueren Modifikation durch simultane Gabe von antirabischem Immunserum noch verringert wurde, soll nach den Angaben FERMIS und seiner Schüler (1910) besonders günstig auf die Entwicklung der Tollwutimmunität wirken. Analog zu den Erkenntnissen über die Wirkungsweise der meisten antibakteriellen Impfstoffe ergab sich aber, daß eine vergleichbare, völlig ausreichende immunisatorische Wirkung auch mit vollständig inaktivierten Virus-fixe-Suspensionen erzielt werden kann, wenn die Gehirn- (und damit Virus-) Konzentration auf 10 bis 20% erhöht wird. Von dadurch möglicherweise verursachten Nachteilen wird noch die Rede sein.

2. Die heutigen Impfstoffe

Die meisten der heute in der Humanmedizin gebräuchlichen Tollwutimpfstoffe enthalten durch Phenol und andere Chemikalien oder durch UV-Bestrahlung inaktiviertes Virus fixe, wobei nach ökonomischen Gesichtspunkten Schafe, Kaninchen, Meerschweinchen oder Affen (wie z. B. in Indonesien) zur Gewinnung der Passagehirne dienen. Der Prototyp dafür ist der von SEMPLE (1919) im ostindischen Pasteur-Institut in Kasauli entwickelte Impfstoff. Bei seiner Herstellung wird die Wirkung des Phenols (1%) auf die virus-fixe-haltige Gehirnsuspension (5%) durch 24stündigen Brutschrankaufenthalt bei 37°C so verstärkt, daß das Virus als nahezu vollständig inaktiviert zu betrachten ist. Außerdem wird die Haltbarkeit des fertigen, flüssigen Impfstoffes auf 8 Wochen erhöht, so daß Vorratswirtschaft und Transport möglich werden. Gegenüber dem Fermi-Verfahren, bei dem, je nach dem Grade der Exposition, dem Patienten 15—20 Tage lang täglich 1—2 Injektionen verabfolgt werden sollen, bedeutet die Semple-Methode mit maximal 16 Behandlungstagen einen Fortschritt. Diese Vaccine wurde auch in der Wutschutzabteilung des Robert-Koch-Instituts hergestellt und — was den Impfschutz anbelangt — ohne Mißerfolg verwendet. Die kurze Laufzeit der fertigen Chargen macht allerdings eine ziemlich gleichbleibende Durchschnittszahl der Behandlungsfälle zur Bedingung und legt die Zentralisation der Impfungen nahe.

Die in den meisten Instituten zur Impfstoffherstellung dienenden Lyssa-Stämme leiten sich über Tausende von Passagen und mehrmaligen Ortswechsel von den ersten Virus-fixe-Stämmen PASTEURS ab.

Einige große Arzneimittelhersteller in USA begannen, die Haltbarkeit der Tollwutimpfstoffe vom Semple-Typ durch Lyophilisierung, d. h. durch Einführung von Trockenampullen zu steigern. Zur Inaktivierung läßt sich dann jedoch nicht ohne weiteres Phenol verwenden, da sich dieses während des Gefriertrocknungsprozesses bis auf einen ungenügenden Restgehalt verflüchtigt [SUREAU u. RAMIARAMANANA (1962)]. Den käuflichen amerikanischen Impfstoffen sind daher entweder β-Propiolakton, Quecksilberpräparate wie Merthiolat oder andere in starker Verdünnung wirksame Desinfizientien zugesetzt, nachdem das Lyssa-

virus durch intensive UV-Bestrahlung der Rohsuspension inaktiviert worden ist. Neuerdings ist in der UdSSR ein Verfahren zur Gefriertrocknung von Semple- und Fermi-Impfstoff entwickelt worden, das von der WHO empfohlen wird (Labor. Techn. in Rabies, 1954).

Aus den Ergebnissen der ganzen Welt zusammengefaßte Statistiken vieler Jahre zeigten, daß die Durchschnittsrate an Impfschädigungen bei allen Tollwutimpfstoffen vom Semple-Typ ziemlich gleichbleibend hoch (0,5 bis 0,1°/₀₀) ist. Entgegen der früheren Annahme, daß es sich dabei in der Regel um eine Art von unterschwelliger „Impfwut" handele, verursacht durch ganz geringe Reste von vermehrungsfähigem Virus fixe, hat sich inzwischen allgemein die Auffassung durchgesetzt, daß vielmehr allergisierende Wirkungen der in den bisher üblichen Tollwutimpfstoffen in großen Mengen (bis zu 20%) enthaltenen Tiergehirnsubstanz schuld an den neuropathologischen Impfkomplikationen sind.

Diese schädlichen Faktoren lassen sich, wie HEMPT im jugoslawischen Pasteur-Institut in Novi Sad schon 1925 empirisch festgestellt hat, weitgehend ausschalten, wenn im Verlauf der Herstellung des Phenolimpfstoffes das virus-fixe-haltige Gehirnmaterial mit Äther extrahiert wird. Auf diesem Prinzip beruht der Impfstoff nach HEMPT (1943), der zwar in Westeuropa und in Übersee fast unbekannt ist, in den deutschsprachigen Ländern sowie in Jugoslawien und in der Tschechoslowakei jedoch seit Jahren ausschließlich und mit gutem Erfolg benutzt wird.

Das Ideal eines Wutschutzimpfstoffes wäre eine durch Gewebekultur gewonnene Virusaufschwemmung mit Zusatz von Adjuvantien oder von inaktivierenden Substanzen, vergleichbar dem Polio-Impfstoff nach SALK. Die Tollwutforschung ist auf dem experimentellen Wege dahin, ohne jedoch bis jetzt praktische oder wirtschaftlich diskutable Resultate aufweisen zu können [FENJE (1960)].

Vorerst ist die Forderung, den Anteil an Gehirnsubstanz im Tollwutimpfstoff zu reduzieren, auf andere Weise erfüllt worden, und zwar durch die Entwicklung der sogenannten „avianisierten" Impfstoffe.

Ein 1939 in USA bei dem Tollwut-Todesfall eines jungen Mädchens namens FLURY isoliertes Straßenvirus war von JOHNSON nach einigen Mäusegehirnpassagen auf eintägige Küken überimpft und durch 100 weitere intracerebrale Passagen so abgeschwächt worden, daß es nach peripherer Inokulation die Neuropathogenität für Säugetiere und die Fähigkeit des Eindringens in die Speicheldrüsen verlor [Johnson (1949)]. Koprowski (1949) modifizierte durch mehrere 100 Dottersackpassagen das Virus weiter, so daß es sich intracerebral appliziert, im Säugergehirn zwar noch weiter vermehrte, die Tiere aber nicht mehr krank zu machen vermochte [Koprowski u. Black (1954)]. Aus diesem neu entstandenen Virus fixe wurde die FLURY-LEP-(low egg passage)-Vaccine entwickelt, ein Impfstoff mit guten, experimentell festgestellten, immunisatorischen Eigenschaften. Mittels einer subcutanen Injektion lassen sich Hunde für mehrere Jahre gegen Tollwut schützen. Länder, in denen die Tollwut der Hunde noch vorherrscht oder die bis vor kurzem seuchenfrei waren, wie die Niederlande, benutzen die LEP-Vaccine in jährlichen Massenimpfaktionen. Durch weitere 200—300 Hühnereipassagen wurde das FLURY-Virus sicherheitshalber noch mehr abgeschwächt. Nach diesen Passagen wurde der Impfstamm als FLURY-HEP-(high egg passage)-Vaccine bezeichnet, deren Verwendung als Tollwut-Prophylaktikum für Menschen jedoch nach einigen Versuchsreihen an Freiwilligen wieder eingestellt wurde [Ruegsegger u. Mitarb. (1961)].

Große Verbreitung hat neuerdings, besonders in den USA, ein inaktivierter, avianisierter Tollwutimpfstoff gefunden, der aus dem homogenisierten Extrakt von zwölftägigen, mit Virus fixe infizierten Entenembryonen besteht [Peck, Powell u. Culbertson (1955)]. Die ursprünglich geplante Absicht, einen Impfstoff mit vermehrungsfähigem Virus fixe zu entwickeln, war aufgegeben worden wegen der Schwierigkeit, salmonellafreie Enteneier bereitzustellen. Als Inaktivator dient β-Propiolakton in der Verdünnung 1:4000. Von diesem Impfstoff, der in Packungen mit je 7 Trockenampullen (+ Lösungsmittel) geliefert wird, sind für eine vollständige Behandlung 14 subcutane Injektionen zu 1 ml an aufeinanderfolgenden Tagen erforderlich, ähnlich wie beim Semple-Verfahren. Wegen seines relativ geringen Gehaltes an Gehirnsubstanz scheint er besonders geeignet für Wiederholungsimpfungen bei öfter exponierten Patienten, die bereits eine oder mehrere Semple- oder Hempt-Behandlungen durchgemacht hatten, und bei denen die Gefahr unangenehmer Überempfindlichkeitserscheinungen besteht. Ob durch die Anwendung dieses neuesten käuflichen Impfstoffes bei Erstbehandlungen stets ein sicherer postinfektioneller Schutz zu erreichen ist, erscheint fraglich. Aus den Statistiken der Weltgesundheitsorganisation (World Rabies

Situation 1960—61) geht hervor, daß 2 nach mittelschweren peripheren Bißverletzungen regulär und frühzeitig mit Duck-Embryo-Vaccine behandelte Personen in USA an Tollwut gestorben sind. Allerdings ist auch bei allen sonstigen länger erprobten Impfmethoden mit einer Versagerquote von 1 bis 3⁰/₀₀ zu rechnen, auch wenn man die ungenügend oder zu spät behandelten Fälle außer Betracht läßt. Nach Ansicht von Remlinger (1945), dem Altmeister der Tollwutforschung in Tanger, der diese Zahlen angibt, verschlechtert sich die Chance des Überlebens nach lege artis durchgeführter Wutschutzimpfung (+ Serumbehandlung), wenn schwere Bißverletzungen durch Wölfe oder Schakale vorliegen. Schließlich ist aber auch zu bedenken, daß höchstens 20% der von nachweislich tollwütigen Tieren gebissenen Menschen ohne Behandlung erkranken und sterben oder als tatsächlich mit dem Lyssavirus infiziert und durch die Wutschutzimpfung gerettet anzusehen sind.

Die *Herstellung des Tollwutimpfstoffes*, seine Anwendung und die Abgabe an auswärtige Impfstationen gehört zu den Hauptaufgaben der rabiologischen Laboratorien und Institute, die zumeist der umfassenden Organisation des Pasteur-Instituts in Paris angehören. Durch die Fortschritte der Gefriertrocknungstechnik und die Möglichkeiten schnelleren Transportes auf dem Luftwege mit Kühlhaltung begünstigt, wird sich auch die Produktion von Tollwutimpfstoffen durch die Verlagerung in industrielle Betriebe rationeller gestalten. In Deutschland ist, wie schon erwähnt, der flüssige Impfstoff nach Hempt in Gebrauch. Die Behring-Werke in Marburg stellten im Jahre 1960 9000 Impfstoffampullen her. In der gleichen Zeit produzierte und verbrauchte das Robert-Koch-Institut in Berlin 3500 Portionen. Das Institut für Tollwutschutzimpfung in Potsdam, das ganz Mitteldeutschland mit Hempt-Impfstoff versorgt, verzeichnet für 1960 27000 hergestellte Einzeldosen [Sartorius u. Mitarb. (1962)]. Diese Zahl ist, gemäß der derzeitigen Seuchenlage, etwas größer als die vom Prager Impfstoffinstitut für die Tschechoslowakei angegebene (23000/1960) und fast doppelt so hoch, wie die im gleichen Zeitraum in Novi Sad, Jugoslawien, ad usum humanum abgefüllte Menge (14000/1960). Im Gegensatz zu Nordafrika oder etwa zu Indien — 1950 wurden beispielsweise im Pasteur-Institut in

Kasauli fast 1 000 000 Portionen Semple-Impfstoff hergestellt — ist in Mitteleuropa eine Steigerung und stärkere Rationalisierung der Produktion von Tollwutimpfstoffen nicht erforderlich.

Herstellung des Hempt-Impfstoffes. Gehirngewinnung von Kaninchen (RKI Berlin, Behring-Werke, Marburg) oder von Schafen (Institute in Novi Sad, Prag, Wien, Potsdam), die größere Chargen produzieren).

Kaninchen bzw. Schafe werden mit frischer Gehirnaufschwemmung von Passagetieren infiziert, 5—6 Tage später in agonalem Zustande entblutet. Vorschrift in Novi Sad: Entblutung bei Auftreten der ersten Lähmungen, dann höherer Virusgehalt [NIKOLITSCH (1958)]. 24 Std. nach Schlachtung Einbringen der enthäuteten und grob zerkleinerten Gehirne sowie Teile der Med. oblong. für 4 Tage in Äther pro narcosi (+4°C), Sterilitätskontrollen.

Abgießen des Äthers, Absaugen der Reste im Exsikkator.

Aufbewahrung der Gewebestückchen in großen Glasstopfenflaschen in Gemisch von reinstem Glycerin und Aqua dest. āā mit 1% Phenolgehalt. Diese „Konserven" können als Stammprodukt 1 Jahr lang bei +4°C auf Vorrat gehalten werden.

Weiterverarbeitung nach frühestens 40 Tagen, besser erst nach 3 Monaten.

Zubereitung des gebrauchsfertigen Impfstoffes:

Auswaschen des Karbol-Glycerins aus den Konserven mit physiol. Kochsalzlösung. Zerkleinerung des Gehirnmaterials mittels Kugelmühle oder Homogenisator. Sterilitätskontrollen.

Tierversuch auf Infektiosität des Emulgats: i. c. und i. p. inoculierte Kaninchen müssen 30 Tage am Leben u. gesund bleiben.

Verdünnung des Mahlgutes mit Phenol-Kochsalzlösung gemäß dem anfangs notierten Gewicht des Gehirnmaterials.

Fertiger Hempt-Impfstoff enthält 10% Gehirnsubstanz u. 1% Phenol.

30 Tage nach Abfüllung wird der Impfstoff zum Gebrauch freigegeben, wenn alle Tierversuche u. Sterilitätsproben negativ waren. 1 Jahr später endet die Verwendungsfrist der Charge.

Die Herstellung des in Deutschland nicht mehr gebräuchlichen *Semple-Impfstoffes* verläuft ähnlich. Dabei entfällt jedoch die Äther-Extraktion und die Gewinnung der konzentrierten Konserven. Der Impfstoff ist nur 8 Wochen lang verwendungsfähig.

Impfstoffprüfung. Einzelne Chargen der flüssigen Phenolimpfstoffe werden vor der Freigabe im Tierversuch auf ihre Wirksamkeit geprüft.

Der von WEBSTER eingeführte und von HABEL für Semple-Impfstoffe ausgearbeitete Test dauert 4 Wochen. Man braucht dazu 100 Swiss-Mäuse, von denen die Hälfte mit gleichen Dosen der zu prüfenden Charge zwei Wochen lang an zweimal 3 Tagen intraperitoneal immunisiert wird. Nach 14 Tagen werden sämtliche Versuchstiere mit einem standardisierten, in Zehnerpotenzen verdünnten Virus fixe infiziert. Der Schutzwert ergibt sich aus dem Quotienten der nach REED und MUENCH berechneten LD$_{50}$ der ge

impften und der ungeimpften Tiere. Die breite Streuung der Ergebnisse, die vermutlich daher rührt, daß die schwächeren Virusdosen bei der Infektion eher immunisierend wirken, erschwert die vergleichende Bewertung von Chargen des gleichen Impfstoffes, mehr noch von verschiedenartigen Impfstofftypen. Bessere Resultate bringt der von KRAUSE (1957) angegebene und mittlerweile von vielen Instituten übernommene „Plantar"-Test, bei dem die Swiss-Mäuse nicht mehr intracerebral, sondern den natürlichen Verhältnissen der Lyssainfektion eher entsprechend, mittels eines speziell adaptierten Fixvirus unter die Plantaraponeurose infiziert werden. Der für die Prüfung von Hempt-Impfstoffen vorgesehene Test (gem. Erlaß des Hess. Staatsmin. f. Inn. v. 20. 7. 1949) benötigt mindestens 40 Kaninchen. Eine Hälfte der Tiere wird vergleichsweise mit einem aus normalem Kaninchengehirn bereiteten Leerimpfstoff „immunisiert".

Avianisierte, vermehrungsfähige Virus enthaltende Impfstoffe (Flury HEP und LEP ad us. vet.) werden nach Vorschriften der Weltgesundheitsorganisation an Hunden mittels Straßenvirus-Infektion getestet.

Es gehört zu den dringenden Aufgaben des Tollwut-Experten-Komitees der WGO, Empfehlungen für die Einführung besserer und vor allem weniger langwieriger Methoden zur Wirksamkeitsprüfung von Wutschutzimpfstoffen herauszugeben.

3. Die Indikation zur Wutschutzimpfung

Die *Indikation zur Wutschutzimpfung* muß in jedem Einzelfall erwogen werden. Deswegen sind genaue anamnestische Erhebungen über den Angriff des betreffenden Tieres, über dessen Aussehen und Verhalten, über Art und Zeitpunkt der ersten Wundversorgung und sonstiger Maßnahmen sehr wichtig. Häufig läßt sich dann die Sachlage sofort klären, so daß überhaupt von einer Impfbehandlung abgesehen werden kann.

Folgende drei Möglichkeiten können sich ergeben:

a) *Die Tollwutschutzimpfung kann vorerst unterbleiben,*

α) wenn das betreffende Tier gesund erschien, einen Grund zur Aggressivität hatte, innerhalb von 3 Tagen von einem Tierarzt untersucht und weiterhin mindestens 2 Wochen beobachtet werden kann;

β) wenn bei der Untersuchung des Kadavers des verendeten oder sofort getöteten Tieres sich eine eindeutige, den Beißangriff oder gegebenenfalls die Lähmung des Tieres erklärende Ursache finden läßt;

γ) wenn die Befragung der Beteiligten mit Sicherheit ergibt, daß kein direkter Kontakt des Menschen mit einem verdächtigen Tier vorgelegen hat, wenn also beispielsweise Handschuhe benutzt worden sind oder der Biß nur die Oberkleidung traf;

δ) wenn die Bißverletzung durch ein tollwütiges Tier länger zurückliegt als 14 Tage vor dessen ersten Krankheitszeichen, der Speichel also noch nicht infektiös gewesen sein kann (solche Fragen tauchen nicht selten auf, wenn bei unerwarteten Tollwutausbrüchen später noch weitere Kontaktpersonen namhaft werden);

ε) wenn der Patient im vorangehenden halben Jahr bereits einmal vollständig gegen Tollwut geimpft worden ist.

Da es sich um einen therapeutischen Eingriff handelt, muß der Arzt von der Wutschutzbehandlung Abstand nehmen, wenn der Verletzte oder dessen gesetzlicher Vertreter trotz eingehender Belehrung die Impfung ablehnt. In solchen Fällen ist aber unterschriftlich festzuhalten, daß die Weigerung „gegen ärztlichen Rat und auf eigene Verantwortung" erfolgt ist.

b) *Dagegen ist mit der Impfung stets zu beginnen,*

α) bei Kopf- und Halsverletzungen, selbst wenn inzwischen die tierärztliche Untersuchung veranlaßt werden kann (erweist sich das Tier als unverdächtig, wird die Behandlung nach 3 Injektionen abgebrochen);

β) wenn nach der Schilderung des Vorfalles der Tollwutverdacht bei dem Tier, obwohl es bekannt ist, gerechtfertigt erscheint;

γ) wenn das Tier bzw. dessen Besitzer zunächst noch nicht sicher identifiziert werden konnte.

Nach günstigem Ausfall der weiteren Erhebungen und Befunde kann in den Fällen b α—γ die Wutschutzbehandlung nach der dritten Injektion abgebrochen werden.

c) *Die vollständige Wutschutzbehandlung eines Menschen ist erforderlich,*

α) wenn beim Tier im Laboratorium Tollwut nachgewiesen ist,

β) wenn beim Tier klinisch Tollwut festgestellt wurde,

γ) wenn das Tier nach dem verdächtigen Beißangriff zu Tode gekommen ist,

δ) wenn das Tier grundlos gebissen hat und dann entlaufen ist,

ε) wenn frischer Speichel eines verdächtigen Tieres mit einer Hautverletzung in Berührung gekommen ist,

ζ) wenn keine näheren Angaben über den Vorfall zu erlangen sind, z. B. bei Kleinkindern und Geistesschwachen.

Schließlich kann die Tollwutschutzimpfung auch aus mehr psychologischen als sachlichen Gründen angezeigt sein: Wenn im Zusammenhang mit einem Tollwutfall Menschen aus der näheren Umgebung des Verletzten oder des verdächtigen Tieres zur Behandlung kommen, lassen sich manchmal überängstliche, den Erhebungen nach kaum gefährdete Kontaktpersonen nicht von der Impfaktion ausschließen. Auf das, wenn auch sehr geringe, Risiko einer Impfschädigung muß dann vom Arzt besonders hingewiesen werden.

Da es sich bei der Wutschutzbehandlung immer um eine vitale Indikation und um die einzige, die tödliche Erkrankung verhindernde ärztliche Maßnahme handelt, gibt es prinzipiell keine Gegenanzeigen. Herzmuskelschwäche, Schwangerschaft, reduzierter Allgemeinzustand werden allerdings zu besonders vorsichtiger, wenn möglich zu stationärer Durchführung der Impfung veranlassen. Wenn nach den ersten Injektionen, sei es reaktiv, sei es interkurrent, hohes Fieber auftritt, muß eine ein- bis mehrtägige Unterbrechung der Impfung bis zur Normalisierung der Temperaturen verantwortet werden.

Nötigenfalls muß man eine Wutschutzbehandlung auf eine vorhergegangene beliebige andere Impfung folgen lassen, ohne Rücksicht auf das damit verbundene Risiko eventueller Verträglichkeitsstörungen. Umgekehrt muß jedoch unbedingt der vorgeschriebene Zeitabstand von sechs Wochen eingehalten werden, wenn nach einer vollständigen Wutschutzbehandlung andere Impfungen, insbesondere mit vermehrungsfähigen Viren, fällig sind.

Bei verschmutzten Biß- und Kratzwunden ist häufig die *Tetanusprophylaxe* noch wichtiger und dringlicher als der Schutz gegen Tollwut. Besonders bei der ambulanten Durchführung der Impfung nach HEMPT darf nicht versäumt werden, den Patienten bei der 6. Injektion auf die möglicherweise noch in den folgenden Tagen auftretenden Anzeichen der Serumkrankheit hinzuweisen. Solche Reaktionen wie Juckreiz und Urticaria werden sonst der Wutschutzbehandlung zur Last gelegt und allenfalls erst anläßlich des Nachimpfungstermins bei dem Impfarzt zur Sprache gebracht. Bei stationärer Behandlung der Patienten sowie bei den mehr protrahierten Tollwutimpfverfahren nach SEMPLE oder FERMI fallen die kritischen Tage in den Turnus der täglichen Injektionen, so daß eventuelle Überempfindlichkeitserscheinungen gegen Eiweißstoffe im Tetanus-Serum, die im übrigen die Wutschutzbehandlung nicht stören, sofort symptomatisch behandelt werden können.

Das eben Gesagte gilt in gleicher Weise für diejenigen Fälle, bei denen nach besonders schweren und verdächtigen Bißverletzungen außer dem Tollwutimpfstoff auch Rabies-Antiserum verabfolgt worden ist. Nach den für die passive Immunisierung erforderlichen hohen Serumdosen treten wegen des Gehalts an artfremdem Eiweiß fast stets mehr oder weniger heftige Lokal- und Allgemeinreaktionen auf, die richtig diagnostiziert und behandelt und als kleineres Übel in Kauf genommen werden müssen.

4. Die Serumbehandlung der Tollwut

In Mitteleuropa ist die Serumtherapie der Tollwut von vorwiegend theoretischem Interesse, abgesehen etwa von den nicht immer vermeidbaren Infektionsmöglichkeiten in Tierkliniken oder in Laboratorien, in denen mit Lyssavirus gearbeitet wird. Im vorderen Orient, in Afrika oder in den asiatischen Steppengebieten kommen dagegen immer noch schwere Bißverletzungen durch tollwütige Wölfe oder Schakale vor, die den betroffenen Menschen in solchem Maße gefährden, daß nur bei sofort und richtig vorgenommener Lokal- und Serumtherapie Aussicht auf Verhütung der Krankheit besteht.

Die erste *Wundversorgung* richtet sich nach den praktischen Gegebenheiten. Waschungen der Wunde mit starker (20%iger) Seifenlösung sind überall leicht durchführbar. Besser noch sind Spülungen mit handelsüblichen Desinfektionsmitteln, die quaternäre Ammoniumbasen enthalten, wie z. B. Zephirol oder Hydramon [SCHINDLER (1959)]. Stichkanalartige, nichtblutende Wunden werden tunlichst durch Incision angefrischt. Keinesfalls sollen tollwutinfektionsverdächtige Wunden genäht werden. Auf Grund großer Reihen von Modellversuchen ist man von der früher empfohlenen Elektro-

kauterisation sowie vom Ätzen mit konzentrierten Säuren (HNO_3) und Laugen abgekommen [DEHN u. Mitarb. (1963)]. Die Lokalbehandlung mit Chemikalien verspricht Erfolg, wenn sie innerhalb von zwei Stunden nach der Bißverletzung begonnen wird. Die Umspritzung einer Bißwunde mit Antitollwutserum kann bei geeigneter Lokalisation derselben ebenfalls sinnvoll sein. Wichtiger als in der gewöhnlichen Unfallchirurgie ist die Ruhigstellung verletzter Extremitäten.

Antirabies-Serum vom Pferd zur passiven Immunisierung wird von amerikanischen Firmen in Ampullen geliefert. Vor der Anwendung sind der Patient oder dessen Angehörige nach früheren (Pferde-) Serumgaben sowie nach Anzeichen von Überempfindlichkeit zu fragen. Gegebenenfalls müssen die bekannten Maßnahmen zur Feststellung und Verhütung von anaphylaktischen und allergischen Reaktionen getroffen werden. Antihistaminika sowie für ernstere Fälle Corticosteroidpräparate sind bereitzuhalten. Besser verträglich sind das Kaninchen-Hyperimmunserum, das in Potsdam für den Gebrauch in Mitteldeutschland und auch dasjenige vom Esel, wie es in Ankara und Istanbul hergestellt und verwendet wird. Der Patient erhält intraglutäal pro kg Körpergewicht 0,4 ml, so daß für einen Erwachsenen etwa 40,0 ml erforderlich sind. Diese massive Serumbehandlung ist nur erfolgversprechend, wenn sie innerhalb von 72 Stunden nach der Bißverletzung durchgeführt werden kann.

24 Stunden nach der Serumapplikation soll erst mit der aktiven Immunisierung mittels des Tollwutimpfstoffes angefangen werden, damit im Organismus des Patienten keine ungewollte neutralisierende Wechselwirkung zwischen dem zugeführten Antigen des Impfstoffes und den Serumantikörpern stattfinden kann. Aus diesem Grunde muß nach Serumgabe auch das Impfschema für den Hempt-Impfstoff verändert werden (s. u.). Anstatt 4,0 ml an 6 aufeinanderfolgenden Tagen wird dann nur die halbe Dosis in der doppelten Zeit injiziert. Einen Monat später folgt wie sonst üblich die Nachinjektion von 4,0 ml.

5. Die Technik der Tollwutschutzimpfung

Die *Technik der Tollwutschutzimpfung* ist darauf abgestellt, daß vom Hempt-Impfstoff insgesamt 6, bei anderen Verfahren 14 bis 16, bei der Fermi-Methode sogar 30 und mehr subcutane Injektionen hintereinander zu verabfolgen sind. Während die kleineren Mengen (1,0 bis 2,0 ml), die den verdünnten Ampulleninhalt der neuen amerikanischen Trockenimpfstoffe bilden, bequem auch infraclaviculär oder am Oberarm injiziert werden können, lassen sich die bei den flüssigen Phenol-Impfstoffen üblichen Einzeldosen von 4,0 bis 5,0 ml ohne allzu starke Belästigung des Patienten nur am Unterbauch applizieren. Beim Hempt-Verfahren erhalten Erwachsene und größere Kinder, wie schon erwähnt, 6 Injektionen von je 4,0 ml in etwa 24stündigen Abständen. Wenn schwere Verletzungen nicht ohnehin stationäre Aufnahme erforderlich machen, kann die Behandlung meist ambulant vor sich gehen. Ihr regelmäßiger täglicher Turnus muß jedoch gewährleistet sein. Kinder bekommen je nach Alter und Entwicklungszustand 2,0 bis 3,0 ml, Säuglinge 1,0 ml pro Injektion. Man wechselt täglich die Körperseite und vermeidet die Nähe von anderen zuvor infiltrierten Hautpartien sowie auch von meist empfindlichen Narbenregionen. Der Patient liegt möglichst entspannt auf einer Untersuchungsbank. Die Impfstoffsuspension wird nach kräftigem Schütteln mittels einer großen Hohlnadel der Ampulle entnommen und dann streng subcutan unter eine mit Daumen und Zeigefinger angehobene Bauchfalte langsam eingespritzt. Vorher überzeugt man sich durch kurze Aspiration, daß keine Hautvene getroffen ist. Dadurch wird die Gefahr des sog. Phenolschocks (s. u.) vermindert. Etwa 14 Tage nach Verabfolgung der ersten 6 Injektionen ist mit dem Einsetzen der Immunität zu rechnen.

In einigen Vorschriften, besonders für Phenol-Impfstoffe mit längerer Behandlungsdauer, wird unterschieden zwischen „leichten" und „schweren" Bißverletzungen. Nur nach letzteren soll vollständig geimpft werden, während bei den „leichten" Fällen sowie nach verdächtigem Kontakt bei Vorhandensein von Hautläsionen die halbe Gesamtdosis oder speziell beim Hempt-Verfahren 4—5 anstatt 6 Injektionen als ausreichend betrachtet werden. Diesen Anweisungen möchten wir nicht folgen, da wir sie für gefährlich halten. Wir befinden uns dabei in Übereinstimmung mit REMLINGER (1959), der mehrmals darauf hingewiesen hat, daß gerade die harmlosen und unverdächtigen Verletzungen durch zu-

nächst gesund erscheinende Tiere das größte Kontingent an Todesfällen bei unbehandelten oder ungenügend gegen Tollwut geimpften Personen stellen. Wir treten vielmehr dafür ein, daß nach strenger Prüfung der Indikation stets entweder richtig und vollständig oder gar nicht behandelt wird. Bei der Hempt-Impfung soll auch keinesfalls auf die Nachinjektion, die in der gleichen Dosis einen Monat nach der ersten Einspritzung fällig ist, verzichtet werden. Durch sie wird der Antikörperspiegel deutlich erhöht [MÖBEST (1959)].

Bei der Hempt-Methode rechnet man vom Termin der Nachinjektion an mit einem Impfschutz von halbjähriger Dauer. Kommt es nach Ablauf dieser Frist zu einer neuen Tollwut-Exposition des Patienten, so sind innerhalb der nächsten Monate je nach dem zeitlichen Abstande 1 oder 2 Injektionen zur Auffrischung der Immunität erforderlich. Sind seit der letzten vollständigen Wutschutzbehandlung mehr als 9 Monate vergangen, so muß die Impfung gänzlich wiederholt werden.

6. Komplikationen

Komplikationen treten bei der Wutschutzbehandlung gelegentlich aus verschiedenen Gründen auf. Wenn ein phenolisierter Impfstoff unvorsichtig und zu schnell injiziert wird, kann es durch Arrosion eines Hautgefäßes zu einem *Phenolschock* kommen. Das ist ein akuter Kreislaufkollaps mit Schweißausbruch, starken Kopfschmerzen und Bewußtlosigkeit, der nach kurzer Zeit von selbst wieder abklingt. Besonders charakteristisch ist der sofort geklagte metallische Geschmack im Munde. Ruhelage, Frischluftzufuhr, orale Gabe von Analepticis beschleunigen die Wiederherstellung. Lediglich bei älteren, körperlich sehr geschwächten oder cardial dekompensierten Patienten ist gegebenenfalls eine kurzfristige Unterbrechung der Impfungen zu erwägen.

Wenn versehentlich mehr intracutan als subcutan gespritzt worden ist, kommt es gelegentlich trotz aller Vorsicht und Übung zu leichten bis mittelschweren *Lokalreaktionen*. Diese äußern sich in schmerzhaften Schwellungen und Rötungen in den Injektionsgebieten, zuweilen mit Beteiligung der inguinalen Lymphdrüsen. Anwendungen von feuchter Kälte in Form von Alkoholkompressen, unter Umständen Bettruhe und orale Gaben von Antihistaminica sorgen meist schnell für Linderung und Rückbildung, so daß der Impfturnus nicht unterbrochen zu werden braucht. Ohnehin treten diese unangenehmen, aber harmlosen Begleiterscheinungen meist erst nach der 4. oder 5. Injektion auf.

Fast regelmäßig ist bei wiederholten Impfungen gegen Tollwut innerhalb weniger Jahre, wie sie gelegentlich durch Zufall, öfters aber bei beruflich exponierten Personen (Tierärzten, Jägern, Hundefängern und Abdeckern) notwendig werden, mit sehr heftigen Lokalreaktionen zu rechnen. Da es noch keine einwandfreie Methode zur Erzielung eines anhaltenden prophylaktischen Wutschutzes gibt (s. Stellungnahme des BGA), muß wenigstens versucht werden, durch Verwendung eines andersartigen Impfstoffes die sensibilisierende Allergenwirkung zu verringern. Man nimmt daher für Zweit- oder Drittimpfungen möglichst einen avianisierten Impfstoff, wie z. B. die amerikanische Duck Embryo Vaccine oder zumindest einen Impfstoff, bei dem die Gehirnsubstanz von einer anderen Passagetierart stammt, also vom Kaninchen anstatt vom Hammel oder umgekehrt. Schon dadurch werden die Reizerscheinungen erfahrungsgemäß reduziert, wenn auch nicht vermieden. Bei allen unerläßlichen Wiederholungsimpfungen wird schon vom Beginn an gleichzeitige orale oder parenterale Medikation von Antihistaminica empfohlen.

Neuropathologisch feststellbare Komplikationen, die auf eine Tollwutschutzimpfung zurückgeführt werden können, treten sehr selten auf, d. h. bei etwa 1 bis 2 von 10000 Geimpften. Bei 15—20% der Geschädigten kommt es zu schweren, unter dem Bilde der aufsteigenden Landryschen Paralyse tödlich verlaufenden Myelitiden [JOHNSON (1959)]. Aus diesen Zahlen, die außerdem verschiedene Impfverfahren betreffen, lassen sich schwer allgemeingültige und eindeutige Schlüsse auf kausale Zusammenhänge ziehen. Es wird behauptet, Asiaten seien weniger bedroht als Europäer, Erwachsene mehr als Kinder. Aus verschiedenen Gründen haben solche Angaben bisher nur hypothetischen Aussagewert. Der größte Teil des positiven Zahlenmaterials in den Tollwutstatistiken kommt aus sog. Entwicklungsländern oder zumindest aus Gebieten, in denen keine den mitteleuropäischen oder amerikanischen Verhältnissen entsprechenden Gesundheitsorganisationen bestehen, ganz abgesehen

von den die Versorgung und Überwachung von Tollwutfällen hinderlichen Verkehrsschwierigkeiten. Diese Faktoren belasten auch die vergleichende Beurteilung der einzelnen Impfverfahren, wie sich leicht zeigen läßt.

In dem im September 1962 unter dem Titel „World Survey of Rabies III" erschienenen letzten großen Tollwutbericht der Weltgesundheitsorganisation werden die die Tollwut betreffenden Ergebnisse einer Befragung von über 100 Instituten und Dienststellen in 75 Ländern und Territorien ausgewertet, welche mit der WHO in Beziehung stehen. Da die Angaben in der Gesamtübersicht der Impfungen, ihrer Erfolge und Komplikationen nicht immer vollständig waren, konnten für die folgende Tabelle nicht alle verzeichneten Antworten verwertet werden. Außerdem fehlen überhaupt Ergebnisse aus der Sowjetunion (Fermi), aus Rumänien und Bulgarien sowie aus Frankreich (Fermi) und Österreich (Hempt). Statistische Zahlen über die Tollwutbekämpfung mittels der seit einigen Jahren in USA, insbesondere im militärischen Sanitätswesen, eingeführten Duck Embryo Vaccine stehen ebenfalls noch aus.

Wie aus der Übersicht der WHO hervorgeht, sind andere Tollwutimpfstoffe neuer Art, wie z. B. mit UV-Licht inaktivierte Trockenimpfstoffe, in verschiedenen Ländern, u. a. in USA und in Chile, in Entwicklung oder bereits gebräuchlich. In der Türkei wird teils die Semple-Vaccine (Ankara), teils noch diejenige nach HÖGYES-PHILIPS (Istanbul) hergestellt und benutzt. Da die beiden Verfahren in der Statistik jedoch nicht getrennt aufgeführt sind, ließen sich die gerade in den Rubriken b, c und d relativ hohen Zahlen für die folgende tabellarische Zusammenstellung der zur Zeit vorwiegend in der Welt verwendeten drei Tollwutimpfstoffe nicht berücksichtigen.

Die Rubrik c (unbehandelte Todesfälle) wurde nur deswegen mitaufgeführt, um vergleichsweise die epidemiologische Lage zu charakterisieren, die in den hier summarisch verwerteten Bezugsgebieten der drei Impfstofftypen herrschte. Der größte Teil der den Semple-Impfstoff betreffenden Zahlen stammt aus Ostasien, insbesondere aus Indien und Pakistan. Nach dieser Aufstellung schneidet der Hempt-Impfstoff recht gut ab. Unter fast 20000 Geimpften gab es keine postvaccinalen Lähmungen; von 10000 Geimpften starb nur einer. Der Fermi-Impfstoff (ohne Zahlen aus der UdSSR und Frankreich) hat zwar auch keine Paralysen verursacht, die Zahl der trotz Behandlung Gestorbenen ist aber fast doppelt so hoch wie bei Hempt. Entsprechend der Tatsache, daß für die Fermi-Rubrik hauptsächlich Zahlen aus Nordafrika, Äthiopien und Madagaskar addiert wurden, ist die Todesrate der Ungeimpften fünfmal höher als bei denjenigen, die nach Hempt hätten geimpft

Wutschutzimpfungen 1960—1961

Impfstofftyp	(a) Zahl der Behandelten	(b) post-vaccinale Lähmungen	(c) Todesfälle unbehandelt	(d) Todesfälle behandelt
1. Semple	177937 (100%)	12 (0,007%)	241 (0,135%)	31 (0,017%)
2. Fermi	23771 (100%)	0	19 (0,080%)	4 (0,017%)
3. Hempt (WHO)	18897 (100%)	0	3 (0,016%)	2 (0,10%)

werden müssen. Semple- und Fermi-Vaccine zeigen keine Unterschiede in der Rubrik d (Tollwuttod trotz Behandlung). Die wenigen Todesfälle in den Hempt-Rubriken c und d sind als Versager ohne vergleichbare Bedeutung. Zweifellos sind auch fünf- und sechsstellige Zahlen viel zu klein, um als Grundlagen für die Beurteilung von Tollwutimpfstoffen zu dienen. Das Bild ändert sich, wenn man obiger Zusammenstellung über den Hempt-Impfstoff aus dem WHO-Bericht die Zahlen aus dem Tollwutinstitut in Potsdam für 1960 und 1961 hinzufügt, die die Tätigkeit aller mitteldeutschen Impfstationen betreffen:

Impfstofftyp	(a) Zahl der Behandelten	(b) post-vaccinale Lähmungen	(c) Todesfälle unbehandelt	(d) Todesfälle behandelt
4. Hempt (Potsdam)	15993 (100%)	4 (0,025%)	0	0
5. Hempt (WHO + Potsdam)	34890 (100%)	4 (0,012%)	3 (0,009%)	2 (0,006%)

Aus allen Daten der vorstehenden Kolonnen 1.—4. läßt sich dann eine Gesamtübersicht darstellen, die mit dem wegen der relativ kleinen Zahlen gebotenen Vorbehalt als Abbild

des gegenwärtigen Standes der Tollwutbekämpfung durch Schutzimpfung gefährdeter Personen zu werten ist:

Impfstofftyp	(a) Zahl der Behandelten	(b) post-vaccinale Lähmungen	(c) Todesfälle unbehandelt	(d) Todesfälle behandelt
6. Semple + Fermi + Hempt	236598 (100%)	16 (0,007%)	263 (0,11%)	37 (0,016%)

Wenn schließlich im gleichen Rahmen und in derselben Aufteilung noch die Daten der obenerwähnten türkischen Statistik für 1960 und 1961 angeführt werden, so geschieht es weniger aus Gründen des Vergleichs mit den entsprechenden Werten der vorhergehenden Kolonnen, sondern weil sich hier deutlich zeigen läßt, vor welchen Aufgaben und Schwierigkeiten die Gesundheitsbehörden eines einzigen, in großen Teilen schwach besiedelten Landes, in dem enzootisch Tollwutgefahr herrscht, heute noch stehen.

Impfstofftyp	(a) Zahl der Behandelten	(b) post-vaccinale Lähmungen	(c) Todesfälle unbehandelt	(d) Todesfälle behandelt
7. Semple + Högyes-Philips (Türkei)	66242 (100%)	16 (0,024%)	79 (0,119%)	31 (0,047%)

Wenn in den vorstehenden Tabellenzeilen 1. bis 3. und 7. die Werte für postvaccinale Lähmungen, bezogen auf die Rubriken c und d (Todesfälle), relativ niedriger sind oder gar fehlen, so liegt das vermutlich daran, daß zumeist, besonders bei Dezentralisation der Wutschutzbehandlung in weiträumigen Gebieten, die Impfstation von leichteren, nach Abschluß des Behandlungsturnus auftretenden Komplikationen keine Nachricht erhält. Wirklich ernste Schädigungen, die die stationäre Aufnahme in neurologischen Kliniken erforderlich machen, werden dagegen eher als Impffolgen erkannt und registriert. Wahrscheinlich ist die tatsächliche Lähmungsquote nach Semple-Impfungen bei Anlegung eines strengeren Maßstabes wesentlich höher als bisher statistisch ausgewiesen. Auch der völlig komplikationslose Verlauf aller 1960/61 mit Fermi-Impfstoff durchgeführten und gemeldeten

Wutschutzbehandlungen erscheint fraglich in Anbetracht der bei dieser Methode üblichen zahlreichen Einzelinjektionen konzentrierter, nicht mit Äther gewaschener Gehirnaufschwemmungen. Das Robert-Koch-Institut in Berlin hat sich bei einem Jahresdurchschnitt von 500—700 Vollbehandlungen ab 1958 vom Semple-Verfahren auf die Impfung nach Hempt umgestellt, weil vorher im Laufe von 3 Jahren zwei neurologisch manifeste Impfschädigungen und eine angedeutete, weder stationär noch ambulant behandelte Parese vorgekommen waren. Alle drei Patienten waren in spätestens 6 Monaten völlig wiederhergestellt. Seit der ausschließlichen Benutzung des Hempt-Impfstoffes wurden keinerlei schädliche Folgen mehr beobachtet. Ebenso konnte das jugoslawische Pasteur-Institut in Novi Sad für diese Rubrik nur Fehlanzeigen erstatten, seit dort die Högyes-Philips-Methode durch die Hempt-Impfung ersetzt worden war [NIKOLITSCH (1958)]. Letzteres Verfahren bietet durch die obligate Nachinjektion noch den Vorteil einer Art von „Nachschau", die auch geringfügigere subjektive Beschwerden, die in der Zwischenzeit eintreten können, festzuhalten hilft.

Die von SARTORIUS u. Mitarb. (1962) geschilderten Impfschädigungen waren 5 bis 8 Tage nach vollständiger, gut vertragener Tollwutschutzimpfung aufgetreten. Die Patienten konnten nach ein- bis dreimonatigem Krankenhausaufenthalt beschwerdefrei entlassen werden. Ein typischer Befundbericht sei hier als Beispiel angeführt.

J. R., 16 Jahre, Schüler, Kreis Königswusterhausen:
26. 6. 1961 Rattenbiß in den re. Zeigefinger.
27. 6. bis 2. 7. Tollwutschutzimpfung nach Hempt
        (6 Injektionen)
    7. 7. Erbrechen, Kopf- und Genickschmerzen
   10. 7. Parese beider Beine, 40° Temperaturanstieg
   11. 7. Blasen- und Mastdarminsuffizienz, Bewußtlosigkeit, Krankenhausaufnahme
        Diagnose: Encephalomyelitis nach Tollwutschutzimpfung
   19. 8. Patient wird völlig beschwerdefrei mit 4 Wochen Schonung entlassen.

Erfahrungsgemäß ist die akute Harnverhaltung das verdächtigste Frühsymptom der nach Wutschutzbehandlung auftretenden Lähmungen. Therapeutisch wird Prednisolon in hohen Dosen empfohlen, um die Restitution zu beschleunigen [GUPTA u. BHARGAVA (1962)].

Nach der deutschen Seuchengesetzgebung muß nicht nur jede Tollwuterkrankung, sondern auch jede Verletzung eines Menschen durch ein tollwütiges oder tollwutverdächtiges Tier „innerhalb von 24 Stunden nach erlangter Kenntnis" dem zuständigen Gesundheitsamt gemeldet werden. (Gemäß den österreichischen Bestimmungen besteht allgemein Anzeigepflicht für sämtliche Bißverletzungen, unabhängig von den Nebenumständen.) Da es meist unmöglich ist, in dieser kurzen Zeit zu einer sicheren veterinärpathologischen oder -klinischen Diagnose zu kommen und ein voreilig geäußerter Tollwutverdacht nicht annulliert zu werden pflegt, ist diese Sparte der Seuchenstatistik mit unvermeidlichen Fehlern belastet.

III. Die Stellung der Tollwutschutzimpfung in der Gesundheitsgesetzgebung

Die eigentümliche Doppelstellung der Wutschutzbehandlung als gleichzeitig prophylaktische und therapeutische Maßnahme führt zu weiteren, bei anderen Impfungen unerheblichen Problemen. Versicherungsrechtlich gilt sie nicht als freiwillige Schutzimpfung, sondern als besondere Form einer Frühbehandlung und wird demgemäß von den Krankenkassen wie eine fachärztliche Leistung angesehen und erstattet. Da eine Weiterverbreitung der Seuche von Mensch zu Mensch nicht zu befürchten ist, gibt es auch für gefährdete Personen keine Impfpflicht. Das Prinzip der Freiwilligkeit zwingt den Arzt bei jedem begründeten Ansteckungsverdacht zum Versuch, den Patienten oder gegebenenfalls dessen Sorgeberechtigten durch eingehende Belehrung und nicht selten durch Überredung dazu zu bewegen, daß er sich zur Impfung bereit erklärt. Dabei ist aber auch die häufig gestellte Frage nach der Unschädlichkeit der Injektionen wahrheitsgemäß so zu beantworten, daß es nicht zu einem den Arzt belastenden, zivilrechtlichen Nachspiel kommen kann, falls unglücklicherweise eine der vorerwähnten postvaccinalen Schädigungen auftreten sollte. Bei minderjährigen Personen, die sofort nach einer verdächtigen Verletzung allein die Wutschutzbehandlungsstelle aufsuchen, kann zumeist erst nach der ersten Injektion, die als dringende Notstandsmaßnahme zu verantworten ist, schriftlich das Einverständnis der Erziehungsberechtigten eingeholt werden. Es empfiehlt sich, entsprechende Vordrucke bereitzuhalten. Daß unverständige Patienten, die trotz eingehender Belehrung durch den Arzt eine dringend indizierte Wutschutzbehandlung ablehnen, dies ebenfalls schriftlich „auf eigene Verantwortung und gegen ärztlichen Rat" bestätigen müssen, wurde schon erwähnt. Zuletzt sei in diesem Zusammenhang noch darauf hingewiesen, daß jeder mit Tollwutimpfungen häufiger befaßte Arzt, falls er nicht schon als Angehöriger eines Krankenhauses oder Institutes generell vor Entschädigungsansprüchen geschützt ist, gut daran tut, eine persönliche Haftpflichtversicherung abzuschließen.

Die Weltgesundheitsorganisation hat strenge Vorschriften erlassen, um zu verhindern, daß im internationalen Reiseverkehr mit Hunden die Tollwut aus Enzootiegebieten in völlig oder fast seuchenfreie Länder eingeschleppt wird (Exp. Comm. Rab. 3th Rep.). Aus Deutschland nach Canada kann beispielsweise ein Hund nur dann ohne vorherige Quarantäne von mehreren Monaten eingeführt werden, wenn ein Veterinär bescheinigt hat, daß das Tier mit einem von der WHO zugelassenen Impfstoff geimpft worden ist. Ein inaktivierter Impfstoff (z. B. nach Semple oder Hempt) muß 1—12 Monate vor der Einreise gegeben worden sein. Eine Impfung mit dem LEP-Flury-Lebendimpfstoff darf nicht länger als 3 Jahre zurückliegen. Die Zusatzbestimmung, daß Hunde, die nicht älter sind als 3 Monate, nur mit inaktiviertem Impfstoff geimpft werden dürfen, deutet schon auf eine Schwierigkeit hin. Bei jüngeren Tieren kann nämlich das sonst nicht mehr viscerotrope Flury-Virus Krankheit und Tod verursachen, während inaktivierte Impfstoffe bei ihnen noch keine ausreichende Antikörperbildung hervorzurufen imstande sind (Exp. Comm. Rab. 4th Rep).

Was die *Massenimpfungen von Hunden* betrifft, wie sie in verschiedenen Ländern durchgeführt worden sind, so ist darauf hinzuweisen, daß derartige Maßnahmen vielleicht auch in Deutschland sinnvoll wären, wenn hier nicht seit Jahren zu fast 80% Wildtiere, davon etwa 60% Füchse, als Überträger und Reservoir des Lyssavirus in Frage kämen. Haustiere, besonders Katzen, Hunde und Rinder sind nur mit knapp 20% in den Tierseuchenberichten als tollwutverdächtig oder -krank verzeichnet. Die Sanierung des nur etwa 5% betragenden Anteils der Hunde

würde daher, abgesehen von den hohen Kosten, kaum ins Gewicht fallen. Erfahrungsgemäß müssen mindestens 70% des Bestandes einer gefährdeten Tierart durch Impfung oder Tötung erfaßt werden, um die Tollwut oder eine andere Zoonose zu eliminieren [ZUNKER (1958)].

Die objektive Beurteilung des Nutzens von Massenimpfungen bei Haustieren wird dadurch erschwert, daß die dafür vorgesehenen Impfstoffe hauptsächlich auf kommerzieller Basis hergestellt und propagiert werden. Außer der Flury-Vaccine sind auch inaktivierte, in der Humanmedizin gebräuchliche Tollwut-Impfstoffe zur Anwendung bei Hunden und anderen Haustieren empfohlen worden. Es erscheint fraglich, daß sich durch die einmalige Injektion einer wenn auch doppelt starken Dosis beim Tier ein prophylaktischer Impfschutz ausbilden kann, der sich mit den beim Menschen durch eine ganze Serie von Impfungen erreichten vergleichen läßt. Wiederholte Impfaktionen bei Haustieren verbieten sich aus organisatorischen und wirtschaftlichen Gründen ohnehin. Das wichtigste Argument gegen die allgemeine Einführung von Hundeimpfungen mit Impfstoffen vom Flury-Typ liefert die Beobachtung, daß sich danach bei den Tieren eine histologisch nachweisbare Virusinfektion des Gehirns entwickelt. Die Tiere können später, im Zustande der Immunität, obwohl selbst geschützt, durch den Biß eines auf natürlichem Wege mit Tollwut infizierten anderen Tieres zu nicht erkennbaren Trägern und Ausscheidern des Lyssavirus werden [YURKOVSKY (1962)]. Sie bilden dann für die Umgebung eine größere Gefahr als vor der Impfung, da sie nicht mehr in typischer und alarmierender Weise erkranken können. Aus diesem Grunde ist es, so paradox es klingt, weder angängig, einen mit vermehrungsfähigem Virus enthaltenden Impfstoff geimpften Hund frei in einem tollwutverseuchten Waldgebiet umherlaufen zu lassen, noch einem von einem solchen Tier verletzten Menschen die Tollwutschutzimpfung zu ersparen.

Wutschutzbehandlungsstellen in der Bundesrepublik einschließlich Berlin (West) (Stand von 1962)

Baden-Württemberg

1. Stuttgart: Innere Abt. des Bürgerhospitals, Wolframstr. 61
2. Heidelberg: Ludolf-Krehl-Klinik der Universität
3. Freiburg i. Br.: Chirurg. u. Medizin. Univ.-Klinik
4. Tübingen: Chirurg. Universitäts-Poliklinik

Bayern

1. München 9: Bayer. Landesimpfanstalt, Am Neudeck 1
2. Regensburg: Krankenhaus der Barmherzigen Brüder
3. Bayreuth: Städt. Krankenhaus
4. Würzburg: Medizin. Klinik des Luitpold-Krankenhauses
5. Augsburg: Städt. Krankenhaus, Abt. Schillerschule
6. Amberg: Städt. Marienkrankenhaus
7. Weiden: Städt. Krankenhaus
8. Coburg: Landkrankenhaus
9. Hof: Städt. Krankenhaus
10. Nürnberg: Städt. Krankenanstalten
11. Aschaffenburg: Städt. Krankenhaus
12. Schweinfurt: Städt. Krankenhaus

Berlin (West)

Berlin 65: Bundesgesundheitsamt, Robert-Koch-Institut, Nordufer 20

Hamburg

Hamburg 4: Bernhard-Nocht-Institut für Schiffs- und Tropenkrankheiten, Bernhard-Nocht-Str. 74

Hessen

1. Darmstadt: Städt. Krankenanstalten (Inn. Abt.)
2. Gießen: Medizin. Klinik
3. Kassel: Stadtkrankenhaus
4. Fürstenhagen Kr. Witzenhausen: Evang. Krankenhaus
5. Fulda: Städt. Krankenhaus (Inn. Abt.)
8. Marburg: Chirurg. Univ.-Klinik
7. Frankfurt a. M.: I. Medizin. Univ.-Klinik (Städt. Krankenanst.)
8. Wiesbaden: Chirurg. Klinik der Städt. Krankenanstalten

Rheinland-Pfalz

1. Koblenz: Städt. Krankenanstalten Kemperhof
2. Mainz: Hygien. Institut der Universität

Saarland

Homburg/Saar: Medizin. Univ.-Klinik im Landeskrankenhaus

Schleswig-Holstein

Keine amtliche Behandlungsstelle. Behandlung in den Krankenhäusern; für Sonderfälle s. Hamburg

Niedersachsen

1. Regierungsbezirk Hannover:
   a) Hannover: Städt. Krankenhaus Nordstadt, Haltenhoffstr. 41
   b) Hannover: Städt. Krankenhaus Siloah, Ritter-Brüning-Str. 45
2. Regierungsbezirk Hildesheim:
   a) Göttingen: Medizin. Universitätsklinik, Kirchweg 1
   b) Hildesheim: Städt. Krankenhaus, Weinberg 1

3. Regierungsbezirk Lüneburg:
   a) Celle: Allgemeines Krankenhaus, Schleppergrellstr. 1—7
   b) Lüneburg: Städt. Krankenhaus, Bögelstr. 1

4. Regierungsbezirk Stade:
   a) Stade: Städt. Krankenanstalt, Teichstr. 6—10
   b) Osterholz-Scharnbeck: Kreiskrankenhaus, Lindenstr. 55

5. Regierungsbezirk Osnabrück:
   a) Osnabrück: Städt. Krankenanstalten Am Bucksturm 1
   b) Meppen: Ludmillenstift, Ludmillenstr. 4

6. Regierungsbezirk Aurich:
   a) Emden: Städt. Krankenhaus, Bolardusstr. 20
   b) Leer: Kreiskrankenhaus, Annenstr. 9

7. Verwaltungsbezirk Braunschweig:
   a) Braunschweig: Städt. Krankenh., Salzdalumer Str. 90
   b) Braunschweig: Städt. Krankenhaus, Holzwedestr. 16
   c) Bad Harzburg: Kreiskrankenhaus Fritz-König-Stift, Ilsenburger Str. 95

8. Verwaltungsbezirk Oldenburg:
   a) Oldenburg: Städt. Krankenanstalten Peter-Friedrich-Ludwig-Hospital, Peterstr. 1
   b) Delmenhorst: Städt. Krankenhaus, Wildeshauser Str. 92

Nordrhein-Westfalen

1. Aachen: Medizin. Klinik des Luisenhospitals
2. Düsseldorf: I. u. II. Medizin. Klinik d. Akademie
3. Essen: Medizin. Klinik der Städt. Krankenanstalten
4. Bonn: Medizin. Univ.-Klinik
5. Köln: Medizin. Univ.-Klinik Lindenthal (Lindenburg)
6. Dortmund: Medizin. Klinik der Städt. Krankenanstalten
7. Bielefeld: Städt. Krankenhaus (Inn. Abt.)
8. Münster: Medizin. Univ.-Klinik
9. einige andere Krankenhäuser in Ost-Westfalen

Impfstationen in Mitteldeutschland (Stand von 1961)

1. Potsdam: Institut für Tollwutschutzimpfung
2. Annaberg-Buchholz 1: Rat des Kreises, Abt. Gesundheits- und Sozialwesen
3. Aue: Ernst-Scheffler-Krankenhaus
4. Bautzen: Bezirks-Hygiene-Institut
5. Berlin-Lichtenberg: Bezirks-Hygiene-Inspektion Groß-Berlin, Medizinaluntersuchungsamt
6. Cottbus: Bezirkskrankenhaus, Innere Poliklinik
7. Dresden A 1: Bezirks-Hygiene-Institut
8. Erfurt: Medizinische Akademie
9. Frankfurt (Oder): Bezirkskrankenhaus, Abt. Reinmannstr.
10. Greifswald: Medizinische Universitätsklinik, Außenstation Rubenowstr.
11. Halle-Döhlau: Bezirkskrankenhaus

12. Chemnitz: Poliklinik am
Krankenhaus Zschopauer Straße
13. Leipzig N 21: Bezirkskrankenhaus St. Georg
14. Magdeburg: Krankenhaus Altstadt, Medizinische
Poliklinik
15. Plauen (Vogtland): Poliklinik I

16. Rostock: Medizinische Universitätsklinik
17. Schwerin: Bezirkskrankenhaus
18. Stendal: Johanniter-Krankenhaus
19. Waren: Kreiskrankenhaus Müritzhöhe
20. Wernigerode: Bezirks-Hygiene-Institut
21. Zwickau: Bezirkskrankenhaus Heinrich Braun.

Literatur

ALMEIDA, J. D., A. F. HOWATSON, L. PINTERIC and P. FENJE: Electron microscope observations on rabies virus by negative staining. Virology 18, 147—151 (1962).

BOECKER, E.: Die Tollwut (Lyssa). In: GUNDEL, M.: Die ansteckenden Krankheiten, 4. Aufl. Stuttgart: G. Thieme 1950.

CONSTANTINE, E. G.: Rabies transmission by nonbite route. Publ. Hlth Rep. 77, 287—289 (1962).

DEAN, D. J., G. M. BAER and W. R. THOMPSON: Studies on the local treatment of rabiesinfected wounds. Bull. Wld Hlth Org. 28, 477—486 (1963).

FENJE, P.: A rabies vaccine from hamster kidney tissue cultures. Preparation and evaluation in animals. Canad. J. Microbiol. 6, 605—609 (1960).

FERMI, C.: Méthodes de vaccination et sérum-vaccination appliquées à l'homme dans l'Institut antirabique de Sassari. Zbl. Bakt. I Orig. 53, 533—537 (1910).

GOLDWASSER, R. A., R. E. KISSLING, T. R. CARSKI and T. S. HOSTY: Fluorescent antibody staining of rabies virus antigens in the salivary glands of rabid animals. Bull. Wld Hlth Org. 20, 579—588 (1959).

GUPTA, G. D., and P. D. BHARGAVA: Neuro-paralytic accidents after anti-rabic vaccination (Report of two cases). J. Ass. Phycns India 12, 892—896 (1961). Ref.: Trop. Dis. Bull. 59, 350 (1962).

HABEL, K.: Rabies prophylaxis in man. Publ. Hlth Rep. 72, 667—673 (1957).

HEMPT, A.: Zwanzigjährige Ergebnisse des abgekürzten Wutschutzimpfverfahrens beim Menschen. Arch. ges. Virusforsch. 3, 111—164 (1943).

JELESIĆ, Z., u. LJ. JOVANOVIĆ: Welche Faktoren beeinflussen das Erscheinen des Tollwutvirus im Speichel infizierter Tiere? Arch. Hyg. (Berl.) 143, 312—315 (1959).

JOHNSON, H. N.: Rabies. In: RIVERS and HORSFALL: Viral and rickettsial infections of man, pp. 405—431, 3rd edition. London: Pitman Medical Publishing Co. 1959.

KOPROWSKI, H.: Experimental studies of rabies virus. Canad. J. publ. Hlth 40, 60—67 (1949).

—, and I. BLACK: Studies on chick-embryo-adapted rabies virus. J. Immunol. 72. 79—106 (1954).

KRAUS, R., F. GERLACH u. F. SCHWEINBURG: Lyssa bei Mensch und Tier. Berlin-Wien: Urban & Schwarzenberg 1926.

KRAUSE, W. W.: Neue Erkenntnisse in der Pathogenese der Tollwut und deren Folgen für die Impfstoffprüfung. G. Mal. infett. 9, 3—15 (1957)

— Die Tollwut. Klinik der Gegenwart, Band 9. München-Berlin: Urban & Schwarzenberg 1960.

LADÉE, G. A., A. A. M. BLOMJOUS u. R. M. SILBERMANN: Een geval van in Nederland geacquireerde rabies. Ned. T. Geneesk 106, 2222—2224 (1962).

MÖBEST, H.: Über die Schutzwirkung des Hempt-Impfstoffes gegen Tollwut bei verkürzter Immunität und vorverlegter Nachinjektion. Arch. Hyg. 143, 135—139 (1959).

NIKOLITSCH, M.: Mündliche Mitteilung 1958.

— Die Tollwut. Stuttgart: G. Fischer 1961.

PASTEUR, CHAMBERLAND, ROUX et THUILLIER: Sur la rage. S. R. Acad. Sci. (Paris) 92, 1259—1261 (1887).

PECK, jr., F. B., H. M. POWELL and C. G. CULBERTSON: A new antirabies vaccine for human use. J. Lab. clin. Med. 45, 679—698 (1955).

PINTERIC, L., P. FENJE and J. D. ALMEIDA: The visualization of rabies virus in mouse brain. Virology 20, 208—211 (1963).

REMLINGER, P.: Les insuccès du traitement antirabique. Arch. Inst. Pasteur d'Algér. 23, 269—276 (1945).

— Notes sur la rage. Arch. Inst. Pasteur d'Algér. 37, 555—568 (1945).

RUEGSEGGER, J. M., J. BLACK and G. R. SHARPLESS: Primary antirabies immunization of man with HEP Flury virus vaccine. Amer. J. publ. Hlth 51, 706—716 (1961).

SARTORIUS, F., C. EICHWALD u. CHR. WINKLER: Dreijahresbericht des Staatlichen Institutes für Tollwutschutzimpfung Potsdam von 1959 bis 1961. Berlin: VEB Verlag Volk und Gesundheit 1962.

SCHINDLER, R.: Probleme der Tollwut. Münch. med. Wschr. 101 969—971 (1959).

SEMPLE, D.: On the nature of rabies and antirabic treatment. Brit. Med. J. 1919/II, 333—337.

SUREAU, P., et L. RAMIARAMANANA: Devenir du phénol au cours de la lyophilisation d'un vaccin antirabique phénique. Arch. Inst. Pasteur Madagascar 30, 151—153 (1962).

YURKOVSKY, A. M.: Hydrophobia following the bite of apparently healthy dogs. J. Hyg. Epidem. (Praha) 6, 73—78 (1962). Ref.: Trop. Dis. Bull. 59, 776—777 (1962).

ZUNKER, M.: Über den Stand des gegenwärtigen Tollwut-Seuchenzuges. Bundesgesundhbl. 1, 229 bis 231 (1958).

— Ergebnisse und Probleme der Tollwutforschung. Zbl. Vet.-Med. 10, 271—277 (1963).

Bundesgesundhbl., 1, 124 (1958). Präinfektionelle Tollwutschutzimpfung (Redaktion. Mitteilung).

Bundesgesundhbl., 2, 254—264 (1959). Gesetz zur Verhütung und Bekämpfung übertragbarer Krankheiten beim Menschen (Bundes-Seuchengesetz).

Bundesgesundhbl., 6, 241—243 (1963). Tollwut-Schutz-
impfung von Hunden (Redaktion. Mitteilung).

Merkblatt, herausgeg. vom Bundesgesundheitsamt:
Nr. 4 (Ausgabe 1962). Köln-Berlin: Deutscher
Ärzte-Verlag 1962. Merkblatt über die Tollwut.

Merkblatt, herausgeg. vom Bundesgesundheitsamt:
Nr. 3 (Ausgabe 1962). Köln-Berlin: Deutscher
Ärzte-Verlag 1962. Ratschläge an Ärzte zur Be-
kämpfung der Tollwut.

Wld Hlth Org., Geneva 1962. World survey of rabies
III.
— Laboratory techniques in rabies. Monogr. Ser.
23 (1954).
— Expert committee on rabies. 3rd Report. Techn.
Rep. Ser. 121 (1957).
— Expert committee on rabies. 4th Report. Techn.
Rep. Ser. 201 (1960).
— World rabies situation 1960—1961. WHO Chro-
nicle 17, 107—108 (1963).

Die Fleckfieberschutzimpfung

Von W. Schäfer

A. Einleitung

Unter der Bevölkerung der gemäßigten und kalten Zonen war das „klassische" Fleckfieber seit eh und je verbreitet. Ausgedehnte Seuchenzüge suchten vorwiegend in Zeiten kriegerischer Wirren und Hungersnöte die Länder heim („Hungertyphus"), in den Zwischenzeiten schwelte der Infekt endemisch unter stets deutlicher Zunahme in den Wintermonaten. Mit der Hebung der allgemeinen hygienischen Lage und insbesondere unter den gebesserten Wohnungs- und Bekleidungsverhältnissen war seit Ende des letzten Jahrhunderts in Deutschland das endemische Vorkommen fast ausgestorben. Mit den beiden großen Kriegen dieses Jahrhunderts sind dann wieder Erkrankungsfälle auch unter der Zivilbevölkerung aufgetreten, immerhin ungleich weniger als unter der im Osten eingesetzten Truppe. Als Lagerseuche bei den Gefangenen hat das Fleckfieber dort besonders viele Opfer gefordert. Nachdem 1909 die Übertragung des Fleckfiebers durch die Kleiderlaus aufgedeckt worden war, wurde der Kampf gegen die Fleckfieberseuche in erster Linie zum Kampf gegen die Verlausung. Die zunächst angewendeten thermischen Verfahren waren jedoch in ihrer Leistung begrenzt, Millionen von Fleckfieber-Erkrankungen sind im ersten Weltkrieg und in den ersten Nachkriegsjahren — besonders in Rußland — noch aufgetreten. Die chemischen Verfahren haben seit der Synthetisierung des DDT 1935 dies Ziel ungleich wirkungsvoller erreicht. Mit Beseitigung der Verlausung ist in vielen Gebieten der Erde das Fleckfieberproblem unaktuell geworden; wo sie unter ärmlichen Verhältnissen noch andauert, besteht allerdings auch noch heute die Fleckfieber-Gefährdung.

Solange die Waffe der modernen, insektiziden Präparate scharf bleibt und eingesetzt wird, sind jedoch große Fleckfieberseuchen nicht mehr zu befürchten. Diese Erfolge der Expositionsprophylaxe machen gleichwohl Maßnahmen zur Dispositionsprophylaxe in Sonderfällen nicht überflüssig. Für Ärzte, Pflegepersonal, Entlausungstrupps u. a. im Einsatz bei Fleckfieberfällen stellt die aktive Immunisierung auch im Zeitalter der hervorragenden Therapiemöglichkeit durch Breitspektrum-Antibiotika (Chloramphenicol, Aureomycin und Terramycin u. a.) ein nicht zu vernachlässigendes persönliches Schutzmittel dar (Wohlrab u. a.).

Auf den Beobachtungen einer lange anhaltenden — in endemischen Gebieten auf etwa 10—20 Jahre geschätzten — Immunität nach Überstehen einer Erkrankung bauten die Bemühungen um Schaffung eines aktiven Impfschutzes gegen das klassische Fleckfieber auf. Die mangelnde Züchtbarkeit der 1916 von *Rocha da Lima* als Erreger des epidemischen Fleckfiebers beschriebenen *Rickettsia prowazeki* machte es damals erforderlich, zur Gewinnung ausreichender Erregermengen für eine Vaccine von infizierten Organmaterialien auszugehen. Praktische Bedeutung haben die Impfstoffe aus Läusedärmen, aus Mäuse- und Kaninchenlunge und dem Dottersack bebrüteter Hühnereier erlangt. Überwiegend wurden dabei Tot-Vaccinen benutzt, nachdem umfangreiche Versuche bes. von französischer Seite um Virulenzabschwächung der R. pr. zunächst nicht zu einem voll befriedigenden Erfolg geführt hatten. Neuerdings sind jedoch diese Bestrebungen unter Verwendung eines avirulenten Stammes wieder aufgegriffen worden (vgl. später); denn Impfstoffe mit lebenden

Erregern lassen stets einen nachhaltigeren Immunisierungseffekt erwarten als solche mit abgetöteten Erregern.

B. Erreger

Rickettsien sind lichtoptisch gerade noch sichtbare Mikroorganismen von pleomorpher, teils kugeliger, teils elliptischer Gestalt, durchschnittlich $0,3-0,5\,\mu$ groß und färbbar mit Viktoriablau, Giemsalösung, dem Verfahren nach Castañeda u. a. Während der Fleckfieber-Erkrankung kommt es zur Rickettsiämie, das Blut ist hoch infektiös. Läuse übertragen die R. pr. vom Saugakt am Kranken zum Biß am Gesunden, indem sie während des Saugens ihren hochinfektiösen Kot absetzen, der dann vom Gebissenen durch Jucken oder Kratzen in die Bißstelle oder in die Haut eingerieben wird. Die Ausscheidung der Erreger mit dem Läusekot schafft eine zweite Übertragungsmöglichkeit durch Schmier- und Staubinfektion auch ohne direkten Läusekontakt. Mit der Entfieberung endet die Infektiosität des Kranken.

Das Verschwinden der Rickettsien aus dem Blut gegen Ende der 2. Erkrankungswoche geht mit der Bildung von Immunstoffen konform. Durch Rekonvalescentenserum läßt sich die Wirkung des vorwiegend in Dottersackkulturen gebildeten Rickettsien-Toxins im Mäuseversuch aufheben (Neutralisationstest). Schon während der Erkrankung kommt es im Blut zum Auftreten von agglutinierenden, komplementbindenden, antiinfektiösen und antitoxischen *Antikörpern*, deren Nachweis von unterschiedlich diagnostischer Bedeutung ist. Das agglutinatorisch erfaßbare Rickettsien-Antigen besteht aus 2 Faktoren, einem spezifischen und einem unspezifischen, der auch in den Proteus-Bakterien der X-Gruppe vorkommt und die Grundlage der Weil-Felix-Reaktion abgibt.

Zwischen dem Agglutiningehalt des Serums und dem Immunitätszustand des Organismus bestehen keinerlei Wechselbeziehungen. Die Feststellung agglutinierender Antikörper (Weil-Felixsche-Reaktion u. dgl.) ist darum für die Bewertung der Resistenzlage bzw. eines Impfeffektes ohne Belang.

C. Impfstoffe

1. Bereitung von Totvaccinen

a) Aus Läusen. Nach der von Weigl 1930 angegebenen, recht subtilen Technik werden normale Läuse durch Analklistier mittels feiner Glaskapillaren unter Hilfe einer Lupe mit Rickettsia pr. infiziert. Ernährt werden die Läuse durch Saugen an fleckfieberimmunen Personen. Aus den nach einigen Tagen eingehenden Läusen wird der Darm herauspräpariert. Je nach Rickettsiengehalt wird das Material von $30-50$ (evtl. auch mehr) Läusedärmen – etwa 50 Mill. Rickettsien pro Darm – für eine vollständige Impfung benötigt.

b) Aus Dottersäcken. (nach der 1938 von Cox, 1939 von Otto und Wohlrab u. a. angegebenen Methode).

Etwa 1 Woche nach der Infizierung des angebrüteten Hühnereis – in der Regel mit Hirnsubstanz infizierter Meerschweinchen – wird der Dottersack herauspräpariert und durch Schütteln mit Glasperlen eine wäßrige Suspension hergestellt. Gewebsteile, Lipoide u. dgl. werden entweder durch Zentrifugieren oder Ätherextraktion (Craigie) entfernt; auf die Vermeidung von Verlusten an löslichem Antigen muß dabei geachtet werden. Ein gut bewachsener Dottersack kann etwa 10 Impfstoff-Dosen liefern.

c) Aus Lungen von Mäusen, Kaninchen (Methode von Castañeda, Durand u. Giroud u. a.).

Aufarbeitung der pneumonischen Lunge der zuvor in Äthernarkose intranasal infizierten Tiere. Das Lungengewebe weist meist eine beträchtliche Anreicherung der Rickettsien auf; 1 Mäuselunge ergibt etwa die für eine Impfung ausreichende Impfstoffmenge.

Die Abtötung der Rickettsien soll zur Erhaltung der Antigenqualität möglichst schonend vorgenommen werden. Bewährt haben sich Zusätze von 0,5% Phenol oder $0,1-0,2\%$ Formalin (beim Impfstoff der US-Truppen). Anschließend werden das Freisein von überlebenden Erregern und die Sterilität überprüft. Kühl gelagert hält sich der Impfstoff $1-2$ Jahre. Bei gleichem Rickettsiengehalt und gleichschonender Herstellungsweise dürften heutzutage die *Tot-Impfstoffe* trotz unterschiedlicher Provenienz *ziemlich gleichwertig* sein.

2. Bereitung von Lebendvaccinen

Durch zahlreiche Passagen über Hühnerembryonen konnte bei einem in Madrid isolierten Rickettsienstamm (E) eine Pathogenitätsabschwächung für Versuchstiere (Meerschweinchen) beobachtet werden (GALLORDO u. FOX). Dieser mutierte Stamm hat zugleich auch weitgehend seine Virulenz für den Menschen verloren.

3. Prüfung

Verwendet werden hierzu Meerschweinchen, die auf die — meist intraperitoneal erfolgende — Infizierung mit voll virulenten Stämmen von R. pr. nach einigen Tagen mit einer etwa 4—6 Tage anhaltenden Temperatursteigerung auf 39—41° reagieren. Das Ausbleiben des Fiebers nach erneuter Infektion demonstriert eine Immunität, sei es nach Überstehen einer Erkrankung oder nach aktiver Immunisierung. (Ein Unterschied besteht lediglich insofern, als es in ersterem Fall auch zu einer Kreuzimmunität gegenüber R. mooseri kommt, während Tot-Vaccinen nur einen Schutz gegenüber der homologen Infektion mit R. prowazeki hervorrufen; diese an sich interessante Diskrepanz ist jedoch in diesem Zusammenhang unerheblich.)

Die Immunität beruht auf dem Zusammenwirken zweier Faktoren, eines *antiinfektiösen* und eines *antitoxischen*; beide Komponenten können sich nach einer Immunisierung in unterschiedlicher Stärke entwickeln (OTTO u. SIEGERT), und verschiedene Impfstoffe mehr die Entwicklung der einen oder der anderen begünstigen. Der antiinfektiösen Komponente wird hinsichtlich der Infektionsabwehr die größere Bedeutung zugeschrieben, die antitoxischen Immunkörper tragen durch Entgiftung des Rickettsien-Toxins zur Abschwächung der Krankheitssymptome bei (SIEGERT). Die Existenz eines Giftstoffes in Eikulturen ist seit 1940/41 bekannt (GILDEMEISTER u. HAAGEN; OTTO u. BICKHARDT u. a.). Die Giftqualität ist an das Vorhandensein lebender Rickettsien gebunden. Weiße Mäuse sind dafür hochempfindlich und gehen innerhalb weniger Stunden unter toxischen Erscheinungen (Lähmungen u. dgl.) ein. (Giftempfindlichkeit und Infektionsempfänglichkeit stellen also zwei voneinander unabhängige Reaktionsweisen dar, denn die Infizierung mit R. prowazeki wird von den Mäusen ohne Erkrankungserscheinungen überstanden.) Die einzelnen Impfstoffpräparate weisen offensichtlich Abweichungen hinsichtlich des Toxingehaltes auf. Bei Läuse-Impfstoffen fand sich nur ein geringer toxischer Effekt (EYER), unbeschadet ihrer sonst guten

immunisatorischen Leistung. Bei Eier-Impfstoffen, die SIEGERT zur Immunisierung von Meerschweinchen benutzte, wurden im Durchschnitt etwa $^1/_8$ des „antitoxischen" Immunitätsgrades erzielt, wie er nach Überstehen einer Infizierung zustande kam. Die Messung der Antitoxin-Anregung geschieht an der weißen Maus durch Titrierung des Immunserums im Gemisch mit einer bestimmten tödlichen Giftmenge (Neutralisationstest nach HENDERSON).

Die in Deutschland 1948 erlassenen, auf den Arbeiten von R. Otto u. Mitarb. aufbauenden *Prüfungsvorschriften* (Arb. a. d. Paul Ehrlich-Institut, Frankfurt/M., Heft 47) fordern den Nachweis sowohl einer ausreichenden antiinfektiösen als auch antitoxischen Impfstoffwirkung. Erstere wird ermittelt durch die Temperaturmessung nach der Infizierung der zuvor mit dem zu prüfenden Impfstoff vorbehandelten Meerschweinchen, letztere durch das im Serum aufgetretene Toxin-Neutralisationsvermögen bei einem anderen Teil der Versuchstiere. Außerdem werden von jeder Impfstoffcharge noch Keimfreiheit und Unschädlichkeit geprüft.

Ausreichender Antigengehalt der Läuseimpfstoffe wird nach EYER in der Regel schon durch die Anzahl der Läusedärme gewährleistet, die unter bestimmten Arbeitsbedingungen eine zuverlässige Rickettsiendichte ergeben. Dottersackkulturen sollen nach BIELING und OELRICHS zur Impfstoffbereitung nur verwendet werden, wenn sie noch in Verdünnungen von 1:10000 bis 1:100000 bei intracutaner Infizierung des weißen Kaninchens eine Hautreaktion (Schwellung, Rötung, u. U. Nekrose) auslösen; bei immunisierten Tieren fällt dieser Cutantest schwächer aus.

D. Durchführung der Impfung

Die Impfung mit Totvaccinen soll (Min.-Erl. v. 4. 1. 1943) subcutan 3mal in Abständen von je 5 Tagen vorgenommen werden (0,5; 0,5 und 1,0 ccm), entweder am Oberarm oder unter die Brusthaut. Die 1. Wiederholungsimpfung — bei anhaltender Gefährdung — hat nach einem Jahr mit 2 Injektionen (0,5 und 1,0 ccm) zu erfolgen, weitere gegebenenfalls wiederum nach Jahresfrist mit einer einzigen Injektion (0,5 ccm).

In der US-Armee wurde ab 1944 die Erstimpfung nur noch mit 2 Injektionen à 1,0 ccm vorgenommen; Wiederholungsimpfung nach ¹/₂ Jahr (Preventive Medicin in World War II, Office of the Surgeon General, Dep. of the army, Washington 1955).

Die Impfstoffampullen sind vor Gebrauch kräftig aufzuschütteln.

Bei Verwendung von Eierimpfstoffen erkundige man sich nach dem Vorliegen einer Ei-Unverträglichkeit und anderer allergischer Symptome (Heuschnupfen u. dgl.). In solchen — seltenen — Fällen wäre Läuse- oder Lungenimpfstoff zu bevorzugen.

Wer eine Fleckfieberinfektion schon einmal überstanden hat, bedarf in der Regel keiner Impfung mehr (Sturm).

1. Impfwirkung

a) Immunisatorisch.

α) Tot-Impfstoffe. Eine wirksame Impfprophylaxe mit *Totimpfstoffen* zeichnet sich ab — wie bei anderen Impfungen auch — in einer *Senkung der Erkrankungsanfälligkeit* (Morbidität) und im Falle einer dennoch auftretenden Erkrankung in einer *Milderung der Erkrankungsschwere* bzw. — grob gemessen — in einer Senkung der Letalität der Impflinge. Als Vergleich sollten herangezogen werden die Verhältnisse bei einer ungeimpften Personengruppe, möglichst von annähernd gleichem Alter, Geschlecht, Expositionsgrad und im Rahmen derselben Epidemie. Wieweit solchen strengen kritischen Forderungen die praktischen Erfahrungen mit Fleckfieberimpfungen größeren Ausmaßes im letzten Krieg gerecht werden, sei dahingestellt. Dessenungeachtet sind die vorliegenden Erfahrungsberichte so zahlreich und im wesentlichen übereinstimmend, daß sich doch recht gut ein Bild der Impfwirkung gewinnen läßt.

Besonders schwierig zu beurteilen ist, wie auch bei Impfungen anderer Art, der Grad der erworbenen Infektionsresistenz. Weiß man in der Regel doch nie, ob der unerkrankt gebliebene Impfling überhaupt einer Infektion ausgesetzt war und in welcher Stärke sie gegebenenfalls vorlag. Offenkundig liegen hier die Befunde einzig bei Laborinfektionen. Im Lemberger Institut konnten von WEIGL und später auch von EYER einige Personen durch aktive Immunisierung so weitgehend geschützt werden, daß sie als Fütterer hochinfektiöser Läuse zur Verfügung standen. Der erzielte

Impfschutz ist also in diesen Fällen dem nach Überstehen einer Erkrankung durchaus gleichgekommen.

Während des letzten Krieges sind in der US-Armee nur 64 Fälle von Fleckfieber registriert worden, kein Todesfall. Der Verlausungsgrad der Truppe war allerdings sehr niedrig (etwa 0,5%); in den Einsatzgebieten bestand eine graduell unterschiedliche Fleckfieberverbreitung. Das Auftreten anderer Rikkettsiosen, z. B. von 603 Fällen von murinem Fleckfieber und 6685 Fällen von Tsutsugamushi-Fieber, denen gegenüber die Fleckfieberimpfung nur unzulänglich wirkte, wird von SADUSK als Zeichen der Spezifität des Impfschutzes gewertet. — Beobachtungen über eine rasche Eindämmung von Lagerepidemien (GONNET, HAGEN u. a.) dürften ebenfalls wenigstens teilweise einer durch die Impfung geschaffenen antiinfektiösen Resistenzsteigerung zuzuschreiben sein.

Umfangreichere Mitteilungen bezeugen, weil besser erfaßbar, den *leichteren Verlauf* einer trotz Impfung aufgetretenen *Erkrankung*. Bei 712 geimpften Fleckfieberkranken sah BESTELMEYER eine Abkürzung der Fieberdauer, selteneres Auftreten pneumonischer Komplikationen, nur schwach angedeutete cerebrale Beteiligung, spärliche Ausbildung — oder gar Fehlen — des Exanthems und eine Durchschnittsletalität von 2,4% gegenüber einer von 13,2% bei Ungeimpften. Die Letalität des Fleckfiebers steigt mit zunehmendem Lebensalter beträchtlich an. Letalitätsvergleiche sind — strenggenommen — also nur innerhalb gleicher Altersgruppen verwertbar, ein höherer Anteil älterer Individuen setzt unabhängig vom Faktum, ob Impfung oder nicht, den Durchschnittsquotienten herauf. So dürften auch gewisse Differenzen bei verschiedenen Autoren zu erklären sein: Nach STÖRMER errechnete sich bei Geimpften eine Letalität von etwa 6,5%, EYER fand sie unter 1%.

Im gleichen Sinne einer günstigen Impfwirkung auf den Erkrankungsverlauf als Ausdruck einer rascheren Entgiftung haben sich auf Grund eigener Erfahrungen noch viele andere Autoren ausgesprochen (ASCHENBRENNER, DING, HAGEN, MRUGOWSKY, SADUSK u. JALE, SCHULTEN u. a.). TOPPING konnte 14 Laborinfektionen beobachten; bei den 7 geimpften Personen verlief die Erkrankung wesentlich leichter als bei den übrigen

7 ungeimpften Personen. Auch nach den Erfahrungsberichten der britischen (Brit. med. I. 1947, 417) und amerikanischen Armee muß als mindestes Fazit die Abschwächung der Erkrankungsschwere als Impfschutz anerkannt werden. Selbst innerhalb der Inkubationszeit, wenigstens zu ihrem Beginn, vermochten Impfungen noch gelegentlich den Charakter der sich anschließenden Erkrankung milder zu gestalten (EYER, HAGEN).

Das Blut erkrankter Impflinge enthält wesentlich weniger Rickettsien als das ungeimpft Erkrankter; der Rickettsiengehalt soll nach den Beobachtungen von WOHLRAB und PATZER zur Läuseinfektion nicht mehr ausreichen. In der gedrosselten Erregervermehrung kommt noch ein partieller Immuneffekt zum Ausdruck, die Seuchenverbreitung wird dadurch eingeschränkt.

Die *Dauer des Impfschutzes* ist je nach Art der Erstimpfung, der Intensität der immunisatorischen Reaktion und der Infizierungsquantität auf etwa $^1/_2$—1 Jahr anzusetzen.

β) Lebendimpfstoffe. Gegenüber diesen ausgedehnten Erfahrungen über die Bewährung der verschiedenen Tot-Impfstoffe in der Praxis liegen bis jetzt nur relativ wenig praktische Beobachtungen über die Brauchbarkeit des avirulenten E-Stammes, verwendet als *Lebensvaccine*, vor. Nach einem Bericht auf der Internat. Mikrobiolog. Tagung in Rom von Fox, EVERITT u. ROBINSON war bei 18 Freiwilligen 1 Jahr nach der Impfung die Testinfizierung mit virulenten R. prowazeki reaktionslos überstanden worden, während 6 ungeimpfte Kontrollpersonen typisch erkrankten. Die Verträglichkeit des Impfstammes wurde von EVERITT, ROBINSON und CONVELL insgesamt an 125 Freiwilligen geprüft. Die Impfreaktionen verliefen im allgemeinen mild, gelegentliche Lymphadenitis und Fieber offenbarten, daß es zu einer Vermehrung der Rickettsien im Organismus des Impflings kommt, an der Impfstelle kann sich eine Narbe entwickeln. Neutralisierende Antikörper waren bei 59 von 60 Immunisierten noch nach 1 Jahr feststellbar, wogegen die komplementbindenden Antikörper innerhalb dieser Zeit wieder verschwanden. Das Verhalten dieser beiden Seroreaktionen kennzeichnet auch die andersartige Antigenstruktur des E-Stammes im Vergleich zu unmodifizierten Stämmen von R. prowazeki.

Fox u. Mitarb. fanden $5^1/_2$ Jahre nach der Impfung noch eine wirksame Immunität gegenüber der Testinfektion. Der Titer der neutralisierenden Antikörper war im Zeitraum von 12—66 Mon. nach der Impfung kaum abgefallen.

Ob der E-Stamm für den Menschen wirklich völlig avirulent oder nur virulenz-geschwächt ist, erscheint gegenwärtig noch nicht ganz eindeutig klargestellt.

b) Andere postvaccinale Reaktionen. Die Brauchbarkeit der diagnostischen Seroreaktionen (Weil-Felix-R., KBR) wird in der Regel durch eine vorausgegangene Impfung nicht nennenswert beeinträchtigt. MEYER fand bei 312 mit Läuseimpfstoff Geimpften nur zweimal einen Titer der WFR über 1:50, bei NARIANI blieb er stets unter 1:80. Höhere WFR-Titer (als 1:100) sind zwar von GOETERS, ECKE u. a. beschrieben worden, solch differierenden Titerangaben braucht jedoch, sofern bei den Untersuchungen nicht das gleiche Antigen verwendet worden ist, kein übermäßiges Gewicht beigemessen zu werden. Die Impftiter sind im allgemeinen zu geringfügig, um zu Abgrenzungsschwierigkeiten gegenüber Erkrankungsreaktionen Anlaß zu geben. Bei Erkrankung nach vorausgegangener Impfung soll nach RAETTIG und ÖRTEL allerdings bereits ein WFR-Titer von 1:200 (also niedriger als sonst!) als positiv anzusehen sein. — SADUSK empfiehlt zur Unterscheidung einer Erkrankungsreaktion von einem Impftiter die Rickettsien-KBR., die der WFR als spezifischer überlegen sei.

c) Nebenwirkungen. Auf die Injektion des Impfstoffes wird meist ein kurz anhaltendes Brennen verspürt (Phenolzusatz). Im Laufe des 1. Tages können sich an der Impfstelle eine leichte Schwellung und Rötung, verbunden mit geringer lokaler Schmerzhaftigkeit, entwickeln. Allgemeinreaktionen (Kopfschmerzen, Fieber u. dgl.) treten nur selten auf; zwischen den verschiedenen Impfstoffen bestehen allerdings gewisse Unterschiede.

Vereinzelt sind allergische Impfreaktionen beobachtet worden. Das Auftreten einer allergischen Dermatitis wurde von v. BORMANN beschrieben. 2 Fälle tödlicher anaphylaktischer Reaktion auf die Applikation von Eier-Impfstoff sind im Krieg bei der US-Armee aufgetreten; nachträglich wurde bei beiden Personen eine Überempfindlichkeit gegen Ei ermittelt. Abgesehen von solchen durch eine kurze Orientierungsfrage vor der Impfung vermeidbaren Zwischenfällen sind ernstere Impfschäden nicht bekannt geworden.

2. Passive Immunisierung

Die therapeutische Wirksamkeit von Immun- bzw. Rekonvalescentenserum war nie recht eindeutig. Mit Einführung der Antibiotica hat die umstrittene Frage nach ihrem Wert ihre Bedeutung verloren.

E. Epikrise

Die Schutzwirkungen der Fleckfieberimpfung, Minderung der Erkrankungsgefährdung und Milderung der Erkrankungsschwere, sind heutzutage zweifellos auch durch andere Maßnahmen (Läusebekämpfung, antibiotische Therapie) erreichbar, sogar noch wesentlich nachhaltiger. Das gilt jedoch nur für äußere Umstände, bei denen eine gewissenhafte Gesundheitsüberwachung für den Schutz des Menschen in jeder Richtung hin Sorge trägt, sei es durch Bereitstellung der insektiziden Präparate oder der Therapeutika. Die Erfahrungen der Kriegs- und Nachkriegsjahre, insbesondere die erschreckend hohe Todesziffer an Fleckfieber in Gefangenenlagern mahnen jedoch, sich vor Augen zu halten, wie leicht in abnormen Zeiten Menschen in Situationen geraten können, in denen sie zumindest zeitweilig eine fürsorgerische Gesundheitspflege entbehren müssen. Ein rechtzeitig erworbener Impfschutz bleibt aber auch dann noch erhalten! Ob das Fleckfieber seine Rolle als Kriegsseuche ausgespielt hat, kann erst die Zukunft lehren. Schwierigkeiten der Impfstoffbeschaffung, die beim deutschen Ostheer des letzten Krieges nur in viel zu geringem Ausmaß eine Impfung zugelassen haben, fallen jetzt nicht mehr ins Gewicht. Es bleibt allerdings zu hoffen, daß es nie nötig sein möge, unter solchem Gesichtspunkt die Frage zu prüfen, ob bei Fleckfiebergefährdeten auf die Ausstattung mit einem aktiven Impfschutz im Verlaß auf andere Faktoren verzichtet werden kann.

Literatur

ASCHENBRENNER, R.: Klinik der Rickettsiosen. In: v. BERGMANN-FREY-SCHWIEGK: Handbuch der Inneren Medizin. 4. Aufl., Bd. I/1. Berlin-Göttingen-Heidelberg: Springer 1952.

BESTELMEYER, R.: Der Verlauf des Fleckfiebers bei Schutzgeimpften. Med. Mschr. 1, 293 (1947).

BIELING, R., u. L. OELRICHS: Untersuchungen über die Fleckfieberinfektion beim Kaninchen. Z. ges. Hyg. 127, 13 (1947).

BORMANN, F. VON: Über das Auftreten allergischer Dermatitis nach Fleckfieberimpfung. Med. Welt 1944, 467.

CASTANEDA, M. R.: Experimental pneumonia produced by typhus Rickettsiae. Amer. J. Path. 15, 467 (1939).

COX, H.: Use of yolk sac of developing chick embryo as medium for growing Rickettsiae of Rocky Mountain spotted fever and typhus group. Pbl. Hlth. Rep. 53, (1938).

DING, E.: Über die Schutzwirkung verschiedener Fleckfieberimpfstoffe beim Menschen und den Fleckfieberverlauf nach Schutzimpfung. Z. ges. Hyg. 124, 670 (1943).

DURAND, P., et P. GIROUD: Le lapin inoculé par voie respiratoire avec les rickettsies du typhus historique pouvoir antigène de ces suspensions. Ann. Inst. Pasteur 66, 425 (1951).

ECKE: Proteus-OX 19-Agglutination und Rickettsien-Agglutination bei Fleckfieberschutzgeimpften. Mil. Arzt 1944, 188.

EYER, H.: Allgemeines über Rickettsiosen. In: v. BERGMANN-FREY-SCHWIEGK: Handbuch der Inneren Medizin, 4. Aufl., Bd. I/1. Berlin-Göttingen-Heidelberg: Springer 1952.

— Die durch Läuse übertragbaren Infektionskrankheiten und ihre Bekämpfung. Med. Welt 1940, 261.

— Das Problem der Fleckfieberschutzimpfung und ihre Bedeutung für die Praxis. Öff. Gesundh.-Dienst 1941, 102.

— Über Fragen der neuzeitlichen Fleckfieberbekämpfung. Münch. med. Wschr. 90, 469, (1943).

— Fragen der neuzeitlichen Fleckfieberbekämpfung. Med. Welt 1944, 57.

FOX, J. P., M. G. EVERRITT, T. A. ROBINSON and D. P. CONWELL: Immunization of man against epidemic typhus by infection with avirulent Rickettsia prowazeki (strain E). Observations as to postvaccination reactions, the relation of serologic response to size and route of infecting dose, and the resistance to challenge with virulent typhus strains. Amer. J. Hyg. 59, 74 (1954).

—, Immunization against epidemic typhus. Amer. J. trop. Med. 5, 464 (1956).

—, M. E. JORDAN and H. M. GELFAND: Immunization of man against epidemic typhus by infection with avirulent Rickettsia prowazeki strain E. Persistence of immunity and a note as to differing complement fixation antigen requirements in postinfection and postvaccination sera. J. Immunol. **79**, 348 (1957).

GALLARDO, F., and J. FOX: Infection and immunization of laboratory animals with Rickettsia prowazekii of reduced pathogenicity, strain E. Amer. J. Hyg. **48**, 1, 8 (1948).

GILDEMEISTER, E., u. E. HAAGEN: Fleckfieberstudien. I. Mitt.: Nachweis eines Toxins in Rickettsien Eikulturen (Rickettsia mooseri). Dtsch. med. Wschr. **66**, 878 (1940).

GOETERS, W.: Serologische und tierexperimentelle Beobachtungen bei Fleckfieber. Z. Immun.-Forsch. **102**, 299 (1942).

HAGEN, W.: Erfahrungen mit Fleckfieber. Klin. u. Prax. **1946**, 228.

MARIANI, G.: Über einige serologische Fragen beim Fleckfieber. Zschr. ges. Hyg. **125**, 100 (1943).

MEYER, R.: Die OX 19-Agglutination bei Fleckfieberschutzgeimpften und ihre Bedeutung für die Fleckfieberdiagnose. Z. Immun.-Forsch. **103**, 165 (1943).

MRUGOWSKY, J.: Typischer und atypischer Krankheitsverlauf beim Fleckfieber. Med. Klin. **1942**, 193—197 u. 221—223.

— Impfschaden nach Fleckfieberschutzimpfung. Dtsch. med. Wschr. **69**, 447 (1943).

OTTO, R., u. R. BICKHARDT: Weitere experimentelle Untersuchungen über Schutzimpfstoffe gegen Flecktyphus. Z. Hyg. Infekt.-Kr. **123**, 717 (1942).

—, u. R. SIEGERT: Arbeiten Staatsinst. f. exp. Therapie, Frankfurt/M. 1947.

OTTO, R., u. R. WOHLRAB: Arbeiten Staatsinst. f. exp. Therapie, Frankfurt/M., 1940. Fleckfiebergruppe. In: GILDEMEISTER-HAGEN-WALDMANN:

Handbuch der Viruskrankeiten, Bd. II. Jena G. Fischer 1939.

RAETTIG, H., u. S. ÖRTEL: Serologische Erfahrungen während der Fleckfieberepidemie des Winters 1945/46. Dtsch. Gesundh.-Wes. **1**, 755 (1946).

ROCHA LIMA, H. DA: Beobachtungen bei Fleck-typhusläusen. Arch. Schiffs- u. Tropenhyg. **20**, 17 (1916).

SADUSK jr., J. F.: Typhus fever in the United States Army following immunization. Incidence, severity of the disease, modification of the clinical course and serological diagnosis. Amer. med. Ass. **133**, 1192 (1947).

— and IALE: The immunization of troops with typhus vaccine and the characteristics of typhus in immunized individuals. J. of Biol. and Med. **1949**, 211.

SCHULTEN: Das Fleckfieber bei Geimpften. Klin. Wschr. **1944**, Nr. 1.

SIEGERT, R.: Fleckfieberimmunität und Schutzimpfung. Z. Hyg. Infekt.-Kr. **127**, 512, 1948.

STÖRMER, A.: Infektionskrankheiten im Lichte der Kriegserfahrungen. Med. Klin. **1946**, 305.

STURM: Immunität nach Fleckfieber. Innenohrschwerhörigkeit nach Fleckfieber? Dtsch. med. Wschr. **69**, 341 (1943).

TOPPING, N.: Typhus fever; note on severity of disease among unvaccinated and vaccinated laboratory personnel at National Institute of Health. Amer. J. trop. Med. **24**, 57 (1944).

WOHLRAB, R., u. G. PATZER: Die Infektiosität geimpfter und ungeimpfter Flecktyphuskranker. Münch. med. Wschr. **91**, 57 (1944).

— Die Flecktyphusschutzimpfung. In: H. SPIESS: Schutzimpfungen. Stuttgart: G. Thieme 1958.

Die Gelbfieberschutzimpfung

Von E. HAAGEN

I. Allgemeiner Teil

Mit den ebenso grundlegenden wie denkwürdigen Arbeiten von Carlos FINLAY in Havana (1881, 1886) begann die moderne Gelbfieberforschung. Von dem Gedanken ausgehend, daß die Krankheit einen Überträger haben müßte, und durch eigene Untersuchungen hierbei auf die Aedes aegypti-Mücke stoßend, unternahm FINLAY eine Anzahl von Versuchen, bei denen es ihm gelang, bei Menschen experimentell Gelbfieber zu erzeugen.

Die Bedeutung der Entdeckung FINLAYS wurde erst 20 Jahre später erkannt, als eine amerikanische Gelbfieberkommission in Havana unter Leitung von REED (1900, s. REED u. a. 1911) diese Versuche vollständig bestätigte.

1. Die verschiedenen Formen des Gelbfiebers

Lange Zeit galt das Gelbfieber im wesentlichen als eine *Stadtkrankheit*, die unter natürlichen Bedingungen nur durch die Gelbfiebermücke Aedes aegypti (Stegomyia fasciata) übertragen wird. Man glaubte daher, die Krankheit allein durch energische Mückenbekämpfungsmaßnahmen ausrotten zu können. In der Tat schien sich diese Auffassung auch durch das Verschwinden des Gelbfiebers in den bekanntesten Epidemieherden Amerikas zu bestätigen.

Bereits BAUER (1928) sowie DAVIS und SHANNON (1929) lehnten sowohl für Afrika als auch für Südamerika ab, daß der A. aegypti der einzige Gelbfieberüberträger sei, nachdem sie festgestellt hatten, daß unter experimentellen Bedingungen auch andere Mückenarten die Infektion übertragen. Bei einer *ländlichen* Epidemie im Chanaan-Tal im brasilianischen Staate Esperito Santo im Jahre 1932 konnte der A. aegypti als Überträger ausgeschlossen werden (SOPER u. a. 1933).

Aus diesen beiden Tatsachen ergaben sich überaus wichtige neue Probleme, welche die ungeheuren Schwierigkeiten einer Bekämpfung und Ausrottung des Gelbfiebers erkennen ließen und schon anzeigten, daß alle prophylaktischen Maßnahmen eine Verschiebung erfahren mußten. Dabei würde nicht mehr die Mückenbekämpfung, sondern eine Schutzimpfung des Menschen zunehmende Bedeutung gewinnen.

Neben den beiden Gelbfieberformen, dem städtischen und dem ländlichen, wurde 1936 im brasilianischen Urwald eine dritte und wohl die wichtigste Form gefunden, die als *Dschungelgelbfieber* bezeichnet wird (SOPER 1936). Bei ihr handelt es sich primär nicht um eine Menscheninfektion, sondern um eine Zoonose verschiedener Waldsäugetiere, insbesondere von Affen, zwischen denen die Infektion durch andere Mücken, und zwar baumbrütende Aedes- und Haemagogusarten, verbreitet wird. Die Mücken können das Gelbfieber auch von Affen auf Menschen übertragen.

2. Übertragung und Epidemiologie

Das Gelbfieber wird ausschließlich durch Mücken (Insekten) übertragen. Sein Erreger gehört daher zu den sog. „Arbo" (arthropode borne)-Viren.

Das durch A. aegypti übertragene *klassische Stadtgelbfieber* ist eine charakteristische *Hauskrankheit*, da die infizierende Mücke vorwiegend im Hause brütet und dort empfängliche Personen sticht und infiziert. Die Infektkette ist ausschließlich Mensch–Mücke–Mensch. Eine Ausbreitung der Krankheit erfolgt entweder durch den Menschen selbst, der sich im virämischen Stadium von einem Ort zu einem anderen begibt, oder durch die infizierte Mücke, welche durch Verkehrsmittel jeder Art ebenfalls von Ort zu Ort, und zwar auch über weite Entfernungen, verschleppt werden kann.

Das *menschliche Dschungelgelbfieber* nimmt seinen Ausgang in den Wäldern. Da das menschliche Dschungelgelbfieber nur eine *Abzweigung des tierischen Waldzyklus* (Tier–Mücke–Tier) ist, stimmt sein Vorkommen geographisch im wesentlichen auch mit letzterem überein. Es wird durch andere Mücken als A. aegypti übertragen und ist in Amerika seit vielen Jahren wahrscheinlich die einzige noch vorkommende epidemiologische Krankheitsform des Gelbfiebers (TAYLOR 1951).

Für alle Bekämpfungsmaßnahmen einschließlich Schutzimpfung ist wichtig, daß das Dschungelgelbfieber seit einigen Jahren stetig nach Norden weiterwandert und in Mittelamerika bereits die Grenze von Mexiko in epizootischer Form erreicht hat (ELTON 1955, 1956, BOSHELL u. BEVIER 1958). In diesem ständigen nordwärts gerichteten Vordringen des tierischen Dschungelgelbfiebers muß eine Gefahr des Wiederauftretens auch des menschlichen Stadtgelbfiebers nicht nur in Mexiko, sondern auch in Nordamerika gesehen werden, wo seit Jahrzehnten keine Fälle mehr bekannt geworden sind.

Auch in Afrika wandern die *Waldepizootien*. Über die Ausbreitung derselben in diesem Kontinent wissen wir allerdings nicht Bescheid. Bisher ist der Waldzyklus durch serologische Untersuchungen von Affen an der Westküste Afrikas nördlich bis Senegal und südlich bis zum Kongo, in Ostafrika im Sudan und in

Uganda, in Zentralkenya und im Gedeur-Wald am Indischen Ozean festgestellt worden.

Das derzeitige Ausbreitungsgebiet des Gelbfiebers in Amerika und Afrika geht aus den folgenden Seuchenkarten der Weltgesundheitsorganisation hervor: (Aus WHO Chronicle 10, 298, 299, 300, 1956).

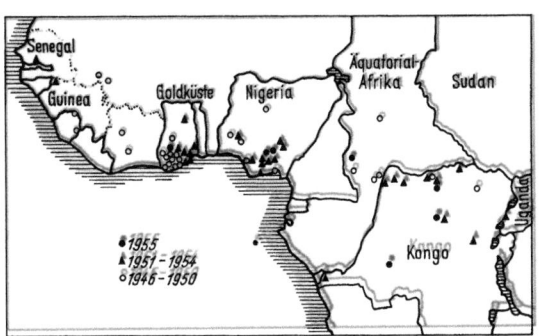

Abb. 120

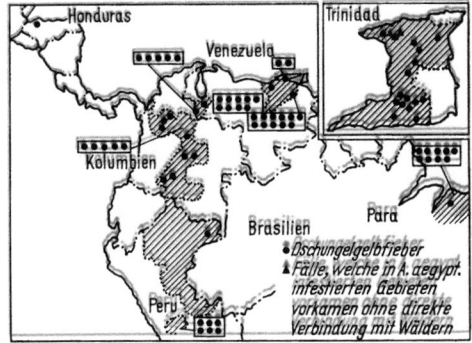

Abb. 121

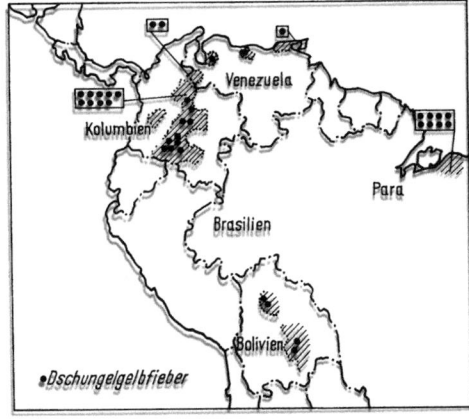

Abb. 122

Grundsätzlich ist festzustellen, daß es in Afrika und in Amerika trotz gewisser epidemiologischer Unterschiede im ätiologischen, immunbiologischen, klinischen und pathologischen Sinn *nur eine Gelbfieberform* gibt.

Die *Epidemiologie* des Gelbfiebers ist durch folgende *Eigenschaften des Erregers* charakterisiert:

1. Er ist ein obligater Parasit verschiedener Säugetiere, in denen er sich zu vermehren vermag.

2. Er bleibt außerhalb eines geeigneten Wirtstieres nur kurze Zeit am Leben.

3. Er führt im infizierten Säugetier zu einer Erkrankung, die tödlich ausgeht oder zur Genesung mit dauernder Immunität führt.

4. Bisher sind keine Säugetiere bekannt, die das Virus dauernd beherbergen und ausscheiden.

5. Das Virus muß daher, um nicht zugrunde zu gehen, in kurzen, schnellen Infektketten von Wirt zu Wirt auf dem Blutwege übertragen werden.

6. Die Übertragung erfolgt durch bestimmte Mückenarten, die nicht zu erkranken scheinen (s. auch PHILIP 1962).

3. Ätiologie

REED und CARROLL (1902) machten die für die gesamte Gelbfieberforschung entscheidende Entdeckung, daß der Erreger bakteriendichte Filter zu passieren vermag. Damit hatten diese beiden Forscher den ersten filtrierbaren Erreger einer menschlichen Infektionskrankheit gefunden.

20 Jahre später wurden in den *Affen* brauchbare Laboratoriumstiere gefunden, welche eine gründliche Erforschung des Gelbfiebers im allgemeinen und seiner Ursache im besonderen ermöglichten.

MAHAFFY und BAUER (1927, zit. WARREN 1955) isolierten durch Übertragung von Krankenblut auf einen Rhesus-Affen den ersten Gelbfiebervirusstamm, der nach dem Blutspender „Asibi" genannt wurde. Er wurde von STOKES u. a. (1928) passagenweise auf Affen weitergezüchtet und erwies sich als *viscerotrop* oder *pantrop*.

Der zweite isolierte Gelbfiebervirusstamm, der sog. französische „Dakar"-Stamm, wurde von MATHIS u. a. (1928) in Dakar (Senegal) erhalten, indem A. aegypti-Mücken 24 Stunden nach einer Blutmahlzeit an einem Kranken einem Macacus rhesus angesetzt wurden. Dieser Stamm ist *neurotrop*.

Die experimentell infizierten Affen zeigen dieselben klinischen Erscheinungen wie die Menschen. Bei typischer Infektion mit dem affenpathogenen Asibi-Stamm beträgt die Letalität der Rhesus-Affen mindestens 95%. Auch die pathologischen Veränderungen beim Affengelbfieber gleichen jenen beim Menschen: ausgebreitete Koagulationsnekrose der Leberzellen mit den nach Councilman genannten Einschluß-Körperchen, wobei der Befall der Leberläppchen weniger regelmäßig in allen Zonen gefunden wird als beim Menschen, aber dafür eine zentralzonale Selektivität zeigt, starke fettige Degeneration, gewöhnlich Gelbfärbung.[1] Die Nieren weisen ebenfalls starke Degenerationserscheinungen mit anschließender Nekrose des Tubulusepithels, hyalinen und granulierten Zylindern sowie Gelbfärbung auf. Manchmal ist die Milz vergrößert; sie weist Vermehrung der großen mononukleären Zellen auf. Ebenso wie beim Menschen kommt es auch beim Rhesus-Affen mit der Genesung zu einer vollständigen Wiederherstellung der Leber- und Nierengewebe (s. auch SMETANA 1962).

THEILER (1930) übertrug den an Affen adaptierten französischen neurotropen Gelbfiebervirusstamm auf *Mäuse*. Nach intracerebraler Injektion von virushaltigem Affenblut erkrankten die Mäuse schon nach wenigen Tagen an einer charakteristischen tödlich verlaufenden Encephalitis.

Mit der Maus war ein billiges und zuverlässiges Laboratoriumstier gefunden, das ausgedehnte Untersuchungen über den Gelbfiebererreger gestattet. Durch fortlaufende Passagen von Mäusegehirn zu Mäusegehirn fand eine zunehmende Adaptierung des Affenvirus an die Maus statt, bis ein „Virus fixe" (ähnlich wie bei der Tollwut) für die Maus entstanden war, das gleichzeitig einen großen Teil seiner Affenpathogenität verloren hatte. Das Virus erwarb jedoch keine für die Maus viscerotropen Eigenschaften, wie sie beim Menschen und Affen im Vordergrund stehen. Die Virus-fixe-Natur des neurotropen Virus geht auch daraus hervor, daß das Virus durch Mückenpassagen nicht wieder in ein viscerotropes Virus zurückverwandelt werden konnte.

SOPER (1936) konnte direkt vom Menschen stammendes Material (Blut) intracerebral auf Mäuse übertragen. Die Gehirne der Mäuse wiesen charakteristische histologische Bilder auf: perivasculäre Rundzelleninfiltrationen und acidophile Kerneinschlüsse besonders in den Ganglienzellen. Auch intraperitoneale Infektion ist möglich.

Außer Affen und Mäusen sind noch andere Säugetiere mehr oder weniger empfänglich. *Meerschweinchen* erkranken nach intracerebraler Infektion mit einem neurotropen Mäusevirus an Encephalitis (SAWYER u. FROBISHER 1930). Auch bei *Igeln* ist eine experimentelle Gelbfieberinfektion möglich. Untersuchungen über die Virusreservoire des Dschungelgelbfiebers haben ergeben, daß verschiedene *Opossumarten* empfänglich sind (BUGHER u. a. 1941, 1944).

Eine Entscheidung darüber, welche Tierarten unter natürlichen Bedingungen gelbfieberempfänglich sind und damit u. U. als Virusreservoire eine Rolle spielen, ist durch Laboratoriumsuntersuchungen nicht möglich. Letztere zeigen aber, daß bei vielen Tierarten eine passagenweise Virusübertragung ge-

---

[1] Über neueste elektronenoptische Befunde siehe BARUCH u. a. 1963.

lingt, was auf eine Virusvermehrung in den jeweiligen Wirten schließen läßt; außerdem kommt es zu einer Virämie.

Bezüglich ihrer *Organaffinität* kennt man also *neurotrope* und *viscerotrope* oder *pantrope* Virusstämme, die sich in ihrer Tierpathogenität unterscheiden. Die Bezeichnung *pantropes* oder *natürliches Virus* ist nach den Untersuchungen von FINDLAY und STERN (1935) sowie PENNA (1936) besser, da diese Virusform eine überwiegende Affinität zu den mesodermalen und entodermalen Organen, aber trotzdem auch eine Affinität zum Ektoderm (Gehirn) besitzt. Die neurotrope Komponente ist bei ihr zunächst unterdrückt, kommt aber durch unmittelbare Übertragung von Gehirn zu Gehirn zur Geltung. Die anderen Komponenten treten dann mehr und mehr zurück, können aber durch geeignete Versuchsanordnung wieder zur Manifestation gebracht werden (FINDLAY u. CLARKE 1935). Das pantrope (natürliche) Virus erzeugt nach subcutaner Injektion tödliche Erkrankungen nur beim Menschen (Laboratoriumsinfektionen), bei einigen Affenarten und Igeln.

Nach *subcutaner* oder *intraperitonealer Injektion* mit dem *neurotropen* Virus erkranken Igel regelmäßig tödlich; Affen reagieren ganz spezifisch immer mit einer Encephalitis (THEILER u. WHITMAN 1935). Nach *intracerebraler* Injektion erzeugt das Virus bei zahlreichen Tieren, z. B. allen Affenarten, Mäusen, Igeln und vielen anderen Nagern, tödliche Encephalomyelitiden.

Die *Züchtung* des Gelbfiebervirus gelang erstmalig HAAGEN (s. HAAGEN u. THEILER 1932, HAAGEN 1933, 1934, 1937). Der neurotrope Gelbfiebervirusstamm „Dakar" konnte durch mehr als 100 *Gewebekulturpassagen* in Gegenwart von zerkleinertem Hühnerembryogewebe, Affenserum und Tyrode-Lösung kultiviert werden.

LLOYD u. a. (1936) konnten auch den pantropen „Asibi"-Stamm kultivieren, allerdings zunächst nur in einem Medium, das aus einem Gemisch von zerkleinertem Mäuseembryogewebe sowie Tyrode-Lösung mit 10% Affenserumzusatz bestand. Nach 18 Passagen ließ sich dieser Stamm dann auch mit Hühnerembryogewebe züchten. Nach 59 Passagen in Gesamthühnerembryogewebe wurde der Stamm „17D(CEB)" und durch passagenweise Züchtung mit Hühnerembryogewebe ohne Gehirn und Rückenmark ein weiterer Stamm „17D" gewonnen. Der durch 240 Passagen mit Mäuseembryogewebe gezüchtete Asibi-Stamm wurde als „17E" bezeichnet (THEILER u. SMITH 1937).

Der neurotrope „Dakar"-Stamm erfuhr während seiner Kultivierung keine Veränderung seiner Pathogenität oder anderer Eigenschaften. Noch nach 100 Passagen zeigte er die gleichen Eigenschaften wie das Ausgangsvirus. Der pantrope „Asibi"-Stamm (17E und 17D [CEB]) verlor dagegen während der Züchtungsdauer schnell seinen Viscerotropismus für Affen, blieb aber auch bei Abwesenheit von Nervengewebe im Kulturmedium stark neurotrop. Kleinste Mengen von Nervengewebe genügten sogar, um eine Zunahme des Neurotropismus zu erzielen.

Im Gegensatz zu allen anderen Gelbfieber-Kulturvirusstämmen erzeugt das *17D-Virus* bei Affen eine Infektion, welche sich ausschließlich auf die lymphatische Gewebe enthaltenden Organe und das Knochenmark beschränkt; deshalb eignet es sich auch als Impfvirus.

THEILER (1951) glaubt, daß der 17D-Stamm aus einer *Mutation* hervorgegangen ist, wodurch seine relative Stabilität zu erklären sei. Allerdings zeigte THEILER auch, daß dieser Kulturstamm durch längere Mäusegehirnpassagen in ein neurotropes Virus fixe verwandelt werden kann, das dann auch bei Affen eine tödliche Encephalitis erzeugt. Der 17D-Stamm erwirbt ferner im Verlauf der Mäusepassagen einen stärkeren Viscerotropismus, wie aus der starken Virämie bei Affen hervorgeht.

ELMENDORF und SMITH (1937) kultivierten verschiedene Gelbfiebervirusstämme auf der *Chorioallantoismembran* des Hühnerembryos. Mit bereits in der Gewebekultur adaptiertem Virus (17D) wurden über 60 Eipassagen ausgeführt. Auch die unmodifizierten Stämme „Asibi" und „Dakar" ließen sich im embryonierten Ei züchten. Fox und LAEMMERT (1947) erzielten noch nach längeren Hühnereipassagen keine erheblichen Veränderungen des „17D"- und des „Dakar"-Stammes.

Zur Infektion der Eier mit modifiziertem Kulturvirus genügen sehr geringe Mengen. Bei der Verwendung von unmodifiziertem Virus waren dagegen große Mengen erforderlich. Das Virus scheint sich in allen Organen des Hühnerembryos zu vermehren. Die größte Konzentration hatten Gehirn und Muskulatur. Die Viruskonzentration ist im Gewebe 100mal größer als in der Embryoflüssigkeit: der höchste Titer wird nach 3—4 Tagen erreicht.

REED und CARROLL (1902) stellten als erste die *Filtrierbarkeit* des Gelbfiebererregers durch bakteriendichte Filter (BERKEFELD, CHAMBERLAND) fest.

STOKES u. a. (1928) isolierten das Virus aus dem Blut infizierter Affen mittels Filtration durch Berkefeld-V- und N-Kerzen sowie durch Seitz-EK-Scheiben. Durch Serumzusatz wurde die Filtrierbarkeit erhöht (siehe auch die Versuche von BAUER und MAHAFFY 1930). Filtrationsversuche durch graduierte Kollodiummembranen ergaben *Teilchengrößen* zwischen 18 und 27 mμ (FINDLAY u. BROOM 1933). BAUER und HUGHES (1934, 1935) ermittelten Teilchengrößen von 17—25 mμ sowohl für den Asibi- als auch für den Dakar-Stamm. Mittels Ultrazentrifugation wurden etwa dieselben Werte erhalten.

Die ersten Versuche der *Sichtbarmachung* des Gelbfiebervirus im *Elektronenmikroskop* gehen auf REAGAN u. a. (1953, 1955) sowie BEARCROFT (1960) zurück. BAYER und NIELSEN (1961) versuchten eine Darstellung des Virus in Ultradünnschnitten infizierter Zellkulturen. BERGOLD und WEIBEL (1962) fanden in verschiedenen experimentell infizierten Zellkulturarten, Mäusegehirnen und -lebern sowie in erwachsenen A. aegypti-Mücken gleichartige runde Teilchen von etwa 35±5 mμ Durchmesser, die sie als das Gelbfiebervirus ansprechen, da in normalen Zellen derartige Gebilde nicht nachweisbar waren. Sie halten dagegen die von BAYER und NIELSEN beschriebenen Teilchen nicht für das Virus, weil sie diese niemals in infizierten Gehirnzellen, andererseits aber auch in normalen Leberzellen fanden.

Als beste *Konservierungsmethode* hat sich die Trocknung von virushaltigem Material (Blut, Organe) in gefrorenem Zustand erwiesen.

4. Klinik, Diagnostik, Immunbiologie und Bekämpfungsmaßnahmen

Auf die *Klinik* des Gelbfiebers kann hier nur kurz eingegangen werden. Das klassische epidemische Stadtgelbfieber und das Dschungelgelbfieber sind klinisch identisch. Der Verlauf ist immer akut und verhältnismäßig kurz, aber äußerst wechselvoll in seiner Schwere. Viele Fälle verlaufen so leicht oder uncharakteristisch, daß sie weder diagnostiziert noch behandelt werden.

Die *mittelschweren Formen* sind klinisch an dem Auftreten eines oder mehrerer klassischer Symptome erkennbar: höheres Fieber von 5—7tägiger Dauer, schwere Kopf- und Rückenschmerzen, Übelkeit und Erbrechen, sogar Hämatemesis, innere Blutungen, deutlicher Ikterus, Albuminurie.

Das Gelbfieber ist nicht immer eine Krankheit mit hoher *Letalität*. Je nach Schwere der Epidemie sterben 0,5—95% der Erkrankten. Kinder pflegen leichter zu erkranken als Erwachsene. Die Letalität des Dschungelgelbfiebers ist unter den Kindern bis zum 14. Lebensjahr verhältnismäßig gering. Das Maximum der Sterblichkeit liegt in der Altersgruppe zwischen 20 und 30 Jahren. Die meisten Todesfälle betreffen das männliche Geschlecht.

Zur *Laboratoriumsdiagnose* am Krankenbett kommt nur der *Virusnachweis im Blut* durch den Tierversuch in Frage. Das Vorkommen von Gelbfieber außerhalb der Epidemiegebiete läßt sich durch die *histologische Untersuchung von Leberproben*, die ohne Obduktion mit dem Viscerotom von Verstorbenen gewonnen werden, verhältnismäßig schnell feststellen, wenn die Erkrankung vorher klinisch nicht sichergestellt werden konnte.

Das Gelbfieber ist eine der immunbiologisch am besten erforschten Viruskrankheiten. Sowohl das Überstehen einer Infektion mit oder ohne manifeste Erkrankung als auch eine Schutzimpfung, welche ebenfalls eine Infektion ist, erzeugen eine *lange Immunität*. Zweiterkrankungen werden nicht beobachtet.

Neugeborene von immunen Müttern weisen eine passive, allerdings nur bis zu 6 Monaten dauernde Leihimmunität auf. Diese genügt aber, um eine im frühen Säuglingsalter stattfindende natürliche Infektion stumm oder ganz leicht verlaufen zu lassen und dabei eine kräftige Immunität zu erzeugen.

Außer *neutralisierenden Antikörpern*, die lange bis lebenslänglich nachweisbar bleiben, findet man in den Immunseren *komplementbindende, präcipitierende und hämagglutinationshemmende Antikörper*.

Neutralisierende Antikörper gegen Gelbfiebervirus werden in der Mehrzahl der Fälle am 10. Tage gefunden; dagegen zeigen alle Seren einen vollständigen Schutz erst vom 20.—21. Tage ab. Diese Beobachtungen entsprechen jenen von THEILER und CASALS (1958) beim Menschen. Nur die neutralisierenden Antikörper haben praktische Bedeutung. Zu ihrem Nachweis ist die Mäuseschutzprobe die zuverlässigste Reaktion.

Die *Mäuseschutzprobe* (Serum-Neutralisationsreaktion) wird erst von der 3. oder 4. Krankheitswoche an positiv und ist daher ohne klinisch-diagnostische Bedeutung; sie gestattet aber noch retrospektiv eine Diagnose. Mehrmalige Blutentnahmen bis zur Rekonvalescenz sind erforderlich, denn nur ein deutlicher Titeranstieg ist für Gelbfieber ausschlaggebend.

Ein wichtiges Ergebnis der Erforschung der Gelbfieberimmunität ist, daß es *nur eine einzige antigene Virusform* gibt; dadurch unterscheidet sich der Gelbfiebererreger von vielen anderen Virusarten. Infolgedessen brauchen für die Schutzimpfung auch nicht verschiedene Virustypen oder -stämme verwandt zu werden.

II. Schutzimpfung

Infolge der Erkenntnis, daß eine Ausrottung des Dschungelgelbfiebers (Waldzyklus mit Wirtstieren und Überträgern) unmöglich ist und das Gelbfieber eine stetige Wanderung zeigt, gewinnt die aktive Schutzimpfung aller Menschen, welche im Gelbfiebergürtel leben oder sich in diesen begeben, zunehmende Bedeutung, denn sie ist die wichtigste individuelle Prophylaxe. Personen, die in ein Gelbfieberendemiegebiet einreisen, müssen spätestens 10 Tage vor ihrem Eintreffen geimpft worden sein. Personen, die sich aus einem Endemiegebiet in eine gelbfieberfreie Zone mit den Voraussetzungen für den Ausbruch der Krankheit begeben, unterliegen ebenfalls dem Impfzwang. Die Gültigkeit der Impfbescheinigung beginnt 10 Tage nach der Impfung und dauert 6 Jahre. Die Impfungen dürfen nur mit geprüften und von der Weltgesundheitsorganisation zugelassenen Impfstoffen von hierzu besonders ermächtigten Instituten ausgeführt werden. Personen, welche im Besitz einer gültigen internationalen Impfbescheinigung sind, werden keinen Quarantänemaßnahmen unterworfen. Menschen, welche Gelbfieber überstanden haben und Immunkörper aufweisen, brauchen nicht geimpft zu werden.

Die Gelbfieberschutzimpfung gehört heute zu den klassischen Impfungen. Sie hat zweifellos dieselbe Bedeutung wie die Pockenschutzimpfung bekommen. Ihr Wesen besteht in der Erzeugung einer Immunität durch Infektion mit einem abgeschwächten lebenden Virus.

HINDLE (1928) bewies, daß mit einem abgetöteten Virus keine Immunität erzeugt wird.

Die ersten Versuche einer künstlichen Immunisierung mit lebendem Virus dürfte Carlos FINLAY (1886) angestellt haben, indem er durch den Stich einer infizierten Culex-Mücke beim Menschen eine leichte Erkrankung zu erzeugen versuchte. Aber erst über 40 Jahre später konnte ein Impfstoff hergestellt werden, der ungefährlich für den Menschen war.

Man unterscheidet heute 2 grundlegend verschiedene Impfstoffe:

1. Den Mäusegehirnimpfstoff,

2. den Kulturimpfstoff.

Beide sind Lebendimpfstoffe. Es ist hervorzuheben, daß es sowohl nach dermaler Applikation (Skarifikation) als auch nach subcutaner Injektion der beiden Impfstoffarten zu einer *Infektion* kommt, die bis zu einem gewissen Grade Ähnlichkeit mit der natürlichen Infektion durch die Mücke hat.

1. Mäusegehirnimpfstoff

Die Adaptierung des Gelbfiebervirus an das Mäusegehirn und die Gewinnung eines *modifizierten neurotropen Virus fixe* ermöglichten die Herstellung des ersten hochwertigen Impfstoffes (SAWYER u. a. 1931, 1932). Die relative Ungefährlichkeit des neurotropen Virus wurde durch subcutane Infektion von Affen festgestellt, die nur leicht oder symptomlos erkrankten und eine anhaltende Immunität erwarben. SAWYER u. a. schlugen vor, das neurotrope adaptierte Virus zusammen mit Gelbfieberimmunserum einzuspritzen, um noch etwaige für den Impfling gefährliche Wirkungen des Virus zu vermeiden. Deshalb wurden zunächst *Simultanimpfungen* mit Virus und menschlichem Immunserum vorgenommen.

Es wurden 0,5 ml einer 10%igen Mäusegehirnemulsion bzw. die aus ihr sich ergebende durch Berkefeld-N- oder Seitz-Filter geschickte Virusmenge und das Immunserum (0,3—0,6 ml/kg Körpergewicht) getrennt subcutan injiziert. Diese Impfung führte zu leichten klinischen Reaktionen, die aber in allen Fällen harmlos blieben. FINDLAY (1934, 1935; s. auch FINDLAY u. HINDLE 1931) benutzte die Simultanimpfung in großem Umfang.

Die Verwendung eines in gefrorenem Zustand getrockneten Gemisches von infektiösem Mäusegehirn und Immunserum erwies sich als vorteilhaft. Ein derartiger getrockneter Impfstoff blieb monatelang wirksam.

PETTIT und STEFANOPOULO (1933, 1934) sowie STEFANOPOULO (1936) ersetzten das Menschenserum durch Pferdeimmunserum, von dem nur etwa $^1/_5$ des ersteren erforderlich war, um eine sichere Neutralisierung des injizierten Virus zu gewährleisten. Aus dem gleichen Grund benutzten THEILER und SMITH (1936) Affenhyperimmunserum (s. auch SELLARDS u. LAIGRET 1936, SELLARDS 1937).

SAWYER (1935) untersuchte Dauer und Grad des Impfschutzes durch quantitative Bestimmung des Blutantikörperspiegels. Er fand noch 4 Jahre nach der Impfung Schutzkörper. NICOLLE (1935) fand, daß je nach dem Überwiegen von Virus oder Antikörpern verschiedene Ergebnisse erhalten werden. Wird das Virus vollständig durch das Serum neutralisiert, so entsteht eine nur vorübergehende passive Immunität. Bei Virusüberschuß verläuft die Immunisierung aber genau wie ohne Serumzusatz, also aktiv (s. auch NICOLLE u. LAIGRET 1935, LAIGRET u. a. 1937).

Auf die Simultanimpfung von ARAGAO DE BEAUREPAIRE (1933) sei kurz hingewiesen. Er nahm zunächst eine intramuskuläre Injektion von 3,0 ml menschlichem Immunserum in den Oberarm und 6 Stunden später eine intramuskuläre Injektion von 2,0 ml Immunserum und 0,001 g frischem infektiösem Gehirn von brasilianischen Hausratten (Camondongos) vor. Das Virus konnte bereits 24 Stunden nach der Impfung nicht mehr im Blut der Geimpften nachgewiesen werden. Diese waren daher praktisch ohne Bedeutung als etwaige Virusquellen für Aedes aegypti und damit als Verbreiter des Gelbfiebers. Antikörper wurden im allgemeinen nach der 2. Woche im Blut der Geimpften nachweisbar. Schon nach einigen Wochen war das Maximum der Antikörperbildung erreicht. Trotz bald einsetzender, wenn auch nur langsamer Abnahme der Antikörper blieb der Schutz jahrelang kräftig genug, um eine Gelbfieberinfektion zu verhüten.

Von französischen Autoren wurden erstmalig Impfungen mit dem französischen neurotropen Virus *ohne Zusatz von Immunserum* vorgenommen (LAIGRET 1933, 1934). MATHIS u. a. (1934, 1936) benutzten zu Massenimpfungen in Afrika (3malige Injektion des Virus in Abständen von je 20 Tagen) ein Virus, das durch Stehen bei Zimmertemperatur während 24 Stunden abgeschwächt wurde.

SELLARDS u. LAIGRET (1932) hatten einen Impfstoff hergestellt, der statt in Serum in *Eigelb* suspendiert wurde.

Die Autoren prüften (1936) die Wirksamkeit des Impfstoffes folgendermaßen: eine geimpfte Person wurde 7 Monate nach der Impfung den Stichen von 4 infektiösen Aedes aegypti-Mücken ausgesetzt. Sie blieb gesund. Zwei der Mücken, welchen anschließend zur Kontrolle je ein Macacus rhesus ausgesetzt wurde, übertrugen das Gelbfieber auf diesen.

Ein Vorteil des in Eigelb suspendierten Impfstoffes ist, daß er nicht zu schweren Reaktionen führt, wie diese mitunter doch noch bei den zu schnell absorbierten wäßrigen Impf-

stoffen beobachtet werden. Man kann bei ihm von einem „Depotimpfstoff" sprechen. Es kommt zu einer nur langsamen Ausbreitung des Virus im Körper und immer zu einer Virämie, die mindestens 3 Tage anhält.

PELTIER u. a. (1937) benutzten statt Eigelb *Galle* im Verhältnis 1:40 als Zusatz zum Impfstoff.

Bald setzte sich die Verwendung eines *Gehirn-Trockenimpfstoffes* durch. Zur Technik der Herstellung dieses Impfstoffes siehe auch HAAGEN und GRAEFE (1943). DURIEUX (1956) gab folgende Vorschrift zur *Herstellung des „Dakar"-Impfstoffes* an:

Mäusen werden je etwa 20000 minimale letale Dosen (MLD) des neurotropen Standardvirus intracerebral eingespritzt. Die Gehirne der gelähmten Tiere werden bei —25°C gesammelt und auf bakterielle Sterilität geprüft. Nach etwa 24 Stunden werden sie in Röhrchen im Exsikkator, der mit Actigel, einem Siliciumgel (früher Chlorcalcium), beschickt ist, bei —25°C getrocknet. Nach vollständiger Trocknung (am Ende des 3. Tages) werden die Gehirne im Mörser pulverisiert. Die bakterielle Sterilität des Pulvers wird geprüft. Je 2 Gehirne werden mit 0,25 g Celite, einer gereinigten und getrockneten Infusorienerde, versetzt, um das Volumen des Impfstoffes zu vergrößern. Dann wird nochmals 24 Stunden im Vakuum bei —25°C getrocknet. Das Impfstoffpulver wird in Mengen, die $^1/_{10}$ Gehirn entsprechen, auf Ampullen verteilt und nochmals getrocknet. Die Ampullen werden im Vakuum zugeschmolzen und bei +4°C aufbewahrt.

Der frische Impfstoff tötet im allgemeinen noch in Verdünnungen von 10^{-6} alle 6 intracerebral infizierten Kontrollmäuse. 0,03 ml der Verdünnung 10^{-6} enthalten mindestens 1 MLD, d. h. 1,0 ml enthält 33 MLD.

Beim Versand ist darauf zu achten, daß der Impfstoff nicht länger als 10 Tage unterwegs ist, was durch den Flugzeugtransport immer gewährleistet ist. Am Bestimmungsort sind die Impfstoffampullen bis zur Verwendung wieder im Kühlschrank bei einer Temperatur von weniger als +5°C aufzubewahren. Die internationalen Vorschriften über Herstellung, Aufbewahrung, Verteilungszeit und Versand des Impfstoffes sind zu beachten (Epidemical Information. Bull., 1945, Standard-Herstellungsverfahren nach Artikel L, XI. Internationales Luftfahrt-Sanitätsabkommen 1944 und UNRRA 1945, zit. BONNEL 1956, WHO 1957).

Bei +4°C aufbewahrt hat der Impfstoff noch nach 1 Jahr nichts von seiner Wirksamkeit verloren. Bei 28°C kommt es zu einem langsamen Virulenzverlust.

Von 1939 bis 31. 3. 1954 wurden vom Pasteur-Institut in Dakar über 84 Millionen Impfstoffdosen abgegeben.

Eine wichtige Vereinfachung der Gelbfieberschutzimpfung stellt die von PELTIER

u. a. (1939) eingeführte *Skarifikationsimpfung* dar (DURIEUX 1956). Das Gelbfiebervirus dringt nach oberflächlicher Hautritzung wie bei der Pockenimpfung in den Organismus ein, vermehrt sich dann wie nach subcutaner Impfung und veranlaßt die Bildung von Antikörpern.

Zur Impfung wird der Inhalt einer Ampulle, welcher 0,04 g frischem Gehirn entspricht, in 2,0 ml steriler Gummi-arabicum-Lösung (1 kg auf 1500 ml Leitungswasser vom pH 7,2 bis 7,4), die jeder Impfstoffampulle beigegeben ist, aufgelöst. Man erhält also eine Verdünnung 1:50. Der fertige Impfstoff ist innerhalb 1 Stunde zu verwenden. Die Gummi-arabicum-Lösung hat den Vorteil, weniger flüssig als Glycerin zu sein und ziemlich schnell zu gerinnen. In wenigen Minuten bildet sich bereits ein festes Häutchen, welches die Skarifikationsstellen überzieht und auf diese Weise den Impfstoff dort fixiert. Mit den 2,0 ml des fertigen Impfstoffes (verdünnt 1:50) können 100 Personen geimpft werden. Jede Person erhält mindestens 13200 MLD, da 1,0 ml des Impfstoffes 660000 MLD enthält, wenn von 6 Mäusen durch eine Verdünnung von 10^{-6} alle getötet werden (s. frischer Impfstoff).

Nach DURIEUX (1956) soll ein Impfstoff, der durch Skarifikation einverleibt wird, einen Titer von mindestens 250000 MLD/ml haben. Die individuelle Impfstoffdosis soll mindestens 5000 LD_{50} enthalten. Da bei der Skarifikation nur ein Teil absorbiert wird, muß die applizierte Impfstoffdosis viel mehr Virus enthalten als bei subcutaner Impfung, zu welcher 500 LD_{50} je Dosis genügen.

Mit der Impflanzette werden 3 Tropfen des Impfstoffes in Abständen von wenigen Zentimetern auf die Außenseite des Oberarmes gebracht. Durch diese Tropfen hindurch werden 8—10 mm lange oberflächliche Impfschnitte gemacht. Der Impfstoff wird mit der austretenden Gewebeflüssigkeit gemischt und 5 Minuten angetrocknet. Nach der Skarifikationsimpfung wird bei etwa 60—70% der Geimpften Virus durch intracerebrale Einspritzung des Blutes auf Mäuse nachweisbar. Es findet sich gewöhnlich am 3. Tage nach der Impfung und verschwindet spätestens wieder am 7. oder 8. Tage, da zu dieser Zeit schon die ersten neutralisierenden Antikörper auftreten. Vom 10.—14. Tage an lassen sich diese im Mäuseschutzversuch mit einer Virusverdünnung von 1:5000 nachweisen.

Die gegen die Verwendung eines lebenden neurotropen Virus als Impfstoff geäußerten Bedenken, daß das im Blut kreisende Virus durch Mücken weiter übertragen werden könnte und damit künstliche Krankheitsherde geschaffen würden (DAVIS u. a. 1932, ROUBAUD u. STEFANOPOULO 1933) konnten durch ARAGAO DE BEAUREPAIRE (1933), MATHIS u. a. (1934), PELTIER u. a. (1939) sowie PELTIER (1947) widerlegt werden. Nach Hunderttausenden von Impfungen in Afrika hat man keine derartigen Übertragungen beobachten können (s. auch MATHIS 1948, HENNEBERG u. a. 1963). Die Befürchtung, daß beim Menschen nach der Impfung der Viscerotropismus des Virus wieder durchbrechen könnte, hat sich ebenfalls nicht bestätigt. In dieser Hinsicht verhält sich der Mensch anders als der Affe. Bei Tausenden von Impflingen ist keine einzige Gelbfieberhepatitis beobachtet worden.

Im allgemeinen führt die Skarifikationsimpfung weniger häufig zu *Reaktionen* als die Subcutanimpfung. Lokalreaktionen treten nicht auf; die Skarifikationswunden heilen nach wenigen Tagen ab und hinterlassen keine Narbe.

Zu den *Allgemeinerscheinungen* nach der Impfung gehören nach MATHIS (1948) Temperaturerhöhungen sowie Kopf- und Rückenschmerzen am 5. und 6. Tage, die nur selten 3—4 Tage anhalten. Manchmal treten *Spätreaktionen* am 11.—21. Tage auf. Diese bestehen in Fieber mit meningo-encephalitischen Symptomen, Drucksteigerung des Liquors, Eiweiß- und Zellvermehrung, Lymphocytose, motorischen und psychischen Störungen. Trotz schwerer Krankheitsbilder erfolgt immer Genesung. DURIEUX (1956) hebt hervor, daß im damaligen Französisch-Westafrika, wo mehr als 48 Millionen Skarifikationsimpfungen ausgeführt wurden, Spätreaktionen nur selten aufgetreten sind. MATHIS (1948) sah unter 1000 Impflingen in 60% keine, in 17% leichte, in 13% mäßig starke und in 9% anhaltende Reaktionen. Sie sind bei jungen Menschen selten, nehmen aber mit dem Alter und bei Kräfteverfall zu, so daß dann 30% der Geimpften Reaktionen aufweisen können. Neger scheinen weniger stark als Weiße zu reagieren.

Die Allgemeinreaktionen scheinen u. a. von der Virusmenge im Blut abhängig zu sein, ohne daß dies eine absolute Regel wäre. Die postvaccinalen neuralen Reaktionen sind kein Zufall, sondern normale Manifestationen des „experimentellen" Gelbfiebers und entsprechen jenen nach der natürlichen Infektion.

MACNAMARA (1953) unterscheidet bei der Impfung milde, viscerale und neurale Reaktionen. Die *milden Reaktionen* treten am 4. bis 7. Tage nach der Impfung in Form von fieberhaften Zuständen auf und werden von einer geringfügigen Virämie begleitet. Die *visceralen Reaktionen* kommen offenbar nur selten vor und sind schwer zu definieren. Die *neuralen Reaktionen* sind dagegen relativ häufig. Sie treten bei 4% der geimpften Kinder mit einer Sterblichkeit von 40% auf, während Erwachsene seltener betroffen werden. Bei 3 tödlich verlaufenen Fällen wurde in den Gehirnen neurotropes Gelbfiebervirus nachgewiesen. Auch EKLUND (1953) sah tödlich verlaufende Encephalitis bei Kindern nach Impfung mit „Dakar-Impfstoff", und zwar 10 gesicherte und 3 mögliche Fälle (s. auch KAPLAN u. GLUCK 1945). MACNAMARA (1953) lehnte das neurotrope Virus infolge der verhältnismäßig großen Zahl schwerer nervöser Impfreaktionen für Kinder und Erwachsene ab.

Im allgemeinen gelten als *kontraindiziert* die Impfungen von Kindern unter 2 Jahren wegen der großen Empfänglichkeit der Kleinkinder für neurotropes Virus, außerdem auch die Impfung von Kindern in Gebieten mit Vorkommen von Mumps, Masern, Encephalitiden, Poliomyelitis und anderen Krankheiten, die von sich aus zu einer Schädigung des Zentralnervensystems führen können (DURIEUX 1956).

Bei schlechtem Allgemeinzustand, Erkrankungen der Leber und der Nieren sollte die Impfung ebenfalls unterbleiben. Ermüdungen und übermäßiges Essen sind in den ersten Wochen nach der Impfung zu vermeiden. Der Impfling sollte unter ärztlicher Aufsicht bleiben.

Der Mäusegehirnimpfstoff ist außerdem insofern nicht ganz harmlos, als er manchmal saprophytische Viren enthält, die für den Menschen pathogen sein können, z. B. das Virus der Choriomeningitis. So fand MOLLARET (1948) bei einem Menschen, der mit neurotropem Mäusevirus geimpft worden war, ein solches Begleitvirus, mit dem der zur Herstellung des Impfstoffes verwandte Laigretsche Mäusestamm verseucht war. Die durch dieses Virus bedingten späten Meningoencephalitiden post vaccinationem stellen nach MOLLARET aber auch das einzige Handicap des Mäusegehirnimpfstoffes dar.

Die *Impfimmunität* wird im Mäuseschutzversuch geprüft. In Afrika wurde bei durchschnittlich 96% der durch Skarifikation Geimpften Immunität festgestellt (PELTIER 1946, 1948, DURIEUX u. KOERBER 1956). COURTNEY (1952) beobachtete das gleiche in Panama.

Der Antikörpergehalt bleibt 2 Jahre oder länger erhalten. Noch nach 5 Jahren ergab die Mäuseschutzprobe bei 100% der Geimpften Immunität, nach 6—12 Jahren in 87,5%, wobei zu bemerken ist, daß die Zahl der nachuntersuchten Personen relativ klein war.

CANNON und DEWHURST (1955) benutzten ein *17D-Mäusegehirnvirus* zur Skarifikationsimpfung. Die Überlegenheit dieses Impfstoffes über den neurotropen Mäusegehirnimpfstoff bleibt aber noch zu beweisen (s. auch ROEVER-BONNET u. HOEKSTRA 1958).

PELTIER u. a. (1940) führten die *kombinierte Gelbfieber-Pockenimpfung* durch Skarifikation ein. Sie empfahlen hierfür einen Gelbfiebertrockenimpfstoff. BLANCHARD (1941) nahm etwa 900000 derartige kombinierte Impfungen vor. In 96,4—98,4% wurde ein Gelbfieberschutz erzielt. Die Impfungen wurden auch von Säuglingen gut vertragen. Etwa 7—8% der Geimpften zeigten 5—6 Tage nach der Impfung geringfügige Allgemeinreaktionen mit leichtem Fieber, Gelenkschmerzen und Übelkeit, welche nach 36—48 Stunden wieder verschwanden. Die Impfreaktionen waren bei Kindern weniger stark als bei Erwachsenen. Die Impfpusteln entwickelten sich in derselben Zeit und in derselben Weise wie bei alleiniger Pockenschutzimpfung.

2. Kulturimpfstoff

Die Züchtung des Gelbfiebervirus führte dazu, auch Kulturvirus für Impfzwecke zu benutzen. SOPER und SMITH (1938; s. auch LLOYD 1935) verwandten an Stelle des Mäusegehirnvirus den „*17E-Stamm*" zur *Simultanimpfung*. Obwohl die Eigenschaften dieses Stammes etwa jenen des neurotropen Mäusegehirnvirus entsprechen, wagte man nicht, ihn als Impfstoff ohne Immunserumzusatz zu verwenden. Die Abschwächung des Viscerotropismus schien nicht genügend gesichert. Der durch die Weiterzüchtung des 17E-Virus in Hühnerembryogewebe entstandene neue Virusstamm „17D" (s. Ätiologie) verursachte dagegen bei Rhesus-Affen nach subcutaner Infektion nur selten Fieber, und es traten nur minimale Virusmengen im Blut auf. Nach intracerebraler Infektion blieb eine Encephalitis aus, so daß seine Anwendung als Impfstoff möglich zu sein schien.

Als „*17D-Impfstoff*" diente das Seitzfiltrat der Kulturen, das in gefrorenem Zustand im

Vakuum getrocknet und zum Gebrauch zunächst in normalem Menschenserum aufgelöst wurde. Die ersten Massenimpfungen mit diesem 17D-Impfstoff wurden in Brasilien von SMITH u. a. (1938) durchgeführt. Bei etwa der Hälfte der Impflinge trat zwischen dem 4. und 10. Tag eine Virämie auf. Die Virusmengen im Blut blieben aber äußerst klein.

SOPER und SMITH (1938) impften fast 600 000 Personen in einem brasilianischen Dschungelgelbfiebergebiet; es kam zu einem plötzlichen Abfall der Erkrankungsziffer. Unter den Geimpften wurden nur 8 Gelbfiebererkrankungen beobachtet; es handelte sich wahrscheinlich um Personen, die zur Zeit der Impfung bereits infiziert waren. Ähnliche Erfolge wurden von BUGHER und GAST-GALVIS (1944) in Kolumbien erzielt.

Nachteile der bis 1942 geübten Methode waren u. a., daß bei der Filtration große Virusmengen zurückgehalten wurden, außerdem, daß der Zusatz von Menschenserum kostspielig war, und vor allem, daß mit letzterem gelegentlich pathogene Keime in den Impfstoff gelangten, die zu schweren Komplikationen führten. So sahen FINDLAY und McCALLUM (1937, 1938) 2—3% von 2000 Impflingen 2—7 Monate später an Gelbsucht (Virus-Hepatitis) erkranken (s. auch SOPER u. SMITH 1938, STEFANOPOULO 1938). In Brasilien brach 1939 eine Hepatitisepidemie aus, welche die Einstellung der Impfungen erforderte (Fox u. a. 1942). In einer Gruppe von 304 Impflingen erkrankten 27%, in einer anderen Gruppe von 19 000 Impflingen etwa 6% an Ikterus. Hepatitis trat aber nicht nur nach der Verwendung von normalem und immunem Menschenserum, sondern auch von Pferde- und Affenimmunserum auf. Die größte Hepatitisepidemie, die von SAWYER u. a. (1944) beobachtet wurde, umfaßte 28 000 Erkrankungen mit 62 Todesfällen an akuter oder subakuter Leberatrophie (s. auch FINDLAY u. MARTIN 1943, TURNER u. a. 1944, FREEMAN 1946). BRICK (1953) fand bei einer Anzahl von Menschen, welche vor 10 Jahren im Anschluß an eine Gelbfieberschutzimpfung eine Hepatitis durchgemacht hatten, Lebercirrhosen und chronische Hepatitiden. Es konnte allerdings nicht mit Sicherheit angegeben werden, ob tatsächlich ein ursächlicher Zusammenhang mit der postvaccinalen Hepatitis bestand.

Seit 1942 wird zur Aufarbeitung des 17D-Impfstoffes kein Menschenserum mehr, sondern nur noch destilliertes Wasser verwandt. Seitdem wird keine Serumhepatitis als Impfkomplikation mehr beobachtet (Fox u. a. 1942, MACNAMARA 1955). Auch sterilisierte Kuhmilch eignet sich an Stelle von Menschenserum zur Verdünnung und Titrierung von 17D-Impfstoff (ROEVER-BONNET u. HOEKSTRA 1961).

Ebenso wie der neurotrope Impfstoff erzeugt auch der 17D-Kulturimpfstoff in über 90% der Geimpften eine Immunität, die mindestens 3 Jahre unverändert erhalten bleibt (SMITHBURN u. MAHAFFY 1945). Nach ANDERSON und GAST-GALVIS (1947), Fox u. a. (1948) sowie DICK und SMITHBURN (1949) hält die Immunität lange genug vor, um nur alle 5 Jahre nachimpfen zu müssen (s. auch Fox u. CARBAL 1943). DICK und GEE (1952) wiesen noch 9 Jahre nach der Schutzimpfung in 77,2% der Fälle Immunität gegen Gelbfieber nach, während in einer ungeimpften Bevölkerung der Prozentsatz der Immunen nur 17,5 betrug. COURTOIS (1954) stellte sogar noch nach 12 Jahren einen Impfschutz bei 96% der Geimpften fest.

DICK und GEE (1952) sowie COURTOIS (1954) schlugen eine *Gültigkeit der Gelbfieberimpfung* von 9 Jahren vor. Zur Frage der Nützlichkeit einer späteren Wiederholungsimpfung ist auf die Beobachtung hinzuweisen, daß bei einer Person, welche vor 10 Jahren mit dem 17D-Impfstoff immunisiert worden war und noch Antikörper aufwies, eine erneute intradermale Einspritzung von 0,1 ml desselben Impfstoffes zu einem erheblichen Antikörpertiteranstieg führte.

GROOT und RIBEIRO (1962) fanden unter 108 Personen, die 1940/41 mit dem 17D-Virus geimpft worden waren und immer in einem gelbfieberfreien Gebiet gelebt hatten, 17 Jahre später nur 3 Personen, die eine negative Neutralisationsprobe ergaben, während die übrigen (97%) positiv reagierten, davon sogar 76% stark positiv. Die Hämagglutinationshemmungsreaktion lieferte dagegen unregelmäßigere Resultate: unter 53 Geimpften hatten 43% einen mittleren Hemmungstiter von 2,1 gegen 17D-Antigen und 23% einen Titer von 1,1 gegen einen brasilianischen Virusstamm (JSS). ROSENZWEIG u. a. (1963) wiesen ebenfalls noch 16—19 Jahre nach einmaliger Impfung mit dem 17D-Stamm neutralisierende und hämagglutinationshemmende Antikörper nach. Auch in diesem Personenkreis (ehemalige Marineangehörige-soll keine Infektionsmöglichkeit bestanden haben (s. auch WISSEMAN u. SWEET 1962, WISSEMAN u. a. 1962).

SMITH u. a. unternahmen in Süd- und Südwestasien (Malaya), wo noch kein Gelbfieber aufgetreten ist, obwohl dort die übertragenden Mücken Aedes aegypti und A. albopictus heimisch sind, subcutane Gelbfieberschutzimpfungen mit dem 17D-Virus. Die Zahl der immunologisch reagierenden Personen in einer Gruppe ohne neutralisierende Antikörper gegen andere Arbo-B-Viren (japanische Encephalitis,

Dengue 1 und 2) war dieselbe wie die in einer Gruppe mit neutralisierenden Antikörpern gegen diese Viren. Der Antikörpertiter wurde aber in der Gruppe ohne vorgebildete Arbo-B-Antikörper höher als in der Gruppe mit letzteren. Mit Mehrfach-Punktimpfung (Multiple Pressure) wurden weniger gute Resultate als mit subcutanen Impfungen erzielt. In beiden Personengruppen ergaben Impfungen mit 50 intracerebralen Mäusedosen bessere Antikörperreaktionen als mit höheren Dosen.

Nachdem die Züchtung des Gelbfiebervirus 17D auch auf der Chorioallantoismembran des Hühnerembryos (s. Ätiologie) gelungen ist, werden auch *Kulturimpfstoffe aus Hühner-embryonen hergestellt.*

PENNA (1956) hat hierzu folgende Vorschrift angegeben:

Jedes embryonierte Ei soll mit mindestens 5000 LD_{50} infiziert werden. Das Virus soll viele Embryogewebekulturpassagen durchgemacht haben (229—255), frei von encephalitogenen und ikterogenen Eigenschaften sein sowie eine hohe Immunogenität haben. Die Auswahl der benutzten Virusstämme muß also sehr sorgfältig erfolgen. Die Bebrütungsdauer der Eier beträgt bei 37,5°—38°C 3—4 Tage („Saatvirus" der WGO). Vor der Entnahme der lebenden Embryonen kommen die Eier mindestens $1/2$ Stunde in einen Tiefkühler (—20°C). Alle Embryonen einer Kulturserie werden dann bei einer Temperatur unter 0°C im Warring-Blendor zerkleinert. Sterilitätsproben werden entnommen. Der Embryobrei wird in alkalifreie Glasflaschen gebracht und bei —80°C unter Rotieren eingefroren und aufbewahrt, aber höchstens 28 Stunden, bis zum Vorliegen der Ergebnisse der Sterilitätsproben. Nach dem Auftauen wird 1 Stunde lang mit 2000 U/Min. bei 2—5°C zentrifugiert. Die klare überstehende Flüssigkeit dient ohne Filtration als Impfstoff und wird in Ampullen eingefroren und im Vakuum getrocknet. Nach Einleitung von Stickstoff werden die Ampullen zugeschmolzen und bei —25°C aufbewahrt.

MEERS (1959) fand, daß Pepton in Konzentrationen von 1,25% während der Gefriertrocknung schützend auf das Virus wirkt.

Zur nochmaligen Sterilitätsprüfung werden von den Ampullen Proben entnommen und 4,0 ml des konzentrierten Impfstoffes Meerschweinchen intraperitoneal injiziert. Wenn die Tiere innerhalb von 15 Tagen Fieberreaktionen bekommen, werden die betreffenden Impfstoffchargen ausgeschieden. Außerdem werden zur nochmaligen bakteriologischen Sterilitätskontrolle Proben in flüssiges Thioglycollatmedium verimpft, die teils bei Zimmertemperatur, teils bei 37°C bebrütet werden. Die Ablesung erfolgt nach 1 Woche.

Die bei der Kultivierung gewonnenen Virusunterstämme werden laufend an Affen auf eine etwaige Zunahme des Neurotropismus und auf ihr Immunisierungsvermögen geprüft. Von je 6 Affen soll nicht

mehr als einer sterben (FOX u. a. 1943). Auf diese Weise werden für die Virusaussaat Kulturserien gleicher Beschaffenheit erhalten.

Der Impfstoff soll im Augenblick der Verwendung einen Titer von etwa 200000 $MLD_{50}/$ml haben (HARGETT u. a. 1943, STEFANOPOULO u. DUVOLON 1947, PENNA 1956). Zur Verwendung aufgelöste Impfstoffe können wegen ihrer geringen Haltbarkeit nicht weiter aufbewahrt werden.

Der Impfstoff bleibt bei —9° bis —32°C aufbewahrt 3 Jahre wirksam. Bei 37°C gehen 90—99% seiner Wirksamkeit in 2—8 Wochen verloren (BURRUSS u. HARGETT 1947). HAHN und BUGHER (1953) fanden in dem ersten Jahr der Aufbewahrung bei 4°C einen schnellen Titerverlust (etwa 1,5—2 des logarithmischen Titers unter dem des Ausgangsmaterials), in den folgenden 5 Jahren dagegen nur einen geringfügigen weiteren Titerabfall. Nach 6—7-jähriger Aufbewahrung war der Impfstoff noch so wirksam, daß er zu Impfzwecken brauchbar war, vorausgesetzt, daß er gut getrocknet und daß sein Ausgangstiter hinreichend hoch war[1].

Die Impfungen mit diesem Kulturimpfstoff wurden zunächst auch subcutan vorgenommen. HAHN (1951), DICK (1952) sowie CANNON und DEWHURST (1953) erprobten die Brauchbarkeit des 17D-Impfstoffes zur *Skarifikationsimpfung.* Suspensionen der infektiösen Hühnerembryonen in Gummi arabicum oder Kochsalzlösung werden durch Skarifikation in die Haut des Oberarmes appliziert. Zu diesem Zweck werden 2 Tropfen Impfstoff auf die Haut gebracht und durch diese je ein oberflächlicher Hautschnitt von etwa 10 mm Länge gemacht. Die Impfstelle soll 24 Stunden unberührt bleiben, weshalb sich ein lockerer Verband 10 Min. nach der Impfung empfiehlt.

Ein großer Vorteil der Skarifikationsimpfmethode besteht darin, daß nicht nur die überstehende Flüssigkeit der zerkleinerten Hühnerembryonen, sondern auch die Gesamtembryonen Verwendung finden können. Dies bedeutet

---

[1] 17-D-Gelbfieberimpfstoff in Trockenampullen wird nach den Vorschriften der Weltgesundheitsorganisation in Europa von folgenden Instituten hergestellt und an Verbraucher abgegeben:
1. The Wellcome Research Laboratories, Beckenham, Kent, Großbritannien
2. Institut Pasteur, Paris, Frankreich
3. Koninklijk Institut voor de Tropen
4. Bundesgesundheitsamt, Robert-Koch-Institut, Berlin (West)

eine erheblich bessere wirtschaftliche Ausnutzung des vorhandenen virushaltigen Materials. Außerdem lassen sich Massenimpfungen durch Skarifikation viel schneller vornehmen (s. auch LUMSDEN 1954). Nach Impfung mit etwa 8000 intracerebralen Mäuse-LD$_{50}$ erzielte DICK (1956) bei 85 von 91 Personen (93,4%) eine nach 1 Monat durch den Mäuseschutzversuch nachweisbare Immunität. Diese Dosis war allerdings erheblich größer, als zur Erzielung einer wirksamen Immunität durch Skarifikation erforderlich ist.

Zu den Allgemeinreaktionen nach der Impfung mit dem Kulturimpfstoff gehören die gelegentlich gegen das im Impfstoff enthaltene artfremde Hühnereiweiß auftretenden *allergischen Reaktionen*. Sie sind jedoch sehr selten und meistens harmlos. SULZBERGER und ASHER (1942) beschrieben 2 Fälle von Urticaria- und Erythema multiforme-artigen Hautausschlägen SWARTZ (1943) sowie SPRAGUE und BARNARD (1945) sahen je eine besonders schwere Reaktion schon wenige Minuten nach der Impfung: angioneurotische Ödeme, Urticaria, schwere Atemnot und gastrointestinale Erscheinungen. KOUWENAAR (1953) hält auf Grund seiner Beobachtungen an 1130 Personen, welche wäßrigen 17D-Impfstoff erhalten hatten, und von denen 15 Personen, die als Allergiker bekannt waren, mit Urticaria, Serumkrankheit, Heufieber, Asthma oder Ekzem reagierten, das Risiko solcher Zwischenfälle für nicht unerheblich. Nach PANTHIER u. a. (1958) soll bei Bestehen einer Allergie gegen Hühnereiweiß die Erstimpfung mit 17D-Impfstoff nur intradermal erfolgen, und zwar mit einer einmaligen Injektion von 0,1 ml und nach 1—2 Monaten einer Wiederholungsimpfung mit dem Dakar-Impfstoff durch Skarifikation.

Die *schwerste Impfreaktion* ist die *Encephalitis* bzw. *Meningoencephalitis*. Fox u. a. (1942) fanden in einer Gruppe von 55000 Personen in Brasilien, welche mit einem 17D, Unterstamm geimpft worden waren, 273 Encephalitiden (0,5%) mit einem Todesfall (2jähriges Kind). Dieser Unterstamm hatte eine Steigerung seines Neuro- bzw. Encephalotropismus erfahren. 28% von 60 mit ihm infizierten Rhesus-Affen erkrankten an Encephalitis, während dies sonst nur bei 5,7% der Tiere der Fall ist. Nach Standardisierung des 17D-Impfstoffes (s. oben) scheinen postvacci-

nale Encephalitiden nur noch selten zu sein. LEPINE (zit. STUART 1956) sah unter 1800 im Jahre 1953 geimpften unter 1 Jahr alten Kindern 5 Fälle, keinen einzigen dagegen unter gleichzeitig mit demselben Impfstoff immunisierten Erwachsenen. LARTIGAUT und LARTIGAUT (1954) sowie LARTIGAUT und COUTEAU (1954) teilten je 1 Fall bei einem 3 bzw. 4 Monate alten Säugling in Frankreich mit, HAAS (1954), SCOTT (1954), SMITH (1954), BEET (1955) sowie THOMPSON (1955) je 1 Fall in England, DE CASTRO FREIRE (1955) einen solchen in Portugal und SWIFT (1955) 1 Fall in Südafrika, ebenfalls bei Säuglingen. PANTHIER (1956) beobachtete bei 7 Kleinkindern im Alter von 4 Wochen bis 6 Monaten Meningoencephalitiden und empfahl daher, Kinder unter 1 Jahr nicht zu impfen.

SMITH (1954) vermutete eine Überempfindlichkeit der Kleinkinder gegen das Impfvirus oder, wie auch HAAS (1954) einen erhöhten Neurotropismus des verwandten Virus. Es ist aber auch an eine latente Infektion der Impflinge mit einem encephalitogenen Virus zu denken, das durch die Impfung aktiviert wird.

Es besteht noch keine Übereinstimmung darüber, welche Impfstoffe und welche Art der Impfung den besten Schutz ergeben. Nach DICK (1956) soll die Skarifikation ebenso gut wie die subcutane Impfung sein. Nach PANTHIER u. a. (1958) ist der nach intradermaler Impfung mit dem 17D-Impfstoff erzielte Antikörperspiegel nur halb so hoch wie der nach subcutaner Applikation und beträgt nur etwa $1/_{10}$ dessen nach Skarifikation.

3. Immunitätsprüfungen

Zur Prüfung der postvaccinalen Immunität dient der *Mäuseschutzversuch*. Dieser biologische Test beruht auf der Beobachtung von THEILER (1931, 1933), daß Mäuse, welchen gleichzeitig ein Gemisch von lebendem Gelbfiebervirus und Gelbfieberimmunserum eingespritzt wird, nicht erkranken, da die spezifischen Antikörper im Serum das Virus neutralisieren. Für den Mäuseschutzversuch (Neutralisationsreaktion) gibt es 2 Verfahren: 1. die direkte intracerebrale Methode nach THEILER (1931, 1933), 2. die indirekte intraperitoneale Methode nach SAWYER und LLOYD (1931).

Zum intracerebralen Mäuseschutzversuch werden gleiche Teile einer bestimmten Virusverdünnung und Serum gemischt; nach einiger Zeit wird das Gemisch in Äthernarkose den Mäusen intracerebral eingespritzt. Je nach der Menge der Antikörper im Gemisch bleiben alle Mäuse am Leben oder sterben zum Teil bzw. alle. Der quantitative Test gestattet eine genaue Feststellung der Menge der neutralisierenden Antikörper im Serum, aber umgekehrt auch der Menge und Wirksamkeit des Virus. Die Mäuse erkranken und sterben an einer Gelbfieberencephalitis.

DURIEUX und KOERBER (1956) empfehlen folgendes Vorgehen (Methode Institut Pasteur, Dakar, West-Afrika): 0,1 g Gehirnpulver (getrocknetes infiziertes Mäusegehirn, neurotroper französischer Mäusevirusstamm „Dakar") wird mit 2,0 ml einer 10%igen Normalserum-Verdünnung verrieben. Man erhält dann eine Verdünnung von 1:5, da die verwandte Virusmenge 0,5 g des frischen Gehirns entspricht. 0,5 ml der überstehenden Flüssigkeit werden zu 4,5 ml 10%igem Normalserum gegeben, so daß sich eine Verdünnung von 1:50 ergibt. Von dieser Ausgangsverdünnung werden Verdünnungen von 1:500, 1:5000, und 1:50000 für die Neutralisationsprobe und solche von 1:1 Million und 1:2 Milllionen zur Titrierung des Virus hergestellt. 0,5 ml jeder Verdünnung werden mit gleichen Mengen der zu prüfenden Seren in Röhrchen gegeben. Steht nicht genügend Serum zur Verfügung, so nimmt man je 0,25 ml. Als Kontrollen dienen in Gelbfieber-Endemiegebieten Hyperimmunserum vom Esel und normales Affenserum. Die beschickten Röhrchen werden sorgfältig einzeln mit der Hand geschüttelt, damit ein guter Kontakt zwischen Virus und Antikörper stattfindet, und dann $\frac{1}{2}$ Stunde bei 25—30°C stehengelassen. Das Serum-Virusgemisch jedes Röhrchens wird je 3 Mäusen intracerebral injiziert, und zwar erhält jede Maus 0,3 ml. Außerdem infiziert man 3 Mäuse mit der Virusverdünnung 1:1 Million und 3 Mäuse mit der Verdünnung 1:2 Millionen. Vor dem 5. Tage gestorbene Mäuse werden nicht zur Beurteilung herangezogen. Die Beobachtungsdauer beträgt 10 Tage. Bleiben zwischen dem 5. und 10. Tage alle Mäuse des Versuches, die Serum/Virusgemisch erhalten hatten, am Leben, so bedeutet dies einen guten Schutzkörpergehalt des betreffenden Serums, sterben alle Mäuse, dann muß mit dem Fehlen von Schutzstoffen gerechnet werden. Zwischen diesen beiden Extremen lassen sich die Immunitätsgrade nach Zahl und Zeit der erkrankten und gestorbenen Mäuse berechnen.

Zur Beurteilung des erzielten Schutzgrades dient folgendes Schema:

Zum *intraperitonealen Mäuseschutzversuch* werden die Gemische von Serum und neuroadaptiertem Virus den Mäusen intraperitoneal eingespritzt. Normalerweise übt das intraperitoneal injizierte Virus keine Wirkung auf die Mäuse aus, obwohl es in den Blutstrom gelangt

und zu einer generalisierten Infektion führt. Das Virus haftet aber offenbar in keinem Organ. Wird jedoch zuvor im Gehirn ein Trauma durch intracerebrale Einspritzung einer 2%igen sterilen Stärkelösung gesetzt, so vermag sich das aus dem Blut eindringende Virus im Gehirn anzusiedeln und eine Encephalitis hervorzurufen. Die innerhalb der ersten 4 Tage sterbenden Mäuse werden nicht zur Beurteilung verwandt, da ihr Tod unspezifischer Natur ist.

Grad der Schutzkraft von Serum nach der Gelbfieberschutzimpfung

Verhältnis der überlebenden Mäuse zur Gesamtzahl der benutzten Mäuse				Ausfall der Probe	Beurteilung
Virusverdünnungen			insgesamt		
1:500	1:5000	1:50000			
3/3	3/3	3/3	9/9	+++	sehr guter Schutz
2/3	3/3	3/3	8/9		
1/3	3/3	3/3	7/9	++	guter Schutz
0/3	3/3	3/3	6/9		
0/3	2/3	3/3	5/9		
0/3	1/3	3/3	4/9	+	geringer Schutz
0/3	0/3	3/3	3/9		
0/3	0/3	2/3	2/9	?	nicht beweisend
0/3	0/3	1/3	1/9		
0/3	0/3	0/3	0/9	0	kein Schutz

Bei nicht beweisenden oder widersprechenden Ergebnissen muß die Probe wiederholt werden.

Für den intraperitonealen Test ist kein hochstandardisiertes getrocknetes Virus erforderlich, sondern es kann Mäusepassagevirus verwandt werden. Die Probe stellt weniger hohe Ansprüche an die Technik als der intracerebrale Test. Sie liefert aber dieselben Resultate und wird daher vielfach der letzten vorgezogen. Werden junge Mäuse im Alter von 8—14 Tagen verwandt, die eine größere Empfindlichkeit als erwachsene Mäuse haben, kann die intracerebrale Stärkeinjektion wegfallen. Hier sind für jede Probe nur 0,4 ml Serum erforderlich, während der Standardtest mit erwachsenen Mäusen 3,0 ml verlangt. Mit den jungen Mäusen lassen sich außerdem kleinere Antikörpermengen nachweisen als mit den erwachsenen Mäusen (WHITMAN 1943).

Bei den nicht beweisenden oder widersprechenden Ergebnissen muß die Probe wiederholt werden.

Smithburn (1945, 1951) gab folgendes Vorgehen an: eine 1%ige Verdünnung des Virus (Mäusegehirn-passage) in 10%iger Serum-Kochsalzlösung wird mit dem zu prüfenden Serum im Verhältnis 1:2 gemischt. Dann erfolgt die intraperitoneale Infektion von 6 Mäusen entweder mit 0,06 ml des Gemisches bei jungen Mäusen von 8—10, höchstens 14 Tagen, oder 0,6 ml bei erwachsenen Mäusen (35—42 Tage), die mit Stärke vorbehandelt worden sind. Zur Kontrolle werden eine Titrierung des Virus in nichtimmunem Serum sowie die Titrierung eines unbekannten Immunserums mit der 1%igen Verdünnung durchgeführt.

Literatur

Anderson, C. R., and A. Gast Galvis: Immunity to yellow fever five years after vaccination. Amer. J. Hyg. 45, 302 (1947).

Aragao, H. de Beaurepaire: Emploi de virus vivant dans la vaccination contre la fièvre jaune. C. R. Soc. Biol. 112, 1471 (1933).

Baruch, E., L. Carbonell and J. Weibel: Fine Structure of Councilman Bodies in the Liver of Aluatta seniculus seniculus L infected with Yellow Fever Virus. Exp. Cell Res. 29, 50 (1963).

Bauer, J. H.: Transmission of yellow fever by mosquitoes other than aedes aegypti. Amer. J. trop. Med. 8, 261 (1928).

—, and A. F. Mahaffy: Studies on the filtrability of yellow fever virus. Amer. J. Hyg. 12, 175 (1930).

—, and T. P. Hughes: Preparation of graded collodion membranes of Elford and their use in study of filterable viruses. J. gen. Physiol. 18, 143 (1934).

— — Ultrafiltration studies with yellow fever virus. Amer. J. Hyg. 21, 101 (1935).

Bayer, M. E., u. G. Nielsen: Zur Morphologie des Gelbfiebervirus. Arch. Virusforsch. 11, 303 (1961).

Beet, E. A.: Encephalitis after yellow fever vaccination. Brit. med. J. 1955/I, 226.

Bergold, G. H., and J. Weibel: Demonstration of Yellow Fever Virus with the Electron-Microscope. Virology 17, 554 (1962).

Blanchard, E.: Vaccination mixte contre la fièvre jaune et la variole. Bull. Off. Intern. d'Hyg. publ. 33, 407 (1941).

Brick, I. B.: Residuals of yellow fever vaccine after ten years. A medical and legal problem. Arch. intern. Med. 92, 221 (1953).

Bugher, J. C., and A. Gast Galvis: Efficacy of vaccination in prevention of yellow fever in Columbia. Amer. J. Hyg. 39, 58 (1944).

—, J. Boshell Manrique, M. Roca Garcia and R. M. Gilmore: Susceptibility to yellow fever of vertebrates of eastern Colombia; marsupiala. Amer. J. trop. Med. 21, 309 (1941).

— — — and F. Osorno Mesa: Epidemiology of jungle yellow fever in eastern Colombia. Amer. J. Hyg. 39, 16 (1944).

Boshell, J., and G. A. Bevier: Yellow fever in the lower Motagua Valley, Guatemala. Amer. J. trop. Med. Hyg. 7, 25 (1958).

Burruss, H. W., and M. V. Hargett: Yellow fever vaccine inactivation studies. Publ. Hlth Rep. 62, 940 (1947).

Cannon, D. A., and A. Dewhurst: Vaccination by scarification with 17 D yellow fever vaccine prepared at Yaba, Lagos, Nigeria. Ann. trop. Med. Parasit. 47, 381 (1953).

Castro-Freire, L. de: Meningo-encefalite post vacinação contra la febra amarela. Rev. port. Pediát. 18, 65 (1955).

Courtois, G.: Durée de l'immunité après vaccination anti-amarile. Ann. Soc. belge Méd. trop. 34, 9 (1954).

Davis, N. C., and R. C. Shannon: Studies on yellow fever in South America; transmission experiments with Aedes aegypti. J. exp. Med. 50, 793 (1929).

—, W. Lloyd and M. Frobisher: The transmission of neurotropic yellow fever by Stegomyia mosquitoes. J. exp. Med. 56, 853 (1932).

Dick, G. W. A.: Vaccination by scarification with 17 D chick-embryo vaccine. WHO Monogr. Ser. 30, 97 (1956).

—, and K. C. Smithburn: Immunity to yellow fever six years after vaccination. Amer. J. trop. Med. 29, 57 (1949).

—, and F. L. Gee: Immunity to yellow fever 9 years after vaccination with 17 D vaccine. Trans. roy. Soc. trop. Med. Hyg. 46, 449 (1952).

— Preliminary evaluation of immunizing power of chick-embryo 17 D yellow fever vaccine inoculated by scarification. Amer. J. Hyg. 55, 140 (1952).

Durieux, C., and R. Koerber: Post-vaccination immunity with yellow fever vaccine of the Institut Pasteur, Dakar. WHO Monogr. Ser. 30, 51 (1956).

— Preparation of yellow fever vaccine at the Institut Pasteur, Dakar. WHO Monogr. Ser. 30, 31 (1956).

— Vaccination technique with yellow fever vaccine of the Institut Pasteur, Dakar. WHO Monogr. Ser. 30, 45 (1956).

Elmendorf, J. E., and H. H. Smith: Multiplication of yellow fever virus in the developing chick-embryo. Proc. Soc. exp. Biol. 36, 171 (1937).

Elton, N. W.: Anticipated progress of yellow fever in Guatemala and Mexico. Amer. J. publ. Hlth 45, 923 (1955).

— Yellow fever in Central America; the imminent threat to Mexico and the United States. Amer. J. publ. Hlth 46, 1259 (1956).

Eklund, C. M.: Encefalitis infantil en Costa Rica y Honduras después del empleo de la vacuna Dacar contra la fiebre amarilla. Bol. Ofic. sanit. panamer. 35, 505 (1953).

Findlay, G. M., and J. C. Broom: Experiments on the filtration of yellow fever virus through „gradocol" membranes. Brit. J. exp. Path. 14, 391 (1933).

—, and L. P. Clarke: Reconversion of the neurotropic into the viscerotropic strain of yellow fever virus in rhesus monkeys. Trans. roy. Soc. trop. Med. Hyg. **28**, 579 (1935).

FINDLAY, G. M. and R. O. STERN: The essential neurotropism of the yellow fever virus. J. Path. Bact. **41**, 431 (1935).

—, and N. H. MARTIN: Jaundice following yellow fever immunization; transmission by intranasal instillation. Lancet **1943/I**, 678.

—, and F. O. MACCALLUM: Vaccination contre la fièvre jaune au moyen du virus pantrope atténué employé seul. Bull. Off. d'hyg. publ. **29**, 1145 (1937).

— — Note on acute hepatitis and yellow fever immunization. Trans. Roy. Soc. trop. Med. Hyg. **31**, 297 (1937).

— — Hepatitis and jaundice associated with immunization against certain virus diseases. Trans. roy. Soc. trop. Med. Hyg. **31**, 799 (1937).

— Immunization against yellow fever with attenuated neurotropic virus. Lancet **1934/II**, 983.

— Immunization against yellow fever. Trans. roy. Soc. trop. Med. Hyg. **27**, 437 (1934).

—, and E. HINDLE: Combined use of living virus and immune serum for immunization against virus infections. Brit. med. J. **1931/I**, 740.

— El mosquito hipotéticamente considerado commo agente de transmisión de la fiebre amarilla. An. r. Acad. de Cien. méd. de la Habana **18**, 147 (1881).

— Yellow Fever. Its transmission by means of the culex mosquito. Amer. J. med. Sci. **92**, 395 (1886).

FOX, J. P., and A. S. CABRAL: The duration of immunity following vaccination with the 17 D strain of yellow fever virus. Amer. J. Hyg. **37**, 93 (1943).

—, J. FONSECA DA CUNHA and S. L. KOSSOBUDZKI: Additional observations on duration of humoral immunity following vaccination with 17 D strain of yellow fever virus. Amer. J. Hyg. **47**, 64 (1948).

—, C. MANSO, H. A. PENNA and M. PARA: Observations on occurrence of icterus in Brazil following vaccination against yellow fever. Amer. J. Hyg. **36**, 68 (1942).

—, and H. W. LAEMMERT: Cultivation of yellow fiver virus; observations on infection of developing chick-embryos. Amer. J. Hyg. **46**, 21 (1947).

—, E. H. LENNETTE, C. MANSO and J. R. SOUZA AGUIAR: Encephalitis in man following vaccination with 17 D yellow fever virus. Amer. J. Hyg. **36**, 117 (1942).

—, S. L. KOSSOBUDZKI and J. FONSECA DA CUNHA: Field studies on immune response to 17 D yellow fever virus; relation to virus substrain, dose and route of inoculation. Amer. J. Hyg. **38**, 113 (1943).

FREEMAN, G.: Epidemiology and incubation period of jaundice following yellow fever vaccination. Amer. J. trop. Med. **26**, 15 (1946).

GROOT, H.: Serological Reactions in Rhesus Monkeys inoculated with the 17 D Strain of Yellow Fever. Bull. WHO **27**, 709 (1962).

—, and B. R. RIBEIRO: Neutralizing and Hemagglutination-inhibiting Antibodies to Yellow Fever 17 Years after Vaccination with 17 D Vaccine. Bull. WHO **27**, 699 (1962).

HAAGEN, E.: Weitere Untersuchungen über das Verhalten des Gelbfiebervirus in der Gewebekultur. Zbl. Bakt. I. Orig. **128**, 13 (1933).

— Yellow fever virus in tissue culture. Arch. exp. Zellfschg. **15**, 405 (1934).

— Das Gelbfieber. Neuere Forschungsergebnisse. Dtsch. med. Wschr. **983** (1934).

— Das Gelbfieber. Arch. Schiffs- u. Tropenhyg. **41**, 188 (1937).

— Viruskrankheiten des Menschen. Bd. **1**, Darmstadt 1964.

—, u. H. GRAEFE: Zur Frage der Herstellung von lebenden Trockenimpfstoffen. Zbl. Bakt. I. Orig. **150**, 275 (1943).

—, and M. THEILER: Studies on yellow fever virus in tissue cultures. Proc. Soc. exp. Biol. **29**, 435 (1932).

— — Untersuchungen über das Verhalten des Gelbfiebervirus in der Gewebekultur. Zbl. Bakt. I. Orig. **125**, 145 (1932).

HAAS, L.: Encephalitis after yellow fever vaccination. Brit. med. J. **1954/II**, 992.

HAHN, R. G., and J. C. BUGHER: The stability of chick-embryo yellow fever vaccine during storage. J. Immunol. **70**, 352 (1953).

— Combined yellow fever-smallpox vaccine for cutaneous application. Amer. J. Hyg. **54**, 50 (1951).

HARGETT, M. V., H. W. BURRUSS and A. DONOVAN: Aqueous-base yellow fever vaccine. Publ. Hlth Rep. **58**, 505 (1943).

HENNEBERG, G., H. P. POEHN, W. BREHMER, H. GILDEMEISTER u. L. GRUETZNER: Kontaktinfektionen nach Schutzimpfung mit „Lebendimpfstoffen". Münch. med. Wschr. **105**, 225 (1963).

HINDLE, E.: A yellow fever vaccine. Brit. med. J. **1928/I**, 976.

KAPLAN, M., et A. C. GLUCK: Méningo-encéphalite après vaccination anti-amarile. Bull. Soc. Méd. Hôp., Paris **61**, 374 (1945).

KOUWENAAR, W.: The reaction to yellow fever vaccine (17 D), particularly in allergic individuals. Docum. Med. geogr. trop. (Amsterdam) **5**, 75 (1953).

LAIGRET, J., G. SALEUN et J. CECCALDI: Enquête sérologique sur dix-neuf sujets immunisés contre la fièvre jaune, les uns à l'aide de la vaccination, les autres à l'aide de la séro-vaccination. Bull. Soc. Path. exot. **30**, 8 (1937).

— Recherches expérimentales sur la fièvre jaune, technique pour la préparation des vaccins amarils, vaccins glycérinés et vaccins secs. Arch. Inst. Pasteur, Tunis **22**, 198 (1933).

— La vaccination contre la fièvre jaune. Sur une mission pour l'application de cette vaccination en Afrique-occidentale française. Arch. Inst. Pasteur, Tunis **23**, 413 (1934).

— Sur la vaccination contre la fièvre jaune par le virus de Max Theiler. Bull. Off. intern. d'Hyg. publ. **26**, 1078 (1934).

— Résultats d'une mission effectuée en Afrique-occidentale française pour l'organisation de la vaccination contre la fièvre jaune. Bull. Soc. Path. exot. **27**, 813 (1934).

LARTIGAUT, M., et D. J. LARTIGAUT: Encéphalite vaccinale du nourrisson après vaccination contre la fièvre jaune. J. Méd. Bordeaux **131**, 1388 (1954).

—, et M. COUTEAU: Encéphalite bénigne après vaccination contre la fièvre jaune par le vaccin atténué en tissue embryonnaire. J. Méd. Bordeaux **131**, 506 (1954).

LLOYD, W., M. THEILER and N. I. RICCI: Modification of the virulence of yellow fever virus by cultivation in vitro. Trans. roy. Soc. trop. Med. Hyg. **29**, 481 (1936).

— Use of cultivated virus together with immune serum, in vaccination against yellow fever. Bull. Off. intern. d'hyg. publ. **27**, 2365 (1935).

LUMSDEN, W. H. R.: The dissemination of 17 D yellow fever vaccine in Africans in Kenya in relation to the interpretation of results of protection-test surveys. Bull. WHO **11**, 403 (1954).

MACNAMARA, F. N.: Reactions following neurotropic yellow fever vaccine given by scarification in Nigeria. Trans. roy. Soc. trop. Med. Hyg. **47**, 199 (1953).

— Yellow fever vaccines, a consideration of different types and their field trials. West African med. J. **4**, 124 (1955).

MATHIS, G.: Fièvre jaune. Virus amaril. In: Les Ultravirus des Maladies humaines. 2. Aufl. Paris, 1948 S. 833.

—, J. LAIGRET et C. DURIEUX: Trois mille vaccinations contre la fièvre jaune en Afrique-occidentale française au moyen du virus vivant de souris, atténué par le vieillissement. C. R. Acad. Sci. **199**, 742 (1934).

—, C. DURIEUX et M. MATHIS: La vaccination contre la fièvre jaune avec le vaccin au jaune d'œuf de Laigret. Bull. Acad. Méd. Paris. **116**, 226 (1936).

—, A. W. SELLARDS and J. LAIGRET: Sensibilité du Macacus rhesus au virus de la fièvre jaune. Compt. rend. Acad. Sci. **186**, 604 (1928).

MEERS, P. D.: Combined smallpox-17 D yellow fever vaccine for scratch vaccination. Trans. roy. Soc. trop. Med. Hyg. **53**, 196 (1959).

— Smallpox-17 D Vaccine. Trans. Roy. Soc. trop. Med. a. Hyg. **53**, 296 (1959).

MOLLARET, P.: In: Traité de Médicine, Bd. **2**, 574, Paris 1948.

NICOLLE, CH.: Au sujet de la vaccination contre la fièvre jaune. Bull. Acad. Méd. Paris **113**, 254 (1935).

—, et J. LAIGRET: La vaccination contre la fièvre jaune par le virus amaril vivant, desséché et enrobé. C. R. Acad. Sci., Paris **201**, 312 (1935).

PANTHIER, R.: A propos de quelques cas de réactions nerveuses tardives observées chez des nourrissons après vaccination antiamarile. Bull. Soc. Path. exot. **49**, 477 (1956).

— P. BRES, R. A. HUSSON et C. HANNOUN: Etude des anticorps sériques provoqués par la vaccination antiamarile. Bull. Soc. Path. exot. **51**, 589 (1958).

PELTIER, M.: Vaccin antiamaril et vaccinations antiamariles par la méthode dakaroise en Afrique-occidentale Française. In: Proceed. of the 4th International Congress on Trop. Med. and Malaria, Washington, D. C. **1**, 489 (1948).

PELTIER, M.: Yellow fever vaccination, simple or associated with vaccination against small pox, of populations of French West-Africa by method of Pasteur Institute of Dakar. Amer. J. Publ. Hlth **37**, 1026 (1947).

—, C. DURIEUX, H. JONCHÈRE et E. ARQUIÉ: Action de la bile sur le virus amaril. Recherche d'une vaccination antiamarile par virus bilié. Bull. Acad. Méd., Paris **118**, 432 (1937).

— — — — Pénétration du virus amaril neurotrope par voie cutanée; vaccination mixte contre la fièvre jaune et la variole; note préliminaire. Bull. Acad. Méd. Paris **121**, 657 (1939).

PENNA, H. A.: Production of 17 D yellow fever vaccine. WHO Monogr. Ser. **30**, 67 (1956).

— The production of encephalitis in macacus rhesus with viscerotropic yellow fever virus. Amer. J. trop. Med. **16**, 331 (1936).

PETTIT, A., et G. J. STEFANOPOULO: Utilisation du sérum antiamaril d'origine animale pour la vaccination de l'homme. Bull. Acad. Méd. Paris **110**, 67 (1933).

— — La vaccination antiamarile à L'Institut Pasteur. Bull. Off. Intern. d'Hyg. publ. **26**, 1075 (1934).

PHILIP, C. B.: Transmission of Yellow Fever Virus by aged Aedes aegypti and Comments on some other Mosquito-Virus Relationship. Amer. J. trop. Med. Hyg. **11**, 697 (1962).

REAGAN, R. L., M. T. STEWART and A. L. BRUECKNER: Electron Micrographs of Erythrocytes from Swiss albino Mice infected with Yellow Fever Virus (Strain 17 D). Tex. Rep. Biol. Med. **11**, 610 (1953).

—, S. CHANG and A. L. BRUECKNER: Study by Electron Microscopy of Erythrocytes from Cave Bats (Myotus lucifugus) infected intraperitoneally with Yellow Fever Virus (17 D Strain). Tex. Rep. Biol. Med **13**, 470 (1955).

REED, W., and J. CARROLL: Etiology of yellow fever; supplemental note. Amer. Med. **3**, 301 (1902).

— — A. AGRAMONTE and J. W. LAZEAR: Etiology of Yellow Fever; preliminary note. US Senate Doc. **822**, 56 (1911).

ROEVER-BONNET, H. DE, and J. HOEKSTRA: Yellow Fever Vaccination by Scarification with 17 D-Vaccine. Trop. and geogr. Med. **10**, 289 (1958).

— — Milk as a Dilution Fluid in the Titration of Yellow Fever Vaccine. dito **13**, 171 (1961).

ROSENZWEIG, E. C., R. W. BABIONE and C. L. WISSEMAN: Immunological Studies with Group B arthropod Viruses. IV. Persistence of Yellow Fever Antibodies following Vaccination with 17 D Strain Yellow Fever Vaccine. Amer. J. trop. Med. Hyg. **12**, 230 (1963).

ROUBAUD, E., et G. J. STEFANOPOULO: Recherches sur la transmission par la voie stégomyienne du virus neurotrope murin de la fièvre jaune. Bull. Soc. Path. exot. **26**, 305 (1933).

SAWYER, W. A., W. LLOYD and S. F. KITCHEN: The preservation of yellow fever virus. J. exp. Med. **50**, 11 (1929).

—, and M. FROBISHER: Reactions of various animals to yellow fever virus. I. Intern. Kongr. Mikrobiol. Paris **2**, 476 (1930).

SAWYER, W. A.: and W. LLOYD: The use of mice in tests of immunity against yellow fever. J. exp. Med. **54**, 533 (1931).

—, S. F. KITCHEN and W. LLOYD: Vaccination of humans against yellow fever with immune serum and virus fixed for mice. Proc. Soc. exp. Biol. **28**, 62 (1931).

— — — Vaccination against yellow fever with immune serum and virus fixed for mice. J. exp. Med. **55**, 945 (1932).

— The duration of yellow fever immunity after vaccination and after the disease. Trans. Ass. Amer. Phycns, **1**, 64 (1935).

—, K. F. MEYER, M. D. EATON, J. H. BAUER, P. PUTNAM and F. F. SCHWENTKER: Jaundice in Army personel in western region of United States and its relation to vaccination against yellow fever. Amer. J. Hyg. **39**, 337 (1944), **40**, 35 (1944).

SCOTT, L. G.: Encephalitis after yellow fever. Brit. med. J. **1954/II**, 1108.

SELLARDS, A. W., et J. LAIGRET: Preuves de l'immunité acquise contre la fièvre jaune à la suite de la vaccination. Arch. Inst. Pasteur, Tunis **25**, 424 (1936).

— — Contrôle par épreuve en macacus rhesus du pouvoir protecteur de sérum des hommes vaccinés contre la fièvre jaune avec le virus du souris. C. R. Acad. Sci. **194**, 2175 (1932).

— — Immunisation de l'homme contre la fièvre jaune par l'inoculation du virus de souris. Arch. Inst. Pasteur, Tunis **21**, 229 (1932).

— — Vaccination de l'homme contre la fièvre jaune. C. R. Acad. Sci. **194**, 1609 (1932).

SMITH, J. H.: Encephalitis in an infant after vaccination with 17D yellow fever virus. Brit. med. J. **1954/II**, 852.

SMITH, H. H., H. A. PENNA and A. PAOLIELLO: Yellow fever vaccination with cultured virus (17D) without immune serum. Amer. J. trop. Med. **18**, 437 (1938).

SMITHBURN, K. C., and A. F. MAHAFFY: Immunization against yellow fever; studies on time of development and duration of induced immunity. Amer. J. trop. Med. **25**, 217 (1945).

SMITHBURN, K. C.: Experimental studies on yellow fever protection test. J. Immunol. **51**, 173 (1945).

— Immunology in: Yellow fever. Herausgeber STRODE, G. K., New York 1951, S. 169.

SPRAGUE, H. B., and J. H. BARNARD: Egg allergy; significance in typhus and yellow fever immunization. Naval Med. Bull. (Wash.) **45**, 71 (1945).

STEFANOPOULO, G. J.: Sur la vaccination contre la fièvre jaune. Bull. Soc. Path. exot. **29**, 359 (1936).

— Progrès récents dans l'étude de la fièvre jaune et leur importance pratique. Acta Convent. tertii de trop. atque malariae morbis. **1**, 319 (1938).

—, et S. DUVOLON: Réactions observées au cours de la vaccination contre la fièvre jaune par virus atténué de culture (souche 17D). A propos de 20000 vaccinations pratiquées par ce procédé à l'Institut Pasteur de Paris (1936—1946). Bull. Soc. méd. Hôp. Paris **63**, 990 (1947).

SOPER, F. L.: Jungle yellow fever; new epidemiological entity in South America. Rev. de Hyg. e Saude publ. **10**, 107 (1936).

— Rural and jungle yellow fever; new public health problem in Colombia. Rev. de Hyg. Bogotà **4**, 49 (1935).

— Recent extension of knowledge of yellow fever. Quart. Bull. Health Organ. League of Nations, Geneva **5**, 19 (1936).

—, and H. H. SMITH: Yellow fever vaccination with cultivated virus and immune and hyperimmune serum. Amer. J. trop. Med. **18**, 111 (1938).

— — Vaccination with virus 17D in control of jungle yellow fever in Brazil. Acta Convent. tertii de trop. atque malariae morbis. Amsterdam **1**, 295 (1938).

—, H. A. PENNA, E. CARDOSO, J. SERAFIM, M. FROBISHER and J. PINHEIRO: Yellow fever without Aedes aegypti: study of rural epidemic in Valle do Chanaan, Espirito Santo, Brazil, 1932. Amer. J. Hyg. **18**, 555 (1933).

STOKES, A., J. H. BAUER and N. P. HUDSON: Transmission of yellow fever to Macacus rhesus. Preliminary note. J. Amer. med. Ass. **90**, 253 (1928).

— — — Experimental transmission of yellow fever to laboratory animals. Amer. J. trop. Med. **8**, 103 (1928).

STUART, G.: Reactions following vaccination against yellow fever. WHO, Monogr. Ser. **30**, 43 (1956).

SULZBERGER, M. B., and C. ASHER: Urticarial and erythema multiform-like eruptions following injections of yellow fever vaccine. Naval med. Bull. (Wash.) **40**, 411 (1942).

SWARTZ, H.: Systemic allergic reaction induced by yellow fever vaccine. J. Labor. and clin. Med. **28**, 1663 (1943).

SWIFT, S.: Encephalitis after Yellow Fever Vaccination. Brit. med. J. **1955/II**, 677.

TAYLOR, R. M.: Epidemiology in: Yellow fever, Herausgeber STRODE, G. K. New York, 1951, S. 427.

THEILER, M., and J. CASALS: The serological Reactions in Yellow Fever. Amer. J. trop. Med., **7**, 584 (1958).

—, and H. H. SMITH: L'emploi du sérum hyperimmun de singe dans la vaccination humaine contre la fièvre jaune. Bull. Off. Intern. d'Hyg. publ. **28**, 2354 (1936).

— — The effect of prolonged cultivation in vitro upon the pathogenicity of yellow fever virus. J. exp. Med. **65**, 767 (1937).

—, and WITHMAN, L.: Quantitative studies of the virus and immune serum used in vaccination against yellow fever. Amer. J. trop. Med. **15**, 347 (1935).

— — Le danger de la vaccination par le virus amaril neurotrope seul. Bull. Off. intern. d'Hyg. publ. **27**, 1342 (1935).

The Virus in: Yellow Fever. Herausgeber STRODE, G. K., New York 1951, S. 39.

Studies on action of yellow fever virus in mice. Ann. trop. Med. **24**, 249 (1930).

— Susceptibility of white mice to virus of yellow fever. Science **71**, 367 (1930).

THEILER, M.: A yellow fever protection test in mice by intracerebral injection. Ann. trop. Med. Parasit. **27**, 57 (1933).
— Neutralization tests with immune yellow fever sera and strain of yellow fever virus adapted to mice. Ann. trop. Med. Parasit. **25**, 69 (1931).
THOMSON, W. O.: Encephalitis in infants following vaccination with 17D yellow fever virus; report of a further case. Brit. med. J. **1955/II**, 182.
TURNER, R. H., J. R. SNAVELY, E. B. GROSSMANN, R. N. BUCHANAN and S. O. FOSTER: Some clinical studies of acute hepatitis occurring in soldiers after inoculation with yellow fever vaccine, with especial consideration of severe attacks. Ann. intern. Med. **20**, 193 (1944).
WARREN, A. J.: Landmarks in the conquest of yellow fever, in: Yellow Fever. Herausgeber STRODE, G. K. New York 1951, S. 1.

WISSEMAN, C. L., and B. H. SWEET: Immunological Studies with Group B arthropod borne Viruses. III. Responses of human Subjects to Revaccination with 17D Strain of Yellow Fever Vaccine. Amer. J. trop. Med. **11**, 570 (1962).
— —, M. KITAOKA and T. TAMIYA: Immunological Studies with Group B arthropod borne Viruses. I. Broadened Neutralizing Antibody Spectrum induced by Strain 17D Yellow Fever Vaccine in human Subjects previously infected with Japanese Encephalitis Virus. Amer. J. trop. Med. **11**, 550 (1962).
WHITMAN, L.: Modified intraperitoneal protection test for yellow fever based on greater susceptibility of immature white mice to extraneural injection of yellow fever virus. Amer. J. trop. Med. **23**, 17 (1943).

Die Pestschutzimpfung

Von M. K. HABBU und H. E. KRAMPITZ

Wir definieren die Pest beim Menschen als eine durch einen bakteriellen Erreger (*Pasteurella pestis*) hervorgerufene Anthropozoonose. Ihre tierischen Reservoire stellen freilebende Nagetiere und Hasenartige dar; Flöhe fungieren als Zubringer. Zwei klinische Haupterscheinungsformen sind zu unterscheiden: Beulen- und Lungenpest. Die erste kann in die zweite übergehen, Lungenpest kann aber auch von Mensch zu Mensch durch Tröpfcheninfektion direkt und primär erworben werden. Der Ausbreitungsmodus hängt von der klinischen Erscheinungsform ab und umgekehrt. Die Mortalität der Lungenpest bei unbehandelten und nicht schutzgeimpften Patienten liegt etwa bei 90%. Bei der Ausbreitung der Infektion sind Milieufaktoren verschiedener Art von Fall zu Fall in unterschiedlichem Ausmaß mit im Spiele.

Die mutmaßlichen epidemiologischen Gründe des allmählichen völligen Verschwindens der historisch so bedeutungsvollen Pestseuche aus Westeuropa sind von KRAMPITZ (1962) zusammenfassend kritisch erörtert worden. Noch immer aber gibt es auf allen Kontinenten mit Ausnahme Australiens kleinere und größere endemische Pestherde, auch im äußersten Osten des geographischen Europa. Der Kampf gegen die basistragenden Wildsäuger scheint bisher nur im Kaspischen Tiefland zu einem fühlbaren Erfolg geführt zu haben, die meisten anderen alteingesessenen „Naturherde" der

Pest sind noch vorhanden. So wird BALTARZARDS Bild von den uneinnehmbaren Bastionen verständlich, in die sich der Feind verschanzt habe, nicht ohne jeder Zeit zu heimtückischen Ausfällen bereit zu sein. Noch kommen daher alle Jahre bald in Zentralafrika, bald in Indien, Kurdistan oder Südamerika Einzelerkrankungen und kleinere Massenausbrüche vor, ohne daß allerdings die jährliche Gesamtzahl der Pesterkrankungen auf der Erde in den letzten Jahren noch beunruhigende Zahlen erreicht hätte. Daß diese Pestausbrüche beim Menschen heute verhältnismäßig leicht unter Kontrolle zu halten sind, und wir offenbar vor neuen Pandemien des „schwarzen Todes" bewahrt bleiben, ist zwar nicht so eindeutig auf Schutzimpfungsmaßnahmen allein zurückzuführen, wie bei der Eindämmung von Pocken und Gelbfieber (s. S. 60 und S. 645). Schutzimpfungen haben jedoch in der Langzeitprophylaxe auch bei dieser Infektionskrankheit ihren festen Platz und bei rechter Indikation erhebliche praktische Bedeutung.

I. Immunbiologische Vorgänge bei der Pestinfektion

Seit Jahrhunderten ist aus Erfahrung bekannt, daß in Epidemiezeiten Personen, die die Pest einmal glücklich überstanden hatten, in der Regel ein zweites Mal nicht mehr erkrankten und daher bevorzugt als Pfleger in den Pestspitälern verwendet wurden. DIEU-

DONNÉ und OTTO (1928) konnten die Richtigkeit dieser Erfahrung durch den Nachweis spezifischer Antikörper im Rekonvaleszentenblut beweisen. Ebenso bekannt wurden allerdings auch überraschende Ausnahmen von dieser Regel. Es erkrankten gelegentlich erneut und starben sogar Personen an der Pest, die die Krankheit nachweislich schon einmal durchgemacht hatten. Diese Beobachtung hat jedoch die Hoffnung, durch geeignete Schutzimpfungsmaßnahmen dem schwarzen Tod verläßlich entgegenwirken zu können, nie zerstört, war vielmehr Motiv zu laufenden Neuentwicklungen immer wirksamerer Impfstoffe auf der Basis der Prüfung ihrer Brauchbarkeit in der Praxis und tierexperimenteller Studien der Immunvorgänge.

Auch *Versuchstiere* zeigen nach überstandener Infektion ähnliche relative Resistenzerscheinungen gegenüber der Zweitinfektion wie der Mensch. Frühe Beobachtungen über den Mechanismus der *aktiven Immunität* bei Ratten [MARKL (1903), ROWLAND (1912), MALONE et al. (1925) und PETRIE (1929)] zeigten, daß der Immunisierungsvorgang eng mit einem *cellulären Faktor* zusammenhängen muß, der die Vermehrung und Phagocytierbarkeit des eingedrungenen Erregers beeinflußt. So ergaben sich Beweise dafür, daß zumindest ein wichtiger Teil der Immunität seinen Sitz außerhalb des Blutes haben muß.

In Versuchen an Mäusen und Meerschweinchen konnten JAWETZ und MEYER (1944) deutlich machen, daß kleinere Mengen virulenter Erreger in aktiv immunisierten Tieren am Ort der Injektion festgehalten und dort langsam zerstört werden, während größere Inokulationsdosen sich zwar im Körper schnell ausbreiten, aber nach einiger Zeit aus dem Blut und schließlich auch den Geweben wieder verschwinden, ohne das Tier zu schädigen. Ferner zeigte sich, daß das Serum aktiv immunisierter Tiere ohne Mithilfe phagocytierender Zellen keine bakteriolytischen Fähigkeiten besaß, wohl aber einen wichtigen Faktor beizusteuern scheint, der die Pasteurellen für den Phagocytosevorgang anfälliger macht.

Das Problem der aktiven Immunität stellte sich also als recht komplex heraus. Nach BURROUGHS (1947) und MEYER (1950) ist die *normale Haut* für den percutanen Eintritt der Erreger ein Schutzwall von hoher Wirksamkeit. Ihre Funktionen können bei direktem Einbruch in die Kapillaren beim Flohstich auch andere celluläre Abwehrsysteme übernehmen. Immer aber sind mesenchymale Gewebszellen für die celluläre Immunität und humorale Abwehr in gleicher Weise verantwortlich. Ihr Cytoplasma verändert sich durch wirksamen Kontakt mit dem Antigen und entwickelt *adaptive Enzyme* sowie *zirkulierende Antikörper*, die die antiphagocytären Eigenschaften des Pesterregers herabsetzen. Das Schicksal des Infizierten ist sozusagen von einem „Wettlauf" zwischen dem Reinigungsmechanismus und der Erregervermehrung abhängig [MEYER (1950)]. Ein lokales Geschehen ist aber immer mit im Spiele. So kann die Resistenz der Lunge gegenüber der Bakterienbesiedlung durch kreisende spezifische Endotoxine herabgesetzt werden. Durch Hemmung der Phagocytose werden diese zu Wegbereitern für den Erreger. Das lokale Immunitätsgeschehen wurde in einem Experiment PETRAGNANIS (1937) deutlich: Durch Einbringen von avirulenten Pesterregern in das eine Auge eines Meerschweinchen stellt sich dort eine örtliche Immunitätsbarriere ein. Die Tiere überleben deshalb, wenn ihnen nach einigen Wochen in dasselbe Auge jetzt hochvirulente Keime übertragen werden, sterben aber sofort an Pestseptikämie, wenn das virulente Material, in das andere, vorher unbehandelte Auge gerät.

Nach der Übersicht von ENGLESBERG et al. (1954) ist die *Virulenz* des Pesterregers von zwei voneinander unabhängigen Faktoren abhängig. Einmal ist es eine in der *Bakterienhülle* gelagerte Substanz (Fraktion I). Sie schützt den Mikroorganismus vor dem Phagocytiertwerden und vermag wegen ihrer leichten Löslichkeit die Antikörperbildung in der Zelle zu blockieren. Zweitens ist die *Toxinbildung* wichtig, weil sie für den Pesttod unmittelbar verantwortlich gemacht werden muß. Fragen der Menge und der Mengenrelation der beiden Faktoren sind für Virulenz und antigene Potenz eines Stammes ausschlaggebend. Experimentelle Immunität kann in einem Versuchstier nur mit Erregermaterial erzeugt werden, das genügende Mengen der Antigenfraktion I enthält. Die große Zahl am Tier vorgenommener Prüfungen des frühesten Auftretens von Antikörpern nach der Vaccination sind nicht ohne weiteres für den Menschen gültig. Bei Laboratoriumsnagern läßt sich unschwer beweisen, daß die Antikörperbildung schon wenige Stunden nach einer Schutzimpfung beginnt und das Maximum der Immunität nach 1—3 Tagen erreicht sein kann. Für den Menschen sind die Angaben unterschiedlich und zum Teil nicht miteinander vergleichbar. HAFF-KINE (1900) und TERNI und BANDI (1899) geben die Entwicklung von Schutzstoffen bei menschlichen Impflingen ebenfalls schon für den ersten Tag nach der Vaccination an. HAFFKINE gründete darauf seinen Vorschlag, mit Aussicht auf Erfolg wie bei der Pockenschutzimpfung auch in die Inkubationszeit einer befürchteten natürlichen Infektion hineinzuimpfen. Demgegenüber betonen GIRARD und ROBIC (1938), daß die Immunität nach Impfung mit Lebendvaccine erst 5—10 Tage später nachweisbar wird und 2—3 Wochen danach ihren Höhepunkt erreicht. Es ist also in der Praxis vorsichtshalber damit zu rechnen, daß es beim Menschen trotz mancher gegenteiliger Ansicht nach der Erstimpfung eine noch ungeschützte Periode von mehreren Wochen geben kann (vgl. Indikation S. 664). Im Tierversuch [PETRIE (1929)] hielt nach Lebendvaccination die Immunität nicht länger als 1 Jahr an. Nach EHRENKRANZ und MEYER (1955) besteht eine eindrucksvolle Immunität bei Affen nach überstandener Beulenpest sogar nur „ein paar Monate". Wird diese Initialimmunität jedoch durch wiederholte Gaben des Antigens verstärkt, bleibt sie schließlich für lange Zeit bestehen. Diese zunächst im Tierexperiment gewonnene Erkenntnis ist für den heute geübten Vaccinationsmodus bestimmend, der eine Art „Langzeittraining" des Organismus in der Auseinandersetzung mit dem Antigen anstrebt.

Es ist verständlich, daß im Falle der Pest alle Versuche einer *passiven Immunisierung* allein mit Antiseren keine erfolgversprechenden Präventivmaßnahmen sein können und daher der kurativen Situation vorbehalten bleiben müssen.

PAYNE et al. (1956) beobachteten, daß Pestrekonvaleszenten wohl im Hämagglutinationstest gewöhnlich für Monate und selbst Jahre beachtliche Antikörpertiter gegen P. pestis-Antigen aufweisen können, aber nur selten einen deutlichen Antitoxinspiegel im Blut entwickeln. Sind sie jedoch vor der natürlichen Infektion mit Lebendimpfstoff vacciniert worden, so sind nachher beide Antikörpertypen für längere Zeit vorhanden.

Bei einer körpereigenen Leistung von so hoher Differenziertheit, wie es der Gewinn aktiver Immunität auf den Reiz des Pestantigens hin darstellt, ist natürlich in der Praxis eine entsprechende Variationsbreite im

immunbiologischen Verhalten von vornherein zu erwarten und auch bei kunstgerechter Impftechnik immer mit einem gewissen Anteil effektiver Versager zu rechnen. Hohe antigene Potenz des Impfstoffes und die strikte Beachtung des Applikationsrhythmus können diesen Prozentsatz aber niedrig halten.

II. Die Impfstoffe
1. Geschichtlicher Überblick

Die frühesten Bemühungen, den Infektionsgefahren durch vorbeugende Inokulation von infektiösem Material zu begegnen, lassen sich bis in die 2. Hälfte des 18. Jahrh. zurückverfolgen. Damals muß einigen mutigen Ärzten als Beispiel offensichtlich der Teilerfolg vorgeschwebt haben, den die ersten mehr oder minder kühnen Vorbeugungsversuche bei den Pocken gezeitigt hatten (vgl. S. 60ff.).

Die moderne Geschichte der Pestvaccination beginnt erst 1895 mit YERSIN, CALMETTE und BORREL. Durch KITASATO und YERSIN (beide 1894) war bekannt geworden, daß auch die Pest durch einen bakteriellen Mikroorganismus hervorgerufen wird. Es lag also nahe, den bahnbrechenden Arbeiten PASTEURS und seiner Schule über Schutzimpfungen gegen Milzbrand, Tollwut, Hühnerpocken und Cholera Modellfunktion beizumessen und ähnliche Wege auch bei der Pestschutzimpfung zu beschreiten. Bald zeigte sich, daß man Versuchskaninchen erfolgreich gegen Pest immunisieren kann, wenn man ihnen wiederholt abgetötete Pestkulturen injizierte. Der damals einzig mögliche Weg, sich vor der Pest zu schützen, die Seuche einzudämmen und eine ausgebrochene Krankheit zu behandeln schien vorgezeichnet, wenn es gelänge einen Impfstoff etwa analog der Choleravaccine zu entwickeln. Anfangserfolge ermutigten YERSIN (1897) aus Pferdeblut ein Schutz- und Heilserum zu gewinnen, das er zeitweilig sogar hoffte, jährlich in 100 000—200 000 Dosen erstellen zu können.

Inzwischen war 1896/97 in Indien eine schwere Pestepidemie ausgebrochen. In den folgenden Jahren wurde das Land durch mehr oder weniger ausgedehnte Seuchenzüge immer wieder heimgesucht. Bis 1952 hat die Pest Indien etwa 12 Mill. Todesopfer gekostet. Es ergab sich reichlich Gelegenheit, die Wirksamkeit von Impfmaßnahmen sofort in der Praxis zu überprüfen. Ein in Odessa gebürtiger Bakteriologe Dr. WALDEMAR MORDECAI HAFFKINE

(1860—1930) befand sich zu dieser Zeit in Indien, um eine von ihm am Pasteur-Institut in Paris entwickelte Choleravaccine zu prüfen. Die indische Regierung wurde auf ihn wegen seiner Erfolge mit diesem Impfstoff aufmerksam und ersuchte ihn, einem wissenschaftlichen Gremium beizutreten, das auch Methoden erkunden sollte, wie der Pestnot am besten beizukommen sei. Diesem Auftrag folgend begann Haffkine seine Pestimpfstudien, mit denen sein Name für immer verbunden bleiben wird, am 8. Oktober 1896. Schon 2 Monate später gelang ihm der Grundversuch, auf den er seine Methode aufbaute: Kaninchen sind gegen die tödliche Pestinfektion mit virulenten Kulturstämmen geschützt, wenn sie mit einer durch Erhitzen auf 70°C abgetöteten Bouillonkultur desselben Erregerstammes vorbehandelt wurden. Nach diesem Erfolg wagte er zunächst den von ihm später sehr anschaulich beschriebenen Selbstversuch mit 10 ml des abgetöteten Kulturmaterials und bewies damit trotz erheblicher Impfreaktionen dessen Unschädlichkeit für den Menschen.

77 Ärzte und angesehene Bürger der Stadt Bombay stellten sich Haffkine daraufhin ostentativ als Impflinge zur Verfügung, ebenfalls ohne bei der Vaccination Schaden zu nehmen. Um aber die effektive Schutzwirkung der Prozedur öffentlich zu beweisen, bedurfte es eines Großversuches am Menschen, die offensichtlich durch natürliche Ansteckung gefährdet waren. Diese Gelegenheit bot sich, als Anfang 1897 in einem Gefängnis in Byculla Pest ausbrach. Haffkine impfte die Hälfte der Insassen und beließ den anderen Teil als Kontrolle unvorbehandelt. Unter den 148 Geimpften erkrankten nur 2, die später genasen, von den 172 Ungeimpften bekamen 12 die Pest; die Hälfte von diesen starb. Ihr Tod half entscheidend mit, die Schutzimpfung populär zu machen und bewahrte so ungezählte Tausende vor dem Schicksal des Pesttodes.

Haffkine faßte im Januar 1908 in einem Vortrag vor der Royal Society in London seine Ergebnisse wie folgt zusammen:

Die Morbidität der Schutzgeimpften beträgt nur den dritten Teil der bei Ungeimpften gezählten Erkrankungsfälle. Die Sterblichkeit bei den Geimpften, die dennoch erkrankten, ist um 85% geringer als die bei den Infektionen Ungeimpfter. Geimpfte Europäer genasen in 10 Beobachtungsjahren stets, wenn sie erkrankten. Die Impfung könne selbst noch während der Inkubation durchgeführt den Ausbruch der Erkrankung verhindern oder sie mild verlaufen lassen. Bei Indern hält die Immunität nach einmaliger Vaccination etwa 6 Monate an. Gemessen an den besonders gut übersehbaren Zuständen bei Europäern haben die Erfolge der Vaccination in 10 Beobachtungsjahren nicht nachgelassen.

Nach der bahnbrechenden Arbeit Haffkines haben viele Nachbearbeiter modifizierte Herstellungsmethoden für abgetötete Impfstoffe angegeben, die mehr oder minder große Vorteile gegenüber Haffkines Originalpräparat besitzen sollten. Dieses ist in der Tat heute nurmehr von historischem Interesse. Die Haffkine-Vaccine ist zusammen mit ihren Modifikationen bisher in weit über 40 Mill. Einzeldosen vornehmlich in Indien angewandt worden. Seit 1925 trägt das Pestforschungs-Laboratorium in Bombay den offiziellen Ehrennamen Haffkine-Institut.

1903 hatten Kolle und Otto gezeigt, daß Versuchstiere auch gefahrlos durch eine präventive Verabfolgung von *lebenden Erregerstämmen* zu immunisieren sind, die spontan oder künstlich avirulent geworden waren. Strong vaccinierte sogar in Manila schon 1907 900 Menschen ohne Zwischenfälle mit einem avirulenten Lebendstamm von P. pestis. Die praktische Schutzwirkung konnte allerdings damals noch nicht beurteilt werden, weil es in Manila keine Pestepidemien gab. Immerhin wurden im Serum der Geimpften spezifische Antikörper gegen P. pestis festgestellt. Solche Seren waren auch in der Lage bei Injektion in Versuchstiere diese vor den tödlichen Folgen einer Gabe virulenter Pesterreger zu schützen.

Ein neues Kapitel in der Geschichte der Pestimpfstoffe begann in den 30er Jahren. Möglicherweise waren es die mitunter doch recht unangenehmen Intoleranzerscheinungen der Haffkine-Vaccine, ihr nicht immer zu garantierender Erfolg oder praktische Beschaffungsfragen, die Girard und Robic (1934) auf Madagaskar und gleichzeitig aber unabhängig von ihnen Otten (1934) auf Java veranlaßten, Lebendstämme von P. pestis mit herabgesetzter Virulenz, aber erhaltener antigener Potenz zur Vaccination zu verwenden. Die spektakulären Erfolge der neuen Lebendimpfung, die man dem von Haffkine entwickelten Prinzip überlegen erachtete, gaben Veranlassung, auch in Afrika, Südamerika und der Sowjetunion gleiche Versuche zu unternehmen.

Der von GIRARD und ROBIC auf Madagaskar benutzte Vaccinestamm — er trägt die Arbeitsbezeichnung EV — war dadurch avirulent geworden, daß man ihn 5 Jahre lang bei nur einer Subkultur monatlich auf Agar bei 16—20°C weiter züchtete. Ungünstige Kulturbedingungen setzen nämlich die Virulenz meistens schnell herab. Die Eigenart des EV-Stammes aber bestand darin, daß er im Gegensatz zu vielen anderen avirulenten, aber nicht mehr immunisierenden Stämmen eine gewisse Restvirulenz und -toxizität beibehalten hatte, die im Meerschweinchenversuch unter Kontrolle gehalten wurde. Nachdem damals 800 000 Einwohner der Insel je zweimal mit 0,5 ml Lebendvaccine durchgeimpft worden waren, sank die Pestletalität um zwei Drittel. OTTEN (1936, 1941) benutzte auf Java in ähnlicher Weise einen nach dem Fundort TIWIDEJ benannten Stamm, den er 1929 aus einem autochthonen Nagetier isoliert hatte. Die anfängliche Normalvirulenz ging verloren, nachdem er den Stamm 4 Monate bei nur 5°C in einer Serumagar-Stichkultur gehalten hatte.

Die großen praktischen Nachteile der Lebendvaccine bestehen in ihrer schwierigen Handhabung. Die Beständigkeit, besonders im warmen Klima, bei der Lagerung und beim Transport ist begrenzt, die Frischherstellung in großen Mengen stößt oft auf technische Schwierigkeiten. Dies führte dazu, daß man etwa seit dem Koreafeldzug entsprechend dem Vorschlag MEYERS (1953, 1958) wieder einer Vaccine aus abgetöteten auf Agar gewachsenen Bakterien auch außerhalb der USA den Vorzug zu geben begann.

2. Herstellung und Wertvergleich der verschiedenen Impfstoffe

Die vergleichende Beurteilung des praktischen Wertes der verschiedenen Schutzimpfungsverfahren gegen Pest und der verwendeten Impfstoffe stößt aus zwei Hauptgründen auf Schwierigkeiten. Einmal ist im Tierexperiment schwer festzustellen, ob Auswahl, Dosierung und Applikationsmodus der Vaccine bei Menschen zu ausreichender Immunität führen [MEYER (1960)], da kein kleineres Laboratoriumstier bekannt ist, dessen immunbiologisches Verhalten im Modell etwa dem des Menschen entspricht. Selbst Vergleichsuntersuchungen an Affen sind routinemäßig schlecht durchzuführen [POLLITZER (1954)]. Zweitens ist

die Feldbeobachtung nach Massenvaccinationen beim Menschen in verschiedenen Gegenden technisch different in epidemiologisch recht unterschiedlichen Situationen durchgeführt worden. Dem erarbeiteten Zahlenmaterial mangelt daher leider oft die Überzeugungskraft und Vergleichbarkeit. Indessen gibt es über den Wert und Unwert bestimmter Methoden der Pestschutzimpfung eine nahezu unübersehbare Literatur. Bedeutungsvoller als angebliche mehr oder minder signifikante prozentuelle Unterschiede in der Schutzwirkung der einzelnen Vaccinetypen sind für den Praktiker ihre Handlichkeit und möglichst weitgehendes Freisein von unerwünschten Nebenwirkungen.

Wegen der mit der Massenherstellung verbundenen Schwierigkeit, der mitunter umstrittenen Schutzwirkung oder zu hoher Toxizität vieler Präparate sind aus der Fülle der Ideen (so etwa Lipo-, Zucker-, Pseudotuberkulosevaccine, chemische Extrakte, Kulturfiltrate, Phagenlysate) schließlich nur die drei Impfstofftypen im großen zur Anwendung gelangt, deren Geschichte oben kurz dargestellt ist. Es sind dies einmal die *Originalvaccine nach* HAFFKINE mit ihren späteren Varianten, zum anderen die *agargewachsene abgetötete Vaccine* und schließlich die *Lebendimpfstoffe.*

Vergleichbare Ergebnisse von systematischen Massenimpfungen in der Praxis liegen nur bezüglich der nach HAFFKINES Konzept erstellten Impfstoffe und der Lebendvaccine vor. Die große Wertschätzung der in den USA entwickelten Agarvaccine gründet sich mehr auf Tierversuche und die exakte Überprüfung des Impferfolges beim Menschen im Hämagglutinationstest und der Komplementbindung mittels gereinigten Antigens [MEYER (1960)], als auf Zahlenmaterial, das sich vergleichbar den anderen beiden Impfmethoden aus der Praxis ergab. Im folgenden soll ein kurzer Überblick über die Herstellungsweise und die Eigenschaften der heute gebräuchlichen Impfstoffe gegeben werden. Hierzu sei vorausgeschickt, daß der Sachverständigen-Ausschuß für Pest der Weltgesundheitsorganisation 1953 und 1959 das Ergebnis seiner Prüfungen in das Urteil zusammenfaßt „daß jegliche Pestvaccine, Lebend- wie Todimpfstoff, gleichermaßen in der Lage sind, die Empfänglichkeit des Menschen zu verändern".

a) Kaseinhydrolysat-Vaccine. Der erste Schritt bei der Herstellung einer brauchbaren

Pestvaccine ist die zweckgerechte *Auswahl* der *Bakterienstimme*. Schon HAFFKINE war der Ansicht, daß eine möglichst virulente Kultur gewählt werden müsse. Er bevorzugte, wenn irgendmöglich, einen direkt aus dem pestkranken Menschen gewonnenen Stamm oder wenigstens einen solchen, dessen Virulenz durch häufige Kulturpassagen gut erhalten geblieben war. Die charakteristische hohe antigene Potenz virulenter Kulturen bleibt nur konstant, wenn sie unter optimalen Bedingungen gehalten werden. Avirulente Stämme dagegen können große Variationen in ihrer Antigeneigenschaft aufweisen. Sogar innerhalb eines Stammes gibt es in dieser Hinsicht Varianten [DEVIGNAT (1949)]. Auch Beobachtungen von SOKHEY und HABBU (1943, 1945) über die antigene Potenz von Lebendvaccinen aus Stämmen, deren Virulenz artifiziell verschiedengradig abgeschwächt wurden, sprechen dafür, daß parallel zum Virulenzverlust im allgemeinen auch der Antigenwert schwindet. Ähnliches Konformgehen dieser beiden Schwestermerkmale ist auch aus den Untersuchungen von ENGLESBERG et al. (1954) zu ersehen. Das HAFFKINE-Institut teilt daher heute noch die Ansicht seines Begründers, daß einem hochvirulenten Stamm mit vollständiger Antigenstruktur bei der Herstellung des Impfstoffes in jedem Falle der Vorzug zu geben ist. Zur Testung der Virulenz dient ein standardisierter Mäuseversuch, wobei der zu prüfende Stamm zunächst wie folgt vorbereitet wird:

Auf einem Kaninchenblut-Schrägagar bebrütet man ihn 48 Stunden bei 28 °C. Von der Kultur wird eine Öse (2 mm⌀) auf 10 ml Kaseinhydrolysat-Medium in einem großen Reagenzglas (lichte Weite 17 mm) übertragen und ebenso bebrütet. Dann wird eine zweite Subkultur angelegt. Es werden 0,5 ml des ersten Wachstums aus dem Kaseinmedium 9,5 ml neuer gleichartiger Kulturflüssigkeit zugegeben. Nach wiederum 2 Tagen der üblichen Bebrütung legt man fortlaufende Bouillon-Verdünnungsstufen um jeweil eine Zehnerpotenz an. Ausgegangen wird von der 10^{-7} Aufschwemmung, die in 0,2 ml etwa 12—16 Einzelbakterien enthält. Diese Dosis dient als Einzelinoculum für 10 Mäuse (24—28 g, ca. 2 Monate alt). Von einem Stamm, der zur Impfstoffherstellung geeignet sein soll, müssen bei dieser Testdosis $^9/_{10}$ bis $^{10}/_{10}$ Tiere sterben. Mäuseschutzteste haben in der Routineprüfung von Pestimpfstoffen zunehmende Bedeutung erlangt, werden aber von den einzelnen Autoren nicht immer gleich gehandhabt (BUCKLAND et al. 1961).

Früher war es in Indien möglich und üblich, jederzeit nach Bedarf aus dem Venenblut septikämischer Pestkranker neue virulente Erregerstämme zu gewinnen. Im Laufe der Jahre sind solche menschliche Pestfälle dort aber immer seltener geworden. Das HAFFKINE-Institut macht daher jetzt allgemein von der Möglichkeit Gebrauch, alte Vaccinestämme mit bekannt hoher Virulenz durch Gefriertrocknung zu konservieren und sie im Bedarfsfall auf Kaninchenblutagar in der oben beschriebenen Weise zu regenerieren. Seit gut 2 Jahrzehnten hat diese Art der Stammhaltung die alte Methode des Fortführens in Tierpassagen abgelöst. Virulenzeinbußen sind bisher nicht vorgekommen. Im HAFFKINE-Institut wurde ein 10 Jahre lang in gefriergetrocknetem Zustande aufbewahrter Stamm noch als ebenso virulent getestet wie vor der Konservierung (HABBU unveröff. Beob.).

Das *Nährmedium* ist für eine quantitativ optimale Ausbeute von *P. pestis* — bei der Mengenherstellung von Impfstoff Vorbedingung — von ausschlaggebender Bedeutung. Die alte Zuchtmethode HAFFKINES ist heute verlassen und durch bessere Flüssigmedien ersetzt. Obwohl das von HAFFKINE benutzte WARDEN-Medium, ein Hammelfleisch-Hydrolysat [GIBSON (1906)] ein gutes Wachstum gewährleistete, stellte es doch selbst in der Modifikation nach TAYLOR (1932) noch nicht recht zufrieden, weil es die Wirksamkeit des Impfstoffes ungünstig beeinflußte. Außerdem war das Präparat schwer zu standardisieren und enthielt erhebliche Mengen von *Fremdeiweißkörpern*, die bei parenteraler Verabfolgung *Störeffekte* hervorriefen. Ein ideales Nährmedium für *P. pestis* zur Herstellung von Vaccine sollte daher möglichst frei von Fremdproteinen und Polypeptiden sein, trotzdem aber immer ein reichliches Wachstum gewährleisten. Viele Autoren haben sich daher um ein solches *eiweißfreies* Züchtungsmedium bemüht.

Schon die ersten Versuche mit dem von MUELLER und JOHNSON (1939) entwickelten Nährsubstrat, einem einfach auch in großen Mengen herstellbaren Kaseinhydrolysat (pH 7,4 eingestellt mit NaOH) ohne präcipitable Proteine erbrachte befriedigende Resultate. Der Ertrag an virulenten Bakterien in dieser Lösung betrug im Durchschnitt 350 Mill. pro ml gegen nur 185 Mill. bei der klassischen Zuchtmethode HAFFKINS. Dementsprechend variierte die Mäuseschutzdosis zwischen 0,01 und 0,02 ml. Eine weitere wesentliche Fortentwicklung gelang SOKHEY et al. (1950) am HAFFKINE-Institut durch Reinigung des Kaseinmediums mit aktiver Tierkohle (1,0% 30 Minuten einwirken lassen und dann abfiltrieren). Dadurch wird das Nährmedium fast völlig entfärbt und durchsichtig. Die Keimausbeute stieg auf nahezu das Doppelte (ca. 650 Mill. pro ml).

Nach RAO (1939) sind für das Wachstum der nicht sehr anspruchsvollen Erreger nur die *Aminosäuren* Prolin, Phenylanalin und Cystin unentbehrlich. Die Vermehrung der Erreger zur Impfstoffherstellung wird heute nur noch im Caseinhydrolysat-Medium zwei Wochen bei 32°C in einem 4-Literkolben vorgenommen, wobei auf laufende Reinheitskontrollen großer Wert gelegt werden muß. Das Abtöten erfolgt mittels 0,1 bis 0,07%iger Formalinlösung, zur Konservierung dient 1,5%ige Lösung von Quecksilberphenylnitrat. Der Mäuseschutztest zeigte, daß ein Material, das bei 32°C vermehrt wurde, später in der Vaccine doppelt so wirksam war, wie ein solches, das nur bei 28°C bebrütet wurde. Die Lagerungsfähigkeit der Vaccine ist gut. Bei 37°C kam es binnen 18 Monaten zu keinem Wirksamkeitsverlust.

Die *Ergebnisse*, die *in der Praxis* mit der fortentwickelten HAFFKINE-Vaccine erzielt werden konnten, sind unverkennbar gut. PATEL und REBELLO (1948) berichteten von Erfolgen einer Schutzimpfungsaktion, bei der jedem Impfling nur eine Injektion verabfolgt wurde. Die Mortalität unter den Geimpften betrug 0,18% gegenüber 1,025% bei den Ungeimpften derselben Gegend, oder ein Todesfall unter den ersten gegenüber sechs unter den Ungeschützten. Hierbei kam allerdings erst das bei 28°C vermehrte Keimmaterial zur Anwendung. Das bei 32°C bebrütete wird für doppelt so wirksam gehalten. Feldversuche stehen aber noch aus.

b) Agar-Vaccine. Die Vemehrung des Erregers auf *festen* Nährböden, von denen die Kolonien nach zweitägiger Bebrütung mit physiol. NaCl-Lösung abgeschwemmt werden, hat den Vorteil, daß alle Nährbodenbestandteile vom Impfstoff ferngehalten werden können, gleichgültig, ob man diese als störend oder unerheblich empfinden mag. Ursprünglich wurde die Agar-Plattentechnik schon 1899 von der Deutschen Pestkommission in Indien angewendet, um Erregermaterial für die Impfstoffproduktion zu vermehren. Bei der oft variierten Herstellung von „Agar-Vaccine" wird die Aussaat am besten zwei Tage bei 37°C bebrütet, dann abgeschwemmt, durch Erhitzen auf 50—65°C eine halbe bis zwei Stunden lang abgetötet und dann als Konservierungsmittel 0,5% Phenol beigefügt. Üblicher-

weise ersetzt man heute das Erhitzen durch Beigabe einer abtötenden 1%igen Formalinlösung, die gleichzeitig auch detoxifiziert. Weniger toxisch als Phenol ist Quecksilberphenylnitrat.

Das Standardisieren der Agar-Vaccine ist unterschiedlich gehandhabt worden. Der Impfstoff, der von der US-Army erstmals am Ende des zweiten Weltkrieges und dann im Koreafeldzug angewandt wurde, besteht aus einer auf Agar gewachsenen virulenten Kultur, die formalingetötet und detoxifiziert mit einem Überzug aus Aluminiumhydroxyd versehen wird. Sie soll nach der Empfehlung MEYERS (1960) dreimal mit der ersten Wiederholung nach 7 Tagen und der zweiten nach 3 bis 6 Monaten (0,5; 1,0; 1,0 ml) s. c. verabfolgt werden und erzeugt namentlich nach der 3. Injektion eine gute dauerhafte Immunität ohne unerwünschte Nebenerscheinungen. Die Vaccination kann in 6monatlichen Abständen nach Bedarf mit 1,0 ml wiederholt und die Immunität auf diese Weise beliebig lange erhalten und immer wieder gesteigert werden. Bei Kombination der Pest- mit der Typhus-Paratyphusschutzimpfung (vgl. S. 542) zeigt sich synergistische Wirkung im Hinblick auf die Pestimmunität. Chemotherapie führt bei Geimpften, falls sie dennoch erkranken sollten, zu schnellerem und besserem Erfolg als bei Ungeimpften.

c) Lebend-Vaccine. Auch zur Gewinnung eines Lebendimpfstoffes wird der hierfür geeignete Erregerstamm auf *festem* Nährboden bei 37°C 2 Tage lang vermehrt. Die Keimabschwemmung wird auf 1000 Mill. Einzelbakterien im ml standardisiert. STRONG wies schon 1907 anläßlich der ersten Versuche am Menschen mit Lebendmaterial darauf hin, daß die gute Antikörperbildung durch Vermehrung des Antigens in corpore stimuliert wird. Im Grunde verdiene allein diese Schutzimpfungsmethode eine *echte Vaccination* im Sinne der Begriffsbestimmung (vgl. S. 35) bezeichnet zu werden. Die Erfolge der Schutzimpfung mit Lebend-Vaccine werden als sehr gut bezeichnet. OTTEN (1940) und GIRARD (1948) betonen jedoch übereinstimmend, daß die Lebend-Vaccinen nicht länger als maximal 1 Monat bei 5°C aufbewahrt werden dürfen, später verlieren sie bald an Wirksamkeit. Um sie intakt zu halten schlägt TUMANSKY (1938) Lagerung bei —13°C vor. GIRARD (1948) fordert zur

Erhaltung der antigenen Eigenschaften aviru-
lenter Pesterregerstämme für Zwecke der
Vaccinebereitung ihre konstante Haltung bei
2—4°C und Subkulturen nicht öfter als einmal
pro Jahr anzulegen. So sei es ihm gelungen,
den EV-Stamm 14 Jahre lang ohne Änderung
seiner Eigenschaften zu halten. Ein viertel
Jahrhundert lang sind in mehreren Ländern
ausschließlich Lebend-Vaccinen verwendet
worden. Die guten Erfolge ließen unberechtigte
Zweifel am Wert der abgetöteten Vaccine
laut werden, ohne daß die Argumente hierfür
schlüssig wären [MEYER et al. (1948, 1953)].
SOKHEY und HABBU (1945) wiesen anläßlich
ihrer Untersuchungen über die Bindung der
antigenen Potenz an die invasive Virulenz
darauf hin, daß die gute Schutzwirkung der
Lebend-Vaccine stets im Verdacht stehen
müsse, mit einem gewissen Risiko verbunden
zu sein. Ernstere Zwischenfälle sind jedoch
bisher trotz millionenfacher Anwendung der
EV- und Tiwidej-Vaccine in der Praxis nicht
vorgekommen.

III. Die Indikation zur Pestschutzimpfung

Bei der Abwehr drohender Pestausweitun-
gen in unmittelbar gefährdeten menschlichen
Populationen ist zwischen wohnungs- und ge-
meindehygienischen *Sofortmaßnahmen* und
Langzeitaktionen zu unterscheiden. Schutzimpfungen gehören mit Nagetierbekämpfungen
und administrativen Kontrollen des Verkehrs
zur zweiten Kategorie. Kurz vor oder während
einer Epidemie, sagt MEYER (1960), sind präventive Vaccinationen von geringem oder gar
keinem Wert. Aus der eingangs begründeten
Definition der Pestschutzimpfung als „*Langzeittraining*" des Organismus und bei Berücksichtigung der Zeitspanne, die bis zum Wirksamwerden des Impfschutzes verstreichen
kann, ist es verständlich, daß man sich keine
allzu großen Hoffnungen machen sollte, in
Notsituationen durch Impfung Einzelpersonen,
die plötzlich und kurzfristig im Pflegedienst
bei Laboratoriumsarbeiten oder im Feldeinsatz
beschäftigt werden müssen, wirksam vor den
Expositionsgefahren schützen zu können. In
solchen Fällen ist immer der sofort wirksamen
medikamentösen Prophylaxe der Vorzug zu
geben und die Schutzimpfung lediglich als
Feiung auf weite Sicht zu betrachten.

Es liegen überzeugende Zahlenbeweise dafür vor, daß man durch wohlorganisierte Mas-

senimpfung der Bevölkerung ganzer Länder
die Pestgefahr wirksam herabsetzen kann.
Solche Maßnahmen gehören zu den Befug-
nissen der nationalen Gesundheitsverwaltungen. Zur Zeit empfiehlt die Weltgesundheitsorganisation (Internat. San. Regul. 1961 Art.
50), daß die Einreise in kein Land obligatorisch
von einer Pestschutzimpfung abhängig gemacht werden sollte. Umgekehrt sollte vor der
Abfahrt zu einer internationalen Reise aus
einem erklärten Pestgebiet jede suspekte
Person für 6 Tage, gerechnet von der letzten
Exposition ab, in Quarantäne gesetzt werden
(Art. 54). Pestschutzimpfungen werden also
gegenwärtig im Rahmen der offiziellen Empfehlungen für den internationalen Reiseverkehr
nicht gefordert. Diese günstige Augenblicks-
situation kann sich aber je nach der epidemiologischen Lage auf Betreiben nationaler
Gesundheitsdienste rasch ändern.

IV. Impfreaktionen und Impfschäden

Aus den Berichten von HAFFKINE (1900)
und WHITE (1900) geht hervor, daß bei der
alten HAFFKINE-*Vaccine* oft erhebliche Impfreaktionen auftraten. Da man damals aber in
der Vaccination die einzige Chance sah, der
Pest erfolgreich zu begegnen, nahm man die
unangenehmen *Nebenwirkungen* als unvermeidlich gern in Kauf, ja sah in ihnen sogar ein
gutes Zeichen. Um das 4—5fache toxischer
wird die klassische HAFFKINE-Vaccine im
Gegensatz zu ihrer späteren Fortentwicklung
bezeichnet. Aber auch bei der Kaseinhydrolysat-Vaccine und manchem Vorläufer des
heutigen Agarimpfstoffes traten, wenn auch in
geringerem Grade, fast die gleichen lokalen
und allgemeinen Impfreaktionen auf. Gewöhnlich wird nach 2—3 Stunden zunächst an der
Impfstelle *Rötung* und *Infiltration* bemerkt,
worauf sich Fieber von maximal 38—39°C mit
entsprechenden *Allgemeinreaktionen*, wie Mattigkeit, Kopf- und Gliederschmerzen einstellen
können. Gelegentlich sind sie auch von einer
Schwellung der regionalen Lymphdrüsen begleitet. Diese Symptome klingen aber in wenigen Tagen ab. Meistens sind die Impflinge
während dieser Reaktionszeit auch noch ar-
beitsfähig. In der letzten Zeit nur noch in
vereinzelten Fällen, früher beim klassischen
Impfstoff HAFFKINES aber regelmäßig, waren
die Intoleranzreaktionen so schwer, daß Bettruhe angebracht schien. MEYER (1960) weist

darauf hin, daß bei der von ihm entwickelten Vaccine aus abgetöteten Keimen unerwünschte Nebenreaktionen praktisch nicht mehr beobachtet wurden. Bei den Lebend-Vaccinen kommt es natürlich auch oft zu Impfbeschwerden. Besonders die Injektionsstelle ist in der Regel schmerzhaft gerötet und geschwollen. Manchmal bleibt dort für mehrere Wochen ein kleines Knötchen palpabel. „Bei der Lebend-Vaccine sind die Lokalreaktionen wesentlich, während bei der abgetöteten Vaccine ein zufriedenstellender Schutz auch mit Impfstoffen erzeugt werden kann, die weder lokale noch allgemeine Reaktionen hervorrufen" (Urteil des Expertenkomitees für Pest bei der WHO). KOROBKOVA (1955) und MEDINSKIJ et al. (1957) weisen darauf hin, daß es bei intracutaner Vaccination mit dem eine Stunde bei 60°C abgetöteten EV-Stamm und dem in der UdSSR als Stamm 1 bezeichneten abgeschwächten Lebend-Vaccinestamm zu *allergischen Reaktionen* um die Impfstelle kommen kann, deren Heftigkeit als Gradmesser für die sich in dem betreffenden Impfling individuell entwickelnde Immunität diene. Diese Auffassung ist allerdings noch umstritten. Trotz millionenfacher Anwendung der verschiedenen Schutzimpfungsmethoden gegen Pest bei Menschen aller Altersklassen sind ernstere oder bleibende Schäden, die ursächlich auf die Vaccination hätten zurückgeführt werden müssen, nie bekannt geworden.

Literatur

BAKER, E. E., H. SOMMER, L. E. FOSTER, E. MEYER u. K. F. MEYER: Antigenic structure of Pasteurella pestis and the isolation of crystalline antigen. Proc. Soc. exp. Biol. 64, 139 (1947).

BALTARZARD, M.: Déclin et destin d'une maladie infectieuse: La peste. Bull. Wld Hlth Org. 23, 247 (1960).

BUCKLAND, F. E., and R. H. TREADWELL: A comparison of plague vaccines by the mouse protection test. J. Hyg. 59, 49 (1961).

BURROUGHS, A. L.: Sylvatic plague studies; vector efficiency of species of fleas compared with Xenopsylla cheopis. J. Hyg. 45, 371 (1947).

BURROWS, T. W.: Virulence of pasteurella pestis and immunity to plague. Erg. Mikrobiol. 37, 59 (1963).

DEVIGNAT, R.: La prophylaxie de la peste au lac Albert par l'association de la dératisation et de la vaccination (Virus-Vaccin EV de GIRARD et ROBIC). Bull. Soc. Path. exot. 42, 43 (1949).

DIEUDONNÉ, A., u. R. OTTO: Pest. In: W. KOLLE, R. KRAUS u. P. UHLENHUTH: Handbuch der path. Mikroorgan. 3. Aufl. Bd. 4/I S. 179 (1928).

EHRENKRANZ, N. J., and K. F. MEYER: Studies on immunization against plague. J. Infect. Dis. 96, 138 (1955).

ENGLESBERG, E., T. H. CHEN, J. B. LEVY, L. E. FOSTER and K. F. MEYER: Virulence in Pasteurella pestis. Science 119, 413 (1954).

GAFFKY, G. T. A., R. PFEIFFER, G. STICKER u. A. DIEUDONNÉ: Bericht über die Thätigkeit der zur Erforschung der Pest im Jahre 1897 nach Indien entsandten Komission. Arb. Kais. Gesundh.-Amt (Berl.) 16, 1—356 (1899).

GIRARD, G., et J. ROBIC: Vaccination contre la peste au moyen d'une souche de bacille de Yersin vivants de virulence atténuée. Bull. Acad. Méd. (Paris). 111, 939 (1934).

— Les vaccines antipesteux vivants (Virus-Vaccins). Proc. Internat. Congr. Trop. Med. Malaria (Wash.) 1, 257 (1948).

HAFFKINE, W. M.: The plague prophylactic. Indian med. Gaz. 32, 201 (1897).

— Minutes of evidence taken by the Indien Plague Comission. Gov. Print. Calcutta 1, 4 (1900).

JAWETZ, E., and K. F. MEYER: The behaviour of virulent and avirulent P. pestis in normal and immune experimental animals. J. Infect. Dis. 74, 1 (1944).

KOLLE, W., u. R. OTTO: Aktive Immunisierung gegen Pest mittels abgeschwächter Kulturen. Dtsch. med. Wschr. 29, 493 (1903).

KOROBKOVA, E. J.: Cutaneous allergic reaction as indicator of plague immunity. Zur. Mikrobiol. (Moskau) 26, 40 (1955).

KRAMPITZ, H. E.: Neuere Gesichtspunkte der Epidemiologie. Prophylaxe und Therapie der Pest. Dtsch. med. Wschr. 87, 1853 (1962).

MALONE, R. H., C. R. AVARI and B. P. B. NAIDU: The bactericidal power of the blood of rats as a measure of their immunity to plague. Indian J. med. Res. 13, 121 (1925).

MARKL, G.: Zur Kenntnis des Mechanismus der künstlichen Immunität gegen Pest. Z. Hyg. 42, 244 (1903).

MEDINSKIJ, G. M., and T. O. RAZUMEENKO: Allergy caused by vaccination with live plague vaccine. Zur. Microbiol. (Moskau) 28, 1054 (1957).

MEYER, K. F.: Immunity of plague: a critical consideration of some recent studies. J. Immunol. 64, 139 (1950).

— Recent studies on the immunity response to administration of different plague vaccines. Bull. Wld Hlth Org. 9, 619 (1953).

— Fortschritte in der Erforschung und Behandlung der Pest. Schweiz. med. Wschr. 90, 1392 (1960).

—, L. E. FOSTER, E. E. BAKER, H. SOMMER and A. LARSON: Experimental appraisal of antiplague vaccines with dead virulent and living avirulent plague bacilli. Proc. 4. Internat. Congr. Trop. Med. Malaria 1, 264 (1948).

MUELLER, J. H., and E. R. JOHNSON: Acid hydrolysades of casein to replace peptone in preparation of bacteriological media. J. Immunol. 40, 33 (1941).

OTTEN, L.: Vaccinatie en Therapie bij Pest. Ned. T. Geneesk. 78, 2948 (1934).

— Immunization against plague with live vaccine. Indian J. med. Res. 24, 73 (1936).

— Results of immunization against plague using living vaccine: experimental studies during 1935—1939. Geneesk. T. Ned.-Ind. 80, 2878 (1940).

— A live plague vaccine and results. Medeel. v. d. Dienst d. Volksges. Ned. Indie 30, 61 (1941).

PATEL, T. B., and J. L. REBELLO: Assessment of value of plague vaccine (Haffkine-Institute) as used in single dose mass inoculation (field enquiry) Indian med. Gaz. 83, 151 (1948).

PAYNE, F. E., J. E. SMADEL and J. COURDURIER: Immunologic studies on persons residing in a plague endemic area. J. Immunol. 77, 24 (1956).

PETRAGNANI, G.: Le diagnostic de la peste chez les rats. Bull. Off. int. Hyg. publ. 29, 2522 (1937).

PETRIE, G. F.: A system of bacteriology in relation to medicine. London 3, 137 (1929).

POLLITZER, R.: Plague. Wld Hlth Org. Monogr. Ser. 22, Genf (1954).

— A review of recent literature of plague. Bull. Wld Hlth Org. 23, 313 (1960).

RAO, S.: The nutritional requirement of the plague bacillus. Indian. J med. Res. 27, 75 (1939).

ROWLAND, S.: Observations on the mechanism of the plague immunity. J. Hyg. 12, Plague Suppl. 2, 340, 344, 350, 358, 367 (1912).

SOKHEY, S. S., and M. K. HABBU: Optimum and limiting temperature for growth of plague bacillus in broth. J. Bact. 46, 33 (1943).

— — Plague vaccine. Rep. Haffk. Inst. f. 1942/43, 37 (1945).

— — and K. H. BARUCHA: Hydrolysate of casein for the preparation of plague and cholera vaccines. Bull. Wld Hlth Org. 3, 25 (1950).

STRONG, R. P.: Studies in plague immunity. Philipp. J. Sci. Sect. B, 155 (1907).

TAYLOR, J.: Enquete sur l'efficacité de la vaccination antipesteuse. Bull. Off. int. Hyg. publ. 24, 813 (1932).

TERNI, C., e I. BANDI: Un nuovo metodo di preparazione del vaccino antipesto. Nota preventiva. Messina. Tip. del Progresso L. de Giorgio, 1899.

TUMANSKY, V. M.: La vaccination des cobayes par bacilles vivantes de B. pestis Ev GIRARD et ROBIC. Rev. Microbiol. etc. Saratow 17, 261 (1938).

WHITE, C.: Minutes of evidence taken by the Indian Plague Comission. Gov. Print. Calcutta 1, 124 (1900).

World Health Organization: Expert Committee on plague. 2. Rep. Techn. Rep. Ser. Nr. 74 (1953).

— International Sanitary Regulation. 2. Ann. Edit. Genf 1961.

— Expert Committee on plague. 3. Rep. Techn. Rep. Ser. Nr. 165 (1959).

YERSIN, A., A. CALMETTE et A. BORREL: La peste bubonique. Ann. Inst. Past. 9, 589 (1895).

— Sur la peste bubonique (Séro-Therapie). Ann. Inst. Past 11, 81 (1897).

Weniger bekannte und seltener angewandte Impfungen

Von E. VANEK

Einleitung

Dieses Kapitel soll sich mit der Schutzimpfung gegen jene Krankheiten befassen, die bei uns kaum vorkommen oder bei denen eine Immunprophylaxe aus den nachfolgend erwähnten Gründen nicht möglich oder nicht üblich ist.

a) Der Krankheitserreger ist noch unbekannt oder seine Isolierung noch nicht allgemein bestätigt, bzw. seine Eigenheiten sind noch nicht ausreichend erforscht (Hepatitis, Röteln, Trachom).

b) Die Herstellung von Impfstoffen bereitet Schwierigkeiten, weil der Erreger sich nicht im dazu erforderlichen Ausmaß anreichern läßt (z. B. Varicellen).

c) Der Impfstoff hat sich wegen des allgemein gutartigen Verlaufs der Krankheit nicht durchsetzen können (Mumps).

d) Impfungen sind nur für bestimmte Berufsgruppen oder für das Personal von Speziallaboratorien von Interesse (Brucellose, Leptospirose, Tularämie).

e) Die Chemoprophylaxe hat sich als wirksamer und zuverlässiger erwiesen als Immunisierungsverfahren (Meningokokkeninfektionen, Pneumonie, Gasbrand, Meningitis epidemica).

1. Mumps

Der Mumps hat, ähnlich wie die Röteln, eine geringere Kontagiosität als Masern und Varicellen, ist aber trotzdem noch vorwiegend eine Kinderkrankheit. Nach MÜLLER hatten im Jahre 1954 in Hamburg unter 1363 Personen aller Altersklassen 82% der 11—15jährigen bereits positive Titer in der KBR.

Die Erkrankung hinterläßt eine stabile Immunität. Junge Säuglinge immuner Mütter sind vorübergehend passiv geschützt. Inapparente Krankheitsverläufe sind häufiger als vermutet, sie werden auf etwa 30—40% aller Mumpsinfektionen geschätzt [ENDERS u. Mitarb. (1945), MARIS u. Mitarb. (1946)]. Embryopathien kommen vor [COCOZZA u. TISO (1955)].

Die Krankheit ist nicht immer so harmlos, wie allgemein angenommen. Die nach der Mumpsencephalitis zurückbleibenden, z. T. schweren Schäden am ZNS sind gefürchtet; besser ist die Prognose bei der aseptischen Mumpsmeningitis. Nach der Pubertät, vor allem in der Adoleszenz, kann es zugleich mit der Parotitis noch zur Orchitis kommen. Ektopische Mumpsmanifestationen sind ferner Oophoritis, Pankreatitis und Thyreoiditis. All diese Komplikationen können auch nach Mumpsinfektionen auftreten, die ohne Parotisschwellung verlaufen. Die entzündlichen Schwellungen der befallenen Drüsen sind nicht nur schmerzhaft, sie bergen auch die Gefahr der irreversiblen funktionellen Schädigung. Nach RHODES und VAN ROOYEN (1958) erkranken etwa 20% aller männlichen Mumpskranken im Alter von über 13 Jahren an einer Orchitis, und bei 1% aller Mumpsinfektionen ist mit einer Encephalitis zu rechnen. Pathologische Liquorveränderungen finden sich [s. bei KELLER-WISKOTT (1961)] sogar bei 50% aller Mumpskranken.

Die Frage nach einem Schutz vor der epidemischen Parotitis ist deshalb bei noch nicht immunen Erwachsenen und Jugendlichen gerechtfertigt, wenn diese in größeren, die Ausbreitung der Krankheit fördernden Gemeinschaften zusammenleben. Speziell die aktive Schutzimpfung scheint zur Prophylaxe geeignet zu sein. Jedoch hat sich die in USA kommerziell vertriebene inaktivierte Mumpsvaccine bisher nicht durchsetzen können, und die in Rußland verwendete Lebendvaccine bedarf noch der Überprüfung.

Bei besonders Gefährdeten wird jedoch eine Mumpsprophylaxe nicht zu umgehen sein. Dazu zählen vor allem Kranke, denen ein zusätzlicher Infekt nicht zugemutet werden kann, Schwangere im ersten Trimenon wegen der Gefahr einer Embryopathie, evtl. auch Jugendliche wegen der gelegentlich zu Sterilität führenden Miterkrankung der Keimdrüsen. Mangels geeigneter, hier in Deutschland verfügbarer Impfstoffe zur aktiven Immunisierung bleibt nur der Versuch des passiven Schutzes. Dabei wäre dem Mumps-Rekonvaleszenten-serum oder dem daraus bzw. aus dem Serum kurze Zeit vorher aktiv immunisierter Spender gewonnenen spezifischen Gammaglobulin, das auch als Mumps-Gammaglobulin bezeichnet wird, der Vorzug zu geben. Ersteres müßte jedoch selbst hergestellt werden, letzteres ist vorläufig nur aus dem Ausland zu beziehen (Immuno A.G. Wien, KABI Stockholm), so daß bei uns schließlich nur das in seiner Wirkung recht unsichere handelsübliche Gammaglobulin zur Hand ist.

I. *Methoden zur passiven Immunisierung:* a) Die ersten Erfahrungen über die Anwendung von *Mumps-rekonvalescentenblut* stammen von HESS (1915). Es gelang ihm, mit je 6—8 ml (i. m.) 17 Kinder vor der Mumpserkrankung zu schützen. Zehn Jahre später berichteten LAVERGNE und FLORENTIN über die gleichen Erfolge mit *Mumps-Rekonvalescentenserum (MRS)* und darüber hinaus über einen Schutzeffekt im Hinblick auf die Orchitis. In der Folgezeit wurde die mumpsverhindernde oder zumindest die das Krankheitsbild mildernde Wirkung des MRS von weiteren Autoren bestätigt. Lediglich RAMBAR (1946) kam zu einem negativen Urteil, da er bei 16% von 86 Jugendlichen trotz sehr hoher Dosierung (40 ml pro Versuchsperson) die Orchitis nicht verhüten konnte.

b) Das *Mumps-Gammaglobulin (M. G. Gl.)* erwies sich in den Versuchen von GELLIS u. Mitarb. (1945) als gut wirksam. Sie konnten bei 51 jungen Soldaten, denen sie je 20 ml davon i. m. bereits in den ersten 24 Stunden der Inkubation injiziert hatten, nur in 7,8%, bei Ungeschützten der Kontrollgruppe aber in 27,4% eine Orchitis beobachten. Gegenteilige Erfahrungen wurden bisher nicht mitgeteilt. Dosierung: von dem M. G. Gl.-Präparat der KABI (Stockholm) werden für Erwachsene 4 ml, für Kinder unter 12 Jahren 2 ml empfohlen, von demjenigen der Fa. Immuno A. G. (Wien) 0,15 ml/kg K. G. Bei bereits manifesten Mumpssymptomen werden Dosen von 20 bis 25 ml für erforderlich gehalten.

c) Das einfache, in Deutschland *handelsübliche Gamma-Globulin*, das vom Hersteller nicht auf seinen Gehalt an Mumps-Antikörpern geprüft wird, scheint sich nach den vorliegenden Berichten für die Mumpsprophylaxe nicht besonders gut zu eignen. GELLIS u. Mitarb. konnten in der bereits erwähnten Arbeit bei einer weiteren Versuchsreihe trotz Anwendung von 50 ml G. Gl pro Person keinen Schutzeffekt gegenüber der Orchitis erkennen. Immerhin kommt es in den meisten Fällen zu einer Abschwächung des Krankheitsbildes. Gegeben werden 0,3 ml/kg K. G., möglichst in den ersten 7 Tagen der Inkubation.

Da ein passiv übertragener Schutz nicht länger als 3 Wochen anhalten dürfte, ist nach Ablauf dieser Frist und fortdauernder Exposition die Dosis zu wiederholen. Dabei ist aber zu beachten, daß die Wiederholungsinjektion eines Serums in der Regel einen geringeren Schutz verleiht und aus bislang unerklärlichen Gründen der Antikörpertiter auch bei homologen Seren früher wieder absinkt als nach der Erstinjektion.

Methoden zur aktiven Immunisierung. Die Herstellung der dabei verwendeten Impfstoffe bereitet keine Schwierigkeiten. Das Mumpsvirus läßt sich leicht im bebrüteten Hühnerei züchten und mit der Allantoisflüssigkeit verimpfen.

a) *Inaktivierte Mumpsimpfstoffe* werden durch Zusatz von 0,3—0,5% Formalin zur virushaltigen Allantoisflüssigkeit oder durch UV-Bestrahlung derselben gewonnen. Bereits nach einmaliger Injektion treten im Serum komplementbindende und neutralisierende Antikörper auf. Der komplementbindende Titer erreicht 2—3 Wochen nach der Impfung seinen Höhepunkt. Ein Schutz scheint nur dann gewährleistet zu sein, wenn Werte von mehr als 1:16 erreicht werden. Es kann daraus geschlossen werden, daß neutralisierende Mumpsantikörper nur dann in ausreichender Menge vorhanden sind, wenn die komplementbindenden Ak. diese Höhe erreichen [HENLE u. Mitarb. (1951); BASHE jr. u. Mitarb. (1953)].

Die Dosierung richtet sich nach den dem Präparat beiliegenden Anweisungen.

Nach einmaliger Impfung ist der Schutz nicht sehr groß. HENLE u. Mitarb. empfahlen deshalb 1958 zur Grundimmunisierung zwei Injektionen im Abstand von vier Wochen und eine Auffrischimpfung nach weiteren 6—12 Monaten. Auch hierbei wird die Schutzdauer auf nicht länger als ein Jahr geschätzt. Die Verfasser nehmen an, daß damit die Erkrankungsanfälligkeit um mehr als die Hälfte gesenkt werden kann. In Deutschland ist dieser Impfstoff nicht erhältlich.

b) *Mumpslebendimpfstoffe* enthalten Viren, die durch Hühnereipassagen ihre Virulenz weitgehend verloren haben. HENLE u. Mitarb. (1951) haben einen solchen Impfstoff versprüht und 410 Kinder inhalieren lassen, von denen 90% ausreichend Antikörper bildeten und nur 6 an einer leichten Parotitis erkrank-

ten. Gegenüber einer ungeimpften Vergleichsgruppe war ein deutlicher Schutzeffekt zu erkennen. Auf breiterer Basis wurden diese Lebendimpfstoffe in der westlichen Welt nicht angewandt, in Rußland dagegen ausgedehnte Versuche damit unternommen. Verwendet wird dort ebenfalls ein durch Hühnereipassagen abgeschwächter Mumpsvirusstamm, von dem 0,1 ml intracutan injiziert wird. Danach soll es weder zu einer lokalen noch zu einer allgemeinen Impfreaktion kommen, spezifische Antikörper und Hautallergie werden nachweisbar.

Die Krankheitshäufigkeit bei Nichtgeimpften sei etwa zehnmal höher und der Krankheitsverlauf schwerer als bei Geimpften [SMORODINTSEFF u. Mitarb. (1958), KLYACHKO u. Mitarb. (1958), OLEFIR (1962)]. Anläßlich einer Endemie konnte KLYACHKO (1958) noch 15 Monate nach einmaliger Impfung einen ausreichenden Schutz erkennen.

Mitteilungen über die encephalitisverhütende Wirkung dieser Lebendvaccinen fehlen ebenso wie Berichte über durch die Impfung selbst provozierte neurologische Komplikationen. Lediglich bei KLYACHKO (1959) findet sich eine kurze Bemerkung darüber, daß unter den 17 Kindern, die nach der Impfung erkrankten, nur eines meningitische Symptome aufwies, die aber nach zwei Wochen wieder vollständig abgeklungen sein sollen. Da es sich bei den Geimpften durchweg um Kinder gehandelt hatte, ist eine Aussage über die Mitbeteiligung anderer Drüsen durch das verimpfte Mumpsvirus nicht zu erwarten.

In Deutschland sind diese Lebendvaccinen nicht erhältlich. Es erscheint auch ratsam, weitere Erfahrungen abzuwarten.

2. Varicellen

Die Varicellen haben einen hohen Kontagionsindex, die Durchseuchung ist bei uns in der Regel bereits bei den jüngeren Jahrgängen abgeschlossen. Embryopathien sind möglich, wenn sie auch im Vergleich zu den Röteln keine große Rolle spielen. Die meisten Frauen im gebärfähigen Alter dürften bereits immun sein. Eine Übertragung von Varicellenantikörpern von der Mutter aufs Kind scheint nicht vorzukommen, bereits Neugeborene und junge Säuglinge können an Windpocken erkranken. Zweiterkrankungen mit dem typischen Varicellenexanthem sind selten, obwohl die Immunität nicht sehr ausgeprägt ist. Sie verlaufen vielmehr in Form einer lokalisierten Infektion (Zoster). Die Identität des Zoster- mit dem Varicellenvirus wurde elektronenmikroskopisch und durch seine Infektiosität für nichtimmune

Kinder bestätigt, die danach an einem charakteristischen Varicellenexanthem erkrankten.

Immunisatorische Maßnahmen haben bei den Windpocken wegen ihres meist gutartigen Krankheitsverlaufs keine Bedeutung erlangt. Sie werden lediglich zur Verhinderung einer Embryopathie, zur Vermeidung der Varicellen bei Schwerkranken oder — in Form der Varicellation — zur Verkürzung einer Epidemie in Heimen, Krankenanstalten oder Massenunterkünften empfohlen.

Dabei kommt heute immer noch der *passiven Immunisierung* die größere Bedeutung zu. Verwendet werden Varicellen-Rekonvalescentenserum (VRS) und das handelsübliche Gamma-Globulin (G. Gl.).

Auf Grund der seit Einführung der Serotherapie bei Masern durch DEGKWITZ (1919) und der zum Teil auch schon bei Varicellen gesammelten Erfahrungen empfahl WALLGREN (1927) für die passive Immunisierung mit *Varicellen-Rekonvalescentenserum* das Serum von Genesenden acht Tage nach dem Fieberabfall zu gewinnen und davon bis spätestens zum 4. Inkubationstag 3—6 ml zu injizieren. Die Wirkung zeige sich darin, daß die Inkubationszeit bis auf vier Wochen verlängert werden könnte (norm. 13—17, max. 11—21 Tage) und das Krankheitsbild in abgeschwächter Form verläuft. Ein ebenso unsicherer Erfolg ist bei der Verwendung von *Erwachsenenserum* zu erwarten. In beiden Fällen besteht die Gefahr der Übertragung von Hepatitis und anderer Infektionskrankheiten, wenn das Blut in deren virämischer oder bakteriämischer Phase entnommen wird. Durch Phenolzusatz können nur bestimmte bakterielle Krankheitserreger ausgeschaltet werden, keinesfalls die Erreger der Serumhepatitis; dieses phenolhaltige Serum kann allerdings nur i.m. gegeben werden.

Die Anwendung des *einfachen Gamma-Globulins* führte ähnlich wie bei der Rötelnprophylaxe zu recht unterschiedlichen Ergebnissen, die wahrscheinlich auf dem unbestimmten, vom Hersteller nicht kontrollierten Varicellen-Antikörpergehalt der einzelnen Chargen beruhen. Auch hierbei kann es je nach dem Zeitpunkt der Applikation und der gegebenen Menge zu einer Verlängerung der Inkubationszeit kommen. Die i.m. verabreichte Menge sollte nicht unter 0,2 ml/kg K. G. liegen und beim Erwachsenen nicht mehr als 10—12 ml an einem Tage betragen. Der passive Schutz währt etwa 3 Wochen.

Die *aktive Schutzimpfung* ist noch nicht möglich, da die dazu erforderliche Anreicherung des kulturell gezüchteten Varicellenvirus Schwierigkeiten bereitet.

Dagegen ist die *Direktübertragung* der Varicellen mit Epidemievirus auf Nichtimmune durch Inoculation experimentell möglich, während sie bei Immunen zu keinerlei Reaktion führt. Sie gelingt nur, wenn der Inhalt von möglichst frischen Varicellenbläschen dazu verwendet wird. Nach NAUCK (1958) läßt sich auch nur in den ersten 24—48 Stunden reichlich Virus darin nachweisen. Diese Methode wurde von KLING (1913, 1915) erstmals in größerem Ausmaß und mit Erfolg zur Beeinflussung des Epidemiegeschehens angewendet und als *Varicellation* bezeichnet. Er übertrug die Erreger, indem er ein geeignetes Varicellenbläschen mit der Impflanzette anstach und dessen Inhalt durch mehrere, meist 6 kleine Einstiche in die gespannte Haut des zu schützenden Patienten einbrachte. Die Auswahl der Impfstelle spielt dabei keine Rolle, weil keine Narben zu befürchten sind. Acht Tage nach der Varicellation traten an den Inokulationsstellen eine oder mehrere rötliche Papeln auf, die sich am Tage darauf zu Bläschen weiterentwickelten und nach weiteren 3—4 Tagen anfingen einzutrocknen. Der Schorf stieß sich nach rund $2^{1}/_{2}$ Wochen ab. In einer Versuchsserie hatten 135 Kinder lediglich eine Efflorescenz an der Impfstelle, 10 weitere hatten daneben noch einzelne Windpocken an anderen Körperstellen und bei dreien kam es zur generalisierten Aussaat. Bei 46 Inokulierten blieb der Erfolg aus. In der mehrmonatigen Nachbeobachtungszeit erkrankte keiner der erfolgreich Geimpften an Windpocken, in einer Kontrollgruppe dagegen 78 von 108.

Ähnliche gute Erfolge sind seither trotz zahlreicher Publikationen auf diesem Gebiet nur von wenigen Autoren mitgeteilt worden. Andere wiederum beobachteten neben der vollständigen Unterdrückung der Windpocken durch die Varicellation auch abgeschwächte Krankheitsverläufe (Lit. s. bei SPIESS). Ein Überblick sei schon wegen der z. T. modifizierten Impfmethoden und vor allem durch die uneinheitliche Erfolgsbeurteilung schwer zu gewinnen. Als wesentlicher Vorteil bleibt schließlich die Verkürzung der Inkubationszeit, mittels der es durchaus möglich sei, Endemien in Kinderheimen zu beschleunigen. SPIESS übt die Varicellation wegen eines dabei selbst beobachteten schweren Krankheitsverlaufs nicht mehr aus.

Umgebungsinfektionen lassen sich bei der Varicellation ebensowenig vermeiden wie die Übertragung des Hepatitisvirus und anderer Krankheitserreger. Schon dieser Gefahr wegen sollte die Methode nur mit größter Vorsicht geübt werden und hinter der Prophylaxe mit Immunglobulinen zurückstehen.

3. Röteln

Der Kontagionsindex der Röteln ist niedriger als bei Masern, Varicellen und Mumps. Infolge der geringen Durchseuchung von Kindern und fehlender stiller Feiung erkrankt deshalb auch ein größerer Prozentsatz an Erwachsenen. Die Inkubationszeit beträgt 12—14 (5—21) Tage. Es kann sich, ähnlich wie bei Masern, eine lebenslängliche humorale und gewebliche Immunität entwickeln. Anscheinend kann es bei inapparent bleibenden Reinfektionen gelegentlich doch noch zu einer Virämie kommen, anders ist die mehrfach beobachtete Rubeolenembryopathie bei Frauen, die vor der Schwangerschaft schon Rubeolen durchgemacht haben und während der ersten 3—4 Graviditätsmonate erneut Kontakt hatten, kaum zu erklären [LUNDSTRÖM (1952)]. Eine plausiblere Erklärung wäre die, daß es sich bei dem ersten für Röteln gehaltenen Krankheitsbild in Wirklichkeit um ein allergisches oder um ein im Rahmen einer Adeno- oder Echo-Infektion aufgetretenes rubeolenähnliches Exanthem gehandelt hat. Letztere sind wiederholt virologisch gesichert worden [GUTEKUNST und HEGGIE (1961)]. Beobachtungen über Embryopathien bei Müttern, die Wochen bis wenige Monate vor Schwangerschaftsbeginn eine Rötelninfektion überstanden hatten, lassen allerdings darauf schließen, daß der Erreger noch eine Zeitlang nach dem akuten Krankheitsstadium im Organismus persistiert (Lit. s. bei FLAMM).

Die Gefahr der Embryopathie ist im ersten Schwangerschaftsmonat am größten, jenseits des dritten Monats gering. Sie ist dort, wo die Röteln endemisch und praktisch eine Kinderkrankheit sind, wenig augenscheinlich. Trotzdem ist bei Gefährdeten die Anwendung aller prophylaktischen Maßnahmen im 1. Drittel der Schwangerschaft anzuraten.

Prophylaxe: Erst vor kurzem ist PARKMAN u. Mitarb. (1962) die Züchtung von Rubeolenvirus in Gewebekultur gelungen und von SEVER u. Mitarb. (1962) bestätigt worden. Die Versuche mit *aktiven Impfstoffen* stecken noch in den Anfängen. SEVER u. Mitarb. berichteten 1963 über erste Erfolge bei der Immunisierung von Freiwilligen mit einer formolin-

aktivierten Gewebekulturvaccine. Vor einer allgemeinen Verwendung sind jedoch noch weitere Untersuchungen erforderlich. Bis zur Auffindung eines abgeschwächten, für einen Lebendimpfstoff geeigneten Rötelnvirus ist der Wert der Totvaccine als Zwischenlösung nicht zu unterschätzen.

Eine kaum geübte Methode ist die *Prophylaxe durch absichtliche Begünstigung der Infektion* zu einem günstigen Zeitpunkt. Das Gegenteil dazu, die strenge Isolierung („*Expositionsprophylaxe*"), dürfte in endemischen Gebieten nur in den seltensten Fällen anwendbar und erfolgreich sein.

Allein schon wegen der möglichen Fruchtschädigung für eine prophylaktische *Schwangerschaftsunterbrechung* einzutreten, wie SAXÉN (1962) es tut, scheint nicht gerechtfertigt. Allerdings gibt es keine andere Möglichkeit mehr, das evtl. drohende Unheil abzuwenden: sobald eine Schwangere während des ersten Trimenons manifest an Röteln erkrankt ist, beträgt die Wahrscheinlichkeit, ein mißgebildetes Kind zur Welt zu bringen etwa 1:4 (FLAMM) oder gar 1:3 (LIGGINS u. Mitarb.), bei Nichterkrankten hingegen nur 1:110 bis 1:70 (FLAMM).

Mangels einer aktiven Schutzimpfung bleibt nur die *passive Immunisierung* mit Rekonvalescentenserum, daraus hergestelltem spezifischem (Rubeolen-)Gamma-Globulin oder mit dem einfachen Gamma-Globulin. Aussicht auf Erfolg besteht nur, wenn bereits vor der Infektion oder in den ersten Tagen der Inkubation damit begonnen wird.

Das *Rubeolen-Rekonvalescentenserum* (RRS), auch als Hyperimmunserum bezeichnet, sollte drei Wochen nach Abklingen des Exanthems gewonnen und spätestens bis zum 5. Inkubationstage in einer Dosis von 30 ml intravenös gegeben werden. Durch Phenolzusatz zum Serum lassen sich bakterielle Krankheitserreger unterdrücken (nicht das Virus der Serumhepatitis!). Eine genaue Anleitung zur Herstellung eines phenolisierten Immunserums findet sich bei FEER-KLEINSCHMIDT sowie bei SPIESS.

Neuere Berichte über die Wirksamkeit der Rötelnprophylaxe mit RRS stammen von WARD und PARKER (1956) aus dem australischen Bundesstaat Neu-Süd-Wales. Dort stellt das Rote Kreuz RRS zur Verfügung, sobald die Prophylaxe damit gerechtfertigt scheint. Um dabei eine stärkere Verbreitung der Serumhepatitis zu vermeiden, werden die Spendersera einzeln verarbeitet und jeweils nur an einen Empfänger abgegeben. Von 541 auf diese Art passiv immunisierten Schwangeren erkrankten nur 5, in der Kontrollgruppe von 102 nicht geschützten Schwangeren hingegen 11 an Röteln.

Das aus RRS hergestellte *spezifische oder Rubeolen-Gamma-Globulin* (R. G. Gl.) dürfte dem Ausgangsmaterial an Wirksamkeit nicht nachstehen. Hepatitis und andere Krankheitserreger werden damit nicht übertragen. Bei dem australischen Präparat, das in den nachfolgend erwähnten Versuchen verwendet worden ist, entsprachen etwa 4 ml der beim RRS gegebenen Dosis von 30 ml. R. G. Gl. kann nur i. m. appliziert werden. Die ersten positiven Ergebnisse teilte McLORINAN (1950) mit. Von 812 rötelnexponierten Schwangeren, die 2 bzw. 4 ml R. G. Gl. als Prophylaktikum erhalten hatten, erkrankten 9. Ärztlich-ethische Gesichtspunkte machen es unmöglich, Vergleichszahlen einer etwa gleich großen ungeschützten Gruppe anzugeben. Dafür läßt sich der bereits erwähnte Versuch von WARD und PARKER als Vergleich heranziehen, die bei der Prophylaxe mit RRS eine etwa gleich große Versagerquote von etwa 1% hatten. ANDERSON und McLORINAN versuchten dann 1953 bei Freiwilligen ebenfalls den Schutzeffekt des R. G. Gl. zu sichern, scheiterten aber an einer zu hohen Infektionsdosis, mit der sie die Röteln künstlich übertragen hatten. Trotzdem besteht kein Zweifel an seiner Wirksamkeit.

Mit dem *einfachen Gamma-Globulin* (G. Gl.) lassen sich z. T. ebenfalls gute Erfolge erzielen [BASS u. Mitarb. (1949), McDONALD (1955)]. Zur Rötelnprophylaxe werden 0,2 ml/kg Körpergewicht empfohlen, bei Erwachsenen sollten jedoch nicht mehr als 10—12 ml an einem Tage gegeben werden. Die Schutzdauer des einfachen G. Gl. wird bei der Rötelnprophylaxe auf 3 Wochen geschätzt. Wird sie für eine längere Zeit angestrebt, so ist die Injektion nach Ablauf dieser Zeit zu wiederholen.

Der Erfolg der Rötelnprophylaxe mit G. Gl. hängt von dem Rubeolen-Antikörpergehalt der zu seiner Herstellung verwendeten Spendersera ab. So fanden SCHIFF u. Mitarb. (1963) bei der Überprüfung von 17 differenten Chargen verschiedener G. Gl.-Fabrikate, daß der Gehalt an rubeolenvirus-neutralisierenden Antikörpern um etwa das 8fache schwankt. Darauf wären nach ihrer Ansicht die unterschiedlichen Erfolge in der Rötelnprophylaxe zurückzuführen, über die KORNS (1952) berichtet hat. Der Gehalt an neutralisierenden Antikörpern betrug bei diesen einfachen G. Gl.-Präparaten etwa das 20fache derer von Normalseren. Bei den ebenfalls geprüften spezifischen R. G. Gl. betrug er dagegen mehr als das Doppelte des höchsten Titers, der bei den einfachen G. Gl. überhaupt festzustellen war.

Auf Grund dieser Untersuchungen scheint bei den einfachen G. Gl. eine bestimmte Menge an neutralisierenden Rubeolen-Antikörpern dadurch garantiert zu sein, daß solche Antikörper noch Jahre nach Überstehen der Krankheit in praktisch unveränderter Höhe nachweisbar sind, was SCHIFF u. Mitarb. — wenn auch nur bei einer kleinen Zahl von Probanden, die 10—15 Jahre zuvor Röteln durchgemacht hatten — feststellen konnten.

Damit ist die frühere Unsicherheit bei Anwendung des einfachen G. Gl. z. T. gebannt; sie läßt sich aber durch ausreichende Dosierung und rechtzeitige Anwendung noch weiter einengen.

4. Herpes simplex

Die Durchseuchung mit dem ubiquitär verbreiteten Herpes simplex-Virus ist bereits im Kindesalter fast vollständig, nach RHODES und VAN ROOYEN etwa 80prozentig. Die mit einer Virämie einhergehende Erstinfektion verläuft in den meisten Fällen inapparent, bei den übrigen unter milden Krankheitserscheinungen (Stomatitis aphthosa, Gingivostomatitis bzw. Vulvogaginitis herpetica). Nur in wenigen seltenen Fällen, vor allem bei Neugeborenen, kommt es zu schweren Krankheitsverläufen (Herpessepsis, Herpesencephalitis).

Nach Überstehen der Erstinfektion treten im Serum neutralisierende Antikörper auf, die lange nachweisbar bleiben und vor einem erneuten generalisierten Befall schützen. Die genannten schweren Krankheitsverläufe werden deshalb auch fast ausschließlich nur bei Kindern, also im Rahmen der Erstinfektion beobachtet. Trotz einer bestehenden humoralen Abwehr kommt es bei nicht wenigen Menschen zu Rezidiven, die allerdings auf die Haut bzw. Schleimhaut beschränkt bleiben: *rekurrierender Herpes simplex* (Herpes labialis, Herpes progenitalis). Eine Zwischenstellung nimmt das Eccema herpeticatum ein, das unabhängig von der Immunitätslage bei entsprechender Ekzemdiathese anscheinend jederzeit auftreten kann.

Offenbar persistiert das Virus nach der Primärinfektion in der Haut des Wirtes. Zwischen beiden kommt es zur Ausbildung eines Gleichgewichtszustandes, der bei den meisten Menschen recht stabil ist, aber durch verschiedenartige Traumen gestört werden kann. In einzelnen Fällen kommt es dann trotz vorhandener neutralisierender Antikörper zu den genannten Rezidiven. Die genaueren immunbiologischen Zusammenhänge sind letztlich nicht geklärt. Offensichtlich bilden Patienten mit rekurrierendem Herpes simplex eine zwar ausreichende humorale, aber nur eine schlechte gewebliche Immunität aus. Dies würde erklären, warum eine passive Applikation von Serumantikörpern ohne ausreichenden therapeutischen und prophylaktischen Nutzen bleibt.

Da die Herpesinfektion fast immer einen gutartigen Verlauf nimmt, besteht verständlicherweise kein allgemeines Interesse an einer Schutzimpfung. Lediglich auf der Suche nach einem wirksamen Therapeuticum gegen den mehr lästigen als gefährlichen rekurrierenden Herpes simplex wurden auch immunbiologische Verfahren auf ihre Wirksamkeit überprüft. Zum Teil werden sie noch gelegentlich angewandt. Es sind folgende:

a) *Passive Immunisierung:* Nach RHODES und VAN ROOYEN enthält das menschliche Gammaglobulin neutralisierende Antikörper mit einem Durchschnittstiter von 1:500. Sichere Erfolge konnten, wie erwähnt, bei der Therapie des rekurrierenden Herpes simplex damit nicht erreicht werden. Nur bei den akuten Verlaufsformen der Erstmanifestation ist die Anwendung des Gammaglobulins angebracht, weil noch keine eigenen neutralisierenden Antikörper vorhanden sind.

b) *Aktive Immunisierungen:*

α) inaktivierte Vaccinen brachten keine nennenswerten Erfolge [RIVERS (1956)].

SÖLTZ-SZÖTZ (1960) fand, daß nach Herpesrezidiven das S-Antigen höher ansteigt als das V-Antigen und dann allmählich wieder absinkt; die V-Antigentiter bleiben dagegen nach einem leichten Absinken über längere Zeit gleich hoch. Erneute Rezidive sind erst nach völligem Absinken der S-Antigene zu beobachten. Er immunisierte deshalb seine Patienten mit S-Antigenen, doch seine Erfolge waren nicht überzeugend.

β) Von der Annahme ausgehend, daß aktives Virus stärker antigen wirksam sei als abgetötetes Virus, wurden auch *Lebendvaccinen* angewendet, — ebenfalls nur mit mäßigem Erfolg. PANSCHEREWSKI und ROHDE verwendeten den Überstand einer Herpes simplex-Gewebekultur. Davon injizierten sie ihren Patienten wiederholt (3- bis 18mal) 1 ml s.c. Nebenreaktionen seien nicht beobachtet worden. Während der einjährigen Nachbeobachtungszeit kam es bei etwa der Hälfte der 74 behandelten Patienten zu einer klinischen Besserung.

c) Die Vermutung, daß die herpes-immune Kaninchencornea auch einen partiellen Schutz gegenüber dem Vaccinia-Virus besitzt [MARIANI (1924)], bestätigten 1925 experimentell GILDEMEISTER und HERZBERG; s. dgl. WAGNER (1962). FREUND und HEYMANN stellten 1927 fest, daß die Verhältnisse auch umkehrbar sind. FREUND benutzte dann auf Grund dieser Überlegung erstmals die *Pockenschutzimpfung* zur Therapie des rezidivierenden Herpes simplex. Die bei 7 Patienten erzielten Erfolge beurteilt er als „günstig", fügt aber skeptisch hinzu, daß Zufallserfolge nicht sicher auszuschließen seien. Die in der Folgezeit von anderen Autoren mitgeteilten Versuchsergebnisse sind jedoch widersprechend. Die Methode ist fast vollständig in Vergessenheit geraten. Wenn auch für dieses Phänomen keine befriedigende Erklärung möglich ist, sollte dennoch

die Methode nicht gänzlich verworfen werden. Sie käme nur bei Pockenschutz-Wiederimpflingen in Betracht.

Die Möglichkeiten der Gefahr von Komplikationen durch Anwendung von lebenden Erregern hat dazu geführt, daß inaktiviertes Vaccine-Virus (Vaccinia-Antigen) empfohlen wurde. Erfahrungen liegen noch nicht vor.

Auch die Anwendung von Interferon, einem unspezifischen Abwehrprodukt der Zelle, beruht noch auf hypothetischen Überlegungen.

5. *Hepatitis epidemica und Serumhepatitis*

Die Erreger der klinisch kaum zu trennenden Krankheitsbilder sind nahe miteinander verwandt. Sie unterscheiden sich lediglich in ihrem epidemiologischen und immunbiologischen Verhalten.

Der Erreger der *epidemischen Hepatitis* (Typ A) wird mit dem Stuhl ausgeschieden und führt im Vergleich zum Virus-Typ B, dem Erreger der Serumhepatitis, nur zu einer kurzen virämischen Phase, die sich mit dem akuten Krankheitsstadium deckt und während der er auch mit dem Blut oder einigen seiner Bestandteile übertragen werden kann. Seine Verbreitung gelingt leicht, und die Durchseuchung dürfte am Ende des zweiten Lebensjahrzehnts fast vollständig sein. In den USA haben 60% aller Schulkinder die Infektion mit dem Virus der epidemischen Hepatitis bereits überstanden (RHODES u. VAN ROOYEN). Nach Überstehen der Infektion mit Typ A bleibt eine Immunität zurück, die sehr wahrscheinlich auch vor der Erkrankung mit heterologen Stämmen des gleichen Typs, nicht jedoch gegen den Typ B schützt. Erwachsene Blutspender, deren Serum zur Herstellung von Gamma-Globulin (G. Gl.) verwendet wird, verfügen demnach zum größten Teil auch über Antikörper gegen den Typ A.

Das Virus der *Serumhepatitis* (Typ B) wird nicht auf natürlichen Wegen ausgeschieden, seine Verbreitung dadurch erheblich eingeschränkt. Es kann nur mit dem *Blut*, dessen Bestandteilen oder mit Instrumenten, die damit in Berührung gekommen und ungenügend desinfiziert worden sind, übertragen werden. Unter günstigen Infektionsbedingungen sind 0,01 ml infektiösen Blutes für die Übertragung ausreichend (RHODES u. VAN ROOYEN). Das Typ-B-Virus findet sich bereits während der Inkubationszeit im peripheren Blut und ist dort in manchen Fällen noch jahrelang nach Abklingen des akuten Stadiums nachzuweisen. Dieses Verhalten kann nur dadurch erklärt werden, daß der Organismus das Virus toleriert, oder daß die von ihm induzierte Immunität so schwach ist, daß sie bei Resistenzminderungen von dem Virus durchbrochen werden kann, in dem es aus latenten Herden in die Blutbahn übertritt.

Prophylaxe: Eine *aktive Immunisierung* gibt es noch nicht. Die Erreger beider Hepatitisformen konnten bisher weder kulturell noch im Versuchstier sicher gezüchtet werden. Was über die Hepatitis bekannt ist, wurde mit Epidemievirus bei Freiwilligen erforscht. Zu hoffen bleibt, daß sich die von RIGHTSEL u. Mitarb. (1961) mitgeteilten Erfolge über die Züchtung eines von Hepatitiskranken isolierten Virus bestätigen. Sie konnten den Erreger über mehrere Gewebekulturpassagen halten, ihn im Elektronenmikroskop darstellen und beim Menschen eine Hepatitis damit erzeugen.

STOKES jr. (1960) empfiehlt mangels eines aktiven Impfstoffes bei der epidemischen Hepatitis, sich unter Gamma-Globulin-Schutz absichtlich der Infektion auszusetzen (,,*Prophylaxe durch Exposition*"), was an sich schon in vielen Fällen bei zu niedrig dosierter G.-Gl.-Prophylaxe unbeabsichtigt geschehen sein dürfte.

Die *passive Immunisierung mit Gamma-Globulin* ist nur bei der epidemischen Hepatitis möglich. Sogar mit relativ kleinen Dosen wurden Erfolge erzielt.

STOKES jr. u. Mitarb. (1951) berichteten über eine erfolgreiche Hepatitisprophylaxe bei der Hälfte von 500 Insassen einer Heilanstalt mit 0,12 bis 0,15 ml pro kg Körpergewicht bzw. 10 ml bei Erwachsenen. Von den 248 geschützten Versuchspersonen erkrankten 5. von den 264 der ungeschützten Gruppe hingegen 44. Auffallend war dabei, daß von den 5 trotz G. Gl.-Schutz erkrankten Patienten 4 die Infektion in der anikterischen Form durchmachten.

Auf Grund der Untersuchungen von DRAKE und MINK (1954), die bei Nachuntersuchungen auch die Eiweißlabilitätsproben kontrollierten, ist der Prozentsatz anikterischer Hepatitiden bei den passiv Geschützten um so höher, je niedriger die G.-Gl.-Dosis ist. Gaben von 0,01—0,02 ml/kg Körpergewicht (ml/kg K. G) erkrankten von 157 Patienten 5 mit und 56 ohne Ikterus, während es bei den 267 Kontrollen 66 mit und 68 ohne Ikterus waren. Die Gamma-Globulin-Prophylaxe mit diesen verhältnismäßig kleinen Dosen führt demnach bei einem beachtlichen Teil der Fälle nur zu einer Mitigierung bis zur subklinischen, anikterischen Verlaufsform, damit aber zur Gefahr der *unerkannten Leberschädigung*, die ebenso in eine Lebercirrhose ausgehen kann, wie die ikterische Form (KALK). Andererseits bedingt sie eine Immunität, die darin zum Ausdruck kommt, daß während einer längeren Nachbeobachtungszeit weniger Angehörige dieser Gruppe an einer Hepatitis epidemica erkranken als aus der ausreichend passiv geschützten [DRAKE u. Mitarb. (1954)].

Eine weitere Bestätigung für die Wirksamkeit der G.-Gl.-Prophylaxe liefern KRASNA und RADKOVSKY (1957), die bei passiv geschützten Kindern eine auf ein Sechstel reduzierte Morbidität fanden.

Die G.-Gl.-Prophylaxe sollte zum Schutz Kranker während einer Epidemie, dgl. bei Frauen in den ersten drei Schwangerschaftsmonaten, durchgeführt werden, ferner in größeren Gemeinschaften nach Bekanntwerden des ersten Krankheitsfalles und in Familien, in denen ein Teil der Mitglieder mit großer Wahrscheinlichkeit noch nicht immun ist.

Dosierung: Bei der epidemischen Hepatitis sollte nicht weniger als 0,1 ml/kg K. G. gegeben werden, obwohl mit viel kleineren Dosen Erfolge erzielt worden sind. Empfohlen werden heute allgemein 0,13—0,25 ml/kg K. G. intramuskulär, nicht mehr als 10 ml am gleichen Tag. Mit der Prophylaxe sollte so früh als möglich begonnen werden. Aber selbst bis sechs Tage vor Ausbruch der klinischen Symptome (oder vor Ende der Inkubationszeit) ist noch mit einem günstigen Einfluß auf den Krankheitsverlauf zu rechnen. Die Schutzdauer wird auf etwa 2—3 Wochen geschätzt. Wird ein passiver Schutz über längere Zeit angestrebt, so ist nach Ablauf dieser Zeit die gleiche Dosis nochmals zu injizieren.

Verschiedentlich wurden längere Schutzzeiten angenommen, bei RHODES und VAN ROOYEN (1958) wird eine solche von 5—8 Monaten genannt. WEHRLE und HAMMON (1958) haben deshalb während des Polio-Gammaglobulin-Feldversuches ihre Untersuchungen auf die Hepatitis ausgedehnt und gefunden, daß in den fünf Jahren nach der G. Gl.-Gabe kein Unterschied in der Hepatitishäufigkeit zwischen Vorbehandelten und Nichtbehandelten festzustellen war. Die Annahme eines über Monate anhaltenden Schutzes nach G. Gl.-Prophylaxe beruht auf Beobachtungen, bei denen es sich sehr wahrscheinlich um unfreiwillige Simultanimpfungen gehandelt hat, etwa im Sinne der von STOKES jr. empfohlenen Methode.

Bei der *Serumhepatitis* scheint die passive Immunisierung zu versagen. STOKES jr. konnte bei mit Typ-B-Virus infizierten Freiwilligen keine Schutzwirkung erkennen. Es kam bei diesen Versuchspersonen lediglich zu einer Verlängerung der Inkubationszeit. Über das Versagen des G. Gl. bei dieser Hepatitisform können nur Vermutungen angeführt werden. STOKES jr. selbst nimmt an, daß evtl. der gegen das Typ-B-Virus gerichtete Antikörper die Fraktionierung der Globuline nach COHN nicht ohne Schaden übersteht. Andererseits ist es denkbar — die lang anhaltende virämische Phase spricht dafür —, daß eine Antikörperbildung gegen diesen Virustyp überhaupt ausbleibt oder ungenügend ist.

Die sicherste Prophylaxe gegen die Serumhepatitis bleibt nach wie vor die immer wieder empfohlene gründliche Desinfektion und Sauberkeit der Instrumente, sinnvolle Einschränkung der Gaben von Blut und dessen Derivaten (Plasma, Immunserum, Fibrinogen, Thrombin) und eine genaue Auswahl der Blutspender, wobei jeder ausgeschlossen werden sollte, der in der Eigenanamnese eine Hepatitis aufzuweisen hat.

Dabei erhebt sich die Frage nach einer evtl. Übertragung des Hepatitisvirus mit dem Gammaglobulin. Einen unfreiwilligen, aber bei genauer Berücksichtigung der Umstände zu Unrecht als beweisend angesehenen Beitrag dazu lieferten COCKBURN u. Mitarb. (1951). Außer einer mangelhaften Sterilisation kam wahrscheinlich zinkpräzipitiertes G. Gl. zur Anwendung; von diesem ist bekannt, daß damit das Virus der Serumhepatitis übertragen werden kann [STOKES jr. (1960 u. 1962)]. Bei dem mittels Äthanolfraktionierung nach COHN hergestellten G. Gl. ist dagegen bis heute kein einziger gesicherter Fall einer Übertragung bekannt geworden. So konnten WEHRLE u. Mitarb. (1958) an Hand einer Postkartenaktion im Rahmen des Polio-G. Gl.-Feldversuches bei 2652 mit G. Gl. Behandelten keinen einzigen Fall von Serumhepatitis feststellen. Gleiches berichten STOKES jr. u. Mitarb. (1948) von 3000 Kindern, die anfälliger gegen Hepatitis sind als Erwachsene.

Es kann deshalb mit großer Wahrscheinlichkeit angenommen werden, daß das hier handelsübliche G. Gl. frei von Hepatitisviren ist und bei seiner Verwendung keine Gefahr der Übertragung einer Serumhepatitis besteht.

6. Trachom

Das in den tropischen und subtropischen, gelegentlich auch in den gemäßigten Zonen auftretende Trachom („ägyptische Körnerkrankheit") ist neben der Malaria eine der am stärksten verbreiteten, überwiegend bei den ärmsten Bevölkerungsschichten vorkommende Krankheit.

Der Erreger gehört zu den großen Viren (Lymphogranuloma inguinale—Psittacose-Gruppe) und läßt sich im Dottersack bebrüteter Hühnereier züchten. Die Infektion kommt meist durch Schmierinfektion zustande, wird aber auch durch Insekten, besonders durch die Hausfliege, übertragen. Die Erreger müssen anscheinend mechanisch in die Konjunktiven eingerieben werden, z. B. durch Scheuern der durch Sand oder durch andere Entzündungen gereizten Bindehäute, damit die Infektion überhaupt angeht.

Bei künstlich mit Kulturvirus infizierten, aus anderer Ursache erblindeten Freiwilligen konnten GRAYSTON u. Mitarb. (1962) sowie TARIZZO u. Mitarb. (1962) komplementbindende Antikörper, ersterer auch eine positive Cutanreaktion gegen das spezifische Antigen feststellen. Die auf die oberflächlichen Zellschichten der Bindehäute beschränkte und auf die immunologisch inerte Hornhaut übergreifende Trachominfektion führt demnach zu einer immunbiologischen Umstimmung des Gesamtorganismus. Die durch eine natürliche Infektion erworbene Immunität ist allerdings so schwach ausgeprägt, daß sie z. B. das zeitlich spätere Übergreifen der Infektion vom kranken auf das gesunde Auge nicht zu verhindern vermag und auch nicht vor Recidiven schützt. Von der Überlegung ausgehend, durch einen stärkeren, parenteral gesetzten antigenen Reiz eine kräftigere Immunität zu erreichen, gelang es sowohl GRAYSTON als auch COLLIER (1961) Affen vor der Infektion zu schützen. GRAYSTON verwendete dabei einen formolinaktivierten, an Aluminiumhydroxyd adsorbierten Impfstoff, COLLIER eine Lebendvaccine.

Eine Prophylaxe im eigentlichen Sinne des Wortes wurde bisher beim Menschen noch nicht versucht. Die von GRAYSTON mitgeteilten Erfolge sind als therapeutische Effekte zu werten. Er konnte bei den schon erwähnten Freiwilligen durch Impfungen das bereits bestehende Augenleiden, gemessen an einer gleichgroßen, nur mit Antibiotika behandelten Placebogruppe, deutlich bessern und das Übergreifen der Infektion auf das noch gesunde Auge sowie Rückfälle vermeiden. Inwieweit der Erfolg durch eine unspezifische, durch die Impfstoffinjektion provozierte Resistenzsteigerung mitbedingt war, läßt sich nicht abschätzen, aber vielleicht durch weitere Versuche klären.

Es besteht die berechtigte Hoffnung, daß diese Vorversuche zur Entwicklung eines wirksamen Impfstoffes führen und damit zur Beherrschung oder wenigstens zur Einschränkung dieses noch weitgehend ungelösten Problems der Weltgesundheit beitragen werden.

7. Arbor-Viren (arthropod borne viruses)

Derzeit sind 150 Arbor-Virus-Arten (AV) bekannt, von denen etwa 50 menschenpathogene Bedeutung haben. Die meisten davon sind überwiegend oder ausschließlich neurotrop, nur wenige sind rein viscerotrop. Zu den letzteren zählen die Erreger des Gelbfiebers, der Dengue und des Pappatacifiebers.

Verschiedene Vertebraten (Säuger, Vögel) und Arthropoden (Zecken) bilden das Virusreservoir. Die Übertragung erfolgt durch Stechmücken und Zecken oder durch direkten Kontakt mit infizierten Tieren bzw. deren Produkten. Das jahreszeitliche Optimum der Arthropoden liegt in den subtropischen und gemäßigten Zonen in den Sommermonaten, wodurch es während dieser Jahreszeit zu einem gehäuften Auftreten der von ihr übertragenen Krankheiten kommen kann. Daher stammt für einige auch die Sammelbezeichnung „sommer- oder saisonbedingte Encephalitiden" (E). Bei geplanten Impfaktionen ist es deshalb vorteilhaft, vor dieser Saison zu beginnen.

Alle AV sind untereinander verwandt, sie haben etwa die gleiche Größe von 20—60 mμ und agglutinieren Erythrocyten. Mit Hilfe der Hämagglutination lassen sie sich auch in mehrere Gruppen aufteilen (A-, B-, C-, Bumwanjara-Gruppe u. a.), allerdings ist die Aufteilung noch nicht endgültig, weil mit der Entdeckung weiterer AV-Typen zu rechnen ist. Die hier interessierenden AV gehören durchweg in die beiden ersten Gruppen.

Im einzelnen sind es: bei der *Gruppe A* die Erreger der westlichen und östlichen amerikanischen sowie die der venezolanischen Pferde-Encephalitis. Die zur *Gruppe B* gehörigen lassen sich serologisch nochmals in drei Untergruppen aufteilen: Zur 1. Untergruppe gehören die Erreger des Dengue- und des Gelbfiebers (GF). Zur 2. Untergruppe gehören die Erreger der japanischen B-E. (JBE), der St. Louis-E. (SLE) und der australischen X-E. (AXE), sowie das West-Nil-Fieber (WNF). Überträger in diesen beiden Untergruppen sind Stechmücken, während es in der dritten in erster Linie Zecken sind, die ihr die Sammelbezeichnung „Zeckenbißfieber, Zeckenencephalitis bzw. tic-borne encephalitis" eingetragen haben. Die zu ihr zählenden Krankheitserreger kommen mit einer Ausnahme nur in der gemäßigten Zone vor und sind deshalb für uns von besonderem Interesse. Benannt werden sie nach dem Ort oder Gebiet ihres Vorkommens, z. B. russische Früh-Sommer-E. (RFSE = RSSE), zentraleuropäische E. (ZEE), Omsk-hämorrhagisches-Fieber u. ä.. Antigenetisch sind sie geringgradige Varianten ein und desselben Virus, weshalb sie auch als „Russischer-Früh-Sommer-Komplex" (RFSK) zusammengefaßt werden.

Das Überstehen einer AV-Infektion führt zu einer ausgeprägten Immunität, die sich am Auftreten neutralisierender Antikörper verfolgen läßt. Sie schützt vor einer erneuten Erkrankung, Reinfektionen sind dagegen weiterhin möglich, wie Hsieh (1963) es am Beispiel der jap. B-Encephalitis gezeigt hat. Als Boostereffekt sind sie für die gute Immunitätslage der Bewohner von Endemiegebieten verantwortlich. Eine Kreuzimmunität zwischen den Viren der Gruppe A und denen der Gruppe B ist nicht bekannt, ähnlich ist es bei den Typen der Gruppe A untereinander. Dagegen gibt es teilweise eine ausgesprochene Kreuzimmunität zwischen einzelnen Vertretern derselben B-Untergruppe (z. B. zwischen Dengue und Gelbfieber, zwischen japanischer B-Encephalitis und West-Nil-Fieber, zwischen zentraleuropäischer und russischer Encephalitis), z. T. aber auch zwischen Angehörigen verschiedener B-Untergruppen (z. B. GF und WNF). Diese Verhältnisse sind derzeit Gegenstand eingehender Forschungen und schon allein für das Ziel von Interesse, mit möglichst wenigen abgeschwächten Impfstämmen ein breites, die gesamte B-Gruppe umfassendes Immunitätsspektrum zu schaffen.

Prophylaxe: Generell kann gesagt werden, daß die bisher angewandten inaktivierten AV-Impfstoffe in ihrer Wirksamkeit nicht voll befriedigen, zumal der einzige Lebendimpfstoff dieser Gruppe, der GF-Impfstoff, auf ganz andere Möglichkeiten hinweist, die bei weitem noch nicht ausgeschöpft sind.

a) Bei den zur *Gruppe A* gehörenden *amerikanischen Pferde-Encephalitiden*, von denen die östliche mit einer Letalität von 80%, die westliche mit einer solchen von 5—15% einhergeht, sind bereits in den dreißiger Jahren Impfstoffe zur Verwendung bei Tieren entwickelt worden. Indirekt konnte dadurch die Morbidität beim Menschen gesenkt werden, für manche Situationen blieb aber die Notwendigkeit des aktiven Schutzes bestehen, z. B. beim Personal von Laboratorien, in denen mit dem Erreger experimentiert wird. Die ad usum vet. aus infiziertem Mäuse- bzw. Pferdehirn hergestellten formolinaktivierten Vaccinen waren, beim Menschen angewandt, unbefriedigend. Nach Rhodes und van Rooyen (1963) werden von einem aus Hühnerfibroblasten-Gewebekulturen hergestellten Impfstoff bessere Erfolge erwartet. Er ist allerdings im Handel nicht erhältlich.

b) In der *Gruppe B* kommt im außereuropäischen Bereich neben dem GF der *japanischen B-Encephalitis* die größte Bedeutung zu. Sie verläuft z. T. in ausgedehnten Epidemien, bei denen die Letalität bis zu 30% betragen kann. Von den amerikanischen Streitkräften wurden zwischen 1945 und 1949 unter Mit-

43*

arbeit von SABIN u. Mitarb. (1956) ausgedehnte Versuche mit einer formolinisierten Vaccine aus infiziertem Mäusehirn und, was sich als besser erwiesen hat, aus infizierten Hühnerembryonen durchgeführt. Die klinische Befallsrate konnte bei 100000 exponierten Kindern von 53,4—58,1 auf 0—16 reduziert werden. An der Wirksamkeit des Impfstoffes ist nicht zu zweifeln, wenn er auch noch nicht voll befriedigt. Allen Anforderungen gerecht könnte schließlich nur ein Lebendimpfstoff werden, bei dem das verwendete Impfvirus seine menschenpathogenen, nicht aber seine immunisatorischen Eigenschaften verloren hat. Ob der von ROHITAYODHIN u. Mitarb. (1962) angekündigte Lebendimpfstoff aus Gewebekulturvirus diesen Anforderungen entsprechen wird, bleibt abzuwarten.

c) Das durch Stechmücken (Aedes aegypti) übertragene, in den Tropen und Subtropen verbreitete *Denguevirus* führt zu einer in ausgedehnten Epidemien verlaufenden fieberhaften Erkrankung mit schwerem Krankheitsgefühl, Rash, und Lymphknotenschwellungen. Die Letalität ist gering. Alle bis jetzt bekannten Virusstämme gehören zwei immunologisch differenten Gruppen an (Typ 1 und 2). Das Überstehen der Krankheit hinterläßt eine Immunität, die kurze Zeit gegen beide Typen schützt, auf die Dauer jedoch nur gegen den Typ, zu dem der die Krankheit auslösende Stamm gehörte. Zweiterkrankungen sind auf dieses Verhalten zurückzuführen.

Prophylaxe: Inaktivierte Impfstoffe haben sich früher und trotz verbesserter Methoden auch in neuerer Zeit nicht bewährt (WISSEMAN u. Mitarb.).

Die passagere Kreuzimmunität kommt auch bei der aktiven Immunisierung mit abgeschwächten lebenden Erregern zutage. Soll gegen beide Typen immunisiert werden, so ist ein mehrwöchiger Abstand zwischen den beiden Impfungen einzuhalten. Verwendet wird je ein durch höhere Anzahl von Mäusegehirnpassagen abgeschwächter Stamm der Typen 1 und 2. Beide lösen beim Menschen nur noch ein mildes Krankheitsbild aus und können durch Mücken nicht mehr übertragen werden.

Nach Sabin ist die Schutzimpfung allgemein bei drohenden Epidemien zu empfehlen, ferner für nichtimmune Personen vor Aufsuchen hochendemischer Gebiete sowie für Tuberkulöse, um sie vor der Erkrankung zu schützen (HAAGEN).

d) Die in Osteuropa und Sibirien, aber auch in der Tschechoslowakei, auf dem Balkan, in Österreich und gelegentlich in Deutschland vorkommenden Encephalitiden des „*Russischen-Früh-Sommer-Komplexes*" treten vorwiegend endemisch auf. Sie werden überwiegend durch Zecken übertragen, aber auch durch den Genuß roher Milch infizierter Ziegen, Schafe und Kühe oder durch Schmierinfektionen bei der Schlachtung infizierter Wild- und Haustiere. Nach MORITSCH und KRAUSLER (1957) betrug die Letalität im Bereich des Wiener Beckens während der Jahre 1945 bis 1955 etwa 18,8%. In Rußland waren die Erkrankungen z. T. mit einer noch höheren Letalität behaftet, daher sind dort seit dem Ende der dreißiger Jahre gegen einige Vertreter dieser Erregergruppe *inaktivierte Impfstoffe* entwickelt worden. Die neueren davon werden aus Gewebekulturvirus (Hühnerfibroblasten) hergestellt, durch Formalinzusatz inaktiviert und an Aluminiumhydroxyd gebunden. Ihre Verträglichkeit beim Menschen soll gut sein, während den früher angewendeten formalinisierten Impfstoffen aus infiziertem Mäusegehirn oder Hühnerembryonen eine ausgesprochene Neuropathogenität eigen gewesen sein soll [SHUBLADZE u. Mitarb. (1958), LEVKOVITSCH u. SASSUSHINA (1960)]. Nach DANES und BENDA (1960) erstreckt sich der durch diese Impfstoffe erzielte Schutz auch auf die übrigen Vertreter des RFSK. Der Impfstoff ist nicht unbegrenzt lagerfähig, SHUBLADZE u. Mitarb. geben 6 Monate an.

Parallel mit dem russischen Mäusehirnimpfstoff wurde auch einer in USA entwickelt, der für gefährdetes Laborpersonal bereitstand. Über Nebenwirkungen dieses Impfstoffes und evtl. Neuentwicklungen in den USA liegen keine Berichte vor.

POGODINA (1961) beobachtete im Verbreitungsgebiet der Zecken Ixodes ricinus und Ixodes persulcatus in Rußland Epidemien von Zeckenbißfieber mit auffallend gutartigem Verlauf, die durch den Genuß roher Milch von infizierten Ziegen ausgelöst worden sind. Er schlägt deshalb vor, die gefährdeten Personengruppen auf diese Weise zu immunisieren. Es bleibt aber die Frage offen, ob es sich bei den Kranken nicht um teilimmune, schon früher enteral oder parenteral infizierte Personen gehandelt hat.

In Deutschland und in Österreich stehen Impfstoffe gegen den RFSK nicht zur Verfügung. Nach MORITSCH (1962) sollte auch von Impfungen solange Abstand genommen werden, bis verträglichere Impfstoffe zur Verfügung stehen, was allein schon durch Anwendung besserer Reinigungsverfahren zu erreichen sei. Die Nebenwirkungen der bisherigen Impfstoffe dürften trotz spärlicher Mitteilung darüber — sowohl von russischer als auch von amerikanischer Seite — nicht unerheblich sein.

Die *passive Immunisierung* beim RFSK liefert gute Resultate, solange keine klinischen Symptome manifest geworden sind. Verwendet werden Rekonvalescentenserum oder daraus hergestelltes Gamma-Globulin. Letzteres kann auch aus Seren von Spendern aus Epidemiegebieten gewonnen werden. Der damit erzielte passive Schutz ist auf etwa drei Wochen begrenzt.

Während die inaktivierten Impfstoffe der *B-Gruppe* nur eine gegen das Impfvirus gerichtete Immunität erzeugen — die Vertreter der RFSK gelten dabei antigenetisch als Einheit —, liegen die Verhältnisse bei Verwendung von geeigneten *Lebendimpfstoffen* ähnlich wie bei Infektionen mit dem Wildvirus, d. h. ein einziger Virustyp aus einer B-Untergruppe immunisiert teilweise auch gegen mehrere andere zugehörige Typen, z. B. auch gegen die anderer Untergruppen. Durch diese ausgeprägte Kreuzimmunität wäre es praktisch möglich, mit je einem Vertreter der drei Untergruppen, in einer bestimmten Reihenfolge und in richtigem Zeitabstand angewandt, gegen die wichtigsten zur B-Gruppe gehörenden Krankheitserreger zu immunisieren, z. B. mit den Erregern des GF, des JBE und der RFSE. Bisher steht nur beim GF ein solches Impfvirus zur Verfügung, nach geeigneten Vertretern der beiden übrigen Untergruppen wird geforscht.

PRICE u. Mitarb. (1961) versuchen auf Umwegen diese günstige Situation herbeizuführen, indem sie ihre Versuchstiere zuerst gegen GF impfen, das auch eine partielle Kreuzimmunität gegen das WNF verschafft. Die zweite Impfung mit WNF-Wildvirus, das an sich meist ein mildes Krankheitsbild verursacht, trifft dann auf einen bereits teilimmunen Organismus und führt im Höchstfalle nur zu einer milden Erkrankung. Die Immunisierung gegen den RFSK erfolgt schließlich mit einem inaktivierten Impfstoff, neuerdings auch mit einem abgeschwächten

Langut-Virusstamm [PRICE u. Mitarb. (1963)]. Im Tierversuch konnten PRICE u. Mitarb. mit dieser Methode („sequential immunization procedure") einen guten Schutz gegen die meisten menschenpathogenen AV der B-Gruppe erzielen. Die Erprobung am Menschen steht noch aus.

e) *Pappataci-Fieber* (sandfly fever, Dreitagefieber). Das durch Phlebotomen übertragene, zu keiner der bekannten Arbor-Virus-Gruppen gehörende, mit durchweg gutartigem Krankheitsverlauf einhergehende Dreitagefieber, kommt auch in den südlichen Teilen Europas vor. Es können zumindest zwei antigenetisch differente Typen unterschieden werden, mit den Stämmen Sizilien und Neapel als bekannteste Vertreter. Das Überstehen der Krankheit hinterläßt eine wenig ausgeprägte typenspezifische Immunität. In endemischen Gebieten erwerben Einheimische wahrscheinlich infolge wiederholter Infektion dennoch einen ausreichenden Immunschutz. Impfungen mit einem mäuseadaptierten Stamm führen zur Ausbildung homologer neutralisierender Antikörper [RHODES u. VAN ROOYEN (1963)], also zu einer, wenn auch ihrem Grade nach unbekannten, Immunität. Bei dem ausschließlich gutartigen Verlauf der Krankheit hat die Impfung mehr theoretisches Interesse. Ihr Nutzen dürfte die Gefahren, die mit einer Sensibilisierung gegen Fremdeiweiß verbunden sind, nicht aufwiegen.

8. Q-Fieber

Der Erreger des Query- oder Queenslandfiebers, die Coxiella burneti (C. b.), zählt zu den Rickettsien und läßt sich im Dottersack bebrüteter Hühnereier züchten.

Das Erregerreservoir bilden wildlebende Nager, unter denen die Krankheit durch Zecken, aber auch durch Schmier- und Staubinfektionen weiterverbreitet und gelegentlich auf Weidetiere übertragen wird, die wiederum die Hauptinfektionsquelle für den Menschen darstellen. Infektionen von Mensch zu Mensch sollen vorkommen. Die zum Teil latent erkrankten Rinder, Ziegen und Schafe scheiden die Erreger mit dem Speichel, Nasenschleim, Urin, Kot, mit der Milch und mit den Lochien aus. Gefährdet sind deshalb vorwiegend jene Berufsgruppen, die mit kranken Tieren bzw. deren Produkten (bes. Fellen und Wolle) in Berührung kommen, besonders gefährdet sind auch Laborangehörige, die mit dem Erreger experimentieren oder seinen Nachweis zu führen haben.

Übertragungen auf den Menschen kommen nur selten durch Schmierinfektion zustande, solange die erregerhaltigen Ausscheidungen noch feucht sind. Die meisten Infektionen sind vielmehr — zumindest hier in Mitteleuropa — durch Inhalation coxiellenhaltigen Staubes verursacht worden. Begünstigend wirkt sich dabei die große Widerstandskraft der C. b. gegen Austrocknung und Wärme aus.

Epidemiologisch und immunologisch sind in diesem Zusammenhang die Versuche von BLANC u. Mitarb. (1948) interessant, die die C. b. zur Fiebertherapie bei Geisteskranken anwenden wollten. Auf intracutane Infektion mit lebendem Erreger bildeten sich an der Injektionsstelle kleine entzündliche Knötchen, die nach 2 Wochen wieder verschwanden. Intramuskulär gegeben traten starke lokale Schwellungen und bei allen Patienten ein über mehrere Tage anhaltendes Fieber auf. Die bei einer dritten Gruppe versuchte Inhalationsinfektion hatte hingegen eine Allgemeinerkrankung mit Lungeninfiltraten zur Folge. Alle am letzten Versuch beteiligten Personen haben sich später als immun erwiesen.

Die Untersuchungen von BLANC u. Mitarb. über den Einfluß des Infektionsweges auf Krankheit und Immunität wurden bisher nicht weiter verfolgt, da augenblickliche Versuche, eine Immunität mit inaktivierten Impfstoffen zu erreichen, vorherrschen. Die Vorarbeiten von BURNET, die er 1938 zusammen mit FREEMAN ausgeführt hatte, waren richtunggebend. Sie haben gezeigt, daß außer durch Verwendung von lebenden Erregern (zusammen mit Immunserum; Simultanimpfung) ein Impfschutz auch mit formolinaktivierten bzw. hitzeabgetöteten Erregern erreicht werden kann.

Nach der Impfung mit inaktivierten Erregern treten bei den Geimpften komplementbindende Antikörper auf, die nach NAUCK bereits innerhalb von 4—5 Monaten wieder abnehmen, durch regelmäßige Nachimpfungen im Abstand von drei Monaten jedoch auf etwa gleicher Höhe gehalten werden können. URAKOV u. Mitarb. (1962) wollen sogar noch 4—5 Jahre nach der Applikation inaktivierter Q-Fiebervaccinen komplementbindende Antikörper gefunden haben. Hier erhebt sich die Frage, ob bei den Geimpften nicht zwischenzeitlich eine unfreiwillige, natürliche Infektion für die Anhebung des Antikörperspiegels gesorgt haben könnten. Eine Nachprüfung steht noch aus.

Die Praxis hat gezeigt, daß mit den Totvaccinen ein befriedigender Impfschutz zu erreichen ist. ROGER u. Mitarb. haben dies 1957, VIRONA u. Mitarb. 1964, erneut bestätigt. Die Nebenerscheinungen sind allerdings bei den verwendeten Impfstoffen erheblich und nicht

rein allergischer Natur, auch wenn URAKOV u. Mitarb. (1962) bei 549 Erstimpfungen in 1,1% und bei 100 Wiederimpfungen in 19% Impfabscesse beobachtet und als „lokale anaphylaktische Reaktion" bezeichnet haben.

Andererseits können die Nebenerscheinungen durch Verwendung kleinerer Antigendosen deutlich gemildert werden, was eher für eine gewebs- und allgemeintoxische Wirkung der Erregersubstanzen selbst spricht. So konnten SILICH u. Mitarb. (1962) durch Kombination des Q-Fiebers mit einem Brucelloseimpfstoff die C. b.-Komponente klein halten und im Tierversuch eine bessere Verträglichkeit bei annähernd gleicher immunisatorischer Wirksamkeit erzielen. Ähnliches erreichten GOLINEVICH und GENIG (1961) durch Kombination mit einem Fleckfieberimpfstoff. KULAGIN u. Mitarb. (1958) konnten durch Verwendung eines abgelagerten Impfstoffes und Verabreichung von nur zwei (0,5—1,0 ml) statt von drei Injektionen (0,5—1,0—1,0 ml) die unangenehmen Begleiterscheinungen deutlich mildern. Der immunisatorische Effekt entsprach dabei noch fünf Monate später einer Grundimmunisierung mit drei Injektionen, ließ dann aber rascher nach als bei der ursprünglichen Methode. VIVONA u. Mitarb. empfehlen zur Vermeidung stärkerer Impfreaktionen die subcutane Vorimpfung mit 1/10 der normalen Dosis. Ihrer Erfahrung nach sind Immune oder Teilimmune damit besser zu erfassen als durch Hauttest, Seroreaktionen oder durch eine genau erhobene Vorgeschichte hinsichtlich eines früheren Kontakts mit dem Erreger. Bei Ausbleiben einer stärkeren Reaktion kann 4—5 Tage später die volle Dosis gegeben und bei guter Verträglichkeit nach weiteren acht Tagen wiederholt werden.

Eine Impfindikation besteht in Mitteleuropa in erster Linie beim Personal von Laboratorien, in denen der Erreger für Versuchszwecke oder zum Nachweis gezüchtet wird. Die damit verbundene große Infektionsgefahr wurde durch mehrere Laborendemien demonstriert. Diese Institutionen stellen ihre Impfstoffe meist auch selbst her.

Bei den übrigen genannten Berufsgruppen sollte erst dann geimpft werden, wenn in einem umschriebenen Bezirk gehäuft Erkrankungen bei Tier und Mensch auftreten. Bei der hier geübten Viehwirtschaft sind Massenerkrankungen, wie sie in amerikanischen Schlachthäusern beobachtet werden, wo große Herden infizierter Tiere auf einmal aufgetrieben werden, nicht zu erwarten. Die in Mitteleuropa überwiegend auf aerogenem Wege zustande kommenden Infektionen führen mehr zu einem sporadischen Auftreten des Q-Fiebers, es sei denn, wie es im letzten Kriege unter den Truppen der Fall war, daß ganze marschierende

Kolonnen coxiellenhaltigen Staub aufwirbelten und einatmeten oder sich in verseuchten Notunterkünften infizierten.

9. Impfungen bei selteneren Rickettsiosen

Dem auf S. 634 abgehandelten epidemischen oder klassischen Fleckfieber (Fl. F.) sind die mehr endemischen Fleckfieberarten gegenüberzustellen. Davon haben nur wenige eine seuchenhygienische Bedeutung und deshalb kaum Anlaß zur Entwicklung von Impfstoffen gegeben. Die gute Ansprechbarkeit der Rickettsien auf Breitbandantibiotika sowie die gegen die Überträger der Rickettsiosen sehr wirksamen neueren Insecticide haben die Bedeutung der Impfstoffe weiter eingeschränkt, nicht aber in allen Fällen überflüssig gemacht.

a) Murines Fleckfieber. Erreger: Rickettsia mooseri, Erreger-Reservoir: Nager; Überträger: Mäuse- und Rattenflöhe, weniger häufig auch Läuse; Verbreitung: Tropische und subtropische Gebiete, früher war auch das Gebiet der Vereinigten Staaten stark verseucht. Der Krankheitsverlauf ist milder als beim klassischen Fl. F. Zu den anderen Fl. F.-Arten besteht keine Kreuzimmunität. *Prophylaxe:* In den Endemiegebieten ist die Schutzimpfung üblich. Der von CRAIGIE (1945) entwickelte Dottersackimpfstoff gegen das klass. Fl. F. enthielt bereits eine Komponente gegen das murine Fl. F. Nebenerscheinungen wie bei den Fleckfieberimpfstoffen (s. S. 638). In Nordafrika sei ein aus dem Kot infizierter Flöhe hergestellter Impfstoff gebräuchlich [RHODES u. VAN ROOYEN (1963)].

b) Nordamerikanisches Felsengebirgsfleckfieber (Rocky-Mountain-Spotted-Fever, Syn.: Sao Paulo-Typhus). Erreger: Verschiedene Stämme von Rickettsia rickettsii; Erregerreservoir: Nager; Überträger: Zecken, spez. Dermacentor andersoni; Verbreitung: USA, Kanada, Mittel- und z. T. Südamerika.

Die Schwere des Krankheitsbildes wechselt mit den Erregerstämmen, die Letalität betrug vor der Antibiotica-Ära in den USA 18%. Die Immunität scheint nur stammspezifisch zu sein, Zweiterkrankungen kommen deshalb vor. Keine Kreuzimmunität zu R. prowazeki oder R. mooseri.

In den dreißiger Jahren wurden erfolgreiche Impfungen von PARKER (1941) durchgeführt.

In Amerika sind derzeit zweierlei Impfstoffe verfügbar. Einer wird aus Leibessubstanzen infizierter Zecken, der andere aus beimpften Dottersäcken hergestellt. Empfohlen werden 3mal 1 ccm s. c. in einwöchigen Abständen, möglichst im Frühjahr oder Frühsommer vor Beginn der Zeckensaison. Der Impfschutz wird auf ein Jahr geschätzt, er ist außerdem abhängig von der Virulenz der Epidemiekeime. Kinder sollen durch die Impfung einen besseren Schutz erwerben als Erwachsene.

c) Zeckenbißfieber. Es handelt sich dabei um eine Reihe von Rickettsiosen, die durch Zecken übertragen werden und meist nach dem Land oder Subkontinent benannt sind, in dem sie auftreten. Impfstoffe werden in der Regel nur von den lokalen Instanzen hergestellt. Internationale Bedeutung haben sie nicht erlangt. Dadurch, daß die als Überträger dienenden Zecken den Wirt nur für die Dauer ihrer Blutmahlzeit aufsuchen, um sich nachher wieder im Erdreich, Gras oder Gebüsch zu verbergen, kommt es nur zu kleineren endemischen oder sporadischen Krankheitsausbrüchen. Sie lassen sich durch die auch gegen Zecken wirksamen Insecticide einschränken. Die Antibioticatherapie verkürzt außerdem die für die Verbreitung der Erreger wichtige Rickettsiämie. Diese Faktoren schränken die Bedeutung der Schutzimpfung erheblich ein. Die Impfung dürfte nur bei Personen erforderlich sein, die sich nicht sicher genug vor den Überträgern schützen können (z. B. Expeditionsmitglieder, Arbeiter auf Vorposten u. ä.).

d) Tsutsugamushi-Fieber (scrub-typhus), eine Fleckfieberart, die den im Fernen Osten eingesetzten alliierten Truppen während des 2. Weltkrieges schwer zu schaffen machte. Von dem Erreger, der Rickettsia tsutsugamushi (syn. R. orientalis) gibt es wahrscheinlich mehrere, ihrer antigenen Struktur nach unterschiedliche Stämme. Zweiterkrankungen sind deshalb sehr wahrscheinlich durch Infektion mit einem heterologen Stamm bedingt. Überträger ist ein Larvenstadium von Trombicula-milben, die wegen ihrer außerordentlich starken Verbreitung nur schwer zu bekämpfen sind. Die Frage nach einem wirksamen aktiven Impfstoff ist deshalb noch aktuell.

Impfstoffe mit abgetöteten Erregern haben sich nicht bewährt. So konnten auch FULTON

u. Mitarb. (1945) mit dem von ihnen aus Lungen von Baumwollratten hergestellten Vaccinen keinen Erfolg erzielen.

Die Versuche zur Schaffung eines wirksamen Lebendimpfstoffes stecken noch in den Anfängen. So benutzten SMADEL u. Mitarb. einen Lebendimpfstoff aus verschiedenen R. tsutsugamushi-Stämmen (unter anderen den Gilliam- und Karpstamm) zur subcutanen Impfung in kleinen Dosen. In der zweiten und dritten Woche nach der Impfung gaben sie prophylaktisch Chloramphenicol, um den Ausbruch der Krankheit zu verhindern. Der Impfschutz soll ein Jahr angehalten haben, schützte allerdings nicht vor Infektionen mit heterologen Stämmen.

10. Meningokokken-Meningitis

Hier interessiert in erster Linie die Meningokokken-Meningitis, die gelegentlich epidemisch oder zu bestimmten Jahreszeiten gehäuft auftritt. Besonders stark befallen ist in den letzten Jahrzehnten das tropische Afrika.

Mit der aktiven Immunisierung wurden keine überzeugenden Erfolge erzielt. Hygienische Maßnahmen, Chemoprophylaxe und vorbeugende Gaben von Penicillin machten sie schließlich vollkommen überflüssig.

Von den Sulfonamiden sind alle gut löslichen zur *Chemoprophylaxe* geeignet. Gute Erfahrungen wurden mit Sulfapyrimidinen und deren Abkömmlingen gemacht.

Über die Anwendung des Procain-Penicillins als Prophylakticum berichten MACCHIAVELLO u. Mitarb. (1954), die es bei einer Epidemie im Sudan neben Sulfonamiden einsetzten. Entscheidend für den Erfolg der Maßnahme ist, daß in Epidemiegebieten möglichst viele Einwohner gleichzeitig daran teilnehmen.

11. Pneumokokken-Pneumonie

Die heute selten gewordene croupöse Pneumonie trat früher in Truppenlagern, Bergwerken und Hüttenbetrieben epidemisch auf.

Während sich damals bei der manifesten Erkrankung typenspezifisches Serum therapeutisch bewährt hat, wurde zur Prophylaxe die *aktive Schutzimpfung* durch s. c. Injektion oder als Schluckvaccine angewandt.

LISTER verwendete bei Bergarbeitern im südafrikanischen Minendistrikt mit gutem Erfolg einen, aus von dortigen Kranken isolierten Pneumokokken (Pn. K.) hergestellten, phenolinaktivierten Impfstoff, den er 3mal s. c. injizierte. McLEOD u. Mitarb. (1945) benutzten dagegen nur die Kapselpolysaccharide der am Seuchengeschehen beteiligten Pneumokokken, die in physiologischer Kochsalzlösung aufgenommen und einmal injiziert, einen guten Schutz gewährten. GRUMBACH empfiehlt auch heute noch die aktive Schutzimpfung bei regional gehäuftem Vorkommen der croupösen Pneumonie. Vielleicht muß man solche Epidemien selbst erlebt haben, um diesen Vorschlag verstehen zu können. Er dürfte wohl von den meisten wegen der sonst ausgezeichneten therapeutischen Möglichkeiten abgelehnt werden. Über eine zunehmende Resistenz der Pneumokokken gegenüber dem Penicillin ist nichts bekannt.

Die Bedeutung der Pn. K. als Erreger von Sekundärinfektionen, speziell bei virusbedingten Grundkrankheiten, hat sich nur wenig geändert, wie die letzte Grippeepidemie erneut bestätigt hat. Am häufigsten handelt es sich um Bronchopneumonien, die allerdings auch durch eine Reihe anderer Bakterien verursacht werden können (Coli, Staphylokokken, Pyocyaneus u. a.). Durch eine Pn. K.-Schutzimpfung des gefährdeten Personenkreises — in erster Linie kommen ältere Leute in Frage, dann auch Kranke und Rekonvalescenten — könnte also nur ein Teil der Sekundärpneumonien abgeschirmt werden. Erstrebenswerter ist deshalb ein Impfschutz gegen die Erreger der Grundkrankheit, speziell gegen solche, die zu Infektionen der oberen Luftwege führen. Dazu gehören vor allem Influenza- und Parainfluenzaviren, die Erreger der primär atypischen Pneumonie, Coxsackie A-, ECHO-, REO-, RS- und Adenoviren. Impfstoffe wurden bisher nur gegen Grippe- (s. S. 590) und Adenoviren (s. S. 606) hergestellt. Bei den übrigen sind Ansätze dazu vorhanden.

12. Tularämie

Die Tularämie ist eine typische Zoo-Anthroponose, sie führt beim Menschen zu einem langwierigen, meist mit langer Rekonvalescenz verbundenen, pestähnlichen Krankheitsbild. Die Letalität ist gering (1—5%), Angaben über Immunitätsverhältnisse sind widersprechend.

Der Erreger (Pasteurella tularensis) ist über die ganze gemäßigte Zone der nördlichen Halbkugel verbreitet. Sein Erregerreservoir bilden wildlebende Nager, unter denen die Infektion enzootisch ist und durch direkten Kontakt oder Ectoparasiten verbreitet wird. Ein zweites Erregerreservoir bilden die in diese Infektkette eingeschalteten Zecken, die den Erreger transovariell auf die nächste Generation weitergeben können. Der Mensch erwirbt die Infektion durch Berührung mit kranken Tieren oder durch Vermittlung von Insekten, insbesondere Zecken. Gefährdet sind deshalb besonders jene Berufsgruppen (Waldarbeiter, Jäger, Fallensteller u. ä.), die mit dem Biotop der genannten Tiere in Berührung kommen oder mit der Verarbeitung des angelieferten Wildes bzw. deren Produkten zu tun haben. In Europa gehen die meisten Infektionen vom Feldhasen aus. Der Osten Europas ist besonders stark verseucht, während im Westen des Kontinents noch einzelne Länder frei davon sind. Ein Vorrücken der Seuche in westlicher Richtung ist erkennbar.

Therapeutisch haben sich Antibiotica (Streptomycin, Tetracycline) gut bewährt, jedoch ist für die genannten Berufsgruppen ärztliche Hilfe oft schwer erreichbar, das epidemieartige Auftreten der Krankheit in der wildverarbeitenden Industrie betriebsgefährdend. *Aktive Schutzimpfungen* haben deshalb ihre Bedeutung beibehalten.

Inaktivierte Vaccinen haben sich nicht bewährt. Die von einer türkischen Forschergruppe [GOTTSCHLICH u. Mitarb. (1940)] gemachte Beobachtung, daß im Tierversuch mit lebenden Bakterien eines schwach virulenten Tularämie-Stammes bessere immunisatorische Effekte zu erzielen sind als mit abgetöteten Erregern, leitete die Entwicklung von *Lebendvaccinen* ein. Besonders in Rußland wurde die Forschung auf diesem Gebiet stark vorangetrieben. Seit längerem sind dort Tularämie-Lebendimpfstoffe in Verwendung; die Impfung erfolgt percutan oder auf dem Inhalationsweg. Die erzielten Erfolge sollen gut sein; Nebenerscheinungen sind kaum aufgetreten; die Kombination mit anderen Antigenen wird angestrebt [ALEKSANDROV (1961)].

Auch in USA ist eine solche Lebendvaccine in Bearbeitung. Als Impfstamm wird eine aus dem russischen Lebendimpfstoff herausgezüchtete Variante (LVS-Stamm) benutzt [EIGELSBACH u. Mitarb. (1961, 1962)], weil die osteuropäische Tularämie in der Regel milder verläuft als die nordamerikanische.

In den westeuropäischen Ländern steht eine empfehlenswerte Tularämievaccine derzeit nicht zur Verfügung. Bei Verwendung ausländischer Lebendimpfstoffe sollten bei auftretenden Allgemeinerscheinungen oder Krankheitssymptomen sofort Streptomycin oder Tetracycline verabreicht werden.

13. Brucellosen

a) Der Veterinärmedizin steht zur Bekämpfung der durch *Brucella abortus Bang* verursachten Rinderbrucellose ein wirksamer Lebendimpfstoff aus dem in Amerika isolierten, bei Rindern nur schwach virulenten Brucella abortus-Stamm 19 (Buck 19) zur Verfügung. Trotzdem wurde in den meisten europäischen Ländern die Schlachtung der befallenen Tierbestände bevorzugt und damit indirekt die Bang-Morbidität beim Menschen erheblich gesenkt. Ein Interesse für die Impfung der gefährdeten Berufsgruppen besteht in diesen Ländern deshalb nicht mehr; Impfungen bei Rindern würden die zur Auslese bangfreier Tiere verwendeten serologischen Verfahren durch positive Impftiter sogar erheblich stören.

b) Anders ist es mit den Infektionen durch *Brucella melitensis*, dem Erreger des Maltafiebers, das in Ländern mit ausgedehnten Ziegen- und Schafzuchten beim Menschen viel häufiger vorkommt und einen schwereren Krankheitsverlauf nimmt als die Bangsche Krankheit. Die Schaffung brucellosefreier Bestände durch Abschlachten der kranken und latent infizierten Ziegen und Schafe stößt dort auf große Schwierigkeiten, Massenimpfungen der Tiere sind mangels eines geeigneten Impfstoffes nicht möglich. Die mit dem amerikanischen Rev. 1-Melitensis-Impfstoff (revertant strain) in der Veterinärmedizin gemachten Erfahrungen haben nicht befriedigt. Es handelt sich um einen auf streptomycinfreien Nährböden wachsenden Abkömmling des Brucella-melitensis-Stammes von ELBERG u. Mitarb., der ursprünglich durch Züchtung auf streptomycinhaltigen Nährböden seine Virulenz, aber auch seine immunogenen Fähigkeiten verloren haben sollte. Für Impfungen beim Menschen erwies er sich erst recht als zu virulent [SPINK u. Mitarb. (1962)].

Nach VERSHILOVA (1961) hinterläßt der M. Bang beim Menschen eine länger anhaltende postinfektiöse Immunität, die z. T. auch vor Infektionen mit Brucella melitensis schützt. Bang-Rekonvalescenten erkranken jedenfalls seltener an Maltafieber als andere. Von dieser Überlegung ausgehend wurde in Rußland ein Bang-Lebendimpfstoff (19-BA) entwickelt, mit dem das besonders stark verbreitete Maltafieber eingeschränkt werden soll. Es macht dort 85—95% aller menschlichen Brucellosen aus. Von den mit der Zucht bzw. mit der Verarbeitung der Tiere oder deren Produkte beschäftigten Personen erkranken 5—20% daran [VERSHILOVA (1961)]. Eine Ausrottung der befallenen Tierbestände ist wegen ihrer großen Stückzahl nicht möglich. Daher werden bei den betroffenen Berufsgruppen seit 1952/53 ausgedehnte Impfaktionen mit dem 19-BA-Stamm durchgeführt. Nach Erprobung an Meerschweinchen und Freiwilligen wurden von VERSHILOVA u. Mitarb. in den Jahren 1947—1952 versuchsweise fünftausend gefährdete Menschen durch s. c. Injektionen geimpft. Die Nebenerscheinungen seien mild gewesen und vorwiegend bei Personen aufgetreten, die schon seit längerer Zeit Kontakt mit Schafen oder Ziegen hatten, bei der i. c. Brucellin-Testung jedoch negativ reagierten.

Die Auswertung des Feldversuchs ergab, daß geimpfte Versuchspersonen 24mal seltener erkrankten als die der ungeimpften Kontrollgruppe. Bei späteren Massenimpfungen war der Erfolg allerdings geringer, die Senkung der Morbidität nur noch 3—11fach. Der Impfschutz setzte etwa 2 Monate post vaccinationem ein und ließ bereits 9—12 Monate später wieder nach. Nur wenn es zwischen dem 2.—9. (—12.) Monat post vacc. zur Infektion mit vollvirulenten Erregern des Maltafiebers kam, verlief die Erkrankung in abgeschwächter Form. Die erste Auffrischimpfung wurde deshalb bereits nach einem Jahr empfohlen. Der Cutantest zum Ausschluß einer Überempfindlichkeit wurde auch vor der Wiederimpfung für erforderlich gehalten, was Massenimpfungen erheblich erschwerte. Später hat sich gezeigt, daß der Cutantest an sich schon wie eine Auffrischimpfung wirkt, besonders wenn ein höher eingestellter Impfstoff dazu verwendet wird. Seit 1958 werden deshalb in Rußland auch die Erstimpfungen auf diesem Wege vorgenommen, und zwar mit einer Trockenvaccine (Aufschwemmungen sind wenig stabil), die 2—5 Milliarden Keime pro dosi enthält. Rücksicht auf Menschen mit evtl. positivem Hauttest sei nicht erforderlich, es wäre lediglich mit einer stärkeren Lokalreaktion zu rechnen (KASYMOVA u. Mitarb.). Manifest Erkrankte und vermutlich Immune sollten zurückgestellt werden. KARAKULOV (1959) will bei 470574 auf diese Weise geimpften Menschen keine schweren Impfverläufe gesehen haben, die Morbidität sei bei seinen Geimpften 7—11mal niedriger gewesen als in der Vergleichsgruppe. Heftige postvaccinale Reaktionen, wenn auch vorübergehender Natur, beobachteten ALEKSANDROV u. Mitarb. (1962) nach Impfungen mittels Aerosol bei vorher bereits sensibilisierten Patienten. Deshalb sei ihrer Ansicht nach noch die Frage zu klären, ob vor Massenimpfungen nicht doch Sensibilitätsproben vorgenommen werden sollten.

Bis 1952 sind nach PARNAS (1962) in Rußland mit dem 19-BA-Impfstoff insgesamt 11 Millionen Menschen geimpft worden. Die Vaccine habe sich bewährt und nach Ansicht russischer Forscher als unschädlich erwiesen. Im Auftrage der WHO haben SPINK u. Mitarb. (1962) diese günstige Beurteilung überprüft, konnten sie jedoch nicht bestätigen. Von ihren 16 mit dem 19-BA-Stamm geimpften Versuchspersonen erkrankten zwei mit den Symptomen eines Bang, eine weitere hatte eine Bakteriämie ohne klinische Symptome. Im Parallelversuch wurde der Rev. 1-Stamm auf seine Virulenz

geprüft: von der gleich großen Versuchsgruppe erkrankten 11 an Maltafieber.

Die Möglichkeiten zur künstlichen Immunisierung des Menschen gegen die Brucellose sind demnach gering, wenn man die z. T. schweren Begleiterscheinungen des 19-BA-Impfstoffes nicht in Kauf nehmen will, wie es anscheinend in Rußland aus der Überzeugung heraus geschieht, daß Dauer und Güte des Impfschutzes beim Menschen der Schwere der Impfreaktion proportional sind, d. h. je intensiver die Impfreaktion, desto stärker die Antwort des RES und um so kräftiger die Immunität [VERSHILOVA (1961)].

Trotzdem scheint es so zu sein, als wäre nur mittels Lebendvaccinen ein wirksamer Schutz zu erreichen. Das zeigen auch die Versuche von JONES (1958), der die bisher empfohlenen inaktivierten mit den gebräuchlichen Lebendimpfstoffen im Tierversuch verglich. Letztere erwiesen sich als deutlich wirksamer. Die inaktivierten Impfstoffe konnten weder durch Verwendung von Rauh- bzw. Glattformen der Brucellenstämme noch durch längeres Lagern der Impfstoffe verbessert werden.

Nach geeigneten Impfstämmen zur Herstellung von Lebendvaccinen wird weiter geforscht, und es bleibt zu hoffen, daß sich einer finden wird, der die erwünschte geringe Virulenz, gepaart mit guten immunogenen Eigenschaften, besitzt. Bis dahin sollte von Impfungen des Menschen mit Bang- und Maltafieberimpfstoffen Abstand genommen werden.

14. Leptospirosen

Freilebende Kleinnagetiere und einige Haustiere bilden das Erregerreservoir. Der Mensch infiziert sich durch direkten Kontakt mit kranken oder latent infizierten Tieren, meistens jedoch bei der Berührung mit durch deren Harn verseuchtem Wasser.

Die Infektion führt zur Septikämie und zur Intoxikation, beide zusammen bestimmen die Schwere des Krankheitsbildes. GSELL (1952) hat danach die Leptospirosen in drei Gruppen eingeteilt:

1. Leptospirosen mit überwiegend schwerem, fast immer ikterischem Krankheitsverlauf und schlechter Prognose. Ihre Erreger sind: L. icterohaemorrhagiae (L. icteroh.) und L. bovis.

2. Leptospirosen mit meist mittelschwerem, nur zum Teil ikterischem Krankheitsverlauf und besserer

Prognose als beim Morbus Weil, verursacht durch die Infektion mit L. bataviae, L. autumnalis, L. australis, L. ballum, L. canicola oder L. pyrogenes.

3. Leptospirosen mit fast immer gutartigem, anikterischem Verlauf. Ihre Erreger sind: L. grippotyphosa, L. sejrö, L. saxkoebing, L. pomona, L. hyos, L. hebdomadis u. a.

Die Erkrankung hinterläßt in der Regel eine über Jahre anhaltende artspezifische Immunität; Antikörper bleiben ebenfalls sehr lange nachweisbar.

Durch *inaktivierte Impfstoffe* läßt sich im Tierversuch und auch beim Menschen eine belastungsfähige Immunität provozieren. Dabei ist es gleichgültig, auf welchem Wege die Erreger inaktiviert worden sind. NOGUCHI u. a. verwendeten Phenol, WANI wählte die Hitzeinaktivierung und zusätzlich Phenol, BABUDIERI Formalin und MEYER und BRUNNER die Gefriertrocknung.

WANI (1933) berichtete als erster über eine im japanischen Bergbaugebiet in großem Ausmaß durchgeführte Impfaktion. Als Impfstoff diente eine auf NOGUCHI-Nährböden gezüchtete Kultur von L. icteroh., die 2mal im Abstand von 24 Stunden für je 30 Minuten auf 56° erhitzt worden ist und nachträglich noch mit 0,25—0,5% Phenol versetzt wurde. In der Zeit von 1919—1921 impfte er 10268 Bergleute mit je 2,0 ml und im Abstand von 8 Tagen mit weiteren 3,0 ml subcutan. Die Morbidität an M. Weil konnte durch diese Aktion um etwa das 9fache gesenkt werden. Noch 580 Tage post vacc. ließen sich bei 5 von 8 Geimpften (mehr wurden nicht untersucht) mittels des Pfeifferschen Versuchs spezifische Antikörper nachweisen.

Neueren Datums sind die Erfolge, die BABUDIERI (1957) bei italienischen Reisfeldarbeitern erzielt hat. Während die schon vorher wiederholt auf Reisfeldern eingesetzten Arbeiter verschont blieben, erkrankten von den Neulingen regelmäßig bis zu 50% an einer Leptospirose. Die Impfung hatte einen durchschlagenden Erfolg: während von 303 Geimpften, bei denen vorher keine Antikörper gegen Leptospiren nachgewiesen werden konnten, keiner erkrankte, kam es bei mehr als der Hälfte der 202 Ungeimpften (57,4%) zur Erkrankung.

Der verwendete Impfstoff enthielt die beiden wichtigsten am Seuchengeschehen beteiligten Leptospirenarten (L. icteroh. und L. bataviae), die auf Korthofschen Nährböden gezüchtet, durch Zusatz von 0,3% Formol abgetötet, in phys. Kochsalzlösung gewaschen, 10fach konzentriert und in Kochsalzlösung, der 1:10000 Merthiolat zugesetzt worden ist, resuspendiert wurden. Die Impfung wurde mit zwei subcutanen Injektionen von je 1,0 ml in einwöchigem

Abstand vorgenommen. Der erzielte Impfschutz wurde von BABUDIERI auf mindestens zwei Jahre geschätzt, die geimpften Arbeiter nach Ablauf dieser Zeit mit je 1,0 ml s. c. oder 0,1 ml i. c. nachgeimpft, was zu einem deutlichen Antikörperanstieg führte.

Über eine erfolgreiche Impfaktion in Polen berichteten PARNAS u. Mitarb. (1958), wo in einem ländlichen Gebiet eine vorwiegend durch L. icteroh. und L. sejrö verursachte Epidemie auftrat, die Hunderte von Toten gefordert haben soll. Mit einem zu 75% aus L. icteroh. und zu 25% aus L. sejrö bestehenden Impfstoff konnte die Seuche beherrscht werden. Es wurden 1700 Menschen geimpft. Im Sommer des folgenden Jahres war es im gleichen Gebiet nur noch zu sporadischen Todesfällen durch Leptospirosen gekommen.

Die aktive Immunisierung mit abgetöteten Erregern hat sich demnach bei der Leptospirose sehr gut bewährt. Sie ist immer dann zu empfehlen, wenn örtlich begrenzt oder unter einer bestimmten Berufsgruppe gehäuft Krankheitsfälle auftreten.

Ist nur ein vorübergehender, kurz befristeter Schutz erforderlich, so kann dies mit der *passiven Immunisierung* durch Immunseren, notfalls auch durch prophylaktische Einnahme von Tetracyclinen erzielt werden. Der passiv verliehene Schutz ist auf drei Wochen zu veranschlagen.

Am Metschnikoff-Institut in Moskau wird ein spezifisches Gamma-Globulin bereitgehalten, das Antikörper gegen L. icteroh., L. grippotyphosa und L. pomona enthält. Es soll sich bei der therapeutischen Anwendung sehr gut bewährt haben, wobei es in einer Menge von 15—20 ml gegeben wird. Über Dosierung und Bewährung bei der Prophylaxe wird nichts mitgeteilt [WARFOLOMEJEWA (1963)].

Die aktive Immunisierung mit abgeschwächten, nicht ikterogenen Leptospirenarten ist noch nicht über das Tierversuchsstadium hinaus gediehen. Auch von dieser Seite sind verwertbare Immunisierungsverfahren zu erwarten.

15. Milzbrand

Dank der strengen seuchenhygienischen Bestimmungen ist der Milzbrand in Deutschland unter den Tieren und dadurch auch indirekt beim Menschen selten geworden. Die wenigen pro Jahr beim Menschen bekannt werdenden Fälle — es handelt sich durchweg um Hautmilzbrand — werden in der Regel durch Kontakt mit aus verseuchten Gebieten importierten, infizierten Tierprodukten (Fellen, Borsten, Wolle) verursacht. In erster Linie sind deshalb jene Berufsgruppen gefährdet, die mit diesen Materialien oder mit milzbrandkranken bzw. daran verendeten Tieren in Berührung kommen. Die Inkubationszeit beträgt beim Menschen in der Regel 1—5, seltener bis zu 8 Tagen.

Seitdem Louis Pasteur im Jahre 1881 mit seinem kühnen Großtierversuch von Pouly-le-Fort der Milzbrandimmunisierung den Weg gebahnt hat, wurde auf verschiedenen Wegen versucht, die dem Impfstoff anhaftende Toxizität zu mildern und seine immunisatorische Wirkung zu steigern. So wurde von SOBERNHEIM die Simultanimpfung propagiert. Später führte die von BAIL (1904) bereits zur Immunisierung von Tieren ausgenutzte Erfahrung, daß von den Milzbrandbazillen nur im infizierten Gewebe Toxin produziert wird, zur Erforschung einer auch in vitro gebildeten immunogenen Komponente, die strukturell dem Toxin verwandt, aber atoxisch ist. Daraus mittels Anreicherungsverfahren hergestellte Impfstoffe haben sich in Tierversuchen gut bewährt [GLADSTONE (1946 u. 1948)]. Statt der Anreicherungsverfahren verwendeten dann WRIGHT u. Mitarb. (1951 u. 1954) nichtproteolytische Mutanten des Milzbrandbazillus bzw. eiweißfreie Nährböden zur Unterdrückung der von den Bazillen gleichzeitig produzierten proteolytischen Fermente, um die in vitro gebildeten Immunogene vor der Proteolyse zu schützen.

TRESSELT und BOOR teilten 1955 mit, daß durch Zusatz von homologem Serumalbumin zum Nährboden die Immunogene in ihrer Wirksamkeit gesteigert werden. Daraus hergestellte Impfstoffe hätten sich im Tierversuch so gut bewährt, daß die Verfasser glauben annehmen zu können, darin einen auch zur *aktiven Immunisierung* des Menschen brauchbaren Impfstoff gefunden zu haben. Auch nach GRUMBACH (1958) ist dadurch, zusammen mit der Ausarbeitung eines geeigneten Hauttests durch BELTON u. Mitarb. (1956), die Milzbrandimmunisierung in ein neues Stadium getreten. Die weitere Entwicklung bleibt abzuwarten.

Die *passive Immunisierung* wurde fast immer nur im Sinne einer Therapie ausgeübt und ist seit der Einführung der Antibiotica fast vollständig durch diese — auch als Prophylaktikum — ersetzt worden; die Milzbrandbazillen sind stark empfindlich gegen Penicillin und Breitbandantibiotica. Die Erfolge der Serumtherapie waren nicht in allen Fällen überzeugend. Der Wirkungsmechanismus ist theoretisch bei den kapselbildenden

Milzbrandbazillen nicht befriedigend zu erklären, möglicherweise wirkt das Serum nur durch Steigerung der unspezifischen Abwehrkräfte[1].

Die Notwendigkeit einer Prophylaxe wird recht selten sein. Erforderlich ist sie z. B., wenn aus einer Gruppe von Arbeitern, die alle mit dem gleichen verseuchten Material in Berührung gekommen sind, der eine oder andere an Milzbrand erkrankt. In solchen Fällen ist bei den übrigen die tägliche prophylaktische Gabe von einer Million Einheiten Penicillin an 5 bis 6 aufeinanderfolgenden Tagen, gegebenenfalls auch zusätzlich eines der Breitbandantibiotica, zu empfehlen. Die prophylaktische Gabe von Antiserum dürfte in den meisten Fällen überflüssig sein. Lediglich beim Verdacht auf eine massive Infektion, wie sie speziell in Laboratorien möglich ist, sollte nicht darauf verzichtet werden.

16. Gasbrand

Als Erreger des Gasbrandes (GB) kommen besonders vier von den fünfzig Arten der Gattung Clostridium (Cl.) in Frage. Nach der neueren Nomenklatur sind es:

Cl. perfringens (Welch-Fraenkelscher Gasbrandbacillus)
Cl. novyi (Bacillus oedematiens)
Cl. septicum (Pararauschbrandbacillus)
Cl. histolyticum

Daneben spielen noch einige weniger toxisch, mehr proteolytisch wirkende Arten eine Rolle, die bei Mischinfektionen für die ersteren als Wegbereiter dienen. Es gehören dazu u. a. das Cl. sporogenes. Cl. bifermentans, Cl. oedematis sporogenes Sordelli und das Cl. fallax. Die Gasbrandbazillen sind ubiquitär verbreitet, am stärksten das Cl. perfringens. Sie sind Anärobier und stellen hinsichtlich der Sauerstoffarmut ihres Milieus größere Anforderungen als Tetanusbazillen, wobei von den vier genannten Arten das Cl. perfringens am unempfindlichsten und deshalb wahrscheinlich auch mit der häufigste Gasbranderreger ist. Durch Trauma oder durch nekrotisierende Injektionsmittel geschädigte Gewebe oder Mischinfektionen mit proteolytischen Begleitbakterien scheinen Voraussetzung für ihr Angehen zu sein. Außer den bereits genannten Cl.-Arten gehören dazu das Bacterium proteus und die Pseudomonas aeruginosa (Pyocyaneus).

Jeder der vier Bacillentypen bildet eine Reihe von besonders auch auf den Kreislauf

---

[1] Von den Behringwerken in Marburg wird ein Anti-Milzbrand-Rinderserum mit 0,5% Phenolzusatz hergestellt.

toxisch wirkenden Enzymen, die eine größere Affinität zum Gewebe als zum Antitoxin haben. Die größte Bedeutung kommt dem alpha-Toxin zu, einer Lecithinase, die von allen vier GB.-Erregern in unterschiedlichem Ausmaß gebildet wird, am stärksten vom Cl. perfringens. Es ist noch nicht gesichert, ob das alpha-Toxin die oft fatale, zum Kreislaufkollaps führende Wirkung als Lecithinase direkt oder auf dem Umweg über ein endogen entstehendes, von ihm induziertes Toxin entfaltet.

Gegen die meisten Toxine der Gasbranderreger sind bereits Toxoide für die *aktive Immunisierung* hergestellt worden. PENHOLD und TOLHURST haben mit solchen von Cl. perfringens und Cl. oedematiens erfolgreich Mäuse, Meerschweinchen und Schafe immunisiert. TYTELL u. Mitarb. (1947) bestätigten die Brauchbarkeit von Toxoiden gegen die gleichen Typen beim Menschen. LETTL u. Mitarb. (1959) versuchten die Herstellung eines Mehrfachimpfstoffes aus im Kaninchenversuch bereits erprobten Toxoiden von Cl. perfringens, Cl. novyi und Cl. septicum. Die für diese Impfstoffe verwendeten Toxine sind mit Formalin inaktiviert, mit Trichloressigsäure gereinigt und an Aluminiumhydroxyd adsorbiert. Über die Verträglichkeit dieses Impfstoffes beim Menschen ist noch nichts bekannt. Ob er sich bewähren wird, bleibt abzuwarten.

Die wichtigsten Fortschritte in der Gasbrandprophylaxe sind unter dem Druck der letzten beiden großen Kriege zustande gekommen. In Friedenszeiten ist der Gasbrand eine sehr seltene Erkrankung, weswegen der aktiven Schutzimpfung für den zivilen Gebrauch auch keine Bedeutung beigemessen wird.

Wichtig für diese Einstellung scheint die Tatsache zu sein, daß bei bereits aktiv Immunisierten durch eine Auffrischimpfung zum Zeitpunkt der Verletzung — wie es sich bei der Tetanusprophylaxe bewährt hat —, erst nach Ablauf der Inkubationszeit (3—10 Tage) mit einem deutlichen Anstieg des Antikörperspiegels zu rechnen ist (GRUMBACH). Außerdem ist ein lokaler, am Ort der Infektion wirksam werdender Schutzeffekt durch die gestörte Blutzirkulation nicht mehr möglich. Wiederholte Auffrischimpfungen, die eine jederzeit ausreichende antitoxische Immunität gewährleisten, dürften sich nur bei wenigen Berufsgruppen durchführen lassen. Allerdings betrachten ALTEMEIER u. Mitarb. (1952) die aktive Schutzimpfung auch bei der Zivilbevölkerung als aussichtsreichste prophylaktische Maßnahme im Falle eines Atomkrieges, bei dem wahrscheinlich wegen der in großer Zahl anfallenden Verletzten die

bisher erfolgreich geübte Methode der Wundausschneidung verbunden mit Serum- und Antibiotikagaben nicht mehr gewährleistet sein dürfte.

Der Nutzen der *Serumprophylaxe*[1] ist unbestritten, wenn rechtzeitig damit begonnen wird. Serumgaben allein sind im Falle von GB.-verdächtigen Verletzungen trotzdem nicht vertretbar, sie sollten stets mit der chirurgischen Wundtoilette und mit Antibioticagaben kombiniert werden. Sogar die Anwendung von Serum nach Manifestwerden der ersten Symptome, allerdings nur in Verbindung mit chirurgischen Maßnahmen, vermag die Letalität zu senken.

17. Botulismus

Das Krankheitsbild, das auf eine alimentäre Intoxikation zurückgeht, ist außerordentlich selten. Das ubiquitär verbreitete Clostridium botulinum (Clost. bot.) bildet in oft nicht äußerlich als verdorben zu erkennenden Speisen Toxine. Nach deren Genuß stellen sich in der Regel 12—36 Stunden später die ersten Krankheitszeichen ein. Ob durch frühzeitiges Erbrechen ein Teil des aufgenommenen Toxins eliminiert werden kann, ist fraglich.

Insgesamt sind bisher fünf Typen des Clost. bot. bekannt (A—E), wovon nur die Typen A, B und E beim Menschen Botulismus verursachen. Für die überwiegende Zahl der Botulismusfälle ist in Europa der Typ B, in Nordamerika der etwas toxischere Typ A verantwortlich, beim Typ E läßt sich ein geographischer Schwerpunkt noch nicht erkennen.

Das Bot. Toxin ist das stärkste aller biologischen und bisher bekannten Gifte überhaupt; es ist ein großmolekulares Protein, das durch Hitze zerstört wird. Seine Wirkungsweise ist noch nicht vollständig geklärt; fest steht nur, daß das Gift zu den cholinergischen Nervenfasern eine selektive Affinität besitzt. Die Toxine lassen sich z. T. kristallin darstellen.

Wegen der Seltenheit des Botulismus beim Menschen besteht kein öffentliches Interesse an einer *aktiven Schutzimpfung.* Die früher hergestellten aktiven Impfstoffe wurden nur für

---

[1] In Deutschland wird von den Behringwerken in Marburg/Lahn ein polyvalentes Gasödemserum (vom Pferd) hergestellt. Es enthält in einem ml mindestens 400 I. E. Cl. welchii-, 250 I. E. Cl. septicum-, 300 I. E. Cl. novyi- und 20 I. E. Cl. histolyticum-Antitoxin. Zur Prophylaxe werden 20 ml intravenös in Narkose empfohlen, die intramuskuläre Injektion sollte vermieden werden. Die bei ihr zustande kommenden — wenn auch nur geringfügigen — Gewebsläsionen begünstigen das Angehen auf dem Blutwege entstehender metastatischer Gasbrandinfektionen an der Injektionsstelle.

Forscher und Laboranten, die mit dem Toxin arbeiten, hergestellt. Oder sie waren, wie der Fluid-Impfstoff des Pasteur-Instituts in Paris, für die Impfung leichtkranker Botulismus-Patienten bzw. zur Simultanimpfung bei schweren Fällen gedacht. Diese sind auch heute noch für alle fünf Typen in Form monovalenter Vaccinen erhältlich, gegen die Typen A und B auch als Mischvaccine. Ferner werden sie zum Schutz von Rinder- bzw. Schafherden in Südafrika und Australien schon seit langem angewendet.

In den letzten 15 Jahren sind Botulismusimpfstoffe ganz offensichtlich unter wehrmedizinischen Gesichtspunkten entwickelt worden; sie enthalten auch Antigene gegen die epidemiologisch uninteressanten Typen, oder sie werden mit Gasbrand- und Tetanusantigenen kombiniert.

Analog zum Diphtherie- und Tetanustoxin läßt sich das im Kulturfiltrat enthaltene Toxin des Clost. bot. durch Zusatz von Formalin entgiften, ohne daß seine immunisatorischen Fähigkeiten dabei gänzlich verloren gehen. In den Laboratorien von FORT DETRICK (USA) wurden in den letzten Jahren mono-, bi-(AB-) und pentavalente (ABCDE-)Botulismusimpfstoffe entwickelt, die für die Immunisierung des Menschen geeignet sind. Es handelt sich um Aluminiumphosphat-Adsorbatimpfstoffe, die in Mengen von 0,5 ml 3mal subcutan injiziert werden. Als bester Impfmodus hat sich der Abstand von 2 Wochen bis zur 2. und 10 Wochen bis zur 3. Injektion bewährt. Die Auffrischimpfung nach 1 Jahr führt bei den mono- und bivalenten Impfstoffen zu befriedigenden Antitoxintitern, weniger jedoch bei den pentavalenten Impfstoffen. Verbesserungen sind hier noch nötig [WRIGHT und Mitarb. (1960), FIOK und Mitarb. (1962, 1963)].

FEY und Mitarb. (1962) stellten fest, daß nach der Immunisierung mit dem erwähnten amerikanischen Impfstoff die Antitoxintiter der Geimpften niedriger sind als die bei der passiven Impfung mit Antiserum erzielten Konzentrationen. Analog zur Tetanusimmunität dürften allerdings auch hier geringe Antitoxintiter zur Neutralisation des aufgenommenen Toxins ausreichend sein.

Ein bereits im Tierversuch bewährter octavalenter Bot.-Impfstoff, der neben den 5 Bot.-Antigenen noch solche gegen Tetanus- und Gasbrand (Clost. welchii und oedematiens) enthält, befindet sich in Rußland in Entwicklung (VYGODCHIKOV u. Mitarb.).

Die *passive Immunisierung* mit spezifischem Antiserum findet neben der therapeutischen Anwendung auch eine prophylaktische, wenn nach Genuß von Speisen der Verdacht einer Intoxikation gegeben ist. Die Zeitspanne bis zum ersten Auftreten von Krankheitssymptomen ist von mehreren Faktoren abhängig; sie kann in Ausnahmefällen einige Stunden und zuweilen 8—10 Tage betragen.

Es ist schon vorgekommen, daß ein Patient am Begräbnis seiner an Botulismus verstorbenen Tischgenossen teilnahm, erst Tage danach selbst erkrankte und an den Folgen der Vergiftung starb (DACK). Ein einmal gebundenes Toxin kann nicht mehr durch Antitoxin neutralisiert werden. Gleichzeitige Gaben von Antibiotica sind überflüssig, da die mit kontaminierten Speisen aufgenommenen Bazillensporen nicht für die Vergiftungserscheinungen verantwortlich sind. Botulinussporen gelangen auch unter natürlichen Bedingungen in den Magen-Darm-Trakt, ohne Schaden anzurichten und ohne eine stille Feiung herbeizuführen.

Dosierung: Nach dem Genuß von möglicherweise Toxin enthaltenden Speisen, auch wenn sie nur gekostet und wieder ausgespuckt worden sind (Resorption durch die Schleimhaut!), ist trotz fehlender Symptome die zumindest einmalige intramuskuläre Gabe von 50 ml polyvalentem Botulismusserum (Behringwerke) angezeigt, bei starkem Verdacht sollten auch an den 2—3 darauffolgenden Tagen gleich hohe Serummengen gegeben werden. Bei Verdacht auf Anaphylaxie oder Allergie ist die nötige Vorsicht geboten, die Indikation besonders streng zu stellen. Nach Abschluß der Prophylaxe sollte nicht versäumt werden, den Patienten über die mögliche Sensibilisierung aufzuklären und die aktive Tetanusschutzimpfung durchzuführen.

Zu beachten ist, daß das polyvalente Botulismusserum der Behringwerke keine Antitoxine gegen den Typ E enthält, der in Europa ganz selten zu Erkrankungsfällen geführt hat. Hier handelte es sich um Vergiftungsfälle, die von Fischgerichten ausgingen.

18. Impfungen bei Protozoenerkrankungen

a) Die durchweg mit einem gutartigen Krankheitsverlauf verbundene *Orientbeule* (Erreger Leishmania tropica) hinterläßt nach dem Abheilen eine sehr wahrscheinlich lebenslänglich anhaltende Immunität. Im Orient wird seit Jahrhunderten zur Vermeidung entstellender Narben im Gesicht die aktive Schutzimpfung geübt, und zwar durch Direktübertragung infektiösen Materials aus frischen Efflorescenzen auf Hautpartien, die üblicherweise durch Kleider bedeckt sind. Dabei besteht allerdings die Gefahr der Mitübertragung von Malaria, Lues, Hepatitis, Tbc. oder septischen Erkrankungen, weshalb die Verwendung von Leishmanienkulturen vorzuziehen ist. Die Impfung sollte jeweils nur mit dem am Orte vorkommenden Stamm erfolgen.

b) Die *südamerikanische Schleimhautleishmaniase* hinterläßt ebenfalls eine solide Immunität, ohne daß allerdings eine Kreuzimmunität zur Orientbeule besteht. Impfversuche mit abgetöteten Erregern (Leishmania brasiliensis) sind nicht sicher gelungen, mit lebenden Erregern sind sie wegen des gelegentlich bösartigeren Krankheitsverlaufes nicht zu verantworten.

c) Die ihrem Verlauf und ihrer Prognose nach gefährlichere *Kala-Azar* (Erreger Leishmania donovani) hinterläßt ebenfalls eine lebenslängliche Immunität (Prämunität?), ohne daß eine Kreuzimmunität zu den anderen Leishmaniasen besteht. MANSON-BAHR (1961) meinte in einem nur für Nager pathogenen Stamm den geeigneten Vertreter zur aktiven Immunisierung des Menschen mit lebenden Erregern gefunden zu haben. Der damit erworbene Schutz sollte sich gegen alle menschenpathogenen Stämme der Species Leishmania donovani richten und etwa zwei Jahre anhalten. Die darauf gesetzten Hoffnungen haben sich nicht erfüllt.

d) Bei der *Malaria* und der *Schlafkrankheit* sind bisher alle Versuche zur Schaffung einer künstlichen Immunität beim Menschen gescheitert, und ein Erfolg ist auch wegen der bei jeder einzelnen Trypanosomen- bzw. Plasmodienart vorhandenen großen Zahl antigenetisch unterschiedlicher Stämme vorläufig nicht zu erwarten. Bekanntlich schützt bei der Malaria die erst nach wiederholten Infektionen mit dem homologen Stamm, in holo- und hyperendemischen Gebieten meist unter großen Opfern erworbene Immunität (Prämunität) nicht vor Erkrankungen mit heterologen Stämmen derselben Art (Species), wenn sie auch milder verlaufen als bei Nichtimmunen. Die mit der Chemotherapie und Insecticiden erzielten Erfolge haben die Forschung auf diesem Gebiet weitgehend zum Ruhen gebracht. Erst die zunehmende Insecticid-Resistenz der Anophelen und die sich häufenden Berichte über chloroquinresistente Tropicastämme haben das Interesse daran wieder aufleben lassen (POWELL u. Mitarb.). Daß eine aktive Malariaschutzimpfung im Rahmen des Möglichen liegt, zeigen die Erfolge MCGREGORS bei der passiven Immunisierung gegen die Malaria tropica mit Gammaglobulinen von Bewohnern hyperendemischer Gebiete. Es handelt sich dabei um 7S-Antikörper, die in der Immunoelektrophorese mit der gamma-2-Fraktion wandern und nur wenig stammspezifisch zu sein scheinen. Sie vermögen die Parasitämie des Behandelten nicht vollständig zu beseitigen, greifen auch Gametocyten nicht an.

Allerdings vermag die *Chemoprophylaxe* bei beiden die fehlende Schutzimpfung wenigstens teilweise zu ersetzen. Bei der *Schlafkrankheit* genügt eine einmalige Injektion von Bayer 205, Lomidin oder Pentamidin, um jede Infektion mit Tr. rhodesiense oder Tr. gambiense für Monate nicht über das parasitämische Stadium hinaus angehen zu lassen und somit den „Geimpften" zu schützen. Vom Bayer 205 (syn.: Germanin, Suramin, Antrypol) erhalten Erwachsene zwei i.v.-Injektionen zu je 1,0 g im Abstand von 8 Tagen, und zwar vierteljährlich. Vom Lomidin (ähnliches Präparat: Pentamidin) werden alle 6 Monate 0,004 kg/K. G. i. m. injiziert. Beide Präparate werden im allgemeinen gut vertragen, sind aber nicht ganz ungefährlich.

Bei der *Malaria* ist ein analoges Präparat, ein von der Fa. Parke & Davis entwickelter Abkömmling des Chlorguanidins [CI-501, CAMOLAR] in Erprobung. Es ist das Dihydro-Triazine, das in vivo beim Abbau des Chlorguanidins entsteht und dessen wirksames Prinzip darstellt. In Reinsubstanz verabreicht wird es so rasch ausgeschieden, daß es seine malaricide Wirkung nicht entfalten kann. An ein hochunlösliches Salz gebunden und i. m. injiziert, gelangt es von diesem Depot aus kontinuierlich in kleinen Mengen in den Blutkreislauf und entfaltet eine gegen alle Plasmodienarten gerichtete, über ein halbes Jahr anhaltende schizontocide, bei der Malaria tropica sehr wahrscheinlich sogar eine kausalprophylaktische Wirkung. Bei Nachlassen derselben kommt es nur noch — malariafreie Umgebung zu diesem Zeitpunkt vorausgesetzt — zu Anfällen einer evtl. acquirierten Malaria tertiana oder quartana, die dann von der durch das Mittel nicht beeinträchtigten secundären Gewebsphase ausgehen. Tropica-Anfälle sind dagegen nicht zu erwarten, weil bei dieser Form die exo-erythrocytären Herde fehlen. Nach vorläufigen Berichten soll es sich bewähren [THOMPSON u. Mitarb. (1963), SCHMIDT u. Mitarb. (1963)]. Diese Langzeitprophylaxe hätte gegenüber der seit der Chininära geübten Suppressivprophylaxe mit täglicher bzw. wöchentlicher Einnahme des Mittels außerdem den Vorteil, daß sie die aus Nachlässigkeit trotzdem zustande gekommenen Malariaanfälle verhüten würde.

e) Bei der durch das Trypanosoma cruzi hervorgerufenen *Chagaskrankheit* hatten Versuche zur aktiven Immunisierung bisher keinen Erfolg.

Literatur

ALEKSANDROV, N. I. u. Mitarb.: Aerosol immunization with dry dispersed vaccines and toxoids. X. Clinical studies of post-vaccination reactions to aerosol immunization with dispersed brucellous vaccine. J. Immunobiol. 62, 31 (1962). Ref.: Excerpta med. (Amst.) IV, 16, 5118 (1963).

ALTEMEIER, W. A., u. Mitarb.: Toxoidimmunisierungen bei experimentellem Gasbrand. Arch. Surg. 65, 633 (1952). Zit. nach ZEISSLER-KRAUSPE-RASSFELD: Die Gasödeme des Menschen. Darmstadt: D. Steinkopf 1958.

ANDERSON, S. G.: Experimental rubella in human volunteers. J. Immunol. 62, 29 (1949).

— Epidemiological aspects of rubella. Med. J. Aust. 37, 389 (1950).

—, and H. McLORINAN: Convalescent rubella gammaglobulin as a possible prophylactic against rubella. Med. J. Aust. 40, 182 (1953).

BABUDIERI, B.: Schutzimpfung gegen Leptospirosen. Zbl. Bakt., I. Abt. Orig. 168, 280 (1957).

BAIL, O.: Untersuchungen über natürliche und künstliche Milzbrandimmunität. XI. Erster Bericht über Milzbrandschutzimpfungen an Schafen. Zbl. Bakt., I. Abt. Orig. 37, 270 (1904).

BASHE jr., W. J., T. GOTLIEB, G. HENLE and W. HENLE: Studies on the prevention of mumps. VI. The relationship of neutralizing antibodies to the determination of susceptibility and to the evaluation of immunization proceedures. J. Immunol. 71, 76 (1953). Ref. Zbl. Bakt., I. Abt. Ref. 157, 189 (1955).

BASS, M. u. Mitarb.: N. Y. med. J. 5, 21 1949. Zit. nach SPIESS, H.: Schutzimpfungen. Stuttgart 1958.

BELTON, F. C., and D. W. HENDERSON: A method of assaying anthrax immunizing antigen and antibody. Brit. J. exp. Path. 37, 156 (1956).

BLANC, G., J. BRUNEAU, R. POITROT et B. DELAGE: Quelques donnés sur la Q-fever expérimentale. Bull. Acad. nat. Méd. (Paris) 132, 243 (1948). Zit. nach H. MOOSER. In: GRUMBACH u. KIKUTH: Die Infektionskrankheiten des Menschen und ihre Erreger. Stuttgart: G. Thieme 1958.

BURNET, F. M., and M. FREEMAN: The rickettsia of "Q"Fever: further experimental studies. Med. J. Aust. 1, 296 (1938). Zit. nach H. MOOSER. In: GRUMBACH u. KIKUTH: Rickettsiosen S. 1230.

COCKBURN, W. C., J. A. HARRINGTON, R. A, ZEITLIN, D. U. MORRIS and F. E. CAMPS: Homologous serum hepatitis and measles prophylaxis. A report to the medical research council. Brit. med. J. 1951/II, 6.

COCOZZA, G., e E. TISO: Contributo clinico casistico sulle embryopatie malformative. Pediatria (Napoli) 63, 822 (1955).

COLLIER, L. H.: Experiments with trachoma virus. Experimental system using inclusion blennorrhoea virus. Lancet 1961/I, 795.

CRAIGIE, J.: Application and control of ethyl ether-water interface effect to the separation of rickettsiae from yolk sac suspensions. Canad. J. Res., E

23, 104 (1945). Zit. nach RHODES u. VAN ROOYEN: Textbook of Virology. Baltimore 1958.

DACK, G. M.: Food poisoning. The University of Chicago Press, Chicago 1962.

DANES, L., u. R. BENDA: Versuche zur Herstellung eines Impfstoffes mittels Gewebekultur gegen die durch Zecken übertragene Encephalitis. Acta virol. 4, 82 (1960). Ref.: Excerpta med. (Amst.) Sect. IV, 13, 779 (1960).

DEGKWITZ, R.: Z. Kinderheilk. 25, 134 (1920). Zit. nach SPIESS, H.: Schutzimpfungen. Stuttgart 1958.

DRAKE, M. E., CH. MING and N. J. VINELAND: Gammaglobulin in epidemic hepatitis. J. Amer. med. Ass. 155, 1302 (1954).

EIGELSBACH, H. T., and C. M. DOWNS: Prophylactic effectiveness of live and killed tularemia vaccines. I. Production of vaccine and evaluation in the white mouse and guinea pig. J. Immunol. 87, 415 (1961).

—, J. J. Tulis, M. H. McGAVRAN and J. D. WHITE: Live tularemia vaccine. I. Host-parasite relationship in monkeys vaccinated intracutaneousby or aerogenically. J. Bact. 84, 1020 (1962). Ref.: Zbl. Bakt., I. Abt. Ref. 193, 938 (1964).

ELBERG, S. S., u. K. FAUNCE jr.: Zit. bei SPINK, W. W. et al.

ENDERS, J. F., L. W. KANE, S. COHEN and I. H. LEVENS: Immunity in mumps. J. exp. Med. 81, 93 (1945).

FEER, E.: In: KLEINSCHMIDT: Lehrbuch der Kinderheilkunde. Stuttgart: G. Fischer 1962.

FEY, H., CHR. STOLL, H. STÄHELIN und E. WIESMAN: Resultate aktiver Botulinusschutzimpfungen. Path. Microbiol. (Basel) 25, 766 (1962).

FIOCK, M. A., L. F. DEVINE, N. F. GEARINGER, J. T. DUFF, G. G. WRIGHT and P. J. KADULL: Studies on immunity to toxins of clostridium botulinum. VIII. Immunological response of man to purified bivalent AB botulinum toxoid. J. Immunol. 88, 277 (1962).

—, M. A. CARDELLA and N. F. GEARINGER: Studies on immunity to toxins of clostridium botulinum. IX. Immunologic response of man to purified pentavalent ABCDE botulinum toxoid. J. Immunol. 90, 697 (1963).

FLAMM, H.: Die pränatalen Infektionen des Menschen, unter besonderer Berücksichtigung von Pathogenese und Immunologie. Stuttgart: G. Thieme 1959.

FREUND, H.: Die Behandlung des rezidivierenden Herpes mit Kuhpockenlymphe. Dtsch. med. Wschr. 54, 356 (1928).

—, und B. HEYMANN: Untersuchungen über den Herpes simplex und Zoster. Z. Hyg. 107, 592 (1927).

FULTON, F., and L. JOYNER: Cultivation of Rickettsia tsutsugamushi in lungs of rodents; preparation of a scrub-typhus vaccine. Lancet 1945/II, 729.

GARD, S.: Viruskrankheiten des zentralen Nervensystems. In: GRUMBACH u. KIKUTH: Infektionskrankheiten des Menschen und ihre Erreger. Stuttgart: G. Thieme 1958.

GELLIS, S. S., A. C. McGUINNESS and M. PETERS: A study on the prevention of mumps orchitis by gamma-globulin. Amer. J. med. Sci. 210, 661 (1945).

GILDEMEISTER, E., und K. HERZBERG: Experimentelle Untersuchungen über Herpes. Dtsch. med. Wschr. 81, 1647 (1925).

GLADSTONE, G. P.: Immunity present in cell-free culture filtrates. Brit. J. exp. Path. 27, 394 (1946). Zit. nach GRUMBACH u. KIKUTH.

— Immunity to anthrax: production of cell-free protective antigen in cellophane sacs. Brit. J. exp. Path. 29, 379 (1948). Zit. nach GRUMBACH u. KIKUTH.

GOLINEVICH, Y. M., and V. A. GENIG: Combined vaccine against typhus and Q-fever and the possibility of reducing the reactions produced by Q-fever vaccine. Probl. Virol. (Lond.) 6, 792 (1961).

GRAYSTON, J. T., S.-P. WANG, Y.-F. YANG and R. L. WOOLRIDGE: The effect of trachoma virus vaccine on the course of experimental trachoma infection in blind human volunteers. J. exp. Med. 115, 1009 (1962).

GRUMBACH, A.: In: GRUMBACH u. KIKUTH: Die Infektionskrankheiten des Menschen und ihre Erreger. Stuttgart: G. Thieme 1958.

—, u. W. KIKUTH: Die Infektionskrankheiten des Menschen und ihre Erreger. Stuttgart: G. Thieme 1958.

GSELL, O.: Leptospirosen. Bern: H. Huber 1952.

GUSARSKAYA, I. L., L. K. MASLENNIKOVA, N. L. SENA and S. S. TZIRLINA: Specific prophylaxis of mumps. 4. A study on epidemiological efficacy of living attenuated mumps vaccine inoculated intradermally in children. Vop. Virus. 1, 28 (1958). Ref.: Excerpta med. (Amst.), Sect. IV, 12, 1162 (1959).

GUTEKUNST, R. R., and A. D. HEGGIE: Viremia and viruria in adenovirus infection. Detection in patients with rubella or rubelliform illness. New. Engl. J. Med. 264, 374 (1961). Ref.: Excerpta med. (Amst.) Sect. VI, 16, 1181 (1962).

HAAGEN, E.: Viruskrankheiten des Menschen. Darmstadt: D. Steinkopff 1962.

HENLE, W., M. N. CRAWFORD, G. HENLE, H. FAZ TABIO, F. DEINHARDT, A. GUERRA CHABAU and I. J. OLSHIN: Studies on the prevention of mumps. VI. Evaluation of dosage schedules for inactivated mumps vaccine. Rev. cuba. Pediat. 30, 639 (1958). J. Immunol. 83, 17, (1959).

HENLE, G. J. S. BURGOON, W. J. BASHE jr., C. F. BURGOON, J. STONES jr. and W. HENLE: Studies on prevention of mumps. II. The effect of skin testing upon antibody level and resistance. J. Immunol. 66, 551 (1951). Ref. Zbl. Bakt., I. Abt. Ref. 152, 497 (1953).

—, W. HENLE, J. S. BURGOON, W. J. BASHE jr. and J. STOKES jr.: Studies on the prevention on mumps. J. Immunol. 66, 535 (1951). Ref.: Excerpta med. (Amst.), Sect. VI, 6, 5093 (1952).

HESS, A. F.: Protective therapy for mumps. Amer. J. Dis. Childh. 10, 99 (1915).

HSIEH, W. C., C. K. WALLACE, S. P. WANG and A. F. RASMUSSEN: Inapparent infections with Japanese encephalitis of American servicemen on Okinawa in 1960. Amer. J. trop. Med. Hyg. 12, 413 (1963).

JONES, L. M., P. D. THOMSON and G. G. ALTON: Immunity against brucella infection in guinea pigs produced by three different vaccines. Comp. Path. 68, 416 (1958). Ref.: Excerpta med. (Amst.), Sect. IV, 12, 3604 (1959).

KALK, H.: Die Prognose der Virushepatitis. Dtsch. med. Wschr. 75, 1317 (1950).

KARAKULOV, I. K., N. F. ZENKOVA and A. M. BEKETAEVA: Brucellosis prophylaxis. Klin. Med. (Mosk.) 37, 40 (1959). Ref.: Excerpta med. (Amst.), Sect. IV, 13, 713 (1959).

KASYMOVA, BEKLEMISHEV u. UZBEKOVA: Zit. nach VERSHILOVA, P. A.

KELLER, W., u. A. WISKOTT: Lehrbuch der Kinderheilkunde. Stuttgart: G. Thieme 1961.

KLING, C. A.: Über Schutzimpfung gegen Varicellen. Berl. klin. Wschr. 50, II, 2083 (1913).

— Technik der Schutzimpfung gegen Varizellen. Berl. klin. Wschr. 52, I, 13 (1915).

KLYACHKO, N. S.: Active specific prophylaxis of mumps; recent developments. Vop. Okhrany Materin. Dets. 3, 43 (1958). Ref.: Excerpta med. (Amst.), Sect. VII, 14, 2263 (1960).

— Ergebnisse einer in geschlossenen infektionsgefährdeten Kindergruppen durchgeführten intradermalen Mumpsimpfung mit abgeschwächten Viren. Zh. Mikrobiol. (Mosk.) 1, 19 (1959). Ref.: Excerpta med. (Amst.), Sect. IV, 13, 2588 (1960).

—, I. L. GUSARSKAYA, L. K. MASLENNIKOVA, N. L. SENA and S. S. TZIRLINA: Specific prophylaxis of mumps. 4. A study on epidemiological efficacy of living attenuated mumps vaccine inoculated intradermally in children. Vop. Virus. 1, 28 (1958). Ref.: Excerpta med. (Amst.), Sect. IV, 12, 1162 (1959).

KORNS, R. F.: Prophylaxis of German measles with human serum globulin. J. infect. Dis. 90, 183 (1952).

KRASNA, V., u. J. RADKOVSKY: Eine Auswertung der Wirksamkeit des Gamma-Globulins bei der Prophylaxe der Hepatitis epidemica. Zh. Mikrobiol. (Mosk.) 1, 413 (1957). Ref.: Excerpta med. (Amst.), Sect. VI, 13, 3447 (1959).

KULAGIN, S. M., A. D. FUKI, R. I. ZUBKOVA u. L. D. POPOVA: Erfahrungen bei der Impfung gegen Q-Fieber mittels zweier Injektionen. Zh. Mikrobiol. (Mosk.) 11, 25 (1958). Ref.: Excerpta med. (Amst.), Sect. IV, 13, 2570 (1960).

LAVERGNE, V. DE, u. P. FLORENTIN: Bull. Acad. Med. 93, 362 (1925). Zit. nach SPIESS, H.: Schutzimpfungen. Stuttgart 1958.

LETTL, A., J. HÁZA, J. MÁLEK, M. MAZÁČEK, A. SPOUSTA and B. BLASKO: Study of some new principles of preparation of gangrenous antigens and vaccines. Internat. Sympos. Immunology, Opatija 1959.

LEVKOVITSCH, E., u. G. SASSUCHINA: Kulturelle Gewebevaccine gegen Zeckenencephalitis. Zbl. Bakt., I. Abt. Orig. 178, 421 (1960).

LEVKOVICH, E. N., G. D. ZASUKHINA, M. P. CHUMAKOV, V. A. LASHKEVICH u. A. V. GAGARINA: Gewebekulturvaccine gegen Zeckenbißencephalitis. Vop. Virus. **2**, 233 (1960). Ref.: Excerpta med. (Amst.), Sect. IV, **14**, 392 (1961).

LIGGINS, G. C., and L. J. PHILLIPS: Rubella embryopathy. An interim report on a New Zeeland epidemic. Brit. med. J. 5331, 711 (1963).

LISTER: Zit. In: KOLLE-HETSCH: Bakteriologie und Infektionskrankheiten. Herausgegeben von H. HETSCH und H. SCHLOSSBERGER, IX. Auflage, S. 295. Berlin: Urban und Schwarzenberg 1942.

LUNDSTRÖM, R.: Rubella during pregnancy. Its effects upon perinatal mortality, the incidence of congenital abnormalities and immaturity. A preliminary report. Acta paediatr. (Uppsala) **41**, 583 (1952).

MACCHIAVELLO, A., W. OMAR, M. A. EL SAYED and K. A. RAHMAN: Control of cerebrospinal meningitis epidemica with sulfadimidine and penicillin. Bull. Wld Hlth Org. **10**, 1 (1954).

MACLEOD, C. N., R. G. HODGES, M. HEIDELBERGER and W. G. BERNHARD: Prevention of pneumococcal pneumonia by immunization with specific capsular polysaccharides. J. exp. Med. **82**, 445 (1945). Zit. nach A. GRUMBACH. In: GRUMBACH und KIKUTH: Die Infektionskrankheiten des Menschen und ihre Erreger. Stuttgart: G. Thieme 1958.

MANSON-BAHR, P. E. C.: Immmunity in kala-azar. Trans. roy. Soc. trop. Med. Hyg. **55**, 550 (1961).

MARIANI: Arch. f. Derm. u. Syph. **147**, 259 (1924). Zit. nach: GILDEMEISTER, E. und K. HERZBERG. In: Experimentelle Untersuchungen über Herpes. Dtsch. med. Wschr. **51**, 1647 (1925).

MARIS, E. P., J. F. ENDERS, J. STOKES jr. and L. W. KANE: Immunity in mumps. IV. The correlation of the presence of CF-antibody and resistance to mumps in human beeings. J. exp. Med. **84**, 323 (1946).

MCDONALD, J. C.: In: Les Gamma-Globulines et la Médicine des Enfants. Paris 1955, S. 269. Zit. nach SPIESS, H.: Schutzimpfungen. Stuttgart 1958.

MCGREGOR, A.: The passive transfer of human malarial immunity. Amer. J. trop. Med. Hyg. **13**, 237 (1963).

MCLORINAN, H.: Diagnosis and prognosis of rubella. Med. J. Aust. **37**, 390 (1950). Zit. nach SPIESS, H.: Schutzimpfungen. Stuttgart 1958.

MEYER, K. F., and K. T. BRUNNER: Chemotherapy and immunity in Leptospira canicola and Leptospira icterohaemorrhagiae infections. Acta trop. (Basel) **7**, 1 (1950). Zit. nach E. WIESMANN. In: GRUMBACH u. KIKUTH: Die Infektionskrankheiten des Menschen und ihre Erreger. S. 1139. Stuttgart: G. Thieme 1958.

MORITSCH, H.: Durch Arthropoden übertragene Virusinfektionen des Zentralnervensystems in Europa. Ergebn. inn. Med. Kinderheilk. (NF) **17**, 1 (1962).

MORITSCH, H., u. J. KRAUSLER: Die endemische Frühsommer-Meningo-Encephalo-Myelitis im Wiener Becken. Wien. klin. Wschr. **69**, 921 (1957).

—, —, Die Frühsommer-Meningo-Encephalitis in Niederösterreich 1956 bis 1958. Dtsch. med. Wschr. **84**, 1934 (1959).

MÜLLER, F.: Untersuchungen zum Problem der Mumpsempfänglichkeit. Z. Kinderheilk. **75**, 291 (1954).

NAUCK, E. G.: Die Varizellen — der Herpes zoster. In: GRUMBACH-KIKUTH: Die Infektionskrankheiten des Menschen und ihre Erreger. Stuttgart: G. Thieme 1958.

NOGUCHI, H.: A comparative study of experimental prophylactic inoculation against Leptospira icterohaemorrhagiae. J. exper. Med. **28**, 561 (1918).

OLEFIR, A. J.: Untersuchung der immunogenen Aktivität und der prophylaktischen Eigentümlichkeiten der lebenden antiparotitischen Vaccine. Pediat. Akush. Ginec. **4**, 33 (1961). Ref. Zbl. ges. Kinderheilk. **84**, 36 (1962).

PANSCHEREWSKI, D. und B. ROHDE: Zur Serologie und Therapie des Herpes simplex recidivans. Hautarzt **13**, 275 (1962).

PARKER, R. R.: Rocky Mountain spotted fever: results of fifteen years' prophylactic vaccination. Amer. J. trop. Med. **21**, 369 (1941). Zit. nach RHODES and VAN ROOYAN: Textbook of Virology. 3. Auflage. 1958.

PARKMAN, P. D., E. L. BUESCHER and M. S. ARTENSTEIN: Recovery of rubella virus from army recruits. Proc. Soc. exper. Biol. (N. Y.) **111**, 225 (1962). Ref.: Excerpta med. (Amst.) Sect. IV, **16**, 1207 (1963).

PARNAS, J.: La prophylaxie de la Brucellose humaine a l'aide du vaccin vivant. Ann. Inst. Pasteur **102**, 812 (1962).

—, and K. LAZUGA: Investigation on the etiology of leptospirosis and on the effect of its vaccines on man. Bull. Acad. pol. Sci. Cl 2, **6**, 29 (1958). Ref.: Excerpta med. (Amst.), Sect. IV, **11**, 3466 (1958).

PENHOLD u. TOLHURST: Zit. nach KOLLE-HETSCH: Bakteriologie und Infektionskrankheiten, 11. Aufl. München-Berlin: Urban u. Schwarzenberg 1952.

POGODINA, V. V.: Die Epidemiologie und Verhütung der alimentären Infektion bei der Zeckenbißencephalitis. Zh. Mikrobiol. (Mosk.) **5**, 1 (1961). Ref. Zbl. Bakt., I. Abt. Ref. **182**, 63 (1962).

POWELL, R. D. and G. J. BREWER: Active immunization against Malaria. Amer. J. trop. Med. Hyg. **13**, 228 (1963).

PRICE, H. W., R. W. LEE III, W. F. GUNKEL and W. O'LEARY: The virulence of west nile virus and TP 21 virus and their application to a group B arbor virus vaccine. Amer. J. trop. Med. Hyg. **10**, 403 (1961).

—, J. PARKS, J. GANAWAY, R. LEE and W. O'LEARY: A sequential immunization procedure against certain group B arborviruses. Amer. J. trop. Med. Hyg. **12**, 624 (1963).

QUAISSER, H.: Beobachtungen über einige Fälle von Zeckenencephalitis in Deutschland. Münch. med. Wschr. **104**, 2288 (1962).

RAMBAR, A. C.: Amer. J. Dis. Child. **71**, 1 (1946). Zit. nach SPIESS, H.: Schutzimpfungen. Stuttgart 1958.

RHODES, A. J., and C. E. VAN ROOYEN: Textbook of Virology. The Williams & Wilkins Co., 3. Auflage, Baltimore 1958. — 4. Auflage, Baltimore 1963.

RIGHTSEL, W. A., R. A. KELTSCH, A. R. TAYLOR, J. D. BOGGS, J. WM. MCLEAN jr., R. B. CAPPS and CH. F. WEISS: Status report on tissue-culture cultivated hepatitis virus. J. Amer. med. Ass. **177**, 671 (1961).

RIVERS, T. M.: Viral and rickettsial infections of man. Lippincott Company. Philadelphia 1952.

ROGER, F., and A. ROGER: La vaccination contre les affections humaines ou animales à Rickettsia burneti. Bull. Soc. Path. exot. **50**, 355 (1957). Ref.: Excerpta med. (Amst.), Sect. IV, **11**, 2573 (1958).

ROHITAYODHIN, S., and W. McD. HAMMON: Studies on Japanese B encephalitis virus vaccines from tissue culture. I. Virus growth and survival at 30°C. II. Development of an attenuated strain of virus. J. Immunol. **89**, 582 (1962).

SAXÉN, L.: Kongenitale Mißbildungen nach Virusinfektionen während der Schwangerschaft. Nord. Med. I **67**, 536 (1962). Ref. Zbl. Bakt., I. Abt. Ref. **187**, 97 (1963).

SCHIFF, G. M., J. L. SEVER and R. J. HUEBNER: Rubella virus: neutralizing antibody in commercial gamma-globulin. Science **142**, 58 (1963).

SCHMIDT, L. H., R. N. ROSSAN and K. F. FISHER: The activity of a repository form of 4,6-diamino-1-(p-chlorophenyl)-1,2-dihydro-2,2-dimethyl-s-triazine against infections with Plasmodium cynomolgi. Amer. J. trop. Med. **12**, 494 (1963).

SEVER, J. L., G. M. SCHIFF and R. J. HÜBNER: Inactivated rubella virus vaccine. J. Lab. clin. med. **62**, 1015 (1963).

— — and R. G. TRAUB: Rubella virus. J. Amer. Med. Ass. **182**, 663 (1962). Ref.: Excerpta med. (Amst.), Sect. IV, **16**, 2884 (1963).

SHTERNGOLD, E. Y.: The preparation of reaction-free Q-fever vaccine. Zh. Mikrobiol. (Mosk.) **32**, 1578 (1961). Ref. Trop. Dis. Bull. **60**, 115 (1963).

SHUBLADZE, A. K., E. N. BICHOVA u. V. A. ANANIEV: Gewebekulturimpfstoff zur Prophylaxe der Frühsommer-Meningo-Encephalitis. Zh. Mikrobiol. (Mosk.) **10**, 102 (1958). Ref. Excerpta med. (Amst.), Sect. IV, **12**, 2869 (1959).

SILICH, V. A., A. D. FUKI, E. V. STRIKHANOVA and M. A. KOZYLBASHEVA: Immunological efficacy of associated vaccination against Q-fever and brucellosis. Zh. Mikrobiol. (Mosk.) **33**, 68 (1962). Ref. Trop. Dis. Bull. **60**, 324 (1963).

—, and Z. V. SHEVTSOVA: Combined vaccination against brucellosis and Q-fever. Zh. Mikrobiol. (Mosk.) **33**, 66 (1962). Ref. Trop. Dis. Bull. **60**, 324 (1963).

SMADEL, J. E., H. L. LEY, F. H. DIERCKS, P. Y. PATERSON, C. O. WISSEMAN and R. TRAUB: Immunization against scrub typhus, duration of immunity in volunteers following combined living vaccine and chemoprophylaxis. Amer. J. trop. Med. Hyg. **1**, 87 (1952).

SMORODINTSEFF, A. A., and N. S. KLYACHKO: Live anti-mumps vaccine. I. Results of tests of the immunogenic properties of live vaccine when administered intradermally to susceptible children. II. Epidemiological effectivenes of the immunization of children with a single intradermal injection of live anti-mumps vaccine. Acta virol. **2**, 137 (1958). Ref.: Excerpta med. (Amst.), Sect. IV, **13**, 1038 (1960).

SOBERNHEIM, G.: Zit. nach O. BAIL im Zbl. Bakt., I. Abt. Orig. **37**, 270 (1904).

SÖLTZ-SZÖTZ, J.: Neue Methode einer spezifischen Vaccination bei rezidivierendem Herpes simplex. Med. Klin. **11**, 465 (1960).

SPIESS, H.: Schutzimpfungen. Stuttgart: G. Thieme 1958.

SPINK, W. W., J. W. HALL III., J. FINSTAD and E. MALLET: Immunization with viable brucella organism. Bull. Wld Hlth Org. **26**, 409 (1962).

STOKES, J. jr.: Immunization in viral hepatitis. J. Amer. med. Ass. **172**, 652 (1960).

—, M. BLANCHARD, J. R. NEEFE, S. S. GELLIS and G. R. WADE: Methods of protection against homologous serum hepatitis. I. Studies on the protective value of gamma-globulin in homologous serum hepatitis. J. Amer. med. Ass. **138**, 336 (1948).

—, J. D. FARQUHAR, M. E. DRAKE, R. B. CAPPS, C. S. WARD jr. and A. W. KITTS: Infectious hepatitis, length of protection by immune serum globulin (gamma-globulin) during epidemics. J. Amer. med. Ass. **147**, 714 (1951).

TARIZZO, M. L., and Y. MITSUI: Studies on trachoma. Bull. Wld Hlth Org. **27**, 745 (1962).

THOMPSON, P. E., B. J. OLSZEWSKI, E. F. ELSLAGER and D. F. WORTH: Laboratory studies on 4,6-diamino-1-(p-chlorophenyl)-1,2-dihydro-2,2-dimethyl-s-triazine pamoate (CI-501) as a repository antimalarial drug. Amer. J. trop. Med. **12**, 481 (1963).

TRESSELT, H. B., and A. K. BOOR: An antigen prepared in vitro effective for immunization against anthrax. III. Immunization of monkeys against anthrax. J. infect. Dis. **97**, 207 (1955). Zit. nach GRUMBACH. In: Die Infektionskrankheiten des Menschen und ihre Erreger. Von: GRUMBACH u. KIKUTH. Stuttgart 1958.

TYTELL, A. A., M. A. LOGAN, A. G. TYTELL and J. TEPPER: Immunization of humans and animals with gas gangrene toxoids. J. Immunol. **55**, 233 (1947). Zit. nach GRUMBACH. In: Die Infektionskrankheiten des Menschen und ihre Erreger. Von: GRUMBACH u. KIKUTH. Stuttgart 1958.

URAKOV, N. N., V. P. SCHETININ, M. O. TERESCHENKO and V. YA. NIKOLENKO: Immunization of man with killed Q-fever vaccine. Zh. Mikrobiol. (Mosk.) **33**, 11 (1962). Ref. Trop. Dis. Bull. **60**, 219 (1963).

VERGE, J., u. Mitarb.: Zit. nach GRUMBACH, A., in: GRUMBACH-KIKUTH: Die Infektionskrankheiten des Menschen und ihre Erreger. Stuttgart: G. Thieme 1958.

VERSHILOVA, P. A.: The use of live vaccine for vaccination of human beings against brucellosis in the USSR. Bull. Wld Hlth Org. 24, 85 (1961).

VIVONA, S., J. P. LOWENTHAL, S. BERMAN, A. S. BENENSON and J. E. SMADEL: Report of a field study with Q-fever vaccine. Amer. J. Hyg. 79, 143 (1964).

VYGODCHIKOV, G. V., A. A. VOROBEV, R. A. SALTYKOV, I. A. LARINA and V. M. SHEVELEV: An experimental study of combined anaerobic anatoxins (toxoids). IV. Investigation of immunological effectivity of the octa-anatoxin (octa-toxoid) in late revaccination. Zh. Mikrobiol. 1, 127 (1963). Ref. in Excerpta med. (Amst.) Sect. IV, 16, 4397 (1963).

WAGNER, S.: Immunbiologische Wechselbeziehungen bei der Vaccina- und Herpes simplex Virus-Infektion der Maus. Zbl. Bakt., I. Abt. Orig. 172, 370 (1958).

WALLGREN, A.: Zbl. ges. Kinderheilk. 20, 422 (1927). Zit. nach SPIESS, H.: Schutzimpfungen. Stuttgart 1958.

WANI, H.: Über die Prophylaxe der Spirochaetosis icterohaemorrhagica Inada durch Schutzimpfung. Z. Immun.-Forsch. 79, 1 (1933).

WARD, H., and G. PARKER: Passive protection against rubella. Med. J. Aust. 43, 81 (1956).

WARFOLOMEJEWA, A. A.: Die spezifische Therapie der Leptospirosen. Ref. Zbl. Bakt., I. Abt. Orig. 189, 537 (1963).

WEHRLE, P. F., and W. M. HAMMON: Absence of active immunization against infectious hepatitis. J. Amer. Med. Ass. 167, 2062 (1958).

WEHRLE, P. F., and W. M. HAMMON: Absence of active immunization against infectious hepatitis. Follow-up study after administration of gammaglobulin. J. Amer. med. Ass. 167, 2062(1958).

WISSEMAN jr., CH. L., B. H. SWEET, C. ROSENZWEIG and O. R. EYLAR: Attenuated living type 1 dengue vaccines. Amer. J. trop. Med. Hyg. 12, 620 (1963).

WORK, T. H.: Tick-borne viruses. A review of an arthropodborne virus problem of growing importance in the tropics. Bull. Wld Hlth Org. 29, 59 (1963).

WRIGHT, G. G., M. A. HEDBERG and R. J. FEINBERG: Studies on immunity in anthrax. II. In vitro elaboration of protective antigen by non proteolytic mutants of bacillus anthracis. J. exp. Med. 93, 523 (1951). Zit. nach GRUMBACH. In: GRUMBACH-KIKUTH: Die Infektionskrankheiten des Menschen und ihre Erreger. Stuttgart 1958.

—, J. T. DUFF, M. A. FIOCK, H. B. DEVLIN and R. L. SODERSTROM: Studies on immunity to toxins of clostridium botulinum. V. Detoxification of purified type A and type B toxins, and the antigenicity of univalent and bivalent aluminium phosphate adsorbed toxoids. J. Immunol. 84, 384 (1960).

—, TH. W. GREEN and R. G. KANODE jr.: Studies on immunity in anthrax. J. Immunol. 73, 387 (1954).

ZEISSLER, J., C. KRAUSPE u. L. RASSFELD-STERNBERG: Die Gasödeme des Menschen. Darmstadt. D. Steinkopff 1958.

Allgemeines über kombinierte Impfstoffe

Von W. HENNESSEN

I. Allgemeine Eigenschaften von Kombinations-Vaccinen

In die moderne Impfpraxis hat eine Vielzahl von Antigenen Aufnahme gefunden. Die Verwendung der verschiedenen Antigene für die Immunisierung hatte zur Voraussetzung, daß, nachdem die wirksame Komponente des jeweiligen Krankheitserregers aufgefunden war, diese in einer sowohl verträglichen als auch haltbaren Form hergestellt werden konnten. Wie a. a. O. abgehandelt, ergaben sich für die Herstellung der einzelnen Antigene ganz verschiedene Wege, von denen hier nur derjenige der Abschwächung lebender Erreger, wie er von PASTEUR beim Tollwutvirus gegangen wurde, und derjenige der chemisch-physikalischen Detoxifikation (Inaktivierung), den PFEIFFER u. Mitarb. z. B. für Typhusvaccine beschritten, erwähnt werden sollen. Diese aus der Herstellung der Antigene herrührenden Besonderheiten der einzelnen Impfstoffe werden noch dadurch betont, daß je nach Herstellungsart das Antigen auf eine ihm eigene Weise für den länger dauernden Gebrauch haltbar gemacht oder konserviert werden muß. Ein lebender, abgeschwächter Krankheitserreger wird anders vor dem Verlust seiner biologischen Aktivität bewahrt werden müssen als etwa ein Toxoid; ein inaktiviertes Virusantigen mag andere Anforderungen stellen als eine abgetötete Keimsuspension. Die Frage der Konservierung der Aktivität hängt eng zusammen mit den Milieubedingungen, in welchen das Antigen vorhanden ist. Art und Konzentration von Trägerflüssigkeiten unterscheiden sich für die verschiedenen Antigenzubereitungen insofern, als die für ein bestimmtes Antigen als optimal gefundenen Bedingungen für andere Antigene geradezu schädigend sein können. Die Entdeckung des Adjuvanseffektes (RAMON 1923) führte schließlich zu einer weiteren Eigenschaft der verschiedenen Antigen-Präparationen, die sehr unterschiedliche Impfstoffe entstehen ließ.

Während so einerseits die Kenntnisse über Natur und Wirkungsweise der Antigene sowie der Bedeutung ihrer Begleitsubstanzen bei den Herstellern wuchsen und zu divergierenden Impfstoffen führten, forderten die Anwender dieser Antigene, die impfenden Ärzte, eine Vereinfachung der Impfpraxis, die mit jedem neuen Antigen unübersichtlicher und undurchführbarer erschien. Der berechtigte Wunsch, dem Impfling die notwendigen Antigene durch Mischung als Kombinationsimpfstoffe zu verabfolgen, wurde daher schon frühzeitig geäußert und auch in die Tat umgesetzt. Wie sehr dieser Wunsch aus der Praxis begründet ist, sei an einer Zusammenstellung demonstriert, welche den Impfplan eines Kindes mit den allgemein als notwendig anerkannten Vaccinen wiedergibt (Tab. 1). Hierbei wird verglichen, welche Anzahl von Impfungen notwendig wird

Tabelle 1. *Anzahl der Impfungen bei Verwendung verschiedener Impfstoffe*

Vaccine	Anzahl der Impfungen
Di.	$2 \times$
Tet.	$2 \times$
Pert.	$3 \times + 1 \times$
Pol.	$2 \times + 1 \times$
	Gesamt: $11 \times$
DT	$2 \times$
Pert.	$3 \times + 1 \times$
Pol.	$2 \times + 1 \times$
	Gesamt: $9 \times$
DPT	$3 \times + 1 \times$
Pol.	$2 \times + 1 \times$
	Gesamt: $7 \times$
DPT-Pol	$3 \times + 1 \times$ Gesamt: $4 \times$

bei der Einzel- und bei der kombinierten Impfung. Die bei diesem Vorgehen auftretenden theoretischen und praktischen Probleme sollen in den folgenden Abschnitten untersucht werden. Hierbei soll nur auf diejenigen Kombinations-Vaccinen eingegangen werden, welche auch heute noch von Bedeutung sind, während die fast unzählbaren Antigenmischun-

gen, die mit früher üblichen Impfstoffen durchgeführt wurden, unberücksichtigt bleiben können.

II. Kompatibilität der Antigene

Die unerläßliche Voraussetzung für jede Mischung verschiedener Impfstoffe zu Kombinationspräparaten ist die Kompatibilität der betreffenden Antigene. Die Antigene müssen so zusammengebracht werden können, daß das Gemisch so wirkt, wie es von den Einzelkomponenten gefordert wird. Dieser Forderung tragen beispielsweise auch die Vorschriften der Wirksamkeitsprüfung in staatlichen Prüfungsvorschriften Rechnung, die von jedem Kombinations-Impfstoff die gleiche Wirksamkeit verlangen, wie sie für die Einzelquoten festgelegt ist. So selbstverständlich diese Überlegung heute klingt, so wenig war sie dies zu Beginn der Ära der Mischimpfstoffe. Die erste gemeinsame Applikation von Diphtherie- und Tetanus-Toxoid wurde vorgenommen, bevor es noch eine exakte Wertbemessung gab (RAMON). Überlegungen über eine etwaige gegenseitige Schädigung, also Inkompatibilität oder Konkurrenz der vermischten Antigene, wurden erst später angestellt. Seitdem ist dieses Problem immer wieder neu bearbeitet worden. Wenn auch SCHMIDT (1955) feststellen konnte, daß es eine Konkurrenz der Mischantigene nicht gibt, weist GÜNTHER (1956) erneut auf dieses Problem hin. Wie so häufig in der Immunbiologie, zeigt die intensive Beschäftigung mit einer bestimmten und übersichtlichen Fragestellung, daß hier nur eine scheinbar klare Frage gestellt wird, die sich bei experimenteller Beantwortung in eine Vielzahl von Teilproblemen auflöst. Wie wir in umfangreichen eigenen Untersuchungen darlegen konnten, lassen sich mit der gleichen Antigenmischung je nach den Versuchsbedingungen verstärkte, unbeeinflußte und unterdrückte Antigenwirkungen nachweisen, wenn nur die Applikationsart und der zu immunisierende Organismus entsprechend gewählt werden (HENNESSEN u. a. 1961). Die Antwort auf die Existenz einer Konkurrenz der Antigene kann daher nur für die jeweils vorliegenden Bedingungen, nicht aber allgemeinverbindlich gegeben werden. Da unter diesen Bedingungen der zu Immunisierende eine entscheidende Rolle spielt, ist für jede neue Impfstoff-Kombinationsart zu prüfen, wie sich die gemischten Antigene bei Menschen gegenseitig beeinflussen. Der Aussagewert der Tierversuche ist demnach für jede Kombinationsart neu zu ermitteln. Der Schutz oder Nichtschutz von Versuchstieren durch Applikation gemischter Antigene hat a priori keine Korrelation zum Verhalten des Menschen. Mit der Wirksamkeitsbestimmung von Mischantigenen erfahren die biologischen Auswertungsverfahren eine Komplizierung, die jedoch dazu angetan ist, die Berechtigung der biologischen Wertbemessung (PRIGGE) zu unterstreichen. Wenn schon die Testbedingungen in der Lage sind, die Wirkung und die Wirksamkeit von Antigenen bekannter Konzentration zu beeinflussen, dann kann nur die Untersuchung der Zusammenhänge zwischen Testmethodik und Reaktion des menschlichen Impflings eine Aussage darüber ermöglichen, welche Wirksamkeit der jeweiligen Präparation beim Menschen zuerkannt werden kann. Die Bestimmung der Antigenmenge allein genügt für diese unerläßliche Angabe nicht. Das Maß der Antigenmenge muß per definitionem wie per se eine quantitative Angabe der jeweils untersuchten Antigeneigenschaft bleiben, sei es, daß diese Eigenschaft als Keimzahl, Infektions-, Hämagglutinations-, Flockungs- oder Trübungs-Vermögen des entsprechenden Antigens ausgedrückt ist. Die allein bedeutsame Eigenschaft des Antigens, Antikörper zu bilden und dies auch im Menschen zu tun, wird von der obigen Angabe nicht erfaßt.

Zum Abschluß dieser Betrachtungen der theoretischen Grundlagen für Antigenmischungen sei noch erwähnt, daß gerade neuere Untersuchungen erweisen, daß der in der Impfstoffherstellung und Impfpraxis notwendigerweise unentbehrliche Begriff des Antigens als Synonym für das schützende, Antikörper hervorrufende Agens, in naher Zukunft eine Revision erfahren wird. Es zeigt sich dabei mehr und mehr, was MEYER schon für synthetische Antigene nachweisen konnte, daß jedes natürlich vorkommende Antigen aus vielen determinanten Gruppen besteht, von denen keineswegs alle für die Schutzfunktion der zu bildenden Antikörper notwendig sind. Scheinbar überflüssige Gruppen können aber bei der Immunisierung Schlepper- oder Verstärkerwirkung ausüben. Ein so relativ einfach erscheinendes Antigen wie ein Toxoid erweist sich für den Organismus als vielgestaltiges Muster

antigener Gruppen, deren Bedeutung für die Immunität im einzelnen erst noch erwiesen werden muß. Da nicht anzunehmen ist, daß bei diesen und anderen Antigenen die gesamte Struktur für die Immunisierung notwendig ist, läßt sich hier schon theoretisch sagen, daß in Zukunft bei Antigenen sicherlich ein Abbau des überflüssigen Ballastes bis zu den prosthetischen Gruppen versucht werden wird, der seine Entsprechung oder besser sein Vorbild im Abbau der Ballaststoffe bei Seren in der passiven Immunisierung hat, welcher bekanntlich vom Nativserum zu fermentativ auf das Wesentliche reduzierten Seren geführt hat und vom Rekonvalescentenserum längst zum Gammaglobulin bzw. Immunglobulin geht. Andererseits muß bei den Antigenen hervorgehoben werden, daß geringfügig erscheinende chemische Eingriffe bereits tiefgreifende Antigenitätsveränderungen zur Folge haben können, wie RESTLE et al. u. a. dies bei Desaminierung endständiger NH_2-Gruppen am Eiweißmantel von Viren zeigen konnten.

III. Möglichkeiten der Kombination von Antigenen

Aus den bisherigen Ausführungen ging hervor, daß es nicht a priori möglich ist, verschiedene Antigene wahllos zu Kombinations-Vaccinen zu mischen. In der Praxis der Herstellung hat dies zunächst unbewußt, später aber mit Überlegung dazu geführt, daß nur bestimmte Antigenarten miteinander kombiniert wurden. Dabei war zunächst der Bedarf für diese Impfstoffe entscheidend. Bei Betrachtung der gebräuchlichen Mischimpfstoffe zeigt sich, daß es sich in allen Fällen um solche aus inaktivierten Antigenen handelt. Dies ist historisch aus dem Verwendungszweck zur Impfung von Kindern verständlich, nach unseren heutigen Einsichten aber auch notwendig. Wenn a. a. O. darauf aufmerksam gemacht wurde, daß die Applikation eines Impfstoffes sich nach dem Erfolgsorgan richten müsse und daß dieses Erfolgsorgan für inaktivierte Antigene das reticulo-endotheliale System sei, dann dürfen nur Antigene mit gleicher oder sehr ähnlicher Applikationsart miteinander kombiniert werden. Ein Antigen, das erst im Organismus auf die notwendige Konzentration gebracht wird, indem die Körperzellen es vermehren — wie dies bei Viruslebendimpfstoffen der Fall ist — eignet sich nicht ohne weiteres zur Kombination mit andersartig wirkenden. Bei den gebräuchlichsten Vaccinen lassen sich drei Antigenarten unterscheiden: die Toxoide, die inaktivierten Bakteriensuspensionen und die inaktivierten Virussuspensionen. Mit diesen sind die Kombinationsarten denkbar, welche in Tab. 2 aufgeführt sind. Wie die Zusammenstellung zeigt, ist von den bisher denkbaren sieben Kombinationsmöglichkeiten bei allen außer einer praktisch Gebrauch gemacht worden. Bei der Besprechung der einzelnen Kombinations-Vaccinen soll nun versucht werden, das bisher mehr theoretisch Abgeleitete praktisch zu besprechen.

körperbildungstheorie von Interesse. Die Fragen der Kompatibilität beider Toxoide im Hinblick auf ihre Milieubedingungen, wie Suspensionslösung, pH, Konservierungsmittel, entfallen für Diphtherie- und Tetanus-Antigene, da sie sich weitgehend entsprechen. Dies gilt vor allem für die neueren Vaccinen, deren Komponenten hochgereinigt vorliegen. Bei Diphtherie-Tetanus-Mischimpfstoffen entfallen ebenfalls die Schwierigkeiten, welche durch die Adjuvansfragen entstehen können, da beide Antigene unter vergleichbaren Bedingungen durch die gleichen Adjuvantien stimuliert werden.

Tabelle 2

Lfd. Nr.	Kombinationsart	Kombinierter Impfstoff
1.	Toxoid + Toxoid	DT (Diphtherie-Tetanus)
2.	Toxoid + Bakteriensuspension	TABT (Typhus-Paratyphus-Tetanus)
		DPT (Diphtherie-Pertussis-Tetanus)
3.	Toxoid + Virussuspension	T-Pol (Tetanus-Poliomyelitis)
		DT-Pol (Diphtherie-Tetanus-Poliomyelitis)
4.	Toxoid + Bakteriensuspension + Virussuspension	DPT-Pol (Diphtherie-Pertussis-Tetanus-Poliom.)
		DT-Pol-Ty (Diphtherie-Tetanus-Poliom.-Typhus)
5.	Bakteriensuspension + Bakteriensuspension	TAB (Typhus-Paratyphus)
		Tetra (Typhus-Paratyphus-Cholera)
6.	Bakteriensuspension + Virussuspension	—
7.	Virussuspension + Virussuspension	Influenza-Adenovirus

1. Toxoid — Toxoid

Der bekannteste Vertreter dieser Impfstoffklasse ist schon sehr früh als Kombinationsimpfstoff von RAMON durch Mischung des Diphtherie- und Tetanustoxoid hergestellt worden (s. hierzu R. REGAMEY, S. 440). Beide Antigene haben so viele Gemeinsamkeiten, daß sich ihre Mischung geradezu anbietet. Die Diphtherie-Tetanus-Vaccinen sind seit Jahrzehnten bewährt und haben einen Immunisierungseffekt, der demjenigen der Einzelantigene entspricht. Im Tierversuch läßt sich zeigen, daß der Impfschutz der kombinierten Antigene größer ist als der durch die Einzeltoxoide (HENNESSEN u. a.). Hierbei wird das Tetanus-Toxoid mehr gesteigert als das Diphtherie-Toxoid. Für diese unterschiedliche gegenseitige Steigerung in der Wirksamkeit läßt sich noch keine Begründung angeben. Möglicherweise spielt die unterschiedliche Reizstärke der Antigene eine Rolle, die molekülgebunden ist. Ein quantitativer Vergleich der antigenen Qualität der beiden Toxoidmoleküle ist methodisch noch nicht möglich. Ein solcher wäre für theoretische Überlegungen zur Anti-

2. Toxoid-Bakterien-Suspension

Ein Impfstoff dieser Zusammensetzung liegt in der Kombination von Tetanus-Toxoid und inaktivierten Typhus-Paratyphus-Bakterien vor. Auch diese Mischung kann auf eine lange Vergangenheit zurückblicken (s. b. REGAMEY, S. 441). Sie dient in einer Reihe von Ländern der Immunisierung besonders von Soldaten. Die Frage der Kompatibilität ist für diese Kombination erst spät gestellt worden. Sie bezieht sich sowohl auf die Wirksamkeit als auf die Verträglichkeit derartiger Mischungen. Während die Tetanuskomponente dieses Mischimpfstoffes durch die Bakteriensuspension in ihrer Wirksamkeit erhöht wird — man kann geradezu allen Keimen aus der Salmonellagruppe einen Adjuvanseffekt zusprechen — läßt sich diese Aussage für die Keimaufschwemmung selbst nicht treffen. Hierzu fehlt es an verläßlichen Wertbemessungsmethoden für die bakteriellen Typhus- und Paratyphus-Antigene. Die Kompatibilität dieser Antigen-Kombination im Hinblick auf die Verträglichkeit muß für das Tetanus-Toxoid insofern als ungünstig angesehen werden, als der kombinierte Impfstoff zweifellos vom Menschen schlechter vertragen wird als das Tetanus-Toxoid allein. Aus den Untersuchungen von WESTPHAL wissen wir, daß die gramnegativen Bakterien wegen des hohen Pyrogengehaltes, aber auch wegen anderer Substanzen ihrer Membranen, zu Reizerscheinungen und damit Unverträglichkeiten führen können.

Die bekanntere und mehr benutzte Kombination dieser Impfstoffkonfiguration ist diejenige von zwei Toxoiden und einer inaktivierten Bakteriensuspension, wie sie als Diphtherie-Pertussis-Tetanus-Impfstoff vorliegt. Dieser für die Prophylaxe im Kindesalter besonders häufig benötigte Impfstoff zeigt weitgehend die gleichen aus der Kombination herrührenden Merkmale wie die Kombination von Tetanus-Toxoid und Salmonellen. Die Kompatibilität im Hinblick auf Wirksamkeit der Toxoidquoten ist ausgezeichnet. Beide Toxoidanteile werden durch die Bakterienquote adjuviert (McCLEAN, MRC, 1957). Für den bakteriellen Anteil läßt sich hier keine Aussage machen, da wiederum keine quantitativen Angaben vorliegen. In der Verträglichkeit werden die Toxoidkomponenten zweifellos durch den bakteriellen Anteil beeinträchtigt, da Toxoid-Impfstoffe allein auch bei höherer Konzentration besser toleriert werden als zusammen mit Pertussiskeimen.

In der klinischen Anwendung zeigte sich eindeutig, was im Experiment noch nicht erwiesen werden konnte, daß nämlich auch die Schutzwirkung der bakteriellen Komponenten in Diphtherie-Tetanus-Pertussis-Vaccinen derjenigen von Einzelimpfstoffen entspricht. Nach den Untersuchungen von KENDRICK u. Mitarb. war es vor allem der große Feldversuch des Medical Research Council in England, welcher die Schutzwirkung von Pertussis-Keimsuspension mit und ohne Toxoid unter Beweis stellte. Der Schutz der Kombinations-Vaccinen war dabei in gleicher Weise befriedigend wie nach der Verabfolgung von Pertussis-Einzelvaccine.

So zeigte beispielsweise in dem großen englischen Feldversuch ein Diphtherie-Pertussis-Impfstoff für das Diphtherie-Antigen eine Wirksamkeit, die befriedigte. Es wird in dem Bericht zwar festgestellt, daß die Wirksamkeit einer 3maligen Injektion der Diphtherie-Pertussis-Vaccine geringer war als diejenige einer 2maligen von Diphtherie-Vaccine; diese Feststellung bedarf aber insofern einer Korrektur, als hier nicht nur 2 Antigene, sondern auch 2 Impf-

verfahren verglichen werden. Die Analyse der tatsächlichen Verhältnisse ergibt nämlich, daß gegenübergestellt werden eine Diphtherie-Pertussis-Vaccine (Diphtherie 25 Lf/ml, 20 Mia Pertussiskeime) nicht adsorbiert einer Diphtherie-Vaccine 50 Lf/ml, an $AlPO_4$ adsorbiert. Die kombinierte Vaccine wurde 3mal, die nicht kombinierte 2mal injiziert. Die mitgeteilten Daten ergeben, daß der kombinierte, nicht adsorbierte Impfstoff 0,016 AE pro Lf hervorrief gegenüber 0,035 AE/Lf beim nicht kombinierten, jedoch adsorbierten Antigen. Hier ist also zweifellos nicht Vergleichbares verglichen worden, da ein Adsorbat-Impfstoff nicht unter diesen Bedingungen mit einem sogenannten Fluidimpfstoff verglichen werden kann. Die Aussage, welche die Versuchsergebnisse zulassen, muß demnach darauf eingeschränkt werden, daß der nicht adsorbierte Kombinations-Impfstoff etwa die Hälfte dessen bewirkte, was der adsorbierte Einzelimpfstoff erreichte; beide Vaccinen wurden mit verschiedener Dosierung und Applikationsart verglichen. Dieses Beispiel wurde deshalb so ausführlich dargestellt, weil es instruktiv die Schwierigkeiten wiedergibt, denen sich jeder Impfstoffvergleich gegenübersieht.

Wieweit eine Aufschließung der Keuchhustenbakterien (PILLEMER, HEDEN) zu einer Verbesserung der Verträglichkeit führen kann, muß zunächst dahingestellt bleiben, da mit diesen Präparationen noch nicht genügend Erfahrungen vorliegen. Die ersten Ergebnisse sprechen für eine schlechtere Verträglichkeit der Keimfraktionen (MRC).

3. Toxoid und Virussuspension

Nach der Entwicklung des Poliomyelitis-Impfstoffes durch SALK (1953) — Inaktivierung von Poliovirus mit Formaldehyd oder anderen Stoffen — dauerte es mehr als 5 Jahre, bis diese neue Vaccine mit den herkömmlichen kombiniert werden konnte.

Dieser für den heutigen Entwicklungsstand der Impfstoffherstellung relativ lange Zeitraum findet seine Erklärung wohl darin, daß mit den Virussuspensionen an Antigen in die Impfstoffe inkorporiert werden sollte, das neue Probleme aufwarf. Für diese Antigene wurden alle diejenigen Überlegungen notwendig, welche eingangs in allgemeiner Form abgehandelt wurden. Als Beispiel seien hier die Konservierungsmittel erwähnt; während sich organische Quecksilberverbindungen seit Jahren für Toxoid-Impfstoffe als Konservierungsmittel bewährt hatten, konnten McLEAN u. Mitarb. zeigen, daß dies für Polio-Impfstoffe nicht in gleichem Maße gilt. Sie fanden in den inaktivierten Virussuspensionen, die von Gewebekulturen gewonnen waren, eine Abspaltung des Quecksilbers, die zu einer Antigenveränderung und damit zur Wirksamkeitsverringerung führte. POTEL beobachtete eine ungünstige Beeinflussung der Aktivität auch für Influenza-Antigene, die aus Bruteiern gewonnen waren; er untersuchte jedoch die Wirksamkeit dieser Präparationen nicht. Die erstgenannten Autoren konnten den ungünstigen Vorgang dadurch verhindern, daß sie die freiwerdenden Hg-Ionen durch Komplexbildner abfingen. Haas u. Mitarb. stellten eine gleichsinnige Erscheinung in Virussuspensionen auch ohne zugesetzte Schwermetallverbindungen, wenn auch in geringerem Maße, fest. Diese Autoren fanden ebenfalls, daß sich die Antigenschädigung durch Entfernung der offenbar noch in Spuren wirksamen Schwermetallionen aufheben läßt. Sie benutzten hierzu mit Erfolg sowohl die Dialyse als auch die Abbindung durch Komplexbildner. Für die Kombination der inaktivierten Polio-Impfstoffe, die metallempfindlich sind, mit den robusteren Toxoiden wurde es daher notwendig, die Mischung unter Bedingungen vorzunehmen, welche eine Antigenschädigung durch Metallionen ausschließen.

Die eingehendere Darstellung dieser Zusammenhänge erscheint hier deshalb berechtigt, weil ihnen offenbar ein Prinzip zugrunde liegt, das nicht nur auf Virussuspensionen beschränkt ist. Es wird daher bei der Besprechung weiterer Kombinations-Impfstoffe erneut auftauchen.

Nach Lösung dieses und anderer Probleme konnten Kombinationen von Toxoiden mit Virussuspensionen erfolgen, die breiteste Anwendung fanden. Die Diphtherie-Tetanus-Poliomyelitis-Mischung, aber auch der Tetanus-Poliomyelitis-Impfstoff erlangte Bedeutung. Die Wirksamkeit der Diphtherie- und/oder Tetanus-Komponente zeigte sich im Tierversuch unbeeinflußt, verglichen mit Impfstoffen ohne Virusanteil, so daß den benutzten Antigenmengen die nachweisbaren Wirksamkeiten entsprachen. Die Wirkung der Virussuspension ließ im Tierversuch eine geringfügige Depression gegenüber derjenigen von Viruseinzelimpfstoffen erkennen. Diese Unterdrückung entspricht jedoch nahezu dem geringeren Antigenvolumen. Die bisher vorliegenden Unterlagen zeigen eine Wirkung von rund 90% der Poliokomponente in Kombination mit Diphtherie- und/oder Tetanus-Toxoid, verglichen mit dem Wert der Poliovaccine (Wilson). Diese Erscheinung ließ sich bei 3 verschiedenen Tierspezies bestätigen (Hennessen). Da der Polioanteil in den meisten der für diese Experimente benutzten Vaccinen ebenfalls rund 90% des Einzelimpfstoffes betrug, bedarf es noch der quantitativen Untersuchung dieser möglicherweise nur scheinbaren Wirkungseinbuße infolge geringeren Injektionsvolumens.

Nach den zahlreichen Feldversuchen mit den Kombinationen von Toxoiden und Polio-

Antigen zu schließen, ist eine etwaige Antigenminderung des Polioanteiles auf die Antikörperbildung beim Menschen ohne Einfluß (Wilson, Hennessen, Vogt u. Schaudig, Grafe, Henigst). Die Wirkung der Kombinationen konnte demnach im Tierexperiment und in der klinischen Anwendung als befriedigend erwiesen werden.

Die Verträglichkeit entsprach derjenigen der Toxoid-Kombination vergleichbarer Zusammensetzung. Erwähnenswert ist lediglich der Hinweis darauf, daß Unterschiede in der Indikation zu unterschiedlicher Verträglichkeit führen können. Während die Poliovaccinen wegen ihrer besonders guten Verträglichkeit und der Immunitätslage der verschiedenen Lebensalter keinen Beschränkungen unterworfen sind, ist dies für die Diphtherie-Komponente nicht immer der Fall. Bei vorhandener Diphtherie-Immunität kann das Diphtherietoxoid lokale Reaktionen leichterer Art (Rötung, Schwellung) auslösen. Die Applikation eines diphtheriehaltigen Impfstoffes wird deshalb bei älteren Impflingen eine Art Schick-Reaktion auslösen können. Diese Erscheinung ist in den verschiedenen Ländern unterschiedlich; sie hängt vom Durchseuchungsgrad mit Diphtherie ab.

4. Toxoid-Bakterien- und Virus-Suspension

Die Erweiterung des Antigenspektrums des wichtigsten Impfstoffes für die Kinderpraxis, Diphtherie-Tetanus-Pertussis, um das Polio-Antigen, wie sie in den 4fach-Impfstoffen erfolgt ist, hat zweifellos die größte praktische Bedeutung aller Kombinations-Vaccinen. Sie hat aber auch die umfangreichsten Untersuchungen notwendig gemacht, um die zahlreichen dadurch ausgelösten Probleme zu klären. Bei dieser Antigenmischung traten mehrere, bis dahin unbekannte Faktoren auf, die in allgemeinerer Form eingangs schon erwähnt wurden, hier jedoch für den speziellen Fall erneut dargestellt werden müssen. Neben den Einflüssen etwaiger Begleitsubstanzen aus den Toxoid-Komponenten auf die Virussuspension ließ sich feststellen, daß die letztgenannte ihrerseits für den bakteriellen Anteil nicht indifferent ist. Wie Pittman nachweisen konnte, hemmt die Polio-Komponente die Antigenität von Pertussis-Keimsuspensionen. Dieser negative Einfluß tritt erst bei längerer Aufbewahrung zutage. Er verdient besonderes

Interesse, da er nicht eine zufällige Einzelerscheinung ist, sondern prinzipielle Bedeutung hat. Die negative Wirkung der Virussuspension trifft nämlich nicht nur Pertussisbakterien, sondern erweist sich als ebenso schädlich für Typhuskeime (PITTMAN 1963). Da eine mit der Zeit zunehmende Antigenschädigung der bakteriellen Antigene durch das inaktivierte Virus selbst kaum vorstellbar ist, kann es nicht verwundern, daß die Ursache dieses Phänomens in den Nicht-Virusbestandteilen der Virussuspension gefunden wurde (UNGAR 1962). Hierbei dürfte in erster Linie daran zu denken sein, daß in inaktivierten Polio-Vaccinen zwar das Virus inaktiviert vorliegt, daß aber andere, nur

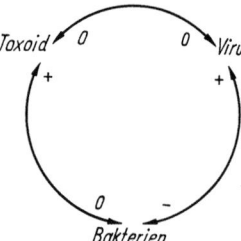

Abb. 123. Gegenseitige Beeinflussung der Komponenten eines Kombinations-Impfstoffes

in Spuren darin vorhandene Stoffe, zum Beispiel aus der Gewebekultur, durchaus nicht inaktiv vorliegen müssen. Hier kann in erster Linie an fermentähnliche Stoffe gedacht werden. Dementsprechend fand UNGAR auch durch Fermentblocker — er verwendete Komplexbildner — eine Aufhebung der unerwünschten Antigenschädigung. Das gleiche sah der Autor bei Reinigung des Virusantigens. Den Wirkungsmechanismus der Komplexbildner wird man sich so vorstellen dürfen, daß diese die Metallionen, welche zur Aktivierung der Fermente notwendig sind, abbinden.

Der Übersichtlichkeit halber werden die Möglichkeiten der gegenseitigen Beeinflussung der verschiedenen Antigene in einem Vierfachimpfstoff schematisch dargestellt (Abb. 123). Zu den gegenseitigen Einwirkungen der Antigene oder ihrer Begleitsubstanzen aufeinander konnte beim Vierfachimpfstoff Diphtherie-Tetanus-Pertussis-Poliomyelitis zuerst beobachtet werden, daß die für den Antigenitätsnachweis verwendete Tierart von entscheidender Bedeutung für das Ergebnis sein kann (HENNESSEN 1960). Besonders für diese kompliziert aufgebauten Impfstoffe erscheint die Forderung

an das Testsystem unerläßlich, nur die direkte Antigenität des Impfstoffes zu ermitteln, nicht aber beispielsweise seine „Boosterfähigkeit", d. h. die Fähigkeit, vorhandene Antikörper durch Injektion aufzufrischen.

5. Bakteriensuspensionen

Die Notwendigkeit zur Kombination von verschiedenen Keimaufschwemmungen ergab sich schon sehr früh für die Vaccinen gegen Salmonellainfektionen. Diese vor allem für militärische Einheiten sowie für besonders gefährdete Bevölkerungsgruppen wichtigen Impfstoffe werden für die Prophylaxe enteraler Infektionen meist in Form der Mischung von inaktivierten Typhus- und Paratyphus A- und B-Bakterien verwendet. Die beiden gebräuchlichsten Inaktivierungsarten bestehen für die drei Keimarten entweder in der Einwirkung von Hitze, Phenol oder Aceton, während die ursprünglich benutzte Abtötung mittels Formaldehyd keine nennenswerte Verwendung mehr findet. Die Schutzwirkung der phenol- und der acetoninaktivierten Typhuskeime ist in mehreren Feldversuchen durch die Weltgesundheitsorganisation geprüft worden. Von diesen seien nur diejenigen von 1957 in Jugoslawien und von 1962 in Brit. Guayana erwähnt. Im letztgenannten Versuch zeigte dabei die acetoninaktivierte Vaccine eine deutliche Überlegenheit über die phenolisierte. Da das für die Typhuskeime benutzte Inaktivierungsverfahren auch für die Paratyphusbakterien angewendet wird, bleibt die Kompatibilität der nahe verwandten Salmonellaarten hiervon unberührt. Da es für diese schon sehr lange bekannten Impfstoffe kein verläßliches Wertbemessungsverfahren gibt, kann keine zahlenmäßig faßbare Aussage darüber gemacht werden, welchen Einfluß die Mischung von inaktivierten Typhus- und Paratyphuskeimen auf ihre Wirksamkeit hat. Man dürfte wohl nicht fehlgehen, wenn man keinen gegenseitigen Schaden vermutet. Die Verträglichkeit der Bakterienaufschwemmungen kann durch Auswahl der Stämme, ihre Reinheit sowie die Zusammensetzung der Vaccine allgemein verbessert werden. Sie ist jedoch zweifellos belastet durch die Reaktionen, welche gramnegative Bakterien verursachen.

Wegen der Mängel der Verträglichkeit von Mischimpfstoffen aus Salmonellen zur Injektion ist es nicht verwunderlich, daß immer wieder

der Wunsch nach oral applizierbaren Vaccinen dieser Art auftaucht (RAETTIG). Naturgemäß werden derartige Keimgemische reaktionslos vertragen. Man wird aber über ihren Schutzeffekt erst eine Aussage machen dürfen, wenn dieser in der Belastungsprobe erwiesen ist.

Für die Prophylaxe in den Tropen und für Reisende in die Tropen wurde eine Kombination von Bakteriensuspensionen zusammengestellt, die S. typhi, S. paratyphi A, S. paratyphi B und V. cholerae enthält. Dieser Mischimpfstoff wird vor allem für Reisen in den indischen Subkontinent benötigt. Obwohl die Wirksamkeit der Cholerakomponente im Maus-Schutzversuch exakt ermittelt werden kann, liegen keine Angaben dafür vor, welchen Einfluß die Inkorporation der vier Keimarten auf die Wirksamkeit der Einzelanteile hat. Da aber die Bakterien der Salmonellagruppe in allen überprüften Fällen (s. Toxoide und Bakterien) adjuvierend wirkten, darf man diese Wirksamkeitssteigerung wohl auch auf die Choleravibrionen erwarten. Während die Choleravaccine — Herstellung durch Hitze-Phenolinaktivierung — eine befriedigende Verträglichkeit hat, nach PARISH und CANNON sind die Reaktionen zu vernachlässigen, ist die Vierfachkombination (TABChol) durch die Anwesenheit der Salmonellen belastet, so daß hier auf das bei den TAB-Impfstoffen Ausgeführte verwiesen werden kann.

6. Bakterien- und Virussuspension

Die Möglichkeit, Keim- und Virusaufschwemmungen zu mischen, ist bisher noch nicht praktiziert worden, wahrscheinlich wohl deshalb, weil hierfür aus der Impfpraxis heraus keine Notwendigkeit vorlag.

7. Virussuspensionen

Als Kombinationsimpfstoff dieser Art darf bereits eine polyvalente Influenzavaccine angesehen werden. Die Kompatibilität von Influenza-A-Viren der verschiedenen Subtypen und Influenza-B-Stämmen kann als ausgezeichnet angesehen werden, soweit es sich um formalininaktivierte Vaccinen handelt. Aus dieser Erfahrung wird in den Empfehlungen der WGO 1959 der Schluß gezogen, daß der Antigengehalt in polyvalenten, inaktivierten Influenzaimpfstoffen demjenigen entsprechen soll, den die Einzelvaccinen haben, obwohl beide Arten von Impfstoffen den gleichen

Wirksamkeitsanforderungen genügen. Es läßt sich noch keine Aussage darüber machen, wieweit hier die Verwandtschaften der Influenza-Typen und -Subtypen untereinander etwa eine adjuvierende Wirkung füreinander haben. Daß diese Mischungen für die Verträglichkeit ebenfalls keinen negativen Einfluß haben, sei nur der Vollständigkeit halber erwähnt.

Ein weiteres Beispiel dieser Art ist der trivalente Poliomyelitisimpfstoff nach SALK. Obwohl für die Poliomyelitisimpfstoffe keine exakten Wertbemessungsverfahren benutzt werden können, läßt sich aus Tierversuchen und der Anwendung am Menschen ableiten, daß die Mischung der drei Typen des inaktivierten Poliomyelitisvirus seine Wirksamkeit nicht faßbar herabsetzt. Es kann im Gegenteil erwartet werden, daß die Kombination der drei Typen durch die auch bei der Polio nachweisbare Kreuzimmunität zwischen den Virustypen zu einem günstigeren Immunisierungserfolg führt. Die Verträglichkeit bleibt auch hier unbeeinflußt.

Die Mischung von gänzlich unterschiedlichen Virusarten liegt in der Kombination von inaktivierten Influenza- und Adenoviren vor. Hier wurden Komponenten ganz unterschiedlicher Herstellungsart gemischt, um eine möglichst große Anzahl von Erkältungskrankheiten prophylaktisch zu erfassen. Der Influenza-Anteil, polyvalent, wird vom Brutei gewonnen, während die Adenoviren von der Affengewebekultur stammen. Eine nachteilige Beeinflussung der Wirksamkeit konnte bisher nicht festgestellt werden. Allerdings gilt für den Nachweis einer solchen die gleiche Einschränkung, wie sie oben für Poliovaccinen gemacht werden mußte. Auch für Adenovirusimpfstoffe gibt es keinen Belastungsversuch für die exakte Wertbemessung. Es liegen keine Befunde darüber vor, ob die Gewebekulturkomponente etwa das Influenzavirus beeinträchtigt, wie dies weiter oben für den Pertussisanteil in Verbindung mit dem Poliovirus aus Gewebekulturen aufgezeigt werden konnte.

Abschließend sei das Gebiet der Kombination verschiedener Antigene zu Mischimpfstoffen dahingehend zusammengefaßt, daß bei der Betrachtung dieser prophylaktischen Mittel nicht außer acht gelassen werden sollte, daß sie immer einen Kompromiß darstellen müssen.

Dieser liegt zwischen der theoretischen Kenntnis der einzelnen Antigene mit ihren Eigenschaften und der praktischen Unmöglichkeit, diese Kenntnisse einzeln in der präventiven Medizin anzuwenden. Der Vorteil der Kombinationsvaccinen liegt in der erleichterten Durchführbarkeit von Impfplänen für große Bevölkerungsgruppen. Ihr Nachteil liegt darin, daß die Indikation eines Mischimpfstoffes immer geringer sein muß, als die Summe aller Indikationen seiner Einzelantigene. Ein Vierfachimpfstoff gegen Di., Te., Pert. und Polio. ist indiziert für Kinder bis zum zweiten Lebensjahr. Bei Älteren kann seine Pertussiskomponente schaden, obwohl die Älteren die anderen Antigene dieses Impfstoffes durchaus noch benötigen. Diese sind dann aber als Dreifachimpfstoff Di., Te. und Polio. indiziert. Im späteren Leben wird dann die Di.-Komponente ebenfalls nicht mehr notwendig oder je nach Immunitätslage geradezu kontraindiziert sein, so daß auch sie aus dieser Kombination entbehrlich ist. An diesem Beispiel mag deutlich werden, daß zwar die ärztliche Handlung durch die Herstellung von Kombinationspräparaten vereinfacht wird, daß aber die ärztliche Überlegung als Anamneseserhebung und Indikationsstellung erschwert werden kann. Wie bei der Therapie, kann auch bei der Prophylaxe nur dann sinnvoll und damit erfolgreich vorgegangen werden, wenn vor dem ärztlichen Handeln das ärztliche Denken steht.

Literatur

BEALE, A. J., and J. UNGAR: Potency and Stability of Combined Pert., Di., Te. and Polio (quadruple) vacc. Lancet 1962 2, 7260, 805.

Expert Comm. Respir. Virus Diseases. Wld Hlth Org. techn. Rep. Ser. 170 (1959).

GÜNTHER, O.: Konkurrenz der Antigene. Dtsch. med. Wschr. 1027, 1056 (1956).

HENIGST, W.: Bildung von neutralisierenden Antikörpern nach Verabreichung eines kombinierten Impfstoffes mit Polio-, Diphtherie- und Tetanusanteil. Münch. med. Wschr. 105, 205 (1963).

HENNESSEN, W., R. MAULER and L. KÖRNER: Potency testing with combined Polio Antigens. Proc. 6. Int. Congr. Microbiol. Standard, S. 129 (1960).

— — — Exp. Untersuchungen über die Konkurrenz der Antigene. Zschr. Hyg. 148, 61 (1961).

— Über Kombinationsimpfstoffe mit Poliomyelitisanteil. In F. WÖHLER u. O. VIVELL: Klin. Probl. d. Poliomyelitis Berlin-Göttingen-Heidelberg. Springer 1961, S. 96.

KARTE, H., u. A. GRAFE: Polio. Wirksamkeit und Verträglichkeit eines neuen kombin. Impfstoffes. Dtsch. med. Wschr. 78, 2147 (1962).

McLEAN, I. W., and A. R. TAYLOR: Experiences in the Production of Poliovirus Vacc. Progr. in Medic. Virology 122. Basel: Karger 1958.

Medical Research Council: Vacc. against wooping cough, final report. Brit. med. J. 5128, 994 (1959).

PARISH, H. J., and D. A. CANNON: Antisera Toxoids Vaccines etc. Livingstone 1961, 137.

PASTEUR, L., CHAMBERLAND, ROUX et THUILLIER: Sur la rage. Compt. rend. Acad. 92, 1259 (1881).

PFEIFFER, R., u. W. KOLLE: Über die spezif. Imm.-Reaktion der Typhus-Bazillen. Z. Hyg. 21, 203 (1896).

PILLEMER, L., L. BLUM and I. H. LEPOW: Protective Antigen of H. pertussis. Lancet 1954/I, 1257.

PITTMAN, M.: Instability of Pertussis Vacc. Component in quadruple Antigen Vaccine. J. Amer. med. Ass. 181, 1, 25 (1962).

— Pers. Mitteilg. 1963.

POTEL, J., u. S. HLAWATSCH: Untersuchungen über Influenzavirus und Influenza-Impfstoffe. Z. Imm. 122, 58 (1961).

PRIGGE, R.: Wirksamkeit und Schutzkraft der Diphtherie-Impfstoffe. Behringwerke-Mitt. 21, 75 (1942).

RAETTIG, H.: Typhusimmunität. Jena: G. Fischer S. 163, 1952.

RAMON, G., et CH. ZOELLER: Les vaccins associés par union d'une anatoxine et d'un vaccin microbien (TAB) ou par mélange d'anatoxines. C. R. Soc. Biol. (Paris) 106, 94 (1926).

— Sur l'immunisation antitoxique et la production des antitoxines. Ann. Inst. Past. 47, 339 (1931).

RESTLE, H., HENNESSEN, W., u. W. SCHÄFER: Verhalten der antigenen und sonstigen biologischen Eigenschaften menschen- und tierpathogener Virusarten bei Behandlung mit salpetriger Säure. I. Mitt. Verhalten des Poliomyelitis-Virus. Z. Naturforsch. 17b, 228 (1962).

SALK, J. E., B. L. BURNET, L. J. LEWIS, E. N. WARDS and J. S. YOUNGNER: Studies in Human Subject on Act. Imm. ag. Polio. J. Amer. med. Ass. 151, 1081 (1953).

SCHMIDT, H.: Fortschritte der Serologie. Darmstadt: Steinkopf S. 364. 1955.

THOMSSEN, R., V. DOSTAL, R. HAAS u. E. RUSCHMANN: Untersuchungen und therm. Inakt. von Polioviren unter verschiedenen Bedingungen. Europ. Ass. Poliom. VIth Symp. Munich 1959.

VOGT, D., u. E. SCHAUDIG: Erfahrungen mit einem Kombinationsimpfstoff gegen Poliomyelitis, Diphtherie und Tetanus. Münch. med. Wschr. 102, 1084 (1960).

WESTPHAL, O., u. O. LÜDERITZ: Chem. Erforschung von Lipopolysacchariden gram-negativer Bakterien. Angew. Chemie 66, 407 (1954).

WILSON, R. J., and D. R. E. MACLEOD: Mutual Influence of Antigens in combined Vacc. Proc. 6. Int. Congr. Microbiol. Standard. S.104 (1960).

B. Die Impfpraxis

Allgemeines zur Durchführung der Impfungen

Von A. Herrlich

1. Der Arzt und die Impfung

Mit der Einführung der Pflichtimpfung durch das Impfgesetz von 1874 ergab sich die Notwendigkeit, die Impfstoffproduktion wie auch die Impfhandlung selbst genau zu reglementieren. Der Staat hatte die Verantwortung für den Schutz der Allgemeinheit vor der Pockenseuche übernommen und mußte die Voraussetzungen für jegliche Gefahrenabwehr schaffen. So enthielten bereits die ersten Ausführungsverordnungen bis ins einzelne gehende Vorschriften, die sich mit jeder Phase der Impfhandlung befaßten. In der Folgezeit wurden diese Vorschriften durch die Länderregierungen erneuert und ergänzt. Nicht nur die Pockenschutzimpfung ist heute Gegenstand der staatlichen Vorsorge, auch für die freiwilligen Impfungen hat man Richtlinien ausgearbeitet, die dann in den verschiedenen Erlassen der Ministerien ihren Niederschlag fanden. Diese nationale Regelung des gesamten Impfwesens findet ihre Ergänzung in den Bekanntmachungen der Weltgesundheitsorganisation, die nicht nur die technischen Fragen der internationalen Gesundheitsfürsorge betreffen, sondern sich ganz allgemein mit der Seuchenabwehr befassen (s. Kap. ,,Impfrecht'').

Die Fülle der Vorschriften und amtlichen Verlautbarungen hat unter der Ärzteschaft ganz allgemein den Eindruck erweckt, als sei das Impfwesen ein Sonderfach der Medizin und stünde gewissermaßen außerhalb der ärztlichen Praxis. Es ist erstaunlich, welche Ängstlichkeit manche Ärzte an den Tag legen, wenn sie eine Impfung durchführen sollen. Sie sind unsicher, ob die Impfung ,,erlaubt'' ist, befürchten den Verstoß gegen irgendeine ihnen unbekannte Vorschrift und damit die Haftung, falls ein Impfschaden auftritt. Selbstverständlich muß der Arzt die gesetzlichen Bestimmungen beachten, die ihn z. B. verpflichten, einen Pockenimpfschein auszustellen, eine Impfliste zu führen und dergl. mehr. Die ärztliche Entscheidungsfreiheit kann aber durch eine staatliche Vorschrift nicht eingeengt werden. Im Verhältnis zum Impfling gelten allein die allgemeinen Grundsätze des ärztlichen Berufsstandes. Alle ,,Vorschriften'' dieser Art sind Empfehlungen, die der Arzt beachten kann, aber nicht beachten muß. Das gilt für den amtlichen Impfarzt in gleicher Weise, wie für den Privatarzt. Ersterer ist lediglich durch die Vorschriften über die öffentlichen Impfungen und die Art ihrer Durchführung in seiner Handlungsfreiheit etwas eingeschränkt.

Der Wert der amtlichen Publikationen soll deshalb nicht verkannt werden. Die allgemein anerkannten Grundsätze der Medizin, soweit sie in den Richtlinien und Merkblättern zum Ausdruck kommen, wird jeder Impfarzt beachten. Sie sind für ihn aber keine Verpflichtung und er kann davon abgehen, wenn er es für notwendig hält. Entscheidend ist allein das Wohl des Patienten, und jede Überlegung des Arztes betrifft nur die gewissenhafte Abwägung von Nutzen und Schaden.

Eine Impfung muß notwendig, muß wirksam und soll gefahrlos sein. Nun ist jede Impfung ein Eingriff in den Organismus. Die Forderung nach absoluter Sicherheit ist im ärztlichen Beruf nicht erfüllbar. Wer als Kranker ärztliche Hilfe in Anspruch nimmt, hat meist auch Verständnis dafür, daß eine Therapie (z. B. eine Operation) mit einem Risiko belastet sein kann. Der Gesunde, der sich einer Impfung unterzieht oder sein Kind zum Impftermin bringt, hat dieses Verständnis im allgemeinen nicht. Er ist dann nicht gewillt, eine Impfkomplikation als eine Fügung des Schicksals anzusehen, sondern er wird nach einer ,,Schuld'' fahnden.

Diese Möglichkeit muß der Impfarzt in Rechnung setzen, auch wenn er auf das Vertrauensverhältnis baut, das zwischen ihm und seinen Patienten besteht. Weicht er bei seiner Impfhandlung von einer ,,Regel'' ab, vollzieht er z. B. die Pockenschutzimpfung bei einem Überalterten, so muß er sich des Einverständnisses seines Patienten versichern. Gegebenenfalls wird er sich schriftlich bescheinigen lassen, daß der Patient belehrt wurde und die Impfung ausdrücklich wünscht. Diese Erklärung bedeutet keineswegs eine

Übernahme der Haftung. Davon kann der Arzt nicht befreit werden. Die Unterschrift setzt ihn aber in die Lage, zu beweisen, daß er seiner Aufklärungspflicht genügt hat.

2. Die Durchführung des Impftermins

a) Die öffentliche Pockenschutzimpfung. Der Impfarzt soll in der Zeit von Anfang Mai bis Ende September jeden Jahres für die Bewohner des Impfbezirkes die *Impftermine* abhalten (s. S. 739). Der ausgefüllte Impfkalender des Kleinkindes erlaubt aber heute diese Beschränkung auf die Sommerzeit nicht mehr. Dem Impfarzt muß es überlassen bleiben, welche Impfzeit er wählen will. Er wird dabei in erster Linie auf die Seuchenlage Rücksicht nehmen und Orte seines Bezirkes vermeiden, in denen übertragbare Krankheiten in größerer Verbreitung auftreten. Dabei sind nicht nur die in den Ausführungsbestimmungen zum Impfgesetz aufgezählten großen Seuchen, sondern auch die banalen Infekte, wie Durchfalls- oder Erkältungskrankheiten von Interesse. Schließlich sind auch die Termine für die anderen Impfungen (Diphtherie, Tetanus, Poliomyelitis) und die notwendigen Impfintervalle zu beachten.

Sehr bewährt haben sich in größeren Städten die *Dauerimpfstellen*. Sie erlauben eine beweglichere Handhabung des Impfprogramms. Der Impfarzt ist nicht mehr abhängig von Zufälligkeiten der Seuchenlage, der Witterung usw., sondern er kann die Impfungen in der für die Impflinge günstigsten Zeitperiode vornehmen und individuelle Gesichtspunkte berücksichtigen.

Die *Impfaufforderung* durch die zuständige Verwaltungsbehörde zur Vorstellung beim Impftermin enthält in der Regel auch die Strafandrohung für den Fall der Nichterfüllung der Impfpflicht.

Es hat sich bei den Gesundheitsbehörden die Erkenntnis durchgesetzt, daß die Erzwingung einer Impfung mehr Schaden als Nutzen bringt. Trotz der Tätigkeit impfgegnerischer Kreise ist die deutsche Bevölkerung im allgemeinen impfwillig. Vor allem haben die Pockeneinbrüche der letzten Jahre dazu beigetragen, die Impffreudigkeit zu heben. Wo Impflücken entstanden sind, ist es mehr ein Versäumnis durch Nachlässigkeit als böser Wille. Ein wesentlicher Faktor für die Impfbeteiligung ist auch die Aufklärungsarbeit durch die Gesundheitsbehörden. Es wird immer wieder notwendig sein, Presse und Rundfunk einzusetzen, um die Allgemeinheit über die Wichtigkeit eines Impfschutzes zu informieren.

Mit der Aufforderung zum Impftermin erhalten die Erziehungsberechtigten meist auch ein *Merkblatt* (vgl. S. 181) ausgehändigt, dessen Empfang sie dann spätestens im Impftermin durch Unterschrift bescheinigen müssen. Dieses Verfahren hat nun in den meisten Ländern der Bundesrepublik Eingang gefunden.

Auszug aus einem Merkblatt für die Erstimpfung

Die Erstimpfung wird im frühen Kindesalter vorgenommen. In diesem Alter wird die Impfung am besten vertragen. Es trifft nicht zu, daß die Impfreaktion bei älteren Kindern milder verläuft. Impfungen werden in öffentlichen Terminen kostenlos oder von Privatärzten gegen Entgelt vorgenommen.

Das Kind muß zur Zeit der Impfung *gesund* sein. Zur Entscheidung über die Impffähigkeit ist es notwendig, daß der Arzt *jede — auch frühere — Erkrankung* des Kindes erfährt.

Der Impfarzt muß also *vor der Impfung* insbesondere wissen, ob der *Impfpflichtige* oder *jemand in seiner Umgebung*
1. *an einer ansteckenden Krankheit,*
2. *an einer Hautkrankheit* (Hautausschlag, Ekzem),
3. *an einer Nervenkrankheit* (Krämpfen, Anfällen, Epilepsie, Lähmung oder Gehirnentzündung),
4. *an einer körperlichen oder geistigen Entwicklungsstörung* gegenwärtig leidet oder gelitten hat.
Es ist unter anderem zu denken an:

Nicht normalen Geburtsverlauf (Zangengeburt, Kaiserschnitt);
Hautkrankheiten, wie Milchschorf, Ausschläge (trockene oder nässende Stellen hinter den Ohren, an Mund und Nase, zwischen Fingern und Zehen, in der Gesäßfurche, Schenkelbeuge und Kniekehle);
Wunden und Eiterungen jeder Art;
Rachitis (englische Krankheit);
Krampfneigung (sog. „Wegbleiben", „Fraisen", Stimmritzenkrampf, kurze Bewußtlosigkeit mit Augenverdrehen, Anfälle);
fieberhafte Zustände;
Augen- und Augenlidentzündungen;
Katarrhe;
Ohrenfluß (Mittelohrentzündung);
Drüsenschwellungen am Unterkieferwinkel, in der Achsel- oder Schenkelbeuge;
Mandelentzündung;
Bronchitis oder Lungenentzündung;
Darmerkrankungen (Durchfälle);
sonstige Erkrankungen wie Diphtherie, Scharlach, Masern, Keuchhusten, Windpocken, Mumps, Kinderlähmung, Gehirnhautentzündung, Tuberkulose (positive Tuberkulinreaktion).

Aus einem Gehöft, in dem *Maul- und Klauenseuche* festgestellt ist, darf wegen der Gefahr der Übertragung kein Kind zum Impfen und zur Nachschau gebracht werden.

Die vollständige Unterrichtung des Impfarztes ist die Pflicht der Angehörigen des Impfpflichtigen. Nur eine gewissenhafte Beachtung kann den Impfpflichtigen vor körperlichen und materiellen Schäden bewahren. Der anhängende Fragebogen ist daher im eigenen Interesse sorgfältig auszufüllen.

Es folgen Verhaltungsmaßregeln für die Pflege nach der Impfung, ferner ein abzutrennender Abschnitt, auf dem die Eltern bescheinigen, daß sie vom Inhalt des Merkblattes Kenntnis genommen haben. Dieser Abschnitt wird vom Impfarzt einbehalten.

Das Merkblatt für die Wiederimpfung ist ähnlich abgefaßt. Es enthält die Erkrankungszustände, die als Impfhindernis für den Wiederimpfling in Frage kommen.

Durch das Merkblatt wird der Impfarzt keineswegs entlastet. Er trägt unabhängig davon die Verantwortung für die Feststellung der Impffähigkeit. Für die dazu notwendigen Erhebungen bedeutet das von den Eltern ausgefüllte Merkblatt aber eine ganz wesentliche Erleichterung.

Die Vorbereitung des Termins, Wahl des Impflokals und Bereitstellung der Hilfskräfte ist *Aufgabe der Gemeinde.* Im Termin ist der Impfarzt für die reibungslose Abwicklung allein verantwortlich. Er sorgt für die Instrumente und Geräte, gibt seine Anordnungen an das Personal und veranlaßt die Eintragung in die Listen bzw. die Ausstellung der Zeugnisse und Impfbücher.

In der Regel wird der notwendige *Impfstoff* kurzfristig von der zuständigen Impfanstalt angefordert und bis zum Beginn des Termins im Kühlschrank aufbewahrt. Wie bekannt, verliert die Vaccine in der Wärme rasch an Wirksamkeit. Impfstoffreste am Ende des Termins sollen darum vernichtet werden, am besten durch Zugabe von Formalin. Besonders Trockenimpfstoff ist nach seiner Auflösung wenig stabil und nur kurze Zeit brauchbar. Es empfiehlt sich, von jedem Impfstoff der gleichen Charge ein nicht angebrochenes Röhrchen einige Wochen für den Fall einer Impfkomplikation zur Kontrolle aufzubewahren.

Für große Termine muß der Impfarzt genügend *Personal* zur Verfügung haben. Wird ihm diese Forderung nicht erfüllt, ist es besser, er lehnt die Verantwortung ab. Sehr zweckmäßig ist die Beiziehung eines zweiten Arztes, der dann für die Voruntersuchung eingesetzt wird. Dieser Vorschlag hat viel Widerspruch gefunden. Der Einwand, die Verantwortung für die Impfhandlung könne nicht geteilt werden, ist nicht stichhaltig. Selbstverständlich trägt der die Impfung ausführende Arzt allein die Verantwortung. Für die Entscheidung über die Impffähigkeit bedeutet aber die Mithilfe eines zweiten Arztes im überfüllten Termin eine große Erleichterung.

Sehr wichtig ist die Wahl eines geeigneten *Impflokals.* Wo Mütterberatungsstellen zur Verfügung stehen, sind meist alle Vorbedingungen erfüllt. Sonst muß man darauf achten, daß die Räume groß, gut belüftet und leicht zugänglich sind.

Die folgenden Ausführungen sollen einen Anhalt für die Einrichtung und den Betrieb einer Impfstelle geben (Abb. 124):

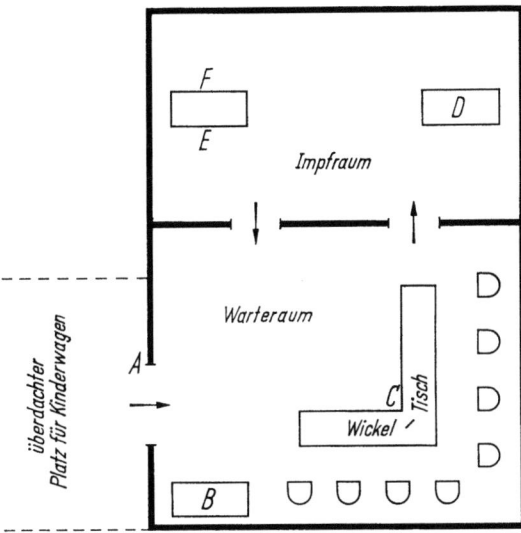

Abb. 124. Anordnung eines Impflokales. *A* Ordner, *B* Schreibhilfe, *C* Fürsorgerin, *D* 2. Arzt, *E* Arzthilfe, *F* Impfarzt.

Die günstigste *Impfzeit* für die Erstimpfung ist der Vormittag. Die Kinder sind ausgeruht und die Mütter haben im allgemeinen Zeit. Die Dauer des Termins muß sich nach der Zahl der Beteiligten richten. Sie wird auf Grund der Impflisten geschätzt. Die Erfahrung lehrt jedoch, daß man sich hier sehr täuschen kann. So ist es auf jeden Fall zweckmäßig, in Stadtbezirken mindestens zwei Stunden vorzusehen. Oft wird versucht, durch Angabe einer Uhrzeit in der Impfaufforderung den Besuch des Termins zu regulieren. Dieser Versuch ist noch immer gescheitert. Keine Mutter richtet sich danach. So entstehen meist in der Mitte des Vormittags unliebsame Häufungen. Hat die Verwaltungsbehörde dann noch die Zahl der Impflinge unterschätzt, kommt es zu den bekannten überfüllten Terminen, die der Schrecken jedes Impfarztes sind. In diesem Falle ist der Arzt überfordert. Er kann nicht mehr mit der Sorgfalt die Voruntersuchungen durchführen, welche das Gesetz von ihm verlangt.

Vor dem Impflokal ist ein regengeschützter Platz für die Kinderwagen vorzusehen. Warteraum und Impfraum müssen getrennt sein. Als Einrichtung enthält ersterer genügend Sitzmöglichkeiten, einen Platz für die Kleiderablage, sowie die Wickeltische. Im Impfraum befinden sich ein Untersuchungstisch für den Impfarzt, eventuell auch für den zweiten Arzt, sowie ein Tisch für die Impfgeräte.

Ungeschultes Personal neigt dazu, die Impfräume zu überheizen. Dadurch entsteht große Unruhe, auch provoziert man Erkältungen. Die Temperatur soll darum 18°C nicht übersteigen.

Eine Hilfsperson nimmt die Impflinge vor dem Lokal in Empfang und bewacht die Kinderwagen. In einigen Ländern wird noch eine Polizeikraft zum Impftermin abgestellt. Die Uniform ist hier ein störendes Element und erinnert an Pflicht und Zwang. Es ist darum besser, man verzichtet auf die polizeiliche Mithilfe.

Eine zweite Hilfskraft hat ihren Platz am Eingang zum Warteraum. Sie führt die Listen, kontrolliert den Erhalt der Merkblätter, ihre Ausfüllung und Unterschrift, gibt die notwendige Belehrung, vor allem über das Verhalten nach der Impfung und hilft, wo notwendig, bei der Betreuung der Kinder.

Das Hilfspersonal achtet auch auf ansteckende Krankheiten. In der Praxis wird es selten gelingen, eine Mutter mit einem Varicellen- oder Masernkind noch rechtzeitig wegzuschicken. Hat sie aber den Warteraum betreten, muß der Impfarzt den Termin unterbrechen und alle noch empfänglichen Kinder bis zum Ende der Inkubationszeit zurückstellen.

Im Warteraum entkleidet die Mutter den Oberkörper des Impflings, bringt das Kind in den Impfraum und legt das Merkblatt vor. Im Impfraum sollen nicht mehr als 2—3 Mütter gleichzeitig anwesend sein.

Die Vorgeschichte wird vom Impfarzt, eventuell mit Hilfe eines zweiten Arztes, durch Befragung erhoben. Die Untersuchung beschränkt sich in der Regel auf die äußere Besichtigung. Da eine eingehendere Kontrolle meist nicht möglich ist, soll man den Impfling bei Verdacht auf eine Krankheit kurzfristig zurückstellen und eine Untersuchung durch den Hausarzt oder durch die Klinik veranlassen.

Jeder erfahrene Impfarzt weiß, wie schwierig es oft ist, einwandfreie Auskünfte zu erhalten. Für viele Mütter bedeutet der Impftermin einen Schock, der sie befangen macht und die Befragung erschwert. Darum ist die Raumverteilung nicht gleichgültig. Im Warteraum gewöhnen sich die Angehörigen an die Atmosphäre. Die erste Befragung durch die Hilfspersonen oder durch den zweiten Arzt löst oft noch nicht die Zunge. Falls aber bis zum Impfplatz noch eine kleine Wartezeit verstreicht und der Weg nicht zu kurz ist, fällt der Mutter noch verschiedenes ein, das sie dem Impfarzt dann bereitwillig erzählt. Meist sind es unerhebliche Dinge, aber hin und wieder wird doch erst in letzter Minute über einen Krampfanfall oder über ein anderes Symptom berichtet, das für die Beurteilung der Impffähigkeit entscheidend ist.

Der Impfarzt steht am Ende des Impftisches und wählt den Platz so, daß die Mutter mit dem Impfling von links an ihn herantritt. Diese trägt den Impfling auf ihrem rechten Arm, so daß der Arzt den rechten Oberarm des Kindes mit der einen Hand fixieren und die Impfschnitte mit der anderen Hand anbringen kann. Für die Befragung vor der Impfung ist zu beachten, daß jeweils nur eine Mutter sich dem Impfplatz nähert, damit Angaben zur Familienanamnese vertraulich gemacht werden können.

Die erste Erfahrung in der Sprechstunde ist entscheidend für das spätere Verhalten des Kleinkindes

gegenüber dem Arzt. Man erkläre dem Kind ruhig, daß die Impfung etwas schmerzt. Dieser Hinweis ist besser als das meist vergebliche Bemühen der Mutter, das Kind abzulenken oder es gar zu belügen.

Nach vollzogener Impfung verläßt die Mutter den Impftermin und kehrt wieder in den Warteraum zurück. Sie hat dort in der Regel einen Teil der Kleider liegen. Es ist darum wenig zweckmäßig, für den Ausgang einen dritten Raum zu wählen. Vor dem Verlassen des Warteraums wird nochmals auf die Verhaltungsmaßregeln hingewiesen, ferner der Nachschautermin mitgeteilt. Da der Impfarzt bei regelwidrigem Verlauf der Impfung den Impfling betreuen und bei ernsten Störungen dem Gesundheitsamt Meldung erstatten soll, müssen die Angehörigen auf die Möglichkeit der Beratung aufmerksam gemacht werden. Falls das Merkblatt keinen diesbezüglichen Vermerk enthält, soll eine entsprechende Aufklärung vor dem Verlassen des Impflokals erfolgen.

Es ist anzuraten, für den Nachschautermin den gleichen Wochentag und die gleiche Zeit zu wählen. Jede Verschiebung von Zeit und Tag verursacht Irrtümer und damit Ärger. Obwohl die Nachschau weniger Zeit in Anspruch nimmt, ist auch eine Verkürzung der Dauer des Termins aus den oben erwähnten Gründen nicht zu empfehlen.

b) Andere Impfungen im öffentlichen Termin. Sie gelten als freiwillige Impfungen, für die der Staat aber eine Haftung dann übernimmt, wenn er ihre Durchführung empfohlen hat (§ 51 Bundesseuchengesetz). Für einige dieser freiwilligen Impfungen hat man ebenfalls Termine eingerichtet, so z. B. für die orale Polioimpfung, in einigen Bundesländern auch für die Diphtherie- und Tetanusschutzimpfung.

Der für die Pockenschutzimpfung vorgesehene Termin soll nur dieser Pflichtimpfung dienen. Es ist wenig ratsam, zur gleichen Zeit auch andere Impfungen vorzunehmen. Der Einwand eines Erziehungsberechtigten, er habe die auf diesem Termin verabreichte Injektionsimpfung als eine Pflichtimpfung angesehen, ist hernach schwer zu widerlegen und kann zu Weiterungen führen. In gleicher Weise gehört die bei überalterten Erstimpflingen angeratene Vorimpfung mit Vaccine-Antigen oder die Verabreichung von Gammaglobulin nicht in den öffentlichen Termin. Auch wenn man die nachfolgende Schnittimpfung als Pflichtimpfung ansieht, ist es zweckmäßig, diese Impfhandlung als Einzelimpfung in der Sprechstunde vorzunehmen.

c) Die Impfung durch den Privatarzt. Gleich dem amtlichen Impfarzt muß auch der Privatarzt eine Liste über die getätigten Impfungen führen und sie am Jahresende der

Gesundheitsbehörde zuleiten. Über die vollzogene Impfung stellt er ein Impfzeugnis entsprechend dem vorgeschriebenen Muster aus. Bei einem Impfhindernis kann er bis zu zweimal oder bis zu zwei Jahren zurückstellen. Über die weitere und längere Zurückstellung entscheidet der amtliche Impfarzt (s. S. 739).

Für die Durchführung anderer Impfungen bestehen keine Vorschriften, ausgenommen die Gelbfieberimpfung, die Wutschutzimpfung und die orale Polioimpfung (s. S. 640 ff.; 617 ff.; 482 ff.). Die vornehmste Aufgabe des Privatarztes ist die Beratung bei Vorliegen eines Impfhindernisses und die Durchführung eines individuellen Impfprogramms. Er kann besser als der amtliche Impfarzt im Termin den für die Impfung günstigsten Zeitpunkt auswählen.

3. Das Impfprogramm für das Kleinkind

Die Notwendigkeit, während einer verhältnismäßig kurzen Lebensphase eine große Zahl von Impfungen unterzubringen, hat zu einer Fülle von Vorschlägen geführt. In den letzten Jahren sind in fast allen einschlägigen Arbeiten Impfkalender erschienen, die mehr oder weniger apodiktisch jedem Lebensmonat seine Impfung zuordnen. Die theoretischen Überlegungen für die Aufstellung dieser Termine mögen stichhaltig sein. Wer aber in der Praxis steht, weiß, daß es nur sehr selten gelingt, ein Kind „kalendergemäß" zu impfen. Nicht nur Infekte verschiedenster Art treten als Impfhindernis auf, auch äußere Umstände, wie der Zeitpunkt der öffentlichen Impfungen, die epidemiologische Situation, Witterungsumschläge und dergl. können die vorgesehenen Termine beeinflussen.

Am Anfang des Impfprogramms steht die *Tuberkuloseschutzimpfung* (s. S. 313 ff.). Die Notwendigkeit eines Schutzes bereits im Neugeborenenalter und die Seltenheit einer konnatalen Tuberkulose machen es möglich, die Impfung bei gegebener Indikation ohne vorherige Tuberkulintestung bereits in den ersten Lebenswochen vorzunehmen. Besteht der Verdacht einer Ansteckung (Tuberkulose in der Familie), ist die Impfung kontraindiziert. In diesem Falle muß der BCG-Impfung eine Tuberkulintestung vorausgehen, um eine Gefährdung zu vermeiden.

Auch die *Pertussisschutzimpfung* (s. S. 365 ff.) gehört wegen der besonderen Gefährdung des Neugeborenen in das frühe Impfprogramm, falls die sonstigen Umstände für diese Impfung sprechen. Die möglichen Komplikationen wie auch der allgemeine Rückgang der Keuchhustenletalität in den Industriestaaten geben Anlaß zur Zurückhaltung, doch ist die Impfung bei kinderreichen Familien, in Kinderkrippen und vor allem in den Entwicklungsländern angezeigt. Sie muß im ersten Lebensjahr abgeschlossen werden. Bei dem starken Abfall der Pertussisletalität mit ansteigendem Alter ist ein späterer Termin nutzlos.

Die Entscheidung hinsichtlich der Keuchhustenschutzimpfung beeinflußt den weiteren Ablauf des Impfprogramms. Entscheidet man sich für diese Impfung, so ist es zweckmäßig, die Diphtherie-Tetanusschutzimpfung als *Dreifachimpfung* damit zu kombinieren. Es wird selten möglich sein, schon vor dem 3. Lebensmonat zu beginnen. Da 3 Injektionen im Abstand von je einem Monat notwendig sind und erst nach weiteren zwei Monaten ein voller Keuchhustenschutz erzielt ist, verstreicht im allgemeinen das erste Lebensjahr, ohne daß es gelingt, im Programm fortzufahren. So müssen die anderen Impfungen, insbesondere die so wichtige Pockenschutzimpfung, auf das 2. Lebensjahr verschoben werden.

Ein Verzicht auf die Keuchhustenschutzimpfung macht es möglich, bereits im 4. Monat die *Pockenschutzimpfung* vorzunehmen. Der zu diesem Zeitpunkt noch wirksame Nestschutz durch die mütterlichen Antikörper mildert die Impfreaktion und verhütet wahrscheinlich neurale Komplikationen. Auch sind Fieberkrämpfe in dieser Lebensphase seltener, ferner ist die Neigung zu allergischen Manifestationen noch nicht ausgebildet. Aus diesen Gründen empfehlen wir die Pockenschutzimpfung zu einem frühen Zeitpunkt, möglichst zwischen dem 4. bis 6. Monat. Eine Voraussetzung für diese Frühimpfung ist allerdings, daß die Voruntersuchung keinen Anhalt für eine gesundheitliche Störung ergab. Zu beachten sind insbesondere Darmerkrankungen und latente Infekte im Ohr (vgl. S. 301 ff.).

Der erfolgreichen Pockenschutzimpfung folgt die Kombinationsimpfung gegen *Diphtherie* und *Tetanus*. Ist die Pockenschutzimpfung auf Grund der Anamnese nicht indiziert, verlegt man sie in das 2. Lebensjahr und beginnt ab dem 6. Monat mit der Kombinationsimpfung. Die zweimalige Injektion vermittelt einen genügenden Impf-

schutz, der wegen der Tetanusgefahr im Kriech-
alter des Kleinkindes besonders wichtig ist.
Eine erste Auffrischimpfung soll nach einem
Jahr und eine 2. noch vor Schuleintritt erfolgen.

Innerhalb der wichtigen ersten Lebensjahre muß auch die *Poliomyelitisschutzimpfung*
und eventuell die *Masernschutzimpfung* ihren
Platz finden. Solange die Schluckimpfung
gegen Poliomyelitis nur durch den staatlichen
Gesundheitsdienst verabreicht wird, muß sich
das Impfprogramm nach den öffentlichen Terminen richten. Eine Frühimpfung kann durchgeführt werden, ist aber wegen der übertragenen mütterlichen Antikörper nicht unbedingt
notwendig. Es ist möglich, daß dieser Nestschutz mit dem Verschwinden der Wildviren
nachläßt und eine Frühimpfung dann an Bedeutung gewinnt. Steht oraler Impfstoff nicht
zu Verfügung, ist es zweckmäßig, die Grundimmunisierung mit inaktivierter Vaccine (Salk-
Impfstoff) einzuleiten, eventuell in Kombination mit Diphtherie-Tetanus- oder Dreifachimpfstoff.

Die erfolgreichen Versuche mit Masernimpfstoff geben Veranlassung, auch diese
Impfung im Impfprogramm zu berücksichtigen.
Als Schutzmaßnahme wird sie in den tropischen Entwicklungsländern eine Rolle spielen,
da dort die Letalität der Masern besonders
hoch ist.

4. Impfungen beim Jugendlichen

**a) die gesetzliche Pockenschutzwiederimp-
fung.** Für die nach dem Impfgesetz bei
den 12-jährigen durchzuführende *Pockenschutzwiederimpfung* werden in den Schulen Termine
eingerichtet. Als Unterlage für den Impfarzt
dient die vom Schulvorstand angefertigte
Impfliste oder eine von der Behörde geführte
Impfkartei. Es ist zweckmäßig, den Turnsaal
oder ein größeres Klassenzimmer auszuwählen
und auf den oft aufgenötigten kleinen Arzt-
raum zu verzichten. Das größere Lokal gibt
einen besseren Überblick über den Ablauf des
Termins, für den der Impfarzt allein verantwortlich ist und dessen Gestaltung er nicht einer
Lehrkraft überlassen darf.

Auch zum Wiederimpftermin bringen die
Kinder das von den Erziehungsberechtigten
ausgefüllte und unterschriebene Merkblatt
mit, das die Fragen über die Vorgeschichte
enthält. Persönliches Erscheinen der Eltern

ist nicht notwendig. Die Kinder treten mit
entkleidetem Oberkörper an. Die Voruntersuchung besteht in der Besichtigung und Befragung jedes Impflings an Hand des von
ihm überreichten Merkblattes. Bei einem
Impfhindernis wird das Merkblatt einbehalten
und der Impfling angewiesen, den Impfraum
zu verlassen. Impfliste bzw. Kartei erhalten
den Eintrag über Grund und Dauer der Zurückstellung. Beide Einträge finden sich auch auf
dem Zurückstellungszeugnis für den Impfling.
Die Entfernung aus dem Impfraum wie auch
die Abnahme des Merkblattes sollen zur Ordnung im Ablauf eines großen Impftermins beitragen. Die Bedeutung dieser Maßnahmen beweist folgendes Vorkommnis:

In einem großen Münchner Schultermin wurde
ein zwölfjähriger Hilfsschüler zurückgestellt. Es fehlten die Erstimpfnarben, auch bestand Verdacht auf
Epilepsie. Der Junge fühlte sich benachteiligt, drängte
sich unter die wartenden impffähigen Wiederimpflinge und wurde versehentlich mitgeimpft. Er erkrankte und starb an einer postvaccinalen Encephalitis.

Ein wesentlicher Bestandteil der Voruntersuchung ist die *Feststellung der Wiederimpflingseigenschaft.* Diese erfolgt durch die Kontrolle der Erstimpfnarben. Fehlen diese,
lädt man den Impfling mit einem Elternteil
in die Sprechstunde. Liegt ein amtlicher
Erstimpfschein vor und können die Angehörigen den Vollzug der Erstimpfung glaubhaft
machen, so bestehen keine Bedenken gegen
eine Impfung, da Erstimpfnarben gelegentlich im Laufe der Jahre auch verschwinden
können. Private Impfzeugnisse haben jedoch
wegen der nicht seltenen Gefälligkeitsatteste
nur einen geringen Beweiswert. Man gehe
sicher und behandle den narbenlosen „privat"
Geimpften wie einen Ungeimpften.

Die serologische Überprüfung der vaccinalen Antikörper kann in Zweifelsfällen Klärung bringen. Ein
positiver Titer neutralisierender Antikörper im Blut
beweist den früheren Kontakt mit dem Erreger.
Weniger zuverlässig ist der Allergietest. Bei sub-
kutaner Injektion von inaktivierter Vaccine (Vaccine-Antigen) tritt bei einem Teil der Impflinge
an der Injektionsstelle nach 2 Tagen eine Rötung
auf und beweist die durch die frühere Erstimpfung
erzielte Sensibilisierung.

b) andere Impfungen. Nach der bei Schuleintritt zu gebenden Auffrischimpfung gegen
Diphtherie und Tetanus ist eine nochmalige Verabreichung von Diphtherieimpfstoff
wegen der Gefahr stärkerer Reaktionen im

allgemeinen nicht notwendig, vorausgesetzt, es tritt keine Änderung der heutigen Seuchenlage ein. Zu empfehlen ist aber die Wiederholung der *Tetanusschutzimpfung* vor der Schulentlassung. Nachlässigkeit und Vergeßlichkeit haben Schuld daran, daß diese Impfung noch immer zu wenig verbreitet ist. Sie gehört zum Routineprogramm jeder Dauerimpfstelle und muß durch entsprechende Aufklärung der Bevölkerung jedes Jahr in Erinnerung gebracht werden.

Die Frage der BCG-Impfung ist von Fall zu Fall zu entscheiden. Eines Schutzes bedarf der noch tuberkulinnegative Jugendliche, der einer Ansteckungsgefahr ausgesetzt ist. Ein wichtiger Termin dürfte die Zeit der Schulentlassung sein. Eine Beratung der Angehörigen und Einholung des ausdrücklichen Einverständnisses ist bei der BCG-Impfung besonders wichtig.

Wurde die Grundimmunisierung gegen *Poliomyelitis* im Kleinkindalter nur mit inaktivierter Vaccine vorgenommen (Salk-Impfung), kann eine Auffrischimpfung in der Schulzeit nachfolgen. Zweckmäßiger ist es, den Termin der Schluckimpfung wahrzunehmen.

5. Impfungen im späteren Alter

Für den ungeimpften Erwachsenen ist in erster Linie die Nachholung der *Tetanusschutzimpfung* zu empfehlen. Sie geschieht wie beim Kind durch zwei Injektionen im Abstand von 4 Wochen, denen eine 3. Impfung nach 1 Jahr nachfolgt.

Keine Bedenken bestehen gegen die Beteiligung an der Schluckimpfung gegen *Poliomyelitis*. Nach dem 4. Lebensjahrzehnt ist diese Impfung im allgemeinen nicht mehr notwendig.

Für die Pockenschutzimpfung im späteren Alter wie auch für die Impfungen gegen andere Infektionen (*Typhus, Paratyphus, Dysenterie, Cholera und Gelbfieber*) wird im allgemeinen eine besondere Indikation zu fordern sein. (S. auch „Impfungen bei Auslandsreisen".)

Die erhöhte Empfänglichkeit der *Schwangeren* für Infektionen verlangt besondere Beachtung. Die Tetanusschutzimpfung kann ohne Einschränkung empfohlen werden. Komplikationen nach der oralen Polio-Schluckimpfung wurden noch nicht bekannt, sind aber nach HEEGER und STICKL (1965) bei Impfung bis zur 16. Schwangerschaftswoche nicht mit Sicherheit auszuschließen. Wer sicher gehen will, kann mit inaktiver Vaccine eine Vorimpfung durch-

führen und die orale Impfung später geben. Andere Impfungen mit lebender Vaccine, wie BCG oder Gelbfieber, sind wegen der Bakteriämie bzw. Virämie und der Gefahr einer Embryopathie oder Fetopathie nicht ratsam. Auch auf die bei Auslandsreisen oft verlangten Typhus-Paratyphusschutzimpfungen kann man wegen des geringen Schutzwertes verzichten, zumal eine bindende Vorschrift dafür nicht besteht. Lediglich den Schutz gegen Cholera soll der Impfarzt nicht vernachlässigen, wenn eine Reise in Choleragebiete nicht aufschiebbar ist.

Die Pockenschutz*erst*impfung einer Schwangeren kommt nur in Frage bei stattgefundenem oder noch bevorstehendem Pockenkontakt. Auf die Möglichkeit, durch Vorimpfung von Vaccine-Antigen oder Gammaglobulin den Ablauf der Impfreaktion zu beeinflussen, sei in diesem Zusammenhang hingewiesen. Weniger Bedenken verursacht die Pockenschutz*wieder*impfung. Aber auch hier hier wird man in den ersten drei Schwangerschaftsmonaten wegen der möglichen Schädigung der Frucht nicht impfen.

6. Impfungen bei der Bundeswehr

Das zur Zeit gültige Impfprogramm beginnt während der Grundausbildung mit einer Tetanusschutzimpfung, der nach einer Woche eine orale Typhus-Paratyphusschutzimpfung folgt. Letztere wird an 3 hintereinander folgenden Tagen morgens nüchtern in Form von 3 Dragees (insges. 9 Dragees) verabreicht. In der 4. Woche erhalten die Rekruten die Pockenschutzwiederimpfung, in der 8. Woche die zweite Tetanusschutzimpfung. Die Impfungen gegen Tetanus, Typhus und Paratyphus A und B werden nach der Grundausbildung alle 12 Monate, die Pockenschutzimpfung wird alle 3 Jahre wiederholt. Wiederholungsimpfungen sind ferner für Wehrübende vorgesehen.

Die Durchführung des Impfprogramms erfolgt durch den Truppenarzt. Für die Voruntersuchung und die Kontraindikationen gilt das in den einschlägigen Kapiteln Gesagte. Hinsichtlich der Organisation wird auf die Bemerkungen zur Durchführung der Wiederimpftermine in den Schulen verwiesen. Die besondere Gefährdung des Soldaten legt der militärischen Gesundheitsführung eine entsprechende Verantwortung auf. Dies gilt sowohl für den zu erzielenden Schutz als auch für die Vermeidung von Impfschäden. Der die Impfung vornehmende Sanitätsoffizier muß darum sowohl mit der Impftechnik als auch mit der Problematik der in Frage kommenden Impfprophylaxe genügend vertraut sein.

45*

7. Impfungen bei Auftreten von Seuchen

Neben der durch das Impfgesetz von 1874 begründeten allgemeinen Impfpflicht für die Pockenschutzimpfung gibt es noch eine begrenzte Impfpflicht bei Ausbruch von Seuchen, die sich auf die Bestimmungen des Bundesseuchengesetzes stützt. Für diese Massenimpfungen sind von den Gesundheitsämtern öffentliche Termine vorzusehen.

Erhebliche Schwierigkeiten macht die Bekämpfung eines *Pockenausbruchs*. Die in verschiedenen Bundesländern ausgearbeiteten *Pockenalarmpläne* mögen dem verantwortlichen Amtsarzt eine Hilfe sein.

Eine der ersten Maßnahmen ist die Benachrichtigung der zuständigen Impfanstalt. Diese sorgt sofort für frischen „hocheingestellten" *Impfstoff* und für die notwendige Reserve. Gleichzeitig ist der zu impfende Personenkreis zu erfassen. Hierzu gehören in erster Linie die „Ansteckungsverdächtigen", die sog. „*Kontaktpersonen erster Ordnung*", das sind alle Personen, die mit dem Pockenkranken oder Krankheitsverdächtigen körperlichen oder räumlichen Kontakt gehabt haben. Es ist Aufgabe des Amtsarztes, den Umfang dieser Erfassung der jeweiligen Situation anzupassen. Ein leicht an Variolois Erkrankter, der seiner Arbeit nachging, hatte mehr Kontakt als ein bettlägeriger Pockenpatient. Befand sich letzterer vor seiner Isolierung in der offenen Abteilung eines Krankenhauses, müssen möglicherweise alle Patienten des Hauses als Ansteckungsverdächtige bezeichnet werden.

Bei der Bedeutung einer zeitgerechten Impfung ist es unbedingt notwendig, die Kontaktpersonen erster Ordnung ohne Verzögerung *sofort zu impfen*. Gleichzeitig ist der Impfschutz des ärztlichen und pflegerischen Personals der Isolierstation zu überprüfen und gegebenenfalls durch eine Wiederimpfung zu erneuern.

Den genannten Personenkreis impft der Amtsarzt selbst. Andere Ärzte soll er nur im Notfall mit dieser Aufgabe betrauen. Wer keine Impfpraxis hat, impft in der Regel schlecht. Da der rechtzeitig gegebene Impfschutz ein Menschenleben retten kann, bedarf diese Aktion der größten Aufmerksamkeit. Es sind kräftige und große Impfschnitte anzulegen, und es bestehen keine Bedenken, ihre Zahl auf 3—4 zu vermehren. Das Angehen der Impfung ist bereits am 4. Tag zu kontrollieren. Bleibt die Reaktion aus, ist sofort nachzuimpfen. Als erfolgreich ist eine Bläschen- oder Pustelreaktion anzusehen. Bei der Knötchenreaktion ist der Erfolg zweifelhaft.

Liegt bei Pockenkontakt der wahrscheinliche Infektionstermin mehr als 6 Tage zurück, ist von einer Pockenschutzimpfung kein sicherer prophylaktischer Erfolg mehr zu erwarten. Andererseits wird es nur selten möglich sein, den Ansteckungszeitpunkt genau festzulegen. Es ist deshalb ratsam, *grundsätzlich bei allen Kontaktpersonen die Impfung vorzunehmen*, bei fortgeschrittener Inkubationszeit jedoch zusätzlich *immunprophylaktische Maßnahmen durchzuführen*.

Die hier gegebenen Möglichkeiten wurden bereits in den vorangehenden Abschnitten erörtert (s. S. 207). Als Mittel der Wahl gelten *N-Methylisatin-β-thiosemicarbazon* und seine verwandten Verbindungen. Diese Präparate sind aber noch nicht erprobt und auch nicht überall erhältlich. Sie haben in ihrer jetzigen Zusammensetzung noch eine toxische Nebenwirkung, ferner ist noch ungeklärt, ob sie zusammen mit der Vaccination gegeben werden können. Auf letztere wird man aber nur in den Fällen verzichten können, bei denen sicher feststeht, daß sie sich bereits am Ende der Inkubationszeit befinden.

Für die Immunprophylaxe bleibt somit nur das *Gammaglobulin* und *Vaccine-Antigen* (formalin-inaktivierte Vaccine). Gammaglobulin muß in einer altersgemäßen Dosierung verabreicht werden, ca. 10—15 ml i. m. als Anfangsdosis, in den folgenden Tagen 2—5 ml bis zu einer Gesamtmenge von 20—30 ml. Eine Vorimpfung mit Vaccine-Antigen wäre bei Kontaktpersonen erster Ordnung eine gefährliche Zeitverschwendung. Obwohl Erfahrungen bei Pockeninkubation fehlen, ist jedoch eine Simultanimpfung auf Grund der Ergebnisse bei Wiederimpflingen empfehlenswert. Man gibt 3—6 ml intramuskulär.

Gegenindikationen spielen bei einer Pockeneinschleppung nicht die Rolle, die man ihnen sonst zubilligt. Im Interesse eines raschen Schutzes darf man besonders bei den Kontaktpersonen nicht zu ängstlich sein. Bei Krankheitszuständen kann man sich auf die Immunprophylaxe beschränken oder Gammaglobulin bzw. Vaccine-Antigen simultan verabreichen.

Es ist zu empfehlen, die Angehörigen der Erkrankten, auch wenn sie nicht zum Kreis der Kontaktpersonen gehören, ebenfalls sofort zu impfen. Im Fall einer bedrohlichen Verschlimmerung der Infektion hat man dann eher die Möglichkeit, einem Angehörigen Zutritt in das Krankenzimmer zu gewähren.

Die besondere Sorge des Amtsarztes gilt den für die Erstimpfung anstehenden Neugeborenen. *Die fälligen Pockenschutz-Pflichtimpfungen sollen darum sofort eingeleitet werden.*

Als letzte Aufgabe verbleibt dem Amtsarzt die Pflicht, auch der Bevölkerung Gelegenheit zu geben, sich impfen zu lassen. Nach den Erfahrungen bei den bisherigen Pockeneinbrüchen ist die Beteiligung sehr rege. Es sind darum Termine vorzusehen und Impfärzte einzusetzen. Bei diesen *freiwilligen Impfungen* sind die üblichen Gegenindikationen zu beachten. Bei Personen von mehr als 60 Jahren, die keinen Pockenkontakt hatten und seit dem 12. Lebensjahr nicht wieder geimpft wurden, soll man von einer Impfung Abstand nehmen oder nur unter dem Schutz einer Immunprophylaxe impfen.

Bei *Auftreten anderer Seuchen* (z. B. Typhus) handelt es sich in der Regel nur um einen beschränkten Personenkreis, der für ein Impfprogramm in Frage kommt. Die Art dieser Infektionen und die Natur des Impfschutzes läßt dem Gesundheitsdienst Zeit, die Aktion anlaufen zu lassen.

Die hier notwendigen *Injektionsimpfungen* erfordern neben der Beschaffung des Impfstoffes die Bereitstellung von Spritzen, Kanülen und Sterilisationsapparaten. Bekanntlich besteht bei Injektionen die Gefahr, durch den Reflux von Gewebsflüssigkeit in die Kanülen Erreger zu aspirieren und dadurch zu übertragen. Aus diesem Grunde muß für jeden Impfling eine frisch sterilisierte Spritze und Kanüle zur Verfügung stehen.

Den mit der Durchführung der Termine verbundenen Aufwand an Material darf man nicht unterschätzen. Bei einer Impffrequenz von 50 pro Stunde und einer zweistündigen Heißluftsterilisation müßten 200 Spritzen und Kanülen bereitliegen. Doch sind diese Schwierigkeiten nicht unüberwindlich. Auch dürfte es möglich sein, das für die Termine einzusetzende ärztliche Personal rasch zu bekommen, da die Technik der Injektion jedem Arzt geläufig ist.

8. Impfintervalle

Die zwischen den einzelnen Impfungen notwendigen Abstände wurden in den letzten Jahren sehr unterschiedlich angegeben. Zum Teil sind diese Fristen das Ergebnis experimenteller Untersuchungen, wie z. B. die Intervalle bei der Tetanus- oder der Pertussis-Impfung, zum Teil sind es aber auch willkürliche Festlegungen. Der Gedanke, ein Zuviel sei besser als ein Zuwenig, mag dabei bestimmend gewesen sein. Er hat wohl auch die „Sperrfristen" beeinflußt, die vor einigen Jahren vom Bundesgesundheitsamt veröffentlicht wurden (Bundesges. Bl. 1962: 83) Nun kann weder von einer Sperre die Rede sein, noch haben diese Angaben eine andere Bedeutung als die einer Empfehlung. Der Impfarzt soll sie beachten, er kann aber auch davon abgehen, wenn es im Interesse des Impflings notwendig erscheint. Die Problematik dieser Fristangaben wird verständlich, wenn man die Impfpraxis des Auslandes verfolgt. Teils werden dort ganz andere Intervalle angegeben, teils überhaupt keine Abstände eingehalten und die verschiedenartigsten Impfungen ohne Bedenken gleichzeitig verabreicht.

Jede Impfung ist ein Eingriff in den Organismus. Von diesem Gesichtspunkt aus betrachtet, sind besonders „eingreifend" die Impfungen mit Lebendimpfstoffen, vor allem die *Pockenschutzerstimpfung* und die *Tuberkuloseschutzimpfung*. Bei letzterer wird es ratsam sein, 2—3 Monate zu warten, bevor man den Impfling mit einer weiteren Impfung belastet. Auch die Pockenschutzerstimpfung bedarf einer Frist, bis die Periode der Resistenzschwäche verstrichen ist. 4—6 Wochen sind im allgemeinen ausreichend. Da auch eine *Pockenschutzwiederimpfung* von einer Pustelreaktion begleitet sein kann, soll das Impfprogramm diese Möglichkeit einkalkulieren und eine angemessene Frist auch nach dieser Impfung vorsehen.

Auch die orale *Polioschutzimpfung* bedarf trotz ihrer geringen Reaktionen einer Beachtung hinsichtlich der einzuhaltenden Intervalle zu anderen Impfungen. 4 Wochen wurden bisher als genügend angesehen.

Bei der *Gelbfieberschutzimpfung* wird ebenfalls ein lebender Erreger verabreicht. Die Erfahrung hat gezeigt, daß sie recht gut verträglich ist und eine eventuelle Impfreaktion nach 5—7 Tagen abklingt. Die im

Impfprogramm meist folgende Pockenschutzwiederimpfung kann frühestens nach einer
Woche, eine Erstimpfung nach 2—3 Wochen
gegeben werden. Geht die Pockenschutzimpfung voraus, ist das Intervall entsprechend
zu verlängern.

Bei den Toxoid- und Totvaccinen sind
meist zwei Injektionen im Abstand von
4 Wochen zu geben. Auf die einschlägigen
Kapitel wird verwiesen. Der Impfarzt darf
dabei nicht am Wortlaut der Gebrauchsanweisung kleben. Wo es die Umstände
erfordern, kann das Intervall auch verlängert
werden. Liegt die erste Injektion Monate
zurück, ist es zweckmäßig, die Immunisierung
neu zu beginnen.

Im Verhältnis zur Pocken- und Gelbfieberschutzimpfung verlangen die Toxoid-
und Totvaccinen keine Abstände. Impfungen
gegen Tetanus, Typhus, Cholera usw. schaltet
man also in das Programm nach Bedarf ein.
Wo genügend Zeit zur Verfügung steht, ist
jede unnötige Häufung zu vermeiden. Bei
jeder Kombination verschiedener Impfungen
besteht auch die Gefahr, daß im Falle eines
Impfschadens die eigentliche Krankheits-
ursache nicht mehr abgrenzbar ist. Besonders
im Kleinkindalter hat diese Möglichkeit eine
Bedeutung. Die Mischimpfstoffe bleiben hier
allerdings außer Betracht, da bei diesen
Präparaten die einzelnen Chargen aufeinander
abgestimmt sind und der Vorteil ihrer Anwendung den möglichen Nachteil aufwiegt.

9. Der Impfschutz bei Auslandsreisen

Die enorme Zunahme des modernen Reise-
und vor allem des Flugverkehrs machte ein-
schneidende internationale Gesundheitsvorschriften notwendig, wollte man nicht
Gefahr laufen, daß Krankheiten aus Epidemiegebieten eingeschleppt werden. Auf die in
Frage kommenden internationalen und nationalen Bestimmungen wird im Kapitel „Impfrecht" eingegangen. Wichtig sind die Quaran-
täne-Vorschriften.

Ein Reisender aus einem Cholera-Infektionsgebiet
kann auf Grund der Internationalen Sanitätsvorschriften für die Dauer der Inkubationszeit 5 Tage in
Quarantäne gesetzt werden, sofern er kein gültiges
Impfzeugnis besitzt. Besitzt er dieses, entgeht er der
Quarantäne, muß aber gegebenenfalls eine Überwachung dulden. Die gleiche Beschränkung gilt für
einen Reisenden aus einer Gelbfieberzone. Die Gesundheitsbehörde kann ihn bei Fehlen der Impfpapiere

bis zu 6 Tagen isolieren. Bei ungeschützten Personen
aus Pockengebieten kommt eine Überwachung bzw.
eine Quarantäne von 14 Tagen in Betracht.

Die für den internationalen Reiseverkehr
geltenden *Impfvorschriften* sind in den „Vaccination Certificate Requirements for International Travels" der Weltgesundheitsorganisation in Genf (WHO) zusammengefaßt. Sie
werden jeweils auf den neuesten Stand gebracht. (Letzte Ausgabe am 20. XII. 1963).
Den nationalen Gesundheitsbehörden dienen
die von der WHO ausgegebenen wöchentlichen
Seuchenmeldungen als Unterlage für die
Beurteilung der Seuchenlage.

Die Gesamtheit der Maßnahmen der WHO
ist ohne Zweifel sehr nützlich und hat bisher
dazu beigetragen, Seucheneinbrüche zu verhindern oder in Grenzen zu halten. Auch wo
die schematische Anwendung dieser Vorschriften zu unnötigen und überflüssigen Impfungen
und anderen Handlungen führte, diente sie
letzten Endes der Krankheitsabwehr. Andererseits ist festzustellen, daß die Vielzahl der
verlangten oder empfohlenen Impfungen in
der Zusammenstellung der „Vaccination Requirements" jede Klarheit vermissen läßt und
die Entscheidung über den Impfplan erschwert.
Es wurde aus diesem Grunde in der Tab. 1 versucht, diese Impfvorschriften zu vereinfachen
und für Reisende aus *Europa* zu modifizieren.

Wer von Europa nach *Ostasien* reist und
auf dem gleichen Weg oder über Nordamerika
zurückkehrt, benötigt in erster Linie die
Pockenschutzimpfung. Macht der Reisende in
Pakistan, Indien, Burma, Thailand, Nepal
oder Saudi-Arabien Station, muß er im
Impfpaß auch den Eintrag über die *Choleraschutzimpfung* besitzen. Im Zweifelsfall ist
es immer ratsam, beide Impfungen vor der
Ausreise durchführen zu lassen. Nicht benötigt
wird für alle Reisen nach dem Osten die Gelbfieberschutzimpfung, ausgenommen der Besuch
eines Landes in Afrika ist auf der Hin- oder
Rückreise vorgesehen.

Die *Gelbfieberschutzimpfung* verlangt die
Mehrzahl der *zentralafrikanischen Staaten*. Bei
einem Flug oder einer Schiffsreise nach Südafrika kann man darauf verzichten, sofern man
an den Zwischenlandeplätzen den Transitraum
bzw. das Schiff nicht verläßt. Im allgemeinen
ist im Interesse der größeren Beweglichkeit
die Gelbfieberschutzimpfung für jede Afrika-
reise zu empfehlen.

Tabelle 1. *Impfvorschriften für Auslandsreisen*[1,2]

• Impfung wird von Einreisenden aus allen Ländern oder bei der Ausreise verlangt.

o Impfung wird *nicht* von Einreisenden aus europäischen Ländern verlangt.

⊙ Impfung wird *nur* von Einreisenden aus infizierten Gegenden verlangt.

Z Gelbfieberschutzimpfung wird nur von Einreisenden aus Gelbfieberendemiezonen verlangt.

R Impfung wird allen Reisenden empfohlen.

Land	Impfung gegen			Land	Impfung gegen		
	Cholera	Gelb-fieber	Pocken		Cholera	Gelb-fieber	Pocken
Aden und Protektorat	⊙	⊙	•	Fidschi-Inseln			•
Afghanistan	⊙		•	Finnland			o
Albanien			o	Frankreich			o
Algerien			o	Gaboun		•	•
Angola		R⊙	•	Gambia		⊙	•
Antigua	⊙	⊙	•	Ghana		R⊙	•
Antillen (Niederlande)	⊙	⊙	•	Gibraltar			o
Argentinien			•	Gilbert- und Ellice-Inseln			•
Äthiopien	⊙	R	•	Guayana (brit.)			⊙
Australien	⊙	⊙	•	Guayana (franz.)			⊙
Bahamas			•	Grenada			•
Bahrein	⊙	⊙	•	Griechenland			o
Barbados			•	Großbritannien			⊙
Basutoland			•	Grönland			o
Belgien			o	Guadeloupe			•
Bermudas			•	Guam			•
Betschuanaland		⊙	•	Guatemala			•
Bolivien			•	Guernsey, Alderney und Sark			o
Brasilien			•	Guinea		•	•
Brunei	⊙		•	Guinea und Fernando Poo (span.)			•
Bulgarien			o	Guinea (portug.)		Z	•
Burma	•		•	Haiti			•
Burundi	⊙	⊙	•	Honduras			•
Cambodscha	⊙		•	Honduras (brit.)			•
Canada	·		•	Honkong	⊙		•
Ceylon	⊙		•	Indien	•		•
Chile			•	Indonesien	⊙		•
China (Taiwan)	⊙		•	Irak	⊙		⊙
Cook-Inseln			•	Iran	⊙		•
Costa Rica			•	Irland			o
Cuba			⊙	Island			o
Cypern			•	Israel			o
Dänemark			o	Italien			o
Dahomey		•	•	Ivory-Küste		•	•
Deutschland Bundesrepublik			o	Jamaika			•
Mitteldeutschland			o	Japan			•
Dominica-Inseln			•	Jordanien			o
Dominikanische Republik			•	Kamerun		•	•
Ecuador			•	Kapverdische Inseln		Z	•
El Salvador			•	Katar			•
Falkland-Inseln			•	Kenya		•	•
Färöer-Inseln			o				

[1] Nach „Vaccination Certificate Requirements For International Travel" vom 20. XII. 1963 (modifiziert für Reisende aus Europa).

[2] Der von einigen Ländern gemachte Unterschied zwischen Ein- und Ausreise blieb in der Liste im Interesse der Übersichtlichkeit unberücksichtigt. Auch die Unterschiede zwischen Luft- und Seereise wurden wegen der geringen praktischen Bedeutung nicht erwähnt. Kinder unter einem Jahr sind in der Regel von der Gelbfieberschutzimpfung und Choleraschutzimpfung befreit. In einigen Ländern wird von Kindern unter 3 Monaten der Nachweis der Pockenschutzimpfung nicht verlangt. Über Einzelheiten s. „Vaccination Certificate Requirements".

Tebelle 1. *Impfvorschriften für Auslandsreisen.* Fortsetzung

Land	Cholera	Gelb-fieber	Pocken	Land	Cholera	Gelb-fieber	Pocken
Kolumbien			•	Rhodesien (Nord)		⊙	⊙
Komoren-Inseln			•	Rhodesien (Süd)		⊙	•
Kongo, Brazzaville		•	•	Ruanda Urundi		⊙	•
Kongo, Leopoldville		•	•	Rumänien			○
Korea, Republik			•	Ryukyu-Inseln			•
Kuwait			•	Sanzibar (Tansania)		⊙	•
Laos			•	Samoa (amerik.)			•
Libanon			•	Samoa (West)			•
Liberien		⊙	•	Sao Tomé und Principe			•
Libyen		Z	•	Saudi-Arabien	•		•
Lichtenstein			○	Schweden			○
Luxemburg			○	Schweiz			○
Macao	⊙		•	Senegal		•	•
Madagaskar		⊙	•	Seychellen			•
Malaysia	⊙		•	Sierra Leone		•	•
Mali		⊙	•	Somalia			•
Malta			○	Somaliland (franz.)			•
Marokko			○	Spanien			○
Martinique			○	Spanisch-West-Afrika			•
Mauretanien			•	St. Helena			•
Mauritius			•	St. Kitts-Nevis-Anguilla			○
Mexiko			•	St. Lucia			•
Monako			○	St. Pierre und Miquelon			•
Montserrat			○	St. Vincent			○
Mozambique		Z	•	Solomon-Inseln (brit.)			•
Muscat und Oman		Z	•	Süd-Afrika		⊙	•
Nauru-Inseln	•	Z	•	Sudan		⊙	•
Nepal	•		•	Südwest-Afrika			•
Neue Hebriden			•	Surinam			•
Neukaledonien			•	Swaziland			○
Neuseeland			•	Syrien			○
Nicaragua			•	Tanganyika (Tansania)		•	•
Niederlande			○	Thailand	⊙		•
Niger		•	•	Togo		•	•
Nigeria		•	•	Tonga-Inseln			•
Norwegen			○	Trinidad und Tobago			•
Nyassaland		⊙	•	Tschad		•	•
Oman			•	Tschechoslowakei			•
Ober-Volta		•	•	Tunesien			⊙
Österreich			○	Türkei			⊙
Pakistan	•		•	Uganda		•	R ⊙
Panama			•	Ungarn			○
Panama, Kanalzone			•	Uruguay			•
Papua und Neuguinea	⊙		•	USA			•
Paraguay			•	UdSSR			•
Pazifische Inseln			•	Venezuela			•
Peru			•	Ver. Arab. Rep.			○
Philippinen			•	Vietnam			•
Pitcairn-Inseln			•	Virginische Inseln			•
Polen			•	Wake Island			○
Portugal			○	Yemen			•
Polynesien (franz.)			•	Yugoslawien			○
Puerto Rico			•	Zentralafrikanische Republik		•	•
Réunion			○				

Nord- und Südamerika verlangt von den Einreisenden nur die Pockenschutzimpfung. Für Besucher der Dschungelgebiete am Amazonas und Orinoco ist wegen der Gefahr einer Infektion eine Gelbfieberimpfung zusätzlich ratsam.

Bei Reisen innerhalb *Westeuropas*, aber auch beim Besuch der *afrikanischen Mittelmeerländer* wie Ägypten, Algerien, Tunis und Marokko und der vorderasiatischen Länder Türkei, Israel und Syrien unterliegt der Europäer *keinen Impfvorschriften*. Lediglich Libyen besteht auf der Pockenschutzimpfung. In *Osteuropa* ist die Pockenschutzimpfung nur für Polen und die Tschechoslowakei obligatorisch. Diese für Europa günstige Situation ändert sich sofort, wenn eine Pockeneinschleppung bekannt ist.

Es ist üblich, den Choleraimpfstoff in Kombination mit den Impfstoffen gegen Typhus und Paratyphus A und B zu verwenden. Hin und wieder wird dieser Vierfachimpfstoff (Tetravaccine) schlechter vertragen als die Cholerakomponente allein. Bei stärkeren Reaktionen nach der ersten Injektion ist es darum zweckmäßig, das Impfprogramm nur mit dem Choleraimpfstoff zu beenden. Die Typhus-Paratyphusschutzimpfung ist in keinem Land obligatorisch. Die Erfolge der Therapie erleichtern die Entscheidung, auf diese Impfung gegebenenfalls zu verzichten.

Eine zunehmende Bedeutung in den Tropen hat die *Poliomyelitisschutzimpfung*. Da mit dem Rückgang der Seuche in Europa als Erfolg der oralen Impfung die Möglichkeit der stillen Feiung erschwert ist, soll man nur mit sicherem Impfschutz ein tropisches Land besuchen. Eine Beteiligung am Termin der Schluckimpfung oder eine Salk-Impfung ist Personen bis zum 4. Lebensjahrzehnt zu empfehlen.

Auch auf die Bedeutung der *Tetanusschutzimpfung* ist hinzuweisen. In verschiedenen tropischen Gebieten findet sich Wundstarrkrampf in großer lokaler Häufung. Gefährdet sind vor allem Firmenangehörige, die draußen mit Montage und Erdarbeiten beschäftigt sind.

Für das Impfprogramm jeder Auslandsreise gilt der Grundsatz, nur die *notwendigen Impfungen* zu verabreichen. Jede Impfpolypragmasie soll der Impfarzt im Interesse des Impflings unterlassen. So ist es unnötig, ohne Indikation Impfungen gegen Infektionen vorzunehmen, die nur eine lokale Bedeutung haben, wie z.B. Pest, Fleckfieber und andere. Die Entscheidung hierüber überlasse man den nationalen Gesundheitsbehörden des Aufenthaltslandes.

Um bis zum Zeitpunkt der Ausreise einen vollen Impfschutz zu erzielen, müssen die notwendigen *Abstände* beachtet werden. Die üblichen Impfungen laufen nach folgendem Schema ab:

		oder:	oder:
1. Tag:	Gelbfieber-I. 1. Tetra-I.	Gelbfieber-I.	Pocken-WI. Ausreise
7. Tag:	2. Tetra-I.	Pocken-WI.	
14. Tag:	Pocken-WI. 3. Tetra-I. Ausreise	Ausreise (am 10. Tag)	

Die Gelbfieberschutzimpfung ist ab dem 10. Tag, die Pockenschutz*wieder*impfung ist bereits ab dem Tag der Impfung wirksam. Die Choleraschutzimpfung gilt ab dem Tag der letzten Injektion. Zu beachten sind die bereits erwähnten längeren Intervalle bei der Pockenschutz*erst*impfung. Sie darf nicht mit anderen Impfungen kombiniert werden.

Impfreaktionen und intercurrente Infekte können den Ablauf des Programms stören. Es wird darum dringend empfohlen, mit den Impfungen nicht später als 4 Wochen vor der Abreise zu beginnen.

Die *Durchführung* der Schutzimpfungen für die Ausreise ist Aufgabe des approbierten Arztes, dessen Unterschrift im Impfpaß noch einer Bestätigung durch das örtliche Gesundheitsamt bedarf, damit Schwierigkeiten im Einreiseland vermieden werden. Für die Gelbfieberschutzimpfung ist eine besondere Zulassung notwendig, die von den zuständigen Landesbehörden ausgesprochen wird (Tab. 2).

Tabelle 2

Die im Bundesgebiet für die Gelbfieberimpfung zugelassenen Institute sind:

Berlin	Robert-Koch-Institut für Hygiene und Ansteckende Krankheiten
Bonn	Hygiene-Institut der Universität
Bremen	Hafengesundheitsamt
Bremerhaven	Hafengesundheitsamt
Düsseldorf	Hygiene-Institut der Medizinischen Akademie
Emden	Hafenarzt
Essen	Hygienisch-bakteriologisches Institut der Stadt
Frankfurt	Hygienisches Institut der Universität
Hamburg	Tropeninstitut, Impfanstalt
Hannover	Staatliche Impfanstalt
Kiel	Hygienisches Institut der Universität
München	Bayerische Landesimpfanstalt Hygienisches Institut der Universität
Münster	Hygienisches Institut der Universität
Nordenham	Hafenarzt
Nürnberg	Hygienisches Institut der Stadt
Saarbrücken	State Institute for Hygiene and Infectious Diseases
Tübingen	Paul-Lechler-Krankenhaus Tropenmedizinisches Institut der Universität
Würzburg	Missionsärztliche Klinik

Vor einer Pockenschutzwiederimpfung muß stets nach Impfnarben als Ausdruck einer erfolgreichen Pockenschutzerstimpfung gesucht werden. Finden sich keine Narben, so kann der Impfarzt annehmen, daß es sich um eine Erstimpfung handelt. Auf die bei überalterten Erstimpflingen zu beachtenden Vorsichtsmaßnahmen wird verwiesen (s. S. 725).

Die Internationalen Bestimmungen schreiben nur bei der Pockenschutzerstimpfung eine Nachschau und die Eintragung des Impferfolges vor. Bei der Pockenschutzwiederimpfung ist dies nicht notwendig und der Impfpaß kann sofort ausgehändigt werden. Trotzdem ist es anzuraten, bei Reisen in Pockenendemiegebiete sich zu überzeugen, ob die Wiederimpfung angegangen ist. Nur eine Bläschen- oder Pustelreaktion verbürgt den Impferfolg, bei einer Knötchenreaktion ist dies zweifelhaft. Es bestehen jedoch keine Bedenken, in diesem Fall sofort nachzuimpfen.

Wird die Pockenschutzimpfung aus ärztlichen Gründen nicht vorgenommen, so macht der Impfarzt im Impfpaß eine entsprechende Eintragung, aus der hervorgeht, daß der Inhaber des Passes aus den anzugebenden Gründen nicht ohne Gefahr für seine Gesundheit oder sein Leben gegen Pocken geimpft werden darf. Es ist zweckmäßig, noch zu vermerken, daß der Reisende aus einem pockenfreien Land kommt. Auch diese Eintragung ist mit dem Siegel des zuständigen Gesundheitsamtes zu versehen.

10. Die passive Immunisierung im Impfprogramm

Auf die Grundlagen der passiven Immunisierung wurde bereits eingegangen (vgl. S. 42). Nur sehr wenige von den „klassischen" Seren, die vor der Entwicklung der Chemotherapie auf breiterer Basis verabreicht wurden, sind heute noch im Gebrauch. Zu diesen älteren Seren gehört vor allem das *Tetanus-* und das *Diphtherieserum*. Beide werden durch Immunisierung von Tieren gewonnen. Ihre Anwendung ist durch die Tatsache belastet, daß Komplikationen, wie anaphylaktischer Schock oder Serumkrankheit, auch bei gereinigten Seren nicht immer vermeidbar sind. Diese Gefährdung wie auch die Erfolge der aktiven Schutzimpfung ließen die Möglichkeit einer passiven Immunisierung in Vergessenheit geraten. Sie kommt beim Tetanus ohnehin nur als postinfektionelle Prophylaxe in Frage. Im wesentlichen das gleiche gilt

zwar für das Di.-Serum. Da es sich aber bei der Diphtherie nicht um eine Einzelerkrankung, sondern um eine ubiquitäre Seuche handelt, deren Wiederauftreten bei uns im Bereich des Möglichen liegt, soll die Anwendung der passiven Prophylaxe im Rahmen des Impfprogrammes kurz erwähnt werden.

EMIL VON BEHRING betrachtete das erste antitoxische Diphtherie-Serum als Prophylaktikum gegen das Diphtherie-Toxin. Neben seiner Indikation in der Therapie spielt das Diphtherie-Antiserum in Einzelfällen immer eine Rolle, wenn gefährdete Ungeschützte schnell immunisiert werden sollen. Da das Diphtherie-Toxin im Organismus rasch wirksam wird, muß das antitoxische Serum verabreicht werden, bevor größere Toxinmengen frei werden. Das Antitoxin ist nur in der Lage, das freie Toxin zu neutralisieren; einmal an Zellen gebundenes Toxin kann durch Diphtherie-Antiserum nicht mehr entgiftet werden.

Die antitoxischen Diphtherie-Seren werden durch wiederholte Immunisierung von Pferden, Rindern oder Hammeln mit kleinen Toxindosen gewonnen. Sie unterliegen einer strengen staatlichen Kontrolle, bei der der Antitoxingehalt, der Eiweißgehalt, Phenolgehalt, Unschädlichkeit und Keimfreiheit überprüft werden. Die Laufzeit der einwandfrei befundenen Seren beträgt 3 Jahre.

Zur Prophylaxe werden von diesem Serum (Behringwerke) 50 bis 100 AE pro kg/K.G. i.m. empfohlen, für die Therapie richtet sich die Dosierung nach dem Schema auf S. 715.

Das Serum wird im allgemeinen intramuskulär verabreicht, nur in sehr schweren Fällen wird man es auch einmal intravenös injizieren, auf keinen Fall aber bei Anaphylaxieverdacht. Stets ist an die Möglichkeit eines Serumschocks zu denken. Es hat sich eingebürgert, zur Prophylaxe antitoxisches Serum vom Rind oder Hammel zu verwenden, und das vom Pferd gewonnene Serum wegen seiner besseren Verträglichkeit und Wirksamkeit der Therapie vorzubehalten. Die heute gebräuchlichen Fermoseren werden bei Berücksichtigung der Serumanamnese der Patienten meist gut vertragen. Simultan mit der passiven Immunisierung ist eine aktive Schutzimpfung zu empfehlen. Auf das Problem der Serotoxoidprophylaxe wurde bereits im Kapitel „Die Tetanusschutzimpfung" auf S. 458 ausführlich eingegangen. Der Schutz nach der passiven Immunisierung setzt zwar sofort ein, doch hält er kaum drei Wochen an. Bei der aktiven Schutzimpfung wird ein ausreichender Antitoxintiter erst nach der 2. Injektion (4 Wochen nach der ersten) erreicht, dafür kann man eine mehrjährige Schutzdauer erwarten, insbesondere dann, wenn nach $1/2$—1 Jahr eine Weckinjektion (Booster) erfolgt.

lin (Asid-München), Mumps-Gammaglobulin (Kabi-Stockholm) oder Vaccine Gammaglobulin (Immuno GmbH Heidelberg). Über ihre Anwendung vgl. S. 378, 667 und 283.

Die weite Verbreitung ubiquitärer Infektionen wie der Masern, der Hepatitis, der Vari-

Sitz u. Schwere d. Erkrankung	A E je kg	1 Jahr: 10 kg	6 Jahre: 20 kg	11 Jahre: 30 kg
Nasendi., leichte Rachendi.	100–200	2 000	3 000	4 000
Mittelschwere Rachendi.	300	3 000	6 000	9 000
Schwere Rachendi. u. Di. b. Masern	400	4 000	8 000	12 000
Toxische Rachendi., Krupp	500	5 000	12 000–15 000	15 000–20 000

Seit einigen Jahren verwendet man für die *Prophylaxe verschiedener Virusinfektionen* menschliches Rekonvalescentenserum bzw. im *Gammaglobulin* ihre konzentrierte Antikörperfraktion. Diese vom Menschen stammenden Immunglobuline haben nicht den Nachteil der tierischen Seren, eine gegen das Fremdeiweiß gerichtete Sensibilisierung hervorzurufen. Auch ist die Gefahr, durch menschliches Serum Hepatitis zu übertragen, bei den Gammaglobulinen ausgeschaltet. Sie werden darum heute auf sehr breiter Basis angewandt und haben eine zunehmende Bedeutung gewonnen. Einschränkend ist zu bemerken, daß im käuflichen Gammaglobulin Antikörper nur gegen diejenigen Infektionskrankheiten enthalten sind, die im Spenderkreis vorlagen. Die Praxis der Arzneimittelindustrie, menschliches Blut verschiedenster Herkunft zu verarbeiten, hat sehr unterschiedliche Qualitäten der Präparate zur Folge und erschwert die Beurteilung des prophylaktischen wie auch therapeutischen Wertes.

Die Forderung, für die Infektionsprophylaxe *spezifisches* Gammaglobulin zu verwenden, d. h. Gammaglobulin, das aus Rekonvalescentenblut oder aus dem Blut frisch Geimpfter gewonnen wurde, ist nicht immer erfüllbar. Die in der Literatur berichteten Erfolge wurden meist durch eigens hergestellte Präparate erzielt, die nicht oder nur sehr schwer erhältlich sind. Einige der wichtigeren spezifischen Gammaglobuline werden jetzt vom Handel angeboten, so z. B. Pertussis-Gammaglobu-

cellen, erlaubt es, das handelsübliche, bei uns erhältliche Gammaglobulin dann zur Prophylaxe zu verwenden, wenn auf Grund einer gegebenen Indikation ein rascher Schutz erreicht werden soll. Die geringe Schutzdauer von zwei bis drei Wochen genügt meist, um während eines kurzen Kontaktes vor der Infektion zu bewahren oder ihren Ablauf zu mildern. So ist es angezeigt, während eines Masern- oder Varicellenausbruches in einem Kinderheim die Gefährdeten auf diese Weise zu immunisieren. Auf die Notwendigkeit, Frauen in der frühen Schwangerschaft vor diesen und anderen Infektionen zu schützen, sei aufmerksam gemacht.

Die weite Verbreitung der Masern, der Varicellen oder der Poliomyelitis in den *Tropen* gibt dem Impfarzt Veranlassung, bei gegebener Indikation Gammaglobulin in das Impfprogramm für kurzfristige Tropenreisen mit aufzunehmen. Das gilt besonders für den Schutz vor der Kinderlähmung, wenn keine Zeit mehr besteht, inaktivierten Impfstoff anzuwenden oder eine orale Impfung mit Lebendvaccine zu verabreichen.

Eine zunehmende Bedeutung hat das Gammaglobulin bei der Bekämpfung der *Hepatitis epidemica* gewonnen. Das seuchenhafte Auftreten dieser Virusinfektion, die besonders in den Tropen endemische Herde hat, beschäftigt die Gesundheitsdienste in aller Welt. Mangels eines aktiven Impfstoffes sind wir auf die passive Immunisierung angewiesen (vgl. S. 673). Die Möglichkeit, schon mit relativ kleinen Dosen einen Erfolg zu erzielen, erlaubt es, nicht nur eine Einzelbehandlung, sondern auch eine Massenprophylaxe durchzuführen. Die Prophylaxe der Hepatitis epidemica wird im allgemeinen Aufgabe der Privatärzte sein und nur bei größeren Epidemien durch den Amtsarzt im Rahmen eines Impftermins erfolgen (vgl. S. 704).

Liste der in der Bundesrepublik erhältlichen Impfstoffe

Asid-Institut GmbH, München:

Diphtherie-Impfstoff (adsorbiertes Diphtherie-To-xoid)

Diphtherie-Pertussis-Tetanus-Impfstoff (adsorbiertes Diphtherie und Tetanus-Toxoid und adsorbierte Pertussis-Vaccine)

Diphtherie-Tetanus-Impfstoff (konzentrierter Depot-Impfstoff aus adsorbierten Diphtherie und Tetanus-Toxoiden)

Tetatoxoid (konzentriertes und adsorbiertes Tetanustoxoid)

Asta-Werke AG, Chemische Fabrik, Brackwede:

Influenza-Virus-Adsorbat-Impfstoff „Asta" monovalent

Influenza-Virus-Adsorbat-Impfstoff „Asta" polyvalent

Behringwerke AG, Marburg (Lahn):

BCG-Trockenimpfstoff für die Punktiermethode nach ROSENTHAL

Cholera-Impfstoff (polyvalent)

Diphtherie-Adsorbat-Impfstoff (Al. F. T.)

DPT-Impfstoff (Diphtherie-Pertussis-Tetanus-Adsorbat-Impfstoff)

DT-Impfstoff (Diphtherie-Tetanus-Adsorbat-Impfstoff)

Grippe-Virus-Adsorbat-Impfstoff (polyvalent)

Oral-Virelon Typ I (Poliomyelitis-Lebendimpfstoff „Sabin")

Oral-Virelon Typ II (Poliomyelitis-Lebendimpfstoff „Sabin")

Oral-Virelon Typ III (Poliomyelitis-Lebendimpfstoff „Sabin")

Oral-Virelon bivalent Typ II u. III (Lebendimpfstoff „Sabin")

Oral-Virelon trivalent Typ I, II u. III (Lebendimpfstoff „Sabin")

P-Impfstoff (Pertussis-Adsorbat-Impfstoff)

Quatro-Virelon (Poliomyelitis-Diphtherie-Pertussis-Tetanus-Adsorbat-Impfstoff)

TAB-Impfstoff (Typhus-Paratyphus A u. B-Adsorbat-Impfstoff)

TABT-Impfstoff (kombinierter Adsorbat-Impfstoff aus TAB und Tetanol)

Tetanol (Tetanus-Adsorbat-Impfstoff)

Tetanol-Virelon (Tetanus-Poliomyelitis-Adsorbat-Impfstoff)

Tetra-Vaccine (polyvalente Typhus-Paratyphus A u. B und Cholera-Mischvaccine)

Tri-Virelon (Poliomyelitis-Diphtherie-Tetanus-Adsorbat-Impfstoff)

Virelon (Poliomyelitis-Adsorbat-Impfstoff)

Vaccinia-Antigen (inaktivierter Pocken-Gewebekultur-Impfstoff)

Tollwut-Vaccine

C. F. Boehringer & Söhne GmbH, Mannheim-Waldhof:

Boehringer-Polio (Poliomyelitis-Adsorbat-Impfstoff)

Boehringer-Polio-DT (Poliomyelitis-Diphtherie-Tetanus-Adsorbat-Impfstoff)

Farbenfabriken Bayer AG, Leverkusen-Bayerwerk:

Polio „Bayer" (Poliomyelitis-Adsorbat-Impfstoff)

Polio „Bayer" oral Typ I (Poliomyelitis-Schluckimpfstoff)

Polio „Bayer" oral Typ II (Poliomyelitis-Schluckimpfstoff)

Polio „Bayer" oral Typ III (Poliomyelitis-Schluckimpfstoff)

Polio-T „Bayer" (Poliomyelitis-Tetanus-Adsorbat-Impfstoff)

Polio-DT „Bayer" (Poliomyelitis-Diphtherie-Tetanus-Adsorbat-Impfstoff)

Polio-DPT „Bayer" (Poliomyelitis-Diphtherie-Pertussis-Tetanus-Adsorbat-Impfstoff)

Immuno GmbH, Heidelberg:

D-Immun (Diphtherie-Adsorbat-Impfstoff)

DT-Immun (Diphtherie-Tetanus-Adsorbat-Impfstoff)

DPT-Immun (Diphtherie-Pertusiss-Tetanus-Adsorbat-Impfstoff)

T-Immun (Tetanus-Adsorbat-Impfstoff)

Pfizer, New York:

Influenza-Vaccine, „Pfizer", polyvalent

Poliomyelitisimpfstoff „Pfizer" oral, Typ I

Poliomyelitisimpfstoff „Pfizer" oral, Typ II

Poliomyelitisimpfstoff „Pfizer" oral, Typ III

Robert-Koch-Institut, Berlin:

Gelbfieberimpfstoff

Schering AG, Berlin:

Petein (polyvalente Keuchhusten-Vaccine)

Die gutachtliche Bearbeitung des Impfschadens

Von W. Ehrengut und H. Stickl

I. Impfschäden nach Pockenschutzimpfung

1. Ermittlung und Meldung

Unter einem Impfschaden ist jede über das übliche Maß einer Impfreaktion hinausgehende Störung nach einer Impfung zu verstehen. Dem Geschädigten bzw. seinem gesetzlichen Vertreter stehen Regreßansprüche zu, gleichgültig, ob es sich um eine kurzfristige Erkrankung oder um einen permanenten Schaden handelt. Darum muß der Impfarzt jedem regelwidrigen Verlauf einer Impfreaktion nachgehen und dem Gesundheitsamt anzeigen [§ 7 der Ausführungsverordnung zum Impfgesetz vom 22. 1. 1940 (RGBl. I, S. 241)]. Diese gründliche und frühzeitige Erfassung dient sowohl den Interessen des Geschädigten als auch den Belangen des Staates. Durch die rasche Klärung sollen eventuelle spätere ungerechtfertigte Ansprüche verhindert werden. Sind einmal Regreßforderungen anhängig, bereitet die Erhebung der Vorgeschichte oft die größten Schwierigkeiten.

Es empfiehlt sich, daß der Impfarzt den Sachverhalt nach folgendem Schema fixiert und die Unterlagen sorgfältig und lange aufbewahrt:

Personalien des Impflings bzw. seines gesetzlichen Vertreters. Tag der Impfung, Tag und Ergebnis der Nachschau.

Impfstoffcharge der betreffenden Impfanstalt bzw. Herstellerfirma.

Vorkrankheiten des Impflings, besonders solche aus dem Zeitraum 3 Monate vor der Impfung, Krankheiten in der Umgebung des Impflings zum Zeitpunkt der Impfung (auch solche, die dem Impfarzt bei der Impfung nicht mitgeteilt worden waren).

Beginn der krankhaften Erscheinungen (nicht den Wochentag, sondern das Datum benennen), wobei vor allem auf Fieber, Krämpfe, Bewußtlosigkeit, Lähmungen oder Pustelaussaat an einer Körperstelle zu achten ist.

Getroffene Maßnahmen, Tag der Meldung an den Amtsarzt.

Krankenhauseinweisung (wann und wo), Epikrise (Arztbrief).

Folgezustände (bei Krämpfen genaues Datum, Fieber während des Anfalls, Krampfdauer, Kontroll-EEG-Befunde).

Das Krankenblatt einer Klinik ist oft das einzige Dokument über ein Kind, das an einem Impfschaden erkrankt ist. Eine lückenlose Vorgeschichte ist darum von großer Bedeutung. Nur wenn alle ätiologischen Möglichkeiten in Betracht gezogen werden, kann später das Krankheitsbild rekonstruiert und mit ausreichender Wahrscheinlichkeit die Diagnose festgestellt werden. Gerade bei der *ersten* Befragung werden die Angaben meist wahrheitsgemäß sein. Später wird man nie mehr alle Einzelheiten erfahren können, da dann alles der Impfung zur Last gelegt wird.

Die *Anamnese* sollte die Schwangerschaft der Mutter (Embryopathien), die Geburt (Kaiserschnitt, abnorme Lagen, ungewöhnlich lange Entbindung mit künstlichen Hilfen etc.), das Verhalten nach der Geburt (Trinkgewohnheiten, häufiges Speien, Fehlen der Gewichtszunahme), die statische und geistige Entwicklung (Erlernen des Sitzens, Stehens, Laufens, Sprechens) genau festhalten. Unklare Anfälle vor der Impfung („Wegbleiben", „Fraisen", „Zahnkrämpfe", Augenverdrehen) müssen möglichst genau und zeitlich eindeutig geschildert werden. Kliniken ohne Kinderabteilung sollen für diese Erhebungen unbedingt einen erfahrenen Kinderarzt zu Rate ziehen.

Bei neuralen Impfkomplikationen muß Temperatur und Gewicht täglich genau gemessen und in jedem Fall eine Beschreibung der Dauer und Häufigkeit der Anfälle und eine Lumbalpunktion (Zellzahl, Eiweiß-, Zuckergehalt) durchgeführt werden.

Auch bei der Entlassung des Impflings aus klinischer Beobachtung ist ein genauer Status zu erheben. Die Erfahrung hat gelehrt, daß dies oft unterlassen wird. Vor allem das Fehlen eines genauen neurologischen Befundes ist nie wieder gutzumachen. Angebliche Impfschädigungen werden oft noch nach Jahrzehnten plötzlich geltend gemacht.

Der Amtsarzt muß ihm bekannt gewordene Impfschäden nach der Pockenschutzimpfung auf einem besonderen Formblatt an seine vorgesetzte Behörde weitermelden. Oft ist dieses Formblatt die einzige Unterlage für die spätere Begutachtung eines Impfschadens. Den amtsärztlichen Erhebungen kommt darum eine besondere Bedeutung zu. Widersprüchliche Anamnesen sind mit den Angehörigen des Impflings zu klären, am besten gelegentlich eines Hausbesuches; oft hellt das häusliche Milieu mögliche Zusammenhänge auf.

Die Methode der Klärung eines Impfschadens ist in den einzelnen Bundesländern verschieden. In Bayern z. B. erhält der Landes-impfarzt die erste Meldung, veranlaßt eventuell notwendige Erhebungen und erstattet im Auftrag des Innenministeriums ein Gutachten. Sollten danach noch irgendwelche Probleme der Klärung bedürfen, so wird ein zusätzliches Sachverständigengutachten angefordert. Auf Grund dieser Gutachten entscheidet dann das Ministerium über Anerkennung oder Ablehnung. Im Falle der Ablehnung steht dem Kläger immer noch der Rechtsweg offen.

2. Das Gutachten

Um ein möglichst objektives Urteil gewinnen zu können, muß der Gutachter alle verfügbaren Unterlagen sammeln. Es genügt dabei nicht, sich z. B. nur eines Arztbriefes oder einer sonstigen epikritischen Beurteilung zu bedienen; es ist in jedem Fall die *Original-unterlage* zu fordern, die von jeder Krankenanstalt nach Entbindung von der ärztlichen Schweigepflicht durch die Angehörigen des Impflings ohne weiteres überlassen wird. Hier finden sich oft noch wichtige Details.

Einige Gesichtspunkte für die Begutachtung sollen hier besonders herausgestellt werden. Oft schon wurde ein Impfschaden geltend gemacht, *ohne daß die Impfung angegangen ist*. Wird bei der Nachschau eine Impfpustel festgestellt, so ist die Situation klar; findet sich aber kein Eintrag über den Erfolg der Impfung, so muß dieser Frage nachgegangen werden. Bei negativer örtlicher Reaktion spricht die größere Wahrscheinlichkeit dafür, daß die Impfung erfolglos war. Den Kontakt mit dem Vaccinevirus und damit den kausalen Zusammenhang mit der Erkrankung kann man aber nicht von vornherein ablehnen. Die Feststellung der Antikörper im Blut kann eventuell die Situation klären und beweisen, daß trotz „Erfolglosigkeit" der Impfung eine immunologische Auseinandersetzung stattgefunden hat. Einen Anhalt gibt auch das Ergebnis eines Testes auf vaccinale Allergie (s. S. 189).

Die Forderung, bei *verdächtigen Vaccineläsionen* den Erregernachweis zu führen, ist selten erfüllbar. Man kann davon absehen, wenn ein erfahrener Impfarzt die vaccinale Genese eindeutig festgestellt hat (eventuell auch auf Grund der Anamnese, z. B. bei der Übertragung von Pusteleiter eines Geimpften auf einen Ungeimpften). Ferner sollte die

Diagnose z. B. eines Ekzema vaccinatum mit Vorsicht gestellt werden, vor allem wenn der Infektionsweg nicht zu klären ist; ein Ekzema herpeticum ist oft schwer davon abzugrenzen. Auch in solchen Fällen könnte nur der Erregernachweis die Diagnose klären.

Prinzipiell interessiert bei Encephalitis eines *Wiederimpflings*, ob es sich auch wirklich um einen echten Wiederimpfling gehandelt hat. In früheren Abschnitten wurde die Bedeutung einer Grundimmunität als Schutz vor der Impfencephalitis hervorgehoben, und meist konnten die uns als Wiederimpflingsencephalitiden gemeldeten Fälle als Erstimpflingsencephalitiden geklärt werden.

Als Beweis dafür, daß es sich um einen Wiederimpfling gehandelt hat, können nur eindeutige *Impfnarben* von der Erstimpfung (zumeist am rechten Oberarm) gelten. Fehlen diese, so ist ,eine erfolgreiche Erstimpfung ziemlich unwahrscheinlich, auch wenn ein gültiges Erstimpfzeugnis vorliegt. Allerdings können Narben im späteren Leben verschwinden. In diesen Fällen kann man versuchen, durch serologische Kontrollen den Nachweis zu erbringen, daß eine Erstimpfung stattgefunden hat.

a) Zur Wertung klinischer Befunde. Die *sichere klinische Diagnose* eines neuralen Impfschadens ist *nicht möglich* (s. S. 269). Zur Stütze eines hinreichend begründeten Verdachtes ist die Beachtung gewisser Kriterien notwendig. So ist eine genaue Kenntnisnahme der *Inkubationszeit* zu fordern, d. h. des Zeitpunkts der ersten nervösen Krankheitserscheinungen. Auf S. 270 wird eingehend begründet, warum abnorm kurze (unter drei Tagen) und relativ lange (über 21 Tagen) Zeiten einen direkten Zusammenhang mit der Impfung unwahrscheinlich machen. Die meisten neuralen Zwischenfälle treten zwischen dem 7. und 14. Tag p. v. auf; allein aus diesem zeitlichen Zusammenhang kann mit großer Wahrscheinlichkeit auf die Impfung als Ursache der Erkrankung geschlossen werden, sofern die Erscheinungen dem Bild der Impfencephalitis entsprechen. Auch Fehlinterpretationen können zuweilen vorkommen, zumal heute dem Impfschaden als solchem verschärfte Aufmerksamkeit gewidmet wird, und man schon bei geringfügigen Symptomen zu einer zugunsten des Geschädigten weiterzigeren Begutachtungsweise neigt. Daß eine solche Einstellung die Pockenschutzimpfung diskriminiert, ergibt sich von selbst.

Trotz zeitgerechter Inkubationsdauer braucht eine Erkrankung des Zentralnervensystems nicht der Impfencephalitis zuzugehören. Es kann sich um die Verschlimmerung eines angeborenen Hirnschadens oder um eine Encephalitis anderer Genese handeln. Ein indirekter Zusammenhang durch Resistenzminderung während der Vaccination bleibt noch zu diskutieren, die Impfung ist dann als verschlimmernder Faktor anzusehen.

Im *klinischen* Bild der Impfencephalitis sind *Krämpfe* ein häufiges Symptom. Besonders cerebral vorgeschädigte Impflinge neigen zu Krämpfen; doch ist es in diesem Falle oft nicht möglich, eine Encephalitis mit Sicherheit auszuschließen.

Wurde die Diagnose „*Fieberkrampf*" gelegentlich einer Impfreaktion gestellt und sind diese „Fieberkrämpfe" bei dem Impfling schon früher beobachtet worden, so ist der Impfung, wie jedem anderen Infekt in solchem Falle, nur eine auslösende Funktion zuzumessen. Ist der Krampfanfall aber *erstmals* nach der Pockenschutzimpfung aufgetreten und entsprechen auch alle anderen klinischen Kriterien, wie z. B. spätere Krämpfe ohne Fieberanfälle, kann auf eine abortive Encephalitis postvaccinalis als Ursache des Krampfanfalles geschlossen werden.

Unter dem Begriff der „*blanden Encephalopathie*" versteht man neuerdings ein „erscheinungsloses" Krankheitsbild, dessen üble Folgen (Krämpfe, Wesensveränderungen etc.) sich erst später einstellen sollen. Die Annahme einer solchen Krankheit ist mit sehr vielen Unsicherheiten belastet; denn es ist kaum auszuschließen, — wenn z. B. Krämpfe erst 2 Monate nach der Impfung ärztlicherseits festgestellt wurden —, ob nicht inzwischen eine andere Infektionskrankheit abgelaufen ist, die sich in solchen Erscheinungen manifestiert. Für eine Begutachtung im Sinne der „überwiegenden Wahrscheinlichkeit", die für die Anerkennung eines Impfschadens nötig ist, reicht die Vermutungsdiagnose keinesfalls aus.

Fieber ist eine fast regelmäßige Begleiterscheinung der Impfencephalitis. Ein fieberloser Verlauf ist ungewöhnlich, kann aber vorkommen. Dies ist vor allem bei Krämpfen von Bedeutung, die nicht von Fieber begleitet werden, da auf solche Weise ein sogenannter Fieberkrampf mit Sicherheit ausgeschlossen werden kann.

Enorme *Schlafsucht* oder *comatöse Zustände* werden bei der somnolent-ophthalmoplegischen Form der Impfencephalitis (s. S. 272) beobachtet. Man denke bei der Begutachtung solcher Fälle immer daran, daß sich auch ein diabetisches Coma darunter verbergen kann.

Eine *spastische Lähmung* kann als zuverlässiges Kriterium für eine postinfektiöse Encephalitis angesehen werden. Schwieriger ist die Beurteilung, wenn schlaffe Lähmungen sowie bei Rekonvaleszenten merkliche Muskelatrophien zurückbleiben. Es kann sich dabei um eine Poliomyelitis post vaccinationem gehandelt haben. Der Virusnachweis im Stuhl in der akuten Phase und die serologischen Befunde können die Diagnose sichern. Bei symmetrischen schlaffen Lähmungen im Gefolge einer Impfkomplikation muß auch eine Polyneuritis in die Differentialdiagnose einbezogen werden.

Eine *Neuritis* ist sicherlich ein sehr seltenes Ereignis nach der Pockenschutzimpfung. Nach Injektionsimpfungen wird sie relativ häufiger beobachtet, gelegentlich in Form einer Polyneuritis.

Wird nach einem Krampfanfall p. v. eine flüchtige Lähmung festgestellt, so kann auch ein Fieberkrampf vorgelegen haben. Längere Persistenz der Lähmungen macht aber eine encephalitische Genese der Krämpfe wahrscheinlicher.

Bei jeder fieberhaften Erkrankung können die Liquor-Zellwerte wegen erhöhter Durchlässigkeit der Blut-Liquorschranke erhöht sein. Dies ist bei Bewertung des Liquorbefundes zu berücksichtigen. Eine mäßige Eiweiß- und Zellerhöhung sowie eine Erhöhung des Liquorzuckers (bei normalem Blutzucker) stützen im allgemeinen die Diagnose. Wurde der Liquor post mortem entnommen, ist eine Liquorzuckererhöhung ohne diagnostischen Wert, da die Zuckerwerte im Leichenliquor stets erhöht sind.

Auf die Ursache des plötzlichen Säuglingstodes sind wir auf S. 275 eingegangen. Eine Autopsie ist den Angehörigen zur Klärung der Angelegenheit immer anzuraten. *Plötzliche, ungeklärte Todesfälle* können auch sonst vorkommen, und man darf nicht ohne weiteres die Impfung dafür verantwortlich machen. Bis jetzt haben wir aber in Gutachten bei Nachweis eines Hirnödems mit Bluthirnschrankenstörung — wenn der Pathologe keine

andere Todesursache nachweisen konnte —
eine Encephalopathie post vaccinationem angenommen und damit die Zusammenhangs-
frage bejaht.

b) Zur Beurteilung anatomischer Befunde.
Wie aus der Besprechung des pathologisch-
anatomischen Bildes ersichtlich (s. S. 262),
kommt es bei Kindern unter 2 Jahren nie zum
charakteristischen Bild der Mikrogliaencephalitis mit Entmarkung. Vielmehr beherrscht ein
Hirnödem mit Bluthirnschrankenstörung das
Bild. Es kann deshalb bei jungen Impflingen
nicht das Vollbild der Impfencephalitis bei der
Anerkennung einer Impfschädigung gefordert
werden.

Der Gutachter wird deshalb eine autoptisch
verifizierte Bluthirnschrankenstörung bei einem
Kind unter 2 Jahren als Impfschädigung anerkennen, wenn die Inkubationszeit und das
klinische Bild sich in den bekannten Rahmen
der Impfencephalitis einordnen lassen. Zur
Klärung von Todesfällen nach der Impfung
ist es deshalb unerläßlich, daß ein Neuropathologe die Beurteilung der Hirnschnitte in
Händen hat, um eine sachgemäße Diagnostik
zu gewährleisten.

c) Impfung und Vorschädigung. Lag bereits
vor der Impfung eine Hirnschädigung vor,
z. B. ein Mikrocephalus oder geringgradiger
Hydrocephalus, so besteht kein Zweifel, daß
dieses Grundleiden den Boden für den Impf-
zwischenfall bereitete. Der Impfarzt hätte ein
solches Kind nicht impfen dürfen, wenn die Vorschädigung, sei es durch Befragung, sei es
durch einfache Inspektion des Impflings, offenbar geworden wäre. War der Vorschaden aber
nicht so einfach zu diagnostizieren, so kann
man den Impfarzt auch nicht belangen. Man
wird in solchen Fällen allenfalls die Verschlimmerung des Zustandes z. B. durch Krämpfe,
die zum Exitus führen können, anerkennen
müssen.

Weniger problematisch ist die Beurteilung bei
einem Kind, das z. B. nach der Impfung unter dem
Bild einer Encephalitis erkrankt und bei dem die
Autopsie einen Hirntumor ergibt. In diesem Falle
wird der Nachweis schwer zu führen sein, daß der
Tumor das Ableben des Patienten erst Wochen oder
Monate später bewirkt hätte. Das Ausmaß der Grunderkrankung und ihre dubiöse Prognose werden in
einem solchen Falle bei der Beurteilung mehr ins
Gewicht fallen als der vage Begriff einer „Resistenzminderung" durch die Impfung, die hierbei noch zu
berücksichtigen wäre.

Ähnlich liegen die Verhältnisse, wenn z. B. eine
Leukämie durch die Impfung manifest wird. Hier ist
zu bedenken, daß jeder Infekt zur Manifestierung
des Leidens beitragen würde, das schicksalsmäßig
seinen Verlauf nimmt, so daß von einer richtung-
weisenden Verschlimmerung des Leidens eigentlich
nicht die Rede sein kann.

d) Impfung und interkurrente Krankheiten.
Zur Frage der Resistenzminderung nach der
Pockenschutzimpfung haben wir bereits Stellung genommen (s. S. 241). Das Ausmaß der
Schwächung der Abwehrkraft gegen andere
Erreger ist eine nicht meßbare Größe. Neben
der individuellen Disposition spielen Menge
und Virulenz der Erreger eine Rolle. Bei Infektionen mit hohem Kontagionsindex, wie
Masern oder Windpocken werden wir die impf-
bedingte Resistenzminderung praktisch ausschließen können. Etwas anderes ist es zum
Beispiel bei einer nach der Impfung auftretenden Diphtherie oder Poliomyelitis. Hier kann
theoretisch eine Schwächung der Abwehr zur
Manifestation der Krankheit beitragen. Gemessen am Ausfall der Tuberkulinproben p. v.
(S. 241) dürfen wir annehmen, daß die Phase
der *Resistenzminderung ca. vom 4. bis 21. Tag*
nach der Impfung dauert. Bei einer Infektion,
die nach der 3. Woche p. v. auftritt, müssen
wir darum den Zusammenhang ablehnen.

Fast unüberwindliche Schwierigkeiten stellen sich
dem Gutachter, wenn eine interkurrente Infektionskrankheit ähnliche Komplikationen aufweist wie
die Vaccination. So standen wir z. B. bei einem
Impfling, der am 2. Tag nach der Pockenerstimpfung Windpocken bekam und unter den Zeichen
einer Encephalitis verstarb, vor der Frage, ob die
Vaccination oder die Varicelleninfektion als Ursache dieser Encephalitis anzusehen war. Nachdem
anatomisch bei beiden Krankheiten identische Bilder
vorliegen, konnte die Frage nur indirekt beantwortet
werden. Aus der Überlegung heraus, daß die Vari-
cellenencephalitis selten ein tödliches Ende nimmt,
folgerten wir, daß der Impfung oder zumindest der
Doppelinfektion die entscheidende Rolle bei dem
traurigen Ausgang zugefallen war.

e) Impfung und seltene Krankheitsbilder.
Ab und zu wird der Gutachter die Zusam-
menhangsfrage seltener Krankheitsbilder (wie
z. B. eine Nephrose) mit der Impfung zu beantworten haben. Ein solcher Zusammenhang
kann nun nicht etwa deshalb abgelehnt werden,
weil nach allgemeiner medizinischer Erfahrung
diese Möglichkeit äußerst selten vorkommt.
Ergibt eine genaue Prüfung des Sachverhalts,
daß Anhaltspunkte für etwaige *andere Ursachen*
nicht bestehen und daß das betreffende Krank-

heitsbild als mögliche Ursache in Frage kommt, spricht der *Beweis des ersten Anscheins* (prima-facie-Beweis) für die Impfung als auslösende Ursache. Gerichtsentscheide dieser Art liegen vor.

Der *Aufbau eines solchen Gutachtens* sollte nach Möglichkeit folgende Gliederung aufweisen:

1. Welches Krankheitsbild läßt sich nach dem Urteil eines neutralen Sachverständigen feststellen?

2. Von welchen Krankheiten kann das festgestellte Krankheitsbild theoretisch herrühren?

3. Von welchen Entstehungsursachen können die als möglich festgestellten Krankheitsbilder herrühren?

4. Es ist zu prüfen, wieweit nach dem Sachverhalt die Möglichkeit besteht, daß eine der Krankheiten, auf die das festgestellte Krankheitsbild schließen läßt, auf andere Weise als durch die Pockenschutzimpfung erworben wurde.

f) Impfschaden durch Fahrlässigkeit. Man kann von einem Laien nicht verlangen, daß er eine mögliche Gefährdung im einzelnen überblickt. Durch die Merkblätter soll er darauf aufmerksam gemacht werden. Die Impflinge bzw. die Sorgeberechtigten erhalten diese Merkblätter vor der Impfung und bescheinigen den Erhalt durch die Unterschrift. Diese Form der Aufklärung wird man im allgemeinen als ausreichend ansehen. Der Staat haftet dann nicht mehr für Impfschäden, wenn diese nachweislich selbst verschuldet wurden. Jedenfalls sollte sich der Impfarzt vor der Impfung durch gezielte Fragen versichern, ob auch ein genügendes Verständnis vorliegt.

Auch dem Arzt können Fehler unterlaufen. Tritt ein Schaden durch Verschulden eines öffentlichen Bediensteten ein, so muß die Anstellungsbehörde des Schuldigen haften (Art. 34 GG, § 839 BGB). Bei Fehlern, die Privatärzten bei der Impfung unterlaufen, muß die jeweilige Haftpflichtversicherung aufkommen (s. auch die Ausführung zur Rechtslage auf S. 722).

II. Impfschäden nach anderen Impfungen

Wie in den speziellen Kapiteln dargelegt, können außer der Pockenschutzimpfung auch *alle übrigen Impfungen* zu gesundheitlichen Schäden führen. Im Gegensatz zur Pockenschutzimpfung sind diese Impfungen in der Bundesrepublik *freiwillig;* doch liegt auch hier ein staatliches Interesse für die Klärung eines Impfschadens vor, wenn die *Impfung nach dem Bundesseuchengesetz (BSG) empfohlen* ist.

Bei der Pockenschutzimpfung sind die Art der Impfreaktion und die möglichen Schädigungen meist auch dem Laien bekannt; bei den übrigen Schutzimpfungen ist dies jedoch nicht immer der Fall. Daher soll der Patient vom impfenden Arzt über die zu erwartende *Impfreaktion* und über sein Verhalten nach der Impfung aufgeklärt werden. Bei der späteren Begutachtung eines evtl. aufgetretenen Impfschadens kann dies für die Frage, ob ein *schuldhaftes oder fahrlässiges Verhalten des Impfarztes* vorliegt, von Bedeutung sein.

Die einzelnen Impfungen, ihre Indikation und eventuellen Komplikationen wurden bereits in den vorangehenden Kapiteln behandelt. Die *folgenden Ausführungen* dienen daher in erster Linie der Ergänzung einiger für die Begutachtung wichtiger Gesichtspunkte.

Auch die Begutachtung von Impfschäden nach freiwilligen Impfungen soll nach einem *Schema* erfolgen: Vorkrankheiten des Impflings, Art und Tag der Impfung, Herkunft und Nr. des Impfstoffes, Beginn und Art der krankhaften Erscheinungen, eventuelle Folgezustände. Frühere Arztberichte, Krankenblätter und Befunde sollen vom Gutachter möglichst im Original eingesehen werden. Besonderer Wert ist auf die Anamnese der Patienten und den *zeitlichen Ablauf* von Impfung und den Beginn der ersten Erkrankungzeichen zu legen. Sehr oft kann bereits durch den zeitlichen Ablauf der auf die Impfung folgenden Erkrankung ein ätiologischer Zusammenhang mit der Impfung ausgeschlossen werden. Da bei neu eingeführten Schutzimpfungen unsere Kenntnisse über pathologische Verläufe noch sehr lückenhaft sind, dient die Begutachtung nicht nur der Wahrung berechtigter Interessen der Beteiligten, sondern auch der prinzipiellen wissenschaftlichen Klärung ätiologischer Zusammenhänge.

Während bei einer cutanen Impfung allergisierende Mechanismen nur eine geringe Rolle spielen, sind Injektionsimpfungen in stärkerem Maße dadurch belastet.

Bei jeder Impfschädigung ist darum festzustellen, ob bereits früher eine durch den Arzt herbeigeführte *Sensibilisierung* (Schutzimpfung, parenterale Injektion von heterologen Seren) oder eine natürliche Sensibilisierung durch eine vorausgegangene Infektion stattgefunden hatte.

Parenterale Gaben von heterologen Schutzseren haben nicht selten eine über viele Jahre anhaltende Allergisierung zur Folge; die erneute Verabreichung des gleichen heterologen Serums birgt die Gefahr der *anaphylaktischen Reaktion* in sich. Der Gutachter hat zu ermitteln, ob eine solche vorausgegangene Allergisierung für einen anaphylaktischen Schock oder eine andere Gesundheitsschädigung des Patienten verantwortlich zu machen ist.

Heterologe Seren können auch *primär* zu Unverträglichkeitserscheinungen (z. B. Serumkrankheit) führen. Im Gegensatz zum anaphylaktischen Schock nach vorgehender Sensibilisierung können diese Unverträglichkeitserscheinungen erst nach einer gewissen Latenzzeit auftreten. Möglicherweise ist an einer solchen primären Serumunverträglichkeit eine Art von „stiller Sensibilisierung" schuld; so tritt z. B. nach parenteraler Gabe von Rinderserum die Serumkrankheit und serogene Polyneuritis häufiger und schwerer auf als nach Pferde- oder Hammelserum. In diesem Zusammenhang kann die Frage nach allergiebedingten, familiär bevorzugt auftretenden, bestimmten Erkrankungsformen (z. B. Erkrankungen des „neuroallergischen Formenkreises", wie serogenetischer Polyneuritis und Enzephalomyelitis u. a.) aufschlußreich sein. Im letzteren Falle ist auch nach sogenannten „Realisationsfaktoren" zu forschen wie z. B. starker Insolation, körperlicher Anstrengung, synergistisch wirkenden Intoxikationen und interkurrierenden Infekten u. a.

Auch bei *aktiven* Schutzimpfungen ist es von Interesse, ob durch eine frühere Erkrankung oder Schutzimpfung schon eine Sensibilisierung des Patienten gegen das verwendete Antigen stattgefunden hatte. Bereits beim Neugeborenen kann z. B. durch eine Austauschtransfusion und durch größere Bluttransfusionen eine passive Übertragung der Tuberkulinallergie (sog. „zellulärer Transfer") stattfinden; die nachfolgende aktive Tuberkuloseschutzimpfung mit BCG kann in dieser Phase der Allergisierung zu Komplikationen führen (s. d.). Da sich in manchen Impfstoffen noch *Spuren von heterologen Begleitproteinen* und von *fakultativen Allergenen* (z. B. Penicillin, Phenol u. a.) befinden, muß auch bei aktiven Schutzimpfungen an die Möglichkeit einer hyperergischen Unverträglichkeit gegenüber diesen Substanzen gedacht werden.

Der Gehalt der Tollwutvaccine an Myelinsubstanz kann bei den notwendigen, wiederholten Impfinjektionen zur Immunreaktion auch gegen die eigene Gehirnsubstanz und somit zu demyelinisierenden Prozessen führen. Da bei einer Bißverletzung auch sehr häufig heterologes Tetanusantiserum verabreicht wird und auch hier „serogenetische" Encephalomyelitiden bekannt sind, ist für den Gutachter die Entscheidung, welche der ärztlichen Handlungen zur Noxe geführt hatte, oft nicht möglich.

Bei allen Impfungen, bei denen mit gefährlichen Nebenerscheinungen gerechnet werden muß, ist die *Impfindikation* daher besonders sorgfältig abzuwägen. Schmerzhafte Lokalreaktionen und unter Umständen erhebliche Störungen des Allgemeinbefindens sind bei vorausgegangener Sensibilisierung nicht selten. Aktive Totimpfstoffe mit einem hohen Gehalt an gefäßwirksamen Bakterien-Endotoxinen (z. B. Typhus-Paratyphus-Impfstoff) können bei Herz- und Kreislaufkranken, u. a. (s. S. 555), zu oft sehr schweren Unverträglichkeitserscheinungen führen. Der Gutachter muß darum wissen, welche Art eines Impfstoffes zur Verwendung kam (z. B. Gelbfieberimpfstoff aus Mäusehirnaufarbeitungen oder Eivaccine). In der Regel werden den im Handel befindlichen Präparaten Angaben über den Gehalt an Voll- oder Teilantigenen beigegeben.

In der Mehrzahl der Fälle wird der Gutachter das akute Bild des fraglichen Impfschadens nicht zu Gesicht bekommen und dann nur die eventuellen Spätfolgen sehen oder nach Aktenlage entscheiden müssen. Hin und wieder können Laborkontrollen, z. B. serologische Untersuchungen, darüber Auskunft geben, ob die Impfung überhaupt gehaftet und zu einer Impfreaktion geführt hatte.

Grenzfälle mit fraglichem Zusammenhang haben sich besonders bei der Schutzimpfung mit Polio-Lebendvaccinen ergeben. Hier kann nur der serologische und hin und wieder auch noch der virologische Befund eine Klärung bringen. Vorausgegangene Impfungen mit Polio-Totimpfstoff (Salk-Impfung) können die Auswertung serologischer Ergebnisse erschweren.

Über das optimale Vorgehen bei *Abnahme und Einsendung von Untersuchungsmaterial* seien die folgenden Grundsätze zusammengefaßt:

Da die Virusausscheidung nach der Schluckimpfung mit oraler Polio-Lebendvaccine monatelang anhalten kann, ist es nie zu spät für die Einsendung von Untersuchungsgut. Insgesamt sollen etwa drei Stuhlproben auf Virus untersucht werden, die erste möglichst bei Beginn der ersten Krankheitszeichen. Handelt es sich um die Erkrankung einer Kontaktperson (Familien- und „Toiletten"-Gemeinschaft), dann sind Virusuntersuchungen auch bei dem nicht erkrankten Geimpften durchzuführen, damit festgestellt werden kann, ob es sich überhaupt um einen Virusausscheider gehandelt hatte. Blut zur serologischen Untersuchung auf Antikörper ist mindestens zweimal abzunehmen, einmal möglichst zu Beginn der Erkrankung, die zweite Abnahme soll nach 2 bis 4 Wochen erfolgen. Auch die *epidemiologische Lage* ist zu berücksichtigen. Da andere Viren gelegentlich das Bild einer Poliomyelitis kopieren können, sollte die virologische und serologische Untersuchung auch auf diese Erreger (z. B. Coxsackie-V., Echo-V.) ausgedehnt werden.

Das abgenommene Untersuchungsmaterial ist möglichst schnell an diejenigen Institute zu senden, die für die sachgemäße Untersuchung eingerichtet sind. Sie werden in der Regel von den Gesundheitsbehörden für jedes Land benannt. Ähnliches gilt auch für Sektionen und für histopathologisches Untersuchungsgut. Vom behandelnden Arzt sind dem Untersuchungsgut einige klinische Daten beizufügen (Art und Beginn der Erkrankung, Datum der Abnahme, erste oder wiederholte Einsendung), die dem Untersuchungsamt die Beurteilung der notwendigen Arbeiten ermöglichen.

Zuweilen wird die Frage gestellt, ob eine *kindliche Mißbildung* auf eine Schutzimpfung zurückgehen könne, der sich die Mutter während der *Schwangerschaft* unterzogen hatte. Da die den Keimling treffenden Schädigungen in den ersten zwölf Wochen der Schwangerschaft (Embryonalzeit) phasen- und nicht organspezifisch sind, läßt sich durch Vergleich der zum Zeitpunkt der Impfung durchlaufenden Phase der Organdifferenzierung mit der tatsächlich entstandenen Fehlbildung der Ausschluß eines Zusammenhanges mit der Schutzimpfung rekonstruieren. Umgekehrt ist es wesentlich schwieriger, einen Zusammenhang zwischen kindlicher Mißbildung und Impfung zu bejahen, da erst lange Zeit nach der Impfung die Schädigung sichtbar wird und anamnestische Erhebungen (z. B. interkurrente Infekte der Mutter) sowie zu diesem Zeitpunkt durchgeführte Laboruntersuchungen kaum noch eine Klärung der damaligen Situation herbeiführen können.

Bei solchen Schädigungen sind in erster Linie Impfungen mit vermehrungsfähigen Viren (Polio-Vaccine nach SABIN, Gelbfieberimpfstoff, Pockenschutzimpfung) in Betracht zu ziehen. Doch auch bei passiven und aktiven Schutzimpfungen kann es theoretisch zu einer Schädigung des Keimes kommen, wenn infolge eines anaphylaktischen Schocks oder eines Kreislaufkollapses der Mutter die Frucht einer länger dauernden Anoxie ausgesetzt wird.

*Schlußbetrachtung
für die Abfassung von Gutachten*

Die Begutachtung von Erkrankungen nach einer Schutzimpfung dient zwar der wissenschaftlichen Klärung der Ursache, vor allem soll sie aber der mit der Entschädigung betrauten staatlichen Behörde oder dem Richter eine für ihre Zwecke brauchbare Handhabe für die *rechtliche* Entscheidung geben. Dies bedeutet, daß die in medizinischer Terminologie verfaßten und oft recht verwickelten fachlichen Darlegungen vom Gutachter in einer für den Juristen möglichst brauchbaren Formulierung zusammengefaßt werden müssen. Bei aller Skepsis gegenüber apodiktischen Äußerungen auf dem Gebiete medizinisch-biologischer Zusammenhänge, sollte sich der Gutachter dennoch um eine begründete und möglichst eindeutige Stellungnahme bemühen. Ausweichende Bescheide und über die Fragestellung hinausgehende, oft wohlgemeinte Erwägungen dienen der Sache nicht. Sie führen zu Rückfragen und gegebenenfalls zur Einschaltung weiterer Gutachter. Die Folge ist nur eine unnötige Verzögerung des Verfahrens und in vielen Fällen eine Härte für den Betroffenen. Soweit es die Materie zuläßt, empfiehlt es sich daher, bei der Bewertung von evtl. Gesundheitsschädigungen, die im Bundesseuchengesetz (s. BSG § 51, Abs. 1—3) und in den Ausführungsbestimmungen der einzelnen Länder ausgesprochenen Formulierungen zu übernehmen oder die eigenen ihnen doch wenigstens anzugleichen. Dies ist fast immer möglich, ohne der Sache selbst Zwang anzutun. Die *juristische Bearbeitung eines Impfschadens* wird dadurch erleichtert und beschleunigt, und dem medizinisch-wissenschaftlichen Gehalt des Gutachtens selbst wird kein Abbruch getan.

C. Gesetzliche Grundlagen

Das Impfrecht

Probleme und Grundzüge der gesetzlichen Regelung der Schutzimpfungen

Von A. Habernoll

I. Impfpflicht oder freiwillige Schutzimpfung?

Die Erkenntnis setzt sich immer mehr durch, daß die *moderne Gesundheitspolitik* ein selbständiger Bereich der Gesamtpolitik mit vielfältigen Auswirkungen auf nahezu alle anderen politischen Gebiete ist, und daß die gesundheitspolitischen Belange vor wirtschaftlichen Interessen stehen. Dementsprechend sind Verständnis und Interesse gestiegen, das Politiker sowie die Kreise der Gesetzgebung und der Verwaltung der politischen Initiative auf dem Gebiete des Schutzes vor gesundheitlichen Gefahren entgegenbringen.

Im Vordergrund der Probleme des Gesundheitsschutzes und der Krankheitsabwehr als *öffentliche Aufgabe* steht auch heute noch neben anderen hygienischen Forderungen die Verhütung übertragbarer Krankheiten. Die Bedeutung, die in diesem Zusammenhang den Schutzimpfungen als einem wirksamen Mittel einer aktiven Gesundheitspolitik beigemessen wird, geht aus der Tatsache hervor, daß in allen Kulturstaaten die Schutzimpfung der Bevölkerung gegen eine oder mehrere übertragbare Krankheiten durch Gesetze geregelt ist, und daß ihre Durchführung durch oft bedeutende finanzielle Mittel sichergestellt wird.

Obwohl nun die Immunisierung in jahrzehntelanger Erfahrung sich als die schnellste und sicherste Methode erwiesen hat, Menschen vor einer Reihe von Infektionskrankheiten zu schützen, wird die Öffentlichkeit immer wieder einer impfgegnerischen Propaganda ausgesetzt. Soweit scheinbar objektive Einwände vorgebracht werden, können sie in nachhaltiger Weise nicht nur die öffentliche Meinung, sondern auch die Legislative beeinflussen.

Aus diesem Grunde sehen sich die gesetzgebenden Körperschaften und die Gesundheitsbehörden von Zeit zu Zeit vor die Frage gestellt, ob eine bestehende Impfpflicht weiterhin in Kraft bleiben solle, oder ob es ratsam sei, neue obligatorische oder freiwillige Impfungen einzuführen.

Dabei muß Klarheit darüber bestehen, was durch die Schutzimpfung in der Verhütung einer bestimmten Infektionskrankheit erreicht werden kann, sowie ob sie eine grundlegende und entscheidende oder nur eine unterstützende Maßnahme darstellt. Bei dieser Entscheidung ist weiter zu berücksichtigen, daß ein erheblicher Teil der Bevölkerung — 70% oder mehr — immunisiert sein muß, wenn die Allgemeinheit vor gewissen Seuchen wirksam geschützt sein soll. Um aber einen so großen Anteil der Bevölkerung zu erfassen, gibt es nur zwei Möglichkeiten: Zwang oder Überzeugung. Die Erfahrungen, welche mit Pflichtimpfungen bzw. freiwilligen Schutzimpfungen gemacht werden, sind in den einzelnen Ländern sehr verschieden und hängen nicht nur von der Krankheit ab, gegen die die Schutzimpfung gerichtet ist, sondern werden auch weitgehend durch die politischen, sozialen, hygienischen und kulturellen Verhältnisse bestimmt. Trotz dieser Verschiedenheiten kann aber als allgemeine Auffassung gelten, daß eine *Impfverpflichtung* vor allem dann gerechtfertigt ist, wenn die Krankheit die Allgemeinheit in gefährlicher Weise bedroht, die Wirksamkeit der Impfung erwiesen ist und andere ebenso sichere Mittel zu ihrer Bekämpfung nicht zur Verfügung stehen.

Wenn der *Grundsatz der Freiwilligkeit* auch bei den Schutzimpfungen das wünschenswerte Ideal darstellt, so kann dieses Ziel doch nicht immer und ohne weiteres erreicht werden. Unerläßlich hierfür ist eine umfassende gesundheitliche Erziehung und Aufklärung der Bevölkerung. Hier liegt eine wichtige Aufgabe des öffentlichen Gesundheitsdienstes — aber auch der praktizierenden Ärzte — vor. Der Staat hat dem Bürger die für den Schutz der Gesundheit erprobten Impfungen zur Verfügung zu stellen und ihn über ihren Nutzen zu unterrichten; die Eigenverantwortung für ihre Inanspruchnahme aber kann er ihm — soweit es sich um freiwillige Impfungen handelt — nicht abnehmen.

In der Bundesrepublik Deutschland sind die Grenzen, innerhalb derer der Bund Gesundheitspolitik betreiben kann, im wesentlichen durch die Verfassung bestimmt. Da nun zu den Gebieten des öffentlichen Gesundheitswesens, auf denen dem Bund die konkurrierende Gesetzgebungskompetenz zusteht, u. a. „die Maßnahmen gegen gemeingefährliche und übertragbare Krankheiten bei Menschen und Tieren" gehören, ist damit seine Zuständigkeit für die gesetzliche Regelung der Schutzimpfungen gegeben. Unberührt hiervon bleibt die Exekutive, die hinsichtlich aller Gesundheitsgesetze Sache der Länder ist, wenn auch dem Bund die wichtige Aufgabe der Koordinierung aller gesundheitspolitischen Maßnahmen auf Länder- oder Kommunalbasis obliegt.

Die Erfahrungen der letzten Jahre beweisen, daß Bund, Länder und Gemeinden auf dem Gebiete der Schutzimpfungen eine großzügige und weitsichtige Gesundheitspolitik verfolgen.

An dem *Impfgesetz* vom 8. April 1874, das eine Impfpflicht gegen Pocken vorsieht, wurde festgehalten, weil nach begründeter Auffassung der Bundesregierung sonst der für den Schutz der Allgemeinheit erforderliche hohe Grad einer Durchimmunisierung der Bevölkerung nicht erreicht bzw. nicht aufrechterhalten werden kann.

Das *Bundes-Seuchengesetz* vom 17. Juli 1961 sichert erstmalig einen Rechtsanspruch auf Schutzimpfungen auf freiwilliger Grundlage und sieht nur für bestimmte Krankheiten bei Gefahr der epidemischen Verbreitung die Möglichkeit einer Impfverpflichtung vor.

Das Gesetz zur *Änderung des Bundes-Seuchengesetzes* vom 23. Januar 1963 schuf die bundeseinheitliche Grundlage für die Durchführung der freiwilligen Schutzimpfung gegen Kinderlähmung mit Lebenderregern.

Den Besonderheiten, die sich aus der Entwicklung des internationalen Reiseverkehrs ergeben, wurde Rechnung getragen durch den Beitritt der Bundesrepublik zu den *Internationalen Gesundheitsvorschriften der Weltgesundheitsorganisation* vom 25. Mai 1951 sowie durch die hierzu ergangenen *Durchführungsverordnungen für den Luftverkehr* vom 26. Juli 1960 und für den *Seeverkehr* vom 28. April 1961, in denen für bestimmte Fälle der Nachweis der Immunität gegen Pocken bzw. gegen Gelbfieber oder Cholera gefordert wird.

II. Das Impfgesetz vom 8. April 1874

Die gesetzliche Regelung der Pockenschutzimpfung ist die erste auf rein empirisch gewonnener Erkenntnis aufgebaute wirklich erfolgreiche Tat auf dem Gebiet der Gesundheitsgesetzgebung mit dem Ziel der systematischen Verhütung einer bestimmten Infektionskrankheit.

Veranlassung zu diesem Gesetz war eine schwere Pockenpandemie, die in den Jahren 1870—1872 ganz Europa befallen hatte. In Deutschland allein erkrankten in den Jahren 1870—1873 über 400 000 Menschen an Pocken, von denen 181 000 starben. Diese Katastrophe veranlaßte den deutschen Bundesrat, den Reichskanzler zu ersuchen, „für eine baldige einheitliche gesetzliche Regelung des Impfwesens auf Grund des Vaccinations- und Revaccinationszwanges Sorge zu tragen". Am 8. April 1874 wurde das Reichsimpfgesetz, das die Pockenschutzimpfung und die Wiederimpfung für das Deutsche Reich als Pflichtimpfung einführte, verkündet (Reichsgesetzbl. S. 34).

Entsprechend dem Stand der wissenschaftlichen Forschung und der praktischen Erfahrungen regelten später jeweils Durchführungsverordnungen und Ministerialerlasse die Ausführung der Impfung im einzelnen. Die heute noch gültige „Verordnung zur Ausführung des Impfgesetzes" vom 22. Januar 1940 (Reichsgesetzbl. I, S. 214) enthält Vorschriften über die grundsätzlichen Fragen des zu verwendenden Impfstoffes, der Auswahl und Fortbildung der Impfärzte, der Einrichtung und Durchführung der öffentlichen Impftermine sowie deren Beaufsichtigung.

Der Runderlaß des früheren Reichsministers des Innern zur Durchführung des Impfgesetzes vom 19. April 1940 (RMinBl i. V. S. 835), der Anweisungen technischer Art enthielt, ist jetzt durch im wesentlichen gleichlautende Ministerialerlasse der Länder nach den vom Bundesgesundheitsamt erarbeiteten Richtlinien ersetzt.

Fortdauer der Rechtsgültigkeit und der Notwendigkeit des Impfgesetzes. Nachdem durch die Verfassung der Bundesrepublik in Artikel 2 das Grundrecht der körperlichen Unversehrtheit garantiert war, wurde von impfgegnerischer Seite die Rechtmäßigkeit einer Zwangsimpfung auf Grund des Impfgesetzes vom 8. April 1874 angefochten und das Gesetz selbst als verfassungswidrig bezeichnet. Eine Klärung dieser Grundsatzfrage brachte das Gutachten des Bundesgerichtshofes vom 21. Januar 1952 (BGH St. 4, 375 veröffentl. DVB 1953, S. 370), das nach eingehender Würdigung aller Umstände zu dem Schluß kommt, „. . . der Impfzwang muß daher immer noch als zumutbar und verfassungsmäßig angesehen werden". Ein vom Bundesministerium des Innern vom Bundesgesundheitsamt angefordertes Gutachten über die Frage, ob bzw. inwieweit eine Abänderung der bestehenden Bestimmungen durch die inzwischen gewonnenen Erfahrungen und wissenschaftlichen Erkenntnisse notwendig geworden sei, kommt nach eingehender kritischer Würdigung des Impfgesetzes, der Impfschäden und der Verbreitung der Pocken in der Welt zu dem Ergebnis: „Die echten Pocken sind durch Chemotherapie und Antibiotika nicht zu heilen oder zu verhüten. Die aktive Immunisierung durch Schutzpockenimpfstoff bietet immer noch den einzig wirksamen Schutz. In Deutschland muß an der Impfpflicht festgehalten werden, da die Bevölkerung nur auf diese Weise vor Pockenausbreitungen geschützt werden kann." Die Erfahrungen der letzten Jahre mit den verschiedenen kleineren und größeren Epidemien nach Einschleppung der Pocken durch Einreisende aus Endemiegebieten haben die Richtigkeit dieser Schlußfolgerung immer wieder bewiesen. Sie waren bestimmend für die Haltung der gesetzgebenden Körperschaften und der Gesundheitsbehörden, daß eine Auflockerung oder Aufhebung der Impfpflicht im Interesse des Schutzes der Allgemeinheit bis auf weiteres nicht vertretbar sei.

1. Impfflicht und Impfbefreiung

Nach dem Impfgesetz muß der Pockenschutzimpfung unterzogen werden:

a) jedes Kind vor dem Ablauf des auf sein Geburtsjahr folgenden Kalenderjahres, sofern es nicht nach ärztlichem Zeugnis die natürlichen Blattern überstanden hat;

b) jeder Zögling einer öffentlichen Lehranstalt oder einer Privatschule innerhalb des Jahres, in welchem der Zögling das 12. Lebensjahr zurücklegt, sofern er nicht nach ärztlichem Zeugnis in den letzten 5 Jahren die natürlichen Blattern überstanden hat oder mit Erfolg geimpft worden ist.

Auf Grund dieser Impfpflicht sind die Eltern oder Erziehungsberechtigten verpflichtet, die Impfpflichtigen zur Impfung (§ 1), im Falle der Erfolglosigkeit zur Wiederholungsimpfung spätestens im nächsten Jahr, falls sie

auch dann erfolglos bleibt im 3. Jahr — sofern nicht Überalterung eingetreten — zur letzten Wiederholung der Impfung (§ 3) und die geimpften Kinder zur Nachschau vorzustellen (§ 5). Sie haben auf amtliches Anfordern mittels des Impfscheines den Nachweis zu führen, daß die Impfung ihrer Kinder und Pflegebefohlenen erfolgt oder aus einem gesetzlichen Grunde unterblieben ist. Die Erfassung der Impfpflichtigen erfolgt durch Listen, die in jedem Impfbezirk von der zuständigen Behörde im Benehmen mit den Gemeinden und den Schulleitern bis zum 31. März jeden Jahres aufzustellen sind, an Hand derer die Erziehungsberechtigten aufgefordert werden, die Impf- und Wiederimpfpflichtigen in den bekanntgegebenen Impf- und Nachschauterminen vorzustellen (§ 6c der DVO vom 22. Januar 1940). Gleichzeitig mit dieser Aufforderung werden die amtlichen Merkblätter über die Pockenschutz-Erstimpfung bzw. -Wiederimpfung ausgehändigt.

Wie gegen fast jede Verwaltungsmaßnahme ist auch gegen die amtliche Vorladung zum Impftermin das Rechtsmittel der Beschwerde bei der zuständigen Aufsichtsbehörde, im Falle ihrer Abweisung der Klage vor dem Verwaltungsgericht, gegeben. Beschwerde und Klage haben aufschiebende Wirkung. Ist eine Pflichtimpfung ohne gesetzlichen Grund, d. h. ohne Vorlage eines ärztlichen Zeugnisses bzw. entgegen der Entscheidung des zuständigen Impfarztes unterblieben, so ist sie binnen einer Frist von 2 Wochen, die in Ausnahmefällen auf 8 Wochen verlängert werden kann, nachzuholen. Ist die Klage vor dem Verwaltungsgericht abschlägig beschieden und die Impfung nach der Entscheidung des *zuständigen* Impfarztes durchführbar, so kann sie im Verwaltungszwangswege durchgesetzt werden.

Nach dem Impfgesetz sind Kinder, die nach ärztlichem Zeugnis ohne Gefahr für Leben und Gesundheit nicht geimpft werden können, binnen Jahresfrist nach Aufhören des diese Gefahr bedingenden Zustandes der Impfung zu unterziehen. Ob diese Gefahr noch fortbesteht, hat in zweifelhaften Fällen der zuständige Impfarzt endgültig zu entscheiden. Richtlinien für die Beurteilung der Impffähigkeit bzw. für die ärztliche Indikation einer zeitweiligen Zurückstellung von der Impfung sind in den den Ministerialerlassen der Länder zur Durchführung des Impfgesetzes beigefügten Merkblättern über die Pockenschutzerstimpfung und über die Pockenschutzwiederimpfung enthalten und den neuesten wissenschaftlichen Erkenntnissen und praktischen Erfahrungen angepaßt.

Da im Gesamtbild der Komplikationen nach Pockenschutzimpfung die krankhaften Störungen des Zentralnervensystems eine besondere Stellung einnehmen, ist die Vermeidung der postvaccinalen Encephalomyelitis von besonderer Wichtigkeit. Das bereits erwähnte Gutachten des Bundesgesundheitsamtes sieht auf Grund statistischer Feststellungen eine Möglichkeit hierzu in der grundsätzlichen Zurückstellung aller „überalterten" Erstimpflinge. Unter Berücksichtigung dieser Erfahrung wurde in den Ländern die Befreiung der über drei Jahre alten Erstimpflinge von der Impfpflicht angeordnet. Diese Kinder werden nicht mehr zur Impfung vorgeladen. Die Überalterung gilt als ärztlicher Grund im Sinne des § 2 des Impfgesetzes.

Den Erstimpflingen sind durch Sondererlasse oder im Rahmen der Ausführungsbestimmungen der Länder solche Wiederimpflinge gleichgestellt, bei denen nicht durch Impfnarben, Impfschein oder in anderer Weise nachgewiesen ist, daß sie einmal erfolgreich gegen Pocken geimpft worden sind, d. h. sie werden von der Impfung zurückgestellt.

Diese generelle Zurückstellung der überalterten Erstimpflinge kann wegen besonderer Umstände im Einzelfall nach individueller Untersuchung vom Arzt aufgehoben werden (vgl. S. 731). Die Entscheidung des Arztes, daß Impffähigkeit besteht, beinhaltet zugleich das Aufheben der ruhenden Impfpflicht. Daher ist auch in diesen Fällen jede Pockenschutzerstimpfung einer dem Impfgesetz unterliegenden Person ausnahmslos eine Pflichtimpfung im Sinne des Impfgesetzes.

Der Impfpflicht, gemäß Impfgesetz, entspricht das *Recht des Bürgers* auf Impfung, d. h. es ist ihm die Möglichkeit gegeben, bei einer nach seiner Auffassung nicht dem Gesetz entsprechenden Zurückstellung von der Impfung, diese vor dem Gericht anzufechten. Eine Ablehnung der Impfung durch den Impfarzt ist fehlerhaft, wenn nicht ausschließlich der ärztliche Gesichtspunkt, sondern die Rücksicht auf etwaige vermögensrechtliche Inanspruchnahme wegen Impfschäden maßgebend ist, und gleichzeitig die Bereitschaft erklärt wird,

das Kind zu impfen, wenn der Vater die Verantwortung selbst dafür übernimmt. Entweder ist das Kind impffähig und untersteht damit der Impfpflicht, der ein Recht des Kindes auf Impfung entspricht — oder es ist nicht impffähig, dann darf der Arzt es auch bei Übernahme des Risikos durch den Vater nicht impfen (Entscheidung des 1. Senats des Bundesverwaltungsgerichts — I b 17056 — vom 14. Juli 1959) (vgl. auch S. 701).

2. Der Impftermin

Die Durchführung der Impfungen soll nach § 6 des Impfgesetzes in den Monaten Mai bis September in öffentlichen Impfterminen erfolgen, die von den Stadt- und Landkreisen im Benehmen mit den Ortspolizeibehörden und den Schulleitern zu organisieren sind (§ 6 DVO vom 22. Januar 1940). Für diese zeitliche Begrenzung war seinerzeit die Tatsache ausschlaggebend, daß in ländlichen Bezirken in der wärmeren Jahreszeit günstigere Verkehrsverhältnisse vorlagen. Dieses Argument kann heute infolge der Entwicklung des Straßennetzes und der Beförderungsmöglichkeiten sowie der epidemiologischen und sonstigen wissenschaftlichen Erkenntnisse nicht mehr als zeitentsprechend bezeichnet werden.

Wenn trotzdem das Oberverwaltungsgericht in Lüneburg in seinem Urteil vom 18. Mai 1955 festgestellt hat, daß ein Rechtsanspruch des Impflings dafür besteht, daß der Termin zur unentgeltlichen Impfung nicht außerhalb der in § 6 Abs. 2 des Impfgesetzes vorgesehenen Zeit (d. h. Mai bis September) anberaumt wird, so kann dem allenfalls nur die Bedeutung zukommen, daß niemand *gezwungen* werden kann, sich außerhalb des gesetzlich vorgeschriebenen Zeitraums impfen zu lassen.

Die technischen Einzelheiten sind überwiegend in den von den Ländern im Jahre 1960 erlassenen Durchführungsanordnungen zum Impfgesetz als „Richtlinien für die Abhaltung von Impf- und Nachschauterminen" enthalten. Diese Richtlinien empfehlen zur Auflockerung der Impftermine als wesentlichen Fortschritt — soweit die öffentlichen Möglichkeiten es zulassen — die Einrichtung von *Dauerimpfstellen*, damit während des ganzen Jahres unentgeltlich geimpft werden kann.

3. Der Impfstoff

Durch § 9 des Impfgesetzes wurden die Länderregierungen verpflichtet, dafür zu sorgen, daß eine angemessene Anzahl von Impfinstituten zur Beschaffung und Erzeugung von Schutzpockenlymphe eingerichtet wird. Zur Zeit bestehen sechs Impfanstalten in der Bundesrepublik (Berlin, Darmstadt, Düsseldorf, Hamburg, Hannover, München). Als Impfstoff darf bei den gesetzlich vorgeschriebenen Impfungen und Wiederimpfungen (nach § 1 der DVO vom 22. Januar 1940) nur Tierlymphe verwendet werden. Diese ist von den Impfärzten aus den jeweiligen Impfanstalten zu beziehen. Für Privatimpfungen kann der Impfstoff auch aus Apotheken gekauft werden, die ihrerseits den Impfstoff aus den Impfanstalten direkt oder indirekt über den Großhandel beziehen müssen. Pockenschutzimpfstoff anderer Herkunft ist für die Pflichtimpfungen nicht zulässig. Für die Aufbewahrung des Impfstoffes beim Arzt und in den Apotheken bestehen in § 2 und 3 der DVO eingehende Vorschriften.

Die „Vorschriften über Einrichtung und Betrieb der staatlichen Impfanstalten" enthalten Bestimmungen über die Anstaltsräume, das Anstaltspersonal, die Auswahl und Untersuchung der Impftiere, ihre Pflege und Ernährung, die Impfung der Tiere, die Beobachtung der geimpften Tiere, die Abnahme des Impfstoffes, die Aufbewahrung des Rohimpfstoffes, die Zubereitung des Impfstoffes, die Abgabe des Impfstoffes auf schriftliche oder fernmündliche Bestellung an Ärzte, Apotheken und an den Arzneimittelgroßhandel, die Listenführung sowie über wissenschaftliche Untersuchungen und Lehrtätigkeit (Lehrgang für Impfärzte). Auch die bakteriologische Prüfung des Pockenimpfstoffes, die Untersuchung der Wirksamkeit am Tier und schließlich die Qualitätsbeurteilung des Impfstoffes erfolgt entsprechend den genannten Vorschriften nur durch die staatlichen Impfanstalten.

4. Der Impfarzt

Die Durchführung der öffentlichen Impfungen ist nach § 6 des Impfgesetzes Aufgabe von Impfärzten, die von den Stadt- und Landkreisen im Benehmen mit den Gesundheitsämtern zu bestellen sind (§ 6 DVO vom 22. Januar 1940). Als Impfärzte sind vorzugsweise beamtete Ärzte zu bestellen, die in der Regel an einem Fortbildungslehrgang für Impfärzte teilgenommen haben (§ 4 Abs. 1 DVO) und denen allein die Durchführung der öffentlichen Impfungen übertragen ist. Die Übertragung der öffentlichen Impfungen auf nichtbeamtete Ärzte ist zulässig. Diese sind dann auf die gewissenhafte Durchführung der für die Impfung geltenden Vorschriften zu verpflichten, die ihnen bei dieser Gelegenheit in

Form eines Merkblattes auszuhändigen sind (§ 4 Abs. 2 DVO). In beiden Fällen sind für das Anstellungsverhältnis die Bestimmungen des § 276 Abs. 1 des BGB maßgebend. Wurden dem Amtsarzt die öffentlichen Pflichtimpfungen als Dienstaufgabe übertragen, so gilt allein das Beamtenrecht. Nach letzteren Vorschriften haftet der Amtsarzt für Vorsatz und grobe Fahrlässigkeit, während die zivilrechtlichen Bestimmungen auch die Haftung für leichte Fahrlässigkeit einschließen.

Die Stellung der Impfärzte zu den sie bestellenden Stadt- oder Landkreisen kann verschieden sein. Entweder wird über die Durchführung der Impftermine ein Privatdienstvertrag abgeschlossen; das ist in der Regel der Fall, wenn praktische Ärzte oder Ärzte staatlicher Gesundheitsämter als Impfärzte bestellt werden. Diese übernehmen die Impftermine als Nebentätigkeit und werden dafür besoldet. Handelt es sich bei den Impfbezirken um den Bereich kommunaler Gesundheitsämter, so kann den Ärzten dieser Ämter die Durchführung der Impftermine als Pflichtaufgabe übertragen werden.

Zu den Aufgaben des Impfarztes gehört insbesondere:

a) die Beschaffung des Impfstoffes für die öffentlichen Impfungen aus den staatlichen Impfanstalten, die Bereitstellung und Beschaffung der für die Impfung erforderlichen Gerätschaften und der Mittel zur Reinigung der Impfstellen (§ 7 DVO). Der Impfstoff selbst soll möglichst bald nach Empfang verimpft werden. Es ist dabei zu beachten, daß die von den Impfstoffanstalten angegebenen Verwendungsfristen nur unter Voraussetzung völlig einwandfreier Aufbewahrung des Impfstoffes gelten (§ 2 DVO);

b) die Organisation und Abhaltung der Impf- und Nachschautermine unter genauer Beachtung der amtlichen Richtlinien (§ 7 DVO);

c) die Beurteilung der Impfpflichtigen auf Impffähigkeit. Sie gehört zu seinen wichtigsten Aufgaben. Sie wird ihm erleichtert durch die „Merkblätter" (vgl. S. 724). Diese besitzen einen von den Eltern oder sonstigen Sorgeberechtigten auszufüllenden abtrennbaren Abschnitt, der im Impftermin dem Impfarzt übergeben werden soll. Er gibt Auskunft, ob der Impfling an einer der im Merkblatt aufgeführten

Krankheiten leidet oder gelitten hat und ob er andere Schutzimpfungen erhalten hat. Der unterschriebene Abschnitt ist als Beweis anzusehen, daß der Impfarzt seiner Aufklärungspflicht genügt hat. Er entbindet den Arzt aber nicht von eigenen ärztlichen Erhebungen und Untersuchungen des Impflings. Durch Befragen der Impflinge und der Angehörigen hat er festzustellen, ob irgendwelche erkennbaren wesentlichen Gegenindikationen in der Person des Impfpflichtigen oder seiner Umgebung bestehen. Besonders sorgfältig ist die Impffähigkeit zu prüfen, wenn die Eltern eines Impflings sich auf eine in der Familie bereits beobachtete Impfschädigung berufen, oder falls das Kind oder seine Geschwister an Krankheiten des Zentralnervensystems gelitten haben;

d) die unentgeltliche Durchführung der im Impfgesetz (§ 6) vorgeschriebenen Impfungen unter Beachtung aller Vorsichtsmaßnahmen nach den in den Durchführungserlassen der Länder gegebenen Anweisungen: 2 seichte Schnitte von 3 mm Länge im Abstand von mindestens 2 cm;

e) im Nachschautermin die Feststellung des Impferfolges;

f) die Ausstellung des Impfscheines und Eintragung des Erfolges in die Listen, wobei nach der „Zweiten Verordnung zur Durchführung des Impfgesetzes", die z. Z. in Vorbereitung ist, der Impfschein durch die Eintragung in das Impfbuch (vgl. S. 730) ersetzt wird;

g) die unentgeltliche Beratung der Erziehungsberechtigten bei regelwidrigem Verlauf, auf Anforderung auch nach dem Nachschautermin (§ 7 DVO);

h) die Feststellung von Störungen des Impfverlaufs, jeder Erkrankung infolge Übertragung des Impfstoffes auf ungeimpfte Personen und Meldung an das zuständige Gesundheitsamt (§ 7 DVO);

i) die Entscheidung über die Impffähigkeit der von der Polizei vorgeführten Impfpflichtigen sowie in den Fällen, wenn von dem Privatarzt eine mehr als 2malige oder im Einzelfall eine mehr als 2jährige Zurückstellung von Impfpflichtigen beantragt wird (§ 7 und 9 DVO);

k) die Vornahme von unentgeltlichen Impfungen nach näherer Anordnung der Stadt- und Landkreise in den öffentlichen Sprechstunden (§ 8 DVO).

Diese Bestimmungen gelten in gleicher Weise für beamtete wie nichtbeamtete Impfärzte (vgl. auch S. 701).

5. Der impfende Privatarzt

Die Vornahme von gesetzlich vorgeschriebenen Schutzpockenimpfungen ist außer den besonders bestellten Impfärzten nur approbierten Ärzten gestattet (§ 8 Impfgesetz). Werden sie vom Privatarzt als Einzelimpfungen in seiner Sprechstunde vorgenommen, so hat er dieselben Verpflichtungen wie der Impfarzt, d. h. er hat für die Beschaffung des Impfstoffes entweder aus den staatlichen Impfanstalten oder aus Apotheken zu sorgen, die Impfung und die Nachschau unter genauer Beachtung der amtlichen Richtlinien abzuhalten sowie Störungen des Impfverlaufs sofort nach Bekanntwerden genau festzustellen und dem zuständigen Gesundheitsamt zu melden (§ 8 DVO). Über die durchgeführten Impfungen hat der Arzt eine Liste zu führen und diese am Ende des Jahres der zuständigen Behörde (Landrat bzw. Oberbürgermeister) vorzulegen (§ 8 Gesetz, § 11 DVO).

Da hiergegen sehr oft von den freipraktizierenden Ärzten verstoßen wird, bedeutet dies nicht nur eine ungesetzliche Form der Verschleierung, sondern trägt auch erheblich zur Unklarheit über die Beteiligung an den Pockenschutzimpfungen bei.

Für die von den Privatärzten ausgeführten Einzelimpfungen steht ihnen das Recht der Liquidation zu.

6. Die Kosten der öffentlichen Impfung

Die durch das Impfgesetz vorgeschriebenen Pockenschutzimpfungen sind, soweit sie in öffentlichen Impfterminen (§ 6 Impfgesetz) oder durch die Impfärzte als Einzelimpfungen (§ 8 DVO) durchgeführt werden, unentgeltlich. Die Kosten hierfür fallen den Gemeinden zur Last. Die Kosten der Lymphe werden von den Ländern getragen.

Werden bei den Erstimpfungen „überalterter" Erstimpflinge (vgl. S. 725) zum Schutz gegen postvaccinale Encephalitis Schutzbehandlungen mit Gamma-Globulin oder Vorimpfungen mit „Vaccine-Antigen" vorgenommen, so sind diese — mindestens zur Zeit — für den Impfling kostenpflichtig. Beide Maßnahmen sind weder ein Teil der Pockenschutzimpfung nach dem Reichsimpfgesetz noch eine Schutzimpfung im Sinne des Bundes-Seuchengesetzes (§§ 14, 15). Sie sind stets freiwillig und fallen als andersartige ärztliche Maßnahmen nicht unter das Impfrecht.

7. Die Überwachung der Impfung

Die Überwachung der Impfärzte geschieht durch den beamteten Arzt. Wenn der Amtsarzt selbst Impfarzt ist, erfolgt sie durch den Medizinaldezernenten der höheren Verwaltungsbehörde (§ 13 DVO). Die Revision der Impftermine hat gewöhnlich in 3jährigen Zwischenräumen zu erfolgen. Dabei ist vor allem zu prüfen, ob die Impfungen entsprechend den gegebenen Richtlinien erfolgen.

Strafvorschriften. Um die Durchführung der Pockenschutzimpfung bei Verständnislosigkeit oder offenkundiger Böswilligkeit in eindringlicher Weise zu unterstützen, sieht das Impfgesetz Strafen und Geldbußen vor:

a) für Eltern, Pflegeeltern und Vormünder, wenn sie es unterlassen, auf Anforderung des Gesundheitsamtes bzw. der Schul- oder Polizeibehörde den Nachweis zu führen, daß die Impfung ihrer Kinder und Pflegebefohlenen erfolgt oder aus einem gesetzlichen Grunde unterblieben ist, oder wenn sie die Kinder und Pflegebefohlenen ohne gesetzliche Gründe und trotz erfolgter amtlicher Aufforderung der Impfung entziehen (§ 12 und 14);

b) für Ärzte und Schulvorsteher, wenn diese die Impflisten nicht in der vorgeschriebenen Form führen bzw. als Schulleiter nicht bei der Aufnahme von Schülern feststellen, ob die gesetzliche Impfung erfolgt ist oder dafür sorgen, daß die Schüler zu gegebener Zeit der Wiederimpfungspflicht genügen oder auf deren Nachholung dringen (§ 15);

c) für alle Nichtärzte, die unbefugt Schutzpockenimpfungen vornehmen (§ 16);

d) sowie schließlich für jeden, der bei der Durchführung der Impfung fahrlässig handelt (§ 17).

III. Das Bundes-Seuchengesetz und die Schutzimpfungen

1. Der Rechtsanspruch auf freiwillige Schutzimpfungen

Die Entwicklung der Immunologie in den letzten Jahrzehnten schuf die Voraussetzung, daß nach den Pocken eine Reihe weiterer übertragbarer Krankheiten jetzt durch Schutzimpfungen verhütet werden können. Es ist deshalb als Zeichen einer vorausschauenden Gesundheitspolitik zu werten, daß in dem Bundes-Seuchengesetz vom 18. Juli 1961 (Bundesgesetzbl. I S. 1012) erstmalig ein *Recht auf Impfung* bei vom Staate empfohlenen freiwilligen Impfungen festgelegt wurde.

§ 14 des Gesetzes schreibt vor, daß die Gesundheitsämter öffentliche Termine zur Durchführung unentgeltlicher Schutzimpfungen gegen die von den zuständigen obersten Landesbehörden zu bezeichnenden übertragbaren Krankheiten abzuhalten haben.

In der Begründung zu dieser Bestimmung wird ausgeführt, daß nach dem heutigen Stand der wissenschaftlichen Erkenntnisse Schutzimpfungen gegen bestimmte übertragbare Krankheiten eine wirksame Waffe zu ihrer Verhütung sind. Zwar wurden auch schon bisher von den Gesundheitsämtern Schutzimpfungen in mehr oder minder großem Umfange durchgeführt; mit dieser Vorschrift sollte aber sichergestellt werden, daß in allen Ländern der Bundesrepublik den Eltern, Vormündern usw. Gelegenheit gegeben wird, ihre Kinder gegen bestimmte Krankheiten unentgeltlich impfen zu lassen. Die Unentgeltlichkeit der Impfungen wird aus der Tatsache gerechtfertigt, daß die Zurückdrängung bestimmter Krankheiten durch Schutzimpfungen im Interesse der Allgemeinheit liegt. Wenn es auch den zuständigen obersten Behörden der Länder zweckmäßigerweise überlassen bleiben mußte, anzuordnen, gegen welche Krankheiten geimpft werden soll, so dürfte doch zumindest ein Anspruch auf die Schutzimpfungen bestehen, die bisher schon als notwendig und erfolgreich anerkannt, von den Ländern teilweise in Sondergesetzen geregelt und von den Gesundheitsämtern in öffentlichen Impfterminen durchgeführt wurden.

a) Die Diphtherieschutzimpfung (s. auch S. 394). Die aktive Schutzimpfung gegen Diphtherie, die sich sehr bald als eines der wirksamsten Mittel namentlich zur Verhinderung der Ausbreitung dieser Krankheit in Schulen und Kinderheimen erwiesen hatte, wurde von den Gesundheitsbehörden seit 1935 als freiwillige Schutzimpfung systematisch in die Kleinkinderfürsorge und in den Schulgesundheitsdienst eingebaut. Für ihre Durchführung wurden vom früheren Reichsminister des Innern besondere Richtlinien aufgestellt. Im allgemeinen gilt für diese Impfung das Prinzip der Freiwilligkeit. Die Verschickung von Kindern in Erholungsheime bzw. die Aufnahme in Kinderheime usw. grundsätzlich von der vorherigen Schutzimpfung gegen Diphtherie abhängig zu machen, dürfte nur in besonderen epidemiologischen Situationen zu rechtfertigen sein, soweit nicht jeweils besondere landesgesetzliche Bestimmungen bestehen.

Für *Baden-Württemberg* bestimmt das „Gesetz über die Impfung gegen Diphtherie" vom 25. Januar 1954 (Gesetzblatt S. 5), daß alle Kinder nach Vollendung des ersten Lebensjahres gegen Diphtherie geimpft werden sollen und daß diese Impfung noch 2mal bis zum zwölften Lebensjahr wiederholt werden soll. Die Teilnahme an diesen Impfungen ist freiwillig. Eine in § 1 der Durchführungsverordnung vom 13. Oktober 1954 (Gesetzbl. S. 148) getroffene Anordnung bewirkt lediglich, daß nichtgeimpfte Kinder, die das erste Lebensjahr vollendet haben, in Kindergärten, Krippen, Kinderheimen und sonstigen Einrichtungen nicht aufgenommen werden oder sich dort aufhalten dürfen, es sei denn, daß sie vom Arzt aus gesundheitlichen Gründen von der Impfung gegen Diphtherie zurückgestellt worden sind.

Im Ministerialerlaß vom 26. August 1960 (ABl S. 441) werden die Gesundheitsämter darauf hingewiesen, daß nur geimpft werden darf, wenn das schriftliche Einverständnis der sorgeberechtigten Personen vorliegt oder sonst hinreichend geprüft ist, daß die Sorgeberechtigten mit der Impfung einverstanden sind.

Von *Rheinland-Pfalz* wurde am 17. Oktober 1950 ein „Landesgesetz zur Durchführung der Diphtherie-Schutzimpfung" erlassen (Gesetzblatt S. 283), nach dem jedes Kind vom ersten bis zum zwölften Lebensjahr einer Schutzimpfung bzw. zwei Wiederholungsimpfungen gegen Diphtherie unterzogen werden kann. Auch hier handelt es sich nur um freiwillige Impfungen, da die im Gesetz vorgeschriebene Möglichkeit nach Anhörung des Landesgesundheitsrates die Durchführung der Schutzimpfung anzuordnen, bisher nicht verwirklicht worden ist.

In *Berlin* wurden mit Wirkung vom Jahre 1956 durch Dienstblattverfügung 1956 Nr. 5 vom 7. Dezember 1955 neue „Richtlinien für die Diphtherieschutzimpfung und die kombinierte Diphtherieschutzimpfung" herausgegeben. Das Prinzip der Freiwilligkeit wird aufrechterhalten. Ein Zwang zur Impfung ist auch hier nicht mehr zulässig, nachdem das Berliner Seuchenbekämpfungs-Ergänzungsgesetz vom 8. November 1951 (GVBl. S. 1105) durch das Bundes-Seuchengesetz vom 18. Juli 1961 außer Kraft gesetzt wurde.

b) Die Mehrfachimpfungen gegen Diphtherie, Keuchhusten, Tetanus (s. S. 441). Seit

Einführung der kombinierten Impfstoffe bildet die Dreifachimpfung gegen Diphtherie, Keuchhusten und Tetanus für den öffentlichen Gesundheitsdienst eine der gebräuchlichsten Methoden. Die namentlich von chirurgischer Seite öfter erhobene Forderung, die Tetanusschutzimpfung obligatorisch zu machen, ist bisher abgelehnt worden, weil Tetanus im Gegensatz zu Pocken und Diphtherie niemals zu einer die Allgemeinheit gefährdenden Epidemie führen kann. Der Bundesgesundheitsrat und das Bundesministerium für Gesundheitswesen befürworten aber nachdrücklich die freiwillige Tetanusschutzimpfung und von fast allen Landesregierungen wurde den staatlichen und kommunalen Behörden, Verkehrsmittelbetrieben, Sportverbänden und sonstigen Organisationen die Förderung und Durchführung der aktiven Tetanusimmunisierung empfohlen.

Für die Durchführung der Mehrfachimpfungen sind von einzelnen Ländern besondere Richtlinien erlassen worden (Rheinländ. Pfälz. Erlaß des Ministeriums des Innern vom 1. Juli 1960).

c) Die Tuberkuloseschutzimpfung (s. S. 313).

In einzelnen Ländern wurde sie ausdrücklich zur Pflichtaufgabe der Gesundheitsämter erklärt, in anderen ist man wieder zurückhaltender. Bei der Durchführung der Impfungen sind die „Richtlinien für die Tuberkuloseschutzimpfung mit BCG (Bazille Calmette-Guérin)" zu beachten, die vom „Deutschen Zentralkomitee zur Bekämpfung der Tuberkulose" veröffentlicht worden sind, soweit nicht von den Ländern besondere Anweisungen hierfür herausgegeben werden (wie z. B. von der Landesregierung Rheinland-Pfalz).

d) Die Schutzimpfung gegen Kinderlähmung (s. S. 492). Selten hat nach dem zweiten Welt

krieg eine gesundheitspolitische Frage ein so anhaltendes Interesse gefunden und ist in der Öffentlichkeit mit solcher Leidenschaftlichkeit erörtert worden, wie die Schutzimpfung gegen Kinderlähmung. Die zuständigen Stellen der Bundesregierung und der Länder haben ihre große Bedeutung für die Volksgesundheit immer wieder betont, und der Deutsche Bundestag hat sie wiederholt zum Gegenstand „Kleiner Anfragen" gemacht.

Seit 1957 wurden Schutzimpfungen gegen Kinderlähmung in den einzelnen Ländern der Bundesrepublik mit *Salk-Impfstoff* durchgeführt. Im Gegensatz zu vielen anderen Ländern war die Impfbeteiligung trotz intensiver Impfpropaganda völlig unzureichend.

Da der Mißerfolg dieses Impfprogramms zweifellos auf der Abneigung weiter Bevölkerungskreise gegen weitere Spritzimpfungen beruhte, mußte der inzwischen entwickelten und in weltweitem Umfange erprobten *oralen Schutzimpfung mit Lebendimpfstoffen*, der sogenannten „Schluckimpfung", immer größere Bedeutung zukommen. Bei ihrer Anwendung in der Bundesrepublik ergaben sich aber verfassungsrechtliche Probleme; denn bisher war immer nur die Frage der Unschädlichkeit im Hinblick auf den Impfling selbst, nicht aber auf Dritte zu entscheiden. Da aber nun bei der Impfung mit Lebendimpfstoffen die dem Körper einverleibten lebenden Polioerreger von dem Geimpften durch den Stuhl ausgeschieden und von anderen nichtgeimpften Personen aufgenommen werden können (Gefahr der Kontaktpoliomyelitis!), war die Zulassung von Polio-Lebendimpfstoffen nur auf Grund eines Gesetzes möglich, durch welches für die hiervon Betroffenen das Grundrecht der körperlichen Unversehrtheit (Artikel 2 Abs. 2 des Grundgesetzes für die Bundesrepublik Deutschland) ausdrücklich eingeschränkt wird.

Die rechtliche Grundlage für die Aufnahme dieser Impfungen im Jahre 1962 wurde zunächst von den Ländern geschaffen. Eine einheitliche Regelung für das gesamte Bundesgebiet brachte das „Gesetz zur Änderung des Bundes-Seuchengesetzes" vom 23. Januar 1963 (Bundesgesetzbl. I S. 57). Durch Einführung eines neuen § 14a in das Bundes-Seuchengesetz dürfen nunmehr bei Schutzimpfungen gegen Kinderlähmung staatlich geprüfte Impfstoffe verwendet werden, „die abgeschwächte Erreger enthalten, welche von den Geimpften ausgeschieden werden und von anderen Personen aufgenommen werden können".

Mit der in diesem Zusammenhang verkündeten Einschränkung des Grundrechts der körperlichen Unversehrtheit wurde — entsprechend der amtlichen Begründung zum Gesetz — in zivil- und strafrechtlicher Hinsicht ein Rechtfertigungsgrund geschaffen.

2. Das Impfbuch

Um über die Vielfalt der in den öffentlichen Impfterminen durchgeführten Schutzimpfungen eine Kontrolle zu behalten, entsprach die Einführung eines Impfbuches im Bundes-Seuchengesetz einem praktischen Bedürfnis.

In dieses Impfbuch, das von der Gesundheitsbehörde unentgeltlich abgegeben wird, sind von dem impfenden Arzt alle Impfungen einschließlich der Pockenschutzimpfung einzutragen. Auf Grund dieser Bestimmung haben die Länder einheitlich Form und Inhalt des Impfbuches festgelegt. Darin sind neben den Personalien, Vermerken über Blutgruppenzugehörigkeit und Serum-Injektionen auch

Angaben über eine der gesetzlichen Pflicht genügende Pockenschutz-Erstimpfung, die Pockenschutz-Wiederimpfung, über Schutzimpfungen gegen Typhus, Paratyphus usw. aus besonderem Anlaß (z. B. Wehrdienst) sowie über die freiwilligen Schutzimpfungen gegen Tuberkulose, Diphtherie, Pertussis, Tetanus, Polio (Salk und oral) vorgesehen.

3. Die staatliche Kontrolle der Impfstoffe

Die Herstellung der Impfstoffe war bisher ausschließlich durch Ländergesetze geregelt. Erst das Arzneimittelgesetz vom 16. Mai 1961 (Bundesgesetzbl. I S. 533) brachte eine einheitliche Regelung für das ganze Bundesgebiet. Es machte die Herstellung von Sera und Impfstoffen von einer staatlichen Erlaubnis abhängig, die nur erteilt wird, wenn bestimmte im Gesetz festgelegte Forderungen erfüllt sind. Diese Bestimmung gilt nicht für die Pockenschutzimpfstoffe, deren Herstellung in staatlichen Anstalten durch das Impfgesetz geregelt ist.

Um sicherzustellen, daß durch die Anwendung von Sera oder Impfstoffen keine gesundheitlichen Schäden verursacht werden, „die über ein nach den Erkenntnissen der Wissenschaft vertretbares Maß hinausgehen", ist vorgesehen, daß durch eine Rechtsverordnung des Bundesministers für Gesundheitswesen nicht nur die Herstellung von Sera und Impfstoffen geregelt, sondern auch eine staatliche Prüfung derselben angeordnet werden kann. Bis diese — in Vorbereitung befindliche — Verordnung erlassen ist, unterliegen die Impfstoffe und Sera wie bisher den entsprechenden landesrechtlichen Vorschriften. In den bisherigen im wesentlichen gleichlautenden Vorschriften der Länder ist bestimmt, welche Impfstoffe und Seren der staatlichen Prüfung unterliegen. Hierzu gehören jetzt schon alle bei den öffentlichen Impfungen verwendeten Impfstoffe (mit Ausnahme des Keuchhustenimpfstoffes). Die staatliche Prüfung erfolgt im Paul-Ehrlich-Institut in Frankfurt/M.

4. Die Impfverpflichtung bei Epidemiegefahr

Schon die Verordnung zur Bekämpfung übertragbarer Krankheiten vom 1. Dezember 1938 hatte die Möglichkeit vorgesehen, für Pflegepersonen sowie für die mit der Leichenbesorgung beschäftigten Personen neben sonstigen Schutzmaßnahmen „insbesondere auch Schutzimpfungen" anzuordnen. Das Bundes-Seuchengesetz geht in § 15 einerseits über diese hinsichtlich des Personenkreises eng gefaßte Bestimmung hinaus, legt aber andererseits den Kreis der Krankheiten, gegen die eine Impfung angeordnet werden darf, genau fest und beschränkt ihn auf „Pocken, Cholera, Typhus abdominalis und Diphtherie". Entsprechend unserer rechtsstaatlichen Auffassung mußte in Verbindung mit dieser Bestimmung im Gesetz insoweit die Einschränkung des Grundrechts der körperlichen Unversehrtheit als zulässig erklärt werden.

Die Impfung kann „für bedrohte Teile der Bevölkerung" angeordnet werden, wenn eine der genannten Krankheiten in bösartiger Form auftritt und mit ihrer epidemischen Verbreitung zu rechnen ist. Wieweit der Kreis der bedrohten Bevölkerung gezogen wird und wann mit einer Epidemiegefahr zu rechnen ist, bleibt der pflichtmäßigen Entscheidung der zuständigen Behörden überlassen. Solange der Bundesminister für das Gesundheitswesen von dieser Ermächtigung keinen Gebrauch macht, und falls die Epidemiegefahr auf ein einzelnes Land oder einen Landesteil beschränkt bleibt, sind auch die Länderregierungen zum Erlaß der entsprechenden Anordnung ermächtigt. Daß auch bei einer auf diese Weise ausgesprochenen Impfverpflichtung diejenigen Personen von der Impfung befreit sind, die nach ärztlichem Zeugnis nicht ohne Gefahr für Leben und Gesundheit geimpft werden können, ist im Gesetz ausdrücklich ausgesprochen.

Die im Bundes-Seuchengesetz vorgesehene Möglichkeit bei erheblicher Seuchengefahr für bedrohte Teile der Bevölkerung Pflichtimpfungen anzuordnen, hatte auch eine Änderung des Soldatengesetzes vom 19. März 1956 (Bundesgesetzbl. I S. 114) zur Folge. Während bisher nach § 14 Abs. 4 des Soldatengesetzes der Soldat ärztliche Eingriffe in seine körperliche Unversehrtheit gegen seinen Willen nur bei solchen Maßnahmen zu dulden hatte, „die der Seuchenbekämpfung dienen", wird ihre Duldungspflicht nunmehr auf Maßnahmen ausgedehnt, „die der Verhütung und Bekämpfung übertragbarer Krankheiten dienen". Da die Änderung damit begründet wurde, daß durch sie eine Anpassung des Soldatengesetzes an die gesetzlich möglichen Eingriffe auf Grund des Bundes-Seuchengesetzes bei Nichtsoldaten erreicht werden soll, wurde durch sie sinngemäß sichergestellt — nachdem die Maßnahmen zur Verhütung übertragbarer Krankheiten neben bzw. vor die der Bekämpfung gestellt werden —, daß in bestimmten Fällen für die Soldaten genau wie für die Zivilbevölkerung Pflichtimpfungen angeordnet werden können. Eine Beschränkung dieser Schutzimpfungen auf Pocken, Cholera, Typhus abdominalis und Diphtherie ist in der Änderung nicht zum Ausdruck gebracht und könnte daher zumindest umstritten sein.

Auf jeden Fall sind aber in diese Impfungen durch das Gesetz zur Änderung des Bundes-Seuchengesetzes vom 29. Januar 1963 auch die Schutzimpfungen gegen übertragbare Kinderlähmung mit Lebenderregern eingeschlossen.

5. Die Haftung des Staates für Impfschäden

a) Die Entwicklung der Rechtsprechung. Unter den Rechtsgründen, die *gegen* die Impfungen, insbesondere aber gegen eine Impfpflicht vorgebracht werden, ist am wichtigsten die Tatsache, daß in gewissem Umfange den Schutzimpfungen Komplikationen zuzuschreiben sind. Um so notwendiger war es, daß nach dem zweiten Weltkrieg die Frage der Impfschäden in Rechtsprechung, Verwaltung und Gesetzgebung eine Lösung gefunden hat, die unserem rechtsstaatlichen Denken und unserer heutigen Auffassung von der sozialen Verpflichtung des Staates gegenüber den von einem Impfschaden Betroffenen entspricht. War schon die bisherige Regelung der — sehr seltenen — durch den Impfarzt verschuldeten Schäden im Wege des *Amtshaftungsanspruches* unbefriedigend, so galt dies noch mehr für die immer häufiger beobachteten Fälle, die trotz Beachtung aller Vorschriften und jeder Sorgfaltspflicht zu Gesundheitsschäden führte, für die aber ein *Aufopferungsanspruch* nicht anerkannt wurde. Auch hier blieb es der Rechtsprechung überlassen, im Einzelfall darüber zu entscheiden, ob und inwieweit ein Anspruch des Betroffenen auf Entschädigung gegen den Staat begründet sei.

Die Ablehnung eines Aufopferungsanspruches fand letztmalig ihre Bestätigung in dem Urteil des Reichsgerichtes vom 16. November 1937, obwohl schon 1928 der Reichsgesundheitsrat die Einführung einer Entschädigungspflicht bei nachgewiesenen Impfschädigungen empfohlen hatte.

Erst der Bundesgerichtshof entschied in seinem Urteil vom 19. Februar 1953 (Az. III Z R 208/51), daß ein Aufopferungsanspruch auch bei auf dem Impfgesetz beruhenden Impfschäden gegeben sein könne. Als maßgebend für diese grundsätzliche Wendung der Rechtsprechung wird in der Begründung das Recht des Einzelnen auf Leben und körperliche Unversehrtheit hervorgehoben, das als verfassungsmäßig geschütztes Grundrecht ausdrücklich proklamiert sei, sowie daß die Impfung zwar auch im wohlverstandenen Interesse des Einzelnen erfolge, dieses jedoch an Bedeutung hinter dem überwiegenden Interesse der Allgemeinheit zurücktrete, die durch die Zwangsimpfung vor der allgemeinen Seuchengefahr geschützt werde.

Diese Einstellung gegenüber den Impfschäden nach Pflichtimpfung führte schließlich folgerichtig weiter zur Anerkennung des Aufopferungsanspruches auch bei Impfschäden nach *freiwilligen* Schutzimpfungen.

In dem Urteil vom 18. März 1957 — III Z R 212/55 — anläßlich eines Impfschadens nach einer in den Schulen durchgeführten Tuberkuloseschutzimpfung entschied der Bundesgerichtshof, ,,daß ein den Staat zur Entschädigung verpflichtender Aufopferungsanspruch auch dann gegeben sein kann, wenn der Staat, um eine allgemeine Schutzimpfung herbeizuführen, nicht einen gesetzlichen Zwang, wohl aber durch entsprechende Merkblätter auf die Eltern der zu impfenden Kinder, einen Gewissenszwang ausübt, der ihnen eine eigene Entschließung über die Impfung ihrer Kinder nur noch der Form nach zugesteht''. Den Abschluß dieser Entwicklung brachte die Entscheidung des Bundesgerichtshofs vom 23. November 1959 — III Z R 146/68 —, daß ein einen Aufopferungsanspruch wegen Impfschadens begründendes ,,psychologisches Abverlangen'' eines Sonderopfers an Gesundheit auch darin bestehen kann, daß der Staat zu einer — in der Regel ungefährlichen — allgemeinen Schutzimpfung rät, wenn der Geschädigte oder der Erziehungsberechtigte erwartungsgemäß der Impfung zustimmt, weil er dem Rat vertraut und sich der Rücksicht auf das Gemeinwohl fügt, also auch dann schon, wenn ein ,,Gewissenszwang'' nicht bestanden hat. Es genügt, daß die Impfung *behördlich empfohlen* wurde.

Damit wurden praktisch alle öffentlichen von den Gesundheitsämtern durchgeführten bzw. organisierten Schutzimpfungen erfaßt.

b) Die gesetzliche Regelung der Impfschäden.

a) Der Entschädigungsanspruch. Der geschilderten Entwicklung der Rechtsprechung in der Frage des Aufopferungsanspruchs bei Impfschäden mußte auch die Verwaltungspraxis Rechnung tragen. Soweit die Länder nun für die Regelung der Impfschäden Normen aufstellten, erfolgte diese in sehr unterschiedlichen Formen: in Gesetzen, Verordnungen-Bekanntmachungen, Erlassen oder Richtlinien. Von besonderem Nachteil war es dabei, daß weder der Begriff des Impfschadens einheitlich festgelegt noch der Kreis der Entschädigungsberechtigten sowie die Art und Höhe der Entschädigung gleichmäßig und klar abgegrenzt wurden.

Diese Unterschiedlichkeit sowie das Bedürfnis, den geschädigten Personen eine größere Sicherheit über die von dem entschädigungspflichtigen Land zu erbringenden Leistungen zu geben, war Veranlassung, die Frage der Impfschäden und ihrer Entschädigung im Bundes-Seuchengesetz für das gesamte Bundesgebiet einheitlich zu regeln. Durch die entsprechenden Bestimmungen (§§ 51—56) sind alle Entschädigungsansprüche für einen Gesundheitsschaden ,,durch eine gesetzlich vorgeschriebene oder eine auf Grund der Bestimmungen dieses Gesetzes angeordnete oder eine von einer Gesundheitsbehörde öffentlich empfohlene Schutzimpfung'' zu einem *gesetzlich geregelten Anwendungsfall des Aufopferungsanspruches* ausgestaltet.

Es ist fraglich, ob ein Impfschaden nach freiwilliger Pockenschutzerstimpfung eines Überalterten einen Aufopferungsanspruch begründet. Eine Ersatzpflicht ist ohne Zweifel dann gegeben, wenn diese Impfung staatlich empfohlen wurde.

Von grundsätzlicher Bedeutung und eine Abkehr von dem bisher geübten Verfahren ist die Begründung der Entschädigungspflicht des Staates unabhängig von der Existenz anderer Ansprüche. Die ausdrückliche Festlegung des *unbedingten Anspruches* des Impfgeschädigten gegen das Land soll in vielen Fällen ihm ersparen, zuerst den unter Umständen schwierigen und zeitraubenden Versuch zu machen, anderweitig Schadenersatz zu erlangen. Dabei ist es für den Betroffenen selbst von untergeordneter Bedeutung, daß der Entschädigungsanspruch nur subsidiär hinter etwaigen haftungsrechtlichen Ansprüchen z. B. aus Amtspflichtverletzung besteht.

Eine großzügige Beurteilung von Entschädigungsansprüchen ist nach den Bestimmungen teilweise sogar in den Fällen möglich, in denen ein mitwirkendes Verschulden des Geschädigten oder seines Sorgeberechtigten vorliegt. Ein solches Verhalten schließt nicht a priori den Entschädigungsanspruch aus; es ist lediglich bei der Bemessung der Entschädigung zu berücksichtigen, kann allerdings, je nach dem Grad der überwiegenden Verursachung, zu einem Wegfall des Anspruches führen.

Die Art der Impfschäden, die z. Z. gemeldet werden, ist sehr vielseitig. Ein Impfschaden im Sinne des Gesetzes liegt vor, wenn der Geimpfte „einen über das übliche Ausmaß einer Impfreaktion hinausgehenden Gesundheitsschaden erleidet". Mit dieser Definition ist die Grenze festgelegt, von der ab ein Entschädigungsanspruch besteht. In der Regel handelt es sich hierbei um bleibende Erkrankungen und Körperschäden. Die größte Bedeutung kommt den *neuralen Schäden* zu, die auch unter der Bezeichnung cerebrale Komplikationen und Reaktionen geführt werden.

Um Unklarheiten zu vermeiden, die hinsichtlich des Entschädigungsanspruches bei Gesundheitsschäden, welche durch die Schutzimpfung gegen Kinderlähmung mit Lebendimpfstoffen bei infizierten Kontaktpersonen (vgl. S. 730) eintreten können, wurde in dem Änderungsgesetz zum Bundes-Seuchengesetz ausdrücklich die Entschädigungsleistung an Kontaktinfizierte festgelegt und die Beweislast neu geregelt. Da in vielen Fällen es für die kontaktinfizierte Person außerordentlich schwer, wenn nicht unmöglich sein dürfte, den nach der Fassung des Bundes-Seuchengesetzes dem Geschädigten obliegenden Nachweis zu führen, daß die Impfung anderer seinen Gesundheitsschaden verursacht hat, wurde eine *gesetzliche Vermutung* für den ursächlichen Zusammenhang zwischen Impfaktion und zum Schaden führender Kontaktinfektion geschaffen. Dem Staat obliegt der Gegenbeweis, daß nach wissenschaftlicher Erkenntnis der Gesundheitsschaden *nicht* durch ausgeschiedene Erreger hervorgerufen worden ist.

β) Verfahren im Impfschadensfall. Die Stellung des Antrages auf Entschädigung für einen erlittenen Impfschaden ist Sache des Geschädigten. Die Geltendmachung des Anspruches ist auf drei Monate nach Erlangung der Kenntnis von dem Impfschaden befristet. Nach Ablauf eines Jahres seit Beginn der Frist ist die Geltendmachung des Anspruches ausgeschlossen, es sei denn, daß sich der Gesundheitsschaden später wesentlich verschlimmert hat oder daß der Geschädigte unverschuldet an der rechtzeitigen Geltendmachung des Anspruches gehindert war. Die Aufklärung eines geltend gemachten Impfschadens ist Aufgabe des Amtsarztes.

Das weitere Verfahren der Impfschadensregelung ist in den Ländern teilweise durch besondere Verwaltungsvorschriften geregelt.

In Nordrhein-Westfalen wird nach dem Impfschädengesetz vom 10. Februar 1953 — und nunmehr nach dem Bundes-Seuchengesetz — über die Anträge auf Entschädigung bei dem Regierungspräsidenten entschieden, bei denen besondere Impfschäden-Feststellungskommissionen gebildet sind. Der Kommission gehören der leitende Medizinalbeamte der Bezirksregierung, ein besonders erfahrener Kinderarzt, der Leiter der Landesimpfanstalt und ein Jurist an. In Zweifels- oder Grenzfällen werden darüber hinaus Gutachten von den Universitäts-Kliniken angefordert.

Da erfahrungsgemäß in einem nicht unerheblichen Teil der Fälle der Entschädigungsanspruch von der Verwaltungsdienststelle abgelehnt wird, ist die für das gesamte Bundesgebiet geltende Bestimmung von § 61 Bundes-Seuchengesetz von grundsätzlicher Bedeutung, nach der für Streitigkeiten über Entschädigungsansprüche bei Impfschäden nicht die Verwaltungsgerichte zuständig sind, sondern der ordentliche Rechtsweg gegeben ist.

γ) Die Entschädigungsleistungen. Die Entschädigungsleistungen sind ihrer Art nach weitgehend denjenigen nach dem *Bundesversorgungsgesetz* angeglichen, nicht aber der Höhe nach, um zu einem dem Aufopferungsanspruch entsprechenden angemessenen Schadensausgleich zu gelangen.

Die Entschädigungsleistungen umfassen:

a) Die Kosten der notwendigen *Heilbehandlung.* Diese schließt ärztliche Behandlung, heilgymnastische und bewegungstherapeutische Übungen, Versorgung mit Arzneimitteln sowie die Ausstattung mit ortho-

pädischen und anderen Hilfsmitteln ein. Ist Kranken-
hausunterbringung notwendig, werden die Kosten
für Krankenhauspflege in der für Mitglieder der gesetzlichen Krankenkassen allgemein üblichen Pflege-
klasse übernommen;

b) die Gewährung einer Rente. Eine Geldrente
in angemessener Höhe wird gewährt, wenn und solange
die Erwerbsfähigkeit des Geschädigten auf Grund des
Gesundheitsschadens aufgehoben oder gemindert ist,
oder wenn eine Vermehrung seiner Bedürfnisse vorliegt;

c) die Kosten der notwendigen Anstaltspflege.
Für Geschädigte, die infolge des Gesundheitsschadens
dauernder Pflege bedürfen, ohne daß die Voraussetzungen für eine Heilbehandlung vorliegen, werden
die Kosten der Anstaltspflege übernommen;

d) die Kosten der Bestattung. Führt die Impfung zum Tode, so werden die Kosten der Bestattung
übernommen;

e) die Gewährung von Hinterbliebenenrente.
Sie wird dem Ehegatten des Verstorbenen und den
Waisen in angemessener Höhe gewährt;

f) die Gewährung von Erziehungsbeihilfe.
Sie wird dem Geschädigten oder seinen Hinterbliebe-
nen für die unterhalts- oder versorgungsberechtigten
Kinder gewährt, um diesen eine ihren Fähigkeiten
entsprechende Schul- oder Berufsausbildung zu ermöglichen, soweit diese einen besonderen Aufwand
erfordert.

Außer diesen Leistungen hat der Geschädigte Anspruch auf berufsfördernde Maßnahmen. Sie bestehen in Berufsausbildung,
beruflicher Fortbildung, Berufsumschulung und
nachgehenden Maßnahmen, die zur Sicherung
des Erfolges berufsfördernder Maßnahmen bei
körperbehinderten Personen erforderlich sind.

IV. Die Pflichtimpfungen im internationalen Reiseverkehr

1. Die Vorschriften der Weltgesundheitsorganisation

Die „Internationalen Gesundheitsvorschriften vom 25. Mai 1951 (Vorschriften Nr. 2 der
Weltgesundheitsorganisation)", denen die Bundesrepublik mit Gesetz vom 21. Dezember 1955
(Bundesgesetzbl. II S. 1060) beigetreten ist,
und die dadurch auch für die Bundesrepublik
Deutschland geltendes Recht geworden sind,
sehen im Kampf gegen die Ausbreitung von
übertragbaren Krankheiten u. a. vor, daß die
oberste Gesundheitsbehörde eines Landes von
Reisenden auf einer internationalen Reise den
Nachweis einer Schutzimpfung gegen *Cholera*,
Pocken und *Gelbfieber* fordern kann (vgl. S. 710).

Nach den Begriffsbestimmungen der „Vorschriften" bedeutet dabei „internationale
Reise":

a) bei einem Schiff oder einem Luftfahrzeug
eine Reise zwischen Häfen oder Flughäfen in
den Hoheitsgebieten von mehr als einem
Staat, oder eine Reise zwischen Häfen oder
Flughäfen in dem Hoheitsgebiet oder den
Hoheitsgebieten desselben Staates, wenn das
Schiff oder Luftfahrzeug mit dem Hoheits-
gebiet irgendeines anderen Staates auf seiner
Reise in Berührung kommt, jedoch nur hin-
sichtlich dieser Berührung;

b) bei einer Person eine Reise, die mit einer
Einreise in das Hoheitsgebiet eines Staates
verbunden ist, das nicht dasjenige des Staates
ist, in dem diese Person die Reise antritt.

Da bei dem zunehmenden internationalen
Reiseverkehr die Kenntnis wichtig ist, welche
Länder einen Impfnachweis bei der Einreise
verlangen, und auf welche Impfungen sich
dieser Nachweis erstrecken muß, veröffentlicht
die Weltgesundheitsorganisation von Zeit zu
Zeit eine Zusammenstellung (mit laufenden
Nachträgen in den Weekly Epidemiological
Records) über die von den einzelnen Staaten
geforderten Impfbescheinigungen. Bei der Anforderung dieser Impfnachweise sind für die
betreffenden Länder nicht nur die Gesundheits-
bedingungen maßgebend, die in den Abreise-
ländern vorherrschen, sondern unter gewissen
Umständen auch die gesundheitlichen Verhältnisse der Länder, in denen der Reisende
während seiner Reise zwischenlandet, es sei
denn, daß er

a) im direkten Durchgangsbereich des Flughafens
verbleibt,

b) sich den Absonderungsmaßnahmen unterwirft,
die von der Gesundheitsbehörde vorgeschrieben sind,
wenn der Flughafen nicht über eine direkte Transit-
zone verfügt, oder

c) nur zwischenlandet, um seine Reise von einem
Flughafen in der Nachbarschaft fortzusetzen und die
Beförderung dahin unter der Kontrolle der Gesund-
heitsbehörde erfolgt.

Die internationalen Impfbescheinigungen
(International Certificate of Vaccination)
sind nur gültig, wenn sie mit den Mustern
übereinstimmen, die in den Internationalen
Sanitätsvorschriften festgelegt sind. Sie müssen
in englisch und französisch gedruckt sein; die
Landessprache kann hinzugefügt werden.

Leider hat die Erfahrung gezeigt, daß bei
der Ausstellung von Impfbescheinigungen, insbesondere bei Reisen in das Ausland, immer
wieder Gefälligkeitszeugnisse ausgestellt und

Impfungen bescheinigt werden, die — wenn auch auf ausdrücklichen Wunsch des Reisenden — überhaupt nicht ausgeführt wurden und daher als Fälschungen bezeichnet werden. Die Weltgesundheitsorganisation sieht hierin in den meisten Fällen, in denen es zu einer Erkrankung des Reisenden und/oder zu Kontaktinfektionen der Umgebung nach Abschluß der Reise kommt, die eigentliche Ursache. Abgesehen von den strafrechtlichen Folgen, die eine zu Unrecht ausgestellte Impfbescheinigung ggf. nach sich ziehen kann, widerspricht ein solches Verhalten den in den einzelnen Ländern erlassenen und im wesentlichen einheitlichen neuen *Berufsordnungen für Ärzte.* (§ 278 Str. G.B. „Ärzte, ..., welche ein unrichtiges Zeugnis ... wider besseres Wissen ausstellen, werden mit Gefängnis ... bestraft". § 8 Abs. 1 Berufsordnung: „Bei der Ausstellung ärztlicher Gutachten und Zeugnisse hat der Arzt mit der größten Sorgfalt zu verfahren und nach bestem Wissen nur seine ärztliche Überzeugung auszusprechen."

Bei der Eintragung der Impfungen ist folgendes zu beachten:

a) die internationalen Impfbescheinigungen sind Zeugnisse, die für eine Einzelperson ausgestellt werden, sie dürfen nicht für ein Kollektiv verwendet werden. Für Kinder sollen getrennte Bescheinigungen ausgestellt werden; die Angabe über die Impfung soll nicht in die Impfbescheinigung der Mutter eingetragen werden;

b) die Impfungen gegen Pocken und Cholera müssen von einem approbierten Arzt handschriftlich im Impfpaß unterzeichnet werden. Sein Stempel gilt nicht als Ersatz für die Unterschrift;

c) die internationale Bescheinigung über Gelbfieber ist nur gültig, wenn der für die Impfung verwendete Impfstoff von der Weltgesundheitsorganisation hierfür genehmigt und das Institut oder der Arzt, von dem die Impfung ausgeführt wird, von der Gesundheitsbehörde seines Landes zur Durchführung der Impfung zugelassen ist. Eine Veröffentlichung der zugelassenen Impfstoffe und der Institute (vgl. S. 713), die die Wirksamkeit der Impfstoffe nachprüfen, sowie der zur Impfung berechtigten Stellen erfolgt periodisch durch die Weltgesundheitsorganisation als Anlage der Berichte über die Seuchenlage;

d) das Datum der Impfung muß in folgender Reihenfolge angegeben werden: Tag, Monat, Jahr. Der Monat wird in Buchstaben ausgeschrieben;

e) die geimpfte Person hat ihren Namen handschriftlich in den Impfpaß einzutragen.

Die Impfbescheinigung für ein Kind, das noch nicht schreiben kann, soll von einem Elternteil oder Erziehungsberechtigten unter-

schrieben werden. In den Veröffentlichungen der Weltgesundheitsorganisation über die einen Impfnachweis bei der Einreise fordernden Länder ist auch aufgeführt, in welchen Ländern Kinder unter 1 Jahr von dem Nachweis der Impfung befreit sind.

Ist der Impfarzt der Ansicht, daß eine Impfung aus ärztlichen Gründen contraindiziert sei, kann er dem Betroffenen eine entsprechende Bescheinigung ausstellen. Die endgültige Entscheidung über die Befreiung von der Impfung kommt aber allein der Gesundheitsbehörde des Ankunftsortes zu.

Die Gültigkeitsdauer beträgt

a) bei der Pockenschutzimpfung 3 Jahre, beginnend 8 Tage nach einer erfolgreichen Erstimpfung oder unmittelbar nach einer Wiederimpfung;

b) bei der Gelbfieberimpfung 6 Jahre, beginnend 10 Tage nach der Impfung oder im Falle der Wiederimpfung 6 Jahre vom Datum dieser Impfung;

c) bei der Choleraimpfung 6 Monate, beginnend 6 Tage nach der 1. Injektion.

2. Die Vorschriften der Bundesrepublik Deutschland

Durch das Reichsimpfgesetz wurden bei uns zwar die Pocken zum Verschwinden gebracht, trotzdem ist aber Deutschland ungeachtet aller Fortschritte der allgemeinen Hygiene ein pockenempfängliches Land geblieben. Durch den Ausbau des Flugverkehrs und die immer größer werdende Schnelligkeit — auch des Schiffsverkehrs — ist die Gefahr der Weiterverschleppung von Pockenvirus aus den endemischen Pockenherden in Asien (vornehmlich in Indien), Zentralafrika und Mittelamerika auf dem Luft- und Seeweg ständig im Wachsen.

Die epidemiologische Analyse der Pockenausbrüche der letzten Jahre in Deutschland — wie in den übrigen Ländern Europas — zeigte die Notwendigkeit besonderer Schutzmaßnahmen, um die Pockeneinschleppung bei uns nach Möglichkeit zu verhindern. Der sicherste Weg hierzu — abgesehen von einem guten Impfschutz der gesamten Bevölkerung — wäre gewesen, von *allen* aus pockenverdächtigen Gebieten einreisenden Personen den Nachweis einer wirksamen Pockenschutzimpfung innerhalb der letzten drei Jahre zu verlangen. Da bei einer solchen Forderung angesichts der weiten Grenzen und vielen Grenzübergänge eine wirksame Kontrolle kaum durchführbar wäre und überdies zu einer sehr starken Erschwerung des internationalen Reiseverkehrs führen würde, mußte eine Kompromißlösung angestrebt werden, die einerseits die erfahrungsgemäß häufigsten Einschleppungswege berücksichtigt und andererseits eine entsprechende Überwachung ohne allzu großen Personalaufwand gewährleistet: hierfür erschien eine verschärfte gesundheitliche Kontrolle und die Forderung des Impfnachweises in bestimmten Fällen bei den auf dem Luft- oder Seeweg einreisenden Personen als ausreichend.

In der „Verordnung zur Ausführung der Internationalen Gesundheitsvorschriften vom 25. Mai 1951 (Vorschriften Nr. 2 der Weltgesundheitsorganisation) im Luftverkehr" vom 26. Juli 1960 (Bundesgesetzbl. I, S. 594) ist u. a. bestimmt, daß alle Personen, die sich innerhalb der letzten 14 Tage vor ihrer Ankunft auf einem deutschen Flughafen in Asien, Afrika oder Amerika, mit Ausnahme der Vereinigten Staaten von Amerika und Kanadas, oder in einem örtlichen Infektionsgebiet aufgehalten haben, einen gültigen Pockenimpfschein vorzuweisen haben, d. h. nachweisen müssen, daß sie innerhalb der letzten drei Jahre gegen Pocken geimpft worden sind, soweit sie nicht den Nachweis einer ausreichenden Immunität infolge früherer Pockenerkrankung führen können. Die Verordnung sieht sanitätspolizeiliche Maßnahmen vor, falls der Impfnachweis bzw. der Nachweis der ausreichenden Immunität nicht erbracht werden kann oder die Aufforderung, sich impfen zu lassen, abgelehnt wird. Die als „örtliches Infektionsgebiet" geltenden Gebiete werden in den täglichen Radiosendungen der Weltgesundheitsorganisation allen Gesundheitsverwaltungen bekannt gegeben. Für das Bundesgebiet werden diese Sendungen vom Bundesgesundheitsamt aufgenommen, das erforderlichenfalls die Weiterleitung übernimmt.

Entsprechende Bestimmungen wurden auch für die Seeschiffahrt getroffen, da moderne Schiffe für die Fahrt von Häfen aus Gebieten, in denen die Pocken endemisch vorkommen, bis zu den deutschen Häfen etwa nur 9 bis 11 Tage benötigen, und somit bei einer Inkubationszeit von 14 Tagen auch die Gefahr des Einschleppens von Pocken über die Seehäfen besteht. Aus diesem Grunde wurde in der

„Verordnung zur Ausführung der Internationalen Gesundheitsvorschriften vom 25. Mai 1951 (Verordnung Nr. 2 der Weltgesundheitsorganisation) in Häfen und auf dem Nord-Ostsee-Kanal" vom 28. April 1961 (Bundesgesetzbl. I S. 502) die Vorschrift aufgenommen, daß bei der Ankunft eines Schiffes, das in den 14 Tagen vor seiner Ankunft einen Hafen in einem örtlichen Infektionsgebiet angelaufen hat, alle Personen einen gültigen Pockenimpfschein vorlegen oder den Nachweis einer Immunität infolge früherer Pockenerkrankung führen müssen. Wenn sie diesen Immunitätsnachweis nicht führen oder keinen Impfschein vorweisen, sind sie entweder zu impfen oder unter Beobachtung zu stellen oder, wenn die Impfung verweigert wird, abzusondern.

Gelbfieber und Cholera konnten bei den beiden genannten Verordnungen unberücksichtigt bleiben, da für das Gelbfiebervirus bei uns keine Existenz- und Übertragungsbedingungen gegeben sind und auch die Cholera bei dem Stand unserer Umwelthygiene keine ernsthafte Gefahr mehr darstellt.

V. Öffentliche Schutzimpfungen in Mitteldeutschland

Die Regelung der öffentlichen Schutzimpfungen war eine der ersten gesetzlichen Maßnahmen im staatlichen Gesundheitsdienst. Durch die „Anordnung zur Durchführung von Schutzimpfungen" vom 1. Juni 1948 wurden die Hauptabteilung Gesundheitswesen sowie die Gesundheitsabteilung der jeweiligen Landesregierung ermächtigt, zur Vorbeugung und zur Abwehr übertragbarer Krankheiten Impfanordnungen zu erlassen, durch welche für die gesamte Bevölkerung oder bestimmte Bevölkerungsgruppen Pflichtschutzimpfungen vorgeschrieben werden können.

Für die Pockenschutzimpfung gilt im wesentlichen das gleiche wie in der Bundesrepublik Deutschland. Am 5. Juni 1962 wurden ergänzende Richtlinien zum Impfgesetz (GBl. der DDR II, S. 197) erlassen, die die Vorimpfung mit Vaccine-Antigen nach HERRLICH bei der Pockenschutzimpfung Überalterter zur Pflicht machen. Bei Allergikern wird empfohlen, Vaccine-Antigen (Totimpfstoff) 10 Tage vor der Hauptimpfung und zusätzlich bei der letzteren noch humane Gammaglobuline zu verabreichen.

Nachdem bereits durch die Anordnung vom 10. Sept. 1951 die Durchführung der *BCG-Schutzimpfung* geregelt war, folgte am 21. Okt. 1955 eine Anordnung über die Durchführung öffentlicher Schutzimpfungen gegen *Diphtherie, Keuchhusten* und *Wundstarrkrampf* bei Kindern auf freiwilliger Grundlage. Für diese Impfungen, die sämtlich kostenlos sind, wird die Einrichtung von Dauerimpfstellen vorgeschrieben.

Anordnung vom 13. Januar 1961 planmäßig der Versuch unternommen, alle gefährdeten Jahrgänge zu immunisieren und dadurch dem Ziel einer Ausrottung der Krankheit näher zu kommen (GBl. I, S. 11): die Bevölkerung im Alter vom 21. bis zur Vollendung des 40. Lebensjahres wird gegen den häufigsten Erreger der Kinderlähmung oral immunisiert; für diesen Personenkreis ist die Immunisierung freiwillig.

Tabelle 1. *Allgemeine Übersicht über Impfungen*

In folgenden Ländern werden die aufgeführten Impfungen durchgeführt	Belgien	Bulgarien	Dänemark	Deutschland	Finnland	Frankreich	Griechenland	Großbritannien	Irland	Island	Italien	Jugoslawien	Marokko	Niederlande	Norwegen	Österreich	Polen	Portugal	Rußland	Schweden	Schweiz	Spanien	CSSR	Türkei
Tuberkulose (BCG)	f	p!	f	f	f	p!	f	f	f	f	f	p!	f	f	p!	f	p!	(p)	f	f	f	f	p!	f
Pocken	p!	p!	p!	p!	(p)	p!	p!	f	f	p!	p!	p!	(p)	p!	p!	p!	p!	p!	p!	p!	(p)	p!	p!	p!
Diphtherie	f	p!	f	(p)	f	p!	p!	f	f	f	p!	p!	(p)	f	(p)	f	p!	f	f	f	(p)	p!	p!	f
Keuchhusten	f	p!	f	f	f	f	—	f	f	f	f	p!	f	f	f	f	f	f	f	f	f	f	p!	f
Tetanus	(p)	(p)	f	f	f	p!	f	f	f	f	(p)	p!	(p)	f	(p)	f	f	(p)	f	f	(p)	f	p!	f
Poliomyelitis	f	f	f	f	f	f	f	f	f	f	f	f	f	f	f	f	f	f	f	f	f	f	p!	—
Virusgrippe	f	f	f	f	f	f	f	f	f	f	f	—		f	—	·	f	f	f	f	f	·	(p)	f
Typhus	(p)	(p)	f	f	(p)	(p)	(p)	f	f	f	(p)	(p)	(p)	(p)	(p)	·	(p)	(p)	f	f	f	(p)	(p)	f
Paratyphus	(p)	(p)	f	f	(p)	(p)	(p)	f	f	—	(p)	(p)	(p)	(p)	(p)	·	f	(p)	f	f	f	(p)	(p)	f
Cholera	f	f	f	f	—	f	(p)	f	—	·	f	f	(p)	f	·	f	f	f	—	f	·	f	(p)	f
Ruhr	f	(p)	f	—	—	—	—	—	·	—	f	—	—	—	·	—	f	f	—	f	—	—	—	—
Leptospirosen	—	·	f	—	—	—	(p)	—	—	·	—	—	—	—	—	—	f	f	—	f	·	—	(p)	f
Pest	—	·	f	—	—	—	(p)	—	—	·	—	—	—	—	—	—	f	f	—	f	·	—	(p)	f
Gelbfieber	f	·	f	f	f	f	(p)	f	f	—	·	(p)	f	f	f	·	f	f	—	—	f	·	(p)	f
Fleckfieber	f	·	f	—	—	(p)	f	f	—	·	(p)	f	—	·	f	f	—	—	f	·	—	(p)	f

Schlüssel: f freiwillig　p! Pflichtimpfung　(p) Pflichtimpfung für bestimmte Gruppen (Berufsgruppen, bestimmte Landstriche)　— Impfung wird nicht ausgeführt　. unbekannt

Ergänzung: Scharlachschutzimpfung in Österreich
　　　　　Feldversuche mit Masernschutzimpfung in Rußland und Jugoslawien
　　　　,,　　　,,　Mumpsschutzimpfung in Finnland und Rußland
　　　　,,　　　,,　Schutzimpfungen gegen Adenovirusinfektionen in der Schweiz
　　　　,,　　　,,　　　,,　　　,,　Zeckenencephalitis in Rußland
　　　　,,　　　,,　　　,,　　　,,　Brucellosen in Polen und Rußland
　　　　,,　　　,,　　　,,　　　,,　Tularämie in Polen und Rußland
　　　　,,　　　,,　　　,,　　　,,　Q-Fieber in Polen

Tollwut: Bestimmungen über Schutzimpfungen sind nicht in dieser Tabelle aufgeführt.

In umfassender Weise wird die Durchführung von Schutzimpfungen gegen *Kinderlähmung* sichergestellt. Nachdem durch die Anordnung vom 26. Oktober 1959 (GBl. I, S. 839) Schutzimpfungen der Geburtsjahrgänge 1952—1958 auf freiwilliger Grundlage vorgesehen waren, wurde durch die Anordnung vom 6. April 1960 (GBl. I, S. 240) die orale Immunisierung gegen Kinderlähmung für einige Jahrgänge als Pflichtimpfung eingeführt. Auf Grund der guten Erfahrungen wurde durch

Für Kinder des Geburtsjahrganges 1960 sowie für alle Kinder und Jugendliche im Alter von einem Jahr bis zur Vollendung des 21. Lebensjahres, die im Frühjahr 1960 der Impfung ferngeblieben waren, wird die Immunisierung gegen Typ I, Typ III und Typ II als Pflichtimpfung vorgeschrieben.

Die Immunisierung wird kostenlos durchgeführt.

Eine *Regelung der Impfschäden* ist bisher nur in allgemeiner Form durch die Anordnung vom 20. Februar 1951 (GBl. I, S. 133) erfolgt, durch welche die Ansprüche der Geschädigten festgelegt werden; über sie wird durch einen Spruchausschuß entschieden, der bei dem Rat des Kreises oder der Stadt (Gesundheitsamt) eingerichtet ist.

VI. Übersicht über die Schutzimpfungen in den europäischen Staaten

In allen europäischen Ländern enthält die Gesundheitsgesetzgebung Bestimmungen über öffentliche Schutzimpfungen der Bevölkerung. Die Planung und Kontrolle der Impfprogramme erfolgt im allgemeinen durch die Zentralbehörden, während die Durchführung Aufgabe der zuständigen örtlichen Dienststellen ist. In den meisten Ländern bestehen Pflichtimpfungen und freiwillige Schutzimpfungen jeweils gegen bestimmte Erkrankungen.

Tab. 1 enthält eine Übersicht über die Impfungen gegen die verschiedenen Krankheiten und über die Art ihrer gesetzlichen Regelung (vgl. Bericht des Europäischen Büros der Weltgesundheitsorganisation in Kopenhagen über die „Konferenz über die Bekämpfung übertragbarer Krankheiten durch Schutzimpfungen" vom 23.—31. X. 1959 in Rabat, Marokko). Ungarn, das auf dieser Konferenz nicht vertreten war, konnte hierbei nicht berücksichtigt werden.

Literatur

BUURMAN, O.: Gesundheitspolitik. Stuttgart: G. Thieme 1955.

HAMM, L.: Die Gesundheitspolitik im Bund. Ärztl. Mitt. S. 853 (1962).

Praktikum der Schutzimpfungen: Herausgg. d. Kurt Hartung. Marburg/Lahn: Verl. Deutsches Grünes Kreuz 1962.

PETZELT, K.: Staat und Impfung. In: H. SPIESS: Schutzimpfungen. Stuttgart: G. Thieme 1955.

Entwurf eines Gesetzes zur Verhütung und Bekämpfung übertragbarer Krankheiten beim Menschen (Bundes-Seuchengesetz). Deutscher Bundestag 3. Wahlperiode. Drucksache 1888 vom 27. V. 1960.

The role of immunization in communicable disease control. Public Health Papers 8. Herausg. World Health Organization Genf 1961.

International Sanitary Regulations. Second Annotated Edition. Herausg. World Health Organization. Genf 1961.

Gutachten des Bundesgesundheitsamtes über die Durchführung des Impfgesetzes. Berlin-Göttingen-Heidelberg: Springer 1959.

WUERMELING, GEORG: Impfpflicht und Impfrecht sogenannter überalteter Erstimpflinge. Ärztl. Mitt. Köln. S. 856 (1963).

Anhang

Gesetzestexte

Impfgesetz

v. 8. April 1874 (RGBl. I S. 31)

§ 1

Der Impfung mit Schutzpocken soll unterzogen werden:

1. jedes Kind vor dem Ablaufe des auf sein Geburtsjahr folgenden Kalenderjahres, sofern es nicht nach ärztlichem Zeugnis (§ 10) die natürlichen Blattern überstanden hat;

2. jeder Zögling einer öffentlichen Lehranstalt oder einer Privatschule, mit Ausnahme der Sonntags- und Abendschulen, innerhalb des Jahres, in welchem der Zögling das zwölfte Lebensjahr zurücklegt, sofern er nicht nach ärztlichem Zeugnis in den letzten fünf Jahren die natürlichen Blattern überstanden hat oder mit Erfolg geimpft worden ist.

§ 2

Ein Impfpflichtiger (§ 1), welcher nach ärztlichem Zeugnis ohne Gefahr für sein Leben oder für seine Gesundheit nicht geimpft werden kann, ist binnen Jahresfrist nach Aufhören des diese Gefahr begründenden Zustandes der Impfung zu unterziehen.

Ob diese Gefahr noch fortbesteht, hat in zweifelhaften Fällen der zuständige Impfarzt (§ 6) endgültig zu entscheiden.

§ 3

Ist eine Impfung nach dem Urteil des Arztes (§ 5) erfolglos geblieben, so muß sie spätestens im nächsten Jahre und, falls sie auch dann erfolglos bleibt, im dritten Jahre wiederholt werden.

Die zuständige Behörde kann anordnen, daß die letzte Wiederholung der Impfung durch den Impfarzt (§ 6) vorgenommen werde.

§ 4

Ist die Impfung ohne gesetzlichen Grund (§§ 1, 2) unterblieben, so ist sie binnen einer von der zuständigen Behörde zu setzenden Frist nachzuholen.

§ 5

Jeder Impfling muß frühestens am sechsten, spätestens am achten Tage nach der Impfung dem impfenden Arzte vorgestellt werden.

§ 6

In jedem Bundesstaate werden Impfbezirke gebildet, deren jeder einem Impfarzt unterstellt wird.

Der Impfarzt nimmt in der Zeit von Anfang Mai bis Ende September jeden Jahres in den vorher bekannt zu machenden Orten und Tagen für die Bewohner des Impfbezirks Impfungen unentgeltlich vor. Die Orte für die Vornahme der Impfungen sowie für die Vorstellung der Impflinge (§ 5) werden so gewählt, daß kein Ort des Bezirks von dem nächstgelegenen Impforte mehr als 5 km entfernt ist.

§ 7

Für jeden Impfbezirk wird vor Beginn der Impfzeit eine Liste der nach § 1, Ziffer 1 der Impfung unterliegenden Kinder von der zuständigen Behörde aufgestellt. Über die auf Grund des § 1, Ziffer 2 zur Impfung gelangenden Kinder haben die Vorsteher der betreffenden Lehranstalten eine Liste anzufertigen.

Die Impfärzte vermerken in den Listen, ob die Impfung mit oder ohne Erfolg vollzogen, oder ob und weshalb sie ganz oder vorläufig unterblieben ist. Nach dem Schlusse des Kalenderjahres sind die Listen der Behörde einzureichen.

Die Einrichtung der Listen wird durch den Bundesrat festgestellt.

§ 8

Außer den Impfärzten sind ausschließlich Ärzte befugt, Impfungen vorzunehmen. Sie haben über die ausgeführten Impfungen in der im § 7 vorgeschriebenen Form Listen zu führen und dieselben am Jahresschluß der zuständigen Behörde vorzulegen.

§ 9

Die Landesregierungen haben nach näherer Anordnung dafür zu sorgen, daß eine angemessene Anzahl von Impfinstituten zur Beschaffung und Erzeugung von Schutzpockenlymphe eingerichtet werde.

Die Impfinstitute geben die Schutzpockenlymphe an die öffentlichen Impfärzte unentgeltlich ab und haben über Herkunft und Abgabe derselben Listen zu führen. Die öffentlichen Impfärzte sind verpflichtet, auf Verlangen Schutzpockenlymphe, soweit ihr entbehrlicher Vorrat reicht, an andere Ärzte unentgeltlich abzugeben.

§ 10

Über jede Impfung wird nach Feststellung ihrer Wirkung (§ 5) von dem Arzte ein Impfschein ausgestellt. In dem Impfschein wird, unter Angabe des Vor- und Zunamens des Impflings sowie des Jahres und des Tages seiner Geburt bescheinigt, entweder, daß durch die Impfung der gesetzlichen Pflicht genügt ist, oder daß die Impfung im nächsten Jahre wiederholt werden muß.

In den ärztlichen Zeugnissen, durch welche die gänzliche oder vorläufige Befreiung von der Impfung (§§ 1, 2) nachgewiesen werden soll, wird, unter der für den Impfschein vorgeschriebenen Bezeichnung der Person, bescheinigt, aus welchem Grunde und auf wie lange die Impfung unterbleiben darf.

§ 11

Der Bundesrat bestimmt das für die vorgedachten Bescheinungen (§ 10) anzuwendende Formular.

Die erste Ausstellung der Bescheinigungen erfolgt stempel- und gebührenfrei.

§ 12

Eltern, Pflegeeltern und Vormünder sind gehalten, auf amtliches Erfordern mittels der vorgeschriebenen Bescheinigungen (§ 10) den Nachweis zu führen, daß die Impfung ihrer Kinder und Pflegebefohlenen erfolgt oder aus einem gesetzlichen Grunde unterblieben ist.

§ 13

Die Vorsteher derjenigen Schulanstalten, deren Zöglinge dem Impfzwange unterliegen (§ 1, Ziffer 2), haben bei der Aufnahme von Schülern durch Einfordern der vorgeschriebenen Bescheinigungen festzustellen, ob die gesetzliche Impfung erfolgt ist. Sie haben dafür zu sorgen, daß Zöglinge, welche während des Besuches der Anstalt nach § 1, Ziffer 2, impfpflichtig werden, dieser Verpflichtung genügen.

Ist eine Impfung ohne gesetzlichen Grund unterblieben, so haben sie auf deren Nachholung zu dringen.

Sie sind verpflichtet, vier Wochen vor Schluß des Schuljahres der zuständigen Behörde ein Verzeichnis derjenigen Schüler vorzulegen, für welche der Nachweis der Impfung nicht erbracht ist.

§ 14

Eltern, Pflegeeltern und Vormünder, welche den nach § 12 ihnen obliegenden Nachweis zu führen unterlassen, werden mit einer Geldstrafe bis zu einhundertfünfzig Reichsmark bestraft. Eltern, Pflegeeltern und Vormünder, deren Kinder und Pflegebefohlene ohne gesetzlichen Grund und trotz erfolgter amtlicher Aufforderung der Impfung oder der ihr folgenden Gestellung (§ 5) entzogen geblieben sind, werden mit Geldstrafe bis zu einhundertfünfzig Reichsmark oder mit Haft bis zu drei Tagen bestraft.

§ 15

Ärzte und Schulvorsteher, welche den durch § 8, Abs. 2, § 7 und durch § 13 ihnen auferlegten Verpflichtungen nicht nachkommen, werden mit Geldstrafe bis zu einhundertfünfzig Reichsmark bestraft.

§ 16

Wer unbefugterweise (§ 8) Impfungen vornimmt, wird mit Geldstrafe bis zu einhundertfünfzig Reichsmark oder mit Haft bis zu vierzehn Tagen bestraft.

§ 17

Wer bei der Ausführung einer Impfung fahrlässig handelt, wird mit Geldstrafe oder mit Gefängnisstrafe bis zu drei Monaten bestraft, sofern nicht nach dem Strafgesetzbuch eine härtere Strafe eintritt.

Verordnung zur Ausführung des Impfgesetzes
vom 22. I. 1940 (RGBl. I, S. 214).

Die Verordnung bezieht sich auf den zu verwendenden Impfstoff, Auswahl und Fortbildung der Impfärzte, auf die Einrichtung und Durchführung der öffentlichen Impftermine und deren Beaufsichtigung.

Gutachten des Bundesgesundheitsamtes über die Durchführung des Impfgesetzes

Springer Verlag Berlin · Göttingen · Heidelberg 1959

Entwurf einer Neufassung der VO des RMdI zur Ausführung des Impfgesetzes vom 22. I. 1940 (Gutachten d. Bundesgesundheitsamtes S. 126)

Gesetze und Verordnungen der Bundesländer zum Impfgesetz

Baden-Württemberg:

Erl. d. MdI über die Durchführung der gesetzlichen Pockenschutzimpfung 29. 2. 60 (Gem. ABl. A S. 89).

Bayern:

Vollzug des Impfges. Entschl. d. BSTMdI v. 28. 1. 60 (Min. ABl. S. 93).

Berlin:

Richtlinien für die Durchführung der Pockenschutzimpfung v. 30. 6. 60 (DBl. d. Sen. Teil V, S. 99).

Bremen:

Erl. d. Sen. f. d. Ges. Wesen betr. Durchführung der gesetzlichen Pockenschutzimpfung v. 6. 5. 60 (nicht veröffentl.!).

Hamburg:

Anweisung zur Durchführung der Pockenschutzimpfung v. 1. 8. 60 (unveröffentl.!).

Hessen:

Erl. d. hess. Min. f. Arbeit, V-Wohlfahrt u. Ges. Wes. v. 1. 1. 60 (StAnz. S. 135).

Niedersachsen:

Durchführung der Pockenschutzimpfung RdErl. d. Nds. Sozial-Min. v. 19. 12. 59 (Min. Bl. 60, S. 16).

Nordrhein-Westfalen:

Ausführungsbestimmungen zum Impfges. RdErl. d. MdI v. 14. 1. 60 (Min. Bl. Sp. 165).

Rheinland-Pfalz:

Verwaltungsvorschriften und Richtlinien für die Pockenschutzimpfung, RdErl. d. MdI v. 17. 4. 59 (Min. Bl. Sp. 777) und v. 4. 2. 60 (Min. Bl. Sp. 279).

Saarland:

Erl. über die Durchführung des Impfges. v. 1. 1. 60 (ABl. S. 225).

Schleswig-Holstein:
RdErl. d. MdI — Pockenschutzimpfung v. 9. 3. 60
(ABl. S. 149).

Auszug aus dem
Gesetz zur Verhütung und Bekämpfung
übertragbarer Krankheiten beim Menschen
Bundes-Seuchengesetz

v. 18. 7. 1961 (BGBl. I, S. 1012 bzw. Gesetz zur Änderung des Bundes-Seuchengesetzes vom 23. 1. 1963 (BGBl. I, S. 57).

§ 14

Die Gesundheitsämter haben öffentliche Termine zur Durchführung unentgeltlicher Schutzimpfungen gegen die von der zuständigen obersten Landesbehörde zu bezeichnenden übertragbaren Krankheiten abzuhalten.

§ 14a

Bei einer von der zuständigen obersten Landesbehörde empfohlenen Schutzimpfung oder einer Impfung nach § 17, Abs. 4, des Soldatengesetzes gegen übertragbare Kinderlähmung dürfen den Vorschriften des Arzneimittelgesetzes entsprechende Impfstoffe verwendet werden, die abgeschwächte Erreger enthalten, welche von den Geimpften ausgeschieden werden und von anderen Personen aufgenommen werden können. Insoweit wird das Grundrecht der körperlichen Unversehrtheit (Artikel 2, Abs. 2, Satz 1, Grundgesetz) eingeschränkt.

§ 15

(1) Der Bundesminister des Innern wird ermächtigt, durch Rechtsverordnung mit Zustimmung des Bundesrates Schutzimpfungen gegen Pocken, Cholera, Typhus abdominalis und Diphtherie für bedrohte Teile der Bevölkerung anzuordnen, wenn eine dieser Krankheiten in bösartiger Form auftritt und mit ihrer epidemischen Verbreitung zu rechnen ist. Das Grundrecht der körperlichen Unversehrtheit (Artikel 2, Abs. 2, Satz 1, Grundgesetz) kann insoweit eingeschränkt werden. Ein gemäß dieser Rechtsverordnung Impfpflichtiger, der nach ärztlichem Zeugnis ohne Gefahr für sein Leben und seine Gesundheit nicht geimpft werden kann, ist freizustellen.

(2) Solange der Bundesminister des Innern von der Ermächtigung nach Absatz 1 keinen Gebrauch macht, sind auch die Landesregierungen zum Erlaß einer Rechtsverordnung nach Absatz 1 ermächtigt.

§ 16

Jeder Impfling erhält bei seiner ersten Impfung ein Impfbuch, das von der zuständigen Behörde unentgeltlich abzugeben ist. In das Impfbuch sind alle Impfungen einschließlich der Pockenschutzimpfung von dem impfenden Arzt einzutragen.

§ 35

1. Die Schutzmaßnahmen werden auf Vorschlag des Gesundheitsamtes von der zuständigen Behörde angeordnet. Bei Gefahr im Verzuge hat das Gesundheitsamt die erforderlichen Maßnahmen selbst anzuordnen und die zuständige Behörde hiervon sofort zu unterrichten. Diese kann die Anordnung ändern oder aufheben. Wird die Anordnung nicht innerhalb von zwei Tagen seit ihrem Erlaß aufgehoben, so gilt sie als von der zuständigen Behörde getroffen.

2. Die Anfechtung einer Anordnung nach Absatz 1 hat keine aufschiebende Wirkung.

§ 51

(1) Wer durch eine gesetzlich vorgeschriebene oder eine auf Grund der Bestimmungen dieses Gesetzes angeordnete oder eine von einer Gesundheitsbehörde öffentlich empfohlene Schutzimpfung einen über das übliche Ausmaß einer Impfreaktion hinausgehenden Gesundheitsschaden erleidet, hat Anspruch auf Entschädigungsleistungen nach den §§ 52 bis 55. Ein auf anderen gesetzlichen Vorschriften beruhender Anspruch auf Ersatz des in Absatz 1 genannten Schadens geht insoweit auf das zur Gewährung der Entschädigung verpflichtete Land über, als dieses dem Entschädigungsberechtigten nach diesem Gesetz Leistungen zu gewähren hat.

(2) Trifft die Ersatzpflicht nach Absatz 1 mit einer Ersatzpflicht auf Grund fahrlässiger Amtspflichtverletzung zusammen, so wird die Ersatzpflicht nach § 839, Abs. 1 des Bürgerlichen Gesetzbuchs nicht dadurch ausgeschlossen, daß die Voraussetzungen des Absatzes 1 vorliegen.

(3) Hat bei der Entstehung, Abwendung oder Minderung des Schadens ein Verschulden des Geschädigten oder seines Sorgeberechtigten mitgewirkt, so gilt § 254 des Bürgerlichen Gesetzbuchs sinngemäß.

(4) Bei Impfungen nach § 14a gelten die Absätze 1 bis 3 entsprechend, wenn eine andere als eine geimpfte Person durch ausgeschiedene Erreger einen über das übliche Ausmaß einer Impfreaktion hinausgehenden Gesundheitsschaden erleidet. Ein Gesundheitsschaden, der seiner Art nach durch ausgeschiedene Erreger verursacht sein kann, gilt als durch diese Erreger verursacht, es sei denn, daß er nach wissenschaftlicher Erkenntnis mit an Sicherheit grenzender Wahrscheinlichkeit nicht durch ausgeschiedene Erreger hervorgerufen worden ist.

§ 81

(1) Das Soldatengesetz vom 19. März 1956 (Bundesgesetzbl. I, S. 114) wird wie folgt geändert:

1. § 17, Abs. 4, Satz 3 erhält folgende Fassung:
„Der Soldat muß ärztliche Eingriffe in seine körperliche Unversehrtheit gegen seinen Willen nur dann dulden, wenn es sich um Maßnahmen handelt, die der Verhütung und Bekämpfung übertragbarer Krankheiten dienen: das Grundrecht nach Artikel 2, Abs. 2, Satz 1 des Grundgesetzes wird insoweit eingeschränkt."

2. Hinter § 17, Abs. 4, Satz 3 wird folgender Satz eingefügt:
„Die Vorschriften des § 32, Abs. 3, Satz 4 des Bundes-Seuchengesetzes vom 18. Juli 1961 (Bundesgesetzbl. I, S. 1012) bleiben unberührt."

(2) Absatz 1 gilt nicht im Land Berlin.

Sachverzeichnis

Die *kursiv* gedruckten Seitenzahlen weisen auf die Hauptbehandlung des betreffenden Stichwortes hin

Abwehrfaktoren 1
Abwehrvorgänge 1
—, gewebliche bei Pockenschutz-
impfung 188
accelerated degradation test 53
acute respiratory disease (ARD)
606, 608, 609
Adaptation 35
adenoid degeneration (AD) 606
Adenovirus 606 ff
—, Ausbreitungsmechanismus 608
—, Einschlußkörper 606
—, Mikropräzipitintest 607
—, Pathogenität 607
—, S-Antigen 607
—, Serotypen 607
—, Züchtung 606
Adenovirusimpfstoff *609*, 699
—, Adjuvans 609, 610
—, Formalininaktivierung 609
—, Herstellung 609
—, Prüfung 609
—, Thermoinaktivierung 609
—, trivalenter — 609
Adenovirusinfektion 607, 608, 610
—, Altersverteilung 607
—, Antikörper 606, 607, 608
—, Diagnose 607
—, Epidemiologie 607
—, epidemische Keratoconjuncti-
vitis 606, 608, 609
—, Erregernachweis 606
—, Erregerreservoir 607
—, follikuläre Conjunctivitis 606,
608, 609
—, frühere Bezeichnungen 606
— —, AD = adenoid degeneration
606
— —, APC = adeno-pharyngeal-
conjunctival fever 606
— —, ARD = acute respiratory
disease 606, 608, 609
— —, EC = epidemic conjuncti-
vitis 606
— —, PCF = pharyngo-conjunc-
tival-fever 606
— —, RI = respiratory illness 606
—, latente, inapparente 606, 607
—, Pharyngitis, abakterielle 609,
—, Pharyngoconjunctivalfieber
608, 609
—, Viruspneumonie 608, 609
Adenovirusschutzimpfung 609 ff.
—, Antikörper, komplement-
bindende 609, 610

Adenovirusschutzimpfung
—, Antikörper, neutralisierende
609, 610
—, Boosterdosis 610
—, Indikation 613
—, Nebenwirkungen 610
Adjuvans, Impfstoff- *21*, 22, 40,
398, 438, 609, 693, 695
—, Aktivierungsphänomen 439
—, Alaun 398, 438
—, Aluminiumhydroxyd 40, 398,
438
—, Aluminiumphosphat 40, 398,
438
—, Aluminiumsulfat 398
—, Arlacel A 600, 609
—, Calciumphosphat 398
—, Freundsches 22
—, Lanolin 398
—, Mineralöl 40, 609
—, Pope-Nährlösung 398
—, Protamin 398
—, Tapioka 40, 398, 438
Adrenalintest bei Scharlach 535
Adsorbatimpfstoffe 41
—, Adenovirus- 609
—, Botulismus- 686
—, Cholera- 584
—, Diphtherie- 398
—, Gasbrand- 685
—, Influenza- 600
—, Masern- 514
—, Pertussis- 376
—, Pest- 663
—, Polio- 486
—, Scharlach- 536
—, Tetanus- 438
—, Trachom- 674
—, Typhus- 547
—, Vaccine-Antigen 162
Adsorption, Tetanustoxin 431
—, Tetanustoxoid 438, 439
Adsorptionsmechanismus bei
Virusinfektionen 4
—, des Vaccinevirus 75
Affennierenzellkultur zur Polio-
impfstoffgewinnung 482, 492,
494
Agarvaccine, Pest 663
Agammaglobulinämie, Antikörper-
bildungsvermögen 24
—, und Vaccinia progressiva 225
Agglutinine 24
Agglutination bei Scharlach 535

ägyptische Körnerkrankheit s. a.
Trachom 666, *674*
Aktivator s. Adjuvans 438
Aktivierungsphänomen 439
aktive immunologische Toleranz
2, 8, 9
aktive Immunisierung s. Schutzimpfungen
aktive Resistenz 2
Alastrimvirus 67
Allergen 20, 29
Allergie 20, 21, 24, 28, 30
—, Diphtherie-Bakterieneiweiß
406
— und Desensibilisierung 41
— gegen Formaldehyd 406
— gegen Seide 402, 406
—, parallergisches Phänomen nach
Diphtherieschutzimpfung 403,
407
—, — und postvaccinale Encephalitis 279
— gegen Penicillin 427, 453
—, umgekehrte 32
—, -theorie der postvaccinalen
Encephalitis 278
allergische Diathese 29
allergische Reaktion; s. auch unter
neuro-allergische Reaktion
— nach Anwendung von Impf-
stoffen, allg. 29
— nach Schutzimpfung gegen
Diphtherie 406 ff
— —, Fleckfieber, epidemisches
638
— —, Gelbfieber 651
— —, Keuchhusten 377
— —, Masern mit inaktivierter
Vaccine 517
— —, Pest 665
— —, Pocken 244
— —, Poliomyelitis nach Salk 489
— —, Tetanus, aktiv 453
— — —, passiv 430
— —, Tuberkulose 318, 332, 338
— —, Typhus 560
allergisch-hyperergische Reaktion
20, 27
Allergiker, Serumgabe bei 430
—, Diphtherie-Schutzimpfung 407
Allgemeininfektion, cyclisch 11
Alternativverfahren, Wertbemes-
sung von Impfstoffen 57
Altersdisposition
—, Encephalitis postvaccinalis 260

Altersdisposition
—, Keuchhusten 365
Altersgruppenletalität bei Diphtherie 416
Altersgruppen, gefährdete für Diphtherie 418
amerikanisches Felsengebirgsfleckfieber 679
amerikanische Pferdeencephalitis 675
Amtshaftungsanspruch bei Impfschäden 733
Anamnese bei Serumtherapie 45, 430
anaphylaktische Purpura nach aktiver Di-Schutzimpfung 408
—, Tetanusserum 430
anaphylaktischer Schock nach Schutzimpfung gegen
—, Cholera 586
—, Diphtherie, passiver 714
—, Grippe 600
—, Tetanus, passiver 430
—, Tollwut, passiver 626
Anaphylactogen 20
Anaphylaxie, s. unter den einzelnen Schutzimpfungen 20, 21, 24, 26 ff., 45
Anatoxin, s. Toxoid 36
—, Diphtherie 394
—, Tetanus 436
Anatubercolina integrale (AIP) 333
Anergie 20
Angina, nach Pockenschutzimpfung 232
Antigen 16, 21 ff., 25, 27, 30
—-Antikörperreaktion 25, 27
—, Halbantigen 16
—, Inkompatibilität der 693
—, Kompatibilität der 693 ff.
—, Konkurrenz der 374, 693
—, Reizstärke bei Kombinationsvaccinen 695
—, Vollantigen 16, 21
—, Wirkung bei Kombinationsvaccinen 693
Antigen-dosis 42
— -gabe, wiederholte 27
— -kombination 41, 694 ff.
— -konzentrationsbestimmung im Körper 22
— -menge 38
— -wechsel, Choleraimpfstoffherstellung 584
— -wirksamkeit 37
Antikörper 16, 22, 23, 24 ff., 25, 27, 28, 30
—, agglutinierende 16, 24
—, blockierende 24
—, diaplacentar übertragene bei
—, —, Diphtherie 404
—, —, Keuchhusten 383
—, —, Masern 524

Antikörper, diaplacentar übertragene bei
—, —, Mumps 667
—, —, Pockenschutzimpfung 191, 283
—, —, Poliomyelitis 488, 500
—, —, Tetanus 443
—, —, Varicellen 668
—, hämagglutinationshemmende 16
—, humorale 24
—, komplementbindende 16
—, neutralisierende 16
—, präzipitierende 16
—, Wertbemessung 56
—, zellständige, sessile 24
—, zirkulierende 24
Antikörperabbau 23
Antikörperausschüttung 38
Antikörperkonzentrationsverfahren 57
Antikörpermangelsyndrom 24, 25
—, und Gammaglobulin 45
Antikörpersynthese, nach Schutzimpfung gegen 22
—, Adenovirusinfektionen 610
—, Arborvirusinfektionen 675
—, Brucellose 681
—, Cholera 587
—, Fleckfieber 637 ff.
—, Gelbfieber 648, 649 ff.
—, Influenza 600
—, Keuchhusten 383 ff.
—, Leptospirosen 683
—, Masern 522 ff.
—, Mumps 668
—, Pest 664
—, Pocken *89 ff.*, 161, *187 ff.*
—, Poliomyelitis 498 ff.
—, Ruhr 576
—, Scharlach 536
—, Tollwut 627
—, Tuberkulose 326 ff.
—, Typhus 561 ff.
Antiserum, spezifisches bei; s. auch Immunisierung, passive 42
—, Botulismus 44, *686*
—, Diphtherie 43, *714*
—, Ekzema vaccinatum 222
—, Fleckfieber 639
—, Gasoedem 44, *685*
—, Gelbfieber 645
—, Influenza 602
—, Keuchhusten 46, *386*
—, Masern 525
—, Milzbrand 684
—, Pest 659
—, Poliomyelitis 506
—, postvaccinale Encephalitis 283
—, Röteln 670
—, Ruhr 576
—, russische Frühsommerencephalitis 676
—, Scharlach 537

Antiserum, spezifisches bei
—, Schlangengift 44
—, Tetanus 43, *428*, *458*
—, Tollwut 626
—, Typhus 564
Antiserum, therapeutische Breite 44
Antitoxin 28, 43
—, Diphtherie- 43, *714*
—, Tetanus- 43, *427 ff.*, *458*
Antitoxinbildung nach
—, Diphtherieschutzimpfung 400 ff.
—, Tetanusschutzimpfung 449 ff.
Antistreptokokkenserum 537
Anthrax s. a. Milzbrand 683 ff.
Antrypol 687
Applikation von Impfstoffen 38
Arbor-Virus 675
—, Gruppeneinteilung 675
—, Immunität 675
—, Infektionen 675 ff.
—, —, Prophylaxe 675
—, Kreuzimmunität 675
Area nach Pockenschutzimpfung 182
—, migrans 201
Arlacel A, Adjuvans 609
Arthus-Phänomen 14, 21, 26, 27, 28
Artresistenz 4
Arzneimittelgesetz und Impfstoffherstellung 732
Asibi-Stamm 642, 643
Asino-Vaccine 88
A-Substanz, Rolle bei Tetanusimpfung 437, 454
Attenuierung lebender Erreger 35
Atopie 21, 24
Auffrischimpfung 38, 706
—, Cholera 586
—, Diphtherie 401, 402, 406, 418
—, Keuchhusten 375
—, Poliomyelitis 487
—, Tetanus 454, 465
—, —, Indikation 454
—, —, Kontraindikation 456
—, Typhus 557
Aufopferungsanspruch 733, 734
Aufklärungspflicht des Impfarztes 729
Augenveränderungen nach BCG-Impfung 345
Aula nach Pockenschutzimpfung 182, 184
Auslandsreisen, Schutzimpfungen 707 ff.
Auslöschphänomen nach Schultz-Charlton 531, *535*
—, mit Calcium bei Scharlach 535
Aussalzung, Tetanustoxin 431
Ausscheider, Diphtherie 403
—, Typhus 542
Ausscheidung, Tetanusserum 428
Ausscheidungsangina nach Vaccinevirusinfektion 177

Autoimmunreaktion 8, 12
Autointerferenz 9
Autovaccine, Scharlach- 536
Autosensibilisierung 10
Avidität, Tetanusantitoxin 464

Bacille Calmette-Guérin 321
Bacillus oedematiens 684
Bakteriämie, Tuberkuloseschutz-
  impfung 346
—, Tetanusinfektion 434
Bakterienträger 403, 542
—, Diphtherie 403
—, Typhus 542
Bakterienruhr 571
Bakteriensuspensionen
—, Inaktivierungsarten 698
— bei Kombinationsimpfstoffen
  695, 698
—, Mäuseschutzversuch 699
—, orale Applikation 699
—, Verträglichkeit 698, 699
—, Wertbemessungsverfahren 698
—, Wirksamkeitssteigerung 699
Bakteriophagen
— bei Scharlach 532
—-Therapie bei Ruhr 577
— — bei Cholera 580
—-Typen bei Salmonellen 545
Bangsche Krankheit 681
Bang-Lebendimpfstoff 19 BA 681
Bang-Stamm Buck 19 681
Bayer 205 687
BCG (Bacillus Calmette Guerin)
  321
BCG-Einzelimpfung 353
BCG-Geimpfte, Isolierung der 353
BCG-Generalisation 346
BCG-Impfstoff 333, 334
—, Haltbarkeit 335
—, Herstellung 335
—, Keimgehalt 335
—, staatliche Kontrolle 336
—, Trockenimpfstoff 335
—, —, Lagerung 335
BCG-Massenimpfung 348
—, der Neugeborenen 351, 352
—, Nutzeffekt 351
—, Schulkinder, tuberkulinnegati-
  ve 352
BCG-Schutzimpfung 321
—, Abstand zu anderen Impfungen
  355
—, Durchführung 336ff
—, gezielte 353
—. Großversuche des öffentlichen
  Gesundheitsdienstes USA 327
—, Immunität nach 326
—, Impfallergie, Dauer der 332
—, Impfschutz, Dauer des 332
—, Impfversuche, in Deutschland
  330
—, intracutane 340
—, Kinder aus tuberkulösem
  Milieu 331

BCG-Schutzimpfung
—, Klinik 341
—, —, normale Impfreaktion 341
—, Komplikationen 342
—, —, Affektionen des Zentral-
  nervensystems 348
—, —, Augenveränderungen 345
—-, —, —, Chorioiditis 345
—, —, —, Episcleritis 345
—, —, —, Keratitis phlyctaenu-
  losa 345
—, —, —, Periphlebitis retinae
  345
—, —, Erythema nodosum 345
—, —, Generalisation 346
—, —, Impfulcus 343
—, —, Lungenveränderung 346
—, —, Lupus vulgaris 345
—, —, Lymphknotenreaktion 343
—, —, Sarkoidose 346
—, —, Scrofuloderm 345
—, —, Skelettaffektionen 346
—, —, spezifische 342
—, —, Therapie der lokalen 345
—, —, Tuberkulide, disseminierte
  345
—, —, unspezifische 342, 348
—, Kontraindikationen der 354
—, Kontrolle des Erfolges 341
—, Multipunktur-Technik 341
—, orale 339
—, parenterale 340
—, Pflegepersonal, exponiertes
  331
—, Schutzwirkung im Tierversuch
  322
—, Skarifikationstechnik 341
—, subcutane 340
—, und tuberkulöse Meningitis
  331
—, Überlebensversuche im Tier-
  versuch nach experimenteller
  321
—, Verlust der Tuberkulinreak-
  tion 351
—, Versuche des Medizinischen
  Forschungsrates in Groß-
  britannien 328
—, Wirksamkeit 328
—, — bei Schulepidemien 331
BCG-Test 323, 338ff.
BCG-Vaccine, s. BCG-Impfstoff
  36, 333ff.
Begutachtung von Impfschäden
  717ff.
Berechnung der Stichprobenvolu-
  mina für die Unschädlichkeits-
  prüfung 48
Berufsunfälle 43
Beschwerde bei Aufsichtsbehörde
  726
Beulenpest 657
Beweislast bei Impfschäden 735
Bezugspräparat 52

Bicken-Vaccine 521
bivalente Vaccine, Polioimpfstoff
  498, 500
Bläschenreaktion bei Pockenimpfung 193
Blastomycin 31
Blastomykosen 31
Blattern, s. auch Pocken 62
Blutgruppentheorie bei p. v. E.280
Blutgruppenzugehörigkeit 732
Bluthirnschrankenstörung 266
Blut-Liquorschranke 40
Booster s. a. Auffrischimpfung 38
— bei Adenovirusschutzimpfung
  610
— bei Choleraschutzimpfung 586
— bei Diphtherieschutzimpfung
  401, 406, 418
— bei Influenzaschutzimpfung
  593
— bei Keuchhustenschutzimpfung
  375
— bei Poliomyelitisschutzimpfung
  487
— bei Tetanusschutzimpfung 454,
  465
— bei Typhusschutzimpfung 557
Bordetella 368, 369
—, bronchiseptica 368, 369
—. parapertussis 368, 369
—, pertussis 368, 369
Bordet-Gengou, Nährmedium nach
  369
Botulismus 37, 685ff.
—, aktive Immunisierung 685
—, Antiserum 43, 44, 686
—, Impfstoff 685
—, passive Immunisierung 44, 686
—, Simultanimpfung 686
Brucella abortus bang 681
—, melitensis 681
Brucellergin 31
Brucellose 31, 666, 681ff.
—, Bangsche Krankheit 681
—, Cutantest 31, 682
—, Maltafieber 681
Brucelloseschutzimpfung 681
—, Impfstamm 19 BA 681
—, Komplikationen 682
—, Melitensis-Impfstoff 681
—, Stamm Buck 19, 681
—, Stamm Rev. 1, 681
bulbäre Form der p. v. E. 272
Bundesgesundheitsrat 731
Bundesministerium für Gesund-
  heitswesen 731
Bundes-Seuchengesetz 725, 734
Bundesversorgungsgesetz 735
Bundesverwaltungsgericht 727

Camolar 687
Caninvaccine 88
Caprinvaccine 88
Capsid 70
Capsomeren 70

Carcinom an Pockenimpfnarbe 247
CCA-Einheit 593, 598, 599, 600
Chagaskrankheit 687
challenge 37
Chemoprophylaxe bei
—, Gasödem 685
—, Leptospirose 683
—, Malaria 687
—, Meningokokkeninfektion 680
—, Milzbrand 684
—, Pest 664
—, Pocken 207
—, Schlafkrankheit 687
—, Tuberkulose 354
Cholera *580*
—, Agglutination bei 582
—, Antikörper 582
— —, agglutinierende 582
— —, lysierende 582
—, Diagnose, bakteriologisch-sero-
logische 580
—, Disposition 582
—, Epidemien 583
—, Epidemiologie 582
—, Erreger 580, 581, 582
— —, Alkaliresistenz 582
— —, Degradationsreihen 581
— —, Vibrio comma 580 ff.
— — —, Typ El Tor 581, 585
— — —, Typ Inaba 580, 584, 587
— — —, Typ Hikojima 581
— — —, Typ Ogawa 580, 584, 587
— — —, Rauhform, apathogen
581, 582
—, Klinik 580
—, Letalität 580
—, Phagentherapie 580
—, Pfeifferscher Versuch 582
—, Rückresorption von NaHCO₃
580
—, subklinische Infektion 582
—, Therapie 580
—, Verbreitung 581, 582, 588
—, Wasserverlust 580
Choleraimpfstoff *583*, 699
—, abgeschwächte Erreger 583
—, abgetötete Erreger 583
—, Antigenwechsel 584
—, Applikation 586
—, Dosierung 586, 588
—, lyophilisierter 584
—, Phenolkonservierung 583
—, Präzipitatimpfstoff 584
—, Trübungsmessung 584
—, Unschädlichkeitsprüfung 584
—, Vergleichsimpfstoffe 585
—, Verträglichkeit 699
—, Vierfachimpfstoff 586
—, Wirksamkeitsprüfung 584
Choleraschutzimpfung 580
—, anaphylaktische Reaktion 586
—, Auffrischung 586, 588
—, Dauer der Immunität 587
—, Dosierung 586, 588

Choleraschutzimpfung
—, Impferfolg 587
—, Indikation 585
—, Kontraindikation 585
—, Nebenerscheinungen 586
—, orale 586
Chorea minor nach Diphtherie-
schutzimpfung 413
Chorioiditis nach BCG-Impfung
345
Chromatographie, Tetanustoxin
431
Clostridium
—, bifermentans 684
—, botulinum 685
—, fallax 684
—, histolyticum 684
—, novyi 684
—, oedematis sporogenes Sordelli
684
—, perfringens 684
—, septicum 684
—, tetani 427, 428, 430, 431
Coccidioidin 31
Coccidioidomykose 31
Commission on Influenza 597
Consistency einer Produktion 50
Core 70
Corynebacterium diphtheriae 394
Cowpoxvirus 66
Coxiella burneti 677
crowding out effect 489
Cutantest
—, Allgemeines über 32
—, Auslöschphänomen nach
Schultz-Charlton 531, *535*
— bei Brucellose *31*, 682
— bei Chagas 32
— bei Diphtherie *402*, 697
— bei Katzenkratzkrankheit 31
— bei Leishmaniase 32
— bei Lepra 31
— bei Lymphogranuloma venereum 31
— bei Mumps 31
— bei Pertussis 31
— bei Pockenschutzimpfung 189
— bei Scharlach 531, *534 ff.*
— bei Syphilis 31
— bei Toxoplasmose 32
— bei Tuberkulose 313, *337 ff.*
— bei Tularämie 31
—, Übersicht 31
— bei Ulcus molle 31
Cutter Unglück, Poliomyelitis-
schutzimpfung 484
CW-Medium 373

Dakar-Stamm 642, 643, 646
—, -Impfstoff 648
Darmimmunität gegen Poliovirus
487 ff.
— nach SABIN-Impfung 499
— nach SALK-Impfung 487
Dauerimpfstellen 702, 727

Dauerausscheider
—, Diphtherie 403
—, Typhus 542
Degkwitzsche Prophylaxe 525
degradation test, accelerated 53
delayed hypersensitivity *12*, 189
Dengue 676
Depoteffekt 41
Depotimpfstoff s. Adsorbatimpf-
stoff
Depressionsimmunität 2
Dermatitis nach Pockenschutz-
impfung 245
Dermophytose 31
Dermovaccine s. Pockenimpfstoff
115
Desensibilisierung 41
— bei wiederholter Tetanusserum-
gabe 428, 430
determinante Gruppen 21
Detoxifikation s. Inaktivierung 692
Diabetes insipidus nach Pocken-
schutzimpfung 253
— mellitus nach Pockenschutz-
impfung 252
diaplacentar übertragene Anti-
körper s. Antikörper
Diathese, allergische 29
Dicksche Probe 531, *534*
—, Fehlermöglichkeiten 535
—, und Scharlachschutzimpfung
536
Dick-Toxin, s. Scharlachtoxin 534
Diphtherie 43, *394 ff.*
—, Anatoxin 394
—, Antitoxin 43, 404, *714*
—, —, Bestimmung im Blut 402
—, —, Einheit 394
—, —, Schick-Test und 402, 697
—, Disposition 399
—, Letalität 404, 416, 417
—, Löfflerscher Bacillus 394
—, MOLONEY-Reaktion 404
—, Pockenschutzimpfung nach
227, 244
—, Seuchenlage 416
—, Toxin 394
Diphtherie-Ausscheider 403
Diphtherieimpfstoff 397
—, Adjuvans 398
—, aluminiumhaltige Impfstoffe
398
—, antigene Wirksamkeit 398
—, Dosis 406
—, Formoltoxoid 397
—, Haltbarkeit 398
—, Kombinationsimpfstoffe *405*,
408, 441, 692 ff.
— —, Diphtherie-Pertussis-Teta-
nus 441, 692 ff.
— —, Diphtherie-Tetanus 441,
692 ff.
— —, Diphtherie-Tetanus-Pertus-
sis-Poliomyelitis 442, 692 ff.

Diphtherieimpfstoff
—, Kontrollen 398
—, Toxoid-Antitoxin-Flockungs-
    produkt 397
—, Überempfindlichkeitsreak-
    tionen *404*, 406, 408, 412
—, Unschädlichkeitsprüfung 398
—, Wertigkeit 402, 418
Diphtherie, passive Immunisierung
    714
Diphtherierekonvalescent 403, 412
Diphtherieschutzimpfung *394 ff.*,
    730
—, Auffrischimpfung 401, 402, 406,
    418
—, Allergiker, bei 407, 410
—, Antitoxinbildungsvermögen
    400, 415
—, Durchführung 405
—, Durchimpfungsstatus 417, 418
—, Einfluß auf
— —, Letalität 416, 417
— —, Morbidität 414, 417
— —, Mortalität 413, 414, 417
— —, Seuchenlage 414, 416, 418
—, Geschichte der 394
—, Grundimmunisierung 416
—, Immunität *399*, 697
— —, antitoxische 399
— —, bakterielle 399
— —, Boostereffekt 401
— —, Dauer 401
—, Impfintervall 401, 406
—, Impftechnik 405
—, Komplikationen *407*, 408, 411
— —, Adenoiditis 407
— —, anaphylaktische Purpura
    408
— —, Arteriitis 413
— —, Chorea minor 413
— —, eitrige Abszesse 407
— —, Encephalitis 411
— —, Encephalomyelitis 411
— —, Hämaturien 408
— —, Hauterscheinungen 407
— —, Hirnatrophie 410
— —, Impfpoliomyelitis 409
— —, Krampfanfälle 412, 413
— —, neuraler Gifteffekt 411
— —, neurale Komplikation, in-
    direkter Zusammenhang 408
— — —, direkter Zusammenhang
    409
— —, Nierenaffektionen 407
— —, parallergische Reaktion 407
— —, rheumatische Anfälle 407
— —, rheumatoide Purpura 408
— —, Resistenzminderung 409
— —, thrombopenische Purpura
    408
— —, tuberkulöser Abszeß 407
—, Kontraindikationen 402, 403
—, Nestschutz 401, 404

Diphtherieschutzimpfung
—, Reaktionen nach 406
— —, allgemeine 406
— —, normale 406
— —, örtliche 406
— —, sterile Abszesse 406
—, Simultanprophylaxe 714
—, Wirksamkeit 415
Diphtherietoxin 36, *394 ff.*
—, Dosis letalis minima (D. l. m.)
    394
—, Entgiftung 394, 396
—, Herstellung 394
—, Nährböden 395
—, Reinheitsgrad 395
—, Rohtoxin 394
—, Toxin-Antitoxin-Gemisch
    (T. A.) 394
Diphtherietoxoid 394, 396 ff.
— in Kombinationsvaccine 693
—, Reinigung *396*, 397, 405
—, Überempfindlichkeitsreaktion
    auf 397
disk-tine-tuberculin test 338
Disposition 3
Dosis inoculatoria minima 38
—, letalis minima, Tetanustoxin
    432
Dreipunktmethode 57
Dschungelgelbfieber 641
Duck-Embryo-Vaccine, Tollwut-
    impfstoff 623, 628
Durchführungsanordnungen zum
    Impfgesetz 727
Dysenterieserum 576
Dysenterie-Tetanusimpfstoffe 442
Dyspepsie nach Pockenschutzimp-
    fung 250
Dysproteinämie 451, 465

Eatonagens 606
Echo-Virus 606
Edmonston-Stamm 514
Edmonston-Vaccine A und B 518
EEG-Veränderungen nach Pocken-
    schutzimpfung 187
Einschlußkörper, Adenovirus 606
—, GUARNIERIsche 78
—, NEGRIsche 618
Eivaccine gegen
— Fleckfieber, epidemisches *635*
— Gelbfieber 648
— Influenza 590, 600
— Mumps 668
— nordamerikanisches Felsen-
    gebirgsfleckfieber 679
— Pocken 147
— Q-Fieber 677
— russische Frühsommerencepha-
    litis 676
— Tollwut 623
— Trachom 674
Eklipse des Vaccinevirus 76
Ekzema herpeticatum 671

Ekzema herpetiforme Kaposi 221
—, vaccinatum 218
El Tor-Stamm, Cholera- 581, 585
Embryopathie 41
—, Masern 525
—, Mumps 667
—, Pockenschutzimpfung 239 ff.
—, Poliomyelitis-Schluckimpfung
    504, 707
—, Röteln 56, *670*
—, Varicellen 668 ff.
Encephalitis
—, amerikanische Pferde- 675 ff.
—, japanische B- 675
—, russische Frühsommer- 675 ff.
—, zentraleuropäische 675
—, bei Adenovirusinfektionen 608
— —, Arborvirusinfektionen 675 ff.
— —, Fleckfieber, epidemischem
    637
— —, Herpes simplex 671
— —, Masern 512
— —, Mumps 667
— —, Tollwut 619
— —, Zeckenbißfieber 675
Encephalitis als Komplikation
    nach Impfung gegen
—, Diphtherie 411
—, Gelbfieber 647 ff.
—, Influenza 600
—, Keuchhusten 377, 388
—, Masern (mit Lebendimpfstoff)
    520
—, Pocken 256 ff.
—, Tetanus 453
—, Tollwut 628
—, Tuberkulose 348
Encephalitis postvaccinalis bzw.
    Encephalomyelitis postvacci-
    nalis *256 ff.*, 32, 41, 42
—, Altersdisposition 260
—, Einfluß von Geschlecht und
    Erbgut 261
—, Folgeerscheinungen 276
—, Geschichte 256
—, Häufigkeitszahlen 259
—, hämorrhagische 267
—, Klinik 269
— —, Differentialdiagnose 274
— — —, occulte Otitis media 275
— — —, Status thymico-lympha-
    ticus 275
— — —, ungeklärter Todesfall 275
— —, Inkubationszeit 269
— —, Laborbefunde 272
— — —, Virusnachweis 273
— —, Symptomatologie 270
— — —, bulbäre Form 272
— — —, konvulsivische Form 271
— — —, meningitische Form 271
— — —, paretische Form 271
— — —, somnolent-ophthalmo-
    plegische Form 272
—, Mortalität 276

Encephalitis postvaccinalis
—, Pathogenese 277
— —, Allergietheorie 278
— —, Blutgruppentheorie 280
— —, Ernährungstheorie 279
— —, Vaccinetheorie 278
—, pathologische Anatomie 262
— —, makroskopischer Befund 262
— —, mikroskopischer Befund 263
— — —, Ausheilungsvorgänge 265
— — —, Bluthirnschrankenstörung 265, 266
— — —, an den Ganglienzellen 264
— — —, am Gefäßbindegewebsapparat 264
— — —, Markscheidenzerfall 263
— — — —, atypisch 268
— — —, Mikrogliawucherung 264
— — —, perivenöse Herdencephalitis 263
—, Prognose 276
—, Prophylaxe 281
— —, aktive Vorimmunisierung mit Vaccine-Antigen 284
— —, Auswahl der Impflinge 281
— —, Frühimpfung 283
— —, Impfung der Mütter 283
— —, passive Immunisierung mit Gammaglobulin 283
—, Serologie 274
—, Therapie 280
—, Vorkommen 257
Encephalopathie, postvaccinale 265
Enderson-Vaccine A und B 518
endogene Labilität 41
— bei Gravidität 41
Endotoxinextrakt, Ruhrimpfstoff 572
Endpunkttitration 57
Entenei-Vaccine, Tollwut 623, 628
Entgiftung, Diphtherietoxin 394, 396
—, Tetanustoxin 437
Entschädigungsanspruch 734, 735
Entschädigungsleistungen 735
Entschädigungspflicht 734
Epidemic conjunctivitis (E. c.) 606
Epidemiologie, Tetanus 426
Episcleritis nach BCG-Impfung 345
Erfolgsorgan bei Impfung mit Lebendvaccinen 39
Erfrierungen, Tetanus 434
Erkrankungen des Respirationstraktes 606
—, Adenovirusgruppe 606
—, Eatonagens 606
—, ECHO-Virus 606
—, Influenzavirus 606
—, Parainfluenzavirus 606
—, Psittakosegruppe 606
—, respiratory-syncytial virus 606

Erkrankungen des Respirationstraktes
—, REO-Virusgruppe 606
—, Rhino-Virusgruppe 606
Erstimpffieber 184
Erstimpfung, Verlauf, Pockenschutzimpfung 182 ff.
Erysipel nach Pockenschutzimpfung 226
Erythema exsudativum multiforme nach Pockenschutzimpfung 247
Erythema nodosum, nach Pockenschutzimpfung 245
— nach BCG-Impfung 345
erythrogenes Toxin 532, 534
—, Bacterium proteus 534
—, Meningokokken 534
—, Pseudomonas aeruginosa 534
—, Scharlachstreptokokken 532, 534
—, Staphylokokken 534
EV-Stamm, Pestvaccine 661, 663
Exanthem nach Pockenschutzimpfung 185
Exanthema subitum nach Pockenschutzimpfung 244
exogene Labilität 42
Exposition 41, 43
Extraktimpfstoff, Typhus 546, 549

Fälschungen von Impfbescheinigungen 737
Fehler bei Wertbemessung von biologischen Produkten 52
—, systematischer Versuchsfehler 52
—, variabilitätsbedingter — 52
—, variationsbedingter — 53
Feiung, stumme 12
— —, bei Tetanus 431, 435
Felsengebirgsfleckfieber, amerikanisches 679
Fermi-Impfstoff 621, 628, 629
Fermoserum 45
Fetopathie, siehe Embryopathie 41
Fieber 6
Fleckfieber, epidemisches 634
—, Antikörper 635
— —, agglutinierende 635
— —, antiinfektiöse 635
— —, antitoxische 635
— —, komplementbindende 635
— —, neutralisierende 635
—, passive Immunisierung 639
—, Rickettsia prowazeki 634
Fleckfieberimpfstoff 635
—, inaktiv 635
— — aus Dottersäcken 635
— — aus Läusen 635
— — aus Lungen 635
— —, Haltbarkeit 635
— —, Immunisierungswirkung 636

Fleckfieberimpfstoff,
—, lebend 635
Fleckfieberschutzimpfung 634 ff.
—, Indikation zur 639
—, Schutzdauer 638
—, Wirkung 637
— —, Antikörperbildung 638
— —, Milderung der Erkrankungsschwere 637
— —, Senkung der Morbidität 637
Fleckfieber, murines 679
Flockungseinheit, Tetanustoxin 432
Flockungsgeschwindigkeit, Tetanustoxin 431, 432
Fluidimpfstoff, Keuchhusten 376
Flury-Stamm 36, 622 ff.
—, Flury HEP 623 ff.
—, Flury LEP 623 ff., 631
Formoltoxoid, Botulismus 686
—, Diphtherie 397 ff.
—, Gasbrand 685
—, Scharlach 536
—, Tetanus 436 ff.
Francis-Bericht 483
Fremdvirusgehalt von Pockenlymphe, Prüfung auf 132
Freundsches Adjuvans 22
Frühimpfung als Prophylaxe der p. v. E. 283
Frühreaktion bei allergisch-hyperergischer Reaktion 20, 22, 25
— nach Pockenschutzimpfung 193

GABRITSCHEWSKY-Impfstoff, Scharlach 535, 537
Gammaglobulin, einfaches bei
— —, Hepatitis epidemica 673
— —, Herpes simplex 672
— —, Masern 526
— —, Mumps 667
— —, Pockenschutzimpfung 164 ff., 198
— — —, und Agammaglobulinämie 226
— —, Poliomyelitis 506
— —, postvaccinaler Encephalitis 283
— —, Röteln 670
— —, Scharlach 538
— —, Varicellen 669
—, intravenös 45, 714
—, spezifisches bei
— —, Ekzema vaccinatum 223
— —, Keuchhusten 387
— —, Leptospirosen 683
— —, Mumps 667 ff.
— —, Pockenschutzimpfung 164 ff., 198
— —, — und Agammaglobulinämie 226
— —, postvaccinaler Encephalitis 283
— —, Röteln 670

Gammaglobulin, spezifisches bei
— —, russischer Frühsommerencephalitis 677
— —, Scharlach 538
— —, Tetanus *430 ff.*, 452, 464
— —, Variola 165
Gammaglobulinspiegel 46
Gangliosid, Tetanustoxin 433
Gasbrand 666, *684 ff.*
Gasoedem-Antiserum (Gasbrand-Antiserum) *685*, 43, 44
Gegenindikation zur Impfung 729
Gegenindikation der Pockenschutzimpfung s. Kontraindikationen der Pockenschutzimpfung 301 ff.
Gelbfieber 640
—, Ätiologie 642
—, Antikörper 644
— —, hämagglutinationshemmende 644
— —, komplementbindende 644
— —, neutralisierende 644
—, —, präcipitierende 644
—, Antiserum 645
—, Dschungelgelbfieber 641
—, Epidemiologie 642
—, Immunität 644
—, klassisches Stadtgelbfieber 641
—, Klinik 644
—, Laboratoriumsdiagnose 644
—, Laboratoriumstiere 642
—, Letalität 644
—, Mäuseschutzprobe 644, *651*
—, Prophylaxe 645
—, Waldepizootien 641
Gelbfieberimpfstoff 645 ff.
—, Gehirntrockenimpfstoff 646
—, Kulturimpfstoff 645, *648*, 650, 651
—, Mäusegehirnimpfstoff 645
—, „17D-Impfstoff" 36, *648*, 650
Gelbfieberschutzimpfung 640 ff.
—, allergische Reaktionen 651
—, Allgemeinreaktion 647
—, Encephalitis 643, 648
—, Gültigkeit 649
—, Immunität 648, 651
—, Immunitätsprüfung 648, 649, *651*
— —, Hämagglutinationshemmungsreaktion 649
— —, Mäuseschutzversuch 648, *651*, 652
— —, Neutralisationsreaktion 649
—, Impfbescheinigung 645
—, Impfintervall 709, 713
—, Impfstellen in der Bundesrepublik 713
—, kombinierte Gelbfieber-Pockenschutzimpfung 648
—, Komplikationen *647*, 651
—, Kontraindikationen 648
—, Mehrfachpunktimpfung 650

Gelbfieberschutzimpfung
—, Serumhepatitis 649
—, Simultanimpfung 645
—, Skarifikationsimpfung 647, 648, 650
—, Spätreaktion 647
Gelbfiebervirus
—, Attenuierung 36
—, Konservierung 644
—, Morphologie 643
—, neurotropes 643
—, Organaffinität 643
—, pantropes 643
—, Stamm „Asibi" 642
—, Stamm „Dakar" 642, 643
—, Stamm „17 D" 643, *648*
—, viscerotropes 643
—, Züchtung 643
Generalisation bei BCG-Schutzimpfung 346
generalisierte Vaccine 216
Germanin 687
Gesetzgebungskompetenz 725
Gesundheitspolitik 724, 725, 730
Gesundheitsschutz 724
Gesundheitsvorschrift, internationale 725, 736
—, Luftverkehr 725, 738
—, Seeverkehr 725, 738
Gewebeimmunität 12, 13
—, Tetanus 448
Gewebekulturvaccine, Pockenimpfstoff; s. auch unter Impfstoffe 149
Gewebekulturverfahren, Poliovirus 482, 491
Gewissenszwang und Schutzimpfung 734
Giftdosis 44
Gifteffekt, neuraler, Di-Toxin 411
Gingivostomatitis herpetica 671
Ginsscher-Versuch (Corneabeimpfung) 135
Girard-Pestlebendvaccine 660, 663
Glossitis papulosa acuta Michelson 215
Grothscher-Versuch (intracutane Titration) 136
Grundimmunisierung, Tetanus; s. auch Tetanusimpfung
—, allgemein 442
—, Alter 446
—, Anwendung 445
—, Dosierung 445
—, Indikation 443
—, Simultan 458
—, Wahl des Impfstoffs 444
—, Zahl der Injektionen 444
Grundimmunisierungsphase, allgemein 38
Grundimmunität, allgemein 38 ff.
Grundrecht der körperlichen Unversehrtheit 725, 732

Gutachten zum Impfgesetz, Bundesgerichtshof 725
—, Bundesgesundheitsamt 726

Hämagglutination, Differenzierung der Arborviren durch 675
hämagglutinationshemmende Antikörper 16
— bei Influenza 593
— — nach Impfung mit inaktivierten Impfstoffen 598
— — —, mit Lebendimpfstoffen 599
— bei Pockenschutzimpfung 90 ff.
— —, Erstimpfung 188
— —, mit Vaccine-Antigen 161
— —, Wiederimpfung 195
— bei postvaccinaler Encephalitis 274
Hämagglutinationshemmtest bei
— Influenza 590, 593, 598 ff.
— Pest 661
— Pockenschutzimpfung *90 ff.*, 161, 188, 195, 274
— Ruhr 574
— Tetanusschutzimpfung 439
Hämagglutinin, Influenzavirus 591
—, Keuchhustenbakterien 370, 371
—, Vaccinevirus 72
hämolysierende Streptokokken 532
HAFFKINE-Pest-Totimpfstoff 659
Haftung des Staates für Schäden 733
Halbantigen 16
Hammelserum 43
H-Antigen 544
Hapten 21
Hauterkrankungen als Kontraindikation bei Pockenschutzimpfung 301, 310
Hauterkrankungen nach Pockenschutzimpfung 213 ff.
Hauttest, s. Cutantest
HAZENsches Netz 55
β-Hemmstoff 593
Hempt-Impfstoff, Tollwut 622, 623 ff.
HEP Virus *623 ff.*
Hepatitis epidemica 666, *672 ff.*
—, aktive Immunisierung durch Exposition 672, 673
—, passive Immunisierung 673
— —, Schutzdauer 673
—, Prophylaxe und unerkannte Leberschäden 673
Hepatitisvirus Typ A und B 672
Herdreaktion bei Typhus 559
Herpesencephalitis 671
Herpesimmunisierung, aktive s. Schutzimpfung 672

Herpesimmunisierung
—, passive mit Gammaglobulin 672
Herpessepsis 671
Herpes simplex 31, 247, *671*
— und Interferon 672
— und Pockenschutzimpfung 247, *672*
—, recurrierender 671
— und postvaccinale Encephalitis 278
—, Schutzimpfung 672
— —, mit inaktivierten Impfstoffen 672
— —, mit Lebendimpfstoffen 672
— —, mit S-Antigen 672
— und Vaccine-Antigen 672
Herpes zoster und Pockenschutzimpfung 247
HERZBERGscher Versuch, cutane Titration 136
Hikojima-Stamm, Cholera 581
Hinfälligkeit 3
HIRST Test s. Hämagglutinationshemmtest 590 ff.
Histaminsensibilisierungsfaktor, Keuchhusten 370, 372
Histoplasmin 31
Histoplasmose 31
Hodenvaccine, Pockenimpfstoff 147
HÖGYES Impfstoff, Tollwut 628, 629
Homoserum bei Scharlach-Simultanimpfung 537, 538
Hundestaupevirus für Masernimpfung 522
Hydrophobie 620
Hyperergie 20, 26
Hypergie 20
Hyperimmungammaglobulin bei
—, Ekzema vaccinatum 223
—, Keuchhusten 387
—, Leptospirosen 683
—, Mumps 667
—, Pockenschutzimpfung *164 ff.*, 198
—, Pockenschutzimpfung und Agammaglobulinämie 226
—, postvaccinaler Encephalitis 283
—, Röteln 670
—, russischer Frühsommerencephalitis 677
—, Scharlach 538
—, Tetanus 430
—, Variola 165
Hypogammaglobulinämie 24

Immunglobulin 45
Immunisierbarkeit der Versuchstiere, Unterschiede 52
Immunisierung, aktive, s. Schutzimpfungen

Immunisierung
—, passive
— —, Allgemeines 42 ff.
— — als Prophylaxe
— — — mit heterologen Antikörpern vom Tier mittels Serum (Antiserum, Immunserum) bei
— — — — Botulismus 44, *686*
— — — — Diphtherie 43, 714
— — — — Gasödem 44, *685*
— — — — Influenza 602
— — — — Milzbrand 684
— — — — Ruhr 576
— — — — Scharlach (Antistreptokokkenserum) 537
— — — — Schlangengift 44
— — — — Tetanus 43, *428 ff.*, 458 ff.
— — — — Tollwut 626
— — — — Typhus 564
— — — mit heterologen Antikörpern vom Tier mittels Gammaglobulin bei
— — — — Pockenschutzimpfung *164*, 198
— — — — postvaccinaler Encephalitis 283
— — — mit homologen Antikörpern mittels Erwachsenenserum (Immunserum) bei
— — — — Fleckfieber, epidemischem 639
— — — — Keuchhusten 46, 386
— — — — Masern 526
— — — — postvaccinaler Encephalitis 283
— — — — Scharlach 538
— — — mit homologen Antikörpern mittels Gammaglobulin, spezifischem bei
— — — — Ekzema vaccinatum 223
— — — — Keuchhusten 387
— — — — Leptospirosen 683
— — — — Mumps 667
— — — — Pockenschutzimpfung *164 ff.*, 198
— — — — und Agammaglobulinämie 226
— — — — postvaccinaler Encephalitis 283
— — — — Röteln 670
— — — — russischer Frühsommer-Encephalitis 677
— — — — Scharlach 538
— — — — Tetanus 430, 464
— — — — Variola 165

Immunisierung, passive als Prophylaxe, mit homologen Antikörpern mittels Gammaglobulin, unspezifischem bei
— — — — Hepatitis epidemica 673
— — — — Herpes simplex 672
— — — — Masern 526
— — — — Mumps 667
— — — — Pockenschutzimpfung *164 ff.*, 198
— — — — — und Agammaglobulinämie 226
— — — — Poliomyelitis 506 ff.
— — — — postvaccinaler Encephalitis 283
— — — — Röteln 670
— — — — Scharlach 538
— — — — Varicellen 669
— — — mit homologen Antikörpern mittels Rekonvalescentenblut bei
— — — — Mumps 667
— — — — Scharlach 538
— — — mit homologen Antikörpern mittels Rekonvalescentenserum bei
— — — — Ekzema vaccinatum 222
— — — — Fleckfieber 639
— — — — Gelbfieber 645
— — — — Keuchhusten 46, *386 ff.*
— — — — Masern 525
— — — — Poliomyelitis 506
— — — — postvaccinaler Encephalitis 283
— — — — Röteln 670
— — — — russischer Frühsommer-Encephalitis 677
— — — — Scharlach 537, 538
— — Schäden nach 45
— — als Therapie bei
— — — Botulismus 686
— — — Diphtherie 714
— — — Gasbrand 685
— — — Milzbrand 684
— — — postvaccinaler Encephalitis 280
— — — Ruhr 576
— — — Scharlach 537
— — — Schlangengift 44
— — — Tetanus 463
— — — Typhus 564
Immunität 1 ff., 2, 23, 26, 89
—, aktive 11, 15
—, antiinfektiöse 1, 10
—, antitoxische 1, 10
—, auffrisch- oder boosterfähige 38
—, celluläre 12
—, Depressionsimmunität 2
—, Gewebeimmunität 12, 13
— —, örtliche 13

Immunität, Gewebeimmunität
— —, zentrale 13, 190
—, Grundimmunität 38
—, humorale 15
—, Infektionsimmunität 2, 8, 10
—, Kreuzimmunität 1
—, labile Immunität 8
—, Leihimmunität 11
—, passive 11, 15
—, Prämunition 8
—, Promunität 2
—, Schienenimmunität 14
—, sterile Immunität 10
—, Transplantationsimmunität 10
—, vaccinale 187
— —, Dauer der 191
— —, individuelle 191
— —, kollektive 191
Immunofluorescenz, Tetanusanti-
    toxin 457
—, Tetanustoxin 449
immunologische Paralyse 23
immunologische Toleranz, aktive
    2, 8, 9
Impetigo 227
Impfanstalt 62, 728
Impfarzt 725, 728 ff.
Impfaufklärung 702
Impfaufforderung 702
Impfbefreiung 726
Impfbescheinigung, internationale
    736
—, Gültigkeitsdauer 737
Impfbesteck 180
Impfbezirk 726
Impfbuch 703, 732
Impfencephalitis, s. Encephalitis
    postvaccinalis 30, 32, 41, 42,
    256 ff.
Impfencephalopathie 30, 265 ff.
Impferfolg 729
Impffähigkeit, Pockenschutzimp-
    fung 178, 703, 726, 728, 729
Impfgegner 724
Impfgesetz 65, 701, 725, 741 ff.
—, Rechtsgültigkeit 725
Impfhindernis 301 ff., 706, 708
Impfintervall 709
Impfkalender 705
Impfkartei 706
Impfkomplikationen, s. einzelne
    Impfungen
Impfliste 706
Impflokal 703
Impfmethoden, s. einzelne Imp-
    fungen
Impfnarbe 184, 192, 726
—, hypertrophische 202
Impfpflicht 62, 724, 726
Impfplan 693
Impfpoliomyelitis bei der Schutz-
    impfung gegen
—, Diphtherie 408
—, Keuchhusten 379

Impfpoliomyelitis bei der Schutz-
    impfung gegen
—, Pocken 287 ff.
—, Poliomyelitis mit inaktiviertem
    Impfstoff 483
— —, mit Lebendimpfstoff 503
—, Tetanus 454
Impfpolyneuritis 30
Impfpraxis 701 ff.
Impfprogramm 705
Impfrecht 724 ff.
Impfrhythmus 42
Impfrisiko 41
Impfschaden, s. unter einzelne
    Impfungen, Komplikationen,
    Begutachtung, Vorbeugung,
    Impfrecht
Impfschaden nach Schutzimpfung
    gegen
— Brucellose 682
— Cholera 586
— Diphtherie 407 ff.
— Fleckfieber 638
— Gelbfieber 647, 651
— Influenza 600
— Keuchhusten 376 ff.
— Masern, inaktivierte Vaccine
    517
— — Lebendimpfstoff 527
— Pest 664
— Pocken 212 ff.
— Poliomyelitis 502 ff.
— Ruhr 586
— Scharlach 537
— Tetanus, aktive Schutzimpfung
    453 ff.
— — passive Immunisierung 429
— Tollwut 627 ff.
— Tuberkulose 342 ff.
— Typhus 558 ff.
Impfschein 726, 727, 729
Impfschutz nach Kombinations-
    vaccinen 695
Impfstoff
—, Allgemeines 725, 727
—, Adjuvans 40
—, Aufbewahrung 728
—, Beschaffung 728
Impfstoffe gegen
—, Adenovirusinfektionen 609,
    612, 699
—, amerikanische Pferde-Ence-
    phalitiden 675
—, Arborvirusinfektionen (außer
    Gelbfieber) 675 ff.
—, Bangsche Krankheit 681 ff.
—, Botulismus 685 ff.
—, Brucellosen 681 ff.
—, Cholera 583 ff.
—, Dengue 676
—, Diphtherie 394 ff., 405
—, Fleckfieber, epidemisches 635
—, —, murines 679
—, Gasbrand (Gasoedem) 685

Impfstoffe gegen
—, Gelbfieber 36, 645
—, Herpes simplex 672
—, Influenza 594 ff., 601 ff.
—, japanische B-Encephalitis
    676
—, Keuchhusten 367, 373
—, Leptospirosen 683
—, Maltafieber 681 ff.
—, Masern 39, 514, 517
—, Milzbrand 684
—, Mumps 668
—, Pappataci-Fieber 677
—, Paratyphus 546 ff.
—, Pest 659 ff.
—, Pneumokokkenpneumonie 680
—, Pocken, aktiv 113 ff.
— —, inaktiv 158 ff.
—, Poliomyelitis 39, 483 ff., 499
—, Protozoenerkrankungen 686
—, Q-Fieber 678
—, Rickettsiosen (außer Fleck-
    fieber) 679 ff.
—, Rocky-Mountain-Spotted-
    Fever 679
—, Röteln 670
—, Ruhr 572 ff.
—, russischer Frühsommer-
    Encephalitis 676
—, Scharlach 535 ff.
—, Tetanus 436 ff.
—, Tollwut 35, 622 ff.
—, Trachom 674
—, Tsutsugamushi-Fieber 679
—, Tuberkulose 36, 321, 333 ff.
—, Tularämie 681
—, Typhus abdominalis 546 ff.
—, Zeckenbißfieber 679
—, vom Ei (Huhn)
— —, Fleckfieber, epidemisches 635
— — — murines 679
— —, Gelbfieber 648 ff.
— —, Influenza 590 ff., 600 ff.
— —, Mumps 668
— —, nordamerikanisches Felsen-
    gebirgsfleckfieber 679
— —, Pocken 147 ff.
— —, Q-Fieber 677
— —, russische Frühsommer-
    encephalitis 676
— —, Trachom 674
— vom Ei (Ente)
— —, Tollwut 623
—, von Gewebekulturen
— —, Adenovirus 606
— —, amerikanische Pferde-
    encephalitis 675
— —, Herpes simplex 672
— —, japanische B-Encephalitis
    676
— —, Masern, inaktiv 514
— — —, lebend 517 ff.
— —, Pocken 149 ff.
— — —, getrocknet 158

Impfstoffe von Gewebekulturen
    gegen Pocken
— — —, subcutan 163
— —, Poliomyelitis, inaktiv 483
— — —, lebend 491
— —, russische Frühsommer-
    encephalitis 676
— —, Vaccine-Antigen 162
—, inaktivierte
— —, zur Inhalation bei
— — — Diphtherie 39
—, zur oralen Anwendung bei
— — — Cholera 586
— — — Ruhr 575
— — — Typhus und Paratyphus
    557 ff.
— — — Tuberkulose 339
— —, zur parenteralen An-
    wendung bei
— — — Adenovirusinfektionen
    609, 699
— — — amerikanische Pferde-
    encephalitiden 675
— — — Arborvirusinfektionen
    (außer Gelbfieber) 675 ff.
— — — Bangscher Krankheit
    681 ff.
— — — Botulismus 686
— — — Brucellosen 681 ff.
— — — Cholera 583 ff
— — — Dengue 676
— — — Diphtherie 394 ff.
— — — Fleckfieber, epidemisches
    635
— — — — murines 679
— — — Gasbrand 685
— — — Herpes simplex 672
— — — Influenza 594 ff.
— — — japanischer B-Encephali-
    tis 676
— — — Keuchhusten 373
— — — Leptospirosen 683
— — — Maltafieber 681 ff.
— — — Masern 514
— — — Milzbrand 684
— — — Mumps 668
— — — Pappatacifieber 677
— — — Paratyphus 546 ff.
— — — Pest 659 ff.
— — — Pneumokokkenpneumo-
    nie 680
— — — Pocken 158 ff.
— — — Poliomyelitis 483 ff.
— — — Q-Fieber 678
— — — Rickettsiosen (außer
    Fleckfieber) 679 ff.
— — — Rocky-Mountain-Spot-
    ted-Fever 679
— — — Röteln 670
— — — Ruhr 572 ff.
— — — russischer Frühsommer-
    encephalitis 676
— — — Scharlach 535 ff.
— — — Tetanus 436 ff.

Impfstoffe
    zur parenteralen Anwendung
    bei
— — — Tollwut 622 ff.
— — — Trachom 674
— — — Tsutsugamushifieber 679
— — — Tuberkulose 322, 333 ff.
— — — Tularämie 681
— — — Typhus abdominalis
    546 ff
— — — Zeckenbißfieber 679
—, Lebendimpfstoff
— —, zur Inhalation (resp. intra-
    nasalen Gabe) bei
— — — Influenza 599, 601
— — — Mumps 668
— — — Tularämie 681
— —, zur oralen Anwendung bei
— — — Poliomyelitis 499 ff.
— — — Tuberkulose 339
— —, zur parenteralen Anwen-
    dung bei
— — — Adenovirusinfektionen
    612
— — — Arborvirusinfektionen
    (außer Gelbfieber) 675 ff.
— — — Bangscher Krankheit
    681 ff.
— — — Brucellosen 681 ff.
— — — Cholera (historisch) 583
— — — Dengue 676
— — — Fleckfieber, epidemi-
    schem 635
— — — Gelbfieber 36, *645*
— — — Herpes simplex 672
— — — Influenza 601 ff.
— — — japanischer B-Encepha-
    litis 676
— — — Leptospirosen 683
— — — Maltafieber 36, *681 ff.*
— — — Masern 517 ff.
— — — Mumps 668
— — — Orientbeule 686
— — — Pest 663
— — — Pocken 113 ff.
— — — Poliomyelitis 36, *499 ff.*
— — — Rickettsiosen (außer
    Fleckfieber) 679 ff.
— — — Röteln 670
— — — Tollwut 35, *622 ff.*, 692
— — — Trachom 674
— — — Tuberkulose 36, *321,*
    333 ff.
— — — Tularämie 681
Impfstoffliste 716
Impftermin, öffentlich 702, 725,
    726, 727
Impfulcus nach Pockenschutz-
    impfung 214
—, nach BCG-Schutzimpfung 343
Impfung, Anrecht auf 730
— bei Auslandsreisen 707
— bei der Bundeswehr 707
—, behördlich empfohlene 734

Impfung,
— beim Erwachsenen 707
— beim Jugendlichen 706
— und Schwangerschaft; s. auch
    unter: Schwangerschaft und
    Schutzimpfung 707
— bei Seuchen 708
Impfungen, weniger bekannte
    666 ff.
Impfverlauf, Störung des 729
Impfverpflichtung 724, 725, 732
Impfverweigerung 727
Impfvorschrift bei Auslandsreisen
    710
Impfzeugnis 705, 726, 727, 729
Impfzwang 62, 724
Inaba-Typ, Cholera 581, 584, 587
Inaktivierung von Impfstoffen 35,
    37, 698
Indikation zur Impfung 41
— gegen Adenovirusinfektionen
    613
— — Cholera 585
— — Dengue 676
— — Diphtherie 418
— — Influenza 601
— — Keuchhusten 385
— — Masern 522
— — Pest 664
— — Poliomyelitis 506
— — Q-Fieber 678
— — Ruhr 575
— — Scharlach 537
— — Tetanus 443 ff.
— — Tollwut 624
— — Tuberkulose 348
— — Typhus 554
Individualresistenz 4
Infektion, inapparente 38
Infektion, lokale 11
Infektionsgebiet, örtliches 738
Infektionsimmunität 2, 8
Infektionsschutzversuch 37
Influenza 590
—, A2-Epidemie 598
—, Antikörper 592
—, Commission on Influenza 597
—, Hämagglutinationshemmungs-
    test 590
—, Komplementbindungsreaktion
    590
—, Immunisierung, aktive,
    s. Influenza-Schutzimpfung
    590 ff
— —, passive 602
—, Serum 602
Influenzaimpfstoffe, lebende 601,
    699
—, A2-Impfstoff 597
—, Antigengehalt 598
—, aluminiumadsorbierter 599,
    600
—, B-Impfstoff 597
—, Depotimpfstoff 600

Influenzaimpfstoffe
—, Geschichte 594
—, Inhalationsimpfstoff 599, 601
—, inaktivierter 594
—, monovalente A₂-Vaccine 598, 599, 602
—, polyvalente Vaccine 594
—, polyvalente Totvaccine 596, 601
—, Zubereitung 599
Influenzaschutzimpfung 590 ff.
—, anaphylaktische Reaktion 600
—, Antigenwechsel 601
—, Antigendifferenz 595
—, Antigengehalt 597, 600
—, Antigenqualität 594
—, Antikörperanstieg 596
—, Antikörperbildung 598, 599, 600, 601
—, Applikationsart 599
—, Boostereffekt 593, 599
—, chicken cell agglutinating (CCA-Einheiten) 593, 598, 599, 600
—, Großversuche 595, 596, 597, 598
—, hämagglutinationshemmende Antikörper 593, 599
—, Impfschutz 596
—, Indikation 601
—, intracutane 599
—, intranasale 599, 601
—, Kontraindikation 602
—, Nebenreaktionen 600
—, subcutane 599
Influenzavirus 590
—, A2-Antigen 593, 594
—, Antigen, lösliches (S-Antigen) 591
—, Antigenaufbau 591 ff.
—, Antigendifferenz 595
—, Antigenmosaik 591 ff.
—, β-Hemmstoff 593
—, gelenkte Mutation 592
—, Hämagglutination 594
—, Hämagglutinin 591
—, Influenza-A-galli 593
—, Influenza-A-anatis 593
— Influenza-A-equi 593
—, Influenza-A-porci 592, 593
—, Influenza-Virus A₁+A₂ 591, 592
—, Influenza-Virus B 590, 591, 592, 594, 595, 596
—, Influenza-Virus C 590, 591
—, Pandemie-Stämme 594
—, P-Phase 593, 594
—, P/Q-Phasenwechsel 593
—, Q-Phase 593, 594
—, Ribonucleinsäuregehalt 591
—, Schweineinfluenzavirus 592
—, V-Antigen 591
Inhalationsimpfstoffe
— bei Diphtherie 39

Inhalationsimpfstoffe
— bei Influenza 601
— bei Mumps 668
— bei Tularämie 681
Inhalationsimpfung, unfreiwillige bei Q-Fieber 678
Inhibitor 6
Injection de kappel 33, 454
Injektionsvolumen 42
Inkompatibilität der Antigene 693
Inkubation 43
Inkubationsimpfung, Pest 669
Inkubationsimpfung, Pocken 198
Innenkörper, Vaccinevirus 69
Inokulationsimpfung, Pocken 61
—, Varicellen 669
Interferenz 2, 7, 8, 85
— von Enteroviren 497, 498, 500, 504
— von Tetanusmischimpfstoffen 442
Interferon 7, 85
— und Herpes simplex 672
Intracutanprobe nach Mendel-Mantoux 337
Intracutantest, s. Cutantest 31, 189, 313, 337, 338, 402, 531, 534, 535, 682, 697
intradermale Injektion 38
Irrtumswahrscheinlichkeit 48

Japanische B-Encephalitis 675
JENNER, Edward 61
„Jet"-Injection 206
juristische Erwägungen, Tetanus-prophylaxe 466

Kala–Azar 687
Karenzperiode, Tetanus-Serotoxo-idprophylaxe 459, 462
Kaseinhydrolysat-Pestimpfstoff 661
Katzenkratzkrankheit 31
KAUFFMANN–WHITE-Schema 543
Keimträger
—, Cholera 582
—, Diphtherie 403
—, Typhus 542
Keratitis disciformis 231
—, interstitielle 231
—, phlyctaenulosa nach BCG-Impfung 345
—, profunda 232
Keuchhusten 365
—, Altersdisposition 365
—, Epidemiologie 365
—, Morbidität 365
—, Mortalität 365, 366, 385
—, Nestschutz 383
— nach Pockenschutzimpfung 289
—, Therapie 386
Keuchhustenbakterien 368
—, Bordetella bronchiseptica 368, 369

Keuchhustenbakterien
—, Bordetella parapertussis 368, 369
—, Bordetella pertussis 368, 369
— —, Agglutinogen 370, 371
— —, Antigen, schützendes 370
— —, Bestandteile, wirksame 370
— —, Eigenschaften, biologische 369
— —, Endotoxin 372
— —, Hämagglutinin 370, 371
— —, Hauttestantigen 371
— —, Histamin-Sensibilisierungs-faktor 370, 372
— —, Serotonin-Sensibilisierungs-faktor 370, 372
—, Bordet–Gengou-Nährmedium 369
—, Morphologie 368
—, Varianten 367
—, Züchtung 369
Keuchhustenimmunisierung 365 ff.
—, aktive, s. Schutzimpfung 365 ff.
—, passive, Hyperimmunserum 46, 386
Keuchhustenimpfstoff 367, 373
—, Adsorbatimpfstoffe 376, 382
—, Anwendung, therapeutische 386
—, Bordet-Nährboden 373
—, CW-Medium (CWM) 373
—, Fluidimpfstoff 376
—, Geschichte 367
—, Herstellung 373
—, Keimzahl, Bestimmung 374
—, Kombinationsimpfstoff 374
—, Mäuseschutzeinheit 374
—, Mäuseschutztest 374
—, Trübungsmessung 374
—, Verträglichkeit 376
—, Wertbemessung 374
—, Wirksamkeitsprüfung 374
—, Wirksamkeit beim Menschen 379, 383, 384
Keuchhustenschutzimpfung 365 ff., 375
—, Antikörpertiter bei Kindern 381
—, — bei Säuglingen 383
—, Allgemeinreaktionen 377
—, Auffrischimpfung 375
—, Dauer des Impfschutzes 384
—, Einzeldosis 375
—, Ergebnisse der Keuchhusten-impfung 379
—, Feldversuche des Medical Research Council 380
—, Grundimmunisierung 375
—, Indikation 385
—, Komplikationen 376 ff.
—, Kontraindikation 385, 388
—, Lokalreaktionen 376
—, Nebenreaktionen, Alters-abhängigkeit 376

Keuchhustenschutzimpfung
—, Pertussis, Hyperimmunserum 46, 386
—, Provokation von Poliomyelitis 379
—, Technik 375
—, Vergleich der klinischen und der Laboratoriumsversuche 381
—, Verlauf 376
KISSKALTsches Prinzip 54
Klinik der Impfpocken 175 ff
Knötchenreaktion, Pockenschutzimpfung 193
KOCHscher Grundversuch 27 ff, 313, *317*
—, Infektionsdosis 318
—, Infektionswege 319
Koktigen 536
KOLMER, Polio-Impfstoff 483
Knochenmarksveränderungen bei Pockenschutzimpfung 186
Kombinationsimpfstoffe 405, 440, 692
—, Diphtherie-Pertussis-Tetanus-(DPT) 695, 696
—, Diphtherie-Pertussis-Tetanus-Poliomyelitis-(DPT-Pol) 695, 697
—, Diphtherie-Pertussis-Tetanus-Poliomyelitis-Typhus-(DPT-Pol-Ty) 695, 698
—, Diphtherie-Tetanus- (DT) 695
—, Diphtherie-Tetanus-Poliomyelitis-(DT-Pol) 695, 697
— — TAB (Typhus, Paratyphus A u. B) 556, 695, 698
—, Tetanus-Poliomyelitis- (T-Pol) 695, 697
—, Tetra- (Ty-Paraty A, B-Cholera) 695
—, Typhus-Paratyphus- 695, 698 ff
—, Typhus-Paratyphus-Cholera-695, 699
—, Typhus-Paratyphus-Tetanus 695, 696
—, Adjuvanseffekt 693, 695
—, Antigenmischung 693
—, -wirkung 693
—, Bakteriensuspensionen 698 ff.
—, —, orale Vaccinen 699
—, —, Verträglichkeit 698
—, —, Wertbemessung 698
—, —, Wirksamkeitssteigerung 699
—, crowding-out-effect 489
—, Dreifachimpfstoff 700
—, Geschichte 693
—, Impfplan 693, 700
—, Indikation 700
—, Influenza-Adeno- 695, 699
—, Kombinationsmöglichkeiten 694
—, Kompatibilität der Antigene 693 ff., 699
—, Konkurrenz der Antigene 693

Kombinationsimpfstoffe
—, Nachteile 700
—, Prüfungsvorschriften, staatliche 693
—, synthetische Antigene 694
—, Toxoid-Bakterien-Suspension 695 ff.
—, —, Adjuvanseffekt 695
—, —, Adsorbatimpfstoff 696
—, —, Fluidimpfstoff 696
—, —, gramnegative Bakterien 696
—, —, Pyrogengehalt 696
—, —, Wertbemessung 695
—, Toxoid-Bakterien-Virus-suspension 697 ff.
—, —, Antigenschädigung durch Fermentblocker 698
—, —, Boosterfähigkeit 698
—, —, negative Wirkung der Virussuspension 698
—, Toxoid–Toxoid-Mischung 695
—, —, gegenseitige Steigerung der Anteile 695
—, Toxoid-Virus-Suspensionen 696
—, —, Verträglichkeit 697
—, —, Wirksamkeitsänderung durch Konservierungsmittel 696
—, Virussuspensionen 699
—, —, Kreuzimmunität zwischen den Komponenten 699
—, —, Wirksamkeitsanforderungen 699
—, Vorteile 700
—, Vierfachimpfstoff 700
—, Wertbemessung 693, 695
—, —, biologische 694
—, Wirksamkeitsprüfung 693
Kompatibilität der Antigene 693 ff., 699
kompetitive Hemmung, Typhusschutzimpfung 557
Komplement 5
Komplikationen bei aktiven Schutzimpfungen gegen
—, Brucellose 682
—, Cholera 586
—, Diphtherie 407 ff.
—, Fleckfieber 638
—, Gelbfieber *647*, 651
—, Influenza 600
—, Keuchhusten 376 ff.
—, Masern, inaktivierte Vaccine 517
—, —, Lebendimpfstoff 527
—, Pest 664
—, Pocken 212 ff.
—, Poliomyelitis 502 ff.
—, Ruhr 586
—, Scharlach 537
—, Tetanus, 453 ff.
—, Tollwut 627 ff.
—, Tuberkulose 342 ff.
—, Typhus 558 ff.

Konkurrenz der Antigene 374, 693
Kontaktdermatitis 21
Kontaktinfektion, Polioschutzimpfung 496, 497
Kontaktketten, Polioschutzimpfung 497
Kontaktpoliomyelitis 731
Kontraindikationen bei Impfungen gegen
— Cholera 585
— Diphtherie 402
— Gelbfieber 648
— Influenza (mit Lebendimpfstoff) 602
— Keuchhusten 388
— Masern 524 ff., 527
— Pocken 301 ff.
— Poliomyelitis 504 ff.
— Ruhr 575
— Tetanus 443
— Tuberkulose 354
— Typhus-Paratyphus 555
Konzentratvaccine 42
Kosten, Impfungen 729
Krasenlehre 62
Kreuzimmunität 1, 699
—, Arborvirus-Infektionen 675
—, Kombinationsvaccine 699
Kuhpocken 61
—, Virus 66

L-Formen, Tetanusbacillus 431
labile Immunität 8
Labilität, endogen 41
— —, bei Gravidität 41
—, exogen 42
Lähmung nach Tollwutschutzimpfung 629
Landrysche Paralyse nach Tollwutschutzimpfung 628
Langut-Virus 677
Lapine 88
LARSONscher-Impfstoff 536
latente Immunität, Tetanus 448, 450
Latenzphase bei der Vaccinevirusvermehrung 76
Lebendimpfstoff, s. Impfstoffe 39
Leihimmunität 11
Leishmaniasen 686
Leningrad-4-Stamm 522
LEP-Virus *623 ff.*, 631
Lepra 31
Lepromin 31
Leptospirosen 666, *682 ff.*
—, aktive Immunisierung mit inaktivierten Impfstoffen 683
—, Einteilung 682
—, Lebendimpfstoffe 683
—, passive Immunisierung mit spezifischem Gammaglobulin 683
Letalität
— bei Cholera 580
— bei Diphtherie 404, 416, 417

756 Sachverzeichnis

Letalität
— bei Gelbfieber 644
— bei Tetanus 448
Leukose und Pockenschutz-
    impfung 250
Löfflerscher Bacillus 394
Lokalanaesthesie, Tetanusimpfung
    454
Lokalreaktion 40
—, Keuchhustenimpfung 376
—, Pockenschutzimpfung 182
Lomidin 687
LS-Antigen, Vaccinevirus 72
Lübecker Tragödie, Tuberkulose-
    schutzimpfung 315
Lungenpest 657
Lupus vulgaris 345
Lymphe 63
—, humanisierte 63
Lymphogranuloma venereum 31
Lysine 24
Lyssa, s. Tollwut 617 ff.
Lyssavirus 35, *617 ff.*

Mäuseschutzversuch, Typhus–
    Paratyphus-Impfung 551
Malaria 687
Mallein 31
Maltafieber 681
Markertest, Polioviren 494
Masern 511
—, diaplacentar übertragene Anti-
    körper 524
—, Encephalitis 512
—, erhöht gefährdete Personen-
    gruppen 523
—, Klinik und Epidemiologie 511
—, Komplikationen 512
—, Kontagiosität 512
—, Morbidität 512
—, Mortalität 512
—, passive Immunisierung 525
— —, Degkwitzsche Prophylaxe
    525
— —, Gammaglobulin 525
— —, Rekonvaleszentenserum 525
— nach Pockenschutzimpfung
    243
—, Virämie 513
Masernantigen, inaktiviert 42
Masernimpfstoffe 514
—, inaktivierte 514 ff
— —, Adsorbatimpfstoff 514
— —, Mischimpfstoffe 517
— —, Spaltimpfstoffe 515
— —, Unschädlichkeitsprüfung
    515
— —, Wirksamkeitsprüfung 515
—, Lebendimpfstoffe 36, 39, *517 ff.*
— —, Bicken-Vaccine 521
— —, Enders-Vaccine A + B 518
— —, Edmonston-Vaccine A + B
    514, 518
— —, Herstellung 518
— —, Hundestaupevirus 522

Masernimpfstoffe,
    Lebendimpfstoffe
— —, Impfdosis 524
— —, Leningrad-4-Stamm 522
— —, Lyophilisierung 518
— —, Prüfung 518
— —, Stabilisierung 518
— —, Schwarz-Vaccine 521
— —, Toyoshima-Stamm 521
— —, USSR-58-Stamm 522
Masernprophylaxe (s. auch Schutz-
    impfung 514)
—, in Gruppen 523
—, individuelle 523
Masernschutzimpfung 511 ff.
—, Abstände zu anderen Impfun-
    gen 525
—, Alter der Impflinge 524
—, Antikörper 522 ff.
—, Gammaglobulinschutz bei 520
—, Impfdosis 524
— mit inaktivierten Impfstoffen
    514
— —, Nebenwirkungen 517
— —, Schutzdauer 517
—, Indikation 522
—, Interferenz 524
—, Kontraindikationen 524
—, Konversionsrate 516, 519
— mit Lebendimpfstoffen 36, 39,
    517, 520, 527
— — und Alles- oder Nichts-Gesetz
    520
— — Eintritt des Impfschutzes
    524
— — mit Hundestaupevirus 522
— — Impfmasern 520
— — Nebenwirkungen 519
— — Schutzdauer 519
— — Verträglichkeit 520
— — Komplikationen 520
— — und Schwangerschaft 525
Masernvirus 36, *513*
—, Attenuierung 517
—, Edmonston-Stamm 514, 517
—, Eigenschaften 513
—, Inaktivierung 514
—, und Interferenz 524
—, Konzentration 514
—, Reinigung 514
—, Tween-Äther-Behandlung 515
—, Verwandtschaft zur Rinderpest
    513
—, Vermehrung 514
Mehrfachimpfungen (Diphtherie,
    Tetanus, Pertussis) 731
Mehrpunktmethode 57
Melitensis-Impfstoff Rev.-1 681
Melitin 31
Mendel–Mantoux-Intracutan-
    probe 337
Meningitis epidemica 666, *680*
Meningo-Encephalitis nach
    Pockenschutzimpfung 268

Meningokokken-Meningitis 680
Merkblatt, Pockenschutzerst-
    impfung 702
—, Pockenschutzwiederimpfung
    703, 706
Meßverfahren, biologisches
—, systematische Versuchsfehler
    52
—, Variabilität 52
—, Variation 52
—, zufällige Schwankung 52
Micelle 438, 459
Milzbrand 683 ff.
—, aktive Immunisierung 684
—, passive Immunisierung 684
Mineralöl/Antigen-Emulsionen 40
Mischimpfstoffe mit Tetanus-
    toxoid 441, 442, 456
—, Anwendung 442, 456
—, Interferenzen 442
—, Intervall 442
—, Provokation von Poliomyeli-
    tis 454
Mißbildungen, kindliche, s. auch
    Embryopathien 45
Mißerfolge, Tetanusimpfung 448,
    450
—, Tetanusserum 429
Moloney-Reaktion 404
Moloney–Zoellersche-Reaktion
    444
Mongolismus und Pockenschutz-
    impfung 286
Morbidität
—, an Diphtherie vor und nach
    der Diphtherieschutzimpfung
    414, 417
—, Tetanus und Geschlecht 426
Morbilli, s. Masern 511
Morbus Bang, s. Bangsche Krank-
    heit 681
Moro-Percutanprobe 337
—, Pflasterprobe 337
Mortalität
—, Diphtherie 385
— — vor und nach der Schutz-
    impfung 413, 414, 417
—, Keuchhusten 365, 366, 385
—, Kinderlähmung 385
—, Masern 385
—, Scharlach 385
—, Tetanus 426, 428
multiple pressure methode bei
    Pockenschutzimpfung 205
multiple puncture tuberculin test
    338
Mumps 31, 666
—, Immunität 667
—, Komplikationen 667
— —, Embryopathien 667
— —, Encephalitis 667
— —, Meningitis 667
— —, Oophoritis 667
— —, Orchitis 667

Mumps,
  Komplikationen
— —, Pankreatitis 667
— —, Parotitis 667
— —, Thyreoiditis 667
—, Kontagiosität 666
Mumpsimpfstoffe 668
—, inaktivierte 668
—, Lebendimpfstoffe 668
Mumpsschutzimpfung 666 ff.
—, Antikörper 668
—, mit inaktivierten Impfstoffen 668
—, mit Lebendimpfstoffen 668
—, passive Immunisierung 667
— — mit Gammaglobulin 667
— — mit Rekonvalescentenblut 667
Mutation
—, gelenkte bei Influenzavirus 592
Mutungsbereich 55
murines Fleckfieber 679
Mycobacterium, atypisches 322
—, microti 322
—, tuberc. 313
Myocarditis bei Ekzema vaccinatum 220
— nach Pockenschutzimpfung 234
Myxoviren 591
—, atypische Geflügelpest 591
—, Influenza 591
—, Mumps 591
—, Parainfluenzaviren 591

Nachschau nach Pockenschutzimpfung 181, 725
Narbenkeloid 228
Natrium-Ricinoleat-Impfstoff 536
natürliche Immunität, Tetanus 431
Nebenwirkungen s. auch unter Komplikationen
— bei Adenovirusschutzimpfung 610
— bei Masernschutzimpfung 517, 519
— bei Pestschutzimpfung 664
Nebenpocken 201
negative Phase, Tetanusimmunität 452
NEGRIsche Einschlußkörperchen 618
Neoplasma und Pockenschutzimpfung 255
Nephritis und Pockenschutzimpfung 236
Nephrose und Pockenschutzimpfung 236
Nestschutz 16
—, Diphtherie 401, 404
—, Keuchhusten 383
—, Masern 524
—, Mumps 667
—, Pockenschutzimpfung 191, 283, 709

Nestschutz
—, Poliomyelitis 488, 500
—, Tetanus 443
—, Varicellen 668
neurale Schäden nach Impfung gegen
— Diphtherie 408 ff.
— Gelbfieber 648
— Keuchhusten 378
— Pocken 255 ff.
— Poliomyelitis 504
— russischer Frühsommerencephalitis 676
— Tetanus 453
— Tollwut 628
— Tuberkulose 348
—, Typhus 561
Neuritis, serogenetische 30
neuroallergische Reaktion 30
Neuron, Tetanustoxin 433
Neuroprobasie 491
Neurovaccine 147
neutralisierende Antikörper, s. Antikörper
Normalseren 43
Nukleinsäuren 37
Nukleoprotein-Antigen 72

O-Antigene 543
öffentlicher Gesundheitsdienst, Impfaufklärung 724
Ogawa-Stamm, Cholera 581, 584, 587
Oophoritis nach Mumps 667
Opsonine 5, 24
orale Impfstoffe — s. Impfstoffe
Orchitis nach Mumps 667
Orientbeule, Schutzimpfung 668 ff.
Orfvirus 71
Osteomyelitis nach Pockenschutzimpfung 237
Otitis media nach Pockenschutzimpfung 255
OTTEN-Lebendvaccine, Pest 660, 663

Pandemie-Stämme des Influenzavirus 594
Pankreatitis bei Mumps 667
Pappataci-Fieber 677
Parainfluenza 606
parallergisches Phänomen, Diphtherieschutzimpfung 403
— und postvaccinale Encephalitis 270
Paralyse, immunologische 23
Pararauschbrandbacillus 684
Paratyphus 542
—, Erreger 542
Parotitis epidemica, s. a. Mumps 666 ff.
passive Immunisierung, s. a. Immunisierung, passiv 42 ff.
Pasteur-Tollwutimpfstoff 621

Pasteurella pestis 657
Pentamidin 687
Percutanprobe nach Moro 337
Percutanteste, s. Cutanteste 31
Periarteriitis nodosa und Pockenschutzimpfung 250
Periphlebitis retinae nach BCG-Impfung 345
perivenöse Herdencephalitis nach Pockenschutzimpfung 263
Pertussis, s. Keuchhusten 365 ff.
—, Hyperimmunserum 386
—, und Pockenschutzimpfung 289
Pest 657 ff.
—, Antikörper 658, 659
—, Antiserum 659
—, Beulenpest 657
—, Immunbiologie 657
—, Lungenpest 657
—, Pasteurella pestis 657
— —, Endotoxine 658
— — —, Phagocytosehemmung durch 658
— —, Stamm 1 665
— —, EV 661, 663 ff.
— —, Tiwidej 661, 663 ff.
— —, Virulenz 658
Pestbekämpfung
—, Langzeitaktionen 664
—, Sofortmaßnahmen 664
Pestimpfstoffe 659 ff.
—, Agarvaccine 663
—, Aluminiumhydroxyd-Adsorbatimpfstoff 663
—, GIRARD-Lebendvaccine 660, 663
—, HAFFKINE-Totvaccine 659 ff.
—, Kaseinhydrolysat-Totvaccine (HAFFKINE) 661
—, Lebendimpfstoffe 660, 663
—, OTTEN-Lebendvaccine 660, 663
—, Totimpfstoffe 660 ff.
—, WARDEN-Medium 662
Pestschutzimpfung 657 ff.
—, allergische Reaktionen 665
—, Geschichte 659 ff.
—, Indikation 664
—, Inkubationsimpfung 659
—, Nebenwirkungen 664
—, Reiseverkehr, internationaler 664
—, Typhus-Paratyphus-Schutzimpfung, Kombination mit 663
PFEIFFERscher Versuch 582
Pferdeencephalitis, amerikanische 675
Pferdepocken 68
Pferdeserum 43
Pflasterprobe nach MORO 337
Pflichtimpfung 701, 724, 725
—, im internationalen Reiseverkehr 736

Phagen
—, Typen bei Salmonella 545
—, Therapie bei Ruhr 577
— —, Cholera 580
Phagocytose 4
Phagocytosehemmung bei Pest-
   infektionen 658
pharyngo-conjunctival-fever
   (PCF) s. b. Adenovirusinfek-
   tionen
Phasenwechsel 544
—, der H-Antigene 544
—, P/Q bei Influenzavirus 593
Phenolschock bei Wutschutzbe-
   handlung 627
Phenol-Wasserverfahren bei Her-
   stellung von Typhusvaccinen
   545
PHG-Asid 387
Plaque-Verfahren zur Trennung
   von Poliovirus-Stämmen 482,
   492
Plasmazellen 38
Plectridium tetani 430 ff.
Pneumonie 666
—, Pneumokokken 680
—, nach Pockenschutzimpfung
   233
Pockenalarmplan 708
Pockenlage 191
Pockenprophylaxe, medikamen-
   töse 207
Pockenerstimpfung 41, 182 ff., 702
Pockenimpfstoff 113 ff.
—, Dermovaccine 115
—, Eivaccine 147
—, Gewebekulturvaccine 149
—, —, Monolayer-Kultur, aus 151
—, —, überlebendem Gewebe, aus
   150
—, Gewinnung vom Rind 115
— —, Animpfstoffe 117
— —, Haltung der geimpften Tiere
   118
—, —, Impfstoffabfüllung 125
—, —, Impfstoffabnahme 120
—. —, Impfstoffprüfung 126 ff.
— — —, Fremdvirusgehalt auf 132
— — —, Infektiositätsprüfung 134
— — — —, Corneabeimpfung 135
— — — —, cutane Titration 136
— — — —, GINSscher Versuch 135
— — — —, GROTHscher Versuch
   136
— — — —, HERZBERGscher Ver-
   such 136
— — — —, intracerebrale Impfung 138
— — — —, intracutane Impfung
   136
— — — —, intratestikuläre Impfung 138
— — — —, nach OTHAWARA 138

Pockenimpfstoff,
   Gewinnung vom Rind,
   Impfstoffprüfung,
   Infektiositätsprüfung,
— ∸ — —, Säuglingsmäusen,
      durch Infektion von
      138
— — —, Keimzahlbestimmung
   127
— — —, auf immunogene
      Eigenschaften 146
— — —, Qualitätsdifferenzen,
      Bestimmung von 129
— — —, Titerbestimmung 138
— — — —, Gewebekulturen, in
      140
— — — —, Hämagglutinations-
      titer 141
— — — —, Hühnerei, im bebrüte-
      ten 138
— — — —, nach Membranbeimp-
      fung, durch Errech-
      nung der LD$_{50}$ 139
— — — —, Pockenherdzähl-
      methode, mit 138
— — —, Titrationsverfahren, ver-
      gleichende Wertung 141
— — —, Unschädlichkeitsprüfung
   126, 127
— — —, Wirksamkeitsprüfung
   127
— —, Infektion und Verband der
   Tiere 117
— —, Klinik der Vaccineinfektion
   der Impftiere bei Flächen-
   impfung 119
— —, Lagerung des Rohimpf-
   stoffes 122
— —, Methoden der Tierbeimp-
   fung 116
— —, Narkose der Impftiere 116
— —, Sektion der Impftiere 121
— —, Stammlymphe, Herstellung
   122
— —, Verfallzeit 126
— —, Versandlymphe, Herstellung
   124
—, Hodenvaccine 147
—, inaktivierter 158
—, —, Vaccine-Antigen 160, 162
—, Kombination mit anderen
   Impfstoffen 166
—, Neurovaccine 147
—, Retrovaccine 64
—, Subcutanimpfstoff 163
—, Trockenimpfstoff 155
Pockenprophylaxe, medikamen-
   töse, Versuche 207
Pockenschutzimpfung 35, 60 ff.,
   724, 737
—, Antikörper 89 ff., 187, 194
— —, diaplacentar übertragene
   191, 283, 709

Pockenschutzimpfung
—, cutane Impfung 179
—, Desinfektion der Impfstelle
   179
—, Erstimpfung 41, 182 ff., 702
—, Erstimpfung mit inaktivierter
   Vaccine 195
— — nach Vorimmunisierung mit
   Gammaglobulin 198
—, geschichtliche Entwicklung 60
—, Gültigkeitsdauer im internatio-
   nalen Reiseverkehr 736
—, Herpes simplex und Pocken-
   schutzimpfung 247, 672
—, Impfgesetz 65, 701, 725, 741
—, Impfinstrumente 180
—, Impfmethoden
— —, Jet-Impfung 206
— —, Multiple Pressure 205
— —, Schnittimpfung 179
— —, Subcutanmethode 202
—, Impfpflicht 62, 724, 726
—, Impfschaden 212 ff.
— —, Angina 232
— —, Carcinom 247
— —, Dermatitis 245
— —, Diabetes insipidus 253
— —, —, mellitus 252
— —, Diphtherie 227
— —, Dyspepsie 250
— —, Ekzema vaccinatum 218
— — —, Diagnose 221
— — —, Kaposi-Juliusberg-Syn-
      drom 221
— — —, klinisches Bild 219
— — —, Myocarditis bei 220
— — —, Pathogenese 218
— — —, Prophylaxe 222
— — —, Sekundärinfektionen,
      bakterielle 220
— — —, Therapie 222
— —, Embryopathie 239
— —, Encephalitis, haemorrha-
      gische 267
— — —, mit atypischem Mark-
      scheidenzerfall 268
—, —, Encephalomyelitis postvac-
   cinalis s. a. unter Encephalitis
   postvaccinalis 32, 41, 42,
   256 ff., 727
— —, Encephalopathie 265
— —, Erysipel 226
— —, Erythema nodosum 245
— —, —, exsudativum multi-
      forme 247
— —, Exanthema subitum 244
— —, Fetopathie 239
— —, Gehirnveränderungen nach
      Revaccination 269
— —, Glossitis papulosa acuta
      Michelson 215
— —, Herpes simplex 247
— — — zoster 247

Pockenschutzimpfung,
Impfschaden,
— —, Impetigo 227
— —, Impfulcus 214
— —, Keratitis disciformis 231
— — —, interstitielle 231
— — —, profunda 232
— —, Krämpfe post vaccinationem 285
— —, Leukose 250
— — bei Masern 243
— —, Meningo-Encephalitis, nicht-eitrig 268
— — bei Mongolismus 286
— —, Myocarditis 234
— —, Narbenkeloid 228
— —, Nephritis 236
— —, Nephrose 236
— —, Neoplasma 255
— —, Osteomyelitis 237
— —, Otitis media 255
— —, Periarteriitis nodosa 250
— —, periphere neurale Impfschäden 285
— — bei Pertussis 289
— —, Pneumonie 233
— — bei Poliomyelitisinkubation 287
— —, Purpura 248
— —, Querschnittsmyelitis 268
— —, rheumatische Erkrankungen 251
— — bei Scharlach 243
— —, Tetanus 227
— — bei Toxoplasmose 287
— —, Tuberkulose 254
— — bei Überempfindlichkeit 244
— —, Urticaria 247
— —, Vaccinia conjunctivalis 230
— — —, generalisata 216
— — —, inoculata 215
— — —, palpebralis 230
— — —, progressiva 224
— — — —, bei Agammaglobulinämie 225
— — —, secundaria 214
— — —, serpiginosa 213
— — —, translata 215
— —, Vaccinesepsis 216
— — bei Varicellen 242
— — bei Variola 242
—, —, Verbrennung 248
—, Impfschnitt 180
—, Impfung beim Säugling 197
—, Impfzwang 62, 723
—, intravenöse Immunisierung 207
—, „Jet-Injection" 206
—, Klinik der Impfpocken 175ff.
— —, Abwehrvorgänge, gewebliche 188
— —, Antikörper 188, 706
— —, —, humorale 188, 195
— —, Area 182
— —, —, migrans 201

Pockenschutzimpfung,
Klinik der Impfpocken
— —, atypischer Impfverlauf 199
— —, Aula 182, 184
— —, Ausscheidungsangina 177
— —, Bewertung der Wiederimpfergebnisse 194
— —, Bläschenreaktion 193
— —, Blutbild 186
— —, delayed hypersensitivity 189
— —, Disposition 175
— —, EEG-Befunde 187
— —, Erstimpffieber 184
— —, Erstimpfreaktion 182ff.
— —, Exanthem 185
— —, Floritionsfieber 185
— —, Frühreaktion 193
— —, hypertrophische Impfnarbe 202
— —, Immunität 187
— — —, Dauer der vaccinalen 191
— — —, individuelle 191
— — —, kollektive 191
— — —, zentrale 190
— —, Impfablauf beim Säugling 197
— —, Impffähigkeit 178, 703, 726, 728, 729
— —, Initialfieber 185
— —, Inkubationsfieber 185
— —, Inkubationsimpfung 198ff.
— —, Knochenmarksveränderungen 186
— —, Knötchenreaktion 193
— —, Liquor, Vaccinevirus im 177, 273
— —, lokale Reaktion 182
— —, Lymphdrüsen 176
— —, Lymphknotenschwellungen 187
— —, Nachschau 181
— —, Narbe 184
— —, Nebenpocken 201
— —, Pathogenese der Vaccineinfektion 175
— —, Pustelreaktion 193
— —, reaktionslose Impfung 199
— —, Untersuchung des Impflings 178
— —, verzögerte Reaktion 201
— —, Virämie 175, 204, 219, 239, 273
— —, Virusvermehrung, örtliche 176
— —, Vorbereitung der Impfung 178
— —, Vorgeschichte, Erhebung der 178
— —, Vorimmunisierung mit inaktivierter Vaccine 195ff., 284

Pockenschutzimpfung,
Klinik der Impfpocken
— —, Wahl der Impfstelle 179
— —, Wiederimpferfolg 192
— —, Zurückstellung 179
—, Kontraindikationen der Pockenschutzerstimpfung 301, 708
— —, Erkrankungen der/des
— — —, Atemwege 303
— — —, Blutes 305
— — —, Darmes 304
— — —, Drüsen, innersekretorischen 305
— — —, Harnwege, ableitenden 303
— — —, Haut 301
— — —, Herzens 303
— — —, Knochen 308
— — —, Leber 303
— — —, Lunge 303
— — —, Lymphknoten 305
— — —, Magen 304
— — —, Milz 304
— — —, Muskeln 308
— — —, Nervensystem 306
— — —, Niere 303
— — —, Pankreas 304
— —, Erkrankungen in der Umgebung d. Impflinges 309
— —, Impfungen, andere 309
— —, Infektionskrankheiten 309
— —, Schwangerschaft 309
—, Kontraindikationen der Pockenschutzwiederimpfung 310, 708
—, Erkrankungen der/des
— — —, Blutes und der blutbildenden Organe 311
— — —, Haut 310
— — —, inneren Organe 310
— — —, Knochen 312
— — —, Muskeln 312
— — —, Nervensystem 312
— —, Erkrankungen in der Umgebung des Impflings 312
— —, Infektionskrankheiten 312
— —, Schwangerschaft 312
—, Krasenlehre 62
—, Kuhpocken 61
—, Lymphe 63
— —, humanisierte 63
—, Merkblatt 178, 702, 727, 728
—, „multiple-pressure" Methode 205
—, orale Immunisierung 207
—, passive Immunisierung 164, 198
—, —, Immunoglobulin 164
—, —, Rinderimmunglobulin 198
—, —, Vaccine-γ-Globulin 164
—, —, Variola-γ-Globulin 164
—, Pathogenese 175

Pockenschutzimpfung,
   passive Immunisierung
—, Simultanimpfung mit inakti-
   vierter Vaccine 195
—, Revaccination 42, 64, *191 ff.*
—, schlafende Keime 201
—, Schutzdauer 63
—, subcutane Impfung 202
—, Successivimpfung überalterter
   Erstimpflinge, s. Prophylaxe
   neuraler Impfschäden 160, 201,
   284, 738
—, Vaccination 62
—, Variolation 61
—, Wiederimpfung *191 ff.*, 706
—, Wiederimpfergebnisse, Bewer-
   tung der 194
—, Zurückstellung v. d. Impfung s.
   Kontraindikation
Poisson-Verteilung (Anwendung
   für Berechnung von Stichpro-
   benvolumina) 48
Poliomyelitis 482 ff.
—, Alterskurve 488
—, Antikörper, diaplacentare
   Übertragung 488
— —, Nachweis 485, 491, 498
—, aparalytische (minor illness)
   483, 491
—, Darmimmunität 491, 498
—, Durchseuchung im Kleinkindalter 496, 497
—, Epidemie in Singapore 498
—, Epidemien trotz Massenimpfungen 488
—, encephalitische Verlaufsform
   491
—, in Dänemark 488
—, in Deutschland 488, 501
—, in der Sowjetunion 501
—, in den Vereinigten Staaten
   485
—, Infektionsausbreitung 497, 499,
   501
—, Kontaktinfektionen 496, 497
—, Kontaktketten 497
— und Pockenschutzimpfung 287
—, paralytische Verlaufsform 491
—, passive Immunisierung 506
—, — Indikationen 506
—, — mit Gammaglobulin 506
—, — mit Rekonvalescentenserum
   506
—, Sommergipfel 499, 500, 502
—, stille Feiung 486, 488, 491, 496,
   497, 498
—, Virämie 491, *495*, 496
Poliomyelitisimpfstoff 483, 491,
   699
—, Diphtherie-Tetanus-Poliomye-
   litis-Impfstoff 695, 697
—, inaktivierter nach Brodie 483
— —, nach Kolmer 483

Poliomyelitisimpfstoff,
   inaktivierter
— —, nach Salk (s. d.) *483 ff.*, 730
—, mit abgeschwächtem Poliovirus
   39, *491 ff.*
— —, nach Sabin (s. d.) 494, 499
—, Tetanus-Poliomyelitis-Impf-
   stoff 695, 697
Poliomyelitisschutzimpfung s.
   auch Sabin-Impfung u. Salk-
   Impfung *482 ff.*, 731
—, Antikörper 498 ff.
—, Auffrischimpfung 487
—, Cutter-Unglück 484
—, Darmimmunität 498, 499
—, Embryopathie 504
—, Francis-Bericht 483
—, Immunität 486, 498
—, Impferfolg 484, 485, 502
—, Impfinfektionen und -kompli-
   kationen 484, 489, 502, 503,
   504
—, Indikation 487
—, Interferenzwirkungen 497, 498,
   500, 504
—, Kontraindikationen 490, 504
—, Lähmungsrate, Herabsetzung
   498
—, Massenimpfungen 484, 488,
   501, 503
—, Nestschutz, durch Impfung der
   Mutter in grav. 488
—, orale, mit abgeschwächtem Po-
   liovirus nach Sabin (s. d.) 491 ff.
—, parenterale, mit inaktiviertem
   Poliovirus nach Salk (s. d.)
   483, 484
—, Placebo-Kontrollen 483, 503,
   504
—, Prüfungen 484, 489, 499
— nach Sabin 491
— nach Salk 483
—, Scheele-Bericht 484
Poliomyelitisvirus 36, *482*
—, Ausscheidung 487, 494, 496,
   499
—, Darmimmunität 487, 491, 499
—, Darminfektion 487, 491, 496
—, Differenzierung antigener und
   pathogener Eigenschaften 492,
   493
—, Identifizierung abgeschwächter
   Stämme durch Marker 494
—, Interferenzphänomene 497,
   498, 500, 504
—, lympho-hämatogene Ausbrei-
   tung 491
—, Nachweis im Blut nach oraler
   Impfung 495
—, Neuropathogenität 482, 491,
   492, 494
—, Neuroprobasie 491
—, Selektion aparalytogener
   Stämme 493

Poliomyelitisvirus,
—, serologische Unterscheidbar-
   keit 482
—, Trennung von Stämmen 492
—, Variabilität 492
—, Verbreitung 487, 499
—, Vermehrung im Darm 496, 498
—, Virulenzabschwächung durch
—, —, Mutation 493
—, —, Tierpassage 491
—, —, Züchtung in Gewebekul-
   turen 491
—, Virulenzprüfung an Affen 493
—, Züchtung 482, 491
Pope-Nährlösung 398
postvaccinale Encephalitis s. En-
   cephalitis postvaccinalis 256 ff.
Potentialisierungseffekt der Ad-
   juvantien 438
Polyneuritis, s. unter „neurale
   Schäden nach . . .“
Privatarzt und Impfung 729
Privatimpfung 728
Promunität (Prämunität) 2, 8, 687
Properdin 5
Prüfung der Impfstoffe, staatliche
   732
Pseudo-Schultz-Charlton-Test 535
Psittakose 606
Purivax 485, 487
Purpura nach Pockenschutzimp-
   fung 248

Quarantänevorschriften 710
—, bei Pest 665
Querschnittsmyelitis nach Pocken-
   schutzimpfung 268
Q-Fieber *677 ff.*
Q-Phase, Influenzavirus 593, 594

Rabies, s. Tollwut 39, *617 ff.*
Rauh-Antigen, Salmonella 543
Rauhform, Cholera 581, 582
Reagine 24
Reaktionskrankheiten 14
Reaktivierung, Vaccinevirus 82
Recht auf Impfung 727
recurrierender Herpes simplex 671
Reihenversuch, einfach 53
Reinigung, Tetanustoxin 431
—, Tetanustoxoid 438
Reiseverkehr internationaler,
   Schutzimpfungen 710
Reizstärke der Antigene, Kombi-
   nationsimpfstoffe 695
Reizwirkung von Adjuvantien 40
Rekombination, Vaccinevirus 83
Rekonvalescentenblut bei Mumps
   667
Rekonvalescentenserum 42
— bei Masern 525
— bei Mumps 667
— bei Röteln 670
— bei Scharlach 531, 537
— bei Varicellen 669

REO-Virusgruppe 606
RES (reticulo-endotheliales System) 38
Residualtoxizität, Tetanustoxoid 437
Resistenz 1
—, aktive 2
—, Artresistenz 4
—, Faktoren 2, 4
—, Individualresistenz 4
—, Minderung nach Di-Impfung 409
—, passive 3
—, Rassenresistenz 4
Resorption, Tetanusantitoxin 428
respiratory illness (RI) s. Adenovirusinfektionen 606 ff.
Retroplacentarblut bei Scharlachserumgewinnung 538
Retrovaccine, Pockenimpfstoff 64
Rev.-1-Melitensis-Impfstoff 681
Revaccination, Pockenschutzimpfung 42, 64, *191 ff.*
— —, Gehirnveränderungen nach 269
—, Polioschutzimpfung 485
Rezeptoren, für Tetanus-Toxin 433
rheumatische Erkrankungen und Pockenschutzimpfung 251
—, und Diphtherieschutzimpfung 407
Richtlinien zur Tetanus-Schutzimpfung 464
Rickettsia prowazeki 634
Rickettsiosen (außer epidem. Fleckfieber) 679
Ringzonenphänomen 7, 87
Risiko bei Impfungen 41
Risikoabwägung 42
Risikobalance 44, 45
Rhinovirusgruppe 606
Rocky-Mountain-Spotted-Fever 679
Röteln 666, *670 ff.*
—, passive Immunisierung 670
Rotz 31
Rubeolenembryopathie 670
Rubeolengammaglobulin 670
Rückfälle, Tetanus 435
Ruhr 571
—, Erregereigenschaften 571
—, passive Immunisierung 576
—, Phagentherapie 577
—, serologische Differentialdiagnose 571
Ruhrimpfstoffe
—, Antigenmessung durch Flokkungsreaktion 574
— —, durch Hämagglutination 574
—, Endotoxinextrakte 572
—, Endotoxin-Toxin-Antitoxin (ETA) 573

Ruhrimpfstoffe,
—, Herstellung 572
—, Keimzählung 574
—, Mäuseschutzversuch 574
—, Meerschweinchenversuch 574
—, Mischimpfstoff 573
—, Prüfung 573
—, Ruhr-Tetanusimpfstoffe 442
—, Shiga-Kruse-Toxin 572
—, Wirksamkeitsprüfung 574
Ruhrschutzimpfung
—, Antikörper 576
—, Impfschutz 576
—, Indikation 575
—, Kontraindikation 575
—, Nebenerscheinungen 576
—, orale 575
—, subcutane 575
—, Wirkung 575, 576 ff.
russische Frühsommerencephalitis 676

SABIN-Impfstoff gegen Poliomyelitis 494, 499
—, Änderung der Eigenschaften von Impfviren 494
—, Aufbewahrung 500
—, bivalente Vaccinen 498, 500
—, Eigenschaften der Impfstämme 496
—, Haltbarkeit 500
—, Identifizierung von Impfviren durch Marker 494
—, Instabilität 494
—, Invasionsfähigkeit 496, 505
—, Mischimpfstoffe 506
—, monovalente Vaccinen 498, 500
—, Neuropathogenität 491, 492, 494, 496, 497
—, polyvalente Vaccinen 498, 500
—, Prüfungsbestimmungen, deutsche 499
—, trivalente Vaccinen 498, 500
—, Verabreichung 500
—, Virämie 491, 495, 496, 505
— —, Nachweis der 495, 496
SABIN-Impfung gegen Poliomyelitis *491*, 731
—, Darmimmunität 498, 499
—, und embryonale Schädigung 505
—, Familienimpfung, Gründe für 500
—, Immunität 498, 499
—, Impfdosis 500
—, Impfschutz 502
— und Infektionskrankheiten 505
—, Komplikationen, Impfschäden 502, 503, 504
—, Kontaktinfektionen nach 496, 497, 500
—, Konversionsrate 499
—, Kontraindikationen 504

SABIN-Impfung gegen Poliomyelitis
—, Massenimpfungen, Ergebnisse 501, 502, 503
— —, in Deutschland 501, 503
— —, in der Schweiz 503
— —, in der Sowjetunion 501
—, bei Neugeborenen 500
—, praktische Anwendung 500
—, Provokation einer Impfpoliomyelitis 503
—, bei Schwangeren 504
—, und Tonsillektomie 505
—, Vermeidung von Interferenzen 498, 500, 504
—, Virusausbreitung nach 499, 501
—, Virusausscheidung nach 499
—, und weitere Impfungen 505, 506
SALK-Impfstoff gegen Poliomyelitis 483
—, Adjuvantien 486
—, Antigengehalt 485
—, Antigenität 482, 484
—, Kombinationsimpfstoff 488
—, Mischvaccine, trivalente 483, 487
—, Prüfung 484, 489
—, Schutzwirkung 484
—, Standardvaccine 484
SALK-Impfung gegen Poliomyelitis 483
—, Antigendosis 485, 486
—, Antikörpernachweis 485, 486
—, Auffrischimpfung 487
—, Darmimmunität 487
—, epidemiologische Auswirkungen 491
—, Erkrankungswahrscheinlichkeit 486
—, Grundimmunisierung 485, 486
—, Immunität 486
—, Impfinfektionen 484
—, Impfschutz 485, 486, 488, 491
—, Komplikationen 489
—, Kontraindikationen 490
—, Konversionsrate 485
—, Massenimpfungen 484, 488
—, Mindestdosis 486
—, praktische Durchführung 486
—, provokatorische Wirkung 490
—, Revaccination 485
—, Routinetechnik 485
—, bei Schwangeren 488
Salmonellen 542, 543
—, Dauerausscheider 542
—, H-Antigen 544
—, Kauffmann-White-Schema 543
—, Keimträger 542
—, Massenzüchtung 547
—, O-Antigen 543
—, Paratyphus A 542

Salmonellen
—, Paratyphus B 542
—, Phagentypen 545
—, Phasenwechsel 544
—, Phenol-Wasserverfahren 545
—, Polysaccharid 545
—, Rauh-Antigen 543
—, Typhus 542
—, Vi-Antigen 544
Sanarelli-Shwartzman-Phänomen 14
Saprophyten, säurefest 322
Sarkoidose 346
Scarlatox 537
Scharlach 530
—, Adrenalintest 535
—, Ätiologie 531, 532
—, und Allergie 532
—, und Anaphylaxie 532
—, Auslöschphänomen 535
—, Dick-Test 534
—, Epidemiologie 530
—, Erkrankungsbereitschaft, ge-schlechtsspezifische 531
—, Erreger 531, 532
—, Gammaglobulin, bei 538
—, Inkubationszeit 532
—, klinisches Bild 532
—, Komplikationen 532
—, Kontagiosität 530
—, Morbidität 531
—, Nephritis, hämorrhagische 532
—, Pathophysiologie und Allergie 532
—, Penicillinbehandlung 532
—, und Pockenschutzimpfung 243
—, Rekonvalescenz nach Früh-behandlung 530
—, Rekonvalescentenserum 531, 537
— —, Gewinnung 537
—, Rezidive 532
—, Serologie 533, 535
—, sine exanthemate 535
—, Staphylokokkenätiologie 532
—, Streptokokkenätiologie 532
—, Toxin 531, 532, 538
—, Virusätiologie 532
Scharlachantiserum
—, Anwendung 537
— —, diagnostisch 531
— —, therapeutisch 537
—, Antistreptokokkenserum 537
—, Homoserum 537, 538
—, polyvalentes 534
—, Rekonvalescentenserum 531, 537
—, vom Tier 537
—, Wertbemessung 538
Scharlacherreger 531, 532
—, Bakteriophagen 532
—, Staphylokokken 532
—, Streptokokken 531
— —, Toxin 533

Scharlacherreger
—, Virus 532
Scharlachimpfstoff 535 ff.
—, adsorbierter 536
—, Antikörper 536
—, Applikation 537
—, Autovaccine 536
—, nach GABRITSCHEWSKY 536, 537
—, gemischter 536
—, kombinierter 537
—, nach LARSON 536
—, Natrium-Ricinoleat 536
—, präzipitierter 536
—, Toxin 531, 532, 534, 535
— —, Gewinnung 534
— —, Nachweis 534
— —, Schutzdauer nach Toxin-gabe 536
— —, Wertbestimmung 534
—, Toxoid 536
Scharlach, passive Immunisierung 537 ff.
— mit Antistreptokokkenserum vom Tier 537
— mit Gammaglobulin 538
— mit Homoserum 538
— mit Rekonvalescentenserum 537
Scharlachschutzimpfung 530 ff., 535
—, Bedeutung 530
—, DICKsche Probe 531, 534, 535
—, Ergebnisse 636
—, Formoltoxoid 536
—, Grundlagen 530
—, Indikationen 537
—, Komplikationen 537
—, Problematik 530
—, Scharlachkomplikationen und deren Verhütung durch 537
—, simultane 537
Schick-Test 402, 697
—, zur Anhebung der Immunität 405
Schienenimmunität 14
Schlafkrankheit 687
Schlangengift-Antiseren 43, 44 ff.
schlafende Keime, Pockenschutz-impfung 201
Schleimhautleishmaniose, südame-rikanische 686 ff.
Schluckimpfstoffe, bei
— Poliomyelitis 499 ff.
— Tuberkulose 339 ff.
— Typhus-Paratyphus 557 ff.
Schnellimmunisierung 42
— Tetanus 446
Schnittimpfung 179
Schock, anaphylaktischer 21, 28
Schultz-Charlton-Pseudotest 535
Schultz-Charlton-Auslöschphäno-men 531, 535
Schutzeinheit, Tetanustoxoid 439, 440

Schutzimpfung, gegen
Adenovirusinfektionen 606 ff.
— — amerikanische Pferdeence-phalitis 675 ff.
— — Arborvirusinfektionen 675 ff.
— — Botulismus 685 ff.
— — Brucellose 681 ff.
— — Cholera 580 ff., 710, 737
— — Dengue 676
— — Diphtherie 394
— — Felsengebirgsfleckfieber, amerikanisches 679 ff.
— — Fleckfieber, epidemisches 634 ff., 713
— — Fleckfieber, murines 679 ff.
— — Gasbrand 684 ff.
— — Gelbfieber 640 ff., 705, 709, 737, 738
— — Hepatitis epidemica 672 ff.
— — Herpes simplex 671 ff.
— — Influenza 590 ff.
— — japanische B-Encephalitis 675 ff.
— — Keuchhusten 365 ff., 705, 709
— — Leptospirosen 682 ff.
— — Malaria 687 ff.
— — Masern 511 ff., 706
— — Meningokokkeninfektionen 680 ff.
— — Milzbrand 683 ff.
— — Mumps 666 ff.
— — Orientbeule 686 ff.
— — Pappataci-Fieber 677 ff.
— — Pest 657 ff., 713
— — Pferdeencephalitis 675 ff.
— — Pneumonie 680 ff.
— — Pocken 61 ff., 702, 736
— — Poliomyelitis 482 ff., 705, 709, 713
— — Protozoenerkrankungen 686 ff.
— — Q-Fieber 677 ff.
— — Rickettsiosen seltenerer Art 679 ff.
— — Rocky-Mountain-Spotted-Fever 679 ff.
— — Röteln 670 ff.
— — Ruhr 571 ff., 707
— — russische Frühsommerence-phalitis 676 ff.
— — Scharlach 530 ff.
— — Schlafkrankheit 687 ff.
— — Schleimhautleishmaniose, südamerikanische 686 ff.
— — Scrub-Typhus 679 ff.
— — Serumhepatitis 672 ff.
— — Tetanus 425 ff., 707, 709, 713
— — Tollwut 617 ff., 705
— — Trachom 674 ff.
— — Tsutsugamushifieber 679 ff.
— — Tuberkulose 313 ff., 705, 709
— — Tularämie 680 ff.
— — Typhus 542 ff., 707, 713

Schutzimpfung, gegen
— — Varicellen 668 ff.
— — Zeckenbißfieber 679 ff.
Schutzimpfungen, freiwillige 724
— im internationalen Reisever-
kehr 710 ff., 736
— —, Gültigkeitsdauer 737
—, in Mitteldeutschland 738 ff.
Schutzschwelle, Tetanusimmunität
449
Schutzversuch, aktiv 56
—, direkt 55
—, passiv 56
Schwangerschaft und Schutzimp-
fung bzw. Serumprophylaxe
gegen
—, Diphtherie 404
—, Hepatitis 673
—, Influenza (mit Lebendimpf-
stoff) 602
—, Masern (mit Lebendimpfstoff)
525
—, Mumps 667
—, Pocken 312, 707
—, Poliomyelitis (mit inaktivier-
tem Impfstoff) 488
— —, (mit Lebendimpfstoff) 504
—, Röteln 670
—, Tetanus 443
—, Tollwut 625
Schwankung, zufällige, von bio-
logischen Meßverfahren 52
Schwarz-Vaccine 521
Schweineinfluenzavirus 592
Schwellenwert bei Antiseren 44
Scrofuloderm nach BCG-Impfung
345
Scrub-Typhus 679 ff.
Sekundärstimulus bei Tetanus-
schutzimpfung 443
sekundäre bakterielle Infektionen
bei Pockenschutzimpfung 226
sekundäre Virusvermehrung 40
Semple-Impfstoff, Tollwut 622,
624, 629
Sensibilisierung 23, 44
sequential immunizing procedure
677
Seren, klassisch 42
serogenetische Neuritis 30
—, Polyneuritis 30
Seroprophylaxe, Tetanus 428 ff.
Serotherapie 42, 43, 46
—, Anamnese bei 45, 430
—, Tetanus 463
—, Versager bei Tetanus 43, 429
Serotonin-Sensibilisierungsfaktor,
Keuchhusten und 370, 372
Sero-Toxoid-Prophylaxe des Te-
tanus 458
—, Schutzschwelle, passive 459
—, Serumimmunität, Kontrolle 461
Sero-Toxoid-Therapie des Tetanus
458, 463 ff.

Serum, fermentativ abgebaut 45
—, Verweildauer 46
Serumantikörper 12
Serumapplikation, langdauernd 45
Serumhepatitis 672 ff.
—, Gammaglobulin, Übertragung
mit 674
— und Gelbfieberimpfung 649
—, passive Immunisierung 673
—, Varicellation 669
Serumimmunität, Tetanus 448,
457
Serumkrankheit 21, 29
—, Tetanus 430
Serumprophylaxe
— bei Botulismus 686
— bei Gasbrand 685
— bei Leptospirose 683
— bei Milzbrand 684
— bei Tetanus 428 ff.
— —, Komplikationen nach 429 ff.
— —, Versagen der 429
Serumreaktionen, Tetanus 430
Seuchenlage, Diphtherie 414, 416,
418
Shiga-Kruse-Toxin 572
Shigellen
—, Endotoxin 572
—, Flockungsreaktion 574
—, Hämagglutination 574
—, Massenzüchtung 573
Simultanimpfung 708
—, bei Botulismus 686
—, bei Diphtherie 714
—, bei Pockenschutzimpfung 708
—, bei Scharlach 537
—, bei Tetanus 458 ff.
— —, Art des Impfstoffes 462
— —, Intervall 462
— —, Karenzperiode 459, 461
— —, zur Prophylaxe 458 ff., 461
— —, Schema 466
— —, zur Therapie 463
— —, als Weckdosis 458
— —, Wiederholung 460
Skarifikation 39
Skarifikationsimpfung gegen Gelb-
fieber 647, 648, 650
— gegen Pocken 180
— gegen Tuberkulose 341
Skelettaffektionen nach BCG-Impfung 346
Sofort- oder Frühreaktion 20, 22,
25 ff.
Sommerdurchfall 571
Spätreaktion 20, 22, 25 ff., 29
— nach Gelbfieberimpfung 647
— nach ZOELLER-MOLONEY-
Reaktion 444
Spätreaktionstypus 12, 14
Spättyp 25, 27
Spaltimpfstoffe bei Masern 515
spezifische Antiseren 42 ff.

Spezifität der Reaktivierung,
Tetanus 454
Sporen, Tetanus 434
Stamm 17 D, Gelbfieberimpfstoff
36, 643, 648
Stamm 1, Pestvaccine 665
Stamm EV, Pestvaccine 661, 664
Stamm Tiwidej, Pestvaccine 661,
663, 664
Standardpräparate 53
Standardprinzip 37, 52
—, allgemein 53
—, speziell 52
Staphylokokken als Scharlach-
erreger 532
Starrkrampf 425 ff.
Steigerungseffekt (durch Endo-
toxin) bei Typhusschutz-
impfung 555
Sterblichkeit, Tetanus 425, 426 ff.,
427, 448
sterile Immunität 10
Stichprobenvolumen 48
Stomatitis aphthosa 671
Stomatitis-papulosa-Virus 71
Strafvorschriften im Impfgesetz
730
Strahlenschäden und Tetanus-
immunität 456, 465
Straßenvirus 621
Streptokokken
—, Antigene 533
—, hämolysierende 532
— als Scharlacherreger 531, 532,
533
Streptokokken, Toxin, erythroge-
nes 532, 533
Streptococcus scarlatinae 531, 533
—, haemolyticus 531
Subcutanimpfstoff, Pockenimpf-
stoff 163
Subcutanimpfung 202
Substitutionstherapie 45
Successivimpfung 201
Sulfonamide, Tetanus 427
Superinfektion mit Tuberkel-
bakterien 319
Suramin 687
Synapsenkomplex 433
Syphilis 31

TAB-Impfstoff 549, 556
TAB-Cholera-Impfstoff (Tetra-
vaccine) 549, 556
TAB-Tetanus-Impfstoff 555, 441,
442
take (engl.) 38
Tapioka 40, 398, 438
Tenazität, Vaccinevirus 94
Tetanolysin 431
Tetanospasmin 431
Tetanus
—, aktive Immunisierung, s. Teta-
nusschutzimpfung 442

Tetanus,
—, aktiv-passive Immunisierung, s. Tetanus-Simultanimpfung 458
—, Antibiotika 427, 430
—, Antigene 431, 433
—, Bakteriaemie 434
—, Bazillus 427, 428, 430, 431
—, diaplacentar übertragene Antikörper 443
—, Epidemiologie 426
—, Gammaglobulin vom Menschen 429, 430, 452, 464
—, generalisierter 433
—, Gewebeimmunität 448
—, Gift, s. Tetanustoxin 430ff.
—, haematogen 433
—, Immunisierung, s. Tetanusimpfung 442ff.
—, Impfzeugnis 467
—, Infektion 434
—, Inkubation 435
—, Krankengeschichte 430
—, latente Immunität 448, 450
—, Letalität 425, 427, 448
—, lokal 433
—, Morbidität nach Geschlecht 426
—, Mortalität, s. Letalität 425, 426, 427, 448
—, nach Erfrierungen 434
—, nach Verbrennungen 434
—, natürliche Immunität 431
—, neonatorum 427, 447
—, postoperativ 434
—, postserisch 429
—, potentielle Immunität 448, 450, 454, 458, 460
—, Rückfälle 435
—, Sero-Toxoidprophylaxe 458
—, Sero-Toxoidtherapie 463
—, Sero-Toxoid als Weckdosis, s. auch Simultanimpfung 458
—, verspäteter Serum, s. Tetanusantitoxin 427
Tetanusantitoxin 427
—, Anaphylaxie 429, 430
—, Anstieg 458
—, Anwendung 428
—, Ausscheidung 428, 459
—, Auswertung 432, 457
—, Avidität 464
—, Desensibilisierung 428, 430
—, Einheit 432
—, Gehalt 448, 457, 461, 462
—, gereinigtes 428
—, Hautteste 430
—, Immunität 448, 449, 457
—, Immunofluoreszenz 457
—, Komplikationen 427, 429, 465
—, Mißerfolge, bei Prophylaxe 429
—, Prophylaxe 428
—, Resorption 428
—, Schutzschwelle 449
—, Serumkrankheit 430
—, Serumreaktionen 430

Tetanusantitoxin
—, Schock 430
—, Versagen bei Prophylaxe 429
—, Wiederholung 428
—, Zerstörung 429
Tetanusimmunität, aktive, s. Tetanusschutzimpfung 442ff.
— —, nach Blutverlust 465
— —, Dauer 449
— —, nach Strahlenschäden 465
— —, Versagen 450
—, Gewebe- 448
—, Grund- 455, 458
—, infraserische 435
—, latente 448, 450
—, Mangel nach Tetanus 435, 436
—, natürliche 431
—, negative Phase 452
—, passive, s. Tetanusantitoxin 427
— —, Dauer 428
—, potentielle 448, 450, 454, 458, 460
—, stille Feiung 431, 435
Tetanusimpfstoffe 436ff.
—, Adsorbat 438
—, Anwendung 445, 454, 456
—, Art, zur Grundimmunisierung 444
— —, zur Simultanimpfung 462
— —, als Weckdosis 456
—, Dosis 445, 456, 465
—, kombinierte 440
—, Kontrollen 439
Tetanusschutzimpfung 442
—, aktiv-passive, s. Simultanimpfung 458
—, allergische Reaktionen 453, 465
—, Anaesthesie 454
—, A-Substanz (Rolle) 437, 454
—, Auffrischung 454, 465
— —, Anwendung 456
— —, Art des Impfstoffes 456
— —, nach Blutverlust 456, 465
— —, Dosis 456
— —, Kontraindikationen 456
— —, Mißerfolge 455
— —, posttraumatisch 455, 465
— —, spontan 454
— —, nach Strahlenschädigung 456, 465
— —, durch Toxin 454
—, Dosierung 445, 456
—, Erfolge 426, 447, 448
—, Grundimmunisierung 442, 465
—, Indikation 443, 464, 466
—, Interferenzen 442
—, juristische Erwägungen 466
—, Komplikationen 453, 454, 465
—, Kontraindikationen 443
—, Mißerfolge 448, 450
—, negative Phase 452
—, posttraumatisch 465
—, Reaktionen 453
—, Richtlinien 464

Tetanusschutzimpfung,
—, Schnellimmunisierung 446
—, simultane 458, 462
—, Todesfälle 453
—, toxische Reaktionen 453
—, unspezifische Reaktionen 453
—, Unspezifität der Reaktivierung 454
—, Wahl des Impfstoffes 444
—, Zahl der Einspritzungen 444
Tetanus-Simultanimpfung 458
—, Art des Impfstoffes 462
—, Intervall 462, 464
—, Karenzperiode 459, 462
—, z. Prophylaxe 458, 461
—, Schema 466
—, z. Therapie 463
—, als Weckdosis 458
—, Wiederholung 460
—, stille Feiung 431
—, Sulfonamide 427, 430
—, Synapsenkomplex 433
—, Therapie mit Toxoid 464
Tetanustoxin 430
—, Adsorption 431
—, Angriffspunkt 433
—, Antigenität 433
—, Ausfällung 431
—, Aussalzung 431
—, Auswertung 432
—, Chromatographie 431
—, Depolymerisierung 431
—, dosis letalis minima 432
—, Einheiten 432
—, Entgiftung 437
—, Flockung 431
—, Flockungseinheit 432
—, Flockungsgeschwindigkeit 431, 432
—, Herstellung 436
—, Immunofluorescenz 449
—, Letalfaktor 431
—, Nährböden 437
—, Prototoxin 431
—, Reinigung 431, 437
—, Resorption 433
—, Rezeptoren 433
—, Tetanolysin 431
—, Tetanospasmin 431
—, Titration 432
—, Toxigenese 434
—, Toxoidierung 437
—, Ultrafiltration 431
Tetanustoxoid 436
—, Adjuvantien 438, 439, 454
—, Adsorbat 438
—, Aktivatoren 438, 440
—, Antitoxinkomplex 459
—, Anwendung 445, 456
—, A-Substanz 437, 454
—, Auswertung 439
—, Bindungseinheit 439, 440
—, Chromatographie 431
—, Flockungseinheit 439

Tetanustoxoid,
—, Formaldehyd 437
—, Hämagglutination 439
—, Konservierungsmittel 437
—, Kontrollen 439
—, in Mischimpfstoffen 441, 442
—, Potentialisierung 438
—, Präcipitat 438
—, Reinigung 438
—, Residualtoxizität 437
—, Schutzeinheit 439, 440
—, Unschädlichkeitsprüfung 439
—, Wirksamkeitsprüfung 439
Tetravaccine 556, 586
Thymusdrüse, Bedeutung für die gewebliche Abwehr 12
Thyreoiditis, bei Mumps 667
Tiwidej-Stamm, Pestvaccine 661, 664
Toleranz, aktive immunologische 2, 8, 9, 23
Tollwut 617 ff.
—, anatomische Pathologie 618
— —, NEGRISche Körperchen 618
—, Antiserum 626
—, Behandlungsstellen in der BRD 631
—, Diagnose 620
— —, Labor 620
—, Erreger 617
—, Hyperimmunserum 626
— —, Esel 626
— —, Kaninchen 626
— —, Pferd 626
—, Impfpflicht 630
—, Inkubationszeit 618
—, Krankheitsbild 619
— —, beim Menschen 619
— —, beim Tier 619
—, passive Immunisierung 626
—, Pathogenese 618
—, Seuchengesetzgebung 630
—, Therapie 620
—, Übertragung auf den Menschen 618
—, Virus 617
Tollwutimpfstoff 621
—, aktiv, abgetötet 621 ff.
—, aktiv, lebend 39
—, Duck Embryo Vaccine 623, 628
—, Fermi- 621, 628, 629
—, Flury HEP- 623, 624
— —, LEP- 623, 624, 631
—, Hempt- 622, 623 ff.
—, Högyes- 621, 628, 629
—, Pasteur- 621
—, Semple- 622, 624, 629
—, Virus fixe 35, 39, 621
Tollwutschutzimpfung 617 ff.
—, Anaphylaxie 626
—, Antikörper 627
—, Indikation 624

Tollwutschutzimpfung,
—, Komplikationen 627
— —, Harnverhaltung, akute 630
— —, Lähmung 629
— —, Landrysche Paralyse 628
— —, neurologische 628
— —, Phenolschock 627
—, Kontraindikationen 625
—, Massenimpfung von Hunden 631
—, Nebenerscheinungen bei wiederholten Impfungen 628
—, postinfektionelle 617, 621
—, präinfektionelle 631
—, Simultanimpfung 626
—, Technik 626
—, bei Tieren im internationalen Reiseverkehr 631
Tollwuttrockenimpfstoff 623
Tollwutvaccine, s. Tollwutimpfstoff 35, 39, 621 ff.
Tollwutvirus 35, 617
Totimpfstoffe, s. Impfstoffe
Toxin 36
—, Anatoxin 36
—, Botulismus- 685
—, Cholera- 583
—, Diphtherie- 36, 394 ff,
—, Gasödem- 684
—, Pertussis- 370
—, Pest- 658
—, präformiertes 43
—, Ruhr- 572
—, Scharlachstreptokokken- 533
—, Tetanus- 36, 430 ff.
—, Typhus- 545, 555
Toxoid
—, Botulismus- 686
—, Diphtherie- 394, 396 ff.
—, Gasödem- 685
—, Scharlach- 536
—, Tetanus- 436 ff
Toxoplasmose und Pockenschutzimpfung 287
Toyoshima-Stamm 521
Trachom 666, 674
—, Impfstoff 674
Transferfaktor 14, 24
Transplantationsimmunität 10
Trichophytin 31
trivalente Poliovaccine 498, 500
Trockenimpfstoff
—, BCG 335
—, Gelbfieber 646
—, Masern- 518
—, Pocken- 155
—, Tollwut- 623
Trypanosomiasis 687
Tsutsugamushifieber 679
Tuberkelbakterien
—, BCG 321
—, Impfstoff aus abgetöteten 322
—, Entdeckung der 313
—, Extrakte aus 322

Tuberkelbakterien
—, Pathogenität der 320
—, Primärinfektion mit 319
—, Stämme, Schutzwirkung der avirulenten und abgeschwächten 322
—, Stämme, schwach virulente 321
—, Superinfektion mit 319
—, Vermehrungsgeschwindigkeit der 321
— —, im geimpften Tier 321
— —, im ungeimpften Tier 321
—, Virulenz der 320
Tuberkulin 31
Tuberkulide, disseminierte 345
Tuberkulinkataster 349, 351
Tuberkulinprobe 25, 313, 336
—, „disk-tine tuberculin test" 338
—. Intracutanprobe nach Mendel-Mantoux 337
—, multiple puncture tuberculin test 338
—, Pflasterprobe nach Moro 337
—, Percutanprobe nach Moro 337
Tuberkulinreaktion 25, 29
—, Überempfindlichkeit 319, 320
Tuberkulin-Typ 20, 21, 26
Tuberkulose 31, 324
—, Chemoprophylaxe 354
—, und Pockenschutzimpfung 254
Tuberkuloseallergie nach der Impfung, Dauer der 332
Tuberkulosedurchseuchung in Deutschland 349
Tuberkuloseimmunität 317, 319, 320, 324
—, Dauer der 323
—, beim Menschen nach der natürlichen Infektion 324
—, im Tierexperiment 317, 319
—, nach BCG-Impfung 326
Tuberkuloseimpfstoffe 333 ff.
—, aus abgetöteten Tuberkelbakterien 322, 333 ff.
—, aus Extrakten von Tuberkelbakterien 322
—, Anatubercolina integrale 333
—, BCG-Impfstoff 334
— —, Haltbarkeit des 335
— —, Herstellung des 335
— —, Keimgehalt 335
— —, staatliche Kontrolle 336
—, BCG-Trockenimpfstoff 335
Tuberkulosemorbidität in Deutschland 349
Tuberkulosemortalität in Deutschland 349
Tuberkuloseresistenz
—, Altersresistenz 316
—, Bedeutung der natürlichen 315
—, erbliche Unterschiede 315
—, individuelle 317

Tuberkuloseresistenz
—, natürliche und erworbene 314, 324
—, verschiedener Menschenrassen 315
—, verschiedener Tierspezies 314
Tuberkuloseschutzimpfung 313 ff.
—, Bakteriämie 346
—, Dauer der Immunität 323
—, experimentelle Grundlagen 314
—, geschichtliche Entwicklung 313
—, Immunisierungsversuche an verschiedenen Tierarten 323
—, Indikation zur 348
—, Kochscher Grundversuch 27, 313, *317*
—, Lübecker Tragödie 315
—, theoretische Grundlagen 314
—, Ziel der 324
Tularämie 31, 666, *680 ff.*
Tularämin 31
Tularin 31
Typhus 542
—, Ausscheider 542
—, Erreger 543
—, Herdreaktion bei 559
—, Laboratoriumsinfektionen 564
—, passive Immunisierung 564
—, Provokation durch Impfung 559
—, Sanarelli-Shwartzman-Phänomen bei 559
Typhusantigen 39
Typhusbakterien, Massenzüchtung 547
Typhusepidemie, Mecklenburger 562
Typhusimpfstoff 36
—, Adsorbens, Aluminiumhydroxyd 547
—, „Alkohol"-Typhusimpfstoff 546, 551
—, antigene Potenz 548
—, Extraktimpfstoff 546, 549
—, Herstellung, Trübungsmessung 549
—, Inaktivierung 692
—, Kombinationsimpfstoff 550
—, Phenolimpfstoff 551
—, Prüfung 550
— —, Brutei-Methode 553
— —, Kaninchenversuch 552
— —, Mäuseschutzversuch, aktiv 551, *552*
— —, Mäuseschutzversuch, passiv 553
— —, Sterilitätsprüfung 550
— —, Unschädlichkeitsprüfung 550
— —, Wirksamkeitsprüfung 550
—, Steigerungseffekt durch Endotoxin 555
—, Tetravaccine 556

Typhusschutzimpfung
—, Agglutinine nach 561
—, allergische Reaktion 560
—, Allgemeinerscheinungen 558
—, Antikörper 561 ff
—, Auffrischimpfung 557
—, Feldversuch 551
—, Impfdosis 560
—, Interferenz 557
—, Kombination mit Pestschutzimpfung 663
—, kompetitive Hemmung 557
—, Komplikationen 560
— —, Polyneuritis 560
— —, Erkrankungen des Nervensystems 561
—, Kontraindikationen 555, 556
—, lokale Immunisierung 557
—, Nebenerscheinungen 558, 560
—, Nebenreaktionen 555
—, negative Phase 559
—, orale 557
—, örtliche Reaktionen 558
—, Schutzwert der 561, 564 ff
Tween–Äther-Behandlung, Masernvirus 515

Ulcus molle 31
Ultrafiltration, Tetanustoxin 431
Unempfänglichkeit 2
Unschädlichkeitsprüfung, Tetanustoxoid 439
—, Typhus–Paratyphus-Impfstoff 550
unspezifische Reaktionen nach Tetanusimpfung 453
unspezifische Reaktivierung, Tetanusimpfung 454
Untersuchung des Impflings, Pockenschutzimpfung 178
Urticaria 26
—, nach Pockenschutzimpfung 247
USSR-58-Stamm 522
Überalterung und Pockenschutzerstimpfung 726, 727

Überdosierung von Antiseren 44
Überempfindlichkeit 14, 28
Überempfindlichkeitsreaktionen s. allergische Reaktionen
Übertragungsfaktor 24, 25
Überwachung der Impfärzte 730
Überwachung von Heilseren und Impfstoffen 47

V-Antigen 591
Vaccination s. Immunisierung u. Schutzimpfung
Vaccine-Antigen (HERRLICH) 41, 93, *160*, 189, 195, 284, 729
—, Hauttest 189
— u. Herpes simplex 672
—, Herstellung und Prüfung 162
— und Pockenschutzerstimpfung 195

Vaccine-Antigen (HERRLICH)
—, Prophylaxe der postvaccinalen Encephalitis 284
—, Vorimpfstoff 160
Vaccine-Gammaglobulin 164
Vaccine, s. Impfstoff
Vaccinesepsis 216
Vaccinia
— conjunctivalis 230
— generalisata 216
— inoculata 215
— palpebralis 230
— progressiva 224
— secundaria 214
— serpiginosa 213
— translata 215
Vaccinevirus 66 ff.
—, Abstammung 66
—, Adsorptionsphase 75
—, Antigene 72
— —, Hämagglutinin 72
— —, LS-Antigen 72
— —, NP (Nukleoprotein)-Antigen 72
— —, serum-blocking-antigen 72
—, Antikörper 89 ff
— —, hämagglutinationshemmende 90
— —, komplementbindende 91
— —, präcipitierende 92
— —, virusneutralisierende 90
—, Asinovaccine 88
—, Caninvaccine 88
—, Caprinvaccine 88
—, Capsid 70
—, Capsomeren 70
—, Core 70
—, Einschlußkörperchen 78
—, Eivaccine 88
—, Eklipse 76
—, Equinvaccine 88
—, Immunität 89
—, Immunitätsreaktion 104
—, Innenkörper 69
—, Infektion des Affen 98
—, Interferenz 85
—, Interferon 85
—, Kulturvaccine 88
—, Lapine 88
—, Latenzphase 76
—, morphologische Eigenschaften 69
—, Ovinvaccine 88
—, Reaktivierung 82
—, Rekombination 83
—, Retrovaccine 64
—, Ringzonenbildung 87
—, Tenazität 94
—, Umwandlung 66
—, Vaccine-Antigen 41, 93, *160*, 189, 195, 284, 729
—, Vermehrungsphase 80
—, Viroplasma-Zonen 75
—, Virusinfektionseinheit 81

Vaccinevirus,
—, Virusplateau 80
—, Virustoxin 84
—, Virusstämme 88
—, Wechselpassage 65
—, Wirtsspektrum 87
—, Züchtung 96
— — im exembryonierten Brutei 100
— — im Geflügel 99
— — in Gewebekulturen 101
— — im Hamster 99
— — im bebrüteten Hühnerei 99
— — —, Morphologie der Herde 88
— — im Kaninchen 97
— — in der Maus 96
— — im Meerschweinchen 99
— — in der Ratte 99
Variabilität von biologischen Meßverfahren 52
Variation von biologischen Meßverfahren 53
Varicellation 669
Varicellen 666, *668 ff.*
—, Embryopathie 668
—, Immunisierung
— —, aktiv 669
— —, passiv 669
—, und Pockenschutzimpfung 242
—, Rekonvaleszentenserum 669
Variola 60
—, -Gamma-Globulin 164
—, und Pockenschutzimpfung 242
Variolation 61
Variolavirus, Umzüchtung 64
Variolois 63
Verbrennungen, Pockenschutzimpfung bei 248
— Tetanusschutzimpfung bei 434
Verfahren zur Wertbemessung von Antikörperpräparaten 56
—, von Impfstoffen 56
—, direktes, einstufiges 56
—, indirektes, zweistufiges 57
Vergleichsimpfstoff, Choleravaccine 585
Versagen, s. Mißerfolge, Tetanusimpfung 43, 448, 450, 455
— —, Tetanusserum 429
Versuchsfehler von biologischen Meßverfahren, systematisch 52
Verschulden, mitwirkendes, bei Impfschäden 735
Verwaltungszwangsweg 726
Vi-Antigen 544

Vibrio comma 580 ff.
—, Antigenstruktur 581
—, biochemische Eigenschaften 581
—, Degradationsreihe 581
—, Phagentypen 581
—, Toxine 581
—, El Tor 581
—, Inaba 581, 584, 587
—, Hikojima 581
—, Ogawa 581, 584, 587
Vierfachimpfstoff 586
Virämie 40
— bei Masern 513
— bei Vaccinia generalisata 216
— nach Schutzimpfung gegen
— — Gelbfieber 643, 644, 649
— — Masern, mit Lebendimpfstoff 518
— — Pocken *175*, 204, 219, 239, 273
— — , Poliomyelitis nach Sabin 491, 495, 505
Viroplasma-Zonen 75
Virocyten 5
Virulenz 3
Virusätiologie, Scharlach 532
Virusausbreitung nach Sabinimpfung 501, 499
Virusausscheidung nach Sabinimpfung 499
Virus fixe 35, 39, 621
Virus-Impfstoff 37
Viruspneumonie 608, 609
Virussuspensionen 699
—, Adenovirusimpfstoffe 699
—, als Kombinationsimpfstoffe 695, 696
—, formalininaktivierte Vaccine 699
—, Kompatibilität 699
—, Kreuzimmunität 699
—, negative Wirkung bei Kombinationsimpfstoffen 698
—, Poliomyelitisimpfstoffe 699
—, Wirksamkeitsanforderungen 699
Virustoxin 84
Virusübertragung durch Insekten 40
Vole-Bacillus 322
Vollantigen 16
Vorbeugung von Impfschäden 46
Vorimmunisierung, aktive mit Vaccine-Antigen nach Herrlich *195*, 284
Vulvovaginitis herpetica 671

Waldepizootie, Gelbfieber 641
Warden-Medium, Pestbakterien 662
Wechselpassage 65
Weckdosis, s. Auffrischdosis Tetanus 456
Weil-Felixsche Reaktion 636
Welch-Fraenkelscher Gasbrandbacillus 684
Wertbemessung 37
— von Antigenen 51
— von Antikörperpräparaten 56
— Aussage 50
— von biologischen Produkten 50
— Gesetz der Multipla 55
— von Heilserum 50
— von Impfstoffen 56
— von Keuchhustenimpfstoff 374
— in vitro Methode und Tierversuche 51
—, theoretische Grundlagen 51
Wiederholung, Tetanusserum 428
Wiederimpfung 191
Windpocken, s. Varicellen 668
Wirksamkeitsprüfung, biologische 694
Wirksamkeitsprüfung, Kombinationsvaccinen 693
—, Tetanustoxoid 439, 447, 448
—, Typhus–Paratyphus-Impfstoff 550
Wirkung, aktuelle, eines Versuchs 52
Wunddiphtherie 394
Wundscharlach nach Scharlachschutzimpfung 536
Wundstarrkrampf, s. Tetanus 425 ff.
Wundversorgung, Tetanus 427
Wurstvergiftung, s. Botulismus 685
Wutschutzbehandlung *617 ff.*, 621
Wutschutzbehandlungsstellen in der BRD 631

Zeckenbißfieber 679
Zeitabstand, Impfungen: s. Impfintervall 709
zentraleuropäische Encephalitis 675
Zoeller-Moloneysche Reaktion 444
—, Frühreaktion 444
—, Spätreaktion 444
Zoster 668
Zurückstellung von der Pockenschutzimpfung 726, 727, 729
Zwangsimpfung 725
Zweipunktmethode 58

721/2/65